抗肿瘤
中药药理与临床

主　　编　季宇彬

副主编　于蕾　于淼

编　　委（以姓氏笔画为序）

于　蕾　于　淼　东　方　江　剑　白　晶

刘　斌　许　颖　李　钧　李文兰　吴　健

辛国松　宋　辉　宋冬雪　陈　宁　陈鹰翔

季宇彬　郎　朗　项　峥　袁洪亮　徐昶儒

凌　娜　高世勇　常铠麟

人民卫生出版社

图书在版编目(CIP)数据

抗肿瘤中药药理与临床/季宇彬主编.—北京:人民
卫生出版社,2015
　ISBN 978-7-117-21752-1

　Ⅰ.①抗…　Ⅱ.①季…　Ⅲ.①抗癌药(中药)-研究
Ⅳ.①R286.91

　中国版本图书馆 CIP 数据核字(2015)第 291958 号

人卫社官网　www.pmph.com	出版物查询,在线购书
人卫医学网　www.ipmph.com	医学考试辅导,医学数据 库服务,医学教育资源, 大众健康资讯

抗肿瘤中药药理与临床

主　　编:季宇彬
出版发行:人民卫生出版社 (中继线 010-59780011)
地　　址:北京市朝阳区潘家园南里 19 号
邮　　编:100021
E - mail:pmph @ pmph.com
购书热线:010-59787592　010-59787584　010-65264830
印　　刷:三河市宏达印刷有限公司
经　　销:新华书店
开　　本:787×1092　1/16　印张:62
字　　数:1587 千字
版　　次:2015 年 12 月第 1 版　2015 年 12 月第 1 版第 1 次印刷
标准书号:ISBN 978-7-117-21752-1/R·21753
定　　价:198.00 元

打击盗版举报电话:010-59787491　E-mail:WQ @ pmph.com
　　(凡属印装质量问题请与本社市场营销中心联系退换)

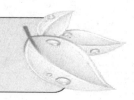

前　言

　　从中药中筛选出具有抗肿瘤活性且毒副作用小的天然产物已成为抗肿瘤药物研究领域的热点之一。从天然产物中分离出来的化合物，其母核和活性基团是经过长期的自然选择形成的，它们的化学结构和生物活性的多样性，具有人工合成的化合物所不能比拟的优势，尤其在抗肿瘤药物研究领域，按传统药学指导从中药中分离出来的天然产物正成为抗肿瘤药物的主力军。相形之下，抗肿瘤中药研究中不可或缺的中药药理书籍却难以适应形势的需要，主要表现在一些肿瘤药理学论著着重阐述了肿瘤发生发展机制、病理特点及生化特征，在论述抗肿瘤药物时多以作用机制或者作用靶点进行分类，或者从西药角度进行分类，不能为抗肿瘤中药研究工作提供具有整体性、系统性、视角广阔、信息量充足的研究资料，给科研人员及其他诸多查阅者带来许多不便。

　　《抗肿瘤中药药理与临床》主要以抗肿瘤中药的药理作用及临床应用为重点内容，辅以肿瘤学基础知识，按照中药名笔画排序，系统阐述抗肿瘤中药的抗肿瘤药理作用和其他药理作用及临床应用，并将抗肿瘤中药的来源、性味与归经、功能与主治、化学成分、药理作用、药代动力学研究、临床应用、不良反应等一并收入其中，旨在为广大从事抗肿瘤中药基础研究和开发工作的同仁提供较为系统、信息量充足、有参考价值、便于查阅的参考资料。

编者

2015 年 12 月

目 录

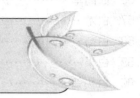

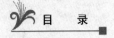

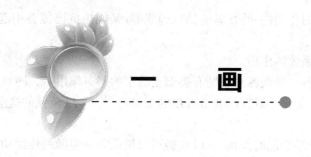

一 画

1. 一 叶 萩

【来源】 大戟科叶底珠属植物一叶萩 *Securinega suffruticosa*(Pall.)Rehd. 的根[1]。

【性味与归经】 甘、苦,平。入肝、肾、脾经。有毒。

【功能与主治】 活血舒筋、健脾益肾、祛风活血。治疗风湿腰痛、四肢麻木、小儿疳积、耳鸣和耳聋等。

【化学成分】 全株含有一叶萩碱(securinine)。叶中含有少量芸香苷(rutin)、别一叶萩碱(allosecurinine)、二氢一叶萩碱(dihydrosecurinine)及三种一叶萩碱醇:一叶萩碱醇 A(securinol A)、一叶萩碱醇 B(securinol B)、一叶萩碱醇 C(securinol C)等。根含大量别一叶萩碱、少量一叶萩碱及别一叶萩碱的甲氧基化合物[2-4]。茎中含鞣质、淀粉及各种氨基酸。一叶萩中所含的酚类化合物为没食子酸(gallic acid)、岩白菜内酯(bergenin)、coril、芦丁、泽漆鞣质(helioscopinin)B、老鹳草素(geraniin)、去甲岩白菜素(demethyl bergenin)、棓儿茶酸(gallocatechin)等成分,以及一些微量元素。

【药理作用】

1. 抗肿瘤作用

(1)一叶萩碱的抗肿瘤作用:一叶萩碱在体外具有抗肿瘤作用。在体外,一叶萩碱 30mmol/L 能诱导 p53 缺陷的人结肠癌 HCT-116 细胞凋亡,凋亡率达 73%,半数致死量(median lethal dose,LD_{50})为 17.5mmol/L,其机制与诱导 p53 蛋白家族 p73 有关[5],且可保护表达 p53 的正常细胞。一叶萩碱可以通过促进 p53 家族蛋白 p73 的表达从而诱导 p53 缺陷结肠癌细胞株 RKO 发生显著凋亡,而表达 p53 的结肠癌 HCT-116 则通过 p53 介导的 p21 上调保护细胞,仅发生较低水平的细胞凋亡。一叶萩碱能明显抑制人急性早幼粒细胞白血病细胞系 HL-60、人白血病细胞 K562、人胶质瘤细胞 SHG-44、人骨肉瘤细胞株 HOS-8603 的增殖,并呈剂量依赖性,药物作用 24 小时后的半数抑制浓度(median inhibitory concentration,IC_{50})分别为 6.18μg/ml、26.8μg/ml、120.9μg/ml、62.7μg/ml。

一叶萩碱与环磷酰胺(cyclophosphamide,CTX)合用时其抑瘤作用增加[6]。

(2)右旋一叶萩碱的抗肿瘤作用:右旋一叶萩碱可以抑制小鼠黑色素瘤 B16 细胞增殖,且具有明显的浓度和时间依赖性,作用后可出现 sub-G_1 峰,且随浓度增加而增大,可见细胞缩小变圆,出现凋亡小体样颗粒等凋亡改变。研究显示,右旋一叶萩碱对 K562、HL-60 增殖作用的抑制作用高于一叶萩碱,右旋一叶萩碱 40μmol/L 作用 24 小时诱导 HL-60 细胞发生凋亡率为 16.30%,一叶萩碱 184μmol/L 作用 48 小时细胞凋亡率为 14.7%,同时右旋一叶萩碱显著减少 S 期、G_2/M 期细胞。

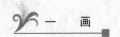

2. 其他药理作用

(1)对交感神经的作用:一叶萩碱能拮抗蝇蕈醇,又能拮抗巴氯芬引起的交感抑制和降压反应[7]。

(2)对中枢神经系统的作用

1)中枢兴奋作用:一叶萩碱对脊髓有类似士的宁的兴奋作用[8]。同时是一种对GABA受体进行电生理学和生物化学研究的非常有用的工具药[9]。一叶萩碱的盐酸和硝酸盐对中枢的兴奋作用很强。

2)对海马突触传递功能的作用:一叶萩碱可以增强海马突触的传递功能[10]。

(3)对心血管系统的影响:静脉注射一叶萩碱可引起血压升高、心率减慢,而侧脑室注射及核团微量注射均引起血压升高、心率加快[11]。

(4)对血液系统的影响:有研究表明一叶萩碱可改善骨髓造血功能[12]。

(5)对呼吸系统的影响:一叶萩碱可以减少气道黏液高分泌[6]。

(6)改善老年痴呆症的作用:大鼠脑室内单次高剂量注射 β-淀粉样蛋白能损伤空间认知功能,长期给予 D—一叶萩碱能明显缩短潜伏期,明显减少乙酰胆碱酯酶的活性,对胆碱乙酰转移酶无影响。同时,免疫组织化学分析显示,D—一叶萩碱能减少 β-淀粉样蛋白引起的神经胶质的炎症应答[13]。

3. 毒理研究　一叶萩为全株有毒,新鲜的较干燥的毒性相对较大,树液有刺激作用,茎叶引起的中毒症状与士的宁相似,有强直性抽搐、惊厥,最后死于呼吸停止。但一叶萩碱毒性较士的宁小,引起猫惊厥的量约为士的宁的 10.5 倍,而引起死亡的量约为士的宁的 100 倍,故治疗宽度较士的宁大。马、牛、羊误食引起肠胃炎、疝痛、出血性下痢,进食大量时,引起痉挛,小鼠腹腔注射氯仿提取物 600mg/kg 惊厥死亡。硝酸一叶萩碱灌胃、腹腔注射及静脉注射对小鼠的 LD_{50} 分别为 (270 ± 20.2) mg/kg、(31.8 ± 1.58) mg/kg、(6.23 ± 0.16) mg/kg;对大鼠为 (>800) mg/kg、(41 ± 2.2) mg/kg、(15.1 ± 0.48) mg/kg。小鼠皮下注射一叶萩碱的 LD_{50} 为 20.4mg/kg。小鼠静脉注射 L—一叶萩碱的 LD_{50} 为 6.9mg/kg,二氢一叶萩碱静脉注射对小鼠的 LD_{50} 为 2.51mg/kg。左旋一叶萩碱存在致抽搐作用,右旋一叶萩碱没有;右旋一叶萩碱的急性毒性是左旋一叶萩碱的 1/13.6,说明右旋一叶萩碱的安全性可能更好[8]。

【药代动力学研究】研究表明:一叶萩碱大鼠灌服后,自消化道消失很快,给药 15 分钟即消失一半;以一叶萩碱 50μg 与大鼠小肠内容物混合,37℃ 温孵 1 小时,70% 以上一叶萩碱被破坏,说明一叶萩碱口服在肠内大部分被破坏,故主张不易口服给药;一叶萩碱给小鼠腹腔注射,每只 0.5mg,在小鼠体内消失很快,30 分钟后,体内已测不到该药;大鼠静脉注射后,分布以肾脏浓度为最高,心、脑次之,由大鼠的实验证明了血液和肝脏对一叶萩碱的代谢能力最强。运用大鼠肝微粒体体外温孵法对左旋一叶萩碱进行代谢转化研究,发现代谢物分别为 6-位羟基、6-位羰基和 5-位 α 及 β 羟基取代的左旋一叶萩碱,还证实了体内 6-位羟基代谢物进一步形成了二相结合型产物[14]。

【临床应用】

1. 肿瘤　一叶萩碱具有一定的抑制肿瘤活性作用,与CTX结合使用有明显的抑制效果,还可以通过拮抗CTX对骨髓造成抑制作用[15]。此外一叶萩碱还可以明显改善血液再生障碍患者的造血微环境,促使红细胞、白细胞、巨核细胞数目的增加。研究发现一叶萩碱可以抑制人体白血病肿瘤细胞的增殖[16]。

2. 其他疾病

（1）小儿麻痹后遗症：硝酸一叶萩碱的 0.4% 溶液作穴位注射，每日或隔日 1 次，连续 15～20 次为一疗程。治疗 126 例患者，显效 41 例，有效 65 例，无效 20 例。治疗后出现患者温度上升、循环改善、肌张力增强、部分功能恢复，随治疗次数增加，疗效随之提高。

（2）面神经瘫痪：以 0.4%（每毫升含 4 毫克）的硝酸一叶萩碱穴位注射，12 次为一疗程，治疗面神经麻痹 147 例，经一个疗程以上的治疗，74 例临床痊愈，44 例显效，22 例有效，7 例无效。

（3）更年期综合征：治疗 40 例患者，口服一叶萩碱片，每日 3 次，每次 2 片（每片含一叶萩碱 4mg），连续 20 天，能改善潮热、头晕、急躁、疲乏、关节疼痛等症状，有效 36 例。

（4）股外侧神经炎：以盐酸一叶萩碱肌内或足三里穴位注射，每次 8～16mg，每日 1 次，同时口服复合维生素，治疗 10 例，其中 6 例痊愈，4 例明显改善。

（5）再生障碍性贫血：应用一叶萩碱治疗慢性再生障碍性贫血多采用与司坦唑醇联合用药，以提高有效率。联合用药疗效明显高于单用司坦唑醇或单用一叶萩碱，且不增加药物的肝脏毒性。也有用硝酸一叶萩碱、司坦唑醇、左旋咪唑联合治疗本病。除常规治疗外，用硝酸一叶萩碱第一周每日 8mg，分 2 次肌内注射，如无不良反应，即按每日 16mg 持续应用；司坦唑醇每日 12mg，分 3 次口服；左旋咪唑每日 150mg，分 3 次口服，每周一、二、三连服 3 天，周而复始，用于 14 例患者。治疗后获基本治愈及缓解者 2 例，明显进步 10 例，无效 2 例。一叶萩碱联合山莨菪碱骨髓腔内滴注和静脉注射山莨菪碱治疗再生障碍性贫血，治疗组 36 例中，基本治愈 22 例、缓解 8 例、明显进步 4 例、无效 2 例，总有效率显著高于对照组（$P < 0.01$），且治疗组骨髓象的恢复更为良好[17]。

（6）用于神经性尿潴留：一叶萩碱注射液剂量 8～16mg，每日 1～2 次肌内注射，治疗 35 例神经性尿潴留，均获显著疗效。

【不良反应】

1. 肝损伤　一叶萩在较大剂量、较长时间应用后，可能产生肝损害，血清转氨酶升高。

2. 神经刺激　部分患者可出现轻度肌肉震颤和手足麻木等神经刺激现象，由于一叶萩碱有强烈的脊髓兴奋作用，注射时应注意用量，且不能误入血管。

3. 变态反应　硝酸一叶萩碱穴位注射时可于部分患者出现局部肿胀，一般停药 2～3 天后消失，此外，少数患者还可出现荨麻疹。部分患者注射盐酸一叶萩碱时，局部也会因吸收不良而肿胀，热敷后可消肿。

4. 其他　硝酸一叶萩碱、司坦唑醇、左旋咪唑联合治疗再生障碍性贫血时，会产生痤疮、极少数月经减少等副作用[6]。

参考文献

[1] 李万林，严仲铠. 中国长白山药用植物彩色图志. 北京：人民卫生出版社，1997：271-272.

[2] Yuan W, Lu Z, Liu Y, et al. Three new podocarpane-type diterpenoids from callus of Securinega suffruticosa. Chemical and pharmaceutical bulletin, 2005, 53(12): 1610-1612.

[3] Raj D, Kokotkiewicz A, Skorys A, et al. Preliminary analysis of polyphenolic fraction from intact plant and in vitro cultures of Securinega suffruticosa. Acta Biologica Cracoviensia series Botanica. Supplement, 2009, 51(1): 60.

[4] Yuan W, Lu Z, Liu Y, et al. Three new podocarpane-type diterpenoids from callus of Securinega suffruticosa. Chemical and pharmaceutical bulletin, 2005, 53(12): 1610-1612.

[5] Rana S, Gupta K, Gomez J, et al. Securinine induces p73-dependent apoptosis preferentially in p53-deficient

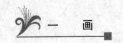

colon cancer cells. The FASEB Journal,2010,24(6):2126-2134.

[6] 季宇彬.天然药物有效成分药理与应用.北京:科学出版社,2007:466-469.

[7] 蒲含林,赵金华,彭波,等.臭一叶秋碱与一叶秋碱的一般药理学作用比较.中药材,2001,24(4):278-280.

[8] 李朋军,沈伟哉,叶文才,等.右旋一叶萩碱对小鼠黑色素瘤 B16 增殖及细胞周期的影响.暨南大学学报（自然科学与医学版）,2011,4(2):151-154.

[9] 赵晓燕,蒋正尧,彭建中.侧脑室注射一叶萩碱的心血管效应及作用机制.青岛大学医学院学报,2002,38(2):157-157.

[10] 刘毅,岳志华,张娜,等.一叶萩碱的研究进展.中国药事,2009,(8):817-818.

[11] 贾红云,彭建中,蒋正尧.左旋一叶萩碱的心血管效应及其中枢神经机制.宁夏医学杂志,2008,6(30):487-489.

[12] 赵艳,杜静.一叶萩碱的临床新用途.中国临床医学,2004,32(9):40-41.

[13] Lin X,Jun-tian Z. Neuroprotection by d-securinine against neurotoxicity induced by beta-amyloid(25-35). Neurological research,2004,26(7):792-796.

[14] 李晓海,张金兰,周同惠.左旋一叶秋碱的代谢转化.药学学报,2002,37(4):288-293.

[15] 刘卫军,顾振纶.一叶秋碱的抑瘤和拮抗环磷酰胺毒性作用.中国药理学通报,1997,13(6):529-531.

[16] 董宁征,顾振纶,周文轩,等.一叶萩碱诱导人白血病 HL-60 细胞凋亡.中国药理学报,1999,20(3):267-268.

[17] 李守社,寇毅,宋柏松,等.一叶萩碱联合山莨菪碱骨髓腔内滴注治疗再生障碍性贫血的临床研究.中国医师杂志,2003,(S1):53-54.

2. 一 枝 黄 花

【来源】菊科一枝黄花属植物一枝黄花 *Solidago decurrens* Lour. 的干燥全草或根[1]。

【性味与归经】辛、苦,凉。归肺、肝经。

【功能与主治】疏风清热,抗菌消炎。用于风热感冒;头痛;咽喉肿痛;肺热咳嗽;黄疸;泄泻;热淋;痈肿疮疖;毒蛇咬伤。

【化学成分】一枝黄花中主要含黄酮、皂苷、苯甲酸苄酯、当归酸桂皮酯、炔属化合物、苯丙酸等。一枝黄花中的黄酮类包含芦丁(rutin)、山奈酚-3-芦丁糖苷、异槲皮苷、山奈酚-葡萄糖苷。皂苷类为一枝黄花酚苷(leiocarposide)。苯甲酸苄酯类包含 2,3,6-三甲氧基苯甲酸-(2-甲氧基苄基)酯、2,6-二甲氧基苯甲酸-(2-甲氧基苄基)酯、2-羟基-6-甲氧基苯甲酸苄酯、2,6-二甲氧基苯甲酸苄酯。当归酸桂皮酯类有当归酸-3,5-二甲氧基-4-乙酰氧基桂皮酯、当归酸-3-甲氧基-4-乙酰氧基桂皮酯。炔属化合物有(2E-8Z)-癸-二烯-4,6-二炔酸甲酯、(2Z-8Z)-癸-二烯-4,6-二炔酸甲酯。苯丙酸类有咖啡酸(caffeic acid)、绿原酸(chlorogenic acid)[2]。近年来新分离得到 B-乙酰香树脂醇乙酸酯、A-菠菜甾醇、高根二醇、熊果醇、邻甲氧基苯甲酸、反式桂皮酸、水杨酸[3]。一枝黄花还含有谷甾醇(sitosterol)[3]、δ-杜松帖烯(δ-cadinene),以及多种微量元素,其中 Ca^{2+},Mg^{2+} 含量较多[4]。

【药理作用】

1. 抗肿瘤作用

(1)毛果一枝黄花:体内试验,腹腔注射大鼠前列腺细胞(AT6.1)于重度联合免疫缺陷的小鼠,然后腹腔或皮下注射毛果一枝黄花提取物,剂量 5mg/kg 时能显著抑制肿瘤生长。毛果一枝黄花对小细胞肺癌(H520)、前列腺癌(PC3)、黑色素瘤(C8161)、乳腺癌(MDA435)有很强的细胞毒性[5]。

（2）加拿大一枝黄花：体内试验，加拿大一枝黄花对小鼠移植性肿瘤 S180 的生长有显著的抑制作用，加拿大一枝黄花花序乙酸乙酯提取物中酸性成分，对小鼠移植性肿瘤 S180 体内抑制效果与 CTX 相当，与剂量正相关，且动物体重未见明显下降。

体外实验，通过对 4 株人源肿瘤细胞系，肝癌 SMMC-7721、肺腺癌 SPC-A1、白血病 K562、乳腺癌 Bcap-37 体外抑制实验发现，加拿大一枝黄花花序的石油醚、乙酸乙酯浸膏具有较强的体外抑制肿瘤细胞生长的能力。从乙酸乙酯浸膏中分离到的 6β-当归酰克拉文酸和 6β-巴豆酰克拉文酸对 4 株肿瘤细胞株的 IC_{50} 在 7～12μg/ml，且对人永生化上皮细胞系 HaCaT 的毒性较小[6]。加拿大一枝黄花花序的酸性成分具有显著抑制多株人肿瘤细胞株生长的作用，并呈明显的量效关系。乙酸乙酯提取物中的酸性成分对小鼠移植性肿瘤 S180 和 EAC 的生长也有显著的抑制作用，并和剂量正相关，高剂量（20mg/kg）组对小鼠移植性肿瘤 S180 和 EAC 的抑制率分别为 52.06％、32.90％[7]。

2. 其他药理作用

（1）对心血管系统的影响：一枝黄花煎剂有降低血压，减慢心率，降低心输出量，抑制心肌收缩幅度的作用[8]。一枝黄花煎剂的降压作用机制可能与其抑制心脏，使心率减慢、心肌收缩力减弱，心输出量减少有关。提示一枝黄花可能作用于 β 受体致血压下降[8]。

（2）对消化系统的影响：

1）胃黏膜保护作用：一枝黄花总皂苷和总黄酮对大鼠胃溃疡有保护作用[9]。

2）增强肠蠕动：一枝黄花可增强肠蠕动[10]。

（3）对呼吸系统的影响：一枝黄花具有平喘祛痰作用[11]。

（4）抗菌作用：一枝黄花煎剂对金黄色葡萄球菌、伤寒杆菌有不同程度抑制作用，对红色癣菌及禽类癣菌有强的杀菌作用，一枝黄花水煎醇提液有抗白念珠菌作用，其疗效与制霉菌素相当[12]。

（5）利尿作用：一枝黄花煎剂及其总黄酮、总皂苷具有利尿作用。对急性出血性肾炎有止血作用，提取物经小鼠皮下注射有利尿作用，但大剂量反可使尿量减少。一枝黄花及其总黄酮、总皂苷均可作为保钾利尿药使用[13]。

【临床应用】

1. 肿瘤　用一枝黄花治疗晚期食管癌引起的疼痛、吞咽困难，疗效满意。治疗 5 天后，疼痛减轻，饮食渐进；1 个月后疼痛基本消失，唯有胸骨后不适感，饮食正常[14]。

2. 其他疾病

（1）治疗流行性感冒，上呼吸道感染[15]。

（2）治疗急性扁桃体炎[16]。

（3）治疗慢性支气管炎：一枝黄花全草，水煎服，每天 1 剂，10 日为 1 疗程，连服 2～3 个疗程。治疗 184 例，控制 16 例，显效 39 例，共占 35.3％。

（4）治疗真菌性阴道炎：每日用一枝黄花水煎液清洗阴道一次，连续 10 天，对比制霉菌素 50 万单位给药组。结果发现一枝黄花总有效率与制霉菌素效果相当，均为 88％[17]。

（5）其他应用：早期报道还有治疗手足癣、带状疱疹、口腔溃疡等皮肤黏膜真菌感染；对心衰并发肺部感染患者用一枝黄花煎液漱口预防口腔霉菌感染有效[15]；一枝黄花汤炖服，药渣捣烂外敷患处 12 小时，1 日 1 剂，1 个疗程 5 天，治疗乳腺小叶增生 48 例。临床 1 个月内症状消失、肿块消失有 45 例，占 93.75％；主要症状消失，肿块缩小 1/3 以上有 3 例，占 6.25％[18]。

【不良反应】不可久煎，久煎令人作呕。服药后有咽部麻辣等不适感，但大多数可在 30～

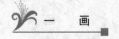

60 分钟内消失,有些还产生恶心、呕吐、头昏、口干、咳嗽。小便灼热等,如服过量可致泄泻,停药后即可自愈[19]。

参 考 文 献

[1] 宋立人,王永珍. 现代中药学大辞典. 北京:人民卫生出版社,2001:9.

[2] 姜涛,黄宝康,秦路平. 一枝黄花属植物化学成分和药理活性研究. 中西医结合学报,2006,4(4):430-435.

[3] 薛晓霞,仲浩,姚庆强. 一枝黄花化学成分的研究. 中草药,2008,39(2):182-184.

[4] 刘临,邓琴,肖道安,等. 中药一枝黄花、黄连、天麻、蛇床子中 8 种微量元素的测定. 广东微量元素科学, 2006,13(6):30.

[5] Gross S C,Goodarzi G,Watabe M,et al. Antineoplastic activity of Solidago virgaurea on prostatic cells in an SCID mouse model. Nutr Cancer,2002,43(1):76-81.

[6] 刘晓月,朱宏科,吴世华,等. 加拿大一枝黄花二萜成分的抗肿瘤活性. 浙江大学学报(理学版),2007,34 (6):661-664.

[7] 朱宏科,刘晓月,吴世华,等. 加拿大一枝黄花中酸性成分抗肿瘤活性初探. 浙江大学学报(理学版),2007, 34(4):451-454.

[8] 裴名宜,李晓岚,刘素鹏,等. 一枝黄花对心血管系统部分指标的影响. 医学信息,2005,18(12):1730-1730.

[9] 刘素鹏,裴名宜,李晓岚. 一枝黄花总皂苷和总黄酮对消炎痛所致大鼠胃溃疡的影响. 时珍国医国药, 2011,(3):45-45.

[10] 刘素鹏,裴名宜,吴正平,等. 一枝黄花对动物肠平滑肌运动的影响. 时珍国医国药,2006,17(11): 2151-2151.

[11] 宋明泽. 关于一枝黄花的药理作用分析. 中国科技博览,2012(20):597-597.

[12] 李晓岚,裴名宜,刘素鹏. 一枝黄花的化学成分,药理活性及临床应用. 时珍国医国药,2008,19(1):93.

[13] 刘素鹏,裴名宜,白纪红,等. 一枝黄花及其总黄酮总皂苷利尿作用的实验研究. 四川中医,2009,(5): 22-24.

[14] 余志波. 一枝黄花治食管癌. 新中医,1998,(1):44.

[15] 汪济美. 福建中医药. 1989,20(4):26.

[16] 赵伟强,史谦博. 四川中医. 1990,8(1):48.

[17] 黄飞翔,叶盈,周一薇,等. 一枝黄花预防心衰患者的口腔霉菌感染. 现代中西医结合杂志,2002,11 (12):1139.

[18] 马国精. 一枝黄花汤治疗乳腺小叶增生 18 例报道. 江西中医药,1994,25(S1):21.

[19] Jaketer. 一枝黄花的功效及作用. http://www.maishu123.cn/ditu/zhongyao/18352.html[2014-04-27].

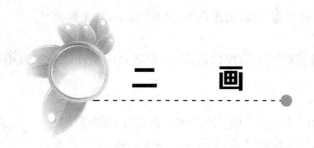

二 画

3. 七 层 楼

【来源】萝摩科娃儿藤属植物七层楼 *Tylophora floribunda* Miquel. 的根及全株。

【性味与归经】辛,温。有小毒[1]。

【功能与主治】祛风化痰,解毒散瘀。治小儿惊风,中暑腹痛,哮喘痰咳,咽喉肿痛,胃痛,牙痛,风湿疼痛,跌打损伤,毒蛇咬伤等。

【化学成分】七层楼含娃儿藤碱(tylophorine)、异娃儿藤碱(tylocrebrine)、娃儿藤宁碱(tylophorinine)、娃儿藤定碱(tylophorinidine)[2]、异去羟基娃儿藤宁(antofine)、新白前酮(hancolupenone)、新白前醇(hancolupenol)、β-谷甾醇(β-sitosterol)等[3]。

【药理作用】

1. 抗肿瘤作用

(1)娃儿藤定碱:体外实验,娃儿藤定碱对肝癌细胞 HepG-2 有良好的抑制作用,GI$_{50}$ 为 (11 ± 5)nmol/L,裸鼠腹腔注射 9mg/kg 的娃儿藤定碱能够显著抑制 HepG-2 细胞的生长[4]。体内实验,娃儿藤定碱 8mg/kg 对鼠类白血病(L1210)具有显著活性,提高存活率 125%[5]。娃儿藤定碱还对小鼠腹水瘤细胞 S180 有抑制作用,体外培养 S180 细胞,ID$_{50}$ 为 0.1～1μg/ml[6]。

(2)娃儿藤碱:娃儿藤碱在体内和体外都有诱导肝癌细胞分化的作用[7]。娃儿藤碱还可以通过下调 Cyclin A2 的表达使肝癌细胞 HepG-2、人胃癌细胞 NUGC-3、人鼻咽癌细胞 HONE1 细胞的 S 期延缓,G$_1$ 期发生阻滞[8]。娃儿藤碱能抑制癌细胞核酸和蛋白质的合成,对肺癌 775、淋巴肉瘤、小鼠白血病 P388 和 L1210、人体鼻咽癌 KB 细胞均有显著的抑制作用。娃儿藤碱对小鼠淋巴细胞白血病 L1210 显示出很高的抑制作用[9]。

(3)异去羟基娃儿藤宁:在体外抗肿瘤活性筛选中,异去羟基娃儿藤宁具有很强的抑制肿瘤作用[3],浓度为 1×10^{-7}mol/L 时,对胃腺癌细胞 BGC-823、人白血病细胞 HL-60 抑制率分别为 66.27%、96.22%,其对肺癌细胞 A549、肝癌细胞 SMMC-7721 细胞的抑制率分别为 45.30%、29.48%。

2. 其他药理作用

(1)镇静作用:七层楼中的娃儿藤碱能使小鼠和大鼠眼睑下垂、安静、活动性减少和共济失调,能延长巴比妥睡眠时间,并有助于吗啡的镇痛作用[10]。

(2)抗炎作用:七层楼根的总生物碱具有显著的抗炎作用。七层楼总碱对去肾上腺大鼠有明显抗炎作用,其抗炎机制可能是由于其抑制前列腺素合成[2]。

(3)其他:七层楼对横纹肌、平滑肌有兴奋作用,对心肌却有抑制作用[8]。

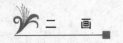

3. 毒理研究

七层楼对草履虫有很高毒性，而对高等动物毒性小，且无刺激[8]。

【临床应用】

1. 肿瘤　娃儿藤碱曾用于治疗白血病，但发现对中枢神经系统有不可逆的毒性而停止使用[11]。

2. 治疗其他疾病

(1)小儿惊风：七层楼鲜根二钱。冷开水半碗擂汁，频频灌服。

(2)跌打损伤：七层楼根适量，晒干研末。每次二钱，水酒冲服。

(3)蛇咬伤：七层楼根、乌桕叶、半边莲、犁头草（均鲜）各一两。捣烂外敷。

(4)中暑腹痛：七层楼根三钱，水煎服；或研粉吞服，每次一钱。

(5)口腔炎：七层楼根三至四钱。水煎服。

(6)牙周炎：七层楼根一钱五分，苋菜梗二钱五分。加白糖适量，水煎服[2]。

参考文献

[1] 宋立人，王永珍. 现代中药学大辞典. 北京：人民卫生出版社，2001：1619.

[2] 国家中医药管理局《中华本草》编委会主编. 中华本草. 上海：上海科学技术出版社，1999(6)：389.

[3] 王红刚，马远刚，余伯阳，等. 娃儿藤抗肿瘤活性部位的成分. 中国天然药物，2006，05：352-354.

[4] Gao W, Bussom S, Grill S P, et al. Structure-activity studies of phenanthroindolizidine alkaloids as potential antitumor agents. Bioorganic & medicinal chemistry letters，2007，17(15)：4338-4342.

[5] Rao K V, Wilson R A, Cummings B. Alkaloids of tylophora Ⅲ : New alkaloids of Tylophora indica (burm) merrill and tylophora dalzellii hook. f. Journal of pharmaceutical sciences，1971，60(11)：1725-1726.

[6] 彭军鹏，刘永和，李铣. 娃儿藤生物碱的研究概况. 西北药学杂志，1989，4(4)：42-48.

[7] Wu X Z, Xie G R. Induced differentiation of hepatocellular carcinoma by natural products. African Journal of Traditional, Complementary, and Alternative Medicines，2008，5(4)：325.

[8] Wu C M, Yang C W, Lee Y Z, et al. Tylophorine arrests carcinoma cells at G1 phase by downregulating Cyclin A2 expression. Biochemical and biophysical research communications，2009，386(1)：140-145.

[9] 庚石山，甄月英，于德泉，等. 卵叶娃儿藤抗肿瘤活性成分的研究. 第四届中国新医药博士论坛. 1999：2.

[10] 季宇彬. 中药有效成分药理与应用. 哈尔滨：黑龙江科学技术出版社，2004，478-479.

[11] 村上孝夫. 药学杂志（日），1985，105(7)：655.

4. 八 角 莲

【来源】小檗科八角莲属植物八角莲 *Dysosma versipellis*（Hance）M. Cheng ex Ying. 的根及根茎[1]。

【性味与归经】苦，辛，温。归肺、肝经。有毒。

【功能与主治】化痰解毒、祛瘀散结。主治咳嗽、咽喉肿痛、瘰疬、瘿瘤、无名肿毒、带状疱疹、毒蛇咬伤、跌打损伤、风湿痹痛等。

【化学成分】八角莲根茎中含有鬼臼毒素（podophyllotoxin）、去氧鬼臼毒素（deoxypodophyllotoxin）、山荷叶素（diphyllin）、山奈酚（kaempferol）、槲皮素（quercetin）、山奈酚-3-*O*-β-吡

喃葡萄糖苷(kaempferol-3-O-β-glucopyranoside)、槲皮素-3-O-β-呋喃葡萄糖苷(quercetin-3-O-β-glucofuranoside)、苦鬼臼毒素(picropodophyllotoxin)、苦鬼臼素葡萄苷(picropodophyllo-toxin 4-O-glucoside)、鬼臼素葡萄苷(podophyllotoxin 4-O-glucoside)、香草酸(vanillic acid)[2]等。

【药理作用】

1. 抗肿瘤作用

(1)鬼臼毒素:研究表明八角莲的抗癌活性物质基础是芳基四氢萘内酯类木脂素,即鬼臼毒素类[3],可阻碍细胞分裂前期(G_0期)及从G_0期进入分裂过程,对动物多种肿瘤如瓦克癌256,腹水型古田肉瘤,小鼠肉瘤180等均有抑制作用,小鼠腹腔注射能抑制艾氏腹水癌。鬼臼毒素呈时间与剂量依赖性抑制SGC-7901细胞生长,明显降低平板克隆,显著诱导细胞凋亡,并使细胞阻滞于G_2/M期,还能显著降低SGC-7901细胞裸鼠移植瘤的体积及质量[4]。鬼臼毒酮、4-去甲基鬼臼毒酮、苦鬼臼毒素和4-去甲基鬼臼毒素均有显著抑制P388淋巴白血病细胞的作用[5-6]。鬼臼毒素对人慢性髓细胞性白血病K562细胞的IC_{50}是79.19μmol/L,以该浓度作用于K562细胞24小时,细胞凋亡率达到31.96%,G_0/G_1期峰前有亚二倍体峰出现,说明鬼臼毒素可诱导K562细胞凋亡[7]。秕鳞八角莲的乙醇提取物及鬼臼毒素、去氧鬼臼毒素单体对小鼠移植性肝癌(HepA)和小鼠艾氏腹水癌(EAC)均有一定的抑制作用,三者对HepA的抑瘤率分别为53.53%、29.69%、38.28%,可见乙醇提取物对小鼠移植性肝癌的抑制作用明显好于其他两个单体化合物[8]。

(2)去氧鬼臼毒素:去氧鬼臼毒素通过抑制微管蛋白聚合,诱导细胞凋亡,从而抑制宫颈癌细胞HeLa细胞[9]。去氧鬼臼毒素导致p53和Bax富集,并伴随DNA损坏-敏感激酶的激活,经去氧鬼臼毒素作用后,肿瘤抑制物PTEN水平上调,并伴随Akt抑制[10]。以荧光共振能量转移技术建立了高通量筛选方法,发现了去氧鬼臼毒素在10nmol/L浓度下即能诱导细胞凋亡[11],显示出较强的抗肿瘤活性。但由于去氧鬼臼毒素在水中的溶解度极低(约为0.5mg/L),至今未见有体内抗肿瘤活性的实验研究报道。经用SBE-β-CD包合后,去氧鬼臼毒素在水中的溶解度从约0.5mg/L提高至约5000mg/L,为静脉给药的体内活性实验创造了条件。去氧鬼臼毒素包合物静脉注射的体内活性实验证明对小鼠移植瘤S180和Heps的生长具有显著抑制作用;对人非小细胞肺癌H460裸鼠异种移植肿瘤的生长具有显著的抑制作用,且治疗过程中小鼠体重无明显下降,提示其在治疗剂量下,毒性可控[12]。去氧鬼臼毒素包合物的体外活性试验证实其具有显著的抑瘤作用,对大部分受试的肿瘤细胞,去氧鬼臼毒素的抑瘤作用在$1\times10^{-8}\sim1\times10^{-6}$mol/L无明显变化。

2. 其他药理作用

(1)对神经系统的作用:加入去氧鬼臼毒素后大鼠背根神经节神经元膜电位呈去极化改变。进一步实验证明,去氧鬼臼毒素的膜电位效应可被河豚毒素(tetrodotoxin,TTX)完全抑制[13]。

(2)平喘作用:去氧鬼臼毒素能降低哮喘小鼠模型体内细胞激素Th2的mRNA水平,降低嗜酸性粒细胞活化趋化因子和精氨酸酶Ⅰ mRNA水平,并具有剂量依赖性;还可以减少支气管肺泡灌洗液中的渗入嗜酸性粒细胞数量,并呈剂量依赖关系[14]。

(3)抗病原微生物作用:

1)抗菌作用:在供试浓度下,鬼臼毒素对油菜菌核、去氧鬼臼毒素对辣椒疫霉病菌活性最好,其抑制率分别为87.42%和85.7%[15]。

2)抗病毒作用:目前认为,鬼臼毒素治疗尖锐湿疣的主要作用机制是抑制细胞有丝分裂。实验表明:纯化后的鬼臼毒素低浓度时即对表皮角朊细胞的增殖有明显抑制作用[16]。

(4)抗免疫作用:八角莲的主要成分鬼臼毒素,其衍生物可降低小鼠脾细胞特异抗体的产生、血清凝集素滴度和溶血素半数溶血值(half value of hemolysin,HC_{50}),抑制小鼠迟发型超敏感反应,减轻小鼠脾和胸腺重量[17]。

(5)抗炎作用:去氧鬼臼毒素可抑制脂多糖诱导的 RAW264.7 细胞的一氧化氮表达,作用机制与抑制核转录因子 $NF\text{-}\kappa B$ 有关[18]。另外,去氧鬼臼毒素能够抑制鼠科肺肿瘤坏死因子(Tumor Necrosis Factor-α,TNF-α)诱导的 $I\kappa B\text{-}\alpha$ 的表达,并具有剂量依赖关系[19]。

(6)抑制昆虫的生长发育:鬼臼毒素和去氧鬼臼毒素可抑制黏虫取食,从而明显抑制昆虫的生长发育[20]。鬼臼毒素和去氧鬼臼毒素可抑制癌细胞有丝分裂中期微管束的形成[21],对平滑肌有兴奋作用,且能影响核酸代谢[22],这些结果可为研究鬼臼毒素和去氧鬼臼毒素对昆虫的拒食和生长发育抑制机制提供借鉴。

3. **毒理研究** 鬼臼毒素具有神经毒性[23]、血液毒性[24];还能够改变肝脏内脂肪的组成,使小肠上皮内层和输精管萎缩,去除胰腺细胞颗粒[25]。用鬼臼毒素注射液注入动物腹腔内,能引起中枢神经系统抑制状态的表现:即抽搐,继而嗜睡、昏迷、瞳孔散大、呼吸麻痹、心脏停搏致死亡[17]。动物实验:腹腔注射 10mg/kg 或 15mg/kg 鬼臼毒素于成年雄性沙田鼠,均出现明显的神经系统中毒表现[26]。研究结果表明八角莲中毒不仅导致神经元细胞代谢障碍,且神经细胞合成可溶性轴浆、微管、神经丝的能力下降及由此所致轴浆转运动力能力的改变加重了轴索变性的程度[27]。

【药代动力学研究】标准浓度的鬼臼毒素溶液的荧光值(EX/EM:290/633nm,狭缝均为 2nm)与浓度的关系经相关分析处理,$r=0.999$,说明鬼臼毒素浓度(50~500ng/ml)与荧光强度呈线性关系。鬼臼毒素的药时曲线下面积(AUC)结果显示:鬼臼毒素酊剂组的 AUC(4609.347ng·h/ml)是脂质体制剂组(2020.157ng·h/ml)的 2.3 倍[28],说明脂质体鬼臼毒素混悬液外用的全身吸收较鬼臼毒素酊剂少。

【临床应用】

1. **肿瘤** 表鬼臼毒素类鬼臼乙叉苷及鬼臼噻吩苷是治疗生殖细胞肿瘤、急性淋巴细胞性白血病、非霍奇金淋巴瘤、小细胞性肺癌及非小细胞性肺癌化疗方案中重要的药物。鬼臼毒素的半合成衍生物依托泊苷(etoposide,VP-16)和替尼泊苷(teniposide,VM-26),临床上用于治疗白血病、小细胞肺癌、淋巴癌、睾丸癌、脑瘤等[23]。

2. **其他疾病**

(1)银屑病:对局限性斑块状银屑病患者外用 0.25%、0.5%、1%鬼臼毒素酊进行自身配对双盲对照治疗 6 周,0.5%鬼臼毒素酊外用治疗局限性斑块状银屑病有效且安全[29]。

(2)流行性乙型脑炎:对乙型脑炎患者采用八角莲注射液(生药 40g/100ml)静脉滴注,成人 40ml,儿童用量均减,疗程 5~7 天。临床观察表明,该药具有明显的退热作用,一般 3 天高热可降至正常,同时昏迷时间缩短。后遗症明显减少,未发现明显不良反应[30]。

(3)病毒性脑炎:采用八角莲注射液治疗,体温正常 3 天后停药,辅以对症治疗,不使用皮质激素。以体温降至 37.5℃以下所需时间为指标,八角莲组平均退热时间为 36 小时,最短 6 小时,最长 282 小时[30]。

(4)流行性腮腺炎:八角莲注射液治疗流行性腮腺炎,治疗前后比较有明显的退热效果

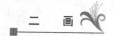

（$P<0.01$），对照组采用板蓝根注射液、ABOB、泼尼松三药联合应用，治疗前后比较未见明显的退热效果，中药组体温下降幅度超过对照组[30]。

【不良反应】

1. 系统性中毒　八角莲根茎中含有鬼臼毒素，外用和误服可引起严重系统性毒性作用，通常是可逆的，但亦有致死的，口服本品300mg即可致死。大面积外涂、过量涂搽、较长时间涂用可发生严重毒性反应。本品涂在松脆、出血或新近活检疣的部位或将本品涂在病变部位周围的正常皮肤或黏膜，可增加系统性中毒的危险。

2. 对肝肾的影响　外用鬼臼毒素可发生肾衰竭和肝脏中毒（血清乳酸脱氢酶、门冬氨酸氨基转移酶和碱性磷酸增高）。

3. 对神经系统的影响　神经系统反应发生较迟，持续时间较长，脑中毒可表现为精神错乱和反射减低或消失。

4. 其他　外用鬼臼毒素酊后会出现局部刺激反应[28]。

参考文献

[1] 南京中医药大学. 中药大辞典. 第2版. 上海：上海科学技术出版社，2006：288.

[2] 夏提古丽·阿不力孜，贾晓光，熊元君，等. 八角莲的研究进展. 新疆中医药，2010，28(3)：69-72.

[3] 钱伯文. 抗癌中草药的临床应用. 上海：上海翻译出版公司，1987：6.

[4] 张杰，周春山，刘韶，等. 鬼臼毒素抗胃癌细胞株SGC7901作用的实验研究. 中南大学学报（医学版），2008，33(8)：718-723.

[5] 殷梦龙，陈仲良，顾泽圣，等. 贵州八角莲有效成分分离鉴定. 植物学报，1990，32(1)：45-48.

[6] 殷梦龙，陈仲良. 云南八角莲和广西八角莲的化学成分. 中国中药杂志，1989，14(7)：420-421.

[7] 金伟，李亚莉，姜民，等. 鬼臼毒素对人K562白血病细胞的作用研究. 中医药信息，2001，18(6)：48-52.

[8] 尚明英，徐珞珊，李萍，等. 鬼臼类中药及其木脂素类成分的药效学研究. 中草药，2002，33(8)：722-724.

[9] Yong Y, Shin S Y, Lee Y H, et al. Antitumor activity of deoxypodophyllotocix isolated from Anthriscus sylvestris: Induction of G_2/M cell cycle arrest and caspase-dependent apoptosis. Bioorganic & Medicinal Chemistry Letters, 2009, 19(15): 4367-4371.

[10] Shin S Y, Yong Y, Kim C G, et al. Deoxypodophyllotoxin induces G_2/M cell cycle arrest and apoptosis in HeLa cells. Cancer Letters, 2010, 287(2): 231-239.

[11] 谷福根，高永良，崔福德. 磺丁基醚-β-环糊精及其在药剂学中的应用. 中国新药杂志，2004，13(1)：15-19.

[12] 粟晓黎，林瑞超，王兆基，等. 毒性中药鬼臼质量标准研究. 中成药，2006，28(3)：342-346.

[13] 孙芹，许鹏，胡凡，等. 脱氧鬼臼毒素对大鼠背根神经节神经元膜电位的影响及其与钠通道的关系. 中国卫生检验杂志，2009，19(11)：2503-2508.

[14] 刘艳青，张守刚，程洁，等. 鬼臼毒素类物质生物活性的研究. 医学研究生学报，2006，19(3)：205-210.

[15] 朱海云，张兴. 鬼臼毒素和脱氧鬼臼毒素抑菌和除草活性初探. 中国农学通报2009，25(01)：73-75.

[16] 孙秋宁，周光霏，王宝玺. 鬼臼毒素对体外培养人表皮角阮细胞的抑制作用. 中国医学科学院学报，1994，16(5)：338.

[17] 应春燕，钟成. 八角莲中毒机理探讨. 广东药学，1997，7(3)：43.

[18] Jin M, Moon T C, Lee E, et al. The Naturally Occurring Flavolignan, Deoxypodophyllotoxin, Inhibits Lipopolysaccharide-Induced iNOS Expression through the NF-κB Activation in RAW264. 7 Macrophage Cells. Biological & Pharmaceutical Bulletin, 2008, 37(7): 1312.

[19] Jin M, Lee E, Yang J H, et al. Deoxypodophyllotoxin Inhibits the Expression of Intercellular Adhesion Molecule-1 Induced by Tumor Necrosis Factor-α in Murine Lung Epithelial Cells. Biological & Pharma-

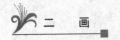

ceutical Bulletin,2010,33(11):1248.

[20] 马志卿,冯俊涛,张兴,等. 鬼臼毒素和脱氧鬼臼毒素对粘虫生物活性初步研究. 西北农业学报,2005,14(1):94-97.

[21] 国家医药管理局中草药情报中心. 植物药有效成分手册. 北京:人民卫生出版社,1986:332.

[22] Macrae W D,Towers G H N. Biological Activities of Lignans. Phytochem,1984,23(6):1207-1220.

[23] Chang L W,Yang C M,Chen C F,et al. Experimentalpodophyllotoxin(Bajiaolian)poisoning:Ⅰ Effects on thenervous system. Biomed Environ Sci,1992,5(4):283-292.

[24] Gamelin L,Harry P,Gamelin E,et al. Podophyllotoxinkinetics in plasma by liquid chromatography. Toxicol Lett,1998,95(Suppl 1):73-74.

[25] 孙彦君,李占林,陈虹,等. 鬼臼类植物化学成分和生物活性研究进展. 中草药,2012,43(8):1626-1634.

[26] Louis W C. Neurotoxicology:Approaches and methods. New York:Academic Press Inc,1995:465-481.

[27] Liu YQ,Yang L,Tian X. Podophyllotoxin:current perspectives. Curr Bioact Compd,2007,3(1):37-66.

[28] 张三泉,曾抗,江彬彬,等. 大鼠外用脂质体鬼臼毒素后血液中鬼臼毒素浓度观察. 第一军医大学学报,2002,22(9):783.

[29] 刘凯,骆志成,李文竹. 鬼臼毒素酊治疗局限性斑块状银屑病的临床研究. 中国麻风皮肤病杂志,2005,21(8):621-624.

[30] 卢军. 八角莲的药理及临床应用. 现代医药卫生,2009,25(23):3609.

5. 人　参

【来源】五加科人参属植物人参 *Panax ginseng* C. A. Meyer 的干燥根[1]。

【性味与归经】甘、微苦,平。归肺、脾、心经。

【功能与主治】大补元气,补脾益肺,益智生津。治疗胃癌、结肠癌、胰腺癌、乳腺癌等多种恶性肿瘤,也可治疗心律失常、慢性肝炎和慢性肾炎等。

【化学成分】人参主要包括多种人参皂苷、肽、挥发油和多糖等成分,其中皂苷类是主要的活性成分,含量在不同植物器官有很大差异,茎叶和根含有的皂苷成分基本一致。参叶、参果、参芽、参须、参花等部位的总皂苷含量均高于根。目前,从茎叶中大致获得 60 个皂苷类成分,主要为原人参二醇型、三醇型和齐墩果酸型。原人参二醇型皂苷包括人参皂苷 $Rb_1 \sim Rb_3$、Rc、Rd、F_2(ginsenoside F_2)、20(R)-人参皂苷 Rg_3、20(S)-人参皂苷 Rg_3、20(R)-人参皂苷 Rh_2、20(S)-人参皂苷 Rh_2、绞股蓝皂苷Ⅸ等。人参皂苷 Re、Rg_1、20(R)-人参皂苷 Rg_2、20(S)-人参皂苷 Rg_2、20(R)-人参皂苷 Rh_1、20(S)-人参皂苷 Rh_1 等成分均是原人参三醇型皂苷。人参挥发油中含有人参烯、β-榄香烯等。人参中大多含有 7.8%~10.0% 的碱性多糖及 38.3% 的水溶性多糖[2-3]。

【药理作用】

1. 抗肿瘤作用

(1)β-榄香烯的抗肿瘤作用:β-榄香烯能抑制肝癌细胞的生长及影响细胞的生长周期。实验发现,β-榄香烯干预肝癌细胞 7402 后,细胞存活率显著降低,且存在剂量依赖性;经 β-榄香烯处理后,S 期和 G_2 期的细胞变少,G_1 期细胞变多,细胞生长停滞于 G_1 期[4]。β-榄香烯能够显著拮抗人膀胱癌细胞 BIU-87 磷脂代谢和 Bcl-2 的表达,亦能有效抑制 BIU-87 细胞的脂膜流动性[5]。

(2)人参总皂苷:人参总皂苷通过增加 *L-meq* 基因的含量,间接拮抗 *L-meq* 基因作用,促进细胞凋亡，从而拮抗 MSB-1 细胞的生长[6]。

（3）人参皂苷 Rb_1：人参皂苷 Rb_1 和黄芪协同应用能够逆转肝癌细胞（HepG-2）拮抗自然杀伤细胞（natural killer，NK）免疫功能。

（4）人参皂苷 Rb_2：人参皂苷 Rb_2 静脉注射给 B16-BL6 黑色素瘤细胞荷瘤小鼠，可剂量依赖性减少肿瘤块连接血管并可拮抗 B16-BL6 黑色素瘤细胞的肺转移[7]。此外，人参皂苷 Rb_2 还能拮抗基质金属蛋白酶 2（matrix metalloproteinases 2，MMP-2）的表达与其活性水平，从而拮抗子宫内膜癌细胞的侵袭[8]。

（5）人参皂苷 Rc：人参皂苷 Rc 能够拮抗人乳腺癌细胞 MCF-7 的增殖，可改变 MCF-7 细胞内 c-fos mRNA 与蛋白水平[9]。

（6）人参皂苷 Rd：人参皂苷 Rd、Re、Rb_1 和 Rg_1 能够抑制 MCF-7/ADR 细胞中 MDR1 的蛋白表达，逆转细胞对阿霉素产生的耐药性，其中人参皂苷 Rd 的作用效果最明显，并且未显示出显著的细胞毒作用[10]。

（7）人参皂苷 Re：人参皂苷 Re、Rb_1、Rg_1 等能拮抗 Hela 细胞生长，减少细胞的葡萄糖-6-磷酸酶（glucose-6-phosphatase，G-6-Pase）、乳酸脱氢酶（lactate dehydrogenase，LDH）、琥珀酸脱氢酶（succinate dehydrogenase，SDH）的含量[11]。

（8）人参皂苷 Rf：人参皂苷 Rf 可增加人体骨肉瘤细胞 U_2OSG_0/G_1 期的细胞数目，减少 S 期和 G_2/M 期的细胞[12]。

（9）人参皂苷 Rg_1：人参皂苷 Rg_1 能够抑制人胃腺癌细胞 BGC-823 的增殖，能使细胞生长停滞于 G_1/G_0 期[13]。

人参皂苷 Rg_1 与肉桂酸（cinnamic acid，CINN）、丹参酮ⅡA 联合应用可抑制体外培养人成骨肉瘤细胞 MG-63 的生长，阻滞细胞于 G_0/G_1 期，使核基质构型发生明显的恢复性改变，同时使核基质蛋白的组成发生变化，对 MG-63 细胞具有明显的分化诱导功能[14-15]。

（10）20（R）-人参皂苷 Rg_3：采用肿瘤供血静脉灌注技术分析 20（R）-人参皂苷 Rg_3 对大鼠肝癌细胞的影响，结果表明，肿瘤供血静脉灌注 20（R）-人参皂苷 Rg_3 可有效拮抗肿瘤增殖、促进肿瘤细胞凋亡，并有剂量依赖[16]。

20（R）-人参皂苷 Rg_3 处理人肺腺癌细胞株 A549 后，血管内皮生长因子（vascular endothelial growth factor，VEGF）蛋白阳性表达率明显减少，VEGF 受体 1（fms-like tyrosine kinase，Flt）、VEGF 以及 MMP-2 阳性表达程度较对照组均有明显下降；人脐静脉内皮细胞-304（human umbilical vein endothelial cell，HUVEC）的 VEGF、KDT 和 Flt 蛋白阳性表达灰度与对照组相比也有明显下降。基因芯片结果表明，10 个基因上调，14 个基因下调，提示 20（R）-人参皂苷 Rg_3 能够多靶点起效于肿瘤细胞从而抑制肿瘤新生血管生长[17]。

（11）20（S）-人参皂苷 Rg_3 的：20（S）-人参皂苷 Rg_3 能够抑制 B16 黑色素瘤的转移[18]，拮抗 B16 细胞的增殖，且可使其停滞于 G_0/G_1 和 S 期，使 G_2/M 期细胞数有效减少[19]。

（12）人参皂苷 Rh_1：人参皂苷 Rh_1（20mg/kg、40mg/kg）腹腔注射和人参皂苷 Rg_1（200mg/kg）灌胃均对宫颈癌细胞 U14 存在明显的拮抗作用，人参皂苷 Rh_1 在 40mg/kg 时刻能拮抗艾氏腹水癌细胞 EAC。离体实验表明，高浓度 Rh_1 对人胎儿胶质细胞瘤细胞 T98G、人黑色素瘤细胞 A375 和人子宫癌细胞 HeLa 等细胞的生长有拮抗作用，Rg_1 可抑制 HeLa 细胞生长[20]。

（13）20（R）-人参皂苷 Rh_2：20（R）-人参皂苷 Rh_2 对 DMBA/巴豆油诱导的小鼠皮肤乳头状肿瘤有拮抗效果，延长肿瘤发生的潜伏期[21]。对人肺癌细胞 A549 和宫颈癌 U14 也有抑制

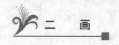

效果[22-23]。

(14)20(S)-人参皂苷 Rh_2 的抗肿瘤作用:S 构型的人参皂苷 Rh_2 能使细胞增殖停滞于 G_1 期。S 和 R 构型的人参皂苷 Rh_2 作用于细胞 6 小时,细胞中 Caspase-3 活性增强,且 S 型人参皂苷 Rh_2 早期凋亡率显著高于 R 型,存在构效效应[22]。

(15)人参多糖:体外研究表明,人参多糖能拮抗人早幼粒白血病细胞株 HL-60 的生长,且相同剂量的人参多糖能有效刺激正常粒单系造血祖细胞的增殖与分化;但未发现人参多糖能够显著促进 HL-60 细胞的诱导分化。提示人参多糖可能通过阻滞 HL-60 细胞从 G_0 期到增殖周期(S/G_2＋M 期)的转变,拮抗 DNA 的合成等方法而拮抗细胞的增殖;由此可见,人参多糖有希望成为既能刺激正常造血又能拮抗人白血病等恶性肿瘤细胞生长的天然诱导剂[24]。

人参多糖能拮抗肺癌 A549 细胞的增殖,并诱导细胞凋亡。抗肿瘤功效与诱导凋亡作用有关,且凋亡又与肿瘤坏死因子相关凋亡诱导配体(TNF-related apoptosis-inducing ligand,TRAIL)、Bcl-2 的表达存在一定关系[25]。

(16)人参茎叶总皂苷:将小鼠 Lewis 肺癌株作为模型,加以人参茎叶总皂苷(ginseng stem leaf total saponins,GSLS)干预治疗。结果表明化疗药物环磷酰胺与 GSLS 联用后对束缚应激状态下的动物移植肿瘤存在明显抑制效果,推断机制可能与其增强免疫、抗肿瘤以及抗心理应激的综合效应有关[26]。

(17)人参二醇组皂苷:人参二醇皂苷可抑制人胶质瘤细胞 U251 的增殖,且存在剂量依赖性,随药物剂量的增加凋亡程度加深,细胞内 Caspase-9 的表达水平上调[27]。人参二醇组皂苷可通过提高超氧化物歧化酶(superoxide dismutase,SOD)水平,抑制活性氧自由基的产生,拮抗小细胞肺癌细胞生长[28]。

2. 其他药理作用

(1)对中枢神经系统的影响:人参皂苷 Rb_2 在拮抗吗啡依赖性和耐受性发生上具有十分重要的作用,可抑制吗啡的僵住反应和镇痛作用,同时还可抗吗啡升高体温。人参皂苷 Rb_2 可减轻吗啡脑室给药所致的抗伤害作用。由此可见,人参皂苷 Rb_2 在戒毒方面具有广泛的应用价值[29]。

人参皂苷 Rc 与 Rb 的混合物对实验小鼠的中枢神经系统具有显著的安定和镇痛的效果,并且还具有松弛中枢性肌肉、减少自发活动、降温等作用[30]。

人参皂苷 Re 对 MPTP 诱发小鼠黑质神经元的凋亡有显著的保护作用,推测 Bcl-2 表达的上调和 Bax 表达的下调可能是人参皂苷 Re 抗凋亡的重要作用机制[31]。

(2)对内脏的影响:

1)对肝纤维化的影响:研究表明,人参皂苷 Rg_1 能有效下调肝纤维化层黏连蛋白(laminin,LN)、Ⅲ型前胶原(procollagen type Ⅲ,PCⅢ)、透明质酸酶(HA)水平。另外,人参皂苷 Rg_1 亦能改善肝纤维化实验大鼠的肝功能,不同程度地下调丙氨酸转氨酶(alanine aminotransferase,ALT)、天冬氨酸转氨酶(aspartate aminotransferase,AST)、碱性磷酸酶(alkaline phosphatase,ALP)、TB 淋巴细胞水平[32]。

2)对糖脂代谢的影响:人参皂苷 Rb_1 可对奥氮平导致的糖脂代谢紊乱起到预防作用。人参皂苷 Rb_1 能够有效下调雌性 SD 大鼠空腹血糖、三酰甘油、胰岛素水平,上调胰岛素的敏感指数[33-34]。

人参皂苷 Rb_2 能抑制毒性激素-L 导致的脂肪分解。此外,人参皂苷 Rb_2 通过明显拮抗胰脂肪酶活性而抵抗机体对脂肪的吸收[29]。

(3)对免疫系统的影响：人参多糖对机体的非特异性免疫及特异性免疫均有良好的促进作用。人参多糖可刺激细胞胸腺和脾脏重量的增加；单独(或协同)有丝分裂原刺激淋巴细胞的生长；提高巨噬细胞的吞噬能力，上调溶酶体磷酸酶水平，与 IFN-γ 协同诱导 NF-κB 转录因子的表达，上调 NF-κB-p65 水平，刺激巨噬细胞的杀伤能力[35]。

研究表明，人参皂苷 Rd 拮抗固定应激导致的血浆 IL-6 含量升高的作用点是在外周，至少一部分是通过阻断肾上腺素及(或)去甲肾上腺素导致的巨噬细胞内 IL-6 含量的升高而起作用的[36]。

(4)抗病毒作用：人参皂苷 Rb$_3$ 和 Rg$_3$ 具有拮抗 HSV-1 及 Polio V 病毒活性的作用[37]。

【药代动力学研究】

1. β-榄香烯的药代动力学研究　给大鼠分别静脉注射(iv)β-榄香烯 50mg/kg、75mg/kg、100mg/kg，其动力学行为符合二室开放模型。3 个剂量的主要药代动力学参数为：AUC 分别为 $(861.14\pm64.6)\mu g\cdot min/ml$、$(1355.15\pm103.4)\mu g\cdot min/ml$、$(2200.6\pm186.2)\mu g\cdot min/ml$；$Cl$ 分别为$(0.058\pm0.005)L/(kg\cdot min)$、$(0.056\pm0.004)L/(kg\cdot min)$、$(0.046\pm0.004)L/(kg\cdot min)$；$t_{1/2\beta}$ 分别为(58.6 ± 8.3)分钟、(58.4 ± 17.9)分钟、(65.1 ± 5.9)分钟。给大鼠腹腔注射 100mg/kg 本品时符合一室开放模型，主要药代动力学参数为：$AUC=(186.9\pm28.7)\mu g\cdot min/ml$，$C_{max}=(0.88\pm0.06)\mu g/ml$，$T_{1/2ke}=(126.4\pm20.4)$分钟。iv 本品 15 分钟后，其在脾、肾、心、脑、肝、肺和脂肪的含量较多，睾丸和血浆中较少。各脏器中的药物含量随给药时间的增加而减少，脑组织中本品浓度降低缓慢。本品自实验大鼠胆汁、尿、粪便的排出量均较少，与血浆蛋白的平均结合率为 97.7%[38]。

2. 人参皂苷 Rb$_1$ 的药代动力学研究　将人参皂苷 Rb$_1$(100mg/kg)给予实验大鼠，发现吸收率仅为 0.11%，6 小时后在大肠和胃中发现其代谢产物；大鼠静脉注射人参皂苷 Rb$_1$(5mg/kg)，5 分钟后肝、肾、心肺中分布量分别为$(2.9\pm0.6)\mu g/kg$、$(9.0\pm1.6)\mu g/kg$、$(5.3\pm0.9)\mu g/kg$、$(3.3\pm0.5)\mu g/g$；脑和脾中分布量小于 $0.5\mu g/g$，5 分钟后检测不到人参皂苷 Rb$_1$ 的存在。尿中累积排泄在 120 小时内占给药剂量的 44.4% 人参皂苷 Rb$_1$ 的动力学特点符合两室模型，$t_{1/2\alpha}=11.6$ 分钟，$t_{1/2\beta}=14.5$ 小时[39]。

3. 人参皂苷 Rb$_2$ 的药代动力学研究　给实验大鼠灌胃(ig)100mg/kg 人参皂苷 Rb$_2$，结果达峰时间 t_{max} 为 12 小时，峰浓度 C_{max} 为 3.55$\mu g/ml$。给药后 24 小时，粪便和尿的排泄率分别为给药量的 84.3% 和 2.3%[39]。

4. 人参皂苷 Rd 的药代动力学研究　小鼠静脉注射人参皂苷 Rd 20mg/kg 的药动学特征呈二室模型，$t_{1/2\alpha}$ 为 0.334 小时，$t_{1/2\beta}$ 为 18.545 小时，V_d 为 2.936L/kg，Cl 为 0.008L/(h·kg)，$AUC_{0-\infty}$ 为 2590.413mg·h/L[40]。

5. 人参皂苷 Re 的药代动力学研究　在人肠内菌群作用下，人参皂苷 Re 转化生成两种代谢产物，分别为 20(S)-原人参三醇和人参皂苷 Rg$_1$。培养 3 小时，人参皂苷 Re 仍能够以原型形式存在；6 小时、9 小时、12 小时可检测出人参皂苷 Rg$_1$；24 小时，仅能发现 20(S)-原人参三醇。但当其和从人肠内细菌中得到的一株菌株温孵培育时，生成 3 种转化产物[39]。

6. 人参皂苷 Rg$_1$ 的药代动力学研究　在小肠和胃，口服给药 15 分钟后仍存在(35.6 ± 4.3)% 和(42.3 ± 1.6)% 的 Rg$_1$；30 分钟后，多数的 Rg$_1$ 进入小肠，此时，大肠中存在(56.7 ± 5)% 的 Rg$_1$。大鼠 5mg/kg 静脉注射给药后，2 分钟时的血药浓度是$(8.9\pm1.0)\mu g/ml$，60 分钟后便检测不到。对大鼠静脉和口服给药发现，人参皂苷 Rg$_1$ 在肝、肾两器官中的药物浓度高，而在脑中不被检测。口服给药后 1.5 小时各脏器(脑除外)浓度均很高，而静注给药后呈现

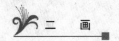

两相消除。口服给药30分钟后在大鼠大肠中发现人参皂苷 F_1 和 Rh_1，在胃中发现人参皂苷 Rh_1 及 Rh_1 的25位羟化物[41]。

7. 20(R)-人参皂苷 Rg_3 的药代动力学研究　给6名志愿者口服0.8mg/kg 20(R)-人参皂苷 Rg_3，但由于血药浓度过低，未能模拟房室模型。20(R)-人参皂苷 Rg_3 按2mg/kg剂量给6只Beagle犬口服给药，结果 C_{max} 为(7.3±1.7)ng/ml，t_{max} 为(2.5±0.8)小时，半衰期($t_{1/2}$)为(6.0±1.2)小时，AUC 为(45.9±12.8)ng·h/ml，血浆清除率(Cl)为(362±91.4)ng/(kg·min)。另外按0.3mg/kg剂量给6只Beagle犬静脉注射给药，$t_{1/2}$ 为(1.71±0.11)小时，消除速率常数(K_e)为(0.42±0.05)小时，AUC 为(1466±444)ng·h/ml，平均驻留时间(MRT为)(0.85±0.18)小时，表观分布容积(V_d)为(0.53±0.16)L/kg，Cl 为(3.65±0.99)ng/(kg·min)。研究亦发现采用静脉注射给药时，超过70%的药物原型从胆汁中排出，提示在静脉中仅有少量的药物发生了代谢转化[42]。

8. 20(S)-人参皂苷 Rg_3 的药代动力学研究　20(S)-人参皂苷 Rg_3 ip后主要分布在大鼠的心、脾、肝、肾和肾中，肺中含量最大，脾次之。20(S)-人参皂苷 Rg_3 在虹膜睫状体、房水和角膜中的药动学行为均满足一室模型。虹膜睫状体、房水和角膜和膜睫状体中 C_{max} 分别为0.19小时、0.42小时和0.16小时，$t_{1/2}$ 为0.78小时、0.71小时、0.69小时[42]。

【临床应用】

1. 治疗肿瘤

(1)人参皂苷 Rg_3 治疗肿瘤：人参皂苷 Rg_3 与化疗联合可治疗非小细胞肺癌。70例此病患者在接受3个月的疗程后，试验组和对照组患者瘤体的大小变化率分别为80%和59%，治疗后患者的生活质量评价显效率分别为78%和51%，两组存在显著性差异[43]。

50例患者采用人参皂苷 Rg_3 联合化疗进行治疗，比较两组患者的治疗效果。结果：治疗后，观察组白细胞减少患者有31例，占62.0%，对照组为44例，占88.0%，两组差异具有显著性($P<0.05$)，提示了人参皂苷 Rg3 能够有效保护机体的造血功能，降低化疗中的不良反应[44]。

(2)人参多糖治疗肿瘤：人参多糖对鼻咽癌、恶性胸腔积液、卵巢癌、肺癌、消化道肿瘤等恶性肿瘤均有疗效[45]。

将76例进行卵巢癌化疗的患者分成治疗组(28例)及对照组(48例)。治疗组患者在化疗同时每日静脉注射人参多糖注射液12mg，对照组只进行单纯化疗。结果发现，与对照组比，治疗组可有效改善患者的全身状况($P<0.05$)，明显下调化疗导致的白细胞数减少($P<0.05$)[46]。

将85例处于直肠癌化疗的患者分为治疗组(43例)及对照组(42例)。治疗组患者在化疗同时每天静脉注射人参多糖30mg，对照组只进行单纯化疗。结果表明，治疗组患者的生存质量卡氏评分中62.8%(27/43)超过70分，明显高于对照组($P<0.05$)；呕吐、恶心的发生率两组比较不存在显著性差异($P>0.05$)，其中治疗组患者中发生Ⅱ度以上呕吐、恶心的情况低于对照组($P<0.05$)；治疗组患者的骨髓抑制发生率也低于对照组($P<0.05$)[47]。

2. 治疗其他疾病

(1)治疗先天性心脏病：将进行择期手术的先天性心脏病患儿60例，随机平均分为人参二醇组皂苷(PDS)组与对照组。结果发现，手术后第1、第3天对照组总的T细胞及辅助性T细胞显著降低，抑制性T细胞有所增加，血清IgG显著降低($P<0.05$ 或 $P<0.01$)。PDS组患者免疫球蛋白及T细胞亚群含量无明显变化($P>0.05$)。提示PDS能够改善大手术(或严重创伤)所导致的免疫功能降低，术前及术后早期(或严重创伤后)应用PDS，对于改善机体免疫力，预防感染，可能有益[48]。

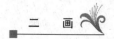

(2)治疗恶性胸腔积液:20 例患者均经病理证实患有恶性胸腔积液,病种分布为恶性间皮瘤、乳腺癌、胃癌和肺癌,将 36～60mg 人参多糖胸腔注射,每周一次,连续 1～2 周。结果表明,人参多糖治疗恶性胸腔积液的有效率达 75%[49]。

(3)治疗子宫内膜异位:将 62 例患有Ⅲ～Ⅳ期子宫内膜异位症进行保守手术后的患者分为 2 组,研究组(32 例)每日口服人参皂苷 Rg_3 20mg,阳性组(30 例)每周两次口服孕三烯酮 2.5mg,3 个月 1 疗程。2 组治疗后性交痛和痛经得到明显缓解;2 组治疗后体征也有明显改善,血清 CA125 水平也有所下降;研究组血清 VEGF 水平较治疗前 3 个月明显下降;研究组 ALT、AST、γ-谷氨酰转移酶(γ-glutamyltransferase,GGT)水平与用药前相比不存在显著变化,阳性组 AST 和 ALT 水平升高,GGT 稍有升高,2 组间具有统计意义[50]。

【不良反应】注射用血栓通中含有人参皂苷 Rg_1 和 Rb_1,常见的不良反应包括:①过敏反应:丘疹、皮疹、局部红肿、水疱、水肿等。②神经系统反应:头晕头痛、抽搐、手足麻木等。③消化系统反应:腹泻、恶心呕吐等。同时也常见期前收缩、肝功能异常等不良反应的发生[51]。

参 考 文 献

[1] 季宇彬. 抗癌中药药理与应用. 哈尔滨:黑龙江科学技术出版社,2004:1168-1170.

[2] 张前进. 人参的化学成分和药理活性. 光明中医,2011,26(2):368-369.

[3] 申书昌,孙秀佳,唐晓慧,等. 人参茎叶的化学成分研究. 齐齐哈尔大学学报,2008,24(3):43-45.

[4] 李悦,杨向红,刘政操. β-榄香烯对肝癌细胞增殖及细胞周期的影响. 山西医药杂志,2010,39(2):115-116.

[5] 李传刚,李墨林,周琴. β-榄香烯对人膀胱癌 BIU-87 细胞磷脂膜功能及 Bcl-2 表达的影响. 中草药,2007, 38(6):886-889.

[6] 付本懂,申海清,王鲁,等. 人参总皂苷对马立克病肿瘤细胞系-MSB-1 细胞 L-meq 基因 mRNA 水平的影响. 中国兽医杂志,2008,44(11):9-10.

[7] Sato K,Moehizuki M,Saiki I,et al. Inhibition of tumor angiogenesis and metastasis by a saponin of Panax ginseng,ginsenaside Rb2. Biol Pharm Bull,1994,17(5):635-639.

[8] Kang K S,Kang B C,Lee B J,et al. Preventive effect of epicatechin and ginsenoside Rb(2)on the inhibition of gap jurictional intercelular Communication by TPA and H_2O_2. Cancer Lett,2000,152(1):97-106.

[9] Lee Y J,Jin Y R,Lim W C,et al. Ginsenoside Rc and Re stimulate c-fos expression in MCF-7 human breast carcinoma cells. Archives of Pharmacal Research,2003,26(1):53-57.

[10] 张琛,赵钢. 人参皂苷 Rd 的药理研究进展. 中国新药杂志,2011,20(11):953-958.

[11] 葛迎春,刘平,韩信昌. 人参皂 Rb_1、Rg_1、Re 和 Rh_1 对 Hela 细胞的影响. 中药药理与临床,1997,13(6):18-20.

[12] 张有为,窦德强,陈英杰,等. 人参皂苷对人体骨肉瘤细胞 U2OS 增殖的影响. 中草药,2001,32(3):232-236.

[13] 商义. 人参皂苷 Rg_1 抑制人胃癌细胞增殖及机理研究. 重庆:重庆医科大学,2010:1-54.

[14] 石松林,王国红,李祺福,等. 人参皂甙 Rg_1、肉桂酸和丹参酮ⅡA 组合对成骨肉瘤 MG-63 细胞增殖与相关基因表达的影响. 细胞生物学杂志,2008,30(6):761-765.

[15] 石松林,李祺福,郑燕彬,等. 人参皂甙 Rg_1 组合对人成骨肉瘤 MG-63 细胞分化过程中核基质构型与蛋白质组成的影响. 解剖学报,2008,39(5):670-676.

[16] 李肖,官泳松,周翔平. 20(R)-人参皂甙 Rg_3 对大鼠肝癌细胞的作用. 四川大学医学报,2005,36(2):217-220.

[17] 陈明伟,倪磊,赵小革,等. 人参皂苷 Rg_3 对肿瘤血管生长调控因子蛋白表达抑制作用的研究. 中国中药杂志,2005,30(5):357-360.

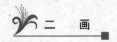

[18] 辛颖,倪劲松,王心蕊. 20(S)-人参皂苷 Rg₃ 抗 B16 黑色素瘤转移的作用.吉林大学学报(医学版),2004, 30(4):540-542.

[19] 辛颖,倪劲松,姜新. 20(S)-人参皂苷 Rg₃ 抑制肿瘤生长的作用.吉林大学学报(医学版),2006,32(1):61- 63.

[20] 陈声武,王岩,王毅.人参皂苷 Rg₁ 和 Rh₁ 抗肿瘤作用的研究.吉林大学学报(医学版),2003,29(1): 25-28.

[21] 陶丽华,高峰,付招娣. 20(R)-人参皂苷 Rh₂ 对 DMBA/巴豆油诱发小鼠皮肤乳头状瘤的抑制作用研究. 时珍国医国药,2006,17(10):1953-1954.

[22] 张春晶,于海涛,侯金才. S 型与 R 型人参皂苷 Rh₂ 对人肺腺癌 A549 细胞增殖和凋亡的影响.中国中药 杂志,2011,36(12):1670-1674.

[23] 张兰兰,高文远,马晓慧.人参皂苷 Rh₂ 对宫颈癌 U14 荷瘤小鼠的治疗作用研究.中成药,2013,35(2): 215-219.

[24] 戴勤,王亚平,周开昭,等.人参多糖对人早幼粒白血病细胞株(HL-60)增殖的影响.重庆医科大学学报, 2001,26(2):126-128,131.

[25] 王媛媛.吉西他滨、人参多糖对人非小细胞肺癌 A549 细胞增殖与凋亡的影响.湖北:华中科技大学, 2006:2-3.

[26] 张晓文,宋清,徐志伟.人参茎叶总皂苷对心理应激荷瘤小鼠肿瘤生长及化疗效果的影响.现代食品科 技,2010,26(4):348-350.

[27] 周丽琴.人参二醇组皂苷对人胶质瘤 U251 细胞增殖与凋亡的影响.中国老年学杂志,2010,30(11): 1524-1526.

[28] 黄惠华,李志刚.人参二醇组皂苷对小细胞肺癌细胞增殖的影响及其机制.中国药业,2005,14(7): 20-22.

[29] 孙光芝,王继彦,刘志,等.人参皂苷 Rb₂ 的药理学研究概况.吉林农业大学学报,2005,27(3):299-305.

[30] 郭秀丽,高淑莲.人参化学成分和药理研究进展.中医临床研究,2012,4(14):26-27.

[31] 徐贝贝,曹颖林,张万琴.人参皂苷 Re 对帕金森病小鼠保护作用-人参皂苷 Re 抗黑质神经元凋亡的机制 初探.中国天然药物,2004,2(3):171-175.

[32] 马岚青,梁兵,柳波,等.人参皂苷 Rg₁ 抗肝纤维化的实验研究.中国中西医结合消化杂志,2007,15(3): 165-167.

[33] 郑慧,宋学勤,蔡东联,等.人参皂甙 Rb₁ 改善奥氮平致糖脂紊乱的实验研究.医学研究杂志,2010,39 (5):27-30.

[34] Shang W,Yang Y,Jiang B,et al. Ginsenoside Rb1 promotes adipogenesis in 3T3-L1 cells by enhancing PPAR gamma-2 and C/EBP alpha gene expression. Life Sci,2007,80(7):618-625.

[35] Choi H,Kim K,Sohn E,et al. Red Ginseng Acidic Polysaccharide(RGAP)in Combination with IFN-γ Re- sults in Enhanced Macrophage Function through Activation of the NF-κB Pathway. Bioscience,Biotech- nology,and Biochemistry,2008,72(7):1817-1825.

[36] Kim D H,Moon Y S,Jung J S,et al. Effects of ginseng saponin administered intraperitoneally on the hy- pothalamo-pituitary-adrenal axis in mice. Neurosci Lett,2003,343:62-66.

[37] 张南生,张秀华,李文峰.人参皂苷 Rg₃ 的研究进展.医药导报,2006,25(7):687-689.

[38] 王堃,苏成业.β-榄香烯在大鼠体内的药代动力学及体内过程.药学学报,2000,35(10):725-728.

[39] 韩冬,张铁军,唐铖,等.人参皂苷的药动学研究进展.中草药,2009,40(2):附 1-附 3.

[40] 刘霞.人参皂苷 Rd 口服吸收及其体内药代动力学的研究.兰州:兰州大学,2011.

[41] 张经纬,王广基,孙建国.人参皂苷 Rg₁ 的药效学和药代动力学研究进展.中国药科大学学报,2007,38 (3):283-288.

[42] 储继红,许美娟,吴婷.人参皂苷 Rg₃ 药理学及药代动力学研究进展.中国药物与临床,2011,11(2):

180-182.

[43] 祁从伟,张海婷.中药血管抑制剂人参皂甙 Rg₃ 联合 GP 方案治疗非小细胞肺癌的临床观察.实用临床医药杂志,2011,15(11):121-122.

[44] 刘亚洲,董家寿,易军.人参皂苷 Rg3 联合西药治疗对肺癌患者术后辅助治疗临床探讨.辽宁中医药大学学报,2014,16(5):199-200.

[45] 王忠全.人参多糖在抗肿瘤领域的临床应用.中国药业,2009,18(7):61-62.

[46] 傅文红,陈丽贤,黄守松,等.人参多糖注射液在卵巢癌患者化疗中的作用.药学服务与研究,2005,5(2):169-171.

[47] 郑兴斌.人参多糖注射液在直肠癌患者化疗中的作用研究.中国药房,2009,20(18):1425-1427.

[48] 冯仲珉,孙秀华,蒋葵,等.人参多糖治疗恶性胸腔积液的临床研究.中国新药杂志,1999,8(9):619-620.

[49] 陈立波,王师,刘玉梅,等.人参二醇组皂苷对体外循环心内直视手术患儿免疫功能的影响.中国药学杂志,1999,34(1):37-39.

[50] 龙金荣,李兆艾.手术联合人参皂苷 Rg3 治疗Ⅲ~Ⅳ期子宫内膜异位症的临床对照研究.中国药物与临床,2012,12(6):720-723.

[51] 徐鹏,张国柱.三七总皂苷注射剂不良反应的回顾性分析.医药导报,2013,32(1):127-129.

6. 入 地 金 牛

【来源】 芸香科花椒属植物两面针 *Zanthoxylum nitidium* (Roxb.) DC. 的干燥根[1]。

【性味与归经】 苦、辛,平。归肝、胃经。有小毒。

【功能与主治】 活血化瘀,行气止痛,祛风通络,解毒消肿。用于跌打损伤,胃痛,牙痛,风湿痹痛,毒蛇咬伤,外治烧烫伤。

【化学成分】 入地金牛中含有两面针碱(nitidine);芝麻素(sesamin);鹅掌楸碱(liriodenine);小檗红碱(berberubine);黄连碱(coptisine);氧化刺椒碱(oxyterihanine);木兰花碱(magnoflorine);氯化两面针碱(nitidine chloride);氧化两面针碱(oxynitidine);二氢两面针碱(dihydronitidine);6-甲氧基-5,6-二氢白屈菜红碱(6-methoxy-5,6-dihydrochelerythrine);α-别隐品碱(α-allocryptopine);茵芋碱(skimmianine);白鲜碱(dictamnine);两面针酮 A、B(nitidumtone A、B);异茴芹素(isopimpinellin);L-芝麻脂素(L-sesamin);胡萝卜苷(daucosterol);香叶木苷(diosmin)[2]等。

【药理作用】

1. 抗肿瘤作用

(1)两面针碱:两面针碱对小鼠白血病 P_{388} 和 L_{1210} 有很高抑瘤活性,4mg/kg 给药对 P_{388} 荷瘤小鼠的生命延长率为 109%,L_{1210} 荷瘤小鼠生命延长率为 36%。氯化两面针碱对小鼠艾氏腹水癌的抑制率为 279%。对 Lewis 肺癌,人体鼻咽癌 KB 细胞亦有作用[3]。两面针碱能与范本底物的 A:T 碱基对相互作用,可显著抑制肿瘤病毒的 RNA 反转录酶和小鼠胚胎 DNA 多聚酶的活性。两面针碱为拓扑异构酶Ⅰ的功能抑制剂,与喜树碱相似,可稳定小牛胸腺拓扑异构酶Ⅰ和 DNA 形成的共价二元复合物,在 $0.15\sim0.3\mu mol/L$ 时即有效。两面针碱可抑制拓扑异构酶Ⅰ介导的使 pSP_{64} 质粒 DNA 超螺旋松开的作用,且比喜树碱更有效;但与喜树碱不同,两面针碱也能介导 B 型 DNA 的展开并与之直接结合[4]。

两面针碱对肺腺癌 A549 细胞的生长具有抑制作用,对 A549 细胞的 IC_{50} 为 $0.68\mu g/ml$,两面针碱在 $1.015\mu g/ml$ 浓度下能够诱导 66.0% 的 A549 细胞凋亡,在显微镜下显示为细胞

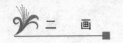

的皱缩、核裂解、核固缩等现象[5]。

(2)芝麻素:研究表明,芝麻素对二乙基亚硝胺诱发小鼠肝癌具有显著地抑制作用,且对小鼠的体重、肝脏重量无影响[6]。另有研究证实,芝麻素能抑制二乙基亚硝胺诱导的前期肝癌病变,认为低浓度的芝麻素饮食可能抑制肝癌的形成,可作为天然功能性食品原料[7]。研究还发现,芝麻素可使胃癌 KatoⅢ细胞 DNA 形成寡核小体片段,并具有浓度和时间依赖特征;细胞学观察表明,胃癌 KatoⅢ细胞呈现程序性死亡的形态学变化特点。提示芝麻素能够抑制胃癌 KatoⅢ细胞的生长并诱导细胞的程序性死亡[8]。

体内实验表明,芝麻素对 Lewis 肺癌模型小鼠的肿瘤生长具有抑制作用,芝麻素给药组(高、中、低剂量分别为每天 120mg/kg、60mg/kg、30mg/kg,连续灌胃给药 28 天),呈剂量依赖性抑制小鼠肿瘤生长,减轻瘤重,升高脾脏和胸腺系数,减少 MMP-2,MMP-9、TNF-α 的表达。光镜下可见瘤细胞排列较稀疏,小片状坏死区,有核固缩和溶解现象[9]。

体外实验研究表明,芝麻素含药血清能抑制 Lewis 肺癌细胞的增殖,其效果与含药血清浓度密切相关。芝麻素含药血清 100% 组增殖抑制率达到 37.08%[9]。

(3)氯化两面针碱:腹腔注射氯化两面针碱 2.5mg/kg、5mg/kg、10mg/kg 对 S180 肉瘤生长的抑制率分别为 1.95%、27.3% 和 42.9%,中、高剂量组的 p53、bcl-2 蛋白的表达率明显低于对照组,bax 蛋白表达率高于对照组[10]。

2. 其他药理作用

(1)对中枢神经系统的影响:

1)镇痛作用:入地金牛中可分离出一种褐色油状物质 N-4,在小鼠扭体实验中,给小鼠腹腔注射(ip)该物质 30mg/kg,实验结果表明,该物质有显著的镇痛作用,可明显减少小鼠扭体反应。从两面针根的提取物 N-4 中分离出的一种单体结晶-8($C_{20}H_{18}O_6$,结构待定),当给药剂量为 8~20mg/kg 时可显著提高大鼠及兔痛阈,当脑室注射剂量为 200μg/kg 时也可显著提高大鼠痛阈。结晶-8 的镇痛作用可被 4mg/kg 的利血平对抗,而毒扁豆碱、阿扑吗啡、东莨菪碱和氟哌啶醇并不影响其镇痛作用,有研究表明[11]其镇痛机制可能与其降低脑内多巴胺(dopamine,DA)和外周组织 5-羟色胺(5-hydroxytryptamine,5-HT)含量有关。

2)麻醉作用:用入地金牛的水提取物制成注射液,可用于腹部等手术的浸润麻醉剂。给药后 2~6 分钟出现局部麻醉作用[12]。

3)镇静作用:给小鼠 ip 剂量为 50mg/kg 的入地金牛提取物 N-4 时,可显著减少小鼠自发活动次数;当小鼠 ip 剂量分别为 40mg/kg、60mg/kg 时,与阈下剂量的戊巴比妥钠有协同作用。当给犬 ip 剂量为 40mg/kg 时,5 分钟后观察发现,此物质能使犬呼吸减弱、减慢,但 20 分钟后可恢复正常[13]。

4)解痉作用:从入地金牛中提取的"结晶-8"成分($C_{20}H_{18}O_6$,结构待定),浓度为 $1×10^{-6}$~$1×10^{-4}$g/ml 时对正常肠肌自动收缩及张力均无影响。但对乙酰胆碱、新斯的明协同乙酰胆碱、毛果芸香碱、氯化钡及组织胺引起肠收缩均有明显的松弛作用;离体豚鼠回肠试验,对乙酰胆碱及氯化钡所致肠肌收缩有明显的抑制作用[14]。

(2)对心血管系统的影响:两面针碱可提高心率、心输出量和呼吸频率等[15]。

(3)降压作用:芝麻素具有降压作用[9]。流行病学研究表明,芝麻素可以使血压下降 2~3mmHg,从而降低了心血管疾病的发病率[10]。芝麻素能抑制主动脉收缩,改善血管内皮细胞功能,降低血压[11]。研究还发现,芝麻素可显著降低代谢综合征大鼠血压,提高肾皮质 SOD、过氧化氢酶(catalase,CAT)、谷胱甘肽过氧化物酶(glutathione-peroxidase,GSH-Px)活性,减少丙二醛(malondialdehyde,MDA)和羟自由基含量,下调诱导型一氧化氮合酶(inducible nitric oxide synthase,iNOS)和硝基酪氨酸,减轻肾小球与肾间质胶原沉积,逆转肾小球硬化和肾间质纤维化,改善肾功能[16]。

(4)降血脂作用:芝麻素能有效地降低血清中总胆固醇(total cholesterol,TC)、低密度脂蛋白胆固醇(low density lipoprotein,LDL)浓度,减少内皮下脂质颗粒的蓄积,具有降血脂作用[17]。芝麻素散剂对大鼠实验性高脂血症有明显的预防作用[18]。芝麻素可抑制小肠吸收胆固醇以及阻碍肝脏合成胆固醇,从而起到降低血清中胆固醇的作用[19]。研究还发现,芝麻素可以防止动脉粥样硬化[20]。

(5)对肝脏的保护作用:芝麻素能增加血浆脂质过氧化物的降解,保护肝脏免受运动诱导的血浆脂质过氧化物毒害[21]。芝麻素能促进乙醇代谢,改善脂肪酸β氧化。此外,还确认芝麻素具有修复四氯化碳(CCl_4)引起的肝脏损害作用[19]。芝麻素有很强的抗氧化作用[22-23]。芝麻素可以消除体内有机自由基、过氧化物以及羟自由基[24]。

(6)抗病原微生物作用:芝麻素对细菌的抑杀作用显著,且对细菌的最低抑制浓度为0.1%。在实验浓度范围内,芝麻素对真菌基本无抑制作用[25]。研究发现,芝麻素还具有抗病毒作用[26]。两面针碱对金黄色葡萄球菌及综合性链球菌均有抑制作用[27]。

(7)钙调素(CaM)的拮抗剂:两面针碱可能是CaM的拮抗剂,而且两面针碱与三氟拉嗪之间有协同作用,说明两面针碱与三氟拉嗪对CaM的作用位点不同[28]。

(8)抗氧化作用:入地金牛水提物、乙醇加酸提取物以及乙醇提取物均有抗氧化作用,其抗氧化机制可能与清除活性氧有关[29]。

3. 毒性作用　入地金牛的毒性成分主要为氯化两面针碱、氧化两面针碱、二氢两面针碱、6-甲氧基-5,6-双氢白屈菜红碱、A-别隐品碱、茵芋碱,这些成分可致周围神经系统和中枢神经系统的损害。有报道显示,入地金牛汤药内服可中毒致头昏、眼花、呕吐等,当服药量过大时,更可导致中枢神经系统功能受损,呼吸心跳生命中枢受抑制,并引起抽搐、昏迷、呼吸心跳骤停等反应[30]。小鼠ip入地金牛提取物N-4的LD_{50}为(166 ± 15)mg/kg;小鼠ip两面针结晶-8的LD_{50}为(68.04 ± 8.36)mg/kg。犬ig给药入地金牛提取物N-4,20倍于临床剂量和10倍于临床剂量3天,并连续观察7天,见大剂量给药组犬较为安静。N-甲硫酸两面针碱和氯化两面针碱均无诱变性。

【药代动力学研究】对家兔静脉注射(iv)氯化两面针碱4mg/kg、6mg/kg,药-时曲线符合二室模型,主要药代动力学参数:在4mg/kg、6mg/kg 2个剂量组中的分布半衰期($t_{1/2\alpha}$)分别为(5.46 ± 0.89)分钟、(4.76 ± 0.33)分钟;消除半衰期($t_{1/2\beta}$)分别为(263.33 ± 16.34)分钟、(274.71 ± 16.52)分钟,药时曲线下面积(AUC)分别为(46.56 ± 1.80)μg·min/ml、(69.19 ± 2.30)μg·min/ml[31]。

【临床应用】

1. 肿瘤　临床中使用入地金牛30g,徐长卿15g,川芎15g,蜂蜜30g。将入地金牛、徐长卿、川芎分别拣去杂质,洗净,晾干或晒干,切碎后,同时放入砂锅中,加水浸泡片刻,煎煮30分钟,用洁净纱布过滤,去渣,取滤汁放入容器中,待其温热时,兑入蜂蜜,拌和均匀即成。早晚2次分服用于气滞型鼻咽癌疼痛。用徐长卿50g,入地金牛50g,川芎25g,杠板归50g,葵树子150g,生地40g,淮山药25g,白茅根50g,茅莓100g。每天1剂,水煎分2次服治疗鼻咽癌[32]。用入地金牛、白茅根、杠板归各30g,徐长卿、山药、川芎15g,葵树子90g,生地黄24g,茅莓60g,水煎服,每天1剂或用龙胆草、入地金牛、七叶一枝花、茅莓各30g,野菊花、苍耳子、玄参、孩儿参各15g,水煎服,每天1剂治疗鼻咽癌、皮肤鳞癌血瘀气滞者[33]。

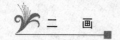
2. 治疗其他疾病

(1)止痛:用入地金牛提取物制成片剂,每次 2~3 片。治疗各类疼痛 96 例(其中胃肠疼痛 37 例),有效 87 例,无效 9 例,总有效率为 90.6%;牙痛患者 14 例,总有效率为 92.8%,以牙龈无炎症肿痛者效果最好。但对癌症疼痛、外伤性疼痛、术后伤口疼痛、四肢疼痛等无效。服药后均未发现不良反应[34]。两面针注射液每次肌注 2ml(相当于根 3g),每天 1~2 次,治疗各种疼痛,一般用药后 5~10 分钟即可止痛。入地金牛、七叶莲制成注射液,对各种疼痛亦有良效,尤对胆道蛔虫病、肠蛔虫病、溃疡病所致疼痛尤佳[35]。肛肠病术后患者 430 例,分别以入地金牛坐浴洗剂及硝矾洗剂治疗,结果入地金牛坐浴组消肿止痛、减少渗出物及促进伤口愈合明显优于对照组[36]。另外入地金牛在胃痛、蛔虫腹痛、瘀血腰痛等急症方面也有较好的效果[37]。

(2)治疗气管炎:在临床上,芝麻素对气管炎有一定的疗效[38]。

(3)抑制血中过氧化脂质上升:研究发现,摄食芝麻素组人群能明显抑制血浆中的过氧化脂质的上升[39]。

(4)杀虫剂的增效剂:芝麻素可制成除虫菊杀虫剂的增效剂[40]。

【不良反应】入地金牛过敏反应的症状有药疹、过敏性皮炎、皮肤瘙痒、食欲不振、疲倦无力、烦躁不安、胸闷、恶心、呕吐等。最严重的可发生过敏性休克,抢救不及时,亦可导致死亡[41]。

参 考 文 献

[1] 国家药典委员会.中华人民共和国药典.一部.北京:中国医药科技出版社,2010,157.

[2] 刘延成,程风杰,蒙衍强,等.两面针化学成分、药理活性及抗肿瘤机制研究进展.天然产物研究与开发,2012,24:550-555.

[3] 季宇彬.中药有效成分药理与应用.哈尔滨:黑龙江科学技术出版社,2004,475-477.

[4] 姚荣成,胡疆.两面针化学成分及其药理活性研究概况.药学实践杂志,2004,22(5):264-267.

[5] 袁园,肖灿,廖新华,等.两面针碱、花椒棚碱对肺腺癌 A549 细胞的抑制作用研究.肿瘤药学,2011,1(1):30-36.

[6] Ikeda T,Nishijima Y. Protective effect of sesamin administration on exercise-induced lipid peroxidation. International Journal of Sports Medicine,2003,24(7):530-534.

[7] 沈旭丽.芝麻的营养成分及保健价值.中国食物与营养,2006,(7):51-52.

[8] Hibasami H,Fujikawa T,Takeda H,et al. Induction of apoptosis by Ac-anthopanax senticosus HARMS and its component, sesamin in human stomach cancer KATO Ⅲ cells. Oncology Reports,2007,(6):1213-1216.

[9] 杨慧,杨解人,唐丽娟,等.芝麻素对 C_{57} BL/6 小鼠 Lewis 肺癌的抑制作用及其机制.皖南医学院学报,2012,31(2):96-101.

[10] 刘丽敏,刘华钢,罗丹.氯化两面针碱的体内抑瘤作用及机制.时珍国医国药,2009,20(6):1389-1390.

[11] 杨斌,伍国俊,谭洪川,等.两面针结晶 8 的镇痛作用及机制的研究.广西医科大学学报,2008,25(5):674-676.

[12] 江苏新医学院.中药大辞典.上册.上海:上海科学技术出版社,1977:40.

[13] 胡莹,梅全喜.广东地产药材入地金牛的药理作用及临床应用研究进展.今日药学,2011,21(3):142-145.

[14] 袁东升,黄光伟,何永刚.两面针的药理及其作用.广西轻工业,2003,(3):31-33.

[15] 季宇彬.中药有效成分药理与应用.哈尔滨:黑龙江科学技术出版社,2004,475-477.

[16] 吴向起,杨解人.芝麻素的抗氧化作用及其对代谢综合征大鼠肾病的影响.中国药理学通报,2008,24

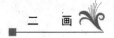
(8):1065-1066.

[17] 关立克,张锦玉,邢程.黑芝麻油对动脉粥样硬化兔血脂和主动脉形态学的影响.时珍国医国药,2007,18(2):350-351.

[18] Kong X,Yang J R,Guo L Q,et al. Sesamin improves endothelial dysfunction in renovascular hypertensive rats fed with a high-fat,high-sucrose diet. Eur J Pharmacol,2009,20(1-3):84-90.

[19] 季宇彬.天然药物有效成分药理与应用.北京:科学出版社,2007,457-459.

[20] Wu W H,Wang S H,Kuan I I,et al. Sesamin attenuates intercellular cell adhesion molecule-1 expression in vitro in TNF-alpha-treated human aortic endothelial cells and in vivo in apolipoprotein-E-deficient mice. Mol Nutr Food Res,2010,54(9):1300-1350.

[21] Ikeda T,Nishijima Y. Protective effect of sesamin administration on exercise-induced lipid peroxidation. International Journal of Sports Medicine,2003,24(7):530-534.

[22] Lahaie-Collins V,Bournival J,Plouffe M,et al. Sesamin modulates tyrosine hydroxylase,superoxide dismutase,catalase,inducible NO synthase and interleukin-6 expression in dopaminergic cells under MPP-induced oxidative stress. Oxid Med Cell Longev,2008,1(1):54-62.

[23] Kiso Y. Antioxidative role of sesamin,a functional lignan in sesame seed and its effect on lipid-and alcohol-metabolism in the liver:a DNA microarry study. Biof actors,2001,21(1-4):191-196.

[24] 戴洪平,王兴国,余春涛.芝麻素的研究及开发.中国油脂,2003,28(6):52-54.

[25] 周建新,孙明,汪海峰,等.芝麻素的应用性能研究.食品科学,2004,1(25):102-105.

[26] 张世卿,张水成.芝麻素的研究进展.氨基酸和生物资源,2005,27(3):17-21.

[27] 石雪萍,关荣琴,张鸣镝,等.花椒属植物生物碱研究进展.中国野生植物资源,2010,29(4):2-7.

[28] 姚荣成,胡疆.两面针化学成分及其药理活性研究概况.药学实践杂志,2004,22(5):264-267.

[29] 谢云峰.两面针提取物抗氧化作用.时珍国医国药,2000,11(1):1.

[30] 唐洪.两面针中毒致呼吸心跳骤停1例.医学文选,2001,20(2):237.

[31] 刘华钢,叶冬梅,黄慧学.氯化两面针碱在兔体内的药代动力学研究.中国中药杂志,2009,34(11):1406-1409.

[32] 谭信江,罗时辉.专家解答鼻咽癌.上海:上海科学技术文献出版社,2005:168-174.

[33] 林丽珠.鼻咽癌的中西医结合治疗对策.北京:化学工业出版社,2007:243.

[34] 陈兆森,陈家培,陆福康,等.两面针止痛有效成分初步临床观察.中草药杂志,1982,13(5):240.

[35] 元丹.两面针的性能及临床应用研究.中华医学研究杂志,2004,4(2):176.

[36] 刘少琼,付学源.两面针坐浴洗剂在肛肠病术后的临床观察.四川中医,2005,23(2):78.

[37] 《中华本草》编委会.中华本草.四卷.上海:上海科学技术出版社,1999:3821.

[38] Cui Y,Hou X,Chen J,et al. Sesamin inhibits bacterial formylpeptide-induced inflammatory responses in a murine air-pouch model and in THP-1 human monocytes. J Nutr,2010,140(2):377-381.

[39] 戴洪平,王兴国,余春涛.芝麻素的研究及开发.中国油脂,2003,28(6):52-54.

[40] 张世卿,张水成.芝麻素的研究进展.氨基酸和生物资源,2005,27(3):17-21.

[41] 纪国安.中药也能引起过敏反应.药物与人,1995,2:29.

7. 了 哥 王

【来源】瑞香科荛花属植物了哥王 *Wikstroemia Indica* (Linn.) C. A. Mey. 的茎皮。

【性味与归经】苦、辛,微温。归肺、肝经。有毒。

【功能与主治】清热解毒、化痰散结、通经利水,主要用于治疗扁桃体炎、支气管炎、肺炎、腮腺炎、乳腺炎、淋巴结炎、风湿痛、晚期血吸虫腹水、疮疖痈疽等。

【化学成分】了哥王中主要含有香豆素类、黄酮类、木脂素类等。了哥王中的香豆素类化

二　画

合物主要有：西瑞香素（daphnoretin）、6′-羟基,7-O-7′-双香豆素（6′-hydroxy,7-O-7′-dicouma-rin）、伞形花内酯（umbelliferone）、西瑞香素-7-O-β-D-葡萄糖苷（daphnoretin-O-β-D-glucoside）和结香素（edgeworin）。从了哥王中分离得到的黄酮类化合物主要有：南荛素（wikstroemin）、芫花素（genkwanin）、5,7,4′-三羟基-3′,5′-二甲氧基黄酮、山奈酚-3-O-β-D-葡萄糖苷（kaempferol-3-O-β-D-glucopyranoside）、5-羟基-7,4′-二甲氧基黄酮（5-hydroxy-7,4′-dime-thoxy flavone）、槲皮苷（quercitrin）,芫花苷（primer-ersylgenkwanine）、山奈酚-3-芸香糖苷（kaempferol-3-rutinoside）、黄花夹竹桃黄酮（thevetiaflavone）、槲皮素-7-O-α-D-L-鼠李糖苷（quercetin-7-O-α-D-L-rhamnose）、芦丁（rutin）。了哥王中双黄酮类化合物主要有：芫花醇 A（genkwanol A）、瑞香黄烷素 B（daphnodorin B）、雁皮素 B（sikokianin B）和雁皮素 C（sikoki-anin C）。了哥王中分离得到的木脂素类,单环氧木脂素主要有：罗汉松脂酚（matairesinol）;南荛酚（wikstromol）;牛蒡酚（arctigenin）、（+）-arctigenin;去甲络石苷（nortracheloside）;右旋落叶松脂醇［（+）-iariciresinol］。此外,从了哥王中还分离得到松脂醇（pinoresinol）、杜仲树脂酚（（+）-medioresinol）、Iirioresinol B 等双环氧木脂素以及 bis-5,5-nortrachelogenin、bis-5,5′-nortrachelogenin 等新型木脂素。了哥王全草中的挥发油类成分主要有十六烷酸（hexade-canoic acid）、9-十八碳烯酸（9-octadecenoic acid）、9,12-十八碳二烯酸（9,12-octadecadienoic acid）、9-十六碳烯酸（9-hexadecanoic acid）、十五烷酸（pentadecanoic acid）、十二烷酸（dode-canoic acid）、癸酸（decanoic acid）。甾醇类化合物主要有 β谷甾醇（β-sitosterol）、胡萝卜苷（daucosterol）、7-酮-β-谷甾醇（7-O-β-sitosterol）、豆甾醇（stigmasterol）、豆甾烷-3,7-二醇（stig-mastane-3,7-diol）、5-豆甾烯-3β,7α-二醇（stigmast-5en-3β,7α-diol）、indicanone;2 个酰胺类化合物:灰绿曲霉酰胺（asperglaucide）和伞形香青酰胺（anabellamide）、邻苯二甲酸二丁酯（dibu-tyl phthalate）、对羟基苯甲酸甲酯（methyl 4-hydroxybenzoate）和 2,4,6-三羟基苯甲酸甲酯（methyl-2,4,6-trihydroxybenzoate）、咖啡酸二十二碳脂肪醇酯（docosyl-3-methoxy-4-hydroxyferulate）、二十六烷酸-α-甘油酯（hexacosoic acid-α-glyceride）、蔗糖（sucrose）、4-(1,2,3-三羟基丙基)-2,6-二甲氧基-1-O-β-D-葡萄糖苷［4-(1,2,3-trihydroxypropyl)-2,6-dimethoxy-phenyl-1-O-β-D-glucopyranoside］、D-甘露醇（D-mannitol）和东莨菪素（scopoletin）等成分[1]。

【药理作用】

1. 抗肿瘤作用

(1)西瑞香素:了哥王中的西瑞香素具有抗肿瘤作用。体外实验,喜瑞香素对人肝癌细胞 HepG-2 人和肺腺癌细胞 AGZY-83-a、人喉癌细胞 Hep-2 均有抑制作用,IC_{50} 分别是 $31.34\mu g/ml$、$8.73\mu g/ml$、$9.71\mu g/ml$,抑制作用可能与减轻细胞内钙超载有关[2]。西瑞香素可抑制艾氏腹水癌细胞的核酸与蛋白质的合成,浓度为 3mg/kg 时对艾氏腹水癌有 97% 的抑制作用。西瑞香素还可以抑制小鼠淋巴细胞白血病 P_{388} 瘤株。

(2)了哥王提取液:了哥王水煎剂对淋巴细胞性白血病 P_{388} 细胞、小鼠淋巴肉瘤-1 号腹水型、子宫颈癌、艾氏腹水癌均有明显的抑制作用[3]。其中南荛酚,牛蒡酚,罗汉松脂酚,黄酮类:苜蓿素、山奈酚-3-O-β-D-葡萄糖苷,均有抗白血病作用[4-5]。

2. 其他药理作用

(1)对心血管系统的影响:了哥王多糖体-1 对正常及荷瘤小鼠造血组织有明显的刺激作用[6]。西瑞香素能明显降低心肌耗氧量,改善心肌营养性血流量[7]。

(2)引产作用:了哥王中的甾体类化合物 5-豆甾烯-3β,7α-二醇具有引产作用[8]。

(3)抗病原微生物作用:了哥王提取物有抗甲型流感病毒的作用。从了哥王中分离得到的

24

牛蒡苷元有抗艾滋病毒的作用[9]；从了哥王中分离得到的瑞香黄烷素 B 和芫花醇 A 均有抗HIV-I 活性的作用[10]。西瑞香素对乙型肝炎病毒基因在人类肝细胞内的正确表达有抑制作用[11]。在了哥王水提物对大肠杆菌 ATCC-25922，金黄色葡萄球菌 ATCC-25923、藤黄八叠球菌 CMCC(B)28001 和枯草芽孢杆菌 CMCC(B)63501 均有抑菌效果，且具有浓度依赖性[12]。

（4）镇痛作用：了哥王中的南荛素对炎症、足跖肿胀、肉芽组织增生及小鼠扭体反应有明显的抑制作用。了哥王片对化学因素所致疼痛有镇痛作用[13-14]。

（5）抗炎作用了哥王中的 indicanone、Iirioresinol B、bis-5，5-nortrachelogeni 可以阻止炎症部位 NO 的产生，indicanone 还可以抑制诱导 NO 合成酶基因的表达[15]。

（6）抗氧化作用：对了哥王体外抗 1，1-二苯基-2-苦肼基活性进行筛选试验，发现 bis-5，5-nortrachelogenin、bis-5，5'-nortrachelogenin、nortracheloside 和 iirioresinol B 均有抗氧化作用，且 Iirioresinol B 抗氧化作用最强。

（7）其他作用：了哥王中的 sikokianin B 和 sikokianin C 具有明显的抗疟活性[16]。南荛素对狗具有利尿作用。羟基荛花素具有止咳祛痰作用[17]。了哥王多糖体-1 对辐射损伤还有保护作用[18]。

3. 毒理研究　了哥王具有促癌作用。早期有报道，了哥王的水提取液和乙醚提取液均对Raji 细胞 EB 病毒早期抗原有诱发作用，且能促进 EB 病毒对淋巴细胞的转化，但其乙醚提取液的诱导作用强于水提取液。了哥王的水提取液对小鼠表皮细胞鸟氨酸脱羧酶有早期诱导作用，且呈一定的量效关系[19]；了哥王的乙醚提取液对Ⅱ型单纯疱疹病毒和甲基胆蒽诱发小鼠宫颈癌具有一定的促进作用[20]。了哥王对化学物诱发鼻咽癌具有促进作用[21]。

【临床应用】

1. 治疗肿瘤　据文献记载了哥王用于治疗多种癌症，如乳腺癌、恶性淋巴癌、肺癌及各种体表癌[4,22]。

2. 治疗其他疾病　了哥王临床应用多以其片剂治疗由炎症引起的各种病症，尤以治疗多种呼吸系统疾病更为常见；包括急性扁桃体炎、慢性支气管炎、急性呼吸道感染等呼吸系统疾病，同时还用于慢性肝炎及肝硬化、妇科炎症、神经痛等多种疾病[23]。

【不良反应】了哥王为有毒中药，中毒时出现恶心、呕吐、腹胀、腹痛、腹泻等症状。在服用时剂量不宜过大，孕妇忌用。成人每天用生药 9g，干草 6g 以内，且煎煮时间宜久，一般要 3 小时以上[24]。了哥王对皮肤有刺激性，曾有报道，了哥王根皮对眼睑皮肤有刺激作用，药物渗透入眼内可致角膜碱性灼伤，其未经炮制加工处理还可导致眼内感染[25]。另有报道，有患者服用了哥王中成药后致红斑疹 1 例[26]和口服了哥王中毒致死 1 例[27]。

参 考 文 献

[1] 李雨田，顾雪竹，张村. 了哥王的化学成分和药理作用研究进展. 中国实验方剂学杂志，2011，17(24)：252-252.

[2] 杨振宇，郭薇，吴东媛，等. 了哥王中西瑞香素的提取分离及抗肿瘤作用研究. 天然产物研究与开发，2008，20(3)：522-522.

[3] 李国雄. 中药抗癌成分. 国外医学. 药学分册，1985，(3)：135.

[4] Hirano T，Gotoh M，Oka K. Natural flavonoids and lignans are potent cytostatic agents against human leukemic HL-60 cells. Life sciences，1994，55(13)：1061-1069.

[5] 顾关云，郭济贤. 瑞香科的抗癌木脂体. 国外医学. 药学分册，1980，(5)：5.

[6] 耿俊贤，王丽霞，徐永寿. 了哥王多糖的分离和鉴定. 中草药，1988，19(3)：6-8.

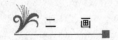

［7］张国民,齐赤虹,柏萍,等.西瑞香素的心脏效应.中国中药杂志,1993,18(12):751-751.

［8］陈扬,孙立新.中药了哥王研究进展.沈阳药科大学学报,2009,26(7):587-590.

［9］Vlietinck A J,De Bruyne T,Apers S,et al. Plant-derived leading compounds for chemotherapy of human immunodeficiency virus(HIV)infection. Planta Medica,1998,64(02):97-109.

［10］Hu K,Kobayashi H,Dong A J,et al. Antifungal antimitotic and anti-HlV-l agents from the roots of Wikstroemia indica. Planta Med,2000,66(6):564.

［11］Chen H C,Chou C K,Kuo Y H,et al. Identification of a protein kinase C(PKC)activator,daphnoretin, that suppresses hepatitis B virus gene expression in human hepatoma cells. Biochemical pharmacology, 1996,52(7):1025-1032.

［12］杨振宇,杜智敏.了哥王水煎液的抑菌作用研究.哈尔滨医科大学学报,2006,40(5):362-364.

［13］柯雪红,王丽新,黄可儿.了哥王片抗炎消肿及镇痛作用研究.时珍国医国药,2003,14(10):603-604.

［14］方铝,朱令元,刘维兰,等.了哥王片抗炎抑菌作用的实验研究.中国中医药信息杂志,2000,7(1):28-28.

［15］Wang L Y,Unehara T,Kitanaka S. Anti-inflammatory activity of new guaiane type sesquiterpene from Wikstroemia indica. Chemical and pharmaceutical bulletin,2005,53(1):137-139.

［16］Nunome S,Ishiyama A,Kobayashi M,et al. In vitro antimalarial activity of biflavonoids from Wikstroemia indica. Planta medica,2004,70(01):76-78.

［17］何建芳,于守堤.了哥王研究进展.浙江中西医结合杂志,2001,11(2):129-129.

［18］程鲁榕,黄沙非,徐兰平.了哥王多糖抗辐射作用的实验研究.中国药理通讯,1994,11(3):27-27.

［19］李铭新,金长炼.大戟等水提取液和鱼露对小鼠表皮细胞ODC的诱导作用.癌症,1993,(2):7.

［20］孙瑜,李新志,王志洁,等.某些环境促癌因素的实验研究-Ⅰ乌桕与了哥王对 HSV_2 诱癌的促进作用. 中国病毒学,1988,3(2):153.

［21］唐慰萍,黄培根,赵明伦,等.了哥王对大鼠实验性鼻咽癌的促发作用.临床与实验病理学杂志,1986, (2):38-39.

［22］张民庆,龚惠明.抗癌中药的临床应用.1998,(4):74.

［23］覃婕媛.了哥王化学成分及抗炎药理研究.四川:西南交通大学,2009,12-15.

［24］林烈民.了哥王中毒 1 例.中西医结合实用临床急救,1995,(6):5.

［25］李明桂.中药了哥王致眼角膜灼伤 1 例.中国中医眼科杂志,1999,9(2):34.

［26］赵华亮.了哥王致红斑疹 1 例.中国药物滥用防治杂志,2007,13(1):55-55.

［27］张庆文,余奕明,曾力生,等.口服了歌王中毒致死 1 例.中国法医学杂志,2008,23(5):353-353.

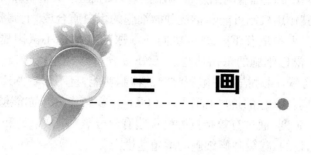

三 画

8. 三 七

【来源】五加科人参属植物三七 *Panax notoginseng* F. H. chen. 的块根[1]。

【性味与归经】甘,微苦。归心、胃、肝、小肠经。

【功能与主治】活血化瘀,散结止痛,祛腐生新。治疗胃癌、食管癌、宫颈癌、乳腺癌、子宫癌等多种恶性肿瘤,也可用于肿瘤手术后化疗、放疗引起的副作用等[2]。

【化学成分】三七中化学成分众多,主要活性成分是人参皂苷和三七皂苷类。目前,已从三七不同生长部位中分离出的单体皂苷成分 60 余种,这些成分大多是达玛烷型的 20(S)-原人参二醇型和 20(S)-原人参三醇型四环三萜皂苷,未发现包含齐墩果烷型皂苷。人参皂苷 Rc、Rd、Rb_1、Rb_2、Rb_3、Re、Rg_1、Rg_2、Rh_1、七叶胆苷Ⅸ (gypenoside Ⅸ)和七叶胆苷 ⅩⅦ (gypenoside ⅩⅦ)与西洋参和人参中皂苷成分相同。此外,三七皂苷(notoginsenoside)Fa、R_1、R_2、R_4、R_6 是三七独有皂苷成分。根中尚含三七皂苷 A~N,西洋参皂苷 R_1、人参皂苷 Ra_3、F_1、T_1~T_5。花蕾中还有三七皂苷 O、P、Q、S、T。叶中亦有人参皂苷 CK、MC、Rh_1、Fe、20(R)-人参皂苷 Rg_3、20(R)-人参皂苷 Rh_2[3,4]。

【药理作用】

1. 抗肿瘤作用

(1)三七提取物对体外胃癌细胞株 MKN-28 的半抑制浓度为 27.44μg/ml,提示对人胃癌细胞株 MKN-28 的增殖有一定的抑制效果[5]。

(2)人参皂苷 Rb_1 的抗肿瘤作用:研究发现,人参皂苷可通过抑制肿瘤细胞的免疫抑制,间接增强 NK 细胞的杀伤作用,达到抗肿瘤效应[6]。人参皂苷 Rb_1 亦可协同 5-氟尿嘧啶拮抗小鼠肉瘤细胞 S180 的生长,5-氟尿嘧啶能下调 NK 细胞的杀伤功能及 TNF-α 含量,且不影响 T 淋巴细胞增殖作用[7]。

(3)人参皂苷 Rb_2 的抗肿瘤作用:人参皂苷 Rb_2 有拮抗肿瘤生长及扩散的作用。其作用机制是通过拮抗基质金属蛋白酶-2 而达到阻碍子宫内膜癌向基底膜扩散,拮抗子宫内膜癌的目的[8-9]。

(4)人参皂苷 Rd 的抗肿瘤作用:体外实验表明,人参皂苷 Rd 能够提高 Bax 及降低 Bcl-2 的表达水平,平稳线粒体膜电位,活化 Caspase-3 通路,对拮抗人宫颈癌细胞 HeLa 增殖和促进肿瘤细胞凋亡有显著效果[10]。

(5)人参皂苷 Rg_1 的抗肿瘤作用:体外实验表明,人参皂苷 Rg_1 可显著抑制人胃癌细胞 BGC-823 细胞增殖,下调细胞活性,具有良好的抗肿瘤活性,且有明显的时-效和量-效关系;人参皂苷 Rg_1 能降低肿瘤细胞内的蛋白含量,提高 Caspase-3 和 Bax-2mRNA 含量,人参皂苷

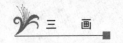

Rg_1 对人胃癌细胞 BGC-823 细胞的细胞毒作用显著,IC_{50} 值为 29.56mg/ml,显示出较好的体外抗胃癌能力,推测其作用机制可能与拮抗肿瘤细胞的蛋白质合成,上调凋亡蛋白表达从而促进细胞发生凋亡[11]。人参皂苷 Rg_1 亦可协同 5-氟尿嘧啶拮抗小鼠肉瘤细胞 S180 的生长,5-氟尿嘧啶能下调 T 淋巴细胞的杀伤功能及 TNF-α 含量,人参皂苷 Rg_1 可明显上调 T 淋巴细胞功能及 TNF-α 含量,同时拮抗 5-氟尿嘧啶的抑制功能,且不影响 NK 细胞增殖作用[6]。

(6)20(R)-人参皂苷 Rg_3 的抗肿瘤作用:20(R)-人参皂苷 Rg_3 亦能够影响肿瘤细胞的增殖周期,主要作用在 G_2 期,通过有效拮抗肿瘤细胞有丝分裂前期 ATP 和蛋白质的合成,而达到抗肿瘤细胞增殖的目的,减缓肿瘤细胞的增殖速度[12]。

(7)20(S)-人参皂苷 Rg_3 的抗肿瘤作用:20(S)-人参皂苷 Rg_3 的抗肿瘤作用能够促进人前列腺癌细胞 PC-3M 发生凋亡。20(S)-人参皂苷 Rg_3 能够有效拮抗 PC-3M 细胞的增殖,IC_{50} 为 (248.5 ± 0.58)mg/L;PC-3M 细胞在 S 期时细胞数目增多,G_2/M 期细胞数目减少显著,并在 G_1 期有显著的凋亡峰;20(S)-人参皂苷 Rg_3 干预后 PC-3M 细胞出现显著的凋亡改变,且 Caspase-8mRNA 含量增多、表达增强明显。提示 20(S)-人参皂苷 Rg_3 诱导 PC-3M 凋亡可能与其激活 Caspase-8 有关[13]。

(8)人参皂苷 Rh_1 的抗肿瘤作用:现代药理学研究发现,人参皂苷 Rg_1 在体内可被代谢成 Rh_1,其原型和代谢产物均可经肠壁吸收进入血液循环,并发现二者能够提高血管内皮细胞与树突状细胞间的黏附性,刺激树突状细胞的分化成熟;通过提高树突状细胞分泌蛋白质和其核酸的转录能力,促进 T 淋巴细胞的增殖及升高植物血凝素和白介素-2 激活的杀伤细胞(LPAK)杀伤肿瘤的活性[14]。此外,人参皂苷 Rh_1 可经过对激活蛋白酶-1 进行拮抗从而能达到对人肝癌细胞 MMP-1 表达的抑制作用。因此,人参皂苷 Rh_1 对恶性肿瘤的治疗有广泛的发展前景[15]。

(9)人参皂苷 Rh_2 的抗肿瘤作用:研究发现,20(R)-人参皂苷 Rh_2 可显著抑制黑色素瘤 B16 的侵袭能力。实验结果说明,在黑色素瘤 B16 自发转移过程中,20(R)-人参皂苷 Rh_2 给药组能显著降低 C57BL/6N 小鼠肺部转移的结节数,降低黑色素瘤 B16 对人工基底膜的侵袭能力[16]。体外能阻滞人乳腺癌细胞 MCF-7 于 S 期,而阻滞 MCF-7 细胞进入细胞增殖期。此外,人参皂苷 Rh_2 还可通过拮抗肿瘤淋巴管、血管的形成,促进肿瘤细胞凋亡[17-18]。体内能拮抗肝癌细胞在小鼠体内的增殖,肿瘤体积减小明显[19]。

(10)三七皂苷 R_1 的抗肿瘤作用:三七皂苷 R_1 可抑制人早幼粒细胞 HL-60 的增殖[20]。

(11)三七总皂苷的抗肿瘤作用:三七总皂苷是三七的主要活性成分,人参皂苷 Rg_1、Rb_1、三七皂苷 R_1 是其主要成分。三七总皂苷与低剂量环磷酰胺合用对拮抗血管生成呈明显的协同作用,二者联合使用可使肿瘤抑制率达 66.15%,抑瘤效果持久,毒副作用小,对小鼠整体免疫水平与技能状态均有提高[21]。三七花总皂苷在不同浓度下均对肿瘤细胞诱导的血小板聚集有不同程度的抑制作用。三七花总皂苷对血小板聚集的拮抗效果优于三七根,二者对肿瘤的抑制效果均高于 80%。由此可见,三七总皂苷有潜在的抑制肿瘤血行转移作用[22]。三七总皂苷在无细胞毒性范围内可增强阿霉素对人乳腺癌细胞 MCF-7/ADM 的细胞毒效应,增加药物浓度可增强其逆转效应,三七总皂苷通过降低多耐药基因对 P-gp 的表达能力,并结合多耐药基因表达的 P-糖蛋白(P-glyeoprotein,P-gp),抑制药物外排,从而发挥 MCF-7/ADM 的多药耐药活性[23]。

2. 其他药理作用

(1)对中枢神经系统的影响:

1)对神经元的保护作用:人参皂苷 Rb_1 和 Rg_1 对海马神经元神经突起的生长有明显的促进作用[24]。人参皂苷 Rb_1 能够抑制 Aβ25-35 诱导的细胞凋亡的表达[25]。

2)改善脑缺血再灌注损伤:三七总皂苷能够显著降低脑缺血再灌注实验动物的脑梗死体积,有效降低血脑屏障的损坏程度[26]。

3)对记忆功能的影响:三七总皂苷能提高鹅膏蕈氨酸诱导的痴呆模型实验动物的学习记忆能力,其机制可能与海马内乙酰胆碱的含量提高有关[27]。

(2)对心血管系统的影响:三七皂苷 R_1 可有效保护受损的心肌细胞[28]。

(3)对免疫系统的影响:三七总皂苷可提高老龄 SD 大鼠的免疫功能[29]。

(4)抗感染作用:人参皂苷 Rb_2 对金黄色葡萄球菌的生长不能产生抑制作用,但浓度超过 $0.1\mu mol/L$ 时可通过调节纤连蛋白相关基因 *sarA*、*agr* 和 *fnbA* 的表达,改变纤连蛋白与宿主的黏附能力,抑制侵染鼠肺上皮细胞[30]。

【药代动力学研究】

1. 人参皂苷 Rb_1 的药代动力学研究　给药后 48 小时内,多数人参皂苷 Rb_1 可在尿液中检出。人参皂苷 Rb_1 的动力学特点符合两室模型,$t_{1/2(\alpha)}=11.6$ 分钟,$t_{1/2(\beta)}=14.5$ 小时[31]。

2. 人参皂苷 Rb_2 的药代动力学研究　给药后 24 小时,尿和粪中的排泄率分别为给药量的 2.3% 和 84.3%,48 小时后分别为 3.0% 和 87.3%。由此可见,灌胃给药后人参皂苷 Rb_2 随尿和粪便的排泄大多发生在 24 小时内[31]。

3. 人参皂苷 Rc 的药代动力学研究　推断人参皂苷 Rc 的代谢途径为人参皂苷 Rc→20-O-B-D-吡喃葡萄糖基-20(S)-原人参二醇(Ⅱ)→20-O-[(A-L-吡喃阿拉伯糖基(1→6)-B-D-吡喃葡萄糖基)]-20(S)-原人参二醇(Ⅰ)[31]。

4. 人参皂苷 Re 的药代动力学研究　大鼠静脉注射(iv)3 种不同剂量的人参皂苷 Re 后,各组大鼠的药动学特点均成双隔室模型[32]。

5. 人参皂苷 Rg_1 的药代动力学研究　口服后在肾脏和肝脏中分布最多,1.5 小时达峰值。口服 24 小时后,尿、粪便和胆汁的累积排泄量分别是给药量的 0.4%、41.2% 和 1.1%[33]。

6. 20(R)-人参皂苷 Rg_3 的药代动力学研究　3.2mg/kg 人参皂苷 Rg_3 单剂量给 8 名志愿者口服,吸收迅速,血药浓度的衰减呈快 α 相和慢 β 相,要是曲线满足口服吸收有滞后时间二房室模型,提示 20(R)-人参皂苷 Rg_3 分布及血浆消除迅速[31]。

7. 20(R)-人参皂苷 Rh_2 的药代动力学研究　给 Beagle 单剂量灌胃(ig)1mg/kg 或 iv 0.1mg/kg 20(R)-人参皂苷 Rh_2,iv 的血药浓度过程满足三房室模型,末端消除半衰期较长,推测其在体内存在一定程度蓄积[33]。

8. 三七皂苷 R_1 的药代动力学研究　基于大鼠在体肠循环实验探讨三七皂苷 R_1 在大鼠胃肠道的吸收情况,三七皂苷 R_1 在胃、十二指肠、空肠、回肠的吸收速率分别为每小时 0.056、0.114、0.076、0.085[34]。

9. 三七总皂苷的药代动力学研究　大鼠口服或 iv 三七总皂苷的生理盐水溶液,应用高效液相色谱法(high performance liquid chromatography,HPLC),以人参皂苷 Rg_1 和 Rb_1 为考察对象,发现二者均能够满足两室模型[34]。

【临床应用】

1. 治疗肿瘤　目前已发现三七中含有与人参活性成分类似的多种皂苷类成分有明显的抗肿瘤活性,临床上应用人参皂苷 Rg_3 治疗肿瘤,它能够通过拮抗肿瘤新生血管生成,提高患者免疫力等方式增强化疗患者的疗效[35]。

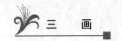

2. 治疗心脑血管疾病

(1)治疗冠心病:将 100 例冠心病患者均采用基础药物治疗,治疗组 60 例辅加复方三七胶囊(三七 20g,桃仁 20g,当归 25g 等),1 个疗程(4 周)后,心绞痛症状治疗组显效 34 例,有效 23 例;对照组显效 10 例,有效 21 例,两组总有效率差异具有统计学意义[36]。

(2)抗血栓:观察比较三期总皂苷(PNS)与小剂量阿司匹林(ASP)的效用,发现两者对血小板聚集率、血小板黏附、内皮素、前列环素、血栓素较治疗前明显改善,PNS 组总有效率高于 ASP 组[37]。

(3)治疗高血压:高血压病患者 60 例分成 2 组,对照组予以基础治疗;观察组在基础治疗基础上,同时予三七总苷,治疗 20 天。观察组收缩压治疗前后分别为(21.05±2.04)kPa 和 (18.26±2.02)kPa,舒张压为(12.21±1.37)kPa 和(10.05±0.69)kPa,疗后较疗前均有明显下降($P<0.01$)[38]。

【不良反应】三七总皂苷是血栓通注射液的主要成分,其中三七皂苷 R_1、人参皂苷 Rb_1 和人参皂苷 Rg_1 含量较多,常见不良反应有:①过敏反应:皮疹、过敏性休克等。②心血管系统反应:心律不齐、心悸等。③消化系统反应:腹痛腹泻、恶心呕吐等[39]。

参 考 文 献

[1] 季宇彬. 抗癌中药药理与应用. 哈尔滨:黑龙江科学技术出版社,2004:1168-1170.

[2] 徐冬英. 三七药用考. 中药材,2002,2(7):510-513.

[3] 鲍建才,刘刚,丛登立,等. 三七的化学成分研究进展. 中成药,2006,28(2):246-253.

[4] 俞仑青. 三七抗肿瘤作用的研究进展. 按摩与康复医学,2011,6(54):64-65.

[5] 杨如萍,陈彤,陈亚娟,等. 三七提取物的体外抗肿瘤药理作用及其成分分析. 昆明医学院学报,2011,(9):4-6.

[6] 汪蕾,陈红霞. 人参皂苷 Rb_1 拮抗肝癌细胞抑制 NK 细胞免疫功能的研究. 现代中西医结合杂志,2012,21(28):3099-3010.

[7] 曲婷婷,金岩,柳越冬. 人参皂苷 Rb_1、Rg_1 与 5-氟尿嘧啶对荷瘤小鼠免疫功能的影响. 中医研究,2006,19(5):16-18.

[8] 孙光芝,王继彦,刘志,等. 人参皂苷 Rb_2 的药理学研究概况. 吉林农业大学学报,2005,27(3):299-305.

[9] Fujimoto J,Sakaguchi H,Aoki I,et al. Inhibitory effect of ginsenoside Rb2 on invasiveness of uterine endometrial cancer cells to the basement membrane. Eur J Gynaecol Oncol,2001,22(5):339-341.

[10] 张琛,赵钢. 人参皂苷 Rd 的药理作用研究进展. 中国新药杂志,2011,20(11):953-958.

[11] 赵保胜,刘洋,徐暾海. 人参皂苷 Rg_1 对人胃癌 BGC-823 的抑制作用研究. 中国临床药理学与治疗学,2011,16(4):361-365.

[12] 高船舟,曲淑贤,吕广艳,等. 20(R)-人参皂苷 Rg_3 对 K562/ADM 细胞凋亡诱导的研究. 大连医科大学学报,2001,23(3):172-173.

[13] 赵文杰,陈迪,倪劲松. 20(S)-人参皂苷 Rg_3 对前列腺癌 PC-3M 细胞的诱导凋亡作用. 中国药理学通报,2009,25(2):235-238.

[14] 王毅,郝钰,邱全瑛. 人参皂苷 Rg_1、Rh_1 对树突状细胞刺激 T 细胞增殖及 LPAK 抗肿瘤活性的影响. 中医中药与免疫,2003,19(4):248-252.

[15] Yoon J H,Choi Y J,Lee S G,et al. Ginsenoside Rh1 suppresses matrix metalloproteinase-1 expression through inhibition of activator protein-1 and mitogen-activated protein kinase signaling pathway in human hepatocellular carcinoma cells. European Journal of Pharmacology,2012,679:24-33.

[16] 陶丽华,刘红岩,韩锐. 20(R)-人参皂苷 Rh_2 抗 B16-BL6 黑色素瘤转移作用. 辽宁中医杂志,2006,33

(11):1505-1506.

[17] Yi J S,Choo H J,Cho B R,et al. Ginsenoside Rh₂ induces ligand-independent Fas activation via lipid raft disruotion. Biochem Biophy Res Commun,2009,385(2):154-159.

[18] 杨慧科,吕艳华,刘慧冬,等. 人参皂 Rh₂ 对小鼠移植血管瘤血管内皮生长因子 C 及淋巴血管生成的影响. 解剖学报,2009,40(2):265-268.

[19] 谢炜,罗阔,韩萍. 人参皂苷 Rh₂ 对肝癌细胞表皮生长因子受体表达水平的影响. 免疫学杂志,2013,29(6):490-493.

[20] 王国俊,周黎明,王莉,等. 三七皂苷 R₁ 诱导 HL260 细胞凋亡的初步研究. 四川生理学杂志,2004,26(1):14-16.

[21] 王远航,祝延,张翠玲. 三七总皂苷联合环磷酰胺节律化疗抗肿瘤效应观察. 北京中医药大学学报,2010,33(1):26-40.

[22] 可燕,蒋嘉烨,王现珍. 三七根及花总皂苷抗肿瘤细胞诱导的血小板聚集研究. 中药材,33(1):96-99.

[23] 刘丽丽,刘艳娥,房国涛. 三七总皂苷逆转乳腺癌细胞 MCF-7/ADM 多药耐药的实验研究. 时珍国医国药,2008,19(4):954-956.

[24] 刘娟,裘莹,何晶. 人参皂苷 Rb₁ 和 Rg₁ 对海马神经元的影响. 同济大学学报(医学版),2011,32(3):1-6.

[25] 赵庆霞,许燕,鄢文海. 人参皂苷 Rb₁ 对 Aβ25-35 诱导的大鼠神经细胞凋亡抑制作用观察. 山东医药,2010,50(30):29-30.

[26] 唐婧妹,裴清华. 三七总皂苷对大鼠脑缺血再灌注损伤的神经保护机制研究. 中国实验方剂学杂志,2011,17(15):210-213.

[27] 郭长杰,伍杰雄,李芳馨. 三七总皂苷对痴呆大鼠模型学习记忆行为的影响及其机理探讨. 中国药房,2004,15(10):598-600.

[28] 邓海英,赖为国. 三七皂苷 R₁ 对急性心肌缺血大鼠模型的保护作用. 中国实验方剂学杂志,2013,19(10):265-268.

[29] 黄伟,张旋. 三七总皂苷对老龄大鼠免疫功能的影响. 昆明医学院学报.2008,29(2):32-35.

[30] 李冬梅,王伏星,闫赋琴. 人参皂苷 Rb₂ 体外抗感染研究. 中华医院感染学杂志,2011,21(7):1284-1286.

[31] 韩冬,张铁军,唐铖,等. 人参皂苷的药动学研究进展. 中草药,2009,40(2):附1-附3.

[32] 张经纬,王广基,孙建国. 人参皂苷 Rg₁ 的药效学和药代动力学研究进展. 中国药科大学学报,2007,38(3):283-288.

[33] 陈钢,牧磊,张晓. 三七总皂苷多成分经鼓室给药的体内分布及药代动力学研究. 中国中药杂志,2011,36(13):1815-1819.

[34] 冯亮,蒋学华,周静,等. 三七皂苷 R₁ 和人参皂苷 Rg₁ 的大鼠在体肠吸收动力学研究. 中国药学杂志,2006,41(14):1097-1102.

[35] 于学涛,王淑萍. 人参皂苷 Rg₃ 联合化疗治疗对胃癌术后患者的临床观察. 中华肿瘤防治杂志,2010,17(10):779-781.

[36] 吴玉玲,李影,白雪. 复方三七胶囊治疗冠心病心绞痛 60 例临床观察. 中国医药导报,2009,6(11):74-75.

[37] 万晓青. 三七粉与阿司匹林抗血栓机制及效用比较. 中西医结合心脑血管病杂志,2009,7(5):604-605.

[38] 罗伟,田明,张新. 三七总皂苷对高血压病患者氧自由基及红细胞流变性的影响. 安徽中医临床杂志,2000,12(5):369-371.

[39] 徐鹏,张国柱. 三七总皂苷注射剂不良反应的回顾性分析. 医药导报,2013,32(1):127-129.

9. 三 白 草

【来源】 三白草科植物三白草 *Saururus chinensis*(Lour.)的干燥地上部分。

31

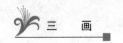

【性味与归经】甘、辛，寒。归肺、膀胱经。

【功能与主治】利尿消肿，清热解毒。用于水肿，小便不利，淋沥涩痛，带下；外治疮疡肿毒，湿疹[1]。

【化学成分】三白草全草含挥发油，主要成分为甲基正千酮(methyl-nonylketone)。三白草中还含有硬脂酸、软脂酸、油酸、亚油酸、α-蒎烯、茨烯、里哪醇、蓓草烯(humulene)、β-丁香烯(β-caryophyllene)、黄樟脑(safro1e)等[2]。三白草叶中含黄酮类化合物，其中分离得到槲皮素(quercetin)、异槲皮苷(lsoquercetin)、槲皮苷 quercitrin)、金丝桃苷(hyperin)、瑞诺苷(reynoutrin)、阿芙苷(aAfzerin)、芦丁(rutin)、蓄苷(avicularin)、槲皮素-3-O-β-D-吡喃葡萄糖-(1→4)-α-L-吡喃鼠李糖苷[3]。三白草的水溶性部位分离得到 2 个黄酮醇葡萄糖醛酸苷[4]。木脂素类有 manassantin A、B，三白脂素(saucernetin)，奥斯楚拜脂素-5(austrobailignan-5)，三白脂素-8(saucernetin-8)和三白脂素-7(saucernetin-7)[5]，三白草酮(sauchinone)，三白草酮 A(sauchinone A)和 1′-表三白草酮(1′-epi-sauchinone)[6]。生物碱类包括马兜铃内酰胺 A-Ⅱ(aristololactam A-Ⅱ)[3]、10-氨甲基-3-羟基-4-甲氧基-菲羧酸内酰胺[7]。鞣质类含有鞣花酸、柯里拉京等[4]。三白草中还含有麸氨酸、丙氨酸、缬氨酸、丝氨酸、苏氨酸、天冬氨酸、脯氨酸、色氨酸、谷氨酸以及胡萝卜苷等化合物。

【药理作用】

1. 抗肿瘤作用

(1)三白草提取物的抗肿瘤的作用：三白草提取物 10-氨甲基-3-羟基-4-甲氧基-菲羧酸内酰胺具有抗肿瘤作用。研究发现三白草的地上部分提取出的 10-氨甲基-3-羟基-4-甲氧基-菲羧酸内酰胺在体外，对几种培养的人固体肿瘤细胞(肝癌细胞 Hep-3B、人胃癌细胞 AGS、人结直肠腺癌细胞 HCT-15、人肺癌细胞 A549、卵巢癌细胞系 SKOU)显示出潜在的抗细胞毒性作用[8]。三白草酮能够抑制十字孢碱诱导的大鼠胶质瘤细胞 C6 细胞凋亡，给药后，十字孢碱处理的细胞的蛋白酶 Caspase-3 的活性显著降低，且成剂量依赖性变化，因此，三白草酮对十字孢碱诱导的 C6 细胞凋亡的保护作用呈现 Caspase-3 依赖方式[9]。

三白草中的一些木脂素类提取物具有抗肿瘤作用。三白草中的 manassantin A、B 以及 4-O-demethyl manassantin B 和三白草脂素-7 均对一些人体肿瘤细胞有一定的抑制作用。用人乳腺癌细胞 T47D 来测定三白草提取物 manassantin B 和 4-O-demethyl manassantin B 对缺氧诱导因子-1(hypoxia inducible factor-1，HIF-1)抑制作用，二者是 HIF-1 的有效抑制剂。与 HIF-1 铁螯合剂相比，二者有选择性的抑制 HIF-1 的作用。二者还能抑制缺氧导致的血管内皮生长因子表达上调。进一步的研究发现，manassantin B 选择性的阻断 HIF-1α 蛋白的诱导作用[10]。三白草中的 Manassantin A 以及其异构体通过 MTT 实验发现具有多种抗肿瘤活性，并且其活性强于顺铂和阿霉素[11]。在体外，三白草脂素-7 可以抑制 HL-60 细胞增殖，并且呈剂量和时间依赖性变化，其 IC_{50} 为 5nmol/L。流式细胞仪显示三白草脂素-7 可以显著的引起 HL-60 细胞 G_1 期阻滞，G_1 期相关蛋白，周期蛋白依赖性激酶 CDK6 以及细胞周期蛋白(Cyclin)D1 减少，周期蛋白依赖性激酶 2(Cyclin-dependent kinases 2，CDK2)，CDK4，Cyclin D2，Cyclin D3 以及 Cyclin E 无影响。三白草脂素-7 是 HL-60 细胞增殖的有效抑制剂，通过细胞周期 G_1 期阻断以及分化诱导[12]。

(2)三白草的抗肿瘤作用：在体内研究发现三白草提取物对移植性肝癌 H22、肉瘤 S180 有抑制作用。三白草提取物可抑制 H22、S180 实体瘤的生长并具有一定的免疫促进作用；可延长 H22 腹水瘤小鼠的生存时间，提高生命延长率[13]。

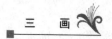

2.其他药理作用

（1）对心血管系统的影响：对心血管系统的影响：三白草中的一些成分具有降压作用，这其中三白草醇、三白草醇 D 和红楠素 D 的作用较其他木脂素更为明显[14]。

（2）保肝作用：三白草的部分成分具有保肝作用。水溶性部分分离得到的 2 个黄酮醇葡萄糖苷酸以及从环己烷部分分离得到的三白草酮、三白草酮 A 和 1′-三白草酮均显示出明显的保肝作用。从三白草中分得的 manassantin B 具有抗肝纤维化活性[15]。

（3）降糖作用：从三白草提取的化学成分中，总黄酮、总氨基酸和多糖，能有效降低血糖、降脂、提高超氧化物歧化酶（SOD）的活力、降低过氧化脂质及丙二醇、调节胰岛素分泌水平。说明三白草对预防和治疗四氧嘧啶型糖尿病起积极作用[16]。

（4）抗氧化作用：三白草总黄酮具有抗氧化作用[17]。三白草水提取物对离体的人肝癌 HepG-2 细胞吸收氧自由基的能力及金属螯合能力及细胞内的抗氧化活性具有提高作用[18]。

【临床应用】

1.治疗肿瘤　目前未见临床报道。

2.治疗其他疾病

（1）治疗高血压：三白草全草具有降血压作用。

（2）治疗肝炎：三白草肝炎糖浆可以治疗肝炎[19]。

【不良反应】未见报道。

参 考 文 献

[1] 陈宏降,李祥,陈建伟,等.三白草的质量标准研究.中草药,2010,(6):997-999.

[2] 李人久,任丽娟.三白草科植物的化学及药理研究.国外医药-植物药分册,1997,12(5):207.

[3] Kawamura T Hisata Y,okuda K,et al. Pharmacognostical studies of Houttuyniae Herba Flavonoid glycosides contents of Houttuynia cordata Thunb. Nat. Medicines,1994,48(3):208-212.

[4] Sung S H,Kim Y C. Hepatoprotective diastereomeric lignans from Saururus chinensis herbs. Journal of natural products,2000,63(7):1019-1021.

[5] 方伟,阮金兰,李辉敏.三白草化学成分研究(Ⅱ).中药材,2005,28(2):96-97.

[6] 文东旭.三白草中具有保肝作用的非对映木脂素.国外医药:植物药分册,2001,16(4):167-167.

[7] Ahn B T,Lee S,Lee S B,et al. Low-Density Lipoprotein-Antioxidant Constituents of Saururus c hinensis. Journal of natural products,2001,64(12):1562-1564.

[8] 刘磊磊,陈娟,师彦平.清热解毒中药抗肿瘤作用研究进展.中草药,2012,(6):1203-1212.

[9] Song H,Kim Y C,Moon A. Sauchinone,a lignan from Saururus chinensis,inhibits staurosporine-induced apoptosis in C6 rat glioma cells. Biological and Pharmaceutical Bulletin,2003,26(10):1428-1430.

[10] Hodges T W,Hossain C F,Kim Y P,et al. Molecular-targeted antitumor agents:the saururus c ernuus dineolignans manassantin B and 4-O-demethylmanassantin B are potent inhibitors of hypoxia-Activated HIF-1. Journal of Natural Products,2004,67(5):767-771.

[11] Hahm J C,Lee I K,Kang W K,et al. Cytotoxicity of neolignans identified in Saururus chinensis towards human cancer cell lines. Planta Medica,2005,71(05):464-469.

[12] Seo B R,Lee K W,Ha J,et al. Saucernetin-7 isolated from Saururus chinensis inhibits proliferation of human promyelocytic HL-60 leukemia cells via G_0/G_1 phase arrest and induction of differentiation. Carcinogenesis,2004,25(8):1387-1394.

[13] 郭凌霄,苏国生.三白草提取物抑瘤作用初步研究.国际检验医学杂志 ISTIC,2012,33(6):643-644.

[14] 高宁宁.三白草化学成分研究.吉林:吉林大学,2011:6.

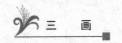

[15] 肖伟,彭冰,彭勇,等.三白草的研究进展.中草药,2010,(12):2111-2115.

[16] 叶蕲芝.三白草主要化学成分的分离检测及其对糖尿病的药效与药理研究.福州:福州大学,2003, 59-62.

[17] 郭凌霄.三白草总黄酮的提取及抗氧化活性研究.齐齐哈尔医学院学报,2010(014):2192-2194.

[18] 徐春蕾,李祥,陈宏降,等.三白草中化学成分对 H_2O_2 损伤 LO_2 细胞保护作用.南京中医药大学学报, 2012,28(2):163-164.

[19] 宋立人,王永珍.现代中药学大辞典.北京:人民卫生出版社,2001:76.

10. 三 尖 杉

【来源】三尖杉科三尖杉属植物三尖杉 *Cephalotaxus fortunei* Hook. f. 的全株[1]。

【性味与归经】苦,寒。归肺、肝、脾、大肠经。有毒。

【功能与主治】清热,凉血,抗癌。治疗恶性淋巴瘤、白血病、肺癌、胃癌、食管癌、直肠癌, 也可治疗目赤、风疹和疮痒等。

【化学成分】枝、叶中含有多种生物碱。三尖杉碱类生物碱有:三尖杉碱(cephalotaxine)、 表三尖杉碱(epicephalotaxine)、三尖杉酯碱(harringtonine)、高三尖杉酯碱(homoharringtonine)、11-羟基三尖杉碱(11-hydroxycephalotaxine)、桥氧三尖杉碱(drupacine)、去甲基三尖杉酮碱(desmethylcephalotaxinone)、脱水三尖杉酯碱(anhydroharringtonine)、O-去甲基去氧三尖杉酯碱(O-demthyldeoxyharringtonine)、4-羟基三尖杉碱(4-hydroxycephalotaxine)、海南粗榧新碱(hainanensine)、异三尖杉酮碱(isocephalotaxinone)等;高刺桐碱类生物碱有:台湾三尖杉碱(wilsonine)、福建三尖杉碱(cephalofortuneine)、三尖杉种碱(fortuneine)、2-表福建三尖杉碱(2-epicephalofortuneine)、3-表甲基谢汉墨属碱 B(3-epimethylschelhammericine B)、3-去氧福建三尖杉碱(3-epicephalofortuneine)等。内酯类:三尖杉内酯(fortunolides)A 和 B,海南粗榧内酯醇(hainanolidol)等。黄酮类:芹菜素(apigenin)、金圣草素(chrysoeriol)、穗花杉双黄酮(amentoflavone)等。还含红杉醇(sequoyitol)、蒎立醇(pinitol)等[2]。

【药理作用】

1. 抗肿瘤作用

(1)三尖杉碱的抗肿瘤作用:三尖杉酯碱是一种生物碱类周期非特异性抗肿瘤药,它对人白血病细胞 K_{562} 细胞、人白血病细胞 HL-60、小鼠白血病细胞、Lewis 肺癌、黑色素瘤等均有杀伤作用[3-4]。人们发现三尖杉酯碱的抗肿瘤作用与诱导肿瘤细胞凋亡有关,其机制可能与激活 JNK/p38 激酶[5],*Bax* 凋亡活化基因上调,进而影响抗凋亡蛋白与凋亡单白的比例有关[6]。随着药物作用时间的延长,*bcr/abl* 融合基因的转录下调,说明 $0.01\mu g/ml$ 的三尖杉碱即可通过抑制 *bcr/abl* 融合基因的表达,诱导 K_{562} 细胞凋亡[7]。三尖杉碱使 HL-60 细胞 Bcl-2 蛋白表达明显降低、C-myc 表达减弱、而 p15 表达增强,说明三尖杉碱抑制 HL-60 细胞增殖、诱导其分化和凋亡[8]。三尖杉酯碱的其他抗癌机制包括:抑制细胞 Na^+,K^+-ATP 酶活性,抑制肿瘤细胞膜上胸腺嘧啶核苷载体和蛋白激酶的活性,诱导白血病细胞进入正常分化[9];具有细胞毒、DNA 合成抑制及染色体损伤等作用[10-11];抑制真核细胞内蛋白质的合成,使多聚核糖体解聚,干扰蛋白质合成功能等[12]。

(2)高三尖杉酯碱的抗肿瘤作用:高三尖杉酯碱对 mRNA 的核质转运无显著影响,但可降低癌基因 mRNA 的稳定性,推测这是高三尖杉酯碱的原发效应[13]。高三尖杉酯碱可诱导

K562 细胞凋亡,其机制可能与高三尖杉酯碱在 mRNA 水平上调 *Bax* 基因有关,而 *Bfl-1* 基因的上调可能是 K562 细胞抗高三尖杉酯碱诱导其进一步凋亡的原因[14]。高三尖杉酯碱与 8-甲氧补骨脂素(8-MOP)联合应用时具有明显的协同抑制效应作用[15]。高三尖杉酯碱对小鼠 P_{388} 白血病细胞及 HL-60 细胞周期有影响,可延迟 P_{388} 白血病细胞从 G_1 期向 S 期移行,表现为 G_1 期细胞增加,同时 G_2/M 期和 S 期细胞减少[16];处理 24 小时后,HL-60 细胞 G_0/G_1 期分布有所增加,峰前有亚二倍体峰出现,说明高三尖杉酯碱在 $2.5\mu mol/L$ 剂量下能够诱导 HL-60 细胞发生凋亡[17],G_2/M 期和 S 期细胞分布有所降低;随人端粒酶逆转录酶(human telomerase reverse transcriptase,hTERT)mRNA 转录下降和端粒酶活性降低,HL-60 细胞凋亡明显增加[18]。高三尖杉酯碱能诱导白血病 Molt-3 细胞凋亡,其机制被认为是 Bax 通过与线粒体膜的通透性转换孔复合体(PTPC)结合后,打开膜孔,使内膜离子通道改变,线粒体内膜电位下降或丧失,导致细胞色素 C 等蛋白的释放和半胱天冬氨酸酶-3 的激活来诱导细胞凋亡[19],且作用强度和时间及剂量呈一定的依赖关系。高三尖杉酯碱对 T 淋巴细胞白血病细胞株 Jurkat 细胞端粒酶活性及 hTERT 和 C-myc mRNA 表达有明显抑制作用,并呈时间-剂量依赖性[20]。0.5、1mg/L 高三尖杉酯碱处理细胞 8 小时,可观察到凋亡峰、凋亡形态学改变,凋亡率均高于对照组($P<0.01$);1mg/L 高三尖杉酯碱处理细胞 8 小时,琼脂糖凝胶电泳可见 DNA 梯带[21]。

(3)三尖杉酯碱的抗肿瘤作用:对小鼠淋巴白血病 P_{388} 有明显抑制作用[22-24]。半合成三尖杉酯碱的抗肿瘤作用强度,在相应剂量下与天然提取的三尖杉酯碱大致相当[23]。三尖杉酯碱对人类急性粒细胞白血病、急性单核细胞白血病和红白血病等有良好的疗效。对细胞的杀伤及诱导凋亡作用可能与 CenpB 等着丝粒蛋白基因的表达抑制有关[25]。$0.2\mu g/ml$ 三尖杉酯碱使 CenpB 蛋白表达水平降低,但不呈简单的时间函数关系,这可能是细胞周期检验点对药物诱导作用的反馈调节的体现,而且与着丝粒结构蛋白 CenpB 的基因表达调节有明显的相关性[26]。作用于初发白血病原代细胞时,硼替佐米(Bortezomib)与三尖杉酯碱联合与各单药处理组相比,抑制率无明显提高,而联合 As_2O_3 时其抑制率优于单药处理组;作用于难治/复发白血病原代细胞时,Bortezomib 与三尖杉酯碱或三氧化二砷(As_2O_3)联合效果均呈现相加作用[27]。另有实验发现,MEK1 特异性抑制剂 PD98059 能增强 HL-60/E_6 细胞对三尖杉酯碱的敏感性[28]。

2. 其他药理作用

(1)对心血管的作用:三尖杉酯碱能收缩在体犬和猪心冠脉及减少冠脉流量[3]。

(2)抗病原微生物作用:三尖杉酯碱类可抑制真核细胞蛋白质合成的起始阶段,是干扰核糖核蛋白体功能的药物,但不阻止 mRNA 及氨基酸 tRNA 与核糖体结合[22-24]。三尖杉碱对乙肝和丙肝有一定的治疗作用[29]。高三尖杉酯碱在体外对乙肝病毒有明显的抑制作用,且存在着时间和剂量依赖性[30]。

(3)抗炎作用:小剂量高三尖杉酯碱可以明显提高治疗狼疮性肾炎(LN)的疗效[31]。同时,高三尖杉酯碱有与雷公藤总苷相类似的抗炎作用[32]。

(4)对免疫系统的影响:适当剂量的三尖杉酯碱能增强骨髓红系造血功能[22-24]。

(5)抗眼内纤维增生:高三尖杉酯碱对人结膜成纤维细胞的增生有抑制和破坏作用。该药可作为治疗眼内纤维增生性疾病的有效药物[33]。

(6)抑制皮肤瘢痕组织形成:高三尖杉酯碱可能通过阻断人皮肤瘢痕组织中成纤维细胞 DNA 和蛋白质的合成从而抑制细胞的增殖[34]。

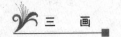
(7)抑制钙调蛋白活性：高三尖杉酯碱大于 $5\mu g/ml$ 能显著抑制细胞钙调蛋白活性，且有剂量依赖性，并且与长春新碱有很明显的协同作用[35]。

3. 毒性作用

(1)三尖杉碱的毒性作用：三尖杉碱小鼠腹腔注射 LD_{50} 为 $255mg/kg$ 或 $239mg/kg$。该药具有明显遗传毒性和潜在致癌性[22-24]。

(2)三尖杉酯碱的毒性作用：大鼠及犬单次颈动脉灌注三尖杉酯碱 $5mg/kg$，大鼠有 54% 可耐受，46% 于给药后 12 小时内死于循环呼吸衰竭。$1.5mg/kg$、$2mg/kg$ 致犬急性死亡主要是脏器出血，$1mg/kg$ 犬可耐受，$0.5mg/kg$ 为安全剂量。三尖杉酯碱有明显的遗传毒性和潜在致癌性[22-24]。

【药代动力学研究】三尖杉酯碱在兔体内的药物动力学行为符合双室开放模型，α、β 两相的生物半衰期分别为：(1.32 ± 0.24) 分钟、(32 ± 6) 分钟[36]。

高三尖杉酯碱的药代动力学研究　临床药动学研究表明：高三尖杉酯碱在体内为二房室分布，消除相半衰期为 (193.9 ± 79.9) 分钟，主要用于静脉给药[37]。

【临床应用】

1. 肿瘤

(1)高三尖杉酯碱治疗肿瘤：对于急慢性粒细胞性白血病、急性单核细胞性白血病和红白血病，有明显疗效。

(2)三尖杉酯碱治疗肿瘤：三尖杉酯碱与高三尖杉酯碱的混合物对各型白血病和恶性淋巴瘤有效，对急性白血病、急性单核细胞白血病的总缓解度为 94.4%，对急性单核细胞白血病的疗效较好[37]。羟喜树碱联合三尖杉酯碱和阿糖胞苷治疗急性髓细胞白血病(急性早幼粒细胞白血病除外)，不良反应并没有增加[37]。采用三尖杉酯碱、柔红霉素、阿糖胞苷化疗药物治疗急性早幼粒细胞白血病患者，治疗后骨髓早幼粒细胞显著减少[38]。三尖杉酯碱和阿糖胞苷联合治疗急性非淋巴细胞性白血病，毒副作用不严重，易为患者耐受[39]。

2. 其他疾病

(1)老年中高危组骨髓增生异常综合征：达到一定的疗效，且不良反应较小，患者易于耐受[40]。沙利度胺、三氧化二砷联合小剂量三尖杉酯碱治疗骨髓增生异常综合征有效率高，未发现严重不良反应[41]。

(2)抑制角膜雾状混浊形成：高三尖杉酯碱能够有效地降低准分子激光角膜切削术后角膜雾状混浊的发生。

(3)肾炎：小剂量三尖杉酯碱治疗狼疮肾炎具有疗效高、副作用小、价格低的特点[42]。

(4)原发性血小板增多症：三尖杉酯碱联合不同干扰素治疗羟基脲无效的原发性血小板增多症[43]。

【不良反应】临床上对人体给予三尖杉酯碱后的系统毒理观察可归纳为：①造血系统毒性：除产生可恢复性的骨髓抑制和白细胞/血小板减少外，对血红蛋白抑制不明显；②胃肠道刺激：患者给药后多出现胃肠道刺激，包括恶心、呕吐等症状；③心血管系统毒理作用：很多报道称速度较快注射药物后(一次给药)导致患者低血压、心动过速等，如采用静脉缓慢滴注药物能适当减少这一毒性；

临床上对人体给高三尖杉酯碱后的系统毒理观察可归纳为：①对骨髓各系列的造血细胞均有抑制作用，对粒细胞系列的抑制较重，红细胞系列次之，对巨核系影响较轻。②出现厌食、恶心、呕吐等胃肠道反应，发生率达 50% 左右。给予大剂量时，引起肠道出血。少数患者可产生肝功能损害。此外,个别患者可出现脱发、皮疹等。③常见窦性心动过速,房性或室性期前收缩等心脏毒性,以及心电图出现 ST 段变化、T 波平坦等心肌缺血表现,极少数患者可出现奔马律,程度不一的房室传导阻滞及束支传导阻滞、心房颤动等。④高三尖杉酯碱能显著减少溶血空斑形成细胞数和脾指数,提示它能明显抑制机体的体液和细胞免疫功能[22-24]。

参 考 文 献

[1] 骆和生,周岱翰.常用抗肿瘤中草药简介(四).新中医,1978,4:47.

[2] 梅文莉,吴娇,戴好富.三尖杉属植物化学成分与药理活性研究进展.中草药,2006,37(3):452-458.

[3] 李程,曹丽芝,万恂恂.等.三尖杉碱对 HL-60 细胞凋亡及原癌基因表达的影响.中国生理病理杂志,2001,17(2):107,119.

[4] Li L,Xia LJ Jiang C,et al. Induction of opoptosis by harringtonine and homoharringtonine in HL-60 cells. Yao-xue-xue-Bao,1994,29(9):667.

[5] Shifrin V I, Anderson P. Trichothecene mycotoxins trigger a ribotoxic stress reponse that activates c-Jun N-terminal kinase and p38 mitogen-activated protein kinase and induces apoptosis. J Bio Chem,1999,274 (20):1398.

[6] 王昀,邹维礼.高三尖杉酯碱诱导 K562 和 CML 细胞凋亡及其分子机制研究.第七届全国实验血液学会议,1999,G10.

[7] 李荣,刘晓力,杜庆峰,等.三尖杉碱诱导慢性髓系白血病 K-562 细胞凋亡.第一军医大学学报,2002,22 (9):788-790.

[8] Shifrin V I, Anderson P. Trichothecene mycotoxins trigger a ribotoxic stress reponse that activates c-Jun N-terminal kinase and p38 mitogen-activated protein kinase and induces apoptosis. J Bio Chem,1999,274 (20):1398.

[9] 李振涛,朱奇,纪宇.植物生物碱抗肿瘤作用机制的研究进展.药学进展,2005,29(5):193-197.

[10] 潘震昆,韩锐,王永潮.三尖杉酯碱对白血病 L1210 细胞杀伤动力学研究.生物化学与生物物理学报,1980,12(1):13-20.

[11] 潘维林,王端顺,王永潮.用早熟染色体凝集(PCC)法和克隆培养法研究三尖杉酯碱对 CHO 细胞杀伤动力学.中华肿瘤杂志,1983,5(4):256-259.

[12] 季宇彬.中药有效成分药理与应用.哈尔滨:黑龙江科学技术出版社,1995:257.

[13] 王昀,孙关林.高三尖杉酯碱诱导 K562 细胞凋亡中 bcl-2 家族基因的表达.上海第二医科大学学报,2001,21(4):289-334.

[14] 李焰,吴军正,司徒镇强,等.高三尖杉酯碱、甲氧沙林对黏液表皮样癌 Mc3 的抑制作用.实用口腔医学杂志,2003,19(4):339-342.

[15] 李占荣,韩锐.新抗肿瘤药-三尖杉酯碱及高三尖杉酯碱研究进展.中草药,1986,(17):39-43.

[16] 金伟,黄青山,侯俊梅,等.高三尖杉酯碱对 HL-60 细胞和 QCY7703 细胞的作用研究.中医药学报,2001,29(3):44-45.

[17] 林茂芳,孟小莉.高三尖杉酯碱诱导白血病细胞凋亡与人端粒酶逆转录酶及端粒酶的关系.上海医学,2003,26(6):285-288.

[18] Li P F, Dietz R, Harsdorf R. P53 regulates mitochondrial membrane potential through reactive oxygen species and induces cytochrome C-independent apoptosis blocked by bcl-2. EMBO J,1999,18:6027-6038.

[19] 王蕾,金洁.高三尖杉酯碱对 Jurkat 细胞端粒酶活性的影响及机制研究.实用肿瘤杂志,2005,20(5):391-394.

[20] 唐旭东,周克元.高三尖杉酯碱对鼻咽癌 CNE-2Z 细胞的增殖抑制和凋亡诱导作用.中国药理学通报,

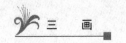

2003,19(1):63-65.

[21] 季宇彬,张广美.中药抗肿瘤有效成分药理与应用.哈尔滨:黑龙江科学技术出版社,2004,271-274.

[22] 季宇彬.中药有效成分药理与应用.哈尔滨:黑龙江科学技术出版社,2004,246-249.

[23] 季宇彬.天然药物有效成分药理与应用.北京:科学出版社,2007,287-289.

[24] 梁前进,梁素华,彭安,等.抗白血病药物三尖杉酯碱对 L1210 细胞着丝粒蛋白含量及 *CenpB* 基因表达的影响.遗传学报,2003,30(6):512-527.

[25] 梁前进,张甦,郑艳波.抗肿瘤药物三尖杉酯碱对 HeLa 细胞增殖的影响及其与 CenpB 基因的关系.生物物理学报,2005,21(1):26-32.

[26] 蔡燕霞,孟凡义,孙启鑫.Bortezomib 或联合三尖杉酯碱、三氧化二砷对急性髓系白血病原代细胞增殖作用的影响.实用医学杂志,2008,24(12):2026-2028.

[27] 李登举,张瑶珍,黄伟.等.抑制 ERK 增强白血病和卵巢癌耐药细胞系化疗敏感性.中国实用血液学杂志,2003,11(6):595-599.

[28] Remero MR, Serreuno M A, Efferth T, et al. Effect of cantharidin, cephalotaxine and homoharringtonine on "in vitro" models of hepatitis B virus(HBV)and bovine viral Diarrhoea virus（BVDV）replication. Pharmacology,2007,73(6):552-558.

[29] 饶敏,张淑玲.高三尖杉酯碱等四种药物的体外抑制乙肝病毒的实验研究.中国病毒学,2006,21(3):284-287.

[30] 马义平,汪昌雄,常克秀,等.小剂量高三尖杉酯碱佐治狼疮性肾炎的临床观察.中国医药指南,2009,7(20):66-67.

[31] 冯红德,康海英,宋欣伟,等.高三尖杉酯碱对大鼠佐剂性关节炎 SP 及 IL-1β、TNF-α 影响的实验研究.浙江中医药大学学报,2008,32(6):726-729.

[32] 曾永清,胡春枝,吕源淑,等.高三尖杉酯碱防治增殖性玻璃体视网膜病变作用机制的超微结构动态研究.眼科研究,1991,9(2):105.

[33] 金玉丹,罗少军.高三尖杉酯碱对人皮肤瘢痕组织成纤维细胞增殖的影响.实用美容整形外科杂志,1999,10(3):123-125.

[34] 卢大用,曹静懿,龚鲁.高三尖杉酯碱对兔红细胞膜钙调蛋白的抑制作用.天然产物研究与开发,1998,11(1):18-19.

[35] 季宇彬.中药有效成分药理与应用.北京:人民卫生出版社,2007,890.

[36] 吴淮亮,翁帼英,吴朝晖,等.三尖杉酯碱脂质体在兔体内的药物动力学.中国药理学报(英文版),1994,01.

[37] 杨铭,杨纯正.高三尖杉酯碱的临床药物动力学及其在急性白血病化疗中的意义.中国肿瘤临床,2000,27(3):174-176.

[38] 莫建坤,黎永新.APL 化疗前后患者骨髓早幼粒细胞计数结果分析.国际医药卫生导报,2003,(24):9-10.

[39] 周衔弟.HA 方案治疗急非淋白血病的疗效观察.山西职工医学院学报,2001,11(2):15-16.

[40] 汪蕾,胡钧培.高三尖杉酯碱对老年骨髓增生异常综合征患者的疗效观察.中国医药指南,2008,6(2):71-72.

[41] 陈平,许崇艳,潘纪红.沙利度胺、三氧化二砷联合小剂量三尖杉酯碱治疗骨髓增生异常综合征的临床观察.社区医学杂志,2008,6(13):34-35.

[42] 钟建庭,王璇,刘丽.小剂量三尖杉酯碱治疗狼疮肾炎.中华风湿病学杂志,2004,8(1):42-43.

[43] 张文兰.三尖杉脂碱联合不同干扰素治疗羟基脲无效的原发性血小板增多症疗效观察.中国误诊学杂志,2008,8(30):7340-7341.

11. 干 姜

【来源】姜科姜属草本常年生单子叶植物姜 *Zingiber officinale* Rosc. 的干燥根茎。

【性味与归经】辛、热。归脾、胃、肾、心、肺经。

【功能与主治】干姜温中散寒，回阳通脉，燥湿消痰。用于脘腹冷痛，呕吐泄泻，肢冷脉微，痰饮喘咳。

【化学成分】姜的化学成分主要为挥发油、姜辣素和二苯基庚烷类化合物。

干姜中主要含有多种挥发油成分，主要包括 2-甲基-3-丁烯-2-醇(2-methyl-3-butylene-2-ol)、3-丁基-丁醛(3-methyl-butanal)、己醛(hexanal)、2-甲基-戊醛(2-methyl-pentanal)、2-庚醇(2-heptanol)、三环烯(tricyclene)、α-侧柏烯(α-thujene)、α-蒎烯(α-pinene)、莰烯(camphene)、香桧烯(sabinene)、β-蒎烯(β-pinene)、月桂烯(Myrcene)、4-甲基-5-庚烯-2-酮(4-methyl-5-hepten-2-one)、α-水芹烯(α-phellandrene)、δ-3-蒈烯(δ-3-carene)、α-松油烯(α-terpinene)、对-聚伞花素(ρ-cymene)、β-水芹烯(β-phellandrene)、1,8-桉油素(1,8-cineole)、乙酸-2-庚脂(2-heptylacetat)、2,6-二甲基-5-庚烯醛(2,6-dimethyl-5-heptenal)、γ-松油烯(γ-terpinene)、顺-芳樟醇氧化物(cis-linalool oxide)、反-芳樟醇氧化物(trans-linalool oxide)、异松油烯(terpinolene)、二甲基苏合香烯(dimethyl styrene)、2-壬酮(2-nonanone)、紫苏烯(perillene)、芳樟醇(linalool)、小茴香醇(fenchyl alcohol)、樟脑(camphor)、异龙脑(isoborneol)、龙脑(borneol)、松油烯-4-醇(terpinene-4-ol)、对聚伞花素-α-醇(ρ-cymene-α-ol)、α-松油醇(α-terpineol)、桃金娘醇(myrtenol)、反-胡椒醇(trans-piperitol)、香茅醇(citronellol)、橙花醇(neral)、牛儿醇(geraniol)、牛儿醛(geranial)、乙酸龙脑酯(bornyl acetate)、对-丙烯基茴香醚(anethole)、十一酮-2(2-undecanone)、乙酸香茅酯(citronellol acetate)、胡椒烯(copaene)、乙酸牛儿酯(geranyl acetate)、β-榄香烯(β-elemene)、α-佛手甘油烯(α-bergamotene)、反-β-金合欢烯(trans-β-farnesene)、别香橙烯(alloaromadendrene)、α-姜黄烯(α-curcumene)、β-芹子烯(β-selinene)、γ-毕橙茄烯(γ-cadinene)、β-没药烯(β-bisabolene)、榄香醇(elemol)、橙花叔醇(nerolidol)、β-桉叶醇(β-eudesmol)、正十七烷(n-heptadecane)、正十八烷(n-octadecane)、正十九烷(n-nonadecane)、邻苯二甲酸二丁酯(dibutyl phthalate)、十六烷酸(hexadecanoic acid)、二十烷(eicosane)、二十一烷(heneicosane)、姜醇(zingiberol)、姜烯酮 A(shogaol A)、6-姜辣二酮(6-gingerdione)、姜酚(gingerol)、6-姜醇(6-gingediol)、6-姜辣烯酮(6-shogaol)、姜酮(zingiberone)等；

姜辣素是姜中的辣味成分，辛辣成分分为姜酚(gingerol)、姜烯酚(shogaol)、姜酮(zingerone)、姜二酮(gingerdione)等，干姜中还有一些微量的姜辣素成分，如甲基姜酚、甲基姜醇、甲基姜烯酚等。姜辣素的主要活性成分是姜酚，姜酚是由系列类似化合物组成的，根据结构式中亚甲基数量不同而称其为不同的姜酚，如 n＝4，称其为 6-姜酚；n＝6，称其为-8 姜酚；n＝8，称其为 10-姜酚，其中 6-姜酚的含量最高；另外，干姜中还含有一些非挥发性成分，如 β-谷甾醇、棕榈酸、环丁二酸酐、胡萝卜苷等成分；姜中的姜黄色素是以姜黄素为主的一种黄色略带酸性的二苯基庚烷类化合物，具有 1,7-二取代苯基庚烷母体结构特征，有线性和环状两类化合物，主要包括姜黄素、脱甲氧基姜黄素、双脱甲氧基姜黄素、四氢姜黄素、脱甲氧基四氢姜黄素和双脱甲氧基四氢姜黄素。除上述成分外，姜中还有蛋白质、脂肪、糖类、氨基酸、多种维生素和多种微量元素成分。

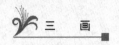

【药理作用】

1. 抗肿瘤作用

(1)6-姜酚的抗肿瘤作用:研究发现,6-姜酚对人髓细胞性白血病有抑制作用。研究发现,6-姜酚和6-非洲豆蔻醇对人髓细胞性白血病 HL-60 的生存和 DNA 合成具有抑制作用。其细胞毒性和抑制肿瘤增殖机制与促进细胞凋亡有关[1]。

(2)花姜酮的抗肿瘤作用:姜中的花姜酮对皮肤癌、结肠癌具有良好的预防作用[2]。此外,花姜酮是通过抑制致癌物质的 $NF-\kappa B$ 及其他相关基因的表达,从而能起到治疗癌症与预防癌症的作用[3]。

(3)β-榄香烯的抗肿瘤作用:姜中提取的新的抗肿瘤成分——β-榄香烯,对非小细胞肺癌有抑制作用,其机理是通过细胞色素 C 线粒体的释放而介导了细胞凋亡[4]。

(4)干姜提取物的抗肿瘤作用:干姜提取物具有抗肿瘤启动子活性。研究发现姜提取物对二甲苯所诱导的 Wistar 大鼠结肠癌的始发期与始发后期有抗癌作用。在大鼠鼠蹊皮下以每周一次、每次 20mg/kg,连续十五周的方式注射二甲苯,在大鼠致癌始发期和始发后期将干姜粉末灌胃给药,每天 50mg/kg,以不同的给药天数进行实验,结果发现,给药前当有结肠致癌物存在时,癌症发病率和血浆中的脂质过氧化反应都明显上升,而各种酶和非酶氧化物与空白对照组对比明显减少。当给大鼠灌入干姜粉末后,肿瘤的数量减少,发病率也降低,循环中的脂质过氧化反应能力减弱[5]。干姜提取物具有抑制作用[6]。干姜提取物对机体免疫功能具有双相调节作用。研究发现,干姜提取物对细胞因子的增强作用具有时间依从性。单层细胞的白介素(interleukin,IL)-1、IL-3、IL-6 和粒细胞-巨噬细胞集落刺激因子(granulocyte-macrophage colony s timulating factor,GM-CSF)在低浓度干姜提取物的存在下显著增加。而更高的浓度却无此增强作用[7]。

(5)生姜的抗肿瘤作用:生姜匀浆用 70%～95% 乙醇依次梯度分离提取,回收乙醇,加水补至每毫升含 2g 生药,给荷瘤鼠(HepA 肿瘤鼠)灌胃,10g/kg,连续 12 天,结果表明生姜醇提物能明显提高荷瘤鼠脏器指数及巨噬细胞吞噬率,显著升高 IgM 的含量,增强 T 淋巴细胞的转化功能。说明生姜醇提物能明显改善动物因荷瘤而导致的非特异性和特异性免疫功能低下的状况,有防治肿瘤的作用[8]。

2. 其他药理作用

(1)对中枢神经系统的影响:姜的提取物对脂多糖、显微 β-淀粉蛋白肽和细胞因子所诱导的致炎因子的表达,包括巨噬细胞炎性蛋白-α(macrophage inflammatory protein-α,MIP-α)、环氧化酶-2(Cyclooxygenase-2,COX-2)、TNF-α、(interferon-inducible protein-10,IP-10)、单核细胞趋化蛋白(monocyte chemoattractant protein,MCP-1)和 IL-1β 等均具有明显抑制作用。由于姜能抑制人的单核细胞因不同致炎物质所导致的激活,从而减少了炎症相关基因的表达,进而防止神经病变性疾病的发生并延缓神经病变性疾病的发展[9]。

(2)对内脏系统的影响:

1)对心血管系统的影响:大鼠在果糖给药后会导致胆固醇、葡萄糖和甘油三酯上升并产生心绞痛的症状[10]。姜的提取物对动脉粥样硬化也有很好的治疗作用,对治疗高血压与心动过速也有显著作用[11,12]。

灌服干姜提取物可增加戊巴比妥钠所致兔急性心力衰竭模型形成所需的时间和造模剂用量,明显改善血流动力学指标。表明干姜提取物对兔急性心力衰竭模型形成具有保护作用[13]。干姜提取物能改善心衰兔的心肌舒缩性能,减轻心衰症状,且作用随剂量增加而增

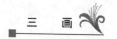

强[14]。干姜醋酸乙酯提取物具有一定抗心律失常作用[15]。

2)对局部血液循环影响(改善局部血液循环):干姜含挥发油及辛辣成分,可以促进局部的血液循环,起到保护创面,促进愈合等作用。干姜的水提物和挥发油具有抑制血小板聚集、预防血栓形成的作用[16]。干姜水提物组在 10g/kg、20g/kg 剂量下,均能够延迟血栓的形成;挥发油组在 0.75ml/kg、1.5ml/kg 剂量下,同样能够延迟血栓的形成。干姜水提物对能够明显抑制血小板聚集,并且存在剂量依赖关系[17]。干姜对去甲肾上腺素的血小板致聚作用具有明显的抑制作用,且抑制强度呈剂量依赖性关系[18]。

3)降低胆固醇的作用:生姜能降低胆固醇,减轻家兔动脉粥样硬化的程度[19]。生姜乙醇提取物为生姜用榨汁机所得姜汁,用 95%乙醇提取,在 45～60℃,22～26mmHg 压力下,浓缩而成。1kg 生姜能提取 30g 有效物质。生姜能显著降低血清 TG、LDL-C,升高 HDL-C 水平,抗氧化、抗炎、促进一氧化氮(NO)生成等使动脉壁内 SOD 活性增强[20-21]。

4)对消化系统影响:干姜醚提物能对抗水浸应激性、吲哚美辛加乙醇性、盐酸性和结扎幽门性胃溃疡的形成;能对抗蓖麻油引起的腹泻,但对番泻叶引起的腹泻无作用;水提物能对抗结扎幽门性溃疡形成,对抗番泻叶引起的腹泻。实验表明,2 种提取物对小鼠胃肠功能都具有一定的影响作用[22]。干姜醇提取物经口或十二指肠给药能明显增加胆汁分泌量,维持时间长达 3～4h,口服作用更强[23]。

(3)对抗病原微生物作用

1)抗细菌作用:干姜醇提物具有显著抑制伤寒、副伤寒甲乙三联菌苗所致家兔发热反应作用;干姜醇提物对菌株的最低抑菌浓度范围为 13.5～432mg/ml[24]。

2)镇痛抗炎作用:干姜的镇痛抗炎成分主要是脂溶性姜酚类化合物,另外还有未知的水溶性成分。干姜的醚提物和水提物都具有显著镇痛抗炎作用。其醚提物抗炎作用的机制可能与促进肾上腺皮质激素释放有关[25]。干姜乙醇提取物的抗炎镇痛作用,结果表明干姜醇提物抑制二甲苯所致小鼠耳壳肿胀及醋酸所致小鼠扭体反应[26]。生姜乙醇提取物腹腔给现药,能抑制角叉菜胶和 5-羟色胺(5-HT)引起的大鼠足跖肿胀和皮肤水肿,但对于 P 物质或缓激肽引起的肿胀没有影响,提示其抗炎作用机制与阻断 5-HT 受体有关[27]。

3)抗微生物作用:生姜乙醇提取物用液态沙堡琼脂培养基稀释为 0.0625%～0.2500%的浓度,即可对培养基中常见的皮肤癣菌——红色毛癣菌、犬小孢子菌、须癣毛癣菌、絮状表皮癣菌有极为显著的抑菌和杀菌作用[28]。生姜可激活单核细胞的分泌功能,使溶菌酶大量释放,水解细菌细胞壁内黏多肽,使其死亡或裂解,起到抗菌作用[29]。姜酚成分全部成功抑制了 19 种幽门螺杆菌。此外,姜的提取物对李斯特菌和大肠杆菌也有抑制作用[30-32]。

(4)对免疫系统的影响

1)抗过敏作用:生姜油能明显抑制豚鼠过敏性支气管痉挛;对卵白蛋白所致的豚鼠回肠过敏性收缩有抑制作用;也能抑制组胺、乙酰胆碱所致的豚鼠回肠收缩作用,其抑制程度随剂量加大而增加,提示生姜油有抗过敏作用[33];1ml 生姜汁有收缩豚鼠气管、支气管平滑肌的作用,且不被 M_2 受体阻断剂阿托品、α 受体阻断剂酚妥拉明拮抗,却易被 β 受体激动剂异丙肾上腺素及磷酸二酯酶抑制剂氨茶碱所拮抗,认为该药引起支气管平滑肌收缩的作用可能是通过阻断 β-受体降低环腺苷酸(cyclic adenylic acid,cAMP)含量等途径所致,表明中医临床常用生姜化痰止咳是正确的。但上述结果提示对哮喘、严重呼吸困难、年老体弱和晚间持续打鼾者不宜应用,否则可加重病情[34]。

2)抗氧化作用:鲜姜的提取物有清除超氧阴离子自由基的作用;可缓解氧自由基诱发的氨

基多糖解聚反应,有利于维护结缔组织、骨关节的生理功能,可控制某些炎症的发展[35]。又有实验证实,鲜生姜提取液 0.8ml(含 0.4g 生药)对四氯化碳导致的小鼠肝 SOD 酶活力下降有明显回升作用,并能较强抑制四氯化碳造成的脂质过氧化作用,降低肝脏中脂质过氧化物(LPO)含量,提示生姜有抗氧化作用[36]。生姜石油醚提取物抑制 O_2^- 对红细胞的氧化,对红细胞有保护作用;对 O_2^- 氧化红细胞的程度和速度均有抑制作用;能保护红细胞的膜蛋白免受 H_2O_2 的氧化;对 Fenton 反应产生的 OH^- 有很强的清除抑制作用,2.0g/L 时清除率和抑制率可达 90％以上;对 Fe^{2+}-半胱氨酸诱导小鼠肝微粒体 LPO 产生丙二醛(MDA)有一定的抑制作用,且随浓度增大,抑制作用亦增强,C＝4.0g/L 可以认为是产生抑制作用的最低有效浓度[37]。在 4 种氧自由基产生体系中,生姜石油醚提取物都有十分显著的抑制氧化、清除自由基的作用,可以成为一种高效的氧自由基清除剂。生姜挥发油(0.16ml/L)能清除、抑制软骨细胞受黄腐酸刺激而产生的 H_2O_2,可能是挥发油中含有多种有效成分和还原性物质如姜酚、姜酮、姜烯酚等所含的酚羟基结构可以从多种途径清除抑制黄腐酸刺激软骨细胞产生的活性氧,但何种成分起作用及作用机制尚未探明[38]。生姜醚提取物对小鼠的耐缺氧能力有明显增强作用,但生姜醚提取物作用不明显(可能是生姜皮油中含有能清除自由基的物质少);增加生姜水提物的剂量不能延长小鼠的耐氧时间,而随着醇提物剂量的增加小鼠的耐缺氧时间也随之延长。当给剂量增至 30g/kg 时,作用更加明显。这是因为脑缺氧可使机体的自由基增加,而生姜具有明显的抗氧化和清除自由基的作用,增加机体的抗氧化活性,减少了自由基对机体的损害,从而延长了小鼠的耐缺氧时间[39]。在家兔急性完全性脑缺血再灌注模型上观察生姜的脑复苏效应,发现生姜提取液(0.7g/kg 体重,静脉注射 iv)能抑制脑组织脂质过氧化产物 MDA 的生成,提高脑组织中 SOD 活性和 Na^+-K^+-ATP 酶活性,清除体内自由基所造成的神经细胞膜的脂质过氧化性损伤,减轻脑细胞膜的通透性;能有效地保护缺血再灌注大脑的过氧化氢酶活性,同时改善缺血组织代谢和缺氧状况,减少乳酸生成,明显降低乳酸含量从而减轻组织代谢性酸中毒;一定程度上保护细胞膜的完整性,明显改善细胞膜上 Na^+-K^+-ATP 酶和 Ca^{2+}-ATP 酶活性,减轻脑水肿和 Ca^{2+} 超载,积极保护缺血再灌注大脑,使脑水肿减轻得以迅速复苏[40-42]。生姜汁 1％(W/W)通过维持抗氧化酶系(SOD、过氧化氢酶、谷胱甘肽过氧化物酶)的活性能显著降低大鼠的脂质过氧化反应[43]。生姜汁灌胃的大鼠其血中谷胱甘肽(glutathione,GSH)含量显著升高。而大鼠用天然抗氧剂抗坏血酸(100mg/kg)给药时也能观察到类似效应。该结果显示生姜汁是一种有效的抗氧剂。

3)止吐作用:生姜可作为化疗时有效而价廉的止吐剂。生姜止吐与其调整胃肠机能,抑制胃运动过速有关[44-47]。生姜液使离体豚鼠回肠收缩,其辛辣成分刺激感觉神经末梢使之释放 P 物质,后者介导肠管收缩。生姜对乙酰胆碱性、组胺性离体豚鼠回肠收缩有显著性抑制作用,表现为非竞争性拮抗作用,机制可能是其有效成分通过抑制胃肠运动发挥止吐效应;而在中枢神经系统则对抗中枢兴奋性递质乙酰胆碱的作用,减少前庭刺激冲动向大脑皮质的传导,从而减轻眩晕和恶心反应。

4)抗运动病作用:抗运动病效果腹腔注射作用强于灌胃给药,与抗胆碱药东莨菪碱比较无显著性差异。提示其除了对胃肠的直接作用以外,可能还通过其他机制发挥作用[48]。

5)降血糖作用:生姜汁可能通过阻断 5-HT 受体起到抗糖尿病作用[49]。

3. 毒性作用　毒性很弱,阴虚内热、血热妄行者忌服。干姜浸剂给小鼠灌胃的半数致死量折合生药为 33.5g/kg;干姜水煎剂给小鼠灌胃的半数致死量在 250g/kg 以上。小鼠静脉注射鲜姜注射液为临床用量(肌注每次 2ml)的 625 倍以上时都安全,局部无刺激,溶血性试验也呈阴性[50]。通过小鼠急毒试验结果表明,干姜醇提物半数致死量为 108.9g/kg,毒性小。大鼠长毒试验结果表明,干姜醇提物高、中、低剂量 26g/kg、18g/kg、10g/kg,灌服 2 个月,高剂量组出现便溏,停药后消失;高剂量组肝脏重量增加,但病理学未见异常,停药后恢复正常;各剂量组的体重增加情况,血液学、血液生化学指标均无异常。故提出干姜醇提物 18g/kg、10g/kg是安全剂量,临床上还未见不良反应的报道[51]。

【药代动力学】 6-姜酚在大鼠肝微粒体中的代谢研究。[52]

1. 6-姜酚酶促动力学研究:6-姜酚底物浓度在 $1.7\sim68\mu mol/L$ 时 6-姜酚在 10 分钟内消除比较快,消除率都在 20% 之上,满足底物消除法测定酶动力学参数的要求。6-姜酚是依赖NADPH 氧化代谢的;通过底物消除法计算了 6-姜酚在大鼠肝微粒体中的酶促动力学参数,米氏常数(K_m)和最大反应速度(V_{max})分别为 $5.64\mu moI/L$、$3.13nmol/(min \cdot mg)$、固有清除率(Cl_{int})为 $0.55ml/(min \cdot mg)$。

2. 大鼠肝微粒体细胞色素 P450(CYP450)亚酶对 6-姜酚代谢的影响:CYP3A 是参与 6-姜酚在大鼠肝微粒体中代谢的主要亚酶,CYP2D 也参与了 6-姜酚的代谢反应;CYP1A、CYP2B、CYP2C 以及 CYP2E 没有参与 6-姜酚在大鼠肝微粒中的代谢[53-58]。

3. 6-姜酚在大鼠肝微粒体中代谢产物的鉴定:6-姜酚在大鼠肝微粒体中主要代谢产物是脱水产生的 6-姜稀酚及氧化脱氢产生的脱氢姜酮[59-60]。

4. 6-姜酚对大鼠 CYP450 酶的影响:6-姜酚高、中、低剂量均能降低 CYP450 总蛋白和CYPb5 含量;6-姜酚高、中、低剂量能抑制肾上腺髓质素(adrenomedullin,ADM)酶的活性;6-姜酚高剂量能抑制 ERD 酶的活性。这预示着 6-姜酚或姜制品在临床上与经 CYP3A 与CYP2E1 代谢的药物合用尤其在长期大剂量使用时,可能影响这些药物的代谢。

【临床应用】

1. 治疗肿瘤　生姜醇提物含姜烯、水芹烯、姜酮、龙脑姜醇等活性物质。有抑菌、驱自由基和抗癌的作用[61],并可协同激活艾滋病患者的免疫功能。研究表明生姜醇提物可明显升高荷瘤鼠免疫功能。小鼠在接种 HepA 后,无论是实体瘤、还是腹水瘤其免疫功能均处于低下状态。用 HepA 皮下接种、腹腔接种可使小鼠发生实体瘤和腹水瘤成为荷瘤鼠。荷瘤鼠免疫功能剧烈下降,生姜醇提物升高荷瘤鼠的非特异性免疫和特异性免疫,可能是其抗癌作用之一。生姜醇提物的活性物质可以对肿瘤细胞在基因水平上修饰,亦可诱导淋巴细胞增生,促使肿瘤细胞凋亡[62]。又生姜醇提物有养胃和抗自由基的作用,故能改善荷瘤鼠的营养状态,提高抗肿瘤的免疫效应,增强细胞免疫和体液免疫作用。综上所述,生姜醇提物可增强荷瘤鼠的免疫功能,产生防治肿瘤的作用。目前关于姜的抗肿瘤临床研究尚未报道。

2. 治疗其他疾病　干姜是临床常用的温里药之一,据 2010 年版《中华人民共和国药典》(以下简称为《中国药典》)记载,性味辛,热。归脾、胃、肾、心、肺经。具有温中散寒,回阳通脉,燥湿消痰之功,用于脘腹冷痛,呕吐泄泻,肢冷脉微,痰饮咳喘。临床常治疗病证如下。

(1)脾胃寒证:干姜辛热燥烈,主入脾胃而长于温中散寒、健运脾阳,为温暖中焦之主药。凡脾胃寒证,无论是外寒内侵之实证,或是脾阳不足的虚证,症见脘腹冷痛、呕吐、泻痢等,均可应用。古方常用单味干姜煎服或研末米饮冲服治疗脾胃阳虚腹泻。若脾胃虚寒,脘腹冷痛,每与党参、白术同用,以温中健脾补气,如《伤寒论·辨霍乱病脉证并治》理中丸;亦常与人参、蜀椒、饴糖等同用,以温中补虚止痛,如《金匮要略》大建中汤。若脾肾阳衰,下利不止者,须配附子以温脾肾之阳,据报道,现代有人用干姜附子汤治疗小儿腹泻危象属脾肾阳衰型。若寒邪直中所致腹痛,常与麻黄、白芷、肉桂等同用,以解表温里,如《太平惠民和剂局方》五积散。若寒饮停胃,干呕或吐涎沫者,每与半夏同用,以温胃降逆,即《金匮要略·呕吐哕下利病脉证》半夏干姜散。

(2)亡阳证:干姜性味辛热,入心、脾、肾经,有温阳守中,回阳通脉的功效,用治心肾阳虚,阴寒内盛之亡阳厥逆,脉微欲绝者,常助附子以增强其回阳救逆作用,并可降低附子的毒性。《伤寒论》之四逆汤、干姜附子汤,均是姜附并施。故明代医家戴元礼有"附子无姜不热"之说。若亡阳暴脱,下利,亡血,四肢厥逆,脉微等,可在四逆汤的基础上加入人参,即《伤寒论》四逆加人参汤。

(3)寒饮咳喘证:干姜入肺经,以其辛热温肺散寒化饮,并可温脾燥湿以杜生痰之源。用治寒饮伏肺,咳嗽气喘,形寒背冷,痰多清稀者,常与细辛、五味子同用,如《伤寒论·辨太阳病脉证并治》小青龙汤。若肺寒停饮,咳嗽胸满,痰涎清稀,舌苔白滑,每与茯苓、甘草、五味子等同用,如《金匮要略》苓甘五味姜辛汤。又有刘禹锡《传信方》治咳逆上气,以干姜与皂荚、桂心为末蜜丸服。

(4)寒积便秘证:干姜辛热,其入脾胃散寒之功用治痼冷积滞,便秘,腹痛得温则快者,常与大黄、附子、人参等同用,如《千金方》温脾汤。

(5)水肿证:干姜辛热,能温中焦,健脾阳,用治脾肾阳虚,水湿停滞,肢体浮肿,胸腹胀满,手足不温,大便溏,脉象沉迟等,常与附子、白术、茯苓等同用,如《世医得效方》实脾饮。

(6)其他:干姜除上述传统应用外,现有班建[63]用理中丸加味治疗十二指肠球部溃疡属中医脾胃虚寒型;用四逆汤加减,治疗感冒型肠炎伴虚脱,属中医少阴病阳衰阴盛型;用小青龙汤加减治疗急性支气管炎属中医外寒内饮。钱宝庆等[64]用干姜胶囊防治冠心病、心肌梗死,蓝华生[65]用干姜黄芩黄连人参汤治疗尿毒症性胃炎10例,张惠鸣等[66]用干姜黄连方敷脐治疗婴幼儿慢性腹泻51例,均表明干姜现代临床应用广泛。

【不良反应】生姜味辛性温,含有挥发油、姜辣素、树脂及淀粉等。姜能增强和加速血液循环,刺激胃液分泌,兴奋肠胃,促进消化,还有抗菌作用。早上吃一点姜,对健康有利。但晚上吃,因为姜本来属热,会让人上火,劳命伤身,所以不宜晚上吃。

参 考 文 献

[1] Chrubasika S, Pittlerc M H, Roufogalis BD. Zingiberis rhizoma: A comprehensive review on the ginger effect and efficacy profiles. Phytomed,2005,12(9):684.

[2] Murakami A, Tanaka T, Lee J Y, et al. Zerumbone, a sesquiterpene in subtropical ginger, suppresses skin tumor initiation and promotion stages in ICR mice. Int J Cancer,2004,110(4):481-490.

[3] Takada Y, Murakami A, Aggarwal B B. Zerumbone abolishes N F-kappa B and I-kappa B alpha kinase activation leading to suppression of antiapoptotic and meta-static gene expression,upregulation of apoptosis, and down regulation of invasion. Oncogene,2005,24.

[4] Wang G, Li X, Huang F, et al. Antitumor effect of beta-elemene in non-small-cell lung cancer cells is mediated via induction of cell cycle arrest and apoptotic cell death. Cell Mol Life Sci,2005,62(7-8):881-893.

[5] Manju V, Nalini N. Chemopreventive efficacy of ginger, a naturally occurring anticarcinogen during the initiation, post-initiation stages of 1,2-dimethylhydra-zine-induced colon cancer. Clin Chim Acta,2005,358(1-2):60-67.

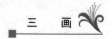
[6] Chrubasika S, Pit tlerc MH, Roufogalis BD. Zingiberis rhizoma：A comprehensive review on the ginger effect and efficacy profiles. Phytomed, 2005, 12(9)：6841.

[7] Chang CP, Chang J Y, Wang F Y, et al. The effect of Chinese medicinal herb Zingiberis rhizoma ext ract on cy2 tokine secretion by human perip heral blood mononuclear cells. J Et hnopharm, 1995, 48(1)：131.

[8] 刘辉. 生姜醇提物对荷瘤鼠免疫功能的影响. 卫生研究, 2002, 31(3)：208-209.

[9] Grzanna R, Phan P, Polotsky A, et al. Ginger extract inhibits beta-amyloid peptide-induced cytokine and chemokine expression in cultured THP-1 mono-cytes. J Altern Complement Med, 2004, 10(6)：1009-1013.

[10] Kadnur S V, Goyal R K. Beneficial effects of Zingiber officinale Roscoe on fruc-tose induced hyperlipidemia and hyperinsulinemia in rats. Indian J Exp Biol, 2005, 43(12)：1161-1164.

[11] Verma S K, Singh M, Jain P, et al. Protective effect of ginger, Zingiber officinale Rosc on experimental atherosclerosis in rabbits. IndianJ Exp Biol, 2004, 42(7)：736-738.

[12] Ghayur M N, Gilani A H, Afridi M B, et al. Cardiovascular effects of ginger aqueous extract and its phenolic constituents are mediated through multiplepat-hways. Vascul Pharmacol, 2005, 43(4)：234-241.

[13] 许庆文, 卢传坚, 欧明, 等. 干姜提取物对兔急性心衰模型的保护和治疗作用. 中药新药与临床药理, 2004, 15(4)：244.

[14] 卢传坚, 许庆文, 欧明, 等. 干姜提取物对心衰模型兔心功能的影响. 中药新药与临床药理, 2004, 15(5)：301.

[15] 沈云辉, 陈长勋, 徐姗珺, 等. 干姜醋酸乙酯提取物抗心律失常作用研究. 时珍国医国药, 2008, 19(5)：1064-1065.

[16] 廖晖, 王慧梅, 王春莲, 等. 干姜擦剂治疗手足皲裂 70 例. 中国中西医结合杂志, 2001, 21(6)：469.

[17] 许青媛, 于利森, 张小利, 等. 干姜及其主要成分的抗凝作用. 中国中药杂志, 1991, 16(2)：112.

[18] 谢恬, 钱宝庆, 徐红, 等. 干姜对心肌细胞缺氧缺糖性损伤的保护及其抗血小板聚集功能的实验研究. 中国实验方剂学杂志, 1998, 40(6)：47.

[19] 黄勇, 吴敏毓. 不同剂量黄芪组方的防己黄芪汤对正常小鼠免疫功能的影响. 中药药理与临床, 1997, 13(2)：8-12.

[20] 徐长化, 孙江桥, 李波, 等. 定喘汤及其拆方的药理作用. 中国医院药学杂志, 2002, 22(4)：202-204.

[21] 刘晴, 施建蓉. 中药复方拆方研究. 中西医结合学报, 2003, 1(3)：173-176.

[22] 张明发, 沈雅琴, 朱自平, 等. 干姜温中止痛作用研究. 西北药学杂志, 1996, 11(4)：186..

[23] 王梦, 钱红美, 苏简单. 干姜醇提取物对大鼠利胆作用研究. 西北药学杂志, 1999, 14(4)：157.

[24] 王梦, 钱红美, 苏简单. 干姜乙醇提取物解热镇痛及体外抑菌作用研究. 中药新药与临床药理, 2003, 14(5)：299.

[25] 张明发, 段泾云, 沈雅琴, 等. 干姜"温经止痛"的药理研究. 中医药研究, 1992, (1)：411.

[26] 王梦, 钱红美, 苏简单. 干姜乙醇提取物解热镇痛及体外抑菌作用研究. 中药新药与临床药理, 2003, 14(5)：2991.

[27] Penna S C, Medeiros M V, Aimbire F S, et al. Ant-inflammatory effect of the hydralcoholic extract of Zingiber of ficinale rhizomes on rat paw and skin edema. Phyt omedicine, 2003, 10(5)：381-385.

[28] 付爱华, 尹建元. 黄精和生姜抗皮肤癣菌活性研究. 白求恩医科大学学报, 2001, 27(4)：384-385.

[29] 王慧芳, 曾林. 生姜对小鼠血清溶菌酶活性的影响. 动物医学进展, 2001, 22(4)：70-71.

[30] Mahady G B, Pendland S L, Stoia A, et al. Ginger(Zingiber officinale Roscoe)and the gingerols inhibit the growth of CagA$^+$ strains of Helicobacter py-lori. Anticancer Res, 2003, 23(5A)：3699-3702.

[31] Thongson C, Davidson P M, Mahakarnchanakul W, et al. Antimicrobial effect of Thai spices against Listeria monocytogenes and Salmonella typhimurium DT104. J Food Prot, 2005, 68(10)：2054-2058.

[32] Gupta S, Ravishankar S. A comparison of the antimicrobial activity of ga-Rlic, ginger, carrot, and turmeric pastes against Escherichia coli O157：H7 in laboratory buffer and groun beef. Foodborne Pathog Dis,

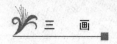
三　画

2005,2(4):330-340.

[33] 张竹心,刘连生.生姜油的抗过敏作用.中成药,1992,14(11):30-31.

[34] 刘善庭,辛勤,李建美,等.生姜对呼吸平滑肌作用的实验研究.济宁医学院学报,1996,19(4):26-27.

[35] 王伟,陈文为.从抗氧化反应探讨"药食同源"的含义.中西医结合杂志,1991,11(3):159-161.

[36] 刘金玲,王卫东,郭景云.鲜生姜提取液抗氧作用的探讨.河南中医,1996,16(3):156.

[37] 王桥,曾昭晖,陈怡,等.生姜石油醚提取物对四种氧自由基体系抗氧化作用的研究.中国药学杂志,
1997,32(6):343-346.

[38] 郭平,许启辉,许善锦.姜汁轻组分对黄腐酸引发软骨细胞产生过氧化氢的抑制作用.中国中药杂志,
1997,22(9):559-561.

[39] 宋学英,白进发,王桥,等.生姜对小鼠缺氧时间的影响.中国医药学报,1998,13(3):70-71.

[40] 何丽娅,吴和平,黄崇新,等.生姜对脑缺血再灌注损伤防治作用的探讨.现代应用药学,1995,12
(5):325.

[41] 何丽娅,吴和平,刘金雄,等.生姜对家兔实验性脑缺血再灌注损伤的复苏疗效研究.实用中西医结合杂
志,1996,9(3):155.

[42] 何丽娅,黄崇新,李松平.生姜对缺血性脑损伤时过氧化氢酶、Ca^{2+}2ATP酶活性及乳酸含量的影响.医
学理论与实践,1999,12(1):729.

[43] Ahmed R S,Seth V,Banerjec B D. Influence of dietary ginger on antioxidant defense system in rat:com-
parison with ascorbic acid. Indian J Exp Biol,2000,38(6):604-606.

[44] Sharma S S,Kochupillai V,Gupta SK,et al. Antiemetic efficacy of ginger against cisplatin induced emesis
in dogs. JEthnopharmacol,1997,57(2):93-96.

[45] Visalyaputra S,Petchpaisit N,Somcharoen K,et al. The efficacy of giner root in the prevention of
postoprative nausea and vomiting after outpatient gynaecological laparoscopy. Anaes thesia 1998,53(5):
506-510.

[46] Power M L,Holzman G B,Schulkin J. A survey on the management of nausea and vomiting in pregnancy
by obstertrician gynecologists. Prim Care Update Ob Gyns,2001,Mar;8(2):69-72.

[47] 钱东生,刘宜舜.生姜抗运动病药理作用研究.中国中西医结合杂志,1992,12(2):95-98.

[48] 姜正林,沈洪妹,杨凯.生姜与抗胆碱药的抗大鼠模拟运动病作用的比较观察.中华航海医学杂志,1999,
6(1):20-22.

[49] Akhani S P,Vishwakarma S L,Goyal R K. Anti diabet ic activity of Zingiber of ficinale in streot ozotocin-
induced type diabet in rats. JPharm Pharmacol,2004,56(1):101-105.

[50] 李素民,杨秀玲,赵智,等.干姜和生姜药理研究进展.中草药,1999,6(30):471-473.

[51] 王梦,钱红美,苏简单,等.干姜醇提物的毒性研究.中医药学报,2000,(2):60-62.

[52] 向亚云.6-姜酚在大鼠肝微粒体中的代谢研究.广州:广州中医药大学.2013:36-56.

[53] Nath A,Atkins W M. A theoretical validation of the substrate depletion approach to determining kinet-
icparameters. Drug Metab Dispos. 2006,34(9):1433-1435.

[54] KrippendorfF B F,Lienau P,Reichel A,et al. Optimizing classification of drug-drug interaction potential
for CYP450 isoenzyme inhibition assays in early drug discovery. J Biomol Screen. 2007,12(1):92-99.

[55] Xia Z L,Ying J Y,Sheng R,et al. In vitro metabolism of BY2X in human liver microsomes and the struc-
tural elucidation of metabolite by liquid chromatography-mass spectrometry method. J Chromatogr B Ana-
lyt Technol Biomed Life Sci. 2007,857(2):266-274.

[56] Kocarek T A,Schuetz E G,Strom S C,et al. Comparative analysis of cytochrome P4503A induction in pri-
mary cultures of rat,rabbit,and human hepatocytes. Drug Metab Dispos. 1995,23(3):415-421.

[57] Walsky R L,Obach R S. A comparison of 2-phenyl-2-(1-piperidinyl)propane(ppp),1,11-phosphinothio-
ylidynetrisaziridine(thioTEPA),clopidogrel,and ticlopidine as selective inactivators of human cytochrome

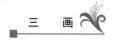

P450 B6. Drug Metab Dispos. 2007,35(11):2053-2059.

[58] Szakacs T,Veres Z,Vereczkey L. Effect of phenobarbital and spironolactone treatment on the oxidative metabolism of antipyrine by rat liver microsomes. Pol J Pharmacol. 2001,53(1):11-19.

[59] Nakazawa T,Ohsawa K. Metabolism of 6-gingerol in rats. Life Sci,2002,70(18):2165-2175.

[60] Gauthier M L,Douat J,Vachon P,et al. Characterization of 6-gingerol metabolism in rat by liquid chromatography electrospray tandem mass spectrometry. Biomed Chromatogr,2011,25(10):1150-1158.

[61] 王桥. 生姜石油醚提取物对四种氧自由基体系抗氧化作用的研究. 中国药学杂志,1997,32(6):343-344.

[62] 李兴玉,丁慧蓉. 中华食疗. 兰州:兰州大学出版社,1994,12:272.

[63] 班健. 干姜临床运用辨析. 现代中西医结合杂志,2006,15(4):499-500.

[64] 钱宝庆,徐红,祝光礼,等. 干姜胶囊防治冠心病、心肌梗死的临床研究. 中国中医急症,1998,7(1):11.

[65] 蓝华生. 干姜黄芩黄连人参汤治疗尿毒症性胃炎 10 例报道. 时珍国医国药,2002,13(1):50.

[66] 张惠鸣,杨如意. 干姜黄连方敷脐治疗婴幼儿慢性腹泻 51 例. 山东中医杂志,2009,28(8):543-544.

12. 土 贝 母

【来源】葫芦科植物土贝母 *Bolbostemma paniculatum* (Maxim.)Franquet 的干燥块茎[1]。

【性味与归经】苦,微寒。归肺、脾经。

【功能与主治】解毒,散结,消肿。用于乳痈,瘰疬,痰核。

【化学成分】土贝母中主要含有皂苷、甾醇、生物碱等。皂苷类为土贝母的主要活性成分,包括土贝母苷甲、乙、丙、丁、戊(tubeimoside I 、II 、III 、IV 、V);7β,18,20,26-四羟基-(20S)-达玛-24E-烯-3-O-α-L-(3-乙酰基)吡喃阿拉伯糖基-(1-2)-β-D-吡喃葡萄糖苷[7β,18,20,26-tetrahydroxy-(20S)-dammar-24E-en-3-O-α-L-(3-acetyl) arabinopyranosyl-(1-2)-β-D-glucopyranoside];7β,18,20,26-四羟基-(20S)-达玛-24E-烯-3-O-α-L-(4-乙酰基)吡喃阿拉伯糖基-(1-2)-β-D-吡喃葡萄糖苷[7β,18,20,26-tetrahydroxy-(20S)-dammar-24E-en-3-O-α-L(4-acetyl) arabinopyranosyl-(1-2)-β-D-glucopyranoside]等 16 种土贝母皂苷[2-7]。甾醇类物质是土贝母的另一主要活性成分,现已发现的该类物质有△^{7,22,25}-豆甾三烯-3-醇、△^{7,22,25}-豆甾三烯醇-3-O-β-D-吡喃葡萄糖苷、β-谷甾醇棕榈酸酯、△^{7,22,25}-豆甾三烯醇-3-O-十九烷酸酯等 10 余种成分[5,7,8]。土贝母中含吡咯生物碱,分别是 4-(2-甲酰基-5-甲氧基-甲基吡咯-1-)丁酸甲酯、2-(2-甲酰基-5-甲氧基-甲基吡咯-1-)-3-苯基丙酸甲酯以及 A-甲基-吡咯酮等[9]。土贝母中还含有棕榈酸、麦芽糖和蔗糖、大黄素、葫芦素 B 及葫芦素 E、麦芽酚、尿囊素、腺苷、胞嘧啶等化学成分[10]。

【药理作用】

1. 抗肿瘤作用

(1)土贝母苷甲的抗肿瘤作用:土贝母苷甲可诱导肝癌细胞凋亡[11],具有良好的抗肿瘤作用。土贝母苷甲可以诱导 CNE-2Z 细胞发生程序性死亡,此外,土贝母苷甲诱导 Bcl-2 表达下调且磷酸化,并伴有 Bax 高表达。采用放射自显影、液闪法和蛋白质免疫印迹法检测土贝母苷甲对 CNE-2Z 丝裂原活化蛋白激酶(mitogen-activated protein kinases,MAPK)的活性,三种实验方法得到的结果一致表明,土贝母苷甲有快速激活 MAPK 的效果。激活 MAPK 信号转导通路可能是土贝母苷甲诱导肿瘤细胞凋亡的途径之一[12]。土贝母苷甲能降低 PGCL3 细胞基质金属蛋白酶-2 的分泌量及其活性,降低 PGCL3 细胞对层黏连蛋白、纤维黏连蛋白的黏附率,且呈一定的剂量依赖关系[13]。土贝母苷甲应用后肿瘤组织中微血管密度明显减少,血管内皮生长因子、成纤维细胞生长因子、血小板衍生因子表达下调，表明土贝母苷甲有明显的抑制血管生成活性，其抑制血管生成作用与诱导血管内皮细胞凋亡，抑制其运动能力，下调血管内皮生长因子、成纤维细胞生长因子、血小板衍生因子的表达有关[14,15]。土贝母苷甲能显著抑制人早幼粒白血病细胞（HL-60）的生长，其抑制效果与浓度及时间呈依赖关系[16]。土贝母苷甲能抑制 K562 细胞的生长，把细胞阻滞在 G_2/M 期并诱导细胞发生凋亡[17]。土贝母苷甲作用后细胞核和胞浆中嗜碱性颗粒减少，随着用药时间的延长，分化率逐渐提高。从形态上看土贝母苷甲诱导 K562 细胞向红系和粒-巨噬细胞系统分化[18]。土贝母苷甲作用 K562 细胞 6 小时能导致 C-fos 表达明显上调，提示 *C-fos* 基因可能是土贝母苷甲作用的另一靶分子[19,20]。土贝母苷甲还可以对宫颈癌 HeLa 细胞产生影响[20]。线粒体膜电位下降[21]，释放入胞质的细胞色素 C 增加[22]，在土贝母苷甲低浓度时，土贝母苷甲的这种作用部分能够被线粒体膜保护剂环孢素 A 阻断，但当土贝母苷甲浓度增大时，环孢素 A 的这种保护失效[23-26]。腹腔注射低于全身中毒水平剂量的土贝母苷甲能明显减少接种 B16 黑色素瘤细胞小鼠的肺重和肺转移灶数量，而对小鼠的健康和活力无明显影响[27]。土贝母苷甲可以显著下调促转移基因 *CD44v6* 和 *ErbB-2* 的表达，上调抑转移基因 *nm23-H1* 的表达[11,28-30]。土贝母皂苷甲对毛膜癌细胞的作用：发现土贝母皂苷甲可通过线粒体损伤途径有效诱导绒毛膜癌细胞凋亡，并且可能由 ERK1/2、PI3K/Akt 及 p38 通路调控[31]。

（2）土贝母皂苷Ⅱ的抗肿瘤作用：土贝母皂苷Ⅱ对肝癌细胞具有一定的作用[32]。

（3）土贝母提取物的抗肿瘤作用：中药土贝母提取物具有抗乳腺癌活性[33]。体外研究中，土贝母鲜品脂溶性提取物具有抗乳腺癌细胞活性[34]。

2. 其他药理作用

（1）杀精子作用：土贝母总皂苷等成分具有较强的杀精子作用[35]，且作用后不活动的精子用生理盐水洗去药液后活动力未能恢复，表明其损伤作用是不可逆的[36]。

（2）抗病毒作用：

1）抗单纯疱疹病毒作用：将土贝母皂苷稀释成不同的质量浓度，同时将单纯疱疹病毒Ⅰ型 TLCD50 稀释 10 倍后进行攻击。结果显示，土贝母皂苷的质量浓度为 0.1μg/ml 时，仍对单纯疱疹病毒Ⅰ型有效[37]。

2）对人免疫缺陷病毒的作用：土贝母皂苷甲可能是一种有望治疗艾滋病的药物[38]。

（3）免疫抑制作用：土贝母皂苷具有免疫抑制作用[39]。

3. 毒性作用

（1）土贝母结晶 D 的毒性作用：犬每天肌肉注射土贝母结晶 D 1 次，每周给药 5 次，动物未出现不良反应。血液学和肝肾功能检查无异常变化。实验过程中未见不良反应。化验检查发现白细胞增加（$P<0.05$），部分动物（4/9）的肝组织呈点状坏死，脾脏出血[40]。

（2）土贝母皂苷的毒性作用：兔每日每公斤体重肌肉注射土贝母皂苷，结果心、肝、肾、脑、肺等脏器均未见实质性病变。给药前后血液中红细胞和白细胞均无显著性差异（$P>0.05$）。对麻醉狗的血压、呼吸、心率均无显著影响（$P>0.05$）。

【药代动力学研究】小鼠口服土贝母皂苷甲后，药物从胃肠道消失较快。在胆汁和尿液中未检出苷甲，推测苷甲可能以代谢产物形式排出[41]。土贝母皂苷甲在体内分布较广，但在肝、脾、血和肺等组织或脏器内含量高。在心、肾和脑内含量低，这一特点有利于减少它对这些器官的副作用[42]。

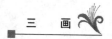

【临床应用】

1. 治疗肿瘤　土贝母的提取物注射剂可用来治疗乳腺癌[43]。

2. 治疗其他疾病

(1)治疗疣病:从土贝母中提取出有效成分土贝母总皂苷,制成消疣灵注射液、消疣灵搽剂等,用于治疗传染性软疣、扁平疣、寻常疣、尖锐性湿疣、跖疣、泛发性疣等各种疣。经过250余例临床观察,总有效率95.3%,其中治愈率为86.1%[44]。

(2)治疗乳腺增生:采用乳疾散膏外敷(郁金、王不留行、穿山甲、山慈菇、土贝母)治疗乳腺增生病83例,痊愈35例,好转46例,无效2例[45]。

参考文献

[1] 国家药典委员会. 中华人民共和国药典. 一部. 北京:中国医药科技出版社,2010:16.

[2] Tang H F,Yi Y H,Li L. A New Cyclic Bisdesmoside from Tubers of Bolbostemma paniculatum. Chinese Chemical letters,2005,6(4):479-482.

[3] Liu W Y,Zhang W D,Chen H S,et al. New triterpenoid saponins from bulbs of Bolbostemma paniculatum. Planta medica,2004,70(05):458-464.

[4] 马挺军,李军,屠鹏飞,等. 土贝母的化学成分研究. 西北植物学报,2005,25(6):1163.

[5] 刘文庸,张伟光,张卫东,等. 土贝母化学成分研究. 中国中药杂志,2004,29(10):953.

[6] 马挺军,李军,屠鹏飞,等. 土贝母中一个新的三萜皂苷. 中草药,2006,37(3):327.

[7] 郑春辉,付红伟,裴月湖. 土贝母化学成分的分离与鉴定. 中国药物化学杂志,2005,15(5):291

[8] Liu W Y,Zhang W D,Chen H S. Two news terols from Boblosetmma Panciualtum. Chinese Chemcial Letters,2003,14(10):1037-1040.

[9] Liu W Y,Zhang W D,Chen H S,et al. Pyrrole alkaloids from Bolbostemma paniculatum. Journal of Asian Natural Products Reseach,2003,3(5):159.

[10] 马挺军,屠鹏飞,吕飞杰,等. 土贝母的化学成分研究. 西北植物学报,2006,26(8):1732.

[11] 尹艳. 土贝母苷甲诱导人肝癌 HepG2 细胞凋亡机制的研究. 武汉:武汉大学,2011:1-3.

[12] 翁昔阳,马润娣,于立坚. 土贝母苷甲诱导人鼻咽癌细胞 CNE-2Z 凋亡. 癌症,2003,22(8):806-811.

[13] 于立坚,马润娣,王长秀,等. 土贝母苷甲对人高转移巨细胞肺癌 PGCL3 细胞粘附、侵袭和迁移能力的影响. 中国天然药物,2003,6(2):135-140.

[14] 刘姬艳,马润娣,于立坚. 土贝母苷甲对人鼻咽癌上皮细胞丝裂原活化蛋白激酶活性的影响. 北京中医,2007,26(2):119-121.

[15] 于立坚,胡定慧,马润娣,等. 土贝母苷甲对人脐静脉内皮细胞凋亡和肿瘤诱导的血管生成的影响. 细胞生物学杂志,2008,30(6):747-754.

[16] 胡章,马润娣,于立坚. 土贝母苷甲对人 HL-60 髓性白血病细胞周期与凋亡的影响. 中国肿瘤临床,2003,30(3):163-166.

[17] 刘姬艳,于立坚,马润娣. 土贝母苷甲诱导人红白血病细胞 K562 凋亡. 杭州师范学院学报(自然科学版),2006,5(2):126-130.

[18] 刘姬艳,高营,于立坚,等. 土贝母苷甲对人红白血病细胞 K562 的诱导分化作用. 中国临床药理学与治疗学,2006,11(7):743-747.

[19] Rao J Y,Apple S K,Jin Y S,et al. Comparative polymerase chain reaction analysis of c-myc amplificationon archival breast fine-needle aspiration materials. Cancer Epidemiology Biomarkers & Prevention,2000,9(2):175-179.

[20] 王芳,马润娣,于立坚. 土贝母苷甲诱导的人宫颈癌 HeLa 细胞凋亡的超微结构变化及环孢菌素 A 的保护作用. 南方医科大学学报,2007,27(5):679-681.

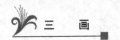

[21] Gottlieb E, Armour S M, Harris M H, et al. Mitochondrial membrane potential regulates matrix configuration and cytochromec release during apoptosis. Cell Death & Differentiation, 2003, 10(6): 709-717.

[22] Newmeyer D D, Ferguson-Miller S. Mitochondria: releasing power for life and unleashing the machineries of death. Cell, 2003, 112(4): 481-490.

[23] Wang X. The expanding role of mitochondria in apoptosis. Genes & development, 2001, 15(22): 2922-2933.

[24] 马润娣, 于立坚, 苏伟明, 等. 土贝母皂苷诱导人宫颈癌 HeLa 细胞周期阻滞和细胞凋亡. 中国临床药理学与治疗学, 2004, 9(3): 261-269.

[25] 王芳, 马润娣, 于立坚. 土贝母苷甲在人宫颈癌 HeLa 细胞内对线粒体的影响. 中国中药杂志, 2005, 30(24): 1935-1939.

[26] 刘树森. 线粒体学与生物医学新前沿. 世界科技研究与发展, 2001, 23(2): 35-41.

[27] 王长秀, 马润娣, 于立坚. 土贝母苷甲对小鼠 B16 黑色素瘤和 Lewis 肺癌转移的抑制作用. 中国临床药理学与治疗学, 2006, 11(7): 764-770.

[28] Yi S, Guangqi H, Guoli H. The association of the expression of MTA1, *nm23-H1* with the invasion, metastasis of ovarian carcinoma. Chin Med Sci J, 2003, (18): 87-92.

[29] Wang FL, Wei LX. Expression of CD44 variant exon 6 in lung cancers. Acta Acad Med Sin, 2001, (23): 401-402.

[30] Tomita M, Ayabe T, Matsuzaki Y, et al. Expression of *nm23-H1* gene product in mediastinal lymph nodes from lung cancer patients. Eur J Cardiothorac Surg, 2001, (19): 904-907.

[31] 黄霈. 土贝母皂苷甲作用线粒体途径促进人绒毛膜癌细胞凋亡的研究. 重庆: 重庆医科大学, 2011: 2-5.

[32] 晁旭, 崔亚亚, 成晓, 等. 土贝母皂苷 Ⅱ 对诱导性肝癌大鼠肝细胞周期的影响. 中国中医急症, 2012, 21(6): 923.

[33] 安超, 杨萌, 胡明昕, 等. 土贝母提取物对人乳腺癌 MDA-MB-231-GFP 裸鼠模型的抗肿瘤作用评价. 中华中医药杂志, 2013, 28(2): 390-393.

[34] 刘永刚, 刘勇, 胡凯文, 等. 土贝母鲜品脂溶性提取物体外抗乳腺癌细胞活性研究. 辽宁中医杂志, 2013, (4): 768-769.

[35] 苏华, 郭仁舆. 土贝母皂苷作为阴道杀精子剂的实验研究. 西安医科大学学报, 1986, 7(3): 225-228.

[36] 苗云三. 法定中药药理与临床. 北京: 世界图书出版公司, 1998, 67-69.

[37] Yu L J, Ma R D, Jiang S B. Effects of tubeimoside-1 on HIV core protein P24 and cytopathogenesis in vitro. Acta Pharmaoologica Sinica, 1994, 15(2): 103.

[38] 李兴华, 王朋, 李晓玉, 等. 土贝母皂苷 A 对动物免疫功能的影响. 中国药房, 1998, 9(1): 13-14.

[39] 王永清, 于立坚, 杨世勇, 等. 土贝母抗癌有效成分结晶 D 的临床前药理研究. 陕西新医药, 1984, (6): 52.

[40] 王永清, 于立坚, 杨世勇. 土贝母苷甲在动物体内的吸收、分布、代谢和排泄. 中草药, 1994, (25): 256-258.

[41] 王永清, 于立坚, 马润娣, 等. 土贝母皂苷甲在动物体内的吸收、分布、代谢、排泄. 陕西新医药, 1981, 10(8): 55-59.

[42] 青戈. 土贝母化学成分及药理研究概况. 时珍国药研究, 1992, 3(4): 183-184.

[43] 苗云三. 法定中药药理与临床. 北京: 世界图书出版公司, 1998. 67-69.

[44] 傅章才, 郗孝舫. "消疣灵"鉴定会在西安召开. 中国药学杂志, 1984, 19(5): 63.

[45] 王瑞智. 乳疾散治疗乳腺增生症 83 例. 陕西中医, 1995, 16(6): 256.

13. 土 茯 苓

【来源】百合科菝葜属植物光叶菝葜 *Smilax corbularia* var. *woodii*(Merr.)T. Koyama 的

根茎[1]。

【性味与归经】甘、淡、平。归肝、肾、脾、胃经[1]。

【功能与主治】清热除湿,泄浊解毒,通利关节。主治梅毒,淋浊,泄泻,筋骨挛痛,脚气,痈肿,疮癣,瘰疬,瘿瘤及汞中毒[1]。

【化学成分】根茎含挥发油:正十六酸甲酯(n-methylhexadecanoate)等 49 种成分;酚酸类:3-O-咖啡酰莽草酸(3-O-caffeoylshikimic acid)、阿魏酸(ferulic acid);甾体皂苷:薯蓣皂苷(dioscin);黄酮苷:异黄杞苷(isoengelitin)、异落新妇苷(isoastilbin)、7,6-二羟基-3-甲氧基异黄酮(7,6-dihydroxy-3-methoxy isoflavone)、花旗松素(taxifolin)、落新妇苷(astilbin)、土茯苓素(smitilbin)、土茯苓苷(smiglaside)A~E。根茎还含白藜芦醇,杂二聚体凝集素(heterodimeric agglutinin)。全草含 3,4′,5-三羟基芪(3,4′,5-trihydroxystilbene)[1]。

【药理作用】

1. 抗肿瘤作用

(1)白藜芦醇的抗肿瘤作用:

抑制细胞色素 P4501AI(CYP1AI)防止正常细胞癌变。二噁英、多环芳香烃(PAHs)是工业废气、香烟烟雾中存在的致癌物质,其致癌机制是通过与胞浆芳香烃受体(AHR)结合,使 AHR 活化,此配体受体复合物转移到细胞核内,与 DNA 结合,诱导一系列的基因表达,产生的酶如 CYP1AI 将二噁英、PAHs 等代谢活化成最终致癌物。CYP1A1 的作用还产生活性氧及 DNA 加合物等与细胞癌变密切相关的物质。因此,CYP1A1 已被认为是引起正常细胞癌变的最重要的酶之一。体外实验表明,白藜芦醇通过竞争性抑制二噁英、PAHs 等与 AHR 的结合而抑制 AHR 介导的 *CYP* 基因反式激活,即抑制致癌剂活化酶表达上调的信号转导途径;并且选择性的抑制 CYP1A1 酶活性、抑制氧自由基的产生,抑制诱癌过程[2]。

诱导解毒酶防止正常细胞癌变。解毒酶包括谷胱甘肽-s-转移酶、尿嘧啶-双磷酸葡萄糖醛酸基转移酶和 2-甲萘醌氧化还原酶等。研究发现,白藜芦醇能够诱导解毒酶,把致癌性的异生素共轭成无活性的化合物排出体外。例如,白藜芦醇能诱导培养鼠肝癌细胞中的醌氧化还原酶活化,而此酶可将致癌物苯丙芘转化为一种醌而解毒。因此,白藜芦醇是一种解毒酶诱导剂,是有价值的化学预防剂[2]。

抑制环氧酶(COX)防止正常细胞癌变。前列腺素(PGs)能通过促进细胞增殖、促进血管生成以及抑制免疫监督而促进肿瘤生成。催化花生四烯酸代谢产生 PGs 的 COX(包括 *COX-1* 和 *COX-2*),*COX-1* 基因持续表达,白藜芦醇是 *COX-1* 的选择性抑制剂,*COX-2* 基因表达受细胞有丝分裂和炎症刺激高度诱导,与肿瘤发生密切相关。研究发现,COX 能活化致癌物,破坏遗传物质,促进癌变。已证实,白藜芦醇在多种细胞(如人结肠癌 DLD-1 细胞、人乳腺和口腔表皮细胞)明显抑制 *COX-2* 活性表达上调。体外实验显示,白藜芦醇通过抑制蛋白激酶 C(protein kinase C,PKC)信号转导途径抑制佛波酯(phorbol esters,PMA)介导 *COX-2* 的转录活性,其抑制 *COX-2* 的活性主要通过减少 *COX-2* 的转录。同时,它能显著抑制 PMA 介导的 PKC 从胞浆至胞膜的转运,抑制活化蛋白-1(actor protein-1,AP-1)依赖的 *COX-2* 的活化,抑制 PMA 诱导的 C-jun 的过度表达或 Fra 的表达[2]。

抗氧化损伤防止正常细胞癌变。氧化损伤是许多致癌剂作用的一个重要机制。在肿瘤细胞株培养过程中加入白藜芦醇能减弱活性氧引起的细胞毒作用。用作食品添加剂的

KBrO 在大鼠、小鼠实验中已被证实能引起肾细胞瘤。$KBrO_3$ 引起的肾细胞染色质 DNA 的氧化损伤，能被白藜芦醇完全对抗。在有氧条件下，白藜芦醇能介导 Cu^{2+} 依赖的 DNA 的断裂[2]。

白藜芦醇能够诱导肿瘤细胞分化。恶性肿瘤细胞因为生长速度快，加上不同程度地失去了分化成熟的能力，所以细胞分化差，形态和功能较正常细胞差别很大。促进细胞分化，无论是向成熟型分化，还是向非增殖表型分化，都将抑制肿瘤增殖。有研究发现白藜芦醇能引起 HL-60 细胞分化体系的粒细胞和巨噬细胞减少，同时抑制掺入 ^{3}H-胸腺嘧啶，表明白藜芦醇能诱导人早幼粒白血病细胞向非增殖表型分化，证明了白藜芦醇在肿瘤发展阶段亦有明显抑制作用。目前认为，白藜芦醇能有效地动员肿瘤细胞从细胞周期的 G_1-G_0 期进入 S 期和干扰细胞从 S 期进入 G_2 期，导致大量细胞堆积于 S 期解旋复制，使 DNA 复制重排和碱基配对发生错误的概率增加，有可能引起基因表型改变，导致整个细胞分化。同时，白藜芦醇干扰肿瘤细胞从 S 期进入 G_2 期，阻滞了细胞周期，从而抑制 HL-60 细胞的分裂增殖[2]。

白藜芦醇能够抑制肿瘤细胞增殖。一种机制是抑制蛋白酪氨酸激酶(protein tyrosine kinase，PTK)FFK 激活 ATP 末端磷酸，使底物蛋白质的酪氨酸残基磷酸化，过程在肿瘤基因表达的信息传递中起重要作用。许多恶性肿瘤细胞都发现有某种特定的 PTK 被激活或过量表达，研究表明白藜芦醇在内的 19 个羟基芪类化合物均具有抑制活性。白藜芦醇通过抑制 PTK 的活性来抑制肿瘤基因表达，从而抑制肿瘤细胞增殖[2]。

另一种机制是抑制 DNA 复制过程的关键酶。白藜芦醇对小鼠肥大细胞瘤 P815 和人髓性白血病 K562 细胞均有很强的抑制 DNA 合成作用。研究结果显示，白藜芦醇可抑制核糖核酸还原酶。核糖核酸还原酶在细胞周期中 S 期的早期为增殖的细胞提供 DNA 合成所需的脱氧核糖核酸，白藜芦醇对此酶抑制的 IC_{50} 为 $100\mu mol/L$，较临床上唯一使用的核糖核酸酪醇基捕获剂羟基脲(IC_{50}＝$1mmol/L$)作用强的多，也较核糖核酸还原酶最强的酚类抑制剂之一的 p2 propoxphenol(IC_{50}＝$300\mu mol/L$)的作用强[2]。

体外实验发现白藜芦醇拮抗雌激素。白藜芦醇对 Ishikawa 子宫内膜癌细胞系有很好的生长抑制作用。另有研究表明，白藜芦醇能抑制雌激素依赖的雌激素受体(ER)阳性人乳腺癌的生长，并证明白藜芦醇是 ER 的拮抗剂。白藜芦醇能抑制 MCF-7 细胞中 17β-雌二醇诱导的肿瘤生长和孕激素受体(PR)的表达，其作用机制可能是直接与 17β-雌二醇竞争受体，也可能与阻止 ER 和雌激素反应元件结合或抑制 ER 介导的转运有关。白藜芦醇对从小鼠子宫分离获取的 ER 有较弱的部分激动作用，但其内在拟雌激素活性仍不明确[2]。

白藜芦醇能够改变自分泌生长调节因子抑制癌症。白藜芦醇能抑制 ER 乳腺癌细胞 MDA-MB-468 的增殖，这一作用是通过改变自分泌生长调节因子和其在 MCF-7 细胞中表达来实现的。白藜芦醇(浓度为 10mol/L)抑制转化生长因子 TGF-α 嗜铬细胞瘤来源的生长因子和胰岛素类生长因子 I 受体 mRNA 的表达(这 3 种因子起到刺激自分泌的作用)[2]。

抑制肿瘤细胞自分泌活性氧(reactive oxygen species，ROS)抑制癌症。正常细胞代谢产生的 ROS 与固有的超氧化物歧化酶(superoxide dismutase，SOD)、还原型谷胱甘肽(glutathione，GSH)和过氧化氢酶(catalase，CAT)等抗氧化酶保持平衡。恶性肿瘤除了受刺激分泌 ROS 外，还能自分泌一定量的 ROS(如 O、HO 等)，再加上细胞内 SOD 和 CAT 活性低下，在这种氧化还原状态下，ROS 可作为一些细胞因子和生长因子所需的第二信使，介导细胞增殖调控的信号转导途径。研究发现白藜芦醇可以抑制 HeLa 细胞氧的自分泌量，同时也抑制细胞增殖，两者显著相关，即白藜芦醇对 HeLa 细胞增殖的抑制可能是通过抑制细胞自分泌氧来

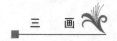

实现的[2]。

白藜芦醇能够直接促进肿瘤细胞凋亡。细胞凋亡是基因调节的细胞主动性死亡过程,它不引起炎症反应,对机体无不良影响。白藜芦醇可促进多种肿瘤细胞凋亡,而对正常细胞无害。这可能是白藜芦醇诱导肿瘤细胞凋亡的分子机制之一。还发现白藜芦醇通过引起线粒体通透性改变以及线粒体膜的去极化和蛋白酶 Caspase-9 的活化等途径而引起多种细胞凋亡[2]。

(2)土茯苓总皂苷的抗肿瘤作用:研究土茯苓总皂苷对黄曲霉毒素(Aflatoxins AFT)致大鼠肝癌的作用,结果表明口服土茯苓总皂苷的大鼠肝 γ-谷氨酰转肽酶(γ-glutamyl transpeptidase,γ-GT)灶面积小于对照组,差别非常显著($P<0.05$),表明土茯苓总皂苷对黄曲霉毒素 B_1(AFB$_1$)到肝癌有一定抑制作用。土茯苓总皂苷在体外试验对子宫颈癌培养株系 JTC226 有抑制作用,抑制率在 90% 以上。但土茯苓总皂苷对 N-丁基-N-(4-羟丁基)亚硝胺诱发大鼠的膀胱肿瘤无明显影响。土茯苓总皂苷可以治疗棉酚中毒所引起的肝细胞损害。土茯苓总皂苷具有抗肿瘤作用[3]。

严瑞琪等报道了土茯苓对黄曲霉毒素 B_1(AFB$_1$)致大鼠肝癌的作用,进食土茯苓的大鼠肝 γ-GT 灶小于对照组每个灶的平均面积,差别非常显著,表明土茯苓对 AFB 致肝癌有一定抑制作用。土茯苓总皂苷对体外培养的艾氏腹水癌 EAC、肉瘤 S180 和肝癌 H22 细胞均具有一定的细胞毒性,对荷瘤小鼠 S180 具有一定的抑制作用,但体内对 EAC 和 H22 小鼠无明显抑瘤作用,土茯苓总皂苷与环磷酰胺也没有协同抗肿瘤作用。结果表明土茯苓总皂苷对 S180 具有一定的选择性[4]。

2. 其他药理作用

(1)对内脏系统的影响

1)对心血管系统的影响:落新妇苷对心脏具有保护作用。落新妇苷(Astilbin)是从土茯苓的乙醇提取液中分离得到的 3 个二氢黄酮醇苷之一,从细胞、器官和整体水平全面研究落新妇苷对冠心病心肌缺血再灌注损伤的保护作用机制研究中发现,落新妇苷能够有效减轻心肌缺血再灌注损伤,其保护作用可能与抑制心肌缺血再灌注后氧化应激、减少炎症细胞因子分泌,从而减少心肌细胞凋亡有关[5]。

通过观察土茯苓对肾性高血压大鼠血压及血液内血管活性物质的调节作用发现,土茯苓具有一定的降血压作用,其作用途径可能通过降低心钠素(ANP)、内皮素(endothelin,ET)和升高一氧化氮(NO)的水平,而发挥血压调节的作用[6]。他们还通过用两肾两夹法制备大鼠高血压模型研究了土茯苓对肾性高血压大鼠血液流变学和氧化应激的影响,研究出土茯苓对肾性高血压大鼠具有降低血液黏度和抗氧化应激的作用[7]。

2)对消化系统的影响:抗胃溃疡的作用机制,以水浸应激、利血平、幽门结扎所致的实验性胃溃疡小鼠模型,从不同角度观察土茯苓苷对胃黏膜的保护作用。实验表明土茯苓苷能减少胃黏膜脂质过氧化反应,抗自由基损伤,促进胃液分泌,提高胃液 pH 值,从而从不同角度保护胃黏膜,减少溃疡的发生[3]。

(2)抗病原微生物作用:土茯苓具有抗细菌作用。利用土茯苓 95% 乙醇和醋酸乙酯的提取物对革兰阳性菌和革兰阴性菌的抑菌活性进行检测,结果其抑菌范围广,抑菌活性强,显示了土茯苓作为抗细菌资源的可利用价值[3]。

(3)对免疫系统的影响:土茯苓水提取物 100mg/kg 和 200mg/kg 灌胃,能明显抑制 2、4、6-三硝基氯苯(PC)所致的小鼠接触性皮炎和绵羊红细胞(sheep red blood cell,SRBC)所致的足

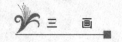

趾炎症反应,其中攻击后给药时作用较强。

（4）抗炎、镇痛作用:采用皮下注射右旋糖酐致足肿胀模型并观察足体积变化及灌胃冰醋酸观察小鼠扭体反应,观察土茯苓注射液抗炎镇痛效应,发现土茯苓注射液可明显抑制大鼠足肿胀,明显减少小鼠扭体反应次数。说明土茯苓注射液有明显的抗炎及良好的镇痛作用[8]。

研究表明土茯苓对二甲苯所致小鼠耳肿胀、蛋清及角叉菜胶所致小鼠足肿胀均有明显抑制作用,落新妇苷能明显对抗尿酸钠所致大鼠痛风性关节炎,明显增加大鼠尿量,对醋酸所致小鼠扭体反应及热板引起的小鼠足痛有对抗作用。说明土茯苓具有抗炎作用,落新妇苷具有利尿与镇痛作用[9]。

【药代动力学研究】采用Caco-2细胞作为研究药物在小肠吸收转运的体外模型,研究花旗松素、落新妇苷和转运蛋白P-glyeoprotein(P-gp)之间的相互作用。以罗丹明123(R-23)作为P-gp的探针底物,评价花旗松素和落新妇苷对P-gp转运功能的影响。花旗松素和落新妇苷对Caco-2细胞单层中由P-gp介导的R123外排无影响,提示花旗松素和落新妇苷对P-gp无抑制作用。采用不同浓度的花旗松素和落新妇苷对Caco-2细胞进行药物处理24小时或36小时,发现Caco-2细胞中P-gp在蛋白水平和mRNA水平的表达量均有所升高,提示花旗松素和落新妇苷对P-gp的表达有诱导作用。P-gp蛋白的表达上调可能是机体限制外源物进入、保护机体不受损伤的一种调节机制[10]。

参考文献

[1] 李经纬,区永欣,邓铁涛,等. 中药大辞典. 北京:人民卫生出版社,1995:122-124.

[2] 李淑翠,刘金苹,徐理华. 白藜芦醇抗肿瘤作用机制研究进展. 滨州医学院学报,2004,(27),439-431.

[3] 陈红梅,秀兰,吴占全. 土茯苓的化学与药理研究进展. 中国民族医药杂志,2008,(11),71-73.

[4] 李强. 土茯苓现代研究概述. 综述报告,2008,(17),76-77.

[5] 张毅. 落新妇苷抑制冠心病心肌缺血再灌注损伤的保护机制研究. 武汉:华中科技大学,2010:9-32.

[6] 王德军,张利棕,方明笋. 土茯苓对肾性高血压大鼠血压的调节作用和机制. 中国比较医学杂志,2011,(21),46-50.

[7] 张利棕,寿旗扬,王德军. 土茯苓对肾性高血压大鼠血液流变学和氧化应激的影响. 浙江中医药大学学报,2012,(36),803-808.

[8] 孙晓龙,王宽宇,张丹琦. 土茯苓注射液抗炎、镇痛作用的实验研究. 中国中医药科技,2004,(11),231-232.

[9] 张白嘉,刘亚欧,刘榴. 土茯苓及落新妇苷抗炎、镇痛、利尿作用研究. 中药药理与临床,2004,(20),11-12.

[10] 王晓丹. 花旗松素和落新妇苷体外转运和大鼠体内药物代谢动力学研究. 杭州:浙江大学,2009:6-38.

14. 大　黄

【来源】蓼科大黄属植物掌叶大黄 *Rheum palmatum* L.、唐古特大黄 *Rheum tanguticum* Maxim. ex Balf.、药用大黄 *Rheum officinale* Baill. 的根及根茎[1]。

【性味与归经】苦,寒。归胃、大肠、肝、脾经[1]。

【功能与主治】攻积滞,清湿热,泻火,凉血,祛瘀,解毒。主治实积便秘,热结胸痞;湿热泻痢,黄疸,淋病,水肿腹满,小便不利;目赤,咽喉肿痛,口舌生疮,胃热呕吐;吐血,咯血,衄血,便血,尿血;蓄血,经闭,产后瘀滞腹痛,癥瘕积聚,跌打损伤,热毒痈疡,丹毒,烫伤[1]。

【化学成分】

1. 掌叶大黄　根及根茎含蒽醌量 2.034%～2.984%,其中游离蒽醌含量为 0.037%～1.155%,结合蒽醌含量为 1.829%～1.997%。游离蒽醌有:大黄酸(rhein),芦荟大黄素(aloe-emodin),大黄素(emodin),大黄素甲醚(physcion),大黄酚(chrysophanol)。结合蒽醌有:大黄素甲醚-8-葡萄糖苷(physcion-8-O-glucoside),芦荟大黄素-8-葡萄糖苷(aloe-emodin-8-O-glucoside),大黄酚-1-葡萄糖苷(chrysophanol-1-O-glucoside),大黄酚-8-葡萄糖苷(chrysophanol-8-O-glucoside),大黄素-1-葡萄糖苷(emodin-1-O-glucoside),大黄素-8-葡萄糖苷(emodin-8-O-glucoside),大黄酸-8-葡萄糖苷(rhein-8-O-glucoside),大黄酸双葡萄糖苷(rhein-diglucoside)A、B、C、D,大黄素甲醚-8-O-β-D-龙胆二糖苷(physcion-8-O-β-D-gentiobioside),芦荟大黄素-ω-O-β-D-葡萄糖苷(aloe-emodin-ω-O-β-D-glucoside),大黄素双葡萄糖苷(emodin diglucoside),芦荟大黄素双葡萄糖苷(aloe-emodin diglucoside),大黄酚双葡萄糖苷(chrysophanol diglucoside)等。还含双蒽酮类成分:掌叶大黄二蒽酮(reidin)A、B、C,番茄苷元(sennidin)A、B、C,大黄二蒽酮(reidin)A、B、C,番泻苷(sennoside)A、B、C、D 等。又含二苯乙烯苷类成分:3,4′,5-三羟基芪-4′-O-β-D-葡萄糖苷(3,4′,5-tri-hydroxystilbene-4′-O-β-D-glucopyranoside),3,4,3′,5′-四羟基芪-4-葡萄糖苷(3,4,3′,5′-tetrahydroxystilbene-4-glucopyranoside),4,3′,5′-三羟基芪-4-(6′-没食子酸)-葡萄糖苷[4,3′,5′-tri-hydroxystilbene-4-(6′-galloyl)-glucopyranoside],4′-O-甲基云杉新苷(4′-O-methylpiceid),食用大黄苷(rhapontin)[2];萘酚苷类:酸模素-8-葡萄糖苷(musizin-8-O-β-D-glucoside),决明蒽酮-8-葡萄糖苷(torachrysone-8-O-β-D-glucoside),决明蒽酮-8-(6′-草酰)-葡萄糖苷[torachrysone-8-O-β-D-(6′-oxalyl)-glucoside]等。其他成分:physcionin、大黄素(rheum emodin);还含苯丁酮类成分:4-(4′-羟苯基)-2-丁酮-4′-O-β-D-葡萄糖苷[4-(4′-hydroxyphenyl)-2-butanone-4′-O-β-D-glucopyranoside],苯丁酮葡萄糖苷(phenylbutanone glusoside);挥发油类:1,2-二甲氧基苯(1,2-dimethoxybenzene),2,3-二甲氧基苯酚(2,3-dimethoxyphenol),1,4-二甲氧基苯(1,4-dimethoxybenzene),辛酸(octanoic acid),二甲基萘(dimethylnaphthalene),1-甲氧基萘(1-methoxynaphthalene),三甲氧基萘(trimethoxynaphthalene),十六烷(hexadecane),棕榈酸(palmitic acid),牡丹酚(paeonol),α-古巴烯(α-copaene),硬脂酸甲酯(methyl steatate),杜松烯(cadinene),甲基丁香油酚(methyl eugenol)等。又含鞣质:1,6-二没食子酰-2-桂皮酰葡萄糖(1,6-digalloyl-2-cinnamoyl-glucose),1-没食子酰-2-桂皮酰葡萄糖(1-galloyl-2-cinnamoyl-glucose),儿茶素-5-O-葡萄糖苷[(+)-catechin-5-O-glucoside],没食子酸-3-O-棓酰葡萄糖苷[gallic acid-3-O-(6′-O-galloyl)-gallate],前氰定 B-13′-棓酸盐[procyanidin B-13′-O-gallate],2-O-桂皮酰-没食子酰葡萄糖(2-O-cinnamoyl-glucogallin)等,(-)-左旋-表儿茶素-3-O-没食子酸酯[(-)-epicatechin-3-O-gallate]。

2. 唐古特大黄　根及根茎含蒽醌量 6.250%,其中游离蒽醌含量为 0.805%,结合蒽醌含量为 5.455%。游离蒽醌有:大黄素,大黄素甲醚,大黄酸,大黄酚。结合蒽醌有:大黄酚-1-葡萄糖苷,大黄素甲醚-8-葡萄糖苷,大黄素-6-葡萄糖苷(emodin-6-O-glucoside),芦荟大黄素-8-葡萄糖苷,大黄素-8-葡萄糖苷,芦荟大黄素-w-O-β-D-葡萄糖苷,大黄酚-8-O-β-D-葡萄糖苷,大黄素甲醚-8-O-β-D-葡萄糖苷,大黄素-8-O-β-D-葡萄糖苷等。萘酚苷类:酸模素-8-葡萄糖苷,决明蒽酮-8-葡萄糖苷。还含二苯乙烯苷类成分:3,4′,5-三羟基芪-4′-O-β-D-葡萄糖苷,3,4,3′,5′-四羟基芪-4-葡萄糖苷,4,3′,5′-三羟基芪-4-(6′-没食子酸)-葡萄糖苷。还含苯丁酮类成分:

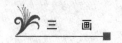

莲花掌苷(lindleyin)，异莲花掌苷(isolindleyin)。还含有鞣质：1,6-二没食子酸-2-桂皮酰葡萄糖，1-没食子酸-2-桂皮酰葡萄糖。

3. 药用大黄　根及根茎含总蒽醌量 4.490%～5.750%，其中游离蒽醌含量为 0.267%～1.900%，结合蒽醌含量为 3.850%～4.223%。游离蒽醌有：大黄素，大黄素甲醚，芦荟大黄素，大黄酸，大黄酚。结合蒽醌有：大黄酚-1-O-β-D-葡萄糖苷，大黄素甲醚-8-O-β-D-葡萄糖苷，大黄素-6-O-β-D-葡萄糖苷，芦荟大黄素-w-O-β-D-葡萄糖苷等。萘酚苷类：酸模素-8-葡萄糖苷，决明蒽酮-8-葡萄糖苷。双蒽酮类：番泻苷 A、B。色酮类：2,5-二甲基-7-羟基苯并-γ-吡喃酮(2,5-dimethyl-7-hydroxy-2-methyl-benzopyran-γ-one)等。桂皮酰衍生物：1,6-二没食子酸-2-桂皮酰葡萄糖，1-没食子酸-2-桂皮酰葡萄糖等[1]。

【药理作用】

1. 抗肿瘤作用

(1)大黄酸的抗肿瘤作用：体内研究发现，大黄酸能使大鼠肝细胞内 GSH 和 ATP 减少，产生氧自由基并使脂质过氧化物积聚，从而诱导肝细胞凋亡[2]。大黄酸能抑制许多肿瘤细胞的增殖和促进肿瘤细胞的凋亡，其机制可能是影响肿瘤细胞的细胞增殖动力学和能量代谢[3]。体外研究发现，大黄酸对乳腺癌、结肠癌和肺癌细胞有抑制作用，联合应用维生素 C 和维生素 E 能增加对结肠癌细胞的毒性[4]，还能抑制癌促进剂 TPA 诱导转录因子 AP-1 活化和细胞转化，起到抗诱变作用[5]。研究还发现，大黄酸能促使人肝癌 BEL-7402 细胞中 Caspase-3 活化，增强人舌鳞癌 SCC-4 细胞 Caspase-3、-8、-9 的活性，诱导肿瘤细胞凋亡[6,7]。可诱导线粒体膜电位丧失，使细胞色素 C 从线粒体释放，从而诱导肿瘤细胞凋亡[7]。大黄酸可下调 Bcl-2 基因的表达，改变 Bcl-2/Bax 比率，从而促进细胞凋亡[7]。研究发现，C-myc 是可使细胞无限增殖、获永生化功能、促进细胞分裂的基因；大黄酸可下调 C-myc 基因表达，抑制鼻咽癌细胞 ERK、p38 MAPK 的磷酸化及 NF-κB 的活性，从而诱导肿瘤细胞凋亡[6,8]。大黄酸可通过 Ca^{2+} 依赖的线粒体通路诱导肺癌细胞 A549 凋亡[9]，促使 SCC-4 细胞 Ca^{2+} 释放和活性氧(ROS)生成而促进肿瘤细胞凋亡[7]。大黄酸可抑制乳腺癌 MCF-7、SK-Br-3、MDA-MB-231 和 MCF-7/ADR 细胞增殖，对 Her-2、p-Her-2 和 p-EGFR 蛋白表达有抑制作用，并且随着剂量的增加而抑制作用增强；但对 EGFR 蛋白表达没有明显抑制作用。进一步研究表明，大黄酸通过抑制表皮生长因子家族 EGFR 和 Her-2 的酪氨酸激酶磷酸化，进而抑制 RAS-RAF-MEK-ERK 信号通路，抑制肿瘤细胞增殖[10-11]。在研究对结肠腺癌细胞系 Caco-2 细胞的作用中，大黄酸在 0.1ng/ml 时显著抑制 MAPK 活化及细胞增殖，而 10ng/ml 时促进 ERK 磷酸化及细胞增殖[12]。大黄酸在 0.1～10ng/ml 不会逆转细胞紧密连接的完整性和上皮屏障功能，此时大黄酸本身不诱导 DNA 损伤，但却可抑制 H_2O_2 诱导的 DNA 损伤，并能显著抑制 H_2O_2/Fe^{2+} 诱导的丙二醛 MDA 和 ROS 水平。研究表明，大黄酸可显著下调 MMP-9 和血管内皮生长因子(VEGF)的表达，下调 GRB-2、SOS-1 和 ROS 的表达，从而抑制肿瘤细胞的恶化和转移[8]；通过减少人舌癌 SCC-4 细胞 MMP-2、-9 和尿激酶型纤溶酶原激活物的表达，从而抑制细胞转移及入侵[13]。大黄酸能抑制致癌物 3-氨基-1-甲基-5H-吡哆[4,3-B]吲哚(Trp-P-2)对 CYP1A1 的诱导作用，降低 CYP1A1 的活性。该作用与大黄酸的三环结构及侧环上的氧基结构有关[14]。另有研究表明，100mmol/ml 的大黄酸对苯并芘在肝癌细胞株 HepG-2 所介导的 DNA 损伤具有抑制作用，其抑制率为 71%[15]。大黄酸可使角质形成细胞 Colo-16 内线粒体致密颗粒减少，含量减少，细胞体积变小，提示大黄酸作用下可改变 Colo-16 细胞的内外环境，引起线粒体结构和功能发生变化，使 Colo-16 细胞生命活动所需能源供应受到影响，从而抑制 Colo-

16 细胞的增殖[16]。大黄酸抑制 Colo-16 细胞 G_1 期,细胞周期蛋白(Cyclin)在 G_1 期末与催化亚基结合,使 p34edc2 蛋白酶不显活性,失去了 S 期(细胞 DNA 合成)启动因子的正调控,抑制 G-S 期转折,从而抑制 Colo-16 细胞生长和分裂增殖[17]。进一步研究发现,大黄酸不仅抑制 Colo-16 细胞的增殖,还具有促进角质形成细胞凋亡的作用。大黄酸随作用时间延长,亚二倍体细胞数和片段 DNA 含量不平行,提示大黄酸除了能使染色体 DNA 被切割外,还可能使细胞质中的 DNA 切割成小的片段,这样随药物作用时间延长,大黄酸组片段化 DNA 含量明显升高[18]。研究发现,大黄酸对口腔鳞癌 KB 细胞核苷跨膜转运和 DNA 合成有抑制作用,且呈剂量依赖性,具有诱导 KB 细胞凋亡的作用,大黄酸还可抑制 KB 细胞、BEL-7402 细胞和 MCF-7 细胞的增殖[19]。通过观察大黄酸对 K562/A02、MCF-7/ADR、HL-60/ADR 等多药耐药细胞瘤株的杀伤作用,并与相应敏感细胞 K562、MCF-7、HL-60 进行比较,结果表明,对同属蒽醌类化合物的阿霉素、柔红霉素产生抗药性的细胞对大黄酸不产生交叉抗性[20]。

(2)大黄素的抗肿瘤作用:大黄素能促进人肺鳞状细胞癌细胞 CH27 和人非小细胞肺癌细胞 H460 的细胞凋亡,机制可能是通过降低蛋白激酶 C 的表达而实现的[21]。大黄素对人口腔鳞状细胞癌和唾液腺肿瘤细胞有较强的细胞毒作用,并能抑制人齿龈结缔组织细胞的增生[22],研究发现大黄素、芦荟大黄素及大黄酸能够通过抑制 MMP-9 的基因表达而起到抑制人舌癌 SCC-4 细胞的转移[26]。研究[23]认为大黄素抑制由血管紧张素Ⅱ诱导的 VSMCs 的增殖可能与抑制增殖细胞核抗原和 C-myc 原癌基因的表达有关。研究大黄提取物对肺癌患者放疗后因辐射诱导产生的肺毒素(radiation induced lung toxicity,RILT)、肺功能转化生长因子-β_1(transforming growth factor-β_1,TGF-β_1)以及 IL-6 的影响,发现大黄提取物能明显稀释 RILT,降低 TGF-β_1 和 IL-6 水平而改善肺功能[24]。分析大黄素抑制体内胰腺癌细胞增殖的可行性,结果发现大黄素具有抑制胰腺癌细胞增殖作用,其机制可能与诱导细胞凋亡机制类似[25]。

(3)芦荟大黄素的抗肿瘤作用:芦荟大黄素对移植小鼠肉瘤 S180 及艾氏腹水癌均有抑制其生长作用,生命延长率分别为 136%、148%,腹水量和癌细胞数也相应减小,能明显抑制 P388 癌细胞 DNA、RNA 和蛋白质的生物合成,呈剂量依赖性。抑制[^{3}H]-TdR、[^{3}H]-Urd、[^{3}H]-Leu 掺入肿瘤细胞的 IC_{50} 分别为 $79\mu g/ml$、$80\mu g/ml$、$88\mu g/ml$[27]。芦荟大黄素对小鼠黑色素瘤乳腺癌、艾氏腹水癌均有抑制作用,抗肿瘤机制是对癌细胞代谢的多个环节有影响,既能抑制癌细胞的呼吸及氨基酸糖代谢中间产物的氧化和脱氢过程,又能抑制 DNA、RNA 及蛋白质的生物合成,而对宿主正常组织无明显影响。抗瘤机制主要是通过抑制肿瘤细胞的增生、促进细胞凋亡,抑制细胞色素 P_{450}1A1 和抗突变作用,以及抑制 N-乙酰转移酶的活性实现的[28]。芦荟大黄素能够抑制 HK-2 细胞和 HepG-2 的增殖,但抑制率未能达到 50%[29]。芦荟大黄素在体外可以对人舌癌细胞株 Tcas113 和肺癌细胞株 YTMLC 肿瘤细胞产生生长抑制作用。芦荟大黄素对肺癌细胞 YTMLC 的抑制作用是通过诱导肿瘤细胞的凋亡实现的,且凋亡的诱导作用与 Caspase 家族蛋白酶表达变化有关,其中 Caspase-3 的激活及其对下游底物多腺苷二磷酸核糖聚合酶(poly ADP-ribose polymerase,PARP)的裂解可能发挥了重要的作用。研究还发现,芦荟大黄素高度浓集于易感细胞结合 DNA 毒性刺激调亡反应,上调 p53 表达,不作用于 p53,选择作用于易感受 p53 作用的基因,影响基因的转录,引起凋亡;也能杀伤 p53 突变基因的肿瘤细胞[30]。芦荟大黄素可显著增长 Fas/Apol 受体和 Bax 表达诱导 HepG-2、Hep38 细胞凋亡[31]。芦荟大黄素通过调节 cAMP 依赖蛋白激酶,蛋白激酶 K,Bcl-2,Caspase-3 和 p38 蛋白表达,诱导肺癌 H460 细胞凋亡。其中 p38 的表达在诱导凋亡中起决定性作

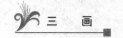

用[32]。芦荟大黄素治疗 CH27 细胞时,增加大量的细胞色素 C,Caspase3、8、9 激活,通过 Bax 和 Fas 诱导凋亡[33]。芦荟大黄素和大黄素诱导凋亡出现核的多形性变化和 DNA 片断裂解。通过 Wester 印迹技术揭示了蛋白激酶 C(protein kinase C,PKC)也参与了凋亡作用,其引起 PKC 同功酶变化。PKC 表达减少,εPKC 在诱导凋亡中可能起关键作用。目前研究说明 PKC 刺激部位在 Caspase-3 的下游[34]。而芦荟大黄素对舌癌细胞 Tcas113 的抑制作用可能是通过其他途径实现的。芦荟大黄素可能是一种潜在的舌癌和肺癌的化学预防药物[35]。

2. 其他药理作用

(1)对中枢神经系统的影响

1)大黄素甲醚具有神经保护作用,抑制缺血后的炎症反应,减轻再灌注所致的神经损伤[36-37]。大黄素甲醚对大鼠脑缺血-再灌注损伤产生保护作用[38-39],可以使再次缺血时的神经功能缺失减轻,梗死体积缩小,血清神经元特异性烯醇化酶(neuron-specific enolase,NSE)含量下降。大黄素甲醚还可减轻再次缺血时 IL-1β,TNF-α 的表达,减轻脑缺血-再灌注后脑损伤程度[40-41]。大黄素甲醚可有效抑制中性粒细胞的黏附及向半影区的浸润,减轻由其造成的炎性反应,降低脑缺血再灌注损伤的程度,缩小坏死范围,从而发挥保护作用[42]。研究表明,大黄素甲醚在脑缺血时可抑制 IL-1β 的表达,具有脑保护作用[39],由于大黄素甲醚对 IL-1β 的作用,从而可抑制 ICAM-1 在病变侧脑组织的表达,在一定程度上阻断或削弱了白细胞的黏附及浸润,从而减轻再灌注后的炎性反应,达到脑保护作用[43-44]。IL-1β 与神经细胞凋亡有着密切关系,应用 IL-1β 培养大鼠脑上皮细胞、人的胎儿胶质细胞和海马区神经元,可以诱使 iNOS mRNA 表达增加 NO 的释放,从而引起神经元凋亡;另外,国内一些研究人员在脑创伤的动物实验中提出,在脑创伤后的继发性脑损伤中可能存在 1 条 IL-1β-神经酰胺-Caspase-3 的通路[45],由此可见,脑缺血再灌注中 IL-1β 的升高可促进神经元凋亡的发生。

大黄素甲醚可减轻缺血性病理损害,这种作用可能是通过抑制 TNF、IL-1 的过度表达而实现的[46-47]。

2)大黄酚有改善学习记忆及认知能力,大黄酚(100μg/ml、10μg/ml、1μg/ml)侧脑室注射能明显改善东莨菪碱所致的记忆获得障碍、NaNO₂ 所致的记忆巩固障碍、乙醇所致的记忆再现障碍,使小鼠进入暗室的潜伏期延长,错误次数减少,动物错误反应率降低,并且呈剂量依赖性[48]。另有研究表明,腹腔注射大黄酚(0.1mg/kg、1mg/kg、10mg/kg)对脑缺血再灌注小鼠所致记忆功能障碍有明显保护作用,潜伏期明显延长,错误次数减少[49]。还有文献报道,大黄酚(0.1mg/kg、1mg/kg、10mg/kg)可不同程度地对抗 AlCl₃ 所致记忆障碍[50]。大黄酚对脑缺血再灌注小鼠所致探索认知行为功能障碍有明显改善作用,高、中剂量(10mg/kg、1mg/kg)的大黄酚组在暗室滞留时间和在明室滞留时间无明显差异,低剂量(0.1mg/kg)大黄酚组的小鼠在暗室滞留时间和在明室滞留时间有明显的差异,说明大黄酚作用有剂量依赖性[51]。

大黄酚能够抗脑缺氧,大黄酚有明显的抗脑缺氧作用。研究表明,大黄酚(1μg/ml、10μg/ml、100μg/ml)侧脑室注射能明显延长小鼠常压耐缺氧、断头耐缺氧、亚硝酸钠中毒造成的缺氧及负重游泳的时间[52]。

研究表明,大黄酚对脑 I/R 损伤小鼠记忆功能有保护作用,其作用机制可能是通过增强 GSH-Px、SOD 活力,提高脑组织对氧自由基的清除能力,从而减轻 I/R 引起的脑组织损伤[53]。

大黄酚对脑缺血再灌注损伤具有保护作用,大黄酚可提高机体抗氧化酶的活性,减轻氧自由基对细胞的损伤。大黄酚对脑缺血再灌注小鼠脑中过氧化氢酶活性有增强的作用[54],使脑中过氧化氢含量减少,从而减少氧自由基的生成及脂质过氧化反应[55]。

大黄酚能够保护神经元细胞,大黄酚(10mg/kg、1mg/kg、0.1mg/kg)能明显提高血及脑中谷胱甘肽过氧化物酶(glutathione-peroxidase,GSH-Px)及 SOD 活性,清除过多的自由基,使脑神经元细胞膜免受过氧化脂质的损伤[56]。

大黄酚抑制脑乙酰胆碱酯酶(acetylcholinesterase,AchE)活性,体内实验表明,大黄酚(0.04g/L、0.4g/L)侧脑室注射均可显著抑制小鼠脑 AchE 活性,而体外实验表明,大黄酚 0.4g/L 对小鼠脑 AchE 有显著抑制作用[57]。

(2)对内脏系统的影响

1)对心血管系统的影响:大黄素可以降压、强心、降血脂、改善微循环。大黄素剂量依赖地抑制去氧肾上腺素诱导的豚鼠胸主动脉环血管收缩反应,降低最大收缩力,显示非竞争性阻断作用[58]。有研究表明,大黄素对血管平滑肌细胞增殖的影响并不是通过影响 C-myc 基因的表达实现的[59-60],而是通过抑制增殖细胞核抗原蛋白表达,阻滞细胞周期的移行实现的[61]。

2)对消化系统的影响:大黄酸具有明显的保肝和抗肝纤维化作用[62-63]。大黄酸能显著降低四氯化碳(CCl_4)、D-氨基半乳糖(D-GalN)所致的急性肝损伤和 CCl_4、乙醇引起的肝纤维化动物模型 MDA 水平,提升 SOD 水平[62-63]。大黄酸对大鼠脑匀浆脂质过氧化或 Maillard 反应引起的极弱化学发光均有猝灭作用,该作用强度与对 MDA 的抑制率存在线性关系[64]。大黄酸中的羟基与超氧阴离子发生单电子转换反应,阻断了邻苯三酚自氧化的自由基链反应,从而具有清除活性氧自由基作用[65]。

大黄酸可通过减轻肝脏的炎症反应,从而保护肝细胞,防治肝脏纤维化。大黄酸可抑制中性粒细胞的趋化和吞噬作用以及巨噬细胞的迁移和吞噬作用[66],并抑制 IL-1 的活性及花生四烯酸的产生。大黄酸能抑制脂多糖(lipopolysaccharide,LPS)诱生巨噬细胞 IL-12 mRNA 过度表达[67]。大黄酸对小鼠腹腔巨噬细胞内白三烯 C4、B4 的生物合成具有较强的抑制作用[68]。进一步研究发现,大黄酸能提高相应 TNF-α 浓度下的胰腺细胞成活率,降低培养上清中乳酸脱氢酶、淀粉酶、N-乙酰-D-氨基葡萄糖苷酶的水平[69],说明大黄酸对 TNF-α 所致胰腺细胞损伤具有保护作用。

大黄酸能够改善糖尿病肾病,大黄酸可以改变糖尿病肾病基因的表达谱[70]。大黄酸能够通过影响细胞内丝裂原活化蛋白激酶活性,抑制 TGF-β₁ 诱导的内皮细胞 PAI-1 mRNA 表达和蛋白质合成,从而对糖尿病血管内皮细胞有显著的保护作用[71]。大黄酸能显著抑制 TGF-β 所介导的系膜细胞 GLUT-1 表达上调,通过抑制 GLUT-1 异常增多进而抑制细胞内葡萄糖的高摄入和调节细胞内糖代谢紊乱,但大黄酸对正常浓度糖培养下的系膜细胞的葡萄糖摄入没有明显影响[72]。进一步研究显示,GLUT-1 的过度表达会明显改变系膜细胞的功能,大黄酸能逆转 GLUT-1 基因转染所致系膜细胞功能的改变[73]。

大黄酸可改善血脂代谢紊乱,表现为血三酰甘油和胆固醇的降低,HPL 升高,LDL 降低[74-77]。大黄酸具有调脂作用,可以抑制脂肪细胞瘦素 mRNA 的表达,从而降低脂肪细胞周围瘦素水平[78]。大黄酸能在体外明显抑制系膜细胞己糖胺通路的关键性限速酶谷氨酰胺果糖-6-磷酸酰胺转移酶(glutamine-fructose aminotransferase,GFAT)的活性,而且也在体内明显抑制糖尿病大鼠肌肉组织中 GFAT 的活性[79]。大黄酸能明显降低糖尿病大鼠血浆稳态葡萄糖水平,提高胰岛素敏感性[74]。

大黄酸可以抑制 TGF-β 诱导的肾小球系膜细胞的增生、肥大以及细胞外基质(ECM)[75]。

进一步研究发现,大黄酸可逆转 TGF-β 诱导的近端肾小管细胞肥大,抑制 TGF-β 刺激的 ECM 合成,明显降低细胞外基质中胶原Ⅳ、纤维连接蛋白 mRNA 表达水平[79]。动物实验研究发现,大黄酸可明显降低其肾小球中 TGF mRNA 的表达,减轻糖尿病肾病鼠肾脏肥大及抑制 ECM 产生,缩小肾小球面积及系膜区面积[74]。

大黄素具有抗胃溃疡的作用[80],能减少阿司匹林处理的幽门结扎鼠胃液中的胃酸和胃蛋白酶的分泌。大黄素能增强小鼠的小肠蠕动功能,其机制是促进胃动素分泌,降低生长抑素含量和抑制小肠黏膜的 Na^+,K^+-ATP 酶活性[81]。大黄素通过触发内源性乙酰胆碱释放来引起大鼠离体回肠的收缩[82]。大黄素还对大鼠结肠平滑肌细胞有直接的收缩效应,诱导信号为 Ca^{2+} 增加和 PKC-α 易位启动,从而依次导致肌球蛋白轻链激酶(MLCK)的激活和肌球蛋白轻链磷酸酯酶(MLCP)的抑制[83-84]。大黄素对乙酰胆碱所致痉挛有很强的解痉作用[85]。

研究发现,大黄素可减少 CCl_4 和 D-半乳糖胺诱导的肝损害,发挥肝保护作用[86],减少淋巴细胞、Kupffer 细胞、气球样变、细胞坏死及玻璃样变[86]。大黄素可减轻肝纤维化发展,具有清除羟基的活性[87]。而且,大黄素可显著抑制 TGF-$β_1$ 诱导的 p42/p44 有丝分裂原活化蛋白激酶磷酸化,但不改变 PMA 诱导,大黄素分别通过抑制 AP-1 信号通路和细胞外信号调节激酶活化来有效地抑制 PMA 和 TGF-$β_1$ 刺激的 TIMP-1 表达[88-89]。大黄素还有促进减小肝移植大鼠的肝脏再生和改善肝功能的作用,其机制可能是促进肝细胞增殖和保护肝细胞免受损伤[90]。大黄素可能对高热量饮食诱导的大鼠非酒精性脂肪肝的治疗有效,其机制可能与增加肝脏 PPAR-γ 的 mRNA 表达有关[91]。

大黄素可以治疗增殖性肾小球肾炎及延缓慢性肾衰。大黄素具有抑制炎症因子的作用,能抑制人肾小球系膜细胞的 IL-1β,IL-6 及 TNF-α 的生成[92-93]。大黄素还能有效地改善链佐霉素诱导的糖尿病肾病大鼠的肾功能不全,其机制可能是通过对 p38 MAPK 信号通路活化的抑制和下调纤维连接蛋白的表达来实现的[94]。但是,大黄素对人肾细胞也有毒性效应。大黄素以剂量和时间依赖性的方式抑制 HK-2 细胞的增殖,HK-2 细胞在 12 小时时停滞在 G_1 期,引起 Caspase-3 活性增加[95]。

芦荟大黄素对原代培养大鼠肝细胞有保护作用。提高 GSH 水平及细胞存活率,并呈一定的浓度效应关系。说明芦荟大黄素能有效保护 CCl_4 所致的肝细胞损伤[96]。

芦荟大黄素对急性胰腺炎发病直接有关的 5 种胰酶(胰蛋白酶,胰弹性蛋白酶,胰糜蛋白酶,胰激肽释放酶,胰脂肪酶)具有明显的抑制作用[97]。

芦荟大黄素有利尿作用,对兔肾髓质 Na^+,K^+-ATP 酶有较强的竞争性抑制作用[98]。

大黄酚有利尿作用[99-100],一方面直接刺激肠黏膜加速肠蠕动,另一方面则通过 Na^+,K^+-ATP 酶作用抑制水吸收[101-102]。

大黄酚还能促进肠管运动,对胆汁及胰消化液的分泌也有轻度促进作用[103]。

(3)抗病原微生物

1)抗细菌作用

A. 大黄酸抗细菌微生物作用:大黄酸为植物抗生素,具有显著的抗菌活性,最低抑菌浓度为 15μg/ml。大黄酸对葡萄球菌、链球菌、白喉杆菌、枯草杆菌、炭疽杆菌、副伤寒杆菌、痢疾杆菌等的抑制浓度为 1.5~25mg/ml;大黄酸对伤寒杆菌特别敏感,抑菌浓度为 50mg/ml,抑菌作用主要为抑菌而非杀菌。大黄酸对临床常见的厌氧菌有很强的抑制作用[104]。大黄酸对临床分离的 5 株淋病双球菌的影响为 3 株对其敏感,最小抑菌浓度(minimum inhibitory concentration,MIC)为 32mg/ml,其对淋病双球菌标准株的 MIC 为 8μg/ml。临床分离的淋病双球菌对大黄酸有不同程度的耐药性,金黄色葡萄球菌对大黄酸不易产生耐药性[105]。对抗菌作用来说,大黄酸的结晶体较为稳定,溶液能对光稳定并能保持较强的抗菌作用[106]。

大黄酸对金黄色葡萄球菌核酸(RNA 及 DNA)蛋白质的合成都具有很强的抑制作用。但是在最低抑菌浓度,对细菌呼吸与蛋白质、DNA 和 RNA 合成的抑制百分率,大黄酸分别为 42%、70%、82%和 90%,很显然大黄酸对细菌呼吸的抑制远比对蛋白质和核酸合成的抑制低得多,因此,似乎很难解释是由于首先抑制了呼吸而影响了核酸和蛋白质的合成[107]。

抗菌作用机制:①大黄酸是线粒体呼吸链电子传递的抑制剂,对 NADH 脱氢酶有不同程度的抑制作用,对琥珀酸氢酶有轻微的抑制作用,对辅酶 Q-细胞色素 C 还原酶及细胞色素 C 氧化酶也仅有轻微的抑制作用,对 NADH 脱氢酶的抑制作用为竞争性的。对金黄色葡萄球菌在培养基中的呼吸与氨基酸、糖和糖代谢中间产物的氧化和脱氢有抑制作用。烟酸、核黄素、谷胱甘肽、叶酸和嘌呤、嘧啶化合物能对抗大黄酸对细菌生长、呼吸的抑制作用,其作用是一种竞争性的拮抗。②大黄酸对金黄色葡萄球菌的核酸和蛋白质合成有很强的抑制作用,并有平行关系。叶酸能拮抗大黄酸对金黄色葡萄球菌核酸合成的抑制作用,机制为大黄酸可通过影响叶酸的酶系统而抑制核酸的合成,进而妨碍蛋白质的形成,影响细菌的生长。③大黄酸对无细胞系统 DNA 的生物合成有抑制作用。大黄酸对金黄色葡萄球菌整体细胞 DNA、RNA 和蛋白质的生物合成有很强的抑制作用。大黄酸 $100\mu g/ml$,对无细胞系统 DNA 生物合成有明显抑制作用,抑制率为 39%[108]。

B. 大黄素抗细菌作用:大黄素具有抗细菌作用,对三种杆菌属的 MIC 范围为 $0.5\sim2.0mg/ml$[109]。大黄素对四株耐甲氧西林金黄色葡萄球菌亦显示显著的抗菌作用[110]。大黄素可抑制幽门螺杆菌的生长及其所致的 DNA 损伤[111],大黄素对幽门螺杆菌的抑制作用是通过芳香胺-N-乙酰转移酶的抑制作用实现的[112-114]。

大黄素对 DNA 的生物合成有抑制作用,可与 DNA 结合成复合物,从而干扰 DNA 的模板功能[115]。

C. 芦荟大黄素的抗细菌作用:对肺炎链球菌侵袭人肺Ⅱ型上皮细胞 A549 F-actin 细胞骨架的重排有抑制作用。芦荟大黄素预处理 A549 细胞,观察其与 F-actin 细胞骨架重排关系。结果显示,用芦荟大黄素预处理后肺炎链球菌侵袭数为$(22\pm4)cfu$/孔,而没有用芦荟大黄素预处理的上皮细胞 A549,肺炎链球菌侵袭数为$(138\pm21)cfu$/孔,经两样本均数 t 检验,有显著差异($P<0.01$)。

芦荟大黄素对葡萄球菌、链球菌及白喉、枯草、炭疽、副伤寒和痢疾等杆菌均有抑制作用,其中对葡萄球菌和链球菌最为敏感,抑制的有效浓度为 $15\sim25\mu g/ml$。对金黄色葡萄球菌 209P、大肠杆菌、福氏痢疾杆菌在体外的最低抑菌浓度分别为 $75\sim600mg/L$。与常见的抗厌氧菌药物比较,芦荟大黄素对厌氧菌的 MIC 虽然略高于甲硝唑。芦荟大黄素是线粒体呼吸链电子传递的抑制剂,对 NADH 脱氢酶有不同程度的抑制作用,对琥珀酸脱氢酶有轻微的抑制作用,对辅酶 Q-细胞色素 C 还原酶及细胞色素 C 氧化酶也具有微弱的抑制作用。其对 NADH 脱氢酶活性也有明显抑制作用,以阻断线粒体呼吸链电子传递,影响细胞生命活动所需能源达到抗菌的目的[116]。

D. 大黄素甲醚的抗细菌作用:大黄素甲醚对金黄色葡萄球菌、大肠杆菌、铜绿假单胞菌、链球菌和痢疾杆菌等 26 种细菌均有抑制作用[117]。

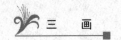

2)抗病毒作用:大黄素的抗病毒作用:大黄素对乙肝病毒、巨细胞病毒、EB病毒、冠状病毒、脊髓灰质炎病毒均有抑制作用,在某种程度上具有杀病毒效应[118]。大黄素可以治疗HBV感染[119],可以抗HCMV感染[120],对EB病毒早期抗原活性具有抑制效应[121],对脊髓灰质炎病毒3型具有抗病毒活性[122]。大黄素可治疗SARS,显著阻断冠状病毒SARS-CoV S蛋白和ACE1的相互作用[123]。

3)抗真菌作用:大黄素具有抗真菌活性[124-125]。以美国临床标准化委员会建立的真菌敏感性测定液基稀释法(NCCLSM27-A)评价了大黄素对白色念珠菌的抗真菌活性,大黄素显示出中等程度的抗真菌活性,MIC为16μg/ml。

(4)对免疫系统的影响:大黄酸能减轻小鼠免疫器官的重量,减少抗体的生产,抑制碳粒廓清功能和腹腔巨噬细胞吞噬功能,降低白细胞数,抑制2,4-硝基氯苯所致的迟发型超敏反应[126]。

大黄素对机体的免疫功能,可能具有双向调节作用[132]。大黄素可通过抑制LPS刺激的大鼠腹腔巨噬细胞分泌的TNF-α,抑制过度的炎症反应,而对于未经LPS刺激的大鼠,大黄素可促进TNF-α的分泌,且大黄素也能抑制炎症反应中NO的大量合成和释放。大黄素还有较强的抑制T淋巴细胞增殖的作用,可能是通过降低炎性介质IL-2 mRNA的表达和细胞内Ca^{2+}浓度实现的[133]。

芦荟大黄素70mg/kg给药七天对正常小鼠免疫系统有不同程度的抑制作用。芦荟大黄素腹腔注射20mg/kg 7天后,能使免疫器官的重量下降,减少抗体的产生,抑制碳粒廓清功能和腹腔巨噬细胞的功能,降低白细胞数,抑制2,4-二硝基氯苯所致的迟发型超敏反应。浓度为100μg/ml时对体外[^{3}H]-TdR、[^{3}H]-Urd掺入淋巴细胞也有明显抑制作用[134]。

(5)对抗炎作用的影响:大黄素具有抗炎作用[127-128]。大黄素能强有力地抑制核转录因子NF-κB和黏附分子细胞间黏附分子-1(intercellular adhesion molecular,ICAM-1),血管细胞黏附分子-1(vascular cell adhesion molecule-1,VCAM-1),内皮细胞白细胞黏附分子(endothelial-leukocyte adhesion molecule,ELAM-1)的表达,治疗炎症性疾病[129]。大黄素对脂多糖诱导的RAW-264.7巨噬细胞炎症反应的调控机制发现,用20mg/ml大黄素处理可抑制一组炎症相关基因的表达,包括$TNF-α$、$iNOS$、$IL-10$,细胞质$IKB-α$、$IKK-α$和$IKK-γ$,以及抑制NF-κB的核转位,大黄素是通过调控炎症细胞因子尤其是抑制NF-κB活化来发挥它的抗炎作用[130]。大黄素对人中性粒细胞具有抗炎活性而没有显著的细胞毒性[131]。

大黄素甲醚对正常大鼠腹腔巨噬细胞能适度促进其释放TNF-α和升高$[Ca^{2+}]_i$,这两种效应都随药物浓度增加而增强;与此同时,大黄素甲醚能显著抑制细菌LPS刺激的大鼠腹腔巨噬细胞过度释放肿瘤坏死因子和升高$[Ca^{2+}]_i$,并且表现出双向调节作用。研究表明,大黄素甲醚调节大鼠腹腔巨噬细胞的$[Ca^{2+}]_i$变化可能是它调控细胞释放肿瘤坏死因子的信号转导通路中的重要环节[135]。

(6)抗氧化作用

1)大黄素清除氧自由基的作用:大黄素能清除O_2·H_2O_2和其他活性氧,抑制脂质过氧化,是一种有效的抗氧化剂。大黄素可抑制脂质过氧化作用和超氧自由基产生[136]。大黄素对单胺氧化酶A和B也具有抑制作用,其对MAO A(单胺氧化酶A)的抑制为剂量依赖性方式,IC_{50}为35.4mmol/L,对MAO B(单胺氧化酶B)的抑制为混合型,$K_{(i)}$和$K_{(I)}$值分别为15.1mmol/L和22.9mmol/L[137]。

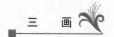

2)芦荟大黄素的抗衰老作用:近来年,超氧负离子自由基致病学说已得到广泛证明,它可以使脂质过氧化,导致细胞膜损伤,使 DNA 断裂,导致细胞基因突变,引起细胞结构与功能破坏,产生组织损害和器官退行性病变,引起炎症、癌症、老年病和衰老的发生。芦荟大黄素能通过抑制超氧阴离子自由基而起到抗氧化和抗衰老作用[138]。

3. 毒性研究

(1)大黄素的毒性作用:小鼠灌胃 LD_{50} 为 560mg/kg[139]。

(2)大黄素甲醚的毒性作用:大黄素甲醚 8.5％母药和 0.5％水剂对大鼠急性经口 LD_{50} 均＞5000mg/kg,大鼠急性经皮 LD_{50} 均＞2000mg/kg。大鼠 90 天亚慢性经口(灌胃)试验,最大无作用剂量为每天 120mg/kg。大黄素甲醚 8.5％母药和 0.5％水剂均为低毒杀菌剂[140]。

(3)大黄酚的毒性作用:小鼠灌胃 LD_{50} 为 10g/kg[141]。

【药代动力学研究】

1. 大黄素的药代动力学研究　人或动物口服易吸收,吸收后在肝、肾、胆囊分布最多。大黄素可在肝内与葡萄糖醛酸结合,形成脂溶性较低的化合物,易于从尿中排出,部分以游离状态排出。

2. 芦荟大黄素的药代动力学研究　人或动物口服易吸收,在体内以肝、肾、胆囊为多。在体内可与葡萄糖醛酸结合,可从尿液、粪便等途径排出。

3. 大黄酚的药代动力学研究　兔静脉注射大黄酚后,不同组织间大黄酚浓度有显著性差异,以同一器官不同时间的平均含量占总量百分比的多少表示,依次为心脏＞肺＞肾脏＞脑[141-142]。

【临床应用】

1. 治疗肿瘤　大黄素可用于治疗恶性肿瘤,如白血病、肝癌等[20]。

2. 治疗其他疾病

(1)大黄酸主要与其他药物配合治疗淋病。

(2)大黄素治疗糖尿病肾病:大黄素抑制肠系膜组织增殖及某些细胞因子的自分泌、旁分泌、胞内分泌,减轻了细胞因子对肾小球的作用,延缓了肾脏损伤过程[28]。

(3)芦荟大黄素主要用做泻药[144]。

(4)大黄素甲醚植物抑菌剂:在室内离体条件下和盆栽苗上测定了大黄素甲醚的抑菌活性,旨在探明其对植物病原真菌的抑菌谱,为指导该药剂的田间用药和进一步明确其作用机制提供理论依据[28]。

(5)大黄酚治疗出血:大黄酚用于月经过多及人工流产后出血、鼻衄、功能性子宫出血、血小板减少等症[141]。

治疗黄瓜白粉病菌:大黄酚具有抑菌作用。大黄酚可有效降低黄瓜白粉病菌分生孢子的萌发率和萌发芽管个数,并能抑制菌丝的生长以及降低新生分生孢子的个数[141]。

参考文献

[1] 南京中医药大学. 中药大辞典. 上海:上海科学技术出版社,2005,12:161-163.

[2] Kagedalk,Bironaite D,Dllinegor k,et al. Anthraquinone cytotoxicity and apoptosis in primary cultures of rat hepatocytes. Free Radic Res,1999,31(5):419-428.

[3] 万宗明,孙文军,陈虹,等. 大黄酸抗肿瘤作用的研究进展.武警医学,2006,17(8):611-612.

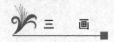
［4］ Cichewicz R H,Zhang Y,Seeram N P,et al. Inhibition of human tumor cell proliferation by novel anthra-quinones from daylilies. Life Sciences,2004,74(14):1791-1799.

［5］ Lin S,Li JJ,Fujii M,et al. Rhein inhibits TPA－induced activator protein-1 activation and cell transforma-tion by blocking the JNK－dependent pathway. Int J Oncol,2003,22(4):829-833.

［6］ Shi P,Huang Z,Chen G. Rhein induces apoptosis and cell cycle arrest in human hepatocellular carcinoma BEL-7402 cells. Am J Chin Med,2008,36(4):805-813.

［7］ Lai W W,Yang J S,Lai K C,et al. Rhein induced apoptosis through the endoplasmic reticulum stress,Caspase and mitochondria-dependent pathways in SCC-4 human tongue squamous cancer cells. In Vivo,2009,23(2):309-316.

［8］ Lin M L,Chung J G,Lu Y C,et al. Rhein inhibits invasion and migration of human nasopharyngeal carcino-ma cells in vitro by down-regulation of matrix metalloproteinases-9 and vascular endothelial growth factor. Oral Oncol,2009,45(6):531-537.

［9］ Hsia T C,Yang J S,Chen G W,et al. The roles of endoplasmic reticulum stress and Ca^{2+} on rhein-induced apoptosis in A-549 human lung cancer cells. Anticancer Res,2009,29(1):309-318.

［10］ 林雅军,甄永苏. 大黄酸对肿瘤细胞 EGFR 和 HER-2 靶点的作用及其作用机制. 癌症进展杂志,2008,6(3):338.

［11］ 林雅军,黄云虹,甄永占,等. 赖氨大黄酸通过抑制 HER-2 信号通路诱导乳腺癌 SK-Br-3 细胞凋亡. 药学学报,2008,43(11):1099-1105.

［12］ Aviello G,Rowland I,Gill C I,et al. Antiproliferative effect rhein,an anthraquinone isolated from Cassia species,on Caco-2 human adenocarcinoma cells. J Cell Mol Med,2010,14(7):2006-2014.

［13］ Chen Y Y,Chiang S Y,Lin J G,et al. Emodin,aloe-emodin and rhein inhibit migration and invasion in hu-man tongue cancer SCC-4 cells through the inhibition of gene expression of matrix metalloproteinase-9. Int J Oncol,2010,36(5):1113-1120.

［14］ Sun M,Savia bara H,AshidaH,et al. Defrag antioxidants fail in protection against oxidative genetic dam-age in vifro evaluation. Biosci Biotechnol Bio Chem,2000,64(7):1373.

［15］ Wu C H,Hsieh C L,Song T Y,et al. Inhibitory effects of Cassin tora L. on benzo[a] pyrene-mediated DNA damage toward HepG-2 cells. J Agric Food Chen,2001,49(5):2579-2586.

［16］ 徐丽敏,毛舒和. 大黄酸对 Colo-16 细胞线粒体的作用. 天津医科大学学报,1999,5(4):109-110.

［17］ 徐丽敏,陈学荣,毛舒和. 大黄素和大黄酸对 Colo-16 细胞株的影响. 中华皮肤科杂志,2000,33(1):47-48.

［18］ 徐丽敏,陈学荣,毛舒和. 大黄素和大黄酸对角质形成细胞体外培养细胞周期的影响. 临床皮肤科杂志,2000,29(3):153-154.

［19］ 黄云虹,甄永苏. 大黄酸诱导肿瘤细胞凋亡及与丝裂霉素的协同作用. 药学学报,2001,36(5):334-338.

［20］ 胡凯文,侯丽,陈信义,等. 大黄酸/大黄素抗多药耐药肿瘤细胞研究. 中国中医基础医学杂志,1998,4(1):19-20.

［21］ 江苏新医学院. 中药大辞典. 上册. 上海:上海科学技术出版社,1986,102。

［22］ 苟奎斌,孙丽华,娄卫宁,等. 大黄中 4 种蒽醌类化合物抑幽门螺杆菌效果比较. 中国药学杂志,1997,32(5):278-280.

［23］ WANG S,LIU Y,FAN F,et al. Inhibitory effects of emodin on the proliferation of cultured rat vascular smooth muscle cell-induced by angiotensin Ⅱ. Phytother Res,2008,22(2):247-251.

［24］ YU H M,LIU Y F,CHENG Y F,et al. Effects of rhubarb extract on radiation induced lung toxicity via decreasing transforming growth factor-beta-1 and interleukin-6 in lung cancer patients treated with radio-therapy. Lung Cancer,2008,59(2):219-226.

［25］ CAI J,RAZZAK A,HERING J,et al. Feasibility evaluation of emodin(rhubarb extract)as an inhibitor of

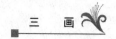

pancreatic cancer cell proliferation in vitro. J Parenter Enteral Nutr,2008,32(2):190-196.

[26] CHEN Y Y,CHIANG S Y,LIN J G,et al. Emodin,aloe-emodin and rhein inhibit migration and invasion in human tongue cancer SCC-4 cells through the inhibition of gene expression of matrix metalloproteinase-9. Int J Oncol,2010,36(5):1113-1120.

[27] 季宇彬. 中药抗炎免疫有效成分药理与应用. 北京:人民卫生出版社,2007,13-17.

[28] 庄江能. 大黄的主要成分及其临床药理研究进展. 西南军医,2009,11(5):931-933.

[29] 王青秀. 大黄及其主要成分的毒性毒理研究. 北京:军事医学科学院,2007:55-56.

[30] Kuo P L,Lin T C,Lin C C. The antiproliferative activity of aloe-emodin is through P53-dependent and P21-dependent apoptotic pathway in human hepatoma cell lines. Life Sci,2002,Sep 6;71(16):1879-1890.

[31] Bet A,Dalla Vecchia F,Diaspro A,et al. Involvement of P53 in specific anti-neuroectodermal tumor activity of aloe emodin. Int J Cancer,2003,Oct 10;106(6):836-847.

[32] Yeh F T,Wu C H,Lee H Z. Signaling pathway for aloe-emodin induced apoptosis in human H460 lung nonsmall carcinoma cell. Int J Cancer,2003,Aug 10;106(1):26-33.

[33] Lee HZ,Hsu SL,Liu MC,et al. Effects and mechanisms of aloe-emodin on cell death in human lung squamous cell carcinom. Eur J Pharmacol,2001,Nov 23;431(3):287-295.

[34] Lee H Z. Protein kinase C involvement in aloe-emodin andemodin induced apoptosis in lung carcinoma cell. Br J Pharmacol,2001,134(5):1093-1103.

[35] 史朋. 芦荟大黄素在体外诱导人舌癌及肺癌肿瘤细胞凋亡的初步研究. 昆明:昆明医学院,2005,1.

[36] MasadaT,HuaY,XiG,et al. Attenuation of ischemic brain edema and cerebrovascular injury after ischemic preconditioning in the rat. J Cereb Blood Flow Metab,2003,21:22-33.

[37] Zaremba J,Skrobanski P,Losy J. Tumour necrosis factor-alpha is increased in the cerebrospinal fluid and serum of ischaemic stroke patients and correlates with the volume of evolving brain infarct. Biomed Pharmacother,2001,55:258-267.

[38] Wang C X,Shuaid A. Involvement of inflammatory cytokines in cerebral nervous system injury. Prog Neurobiol,2004,67:161-172.

[39] 苏立凯,王淑仙,代瑞廷,等. 大黄素甲醚对沙土鼠脑缺血损伤时肿瘤坏死因子、白介素-1 表达的影响. 中国中西医结合急救杂志,2000,7(1):46-48.

[40] 宋立人. 现代中药大辞典. 北京:人民卫生出版社,2004,105.

[41] 梅利,廖仁昊,梁容仙,等. 大黄素甲醚预处理对大鼠局灶性脑缺血-再灌注损伤的神经保护作用. 第四军医大学学报,2009,30(5):162.

[42] Hallenbeck J M. Cytokines,macrophages,and leukocytes in brain ischemia. Neurology,1997,49(5 Suppl 4):S5-S9.

[43] Zhang R L,Chopp M,Zaloga C,et al. The temporal profiles of ICAM-1 protein and mRNA expression after transient MCA occlusion in the rat. Brain Research,1995,682(1-2):182-188.

[44] Birdsall H H. Induction of ICAM-1 on human neural cells and mechanisms of neutrophil-mediated injury. Am J Pathol,1991,139:1341-1350.

[45] 杨志林,徐如祥,张世忠,等. 脑组织中神经酰胺、白细胞介素-1β、Caspase-3 在脑创伤后的改变和作用. 中华创伤杂志,2002,18(1):23-26.

[46] Barme F C,Arvin B,White R F,et al. Tumor necrosis factorα——mediator of focal ischemic brain injury. Stroke,1997,28(6):1233-1243.

[47] Hara H,Friedlander R M,Gagliardini V,et al. Inhibition of interleukin 1 bata converting enzyme family proteases reduces ischemic and excitotoxic neuronal damage. Proc Natl Acad Sci USA,1997,94(5):2007-2012.

[48] 李淑娟,沈丽霞,张丹参,等. 大黄酚对小鼠学习记忆的影响. 张家口医学院学报,2002,(19)5:22-24.

[49] 王树,薛贵平,张丹参,等. 大黄酚对脑缺血再灌注小鼠学习记忆障碍及耐缺氧的影响. 陕西医学杂志, 2008,37(4):402-404.

[50] 沈丽霞,李淑娟,张丹参,等. 大黄酚对小鼠记忆障碍的作用及其机制分析. 中国药理学通报,2003,19 (8):906-908.

[51] 王树,张力,张丹参,等. 大黄酚对脑缺血再灌注小鼠探索功能的影响. 时珍国医国药,2007,18(12): 3011-3013.

[52] 李淑娟,沈丽霞,张丹参,等. 大黄酚对小鼠缺氧及耐力的影响. 张家口医学院学报,2002,19(6):10-11.

[53] 王树,张丹参,张力,等. 大黄酚对脑缺血再灌注小鼠记忆功能的保护作用. 中国老年学杂志,2009,29 (15):1934-1936.

[54] 王树,张丹参,薛贵平,等. 大黄酚对脑缺血再灌注小鼠脑组织 H_2O_2 和 CAT 的影响. 中药药理与临床, 2008,24(4):22-24.

[55] Iizuka A,Iijima O T,Kondo K,et al. Evaluation of Rhubarb using antioxidative activity as an index of pharmacological usefulness. J Ethnopharmacol,2004,91(1):89-94.

[56] 李淑娟,张力,张丹参,等. 大黄酚抗衰老作用的实验研究. 中国老年学杂志,2005,25(11):1362-1364.

[57] 张丹参,张力,薛贵平,等. 大黄酚的抗衰老作用. 中国医院药学杂志,2005,(25)1:15-17.

[58] 孙晓如,周新新. 中药羊蹄抑制激动剂诱导血管收缩活性成分的分离及药理活性的研究. 南京医科大学学报,1999,19(6):45-48.

[59] 郭丹杰,徐成斌. 大黄素对血管平滑肌细胞增殖影响的实验研究. 中华内科杂志,1996,35(3):157-159.

[60] 尹春琳,徐成斌. 芦荟大黄素对球囊的动脉血管损伤后体外培养的平滑肌细胞 C-MYC 基因表达的影响. 中国中西医结合杂志,2001,21(7):525-527.

[61] 尹春琳,徐成斌. 大黄素对血管平滑肌细胞增生抑制作用的机制. 北京医科大学学报,1998,30(60): 515-517.

[62] 郭美姿,徐海荣,李孝生. 大黄酸对小鼠急性肝损伤的影响. 中医药研究,2002,18(1):37-38.

[63] 郭美姿,李孝生,沈鼎明,等. 大黄酸对大鼠肝纤维化形成的影响. 中华肝脏病杂志,2003,11(1):26-29.

[64] Huang ss,Yeh SF,Hong CY,et al. Effect of anthraquinone derivatives on lipid peroxidation in rat heart mitochondria:structure activity relationship. J Nat Prod,1995,58(9):1365-1371.

[65] 邹洪,袁绰斌. 大黄酸的极谱研究. 中国科学技术大学学报,2000,30(2):208-210.

[66] Spencer CM,wilde MI. Diacerhein. Drugs,1997,53(1):98.

[67] 赵琪,崔乃强,张立冬. 内毒素诱生大鼠腹腔巨噬细胞 IL-12 mRNA 表达调控及大黄酸对其作用研究. 中国中西医结合外科杂志,1998,4(1):1-4.

[68] 倪虹,李继坤,启洁. 大黄酸对肿瘤坏死因子 α 所致胰腺细胞损伤的保护作用. 中国中西医结合消化杂志,2001,9(3):139-140.

[69] 倪虹,薛小平,杨秀竹,等. 大黄酸抑制小鼠腹腔巨噬细胞炎性介质活化的作用机理. 天津中医,2001,18 (1):35-36.

[70] 刘志红,郑敬民,吴义超,等. db/db 糖尿病肾病小鼠肾脏基因表达谱及大黄酸对其影响. 肾脏病与透析肾移植杂志,2002,11(3):201-205.

[71] 刘志红,朱加明,黄海东,等. 大黄酸对转化生长因子诱导内皮细胞纤溶酶原激活物抑制物 1 表达的影响. 中华肾脏病杂志,2002,18(5):337-341.

[72] 章精,刘志红,李颖健,等. 大黄酸对体外培养小鼠肾小球系膜细胞葡萄糖转运蛋白 1 表达及葡萄糖摄入的影响. 中华内分泌代谢杂志,1999,15(4):229-232.

[73] 朱加明,刘志红,李颖健,等. 大黄酸对葡萄糖转运蛋白 1 基因转染系膜细胞功能的影响. 中华内科杂志, 2001,40(8):537-542.

[74] 戴春笋,刘志红,陈惠萍,等. 大黄酸治疗 STZ 诱导糖尿病大鼠的远期实验研究. 肾脏病与透析肾移植杂志,1998,8(5):413-505.

[75] 朱加明,刘志红,黄燕飞,等.大黄酸对 db/db 小鼠糖尿病肾病疗效的观察.肾脏病与透析肾移植杂志, 2002,11(1):3-10.

[76] 郭啸华,刘志红,王建平,等.大黄酸对 NOD 小鼠糖尿病肾病的治疗作用观察.肾脏病与透析肾移植杂志,2002,11(1):11-16.

[77] 郭啸华,刘志红,彭艾,等.大黄酸对 2 型糖尿病大鼠疗效观察.中华肾脏病杂志,2002,18(4):280-284.

[78] 曲晓义,陈愉,金惠铭,等.复方大黄制剂预防大鼠肥胖的实验研究.中国病理生理杂志,2001,17(7):673-675.

[79] 郭啸华,刘志红,戴春笋,等.大黄酸抑制 TGF-β_1 诱导的肾小管上皮细胞肥大及细胞外基质产生.肾脏病与透析肾移植杂志,2001,10(2):101-105.

[80] Goel R K,Das Gupta G,Ram S N,et al. Antiulcerogenic and anti-inflammatory effects of emodin,isolated from Rhamnus triquerta wall. Indian J Exp Bio1,1991,29(3):230-232.

[81] Zhang H Q,Zhou C H. Wu Y Q. Effect of emodin on small intestinal peristalsis of mice and relevant mechanism. World J Gastroenterol,2005,11(20):3147-3150.

[82] Ali S,Watson M S,Osborne R H. The stimulant cathartic,emodin,contracts the rat isolated ileum by triggering release of endogenous acetylcholine. Auton Autacoid Pharmacol,2004,24(4):103-105.

[83] Ma T,Qi Q H,Xu J,et al. Signal pathways involved in emodin-induced contraction of smooth muscle cells from rat colon. World J Gastroenterol,2004,10(10):1476-1479.

[84] 丁艳,黄志华.大黄素药理作用研究进展.中药药理与临床,2007,23(5):236-238.

[85] 季宇彬.中药有效成分药理与应用.哈尔滨:黑龙江科学技术出版社,2004,181-184.

[86] Lin C C,Chang C H,Yang J J,et al. Hepatoprotective effects of emodin from Ventilago leiocarpa. J Ethnopharmacol,1996,52(2):107-111.

[87] Imenishi Y,Maeda N,Otogawa K,et al. Herb medicine Inchin-ko-to(TJ-135)regulates PDGF-BB-dependent signaling pathways of hepatic stellate cells in primary culture and attenuates development of liver fibrosis induced by thioacetamide administration in rats. J Hepatol,2004,41(2):242-250.

[88] Jung H A,Chung H Y,Yokozawa T,et al. Alatemin and emodin with hydroxyl radical inhibitory and/or scavenging activities and hepatoprotective activity an latrine-induced cytotoxicity in HepG-2 cells. Arch Pharm-Res,2004,27(9):947-953.

[89] Gui M,Zhang Y F,Xieo Z Y,et al. Inhibitory Effect of Emodin on Tissue Inhibitor of Metalloproteinases-1(T1MP-1)Expression in Rat Hepatic Stellate Cells. Dig Dis Sci,2007,52(1):200-207.

[90] Meng K W,Lv Y,Yu L,et al. Effects of emodin and double blood supplies on liver regeneration of reduced size graft liver in rat model. World J Gastroenterol,2005,11(19):2941-2944.

[91] Dong H,Lu F E,Gao Z Q,et al. Effects of emodin on treating murine nonalcoholic fatty liver induced by high caloric laboratory thaw. World J Gastroen terol,2005,11(9):1339-1344.

[92] Kuo Y C,Tsai W J,Meng H C,et al. Immune responses in human mesangial cells regulated by emodin from Polygonum hypoleucum Ohwi. Life Sci,2001,68(11):1271-1286.

[93] Yamada M,Katsuma S,Adechi T,et al. Inhibition of protein kinase CK2 prevents the progression of glomerulonephritis. Proc Natl Acad Sci USA,2005,102(21):7736-7741.

[94] Wang J,Huang H,Liu P,et al. Inhibition of phosphorylation of p38 MAPK involved in the protection of nephropathy by emodin in diabetic rats. Eur J Pharmacol,2006,553(1-3):297-303.

[95] Wang C,Wu X,Chen M,et al. Emalin induces apoptosis through Caspase-3-dependent pathway in HK-2 cells. Toxicology,2007,231(2-3):120-128.

[96] 罗霄山.芦荟大黄素对 CCl$_4$ 损伤原代培养大鼠肝细胞的保护作用.中医药学刊,2003,21(7):1101-1102.

[97] 季宇彬.天然药物有效成分药理与应用.北京:科学出版社,2007,16-19.

[98] 史朋.芦荟大黄素在体外诱导人舌癌及肺癌肿瘤细胞凋亡的初步研究.昆明:昆明医学院,2005,1.

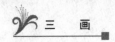

[99] Zhang W,Ye M,Zhan J,et al. Microbial glycosylation of four free anthraquinones by Absidia coerulea. Biotechnol Lett,2004,26(2):127-131。

[100] 李锋,王胜春,王新,等.大黄泻下效应的药理学新解释.中国中药杂志,2008,33(4):481-483.

[101] 刘海波,乔颖欣,周家驹.泻下药和解表药的现代药理解释.中国药学杂志,2007,42(6):422.

[102] 武新安.大黄泻下的大肠靶向给药之我见.中国中药杂志,2002,27(1):72.

[103] 季宇彬.中药有效成分药理与应用.哈尔滨:黑龙江科学技术出版社,2004,111-112.

[104] 王文风,等.单味大黄治疗急性胰腺炎的临床与实验研究.中国药科大学学报,1990,21(6):354-357.

[105] 陈知本,等.大黄的生化学研究Ⅺ.大黄蒽醌衍生物对淋病双球菌的抑菌作用.中国药科大学学报,1990,21(6):373-374.

[106] 陈琼华,等.中药大黄的综合研究Ⅻ.蒽醌衍生物对艾氏腹水癌细胞呼吸和酵解的影响.药学学报,1964,11:258.

[107] 李电东,等.中药大黄的综合研究Ⅷ.蒽醌衍生物抗菌作用的机制(2)——对金黄色葡萄球菌含氮化合物代谢的影响.生物化学与生物物理学报,1964,4(2):151.

[108] 季宇彬,张翠.中药抗衰老有效成分药理与应用.哈尔滨:黑龙江科学技术出版社,2001,289-292.

[109] Sun M,Savia bara H,Ashida H,et al. Defrag antioxidants fail in protection against oxidative genetic damage in vifro evaluation. Biosci Biotechnol Bio Chem,2000,64(7):1373.

[110] Wu C H,Hsieh C L,Song T Y,et al. Inhibitory effects of Cassin tora L. on benzo[a] pyrene-mediated DNA damage toward HepG-2 cells. J Agric Food Chen,2001,49(5):2579-2586.

[111] Kagedalk,Bironaite D,Dllinegor k,et al. Anthraquinone cytotoxicity and apoptosis in primary cultures of rat hepatocytes. Free Radic Res,1999,31(5):419-428.

[112] 徐丽敏,毛舒和.大黄酸对Colo-16细胞线粒体的作用.天津医科大学学报,1999,5(4):109-110.

[113] 徐丽敏,陈学荣,毛舒和.大黄素和大黄酸对Colo-16细胞株的影响.中华皮肤科杂志,2000,33(1):47-48.

[114] 徐丽敏,陈学荣,毛舒和.大黄素和大黄酸对角质形成细胞体外培养细胞周期的影响.临床皮肤科杂志,2000,29(3):153-154.

[115] 黄云虹,甄永苏.大黄酸诱导肿瘤细胞凋亡及与丝裂霉素的协同作用.药学学报,2001,36(5):334-338.

[116] 季宇彬.天然药物有效成分药理与应用.北京:科学出版社,2007,16-19.

[117] 曾芳,李媛.大黄有效化学成分及其药理作用.当代医学,2013,12(4):149-150.

[118] Alves D S,Perez-Fons L,Estepa A,et al. Membrane-related effects underlying the biological activity of the anthraquinones emodin and barbaloin. Biochem Pharmacol,2004,68(3):549-561.

[119] Shuangeuo D,Zhengguo Z,Yunru C,et al. Inhibition of the replication of hepatitis B virus in vitro by emodin. Med Sci Monit,2006,12(9):BR 302-306.

[120] Bamard D L,Huffman J H,Morris J L,et al. Evaluation of the antiviral activity of anthraquinones,anthrones and anthraquinone derivatives against human cytomegalovirus. Antiviral Res, 1992, 17(1):63-77.

[121] Koyama J,Inoue M,Morital,et al. Correlation between reduction potentials and inhibitory effects on Epstein-Barr virus activation by emodin dewatives. Cancer Lett,2006,241(2):263-267.

[122] Semple S J,Pyke S M,Reynolds G D,et al. In vitro antivital activity of the anthraquinone chrysophanic acid against poliovirus. Antiviral Res,2001,49(3):169-178.

[123] Ho T Y,Wu S L,Chen J C,et al. Emodin blocks the SARS coronavirus spike protein and angiotension-converting enzyme 2 interaction. Antiviral Res,2007,74(2):92-101.

[124] Manojlovic N T,Solujic S,Sukdolak S,et al. Antifungal activity of Rubia tinctorum,Rhamnus frangula and Caloplaca cerina. Fitoterapia,2005,76(2):244-246.

[125] Kim Y M,Lee C H,Kim H G,et al. Anthraquinones isolated from Cassia tore(Leguminosae)seed show

an antifungal property against phytopathogenic fungi. J Agric Food Chem,2004,52(20):6096-6100.

[126] 路铭等.大黄的生化学研究ⅩⅩⅩ.蒽醌衍生物对免疫功能的抑制作用.中国药科大学学报,1989,20(4):223-226.

[127] Chen R F,Shen Y C,Huang H S,et al. Evaluation of the anti-inflammatory and cytotoxic effects of anthraquinones and anthracenes derivatives in human leucocytes. J Pharm Pharmacol,2004,56(7):915-919.

[128] Wang H H,Chung J G,Ho C C,et al. Aloe emodin effects on aryla mine N-acetyl transferase activity Ⅰ the bacterium Heli-cobacter Pylori. Planta,1998,64(2):176.

[129] 陈春麟,何冰芳,陈琼华.中药大黄的生物化学研究——蒽醌衍生物对线粒体 NADH 氧化酶和琥珀酸氧化酶的抑制作用.生物化学杂志,1988,(1):36.

[130] 陈琼华.蒽醌衍生物对免疫功能的抑制作用.中国药科大学学报,1989,20(4):223-226.

[131] 王新宇,张莉平,刘慧君,等.大黄素甲醚影响巨噬细胞$[Ca^{2+}]_i$变化和 TNF-α 释放的作用特征.天津生物医学工程 2006 年学术年会论文摘要,53.

[132] Goel R K,Das Gupta G,Ram S N,et al. Antiulcerogenic and anti-inflammatory effects of emodin,isolated from Rhamnus triquerta wall. Indian J Exp Biol,1991,29(3):230-232.

[133] Wang C C,Huang Y J,Chen L G,et al. Inducible nitric oxide synthase inhibitors of Chinese herbs Ⅲ. Rheum palmatum. Planta Med,2002,68(10):869-874.

[134] Kumar A,Dhawan S,Aggarwal B B. Emodin(3-methyl-1,6,8-trihydroxyenthraquinone)inhibits TNF-induced NF-κB activation,1kB degradation and expression of cell surface adhesion proteins in human vascular endothelial cells. Oncogene,1998,17(7):913-918.

[135] Li H L,Chen H L,Li H,et al. Regulatory effects of emodin on NF-kappa B activation and inflammatory cytokine expression in RAW264. 7 macrophages. Int J Mol Med,2005,16(1):41-47.

[136] Ng T B,Liu F,Lu Y,et al. Antioxidant activity of compounds from the medicinal herb Aster tataricus. Comp Biochem Physiol C Toxicol Pharmacol,2003,136(2):109-115.

[137] Kong L D,Cheng C H,Tan R X. Inhibition of MAO A and B by some plant-derived alkaloids,phenols and anthraquinones. J Hahn pharmacol,2004,91(2-3):351-355.

[138] 史朋.芦荟大黄素在体外诱导人舌癌及肺癌肿瘤细胞凋亡的初步研究.昆明:昆明医学院,2005,1

[139] 季宇彬.中药有效成分药理与应用.哈尔滨:黑龙江科学技术出版社,2004,181-184.

[140] 何正显,信玉琼,陈明.大黄的化学成分、药理作用及其在临床急症中的应用[J].中国中医急症,2007,02(16):227-228.

[141] 任红敏,王树桐,胡同乐,等.大黄酚对黄瓜白粉病菌的抑制作用研究.植物病理学报,2008,38(5):526-531.

[142] 谭晓虹,张丹参,张力,等.大黄酚在兔体内的分布研究.中成药,2007,8(29):1211-1212.

[143] 廖华卫,李瑞珍,陈飞苑.大黄中大黄酚的提取、分离和纯化方法研究.中国药房,2006,17(12):107.

[144] 霍丽云,魏允亮,张永明.芦荟最新研究进展.山东教育学院学报,2004,105,100-103.

15. 大　蒜

【来源】百合科葱属植物大蒜 *Allium sativum* L. 的鳞茎[1]。

【性味与归经】辛、温。归脾、胃、肺、大肠经[1]。

【功能与主治】温中行滞,解毒,杀虫。主治脘腹冷痛,痢疾,泄泻,肺痨,百日咳,感冒,痈疽肿毒,肠痈,癣疮,蛇虫咬伤,钩虫病,蛲虫病,带下阴痒,疟疾,喉痹,水肿[1]。

【化学成分】从大蒜中测得 30 多个含硫化合物,主要有蒜氨酸(alliin)、大蒜素(allicin)、二烯丙基三硫(diallyl trisulfide,DATS)、二烯丙基二硫(DADS)、二烯丙基一硫(DAMS)、二烯丙基四硫(DATTS);大蒜中的挥发油,其成分中含量最大的组分为 3-乙烯基-1,2-二硫杂-5-环己烯,其次为 3-乙烯基-1,2-二硫杂-4-环己烯和二烯丙基二硫醚。此外,大蒜萃取液中含有烯丙基硫醇、甲基异丙基硫醚、硫甲基甲基亚砜、1-硫杂-3-羟基环己烷、2-甲基-3-氧噻烷、二烯丙基砜、甲基异硫氰酸、5,9-二硫杂壬烷、乙烯基-3-丁烯基硫醚、2-丙基 1,3-二氧戊环、1,5-二硫杂-7-羟基十二烷、3-异丙基-4-甲基-4-羟基葵烯等化学成分。大蒜中苷类成分很多,主要有硫苷、黄酮苷、甾体苷和少量氨基酸苷。硫苷类包括葫蒜素(scordinin)A_1、A_2、A_3、B_1、B_2、B_3 等。黄酮苷类是槲皮素和山奈酚的糖苷,甾体苷则主要包括原紫蒜甾醇苷 B(protoeruboside B)、大蒜甾醇苷 B_1(astivoside B1)及其类似物大蒜甾醇苷 R_1、R_2 和原异紫蒜甾醇苷 B 等[2]。

【药理作用】

1. 抗肿瘤作用

(1)大蒜素的抗肿瘤作用:大蒜素的有效成分烯丙基硫化物有良好的抗癌防癌作用。研究表明,大蒜素对胃癌、结肠癌、肝癌和肺癌等多种肿瘤均有明显的抑制作用[3-5]。

直接杀死肿瘤细胞:大蒜素可以直接杀伤肿瘤细胞或诱导其凋亡[3]。大蒜素对肿瘤细胞的毒性作用首先引起肿瘤细胞膜的破坏,增加细胞的通透性,大蒜素进入肿瘤细胞后作用于细胞核,使代谢功能活跃的肿瘤细胞核染色质凝缩,核膜破裂,核质溢出,最终导致肿瘤细胞的死亡。大蒜素可以导致小鼠 S_{180} 肿瘤细胞膜和核膜皱缩、断裂,线粒体出现肿胀和空泡样改变[6]。大蒜素对 MGC-803 和 SGC-7901 两种胃癌细胞生长均有明显的抑制作用,且呈浓度依赖性[7-10]。大蒜素在体外抑制 A549 细胞的存活,通过 MTT 法检测大蒜素作用后的肿瘤细胞存活率,发现 A549 细胞与大蒜素孵育后其活性被明显抑制[11]。大蒜素对 HL-60 细胞的增殖有抑制作用,高浓度时还有较明显的直接杀伤作用,较低浓度的大蒜素即可抑制 HL-60 细胞增殖[8]。作用 24 小时用 TUNEL 法检测到凋亡细胞,细胞凋亡率呈药物浓度依赖性且使 bcl-2/bax 下调。大蒜素作用 HL-60 细胞后,Bcl-2 mRNA 表达水平有不同程度下调,并呈剂量依赖性。研究表明,大蒜素能够有效抑制 HL-60 细胞增殖,并诱导其凋亡;Bcl-2 表达水平下调可能参与了该过程[12]。

对细胞周期的影响:研究发现,大蒜素能将人乳腺癌 MCF-7 细胞、子宫内膜癌细胞、结肠癌 HT-29 细胞阻止在 G_0-G_1 和 G_2-M 期,有效抑制细胞增生[5]。大蒜素可通过停滞细胞周期进程和(或)诱导细胞凋亡以达到抑制人骨肉瘤细胞株 Saos-2 细胞增殖的效果。蛋白质组学的研究结果初步提示了大蒜素抗肿瘤的分子作用机制,为今后研究骨肉瘤提供了新的作用靶点[13]。

对端粒酶的影响:大蒜素可抑制 HL-60 细胞的端粒酶活性,这可能是其诱导 HL-60 细胞凋亡的重要机制之一。不同浓度的大蒜素作用 48 小时,可抑制 HL-60 细胞端粒酶的活性,呈时间和剂量依赖性。大蒜素对胃腺癌 SGC-7901 细胞端粒酶活性和细胞凋亡有影响,对 SGC-7901 细胞端粒酶活性的抑制作用有时间和剂量依赖性[8]。

抑制血管生成:肿瘤的发生、发展、侵袭以及转移与其所诱发的新生血管密切相关。研究表明,大蒜素提取物可以抑制人脐静脉内皮细胞的生长、转移和管腔样小管的形成。大蒜素的抗血管作用与抑制血管内皮生长因子的分泌及其 VEGF 受体蛋白的下调和丝氨酸/苏氨酸激酶的失活相关[14]。

(2)大蒜辣素的抗肿瘤作用:大蒜辣素对大鼠腹水内瘤 MTK-Ⅲ 及小鼠艾氏腹水癌的瘤细胞具有有丝分裂作用[15]。饲以大蒜辣素的雄性 C_3H/He 小鼠,可完全抑制其乳腺癌的发生。

大蒜辣素能明显诱导人鼻咽癌 CNE2 细胞的凋亡,大蒜辣素处理 24h 后,CNE2 细胞产生典型的凋亡细胞形态学变化,而且,大蒜辣素呈浓度依赖性刺激磷酸化 p38MAPK 的表达,通过启动磷酸化 p38 MAPK 表达诱导 CNE2 细胞凋亡[16]。大蒜辣素诱导 HepG-2 细胞凋亡与 MAPKs 通路有关[17]。将大蒜辣素对鼻咽癌、肝癌细胞进行实验,结果均有一定的抑制能力,其机制是大蒜辣素直接或间接地损伤癌细胞的染色体 DNA 的结构,进而抑制肿瘤细胞的增殖[18]。大蒜辣素能抑制肝癌细胞的增殖,导致细胞大量死亡并引发细胞凋亡,并引起细胞 DNA 代谢发生紊乱,细胞大部分被阻滞在 DNA 合成的 G_0/G_1 期,增加 Bax 大量表达,而降低 Bcl-2 表达,细胞发生凋亡[19-21]。

　　大蒜辣素能明显诱导人胃癌细胞 MGC803 的凋亡,30mg/L 大蒜辣素作用 MGC803 细胞 48 小时后,细胞凋亡率从对照组 3.5% 升高到 39.5%[22]。大蒜辣素可明显抑制 KB 细胞的增殖,具有浓度依赖性,作用 48 小时的 IC_{50} 值为 $(2.2\pm0.2)\mu g/ml$。而且,大蒜辣素可诱导 KB 细胞凋亡,作用 48 小时诱导凋亡作用在 $16\sim48\mu g/ml$ 范围内具有浓度依赖性。大蒜辣素的凋亡诱导作用通过其诱导 KB 细胞的细胞核凝集、细胞骨架改变以及线粒体膜电位变化得到进一步确证。大蒜辣素还可阻滞 KB 细胞周期于 S 期。大蒜辣素对人鼻咽癌 KB 细胞的增殖抑制作用可能是通过诱导凋亡、阻滞细胞周期以及解聚微管实现的[23]。研究表明,大蒜辣素通过细胞凋亡和细胞周期的诱导对人结肠癌细胞株 LoVo 细胞起到抗增殖作用[24]。

　　(3)大蒜油的抗肿瘤作用:大蒜油可降低亚硝胺的水平,防止消化系统癌症和鼻咽癌。其大蒜中硒的含量较高,硒是一种很强的抗氧化剂,可提高机体免疫力,并防止体内维生素 E 缺乏,因而具有很强的抗癌作用,预防乳腺癌、结肠癌和前列腺癌。大蒜中锗的含量占植物界之首,锗是人体干扰素的诱生剂,可诱发机体产生干扰素,因而可以提高机体的免疫能力而发挥抗癌作用,特别是对于消化道的癌症[25]。大蒜油的抗癌作用机理可以归结为:抑制硝酸盐还原酶的生成,减少亚硝酸盐的生成;调节和提高机体免疫力;抗氧化、清除自由基的作用;抑制鸟氨酸脱羧酶,阻止多胺形成;可影响癌细胞的细胞周期,诱发癌细胞凋亡;抑制其他化学致癌因素的致癌活性[26]。

　　2. 其他药理作用

　　(1)对中枢神经系统的影响:大蒜多糖对小鼠慢性酒精中毒性脑组织损伤有明显保护作用;大蒜多糖具有降低慢性酒精中毒小鼠脑神经递质乙酰胆碱酯酶(Acetyl cholinesterase AchE)和单胺氧化酶(monoamine oxidase,MAO)活性的作用,从而改善胆碱能和单胺神经系统的功能[27]。

　　(2)对内脏系统的作用

　　1)对心血管系统的影响

　　A. 抗心律失常作用:大蒜素可以防治心房颤动。大蒜素可能是通过其抗氧化活性而抑制人心房肌细胞内 Ca^{2+} 超载,$50\mu mol/L$ 的大蒜素可显著减轻血管紧张素Ⅱ诱导的人心房肌细胞内 Ca^{2+} 超载[28]。

　　B. 降血压作用:大蒜素具有降低高血压和扩张血管的药理作用[29]。大蒜素可以降低离体蟾蜍皮肤钠的跨膜主动转运、降低钠电位、钠电导及跨膜净 Na^+ 外流、降低体外 Na^+,K^+-ATP 酶活性[30-31]。大蒜素舒张血管的效应正是通过激活 iNOS 及增加 NO 水平而实现的[32]。体外研究发现,大蒜素可通过 NO 产生舒血管作用,并提高血小板内及胎盘绒毛膜组织和绒毛膜癌组织中 iNOS 和 NO 水平。进一步的体内研究也表明,大蒜素的舒血管作用与增加 NO

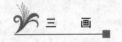

水平有关[33]。

C. 对心肌的保护作用：大蒜素具有抗心肌细胞凋亡作用，可减轻心肌细胞损伤[34]。研究发现，大蒜素有明显抗大鼠心肌缺血/再灌注损伤作用，其作用机制可能与抗心肌细胞凋亡作用有关。大蒜素还可以降低乳鼠的 LDH 和 MDA 水平，明显提高 SOD 水平，大蒜素具有强大的抗自由基活性，是大蒜素抗心肌细胞损伤机制之一[35]。

D. 抗血小板聚集的作用：大蒜素具有明显抑制高胆固醇血症引起的血小板聚集作用，并且这种作用是通过提高血小板内 cAMP 这一主要环节而实现的。大蒜素能明显抗 ADP 和肾上腺素诱导的人血小板聚集和实验性兔高胆固醇血症中的血小板聚集作用[36-37]。大蒜油对血小板功能的影响：大蒜油中所含的甲基烯丙基化三硫(MATS)可抑制血小板聚集，大蒜素能特异地作用于血小板细胞膜上的受体，控制血小板聚集。有研究表明，大蒜抑制血小板聚集是通过血浆因素而间接发挥的，因为对经洗涤后的血小板聚集无抑制作用，对血小板聚集抑制率具有血浆浓度依赖性[18]。

E. 降血脂作用：大蒜素对高脂血症及动脉粥样硬化具有良好的防治作用。大蒜素能明显降低脑梗死及动脉粥样硬化患者血清三酰甘油的含量，对高脂血症及动脉粥样硬化具有良好的防治作用。大蒜素有显著的降血脂效应，其机制一方面可能是促进了脂蛋白之间的代谢与转化，另外可能是因为抑制了肠道胆固醇的吸收、减少了肝脏胆固醇的合成、促进了血清和肝脏三酰甘油的分解[38]。

F. 抑制动脉粥样硬化作用：大蒜素不仅能治疗动脉粥样硬化，而且能预防动脉粥样硬化。大蒜素能降低动脉粥样斑块面积的形成，减少动脉粥样硬化的发生。大蒜素有明显的抗脂质过氧化作用，使血栓素 B2/6-酮前列腺素比值显著下降，并可明显降低动脉粥样病变指数[39-40]。

2)对消化系统的影响：对肝脏的保护作用：大蒜素对四氯化碳(CCl₄)诱发的大鼠肝损伤引起的血清中 GPT 和脂质过氧化物的降解产物 MDA 水平的升高均有明显的抑制作用[41]。研究表明，大蒜素通过抑制大鼠肝纤维化模型 TGF2B1 和 TNF2A，而抑制星状细胞转化成肌纤维细胞，从而拮抗肝纤维化的发生[42]。研究还发现，大蒜素能明显降低实验性肝纤维化大鼠的血清 ALT 和 AST 水平，表明大蒜素对 DMN 所致肝损伤具有保护作用[43]。

大蒜素可剂量依赖性地阻抑小鼠肝组织内 GSH 耗竭及 GST 下降，增加肝细胞中谷胱甘肽 S-转移酶的活性，增加肝脏的结合解毒功能，从而对肝脏乃至整个机体起保护作用[44]。大蒜素可使生物合成降低，增加血脂成分的排泄，维持血清、肝、肾的脂蛋白及三酰甘油在正常范围内，从而防治脂肪肝[45]。另有结果表明，大蒜素能有效地拮抗乙醇所致的肝损伤，抑制肝脏系数的增大，降低血清中的 TG 和肝匀浆中的 MDA 水平，防止肝脏中 GSH 的耗竭，对急性乙醇性肝损伤的预防有明显作用[46-47]。

3)对内分泌系统的影响：大蒜素的降血糖作用：大蒜素可促进胰腺腺泡细胞转化、胰岛细胞和 R 细胞增殖，使内源性胰岛素分泌增加而发挥降血糖作用[48]。病理学观察证实，大蒜素升高血清胰岛素的作用主要是通过促进胰岛细胞增殖，β-细胞增多，从而使内源性胰岛素分泌增加，而发挥降血糖作用[49]。

(3)抗病原微生物作用

1)抗细菌作用

A. 大蒜素的抗细菌作用：大蒜素是一种广谱抗霉菌、抗细菌的药物。大蒜素对化脓性球菌、葡萄球菌、枯草杆菌、脑膜炎球菌、肺炎双球菌、链球菌、念珠菌，铜绿假单胞菌、白喉杆菌、结核杆菌、痢疾杆菌、伤寒杆菌，副伤寒杆菌、大肠杆菌、幽门螺杆菌、霍乱弧菌、酵母菌等有明显的抑制或杀灭作用[50]。另外，大蒜素抑制了微生物生长繁殖所依赖的巯基酶的活性，使得细菌生长达不到对数生长期，从而起到抑制或杀灭细菌的作用[51]。大蒜素抗菌原理是分子中的巯基可抑制与微生物生长繁殖有关的含巯基酶[52]。体外实验表明，大蒜素对金黄色葡萄球菌的最小抑菌浓度(minimum inhibitory concentration，MIC)和最低杀菌浓度(minimum bactericidal concentration，MBC)分别为 12.5～25mg/ml 和 25～50mg/ml；对大肠杆菌的 MIC 和 MBC 分别为 100～400mg/ml 和 400～1600mg/ml[53]。

B. 大蒜辣素的抗细菌作用：大蒜辣素在 1：50 000～1：250 000 的浓度能够抑制多种革兰阳性及革兰阴性细菌。其中对大肠杆菌的作用较明显，对脑膜炎球菌、结核杆菌、霍乱弧菌、真菌有作用[54]。

2)抗病毒作用

A. 大蒜新素抗病毒作用：大蒜新素治疗有助于增强特异性细胞免疫功能和促进抗病毒因子分泌而有利于机体清除鼠巨细胞病毒，可能是其抗鼠巨细胞效应的另一作用机制[55]。

B. 大蒜油抗病毒作用：大蒜油抗流感病毒体外实验表明，直接作用组和抗病毒吸附组抗流感病毒的 ER 较高，表明大蒜油有一定的杀病毒作用和阻止病毒的吸附作用[56]。

C. 大蒜素的抗病毒作用：大蒜素具有抗氧化和巯基二硫化物交换的能力，具有抗病毒作用[57]。大蒜素对巨细胞病毒有抑制作用，其抑制作用随其浓度提高而相应增强[58]。大蒜素能明显抑制 HCMV IE72 和 IE86 的表达，并且对 IE86 表达的抑制尤为显著，这可能是大蒜素抑制 HCMV 增殖的关键作用环节之一[59]。研究发现，大蒜素对骨髓移植者并发人巨细胞病毒感染有明显的防治作用[60]。大蒜素的二丙烯基二硫醇溶液对乙肝病毒表面抗原的破坏率为 43.5％，证明大蒜素对乙肝病毒表面抗原有一定的破坏作用[61]。

3)抗真菌作用：大蒜素的抗真菌作用：大蒜素对多种真菌，如白念珠菌、隐球菌、烟曲霉菌、喉真菌、稻瘟病菌、小麦纹枯病菌、油菜菌核病菌、白假丝酵母菌、热带假丝酵母菌及近平滑假丝酵母菌等具有明显的抑杀作用，并对炎症并发深部真菌感染也有一定的抑制作用[61]。

(4)对免疫系统的影响：大蒜素对机体免疫作用主要通过细胞免疫、体液免疫和非特异性免疫来增加机体的免疫力。大蒜素在高浓度($50\mu g/ml$)时对 T 细胞激活有抑制作用，大蒜素在适当浓度($3.125～12.500\mu g/ml$)时对 T 细胞激活有促进作用，这种促进作用与大蒜素抑制巨噬细胞产生 NO 的能力有关[62]。

(5)对生殖系统的影响：大蒜素对生殖系统的影响：大蒜素对大鼠、田鼠及人的精子具有抑灭作用。大蒜素能增强豚鼠离体子宫的收缩频度和幅度，作用与垂体后叶素相似[62]。

3. 毒理研究

(1)大蒜素的毒性作用：浓度在 0.5mg/ml 以下时不会使人血细胞变化，也无溶血现象。天然或合成大蒜新素小鼠静脉注射的 LD_{50} 为 70mg/kg，口服为 600mg/kg[63]。

(2)牻牛儿醇的毒性作用：牻牛儿醇大鼠灌胃 LD_{50} 为 4.8g/kg，兔静脉注射则为 50mg/kg，动物死亡均由于呼吸麻痹。死后解剖，呼吸道有牻牛儿醇特有的香气，且有多量血性渗出液，肺和支气管有许多出血斑，因此死亡原因是由于呼吸极度困难所致[63]。

(3)大蒜油的毒性作用：大蒜油用于皮肤及直接灌肠，有局部刺激和坏死发生[64]。

【药代动力学研究】大蒜素的药代动力学研究：大蒜素在小鼠各组织浓度以肺为最高，以

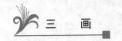
下依次为心、肠、血液、脂肪、脑、肌肉、脾及肝。大蒜素在体内代谢很快,进入血液 10 分钟内已大部分变为水溶性代谢产物,很快分布于全身各脏器,最后大部分由尿排出,一部分由粪便排出[65-69]。

【临床应用】

1. 治疗肿瘤　大蒜素治疗肿瘤:用于癌瘤积毒、鼻咽癌。大蒜素注射液能使颈淋巴转移的肿块明显缩小,症状改善,免疫指标上升[64]。

2. 治疗其他疾病

(1)对心血管系统的影响:大蒜素治疗脑梗死:大蒜素注射液在改善急性脑梗死患者血液流变性、增加脑血流量的同时,又可清除自由基,改善脑功能,减轻急性脑梗死时缺血再灌注损伤,用于治疗急性脑梗死疗效优于川芎嗪注射液[64]。

1)心律失常:大蒜素具有潜在的抗心律失常作用,能显著延长家兔在体心脏窦房结细胞动作电位的有效不应期。同时大蒜素尚能使窦房结起搏功能下降,略使心率减慢[70]。

2)心绞痛:大蒜素对冠心病不稳定性心绞痛者症状和心电图改善的有效率分别为 82.4% 和 59.3%;大蒜素对偏寒证的症状和心电图改善的均有疗效;大蒜素对重度瘀血者的症状和心电图改善的有效率分别为 88% 和 63%[71]。

3)动脉粥样硬化:大蒜素能防止高脂肪膳食引起的血清胆固醇升高和增强纤维蛋白溶解活性。大蒜素长期服用无任何不良反应,在周围血管疾病的治疗方面具有较为重要的应用价值[72]。

(2)对慢性胃病的影响:用大蒜素治疗慢性胃病,治疗组慢性胃病常见症状明显好转,与对照组相比,嗳气、食欲不振、胃区不适、饱胀等症状缓解率差异较显著[64]。

(3)对糖尿病的影响:大蒜素联合胰岛素可保护 2 型糖尿病患者的血管内皮细胞,对糖尿病的治疗有积极作用[69]。

(4)抗病原微生物作用

1)抗细菌作用:大蒜素治疗其他疾病:研究发现大蒜素对牙周炎能发挥重要作用,对复发性口腔溃疡的研究得知,大蒜素可减少炎症因子的分泌和中性粒细胞的迁移,抑制细菌病毒等的繁殖,增强机体的免疫和抗氧化等途径发挥抗溃疡作用[69]。

2)抗真菌作用:大蒜素适用于滴虫性、原虫性阴道炎。尿路白念珠菌感染患者采用新鲜大蒜素静滴,效果较好[73]。

参 考 文 献

[1] 李经纬,区永欣,邓铁涛,等. 中药大辞典. 北京:人民卫生出版社,1995:146-149.

[2] 周道根,龚千锋,陈泣. 大蒜的研究进展. 食品与药品,2006,8(8):21-23.

[3] 林青,乔竞原. 大蒜素的药理与临床应用. 首都医药,2004,11(6):38-39.

[4] 晏莉,黄起壬. 大蒜素药理作用和作用机理的探讨. 实用临床医学,2008,9(1):134-138.

[5] 孙丽,王绪,潘友金. 大蒜素对人胃腺癌 SGC-7901 细胞株端粒酶活性和细胞凋亡的影响. 解放军医学杂志,2003,5(28):445-446.

[6] Komata T,Kanzawa T,Kondo Y. Telomerase as a therapeutic target for malignant gliomas,Oncogene,2002,21(4):656-663.

[7] 兰泓,吕有勇. 大蒜素对胃癌细胞 BGC-823cyclinD1 和 p21kipl 表达的影响. 癌症,2003,22(12):1268-1271.

[8] 王旭光,陈根殷,方琦. 大蒜素对 HL-60 细胞端粒酶活性的影响. 贵州医药,2004,28(4):303-305.

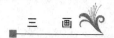

[9] Sun L, Wang X. Effects of allicin on both telomerase activity and apoptosis in gastric cancer SGC-7901 cells. World J. Gastroenterol, 2003, 9(9): 1930-1934.

[10] Chung J G, LU H F, Yeh C C, et al. Inhibition of N-acetyltransferase activity and gene expression in human colon cancer cell lines by diallyl sulfide. Food Chem Toxicol, 2004, 42(2): 195-202.

[11] 李文军. 大蒜素和辛伐他汀对肺癌 A549 细胞凋亡和增殖抑制的研究. 山东: 山东大学, 2013, 6-8.

[12] 郑燕华, 林求诚, 吕联煌. 大蒜素对白血病细胞增殖和凋亡的影响. 中国药理学通报, 2009, 25(6): 790-793.

[13] 张永奎, 李建民, 王东隶, 等. 大蒜素对体外人骨肉瘤细胞周期和细胞凋亡的影响. 肿瘤, 2013, 33(3): 214-222.

[14] 蒋淑婉, 李云, 陈鹤. 大蒜素的抗肿瘤作用及其机制研究进展. 医学综述, 2013, 19(8): 1420-1422.

[15] 季宇彬. 中药有效成分药理与应用. 哈尔滨: 黑龙江科学技术出版社, 2004: 9.

[16] 文军, 徐明. p38MAPK 激酶抑制剂增强二烯丙基二硫化物诱导 CNE2 细胞凋亡. 中国药理学通报, 2003, 19(4): 418-423.

[17] Wen J, Zhang Y, Chen X, et al. Enhancement of diallyl disulfide-induced apoptosis by inhibitors of MAPKs in human HepG-2 hepatoma cells. Biochem Pharmacol, 2004, 68(2): 323-331.

[18] 季宇彬, 张广美. 中药抗肿瘤有效成分药理与应用. 哈尔滨: 黑龙江科学技术出版社, 2004: 25.

[19] 燕丹, 王坚, 袁耀佐. 大蒜辣素对 HepG-2 肝癌细胞增殖的抑制作用. 药学与临床研究, 2008, 16(6): 428-431.

[20] 燕丹, 王坚, 袁耀佐, 等. 大蒜辣素致肝癌细胞 HepG-2 凋亡研究. 时珍国医国药, 2008, 19(12): 3055-3057.

[21] Oommen S, John A R, Srinivas G, et al. Allicin(from garlic) induces caspase-mediated apoptosis in cancer cells. Eur Jour of Pharma, 2004, 485(1-3): 97-103.

[22] 袁静萍, 凌晖, 张孟贤, 等. 二烯丙基二硫诱导人胃癌 MGC803 细胞凋亡及细胞周期阻滞的研究. 中国药理学通报, 2004, 20(3): 299-302.

[23] 杨亚平, 李敏, 徐波, 等. 大蒜辣素对人鼻咽癌 KB 细胞的促凋亡、周期阻滞以及微管解聚作用. 中国药学, 2009, 2: 114-120.

[24] Gao Y, Liu Y, Cao W. Allicin enhances cytotoxicity of CPT-11 to colon cancer LoVo cell in vitro. China Journal of Chinese Materia Medica, 2009, 34(23): 3092-3095.

[25] 佟立今, 侯柏玲. 大蒜油的研究进展. 实用药物与临床, 2005, 8(增刊): 37.

[26] 曾艳. 大蒜素对化学性致癌因素抑制作用的研究. 中国中医药科技, 2000, 7(4): 35

[27] 吴伟青. 大蒜多糖对慢性酒精中毒小鼠脑损伤的保护作用. 广东: 暨南大学, 2012, 34-35.

[28] 王玉英, 程何祥, 张殿新, 等. Ang II 对人心房细胞内游离钙浓度的影响及大蒜素的拮抗作用. 心电学杂志, 2005, 24(2): 84-86.

[29] 陈静, 吕莹莹, 徐舒敏, 等. 大蒜素对脑缺血再灌注大鼠氧化应激状态的改善作用. 血栓与止血学, 2012, 18(5): 217-230.

[30] 季宇彬, 张翠. 中药抗衰老有效成分药理与应用. 哈尔滨: 黑龙江科学技术出版社, 2004, 149-160.

[31] 季宇彬. 天然药物有效成分药理与应用. 北京: 科学出版社, 2007, 364-379.

[32] 聂晓敏, 周玉杰, 谢英, 等. 二烯丙基三硫化物涂层支架对冠状动脉损伤后血管壁内 iNOS 蛋白表达及 NO 水平的影响. 第四军医大学学报, 2006, 2(11): 975-977.

[33] Chang H P, Chen Y H. Differential effects of organosulfur compounds from garlic oil on nitric oxide and prostaglandin E2 in stimulated macrophages. Nutrition, 2005, 21(4): 5302-5361.

[34] 周延峰, 蒋欣梅, 于广建. 大蒜素提取条件的优化及其抑菌效果的研究. 东北农业大学学报, 2009, 40(6): 26-29.

[35] 史春志, 谷翔, 冯义柏, 等. 大蒜素对大鼠心肌缺血/再灌注损伤的药物预适应及抗凋亡作用. 中华实用中

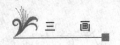
西医杂志,2005,18(14):320-323.

[36] 季宇彬.中药活血化瘀有效成分药理与应用.哈尔滨:黑龙江科学技术出版社,2004,106-111.

[37] 季宇彬.中药有效成分药理与应用.哈尔滨:黑龙江科学技术出版社,2004,162-164.

[38] 张庭廷,童希琼,刘锡云.大蒜素降血脂作用及其机理研究.中国实验方剂学杂志,2007,13(2):32-35.

[39] 宋红萍,陈冠容.大蒜素的药理及临床新用.中国社区医师,2007,23(24):9-10.

[40] 任方奎,李逐波.大蒜素的合成及其药理作用研究进展.兽药研究与应用,2008,(12):34-35.

[41] 李聃,高艺文.大蒜素的研究概况.科技信息(学术版),2008,(28):325-326.

[42] 朱兰香,陈卫昌,许春芳.大蒜素对大鼠肝纤维化模型细胞因子变化的影响.江苏医药,2004,30(7):51-53.

[43] 朱兰香,陈卫昌,许春芳.大蒜素对二甲基亚硝胺诱发的肝纤维化大鼠的保护作用.中草药,2004,35(12):13842-13871.

[44] 郑敏.大蒜素对小鼠实验性肝损伤的保护作用.中草药,2001,32(5):5-8.

[45] 刘进,卢杰夫.大蒜素软胶丸综合治疗脂肪肝疗效观察.广西医药,2004,26(6):862-864.

[46] Shimada M,Liu L,Nussler N,et al. Human hepatocytes are protected from ethanol-induced cytotoxicity by DADS via CYP2E1 inhibition. Toxicol Lett,2006,163(3):242-249.

[47] 曾涛,张翠丽,王倩,等.大蒜油与大蒜素对急性乙醇性肝损伤预防作用比较.毒理学杂志,2008,22(3):197-199.

[48] 刘浩,崔美芝,李春艳.大蒜素对2型糖尿病大鼠血糖的干预效应.中国临床康复,2006,10(31):73-75.

[49] 郝媛媛,刘德山,李伟,等.大蒜素对糖尿病高半胱氨酸血症大鼠脑干听觉诱发电位的影响.山东大学学报,2008,46(7):685-688.

[50] 梅四卫,朱涵珍.大蒜素的研究进展.中国农学通报,2009,25(9):97-101.

[51] 宋卫国,李宝聚,刘开启.大蒜化学成分及其抗菌活性机理研究进展.园艺学报,2004,31(2):263-268.

[52] 胡玉熙,陈曦,刘清飞,等.大蒜素药理作用研究的最新进展.药学进展,2007,31(11):481-485.

[53] 陈晓月,赵承辉,刘爽,等.大蒜素体外抗菌活性研究.沈阳农业大学学报,2008,39(1):108-110.

[54] 陈庆华,段志芳.大蒜辣素提取试验研究.农业科技,2007,14:109.

[55] 刘瑾,方峰,彭新平.大蒜新素对鼠巨细胞病毒感染小鼠脾细胞IL-12基因转录、表达和功能的影响.中国中药杂志,2011,36(12):1660-1663.

[56] 郑倩倩,林艺,谢克勤,等.大蒜油体外抗流感病毒作用分析.中国公共卫生,2013,29(4):593-596.

[57] Siddique Y H,Afzal M. Antigenotoxic effect of allicin against methyl methanesulphonate induced genotoxic damage. J. Environ. Biol. ,2005,26(3):547-550.

[58] 张宇,邵淑丽.大蒜的药理作用.高师理科学刊,2007,27(1):37-39.

[59] 甄宏,方峰,刘志峰,等.大蒜新素对HCMV主要即刻早期抗原IE72和IE86在人胚肺成纤维细胞中表达的影响.中国中药杂志,2005,30(1):47-49.

[60] 林青,乔竞原.大蒜素的药理与临床应用.首都医药,2004,11(6):38-39.

[61] 晏莉,黄起壬.大蒜素药理作用和作用机理的探讨.实用临床医学,2008,9(1):134-138.

[62] 曾东方,陈玢,曾麟,等.大蒜素对三种农作物病原真菌的抑制作用.湖北农业科学,2011,50(11):2247-2249.

[63] 刘丹丹,孙君社.大蒜素的药理作用研究概况.中国伤残医学,2007,15(1):61-63.

[64] 季宇彬.中药有效成分药理与应用.北京:人民卫生出版社,2007:105-106.

[65] 王燕.大蒜及其制剂防治心脑血管疾病研究进展.解放军药学学报,2001,17(2):1.

[66] 徐巍,苏乐群,李宏建.大蒜素的研究进展.中国医院药学杂志,2007,27(6):805-807.

[67] 蔡飞,李彩蓉,吴基良,等.大蒜素对大鼠局灶性脑缺血后热休克蛋白的影响.医药导报,2005,24(3):183-184.

[68] 郑燕华,陈崇宏.大蒜素对大鼠急性脑缺血再灌注损伤保护作用的研究.中国药理学通报,2004,20(7):

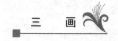

821-823.

[69] 王玉英,程何祥,张殿新,等.Ang Ⅱ对人心房细胞内游离钙浓度的影响及大蒜素的拮抗作用.心电学杂志,2005,24(2):84-86.

[70] 鲁锐,项标,刘静文,等.大蒜素的临床应用研究进展.时珍国医国药,2013,24(3):711-713.

[71] 黎启华,吴继雄,金红霞.大蒜素注射液治疗早搏132例临床观察.心血管康复医学杂志,2002,11(1):63-65.

[72] 史载祥,贾海忠,李格.大蒜素注射液治疗不稳定性心绞痛的临床与实验研究.医学研究荟萃,2002,3:3-5.

[73] 黄平平,王书桂,李尚珠.大蒜素在周围血管疾病治疗方面的应用.临床荟萃,2000,15(7):311-314.

16. 小 百 部

【来源】百合科天门冬属植物石刁柏 *Asparagus officinalis* L. 块根[1]。

【性味与归经】味苦,微辛,性微温,有小毒[1]。

【功能与主治】温肺,止咳,杀虫。主治风寒咳嗽,百日咳,肺结核,老年咳喘,疳虫,疥癣[1]。

【化学成分】根含甾体化合物:β-谷甾醇,美洲菝葜皂苷元(sarsasapogenin)及11种甾体化合物。还含香豆素,胡萝卜素,熊果酸,芸香苷(rutin)、松柏苷(coniferin),白屈菜酸(chelidonic acid),维生素C以及蜀葵氨酸(altheine)等成分[1]。

【药理作用】

1. 抗肿瘤作用

(1)小百部熊果酸的抗肿瘤作用:芦笋中的熊果酸抑制 HL-60 细胞增殖并诱导其凋亡,具有抗肿瘤作用[2]。

(2)小百部皂苷的抗肿瘤作用:芦笋中的甾醇皂苷有防止癌细胞扩散的功能,对多种癌症尤其是胃癌、肝癌、乳腺癌、肺癌、皮肤癌和膀胱癌有特殊疗效[2]。研究证实,芦笋皂苷 C 和 D 对小鼠移植性乳腺癌、胰腺癌、子宫颈癌的生长抑制率为 20%～40%[3]。从芦笋嫩芽中提取得到的粗皂角苷类物质,在 75～100μg/ml 范围内可以抑制细胞生长,200μg/ml 以上即可杀死 HL-60 细胞,显著抑制 DNA 的合成[4]。汲晨锋等[5]研究发现,芦笋皂苷对 HepG-2 细胞和 SGC-7901 细胞生长均有抑制作用,并呈剂量依赖性:HepG-2 细胞的最大抑制率为 73.1%,IC$_{50}$为 172.3mg/L;SGC-7901 细胞的最大抑制率为 84.1%,IC$_{50}$为 177.5mg/L。

实验表明,芦笋皂苷对 HepG-2 细胞和 SGC-7901 细胞生长均有抑制作用,并呈剂量依赖性;对 S180 小鼠肿瘤生长具有明显抑制作用,并呈量效关系,200mg/kg 剂量下的抑瘤率可达 44.8%。对 S180 小鼠的生存时间具有明显的延长作用,并呈量效关系,200mg/kg 剂量下的生命延长率可达 57.0%。

(3)小百部多糖的抗肿瘤作用:不同浓度的芦笋多糖溶液对肿瘤细胞 BGC-823 均有一定的抑制作用,并且呈明显的浓度依赖效应。当芦笋多糖溶液浓度由最初的 25μg/ml 增至 400μg/ml 时,肿瘤细胞的抑制率由 4.2% 增至 67.0%[6]。

大量研究表明,肿瘤的发生发展与机体的免疫反应密切相关,而红细胞作为一种辅助免疫细胞,在肿瘤免疫中发挥重要作用[7]。红细胞在抗肿瘤免疫反应中,具有识别、黏附、浓缩、杀伤抗原,清除循环免疫复合物,增强 NK 细胞、LAK 细胞和淋巴细胞杀伤肿瘤细胞能力的作用。红细胞膜表面的电荷特性对维持其生理活动及功能非常重要,能够影响目的物质转运过程、膜的流动性、膜与其他分子的结合、膜表面酶的活性等[8-10]。采用高效毛细管电泳(high performance capillary electrophoresis,HPCE)法分析芦笋多糖对荷瘤小鼠红细胞电泳迁移能力的影响,结果表明,荷瘤小鼠红细胞膜表面的负电荷比正常小鼠的少,芦笋多糖可以逆转肿瘤引起的红细胞膜表面负电荷减少,部分恢复红细胞的生理功能,增强红细胞的免疫功能。此外,芦笋多糖能显著增强红细胞膜的 Cl^- 转运功能,这一作用可能是通过升高红细胞膜电位实现的[12]。研究还表明[13],芦笋多糖对红细胞表面的带 3 蛋白和血型糖蛋白 A 都有影响,芦笋多糖能增加血型糖蛋白 A 上的唾液酸含量,提高带 3 蛋白和血型糖蛋白 A 的相互作用,显著增强红细胞带 3 蛋白转运 Cl^- 的能力,使膜电位显著升高,明显减少了红细胞在 HPCE 中的迁移时间。带 3 蛋白和血型糖蛋白 A 是相互作用的,而芦笋多糖能协同二者的功能,进而调节红细胞的抗肿瘤作用[11]。

(4)小百部的抗肿瘤作用:研究证实,芦笋提取物或芦笋汁对多种癌症有预防和治疗作用。研究表明,不同浓度的绿芦笋原汁和提取液可显著抑制肿瘤细胞 DNA 和 RNA 的生物合成,且抑制程度随原汁和提取液浓度的升高而增强[15]。研究显示,芦笋提取物对恶性肿瘤有分化抑制作用。用芦笋提取物饲喂荷瘤小鼠,15 天后发现其白细胞数量、红细胞凝集速度和溶血抗体的浓度都有增加,表明芦笋有良好的辅助治疗癌症的效果[14,16]。复合芦笋提取物能显著提高小鼠、健康人和肿瘤患者体内的谷胱甘肽 S-转移酶(glutathione S-transferase,GST),超氧化物歧化酶(SOD)活性。GST、SOD 是体内重要的解毒酶和抗氧化酶,可通过酶促和非酶促反应解除化学诱变剂、致癌剂、脂质和 DNA 氢过氧化物中毒,在抗诱变及抗肿瘤中起重要作用[17]。芦笋提取液能显著抑制恶性黑色素瘤 A375 细胞增殖,其诱导总凋亡率和坏死率与其浓度相关[18]。

大量实验证明,芦笋具有抗肿瘤的作用[19-22]。利用芦笋提取物对 S180 小鼠肉瘤进行不同水平的抑制实验,结果发现用芦笋提取液灌喂小鼠,对小鼠肿瘤的生长抑制率大于 70%。给小鼠灌服芦笋原汁,可抑制可移植肿瘤、子宫颈癌、肝癌 H22 等生长。

2. 其他药理作用

(1)对内脏系统的影响

1)对心血管系统的影响:芦笋具有降血脂功效,与芦笋皮含有丰富的黄酮类化合物、膳食纤维及其他活性成分有关[23]。用芦笋香菇汁、芦笋香菇绿豆汁饲喂实验性高脂血症小白鼠后也有类似的结果,调血脂作用程度与已知的调脂药物相当[24]。

研究发现芦笋对高脂血症患者具有不同程度的降脂作用。实验表明,无论患者高血脂的病史长短,服用芦笋汁后均有较好的降脂效果,特别对甘油三酯的下降效果显著[25]。以芦笋下脚料为主要原料,对降脂减肥功能进行研究,结果表明芦笋能显著降低高血脂大鼠的血清总胆固醇(total cholesterol,TC)和低密度脂蛋白胆固醇(low density lipoprotein-cholesterol,LDL-C)水平,降低动脉粥样硬化指数(atherogenic index,AI),显著提高抗动脉粥样硬化指数(anti-atherogenic index,AAI),表明芦笋醋饮料有显著的降脂减肥和预防动脉粥样硬化的作用[26]。

2)对消化系统的影响:研究发现芦笋具有保肝作用。芦笋原汁可明显抑制四氯化碳(CCl_4),同时可提高肝组织 SOD 活性,这表明芦笋对 CCl_4 所致小鼠肝细胞有明显保护作用,其机制可能与提高 SOD 活性、抑制膜脂质过氧化有关[27]。研究表明,芦笋对大鼠内源性亚硝胺中毒具有保护作用,而肝脏是亚硝胺在体内损害的主要脏器之一,这表明芦笋具有保护肝细胞的功能[28]。芦笋在小鼠肝线粒体受 γ-射线损伤后进行修复过程中的抗氧化作用[29]。注射1～100mg/ml 的芦笋根乙醇提取物，可以抑制酒精诱导的肝肿瘤坏死因子的分泌，从而起到保护肝的功效[30]。

（2）抗病原微生物作用：芦笋具有抗细菌作用。利用平板菌落计数法探讨芦笋皮水提取液和乙醇提取液对空气中最常见细菌的抑制作用，并在此基础上测定了水提取液和乙醇提取液在几个不同体积分数的抑菌率，比较了两种提取液抑菌活性能力的大小。结果表明，芦笋皮提取物对空气中最常见细菌有较好的抑制效果，并且乙醇提取物的抑菌效果明显强于水提取物，且在弱酸性环境下抑菌效果有所加强。121℃，15 分钟的高温处理后其抑菌效果有所减弱，芦笋皮提取液的抑菌活性在与细菌作用 12 小时后达到高峰，随后抑菌活性逐渐减弱[31]。

采用牛津杯法对不同质量浓度的芦笋皮乙醇提取物对金黄色葡萄球菌、大肠杆菌、枯草芽孢杆菌、志贺菌、沙门菌的抑制作用进行抑菌实验，结果表明芦笋皮乙醇提取物对细菌有抑制作用，对金黄色葡萄球菌最低抑制质量浓度为 1g/100ml，其余 4 种细菌均为 5g/100ml，且随着质量浓度的增大抑菌作用增强；对青霉、毛霉、黑曲霉的最低抑制质量浓度分别为 10g/100ml、30g/100ml、40g/100ml[32]。

（3）对免疫系统的影响：芦笋多糖具有免疫调节作用。芦笋多糖作为一种免疫调节剂，能增强机体的免疫功能。主要机制是通过提高巨噬细胞的吞噬能力、促进 T 细胞增殖、促进 LAK 细胞活性、提高 B 细胞活性、激活补体等多种途径来促进机体的免疫功能[33]。用芦笋茎叶粗多糖以 400mg/kg 的剂量给小鼠灌胃给药 7 天，发现其能明显升高正常小鼠的碳粒廓清能力，增强 2,4,6-三硝基氯苯所致小鼠耳郭迟发型超敏反应，故芦笋粗多糖能增强机体的抗应激能力，对机体免疫功能具有改善作用[34]。采用腹腔巨噬细胞吞噬法、溶血素及溶血空斑形成法和淋巴细胞转化法观察芦笋多糖对正常小鼠免疫作用的影响，发现芦笋粗多糖 400mg/kg、200mg/kg、100mg/kg 剂量组均可显著提高正常小鼠腹腔巨噬细胞吞噬功能（$P<0.01$），促进溶血素、溶血空斑的形成，提高淋巴细胞的转化率[35]。

采用 RT-PCR 法检测芦笋多糖对巨噬细胞表达细胞因子模式的影响，实验表明，芦笋多糖作用 6 小时即可激活巨噬细胞细胞因子 TNF-α、IL-6 基因的表达[36]。

芦笋具有免疫调节作用。应用 ^{51}Cr 释放试验研究表明，在一定浓度范围内芦笋汁可明显促进人外周血自然杀伤细胞的活性。用芦笋根提取所得的免疫辅助因子注射小鼠，能显著提高百日咳抗体的浓度，有效减少发病率，降低死亡率[37]。

将风干芦笋用 75% 体积分数的乙醇溶液进行超声提取，获得芦笋醇提取物，对实验小鼠灌胃芦笋醇提取物，剂量分别设为 7mg/kg、70mg/kg、140mg/kg。另设一个空白对照组灌胃等体积生理盐水，连续 30 天灌胃后，分别进行小鼠脏器、体重、腹腔巨噬细胞吞噬实验、淋巴细胞转化实验及半数溶血值实验。结果显示，中、高剂量组的芦笋提取物可显著提高小鼠的脾脏指数和腹腔巨噬细胞的吞噬能力，中、高剂量组的芦笋提取物具有显著增强淋巴细胞增殖能力的作用。对提高血清溶血素含量作用极显著，并具有剂量依赖性，表明芦笋提取物能增强正常小鼠的非特异性和特异性免疫功能[38]。

用酿制的芦笋葡萄酒饲喂小鼠，进行小鼠的免疫性试验，发现饲喂 7 天后即可提高胸腺指数及脾指数，腹腔巨噬细胞吞噬功能明显增强。其有效成分可能是多糖和苷类。芦笋为天然植物，作为药物使用其副作用小，因此对于癌症的辅助治疗有很重要的意义[39]。

(4)抗衰老作用:芦笋多糖具有抗氧化的作用。辐射会使代谢活跃的细胞中产生一连串的活性氧簇,例如过氧化物、羟自由基等,这些活性氧簇可诱导细胞大分子例如 DNA、脂质的氧化损伤。脂质过氧化是氧化损伤的主要机制,其产物如 4-羟基壬烯醛能与 DNA 及其他生物大分子相互作用并改变它们的功能进而导致疾病[40]。芦笋多糖可以显著提高衰老小鼠血过氧化氢酶(catalase,CAT)、谷胱甘肽过氧化物酶(glutathione-peroxidase,GSH-Px)的活性,显著降低其血浆、脑、肝匀浆过氧化脂质(LPO)的水平,拮抗衰老所致胸腺、脾脏和脑组织的萎缩,这表明芦笋多糖具有良好的抗衰老作用[41-42]。

【药代动力学研究】小百部总皂苷的药代动力学研究:小百部总皂苷在胃肠道环境下基本稳定。以外翻小肠模型对小百部总皂苷的体内吸收情况进行研究发现,体内吸收差,生物利用率低。对小百部总皂苷药动学研究发现其口服给药胃肠道吸收差,静脉注射会产生溶血,说明小百部总皂苷不能用于静脉注射[43]。

【临床应用】

1. 治疗肿瘤　芦笋制剂在肿瘤的综合治疗过程中,能抑制肿瘤生长,并改善患者因化疗药物引起的免疫抑制及造血系统功能障碍,能改善患者一般身体状况。华西医科大学口腔医学院李龙江用芦笋胶囊治疗 50 例恶性肿瘤患者,在放化疗同时口服芦笋胶囊,3 粒,每日 3 次,结果显示:患者卡氏评分(Karnofsky,KPS)明显提高,治疗组用药前后白细胞(leukocyte,white blood cell,WBC)、血红蛋白(hemoglobin,Hb)、血小板(platelet,PLT)无明显下降,而对照组 Hb 及 PLT 有明显下降($P<0.01$、$P<0.05$)。治疗组化疗后免疫功能得到改善,较化疗前 T 淋巴细胞亚群百分率高(P 分别<0.01、<0.01;>0.05、<0.05)。治疗组完全缓解(complete remission,CR)＋部分缓解(partial remission,PR)为 65.4%,对照组为 41.6%($P<0.05$),差异显著,说明芦笋确有抗癌作用;治疗后治疗组患者食欲、睡眠、体重及主观感觉、一般身体状况均好于对照组($P<0.01$),尤其是口干症状明显缓解,优于对照组($P<0.01$);治疗组及对照组均未出现毒副作用,治疗组恶心呕吐出现程度低于对照组、肝肾功在用药后均未发现异常。

2. 芦笋治疗其他疾病　治疗银屑病:福建省晋江地区第一医院应用芦笋治疗银屑病。总有效率 95%[44]。

参 考 文 献

[1] 李经纬,区永欣,邓铁涛,等.中药大辞典.北京:人民卫生出版社,1995:490.

[2] 袁仲,刘新社.芦笋的保健功能与加工利用.食品研究与开发,2008,28(8):158-161.

[3] Kawano K,Sato H,Sakamura S,et al. A bitter principle of asparagus. Part:Isolation and structure of furostanol saponin in asparagus edihle shoots. Agric Biol Chem,1977,41(1):1-8.

[4] Yu S,Chee-Kok C,Chi-Tang H,et al. Anti-tumor activity of the crude saponins obtained from asparagus. Cancer Lett,1996,104(1):31-36.

[5] 汲晨锋,季宇彬,岳磊.芦笋皂苷诱导肿瘤细胞凋亡作用及机制初步研究.中国药理通讯,2007,24(3):11-12.

[6] 崔莹光.芦笋多糖的提取及生物学活性研究.济南:山东师范大学,2005:21-25.

[7] 梁化歧,王海英,王北宁.红细胞在肿瘤免疫中的作用与地位.中国误诊学杂志,2008,8(22):5305-5307.

[8] 唐建国,薛张刚.红细胞免疫系统研究进展.中国临床学,2002,9(5):593-596.

[9] 甘慧,孙萍.红细胞免疫研究的历史、现状和前景.国外医学:免疫学分册,2005,28(4):227-230.

[10] 高世勇,张宇金,王帅帅.仙芦抗癌胶囊对红细胞免疫及唾液酸的影响.哈尔滨商业大学学报:自然科学版,2005,21(4):411-413.

[11] 季宇彬,陈学军,汲晨峰.HPCE分析芦笋多糖对荷瘤小鼠红细胞的影响.哈尔滨商业大学学报:自然科学版,2006,22(5):1-3.

[12] 季宇彬,汲晨锋,陈学军.芦笋多糖对S180小鼠红细胞氯离子浓度及膜电位影响的研究.中国药学杂志,2008,43(15):1146-1149.

[13] Ji Y,Ji C,Chen X . Effects of asparagus polys accharide on GPA and band 3 from erythrocyt e membrane of S180 mice. IFMBE Proc,2008,19:528-530.

[14] 黄镜,孙燕,陆士新.芦笋有效成分熊果酸诱导HL-60细胞凋亡的实验研究.中国中西医结合杂志,1999,19(5):296-298.

[15] Diwanay S,Chider D,Patwardhan B. Immunoprotection by botanical drugs in cancer chemotherapy. J Ethnopharmacol,2004,90(1):49-55.

[16] 孙春艳,赵伯涛,郁志芳,等.芦笋的化学成分及药理作用研究进展.中国野生植物资源,2004,23(5):1-5.

[17] 于洪琴,董强,董云玲,等.复合芦笋对体内谷胱甘肽转移酶及超氧化物歧化酶活性的影响.中国药科大学学报,1997,28(2):104-106.

[18] 夏俊,陈治文,胡守芬,等.芦笋提取物抑制恶性黑色素瘤A375细胞增值的研究.蚌埠医学院学报,2004,29(2):95-97.

[19] 张存莉.当体皂苷的生物活性研究进展.西北林学院学报,2003,18(2):95-100.

[20] PotduangB,MeeP10yM,GiwanonR,et al. Biological activities of asparagus racemosus. Afr J Tradit Complement Altern Med,2008,5(3):230-237.

[21] 许申,胡谷丰,方浩徽.芦笋颗粒在肿瘤治疗中的作用.临床肺科杂志,2008,13(6):678-679.

[22] Yu Shao,Chee-Kok Chin. Anti-tumor activity of the crude saponins obtained from as Paragus. Cancer Letter. 1996,104(1):31-36.

[23] 冯翠萍,常霞,卢耀环.芦笋皮对实验性高脂症大鼠血脂水平的影响.山西农业大学学报,2001,21(3):265-267.

[24] 邵淑丽,马德滨,徐兴军,等.芦笋、香菇、绿豆对小白鼠实验性高脂血症的预防作用.中医药信息,2002,19(3):72-73.

[25] 梅慧生.服用芦笋香菇绿豆汁对人体酯含量的影响.北京大学学报(自然科学版),1990,26(3):369.

[26] 朱丽霞,魏东.芦笋保健醋的研制及其降血脂试验.食品研究与开发,2009,30(10):64-66.

[27] 段巧玲,石莹,夏俊,等.芦笋对四氯化碳肝损害的保护作用.蚌埠医学院学报,1996,21(4):217-218.

[28] 郭兵,庄宗杰.中药芦笋对四氯化碳性肝损伤的保护作用.贵阳医学院学报,1994,19(2):175-177.

[29] Jayashree P,Kamat,Krutin K. Bolour,et al. Antioxidant properties of Asparagus racemosus against damage induced by γ-radiation in rat liver mitochoudria. Journal of Ethnopharmacology,2000,71(3):425-435.

[30] H N. Koo A. ,H J. Jeong A. ,J Y. Choi,et al. Inhibition of tumor necrosis factor-a-induced aoptosis by Asparagus coehinehinensis in HepG2 cells. Journal of Ethnopharmacology,2000,73:137-143.

[31] 冯翠萍,王亚琴.芦笋皮抑菌作用的研究.食品科学,2007,28(12):105-108.

[32] 冯翠萍,张培宜,张帅.芦笋皮乙醇提取物的抑菌活性研究.食品科学,2010,31(15):73-75.

[33] 郭兵,张春林,孟金玲,等.芦笋对小鼠巨噬细胞吞噬功能的影响.贵阳医学院学报,1995,20(4):285-286.

[34] 孙春燕.芦笋茎叶中黄酮类化合物和多糖的提取、纯化研究.南京:南京野生植物研究院,2006.

[35] 周利亘,王春辉,王君虹.芦笋的活性成分及其生物学功能.安徽农学通报,2006,12(2):23-25.

[36] 谢艳霞.芦笋多糖对巨噬细胞的免疫调节研究.济南:山东师范大学,2008:32-54.

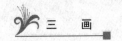

[37] 王春艳,王卫东,李超.芦笋的生物活性及其生物功能.食品与药品,2010,12(9):369-371.

[38] 王芳,马淑凤,李汉臣,等.芦笋醇提取物的免疫调节作用.食品科学与生物技术,2013,32(3):1673-1689.

[39] 鞠玉栋.芦笋的化学成分及其药理作用.中国园艺文摘,2011(2):125-126.

[40] Kamat J P,Boloor K K,Devasagayam T P A,et al. Antioxidant proper-ties of Asparagus racemosus a-gainst damage induced by γ-radiation in rat liver mitochondria. J Ethnopharm,2000,71:425-435.

[41] 苗明三,顾丽亚,方晓燕.芦笋多糖对衰老模型小鼠的影响.中国中药杂志,2004,29(7):673-675.

[42] 申梅淑,宋明勋,杨旭东.芦笋多糖对衰老小鼠 p16 基因表达的影响.牡丹江医学院学报,2009,30(3):1-2.

[43] 周立波.小百部的抗肿瘤活性成分及其体内外分析.上海:复旦大学,2007:62-65.

[44] 林友胜,胡松青.芦笋的药理和临床研究述要.辽宁中医学院学报,2005,7(6):637-638.

17. 山 豆 根

【来源】豆科植物越南槐 *Sophora tonkinensis* Gagnep. 的干燥根和根茎[1]。

【性味与归经】苦,寒。归肺,胃经。有毒。

【功能与主治】清热解毒,消肿利咽,用于火毒蕴结,乳蛾喉痹,咽喉肿胀,齿龈肿痛,口舌生疮。

【化学成分】根含生物碱:苦参碱(matrine)、氧化苦参碱(oxymatrine)、臭豆碱(anagyrine)、N-甲基金雀花碱(N-methylcytisine)、氧化槐根碱(sophocarpine N-oxide)、槐胺碱(sophoramine)、槐醇(sophoranol)。还含黄酮类,染料木素(genistein)、山槐树(maackiain)、紫檀素(pterocarpin)、三叶豆紫檀苷(trifolirhizin)、山豆根酮(sophoranone)、山豆根查耳酮(sophoranone)、山豆根色烯(sophoranochrometre)、山豆根酮色稀(sophoranocharomene)、大豆素(daidzein)。又含三萜类,槐花二醇(sophoradiol)、广东相思子三醇(cantoniensis triol)、大豆皂醇(soyasapogenol)、相思子皂醇(abrisapogenol)、葛根皂醇(kudzusapogenol)、紫藤皂醇(wistariasapogenol)、山豆根皂苷元(subprogenin A、B、C、D)、山豆根皂苷(subproside)Ⅰ、Ⅱ、Ⅲ、Ⅳ、Ⅴ、Ⅵ、Ⅶ,大豆皂苷(soyasaponin)Ⅰ、Ⅴ、A3,槐花皂苷(kaikasaponin)Ⅰ、Ⅲ。还含有多种咖啡酸酯和多糖[1]。

【药理作用】

1. 抗肿瘤作用

(1)氧化苦参碱的抗肿瘤作用:体外实验证明,山豆根对肿瘤细胞 DNA 和 RNA 的合成有明显抑制作用,其有效成分氧化苦参对肿瘤乏氧细胞有选择性杀伤作用;对小鼠 AL-795 肺腺癌细胞系乏氧细胞的毒性为有氧细胞的 36 倍,且随药物浓度加大而增强[2]。

(2)染料木素的抗肿瘤作用:染料木素可以增加吉西他滨体内和体外的抗胰腺癌肿瘤活性。对人类乳腺癌细胞进行了研究,发现转移的蔓延而非原发性肿瘤负荷是乳腺癌转移的主要原因,术后饮食介入染料木素可以减少常位乳腺癌模型转移[3]。

染料木素抑制细胞周期:使细胞停滞于 G_2/M 期,通过在 HeLa 细胞试验中证明,染料木素通过下调拓扑异构酶Ⅱα(topoisomerase Ⅱα, Topo Ⅱα)及 Sp1 mRNA 的表达,上调 Sp3 mRNA 的表达促进细胞凋亡,并使细胞停滞于 G_2/M 期[4]。用离子辐射形式作用于肿瘤细胞,使处于 G_1 和 S 期的细胞降低,G_2/M 期明显增多;单独用染料木素作用时大多数细胞停滞于 S 期;合用离子辐射、染料木素作用其大多数细胞停滞于 G_2/M 期,其数量显著高于单独使用离子辐射或染料木素作用。galectin-3 可能为染料木素介导的细胞停滞于 G_2/M 期及凋亡的关键决定因子[5]。

染料木素诱导肿瘤细胞凋亡：通过上调相应促凋亡基因，下调相应抗凋亡基因，来促进肿瘤细胞的凋亡进而预防、限制肿瘤的发生。喂食雌性小鼠含有染料木素的食物能增加乳房上皮细胞凋亡，提高抑癌基因 PTEN 水平，增加 $p21$、bax、bok 等促凋亡基因的表达。在体外试验中，染料木素分别作用于转染 $PTEN\ SiRNA$ 与没经过转染的人乳癌细胞 MCF-7 发现，经过转染的 MCF-7 细胞凋亡数明显下降，$p21$、bok 的基因表达也明显下调。这说明染料木素是通过诱导肿瘤抑制因子 PTEN 的表达来促进乳房表皮细胞凋亡的[3-5]。

(3)苦参碱的抗肿瘤作用：2.5mg/kg 苦参碱对小鼠艾氏腹水癌体外及体内动物实验都有效，对小鼠肉瘤 S180 也有效。苦参碱对小鼠 H22 实体瘤生长具有明显的抑制作用，抑瘤率达 60% 以上。苦参碱处理后小鼠的成瘤时间明显晚于生理盐水对照组，肿瘤生长也较对照组慢。苦参碱的体内抗肿瘤作用机制可能与其能够抑制肿瘤细胞的分裂和增殖，直接杀伤肿瘤细胞和诱导肿瘤细胞凋亡，调节机体的抗肿瘤免疫应答效应有关[6]。

体外研究发现，苦参碱能有效抑制体外培养的人肝癌细胞株 HepG-2 的增殖，且抑制作用呈时间和剂量依赖性；能够诱导人白血病 K562 细胞向正常形态分化，明显抑制肿瘤细胞端粒酶活性的表达[7]。此外，苦参碱通过影响黏附分子的表达及抑制血管内皮细胞增殖而起到抑制肿瘤转移的作用[8]；影响肿瘤细胞中 Bcl-2、Bax 表达。苦参碱在体外还能降低由硫代乙酸钠制剂刺激产生的小鼠腹腔巨噬细胞抑制 P615 肿瘤细胞增殖的效应[9]。

(4)三叶豆根苷的抗肿瘤作用：研究三叶豆根苷对人源性前列腺癌细胞 LNCaP 和 PC-3，以及正常人类前列腺上皮细胞的细胞周期抑制、细胞凋亡和诱导肿瘤抑制基因表达调控的影响。25μmol/L 的三叶豆根苷连续 6 天给药，对 LNCaP 细胞增殖的抑制率为 40%。高剂量治疗所引起的生长抑制效果体现在前 3 天。在给 125μmol/L 的三叶豆根苷前，对 PC-3 细胞的影响并不明显，而当超过此剂量后的 4~6 天，约 50% 的细胞增殖受到抑制。对于正常人前列腺上皮细胞，三叶豆根苷在 200μmol/L 的最高浓度下才有影响。三叶豆根苷抑制 LNCaP 细胞和 PC-3 细胞生长分别与 G_0/G_1 期阻滞和 G_2/M 期阻滞有关，并具有剂量依赖性。此外，细胞周期蛋白 E 的蛋白表达不变，但 50μmol/L 的三叶豆根苷处理后，LNCaP $Cyclin\ D1$、$p53$ 和 $p21$ 基因受到抑制，表明 $p53$ 有独立通路。三叶豆根苷还能够体外抑制人卵巢癌 A2780 和 H23 肺癌细胞的生长[10]。

氧化苦参碱浓度>10^{-5}mol/L 时，对肝星状细胞增殖有抑制作用（$P<0.05$），有抗肝纤维化的作用。氧化苦参碱（30mg/kg、90mg/kg）干预的二甲基亚硝胺诱导大鼠肝纤维化模型 ALT、AST 下降，肝组织羟脯氨酸含量及 TGF-β_1 mRNA 表达水平降低（$P<0.01$），SOD、谷胱甘肽过氧化物酶（glutathione-peroxidase，GSH-Px；GPx）较模型组升高，而丙二醛低于模型组。电镜显示肝细胞损伤减轻，认为氧化苦参碱对二甲基亚硝胺诱导的肝纤维化有预防及治疗作用，其部分机制为通过抗脂质过氧化而保护肝细胞、抑制纤维生成等[11]。

氧化苦参碱（1mg/ml）在体外能显著抑制 SGC-7901 细胞增殖，并能抑制 VEGF 基因的转录和表达，提示氧化苦参碱有抑制肿瘤血管生成的潜在作用[12]。氧化苦参碱对人肝癌细胞株 QGY 有抑制细胞增殖、阻滞细胞周期、诱导凋亡及抑制端粒酶活性的作用[13]。氧化苦参碱（2mg/ml，3mg/ml，4mg/ml）可使人结肠癌 SW1116 细胞周期阻滞于 G_0/G_1 期，Cyclin D1、CDK4、E2F1、Skp2 mRNA 和蛋白表达显著下降，p53 mRNA 和蛋白表达显著上升，作用呈剂量和时间依赖性（$P<0.05$）[14]。氧化苦参碱可通过阻滞细胞周期及相关通路，降低 CyclinE1

蛋白,上调 $p21$ 、$p27$ 的基因表达,对人结肠癌细胞株 SW1116 发挥抗肿瘤作用[15]。浓度为 1.77mmol/L、3.55mmol/L、5.32mmol/L 的氧化苦参碱对 OS732 骨肉瘤细胞的生长有抑制作用,氧化苦参碱能显著抑制 OS732 细胞增殖、促进其凋亡[16]。氧化苦参碱经肌内注射体内生物转化后,血清中的主要代谢成分仍保持不变,含氧化苦参碱的血清也具有诱导卵巢癌细胞凋亡的作用[17]。

氧化苦参碱能明显抑制人子宫内膜癌细胞株 Ishikawa 增殖,细胞周期发生明显改变。随着药物浓度增高,G_1 期细胞比例增加,S 期细胞减少;当浓度为 10mg/ml 时,细胞凋亡率 65.4%,Ishikawa 细胞侵袭基底膜的能力明显被抑制[18]。氧化苦参碱能诱导食管癌细胞株 Eca-109 凋亡,其机制与抑制 survivin 表达,同时上调 caspase-3 活性和表达有关。氧化苦参碱对移植性小鼠肉瘤 S180 有明显的抑制作用,但对移植性小鼠艾氏腹水癌抑制作用不明显。与环磷酰胺合用对艾氏癌实体型有协同抑制作用,机制之一为氧化苦参碱提高了环磷酰胺的代谢激活,并使环磷酰胺减少剂量 1/2,其抑瘤的作用仍相当于原剂量,并且降低了环磷酰胺引起白细胞减低的毒性[19]。

体外研究表明,氧化苦参碱有与经典化疗增敏剂维拉帕米相似的作用,与抗肿瘤药物长春新碱、平阳霉素、顺铂、5-氟尿嘧啶联合使用,可使鼻咽癌细胞株 HNE-1 和鼻咽癌耐药细胞株 HNE-1(200)的细胞发生明显的 G_0/G_1 期阻滞;增敏剂维拉帕米与药物相互作用使试验细胞株也发生 G_0/G_1 期阻滞。氧化苦参碱对宫颈癌细胞 HeLa 有放射增敏作用,其作用机制可能与诱导 HeLa 细胞凋亡和对细胞 G_2/M 期阻滞有关[20]。

2. 其他药理作用

(1)对中枢神经系统的影响

1)中枢抑制作用:苦参碱有类似安定的作用,能明显抑制小鼠的自主活动,出现以流涎、脉搏加快、步态不稳等神经系统为主的中毒症状,有明显的量效关系。拮抗苯丙胺和咖啡因的中枢兴奋作用,增强戊巴比妥钠及水合氯醛的中枢抑制作用[21]。

2)镇痛作用:苦参碱具有镇痛作用,静脉注射微量的苦参碱后,仍能显著提高小鼠的痛阈值,其镇痛部位可能在中枢[21-23]。

3)对钠通道的阻滞作用:苦参碱对棉铃虫幼虫神经细胞钠通道具有浓度依赖性阻滞作用,且此作用是一个逐渐而缓慢的过程[24]。

4)抗癫痫作用:氧化苦参碱可延长癫痫大鼠惊厥潜伏期,明显减轻大鼠痫样发作程度,对大鼠皮层脑电图有明显改善,降低癫痫大鼠脑中 MDA 含量,提高 SOD 活性[25]。

5)对脑缺血再灌注损伤的保护作用:氧化苦参碱对大鼠局灶性脑缺血再灌注损伤和小鼠急性脑组织缺血有保护作用,氧化苦参碱可使局灶性脑缺血再灌注大鼠的海马 CA1 区、纹状体和皮质区的损伤程度明显改善,神经元存活数增多[26]。脑室注射氧化苦参碱对局灶性脑缺血再灌注大鼠的脑损伤具有明显的保护作用,中枢作用可能为其机制之一。氧化苦参碱 0.35mg/kg 脑室注射给药组大鼠脑梗死面积缩小($P<0.05$),血清一氧化氮(NO)含量明显降低($P<0.05$)[27]。

(2)对内脏系统的影响

1)缺血再灌注心律失常动物模型经氧化苦参碱干预后,缺血再灌注心律失常明显减轻($P<0.01$),氧化苦参碱降低再灌注大鼠血清细胞间黏附分子-1(intercellular cell adhesion molecule-1,ICAM-1)的表达,可能是其抗心律失常的机制之一。氧化苦参碱对抗缺血再灌注所致大鼠心律失常的机制可能还与缩短动作电位时程有关[28]。

小鼠灌胃给予苦参碱,大鼠、兔静脉注射苦参碱均有明显对抗由氯仿-肾上腺素、乌头碱所致的心律失常。苦参碱还可抑制乌头碱诱发大鼠左心房自律性作用或延长乌头碱诱发自动节律的潜伏期和减慢其初始频率[29]。

观察染料木素对表达血小板衍生生长因子(platelet derived growth factor,PDGF)和分泌转化生长因子 TGF-β₁ 促大鼠肝星状细胞 HSC-T6 增殖和胶原合成以及 Ⅰ 型胶原表达的影响。染料木素能显著抑制或阻断纤维化细胞因子 PDGF 及 TGF-β₁ 对肝星状细胞的作用,具有体外抗肝纤维化作用[30]。

2)对呼吸系统的影响:苦参碱主要是通过兴奋 β 受体,尤其是兴奋中枢的 β 受体,解除支气管痉挛及抑制抗体和慢反应物质的释放而产生平喘作用。作用机制为对大鼠、豚鼠离体气管、回肠平滑肌在有无 Ca²⁺ 的情况下,苦参碱均有明显的对抗组胺、乙酰胆碱和氯化钡兴奋气管平滑肌和肠肌的作用,在无 Ca²⁺ 作用下,这种对抗作用更为明显[31]。

氧化苦参碱可以通过减轻气道炎症和降低气道高反应性而具有明显的抗哮喘作用,氧化苦参碱能减少哮喘模型大鼠外周血嗜酸性粒细胞(eosinophil,EOS)数目,减少肺溢流量,对乙酰胆碱造成的离体气管螺旋条收缩反应有明显抑制作用[32]。氧化苦参碱还可显著减轻哮喘小鼠气道及肺组织中炎性细胞的浸润,抑制哮喘小鼠肺组织中 ICAM-1 mRNA 和 IL-4 mR-NA 表达[33],此作用与其降低气道炎性细胞的浸润有关[34]。

研究发现,染料木素结构与 17-β-雌二醇类似,能竞争性结合雌激素受体,明显增加子宫重量。染料木素低剂量时表现出对生殖系统的弱雌激素样作用,而高剂量则对生殖系统起抑制作用,表现双相调节的特点。将染料木素作用于去卵巢大鼠,实验表明染料木素对骨质疏松症大鼠的股骨生物力学和骨密度有显著的改善作用,有较好的抗骨质疏松作用[35]。

(3)抗病原微生物作用

1)抗菌作用:山豆根水浸剂对絮状表皮癣菌有抑制作用。苦参碱,氧化苦参碱对乙型链球菌、大肠杆菌、金黄色葡萄球菌等有抑制作用。苦参总碱对麻风杆菌、霍乱杆菌、钩端螺旋体等均有一定抑制作用[36]。

2)抗病毒作用:苦参碱有较好的乙型肝炎病毒(hepatitis B virus,HBV)DNA 及乙型肝炎 e 抗原(hepatitis B e antigen,HbeAg)阴转率和抗 Hbe 阳转率作用,抗病毒机制有以下几方面:第一,可诱导干扰素及某些细胞因子的产生,从而增加 HBV 基因产物的降解;第二,可干扰细胞内核酸的合成,从而抑制病毒蛋白质合成,抑制 HBV 在细胞内的复制;第三,通过免疫调节抗病毒,一般认为苦参碱是一种双向免疫调节剂,即在低浓度时可刺激淋巴细胞增殖,高浓度时则抑制;此外,苦参碱还有直接的抗病毒作用[37]。

体外研究表明,氧化苦参碱具有直接抗 HBV 活性,氧化苦参碱 2000μg/ml 时对乙型肝炎表面抗原(hepatitis B surface antigen,HBsAg)、乙型肝炎核心抗原(hepatitis B core antigen,HBcAg)的抑制率分别达 40.57%、48.27%;浓度为 100~2000μg/ml 时,能明显降低 HepG-2-2.2.15 细胞胞浆核心颗粒 HBV DNA 水平;无明显细胞毒性作用。氧化苦参碱腹腔注射 50mg/kg 和 100mg/kg,HBV 转基因鼠肝脏组织 HBeAg 量明显降低($P<0.01$),说明氧化苦参碱对 HBV 转基因鼠 HBV 的表达有抑制作用[38]。

(4)对免疫系统的作用:山豆根可增强淋巴细胞的细胞毒作用,增加巨噬细胞的吞噬功能。氧化苦参碱肌内注射与氢化可的松相似,能对抗巴豆油、角叉菜胶(大鼠)和冰醋酸(小鼠)诱发的渗出性肾炎[39]。

氧化苦参碱对小鼠树突状细胞的功能和促成熟有促进作用,使小鼠的树突状细胞对 T 淋

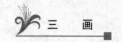
巴细胞的刺激能力增强,表面分子 CD40 的表达明显升高,分泌细胞因子 IFN-γ 明显升高($P<0.5$)[40]。对免疫低下小鼠,氧化苦参碱能抑制 T 淋巴细胞酯酶染色率,增强网状内皮系统的吞噬能力,对免疫低下小鼠的细胞免疫具有明显抑制作用,并能增强其非特异性免疫,但对迟发型超敏反应和血清溶血素抗体无明显影响[41]。氧化苦参碱能通过抑制 JAK-STAT 信号通路的活化从而抑制细菌、病毒等对 JAK2 的激活作用,减少 TNF-α、IL-6 等促炎因子的表达,进而对脓毒症大鼠肺损伤性病变发挥治疗作用[42]。

3. 毒性作用

(1)染料木素毒性作用:染料木素对哺乳动物细胞具有诱导细胞变异、突变的可能性和潜在的致癌作用[34]。

(2)苦参碱的毒性作用:小鼠腹腔注射苦参碱 LD_{50} 为 150mg/kg,大鼠腹腔注射苦参碱 LD_{50} 为 125mg/kg。狗肌肉注射苦参碱结晶 200mg/kg,观察 6 小时,除有轻度安静外,无任何异常现象,每天肌肉注射苦参碱 0.5g,连续 14 天,动物精神状态、活动情况与血象也均无明显改变[43]。

(3)氧化苦参碱的毒性作用:氧化苦参碱 LD_{50} 皮下注射为 750mg/kg,肌肉注射为(256.74±57.36)mg/kg;小鼠腹腔注射为 521mg/kg,静脉注射为 150mg/kg[43]。

【药代动力学研究】

1. 染料木素的药代动力学研究　染料木素在水及不同 pH 水溶液中溶解度 $<18\mu g/ml$,不同浓度的羟丙基-β-环糊精使它的溶解度显著提高[44]。

2. 苦参碱的药代动力学研究　大鼠口服 15mg/kg、30mg/kg、60mg/kg 苦参碱的生物利用度分别为 43.7%、47.4% 和 31.6%,达峰时间 t_{max} 平均为 58 分钟[(58.0±13.4)分钟][43]。

参 考 文 献

[1] 宋立人,续亮恂. 现代中药学大辞典. 人民卫生出版社,2001:175-177.

[2] 郑艳春,秦婷,崔雅慧,等. 北豆根化学成分及其药理作用的研究进展. 中医药导报,2011,8(13):9-10.

[3] Sharon A, Vantyghem, Sylvia M Wilson, et al. Dietary Genistein Reduces Metastasis in Post surgical Orthotopic Breast Cancer Model. Cancer Res, 2005, 65(8):3396-3403.

[4] Zhou N J. Genistein inhibition of topoisomerase Ⅱ α expression participated by sp1 and sp3 in HeLa cell. Int J Mol Sci, 2009, 10(7):3255-3268.

[5] Dave B, Eason R, Till SR, et al. The soy isoflavone genistein promotes apoptosis in mammary epithelial cells by inducing the tumor suppressor PTEN. Carcinogenesis, 2005, 26(10):1793-1803.

[6] 马凌娣,张彦,文世宏,等. 苦参碱对荷瘤小鼠抑瘤作用的实验研究. 中华肿瘤杂志,2005,27(6):339-341.

[7] 司维柯,尚桃元,康格非. 苦参碱对人肝癌细胞 HepG-2 的细胞形态影响和相关增殖因素的变化. 第三军医大学学报,2000,(22):553-556.

[8] 张彦,马凌娣,何於娟,等. 苦参碱诱导 K562 细胞分化早期的基因表达分析. 中华血液学杂志,2004,25(6):342-345.

[9] 陈伟忠,林勇,谢渭芬,等. 苦参碱对肝癌细胞端粒酶活性调控及细胞周期的影响. 第二军医大学学报,2002,23(5):498-500.

[10] 季宇彬,张广美. 中药抗肿瘤有效成分药理与应用. 哈尔滨:黑龙江科学技术出版社,2004:464.

[11] 杨文卓,曾民德,范竹萍,等. 氧化苦参碱防治二甲基亚硝胺诱导的大鼠肝纤维化的实验研究. 中华消化杂志,2003,23(3):165-168.

[12] 刘益均,郑军,肖文波,等. 氧化苦参碱对人胃癌 SGC-7901 细胞增殖及血管内皮生长因子表达的影响. 中国癌症杂志,2010,20(1):22-26.

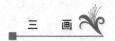

[13] 何松,左国庆,张燕,等.顺铂、氧化苦参碱对肝癌 QGY 细胞生长及端粒酶活性的影响.重庆医科大学学报,2006,31(5):677-680.

[14] 陆丽华,童锦禄,冉志华.氧化苦参碱对人结肠癌细胞株 SW1116 细胞周期通路相关调控因子的影响.胃肠病学,2008,13(7):398-402.

[15] 陆丽华,冉志华.氧化苦参碱对人结肠癌细胞 p21、p27、Cyclin E1 及 CDK2 表达的影响.世界华人消化杂志,2007,15(12):1353-1357.

[16] 张立明,郑传莉.氧化苦参碱诱导骨肉瘤细胞凋亡的实验研究.中国医院药学杂志,2006,26(10):1218-1220.

[17] 侯华新,黎丹戎,邝晓聪,等.氧化苦参碱对卵巢癌 HO8910 细胞凋亡影响的血清药理学研究.中国现代应用药学杂志,2006,23(5):349-352.

[18] 夏宝妹,周怀君,胡娅莉,等.氧化苦参碱抑制子宫内膜癌细胞株 Ishikawa 的实验研究.现代妇产科进展,2009,18(4):278-281.

[19] 靳毅,胡建莉,彭纲,等.氧化苦参碱诱导人食管癌细胞株 Eca109 凋亡的实验观察.中国医院药学杂志,2009,29(11):891-894.

[20] 王驰,叶琳,沈娜,等.氧化苦参碱与常见抗肿瘤药物相互作用对 HNE-1、HNE-1(200)细胞周期的影响.肿瘤学杂志,2009,15(7):622-624.

[21] 杨道科,张转建,朱洪海.氧化苦参碱对宫颈癌细胞 HeLa 的放射增敏作用机制研究.中医研究,2008,21(8):15-17.

[22] 季宇彬.中药有效成分药理与应用.哈尔滨:黑龙江科学技术出版社,2004,328-331.

[23] 蔡本志,王玲,李春莉,等.氧化苦参碱对大鼠海马神经元细胞钠通道的影响.哈尔滨医科大学学报,2007,41(2):85-88.

[24] 杜育哲,李杰.苦参碱对棉铃虫神经细胞钠通道的影响.昆虫学报,2004,47(2):189-192.

[25] 张琳娜,李斌,白洁.氧化苦参碱对青霉素致痫大鼠影响的实验研究.山西中药,2005,21(4):50-52.

[26] 闵冬雨,张建武,张海宁,等.氧化苦参碱对脑缺血损伤的保护作用.徐州医学院学报,2008,28(5):313-315.

[27] 张晓璐,刘芬,黄民,等.氧化苦参碱对大鼠局灶性脑缺血再灌注损伤保护作用的中枢机制.吉林大学学报,2008,34(2):214-216.

[28] 黄海平,刘翠华.氧化苦参碱抗大鼠实验性心律失常的作用探讨.中国医药指南,2008,6(6):189-191.

[29] 张莹,杜娟,张勇,等.苦参碱、氧化苦参碱和白藜芦醇对 HERG 钾通道表达的影响.药学学报,2007,42(2):139-144.

[30] 黄美蓉,王志强.氧化苦参碱对哮喘大鼠气道炎症的抑制及其抗气道高反应性作用.时珍国医国药,2007,18(7):1677-1678.

[31] 焦霞,沈其昀,王利民,等.氧化苦参碱对哮喘小鼠抗炎作用的研究.上海第二医科大学学报,2002,22(4):303-305.

[32] 焦霞,沈其昀,王利民,等.氧化苦参碱对哮喘小鼠的抗炎作用及对 ICAM-1 mRNA 表达的影响.首都医科大学学报,2006,7(1):28-31.

[33] Adleoreutz H. Metabolism of the soy isoflavones daidzein, genistein and glycitein in human subjects. Steroid Biochem Mol Biol,2003,87(4-5):285-287.

[34] 孙纪元,廖珊,李纪鹏,等.染料木素对雌激素缺乏诱发的大鼠骨质疏松症的作用研究.中国药学杂志,2009,44(12):900-904.

[35] 李继强,陈萦,曾民德,等.氧化苦参碱抗乙型肝炎病毒的体外实验研究.中华消化杂志,2001,21(9):550-552.

[36] Xu W S,Zhao K K,Miao X H,et al. Effect of oxymatrine on the replication cycle of hepatitis B virus in vitro. World J Gastroenterol,2010,16(16):2028-2037.

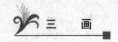

[37] 陆伦根,曾民德,茅益民,等.氧化苦参碱对 HBV 转基因鼠 HBV 抗原表达的抑制作用.世界华人消化杂志,2004,12(1):89-92.

[38] 季宇彬.中药有效成分药理与应用.哈尔滨:黑龙江科学技术出版社,2004,328-331.

[39] 张维,周伯平,陈心春,等.氧化苦参碱对小鼠树突状细胞成熟和功能的影响.中西医结合肝病杂志,2007,17(5):290-292.

[40] 温先敏,杨缅南,刘德权.氧化苦参碱对免疫功能低下小鼠免疫功能的影响.昆明医学院学报,2009,(6):53-56.

[41] 张鸣号,李桂忠,曹军.氧化苦参碱对脓毒症大鼠肺组织 JAK/STAT 信号通路的影响.中国中药杂志,2010,35(1):103-106.

[42] 丁媛媛,王四旺.染料木素对动物的致癌作用研究进展.中国新医药,2004,3(2):24-26.

[43] 阮丽萍,余伯阳,朱丹妮.染料木素的小肠吸收与体内活性相关性的研究.中国天然药物,2006,4(4):278-281.

[44] 王建华,李力更,冯凤莲.染料木素对大鼠成骨细胞骨钙素表达的影响.中药药理与临床,2004,20(5):10-11.

18. 千 里 光

【来源】菊科千里光属植物千里光 Senecio scandens Buch-Ham. 的干燥地上部分。

【性味与归经】苦,辛,性寒。归肺,肝,大肠经。

【功能与主治】清热解毒,明目退翳,杀虫止痒。主治流感、上呼吸道感染、肺炎、急性扁桃腺炎、腮腺炎、急性肠炎、菌痢、黄疸型肝炎、胆囊炎、急性尿路感染、目赤翳障、痈肿疮毒、丹毒、湿疹、干湿癣疮、滴虫性阴道炎、烧烫伤等。

【化学成分】千里光主要含有生物碱类,分别是新阔叶千里光碱、千里光宁碱、千里光宁碱 N-氧化物、千里光菲灵碱、千里光菲灵 N-氧化物和克氏千里光碱,7-tigloylplatynecine、光萼猪屎豆碱、山地蟹甲草碱同分异构体[1]。黄酮类包括金丝桃苷,蒙花苷[2],槲皮素、消旋丁香脂素和大黄素[3]。萜类包括 $7\beta,11$-环氧-$9\alpha,10\alpha$-环氧-8-羰基艾里莫芬烷、8,11-过氧-$9\alpha,10\alpha$-环氧-6-烯-8β-羟基艾里莫芬烷、7(11)-烯-$9\alpha,10\alpha$-环氧-8-羰基艾里莫芬烷、6-烯-$9\alpha,10\alpha$-环氧-11-羟基-8-羰基艾里莫芬烷[4]、蓝花楹酮类似物 tetrahydrojacaranone、2,3-dihydro-3-hydroxyljacaranone ethylester、jacaranone ethylester 4-O-glucoside, C-2' monoester[5]、蓝花楹酮乙酯、蓝花楹酮、蓝花楹酮甲酯和千里光内酯[6]。酚酸类包括氢醌、对羟基苯乙酸、香荚兰酸、水杨酸、焦粘酸、2-(1,4-二羟基环己烷基)-乙酸、4-(吡咯烷-2-酮基)-5-甲氧基-苯基乙酸。千里光中还含有一些挥发油类,以及类胡萝卜素类成分如 α-胡萝卜素,β-胡萝卜素,β-玉米胡萝卜素,菊黄质,毛茛黄素等,13 种微量元素 Ca、Fe、Zn、Se 等。

【药理作用】

1. 抗肿瘤作用

(1)千里光总黄酮的抗肿瘤作用:千里光总黄酮在体外具有明显的抗肿瘤活性,对 SMMC-7721、SGC-7901 和 MCF-7 三种瘤株生长的半数抑制浓度分别为 $48.73\mu g/ml$、$61.32\mu g/ml$ 和 $31.26\mu g/ml$[7]。

(2)千里光中萜类的抗肿瘤作用:千里光中的 4 种倍半萜对两种癌细胞株人肝癌细胞 SMMC-7721 以及人卵巢癌细胞 HO-8910 进行体外活性筛选,实验结果表明,8,11-过氧-9α,

10α-环氧-6-烯-8β-羟基艾里莫芬烷和 7(11)-烯-9α,10α-环氧-8-羰基艾里莫芬烷具有较好抗癌活性[4]。

（3）千里光中生物碱的抗肿瘤作用：千里光生物碱可以抑制黑色素瘤。千里光总碱和千里光碱可以抑制体外培养的小鼠黑色素瘤细胞的增殖[8]。

（4）千里光的乙酸乙酯层的抗肿瘤作用：千里光的乙酸乙酯层对 SMMC-7721、肝癌细胞（Bel-7402）、HO-8910、SGC-7901 有一定的抑制作用[7]。

2. 其他药理作用

（1）保肝作用：不同剂量的千里光能显著降低血清 ALT、AST,抑制肝脏组织病理学改变、保护肝功能[8]。

（2）抗病原微生物作用

1）抗菌作用：千里光具有广谱抗菌作用,全草、酚酸类成分（氢醌和对羟基苯乙酸）、黄酮提取物对金黄色葡萄球菌、肠炎沙门菌、炭疽杆菌、溶血性链球菌、白喉杆菌、大肠杆菌、变形杆菌、痢疾杆菌、淋球菌和耐药性肺炎链球菌等显示不同程度的抑制作用,但对脆弱类杆菌活性较低[9]。不同剂量的千里光与甲氧苄啶联用时具有协同作用[10];千里光对大肠杆菌 R 质粒体内消除作用强于体外,含药血清消除作用强于水浸液[11];千里光总黄酮对多种炎症模型均有明显的对抗作用[12]。

2）抗钩端螺旋体作用：千里光对豚鼠和小鼠的试验性钩端螺旋体感染有保护作用,对金地鼠无效[13]。

3）抗滴虫作用：千里光煎剂对人阴道滴虫有抑制作用[15]。

4）HIV 抑制作用：千里光水提液对 HIV-1 病毒有一定程度的抑制作用,但并不显著[14]。

（3）抗氧化及自由基清除活性：千里光有较强的抗氧化活性。研究结果表明千里光水提液能够有效抑制大鼠红细胞溶血及大鼠脑、肾匀浆脂质过氧化作用,具有很高的超氧阴离子和羟自由基清除活性,仅有较小的促氧化效应[15]。

3. 毒性作用　千里光生物碱为目前已知的最重要的植物肝毒性成分。其在结构上的特征是 C-1 和 C-2 之间存在不饱和双键,本身无毒,毒性来自其在体内（主要是肝脏）的代谢产物代谢吡咯[16]。千里光 70% 乙醇提取物具镇痛作用和致突变作用,122.72～130.90mg/kg 的提取物既无致突变作用,又有显著的镇痛作用;中高剂量的提取物能够引起小鼠畸形精子发生率提高[17]。千里光单味药及其复方均具有一定程度的胚胎毒性,因此建议千里光以及含千里光的复方在妊娠期禁用[18]。

【药代动力学研究】SD 大鼠口服千里光碱,收集胆汁、尿液及粪便样本,推导其体内代谢模式。硫酸结合物特异性的在尿液中被检出,葡萄糖醛酸及谷胱甘肽结合物特异性在胆汁中检出,被认为是吡咯里西啶生物碱主要的减毒过程。另外,次碱脱氢形成的吡咯酯为吡咯里西啶生物碱的致毒中间体,其与 DNA、蛋白结合将直接造成不可逆的损伤[19]。

【临床应用】抗病原微生物作用：千里光对各种炎症性疾患及细菌性感染具有一定疗效,有相当于广谱抗菌的作用,在治疗细菌感染方面具有疗效比较稳定、不易产生细菌耐药性以及无明显毒性反应等特点[20]。利用千里光的抗菌作用和高渗氯化钠溶液的消肿抑菌作用,局部湿敷,能有效控制创面感染,安全性高[21]。千里光滴眼液对眼结膜炎、沙眼有明显的疗效,总有效率达 78%。千里光滴眼液疗效确切,无不良反应,是治疗眼结膜炎、沙眼的有效药物[22]。

【不良反应】千里光以及含千里光的复方在妊娠期禁用。千里光剂量较大可干扰肝细

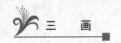

胞正常代谢,对肝脏有毒性[23]。

参考文献

[1] Li S L,Lin G,Fu P P,et al. Identification of five hepatotoxic pyrrolizidinealkaloids in a commonly used tra-ditional Chinese medi-cinal herb, Herba Senecionis scandentis(Qianliguang). RapidCommunications in Mass Spectrometry,2008,22(4):591-602.

[2] 陈录新,马鸿雁,张勉,等. 千里光化学成分研究. 中国中药杂志,2006,31(22):1872-1874.

[3] 史辑,张芳,马鸿雁,等. 千里光化学成分研究. 中国中药杂志,2007,32(15):1600-1602.

[4] 杨华,王春明,贾忠建. 千里光中四个新倍半萜的结构. 化学学报,2001,59(10):1686-1690.

[5] Tian X Y,Wang Y H,Yang Q Y,et al. Jacaranone glycosides fromSenecio scandens. Journal of Asian Nat-ural Products Research,2006,8(1,2):125-132.

[6] Tian X Y,Wang Y H,Yang Q Y,et al. Jacaranone analogs fromSenecio scandens. Journal of Asian Natural Products Research,2009,11(1):63-68.

[7] 何忠梅,白冰,王慧,等. 千里光总黄酮体外抗肿瘤和抗病毒活性研究. 中成药,2010,32(12):2045-2047.

[8] 成秉辰. 千里光总碱和千里光碱对体外培养的小鼠黑色素瘤细胞增殖的影响. 实用肿瘤学杂志,2009,23(1):45-47.

[9] 郑志忠,陈良华,郑国华,等. 七种中草药提取物抗肿瘤活性部位的筛选研究初报. 亚热带植物科学,2011,40(3):31-35.

[10] 巴明臣,周晓东,陈积圣,等. 倒千里光碱处理 SD 大鼠永生化肝细胞同种脾内移植增殖实验研究. 第一军医大学学报,2003,23(6):546-548,552.

[11] 陈录新,李宁,张勉,等. 千里光的研究进展. 海峡药学,2006,18(4):13-16.

[12] 张文平,张文书,曾雪英. 千里光与甲氧苄氨嘧啶联用抗菌作用实验研究. 时珍国医国药,2006,17(6):944-945.

[13] 张文平,曹镐禄,张文书,等. 千里光水浸液对大肠埃希氏菌 R 质粒的消除作用. 时珍国医国药,2007,18(12):2929-2930.

[14] 张文平,陈惠群,张文书,等. 千里光总黄酮的抗炎作用研究. 时珍国医国药,2008,19(3):605-607.

[15] 国家中医药管理局《中华本草》编委会. 中华本草. 上海:上海科学技术出版社,1999:1390.

[16] Collins R A,Ng T B,Fong W P,et al. A comparison of human immunodeficiencyvirus type 1 inhibition by partially purified aqueousextracts of Chinese medicinal herbs. Life Science,1997,60(23):345.

[17] Liu F,Ng T B. Antioxidative and free radical scavenging activitiesof selected medicinal herbs. Life Sci-ence,2000,66(8):725.

[18] 梁爱华,叶祖光. 千里光属植物的毒性研究进展. 中国中药杂志,2006,31(2):93-97.

[19] 于增杰,聂苏红,陈进军,等. 千里光提取物的小鼠精子畸形试验. 中兽医医药杂志,2007(2):40-42.

[20] 赵雍,梁爱华,刘婷,等. 千里光,千柏鼻炎片和总生物碱大鼠胚胎毒性研究. 中国中药杂志,2010,35(3):373.

[21] 熊佳珍,杨莉,张芳,等. LC-MS～n 鉴定肝毒性吡咯里西啶类生物碱千里光碱大鼠体内代谢产物. 中国药学杂志,2012,(1):246-258.

[22] 李咸珠. 复方千里光滴剂治疗眼,耳,鼻炎症的疗效观察(附 345 例统计分析). 赣南医学院学报,1979(00):38-38.

[23] 韩佳寅,梁爱华,高双荣. 含吡咯里西啶生物碱植物的特殊毒性及致毒机制研究进展. 中国中药杂志,2011,36(10):1397-1401.

19. 千 金 子

【来源】大戟科植物续随子 *Euphorbia lathyris* L. 的干燥成熟种子。

【性味与归经】辛，温。归肝、肾、大肠经。有毒。

【功能与主治】逐水消肿、破血消癥，用于治疗水肿、痰饮、积滞胀满、二便不通、血瘀经闭，外治顽癣、疣赘[1]。

【化学成分】千金子主要含脂肪酸、二萜醇酯类、甾类、香豆素类以及黄酮等[2]。脂肪酸成分主要有油酸（oleic acid）、棕榈酸（palmitic acid）、亚油酸（linoleic acid）、α-亚麻酸（α-linolenic acid），总含量达96％以上[3]。还含有花生烯酸、硬脂酸、豆蔻酸、棕榈烯酸、十七碳烯酸、γ-亚麻酸等。二萜酯类成分包括大戟因子 L1〔euphobia L1，3-O-苯乙酰基-5，15-O-二乙酰基-6(17)-环氧续随子醇〕、3，7-O-二苯甲酰基-5，15-O-二乙酰基-7-羟基续随子醇、3-O-苯甲酰基-5，15-O-二乙酰基续随子醇、6，17-环氧千金二萜醇-5，15-二乙酸-3-苯乙酸酯（6，17-epoxylathyrol-5，15-diacetate-3-phenylacetate）、7-羟基-千金二萜醇-5，15-二乙酸-3，7-二苯甲酸酯（7-hydroxyl-athyrol-5，15-diacetate-3，7-dibenzoate）等。甾类包括菜油甾醇（campesterol）、豆甾醇（stigmasterol）、β-谷甾醇（β-sitosterol）、△7-豆甾醇（△7-stigmasterol）等。香豆素类包括双七叶内酯（euphorbetin）、异双七叶内酯（isoeuphorbetin）、秦皮乙素（aesculetin）、七叶树苷（esculin）、瑞香素（daphnetin）。此外千金子中还含有黄酮类成分山奈酚-3-葡萄糖醛酸苷（kaempferol-3-glucuronide）等[4]。

【药理作用】

1. 抗肿瘤作用

(1) 七叶树苷的抗肿瘤作用：七叶树苷在体内外均显示抗肿瘤作用。在裸鼠体内中药七叶灵方具有诱导 A549 细胞凋亡的作用[5]。七叶树苷还能抑制化学致癌物质 1，2-二甲肼（DMH）诱导的大鼠结肠肿瘤生长和 DNA 氧化损伤[6]。

(2) 千金子提取物的抗肿瘤作用：体外研究中，提示千金子乙醇提取物可能对肺部肿瘤有一定的治疗作用[7]。千金子甲醇提取物体外对人宫颈癌细胞（Hela）、人红白血病细胞（K562）、人单核细胞性白血病细胞（U937）、人急性淋巴细胞性白血病细胞（HL60）和人肝癌细胞（HepG2）的 IC_{50} 值分别为 $15.5\mu g/ml$、$13.1\mu g/ml$、$10.5\mu g/ml$、$17.5\mu g/ml$、$29.6\mu g/ml$；体内对小鼠肉瘤 180（S180）的抑瘤率为 57.79％～71.86％，阳性药组为 66.83％；对艾氏腹水癌（EAC）也显示出较好的抑制作用，生命延长率为 57.6％～73.6％，阳性药组为 71.2％[8]。

(3) 抗肿瘤多药耐药作用：千金子中 Euphorbia factor L10 对 P-gp 具有显著的抑制作用[9]。

2. 其他药理作用

(1) 致泻作用：千金子脂肪油中所含的续随二萜酯对胃肠道有刺激作用，刺激胃肠蠕动，可产生峻泻作用，强度为蓖麻油的 3 倍[10]。

(2) 抗炎作用：千金子中的瑞香素有一定的抗炎作用，等剂量下其抗炎作用稍弱于水杨酸钠[11]。千金子中的秦皮乙素能显著抑制组织胺引起的毛细血管通透性增加[12]。

(3) 美白作用：千金子中七叶内酯具有抑制酪氨酸激酶的活性（其 IC_{50} 为 $43\mu mol/L$），从而抑制酪氨酸向黑色素转化。

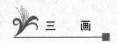
　　3. 毒性作用　千金子脂肪油中所含的续随二萜酯对胃肠道有刺激作用,可产生峻泻作用,为避免其峻泻作用,采用炮制去除其油。对千金子进行了脂肪油总溶出成分测试,结果表明,千金子经加工炮制后,脂肪油含量成分明显降低[13]。千金子提取液具有毒性作用[14]。

【临床应用】

　　1. 治疗肿瘤

　　(1)治疗白血病:含千金子的复方中药制剂红宝丹可以替代西医化疗,并避免由于化疗引起的毒副作用给病人带来的痛苦。该中药自 1984 年临床应用以来,经 300 例临床观察,总有效率为 95%,治愈缓解率为 45%[15]。

　　(2)治疗膀胱癌:一种治疗膀胱癌的中药,由包括千金子在内的 5 味中药组成。能使膀胱癌患者快速止血,病情日趋稳定,普遍可延长寿命 5~15 年[16]。

　　2. 治疗其他疾病

　　(1)治疗银屑病:由千金子霜等 30 味中药组成的中药组合物,对治疗银屑病特别是寻常性银屑病效果显著[17]。

　　(2)治疗晚期血吸虫病腹水:将千金子制成肠溶胶囊内服,其结果不但呕吐反应大大减少,而且用药少,易吞服,药效快而猛,逐水效果不减[1]。

　　(3)治疗雀斑:千金子中的七叶内酯具有抑制雀斑的作用,可用来治疗因色素沉着引起的黑斑和雀斑[18]。

　　【不良反应】《中华人民共和国药典》规定千金子必须去油后使用或炮制去油后使用[19]。千金子临床可见的不良反应有头晕、恶心、呕吐、心悸、冷汗自出、面色苍白等,严重者则出现血压下降、大汗淋漓、四肢厥冷、呼吸浅粗、脉微欲绝等危重症[20]。千金子所含有毒成分为千金子甾醇、殷金醇棕榈酸酯等,对胃肠道有强烈刺激作用,对中枢神经系统也有毒,临床多服或误服可引起中毒,其中的殷金醇棕榈酸酯曾有致癌作用报道[21]。

参考文献

[1] 南京中医药大学. 中药大辞典. 上海:上海科学技术出版社,2009:23.

[2] 焦威,鲁璐,邓美彩,等. 千金子化学成分的研究. 中草药,2010,41(2):181-187.

[3] 危文亮,金梦阳,马冲,等. 续随子油脂肪酸组成分析. 中国油脂,2007,32(5):16-17.

[4] 谢宗万,梁爱华. 全国中草药汇编. 北京:人民卫生出版社,1996:807.

[5] 金长娟,沙慧芳,赵兰香,等. 七叶灵方诱导裸鼠人肺腺癌 A549 移植瘤细胞凋亡的实验研究. 中西医结合学报,2004,7(2):285-287.

[6] Kaneko T,Tahara S,Takabayashi F. Inhibitory effect of natural coumarin compounds,esculetin and esculin,on oxidative DNA damage and formation of aberrant crypt foci and tumors induced by 1,2-dimethylhydrazine in rat colons. Biol Pharm Bul,2007,30(11):2052.

[7] 杨珺,王世岭,付桂英,等. 千金子提取物对大鼠肺成纤维细胞增殖的影响及细胞毒性作用. 中国临床康复,2005,9(27):101-103

[8] 黄晓桃,黄光英,薛存宽,等. 千金子甲醇提取物抗肿瘤作用的实验研究. 肿瘤防治研究,2004,31(9):556-557.

[9] Appendino G,Porta C D,Conseil G,et al. A new P-glycoprote in inhibitor from the caper spurge(Euphorbia lathyris). J. Nat. Prod,2003,66(1):140-142.

[10] 张东玲,张秀英. 中药毒理学的研究进展. 中兽医医药杂志,2005,1(14):51.

[11] 马春玉.千金子的药理作用与临床应用.中外健康文摘,2010,7(1):255.

[12] 国家医药管理局中草药情报中心站编.植物有效成分手册,北京:人民卫生出版社,1986:419-421,447.

[13] 杨水英,王春霞.有毒中药减毒方法探讨.时珍国医国药,2009,20(7):1802-1804.

[14] 李滨,刘石磊,邹存珍,等.千金子急性毒性实验研究.黑龙江医药,2006,19(2):96

[15] 包鸿廷,韩曙光.一种治疗白血病的中药.CN:9310370815,1994-10-51

[16] 邹义达.一种治疗膀胱癌的中药.CN:0113150018,2002-4-171

[17] 王娟,陈金海.一种治疗银屑病的中药组合物.CN:2004100428591 5,2005-12-71.

[18] Masamoto Y,Ando H,Murata Y,et al. Mushroom tyrosinase inhibitory activity of esculetin isolated from seeds of Euphorbia lathyris L. Bioscience,Biotechnology,and Biochemistry,2003,67(3):631-634.

[19] 国家药典委员会.中华人民共和国药典:一部.北京:中国医药科技出版社,2010:32.

[20] 高学敏,钟赣生.实用中药学.北京:中国中医药出版社,2006:335.

[21] 冯堃,杜正浩,李成文.峻下逐水药千金子药用价值商榷.中医药学报,2008,36(3):70.

20. 千 金 藤

【来源】防己科千金藤属植物千金藤 *Stephania japonica* (Thunb.) Miers. 的根或茎叶[1]。

【性味与归经】苦,辛,寒。归肺、脾、大肠经。有小毒。

【功能与主治】清热解毒,祛风止痛,利水消肿。主治咽喉肿痛、痈肿疮疖、毒蛇咬伤、风湿痹痛、胃痛、脚气、水肿等。

【化学成分】千金藤茎、根含生物碱:千金藤碱(stephanine)、表千金藤碱(epistephanine)、次表千金藤碱(hypoepistephanine)、间千金藤碱(metaphanine)、原千金藤碱(protostepha-nine)、原间千金藤碱(prometaphanine)、千金藤比斯碱(stebisimine)、千金藤默星碱(stephamiersine)、表千金藤默星碱(epistephamiersine)、氧代千金藤默星碱(oxostephamiersine)、千金藤苏诺林(stephasunoline)、千金藤酮碱(stepinonine)、莲花宁碱(hasubanonine)、高千金藤诺灵(homostephanoline)、千金藤福灵(stepholine)、千金藤诺灵(stephanoline)、轮环藤酚碱(cyclanoline)、岛藤碱(insularine)、千金藤二胺(stephadiamine)、氧代表千金藤默星碱(oxoepistephamiersine)、毛叶含笑碱(lanuginosine)等。叶含氧代千金藤默星碱(oxostephamiersine)、16-氧代原间千金藤碱(16-oxo-prometaphanine)、千金藤比斯碱(stebisimine)[1]等。

【药理作用】

1. 抗肿瘤作用

(1)千金藤碱的抗肿瘤作用:千金藤碱对鼻咽癌 SUNE-1 细胞有抑制作用,机制可能与阻滞细胞周期及诱导细胞凋亡相关[2]。千金藤碱可以阻滞多柔比星从肿瘤细胞中外溢,增加肿瘤细胞内的药物浓度,促进肿瘤细胞凋亡[3]。以及减轻化疗导致的白细胞减少[4]。此外,千金藤碱可以逆转癌细胞的耐药[5-6],有抑制艾氏腹水瘤细胞生长及诱导人白血病细胞凋亡的作用[7]。

(2)千金藤素的抗肿瘤作用:千金藤素可以影响鼻咽癌细胞的生长[8],能够剂量依赖性地抑制小鼠移植实体瘤的生长,并对化疗药物有减毒增效作用[9]。千金藤素能直接促进肿瘤细胞凋亡[11]。另外,高剂量的千金藤素能够启动线粒体途径的凋亡通路[11]。多个信号通路参与千金藤素的促凋亡作用,NF-κB 信号通路是其中一条重要信号通路[12]。千金藤素能抑制 NF-κB 由细胞质到细胞核的转位,显著降低 NF-κB 与靶基因 DNA 序列的结合能力[13]。千金

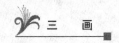

藤素能抑制口腔鳞癌细胞中 VEGF、IL-6、IL-8 的表达,从而抑制肿瘤的生长,这可能与千金藤素抑制 NF-κB 的激活有关[14]。除了抑制 NF-κB 的激活,JNK1/2 的激活以及 Akt 信号通路的抑制也参与到千金藤素引起的细胞凋亡[15]。研究发现千金藤素通过影响 p27、p21 等细胞周期调节因子导致细胞周期阻滞[16]。

2. 其他药理作用

(1)对血小板功能的影响:千金藤素具有抑制血小板聚集作用[17-18]。

(2)对肝脏的保护作用:千金藤碱对四氯化碳(CCl₄)和 D-氨基半乳糖所致肝损伤有良好的肝保护作用,其机制是提高 SOD 活性、清除自由基,降低一氧化氮(NO)含量,减少其对细胞和组织的损伤[19-21]。

(3)抗病毒作用:千金藤碱有抗人类免疫缺陷病毒(human immunodeficiency virus,HIV)的作用。千金藤碱能明显抑制单纯疱疹病毒Ⅰ(herpes simplex virus-Ⅰ,HSV-Ⅰ)对 Vero 细胞的致病变作用,使细胞存活率升高[8],说明千金藤素有较显著的抗 HSV-Ⅰ的作用[22]。

(4)对免疫系统的影响:千金藤碱对小鼠非特异性及特异性免疫功能有明显增强作用。对于环磷酰胺引起的小鼠免疫功能抑制,千金藤碱亦有对抗作用,可使腹腔巨噬细胞的吞噬活性增强,血清溶血素抗体生成增加,脾脏抗体形成细胞功能提高,脾脏系数增加,且均可接近正常水平[23]。采用体内方法对小鼠免疫功能进行研究,结果显示,千金藤素能在体内促进胸腺细胞增殖和腹腔巨噬细胞产生 IL-1 的作用而达到卡介苗的刺激作用水平[18]。有报道称,千金藤素可以预防人体由于放射和环磷酰胺而引起的白细胞减少[24]。

(5)对中枢神经系统的影响:左旋千金藤碱具有明显的中枢抑制作用。离体大鼠肛尾肌及输精管实验证实,千金藤碱有阻断 α₁ 受体的作用,是作用较强、选择性较高的 α₁ 受体阻断剂[25]。

(6)抗炎作用:抗炎的机制之一是千金藤碱可诱导腹腔巨噬细胞产生 IL-1,从而提高了 T 细胞的功能,抑制了 B 细胞的增殖,减少了自身抗体抗原免疫复合物的形成,以达到本品防治风湿关节炎的目的[23]。千金藤素为一种具有抗炎镇痛、低毒的药物[26]。

(7)镇痛作用:对热板法和化学刺激法所致的疼痛均有明显的抑制作用[27]。

3. 毒性作用　千金藤素的毒性作用:①急性毒性:无任何毒性反应出现及动物死亡情况。在此基础上进行 1 天内最大耐受量试验,也无动物死亡,得出千金藤素对昆明种小鼠的最大耐受剂量为 1600mg/kg。②长期毒性:各组动物的一般情况良好,大剂量组动物体重增长较慢,而对血象、肝肾功能及各主要脏器的病理组织学均无明显影响,与对照组相比无差异[28]。

【药代动力学研究】

1. 千金藤碱的药代动力学研究　采用大鼠原位灌注模型,其吸收特点与人体吸收具有相关性[29],结果表明千金藤碱在大鼠整个肠道均有吸收[30]。

2. 千金藤素的药代动力学研究　结果显示,千金藤素在大鼠肠道内无特定吸收部位,全肠道均有较好吸收,千金藤素吸收机制为被动扩散[31]。有研究表明,千金藤素主要由肠道吸收,脑中分布量最高,排泄可能存在代谢转化型[32-33]。

【临床应用】

1. 治疗肿瘤　治疗白细胞减少症,对其他原因不明的低白细胞症,也有不同程度的疗效[1]。

2. 治疗其他疾病

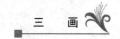

（1）治疗尘肺病：千金藤碱在缓解尘肺病患者症状方面有一定疗效[34]。"千金藤干粉吸入剂"可以定向治疗矽肺患者肺部疾病。

（2）治疗硅肺病：千金藤素治疗硅肺病患者，第Ⅰ、Ⅱ、Ⅲ疗程有效，显效率差异显著[35]。

（3）治疗皮肤病：千金藤素对皮肤疾病有一定的治疗作用，还可治疗口腔黏膜病、舌痛症和血小板减少症[36-38]。

【不良反应】　①头痛、头昏、疲乏无力、嗜睡。②皮肤瘙痒。③皮疹，以红色斑丘疹为多见，其次是粟粒疹，呈散在性分布。以背部和双下肢为主，其次是面部及全身，呈片状分布。④消化道反应：食欲减退、腹胀、胃痛。⑤色素沉着斑，呈暗蓝色不规则斑状分布。出现部位为一侧或两侧的大拇指、示指、中指和第一、二趾甲床处前约 1/3 及鼻尖部，不同部位均出现色泽深浅不一，范围不断扩散，都是停药后 6 个月才逐渐消失的[39]。

参考文献

［1］南京中医药大学. 中药大辞典第 2 版. 上海：上海科学技术出版社，2006：288.

［2］吴冬梅，崔英. 盐酸千金藤碱对鼻咽癌 SUNE-1 细胞生长抑制的观察. 中华肿瘤防治杂志，2009，5（16）：649-652.

［3］Nakajima A，Yamamoto Y，Taura K，et al. Beneficial effect cepharanthine on overcoming drug-resistance of hepatocellular carcinoma. Int J Oncol，2004，4（3）：635-645.

［4］夏薇，马方，江金花，等. 盐酸千金藤碱对环磷酰胺所致小鼠白细胞减少的治疗作用. 郑州大学学报医学版，2007，42（3）：494-496.

［5］Mukai M，Che X F，Furukawa T，et al. Reversal of the resistance to STI571 in human chronic myelogenous leukemia K562 cells. Cancer Sci，2003，94（6）：557-563.

［6］Ikeda R，Yamaquchi T，Ushiyama M，et al. Cepharanthine potently enhances the sensitivity of anticancer a-gents in K562 cells. Cancer Sci，2005，96（6）：372-376.

［7］Wu J，Suzuki H，Akhand A A. et al. Modes of activation of mitogen-activated protein kinases and their roles in cepharanthine-induced apoptosis in human leukemia cells. Cell Signal，2002，14（6）：509-515.

［8］吴冬梅，崔英. 盐酸千金藤碱对鼻咽癌 SUNE-1 细胞生长抑制的观察. 中华肿瘤防治杂志，2009，16（9）：649-652.

［9］吕剑涛. 千金藤素对化疗药物减毒增效及抗肿瘤转移作用研究. 山东：中国海洋大学，2009：61-68.

［10］Wu J，Suzuki H，Zhou Y W，et al. Cepharanthine acticates caspases and induces apoptosis in Jurkat and K562 human leukemia cell lines. J Cell Biochem，2001，82（2）：200-214.

［11］Kikukawa Y，Okuno Y，Tatesu H，et al. Induction of cell cycle arrest and poptosis in myeloma cells by cepharanthine，a biscoclaurine alkaloid. Int J Oncol，2008，33（4）：807-814.

［12］Takahashi-Makise N，Suzu S，Hiyoshi M，et al. Biscoclaurine alkaloid cepharanthine inhibits the growth of primary effusion lymphoma in vitro and in vivo and induces apoptosis via suppression of th NF-KB path-way. Int J Cancer，2009，125（6）：1464-1472.

［13］Seubwai W，Vaeteewoottacharn K，Hiyoshi M，et al. Cepharanthine exerts antitumor activity on cholang-carcinoma by inhibiting NF-KB. Cancer Sci，2010，101（7）：1590-1595.

［14］Harada K，Ferdous T，Itashiki Y，et al. Cepharanthine inhibits angiogenesis and tumorigenicity of human oral squamous cell carcinoma cells by supperessing expression of vascular endothelial growth factor and interleukin-8. Int J Obcol，2009，35（5）：1025-1035.

［15］Biswas K K，Tancharoen S，Sarker K P，et al. Cepharanthine triggers apoptosis in a human hepatocellular carcinoma cell line（HuH-7）through the activation of JNK1/2 and the downregulation of Akt. FEBS Lett，2006，580（2）：703-710.

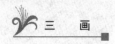

[16] Harada K, Supriatno, Yamamoto S, et al. Cepharanthine exerts antitumor activity on oral squamous cell carcinoma cell lines by induction of p27Kipl. Anticancer Res, 2003, 23(2B): 1441-1448.

[17] 魏道武, 吴勇杰. 千金藤碱对大鼠中性白细胞活性氧生成及兔血小板聚集的影响. 中药药理与临床, 1997, 13(3): 12-14.

[18] 李金陵, 程爱明, 荆宇红, 等. 千金藤对免疫功能的作用. 中国冶金医学工业杂志, 2002, 19(1): 5-6.

[19] Bourdi M, Reilly T P, Elkahloun A G, et al. Macrophagemigrationinhibitory factor in drug-induced liver injury: a role in susceptibility and stress responsiveness. Biochem Biophys Res Commun, 2002, 294(2): 225-230.

[20] Belanger M, Butter worth R F. Acute liver failure: a critical appraisal of available animal models. Metab Brain Dis, 2005, 20(4): 409-423.

[21] 王晓丽, 郑立运, 张艳, 等. 盐酸千金藤碱对急性肝损伤小鼠保护作用的研究. 中华中医药杂志, 2009, 10(24): 1384-1387.

[22] 王庆端, 江金花, 孙文欣, 等. 千金藤素抗炎镇痛作用的实验研究. 中国药学杂志, 1999, 34(9): 594.

[23] 孙光春, 李淑芳, 鲍淑娟, 等. 千金藤碱对小鼠免疫功能的影响. 贵阳医学院学报, 1998, 3(23): 27-28.

[24] 夏薇, 马方, 江金花, 等. 盐酸千金藤碱对环磷酰胺所致小鼠白细胞减少的治疗作用. 郑州大学学报, 2007, 42(3): 494-496.

[25] 季宇彬, 张广美. 中药抗肿瘤有效成分药理与应用. 哈尔滨: 黑龙江科学技术出版社, 1998: 442-443.

[26] 魏道武, 吴勇杰. 千金藤素对大鼠中性白细胞活性氧生成及兔血小板聚集的影响. 中药药理与临床, 1997, 13(3): 12.

[27] 徐伟娟, 蒋学华, 张若琪. 千金藤素在大鼠肠道内的吸收动力学. 华西药学杂志, 2007, 22(4): 416-418.

[28] 张明华, 丁振海, 杨如俊, 等. 雌二醇合并千金藤素治疗狗急性放射病的疗效观察. 第二军医大学学报, 1982, (1): 56-59.

[29] 王倩, 王延让, 高虹, 等. 千金藤干粉吸入剂治疗矽肺作用的研究. 职业与健康, 2005, 11(21): 1723.

[30] 聂淑芳, 潘卫三, 杨星钢, 等. 对大鼠在体肠单向灌流技术中重量法的评价. 中国新药杂志, 2005, 14(10): 17-18.

[31] 黄丽春, 张爱莲, 陈家玉, 等. 千金藤素在大鼠体内的吸收分布及排泄. 工业卫生与职业病, 1998, 24(3): 177-178.

[32] 罗俊, 夏炳南. 千金藤素在大鼠体内的代谢动力学研究. 贵阳医学院学报, 1993, 18(1): 31-34.

[33] 陈梅榕, 段志, 戴延生. 千金藤素片治疗尘肺的临床观察. 海峡预防医学杂志, 2004, 10(6): 69.

[34] 徐伟娟, 蒋学华, 张若琪. 千金藤碱在大鼠肠道内的吸收动力学. 华西药学杂志, 2007, 22(4): 416-418.

[35] 陈嗣良, 金佩芳, 姜乐, 等. 千金藤素治疗矽肺16例一年临床疗效观察. 职业卫生与病伤, 1990, 5(1): 1-3.

[36] 佐木宏吉. 内服千金藤素治疗口腔粘膜病和舌痛症. 国外医学口腔医学分册, 1995, 22(2): 109.

[37] Kusaka J, HagiwaraS, Hasegawa A, et al. Cepharanthine improves renal ischemia-reperfusion injury in rats. J Surg Res, 2010, (11): 1-6.

[38] 小林正之. 试用大剂量千金藤素治疗原发性血小板减少性紫癜. 国外医学中医中药分册, 1994, 16(1): 22.

[39] 曾莉瑛. 千金藤碱治疗尘肺患者的临床疗效及副反应观察. 劳动医学, 1994, 11(3): 47-49.

21. 川 芎

【来源】伞形科植物川芎 *Ligusticum chuanxiong* Hort. 的根茎[1]。

【性味与归经】辛, 温。入肝、胆、心包经。

【功能与主治】活血行气, 祛风止痛。用于胸痹心痛、胸胁刺痛、跌仆肿痛、月经不调、经闭痛经、癥瘕腹痛,头痛、风湿痹痛。

【化学成分】含川芎嗪(chuanxiongzine)、黑麦草碱(perlolyrine)、藁本内酯(ligustilide)、川芎萘呋内酯(wallichilide)、3-亚丁基苯酞(3-butylidenephthalide)、3-亚丁基-7-羟基苯酞、丁基苯酞(butylphthalide)、(3S)-3-正丁基-4-羟基苯酞[(3S)-3-butyl-4-hydroxyphthalide]即(3S)-川芎酚[(3S)-3-chuanxiongol]、3-正丁基 3,6,7-三羟基-4,5,6,7-四氢苯酞、川芎内酯(cnidilide)、新川芎内酯(neocin-dilide)、洋川芎内酯(senkyunolide)、洋川芎内酯 B、C、D、E、G、H、I、J、K、L、M、N、O、P、Q、(E)-洋川芎内酯 E[(E)-senkyunone E]、洋川芎醌(senkyunone)、2-甲氧基-4-(3-甲氧基-1-丙烯基)苯酚[2-methoxy-4-(3-methoxy-1-propenyl)phenol]、2-戊酰基苯甲酸甲酯[2-(1-oxopentyl)benzoic acid methy ester]、5-羟甲基-6-内-3'-甲氧基-4'-羟苯基-8-氧杂环双[3,2,1]-3-辛烯-2-酮{5-hydroxymethyl-6-endo-3'-methoxy-4'-hydroxyphenyl-8-oxa-bicyclo[3,2,1]-oct-3-en-2-one}、4-羟基-3-甲氧基苯乙烯(4-hydroxy-3-methoxystyrene)、1-羟基-1-(3-甲氧基-4-羟苯基)乙烷、对羟基苯甲酸(4-hydroxybenzoic acid)、香草酸(vanillic acid)、咖啡酸、原儿茶酸、阿魏酸、大黄酚(chrysophanol)、瑟丹酸(sedanoic acid)、L-异亮氨酸-L-缬氨酸酐(L-isoleucyl-L-valine anhydride)、L-缬氨酸-1-缬氨酸酐(L-valyl-L-valine anhydride)、尿嘧啶(uracil)、三甲胺(trimethylamine)、胆碱(choline)、棕榈酸(palmitic acid)、香草醛(vanillin)、1-乙酰-β-咔啉(1-acetyl-β-carboline)、匙叶桉油烯醇(spathulenol)、β-谷甾醇等[1]。

【药理作用】

1. 抗肿瘤作用

(1)阿魏酸的抗肿瘤作用:阿魏酸对偶氮甲烷(AOM)诱导 F334 鼠结肠癌有一定的抑制作用,这种抑制作用与其激活谷胱甘肽转硫酶、醌还原酶的活性有关[2]。阿魏酸钠对人大肠癌 Moser 细胞和乳腺癌 MCF-7 细胞均有明显的增殖抑制作用,并呈剂量依赖关系。由于阿魏酸钠作用于人大肠癌 Moser 细胞后并未引起癌胚抗原(carcinoembryonic antigen,CEA)表达的变化,推测阿魏酸钠并非通过影响 TGF-β 信号传导途径来发挥作用的,它对人大肠癌 Moser 细胞的生长抑制作用可能是通过诱导细胞凋亡来实现的。

阿魏酸盐复合物体外对人乳腺癌、肺癌、胃癌、结肠癌和中枢神经系统肿瘤等多种肿瘤细胞株具有显著的生长抑制作用,且对环氧化酶 COX-1 及 COX-2 有显著抑制作用。

阿魏酸可通过影响细胞周期,如减少 G_1 期细胞比例、增加 S 期和 G_2 期细胞比例、延长 S 期,从而抑制人结肠内皮肿瘤 Caco-2 细胞的增殖,提出抑制肿瘤细胞增殖可能是阿魏酸抗肿瘤的机制之一。

研究表明阿魏酸等多种酚酸对人乳腺癌 T47D 细胞具有抑制增殖和诱导凋亡作用,且呈时间、剂量依赖关系。阿魏酸及阿魏酸酯可诱导大鼠睾丸中分离的线粒体通透性转变及诱导细胞色素 C 的释放,从而提出了阿魏酸诱导细胞凋亡的一个潜在靶向,即可能与线粒体通路中细胞色素 C 的释放和 Caspase-3 的激活有关。阿魏酸可诱导人肝癌 HepG-2 细胞株的凋亡,同时还可引起细胞内 ROS 的升高,提示 NADPH 氧化酶系统激活产生的 ROS 在阿魏酸诱导人肝癌 HepG-2 细胞凋亡中可起关键作用[3]。

(2)川芎嗪的抗肿瘤作用:川芎嗪对荷大肠瘤小鼠大肠移植瘤的抑制率分别为 12.65% 和 44.30%。探讨其抑制大肠癌的机制发现,川芎嗪可能是通过抑制 HIF-1α 的表达,进而使血管内皮生长因子表达降低,最终起到抑制血管生成的作用。

川芎嗪能明显减少小鼠 Lewis 肺癌肿瘤的体积、重量和肺转移灶数,并能抑制肿瘤细胞血管内皮生长因子的表达,降低实体癌中瘤内微血管密度。$C_{57}BL$ 小鼠每天腹腔注射盐酸川芎嗪 100mg/kg,可明显抑制 Lewis 肺癌移植瘤的生长。利用尾静脉注射法建立人工肺转移的动物模型,集中体现了肿瘤细胞进入血液循环以后发生转移的步骤和环节。结果显示,川芎嗪治疗组裸鼠肺转移瘤的数目和大小较对照组均明显降低,表明川芎嗪可抑制人肺癌 A549 细胞远处转移灶的形成。

川芎嗪抑制肿瘤血管生成的作用机制是多方面的:首先直接抑制内皮细胞增殖达到抑制肿瘤血管生成的作用;其次通过抑制如 VEGF、碱性成纤维细胞生长因子(basic fibroblast growth factor,bFGF)、增殖细胞核抗原(proliferating cell nuclear antigen,PCNA)、COX-2、HIF-1 等促血管生成因子的表达及打破机体"血栓素 A_2 和前列环素"平衡达到抑制肿瘤血管生成的作用;最后通过抑制由 MMP-2 所介导的胞外 MMP 活性途径达到抑制肿瘤血管生成作用。川芎嗪可以抑制肿瘤的生长,并成时间剂量依赖性,其机制可能与抑制肿瘤的血管生成有关。川芎嗪抑制肿瘤血管生成的可能机制与其解除了肿瘤的乏氧微环境有关,从而降低了 HIF-1a 表达和血管内皮生长因子的表达,使促血管生成因子减少,进而使肿瘤新生血管形成减少,最终达到抑制肿瘤的目的[7]。川芎嗪具有直接抗肿瘤作用,抑制肿瘤细胞与内皮细胞的黏附作用,抗凝作用和抗血小板聚集作用,减少了肿瘤的转移。

黑色素瘤肺转移小鼠的血栓素 A_2 含量显著高于正常小鼠,而前列环素则明显低于正常小鼠,致使血栓素 A_2 与前列环素的比值增大(5.93),为正常小鼠比值(2.70)的 2.2 倍。但每天尾静脉注射 20mg/kg 的川芎嗪,18 天后黑素瘤肺转移结节数由 134 个下降到 72 个,且肺转移小鼠血浆血栓素 B_2 含量显著降低。因此,在 6-酮-前列腺素 PGF_{1x} 含量无明显变化的情况下,血栓素 A_2 与前列环素的比值下降,表现出抑制肿瘤转移作用。黑色素瘤小鼠每天腹腔注射川芎嗪(6.7mg/kg、20mg/kg、60mg/kg)23 天后,川芎嗪以剂量-依赖的方式明显减少小鼠肺表面的黑色素瘤结节数、抑制血管内皮生长因子的表达。$10\mu mol/L$ 川芎嗪能显著抑制黑色素瘤细胞的迁移,$25\mu mol/L$ 的川芎嗪能抑制人脐静脉内皮细胞(HUVEC)血管形成;体内实验通过复制黑色素瘤小鼠模型,尾静脉注射浓度为 2mmol/L 的川芎嗪 18 天,发现川芎嗪能显著抑制肿瘤的转移。研究其作用机制,发现川芎嗪对黑色素瘤的抑制作用除与抑制血管生成因子的表达有关外,还能通过抑制胞外 MMP-2 的表达而发挥其抑制黑素瘤肿瘤血管生成的作用。

体外细胞实验中,川芎嗪可能通过抑制 NF-κB 的活性,阻断 NF-κB 的信号通路,抑制 NF-κB 及其相关基因产物 IL-6 的表达,并下调结缔组织生长因子(connective tissue growth factor,CTGF)的表达,从而抑制肝星状细胞的活化增殖而发挥抗肝纤维化的作用。CTGF 与 NF-κB 信号通路之间可能有一定的相关性,但其具体的作用机制尚不清楚,需进一步研究和验证。川芎嗪可以抑制肝星状细胞 CTGF、NF-κB 和 IL-6 的表达,抑制肝星状细胞的增殖,从而发挥抗纤维化的作用[6]。

浓度 $500\mu g/ml$ 川芎嗪对人胃癌低分化腺癌 MKN45 细胞增殖的抑制率为 24.4%~28.5%。川芎嗪与化疗药物合用有明显的增效作用。川芎嗪还通过抑制促血管生成因子的表达达到抗胃癌血管生成的效果。VEGF 和 bFGF 是诱导肿瘤血管生成作用较强、特异性较高的两种因子。川芎嗪预防及治疗组能有效抑制胃癌形成过程中 VEGF 和 bFGF 的表达,从而阻断病程向癌变发展。同时,川芎嗪能直接抑制胃腺癌细胞诱导的内皮细胞生长。川芎嗪虽对单独培养的人胃腺癌 SGC-7901 细胞及 HUVEC 增殖无影响,但对含有胃腺癌细胞上清液的条件培养基诱导的 HUVEC 增殖有抑制作用。川芎嗪浓度大于 $125\mu g/ml$ 时可明显抑制

HUVEC 的增殖,且抑制率随川芎嗪浓度的增加和作用时间的延长而升高。这可能与川芎嗪抑制胃腺癌细胞 VEGF 和 bFGF 的表达,并且阻断 VEGF 与相关受体结合有关。

川芎嗪在 $400\mu g/ml$ 可对人肺癌 A549 细胞的增殖表现出较明显的抑制作用。因此,川芎嗪对人肺癌 A549 细胞的侵袭和转移具有抑制作用。川芎嗪可抑制人肺癌 A549 细胞的增殖活性,其作用呈时间和剂量依赖性。川芎嗪可通过阻滞人肺癌 A549 细胞于细胞周期的 G_0/G_1 期而抑制其增殖。人肺癌 A549 细胞经川芎嗪作用后,G_0/G_1 期细胞较对照组增多而相应进入 S 期的细胞明显减少,表明川芎嗪对人肺癌 A549 细胞的细胞周期具有阻滞作用,表现为阻滞人肺癌 A549 细胞于 G_0/G_1 期,其时间和剂量关系与 MTT 结果一致,从而提示川芎嗪可通过干扰人肺癌 A549 细胞的细胞周期而抑制其增殖。值得注意的是,人肺癌 A549 细胞经川芎嗪作用后,流式细胞术未检测到凋亡现象,即使在 $1600\mu g/ml$ 川芎嗪组也是如此,提示川芎嗪在抑制人肺癌 A549 细胞增殖中,其机制与诱导细胞凋亡的细胞毒化疗药物不同。川芎嗪可抑制人肺癌 A549 细胞中 p-ERK1/2 蛋白的表达,而对总的 ERK1/2 水平没有明显影响。在培养 24 小时后,这种抑制作用尚不明显;培养 48 小时后,在高浓度的 TMP800 组首先表现出对 p-ERK1/2 蛋白表达的抑制作用;培养 72 小时后,除了 TMP800 组,TMP400 组亦表现出 p-ERK1/2 表达的减弱;提示川芎嗪对人肺癌 A549 细胞中 p-ERK1/2 蛋白表达的抑制作用呈时间和剂量依赖性,与 MTT 和流式细胞术检测结果一致,从而首次提示 ERK 可能是川芎嗪抑制人肺癌 A549 细胞增殖的途径之一。

人肺癌 A549 细胞与 $200\mu mol/L$ 吲哚美辛培养 24 小时后,上清液中 MMP-2/TIMP-2 的水平较对照组明显减低。而 TMP200,TMP400 和 TMP800 组 MMP-2/TIMP-2 的水平较对照组亦均有显著意义的降低,作用呈剂量依赖性。因此 MMP-2/TIMP-2 可能是川芎嗪抑制人肺癌 A549 细胞侵袭的机制之一。川芎嗪可抑制人肺癌 A549 细胞的增殖,并且在更低的剂量和更早的时间显示出对人肺癌 A549 细胞侵袭更为明显的抑制作用;与此同时,人肺癌 A549 细胞中 COX-2 的酶活性、PGE2 的生成以及裸鼠肺转移瘤组织中 COX-2 的表达均受到明显抑制,从而提示 COX-2 是川芎嗪抑制肺癌侵袭转移的重要机制之一[4]。

川芎嗪降低人急性早幼粒细胞白血病 NB4 细胞端粒酶活性的作用有一定的量效关系,随川芎嗪质量浓度的增加、作用时间的延长,该作用逐渐明显。川芎嗪作用人急性早幼粒细胞白血病 NB4 细胞后,可下调细胞相关基因 *C-myc*、*hTERT* 的表达,进而降低细胞的端粒酶活性、抑制细胞增殖及促进细胞凋亡。川芎嗪低质量浓度($100\mu g/ml$)即能降低人急性早幼粒细胞白血病 NB4 细胞的端粒酶活性,抑制细胞增殖;较高的川芎嗪质量浓度($\geq 300\mu g/ml$)才能诱导人急性早幼粒细胞白血病 NB4 细胞凋亡,同时抑制细胞增殖。川芎嗪对人髓细胞性白血病 HL-60 细胞端粒酶无影响;川芎嗪抑制人慢性髓细胞性白血病 K562 细胞端粒酶活性与上调 Fas 蛋白有关,这说明川芎嗪降低白血病细胞的端粒酶活性的机制可能存在细胞差异性。在人急性早幼粒细胞白血病 NB4 细胞中川芎嗪通过下调 C-myc 的表达来抑制细胞增殖和促进细胞凋亡,同时下调人端粒酶逆转录酶(human telomerase reverse transcriptase,hTERT)的表达来降低人急性早幼粒细胞白血病 NB4 细胞端粒酶活性以发挥其抗肿瘤的作用[5]。

2. 其他药理作用

(1)对中枢神经系统的影响

1)神经元保护作用:阿魏酸可减轻兴奋性氨基酸所致的神经元损伤,对神经元具有保护作用。阿魏酸能明显改善细胞的活力,细胞对 MTT 的摄取能力有明显增加,且阿魏酸浓度在 $50\mu mol/L$ 以下,随着浓度的增加对损伤细胞的保护作用增强[11]。

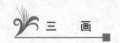

2)对脑缺血、缺氧再灌注损伤的保护作用：小鼠灌服川芎嗪可显著提高脑组织 LDH 活性；可明显降低 MDA 含量以及可显著提高 SOD 活性，改善神经系统功能障碍，防治脑缺血性损害[12,13]。川芎嗪能使脑梗死患者脑血流量显著增加，降低脑血管阻力，提高脑血氧供量，促进脑血管侧支循环的建立和微循环的自动调节，改善神经营养代谢[14]。

3)镇静作用：川芎嗪能显著抑制小鼠活动的兴奋性，较高浓度或剂量的川芎嗪与阈下剂量的戊巴比妥钠对小鼠催眠具有协同作用，使戊巴比妥钠引起的小鼠睡眠时间延长，对小鼠有镇静催眠的功能[15]。川芎嗪对鼠背根神经节神经元 ATP 激活电流具有非竞争性抑制作用，表明川芎嗪具有一定镇痛作用[16]。

4)抗癫痫作用：川芎嗪能够调节海马内环磷酸腺苷(cAMP)和环磷酸鸟苷(cGMP)的含量，从而抑制癫痫的放电作用[17]。

5)改善学习记忆能力：川芎嗪可改善阿尔茨海默病模型小鼠学习记忆能力障碍，其促进学习记忆能力的作用机制可能是提高 SOD 活性、降低 MDA 含量、降低 AChE 活性、降低脑组织中 $A\beta$、NF-κB 表达[18]。

(2)抗炎作用：阿魏酸对二甲苯所致的小鼠耳壳肿胀和醋酸引起的小鼠腹腔毛细血管通透性增高，组胺引起的大鼠皮肤毛细血管通透性升高以及角叉菜胶、蛋清和甲醛所致的大鼠足跖肿胀均有明显的抑制作用，并且摘除双侧肾上腺后，其抗炎作用仍然存在。阿魏酸显著抑制大鼠棉球肉芽组织增生，降低炎性组织中前列腺素 E_2 的释放量，还能抑制角叉菜胶所致的炎性渗出，但不减少渗出液中白细胞数量[2]。

(3)对内脏系统的影响

1)对心血管系统的影响：阿魏酸对心肌电生理具有一定的影响[9]。阿魏酸对肾上腺素受体具有阻断作用，能抑制主动脉平滑肌收缩，对抗甲氯胺、苯肾上腺素、β 肾上腺素等的升压作用[2]。阿魏酸钠有明显抗缺血心肌再灌注损伤作用[19]。阿魏酸能够抑制活化内皮细胞 E-选择素和 E-选择素 mRNA 表达及 HL-60 与内皮细胞黏附[20]。

阿魏酸具有抗动脉粥样硬化作用，其苯环上羟基是抗氧化的活性基团，也可以消除自由基、抑制氧化反应和自由基反应[9]。阿魏酸对活性氧具有较强的清除能力，可有效地抑制由二价铁离子诱导的兔肝脏微粒体脂质过氧化[2]。阿魏酸与生物膜磷脂结合保护膜脂质等拮抗自由基对组织的损害，产生抗动脉粥样硬化效应[9]。

另外，阿魏酸通过抑制磷脂酶 A_2 阻止膜上花生四烯酸从磷脂中游离，从而阻止血栓素 A_2 等前列腺素的生成而抑制血小板和血小板血栓形成；阿魏酸还可以抑制肝合成胆固醇的作用[21]。川芎嗪对血小板体内外聚集均有明显的抑制作用，使全血高切比黏度下降，低切比黏度、血浆比黏度、红细胞聚集指数、红细胞压积明显下降，增加红细胞变形指数，对血液流变性具有良好的改善作用。川芎嗪可通过增强一氧化氮合酶(nitric oxide synthase，NOS)的活性，刺激血小板中 NO 生成等途径来增强红细胞变形能力，缓解高凝状态，使血流加快、血液流量增加，改善微循环，从而降低血小板聚集[22]。

川芎水提物及川芎嗪具有保护冠状动脉，它能直接激活冠状动脉平滑肌大电导钙激活钾通道(BKCa)通道[23]。川芎水提物及生物碱能扩张冠脉，增加冠脉流量，改善心肌缺氧状况[24]。

川芎嗪可保护心肌细胞及心肌缺血再灌注损伤，川芎嗪可抑制血管紧张素 II(angiotensin II，Ang II)对胚胎期心肌细胞 ANP 和 β-actin 的表达，减少心肌细胞内蛋白，特别是异常蛋白质的增多，防止心肌细胞肥大[25]。川芎嗪可降低再灌注室性心律失常发生率、死亡率，缩短窦律恢复时间,表明川芎嗪对大鼠心肌缺血再灌注性心律失常具有良好的防治作用[26]。

2)对消化系统的作用:阿魏酸灌胃 400mg/kg、800mg/kg 能抑制蓖麻油引起的小鼠腹泻,但不影响番泻叶引起的小鼠腹泻。800mg/kg 阿魏酸抑制小鼠胃肠推进运动[19]。

川芎对动物实验性胃溃疡有明显的抑制作用,其作用可能与减少胃液和胃酸的分泌,增加胃黏膜的保护作用有关[27]。川芎嗪具有抗肝纤维化作用,其作用机制可能是通过下调 Fas、FasL 蛋白的表达,抑制肝细胞的凋亡实现的[28]。

3)对呼吸系统的作用:对脑缺血再灌注后肺损伤的保护,川芎嗪可降低脑缺血再灌注大鼠肺组织中 MDA 含量和提高 SOD 活性,同时能明显减轻胞浆酶 LDH 的漏出和肺水肿的发生,并能改善肺呼吸功能,提高动脉血氧分压[29]。

川芎嗪能够抑制气道壁 TGF-β_1 的表达,有利于减轻气道重建[30]。川芎嗪可降低哮喘大鼠肺组织 GATA-3 和 IL-5 的表达,减少嗜酸性粒细胞在肺组织的浸润,有效抑制哮喘的气道炎症[31]。

4)对泌尿系统的作用:阿魏酸钠能防止肾内微血栓的形成,可有效改善肾功能[32]。

川芎嗪可缓解庆大霉素诱导的鼠肾小管上皮细胞氧化应激和细胞凋亡损伤,其机制与川芎嗪可将庆大霉素刺激产生的半胱天冬酶-3、半胱天冬酶-8、半胱天冬酶-9 及转录因子 NF-κB 失活并抑制庆大霉素诱导的细胞色素 C 和 TNF-α 的释放有关[33]。

(4)对内分泌系统的影响:降血糖作用:在体外以血清清蛋白和葡萄糖两种成分模拟糖基化体系,研究阿魏酸对糖基化终末产物生成的抑制作用。结果显示,阿魏酸的抑制作用最强,当浓度为 0.1g/L 时,相对抑制率为 95.21%,抑制作用随浓度升高而增强[34]。

(5)抗菌作用:阿魏酸具有抗真菌作用,并且其抗真菌的强度与其浓度有一定的关系[34]。

(6)对免疫系统的影响

1)免疫促进作用:阿魏酸可轻微活化小鼠脾淋巴细胞,促进脾淋巴细胞的增殖,可明显促进 ConA 诱导的小鼠脾淋巴细胞的 DNA 和蛋白质合成。对 IL-2 的产生也有明显增强作用,200、400mg/kg 灌胃,提高小鼠单核巨噬细胞的吞噬功能[2]。

2)抗过敏作用:阿魏酸对Ⅰ、Ⅱ、Ⅲ、Ⅳ型变态反应均有抑制作用[9]。阿魏酸挥发油水乳剂 50mg/kg 给兔腹腔注射能明显抑制兔的 Arthus 反应;阿魏酸水剂 $6\mu g/ml$、$12\mu g/ml$ 及乳剂 $12\mu g/ml$、$20\mu g/ml$ 体外实验,均可明显抑制 1% 卵蛋白 1ml 诱发的致敏兔回肠的最大收缩反应[21]。

(7)对眼的影响:阿魏酸对视网膜神经细胞活性具有直接影响,且对不同种系视网膜神经细胞具有相似的作用趋势。阿魏酸钠能拮抗 H_2O_2 氧化损伤导致的大鼠晶状体上皮细胞的凋亡,使 H_2O_2 损伤导致的淋巴细胞中 Bcl-2 基因表达明显恢复,Bax 基因表达明显降低。阿魏酸钠能够保护甚至促进 DNA 的合成。在阿魏酸作用下,视网膜神经细胞 DNA 的合成速率明显增高[10]。

(8)阿魏酸对平滑肌有抗痉作用,能增加肾血流量,具有肾髓质扩血管性前列腺素样作用[9],能增加人体精子活力和运动性[12]。动物实验表明有镇静、抗惊厥作用[21]。

(9)抗组织纤维化:川芎嗪可通过抑制 TGF-β_1 分泌达到抗肝纤维化、肺纤维化及腹膜纤维化的作用[35,36]。

3. 毒性作用　在动物实验中,阿魏酸 LD_{50} 小鼠腹腔注射为 946mg/kg,大鼠灌胃为 3000mg/kg。毒性表现为共济失调,肌肉强直及四肢发冷[19]。

【药代动力学研究】川芎煎剂直接对家兔灌胃给药后,阿魏酸在兔体内药动学过程属开放式单室模型。易被胃肠道迅速吸收（$t_{1/2x}$ 为 2.74min），体内消除也较快（$t_{1/2}$ 为 39.52min）[9]。兔口服阿魏酸后，血中阿魏酸吸收非常迅速（K 为 $1.013×10^{-2}\,min^{-1}$、$t_{1/2Ka}$ 为 3.363min 和 t_{peak} 为 15.37min，消除缓慢（K_e 为 $0.2061min^{-1}$、$t_{1/2Ke}$ 为 68.41min 和 $Cl/F(s)$ 为 $3.420×10^{-4}\,ml·min^{-1}$）[37]。

【临床应用】

1. 治疗脑血栓形成　复方阿魏酸钠胶囊治疗脑血栓 99 例，总有效率 84%[9]。

2. 治疗脑动脉硬化症　川芎嗪有明显的活血化瘀作用，延缓并减轻脑动脉硬化症患者微循环内红细胞和血小板聚集，使已聚集的血小板解聚，并能降低血小板表面活性，降低血黏度及血脂，提高红细胞变形能力，降低纤维蛋白原，抗血栓形成及溶解血栓的作用。

3. 预防缺血性脑血管病　患缺血性脑血管病时，血小板聚集性和黏附性均增高。阿魏酸钠 0.1g，每天 3 次，具有抑制血小板活性的作用[9]。

4. 治疗冠心病、心绞痛　川芎嗪具有活血化瘀、扩张冠状动脉、增加冠脉流量、抑制血小板聚集、降血压及扩血管作用，是治疗冠心病心绞痛的有效药物。

5. 治疗肺心病　通常在常规治疗基础上佐以川芎嗪注射液，这对降低血液黏稠度，改善微循环，促进整个病情好转，较单纯常规治疗效果更好。有实验表明，对 60 例肺心病患者随机分为治疗组和对照组，结果显示治疗组显效 19 例，有效 9 例，无效 2 例，其中死亡 1 例，总有效率 93.3%[38]。

6. 治疗偏头痛　采用中药中含有阿魏酸的川芎、当归治疗偏头疼，可收到良好的效果[9]。

7. 治疗急性肾衰竭　临床治疗 7 例急性肾衰竭，尿量正常的 5 例，肾功能维持良好，恢复顺利。少尿的 2 例，其中 1 例尿量未增加，死于多器官功能衰竭；另 1 例尿量增加，肾功能恢复，后死于肺部感染[9]。

8. 治疗肾病综合征　川芎嗪可有效缓解肾病综合征患者的高凝状态和微血栓的形成，与激素联合治疗肾病综合征取得满意效果。以口服泼尼松治疗的 30 例肾病综合征患者作为对照组，治疗组 38 例在对照组用药基础上加用川芎嗪注射液 160～200mg，加入 10% 葡萄糖注射液 300ml 中静脉滴注，连续 3～4 周。结果表明，治疗组水肿平均消退时间和尿蛋白转阴时间均比对照组短，治疗组生化指标尿素氮（blood urea nitrogen，BUN）、肌酐（Cr）、TG 也比对照组明显降低[39]。另据报道，对小儿肾病综合征疗效也很好[40]。

参 考 文 献

[1] 季宇彬. 抗癌中药药理与应用. 哈尔滨：黑龙江科学技术出版社，2004：1168-1170.

[2] 季宇彬. 中药有效成分药理与应用. 北京：人民卫生出版，2011：614-617.

[3] 殷华芳，钱晓萍，刘宝瑞. 阿魏酸抗肿瘤作用机制研究进展. 现代中西医结合杂志，2010，19（32）：4238-4240.

[4] 郑春燕. COX-2 介导川芎嗪抑制肺癌 A549 细胞侵袭转移的作用研究. 济南：山东大学，2012：35-74.

[5] 王翠翠. 川芎嗪对 NB4 细胞端粒酶活性的影响及其抗肿瘤机制的研究. 重庆：重庆医科大学，2012：34.

[6] 李艳芳，李孝生. 川芎嗪可影响肿瘤坏死因子 α 刺激肝星状细胞结缔组织生长因子、核因子 κB 及相关基因产物的表达. 中国组织工程研究与临床康复，2011，15（46）：8706-8711.

[7] 李雷宇. 川芎嗪抗大肠癌 sw620 裸鼠移植瘤血管生成及抑瘤机制的实验研究. 辽宁：辽宁医学院，2011：20.

[8] 孙惜时，吴婷婷，冉昇，等. 川芎嗪抑制肿瘤血管生成研究进展. 食品与药品，2013，15（3）：223-226.

[9] 季宇彬. 中药活血化瘀有效成分药理与应用. 哈尔滨：黑龙江科学技术出版社，2004：118-121.

[10] 李根林,王津津,王景昭,等.阿魏酸对培养视网膜神经细胞增殖活性的影响.中华眼科杂志,2003,39(11):650-654.

[11] 邓奕,汪宁,朱荃,等.阿魏酸对损伤神经细胞的保护作用.中药药理与临床,2008,24(6):32-34.

[12] 阮琴.川芎挥发油川芎嗪对小鼠脑缺血再灌注损伤的保护作用.浙江中医杂志,2009,44(9):642-643.

[13] 顾迎春,于晓玲,郭维军.川芎嗪后处理对大鼠心肌缺血再灌注损伤的保护作用.国际心血管病杂志,2009,36(5):304-307.

[14] 孙建华.脑梗死患者脑循环动力学改变和川芎嗪对急性缺血性脑损伤的保护作用.中国中西医结合急救杂志,2005,12(4):248-249.

[15] 阮琴,何新霞,胡燕月,等.川芎中阿魏酸、川芎嗪对小鼠神经系统的影响.中国医院药学杂志,2007,27(8):1088-1090.

[16] Liang S D,Xu C S,Zhou T,et al. Tetramethylpyrazine inhibits ATP-activated currents in rat dorsal root ganglion neurons. Brain Res,2005,1040(1-2):92-97.

[17] 朱晓琴,雷水生.川芎嗪对癫痫模型海马内信号分子的影响.河南中医学院学报,2007,3(22):15-16.

[18] 赵琳,魏敏杰,何苗,等.川芎嗪对阿尔采末病模型小鼠学习记忆能力的影响及其机制初探.中国药理学通报,2008,24(8):1088-1092.

[19] 季宇彬,张翠.中药抗衰老有效成分药理与应用.哈尔滨:黑龙江科学技术出版社,2004:174-177.

[20] 王晓岚,胡晓慧,吕明恩,等.阿魏酸对活化内皮细胞E-选择素表达及内皮与白细胞粘附的影响.药学学报,2005,40(5):410-413.

[21] 季宇彬.天然药物有效成分药理与应用.北京:科学出版社,2007:235-237.

[22] 刘艳凯,刘圣君,张玉平,等.川芎嗪、当归注射液对急性微循环障碍大鼠血小板功能和器官血流量的影响.中国医学物理学杂志,2005(5):660-662.

[23] 杨艳艳,杨艳,曾晓荣,等.川芎嗪对猪冠状动脉平滑肌细胞大电导钙激活钾通道的作用.生理学报,2006,58(1):83-89.

[24] 何维来,陈如坤,周汝元.川芎嗪对结扎犬LAD损伤冠脉内皮及心肌的保护作用.第四军医大学学报,2005,26(23):2153-2155.

[25] 郭自强,王硕仁,朱陵群,等.丹参素和川芎嗪对血管紧张素Ⅱ致心肌肥大相关基因的影响.中国中西医结合杂志,2005,25(4):323-324.

[26] 陈聪聪,杨午鸣.川芎嗪对大鼠心肌缺血再灌注损伤的预防作用.浙江中医学院学报,2004,19(1):34-36.

[27] 王丽娟,王键,韩淑珍.川芎对实验性胃溃疡的影响.天津商业大学学报,2008,28(3):7-8.

[28] 李涛,范妤,刘芳.川芎嗪对肝纤维化大鼠Fas和FasL表达的影响.现代中西医结合杂志,2008,17(10):1468-1469.

[29] 段国贤,门秀丽,彭军,等.川芎嗪对脑缺血/再灌注后所致肺损伤的影响.中国应用生理学杂志,2006,22(3):361-363.

[30] 袁晓梅.川芎嗪治疗支气管哮喘的机制及效果研究.医学信息,2009,22(7):584-586.

[31] 刘丽,吴世满.川芎嗪对致敏大鼠气道炎症气道重塑的影响和作用机制.中国药物与临床,2009,9(5):378-380.

[32] 巫桁锞,李荣亨.阿魏酸及其衍生物在肾脏病中的应用.中国中西医结合肾病杂志,2007,8(12):740-743.

[33] Juan S H,Chen C H,Hsu Y H. Tetramethylpyrazine protects rat renal tubular cell apoptosis induced by gentamicin. Nephrol Dial Transplant,2006,22(3):732-739.

[34] Victoria H,Vladimir J,Christopher M F,et al. Inhibitory effect hydroxycinn-amic acids on Dekkera spp. Appl Microbiol Biotechnol,2010,86:721-729.

[35] 陈玮,陈维雄,陆允敏,等.川芎嗪干预大鼠实验性肝纤维化的研究.世界临床药物,2007,28(9):

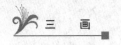

522-524.

[36] 何劲松,印荻,朱桂松.川芎嗪对高糖诱导后人腹膜间皮细胞血管内皮生长因子表达的影响.中国生化药物杂志,2008,29(6):382-384.

[37] 宋金春,李玉琴,王仁松,等.高效液相色谱法研究家兔口服阿魏酸和生化汤的药动学.中国医院药学杂志,2005,3(25):213-215.

[38] 阎双银.川芎嗪注射液的临床应用进展.中国药事,2003,17(12):774-776.

[39] 卢志贺,宋福欣.川芎嗪的新用途.山东医药工业,2002,21(5):27-28.

[40] 廖名龙,李鹏,徐春红,等.川芎嗪的临床拓展应用.中华临床杂志,2002,2(3):76-78.

22. 川 楝 子

【来源】楝科楝属植物川楝 *Melia toosendan* Sib. et Zucc. 的干燥成熟果实(又名金铃子等)。

【性味与归经】苦,寒。归肝、小肠、膀胱经。有小毒。

【功能与主治】舒肝行气止痛,驱虫。用于胸胁、脘腹胀痛,疝痛,虫积腹痛。

【化学成分】川楝子的化学成分集中在楝烷型三萜类化合物及三萜衍生物柠檬苦素类(limonoid-type triterpenoid)的研究,楝烷型有川楝素(toosendanin)和异川楝素(iso-toosendanin),另外,还有烷烃、酚酸类、生物碱等小分子化合物。

据文献报道,近 10 年来从川楝子中又分离出了一些小分子化合物,但还没有新的药理活性成分的报道。有楝烷型三萜类化合物:川楝素(toosendanin),异川楝素(iso-toosendanin)以及柠檬苦素类化合物,其中柠檬苦素类化合物主要包括四类:trichilins、azedarachins、neoazedarachins、nimbolidins;有长链脂肪酸及其衍生物:正三十烷酸、正三十二烷醇、正十六烷酸;有酚酸类化合物及其衍生物:川楝苷 A[3-甲氧基-5-羟基-9-(1′-O-β-D-葡萄糖)-苏式-苯丙三醇]{meliadanoside A[3-methoxy-5-hydroxy-9-(1′-O-β-D-glucopyranosyl)-threo-pheny-lpropanetriol]}和川楝苷 B[4-羟基-7,8-(2′,1′-O-β-D-葡萄糖)-苯丙三醇]{meliadanoside B[4-hydroxy-7,8-(2′,1′-O-β-D-glucopyranosyl)-phenylpropanetriol]}及苏式-愈创木基甘油(threo-guaiacylglycerol),桂皮酸、东莨菪内酯、2-甲氧基-5-羟基苯甲醛、川楝黄素 D1 及川楝黄素 D4;生物碱类:咖啡碱;甾体类化合物:β-谷甾醇和胡萝卜苷;挥发油:己酸、龙脑、异龙脑、棕榈酸、棕榈酸乙酯、亚麻酸、油酸、亚麻酸乙酯、亚油烯酸乙酯为其挥发油的主要成分。

【药理作用】

1. 抗肿瘤作用

(1)川楝素的抗肿瘤作用:Tada K 等[1]发现川楝素对人癌细胞株(KB cells)有强细胞毒性,IC_{50} 为 3.82μg/ml,毒性机制可能与川楝素含 C-14/C-15 环氧结构有关。季宇彬等[2]早期发现川楝子对人体宫颈癌(JTC-26)有明显抑制作用,抑制率达 90% 以上。

施玉课题组[3-5]发现川楝素可引起小鼠神经母细胞瘤、大鼠神经胶质细胞(NG108-15 细胞)和人神经母细胞瘤 SK-N-SH 细胞的形态学变化,高浓度川楝素能直接引发 NG108-15 细胞和 SK-N-SH 细胞死亡。并系统研究了人肝癌细胞系 BEL-7404,神经母细胞瘤系 SH-SY5Y,胶质细胞瘤系 U251,原髓性白细胞瘤系 HL-60,组织细胞瘤系 U937 等六种肿瘤细胞和肺癌细胞系(A549)及乳腺癌细胞系(MDA-MB-468)在川楝素存在情况下的生长状况。结果显示,川楝素对这些细胞具有浓度依赖性广谱增殖抑制效应,且以 U937 细胞及 HL-60 最敏感,IC_{50} 远低于已广泛用于临床的抗癌药物依托泊苷(etoposide,VP-16)。其中,还重点研究了大鼠肾上腺嗜铬细胞瘤 PC12 细胞在不同浓度川楝素存在时的细胞特征,在低浓度川楝素中,细胞即呈现凋亡特征。

刘小玲等[6]发现川楝素提取物对人白血病 K562 细胞有抑制增殖及诱导凋亡作用。为进一步确定是否为川楝素所致,王进等[7]用高纯度川楝素作用于 K562 细胞得到类似结果。

(2)多糖 pMTPS-3 抗肿瘤作用:从川楝子中提取纯化的可溶性多糖 pMTPS-3,具有很强的清除自由基以及强烈抑制胃癌细胞 BGC-823 生长的功能,此多糖很有潜力成为抗氧化治疗的药物[8]。

2. 其他药理作用

(1)对中枢神经系统的影响:有学者认为,因为川楝素是一种有效的神经肌肉接头阻断剂,其作用部位在突触前神经末梢作用方式是抑制神经诱发的乙酰胆碱(Ach)释放,这可能是川楝素驱蛔的作用原理之一[9]。

香椿树皮的甲醇提物、红楝子树皮的乙醇粗提物和老虎楝均表现了较强的触杀活性,校正死亡率达 70% 以上。对于川楝素引起的拒食作用是通过对 41 害虫的化学感受器和对中枢神经系统双重作用的结果[10,11]。28 位的丁酰氧基和苯丙烯氧基是川楝素发挥杀虫效果的主要活性部分[12]。

1)对神经肌肉接头的影响:预先使用于神经肌肉接头的肉毒素对川楝素引起的突触小泡减少有阻碍效应,其他改变与单给川楝素的相似[13]。

川楝素对小白鼠神经肌肉接头的亚显微结构有明显的作用,表现在突触隙宽度增加和突触小泡数目减少。但两类变化似乎不同时出现在一个接头,这两类变化与黑寡妇蜘蛛毒(BWSV)引起的蛙神经肌肉接头的变化相似[14]。

川楝素是一种有效的神经肌肉接头传递阻断剂,其作用部位在突触前神经末梢,作用方式是抑制刺激神经诱发的 Ach 释放[15,16],它可阻断神经肌肉接头间正常传递功能,对其他神经系统未见明显影响,并属于强积累性药物。川楝子不影响冲动在神经纤维的传导、肌膜的静息电位和对 Ach 的敏感性,而以选择抑制 Ach 从运动神经末梢的释放阻遏神经肌肉传递[17]。

另外还有研究表明,川楝素不只影响神经肌肉接头的 Ach 释放,也可能是作用于多种突触递质的共同结构,通过干扰那些参与囊泡融合的蛋白从而阻遏正常的胞吐[18]。川楝子有降低 PC12 细胞生长和增强突触生长的作用,这些影响源于川楝子介导激活的蛋白激酶 A(protein kinase A,PKA)和细胞外信号调节激酶(extracellular regulated protein kinases,ERKS)的作用,对于阿尔茨海默和帕金森等老年病有一定疗效。由此可以肯定川楝子中的主要成分川楝素对神经肌肉接头超微结构的改变作用,从而影响相关递质的产生和释放,进一步影响该神经系统,并且是一种积累药物[19]。

2)镇痛作用:川楝子不同炮制品都有显著镇痛作用[20]。以小鼠由巴豆油所致的耳肿进行抗炎作用比较,结果显示,各制品均具有抗炎作用,其中以盐制品镇痛抗炎作用最强。川楝子醇提物有显著镇痛作用,其中两个柠檬酸为主要抗炎镇痛的活性成分[21]。

3)抗肉毒作用:川楝素具有显著的抗肉毒作用,川楝素能显著地延长肉毒中毒标本对间接刺激收缩反应的麻痹时间,表明川楝素能在神经肌肉接头处对抗肉毒的阻遏作用[22]。另外,从合成的角度来探讨川楝素的抗肉毒性质,川楝素母核为 ABCD 环,采用功能导向合成(FOS)策略,把川楝素拆分为 AB 环和 CD 环,此研究以 CD 环为基准,找出川楝素可能发挥活性的功能基团。通过 FOS 策略可以合成 AB 环和 CD 环的类似物,由此可能揭开川楝素发挥抗肉毒作用的活性部分[23]。

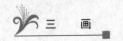

(2)对内脏系统的影响

1)对心血管系统的影响:川楝素可以使离体蛙心收缩节律异常,持续1小时之后可以自动恢复,静脉注射川楝素对家兔心血管系统无明显影响[24];另外,对豚鼠右心室乳头肌细胞离子转运的研究表明,川楝素同时抑制心肌的延迟整流 K^+ 电流及内向整流 K^+ 电流[25]。川楝素作用于胚胎心室肌细胞的电压依赖性 Ca^{2+} 通道,可以不可逆性的增大 Ca^{2+} 电流(有浓度依赖性),最大电流/电压关系的浮动范围是 (8.3 ± 3.7) mV 到 (1.7 ± 3.7) mV,说明川楝素对 L 型钙通道的易化效应是通过改变通道电压敏感性和延长通道开放时间实现的[26]。

2)对消化系统的影响:川楝素可以使离体和在位的兔肠肌张力增加,并且在较高浓度时还可使肠肌呈痉挛性收缩,同时这种作用并不被阿托品所阻断,可被抑制组胺释放的苯海拉明对抗,由此提示川楝素对肌肠有组胺样或/(和)组胺释放作用[27]。

3)对呼吸系统的影响:有人对大白鼠进行试验发现,川楝素有对膈神经放电和膈肌放电的作用,其对中枢有抑制作用,较大剂量引起大白鼠的呼吸衰竭,并通过进一步试验对这一点进行验证,发现在其呼吸受到抑制的同时,呼吸中枢发出的节律性发电和与其同步的肌点活动一起消失,而刺激膈神经活动正常,说明此时神经肌肉接头仍能传递,由此说明川楝素引起呼吸抑制作用主要在呼吸中枢,而不是在神经肌肉接头,与其对神经肌肉接头的作用无关[28]。

(3)对内分泌系统的影响

1)抗生育作用:给大鼠附睾注射川楝子油可影响睾丸生精功能,激活睾丸间质细胞使其功能增强,产生局部免疫性不育,而不影响雄性大鼠的睾酮分泌及性功能[29]。

2)抗色素沉着作用:川楝子果实提取物能够通过抑制黑色素细胞内蛋白激酶 C(protein kinase C,PKC)活性来抑制色素沉着。逆转录酶 PCR 和蛋白质印迹表明由内皮素 1 激发黑色素细胞特异蛋白表达(包括酪氨酸酶),川楝子提取物可以在基因和蛋白水平上很好的抑制这种特异蛋白的表达[30]。

(4)抗病原微生物作用

1)抗菌作用:川楝子的水溶剂对堇色毛菌、奥杜益氏小孢子菌有抑制作用。水提物有抗病毒作用,对白念珠菌有抑制作用。醇提物治疗小白鼠实验性曼氏血吸虫病,从动物体内存活虫数及孵化试验等方面证实,有一定疗效。经测定苦楝皮的水浸剂,在试管内对堇色毛癣菌、同心性毛癣菌、许兰氏黄癣菌、奥杜益氏小芽孢癣菌、铁锈色小芽孢癣菌等均有不同程度的抑制作用。此外,对金黄色葡萄球菌有抑制作用[28]。

川楝子提取的新的 5 个柠檬苦素类似物具有抗菌活性,其中一个柠檬苦素类似物对口腔细菌具有很显著的抗菌活性[31]。川楝子能显著降低老鼠的死亡率,延长感染老鼠的寿命。具体机制为抑制神经氨酸酶活性,从而抑制病毒繁殖。提示川楝子具有抗 H_1N_1 病毒的作用[32]。

2)抗病毒作用:有实验证明川楝新鲜叶的提取物对 Tacaribe 病毒有一定的影响,能够减少病毒在实验动物肾、肝、脑等部位的扩散,显著抑制 Tacaribe 病毒的生长。

3)抑制破骨细胞作用:川楝子活性部位及活性组分对 RANKL 诱导的破骨细胞有很强的抑制活性,抑制率 $>95\%$,说明川楝子活性部位及活性组分有很好的抑制破骨细胞的活性[33]。

3. 毒性研究

(1)肝毒性作用:川楝素具有明显的肝毒性,给大鼠口服川楝子,62.6g 生药/kg、127.5g 生药/kg 剂量组大鼠血清 ALT 水平与正常组比较差异有统计学意义[34]。川楝素引起鼠肝细胞死亡的机制为它引起线粒体机能障碍以及激活半胱天冬酶[35]。川楝素引起线粒体膜电位降低,向细胞质内释放细胞色素,从而激活了半胱天冬酶8,9和3,最终引起细胞死亡。加入川楝素孵育的肝细胞表明,细胞外信号调节激酶和氨基端激酶激活,但是促分裂素原活化蛋白激酶没有激活,另外加入川楝素孵育的肝细胞 ROS 增加,这些说明活性氧簇和促分裂素原活化蛋白激酶激活途径也有可能参与肝细胞死亡这个过程。

猴亚急性中毒最明显的表现是血清谷丙转氨酶(serum glutamic pyruvictransaminase, SGPT)升高,其次是肌无力。人体解剖发现,各剂量组的动物均有不同程度的内脏瘀血。显微镜检发现,猴小血管内膜表面有棕黄色颗粒疏松沉积,且剂量越大沉积越多;肝细胞肿胀,胞浆疏松,可见 Kupffer 细胞及吞噬颗粒;脑血管扩张充血,部分血管内皮细胞肿胀,胶质细胞和小血管周围间隙明显增加[36]。

(2)呼吸系统毒性作用:急性苦楝子中毒13例的主要症状为呼吸困难,四肢无力发麻、阵抽、头晕头痛、恶心腹痛。心电图有窦性心动过速、心房纤颤、频发室性期前收缩及损害等改变[37]。

(3)生殖毒性作用:通过给妊娠5、6、7天的小鼠腹腔注射川楝素,结果 IFN-γ、TNF-α 明显增加,同时川楝素给药组子宫内膜中 CD_4^+ 和 CD_8^+ T 淋巴细胞也增加,表明川楝素诱导小鼠妊娠失败与大量免疫细胞侵入子宫有密切关系,说明川楝素具有明显的生殖毒性[38]。

(4)神经系统毒性作用:川楝子现代实验研究及临床应用都证明有较强的毒性,有报道,川楝子的毒性作用之一为肌无力[31];也有报道,消化不良反应大多在服药后1~2小时内出现,胃肠道刺激症状、腹痛、恶心、呕吐、腹泻。可发生急性中毒性肝炎。出现转氨酶升高,黄疸,肝大叩痛。对神经系统有抑制作用,神昏、嗜睡、烦躁。甚至呼吸中枢麻痹而死亡,并可引起内脏出血,造成循环衰竭,对肾脏亦可造成损害,出现蛋白尿等,症状严重可致死亡[39-40]。曾有病例患者口服过量致中毒,常用量为3~9g 入汤剂,病例患者超过极量达20倍以上故导致中毒[41]。

(5)川楝子配伍减毒作用:川楝子分别与丹参、甘草配伍能有降低小鼠血清 ALT、AST 升高的趋势,但是川楝子分别于白芍、柴胡配伍能显著降低川楝子导致的血清 ALT、AST 升高,从而减弱川楝子的肝毒性。白芍与川楝子配伍后,能够减弱肝组织 TNF-α、IL-6 水平的提高,能增强抗肝组织 NF-κB、ICAM-1 的蛋白表达;能够调节肝组织 Caspase-3、Bcl-2 的基因表达。通过以上指标变化得知白芍能对抗川楝子导致的肝损伤,其减毒机制是该药可以减轻肝组织炎症反应,并与调节肝细胞坏死相关基因 Caspase-3、Bcl-2 的表达有关[42,43]。

【药代动力学研究】不同剂量川楝子水提物重复口服给予大鼠,研究结果表明:川楝子水提物具有一定的剂量-毒性关系,随着给药时间延长,给药组呈现出一定的时间-毒性关系,说明川楝子毒性具有一定的时效量效关系。从给药组和空白对照组代谢轨迹图看,高剂量组代谢轨迹偏离对照组最远,随着给药时间延长,给药组代谢轨迹逐渐偏离对照组,停药后随着恢复时间延长,给药组代谢轨迹逐渐向对照组靠近,说明从代谢物水平亦能说明川楝子毒性具有一定的时效量效关系;另外,也说明利用代谢组学研究中药川楝子毒性的可行性、科学性及优越性。

为了进一步确定川楝子毒性的物质基础,进行了川楝子不同极性提取物的代谢组学研究,从小鼠的生理、生化、病理变化确定了川楝子毒性部位集中在乙酸乙酯部位。对血清^{1}H-NMR 的主成分分析,发现四组能完全分开,说明川楝子不同极性溶剂提取物可导致机体代谢层面上的差异。

白芍配伍川楝子减毒的代谢组学研究结果表明:白芍能减轻川楝子所致的肝肾毒性。白

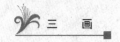

芍为补血养肝之药,在中医临床应用广泛,其主要成分白芍总苷具有保肝护肾作用。从大鼠尿样的 1H-NMR 代谢组学分析,配伍组代谢物水平与川楝子组比较变化缓和,说明白芍对肝肾具有保护作用,验证了白芍配伍减毒的物质基础。

【临床应用】

1. 治疗肿瘤　用 HeLa 细胞单纯培养法筛选表明,川楝子有抑制作用[1]。季宇彬等[2]研究出川楝子对人体宫颈癌 JTC-26 有明显抑制作用,抑制率在 90% 以上。但目前尚还没有关于川楝子的抗肿瘤临床报道。

2. 治疗其他疾病

(1)治疗胃病:川楝子有理气止痛的功能,止痛的效果优于延胡索,用于胃痛,不论寒热虚实均无其弊,肝气犯胃者重用之 30g[44],砸碎煎之甚佳。配入栀子干姜汤中可治郁火胃痛拒按、口苦心烦。川楝子现代临床多用来治疗胃病、胆病,用金铃子散(川楝子、延胡索)加半夏泻心汤治疗肝胃气滞,肝胃郁热,脾胃虚寒之胃脘痛 158 例,结果总有效率 93.6%[45]。同样应用金铃子散加味治疗消化性溃疡中胃气不和 50 例,结果临床症状痊愈率 81.6%,减轻率 16.3%。有临床以川楝子为主,加生地、沙参等治疗萎缩性胃炎 45 例,总有效率达到 93.3%[46]。

(2)治疗胁痛:川楝子入肝经临床常用于治疗胁痛,用于胆系病证有较好疗效,用川楝子、枳壳、郁金为主,加大黄、芒硝、金钱草等治疗胆石症气郁型 60 例,结果痊愈 36 例,显效 15 例,好转 7 例,无效 2 例,总有效率 96%[47];用川楝子与海金沙、柴胡、鹅不食草等治胆石症 23 例,20 天痊愈 17 例,占 73.9%[48]。

(3)治淋证:川楝子入肝、小肠及膀胱经,味苦性寒,善清肝、小肠、膀胱之火,既有导湿热下行之功,又有理气止痛之效。有学者[49]从临床治疗中观察到,川楝子对于自觉尿道灼痛者更为适用,其消除症状和镇痛的作用,较其他中药更有效。现代药理实验证明,川楝子对白念珠菌、新生隐球菌和大肠杆菌有较强的抑制作用,故对治疗急性泌尿道感染有较好的临床疗效,临床妇乐冲剂[50]用于盆腔炎、附件炎、子宫内膜炎等引起的带下、腹痛。

(4)治急性乳腺炎、乳痈:将苦楝子皮和仁捣碎晒干,炒微黄研细末[44],每服 9g,治疗急性乳腺炎未化脓者 34 例,服药 2～4 次,3 天内均治愈。川楝子水煎液加入红糖、黄酒治疗乳痈 30 例[51],均为产后不足 3 个月的妇女,其中 27 例痊愈,2 例好转,1 例无效。

(5)治带状疱疹:近年临床上以川楝子为主药治疗带状疱疹及其发生前后引起的诸般疼痛,收到了良好疗效[52]:以四逆散加川楝子,水煎服治疗疱疹前神经痛,疗效良好且多年不再复发;龙胆泻肝汤加川楝子,水煎服治疗疱疹期神经痛[53],11 剂后皮损基本痊愈;以小瓜蒌散佐以川楝子,水煎服治疗疱疹后遗神经痛,8 剂后疼痛基本消除。

(6)外治皮肤病:川楝子性味苦寒,是治疗寄生虫常用药,近年来,唐伟等[54]以之外洗治疗与螨虫、真菌感染有关的皮肤病,疗效独特。川楝子能杀虫抑制真菌生长,并有去死皮的作用,临床运用时应根据其发病部位的不同掌握该药用量及配伍组成,如治疗面部毛囊虫皮炎、痤疮类病证,一般用量 10～20g,并应配伍养血润肤,具有养颜美容之佳品当归、紫草之类。

(7)治疗男性睾丸疾病、前列腺炎:川楝子汤由川楝子配伍陈皮等组成,临床用于治疗睾丸鞘膜积液有较好的疗效[55];用川楝子配伍肉桂等治疗睾丸疼痛 60 例,结果有效率 81.7%,有报道治疗缩睾证 8 例全部恢复原位。有报道使用复方川楝子汤治疗急慢性前列腺炎,其中 11 例急性前列腺炎患者全部治愈,慢性前列腺炎患者 76 例中,痊愈 41 例,显效 26 例,总有效率为 97.3%[56]。

<h1 style="text-align:center">参考文献</h1>

[1] Tada,K.,Takido,M.,Kitanaka,S. Limonoids from fruit of melia toosendan and their cytotoxic activity. Phytochemistry,1999,51:787-791.

[2] 季宇彬. 中药有效成分药理与应用. 哈尔滨:黑龙江科学技术出版社,1995:41.

[3] 陈文雁,施玉. 川楝素引起的 NG108-15 细胞和 SK-N-SH 细胞形态学变化. 解剖学杂志,2000:23(1):1-3.

[4] 汤勉芝. 川楝素引发 PC12 等肿瘤细胞分化、凋亡及相关机制的研究. 北京:中国科学院,2004:34-44.

[5] Zhang B,Wang Z F,Tang M Z,et al. Growth inhibition and apoptosis induced effect on human cancer cells of toosendanin,a triterpe2noid derivative from Chinese traditional medicine. Invest NewDrugs,2005,23:547-533

[6] 刘小玲,王进,张伶,等. 川楝素提取物诱导 K562 细胞凋亡的实验研究. 中草药,2010,41(3):426-431.

[7] 王进,刘小玲,王鹏,等. 川楝素对 K562 细胞增殖和凋亡作用的影响. 第四军医大学学报,2009,30(22):2528-2532.

[8] He L,Ji P,Gong X,et al. Physico-chemical characterization,antioxidant and anticancer activities invitro of a novel polysac charide from Melia toosendan Sieb. Et Zucc fruit. Int J Biol Macromol,2011,49(3):422-427.

[9] 曾宪儒,陈海珊. 等. 广西野生楝科植物提取物对萝卜蚜的杀虫作用初步研究. 广西植物,2005,25(5):494-496.

[10] 施玉梁,王文萍,廖春燕,等. 川楝素抑制粘虫幼虫化学感受器诱发峰的观察. 昆虫学报,1986,29(3):233-238.

[11] 罗林儿,廖春燕,周培爱. 川楝素对粘虫幼虫拒食作用的电生理学研究. 昆虫学报,1989,32(3):257-262.

[12] Xu H,Zhang J L. Natural products-based insccticidalagents 9 Design,semisynthesis and insecticidal activity of 28-acyloxy derivataves of toosendanin against Mythimna separata Walker in vivo. Bioorg Med Chem Lett,2011,21(7):1974-1977.

[13] 熊春生. 川楝素与肉毒在神经肌肉接头相互作用的超微结构观察. 药学学报,1985,20(7):495-499.

[14] 黄世楷. 川楝素对小白鼠神经肌肉接头的超微结构的影响. 生理学报,1980,32(4):385-388.

[15] 施玉梁. 刺激频率、温度、钙离子对川楝素阻遏接头传递作用的影响. 生理学报,1981,(2):141-146.

[16] 田文皓,王忠兴,魏乃森. 川楝素对呼吸中枢的抑制作用. 生理学报,1980,32(4):338-342.

[17] 施玉梁,王文萍,颜寿堪. 钙离子和神经活动对川楝素引起的小终极电位频率变化的影响. 生理学报,1982,34(3):304.

[18] 陈文雁,尹萍波,叶惟泠,等. 川楝素影响大鼠纹状体多巴胺水平的微透析研究. 科学通报,1999,44(5):502.

[19] Jowie C H,Yua Zhi-da Min,Nancy Y. Ip,Melia toosendan Regulates PC12 Cell Differentiation via the Activation of Protein Kinase A and Extracellular Signal-Regulated Kinases. Neurosignals,2004,13:248-257.

[20] 纪青华,陆兔林. 川楝子不同炮制品镇痛抗炎作用研究. 中成药,1999,21(4):181-183.

[21] Xie F,Zhang M,Zhang CF,et al. Anti-inflammatory and analgesic activities of ethanolic extract and two Iimonoids from Melia toosendan fruit. J Ethnopharmacol,2008,117(3):463-466.

[22] 李培忠,孙国璋. 川楝素在小鼠神经肌肉标本上的抗肉毒作用. 生理学报,1983,4:480-483.

[23] Nakai Y,Tepp W H,Dickerson T J,et al. Functionoriented synthesis applied to the anti-botulinum natual product toosendanin. Bioorg Med Chem,2009,17(3):1152-1157.

[24] 高学敏. 中药学. 北京:人民卫生出版社,2000:867.

[25] Li M F,Shi Y L. Toosendanin,a triterpenoid derivative,acts as a novel agonist of L-type Ca^{2+} channels in neonatal rat ventricular cells. Eur J Pharmacol,2004,501(1-3):71-78.

[26] 吕键,高晓东,汤树生. 川楝素对豚鼠乳头状肌电和域特性的影响. 河南医科大学学报,1995,28(14):289.

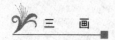

[27] 王应斌,穆仙丽,宿永成.蒙药川楝子的药理作用研究概况.中国民族医药杂志,2002,8(4):54-55,59.

[28] 施玉梁,许科.川楝素的抗毒作用.科学通报,1983,281(4):885-887.

[29] 贾瑞鹏,周性明,陈甸英,等.川楝子油对雄性大鼠的抗生育作用.南京铁道医学院学报,1996,15(1):1-3.

[30] Nakajima H,Wakabayashi Y,Wakamatsu K,et al. An extract of Melia toosendan attenuates endothelin-1-stimulated pigmentatiion in human epidermal equivalent strough theinterruption of PKC activity within melanocytes. Arch Dermatol Res,2011,303(4):263-276.

[31] Zhang Q,Shi Y,Liu X T,Liang J Y,Ip N Y,Min Z D. Minor limonoids from Meliatoosendan and their antibacterial activity. Planta Med,2007,73(12):298-303.

[32] Tian L,Wang Z,Wu H,et al. Evaluation of theanti-neuraminidase activity of the traditional Chinesemedicines and determination of the anti-influenza Avirus effects of theneuraminidase inhibitry TCM sin vitro and in vivo. J Ethno pharmacol,2011,137(1):534-542.

[33] 周英,郭东贵,王慧娟,等.川楝子抑制破骨细胞活性组份的研究.中药材,2009,32(9):1433-1435.

[34] 熊彦红,齐双岩,金若敏,等.川楝子对大鼠肝毒性的时效和量效关系研究.江苏中医药,2008,40(7):83-84.

[35] Zhang Y,Qi X,Gong L,et al. Roles of reactiveoxygen species and MAP kinases in the primary rathepatocytes death in duced by toosendanin. Toxicology,2008,249(1):62-68.

[36] 魏春花,吕建辉.川楝子药效古今论要.实用医技杂志,1997,4(7):561-562

[37] Zhang J L,Shi W Y,Zhong W,et al. Effects of toosendanin on pregnancy and uterine immunity alterationsin mice. Am J Ch In Med,2010,38(2):319-328.

[38] 刘进辉,曹迎春,李文平.果子狸川楝子中毒后的临床表现及病理变化.特产研究,1996,3:28.

[39] 袁继丽.中草药致肝损害的研究近况.中草药,1999,30(9):711.

[40] 卓长贵,高英,张雪美.川楝子口服过量致中毒1例.中国社区医师,2005,13(7):60.

[41] 齐双岩,金若敏,梅彩霞,等.川楝子减毒配伍规律初探.四川中医,2009,27(2):9-10.

[42] 齐双岩,金若敏,梅彩霞,等.白芍对川楝子减毒作用机制研究.中成药,2011,33(3):404-406.

[43] 王小娟.川楝子毒性及配伍减毒的代谢组学研究.安徽:安徽医科大学,2011:60-61.

[44] 徐洪峰.半夏泻心汤治疗胃脘痛临证体会.湖北中医杂志,1989,(5):19.

[45] 洪文旭,洪泓.治疗慢性胃炎的有效方剂选介.实用中医内科杂志,1989(1):15.

[46] 吴养.通胆Ⅱ号汤治疗气郁型胆石症60例.湖北中医杂志,1989(6):36.

[47] 张俊庭.当代中医必效奇方秘术.北京:中医古籍出版社,1994:78.

[48] 吴树忠.川楝子治疗淋证36例临床疗效观察.中国中医急症,1994,3(2):67-68.

[49] 王志红,朴晋华.妇乐冲剂作用的研究.中国药物与临床,2004,4(4):311-312.

[50] 赵云芝.川楝子治疗乳痈.浙江中医杂志,1999(5):11.

[51] 郭兴旺.配伍川楝子治疗带状疱疹.山东中医杂志,2005,24(3):183.

[52] 郭兴旺.川楝子善治带状疱疹.浙江中医杂志,2005(2):12.

[53] 唐伟,张尊善.川楝子外治皮肤病临床新用.中医外治杂志,1997(1):35.

[54] 从化县人民医院外科.川楝子汤治疗鞘膜积液30例疗效观察.新医药通讯,1972(1):25.

[55] 卫真.复方川楝子汤治疗前列腺炎87例临床观察.中国实验方剂学杂志,1999,5(3):8.

[56] 谢飚,其木格.蒙医治疗室性早搏50例临床观察.中国民族医药杂志,1996,2(3):25.

23. 女 贞 子

【来源】木犀科女贞属植物女贞 *Ligustrum lucidum* Ait. 的果实[1]。

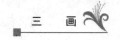

【性味与归经】甘、苦、凉。归肝、肾经[1]。

【功能与主治】补益肝肾,清虚热,明目。主治头昏目眩,腰膝酸软,遗精,耳鸣,须发早白,骨蒸潮热,目暗不明[1]。

【化学成分】果实含三萜类:齐墩果酸(oleanolic acid)、乙酰齐墩果酸(acetyloleanolic acid)、熊果酸(ursolic acid)、乙酰熊果酸(acetyl ursolic acid);酚苷类:对羟基苯乙醇(p-hydroxyphenethyl alcohol)、3,4-二羟基苯乙醇(3,4-dihydroxyphenethyl alcohol)、对羟基苯乙基-β-D-葡萄糖苷(p-hydroxyphenethyl-β-D-glucoside)、3,4-二羟基苯乙基-β-D-葡萄糖苷(3,4-dihydroxyphenethyl-β-D-glucoside)、洋丁香酚苷(acteoside);环烯醚萜苷类:10-羟基女贞苷(10-hydroxy ligustroside)、女贞子苷(nuezhenide)、橄榄苦苷(oleuropein)、10-羟基橄榄苦苷(10-hydroxy oleuropein)、木犀榄苷二甲基酯(oleoside dimethylester)、女贞苷(ligustroside)、女贞果苷(lucidumoside)A、B、C、D、异女贞子苷(isonuezhenide)、特女贞苷(specnuezhenide)、女贞苦苷(nuezhengalaside)、女贞酸(nuezhenidic acid)、新女贞子苷(neonuezhenide)、女贞苷酸(ligustrosidic acid)、橄榄苦苷酸(oleuropeinic acid)及代号为 GI-3 的列环烯醚萜苷;黄酮类:外消旋圣草素(eriodictyol)、右旋-花旗松素(taxifolin)、槲皮素(quercetin)、芹菜素-7-O-β-D-葡萄糖苷(cosmosiin);脂肪酸:棕榈酸(palmitic acid)、硬脂酸(stearic acid)、油酸(oleic acid)、亚麻酸(linolenic acid);女贞子多糖(UPS):由鼠李糖、阿拉伯糖、葡萄糖、岩藻糖组成;磷脂类:溶血磷脂酰胆碱(LPC)、磷脂酰乙醇胺(PE)、磷脂酰胆碱(PC)、磷脂酸(PA)、磷脂酰肌醇(PI);挥发油类:丙硫酮(thioketone)、2-氧基丙烷(2-ethoxy-propane)、1-甲基-乙丙基肼(1-methyl-propyl-hydrazine)、4-乙酰氧基-2-丁酮(4-acetoxy-2-butanone)、2-乙氧基丁烷(2-ethoxy-butane)。

种子含三萜类:女贞素(ligustrin)、19α-羟基-3-乙酰熊果酸(19α-hydroxy-3-acetylursolic acid)、齐墩果酸钠(sodium oleanolate)、白桦脂醇(betulin)、24-达玛-烯-3β-乙酰氧基-20S醇(dammar-24-ene-3β-acetate-20S-ol)、3β-反式对羟基肉桂酰氧基-2α-羟基齐墩果酸、24-达玛-烯-3β-乙酰氧基-20S-醇Ⅰ、25-达玛-烯-3β,20ζ,24ζ-三醇(20ζ,24ζ-triol)、2α-羟基齐墩果酸、熊果酸(ursolic acid);挥发油:α、β-蒎烯(α、β-pinene)、柠檬烯(limonene)、4-松油醇(4-terpineol)、丁香油酚(eugenol);酚苷类:8-表金银花苷(8-epikingiside)、芹菜素-7-O-β-D-葡萄糖苷(apigenin-7-O-β-D-glucoside)、对羟基苯乙基-β-D-葡萄糖苷(p-hydroxyphenethyl-β-D-glucoside)、对羟基苯乙基-α-D-葡萄糖苷(p-hydroxyphenethyl-α-D-glucoside)、毛柳苷(salidroside)、红景天苷(salidroside)。又含女贞子多糖、委陵菜酸(tormentic acid)[1]。

【药理作用】

1. 抗肿瘤作用

(1)齐墩果酸的抗肿瘤作用:体外试验表明,齐墩果酸可抑制肿瘤生长,降低不良辐射损伤对鼠造血组织损伤。通过观察齐墩果酸对 S180 荷瘤小鼠的抑瘤率、生命延长率以及用药前后体重变化等指标的影响,发现齐墩果酸能有效抑制 S180 肿瘤生长,延长荷瘤小鼠存活时间,并能很好地提高机体免疫力。学者研究发现对于高转移人肺癌细胞,齐墩果酸具有抗增殖和侵袭作用,其机理是通过抑制癌细胞趋化运动、对层粘连蛋白的黏附作用和组织蛋白酶 B 分泌实现的。MTT 实验证明齐墩果酸在体外能够抑制 SGC-7901/GDDP 细胞增殖,并用适时荧光定量 PCR 实验证明齐墩果酸可使促凋亡基因 *Bax* 表达升高,抗凋亡基因 *Bcl-2* 表达降低,其作用机制可能是上调 Bax 和下调 Bcl-2 mRNA 的表达。通过其他各种研究得出:齐墩果酸的抗癌作用几乎贯穿了肿瘤发展的各个阶段,能有效抑制肿瘤血管的生成、肿瘤细胞的侵袭和

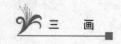

转移。目前尚不太清楚这些作用机制。由于齐墩果酸的低毒性,其还可用作临床治疗肿瘤的化学保护和化学预防药[2]。

很多抗肿瘤药物通常可以调节或改善出现紊乱的调控因子和监测点功能,使其恢复到正常细胞的功能,从而达到抑制肿瘤增殖的作用。齐墩果酸能够抑制肿瘤细胞增殖。研究齐墩果酸对 T 细胞淋巴瘤细胞株 Jurkat 细胞周期的影响,发现高浓度齐墩果酸可杀伤 G_0/G_1 期 Jurkat 细胞,低浓度齐墩果酸可抑制 G_2/M 期 Jurkat 细胞增殖。研究发现齐墩果酸抑制 HCT15 细胞增殖的机制是通过阻断肿瘤细胞细胞周期于 G_0/G_1 期。当把齐墩果酸作用于人星形细胞瘤细胞系时,也得到了类似结果。学者研究报道,齐墩果酸对人白血病 HL-60 细胞生长具有明显的抑制作用,并使细胞阻滞于 G_1 期。齐墩果酸能够抑制骨肉瘤细胞 MG63 和 Saos-2 增殖和克隆形成,并使细胞阻滞于 G_1 期,并且下调 Cyclin D1,Cyclin D1 作为 mTORC1 下游的靶点,在细胞由 G_1 到 S 期转变过程中发挥着非常重要的作用;磷酸化的 p70、S6K1 和 S6 是调控蛋白翻译和细胞生长的 mTORC1 信号通路上的传导者,也能够被齐墩果酸抑制;此外,齐墩果酸能抑制 pAkt,p-Akt 是促生长因子,是 mTORC2 的底物。其他报道也证实了齐墩果酸能抑制 mTORC1 和 mTORC2 的活性。在 B16F 细胞齐墩果酸下调 *Cyclin D1*,上调 *p21* 和 *p27* 的基因表达。有研究表明齐墩果酸抑制肝癌 Hep-3B 细胞增殖的作用机制是通过在 G_2/M 期产生阻滞。齐墩果酸还能诱导人结肠癌细胞 LoVo 凋亡并且阻滞细胞于 G_2/M 期。另外,还有报道认为齐墩果酸是人 DNA 连接酶 I 的天然抑制物,它们可以通过发挥变构效应而破坏该酶的活性部位,从而抑制 DNA 合成,这就可能将肿瘤细胞阻断在 S 期[3]。

齐墩果酸能够诱导肿瘤细胞凋亡。目前很多研究表明,齐墩果酸能诱导肿瘤细胞发生凋亡作用。研究发现人结肠癌细胞株 HCT-15 经特定浓度齐墩果酸作用后以自身凋亡的方式死亡。形态学上观察说明齐墩果酸抑制 HeLa 细胞生长也是通过诱导肿瘤细胞凋亡实现的。采用 TUNEL 法检测到细胞凋亡的特异性生化特征-DNA 降解,从而证实齐墩果酸能诱导高转移人肺巨细胞癌 PGCL3 细胞凋亡[3]。

有报道表明,齐墩果酸通过降低 Bcl-2 表达可诱导白血病细胞凋亡。齐墩果酸能增加 HL-60、NB4 和 SGC-7901 细胞 *Bax* 基因 mRNA 含量增加,*Bcl-2* 基因 mRNA 含量减少,说明齐墩果酸诱导 HL-60 细胞凋亡的机制可能与 *Bax* 基因表达增加及 *Bcl-2* 基因表达降低有关。另外张鹏霞检测了齐墩果酸对 K562 细胞中 Bax 和 Bcl-xL 的表达,发现齐墩果酸能够增加 Bax mRNA 含量,减少 Bcl-xL mRNA 含量。齐墩果酸能增加肺癌细胞 SPC-A-1 中 Bax 和 Bad 蛋白表达,减低 Bcl-2 蛋白表达,明显提高 Bax/Bcl-2 比值。齐墩果酸能诱导人肝癌细胞 HuH7 线粒体膜电位丧失,破坏 Bcl-2 家族促凋亡蛋白和抗凋亡蛋白表达的比例,从而促使细胞凋亡。还有研究报道,齐墩果酸并不影响抗凋亡蛋白 Bcl-2 的表达,但能增加促凋亡蛋白 Bax 的表达,因此能改变 Bcl-2/Bax 的平衡,进而表现出促凋亡的作用[3]。

齐墩果酸对人星型细胞瘤细胞株有诱导凋亡的作用,并进一步证实其凋亡机制与 Caspase-3 活性增加有关。齐墩果酸处理 HL-60 细胞后,也可以使 Caspase-3 的前体 Pro-caspase-3 断裂为有活性的 Caspase-3。研究发现齐墩果酸通过增加 Caspase-3 活性来促进人结肠癌 LoVo 细胞发生凋亡。齐墩果酸能诱导骨肉瘤细胞和白血病细胞 Caspse-3 的激活,进而增加 PARP 的断裂导致细胞凋亡。齐墩果酸能引起人肝癌细胞 Caspase-9、Caspase-8 和 Caspase-3 的活化,随后 PARP 断裂,并导致 DNA 片段化,细胞发生凋亡。齐墩果酸促进 NSCLC 细胞 A459 和 H460 凋亡,其机制也是与 DNA 片段化和 Caspase-3 激活有关[3]。

在检测齐墩果酸诱导人结肠癌 LoVo 细胞凋亡时发现,p53 的表达量上升,两者或许存在一定的相关性。类似的结果也在齐墩果酸诱导的黑色素瘤 B16F 细胞中出现[3]。

研究发现,细胞凋亡率和细胞内钙离子浓度之间有明显相关性,因此认为,齐墩果酸诱导人肺腺癌细胞凋亡的作用可能与其导致细胞内钙超载有关。还有学者就齐墩果酸对人乳腺癌细胞和肝癌细胞做过类似研究,表明齐墩果酸诱导癌细胞凋亡也可能与细胞内 Ca^{2+} 水平上调有关[3]。

在研究齐墩果酸抗肿瘤作用过程中发现,齐墩果酸能抑制 NF-κB 的活性,调控 XIAP mRNA 的表达。还有研究者通过检测小鼠巨噬细胞中 NO、TNF-α 的释放以及 $iNOS$、$TNF\text{-}\alpha$ 的基因表达水平发现,齐墩果酸能通过细胞 NF-κB 的转活正性调节 $iNOS$ 和 $TNF\text{-}\alpha$ 的基因表达,从而发挥其抗癌作用。在黑色素瘤 B16F 细胞中,齐墩果酸抑制 NF-κB 的活性和核转位,但具体的作用过程有待进一步阐述[3]。

齐墩果酸通过下调 VEGF 表达,抑制白血病细胞和人肝癌细胞的生长。进一步实验证明齐墩果酸能明显抑制人肝癌细胞 Hep-3B,Huh7 和 HA22T 中 HIF-1α 表达,并不影响 bFGF 的表达量,但能够降低 VEGF 和 IL-8 的产物和表达,保持谷胱甘肽的水平,降低 ROS 和 NO 水平,降低尿激酶型纤溶酶原激活物(uPA)产物和表达,因此,齐墩果酸具有潜在的抗血管生成作用,并且可以延迟细胞的侵袭和迁移。此外,齐墩果酸也是通过下调 VEGF 的表达,抑制黑色素瘤细胞诱导的肺部转移的发展[3]。

研究证明齐墩果酸可以抑制人肺癌细胞的运动和黏附作用。进行齐墩果酸对人肺癌细胞增殖抑制实验时发现,齐墩果酸还可以抑制人肺癌细胞的穿膜侵袭能力,其机理不是对侵袭某一环节的阻断,而是对各个基本环节(黏附、运动和降解)都有抑制作用,可能是通过抑制细胞黏附分子而实现的[3]。

对肿瘤细胞诱导分化的研究是当今生物医学研究的热点。诱导分化剂能在不伤害人体正常组织细胞的同时,使肿瘤细胞重新向正常细胞方向转变,因此通过诱导分化治疗肿瘤具有良好疗效和特殊的临床价值。诱导分化主要从药物对某些分化模型的细胞增殖能力、细胞形态、功能变化及致瘤性几方面进行研究。通过用细胞间信息传导能力、细胞循环模式、诱导凋亡和形态学分化的三维空间细胞外培养系统评价了齐墩果酸诱导小鼠乳腺上皮细胞分化的能力,发现用药后细胞克隆在形态学上呈现出诸如星型、网型、管状、鳞状等类似正常细胞的显著变化。通过对白血病模型鼠的体内实验证明齐墩果酸处理后外周血白血病细胞有向正常白细胞分化趋势,可见分叶的白血病细胞,骨髓中幼稚细胞减少,脾浸润情况改善[3]。

(2)熊果酸的抗肿瘤作用:熊果酸对体外肝癌细胞培养具有非常显著的抑制率,能提高艾氏腹水癌小鼠的生命延长率。检测 $0\mu mol/L$、$10\mu mol/L$、$20\mu mol/L$、$30\mu mol/L$、$40\mu mol/L$ 熊果酸作用不同时间对 SGC-7901 细胞增殖的影响。结果表明,$20\sim40\mu mol/L$ 熊果酸可抑制 SGC-7901 细胞的增殖,并呈浓度和时间依赖性,作用 12 小时、24 小时、36 小时、48 小时的 IC_{50} 分别为 $(57.50\pm1.18)\mu mol/L$、$(4.28\pm2.05)\mu mol/L$、$(27.54\pm1.11)\mu mol/L$、$(24.83\pm1.02)\mu mol/L$;$20\sim40\mu mol/L$ 熊果酸作用 24 小时后,SGC-7901 细胞被阻滞于 G_0/G_1 期,细胞凋亡率分别为 $(9.10\pm2.39)\%$、$(26.30\pm1.25)\%$、$(35.20\pm2.26)\%$[4]。熊果酸能改善前列腺癌细胞对雄激素的反应性,对 LNCaP 和 DU145 两种前列腺癌细胞的生长呈剂量及时间依赖性抑制,$20\mu g/ml$ 浓度的熊果酸为有效抑制浓度,此浓度下 96 小时抑制率近 50%(LNCaP)或大于 50%(DU145)[5]。

在抗妇科肿瘤方面,熊果酸能促进妇科肿瘤细胞子宫内膜癌细胞株、宫颈癌细胞株、卵巢癌细胞株、人绒癌 JAR 细胞株的凋亡[6]。探讨熊果酸对卵巢癌细胞株 SKOV3 及卵巢癌皮下移植瘤生长的抑制作用。结果表明,熊果酸对体外培养 SKOV3 细胞生长具有抑制作用,与顺铂联合应用使 SKOV3 细胞生长进一步受到抑制。体内实验表明,各治疗组肿瘤的生长明显受到抑制,而联合治疗组抗瘤作用进一步增强[7]。MTT 法测得熊果酸作用 B16 黑色素瘤细胞 12 小时、24 小时、48 小时的 IC_{50} 分别为 58.05μmol/L、35.13μmol/L、12.17μmol/L。熊果酸对 B16 细胞有较强的分化诱导作用,表现为熊果酸作用后,细胞形态发生明显变化,出现细胞核变小、规则,核浆比变小,线粒体、粗面内质网等细胞器丰富等变化[8]。另外,熊果酸对小鼠 S180 肿瘤具有明显抑制生长作用,能抑制白血病细胞 HL-60、人红白血病细胞系细胞 K562 和人舌鳞肿瘤细胞 TSCCa 等细胞增殖,对 T 细胞淋巴瘤 Jurkat 具有明显的抗肿瘤活性。对白血病细胞 P-388 和 L-1210、人肺腺肿瘤细胞 A549 有显著的细胞毒作用,其半数有效量（50% effective dose,ED_{50}）均小于 4mg/L。熊果酸对肿瘤细胞 KB、人结肠肿瘤细胞 HCT-8、乳腺肿瘤细胞 MCF-7 和 CCRF-CEM 同样具有细胞毒作用[9]。

（3）橄榄苦苷的抗肿瘤作用:橄榄苦苷是一种强有力的抗癌化合物。橄榄苦苷在细胞和非细胞检测中能直接破坏肌动蛋白微丝,以剂量反应的方式抑制肿瘤细胞株的增殖和迁移。在新型的管中断法中,橄榄苦苷能不可逆的包围癌细胞,防止其复制、运动和侵袭,而这些在正常细胞中是可逆的。患有自发性肿瘤的小鼠口服橄榄苦苷 9～12 天后,肿瘤可以完全退化。这些证据说明,橄榄苦苷可能会从无毒的抗氧化剂提升为一个强有力的直接对抗肿瘤细胞的抗肿瘤剂。橄榄苦苷可以加强大鼠巨噬细胞中 NO 的产生,并呈现剂量相关[10]。

（4）女贞子多糖的抗肿瘤作用:女贞子多糖对 S180、H22 二种瘤株引发的实体瘤瘤重均有不同程度的抑制作用。对肿瘤细胞的直接作用研究表明女贞子多糖对肿瘤细胞的直接杀伤作用较弱。但女贞子多糖的小鼠实验研究表明其能提高 T 淋巴细胞的增殖能力,同时也增强小鼠淋巴瘤细胞 YAC-1 诱导 NK 的活性。因此,女贞子多糖对肿瘤的作用不是直接作用于肿瘤细胞,而是通过调动机体的免疫系统,增强机体 T 淋巴细胞和 NK 细胞的活性,间接抵抗肿瘤的作用。已有研究表明女贞子通过逆转肿瘤细胞对巨噬细胞的功能,发现女贞子的血清具有促进 Hela 细胞凋亡的作用,研究也表明女贞子多糖对机体的免疫力有增强作用[11]。

已有研究表明女贞子多糖可提高小鼠机体的免疫力,具有抗肿瘤的能力,提示女贞子多糖的抗肿瘤作用可能是打破肿瘤细胞间黏附力,降低其信号沟通,同时也破坏了肿瘤细胞整体性,使肿瘤细胞对外界反应能力下降,更好的发挥女贞子多糖免疫增强作用。实验表明女贞子多糖确实可抑制黑色素瘤细胞间的黏附能力,降低黑色素瘤细胞 E-cadherin 表达[12]。

2. 其他药理作用

（1）对中枢神经系统的影响:熊果酸具有明显的安定与降温作用,能明显降低大鼠正常体温,减少小鼠活动,可协同戊巴比妥的睡眠作用和对抗戊四唑的惊厥作用。熊果酸的镇静催眠作用与 γ-氨基丁酸（γ-aminobutyric acid,GABA）在皮质区和海马区的升高、谷氨酸（glutamic acid,Glu）在皮质区和海马区的降低有紧密的关系,并与胆囊收缩素在皮质区的升高、神经肽 P 物质在海马区的升高和血管活性肠肽在下丘脑的升高有关[13]。

（2）对内脏系统的影响:

1）对心血管系统的影响:齐墩果酸具有抗高血压作用,研究表明,每天以 60mg/kg 剂量服用齐墩果酸经过 6 周后可以预防严重的高血压[14]。长期食用齐墩果酸含量高的食物的大鼠可以通过增强烯醇酶表达来增强内皮组织 NO 介导的主动脉环的舒张[15]。齐墩果酸的抗高血压功能主要通过抗血脂过多和抗氧化活性发挥作用,两者结合通过抑制远曲小管近端 Na^+ 和 K^+ 的重吸收而产生利尿作用,促尿钠排泄和促尿食盐排泄作用以及直接的强心作用(心率减慢 34%)而使血压下降[16]。齐墩果酸的血管减压作用和减慢心率作用可能与阻断 β-肾上腺素作用有关,与普萘洛尔相似但效能低。此外,抗氯化钙($CaCl_2$)和肾上腺素诱导的心律不齐作用也与 β-肾上腺素拮抗有关[17]。

齐墩果酸能够增加血小板流动性,齐墩果酸能加快血小板细胞的流动性,减弱血小板之间的碰撞,使之不易黏连和聚集,更不易在血管内膜沉积,从而减缓和防止血栓形成,改善血小板的功能[18]。

齐墩果酸具有降脂作用,对正常大鼠的血脂无明显影响,而对实验性高脂血症大鼠和实验性高脂血症兔有明显的降低血脂作用,可以极显著的降低血清胆固醇和三酰甘油的含量,并能减少脂质在家兔主要脏器的沉积[19]。其原因被认为,齐墩果酸通过降低过氧化脂质,保护 PGI_2 合成酶,抑制血栓素 A_2(thromboxaneA_2,TXA_2)的生成及活性,升高 PGI_2/TXA_2 比值,抑制平滑肌细胞增生,减少泡沫细胞形成,从而明显抑制粥样硬化斑块的形成,阻止粥样硬化的发生发展[20]。齐墩果酸每天低剂量 30mg/kg 和高剂量 60mg/kg 对鹌鹑实验性动物粥样硬化模型的血脂有调整作用,明显抑制 As 斑块的形成、发生发展。齐墩果酸能明显降低鹌鹑血清 LDL＋VLDL-C 及 TC/HDL-C 值,提高高密度脂蛋白胆固醇(high density lipoprotein cholesterol,HDL-C)含量。齐墩果酸可降低血清过氧化脂质的含量,并能减少胆固醇,尤其是胆固醇脂质在动脉壁的沉积[20]。

熊果酸能抑制损伤血管内膜新生和中膜中血管平滑肌的迁移和增殖,降低增殖细胞核抗原的表达,抑制血管 β-微管蛋白和弹性蛋白等细胞骨架蛋白的结构破坏,说明熊果酸对血管动脉粥样硬化及血管成形术后血管的再狭窄有潜在的治疗价值[21]。

橄榄苦苷具有抗心律失常作用。橄榄苦苷可使兔离体心脏的冠脉血流量增加 50%,并显示出抗心律失常和解痉作用[21]。

橄榄苦苷具有抗高血压作用。橄榄苦苷可以治疗 NG-硝基-L-精氨酸甲酯诱导的 Wistar 大鼠高血压,结果表明,治疗组大鼠血压逐渐降低,且心率无明显变化[22]。另外,橄榄苦苷也是很强的血管紧张素转化酶抑制剂,其抑制作用来自于具有高反应活性的 2,3-二羟基戊二醛结构[22-23]。

橄榄苦苷具有保护心肌作用:橄榄苦苷对由局部缺血和再灌注引起的氧化性心肌损伤具有一定的保护作用[24]。

2)对消化系统的影响:齐墩果酸胃保护作用的机制主要是增强胃黏膜的防御因素,而并非通过抑制胃酸或胃蛋白酶分泌物的侵害。通过体外测定实验确定齐墩果酸能够刺激 MRC-5 成纤维细胞的增殖,达到快速修复的目的[25]。

齐墩果酸对肝脏具有保护作用,对肝细胞有促进再生的作用,对重症肝炎的治疗有一定价值。齐墩果酸对大鼠实验性急性肝炎损伤有明显保护作用[26]。

熊果酸对肝脏具有保护作用,不同剂量的熊果酸每天作用于二甲基亚硝胺所致肝纤维化大鼠,在药物治疗 4 周后观察熊果酸对肝纤维化大鼠肝功能的影响。熊果酸可明显改善肝纤维化大鼠肝功能,并呈剂量依赖性;不同剂量熊果酸作用 4 周后能显著增加 SOD 表达,降低 MDA 表达;在病理学形态方面,熊果酸治疗组使肝组织结构不同程度改善[27]。

(3)对内分泌系统的影响:熊果酸具有降血脂作用,经药物治疗动物的三酰甘油含量明显减少,血清 β-脂蛋白含量增多,以上结果揭示熊果酸有明显降脂作用[24]。

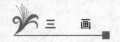

（4）抗病原微生物作用

1）抗细菌作用：齐墩果酸为广谱抗菌成分，对金黄色葡萄球菌、溶血性链球菌、大肠杆菌、弗氏痢疾杆菌、伤寒杆菌、猪霍乱沙门菌等具有不同的抑制作用，特别是对伤寒杆菌、金黄色葡萄球菌作用比氯霉素强[28]。

橄榄苦苷具有抑菌活性，对 5 种 ATCC 标准菌株（流感嗜血杆菌株 ATCC-9006、黏膜嗜血杆菌株 ATCC-8176、霍乱弧菌株 ATCC-906、乙型副伤寒菌株 ATCC-6539、金黄色葡萄球菌株 ATCC-25923）具有抑制活性，同时对 44 种从临床上分离得到的菌株（流感嗜血杆菌株 8 种、黏膜嗜血杆菌株 6 种、霍乱弧菌株 4 种、金黄色葡萄球菌株，其中氯霉素敏感菌株 5 种、青霉素耐受菌株 6 种、沙门菌株 15 种）也具有抑制活性[29]。

2）抗病毒作用：橄榄苦苷在体外能抑制感染性病毒出血性败血症病毒 VHSV。在未感染 VHSV 前应用橄榄苦苷，可使病毒感染率降低 30%[29]。

（5）对免疫系统的影响：齐墩果酸 50mg/kg、100mg/kg 皮下注射可显著抑制大鼠反向皮肤过敏反应和反向被动 Anhus 反应，齐墩果酸明显减轻豚鼠 Forssman 皮肤血管炎及大鼠主动 Anhus 反应，并显著抑制 SRBC 或 DNCB 所致小鼠迟发型超敏反应[30]。

通过大量实验及临床观察可以看出，齐墩果酸具有促进淋巴细胞增殖和动物巨噬细胞吞噬功能，促进迟发超敏反应的效应，并与 IL-2 具有协同作用。齐墩果酸口服引起小鼠肺、肾等脏器前列腺素水平明显升高，升高 cAMP 含量，并降低 cGMP 水平，而且齐墩果酸能阻断组胺的释放[31-32]。

女贞子多糖也能增加小鼠脾脏质量。女贞子多糖在 156～625mg/L 对正常小鼠脾脏淋巴细胞、脾脏 T 细胞及裸鼠脾脏 B 细胞均有直接刺激增殖作用，且呈现明显的量效关系。女贞子多糖增强二硝基氟苯诱导小鼠迟发型变态反应性耳肿，也证明女贞子多糖可提高机体免疫功能[33]。

【药代动力学研究】齐墩果酸的药代动力学研究　齐墩果酸在小肠中吸收良好，没有特定吸收部位；不同浓度对齐墩果酸在大鼠全肠道的吸收无显著影响，在 20.0～70.2mg/L 剂量与药物的吸收呈一级吸收动力学特征，吸收机制为被动扩散。齐墩果酸是难溶性药物，可以通过增加药物溶出度，进而提高药物的生物利用度[34-35]。

参考文献

[1] 南京中医药大学.中药大辞典.上海：上海科学技术出版社，2006；321-322.

[2] 胡华杰.齐墩果酸药理作用与临床应用研究进展.海峡药学，2012,24(3)：92-94.

[3] 魏鉴腾.齐墩果酸的抗肿瘤作用及其作用机制研究.北京：中国科学院研究生院，2012,15-22.

[4] 张奕颖,邓涛,胡志芳,等.熊果酸抑制胃癌细胞 SGC7901 增殖和诱导细胞凋亡的机制.癌症，2006,25(4)：432-437.

[5] 闫天中.前列腺癌雄激素非依赖的发生机制及熊果酸治疗作用的实验研究.重庆：第三军医大学，2005；57.

[6] 孙雅楠,李桂荣.熊果酸抗肿瘤机制及其在抗妇科恶性肿瘤中的研究进展.中国综合临床，2010,26(8)：891-893.

[7] 于丽波,孙文洲,王晶,等.熊果酸联合顺铂抑制卵巢癌生长的实验研究.现代肿瘤医学，2009,17(8)：1410-1412.

[8] 向敏,王建梅,顾振纶.熊果酸诱导 B16 黑色素瘤细胞分化作用的研究.中国现代医学杂志，2008,18(16)：2315-2318.

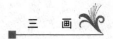

[9] 司福亭,李婧婧,曾超,等. 熊果酸的抗肿瘤活性及作用机制研究进展. 化学与生物工程,2010,27(1):
9-12.

[10] Hamdi H K,Castellon R. Oleuropein,a non-toxic olive iridoid,is an anti-tumor agent and cytoskeleton dis-ruptor. Biochemical and Biophysical Research Communications,2005,334(3):769-778.

[11] 李璘,邱蓉丽,程革,等. 女贞子多糖抗肿瘤作用研究. 中国药理学通报,2008,24(12):1619-1622.

[12] 李璘,邱蓉丽,程革,等. 女贞子多糖对黑色素瘤细胞黏附能力的影响. 中国药理学通报,2009,25(10):
1367-1369.

[13] 刘珊珊. 槲皮苷和熊果酸对睡眠内源性物质影响的研究. 黑龙江:黑龙江中医药大学,2008,41.

[14] Somova L I,Shode F O,Mipando M. Antihypertensive,antiatherosclerotic and antioxidant activity of trit-erpenoids isolated from Olea europaea,subspecies africana leaves. Journal of Ethnopharmacology,2003
(84):299-305.

[15] Rodriguez-Rodriguez R,Herrera M D. Pomace Olive Oil Improves Endothelial Function in Spontaneously Hypertensive Rats by Increasing Endothelial Nitric Oxide Synthase Expression. A J H,2007,7(20):
728-734.

[16] Somoval L O,Nadar I A,Rammanan I P,et al. Cardiovascular. Anti-hyperlipidemic and antioxidant effects of oleanolic and ursolic acids in experimental hypertension. Phytomedicine,2003,10:115-121.

[17] Somova L I,Shode F O,Ramnanan P,et al. Cardiotonic and antidysrhythmic effects of oleanolic and ursol-ic acids,methyl maslinate and uvaol. Phytomedicine,2004,11:121-129.

[18] 王立新,韩广轩,刘文庸,等. 齐墩果酸的化学及药理研究. 药学实践杂志,2001,19(2):104-107.

[19] 黄婉,杨耀芳. 女贞子及其有效成分的药理及临床研究进展. 现代中西医结合杂志,2003,12(7):
772-774.

[20] 向敏,王建梅,凌婧,等. 熊果酸抗肿瘤和抗心血管疾病作用的研究进展. 中国野生植物资源,2009,28
(6):7-10.

[21] 何小溪. 油橄榄叶提取物对 L-NAME 诱导的大鼠高血压的降压作用. 国外医药—植物药分册,2004,
(2):78-79.

[22] Sato H,Genet C,Strehle A,et al. Anti-hyperglycemic activity of a TGR5 agonist isolated from Oleaeuro-paea. Biochemical and Biophysical Research Communications,2007,362(4):793-798.

[23] 高彩霞,王成章,陈文英,等. 油橄榄叶中多酚和黄酮的含量分析. 生物质化学工程,2006,(4):4-6.

[24] Manna C,Migliardi V,Golino P,et al. Oleuropein prevents oxidative myocardial injury induced by ische-mia and reperfusion. The Journal of Nutritional Biochemistry,2004,15(8):461-466.

[25] Rodriguez J A,Astudillo L,Schmeda-Hirschmann G. Oleanolic acid promotes healing of acetic acid-in-duced chronic gastric lesions in rats. Pharmacological Research,2003(48):291-294.

[26] Sanchez M. Gastroprotective and ulcer-healing activity of oleanolic acid derivatives:In vitro-in vivo rela-tionships. Life Sciences,2006,(79):1349-1356.

[27] 戴颖,朱萱. 熊果酸抗实验性大鼠肝纤维化作用机制的研究. 江西医药,2008,43(5):414-417.

[28] Ortiz-Andrade R R,Garcia-Jimenez S,Castillo-Espana P,et al. α-Glucosidase inhibitory activity of the methanolic extract from Tournefortia hartwegiana:An antihyperglycemic agent. Journal of Ethnopharma-cology,2007,109:48-53.

[29] Micol V,Caturla N,Pe rez-Fons L,et al. The olive leaf extract exhibits antiviralactivity against viral hae-morrhagic septicaemia rhabdo virus(VHSV). Antiviral Research,2005,66(2):129-136.

[30] Lee-Huang S,Huang P L,Zhang D W,et al. Discovery of small-molecule HIV-1 fusion and integrase in-hibitorsoleuropein and hydroxytyrosol:Part I. Integrase inhibition. Biochemical and Biophysical Research Communications,2007,354(4):872-878.

[31] 田丽婷,马龙,堵年生,等. 齐墩果酸的药理作用研究概况. 中国中药杂志,2002,27(12):884-886.

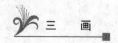

[32] Somoval L O,Nadar I A,Rammanan I P,et al. Cardiovascular. Anti-hyperlipidemic and antioxidant effects of oleanolic and ursolic acids in experimental hypertension. Phytomedicine,2003,(10):115-121.

[33] 张明发,沈雅琴. 女贞子抗炎、抗肿瘤和免疫调节作用的研究进展. 现代药物与临床,2012,27(5): 536-542.

[34] 郭歆,曹伟程,泽能,等. 齐墩果酸大肠吸收动力学. 中南药学,2007,6(5):216-219.

[35] 尹营松,苏占辉,刘丽艳,等. 橄榄苦苷在大鼠体内药代动力学研究. 时珍国医国药,2012,23(8): 1896-1898.

24. 马 勃

【来源】灰包科真菌脱皮马勃 *Lasiosphaera fenzlii* Reich.、大马勃 *Calvatia gigantea* (Batsch ex pers.)Lloyd 或紫色马勃 *Calvatia lilacina*(Mont. et Berk)Lloyd 的干燥子实体。

【性味与归经】辛,平。归肺经。

【功能与主治】清肺利咽,止血。用于风热郁肺咽痛,喑哑,咳嗽;外治鼻衄,创伤出血[1]。

【化学成分】目前对其化学成分研究表明,马勃含有甾体化合物、萜类化合物、氨基酸、脂肪酸以及多糖、蛋白质和多肽等,此外,还含有一些微量元素。

1. 甾体化合物 马勃含有较多种类的甾体化合物,这些化合物被认为是马勃中活性成分的主要部分,主要有(2E,24R)-ergosta-5,7,22-triene-3-β-ol 和 5α,8β-epidioxy-(22E,24R)-ergosta-6,22-diene-3β-ol[2]。从脱皮马勃的子实体脂溶性部分分得 ergosta-7,22-diene-3β-one;ergosta-5,7,22-triene-3β-ol;ergosta-4,6,8(14),22-tetraen-3-one;β-谷甾醇;(22E,24R)-ergosta-7,22-dien-3,6-dione;ergosta-7,22-dien-3-ol;5α,8β-epidioxy-(22E,24E)-ergosta-6,22-dien-3β-ol[3],还包括 ergosta-5,7,22-trien-3β-ol;ergosta-7,22-diene-3β-one;14α-hydroxyergosta-4,7,9,22-tetraen-3,6-dione 和 9α,14α-dihyroxyergosta-4,7,22-trien-3,6-dione 等化合物[4]。

2. 萜类化合物 有研究表明,马勃中含有较多的萜类成分。主要包括苯乙酮缩二羟孕酮,补身素-2,11-二醇等萜类化合物[5],还包括24-乙基羊毛甾烷-8,24(24)-双烯-3β,22ξ-二醇、(22S)-24,25-二甲基羊毛甾烷-8-烯-22,24′-环氧-3β-醇-24′-酮、23-hydroxylated lanosterol 等三萜类化合物[6]。

3. 脂肪酸及酯 从马勃中分离到硬脂酸、富马酸、棕榈酸和油酸等脂肪酸。从脱皮马勃中分离出 2,3-dihydroxypropyloleate[7],从中药大马勃中分离到棕榈酸胆甾烯酯[8]。

4. 氨基酸、蛋白质和多肽 从马勃幼体采用氨基酸自动分析仪测定含 16 种氨基酸,其中包括天门冬氨酸、丝氨酸、苏氨酸、丙氨酸等人体必需氨基酸,占总量的 39.6%[9]。从黄硬皮马勃中分离到 2 种非蛋白氨基酸:*N*,*N*-二甲苯基-丙氨酸(*N*,*N*-dimethylphenyl-alanine)和 *N*-甲苯基-丙氨酸(*N*-methylphenyl-alanine)[10]。从多根硬皮马勃中分离到 2-*N*,*N*-三甲基-丙氨酸(2-*N*,*N*-trimethylphenyl-alanine)和 2-三甲基氨基-3-(3-吲哚)丙酸酯(2-trimethylammonio-3-(3-indolyl)propionate)[11]。从新鲜马勃分离了类似泛激素活性多肽和具有抗肿瘤细胞增殖、有丝分裂的活性蛋白 Calcaelin[12]。

5. 马勃多糖 采用硫酸苯酚法测定了马勃中多糖含量,仅为 3.68%[13]。将马勃用热水提取所得的粗品经溴代十六烷基三甲胺络合后,经二乙氨乙基-纤维素和 SephadexG-75 柱层析得到马勃多糖精品,并进一步纯化得到 PSⅠ、Ⅱ、Ⅲ[14]。从大马勃中分离到大马勃多糖

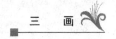

CGP Ⅰ、Ⅱ、Ⅲ 3 种活性多糖,并用多种分析手段进行了基本结构的研究[15]。

【药理作用】

1. 抗肿瘤作用

(1)马勃化合物的抗肿瘤作用:从脱皮马勃分离出的化合物 ergosta-7,22-diene-3β-one 对肝癌细胞 Bel-7402 和神经胶质瘤细胞 C_6 有较明显的抑制作用,抑制作用随浓度的增大而增大;化合物 ergosta-4,6,8(14),22-tetraen-3-one 对 Bel-7402 有较弱的抑制作用,抑制作用随浓度增大而增大,但对 C_6 没有作用;化合物(2S,3S,4R,2'R)-2-(2'-hydroxytetracosanoylamino) octadecane-1,3,4-triol 对 C_6 有较弱的抑制作用,对 Bel-7402 则没有作用[16]。

从脱皮马勃中分离到的化合物 Ⅱ、Ⅵ对红白血病细胞 K562 和肺癌细胞 A549 的增殖均有抑制作用。实验表明,化合物 Ⅱ在 50μg/ml 时对 K562 细胞具有较好的增殖抑制作用,增殖抑制率达到 64.1%,而对 A549 的抑制作用较弱,在实验最大浓度时对细胞的增殖抑制率仅为 24.7%,化合物 Ⅵ在 50μg/ml 时对 K562 和 A549 细胞的抑制作用较低。表明化合物 Ⅱ、Ⅵ均具有抑制肿瘤细胞增殖的作用[17]。

(2)马勃多糖的抗肿瘤作用:马勃醇沉多糖及醇溶多糖对于宫颈癌细胞 Siha 及乳腺癌细胞 MDA 都具有良好的抑制作用,但是醇沉多糖对 Siha 的抑制作用要高于醇溶多糖,抑制率可高达 52.6%,而醇溶多糖仅为 25.84%;相反对于 MDA 细胞,醇溶多糖的抑制作用要明显高于醇沉多糖。醇溶多糖的最高抑制率为 84.05%,而醇沉多糖仅为 65.95%。所以,马勃多糖对于不同肿瘤细胞株的抑制作用具有选择性。同时马勃多糖对本实验中的两株肿瘤细胞的高抑制率,表明它们对于其他肿瘤细胞株也可能具有很好的抑制作用[18]。

(3)马勃提取液的抗肿瘤作用:大剂量组 100ml/mg 大马勃提取液对小鼠 S180 肉瘤有一定抑制作用,小剂量 20ml/mg 和中剂量 50ml/mg 的抗肿瘤作用不明显;大、中剂量大马勃提取液对小鼠 Lewis 肺癌瘤株有抑制作用,其中中剂量抑瘤率较之大剂量更加明显,小剂量的抗肿瘤作用不明显[19]。

2. 其他药理作用

(1)止血作用:脱皮马勃醇提液的乙酸乙酯部位和正丁醇部位是其止血有效部位。通过家兔体内凝血实验和瓷板针挑法、试管凝血法和血浆复钙时间等一系列指标确定了马勃的乙酸乙酯部位和正丁醇部位,而正丁醇部位有较好的凝血效果[20]。经药理研究证实,马勃对肝、膀胱、皮肤黏膜及肌肉等处的创伤出血均有立即止血的功效,其主要机制为孢子粉或孢丝的机械止血作用。马勃粉可在组织内被吸收,对创面愈合无不良影响[21]。

(2)止咳作用:马勃具有止咳作用。10 只小鼠灌服马勃混悬液,采取机械性刺激气管法引起小鼠咳嗽,咳嗽反射记录在生理记录仪上,刺激间隔时间为 15 分钟,比较咳嗽反射曲线的变化,发现马勃能不同程度延长豚鼠咳嗽潜伏期,具有止咳作用,在 45 分钟、75 分钟时作用较强[22]。

(3)抗病原微生物作用:未成熟大秃马勃氯仿提取物对大肠杆菌 ATCC-8099 和金黄色葡萄球菌 ATCC-6538 均有较好抑制作用[23]。

体外实验证明,脱皮马勃水浸剂对浅表性皮肤致病性菌有抑制作用,主要是对奥杜盎氏小芽孢癣菌、铁锈色小芽孢癣菌等有不同程度的抑制。马勃素毒性较小,可抑制金黄色葡萄球菌、炭疽杆菌、伤寒杆菌、铜绿假单胞菌、痢疾杆菌、变性杆菌等多种致病菌,也有一定的抗真菌活性。体内和体外实验时,马勃还呈现出一定的抗流感病毒活性,对灰质炎病毒有致病性[24]。

大部分马勃都有不同程度的抑菌作用,其中以豆包菌作用最强,抗菌谱广,大马勃和紫色马勃水煎液作用较弱。其中紫色马勃的制剂对金黄色葡萄球菌的作用较强,网纹灰包和多形灰包的作用则较弱,甚至无抑制作用[25]。从硬皮马勃子实体正丁醇提取物中分离得到的非蛋白氨基酸具有一定的抑制活性。该化合物与黄硬皮马勃总浸膏及正丁醇提取物对金黄色葡萄球菌、铜绿假单胞菌、枯草杆菌、大肠杆菌、灵杆菌、产气杆菌、巨大芽孢杆菌和土霉素、绿色霉素、康氏木霉均具有不同的抑制作用,抑制细菌作用要强于霉菌[26]。

(4)镇痛作用:马勃对急性或亚急性炎症模型具有明显的镇痛作用。采用醋酸扭体法观察马勃的镇痛作用。结果表明,马勃能明显减少小鼠醋酸所致的扭体次数[27]。

(5)抗炎作用:马勃对急性或亚急性炎症模型具有很好的抗炎作用。采用蛋清致大鼠足肿胀实验、大鼠棉球肉芽肿实验观察马勃的抗炎作用。结果表明,马勃能明显减轻蛋清致大鼠足肿胀的程度,能明显减轻大鼠棉球肉芽肿的重量[27]。

【临床应用】

1. 治疗肿瘤　脱皮马勃作为天然抗癌药物已用于治疗咽喉癌、肺癌、舌癌、恶性淋巴瘤、甲状腺癌及白血病等。马勃粉敷患烧伤和疥疮处也有良好疗效;幼小马勃切片敷于肿胀和痛处也有效果[28]。

2. 治疗其他疾病

(1)治疗出血症:马勃含马勃素、麦角甾醇、亮氨酸及大量有机性止血作用的磷酸钠等成分,可用于各种出血症。马勃粉用于前列腺摘除等外科手术止血,无并发症及不良反应。尤其是口腔科局部止血,马勃的功效不亚于淀粉海绵或明胶海绵。用于拔牙后的创口出血,有明显的消炎止血、促进创伤组织愈合的功能[29]。鼻出血,可取马勃絮垫放于出血点上,轻轻加压,经临床观察确有良效。切、挫、刺伤等外伤性出血,可用马勃粉撒布或马勃絮垫包扎。此外,无论内痔外痔出血,均可用马勃内服、外敷[30]。马勃粉剂对于锯鹿茸有较好的止血作用,马勃用药后2分钟内有6头鹿停止渗血,4头鹿均出现少量渗血;5分钟内全部止血[31]。

(2)治疗咳嗽:运用银翘马勃散加味(银花、连翘各15g,马勃、牛蒡子、射干、栝楼皮、前胡、桔梗各12g,杏仁10g)治疗喉源性咳嗽50例,痊愈36例,有效10例,无效4例,总有效率为92.0%[32]。

(3)治疗喉痹:88例急喉痹患者采用射干牛蒡汤(射干、牛蒡子、马勃、玄参、僵蚕、浙贝母、瓜蒌壳、板蓝根、蒲公英、天花粉、大青叶、赤芍、炙枇杷叶、芦根、青黛、生甘草)治疗。治愈75例,好转11例,未愈2例。总有效率97.7%[33]。

(4)治疗干槽症:干槽症是拔牙后常见的并发症,采用自制马勃明胶海绵治疗干槽症112例,并与碘仿纱条治疗112例对照观察,马勃明胶海绵组治愈91例,有效17例,无效4例,碘仿纱条组治愈73例,有效31例,无效8例[34]。

(5)治疗褥疮:5例褥疮患者皮肤浅部溃疡,有痛感,用马勃油膏纱条敷贴,外盖纱布,当晚患者痛感消失,次日换药发现局部溃疡面缩小,3~5日痊愈[35]。对30例褥疮患者采用马勃治疗的观察,发现中药马勃治疗褥疮换药次数少,疮面愈合快,缩短了治疗时间,无任何毒副作用,患者易于接受[36]。

(6)治疗足癣:采用马勃对足癣患者进行治疗观察,36例中治愈29例,有效5例,无效2例,总有效率94.4%;复发2例[37]。

【不良反应】据文献报道,患者服用马勃后,出现烦躁、恶心呕吐、皮肤瘙痒等过敏症状,对其给予抗过敏处理后诸症消失,过敏体质者要慎用马勃,以防意外发生[38]。偶然吸入马勃孢

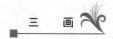

子能引起马勃孢子病,又称过敏性肺炎综合征,它是一种急性过敏性支气管肺泡炎,病人出现恶心、呕吐、发热不适,呼吸困难,严重可导致传染性肺炎,用类固醇和抗真菌药可治愈[39]。

参考文献

[1] 国家药典委员会. 中华人民共和国药典. 北京:中国医药科技出版社,2010:47.

[2] 苏明智,罗舟,颜鸣,等. 脱皮马勃化学成分的研究. 中草药,2012,43(4):664-666.

[3] 王雪芹,孙隆儒. 中药脱皮马勃的化学成分研究. 天然产物研究与开发,2007,19(5):809-810.

[4] 邓志鹏,孙隆儒. 中药马勃的研究进展. 中药材,2006,29(9):996-995.

[5] 王雪芹. 脱皮马勃次生代谢产物和抗肿瘤活性研究. 济南:山东大学,2007,1-86.

[6] 李小丽. 马勃化学成分的分离、鉴别及对组织蛋白酶L抑制作用研究. 湘潭:湘潭大学,2011,1-60.

[7] 崔磊,宋淑亮,孙隆儒. 脱皮马勃化学成分研究及抗肿瘤活性的初筛. 中药材,2006,29(7):703-705.

[8] 游洋. 大马勃生药学研究. 长春:吉林农业大学,2011,1-73

[9] 张帆. 大马勃生药学及发酵工艺学的研究. 长春:长春中医药大学,2011,1-65

[10] 王晨英,高锦明,杨雪,等. 黄硬皮马勃的化学成分. 中草药,2002,33(9):778-780.

[11] 龚先玲,曾任森,杨崇仁,等. 多根硬皮马勃中子实体的化学成分. 天然产物研究与开发,2005,17(4):431-433.

[12] 郭晶,江蔚新,范明松,等. 马勃化学成分及药理作用研究进展. 现代医药卫生,2013,29(3):386-389.

[13] 武翠玲,孟延发. 药用真菌马勃多糖中单糖组成GS-MS分析. 长沙医学院学报,2009,23(4):254-256.

[14] 黄凯,李志孝,邓永康,等. 药用真菌马勃多糖的分离纯化及结构分析. 华西药学杂志,2008,23(5):516-518.

[15] 武翠玲. 马勃多糖的分离纯化与基本结构研究. 成都:四川大学,2007,1-66.

[16] 崔磊. 脱皮马勃化学成分及抗肿瘤活性研究. 济南:山东大学,2006,1-79.

[17] 黄文琴. 脱皮马勃抗肿瘤活性研究. 当代医学,2010,16(34):34-35.

[18] 赵友生,王进平,宋爱荣,等. 马勃多糖提取及体外抗肿瘤研究. 中国现代应用药学,2012,29(7):574-578.

[19] 徐力,许冰. 大马勃体内抗肿瘤作用初探. 中国医药指南,2011,9(30):205-206.

[20] 高云佳,赵庆春,闫鹏,等. 脱皮马勃止血有效部位的实验研究. 解放军药学学报,2010,26(6):548-550.

[21] 高云佳. 脱皮马勃止血活性成分及其指纹图谱的研究. 沈阳:沈阳药科大学,2009,1-77.

[22] 左文英,尚孟坤,揣辛桂. 脱皮马勃的抗炎、止咳作用观察. 河南大学学报(医学版),2004,(3):65.

[23] 游洋,包海鹰. 不同成熟期大秃马勃子实体提取物的抑菌活性及其挥发油成分分析. 菌物学报,2011,30(3):477-485.

[24] 林养. 马勃培养特性、总生物碱含量及体外抑菌活性的研究. 长春:吉林农业大学,2008,1-65.

[25] 孙菊英,郭朝晖. 十种马勃体外抑菌作用的实验研究. 中药材,1994,17(4):37-38.

[26] 陈丽,李晓明,张鞍灵,等. 黄硬皮马勃提取物抑菌活性初步研究. 西北农业学报,2006,15(3):87-90.

[27] 苏方华,潘日兴. 马勃的抗炎镇痛实验研究. 齐鲁药事,2010,29(10):586-588.

[28] 姜琳. 马勃药用趣谈. 东方药膳,2006,12(24):50.

[29] 佘桂爵. 止血良药—马勃. 中外女性健康:特别健康,2011,(11):15.

[30] 赵惠珍,胥艳艳,付晓燕,等. 马勃的食药用价值及其研究进展. 微生物学通报,2007,34(2):367-369.

[31] 吴元昌,恰力恒. 中药马勃用于锯鹿茸止血效果. 当代畜牧,2010,(2):42-44.

[32] 敖素华,彭素岚,王俊峰. 银翘马勃散加味治疗喉源性咳嗽50例. 陕西中医,2005,26(12):1273-1274.

[33] 张宏,叶建州. 射干牛蒡汤治疗急喉痹88例临床观察. 吉林中医药,2010,30(11):961-962.

[34] 赵志新. 马勃明胶海绵治疗干槽症112例临床观察. 河北中医,2011,33(12):1809-1810.

[35] 孙玲. 马勃油膏治疗褥疮. 医药产业资讯,2006,3(14):320.

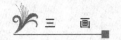

[36] 高京华,刘芳.马勃治疗褥疮的疗效对照观察.现代中医药,2005,25(4):29-30.

[37] 迟会敏,刘玉.马勃治疗足癣的疗效观察.中国社区医师,2003,18(10):43.

[38] 丁烈扬,李兰铮.马勃致过敏1例报告.新中医,2000,32(40):23.

[39] Diaz J H. Syndromic diagnosis and management of confirmed mushroom poisonings. Critical Care Medicine,2005,33(2):427-436.

25. 马 尾 连

【来源】毛茛科唐松草属植物金丝马尾连 *Thalictrum glandulosissimum*(Finet et Gagnep.)W. T. Wang et S. H. Wang、昭通唐松草 *Thalictrum glandulosissimum*(Finet et Gagnep.) W. T. Wang et S. H. Wang. var. *chaotungense* W. T. Wang、高原唐松草 *T. cultratum* Wall. T. deciternatum Boiv、多叶唐松草 *Thalictrum foliolosum* DC. 及贝加尔唐松草 *Thalictrum baicalense* Turcz 的根部入药。

【性味与归经】苦,寒。归心、肝、大肠经。

【功能与主治】清热燥湿、泻火解毒。用来治疗湿热泻痢、黄疸、疮疡肿毒、目赤肿痛、感冒发热以及肠癌、胃癌、肝癌。

【化学成分】

1. 金丝马尾连根及根茎含小檗碱(berberine)、小檗胺(berbamine)、原阿片碱(protopine)、鹤氏唐松草碱 hernandezine、木兰花碱(magnoflorine)、药根碱(jatrorrhizine)、掌叶防己碱(palmatine)、黄连碱(coptisine)、非洲防己碱(columbamine)、芬氏唐松草定碱(thalifendine)、四去氢碎叶紫堇碱(groenlandicine, tetradehydrocheilanthifoline)、芬氏唐松草碱(thalidezine)、异芬氏唐松草碱(isothalidezine)、隐品碱(cryptopine)、伊米任碱(izmirine)、*O*-甲基罗氏唐松草碱(*O*-methylthalibrine)。

2. 昭通唐松草根含小檗碱(berberine),并可能含木兰花碱(magnoflorine),药根碱(jatrorrhizine)、掌叶防己碱(palmatine)、原阿片碱(protopine)。

3. 高原唐松草全草含唐松明碱(thalmine)、2-去甲唐松明碱(2-northalmine)、*O*-甲基唐松明碱(*O*-methylthalmine)、厚果唐松草次碱(thalidasine)、2-去甲厚果唐松草次碱(2-northalidasine)、皱唐松草醛酮碱(thalrugosinone)、铁线蕨叶碱(adiantifoline)、唐松草布拉明碱(thalibulamine)、大叶唐松草碱(thalifaberine)、大叶唐松草亭碱(thalifaretine)、大叶唐松草尼星碱(thalifaricine)、大叶唐松草嗪碱(thalifarazine)、大叶唐松草明碱(thalifaramine)、大叶唐松草灵碱(thalifaroline)、去羟大叶唐松草灵碱(thalifaronine)、外卷唐松草亭碱(thalilutine)、唐松明灵碱(thalmineline)、秋唐松草替定碱(thalmelatidine)、箭头唐松草米定碱(thalicsimidine)、小檗碱(berberine)、高原唐松草碱(thalcultrimine)、*O*-甲基唐松草檗碱(*O*-methylthalicberine)、5-羟基厚果唐松草次碱(5-hydroxy-thalidasine)、唐松草菲灵(thaliphylline)、高原唐松草灵碱(thalmiculine)、高原唐松草明碱(thalmiculimine)、5-羟基唐松明碱(5-hydroxythalmine)、唐松草舒平碱(thalisopine, thaligosine)、皱唐松草宁碱(thalrugosaminine)、网叶番荔枝碱(reticuline)、高原唐松草替明碱(thalmiculatimine)、小唐松草瓦星碱(thalsivasine)、唐松草亭碱(thalictine)、皱唐松草定碱(thalrugosidine)、2′-去甲唐松草菲灵(2′-northaliphylline)、2′-去甲尖刺碱(2′-noroxyacanthine)、高原唐松草米宁碱(cultithalminine)、新罗氏唐松草碱-2′-α-N-氧化物(neothalibrine-2′-α-N-oxide)、皱唐松草宁碱-2-α-N-氧化物(thalrugosaminine-2-α-

N-oxide)、唐松草舒平碱-2-α-N-氧化物(thaligosine-2-α-N-oxide)、唐松草菲灵-2′-β-N-氧化物(thaliphylline-2′-β-N-oxide)、厚果唐松草次碱-2-α-N-氧化物(thalidasine-2-α-N-oxide)、5-羟基厚果唐松草次碱-2-α-N-氧化物(5-hydroxythalidasine-2-α-N-oxide)、掌叶防己碱(palmatine)、药根碱(jatrorrhizine)、非洲防己碱(columbamine)、芬氏唐松草定碱(thalifendine)、木兰花碱(magnoflorine)、芬氏唐松草亭碱(tbalidastine)等。

4. 多叶唐松草根茎含小檗碱(berberine)、掌叶防己碱(palmatine)、药根碱(jatrorrhizine)、鹤氏唐松草碱(hernandezine)、木兰花碱(magnoflorine)、皱唐松草定碱(thalrugosidine)、厚果唐松草碱(thalicarpine)、厚果唐松草次碱(thalidasine)、N,O,O-三甲基散花巴豆碱(N,O,O-trimethylsparsiflorine)、网叶番荔枝碱(reticuline)。

5. 贝加尔唐松草根茎含贝加尔定(baicalidine)、海罂粟碱(glaucine)、小檗碱(berberine)、贝加尔灵(baicaline)、木兰花碱(magnoflorine)、贝加尔唐松定碱(thalbaicalidine)、贝加尔唐松灵碱(thalbaicaline)。茎含小檗碱、海罂粟碱、贝加尔灵、贝加尔唐松灵碱、7-氧代贝加尔灵(7-oxobaicaline)、5-O-去甲唐松草碱(5-O-demethylthalistyline)、N-去甲唐松草碱(N-demethyl-thalistyline)、β-谷甾醇(β-sitosterol)。

6. 黄唐松草根含小檗碱(berberine)、木兰花碱(magnoflorine)、隐品碱(cryptopine)、唐松星碱(thalixine,thalicsine)。地上部分主含小檗碱,还含黄唐松草碱(thalflavine)、厚果唐松草碱(thalicarpine)、厚果唐松草次碱(thalidasine)、唐松草檗碱甲醚(O-methylthalicberine)、香唐松草碱(thalfoetidine)、鹤氏唐松草碱(hernandezine)、唐松草酸(thalictric acid)。种子含油,其中脂肪酸有棕榈酸(palmitic acid)、硬脂酸(stearic acid)、花生酸(arachidic acid)、山萮酸(behenic acid)、醋酸(cerotic acid)、油酸(oleic acid)、亚油酸(linoeic acid)、异亚油酸(isolinoleic acid)、十八碳三烯酸(octadecatrienoic acid)、二十四烷酸(lignoceric acid)等。

【药理作用】

1. 抗肿瘤作用

(1)小檗碱抗肿瘤作用的特点与机制:小檗碱的构效关系 近年研究显示,小檗碱的抗肿瘤作用存在构效关系,其去甲基化合物抗肿瘤活性极为明显。抗肿瘤药物靶—拓扑异构酶Ⅰ、Ⅱ与原小檗碱化合物之间的相互作用提示,具有生物活性的原小檗碱化合物其结构与活性密切相关,季胺盐、多环以及环上取代基的种类和取代位置均可影响其与受体、酶和DNA之间的作用。内胺盐是抗肿瘤的活性结构,小檗红碱脂类在体内水解生成内胺盐,分子中带正电荷季胺盐可集中于细胞表面,而带负电荷的酚离子则进入带正电荷肿瘤细胞内,发挥抗肿瘤作用[1]。有研究进一步表明,人结肠癌细胞DNA的Ⅱ-α异构酶可能就是原小檗碱对体外肿瘤细胞作用的靶位,小檗碱通过使AMC5细胞的这种异构酶催化剂活性水平减少而发挥抗炎抗肿瘤作用[2]。

(2)小檗碱对肿瘤细胞生长周期的影响:小檗碱可在不影响cyclin A,cyclin E的情况下,选择性的抑制cyclin B1蛋白,导致CDC2激酶活性完全抑制,使细胞停止在G_2期。[3];而且盐酸小檗碱还可以诱导肿瘤细胞分化,使癌株软琼脂集落能力下降,丧失其锚着独立性,延长成瘤潜伏期[4]。此外,小檗碱还可通过抑制黄酶,抑制肿瘤细胞DNA产生损害作用,从而抑制肿瘤细胞呼吸,达到抗肿瘤作用;通过诱导巨噬细胞产生活性氧,同时产生巨噬细胞活化因子脂多糖,阻碍肿瘤细胞增殖,而且其作用时间与浓度呈依赖性[5]。

(3)小檗碱对人体肿瘤细胞抑制作用的研究

1)白血病:小檗碱在体外有抑制白血病细胞HL-60生长的作用[6]。而特定剂量的小檗碱不仅可抑制人白血病细胞中芳香胺 N 醋酸转移酶活性和 2-氨基芴（AF）-DNA 加合物的构成，而且浓度越高，其抑制作用越大，呈现剂量依赖性[7]。林青等的研究证实，小檗碱对人白血病细胞（K562 细胞）具有明显细胞毒作用和抑制生长作用，并随着小檗碱作用时间延长和浓度增加，细胞增殖速度显著减慢[8]。

2）消化道肿瘤：消化道的强烈致癌化合物主要为亚硝胺，黄连素可通过其生物碱小檗碱的广谱抗菌作用，降低消化道幽门螺杆菌的感染，使二乙基亚硝胺合成物生成明显减少[9]，从而发挥中医学的清热解毒、抗炎抗肿瘤的作用。盐酸小檗碱还在一定程度上能促进胃癌细胞分化，降低胃癌细胞增殖分裂指数，诱导胃癌 MGC-803 细胞凋亡。高剂量盐酸小檗碱能诱导细胞分化，降低人胃癌株软琼脂集落形成能力，从而降低胃癌的恶性征。小檗碱通过使 G_0/G_1 阶段细胞聚集和 S 阶段的减少而抑制人食管癌细胞增殖[10]。通过对人结肠肿瘤细胞芳香胺 N-醋酸转移酶和 2-氨基芴-DNA 活性的影响[11]，或对人结肠癌环氧化酶-2 转录活性的抑制作用，而潜在地预防结肠肿瘤形成[12]。Lin 等还发现小檗碱能抵抗人或鼠肝细胞癌细胞转移表达[13]。

3）鼻咽癌：单味黄连不仅在杀伤鼻咽癌细胞株（HNE1）细胞时具有浓度依赖性及细胞毒作用特点，而且对 HNE1 细胞作用快，杀伤力强。用单味黄连治疗低分化人鼻咽癌上皮细胞株裸鼠移植瘤，不仅可抑制瘤细胞增殖速度，同时还可抑制其成瘤能力[14]。

（4）小檗胺抗肿瘤作用主要表现在抑制肿瘤细胞增殖，而此方面的研究很少[15,16]。徐荣臻等研究发现小檗胺能降低 K562 细胞 *bcr/abl* 融合基因表达，诱导 K562 细胞凋亡。本研究表明，Jurkat 细胞经小檗胺作用后，能以剂量依赖关系使细胞增殖受抑制，而且细胞能形成凋亡小体和凋亡峰、细胞膜上磷脂酰丝氨酸外翻（Annexin-V $^+$ 细胞），表明小檗胺抗细胞增殖作用是通过诱导细胞凋亡实现的，这种作用具有明显的时效关系。与此同时，相同浓度小檗胺对正常人造血细胞无明显毒性作用。

许多抗肿瘤药物能使肿瘤细胞周期阻滞于某一时期，从而抑制肿瘤细胞增殖。小檗胺作用后 Jurkat 细胞 G_2/M 期比例明显降低，S 期细胞增高，表明小檗胺对 Jurkat 细胞增殖抑制作用是通过诱导细胞凋亡，使细胞增殖阻滞于 S 期。

（5）药根碱对 P388 白血病细胞系具细胞毒活性，其 ED_{50} 为 $2\mu g/ml$，并且能够强烈抑制小鼠腹水癌细胞对氧的摄取作用[17]。

2. 其他药理作用

（1）抗菌消炎作用：小檗碱对溶血性链球菌、脑膜炎双球菌、肺炎双球菌、霍乱弧菌、炭疽杆菌以及金黄色葡萄球菌皆有较强的抑制作用；对痢疾杆菌、白喉杆菌、枯草杆菌、绿色链球菌均有抑制作用；对肺炎杆菌、百日咳杆菌、鼠疫杆菌、布氏杆菌、破伤风杆菌亦有效；对变形杆菌、大肠杆菌、伤寒杆菌则作用交叉。对钩端螺旋体，在试管内有相当强的杀灭作用，小檗碱在 $7.5\mu g/ml$ 试剂有显著作用。马尾连烘干研末，散布患处，治疗深处性疾病如皮炎、湿疹有一定疗效。

（2）降压作用：掌叶防己碱有较强的降压作用，麻醉兔子时静脉注射掌叶防己碱 10mg/kg 立即出现血压下降，其降压幅度达 16%～72%，持续 1.5～5 小时，无快速耐受性，灌胃也有效。大鼠皮下注射 5mg/kg，0.5 小时后耳郭潮红，前后爪出现明显水肿，次作用可被苯海拉明及双苄胺所对抗。

（3）对神经系统的影响：掌叶防己碱及雅托碱，对蛙中枢神经系统有麻痹作用，前者也能使哺乳类动物呼吸中枢麻痹。小檗碱能扩张冠状动脉，增强乙酰胆碱和抗胆碱酯酶的作用，抑制血管平滑肌,对子宫、膀胱、支气管、胃肠平滑肌等成兴奋作用。

(4)对乙酰胆碱作用:小檗碱在哺乳类心脏上,小剂量能增强乙酰胆碱的作用,大剂量则对抗之,在整体动物上也是这样,小剂量增强乙酰胆碱或电刺激迷走神经外周端引起的血压下降,大剂量则削弱此种反应。

(5)对平滑肌的作用:小檗碱除对血管平滑肌有松弛作用外,对其他平滑肌如子宫、膀胱、支气管、肠胃道等都具有兴奋作用。

(6)对胆汁分泌及血液的影响:小檗碱有利胆作用,增加胆汁形成,使胆汁变稀,对慢性胆囊炎患者,口服有良好效果。小檗碱对大鼠口服可降低血清胆固醇。对注射苯肼及二胺甲苯引起贫血的家兔,小檗碱可使红细胞的减少幅度较对照组少而血红蛋白也有某些提高。

【药代动力学研究】小檗碱口服不易吸收,肠外给药,吸收入血后迅速进入组织,血浓度不易维持,人类口服盐酸小檗碱后 30 分钟血浓度为 $100\mu g/ml$,血浓度不见增高。

【临床应用】

1. 治疗肿瘤

(1)败毒抗癌,用于癌瘤积毒:肝癌用唐松草 9g,金锦香 12g,七叶一枝花 15g,一枝黄花 20g,四季菜 30g,老鸦柿根 60g,水煎 2 次,早、晚分服。外敷鲜蟾蜍皮于肝肿大处,隔日换贴,继续应用,能使炎痛消除,肿块软缩,病情缓解。宜于原发性肝癌。

(2)直肠癌溃疡型胃癌:唐松草、白头翁、地榆各 15g,儿茶、槐角、五倍子各 9g,马齿苋、败酱草、薏苡仁、白英、半枝莲各 30g。水煎服,日 1 剂。能使血便黏液减少,癌肿缩小,溃疡修复。

2. 治疗其他疾病

(1)治小儿伤风发热及麻疹将出:马尾连、蝉蜕、菊花、大力子、防风、薄荷、甘草,煎汤服。

(2)治痢疾、肠炎:马尾连 27g,木香 9g。磨成细末。每次 3～6g,1 天服 3 次。

(3)治湿热呕吐:马尾连 4.5g,吴茱萸 1.2g,煎服。

(4)治热病烦渴:马尾连、焦山栀各 9g,煎服。

(5)治口舌生疮、结膜炎、扁桃体炎:马尾连 9g,黄芩 6g,刺黄柏 9g,栀子 9g,牛蒡子 6g,连翘 15g,甘草 6g。水煎服。

(6)治红肿疮痈:马尾连 6g,水煎服及研末外撒或制成软膏外用。

(7)治渗出性皮炎:马尾连适量,烘干研末,撒患处。

参考文献

[1] 林云,张灿,华维一.原小檗碱类化合物的构效关系研究进展.药学进展,2002,26(2):76-80.

[2] Kang MR,Chung IK. Down-regulation of DNA topoisomerse Ⅱialpha in human colorectal carcinoma cells resistant to a protoberberine alkaloid,berberrubine. Molpharmacol,2002,61(4):879-884.

[3] Li XK,Motwani M,Tong W,et al. Huanglian,A Chinese herbal extract,inhibits cell growth by suppressing the expression of cyclin B1and in-hibiting CDC2kinase activity in human cancer cells. Mol Pharmacol,2000,58(6):1287-1293.

[4] 马伟,王建华,陈蔚文,等.盐酸小檗碱促进胃癌细胞高分化的作用.中药新药与临床药理,1998,9(2):90-91.

[5] 黄林清,徐信福,周进文,等.小檗碱抗肿瘤作用实验研究.中国药理学通报,1997,13(2):189.

[6] 潭宇蕙,陈冠林,郭淑杰,等.小檗碱对人胃癌 MGC-803 细胞生长抑制及诱导凋亡的作用.中国药理学通报,2001,17(1):40-43.

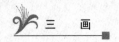

三 画

[7] Chung JG, Chen GW, Hung CF, et al. Effect of berberine on arylamine N-acetyltransferaseactivity and 2-aminofluorene-DNA adduct forma-tion in human leukemiacells. Am J Chin Med, 2000, 28(2):227-238.

[8] 林青. 小檗碱对 K562 细胞生长的抑制作用. 福建医学院学报, 1996, (4):309.

[9] 陈蔚文, 叶富强, 李茹柳, 等. 黄连丁香提取物在模型胃液酸性条件下对亚硝胺生成影响. 广州中医药大学学报, 1997, 14(4):258-260.

[10] Iizuka N, Miyamoto K, Okita K, et al. Inhibitory effect of Coptidis Rhi-zoma and berberine on the prolifer-ation of human esophageal cancer cell lines. Cancer Lett, 2000, 148(1):19-25.

[11] Lin JG, Chung JG, Wu LT, et al. Effects of berberine on arylamine N-acetyltransferase activity in human colon tumor cells. Am J CHin Med, 1999, 27(2):265-275.

[12] Fukuda K, Hibiya Y, Mutoh M, et al. Inhibition by berberine of cy-clooxygenase-2transcriptional activity in human colon cancer cells. Ethnopharmacol, 1999, 66(2):227-233.

[13] Lin H, Liu TY, Lui WY, et al. Up-regulation of multidrug resistance transporter expression by berberine in human and murine hepatoma cells. Cancer, 1999, 85(9):1937-1942.

[14] 田道发, 於南平, 唐发清, 等. 几组中药方抑制鼻咽癌和宫颈癌裸鼠移植瘤的疗效观察. 湖南中医学院学报, 1995, 15(2):52-54.

[15] Xu R, Dong Q, Yu Y, et al. Berbamine: A novel inhibitor of bcr/abl fusion gene with potent anti-leukemia activity. Leuk Res, 2006, 30(1):17-23.

[16] Wang GY, Zhang JW, Lu QH, et al. Berbamine induces apoptosis in human hepatoma cell line SMMC7721 by loss in mitochondrial transmembrane potential and caspase activation. J Zhejiang Univ Sci B, 2007, 8(4):248-255.

[17] 岳斌. 天然药物抗癌有效成分研究进展. 陕西中医学院学报, 2005, 28(1):65.

26. 马 钱 子

【来源】马钱科植物马钱 *Strychnos nux-vomica* L. 的干燥成熟种子。

【性味与归经】苦，温。归脾、肝经。有大毒。

【功能与主治】通络止痛，散结消肿。用于跌打损伤，骨折肿痛，风湿顽痹，麻木瘫痪，痈疽疮毒，咽喉肿痛[1]。

【化学成分】马钱子含有大量的生物碱，主要有马钱子碱(brucine)、伪马钱子碱(pseudo-brucine)、士的宁(strychnine)、伪士的宁(pseudostrychnine)、士的宁氮氧化物(strychnine-N-oxide)、马钱子碱氮氧化物(brucine-N-oxide)、奴伐新碱(novacine)、伊卡金(icajine)、4-羟基依卡精(4-hydroxyicajine)、β-可鲁勃林(β-colubrine)、异士的宁(isostrychnine)、异马钱子碱(iso-brucine)、异马钱子碱氮氧化物(isobrucine-N-oxide)、异士的宁氮氧化物(isostrychnine-N-ox-ide)等生物碱[2]；阿魏酸(ferulic acid)、咖啡酸乙酯(caffeic acid ethyl ester)、肉桂酸(cinnamic acid)、原儿茶酸(protocatechuic acid)、水杨酸(salicylic acid)、没食子酸(gallic acid)、香草酸(vanillic acid)等酚酸类化合物[3]；还包括熊果酸(ursolic acid)、羊齿烯醇(β-simiarenol)、β-谷甾醇(β-sitosterol)、胡萝卜苷(daucosterol)等物质[4]。

【药理作用】

1. 抗肿瘤作用

(1)马钱子碱的抗肿瘤作用：研究发现，马钱子碱抗肝癌作用十分显著。用不同浓度马钱子碱作用于体外培养的肝癌细胞发现，马钱子碱可显著抑制人肝癌 HepG-2 细胞和 SMMC-7721 细胞的增殖，并用 AO/EB 荧光染色法、westerm-bloting、RT-PCR、流式细胞术等方法证实其作用与细胞内 FAS、COX-2 及 Caspase 系统激活、细胞膜电位改变、细胞色素 C 释放及 Bcl-2 基因过表达引起的细胞凋亡有关[5]。同时通过体外加入 Matrigel 基质与细胞共同培养并用不同浓度马钱子碱干预的实验发现马钱子碱能够有效抑制肝癌细胞黏附,阻止肝癌细胞的运动和侵袭[6]。

马钱子碱具有诱导多发性骨髓瘤 U266 细胞凋亡的作用,且在一定范围内其作用呈剂量和时间依赖性。研究显示,马钱子碱可上调 U266 细胞中凋亡关键因子 Caspase-8 和促凋亡基因 Bax 的表达增加,同时下调 JAK-STAT 通路中 Stat3、Stat5 mRNA 的表达,提示以上因子参与了马钱子碱的诱导凋亡作用[7]。马钱子碱可通过周期阻滞和线粒体膜蛋白破坏、细胞色素 C(cytochrome c,Cyt-c)释放诱导人多发性骨髓瘤 RPMI-8226 细胞凋亡[8]。

研究发现,马钱子碱可抑制体外培养的人乳腺癌 MDA-MB-231 增殖,进一步研究显示马钱子碱可诱导该细胞凋亡,同时下调细胞中抑凋亡基因 Bcl-2 的表达水平,上调促凋亡基因 Bax 和 Caspase-3 的表达水平。动物实验发现,马钱子碱在一定范围内剂量依赖性抑制乳腺癌骨转移模型小鼠体内肿瘤生长,对小鼠的生存状态无明显影响[9]。马钱子碱也可成剂量和时间依赖性抑制体外培养的人乳腺癌 MCF-7 细胞增殖[10]。

研究发现,马钱子碱及其脂质体对小鼠移植性肝癌(Heps)和小鼠移植性实体瘤肉瘤 S180 细胞的生长均表现出明显的抑制作用,但两者对腹水瘤模型(EAC 和 Heps)荷瘤小鼠的生存时间无延长作用。对 Heps 小鼠的胸腺、脾脏重量及其指数均有显著的增加作用;对造血系统和免疫系统不仅没有明显抑制作用,还有显著促进其功能的趋势[11]。

(2)士的宁的抗肿瘤作用:通过 MTT 实验检测士的宁抑制人类肝癌细胞 HepG-2 的活性。结果发现,士的宁能够强烈诱导 HepG-2 细胞皱缩,抑制 HepG-2 细胞的形成,能使 DNA 片段受损,停止细胞循环,进而促使 HepG-2 细胞凋亡。这就表明士的宁具有抑制肿瘤的作用[12]。士的宁的抑制肿瘤机制可能与线粒体去极化受损有关。首先士的宁能使细胞内钠离子快速、持续地增高,诱导细胞凋亡过程;其次是 B 淋巴细胞也参与凋亡过程,并且其过分表达会抑制钙离子浓度的升高[13]。

(3)马钱子水煎液的抗肿瘤作用:马钱子水煎液具有明显的抑瘤作用。用寇氏改良法计算 LD_{50} 平均可信限为 (0.7181 ± 0.734)g/ kg。用 S180 瘤株造模的 H22 小鼠分别给予剂量 1/5,1/10,1/20 LD_{50} 的制马钱子水煎液灌胃治疗,结果表明,1/10 LD_{50} 制马钱子水煎液具有明显的抑瘤作用,抑瘤率 37.8%。1/10 LD_{50} 制马钱子水煎液能够明显延长 H22 小鼠的生存时间,生命延长率达 61.1%[14]。

(4)马钱子总生物碱的抗肿瘤作用:马钱子总生物碱中至少有 16 种生物碱成分,主要成分是士的宁和马钱子碱,而士的宁过量中毒可引起肢体颤动、惊厥、呼吸困难,甚至昏迷,严重的可危及生命。实验中,给予 0.2L/10g 的复方马钱子剂量,小鼠并未出现明显的士的宁中毒症状,说明其中的有效成分能对抗马钱子中士的宁的惊厥作用,提高疗效,改善患者生活质量。复方马钱子在实验剂量下,与模型对照组比较,治疗组的肿瘤生长减慢,荷瘤小鼠免疫器官指数降低,血清中 K^+、Cl^-、葡萄糖含量显著增加,Na^+ 浓度不受影响。体外实验表明,复方马钱子对 HCT-116 癌细胞有一定的抑制作用,但对淋巴细胞增殖无影响[15]。

2. 其他药理作用

(1)对中枢神经系统的影响:士的宁能与甘氨酸特异性地竞争甘氨酸受体,故对中枢神经系统具有兴奋作用,能够兴奋脊髓的反射机能,能够对延髓的血管运动中枢和呼吸中枢起到兴奋作用等。此外,也有研究表明,士的宁能阻断青蛙朗飞氏结及枪乌贼轴突上钠电流和钾电流,也能阻断海兔和青蛙神经元上钙电流[16]。研究表明:脊髓对士的宁具有很高的敏感性,治疗剂量的士的宁能够与甘氨酸(Glycine,Gly)竞争而阻断 Gly 对脊髓中间及运动神经元的突触后抑制。此外,还能够解除脊髓内闰绍细胞对运动神经元的抑制作用,即破坏了运动神经的负反馈通路,这就使神经冲动在脊髓神经元上容易传导,兴奋脊髓的反射活动,缩短反射时间,提高反射强度[17],但不会影响脊髓中枢的交互抑制过程。士的宁能够提高脊髓的兴奋性,进而能够增加骨骼肌及内脏平滑肌的收缩,对性功能衰弱、肌无力及遗尿症等有明显疗效。士的宁对延髓具有兴奋性,能够提高血管运动中枢和呼吸中枢的兴奋性。士的宁也能兴奋呼吸中枢,促使呼吸加快加深,并且在呼吸中枢被抑制时士的宁的兴奋作用会更加明显[18]。士的宁对迷走神经中枢也有一定的兴奋性,能够使心动过缓[19]。士的宁对咳嗽中枢亦有一定的兴奋性。士的宁能对大脑皮层具有兴奋作用。治疗剂量的士的宁能够兴奋大脑皮层,使处于抑制状态的病人苏醒过来,并且能够提高病人听觉、视觉、味觉及触觉等感受器的功能[20]。

(2)镇痛作用:马钱子碱具有较强的镇痛作用,且在一定剂量范围内,其药效强度与给药剂量呈正相关,进一步证实了其镇痛作用的可靠性[21,22]。

现代医学对其镇痛机制的研究认为:马钱子碱通过中枢和外周两种途径发挥镇痛作用,其镇痛作用可能与镇静和麻痹感觉神经末梢有关,它不仅能明显增加吗啡镇痛作用,还能延长其镇痛时间[23]。马钱子碱能不同程度地增加神经递质 5-羟色胺(5-HT)、去甲肾上腺素(NE)与多巴胺(DA)的含量,提示其中枢镇痛作用是通过增加脑内单胺类神经递质而发挥镇痛作用。也有人认为与中枢 M-胆碱能神经系统有关,这也可能是其增加吗啡镇痛作用(与阿片受体结合)但不具成瘾性、不能被纳洛酮拮抗的原因;外周镇痛作用可能是过抑制前列腺素(prostaglandin,PGs)合成,减少外周炎症组织 PGE_2 的释放,降低感觉神经末梢对痛觉敏感性,使疼痛得以缓解[24]。

(3)对心血管系统的影响:通过膜片钳和电镜观察的方法,显示异马钱子碱显著激动 T型、L 型和 B 型 3 种钙通道的活动,使其开放时间延长,关闭时间缩短,开放概率增加,而对通过每一种离子通道的离子流幅值无明显影响[25]。通过观察马钱子碱和马钱子碱氮氧化物抗血小板聚集和血栓形成的作用,发现与阿司匹林比较,在同样浓度下马钱子碱氮氧化物对 ADP 诱导血小板聚集的抑制作用与阿司匹林相似,对胶原诱导血小板聚集的抑制作用强于阿司匹林。另外还发现马钱子碱剂量达到马钱子碱氮氧化物和阿司匹林一半时,即有与马钱子碱氮氧化物和阿司匹林同样作用[26]。马钱子碱具有阻断心肌 Na^+、K^+、Ca^{2+} 通道的作用,在低浓度时,主要以阻断 K^+ 通道为主;在高浓度时,对 Na^+、Ca^{2+} 通道也有阻断作用[27]。

3. 抗炎作用　马钱子碱有较强的抗炎作用,能抑制外周炎症组织 PGE_2 的释放,抑制大鼠血浆 5-HT、6-酮-前列腺素 F1α(6-keto-PG-Flα)与血栓烷素-炎症介质的释放。马钱子中总生物碱(除去部分士的宁)能明显地抑制大鼠足跖肿胀,并且还可明显抑制大鼠肉芽组织增生,抑制率达 37.60%,而士的宁及非生物碱部分对上述炎症无明显影响[28]。壮筋骨胶囊对 freund 完全佐剂诱发的大鼠关节炎原发性和继发性病变均有明显抑制作用[29]。

4. 毒性作用

(1)马钱子碱的毒性作用:研究显示,小鼠灌服马钱子碱的 LD_{50} 为 233mg/kg,腹腔注射的 LD_{50} 为 69.77mg/kg。马钱子碱的中毒机制可能是兴奋脊髓反射功能,调节大脑皮层兴奋性和抑制性过程,引起感觉器官敏感,平滑肌、横纹肌和心肌的张力升高,终致强直性惊厥,最后可因呼吸麻痹而致死。马钱子碱还可以通过兴奋延髓的血管运动中枢,使血管平滑肌张力增高,小动脉收缩,血压上升,导致肾小管上皮细胞因缺血、缺氧而发生坏死。小剂量马钱子碱可以诱导组织细胞发生凋亡[30,31]。

(2)士的宁的毒性作用:士的宁与马钱子碱是其主要的毒性成分,士的宁的毒性为马钱子碱的 20 倍,有报道士的宁口服中毒量为马钱子碱的 71 倍[32],注射为 45 倍[32]。

【药代动力学研究】

1. 马钱子碱的药代动力学研究　马钱子碱所表现出的以上药理、毒理作用与它在体内的吸收、分布、代谢、排泄密切相关。马钱子碱在小鼠体内主要脏器分布相似,组织中以肝脏和肾脏分布量最高,这与肝、肾是主要的代谢器官有关,然后依次是脾、心、肺、脑和胃,脂肪和骨骼肌含量最低。马钱子碱在小鼠体内分布较广,且能穿透血脑屏障,进入中枢神经系统发挥兴奋作用[33]。马钱子碱免疫纳米微粒在体内代谢过程属于非房室模型,半衰期为 15～17h,显著长于马钱子碱半衰期 7h 左右,提高了药物的生物利用度,降低药物不良反应发生率[34]。

2. 士的宁的药代动力学研究　士的宁可通过胃肠道被迅速吸收,通过皮下以及鼻腔也能被很好的吸收[35]。士的宁口服后很快被胃肠黏膜吸收,吸收后在体内迅速分布,可由循环而进入组织,服药后 5min 至 1h 即可出现士的宁的典型症状[36]。对于士的宁在 Caco-2 单层细胞模型上的体外吸收机制,研究发现士的宁在 Caco-2 细胞中的转运主要为被动转运,吸收较好。另有研究显示士的宁不仅在 Caco-2 细胞中的转运主要机制为被动转运,而且部分有 ATP 酶参与[37]。士的宁容易透过肠壁屏障,其吸收具有明显的时间依赖性。士的宁大鼠空肠、回肠、十二指肠段均有吸收,但空肠为最佳吸收位置。P-糖蛋白抑制剂维拉帕米不能够显著增强士的宁吸收,表明它不是 P-糖蛋白底物[38]。多次给大鼠灌服仁青芒觉丸后,士的宁在肝、脾、肺、肾、胃、十二指肠和结肠等组织中均有分布,尤其是在胃肠道和肝的含量较高[39]。

3. 马钱子总生物碱的药代动力学研究　马钱子总生物碱类给药,可以有效改善马钱子碱单体的体内药动学行为,马钱子优化总生物碱给药后,其中马钱子碱的生物利用度也有所提高[40]。

【临床应用】

1. 治疗肿瘤　马钱子复方治疗肿瘤:采用自拟化积丹、抗瘤煎(硇砂、马钱子、干漆、黄芪、莪术、猪苓、半夏、土鳖虫等)治疗肝癌 20 例,总有效率为 95%[41]。用制马钱子、全蝎、水蛭、柘树、菝葜、蜈蚣、蝮蛇、罂粟壳等组成癌痛散,治疗胃癌疼痛 90 例,完全缓解 20 例(22.2%),部分缓解 54 例(60%),无效 16 例(17.8%),总有效率 82.2%。可见制马钱子对胃癌疼痛缓解明显[42]。

2. 治疗其他疾病

(1)治疗面神经麻痹:将面麻膏(每张膏药含马钱子粉 1g,樟脑粉 0.3g,膏药脂 4g)加热调匀涂于膏药布上。用时将膏药烘软并贴在患侧面神经区域,4 天换药一次,治疗 100 例。98 例基本痊愈,2 例好转。对 57 例随访 1～4 年无复发;取马钱子适量,置清水中浸泡 24 小时后捞出,沿纵轴切成约 1mm 的薄片,将其间隔 0.5cm 排列于橡皮膏上。然后贴于患侧面颊。7 日换 1 次,治疗 52 例,全部治愈,其中用药一次治愈者 42 例,2 次 8 例,3 次 2 例[43]。

(2)治疗风湿痹症:风湿性关节炎是最常见的风湿病之一。主要侵犯关节滑膜,晚期可因关节软骨被破坏而致残,严重危害人类健康。近年来,人们利用马钱子为主药治疗风湿及类风湿性关节炎取得较好疗效。用马钱子、徐长卿、独活、全蝎、穿山甲、土鳖虫、乌梢蛇、威灵仙、甘草等 20 味中药组方,治疗风湿性关节炎 70 例,治愈 32 例,显效 20 例,好转 12 例,无效 6 例[44]。

(3)治疗痿症:包括中风、多发性神经根炎、脊髓损伤、重症肌无力等引起的四肢无力、瘫痪等症状,可用马钱子粉0.3~0.9g。每日冲服1次,可配合大活络丸、小活络丸及龟鹿补骨丸、壮腰健肾丸等使用,1个月为1个疗程。久服疗效明显[45]。

(4)治疗骨折:中医学界有"没有马钱子就没有好骨科"的说法,可见马钱子在接骨方面的不俗功效。贵州千金接骨丹是当地传了二百年的骨科秘方,其方疗效神奇,组成很简单:马钱子粉与枳壳粉按1:2混合,制为蜜丸,成人日服3次,每次2g,极量8g每天,儿童酌减[46]。

【不良反应】马钱子毒副反应的表现有头痛、头晕、烦躁、口唇发绀、肌肉抽搐、精神异常等,严重中毒时可出现神志不清、苦笑面容、牙关紧闭、恶心呕吐、呼吸困难、颈项强直、角弓反张、大小便失禁等。中毒致死者尸检可发现明显的暗紫色尸斑,在心尖区及肺部可出现散在性的出血点,肝及肠壁黏膜发生坏死[47]。

参考文献

[1] 国家药典委员会.中华人民共和国药典(2010年版).一部.北京:中国医药科技出版社,2010:47.

[2] 蒋莹莹,陈海波,李玉燕,等.马钱子生物碱组分的提取和分离制备.中国现代应用药学,2012,29(12):1094-1097.

[3] 刘学敏,王晓明,赵金玲,等.马钱子的化学成分和药理作用研究.内蒙古中医药,2013,(14):52-53.

[4] 刘艳萍.马钱子的化学成分研究.山东:山东大学,2010.1-67.

[5] 秦建民,徐夏君,盛霞,等.马钱子碱抗肝细胞癌作用的实验研究.中华普通外科杂志,2011,26(3):219-221.

[6] 秦建民,撒忠秋,杨林,等.马钱子碱抗肝细胞癌侵袭转移作用的实验研究.肝胆外科杂志,2011,19(5):390-392.

[7] 李志华,马艳萍,王艺华,等.马钱子碱诱导人多发性骨髓瘤细胞株U266细胞凋亡与bax基因的表达.中国组织工程研究与临床康复,2011,20(15):3715-3718.

[8] 冯静,马艳萍.马钱子碱对多发性骨髓瘤U266细胞JAK-STAT信号通路的影响.中国现代医生,2011,49(13):1-9.

[9] 马文静,李平.马钱子碱对裸鼠乳腺癌骨转移的抑制作用.安徽医药,2009,13(6):600-601.

[10] 李仙仙,魏武.马钱子碱抗肿瘤及减毒增效的研究进展.中国医药指南,2013,11(20):486-488.

[11] 邓旭坤,蔡宝昌,吕晓宇,等.马钱子碱及其脂质体对移植性荷瘤小鼠抗肿瘤作用的对比研究.中草药,2006,37(3):389-393.

[12] 屈艳格,陈军,蔡宝昌.士的宁的研究进展.中国实验方剂学杂志,2011,17(24):247-251.

[13] 赵立民,刘玉国,牛作兴.马钱子碱抗肿瘤作用的研究进展.中华肿瘤防治杂志,2013,20(10):877-880.

[14] 宋爱英,张国烈,刘松江,等.马钱子抗肿瘤作用的实验研究.中国中医药科技,2004,11(6):36.

[15] 刘迎辉,林海红,杜钢军.复方马钱子的抗肿瘤作用探讨.河南大学学报(医学版),2013,32(1):28-31.

[16] 钱铭净,侯群,裴君,等.炙马钱子与高压氧联合治疗兔脊髓损伤的实验研究.中国中医药科技,2009,16(3):182.

[17] 方小华,李小珍.浅谈马钱子在治疗急性脊髓炎的疗效.当代医学,2008,14(24):165-166.

[18] 赵晓燕.士的宁对神经元钾离子通道的作用.大连:大连理工大学,2013.1-66.

[19] 杨洋,周德生,黄政德,等.士的宁对多巴胺能神经元的保护作用.中国实验方剂学杂志,2012,18(24):223-227.

[20] 韩进庭.马钱子的药理作用和临床应用.现代医药卫生,2007,23(17):2622-2623.

[21] 胡巍,陈军,蔡宝昌,等.马钱子碱经皮给药的镇痛作用.中华中医药学刊,2008,26(2):385-386.

[22] 王晓崴.马钱子的炮制沿革、药理作用及安全性的研究进展.江西中医药,2013,44(355):70-72.

[23] 朱建伟,武继彪,李成韶,等.马钱子碱镇痛作用及药效动力学研究.中国中医药科技,2005,12(3):166-167.

[24] 徐金华,陈军,蔡宝昌.马钱子碱的研究进展.中国新药杂志,2009,18(3):213-217.

[25] 焦杨.马钱子的研究进展.医学理论与实践,2009,22(8):918-919.

[26] 林昌松,陈纪藩,刘晓玲,等.马钱子药理研究及临床应用概况.中药新药与临床药理,2006,17(2),158-161.

[27] 朱龙涛,龚千峰,易炳学,等.马钱子的炮制和化学成分、药理毒理研究进展.江西中医学院学报,2012,24(3):98-100.

[28] 张群刚,张群霞,张雁.马钱子药理毒理及其安全性研究.现代诊断与治疗,2012,23(9):1422-1423.

[29] 马密霞,胡文祥,刘接卿,等.马钱子属植物的药理毒理作用及临床应用进展.中国医院药学杂志,2007,27(12):1725-1728.

[30] 白明,刘雅敏,娄玉钤.制马钱子粉急性毒性试验研究.风湿病与关节炎,2012,1(1):41-45.

[31] 李林.马钱子药理学毒理学研究和减毒研究概述.山西中医,2011,27(2):27-29.

[32] 贾旋旋,李文,李俊松.马钱子的毒性研究进展.中国中药杂志,2009,34(18):2396-2399.

[33] 蔡皓,王丹丹,刘晓,等.马钱子碱、马钱子总生物碱与马钱子粉在大鼠体内药动学的比较.中国中药杂志,2012,37(14):2160-2163.

[34] 陈军,胡巍,蔡宝昌,等.马钱子碱在大鼠体内的药动学.中国药学杂志,2009,44(10):778-780.

[35] 杨金丽,李莹莹,许贵军,等.不同促透剂对马钱子中士的宁透皮吸收的影响.哈尔滨商业大学学报:自然科学版,2010,26(6):648.

[36] 王俊俊,廖晓欢,叶敏,等.Caco-2单层细胞模型上士的宁的体外吸收机制及其与甘草苷的转运相互作用.药学学报,2010,45(9):160.

[37] 杨艳娇,郭丹丹,刘雅敏,等.马钱子及其制剂的药动学研究现状.风湿病与关节炎,2013,2(4):67-71.

[38] 蔡宝昌,徐晓月,潘扬.马钱子生物碱在大鼠体内的组织分布.中国药理学通报,2004,20(4):421.

[39] 陈乐,华桦,赵军宁,等.LC-MS法测定仁青芒觉丸大鼠长期毒性试验血浆及组织中士的宁的含量.中药药理与临床,2010,26(5):130.

[40] 屈艳格,陈军,王冬月,等.马钱子生物碱类成分经口给药后在大鼠体内的药动学研究.中草药,2013,44(8):1008-1012.

[41] 高三民.中药治疗肝癌20例.陕西中医,2000,21(3):104.

[42] 李景梅,王晓婷.癌痛散治疗癌性疼痛90例临床观察.中医药信息,2004,21(2):41-42.

[43] 谢思健,俞亮,康怡,等.马钱子在神经系统疾病中的应用.中国医药指南,2013,11(10):463-464.

[44] 史继英.龙马风湿汤加药熨治疗类风湿性关节炎300例.辽宁中医杂志,2005,32(2):130.

[45] 张文华.马钱子临床应用浅谈.辽宁中医药大学学报,2008,10(6):76-77.

[46] 陈保平,郭超红.马钱子的临床应用探讨.医药世界,2009,11(3):43-44.

[47] 占永良.炮制对马钱子生物碱含量及毒性的影响分析.浙江中医杂志,2009,44(10):760.

27. 马　鞭　草

【来源】马鞭草科马鞭草属植物马鞭草 *Verbena officinalis* L. 的干燥地上部分[1]。

【性味与归经】苦,凉。归肝、脾经。

【功能与主治】活血散瘀,解毒,利水,退黄,截疟。用于癥瘕积聚,痛经闭经,喉痹,痈肿,水肿,黄疸,疟疾[2]。

【化学成分】

1. 环烯醚萜类　糖苷类马鞭草苷(verbenalin)、5-羟基马鞭草苷(戟叶马鞭草苷)(hastatoside)、3,4-二氢马鞭草苷(3,4-dihydroverbenalin)、龙胆苦苷(gentiopicroside)、桃叶珊瑚苷(aueubin)[3]。

2. 苯丙酸类糖苷　毛蕊花糖苷(verbascoside)、eukovoside、acteoside、异毛蕊花苷(iso-verbascoside)、阿克替苷(acteoside)、parvifloroside B、campneoside I[4]。

3. 黄酮类成分　山奈素(kaempferol)、槲皮苷(quercitrin)、芹菜素(apigenin)、4-羟基汉黄芩素(4-hydroxywogonin)、7-木犀草素糖苷(luteolin 7-glycoside),6-羟基木犀草素糖苷(6-hydroxyluteolin 7-glycoside),7-芹菜素糖苷(apigenin 7-glycoside)、6-羟基芹菜素糖苷(6-hydroxyapigenin-glycoside)、7-木犀草素新橙皮糖苷(luteolin 7-neohesperidoside)、7-香叶木素新橙皮糖苷(diosmetin 7-neohesperidoside),7-柯伊利素半乳糖苷(chryseriol 7-galacto-side)、7-木犀草素葡萄糖苷(luteolin 7-glucoside)、7-木犀草素半乳糖苷(luteolin 7-galacto-side)、7-香叶木素半乳糖苷(diosmetin 7-galactoside)、7-芹菜素葡萄糖苷(apigenin 7-gluco-side)、Chrysoeriol-7-半乳糖苷、木犀草素(luteolin)、槲皮素(quercetin)、2,4,3,2,4-五羟基-4-O-4-四氢二查耳酮(littorachalcone)、8,3 二甲氧基-5,7,4-三羟基黄酮[5]。

4. 有机酸类成分　熊果酸、C_{14},C_{16},C_{18},C_{20},C_{22} 和 C_{24} 等长链饱和脂肪酸、相同碳链长度的 10 种不饱和脂肪酸(含双键数从 1 到 5,其中无论从种类和含量上均以含 3 个双键的不饱和酸为主)、草酸、乌索酸、十六酸、齐墩果酸(oleanolic acid)、3-表齐墩果酸(3-epioleanolic acid),3α,24-二羟基齐墩果酸[6]。

5. 糖类　水苏糖(stachyose)、二葡萄糖酸链苷 luteolin 7-O-β-D-glucuronosy(1→2)β-D-glucuronide[7]。

6. 甾醇类　胡萝卜苷、β-谷甾醇-β-D-葡萄糖苷(β-sitosterol-β-D-glucoside)、β-谷甾醇(β-sitosterol)、β-胡萝卜素、豆甾醇(stigmasterol)、羽扇豆醇(lupeol)、7α,22S-二羟基谷甾醇(7α,22S-dihydroxysitosterol)[8]。

7. 挥发性化学成分　柠檬烯(limonene)、1,8-桉油精(1,8-cineole)、芳-姜黄烯(ar-cur-cumene)、斯巴醇(spathulenol)、柠檬油精(limonene)、桉树脑(cineole)、arcurcumene、氧化石竹烯(caryophyllene oxide)、3-己烯-1-醇(3-hexene-1-ol)、1-辛烯-3-醇(1-octene-3-ol)、沉香醇(linalool)、马鞭烯酮(verbenone)、香叶醛(geranial)、乙酸、芳樟醇、反-石竹烯、反-β-金合欢烯、荜草烯、α-姜黄烯、十五烷、一芹子烯、β-没药烯、β-杜松烯[9]。

8. 其他　十六酸甲酯(methylhexadecanoate)、十六酸乙酯(ethylhexadecanoate)、苦杏仁酶、鞣质、腺苷(adenosine)、β-胡萝卜素、强心苷、水苏碱(stachyose)[10]。

【药理作用】

1. 抗肿瘤作用

(1)4′-甲醚-黄芩素的抗肿瘤作用:从马鞭草中提取的 4′-甲醚-黄芩素可以抑制人绒毛膜癌 JAR 细胞的增殖。通过 4′-甲醚-黄芩素对人绒毛膜癌 JAR 细胞的增殖抑制作用及其相关机制研究表明,不同质量浓度的 4′-甲醚-黄芩素对 JAR 细胞均有增殖抑制作用,并随药物浓度和作用时间的增加而不断增强[11]。4′-甲醚-黄芩素抑制人绒毛膜癌 JAR 细胞的增殖,诱导凋亡,阻滞细胞生长于 G_2/M 期、提高 JAR 细胞内 Ca^{2+} 浓度、降低 hTERT mRNA 表达,并与抑制 Survivin 抗凋亡活性,直接激活 p38MAPK 信号通路,活化 Caspase-3 有关[12]。

(2)马鞭草提取液的抗肿瘤作用:马鞭草醇提液抑制小鼠肝癌细胞 H22 的生长,其抑瘤率32.5%,瘤重抑制率均在 30% 以上,且与对照组有显著性差异,表明马鞭草在体内对移植肝细胞癌有一定抑制作用,且对机体免疫器官没有明显的损伤作用[13]。马鞭草醇提液对人绒毛膜癌 JAR 细胞增殖有明显抑制作用,对 JAR 细胞质中表皮生长因子受体(epidermal growth factor receptor,EGFR)的表达也有明显抑制作用。而马鞭草醇提液对人肝癌 SMMC-7721 细胞及人胚肺二倍体成纤维细胞 2BS 细胞则无明显影响。马鞭草醇提液对 JAR 细胞的抑制作用具有特异性,可能与抑制 EGFR 的表达有关[14]。马鞭草水提取物与顺铂联合应用具有协同抑瘤作用;单纯马鞭草的水提取物对肝癌荷瘤小鼠的 IL-2 活性没有损伤作用,但与顺铂联合应用对肝癌荷瘤小鼠的 IL-2 活性具有降低作用[15]。

(3)马鞭草氯仿部位的抗肿瘤作用:马鞭草氯仿部位能抑制绒癌 JAR 细胞增殖及分泌人绒毛膜促性腺素(human chorionic gonadotropin,HCG),且存在明显的时间和剂量效应。研究表明,氯仿部位可将细胞阻滞于 G_2/M 期,时间越长,阻滞越明显,提示氯仿部位诱导 JAR 细胞凋亡可能主要是通过细胞周期阻滞来实现的,而这个作用机制可能与 FasL 的表达下调有关[16]。深入研究,发现用马鞭草氯仿部位处理 JAR 细胞 48 小时后 Bax 表达水平增加,Bcl-2 表达水平下降,并呈剂量依赖性。此外,提示马鞭草氯仿部位通过上调 Bax,下调 Bcl-2 mRNA 表达,影响 Bcl-2/Bax 值来诱导 JAR 细胞凋亡[17]。

2. 其他药理作用

(1)对中枢神经系统的影响:活性实验显示从马鞭草中分得的化合物 littorachalcone 不影响 PC12D 细胞形态,但显著增加神经生长因子介导的轴突细胞比率,当化合物 littorachalcone 加入 $2\mu/ml$ 神经生长因子时,轴突细胞的比例大约与 $30\mu/ml$ 神经生长因子单独作用时相同或稍大[18];而钩吻醇 6′-反式-咖啡酰基-1-葡糖苷具有微弱的增强神经生长因子介导的轴突生长的作用[19]。

通过酶联免疫吸附法测定阿尔茨海默病模型小鼠血清和脑组织内 β-淀粉样蛋白含量表明,马鞭草水煎液能提高阿尔茨海默病模型小鼠学习记忆能力,β-淀粉样蛋白表达水平降低可能是其作用机制之一[20]。

(2)抗病原微生物的作用:通过测定最小抑菌浓度和抑菌率来研究马鞭草对大肠杆菌和金黄色葡萄球菌的抑制作用。结果显示,2 种方法测定结果能相互印证,药液浓度为 250.0mg/ml 时抑制大肠杆菌效果突增,125.0mg/ml 时抑制金黄色葡萄球菌效果突增,最小抑菌浓度分别为 500.0mg/ml、250.0mg/ml。药液浓度分别不低于 500.0mg/ml、250.0mg/ml 时,对大肠杆菌和金黄色葡萄球菌的抑菌率测定结果均为 100.00%[21]。马鞭草能抑制乙型肝炎病毒,并能抗乙肝纤维 HBV 和 HBsAg 化[22]。通过研究了 100 味中药对幽门杆菌的抑菌作用进行实验,结果表明马鞭草是五种对幽门杆菌有抑菌作用最好的药材之一,为幽门杆菌的防治和治疗提供了新的有效的中医方法[23]。

(3)对免疫系统的影响:马鞭草醇提物可以增强小鼠的免疫功能。探讨马鞭草抗感染的免疫活性机制,结果表明,马鞭草醇提物对小鼠 T 淋巴细胞增殖能力、抗体形成细胞分泌抗体的能力具有明显的增强效应,对小鼠吞噬细胞功能则具有明显抑制效应。提示马鞭草醇提物具有增强小鼠 T、B 细胞免疫功能和抑制小鼠吞噬细胞功能的作用,这可能与该药抗炎、抗感染、抗癌等作用有关[24]。他们还观察马鞭草醇提物对小鼠 IL-2 生物活性的影响,表明一定剂量马鞭草醇提物对小鼠 IL-2 的生物活性具有增强作用[25]。

(4)抗炎作用:马鞭草能明显抑制二甲苯致小鼠耳肿胀及角叉菜胶致大鼠足跖肿胀炎症反应,其抑制作用随剂量增加而增强[26]。在以肉芽组织增生为指标的慢性炎症模型实验中,马鞭草能够显著抑制异物所致大鼠炎症的肉芽增生,说明马鞭草对异物所致大鼠炎症肉芽增生具有抑制作用。实验结果表明,马鞭草有明显的抗炎作用,其抗炎作用的成分可能与含硒量有一定关系[27]。通过用二甲苯致小鼠耳肿胀,再用放免法测定耳组织中组胺和 5-羟色胺含量的实验,结果表明,马鞭草醇提液能显著降低小鼠耳组织中组胺、5-羟色胺的含量,说明马鞭草醇

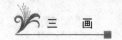

提液的抗炎作用可能与其抑制组胺、5-羟色胺的合成与释放有关[28]。

（5）对子宫平滑肌的作用：马鞭草对子宫平滑肌有着专一性的兴奋作用，并和前列腺素间存在相互增强子宫平滑肌兴奋的效应。马鞭草苷、3,4-二氢马鞭草苷和5-羟基马鞭草苷给药后均能显著增强子宫肌条的收缩频率和振幅，收缩波频率变化百分数分别为250%、200%、100%，而运动指数变化百分数分别为960%、859%、585%。当终浓度增加到0.6mg/ml时，马鞭草苷在给药后1分钟起使子宫肌条收缩波振幅增至给药前的4倍，持续1分钟后，出现持续抑制作用，抑制时与给药前相比，收缩波频率降低至80%，而收缩波振幅降低至17%。其他化合物基本与终浓度为0.2mg/ml时一致[29-30]。

3. 毒性作用　马鞭草毒性很低，不溶血，有拟副交感作用[31]。

【药代动力学研究】

1. 马鞭草苷的药代动力学研究　运用测定肠循环液中马鞭草苷及酚红浓度的HPLC/DAD法，探讨马鞭草苷在大鼠各肠段的吸收动力学特征及不同药物浓度对肠吸收的影响[32]。戟叶马鞭草苷浓度在50～200μg/ml范围内，其在肠道内的吸收量与浓度成正比例关系。不同药物浓度（50μg/ml、100μg/ml、200μg/ml）条件下的吸收速率常数（K_a）分别为(69.2±4.3)h^{-1}、(70.9±4.1)h^{-1}、(69.3±3.2)h^{-1}，无显著性差异（$P>0.05$）；在十二指肠、空肠、回肠、结肠的K_a分别为(0.040 5±0.003 9)h^{-1}、(0.036 5±0.003 2)h^{-1}、(0.037 9±0.004 5)h^{-1}、(0.034 9±0.003 7)h^{-1}，无显著性差异（$P>0.05$）。马鞭草苷大鼠在体肠灌流吸收试验结果表明：在50～200μg/ml范围内，马鞭草苷在肠道的吸收量与质量浓度成正比例关系，K_a值不随质量浓度的变化而变化，基本保持恒定，提示在小肠内的吸收符合一级动力学过程，吸收机制为被动扩散[33]。马鞭草苷在不同肠段均有较好吸收，各肠段的K_a经统计学检验均无显著性差异，提示马鞭草苷在不同肠段的吸收行为基本一致[34]。

2. 马鞭草黄酮类成分药代动力学研究　通过HPLC-MS/MS法测定大鼠血浆中木犀草素、山柰酚、芹菜素、槲皮素和异鼠李素5种黄酮苷元浓度的方法，研究黄酮类成分在大鼠体内的药代动力学过程。5种黄酮类成分药代动力学药-时曲线的趋势相似，并且都出现双峰现象。其中，芹菜素的峰浓度（C_{max}），AUC_{0-t}，$AUC_{0-\infty}$和$MRT_{0-\infty}$值均大于其他成分，异鼠李素的值为最小，说明5种成分在大鼠体内的吸收存在较大差异[35]。

【临床应用】

1. 治疗肿瘤　对57例原发性肝癌病人施以马鞭草为主的清解郁开散散剂，服药2个月以后49例症状明显缓解，半年、1年、2年及3年的存活率分别为82.5%、50.9%、19.3%和10.5%，并且未出现明显的毒副作用[36]。用马鞭草组方对13例晚期肝癌病人进行治疗，结果均有显著缓解症状的效果[37]。

2. 治疗其他疾病

（1）治疗红斑狼疮：通过对1500例系统性红斑狼疮病人施以马鞭草为主的狼疮饮进行治疗，经过两个疗程，与300例用其他常用系统性红斑狼疮病治疗药物治疗相比，分别临床痊愈884例（65例），显效392例（91例），有效142例（77例），无效64例（61例），死亡18例（6例），表明马鞭草对系统性红斑狼疮有确切疗效[38]。

（2）治疗不孕不育：通过对645例免疫性不孕者（血清抗精子抗体（anti-sperm antibody，AsAb）、抗子宫内膜抗体（endometrial antibody，EMAb）、抗卵巢抗体（antiovary antibody，Ao-Ab）、抗心磷脂抗体（anticardiolipin antibody，ACA）的阳性率分别为38.1%、7.4%、4.2%、40.9%）中的580例施以马鞭草为主的方药进行治疗，与只服用泼尼松对照组65例病人对比，

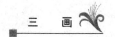

前者1、2、3个疗程的转阴率及总妊娠率分别比后者高出47.1%、26.7%、16.3%和46.1%,显示了确切的免疫调节作用[39]。

(3)治疗口腔疾病:用单味马鞭草水煎物治疗牙龈肿痛及口腔黏膜溃疡,效果极佳[40];将马鞭草用于牙周炎的治疗[41],可以固齿消炎,消除口臭[42]。以马鞭草等草药外敷法治疗小儿腮腺炎448例,平均4天内全部治愈[43]。

(4)治疗肝脏疾病:以马鞭草组方对慢性乙型肝炎患者进行治疗,与使用拉米夫定的对照组对比,总有效率分别为92.9%和77.1%,疗效显著好于后者,且前者的HBeAg和HBV DNA的转阴率分别为88.6%和85.7%,明显好于后者的6.7%和78.6%[44]。黄锄荒以马鞭草组方对52例肝硬化腹水患者进行治疗,总有效率达到88%,其中50%的病人在15天内腹水可退尽[45]。马鞭草配伍应用临床可治疗病毒性肝炎、肝硬化[46]。

参 考 文 献

[1] 金伟军,张志东. 马鞭草的研究进展. 时珍国医国药,2007,18(3):693-694.

[2] 国家药典委员会. 中华人民共和国药典(2010年版). 一部. 北京:中国医药科技出版社,2010:49.

[3] 辛菲,金艺淑,沙沂,等. 马鞭草化学成分研究. 中国现代中药,2008,(10):21-25.

[4] 徐伟,辛菲,刘明,等. 马鞭草裂环环烯醚萜苷类成分的分离与鉴定. 沈阳药科大学学报,2010,27(10):793-796.

[5] 陈改敏,张建业,张向沛,等. 马鞭草黄酮类化学成分的研究. 中药材,2006,(29):677-679.

[6] 麻秀萍,蒋朝晖,丁宁,等. HPLC测定马鞭草中熊果酸的含量. 中成药,2005,27(1):88-90.

[7] Darnat A,Carnat AP,Chavignon O, et al. Luteolin 7-diglucuronide, the major flavonoid compound from Aloysia triphylla and Verbena officina—lis,Planta Med,1995,6:490.

[8] 田菁,赵毅民,栾新慧. 马鞭草化学成分的研究. 中国中药杂志,2005,(30):268-269.

[9] 田菁,赵毅民,栾新慧. 马鞭草化学成分的研究(Ⅱ). 天然产物研究与开发,2007,(19):247-249.

[10] 刘宏民,鲍峰玉,阎学斌. 马鞭草化学成分的研究. 中草药,2002,(33):492-494.

[11] 冯播,徐昌芬. 马鞭草C部位单体4-甲醚-黄芩素对人绒毛膜癌细胞增殖的抑制作用. 中国肿瘤生物治疗杂志,2008,(15):444-447.

[12] 张立平,夏邦亮,罗莉,等. 马鞭草C部位诱导人绒毛膜癌JAR细胞凋亡分子机制研究. 中国肿瘤临床,2005,32(19):1089-1091.

[13] 徐昌芬,曾群,徐珊,等. 马鞭草醇提液中有效部位的提取及筛选. 交通医学,2003,(17):604.

[14] 徐珊,焦中秀,徐小晶,等. 马鞭草醇提液对绒毛膜癌JAR细胞增殖及表皮生长因子受体表达的影响. 中国药科大学学报,2000,31:281-284.

[15] 王文佳,王平,俞琦,等. 马鞭草醇提物对小鼠IL-2生物活性的影响. 甘肃中医学院学报,2008,25(2):14-15.

[16] 王家俊,罗莉,张立平,等. 马鞭草C部位使人绒癌JAR细胞阻于G2/M期并诱导细胞凋亡. 南京医科大学学报(自然科学版),2004,24(6):5981.

[17] 王家俊,罗莉徐,昌芬,等. 马鞭草C部位抑制JAR绒毛膜癌细胞hCG分泌和诱导凋亡的研究. 中华实用中西医杂志,2004,4(17):738.

[18] 汤树良译. 马鞭草中促进神经生长因子介导的轴突生长的新成分Littorachalcone. 国外医学中医药分册,2004,(26):177.

[19] 肖苏萍译. 沿海马鞭草中1个新的具有促进神经生长因子活性的环烯醚萜糖苷. 国外医学中医中药分册,2004,(26):353.

[20] 谭文波,王振富. 马鞭草水煎液对老年痴呆小鼠学习记忆的影响. 中国民族民间医药,2011,(9):36-37.

[21] 赵锦慧,赖颖,葛红莲,等. 马鞭草提取液对大肠杆菌和金黄色葡萄球菌生长的影响. 湖北农业科学,

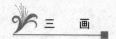

2012,51(20):4524-4525.

[22] 李彦卿. 马鞭草治疗病毒性乙型肝炎. 中医杂志,2001,42(7):392.

[23] 陈芝芸. 100 味中药对幽门螺旋菌抑菌作用的实验研究. 时珍国药研究,1996,7(1):25-26.

[24] 陈丽花,李志军,王定勇,等. 马鞭草抗乙肝有效部位化学成分研究. 广州药学院学报,2011,25(3):242-243.

[25] 张秀立. 马鞭草有效成分与生物活性的研究概况. 中国实用医药,2009,4(36):232-236.

[26] 王振富. 马鞭草抗炎作用的实验研究. 中国民族民间医药,2009,(9):8-9.

[27] 任非,袁志芳,段坤峰,等. 马鞭草提取物的镇咳、抗炎和祛痰作用研究. 中国药房,2013,24(31):2887-2890.

[28] 谭文波,李奉权. 马鞭草醇提液的抗炎作用与组胺、5-羟色胺的关系. 中国医药指南,2012,10(9):405-406.

[29] 张涛,李万,阮金兰. 马鞭草化学成分对大鼠离体子宫平滑肌条作用的研究. 中国中医药科技,2001,(8):313.

[30] 陈兴丽,孟岩,张兰桐. 马鞭草化学成分和药理作用的研究进展. 河北医药,2010,32(15):2089-2091.

[31] 杨海光,方莲花,杜冠华,等. 马鞭草药理作用及临床应用研究进展. 中国药学杂志,2013,48(12):949-952.

[32] 任非,段坤峰,吴宗耀,等. 马鞭草苷在大鼠体肠的吸收动力学. 中国医院药学杂志,2012,32(5):340-343.

[33] 黄静,何苗,韦忠娜. 马鞭草提取物在大鼠体内的药动学研究. 中国药房,2013,24(39):3663-3666.

[34] 任非,段坤峰,吴宗耀,等. 戟叶马鞭草苷大鼠在体肠吸收动力学研究. 中国药房,2012 23(43):4039-4042.

[35] 段坤峰. 马鞭草质量控制与黄酮类成分的药代动力学研究. 河北:河北医科大学,2010:1-98.

[36] 姚昌华,张新明,陈永恒. 清解郁开散治疗原发性肝癌 57 例. 中国中医药信息杂志,1999,6(11):59.

[37] 徐兰芳. 马鞭草合剂治疗晚期肝癌 13 例报告. 海峡药学,1995,7(4):84.

[38] 眭书魁. 狼疮饮治疗系统性红斑狼疮的临床研究. 中华实用中西医杂志,2000,13(20):1719.

[39] 刘玉琴. 中西医结合治疗女性免疫性不孕 645 例效果分析. 中原医刊,2004,31(18):32-33.

[40] 刘学平. 马鞭草治牙龈肿痛及口腔粘膜溃疡. 中国民间疗法,2002,10(2):40.

[41] 曾冲. 治牙周炎验方. 中国保健营养,2002,(9):48.

[42] 王耀森. 治口臭有妙方. 家庭医学,1995,(9):60.

[43] 孙钢. 清解合剂中药外敷治疗小儿腮腺炎 448 例. 中医药研究,2001,17(1):26-27.

[44] 刘统峰. 中西医结合治疗慢性乙型病毒性肝炎疗效观察. 中华实用中西医杂志,2004,4-17(18):2760.

[45] 黄锄荒,林立,黄芳. 山桔绝臌汤治疗肝硬变腹水 52 例疗效观察. 四川中医,1994,(11):24-25.

[46] 王文佳,王平,俞琦,等. 马鞭草醇提物免疫活性的初步研究. 贵阳中医学院学报,2008,(30):17-18.

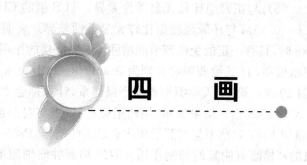

四 画

28. 天 花 粉

【来源】葫芦科植物栝楼 *Trichosanthes Kirilowii* Maxim 及中华栝楼 *T. rosthornii* Harms 的块根[1]。

【性味与归经】甘、微苦、微寒。归肺、胃经[1]。

【功能与主治】清热生津、润肺化痰、消肿排脓。主治口渴、消渴多饮,肺热燥咳,疮疡肿毒[1]。

【化学成分】主要成分:从鲜根汁中分离出天花粉蛋白(trichosanthin),α-天花粉蛋白(α-trichosanthin),天花粉蛋白-ZG(trichosanthin-ZG),还得到多种氨基酸:α-羟甲基丝氨酸(α-hydroxymethylserine),天冬氨酸(aspartic acid),瓜氨酸(citrulline),丝氨酸(serine),谷氨酸(glutamic acid),苏氨酸(threonine),甘氨酸(glycine),缬氨酸(valine),酪氨酸(tyrosine),苯丙氨酸(phenylalanine),组氨酸(histidine),赖氨酸(lysine),精氨酸(arginine),鸟氨酸(ornithine)以及肽类(peptide),核糖(ribose),木糖(xylose),阿拉伯糖(arabinose),葡萄糖(glucose),半乳糖(galac-tose)等;根含具有降血糖作用的多糖;栝楼根多糖(TCMLIBichosan)A,B,C,D,E;根茎含具有抗癌和免疫活性的多糖,系由葡萄糖,半乳糖,果糖(fructose),甘露糖(mannose),木糖和小量蛋白质组成。鲜根还含 7-豆甾烯-3β-醇-3-O-β-D-吡喃葡萄糖苷(stigmasta-7-en-3β-3-O-β-D-glucopyranoside),α-菠菜甾醇(α-spinasterol),泻根醇酸(bryonolic acid),棕榈酸(palmitic acid),(Z,Z)-9,12-十八碳双烯酸[(Z,Z)-9,12-octadecadienoic acid],(Z,Z,Z)-9,12,15-十八碳三烯酸[(Z,Z,Z)-9,12,15-octadecatrienoic acid];其他成分:karasurin,α 和 β-苦瓜素(momorcharin),葫芦苦素(cucurbitacin)B、D,23、24-二氢葫芦苦素(23,24-dihydrocucurbitacin)B[1]。

【药理作用】

1. 抗肿瘤作用

(1)天花粉蛋白的抗肿瘤作用:给小鼠腹腔注射天花粉针剂 5mg/kg,对早期移植肝癌腹水型肿瘤有明显的抑制作用,使动物的生存期延长 61%～70%,生存期平均为 29～30 日。天花粉抗肿瘤的作用机制,推测与其增强机体非特异性免疫功能有关[2]。通过体外实验发现,天花粉蛋白可诱导结肠癌细胞 SW-1116[3]、大肠癌细胞 LoVo[4]、人白血病细胞 HL-60[5]、人宫颈癌细胞 Caski[6]、人乳腺癌细胞 MDA-MB-231[7]、肝癌细胞 H22[8]、宫颈癌细胞 HeLa[9]、胃癌细胞 SGC-7901[10]、胃癌细胞 MKN-45[11]等多种肿瘤细胞凋亡。

建立 U14 小鼠宫颈癌模型,天花粉蛋白治疗,检测抑瘤率、脾指数、流式细胞术分析 T 细胞亚群。天花粉蛋白(TCS)治疗组的脾指数明显高于阴性对照组,CD_8^+ 较阴性对照组、环磷酰胺组明显减少($P<0.05$)；与正常组比较无显著性差异。TCS组的CD_4^+/CD_8^+较阴性对照组、正常组明显增大($P<0.05$)；与环磷酰胺组比较无显著性差异。表明在体内,当天花粉蛋白的剂量为 0.2mg/kg 时,具有一定的免疫调节和增强体液免疫功能作用[12]。

用人肝癌原位移植模型,TCS给药剂量分别为 0.2mg/kg、0.4mg/kg、0.6mg/kg,对照组用生理盐水,腹腔注射 10 次。第 21 天称瘤重和裸小鼠体重,计算抑癌率,应用免疫组织化学技术,检测瘤组织中 Ki67 的表达。结果显示,用药组瘤重、鼠重与对照组相比有显著性差异($P<0.05$)。中高剂量组 Ki67 表达率与对照组相比有显著性差异($P<0.05$)。表明天花粉蛋白对荷人肝癌裸小鼠的移植瘤有明显的抑制作用。TCS抑制肿瘤细胞增殖可能是其抑癌的机制之一[13]。

(2)γ-氨基丁酸的抗肿瘤作用:γ-氨基丁酸及其受体还可通过特定的信号转导通路影响某些肿瘤的增殖和侵袭转移等恶性潜能。某些肿瘤伴随 γ-氨基丁酸及其受体的高表达,阻断 γ-氨基丁酸 R 信号则可抑制肿瘤细胞的增殖。γ-氨基丁酸与 γ-氨基丁酸 R 结合后可通过上调 MMP 表达、提高胞内钙离子浓度、活化 MAPK 激酶链等途径促进肿瘤的侵袭和转移。随着研究的深入,γ-氨基丁酸及其受体信号通路蛋白分子有可能成为肿瘤诊断与治疗的潜在靶点[14]。另有文献报道,测定恶性肿瘤细胞及其邻近正常细胞的膜电位,发现 γ-氨基丁酸活性的下调或失活可以导致恶性肿瘤细胞显著去极化[15]。

2. 其他药理作用

(1)对中枢神经系统的影响

1)镇静催眠作用:γ-氨基丁酸一直被认为与睡眠有关,一些药物的镇静催眠作用通过增加 γ-氨基丁酸受体的亲和力或通过抑制 γ-氨基丁酸的分解以提高其在脑内的含量,也在一定程度上增加慢波睡眠时间[16]。有研究表明富含 γ-氨基丁酸的茶叶具有促进睡眠的作用[17]。

2)抗癫痫作用:研究认为癫痫病的发作和中枢神经递质有密切联系。γ-氨基丁酸是脑内重要的抑制性递质,对中枢神经表现了普遍而强烈的抑制作用。许多能升高脑内 γ-氨基丁酸水平的化合物都能显示一定的抗惊厥活性。给狗脑局部注射 γ-氨基丁酸可提高抗惊厥阈值。癫痫病是中枢神经系统的常见疾病,发病率为 $0.5\%\sim1.5\%$,是大脑功能失调引起的临床综合征。其发病机制主要表现为大脑神经元的活动形式,由单个的动作电位转变为成簇的发作性动作电位持续发放,导致暂时性脑功能失调。关于癫痫病生化及脑代谢方面的改变,目前已做了大量研究,癫痫病患者脑脊液中 γ-氨基丁酸较正常人明显降低,且其程度与发作类型有关。γ-氨基丁酸是治疗顽固性癫痫病的特效生化药物,法国正在人工合成 γ-氨基酸样化合物[18]。

3)抗惊厥作用:各类惊厥的发生几乎都与脑内 γ-氨基丁酸减少有关。抑制 γ-氨基丁酸的合成酶,使 γ-氨基丁酸合成减少或阻断 γ-氨基丁酸与受体结合影响其抑制作用的发挥都可诱发惊厥。反之,抑制 γ-氨基丁酸的降解酶以减少 γ-氨基丁酸的降解,增加 γ-氨基丁酸的含量,或补给安定类药物,通过变构性调节加强 γ-氨基丁酸与受体结合,都可以防治惊厥。γ-氨基丁酸 B 受体通过增加神经元的钾离子传导及减少钙离子内流[19-20],在中枢神经系统中发挥重要的作用。利用热性惊厥动物模型,采用 γ-氨基丁酸 B 受体激动剂氯苯氨丁酸和抑制剂法克罗芬进行干预,研究表明 γ-氨基丁酸 B 受体与热性惊厥脑损伤的发生、发展密切相关[21]。γ-氨基丁酸有增加葡萄糖磷酯化酶的活性、恢复脑细胞功能等作用。对哇巴因引起的大鼠惊厥有对抗作用,其 ED_{50} 为 0.19mol/L。是一种抑制精氨酸酶的竞争性抑制剂,其 K_i 值为 $4.7\times10^{-3}mol/L$[18]。

4)抗焦虑作用：γ-氨基丁酸与γ-氨基丁酸受体结合，具有抗焦虑的作用。安定类及巴比妥类通过增加开启氯通道的频率及延长通道开启时间的不同机制也产生抗焦虑作用。相反，外源的β-咔啉-3-羧酸及内源的安定结合抑制物，则通过负性变构调节作用抑制γ-氨基丁酸的效应，产生致焦虑作用[22]。

5)对帕金森病的影响：γ-氨基丁酸在帕金森病的发病机制中可能也起着重要作用。谷氨酸脱羧酶(GAD)活性是γ-氨基丁酸神经活动的标志，有报道称，在帕金森病患者的大部分脑组织中，尤其在基底节和脑皮质中，GAD活性下降。也有报道称帕金森病患者的脑脊液(CSF)中γ-氨基丁酸浓度下降。帕金森病患者经过长期左旋多巴治疗，黑质中GAD活性、CSF中γ-氨基丁酸水平恢复正常[23]。

6)对脑的保护作用：研究观察γ-氨基丁酸对急性缺氧后大鼠海马脑片诱发电位的影响，发现γ-氨基丁酸可明显延迟突触前排放的消失，但对诱发群峰电位却无影响；给予γ-氨基丁酸A受体拮抗剂荷包牡丹碱以及氯离子通道阻抗剂NPPB可阻断γ-氨基丁酸的保护作用。因此，γ-氨基丁酸可提高海马脑片耐缺氧能力，其机制可能与γ-氨基丁酸通过γ-氨基丁酸A受体提高氯离子内流有关。γ-氨基丁酸受体在脑缺血中具有神经保护和神经毒的双重作用。有研究报道，γ-氨基丁酸受体在脑缺血中的作用机制复杂，由不同亚单元组成的不同受体亚型，在缺血前和缺血时发挥的作用存在差异[24]。将非常小的电极插入老年猴的大脑视觉皮层中，记录神经细胞活动，同时通过电极上的毛细管补给神经细胞微量γ-氨基丁酸。通过观察和比较给γ-氨基丁酸前后视觉神经细胞对视觉刺激反应的变化，发现通过增加脑内γ-氨基丁酸含量能够改善神经功能，表明γ-氨基丁酸与脑衰老相关[25]。

7)抗应激作用：γ-氨基丁酸具有抗热应激的作用，研究表明，γ-氨基丁酸可以抑制脑干呼吸中枢的整合作用，使呼吸频率减慢，缓和动物在热应激时的热性喘息，减少仔鸡的料重比，增加体重，提高仔鸡的存活率[26]。

(2)对内脏系统的影响

1)对心血管系统的影响：γ-氨基丁酸具有调节心律失常的作用。γ-氨基丁酸能系统地参与哺乳动物心血管功能调节[16]。用γ-氨基丁酸10mg/kg静脉注射，可延长乌头碱诱发的麻醉大鼠室性期前收缩和室性心动过速的出现，并降低心室颤动发生率。切断双侧颈部迷走神经、六羟季胺阻断神经节、横截C1-C2颈椎或破坏全部中枢神经，均未明显影响γ-氨基丁酸的作用。γ-氨基丁酸亦可提高乌头碱诱发大鼠心脏产生室性心动过速、室性心动过速心搏停止的阈剂量。说明γ-氨基丁酸主要通过对心脏的直接作用抗乌头碱性心律失常，与神经节无关。γ-氨基丁酸侧脑室注射和中脑内缘区注射呈剂量依赖性抑制，电刺激兔丘脑下部诱发心律失常。中脑内缘区注射地西泮和γ-氨基丁酸作用相加[21]。

γ-氨基丁酸对哺乳动物和人有短暂的降血压作用。在活体或离体条件下，γ-氨基丁酸对血管紧张素转换酶活性同样具有较强的抑制作用，在浓度均为30mmol/L的情况下，γ-氨基丁酸对大鼠血管紧张素转换酶具有强烈的抑制能力。羟基丁酸是γ-氨基丁酸在白鼠体内的主要代谢产物之一，也能抑制白鼠血管紧张素转换酶的活性。表明γ-氨基丁酸及其代谢产物具有降血压功能。γ-氨基丁酸可以通过扩张血管和抑制血管紧张素转换酶活性这两条途径起到降血压的作用[16]。

2)对消化系统的影响：预先肌内注射γ-氨基丁酸100mg/kg共5次，对吲哚美辛(消炎痛)诱发大鼠胃溃疡、束缚水浸应激性胃溃疡、结扎幽门胃溃疡的溃疡数抑制率分别为50%、69%、55%。大鼠胃浆膜下注射醋酸产生胃溃疡后肌内注射γ-氨基丁酸100mg/kg，2次/天，共 9 天, 可使胃溃疡的面积由 $0.3mm^2$ 缩小到 $0.15mm^2$ ($P<0.05$), 胃溃疡的容积由 $18\mu l$ 减少到 $9\mu l$ ($P<0.05$)。肌内注射 γ-氨基丁酸使 ^{3}H-TdR 掺入醋酸性胃溃疡胃组织 DNA 的量增多, 说明其有对抗大鼠实验性胃溃疡作用, 其作用除提高胃组织内部 ATP、DNA 量和促进胃组织蛋白合成外, 可能与增加胃壁黏液糖蛋白量有关, 与增强胃黏膜屏障功能有关[18]。

文献报道, γ-氨基丁酸是肝细胞电位差和增殖活性的一个重要调节因素[27]。增加 γ-氨基丁酸的活性可降低恶性肝细胞系甲胎蛋白 mRNA 的表达, 可能抑制肝细胞癌的发生[28]。γ-氨基丁酸亦可阻止酒精对大鼠肝细胞的细胞毒性作用[29]。以上结果均显示 γ-氨基丁酸参与调节肝细胞的功能, 介导多种肝脏疾病的发生和发展[30]。

3)对呼吸系统的影响: γ-氨基丁酸与 A 型 γ-氨基丁酸受体结合, 即可抑制肺 C 类纤维释放的 P 物质, 神经激肽 A 和降钙素相关肽等速激肽参与哮喘炎症反应, 引起支气管痉挛、气管微血管渗漏和黏膜腺体的高分泌等反应[31]。γ-氨基丁酸与激素抗细胞因子产生炎症协同作用, 可迅速缓解喘息症状。γ-氨基丁酸既可阻断哮喘的神经源性炎症, 又从多个环节抑制气管平滑肌的收缩, 降低气道高反应性, 迅速缓解喘息症状, 而且副作用少, 是控制哮喘急性发作的有效药物[32]。γ-氨基丁酸及选择性的 γ-氨基丁酸 B 受体激动剂对治疗哮喘等呼吸系统疾病具有广泛的价值[18]。

(3)对内分泌系统的影响

1)对激素的影响: γ-氨基丁酸通过下丘脑-垂体-性腺轴系影响垂体和性腺生理功能, 从而参与激素的分泌调节。研究发现, γ-氨基丁酸对卵巢颗粒细胞孕酮的分泌调节随动情期不同而呈现抑制和促进作用。γ-氨基丁酸也可通过多巴胺抑制系统抑制垂体激素促黄体素 (lutropin, LH) 和催乳素 (prolactin, PRL) 的分泌。γ-氨基丁酸与孕酮协同作用, 能明显促进精子获能, 提高精子的体外能力[18]。有研究表明, γ-氨基丁酸对生育男性精子及抗精子抗体 (anti-sperm antibody, AsAb) 阳性患者的精子顶体酶活性的影响, 发现 γ-氨基丁酸可明显提高正常及抗精子抗体阳性精子顶体酶的活性, 并使精子的 Na^+, K^+-ATPase 和超氧化物歧化酶的活性增加, 说明 γ-氨基丁酸对精子顶体酶活性有显著影响[33]。γ-氨基丁酸可明显提高正常人及 AsAb 阳性患者精子顶体反应。可见 γ-氨基丁酸在生殖生理学上具有重要的理论意义[34]。

2)对血糖的影响: 天花粉可用于治疗消渴证。研究表明, 天花粉乙醇提取液对动物的血糖、尿糖、排尿量及体重等均未见明显影响。但利用大鼠离体附睾脂肪细胞的体外实验系统, 观察到天花粉的丙酮分级沉淀粗提物可以抑制脂肪分解和激发脂肪生成, 具有胰岛素样活性成分。进一步研究发现, 这一活性成分是天花粉凝集素[2]。

对 Wistar 大鼠侧脑室注射不同剂量 γ-氨基丁酸后, 血糖较对照组明显升高, 同时胰岛素含量明显降低, 这些变化与注射 γ-氨基丁酸的含量呈量效关系。注射 γ-氨基丁酸谷氨酸脱羧酶抑制剂 3-MP 后, 血糖较对照组下降, 初步证明 γ-氨基丁酸对糖代谢及糖尿病患者血糖变化存在重要影响[18]。

3)解毒作用: γ-氨基丁酸能与 α-酮戊二酸反应生成谷氨酸, 抑制谷氨酸的脱羧反应, 使血氨浓度有效降低, 还能促使更多的谷氨酸与氨结合生成尿素排出体外, 解除氨毒, 增进肝功能。针对 γ-氨基丁酸对氯化铵 (NH_4Cl) 引起的急性血淀粉酶过多诱发鼠痉挛的作用进行了研究, 通过控制腹膜内的 γ-氨基丁酸, 发现 γ-氨基丁酸可以降低血液和脑中的 NH_4^+, 同时使谷氨酰胺浓度增加, 从血液到脑部的 NH_4^+ 减少。说明 γ-氨基丁酸具有解除氨毒的作用[35]。大量研究证明, 酒精具有神经毒性, 对成神经细胞的形态和生物化学性质具有极大的影响。体外考察酒精、γ-氨基丁酸,以及 γ-氨基丁酸和酒精共同存在时,对成神经细胞的影响,结果显示 γ-氨基丁酸可以解除酒精对成神经细胞的毒性,保持成神经细胞的显型,具有神经营养作用[23]。

4)引产抗孕功能:天花粉蛋白具有直接损伤胎盘并最终达到引产的相对专一性作用。它的引产作用不属于机体对异源蛋白的过敏反应,而在于其对敏感细胞的损伤作用。关于天花粉蛋白致流产机制,多数学者认为,天花粉蛋白对绒毛滋养层细胞有选择作用,能使绒毛广泛变性坏死,纤维素沉着,绒毛间隙闭塞及阻断血循环。血循环的被阻断又加速绒毛的变性坏死,促使前列腺素释放而流产[36]。

(4)抗病原微生物作用

1)抗细菌作用:早期纸片法抗菌实验结果显示,天花粉水煎液对溶血性链球菌、肺炎球菌、金黄色葡萄球菌、白喉杆菌、伤寒杆菌以及铜绿假单胞菌等有不同程度的抑制作用[37]。

2)抗病毒作用:天花粉蛋白治疗组于小鼠颅内接种单纯疱疹病毒 Ⅰ（Herpes simplex virus-Ⅰ,HSV-Ⅰ）后 12 小时、24 小时、48 小时、96 小时,7 天脑组织病毒滴度明显低于模型组。药物预处理组培养神经细胞病毒滴度明显低于病毒对照组。天花粉蛋白治疗组小鼠存活率为53.3%,模型组小鼠生存率为 6.7%;天花粉蛋白预处理组神经细胞存活率均明显高于病毒对照组。表明天花粉蛋白对体内体外 HSV-1 具有抑制作用[38]。

(5)对免疫功能的影响:天花粉蛋白对免疫系统功能具有增强和抑制两方面作用。天花粉对小鼠脾脏的白髓成分有明显的增殖作用,生发中心增大,边缘区增宽,IgM B 淋巴细胞及 IgM 浆细胞的数量明显增多。巨噬细胞区也有所扩大,对免疫细胞的形成和分化显示促进作用[39]。天花粉蛋白同时也是一种免疫抑制剂,对体液免疫和细胞免疫均有抑制作用。体内试验证实,天花粉蛋白对 ConA 和脂多糖诱发小鼠脾细胞的淋转反应均表现出不同程度的抑制作用。

天花粉蛋白可以抑制 HIV 病毒在其感染的淋巴细胞和单核细胞中的复制,抑制 HIV 病毒在患者体内的扩散。将 HIV-1 型在细胞系中培养,加入天花粉蛋白后,观察细胞病变情况,检测 p24 抗原及逆转录酶的活性。结果发现,加入天花粉蛋白的细胞始终未见细胞病变,p24抗原及逆转录酶检测均为阴性,说明天花粉蛋白在培养细胞系中可以有效地抑制 HIV-1 型[40]。

3.毒性作用　天花粉内所含的大分子植物蛋白成分具有较强的抗原性,结晶天花粉蛋白分子有 6 个不同的抗原决定簇,能使人体及小鼠体内产生特异性抗体IgE 和IgG,并使人体皮肤和外周血嗜碱性细胞在一定时间内处于致敏状态,同时还能激活激肽系统及补体系统等,从而引起黏膜充血、水肿和蠕动加快,甚至出现肠黏膜过敏性炎症[41]。

【临床应用】

1.治疗恶性滋养叶肿瘤　天花粉(天花粉为主药,牙皂助其吸收)0.25~0.5g,经阴道给药,间隔 5~7 日用药一次,有较好疗效。注射用天花粉,皮试阴性者,5mg 溶于 5% 葡萄糖500ml 内静脉点滴,每隔 3~5 日用药一次。19 例恶性滋养叶肿瘤患者,除 2 例Ⅱ、Ⅲ期绒毛膜癌合并恶病质死亡外,17 例得以根治[42]。

2.治疗其他疾病

(1)治疗宫内死胎和过期流产:天花粉治疗 102 例宫内死胎和过期流产,引产成功率为97% 和 95.9%,用药到胎儿或胎盘排出所需平均时间为死胎组（3.14±1.23）日,过期流产组（4.18±1.78）日,均未见大量出血等严重并发症[43]。

(2)治疗异位妊娠:天花粉是我国的传统中药制剂,可作为保守治疗异位妊娠的首选药物。

采用天花粉结晶蛋白及甲氨蝶呤(Methotrexate,MTX)治疗异位妊娠 412 例。随机分为 A、B 两组,A 组 234 例,B 组 178 例。两种治疗方法的不良反应:A 组出现高热(T>39℃)11 例,予物理降温等处理后好转;关节肌肉酸痛 9 例,1 周左右自行缓解。B 组出现恶心、呕吐等胃肠道反应 13 例,予胃复安等对症处理后好转;白细胞下降<$4×10^9$/L 4 例,予鲨肝醇等治疗 1 周后恢复正常。可见两组均无显著的不良反应[44]。天花粉与 MTX 均为有效的保守治疗异位妊娠的药物,天花粉略优于 MTX[45-46]。天花粉与甲氨蝶呤有协同增效作用,从而加快杀灭滋养细胞,缩短疗程,增加疗效[47-48]。

（3）治疗胎盘残留：用结晶天花粉蛋白注射液 112～118mg 肌肉注射后经临床观察 34 例出血逐渐停止,子宫复旧良好,3 例于注药后 4～7 天作 B 超复查,见宫腔内膜回声清,宫区回声均匀,证实残留组织已排出,治愈率达 97.7%[49]。

（4）治疗葡萄胎：天花粉结晶或注射用天花粉,治疗葡萄胎 52 例,有效 44 例。先以结晶天花粉做皮试,20 分钟后无反应则用天花粉结晶肌注 0.05mg,再观察 2 小时,如仍无反应,肌内注射结晶天花粉 2.4mg 或注射用天花粉 10mg[50]。

（5）治疗艾滋病：美国首先使用天花粉蛋白治疗艾滋病。Ⅰ期临床显示,天花粉蛋白治疗重症艾滋病患者,静脉注射 30～90mg/kg,共 3 次,可使部分患者 HIV p24 抗原水平下降 58%,CD4 细胞数增加,成为一个大有希望的抗艾滋病新药。但天花粉蛋白抗艾滋病作用的临床和实验研究仍在初步阶段,其疗效、安全性及抗艾滋病机制均待进一步探讨[51]。

（6）治疗脑血栓后遗症和脑动脉硬化症：临床上作为脑血栓后遗症、脑动脉硬化症等造成的头痛、耳鸣、记忆障碍、情绪冷漠等症状的辅助治疗药物使用[24]。

（7）治疗哮喘：γ-氨基丁酸可阻断哮喘的神经源性炎症,又从多个环节抑制气管平滑肌的收缩,降低气道高反应性,迅速缓解喘息症状,且副作用少见,是控制哮喘急性发作的有效药物[52]。

（8）治疗癫痫病：γ-氨基丁酸是治疗顽固性癫痫的特效生化药物。应用 γ-氨基丁酸抑制剂如烯丙基甘氨酸、γ-氨基丁酸受体拮抗剂如荷包牡丹碱,均可诱发实验性癫痫。相反,γ-氨基丁酸受体激动剂则有抗惊厥和抗癫痫的作用[31]。

应用 γ-氨基丁酸等治疗 79 例癫痫病例,发现 γ-氨基丁酸对癫痫患者具有不同程度的疗效,尤其对儿童、青少年患者及轻症患者疗效明显;对重症与难治性病痛患者,应用 γ-氨基丁酸可减轻症状,同时可减少抗癫痫药物的用量,达到减轻抗癫痫药物副作用的目的[19]。

（9）治疗消渴证：天花散(天花粉、生地、麦冬、五味子、葛根、甘草、粳米)治疗消渴证 36 例,用药后症状均有明显改善[53]。

【不良反应】注射用天花粉不良反应的潜伏期为 6～8 小时,早期出现发热、头痛、恶心、呕吐、腹痛、腹泻、咽痛、关节酸痛、精神委靡、心率加快等,也有皮疹、胸闷、哮喘、血管神经性水肿、红斑、白细胞总数增高、肝脾肿大症状发生,甚至发生过敏性休克。天花粉引产后,出血量多在 50ml,偶有出血量达 1000ml 以上者,可并发上呼吸道出血、淋巴结肿大、盆腔感染等,心电图检查发现 S-T 段降低,偶可发生三度房室传导阻滞[2]。

参 考 文 献

[1] 南京中医药大学. 中药大辞典. 第 2 版. 上海:上海科学技术出版社,2005:442.

[2] 汪猷. 天花粉蛋白. 北京:科学出版社,1990:101.

[3] 王英俊. 天花粉蛋白对结肠癌细胞株 SW-1116 凋亡的影响. 中国现代医生,2007,45(4):15.

[4] 高德富,王保奇,曹国梅,等.天花粉蛋白基因的克隆及其诱导大肠癌细胞 LoVo 凋亡的作用.复旦学报 (医学版),2010,37(2):157-160.

[5] 陆宏宾,滕镕,陈萍.天花粉蛋白体外诱导 HL-60 细胞凋亡的实验研究.交通医学,2008,22(4):359-361.

[6] 张艳琼,黄利鸣,李红军,等.不同剂量的天花粉蛋白对 Caski 细胞凋亡的影响.时珍国医国药,2009,20 (11):2657-2658.

[7] 华芳,单保,赵连梅,等.天花粉蛋白抑制人乳腺癌 MDA-MB-231 细胞生长及逆转 syk 基因甲基化的研 究.肿瘤,2009,29(10):944-949.

[8] 周欣阳,张天一,施海燕,等.天花粉蛋白诱导 H22 肝癌细胞凋亡的研究.南通医学院学报,2003,23(4): 371-374.

[9] 尤程程,黄利鸣,王艳林,等.重组天花粉蛋白的原核表达、纯化及其对宫颈癌 HeLa 细胞增殖的影响.肿 瘤防治研究,2009,36(3):190-193.

[10] 张曙,胡梅洁,吴裕炘,等.天花粉蛋白诱导的胃癌细胞凋亡与 bcl-2 表达下降有关.中华消化杂志,2000, 20(6):380-382.

[11] 孙璟,涂水平,吴裕炘.天花粉蛋白诱导胃癌细胞 MKN-45 凋亡中 P53、Bcl-2、c-myc 蛋白表达变化.上海 医学,2001,24(5):292-294.

[12] 张艳琼,黄利鸣,吴江锋.天花粉蛋白对荷瘤小鼠抑瘤作用的实验研究.时珍国医国药,2009,20(10): 2389-2390.

[13] 唐文皓,吴志全,樊嘉,等.天花粉蛋白对荷人肝癌裸小鼠的抑癌作用.中华肝胆外科杂志,2003,9(4): 228-230.

[14] 缪宇锋,汪芳裕.γ-氨基丁酸及其受体与肿瘤增殖和侵袭的关系.中国肿瘤生物治疗杂志,2009,16(1): 93-96.

[15] Cheng T C,Tsai J F. GABA tea helps sleep. J Altern Complement Med,2009,15(7):697-698.

[16] Winsky-Sommol/Lerer R. Role of GABAA receptors in the physiology and pharmacology of sleep. Eur J Neurosci,2009,29(9):1779-1794.

[17] Cheng T C,Tsai J F. GABA tea helps sleep. J Altern Complement Med,2009,15(7):697-698.

[18] 季宇彬.天然药物有效成分药理与应用.北京:科学出版社,2007:2-6.

[19] Sands S A,Purisai M G,Chronwall B M,et al. Ontogeny of GABA receptor subunit expression and func-tion in the rat spinal cord. BrainRes,2003,972(1-2):197-206.

[20] Zhang R,Ashton J,Horii A,et al. Immunocytochemical and stereological analysis of GABAB receptor subunit expression in the rat vestibular nucleus following unilateral vestibular deafferentation. Brain Res, 2005,1037(1-2):107-113.

[21] 韩颖,秦炯,卜定方,等.γ-氨基丁酸 B 受体在反复热性惊厥脑损伤中的作用.实用儿科临床杂志,2005, 20(11):1123-1125.

[22] 张辉,徐满英.γ-氨基丁酸作用的研究进展.哈尔滨医科大学学报,2006,40(3):267-268.

[23] 曹继军.γ-氨基丁酸药理学研究.黑龙江科技信息,2009,(21):222.

[24] 茅原. Recent Studies on Biological Functions of GABA-on Improvements of Hypertension and Brain Functionl.食品与开发(日),2001,36(6):4-6.

[25] 杨胜远,陆兆新,吕凤霞,等.γ-氨基丁酸的生理功能和研究开发进展.食品科学,2005,26(9):546-550.

[26] 陈忠,王婷,黄丽明,等.γ-氨基丁酸对热应激仔鸡生产性能影响的研究.海南师范学院学报(自然科学 版),2002,15(1):82-83.

[27] Sun D,Gong Y,Kojima H,et al. Increasing cell membrane potential and GABA ergic activity inhibits ma-lignant hepatocyte growth. Am J Physiol Gastrointest Liver Physiol,2003,285:12-19.

[28] Zhallg M,Gong Y,Assy N,et al. Increased GABA ergic activity inhibits alpha-fetoprotein mRNA expres-sion and the proliferative activity of the HepG2 human hepatocellular carcinoma cell line. Hepatol,2000,

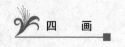

32:85-91.

[29] Norikura T, Kojima-YuasaA, Opare Kennedy D, et al. Protective effect of gamma-aminobutyric acid(GA-BA)against cytotoxicity of ethanol in isolated rat hepatocytes involves modulations in cellular polyamine levels. Amino Acids, 2007, 32:419-423.

[30] 肖凡,张毅,张剑平,等. γ-氨基丁酸对肝星状细胞功能的影响. 中华肝脏病杂志,2007,15(7):545-546.

[31] 徐传伟,夏应和. γ-氨基丁酸控制哮喘急性发作临床疗效观察. 滨洲医学院学报,1999,22(2):181.

[32] 冀林立,孟和毕力格. γ-氨基丁酸的生理功能和研究进展. 农产品加工学刊,2007,12:12-14.

[33] 边淑玲,张纬,朱辉,等. γ-氨基丁酸对精子顶体酶活性的影响. 中华男科学,2002,8(5):326-328.

[34] 边淑玲,张纬,朱辉,等. γ-氨基丁酸对抗精子抗体阳性患者精子顶体反应的影响及机制探讨. 中华男科学杂志,2002,16(5):355-357.

[35] Paul V. Inhibition of acute hyperammonemia-induced convulsions by systemically administered gamma aminobutyric acid in rats. Pharmacology Biochemistry and Behavior, 2003, 74:523-528.

[36] 王飞,丁玉,陈明达,等. 天花粉蛋白的纯化技术进展及其药理概况. 安徽农业科学,2010,38(1):29-30, 41.29-30.

[37] 陈炳铜. 302种中药对绿脓杆菌抗菌作用的研究. 广东中医,1960,(8):39.

[38] 陈光福,尹飞,张红媛,等. 黄天花粉蛋白对体内体外单纯疱疹病毒-1的抑制作用. 中国现代医学杂志, 2008,18(19):2760-2763.

[39] 万集今. 天花粉和五味子对小鼠脾脏抗体形成细胞的影响. 福建中医药,1988,19(5):79.

[40] 赵巧云,黎志东,宋纪蓉. 天花粉蛋白抗人免疫缺陷病毒型研究. 西北大学学报:自然科学版,2006,36 (1):85.

[41] 孙波. 天花粉的不良反应与临床合理用药分析. 中国中医药现代远程教育,2009,77(7):182.

[42] 黄跃兰. 天花粉治疗19例恶性滋养叶肿瘤的临床观察. 中西医结合杂志,1987,7(3):154.

[43] 邹吟. 天花粉针剂应用于宫内死胎和过期流产. 上海第二医科大学学报,1988,8(2):109.

[44] 龚剑锋,俞明义. 天花粉研究进展. 浙江中西医结合杂志,2008,18(4):264.

[45] 陈香雅,宣樟标,俞丽萍. 两种药物保守治疗异位妊娠的对照研究. 浙江中西医结合杂志,2003,13(7): 423-424.

[46] 刘文枝,党丽英. 中西医结合治疗异位妊娠90例. 中医研究,2005,18(10):49-50.

[47] 席晓微,谢培珍. 单次小剂量氨甲蝶呤治疗早期异位妊娠. 上海医学,1998,21(3):177.

[48] 张治萍. 天花粉与氨甲蝶呤治疗异位妊娠200例比较分析. 贵州医药,2003,27(1):68-70.

[49] 郑大伟,郝风霞,徐宏伟. 结晶天花粉蛋白注射液治疗胎盘残留38例. 中医药信息,2002,19(4):44-45.

[50] 陆培新. 天花粉治疗葡萄胎52例分析. 实用妇科与产科杂志,1988,5(4):257-258.

[51] 周光炎,郑泽镜,陆德源. 天花粉蛋白治疗艾滋病安全性、疗效与机理. 上海免疫学杂志,1992,12 (2):116.

[52] 林亲录,王婧,陈海军,等. γ-氨基丁酸的研究进展. 现代食品科技,2008,24(5):496-500.

[53] 闻永淑. 加减天花散治疗消渴证36例. 四川中医,1986,4(8):54.

29. 天 胡 荽

【来源】伞形科天胡荽属植物天胡荽 *Hydrocotyle sibthorpioides* Lam. 和破铜钱 *H. sibthorpioides* Lam. var. *batrachium*(Hance)Hand. -Mazz. ex Shan 的全草[1]。

【性味与归经】味辛,性寒。归肝、胃、肺、大肠经[2]。

【功能与主治】清热利湿,解毒消肿。主治黄疸,痢疾,水肿,淋症,目翳,喉肿,痈肿疮毒,带状疱疹,跌打损伤[1]。

【化学成分】全草含黄酮类成分：槲皮素（quercetin），槲皮素-3-半乳糖苷（quercetin-3-galactoside），异鼠李素（isorhamnetin），槲皮素-3-O-β-D-（6"-咖啡酰半乳糖苷）[quercetin-3-O-β-D-(6"-caffeoylgalactoside)]；木脂素类成分：左旋芝麻素（sesamin）；甾体成分：豆甾醇（stigmasterol）；香豆素类：香豆素（coumarin）[1]。

【药理作用】

1. 抗肿瘤作用

（1）天胡荽单体成分的抗肿瘤作用：槲皮素通过抑制细胞增殖和对血管新生相关信号通路的复杂作用而对肿瘤表现出化学预防作用。连续 14 天给予健康男性添加槲皮素的黑加仑饮料，其外周血的 $TIMP$-1 基因转录水平和血浆蛋白水平明显降低[3]。近期研究表明，食用槲皮素可有效降低化学致癌物的致癌作用，特别是对结肠癌和肺癌的抑制作用最为显著。进一步研究发现，槲皮素苷元可以与一些受体相互作用，特别是一些芳香烃受体。这些芳香烃受体在特定化学致癌物诱导的癌症发生过程中发挥重要作用。槲皮素还可调节 MEK/ERK 和 Nrf2/keap1 等与致癌作用和炎症过程相关的信号传导通路，从而达到预防肿瘤的作用[4]。

研究表明，槲皮素可抑制包括结肠癌、肝癌、胃癌、宫颈癌、乳腺癌、前列腺癌、卵巢癌、膀胱癌、食管癌、肺癌、大肠癌、视网膜细胞瘤和胰腺癌等多种肿瘤细胞的增殖。槲皮素对体外培养的慢性粒细胞白血病细胞系 K562 细胞具有细胞毒作用，可抑制 K562 细胞的增殖并诱导其凋亡。槲皮素可作为非特异性配体上调 K562 细胞 PPARγ 蛋白表达，这可能是其诱导凋亡的主要机制之一[5,6]。在对人结肠癌 RKO 细胞的研究中发现，槲皮素可上调 RKO 细胞 p53 蛋白的表达，同时槲皮素还可上调 RKO 细胞和 EC-109 细胞 Gadd45a mRNA 和蛋白表达水平。因此推测，槲皮素可能是通过上调 $p53$ 基因表达使 Gadd45a 表达增高，抑制肿瘤的发生发展[7]。此外，槲皮素可抑制结肠癌 LoVo 细胞增殖，促进 LoVo 细胞凋亡，引起 LoVo 细胞周期阻滞，提示槲皮素可以作为抑制结肠癌细胞生长的一个辅助性药物[8,9]。

槲皮素对人肝癌 HepG-2 细胞的增殖同样具有显著的抑制作用，随着浓度的增加，凋亡和坏死细胞数量均增加，细胞凋亡率为 13.2%。进一步研究发现，槲皮素可上调凋亡相关基因 Fas 的转录水平，提示槲皮素诱导 HepG-2 细胞凋亡与 Fas 途径的激活有关[10-11]。槲皮素体外能抑制肝癌 SMMC-7721 细胞的生长，诱导细胞发生凋亡，并呈现量效和时效关系。槲皮素作用 48 小时后，AO 染色可见细胞膜呈泡状膨出和凋亡小体等典型凋亡特征，同时细胞线粒体膜电位下降[12]。另有研究表明，槲皮素可剂量依赖地抑制人胃癌的恶性增殖，并可诱导细胞凋亡，其机制可能与其调控 STAT3-Survivin 途径，下调 $Survivin$ 基因表达有关[13-14]。体外培养还发现，槲皮素可显著下调 HeLa 细胞中 $HPV18$ $E7$ mRNA 和 $p16$ mRNA 的表达，这可能是槲皮素促进 HeLa 细胞凋亡的机制[15]。槲皮素还可显著抑制乳腺癌 MDA-MB-468 细胞的恶性增殖并降低其侵袭能力，下调细胞内 $Cripto$ mRNA 和蛋白表达可能是其主要机制[16]。

槲皮素还能抑制 TRAMP-C2 细胞增殖并诱导其凋亡，其作用机制可能与上调 TRAMP-C2 细胞血小板反应素-1 的表达有关[17]。浓度为 $10 \sim 160 \mu mol/L$ 的槲皮素均可抑制人卵巢癌 HO-8910 细胞的增殖（$P<0.05$），上调 HSPT0 和 Fas 的表达、增强 Caspase-3、Caspase-8 的活性可能是其主要的作用机制（$P<0.05$）[18]。槲皮素还可阻止 HO-8910 细胞由 G_0/G_1 期向 S 期和 G_2/M 期移行并诱导其凋亡，其机制与上调 p53 蛋白表达和下调 Bcl-2 蛋白表达有关[19]。槲皮素可将人膀胱癌 BIU-87 细胞阻滞于 G_2/M 期，倒置显微镜下可见细胞呈凋亡特征[20]。槲皮素还可诱导 Eca-109 细胞产生氧化应激反应并激活 PTEN、NF-κB 的转导途径，最终通过 Caspase-3 诱导细胞凋亡[21]。槲皮素抑制肺腺癌 A549 细胞增殖的作用明显，可将肺腺癌

A549 细胞周期阻滞于 G_0/G_1 期,并通过下调 A549 细胞 Survivin 和 Bcl-2 蛋白的表达直接激活 Caspase-3 而诱导 A549 细胞凋亡[22,23]。槲皮素在体外对人视网膜母细胞瘤 Y79 细胞株具有增殖抑制和凋亡诱导作用,48 小时、72 小时的 IC_{50} 是 $148\mu mol/L$ 和 $115\mu mol/L$,荧光染色可观察到明显的核固缩、凝集等细胞凋亡的形态学改变[24]。$10\sim320\mu mol/L$ 浓度的槲皮素均能抑制人胰腺癌 Capan-2 细胞的生长,可将 Capan-2 细胞阻滞于 G_1 期而诱导其凋亡[25]。

槲皮素也可通过促进人骨肉瘤细胞系 MG-63 细胞 Caspase-3 的表达诱导 MG-63 细胞凋亡[26]。槲皮素还可下调 PCNA、EGFR、VEGF、C-myc 等的表达,上调抑癌基因 $wtp53$ 的表达,对人食管癌 Eca-109 细胞发挥诱导分化作用[27]。槲皮素可使大肠癌细胞 SW-480 恶性增殖和穿膜细胞数均明显降低,同时显著下调 SW-480 的滋养层细胞 Trop-2 mRNA 和蛋白表达水平($P<0.01$),这可能是槲皮素抑制大肠癌增殖、侵袭力的主要机制[28]。

(2)天胡荽有效部位的抗肿瘤作用:将天胡荽全草提取物配成的混悬液按不同剂量对小鼠连续灌胃给药 10 天测定其对 Hep、S180 及 U14 的抑制率。结果显示,起始给药量在 1.0g/kg 时即对 Hep 有明显的抑瘤作用,给药量在 3.0g/kg 其对 Hep、S180、U14 的抑制率最高[29]。

2. 其他药理作用

(1)对中枢神经系统的影响

1)抗神经功能障碍作用:槲皮素具有较强的改善四氧嘧啶所致糖尿病大鼠周围神经病变的作用,这可能与槲皮素作为醛糖还原酶抑制剂能降低组织中山梨醇含量,并改善 Na^+,K^+-ATP 酶的活性有关[30]。

2)神经元保护作用:黄酮类化合物能稳定和清除自由基,减轻细胞的氧化损伤,起到抗氧化的作用。通过大鼠星形神经胶质细胞过氧化氢氧化损伤及大鼠脑脂质过氧化实验检测了槲皮素的抗氧化活性[31],另有研究观察了新疆草花提取物(主要成分为槲皮素等黄酮类化合物)对东莨菪碱和环己酰亚胺两种认知记忆障碍模型大鼠学习记忆的影响。东莨菪碱作为胆碱能神经阻断剂可引起中枢神经系统抑制,产生困倦、遗忘等记忆形成障碍,而环己酰亚胺可抑制学习记忆过程所必需的存贮分子—新蛋白质的合成。服用两周新疆草花提取物后,此两种认知障碍模型的学习记忆功能均得到显著改善,提示新疆草花提取物的上述作用是槲皮素及其他有效成分抗氧化、抗伤害等综合作用的结果,作用靶点至少涉及中枢胆碱能系统和蛋白质合成[32]。

3)改善脑缺血再灌注损伤作用:有研究采用免疫组化法研究大鼠脑缺血 2 小时后再灌注不同时相缺血半暗带 Fas 相关死亡域 FADD 蛋白的表达及槲皮素对其影响。结果表明,缺血半暗带脑皮质内 FADD 蛋白的表达于再灌注 3 小时显著升高,再灌注 12 小时达高峰,至再灌注 24 小时其表达显著降低;而槲皮素可显著下调 FADD 的表达($P<0.01\sim0.05$),提示槲皮素可通过抑制大鼠脑缺血或再灌注后缺血半暗带 FADD 蛋白表达的异常升高而发挥保护作用[33]。

4)抗炎作用:槲皮素是一种有效清除体内活性氧簇和活性氮簇物质的生物黄酮类化合物。将其用于减少因氧化应激产生的细胞损伤,利于建立机体与代谢过程中(尤其是炎症反应过程中)产生的有毒活性代谢物间的平衡关系[34,35]。另有研究也证实,槲皮素可通过调节 NF-κB1 和 IκB 显著抑制人外周血单核细胞的炎性细胞因子 TNF-α 的产生和基因表达,最终发挥抗炎作用[36,37]。槲皮素也可以阻止 LPS 活化中性粒细胞并引起中性粒细胞自发性凋亡延迟,同时抑制 LPS 诱导的中性粒细胞产生 IL-6[38,39]。

(2)对内脏系统的影响

1)对心血管系统的影响:槲皮素具有改善心肌缺血再灌注损伤作用,槲皮素可保护由心肌缺血再灌注引发的损伤,对防治冠心病、心绞痛有非常重要的意义。研究表明,槲皮素对缺血再灌注后造成的大鼠心脏损害显著降低,这种保护作用同线粒体功能的改善密切相关,槲皮素可通过改善心肌线粒体的功能防治缺血再灌注损伤,从而有助于防治冠心病[40]。

槲皮素具有对心肌细胞的保护作用,结果表明,H_2O_2 损伤乳鼠心肌细胞培养液中 LDH 和 MDA,它们含量显著增高,SOD 活性降低($P<0.01$),心脏超微结构损伤严重。而槲皮素作用细胞后可显著降低心肌细胞中 LDH 和 MDA 含量、升高 SOD 活性,同时减轻心肌细胞的形态学变化。上述结果显示,槲皮素对 H_2O_2 诱导的乳鼠心肌细胞损伤有保护作用,其机制可能与清除氧自由基、抗脂质过氧化损伤有关[41]。

槲皮素具有降血脂作用,同时给予大鼠可引起动脉粥样硬化的食物和含槲皮素的水,结果显示大鼠血浆 Apo A-Ⅰ 的浓度升高 22%,Apo B 明显改变,而作为动脉粥样硬化病变早期标志的脂质条纹面积明显减少[42]。对新西兰白兔喂以胆固醇饮食,发现槲皮素不但能降低血脂,还能减少硫代巴比妥酸反应物质和过氧化胆固醇酯的含量,提示槲皮素能通过降低血脂以及减轻脂质过氧化反应抑制动脉粥样硬化的发展[43]。

槲皮素具有降压作用,多项研究表明,槲皮素可通过多种途径发挥降血压作用。用槲皮素给予 L-NAME 诱导的 NO 缺乏性高血压大鼠后发现,槲皮素能显著抑制此类高血压的发展,同时可部分或全部地抑制 L-NAME 诱导的作用,表明其可通过 NO 途径发挥降血压作用[44]。进一步研究发现,槲皮素可通过激活大电导钙激活钾通道 BK(Ca)剂量依赖性地引起脐静脉内皮细胞超级化,并引起内皮细胞跨膜 Ca^{2+} 内流,而这种效应可被 BKCa 阻断剂和钙通道阻断剂阻断,并且槲皮素诱导的 cGMP 水平增加能被 L-NMMA 以及 iberiotoxin 所抑制,提示槲皮素能通过 BK(Ca)诱导的细胞超级化导致内皮细胞跨膜 Ca^{2+} 内流的途径引起 NO 增加,从而使平滑肌松弛和血管舒张达到降压作用[45]。

槲皮素具有增强舒张效应和降低收缩效应的作用,研究还发现,槲皮素能增强自发性高血压大鼠离体主动脉环对 Ach 的舒张效应和降低对苯肾上腺素(PE)的收缩效应,具有比维生素 C 更好的内皮依赖性舒血管作用[46-47]。槲皮素也具有非内皮依赖的舒血管效应。分别观察槲皮素对大鼠离体胸主动脉、髂动脉和肠系膜动脉的降血压效应,发现槲皮素及其主要代谢产物异鼠李素对大鼠动脉的舒张能力与动脉的直径成反比,即它对阻力血管的舒张能力更强;而且除去动脉内皮后,它的降血压效应没有明显改变[48]。用槲皮素预处理后的离体动脉环能显著降低对缓激肽及血管紧张素Ⅰ(angiotensin Ⅰ,Ang Ⅰ)的收缩反应,具有与血管紧张素转化酶抑制剂(angiotensin-converting enzyme inhibitor,ACEI)类药物卡托普利类似的效应,表明其可以通过抑制血管紧张素转换酶来发挥降血压效应[49]。

槲皮素具有抑制血管平滑肌细胞增生作用,有研究发现,SHR 大鼠左室重量指数比其对照的 WKY 大鼠显著增大,而按照 10mg/kg 给予槲皮素可使 SHR 大鼠血压下降,而且左室重量指数也随之降低[50]。另有研究显示,槲皮素可通过 PKC 及 TPK 途径抑制 AngⅡ所致的心肌细胞肥大,减轻心脏肥厚的效应[51]。此外,槲皮素还能抑制血管平滑肌细胞增生肥大。研究发现,槲皮素能抑制人类主动脉平滑肌细胞的增殖及移行,并且这种效应与其能抑制细胞分裂素活化蛋白激酶的磷酸化有关[52]。槲皮素还可通过抑制 JNK 的效应及 AP-1 信号旁路抑制由 AngⅡ诱导的鼠主动脉平滑肌细胞的肥大[53]。而另有研究证实,槲皮素可下调细胞外信号调节激酶 ERK1/2 的活性,阻滞细胞周期由 G_1 期进入到 S 期,并能抑制转录因子 NF-κB 和 AP-1 的表达、下调 MMP-9 的表达,从而抑制由 TNF-α 诱导的人主动脉平滑肌细胞增生[54]。

槲皮素具有抗血栓形成作用,在对高血液黏度综合征模型的一项体外实验中发现,槲皮素可降低血液黏度,减少红细胞聚集并提高红细胞的可变形性。槲皮素(20mg/kg)和维生素 C(50mg/kg)合用可使心肌梗死后高血液黏度大鼠的血液流变学指标明显改善,其机制主要是槲皮素改善红细胞的变形性并在一定程度上降低血浆纤维蛋白原的含量,降低红细胞的聚集程度[55]。用酶联免疫吸附测定法研究发现,槲皮素能降低微血管内皮细胞上血小板-内皮细胞黏附分子的表达,从而抑制血小板对微血管内皮细胞的黏附[56]。进一步研究发现,槲皮素可抑制胶原激活的血小板酪氨酸蛋白磷酸化,并抑制血小板糖蛋白Ⅵ胶原受体信号途径的酪氨酸激酶 Syk 和磷脂酶 C-γ2 的酪氨酸磷酸化,从而减少血小板聚集以及胶原激活的血栓形成[57]。上述研究结果提示,槲皮素可通过改善血液黏度及抑制血小板的黏附、聚集等途径抗血栓形成。

2)对呼吸系统的影响:采用 IL-1β 构建人肺泡上皮细胞炎症模型,研究槲皮素对人肺泡上皮 A549 细胞中的 ICAM-1 表达的影响。结果表明,槲皮素可通过抑制 IL-1β 剂量依赖地下调 ICAM-1 的 mRNA 和蛋白表达水平,进而发挥抗肺部感染的作用。进一步研究发现,槲皮素是通过调节 NF-κB 的活化而抑制 IL-1β 诱导 A549 细胞表达 ICAM-1,提示槲皮素可能通过对炎症因子负性调控而发挥其抗炎作用[58-60]。

(3)对内分泌系统的影响:口服天胡荽中提取到的香豆素 250mg/kg,对正常和糖尿病大鼠都有显著的降血糖作用[61]。研究表明,槲皮素能促进胰岛的再生,增加胰岛素释放;并且槲皮素能剂量依赖地降低链唑霉素所致糖尿病大鼠的血糖水平,而对于正常大鼠无此影响。因此,槲皮素可通过降血糖的途径来降低冠心病的发病率及病死率,改善冠心病的预后[62]。

(4)抗病原微生物作用

1)抗细菌作用:槲皮素具有广谱抗菌性,并且对革兰阴性菌的抗菌作用强于革兰阳性菌。研究表明,槲皮素对金黄色葡萄球菌的抗菌效果最好,对胶质芽孢杆菌抗菌效果次之,MIC 均小于 $0.0061\mu mol/ml$;对大肠杆菌、苏云金芽孢杆菌、枯草芽孢杆菌、铜绿假单胞菌也有较为明显的抗菌效果,MIC 分别为 $0.0242\mu mol/ml$、$0.0061\mu mol/ml$、$0.0485\mu mol/ml$、$0.0121\mu mol/ml$,MBC 分别为 $1.5522\mu mol/ml$、$6.2086\mu mol/ml$、$3.1043\mu mol/ml$、$1.5522\mu mol/ml$;对人苍白杆菌无抗菌效果[63]。

2)抗病毒作用:研究表明,槲皮素对 HBV 具有抑制作用,对 HepG-2 细胞分泌的 HBsAg 抑制率较高,为 64.3%;但对 HBeAg 的抑制率较低,为 25.8%[64]。

(5)对免疫系统的影响:有报道用复方天胡荽散(由天胡荽、酢浆草等组成)治疗肾阴虚和肾阳虚病人均收到满意疗效[65],初步证明复方天胡荽散对肾虚病人的红细胞免疫功能有较好的调节作用。将天胡荽全草提取物配成的混悬液,明显提高了小鼠网状内皮系统吞噬功能,免疫器官的重量及血清溶血素值均有统计学意义($P<0.05$)[66]。

研究发现,槲皮素在 0.46g/kg、0.69g/kg 剂量下可显著增强二硝基氟苯诱导的小鼠迟发型变态反应,显著增强小鼠碳廓清能力,显著增强 ConA 诱导的小鼠脾淋巴细胞增殖能力,显著升高小鼠血清溶血素含量,显著增强抗体生成细胞能力;而在 0.69g/kg 剂量下还可显著增强小鼠腹腔巨噬细胞吞噬鸡红细胞功能,提示槲皮素具有增强免疫功能的作用[67]。

(6)对眼的影响:研究发现,槲皮素可显著抑制高糖状态下牛视网膜毛细血管周细胞(BRPC)细胞凋亡的发生,说明槲皮素对高糖状态下的眼周细胞具有保护性作用,对糖尿病视网膜病变可能有防治作用[68]。另有报道,槲皮素在 $50\mu mol/L$ 时可抑制氧化应激对视网膜色素上皮细胞(retinal pigment epithelium,RPE)的损伤,通过阻止细胞凋亡的发生发挥保护作用[69]。槲皮素可上调大鼠眼钝挫伤后晶状体上皮细胞(lens epithelial cells,LECs)热休克蛋白70(heat shock protein 70,Hsp70)的表达,而对 Hsp27 的表达无明显影响,提示 Hsp70 可能在钝挫性外伤性白内障形成过程中对晶状体变性蛋白起保护作用,预先喂饲槲皮素可抑制LECs细胞 *Hsp70* 基因的表达,其作用机制可能发生于 Hsp 转录水平[70]。

【药代动力学】 有研究比较犬灌服醋柳黄酮及其配伍制剂后槲皮素的药代动力学特征发现,犬灌服醋柳黄酮及其配伍制剂后,槲皮素血浆浓度、时间曲线均符合一室开放模型。K_a 分别为 (0.2103 ± 0.0484)/小时和 (0.6742 ± 0.4165)/小时;K_e 分别为 (0.1221 ± 0.0067)/小时和 (0.1927 ± 0.0486)/小时;峰浓度 (C_{max}) 分别为 (49.73 ± 0.2264) ng/ml 和 (53.548 ± 16.485)ng/ml,且两者差异有统计学意义[71]。另有研究采用 LC-MS 法研究槲皮素在大鼠体内的药物动力学特征。结果表明,大鼠灌胃给予槲皮素在大鼠体内动力学参数为 $t_{max}=(0.195\pm0.155)$ 小时,$C_{max}=(35.00\pm15.30)$ ng/ml,$AUC_{0-1}=(66.82\pm21.77)$ng·h/ml,$t_{1/2}=(5.736\pm2.513)$小时[72]。进一步利用 Caco-2 细胞模型观察槲皮素的小肠吸收情况。结果表明,由细胞绒毛面(A面)到基底面(B面)槲皮素的表观渗透系数 P_{app} 为 $(5.15\pm0.65)\times10^{-6}$ cm/s,由基底面(B面)到细胞绒毛面(A面)槲皮素的 P_{app} 为 $(10.54\pm1.35)\times10^{-6}$ cm/s,提示槲皮素可以通过小肠上皮细胞吸收进入体内[73]。

【临床应用】 治疗其他疾病:

1. 治疗非细菌性前列腺炎　槲皮素对大鼠急、慢性非细菌性前列腺炎具有良好的治疗作用,对耳肿胀试验、肉芽肿试验及光刺激致痛试验具有良好的抑制作用,并对离体的尿道平滑肌有较好的舒张作用,提示槲皮素具有良好的临床治疗非细菌性前列腺炎作用,并能缓解排尿困难症状[74]。

2. 治疗急性胃肠炎　槲皮素可显著抑制醋酸所致小鼠毛细血管通透性增加,亦可抑制小鼠小肠推进作用($P<0.05$),说明槲皮素是肠胃康治疗急性胃肠炎的有效成分之一[75]。

3. 治疗肝炎　《全国中草药汇编》记载用天胡荽 15g 水煎,一天一剂治疗急性黄疸型肝炎[76]。广东省民间流传几十年验方即用天胡荽 2 两,煲猪肝 1 两,对急性肝炎有特效[77]。运用中医辨证论治治疗慢性肝炎湿热中阻型(17例)用配方:天胡荽、忍冬藤、草河车、虎杖、泽泻、苍术、黄柏、山栀子、白蔻仁、六一散(包)、生薏仁、赤小豆、红枣,疗效较好[78]。用凉肝汤治疗急性甲型黄疸型肝炎 80 例,结果治愈 69 例,好转 7 例,无效 4 例,总有效率 95%[79]。

4. 治疗阴黄　在治疗阴黄 60 例时,将阴黄分为 4 型:寒湿阻遏、肝寒血凝、瘀血停积、脾虚血亏。其中在治疗脾虚血亏型 7 例时,对 HBsAg 阳性者用配方:黄芪、桂枝、白芍、生姜、大枣、甘草、饴糖(烊化)、党参、当归、熟地黄、加虎杖、银花、草河车、露蜂房、天胡荽、白花蛇舌草。退黄效果显著[80]。

5. 治疗急性流行性结膜炎　有报道用新鲜的天胡荽水煎煮成浓缩液后过滤,滤液用于治疗急性流行性结膜炎,结果接受治疗的 313 例患者中用药 5 天眼红消失者 87 例,6 天消失者 96 例,7 天消失者 98 例,8 天消失者 21 例,9 天消失者 19 例,10 天消失者 1 例,说明天胡荽能有效治疗急性流行性结膜炎[81]。

6. 治疗白睛疾病　彝族药明镜草(为伞形科天胡荽属植物天胡荽)泻白散加味治疗白睛疾病,如金疳、白涩症、白睛溢血、火疳等,疗效好[82]。

7. 治疗蛇串疮　用天胡荽治疗蛇串疮时,51 例临床观察的患者均痊愈,无 1 例化脓。用药最长时间 7 天,最短 2 天[83]。

8. 治疗干咳 用中草药天胡荽全草治疗干咳效果显著[84]。用新鲜天胡荽 20g(小儿酌减)洗净,冰糖少许,鸡蛋 1 只,放盅内炖 30 分钟,连渣顿服,1 日 2 次,连服 3 天。用于 11 例干咳患者,全部治愈[2]。

9. 治疗带状疱疹 用鲜天胡荽外敷治疗带状疱疹 26 例,均获显效。用鲜品一大把,洗净,捣烂如泥,敷于患处,盖上纱布,胶布固定,若药干时用冷开水和米酒各半湿润之。每日换药 1~2 次。亦可将鲜品捣烂绞汁,不时外擦患处。可使疼痛减轻或不痛,继之水疱结痂、脱屑,一般 3~5 天,重者 7 天痊愈[2]。

10. 治疗下肢溃疡 用天胡荽膏外敷治疗下肢溃疡 25 例,疗效满意,将鲜天胡荽全草50g,洗净捣成糊状,放入锅内炒热后取出,待温热时,放鸡蛋白 1 个,土霉素 1g 搅匀。外敷时先用温盐水洗净局部脓部,厚约 0.5mm。用纱布包扎好,每日 1 次。25 例均单纯使用上药外敷治疗。若属下肢静脉曲张而至的下肢溃疡,宜行大隐静脉结扎手术后再使用本药[2]。

参考文献

[1] 南京中医药大学. 中药大辞典. 上册. 第二版. 上海:上海科学技术出版社,2006:446-447.

[2] 宋立人,洪恂,丁绪亮,等. 现代中药学大辞典. 北京:人民卫生出版社,2001(5):304-306.

[3] Morrow D M,Fitzsimmons P E,Chopra M,et al. Dietary supplementation with the anti-tumour promoter quercetin:its effects on matrix metalloproteinase gene regulation. Mutation Research,2001,48(4):269-276.

[4] Akira Murakami. Multitargeted cancer prevention by quercetin. Cancer Lett,2008,(3):46-56.

[5] 赵新汉,王志宇,李晶,等. 槲皮素诱导人白血病细胞 K562 的凋亡. 第四军医大学学报,2006,27(15):1395-1397.

[6] 郭朋辉,赵文恩,张夏,等. 槲皮素对白血病 K562 细胞增殖及 PPARγ 蛋白表达影响的研究. 中药药理与临床,2008,24(6):25-26.

[7] 王冲,谭赛男,陆彩玲,等. 槲皮素对结肠癌的抑癌机制研究. 山西医科大学学报,2009,40(6):504-507.

[8] 侯波,裴锐铮,韩雪梅. 槲皮素对人结肠癌细胞体外增殖、凋亡及细胞周期的影响. 中国实验诊断学,2009,13(12):1686-1688.

[9] 侯波,裴锐铮,韩雪梅. 槲皮素诱导人结肠癌 Lovo 细胞凋亡及其机制的研究. 中国老年学杂志,2009,29(21):2776-2778.

[10] 赵旭林,徐国昌,贺利民,等. 槲皮素诱导人肝癌 HepG-2 细胞凋亡的实验研究. 实用心脑肺血管病杂志,2010,18(3):310-311.

[11] 杨利丽,潘智芳,刘红英,等. 银杏叶槲皮素对人肝癌 HepG-2 细胞增殖与凋亡的影响. 潍坊医学院学报,2009,31(2):111-113.

[12] 马建勋,田宏伟,李安强,等. 槲皮素诱导人肝癌 SMMC-7721 细胞凋亡的研究. 中华肿瘤防治杂志,2008,15(23):1792-1795.

[13] 徐永中,范钰,姚广,等. 槲皮素抑制胃癌 BGC823 细胞增殖的研究. 时珍国医国药,2008,19(8):1990-1991.

[14] 席大勇,卢启明. STAT3-SURVIVIN 途径介导槲皮素调控胃癌细胞增殖和凋亡. 第四军医大学学报,2008,29(13):1210-1212.

[15] 李福敏,张蔚,张孝斌,等. 槲皮素对 HeLa 细胞中 HPV18 E7、P16 mRNA 表达的影响. 武汉大学学报,2008,29(2):181-185.

[16] 徐雪松,王崇强,范钰.槲皮素对乳腺癌细胞侵袭及其 cripto 表达的影响.山东医药,2008,48(33):19-20.

[17] 宋明山,邢念增.槲皮素诱导 TRAMP-C2 细胞凋亡的实验研究.临床泌尿外科杂志,2008,23(9):708-711.

[18] 王旭,张爽.槲皮素对卵巢癌细胞 HO-8910 增殖的抑制作用及机制.山东医药,2010,50(6):12-14.

[19] 汤艳.槲皮素对人卵巢癌 HO-8910 细胞增殖与凋亡的影响.辽宁医学院学报,2008,29(2):131-133.

[20] 柯尊金,丁心喜,董文奎,等.槲皮素对人膀胱癌 BIU-87 细胞增殖和凋亡的影响.实用癌症杂志,2008,23(2):116-118.

[21] 裴迎新,李金萍,郑乃刚,等.纳米脂质体槲皮素诱导人食管癌癌干样细胞凋亡的研究.山东医药,2008,48(43):14-16.

[22] 谭君,祝连彩,王伯初.Survivin 和 Bcl-2 调节槲皮素诱导的 A549 细胞凋亡.中国药理学通报,2008,24(9):1220-1224.

[23] 闻春生,应斌武,张永刚.槲皮素对肺腺癌细胞株 A549 细胞中凋亡相关因子 Caspase-3 表达的影响.中国肺癌杂志,2008,11(2):194-197.

[24] 崔静,傅少颖,杜海涛,等.槲皮素对视网膜母细胞瘤细胞抑制作用的研究.黑龙江医学,2008,32(11):817-819.

[25] 牛壮,牛辉.槲皮素诱导人胰癌细胞株 canpan-2 凋亡的实验研究.中国实验诊断学,2007,11(10):1346-1348.

[26] 黄祚瑶,刘晓宁,李建,等.槲皮素对人骨肉瘤细胞系 MG-63 中凋亡相关因子 caspase-3 的表达影响.华西医学,2008,23(5):1089-1090.

[27] 李士坤,陈克河,任庆梅.槲皮素对人食管癌 Eca-109 细胞的分化诱导作用.中国实用医药,2007,2(36):14-15.

[28] 钟锡明,范钰,王崇强,等.槲皮素对大肠癌细胞 SW-480 增殖、侵袭力及其表面抗原-2 表达的影响.山东医药,2010,50(10):1-2.

[29] 白明东,俞发荣,王佩,等.天胡荽提取物对 Hep、S180、U14 的抑制作用及小鼠免疫功能的影响.实用肿瘤杂志,2000,17(2):117-118.

[30] 王宝江,张家英,李丹,等.槲皮素对糖尿病性周围神经病变治疗的实验研究.中国医药导报,2008,4(14):18-19.

[31] 张而,张丽娜,张世栋,等.槲皮素和芦丁对星形神经胶质细胞氧化损伤及脂质过氧化的抑制作用.西北师范大学学报,2008,44(4):96-99.

[32] 杨楠,渠凯,阿吉艾克拜尔·艾萨,等.新疆草花提取物对实验性认知障碍大鼠的改善作用.中国民族民间医药,2009,18(22):18-19.

[33] 吴志国,毕方方,杨晓苏,等.槲皮素对脑缺血再灌后 FADD 蛋白表达的影响.神经疾病与精神卫生,2007,7(1):1-2.

[34] Boots A W,Wilms L C,Swennen E L,et al. In vitro and ex vivo anti-inflammatory activity of quercetin in healthy volunteers. Nutrition,2008,24(7-8):703-710.

[35] 黄亮,季宪飞,漕春水,等.槲皮素对内毒素急性肺损伤的保护作用.中华急诊医学杂志,2004,13(2):85-87.

[36] Nair M P, Mahajan S, Reynolds J L, et al. The flavonoid quercetin inhibits proinflammatory cytokine (tumor necrosis factor alpha)gene expression in normal peripheral blood mononuclear cells via modulation of the NF-kappa beta system. Clin Vaccine Immunol,2006,13(3):319-328.

[37] 李昕,刘佳佳,何浩,等.槲皮素对 LPS 刺激肺上皮细胞核转录因子 NF-κB 表达的影响.四川医学,2007,28(7):687-688.

[38] 李昕,刘佳佳,何浩,等.槲皮素对 LPS 诱导的中性粒细胞产生白介素-6 的影响.免疫学杂志,2006,22(1):40-42.

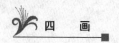

［39］刘佳佳，羊建，邬于川，等. 中性粒细胞自发性凋亡及槲皮素对其影响的研究. 医学研究杂志，2007，36(1)：66.

［40］Brookes P S, Digerness S B, Parks D A, et al. Mitochondrial function in response to cardiac ischemia-reperfusion after oral treatment with quercetin. Free Radic Biol Med, 2002, 32(11):1220-1228.

［41］祝波，李宏霞，张凌云，等. 槲皮素对 H_2O_2 所致乳鼠培养心肌细胞损伤的保护作用. 哈尔滨医科大学学报，2006，40(6)：457-459.

［42］Auger C, Teissedre P L, Gerain P, et al. Dietary wine phenolics catechin, quercetin, and resveratrol efficiently protect hypercholesterolemic hamsters against aortic fatty streak accumulation. J Agric Food Chem, 2005, 53(6):2015-2021.

［43］Kamada C, da Silva E L, Ohnishi-Kam eyama M, et al. Attenuation of lipid peroxidation and hyperlipidemia by quercetin glucoside in the aorta of high cholesterol-fed rabbit. Free Radic Res, 2005, 39(2):185-194.

［44］Duarte J, Jimenez R, O'Valle F, et al. Protective effects of the flavonoid quercetin in chronic nitric oxide deficient rats. J Hypertens, 2002, 20(9):1843-1854.

［45］Kuhlmann C R, Schaefer C A, Kosok C, et al. Quercetin induced induction of the NO/cGMP pathway depends on Ca^{2+}-activated K^+ channel-induced hyperpolarization-mediated Ca^{2+}-entry into cultured human endothelial cells. Planta Med, 2005, 71(6):520-524.

［46］Ajay M, Achike F I, Mustafa A M, et al. Direct effects of quercetin on impaired reactivity of spontaneously hypertensive rat aortae: comparative study with ascorbic acid. Clin Exp Pharmacol Physiol, 2006, 33(4):345-350.

［47］Galisteo M, Garcia-Saura M F, Jimenez R, et al. Effects of chronic quercetin treatment on antioxidant defence system and oxidative status of deoxycorticosterone acetate-salt-hypertensive rats. Mol Cell Biochem, 2004, 259(1-2):91-99.

［48］Perez-Vizcaino F, Ibarra M., Cogolludo A I, et al. Endothelium-independent vasodilator effects of the flavonoid quercetin and its methylated metabolites in rat conductance and resistance arteries. J Pharmacol Exp Ther, 2002, 302(1):66-72.

［49］Hackl L P, Cuttle G, Dovichi S S, et al. Inhibition of angiotesin-converting enzyme by quercetin alters the vascular response to brandykinin and angiotensin I. Pharmacology, 2002, 65(4):182-186.

［50］Duarte J, Perez-Palencia R, Vargas F, et al. Antihypertensive effects of the flavonoid quercetin in spontaneously hypertensive rats. Br J Pharmacol, 2001, 133(1):117-124.

［51］Qin T C, Chen I, Yu L X, et al. Inhibitory effect of quercetin on cultured neonatal rat cardiomyocytes hypertrophy induced by angiotensin. Acta Pharmacol Sin, 2001, 22(12):1103-1106.

［52］Alcocer F, Whitley D, Salazar-Gonzalez J F, et al. Quercetin inhibits human vascular smooth muscle cell proliferation and migration. Surgery, 2002, 131(2):198-204.

［53］Yoshizumi M, Tsuchiya K, Suzaki Y, et al. Quercetin glucuronide prevents VSMC hypertrophy by angiotensin II via the inhibition of JNK and AP-1 signaling pathway. Biochem Biophys Res Commun, 2002, 293(5):1458-1465.

［54］Moon S K, Cho G O, Jung S Y, et al. Quercetin exerts multiple inhibitory effects on vascular smooth muscle cells: role of ERK1/2, cell-cycle regulation, and matrix metalloproteinase-9. Biochem Biophys Res Commun, 2003, 301(4):1069-1078.

［55］Plotnikov M B, Aliev O I, Maslov M J, et al. Correction of haemorheological disturbances in myocardial infarction by diquertin and ascorbic acid. Phytother Res, 2003, 17(1):86-88.

［56］Fan P S, Gu Z L, Liang Z Q. Effect of quercetin on adhesion of platelets to microvascular endothelial cells in vitro. Acta Pharmacol Sin, 2001, 22(9):857-860.

[57] Hubbard G P, Wolffram S, Lovegrove J A, et al. Ingestion of quercetin inhibits platelet aggregation and essention components of the collagen-stimulated platelet activation pathway in humans. J Thromb Haemost, 2004, 2(12):2138-2145.

[58] 矫强,郭竹英,徐芒华,等.槲皮素对 LPS 诱导的体外培养肝细胞损伤的影响及机制.中国病理生理杂志, 2009,25(6):1142-1146.

[59] 杨婷,周虹,文富强,等.槲皮素对人肺泡上皮细胞(A549)中 ICAM-1 表达的影响.四川医学,2008,29 (11):1477-1479.

[60] 蒋飞,杜春玲,雷怀定,等.槲皮素对 IL-1β 刺激肺上皮细胞表达 ICAM-1 的影响.郧阳医学院学报,2008, 27(6):492-494.

[61] 曹萍,褚小兰,范崔生.金钱草类中药的研究概况.江西医学院学报,2005,45(1):110-113.

[62] Vessal M, Hemmati M, Vasei M. Antidiabetic effects of quercetin in streptozocin-induced diabetic rats. Comp Biochem Physiol C Toxicol Pharmacol, 2003,135(3):357-364.

[63] 秦晓蓉,张铭,高绪娜,等.槲皮素抗菌活性的研究.化学与生物工程,2009,(4):55-57.

[64] 辛秀,袁琳,王兴,等.槲皮素对肝脏的药理作用研究进展.中国中医药信息杂志,2008,增刊(15): 102-104.

[65] 张友菊.中药对红细胞免疫功能影响的研究概况.四川中医,1992,11:16-18.

[66] 白明东,俞荣荣,王佩,等.天胡荽提取物对 Hep、S180、U14 的抑制作用及小鼠免疫功能的影响.实用肿瘤杂志,2000,17(2):117-118.

[67] 叶会呈,文惠玲.槲皮素对小鼠免疫功能影响研究.中国医药导刊,2008,10(4):611-613.

[68] 张翔,耿燕,薛丽丽.槲皮素对高糖培养牛视网膜周细胞增殖和凋亡的影响.国际眼科杂志,2009,9(11): 2078-2080.

[69] Kook D, Wolf A H, Yu A L, et al. The protective effect of Quercetin against oxidative stress in the human RPE in vitro. Invest Ophthalmol Vis Sci, 2008,49(4):1712-1720.

[70] 饶惠英,姚克,汤霞靖,等. Quercetin 对晶状体上皮细胞 HSP70、HSP27 表达的调节作用.眼科研究, 2005,23(2):170-173.

[71] 谭承佳,张艺,邓翀,等.醋柳黄酮及其配伍制剂 XD 中槲皮素在犬体内的药代动力学研究.中药药理与临床,2008,24(5):32-34.

[72] 符乃光,刘侠,刘明生,等.黎药材海南牛耳枫大鼠体内药动学研究.海南医学,2010,21(9):24-26.

[73] 王海玲,刘宁,刘志强,等.利用 Caco-2 细胞模型模拟槲皮素和芦丁在小肠的吸收.吉林大学学报,2007, 33(1):33-36.

[74] 程丽艳,郑晓亮,史红.槲皮素对非细菌性前列腺炎治疗作用的实验研究.中国临床药理学与治疗学, 2008,13(6):648-653.

[75] 谭银丰,李海龙,张俊清.枫蓼肠胃康治疗急性胃肠炎的药效物质基础初探.时珍国医国药,2009,20 (12):2941-2942.

[76]《全国中草药汇编》编写组.全国中草药汇编.北京:人民卫生出版社,1975:164-165.

[77] 周嘉膳,李慎勤.肝炎的草药治疗(之五).江西中医药,1991,22(5):54-59.

[78] 鞠婉微,杜德林.中医治疗慢性乙型肝炎 60 例—附西药对照组 60 例.辽宁中医杂志,1997,24(2):74-75.

[79] 林文宗.凉肝汤治疗急性甲型黄疸型肝炎 80 例.江苏中医,1994,15(9):8.

[80] 郭华丽,陈梨.辨证分型治疗阴黄 60 例.山西中医,1997,l3(5):19-20.

[81] 朱濂溪,罗水英.天胡荽治疗急性流行性结膜炎 313 例.福建中医药,1995,26(2):39.

[82] 杨亦,常华.彝族药明镜草泻白散加味治疗白睛疾病.中国民族民间医药杂志,2001,49:91.

[83] 陈美英.满天星治疗蛇串疮 51 例临床观察.江西中医药,1994,(25):16.

[84] 李建松.鲜天胡荽治疗干咳效果好.新中医,1996,(8):5.

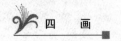

30. 无 花 果

【来源】桑科无花果属植物无花果 *Ficus carica* L. 的果实[1-2]。

【性味与归经】甘,凉。归肺、胃、大肠经。

【功能与主治】清热生津,健脾开胃,解毒消肿。主治咽喉肿痛,燥咳声嘶,乳汁稀少,肠热便秘,食欲不振,消化不良,泄泻,痢疾,痈肿,癣疾。

【化学成分】无花果果实含有脂肪类,其中有大量枸橼酸及少量延胡索酸(fumaric acid)、琥珀酸(succinic acid)、丙二酸(propane diacid)、奎宁酸(quinic acid)、莽草酸(shikimic acid),类胡萝卜类化合物:B族维生素、无花果蛋白酶(ficin)、黄曲霉毒素(aflatoxin)B_1、B_2、G_1、G_2、γ-胡萝卜素(γ-carotene)、叶黄素(lutein)、紫黄质(violaxanthin)等,氨基酸:天冬氨酸、甘氨酸、谷氨酸、亮氨酸、甲硫氨酸、丙氨酸等,寡肽:如六肽(H-Ala-Val-Asp-Pro-Ile-Arg-OH)、五肽(H-Leu-Tyr-Pro-Val-Lys-OH)、三肽(H-Leu-Val-Arg-OH),另含皂苷和糖苷化合物:22-环戊烷氧基-22-去异戊基-5-烯-3β羟基呋甾烷醇(22-cyclopentyloxil-22-deisopenty-5-en-3β-hydroxylfuranstanol)、1α-O-2'-甲基-5'-异丙基-3'-烯-二氢化呋喃-β-D-乳糖苷(1α-O-2'-methane-5'-isopropyl-3'-en-bihydrofuran-β-D-lactose)。叶含补骨脂素(psoralen)、香柠檬内酯(bergapten)、β-香树脂醇(β-amyrin)、β-谷甾醇[3]。

【药理作用】

1. 抗肿瘤作用　以荷实体瘤 S180 及艾氏腹水瘤小鼠为模型,观察无花果多糖的抑瘤率、动物存活时间及免疫器官重量的变化。结果发现无花果多糖能显著抑制肿瘤的生长,对荷瘤造成的脾和胸腺指数降低有一定恢复作用。因此无花果多糖预防性给药对实体瘤有明显的抑制作用[4]。以荷实体瘤 S180 小鼠为模型,测定小鼠血清中 SOD、GSH-PX 的活性及 MDA 的含量,发现无花果多糖可提高荷瘤小鼠血中抗氧化酶的活性,降低脂质过氧化物的含量。因此推测无花果多糖的抗瘤作用可能与提高 SOD、GSH-PX 活性,和降低自由基水平有关[5]。用无花果果浆处理体外培养的人肿瘤细胞,试验结果显示无花果果浆对所试肿瘤细胞的增殖有显著地抑制作用,其作用机制可能与抑制肿瘤细胞 DNA 合成,诱导肿瘤细胞凋亡及细胞周期阻滞有关[6]。

无花果的乳胶汁中含有抑制大鼠移植性肉瘤的成分,干果水提物处理所得物可抗艾氏肉瘤,从未成熟果实中所得乳汁可抑制大鼠移植性肉瘤,小鼠自发性乳癌,能使肿瘤坏死,还能延缓移植性腺癌,骨髓性白血病,淋巴肉瘤的发展,使其退化[7]。不同品系无花果的不同部位和不同成熟期的果实有不同程度的抗癌作用和提高免疫功能的作用,对艾氏腹水癌、肉瘤 S180、肝癌 Hepa 和肺癌 Lewis 的抑瘤率分别为 53.81%、41.82%、44.44%、48.85%,并对免疫系统有激活作用,对小鼠碳粒廓清指数 K 值有一定的提高。在小鼠 F1 移植物抗宿主反应实验中,能明显提高脾指数,显示其增强细胞免疫的功能[8]。用不同浓度新鲜无花果枝提取物处理胃癌 BGC-823 细胞,结果表明无花果枝提取物能够通过诱导胃癌 BGC-823 细胞凋亡从而抑制其体外的生长与增殖[9]。用不同浓度新鲜无花果叶超声提取物处理肝癌 HepG-2 细胞,结果显示无花果叶提取物能够通过激活 Caspase-3 和 p53 诱导肝癌 HepG-2 细胞凋亡从而抑制其体外的生长与增殖[10]。在 50～200mg/ml 的浓度范围内无花果水提取液能降低环磷酰胺诱发的外周淋巴的微核率,无花果水提取液有拮抗环磷酰胺诱发微核的作用[11]。无花果提取液在 50～450mg/ml 剂量范围内,对人淋巴细胞无致突变性,但可拮抗丝裂霉素 C 和 γ-射线诱发突变和老年人、肿瘤患者自发微核形成,无花果提取液具抗突变作用[12]。

2. 其他药理作用

(1)对中枢神经系统的影响

1)镇痛、镇静作用:无花果具有镇痛作用,国外已用于晚期癌症病人的止痛,他们认为发挥止痛作用的是苯甲醛和它的衍生物,此外还有中枢抑制性神经递质 γ-氨基丁酸、5-羟色胺、多巴胺和去甲肾上腺素的前体谷氨酸、色氨酸和酪氨酸,其作用机制是通过抑制脑中卵磷酯酶[13]。无花果叶提取物能显著减少小鼠自主活动次数,增加阈下剂量戊巴比妥钠致小鼠入睡的只数,延长阈上剂量戊巴比妥钠致小鼠睡眠时间,减少惊厥小鼠的死亡只数,无花果叶提取物具有良好的镇静、催眠作用和抗惊厥作用[14]。

2)抗疲劳、耐缺氧作用:无花果提取物可明显提高小鼠肌糖原和肝糖原水平,提高运动前后小鼠肌糖原和肝糖原储备增长率和恢复率。安静状态下,不论是对照组还是用药组,小鼠血尿素氮(blood urea nitrogen,BUN)水平无显著性差异,定量运动(游泳)负荷后,高剂量组小鼠血液 BUN 水平显著低于对照组,说明无花果对消除运动疲劳有一定的作用[15]。进行负重游泳实验和常压耐缺氧实验,测定游泳时间和死亡时间结果显示无花果水提取物对小鼠有抗疲劳、耐缺氧的作用[16]。

(2)调节血脂作用:陇南无花果对家兔实验性高脂血症具有明显降血脂作用,提示本品对控制和调节血脂水平非常有效,将会在降低血脂及防治心脑血管疾病方面具有较广的治疗和应用前景[17]。

(3)抗病原微生物作用:利用无花果叶提取物中的有效成分,在人上皮样癌细胞株 Hep-2、地鼠肾细胞株 BHK21 和鸡胚成纤维细胞 CEF 上研究其抗新城疫病毒 NDV 的作用。无花果叶提取物在体外对 NDV 具有明显的抑制和杀灭作用,药物的 MIC 为 0.5mg/ml,无花果叶乙醇提取物和无花果叶水提取物最大无毒浓度分别为 550mg/ml 和 50mg/ml。治疗指数分别为 1100 和 100,无花果叶提取物对 NDV 具有抑制和杀灭的特异性[18]。

无花果叶水提取物在 Hep-2、BHK21 和原代兔肾 PRK 细胞上均有明显的抗单纯疱疹病毒 HSV-1 作用,对 HSV-1 的最小有效浓度为 015mg/ml,而且毒性低,最大无毒浓度为 15mg/ml,治疗指数为 3010。无花果叶具有抗 HSV-1 的作用,并有直接杀灭 HSV-1 的作用,在医药食品领域的应用具有广阔的前景[19]。

(4)对免疫系统的影响:无花果多糖可提高荷瘤小鼠吞噬细胞的功能,增加抗体形成细胞数,促进淋巴细胞的转化。因此推测无花果多糖具有免疫增强功能[20]。腹腔注射环磷酰胺可成功建立小鼠免疫抑制模型,无花果多糖可显著提高免疫抑制小鼠腹腔巨噬细胞吞噬百分率及吞噬指数,可显著促进免疫抑制小鼠溶血素形成、明显促进溶血空斑形成,可显著提高免疫抑制小鼠外周血淋巴细胞转化百分率[21]。无花果多糖可促进环磷酰胺致免疫抑制小鼠腹腔巨噬细胞产生和分泌白介素-1α(interleukin-1α,IL-1α)、脾细胞产生和分泌 IL-2,促进 ConA 和 LPS 刺激的脾细胞增殖,降低血清 SIL-2R 水平,无花果多糖有较好的免疫增强作用,对环磷酰胺所致小鼠免疫抑制有对抗作用[22]。无花果多糖可显著提高氢化可的松所致免疫抑制小鼠腹腔巨噬细胞的吞噬百分率和吞噬指数,显著促进溶血素形成、明显促进溶血空斑形成,对氢化可的松致免疫抑制小鼠免疫功能有好的免疫促进作用[23]。

(5)抗氧化作用:各种浓度无花果水提取液对小鼠 SOD 活性的影响与对照组比存在着统计学差异,无花果水提取液能显著提高小鼠血中 SOD 的活性[24]。无花果叶提取物的石油醚相、乙酸乙酯相和正丁醇相对二苯代苦味肼基自由基的 EC_{50} 分别为 121.3μg/ml、125.0μg/ml、550.9μg/ml；对羟自由基的 EC_{50} 分别为 470.0μg/ml、350.0μg/ml、610.0μg/ml；对超氧阴离子自由基的 EC_{50} 分别为 140.0μg/ml、210.0μg/ml、150.0μg/ml，无花果叶提取物各相均有抗氧化活性，且其活性与浓度呈剂量依赖关系[25]。

(6)对骨组织的保护作用：泼尼松模型组大鼠股骨重量、尺骨羟脯氨酸和骨钙含量比正常对照组明显降低，胫骨骨髓腔中脂肪组织增多，血浆 TG 含量上升、ALP 和 HDL 含量下降。无花果叶乙醇提取组能有效提高骨重量和骨质含量，降低骨髓腔中脂肪含量，升高碱性磷酸酶和高密度脂蛋白含量。泼尼松可抑制大鼠的骨生长及引起骨丢失，而无花果叶乙醇提取组可有良好的对抗作用[26]。

(7)抑制瘢痕生长的作用：无花果叶补骨脂素处理体外培养的成纤维细胞后，成纤维细胞增殖活性降低，凋亡指数升高，凋亡相关蛋白 Bcl-2 表达被抑制，同时胶原蛋白的合成受到抑制，无花果叶补骨脂素对瘢痕疙瘩成纤维细胞增殖的抑制和诱导其凋亡作用可能是通过抑制凋亡相关蛋白 Bcl-2 的作用来实现的[27]。无花果叶提取物处理成纤维细胞后使增殖活性降低，胶原蛋白的合成受到抑制，因此无花果叶提取物对瘢痕疙瘩成纤维细胞的增殖有显著地抑制作用，并抑制其合成胶原蛋白[28]。

【临床应用】

1. 治疗肿瘤　无花果在临床上被广泛应用于抗肿瘤。据报道无花果提取液治疗癌性胸腔积液 21 例，结果有效率 52.3%。本品无胃肠道反应和骨髓抑制，适合于年老、体弱、化疗不能耐受和白细胞低下不能胸腔化疗的癌性胸腔积液患者[29]。将无花果的有效成分苯甲醛与等量饱和的环精溶液制成纯剂，每克含 85mg 苯甲醛，每日用量 10mg/kg 分四次给药，口服或直肠给药，治疗肿瘤患者 57 例，显效 19 例，部分有效 10 例，缓解 19 例，稳定 7 例，无效 2 例[30]。

2. 治疗其他疾病

(1)治疗皮肤病：用无花果叶注射液(有效成分为补骨脂素和 $4',5'$ 双氢补骨脂素，每毫升含生药 1g)治疗白癜风 270 例，可统计者 119 例，治愈 8 例(占 61.72%)，显效 9 例(占 71.56%)，进步 53 例(占 44.54%)，有效率 58.82%，配合日晒可提高疗效[31]，另外无花果叶外用治疗植物性皮炎，及治疗小儿脱肛均取得良好疗效[32-33]。

(2)治疗褥疮：无花果粉撒敷配合特定电磁波谱照射治疗褥疮 150 例，治疗结果痊愈 148 例，占 98.67%；无效 2 例，占 1.33%；总有效率 98.67%。治疗时间最长者 20 天，最短者 5 天[34]。

(3)治疗痔疮：无花果 10~20mg(用根，叶亦可)，加水煎汤，于晚上临睡前熏肛门，治疗痔疮患者 77 例，均获痊愈[35]。另有报道为采无花果叶 7~10 片，用清水洗净，水中煎煮，煮沸 15 分钟后置肛门下，先熏患部，待药温度降至适宜后，再用药棉洗敷患处，每次熏洗 30~40 分钟，每日 1 次，治疗痔疮 24 例，疗效确佳，一般 2~5 次即愈[36]。

(4)治疗小儿吐泻：用无花果叶 3~5 片，加水 500ml，煎至 200ml，先熏两脚心，待温时再洗两脚心，每次熏洗约 15 分钟，治疗小儿吐泻 120 例，均获良效[37]。

(5)治疗带状疱疹、疣：将无花果叶数片洗净擦干，切碎捣烂，加适量食醋调至稀泥状，敷于皮损处，待药干后再更换，治疗带状疱疹 21 例，全部于用药后 1~2 天痊愈[38]。

无花果合苦参汤治疗尖锐湿疣 21 例，4 天治愈 5 例，5 天治愈 7 例，6 天治愈 8 例，7 天治愈 1 例，随访 3 个月，有 2 例复发，同法再次治疗而愈[39]。

无花果树汁治疗疣 196 例全部治愈,其中涂 1 次治愈者 122 例,涂 2～6 次治愈者 74 例,治愈后的皮肤不留瘢痕与周围肤色相同[40]。

(6)治疗过敏性鼻炎:无花果散熏洗治疗过敏性鼻炎 68 例疗效观察:68 例患者中,显效 40 例,用药后症状消失,随访一年未复发;有效 28 例,临床症状好转,随访半年,症状稳定[41]。

【不良反应】食无花果致胃石症 2 例报告;无花果叶致急性光毒性接触性皮炎 9 例;无花果叶致急性接触性皮炎 8 例[42-44]。

参 考 文 献

[1] 李明,安熙强,马媛.无花果研究进展.新疆中医药,2010,1(28):79-80.

[2] 季宇彬.天然药物有效成分药理与应用.北京:科学出版社,2007:808-810.

[3] 曹尚银,杨福兰,吴顺.无花果抗癌作用研究新进展.林业科技开发,2004,18(2):13-15.

[4] 戴伟娟,司端运,辛勤.无花果多糖预防性给药对荷瘤小鼠的影响.中成药,2001,10(23):740-742.

[5] 朱凡河,王绍红,徐丽娟.荷 S180 小鼠血清 MDA、SOD 和 GSH-PX 的变化及无花果多糖对其影响.中国民族民间医药杂志,2002,(4):231-232.

[6] 王静,王修杰,林苹,等.无花果果浆对肿瘤细胞增殖抑制和诱导凋亡作用.天然产物研究与开发,2006,18(5):760-764.

[7] 王俏光,王业遽.无花果抗癌作用的研究.癌症,1990,9(3):223-225.

[8] 苗明三.法定中药药理与临床.北京:世界图书出版公司,1998,1337-1339.

[9] 解美娜,李锋杰.无花果枝提取物体外诱导胃癌 BGC-823 细胞凋亡的研究.天然产物研究与开发,2010,22(2):219-222.

[10] 解美娜,庄文欣.无花果叶超声提取物体外诱导肝癌 HepG2 细胞凋亡.生命科学研究,2010,14(6):523-527.

[11] 张兆强,韩春姬,孙东菊,等.无花果水提取液对环磷酰胺诱发微核的拮抗作用.济宁医学院学报,2006,29(3):15-16.

[12] 马国建,孟正木,王佾先,等.无花果提取物致突变及抗突变研究.癌变·畸变·突变,2002,14(3):177-180.

[13] 王佾先,张琴芬,高凌,等.无花果提取液镇痛作用的研究.癌症,1993,12(3):265.

[14] 曾艳平,平洁,汪晖.无花果叶提取物的镇静催眠作用.武汉大学学报(医学版),2008,29(6):763-765.

[15] 张孝卫,黄丽华,李铁军,等.补充无花果水提物对小鼠游泳运动后糖代谢的影响.中国运动医学杂志,2005,24(3):346-347.

[16] 孙冬菊,黄德苓,张兆强,等.无花果水提取物对小鼠抗疲劳、耐缺氧作用的实验研究.职业与健康,2007,23(13):1105-1106.

[17] 杨莉芬,唐清秀.陇南无花果降血脂作用的实验研究.卫生职业教育,2009,27(7):110-111.

[18] 王桂亭,王皞,宋艳艳,等.无花果叶提取物抗新城疫病毒的实验研究.中国人兽共患病杂志,2005,21(8):710-712.

[19] 王桂亭,王皞,宋艳艳,等.无花果叶抗单纯疱疹病毒的实验研究.中药材,2004,27(10):754-756.

[20] 戴伟娟,司端运,王绍红.无花果多糖对荷瘤小鼠免疫功能的影响.时珍国医国药,2001,12(12):1059-1060.

[21] 王力男,王勤,苗明.三无花果多糖对环磷酰胺致免疫抑制小鼠免疫功能的影响.中医学报,2010,25(4):676-678.

[22] 苗明三,刘会丽,杨亚蕾,等.无花果多糖对免疫抑制小鼠腹腔巨噬细胞产生 IL-1α、脾细胞体外增殖、脾细胞产生 IL-2 及其受体的影响.中国现代应用药学杂志,2009,26(7):525-528.

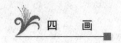

[23] 徐坤,苗明三.无花果多糖对氢化可的松致免疫抑制小鼠免疫功能的影响.中医学报,2011,26(3):324-325.

[24] 张兆强,张景,张春之,等.无花果水提取液对小鼠血中 SOD 的影响.济宁医学院学报,2006,29(1):14-15.

[25] 房昱含,魏玉西,赵爱云,等.无花果叶提取物抗氧化活性的研究.中国生化药物杂志,2008,29(6):366-373.

[26] 裴凌鹏,董福慧.维药无花果叶对抗大鼠泼尼松性骨质疏松的作用研究.中国民族医药杂志,2009,(2):39-41.

[27] 王涛,陶如,李清华,等.无花果叶补骨脂素对体外培养瘢痕疙瘩成纤维细胞的影响.中国药房,2011,22(19):1746-1749.

[28] 王涛,陶如,翟静,等.无花果叶水提物对体外培养瘢痕疙瘩成纤维细胞增殖的抑制.泰山医学院学报,2010,31(12):897-899.

[29] 史美琪,郑秀立,吴军利,等.无花果提取液治疗癌性胸水的临床研究.河南肿瘤学杂志,1995,8(4):256-257.

[30] 钱伯文.抗癌中药的临床效用.上海:上海翻译出版社,1987,55.

[31] 贾泰元.无花果叶注射液治疗白癜风 270 例报告.中级医刊,1981,(1):32.

[32] 王春华,李金枚.无花果叶外用治植物性皮炎 1 例.中国中药杂志,1998,23(9):568.

[33] 张复堂.无花果治疗小儿脱肛.中国肛肠病杂志,1995,5(1):55.

[34] 毕可萍,肖辉丽,刘海涛.无花果粉撒敷配合 TDP 照射治疗褥疮 150 例.实用中医药杂志,2005,21(8):493.

[35] 吴润德.无花果煎汤治疗痔疮.中成药研究,1981,(9):43.

[36] 张子兴,张明奎,何月华.无花果液煎剂治疗痔疮.甘肃中医,1992,5(2):28.

[37] 刘耀驰.无花果叶治疗小儿吐泻.中医杂志,1983,(7):11.

[38] 祁公任.无花果叶治疗带状疱疹.江苏中医,1982,(3):44.

[39] 朱丽君,郭述泰.无花果合苦参汤治疗尖锐湿疣 21 例.中医外治杂志,2001,10(4):53.

[40] 韩春艳,王宝华,陈洪瑞.无花果树汁治疗疣.中国医疗前沿,2008,3(12):84.

[41] 李好义,王素珍.无花果散熏洗治过敏性鼻炎 68 例疗效观察.中医外治杂志,1998,7(1):42-43.

[42] 谭显武.食无花果致胃石症 2 例报告.右江民族医学院学报,2004,(6):781.

[43] 王养岭.无花果致急性光毒性接触性皮炎 9 例.中国麻风皮肤病杂志,2003,19(4):413.

[44] 张丽荣,宋启京,彭桂花.无花果叶致急性接触性皮炎 8 例.青岛大学医学院学报,2007,43(6):534.

31. 云南美登木

【来源】卫矛科美登木属的常绿乔木或灌木植物云南美登木 *Maytenus hookeri* Loes. 的叶[1]。

【性味与归经】苦,寒。有小毒。

【功能与主治】活血化瘀,主治早期癌症。

【化学成分】云南美登木茎含美登素(maytansine,$C_{34}H_{46}CIN_3O_{10}$),美登普林(maytanprine,$C_{35}H_{48}CIN_3O_{10}$),卫矛醇,β-香树素($C_{30}H_{50}O$),美登布丁(maytanbutine,$C_{36}H_{50}CIN_3O_{10}$)。云南美登木的新鲜茎尖、嫩叶及叶柄含有 β-谷甾醇(β-sitosterol),胡萝卜苷(daucosterol),sitoindoside I,大子五层龙酸(salaspermic acid)和 2α-羟基美登酮酸(2α-hydroxy-maytenonic acid)。从云南美登木新鲜茎皮分离得到共生放线菌菌株 3C,测得此菌株发酵提取物中含两个苯丙素类化合物,分别为:3-phenyl-1,2-propanediol 和 1-hydroxyl-3-phenyl acetone。云南美登木根部分离得到白僵菌属内生真菌 Beauveria sp. Lr89。厚叶美登木全株含 20(30)-羽扇豆烯-3,29-二醇[lupa-20(30)-ene-3,29-diol][1,2]。

【药理作用】

1. 抗肿瘤作用　美登素的抗肿瘤作用:美登素体内、体外都有极强的抗肿瘤作用。实验表明,在较低浓度时即可抑制 P388、L1210、L5178 白血病细胞的生长,其抑制作用是可逆的,较高浓度时则不可逆。在体内,它对小鼠 S180、L1210、P388、B16 黑色素瘤、Lewis 肺癌及 W256 等移植性肿瘤均有抑制作用,且有效剂量小,安全范围大。美登素对 P388 的 ED_{50} 值为 $6.0\mu mol/L$;对人鼻咽癌 KB 的 ED_{50} 值为 $10^{-5}\mu g/ml$;鼠 EAC 为 0.01mg/kg,生命延长率为 132%;体内、外对 S180、Lewis 肺癌、B16 黑色素瘤和 L1210 研究表明有一定作用。美登素的毒性低,治疗剂量小,比其他抗癌药物有特殊优越性。美登素类化合物 $2.5\sim10\mu g/kg$ 对艾氏癌和 P388 白血病小鼠的生存时间分别延长 100%~183% 和 58%~81%,对 P388 白血病小鼠的治愈率为 56%~75%。实验研究证明,给予美登素治疗的小鼠血清蛋白分泌物受到抑制,肿瘤生长受到抑制,由此表明,在有效剂量内美登素体内外有抗肿瘤活性[3]。与长春新碱(Vincristine,Oncovin,VCR)、长春碱(Vinblastine,VLB)一样,亦是一种有丝分裂抑制剂,抑制微管蛋白的聚合,从而影响微管的形成;同时可抑制肿瘤 DNA、RNA 与蛋白质的合成,对 DNA 合成的抑制作用更为显著[3]。

用云南美登木茎、叶的甲醇粗提物制成片剂,另制得水煎剂(单方或复方),对白血病、淋巴网状细胞瘤、肺癌、肝癌、直肠癌、结肠腺癌等 14 种 17 例恶性肿瘤进行临床治疗观察,结果其中的 9 种(急性粒细胞白血病、食管腺癌、弥漫性腹膜间皮肉瘤等)10 例显示出包括肿瘤得到控制或缩小、疼痛乏力等症状减轻、食欲增加、体重增加等疗效,表明云南美登木是很好的抗癌植物药。中国科学院与上海药物研究所合作,将从云南美登木中分离得到的含美登木素有效成分的粗制剂进行动物筛选后应用于临床,证明了其对淋巴肉瘤和多发性骨盆瘤等恶性肿瘤有好的疗效。通过观测 Eca-109 食管癌细胞株超微结构的改变,证实美登木甲醇粗提物能作用于食管癌细胞的有丝分裂相,抑制作用同长春新碱一类的微管抑制剂一致,属于细胞周期特异性药物,可作为同步化药物应用于肿瘤的初期化疗。美国抗癌研究所早年研究表明,美登素及经发酵制备的 21 个类似物(美登普林等)都在对抗 KB(人鼻咽癌)细胞毒系统的试验中显示了强的细胞毒作用,且低浓度美登素可以抑制海胆卵有丝分裂、抑制脑托贝林的聚合作用。以小鼠为模型的实验研究发现,很多美登木类似物(如美登布丁)在抗白血病 L1210 和 P388 方面具有高活性,能对抗 B14 黑色素瘤(使生命平均延长 57%)等各种鼠的瘤系,但总的来说美登素的有效活性始终大于其他类似物[2]。

2. 其他药理作用　抗病原微生物作用:从云南美登木 98M-6(球毛壳菌)中分离得到能抑制榛色青霉菌 UC-4376 生长的球毛壳甲素[4]。有研究表明利用活性追踪法,从云南美登木共生菌株 $Ly50^{'}$ 的发酵产物中首次分离得到具有抗结核分枝杆菌活性的化合物球毛壳乙素[5]。有研究表明美登木素只对真核生物呈现生长抑制作用,不作用于原核生物,并发现其对某些植物病原真菌有体外活性,能抗菌防病[6]。研究表明,美登素类化合物具有较好的抗菌抗炎活性,如对革兰阳性菌有很好的活性,也对如原生动物、酵母、真菌等真核系统可有效的抵抗,但不会影响大肠杆菌等细菌的生长[3]。

3. 毒性作用　美登素的毒性作用:犬每天给予 0.09mg/kg 和 0.12mg/kg,3~4 天后死亡,猴每天给予 0.18~0.24mg/kg,4~6 天后死亡,出现白细胞明显降低,肠黏膜萎缩,淋巴和骨髓缺液,胰腺坏死,肝萎缩性变化等[3]。美国曾因美登木临床应用中显示毒性过大而终止研

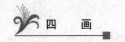

究,国内利用国产美登木进行的相关试验却并未发现明显毒性反应,此间差异可能在于提取纯化前后浓度的差异[7]。中国解放军第 62 医院研究发现,仅个别病人在服用美登木有效片剂后感到轻微口渴,另有个别病例因空腹单方煎剂而出现轻微恶心,其次,研究中未发现对肝功、肾功、心脏、骨髓有何不良反应,相比于其他抗癌药物更加安全[8]。

【临床应用】

1. 治疗肿瘤

(1)治疗淋巴细胞瘤:美登木、半枝莲、白花蛇舌草各 30g。水煎服,半年为一疗程。

(2)治疗弥漫性腹膜间皮肉瘤:美登木、蒲葵子各 60g。水煎服。

(3)食管癌、胃癌:美登木、蒲葵子各 60g,喜树 30g。水煎服。半年为一疗程。

(4)其他恶性肿瘤:用云南美登木片剂(每片含甲醇提取物 20mg,相当于生药茎秆 20g 或叶 4g),每次 4～8 片,每日 3～4 次;或者单用云南美登木,每日 60～90g,煎服;或适当合用扶正中药。治疗期间,其他化疗抗癌药停用,30 天为一疗程。若第一疗程有效,可保持原来剂量;若第一疗程无效或效差,第二疗程再将剂量加大为原来的 1.5～2 倍。适用于 17 例 14 种 3 性肿瘤患者,结果显效 2 例,有效 8 例,无效 7 例。有疗效者包括肿瘤缩小,症状减轻,食欲增进,贫血好转,体重增加。

2. 治疗其他疾病　治疗乳腺小叶增生:美登木茎叶、白花蛇舌草、重楼、海藻、甘草、鹿仙。将重楼、甘草研成细粉,过筛,备用,其余各药加水煮提 2 次,第一次煮沸 2 小时,第二次煮沸 1.5 小时,浓缩呈相对密度为 1.10～1.15(600C)的浸膏,拌入重楼、甘草粉混匀喷雾干燥得浸膏粉。浸膏粉填充于 0 号胶囊中制备成胶囊。浸膏粉加辅料、制粒、压片、包糖衣制备成片剂。本复方美登木制剂也可以治疗子宫肌瘤[9]。

【不良反应】 不良反应为骨髓抑制,可出现血小板减少;胃肠道反应有恶心、呕吐、腹痛、腹泻、口炎;肝功能异常有血清转氨酶、碱性磷酸酶、胆红素升高;导致周围性神经炎,为剂量限制性毒性,主要表现为下颌痛、感觉异常、肌痛、深部腱反射消失;轻度脱发、静脉炎[3]。

参 考 文 献

[1] 国家中医药管理局《中华本草》编委会.中华本草.上海:上海科学技术出版社,1999,(13):198-199.

[2] 何静萍,顾健,黄福开,等.云南美登木的研究进展.中华中医药学刊,2013,31(4):721-723.

[3] 季宇彬.中药有效成分药理与应用.北京:人民卫生出版社,2011:614-617.

[4] 张玲琪,王海坤,邵华,等.美登木内生真菌产抗癌物质球毛壳甲素的分离及鉴别.中国药学杂志,2002,37(3):172-175.

[5] 季宇彬.抗癌中药药理与应用.哈尔滨:黑龙江科学技术出版社,2004:1168-1170.

[6] 李俊天,付晓莉,曾英,等.云南美登木内生真菌 Beauveriasp. Lr89 中得两个环肽.天然产物研究与开发,2011,23:667-669,695.

[7] 张玲琪,王海坤,邵华,等.美登木内生真菌产抗癌物质球毛壳甲素的分离及鉴别.中国药学杂志,2002,37(3):172-175.

[8] 裴盛基,沈佩琼.关于国产美登木抗癌研究的一些思考.中国医学生物技术应用杂志,2003,(3):70-72.

[9] 蒋振忠,冯德强,赵琪钟.傣药和拉祜药组方复方美登木制剂质量标准研究.中国民族医药杂志,2005 增刊:198-199.

32. 木　豆

【来源】豆科木豆属植物木豆 *Cajanus cajan*(L.)Millsp.[*C. flavus* DC.]的种子[1]。

【性味与归经】辛、涩,平。归肝、脾经。无毒[1]。

【功能与主治】利湿,消肿,散瘀,止血。主治风湿痹痛,跌打肿痛,衄血,便血,疮疖肿毒,产后恶露不尽,水肿,黄疸型肝炎[1]。

【化学成分】木豆种子中含苯丙氨酸(phenylalanine)、对羟基苯甲酸(p-hydroxybenzoic-acid)、γ-谷氨酰-5-甲基半胱氨酸(γ-glutamyl-5-methylcysteine),胰蛋白酶抑制剂(trypsin in-hibitor)、糜蛋白酶抑制剂(chymotrypsin inhibitor)。种芽中含木豆异黄酮(cajanin)、木豆异黄烷酮醇(cajand)。木豆叶中还含 3-羟基-5-甲氧基芪-2-羧酸(3-hydroxy-5-methoxystilbene-2-carboxylic acid)、水杨酸(salicylic)、三十一烷(hentriacontane)、2-羧基-3-羟基-4-异戊烯基-5-甲氧基-芪(2-carboxyl-3-hydroxy-4-prenyl-5-methoxy-stilbene)、虫膝腊醇(lacerol)、3-羟基-4-异戊烯基-5-甲氧基-芪(longistyline A)、异美五针松双氢黄酮(pinostrobin)、2-异戊烯基-3-甲氧基-5-羟基-芪(longistyle C)、柚皮素-4,7-二甲醚(naringenin-4,7-dimethylether)、β-香树脂醇(β-amyrin)、牡荆苷(vitexin)、异牡荆苷(isovitexin)、芹菜素(apigenin)、木犀草素(luteo-lin)和 β-谷甾醇(β-sitosterol)。在木豆根中含有白桦脂酸(betulinic acid)、鹰嘴豆芽素(bio-chanin A)、染料木素(genistein)、2-羟基染料木素(2-hydroxygenistein)、木豆芪 A(longistylin A)、木豆芪 C(longistylin C)和球松素(5-Hydroxy-7-methoxy-2-phenylchroman-4-one)。在木豆荚皮中含有异槲皮苷(isoquercitrin)、槲皮素(quercetin)、槲皮素-3-甲酯(quercetin-3-methylether)和 3-羟基-4-异戊烯基-5-甲氧基芪-2-羧酸(3-hydroxy-4-prenyl-5-methoxystilbe-ne-2-carboxylic acid)[2-5]。

【药理作用】

1. 抗肿瘤作用

(1)染料木素的抗肿瘤作用:绝经前和绝经后的女性摄入适量的植物雌激素后,患乳腺癌的几率显著降低。研究结果进一步证实了染料木素对乳腺癌的作用,研究者以新生大鼠为研究对象,每天饲喂染料木素,给予 7,12-二甲苯蒽诱导后,发现染料木素可延长癌症发生的潜伏期,并可使大鼠成年后乳腺癌的发生率显著降低。体外培养的乳腺癌细胞 MCF-7 试验,也说明了染料木素对于乳腺癌的预防作用,同时揭示了染料木素的抗癌机制[6]。

(2)芹菜素的抗肿瘤作用:芹菜素在体外能够显著抑制白血病、结肠癌、乳腺癌、黑色素瘤以及前列腺癌等肿瘤细胞的增殖作用[7]。其作用机制主要包括以下几个方面:①诱导细胞凋亡:芹菜素通过提高细胞内活性氧水平,改变线粒体跨膜电位促使细胞色素 C 释放到胞浆并激活 Caspase-9 的作用,进而导致细胞内 Caspase-3 蛋白酶活化,引起细胞凋亡。②细胞周期阻滞:芹菜素通过下调细胞周期蛋白 Bl(Cyclin Bl)的表达及降低 Cyclin B1 结合的周期蛋白细胞依赖激酶 1(Cyclin-dependent kinases 1,CDK1)活性将结肠癌、乳腺癌、黑色素瘤细胞阻滞在 G_2/M 期[8]。然而人前列腺癌细胞 LNCaP 经芹菜素作用后被阻滞在 G_0/G_1 期,这是由于芹菜素可下调细胞 Cyclin D1、D2 和 Cyclin E 以及通过 p53 途径上调 CDK 抑制剂 p21[WAF1]和 p27[KIP1]表达,从而抑制了 CDK2、CDK4、CDK6 活性。③促进癌细胞分化:芹菜素可促进 HL60 细胞向单核细胞分化[9]。

(3)木豆素的抗肿瘤作用:在体内抗肿瘤活性实验中,木豆素对实体瘤 S180 肿瘤细胞具有明显的抑制作用,当分别给药 40mg/kg 和 15mg/kg 后,抑制率分别为 54.27% 和 48.21%,阳性对照药环磷酰胺给药 20mg/kg 时的抑制率为 58.58%。木豆素表现出了良好的抑制肿瘤活性,IC_{50} 在 4μg/ml 左右。木豆素抑制率虽然较阳性对照药环磷酰胺低,但是木豆素对荷瘤小鼠的体重增长均无影响,而阳性对照药环磷酰胺组在给药 7 天后,小鼠体重明显下降。说明木豆素无明显毒副作用,治疗指数较环磷酰胺高[10]。

(4)有效部位的抗肿瘤作用:研究表明,木豆叶超临界萃取物当给药 250mg/kg 时,对实体瘤 S180 肿瘤细胞抑制率为 38.60%。木豆叶超临界萃取物及木豆素的抗乳腺癌、人肺癌、人胃癌、人结肠癌、人卵巢癌等药效,木豆叶超临界萃取物效果较差,IC_{50} 在 20~40μg/ml 左右。木豆叶超临界萃取物抑制率虽然较阳性对照药环磷酰胺低,但是对荷瘤小鼠的体重增长均无影响,而阳性对照药环磷酰胺组在给药 7 天后,小鼠体重明显下降。说明木豆叶超临界萃取物无明显毒副作用,治疗指数较环磷酰胺高[10]。

2 其他药理作用

(1)对中枢神经系统的影响:研究了染料木素对中枢系统作用机制,它们的结果表明染料木素可以促进嗜神经因子的表达和促进 Ach、5-HT 的生成,并通过大量实验证明染料木素是一种中枢神经保护剂,具有抗神经退行性疾病的作用[11]。

研究木豆叶提取液对急性脑缺血再灌注模型的保护作用[12],观察检测发现木豆水提物组小鼠脑缺血后脑组织中 SOD 及 MDA 的含量显著提高;另外还发现木豆水提物低剂量能够显著减少急性脑缺血模型大鼠的脑含水量及鼠脑毛细血管伊文思蓝的渗出量,高低剂量都能显著降低急性脑缺血模型大鼠的脑指数。木豆叶水提物对脑缺血时脑组织中 N 细胞膜及微血管膜的稳定性有保护作用[13]。

(2)对心血管系统的影响:研究了木豆叶水提物对脑缺血、缺氧损伤的保护作用,结果发现木豆叶水提物可显著降低急性脑缺血再灌注模型小鼠脑内 MDA 的含量,而 SOD 活力则显著提高;显著减少急性脑缺血模型大鼠脑组织的含水量及脑指数;显著减少急性脑缺血模型大鼠脑毛细血管伊文思蓝的渗出量;明显延长小鼠断头喘气时间。故木豆叶水提物对大、小鼠脑缺血、缺氧损伤均有一定的保护作用,可望用于开发以木豆叶为主的防治心脑血管等疾病的复方[12]。

研究木豆叶芪类提取物对高脂模型小鼠血脂和肝脏脂质的影响,其中芪类提取物包括木豆素、木豆素 C 和木豆素 A 三种芪类成分,实验发现,木豆芪类提取物可明显降低异常升高的血清 TC 和 TG 以及 LDL-C 水平,木豆叶芪类提取物还可以抑制肝脏脂质的蓄积,动物肝脏中的 TC、TG 含量也有所降低。而且动物的体重和肝脏系数随着剂量增加而下降[14]。通过实验研究发现,木豆叶芪类提取物能增加胆固醇转化为胆汁酸的关键酶肝脏的 CYP7A1 和介导肝脏摄取 LDL-C 的重要受体 LDL-R 的表达水平而降低肝脏胆固醇含量[15]。研究木叶中木豆素在降低 C57BL/ksdb/db 糖尿病小鼠动物模型血糖的效果,剂量 62.5mg/kg、125mg/kg、250mg/kg 时均明显降低小鼠血糖水平,呈剂量依赖关系[16-17]。

(3)对骨细胞的保护作用:研究表明染料木素可有效防止骨丢失,其作用类似雌激素,但它明显减少雌激素治疗带来的副作用。其结果证明,染料木素预防骨质疏松是通过与 ERa 介导的。但其他途径也有可能起作用,如抑制拓扑异构酶 Ⅱ,干扰细胞周期等非受体介导途径来发挥染料木素预防骨质疏松的作用[18-19]。

研究表明,木豆叶水提物能够剂量依赖性地抑制破骨细胞样细胞的形成[20]。木豆素(10^{-7}g/ml)对破骨细胞形成有明显的抑制作用,抑制率达 22.8%[21]。木豆叶芪类提取物对去卵巢小鼠的子宫组织无刺激作用,可以逆转由于血清 17β-雌二醇(E2)水平降低所引起的促卵泡激素(follicle-stimulating hormone,FSH)及促黄体素(lutropin,LH)的升高;并可以抑制骨丢失,维持骨小梁结构完整[22]。豆素及木豆叶提取物可明显促进人骨肉瘤(HOS)TE85 细胞的成骨作用,促进成骨细胞增殖,还能直接减少破骨细胞的数量,抑制率为 30%左右[22]。

木豆叶总黄酮可用于股骨头坏死治疗[23]。用木豆叶灌胃给药方式,观察小鼠的含药血清对离体骨髓间充质干细胞(mesenchymal stem cells,MSC)生长作用的影响,发现木豆叶对骨髓间充质干细胞生长曲线中药血清组在加入第 3 天骨髓间充质干细胞比空白对照组明显增多,且同用药剂量成正比[24]。研究通过对木豆叶总黄酮对细胞总数和细胞活率的影响进行观测,发现木豆叶血清中各剂量组与空白组有显著提高($P<0.05$),并成量效关系;另外,还发现灌服木豆叶总黄酮后小鼠离体骨髓间充质干细胞(MSC)的胞内游离钙浓度明显升高[25]。这表明木豆叶能明显加快成骨转化的作用,因而对于骨修复和功能重建有重要作用。

(4)抗病原微生物的作用:木豆叶的水煎提取物,在体外试验中是具有抗菌作用,尤其对于金黄色葡萄球菌作用较好,浓度增大作用还会增强[26]。应用木豆叶临床上治疗感染创面,现其抑菌效果类似庆大霉素,经 564 例感染创面的临床观察表明,该药有显著的抑菌消炎、清热解毒、祛腐生肌作用,疗效满意。研究木豆素抗疱疹病毒的作用,实验研究发现,木豆素可以明显的杀伤 HSV-1 和 HSV-2,从而降低感染 HSV-1 和 HSV-2 的 Vero 细胞的活性。木豆素抗 HSV-1 和 HSV-2 的 IC_{50} 分别为 $0.12\mu g/ml$ 和 $0.15\mu g/ml$,其药效与阳性对照药阿昔洛韦相当[27]。

(5)抗炎作用:对木豆素含量 0.4%～0.55%的样品抗炎作用进行研究,发现木豆素有明显的抗炎、抗渗出及镇痛作用,且毒性小,其最突出的特点为减少分泌物和镇痛;木豆素制剂的抗炎作用比水杨酸强,其抗炎作用随剂量的增加而增加;其抗渗出作用的原理为通过显著降低血管通透性而降低渗出;在灌胃剂量 120mg/g 时,小鼠扭体次数明显减少,抑制率为 59.76%;木豆素制剂还能明显延长小鼠痛阈时间而有镇痛作用[28]。研究木豆叶,按照抗炎药筛选规程,证实其对在多种炎症模型的急、慢性炎症都具有良好的治疗作用。能抑制大鼠肿胀,抑制毛细血管通透性,抑制炎症细胞游走,抑制肉芽肿形成[29]。

(6)抗氧化作用:牡荆苷有明显的抗氧化作用,牡荆苷的抗氧化作用与二丁基羟基甲苯(butylated hydroxytoluene,BHT)相当或略好于 BHT,但却弱于表没食子儿茶素没食子酸酯(epigallocatechin gallate,EGCG)[30-31]。研究木豆叶可使血浆中脂质过氧化物含量明显升高,同时 SOD 含量显著降低[32]。研究发现,采用真空减压提取法从木豆根中提取出的染料木黄酮和染料木苷(NPCE)具有显著的抗氧化活性,且这种作用与浓度呈相关性,IC_{50} 为 0.062mg/ml[33]。此外,经证实,从木豆叶中提取出的松球素也具有一定的抗氧化活性[34]。

【临床应用】治疗其他疾病:

1. 治疗心虚水肿、喘促无力　木豆 30g,猪心一个。炖服,服数次可消[1]。
2. 治疗肝肾水肿　木豆、苡仁各 15g。合煎汤服,每日二次。忌食盐[1]。
3. 治疗血淋　木豆、车前子各 9g,合煎汤服[1]。
4. 治疗痔疮下血　木豆浸酒一宿,取出,焙干研末,泡酒服,每次 9g[1]。
5. 治疗痈疽初起　木豆研末泡酒服,每次 9g;并以末合香蕉肉捣敷患处[1]。

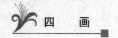 四　画

参 考 文 献

[1] 国家中医药管理局《中华本草》编委会. 中华本草. 上海：上海科学技术出版社，1999：395-396.

[2] 陈迪华，李慧颖，林慧. 木豆叶化学成分研究. 中草药，1985，16(10)：432-437.

[3] 林励，谢宁，程紫骅. 木豆黄酮类成分的研究. 中国药科大学学报，1999，30(1)：23-25.

[4] Duker-Eshun G, Jaroszewski J W, AsomaningWA, et al. Antiplasmodial constituents of Gajanus cajan. Phytotherapy Research, 2004, 18(2)：128-130.

[5] Green P W, Stevenson P C, Simmones M S, et al. Phenolic compounds on the Pod-Surface of Pigeonpea, Cajanus Cajan, mediate feeding behavior of Helicoverpa armigera larvae. Journal of Chemical Ecology, 2003, 29(4)：811.

[6] Lamartiniere C A. Neonatal genistein chemoprevents manunary caneer. Pro Soc EXP Biol Med, 1995, 208：120-123.

[7] Wang I K, Lin-Shiau S Y, Lin J K. Induction of apoptosis by apigenin and related Flavonoid sthrough cytochrome crelease and activation of Caspase-9 and Caspase-3 in Leukaemia HL-60 cells. European Journal of Caneer, 1999, 35(10)：1517-1525.

[8] Wang W, Heideman L, Chung C S, Pelling J C, Koehler K J, Birt D F. Cell-cycle arrest at G_2/M and growth inhibition by apigenin in human colon careinoma cell lines. Molecular Carcinogenesis, 2000, 28(2)：102-110.

[9] GuPta S, Afag F, Mukhtar H. Involvement of nuclear factor kappa B, Bax and Bcl2 in induction of cell cycle arreat and apoptosis by apigenin in human prostate carcinoma cells. Oneogene, 2002, 21(23)：3727-3738.

[10] 付玉杰，祖元刚，刘霞，等. 木豆叶超临界提取物及木豆芪酸在制备抗肿瘤药物中的应用. 中国专利：CN101569654A，2009-04-11.

[11] Simpkins J W, Singh M, Bishop J. The Potential role for estrogen replacement therapy in the treatment of eognitive decline and neurodegeneration assoeiated with Alzheimers disease. Neurobiol Aging, 1994, 15(suppl 2)：195-197.

[12] 黄桂英，廖雪珍，廖惠芳，等. 木豆叶水提物抗脑缺血缺氧损伤的作用研究. 中药新药与临床药理，2006，17(3)：172-174.

[13] 董六一. 牡荆素对心肌缺血/再灌注损伤的保护作用及其作用机制. 安徽：安徽医科大学，2007.

[14] 骆庆峰，孙兰，斯建勇. 木豆芪类提取物对高脂模型小鼠血脂和肝脏胆固醇的降低作用. 药学学报，2008，43(2)：145-149.

[15] 孙兰，骆庆峰，杨京，等. 木豆芪类提取物在制备治疗高血脂症药物中的应用. 中国专利：CN101204418A，2008-06-25.

[16] D. C. Hopp, W. D. Inman. Compositions Containing Hypo glycemically Active Stilbenoids. United States Patent：US2002/0058707 Al, 2001. 8(2)：2.

[17] Adaobi C. Ezike, Peter A. Akah, Charles C. Okoli et al. Experimental Evidence for the Antidiabetic Activity of Cajanus Cajan Leaves In Rats. Journal of Basic Clinical Pharmacy, 2010, 1(2)：81-84.

[18] AndersonJ J, Garner S C. Phytoestrogens and bone. Baillieres Clin Endoerinol Metab, 1998, 12：543-557.

[19] HertramPf T, Gruea M J, Seibel J, et al. The boneProteetive effect of the Phytoestrogen genistein is mediated via ERα-dePendent Mechanisms and strongly enhanced by physieal activity. Bone, 2007, 40：1529-1535.

[20] 张金超，王立伟，孙静，等. 木豆叶水提物对兔破骨细胞样细胞的形成及其骨吸收功能的影响. 河北大学学报(自然科学版)，2009，29(1)：45-50.

[21] 郑元元，杨京，陈迪华，等. 木豆叶提取物对人的类成骨细胞 TE85 成骨功能和体外破骨细胞分化的影

响. 药学学报,2007,42(4):386-391.

[22] 郑元元,杨京,陈迪华,等. 木豆叶芪类提取物对雌激素缺乏性大鼠骨质丢失的影响. 药学学报,2007,42(5):562-565.

[23] 罗文正,刘红,郑稼,等. 木豆叶总黄酮对股骨头坏死大鼠的作用及机制研究. 中国药师,2009,12(7):857-859.

[24] 刘红,袁浩. 含药血清对骨髓间充质干细胞体外增殖的影响. Chinese Journal of Practical Chinese with Modern Medicine,2005,18(9):1396.

[25] 吕志强,刘红,郑稼,等. 木豆叶总黄酮对骨髓间充质干细胞生长作用的影响. 中国实用医刊,2009,36(16):67-68.

[26] 海南人民医院药剂科. 柳豆叶抗菌成分的初步研究. 海南医学,1980:59-60.

[27] 付玉杰,祖元刚,吴楠,等. 木豆叶中木豆芪酸及球松素在制备抗疱疹病毒药物中的应用. 中国专利:CN101485649A,2009-07-22.

[28] 孙绍美,宋玉梅,刘俭,等. 木豆素制剂药理作用研究. 中草药,1995,26(8):147-148.

[29] 方永奇,黄可儿,谢沙,等. 柳豆叶抗炎作用研究. 中药新药与临床药理,1992,3(2):39-41.

[30] Kim Jin Hwa,Lee Bum Chun,Kim Jin Hui,et al. The Isolation and Antioxidative Effects of Vitexin from Acer palmatum. Arch Pharm. Res,2005,28(2):195-202.

[31] Wu Nan,Fu Kuang,Fu yu-Jie,et al. Antioxidant Activities of Extracts and Main Components of Pigeon-pea[*Cajanus cajan*(L.)MillsP.]Leaves. Molecules,2009,14:1032-1043.

[32] Sinha M,Manna P,Sil P C. A 43 kD protein from the herb,Cajanus indicus L. protects against fluoride induced oxidative stress in mice erythrocytes. Pathophysiology,2007,14(1):47-54.

[33] Dong-Yang Zhang,Su Zhang,Yuan-Gang Zu,et al. Negative pressure cavitation extraction and antioxidant activity of genistein and genistin from the roots of pigeon pea[*Cajanus cajan*(L.)Mi lisp.]. Separation and Purification Technology,2010,74(2):261-270.

[34] Yu Kong,Zuo-Fu Wei,Yu-Jie Fu,et al. Negative-pressure cavitation extraction of cajan in stilbene acid and pinostrobin from pigeon pea[*Cajanus cajan*(L.)Millsp.]leaves and evaluation of antioxidant activity. Food Chemistry,2011,128(3):596-605.

33. 木　香

【来源】菊科植物木香 *Aucklandia lappa Decne*. 的干燥根[1]。

【性味与归经】辛、苦,温。归脾、胃、大肠、三焦、胆经[1]。

【功能与主治】行气止痛,健脾消食。用于胸胁、脘腹胀痛,泻痢厚重,食积不消,不思饮食。煨木香实肠止泻。用于泄泻腹痛[1]。

【化学成分】根油主含去氢木香内酯(dehydrocostuslactone)、木香烯内酯(costunolide)、木香萜醛(saussureal)、4β-甲氧基去氢木香内酯(4β-methoxydehy-drocostuslactone)、木香内酯(costuslactone)、二氢木香内酯(dihydrocostuslactone)、α-环木香烯内酯(α-cyclocostunolide)、β-环木香烯内酯、土木香内酯(alantolactone)、异土木香内酯(isoalan-tollactone)、异去氢木香内酯(isodehydrocostuslactone)、异中美菊素(isozaluzanin)C、12-甲氧基二氢去氢木香内酯(12-methoxydi-hydrodehydrocostuslactone)、二氢木香烯内酯(dihydro-costunolide)、木香烯(costene)、单紫杉烯(aplotaxene)、(E)9-异丙基-6-甲基-5,9-癸二烯-2-酮[(E)-9-isopropyl-6-methyl-5,9-decadien-2-one]、(E)-6,10-二甲基-9-亚甲基-5-十一碳烯-2-酮[(E)-6,10-dime-thyl-9-methyleneundec-5-en-2-one]、对-聚伞花素(p-cymene)、月桂烯(myrcene)、榄香烯(β-el-

165

emene)、柏木烯(cedrene)、葎草烯(humulene)、β-紫罗兰酮(β-ionone)、芳樟醇(linalool)、柏木醇(cedrol)、木香醇(costol)、榄香醇(elemol)、白桦脂醇(etulin)、β-谷甾醇(β-sitosterol)、豆甾醇(stigmasterol)、森香酸(costic acid)、棕榈酸(palmitic acid)和亚油酸(linoleic acid)等。根还含天冬氨酸(sapartic acid)、谷氨酸(glutamic acid)、甘氨酸(glycine)、天冬酰胺(asparagines)、瓜氨酸(citrulline)、γ-氨基丁酸(γ-aminobutic acid)等 20 种氨基酸,胆胺(cholamine)、木香萜胺(saussureanine)A、B、C、D、E,左旋马尾松树脂醇-4-O-β-D-吡喃葡萄糖苷(massoniresinol-4-O-β-D-glucopyranoside)、毛连菜甙 B(picriside B)、醒香甙(syringing)等。叶含蒲公英甾醇(taraxasterol)、α-香树精硬脂酸酯(α-amyrin stearate)、β-香树精棕榈酸酯(β-amyrin palmitate)以及羽扇醇棕榈酸酯(lupeol palmitate)[2]。

【药理作用】

1. 抗肿瘤作用　木香烃内酯(CT)对人体鼻咽癌 KB 细胞有细胞毒活性,其 ED_{50} 为 0.26μg/ml。实验研究发现,木香烃内酯通过激活活性氧和 Bcl-2 依赖的线粒体途径对白血病细胞具有诱导凋亡的作用[3-5]。另外,木香烃内酯对人肺瘤细胞 A549、卵巢癌细胞 SKOV3、黑色素瘤细胞 SKMEL2 和人结直肠腺癌细胞 HCT15 显示出细胞毒性,能够抑制其增长。CT 对人黑色素瘤细胞 A2058、人结肠癌细胞 HT29、人肝癌细胞 HepG-2 的 IC_{50} 值分别为 3.2μg/ml、5.0μg/ml、2.0μg/ml[6-7]。

CT 具有与紫杉醇相似的抗肿瘤机制,它能诱导并稳定乳腺癌细胞微管蛋白的聚合,形成大量微管,干扰细胞核的功能,抑制细胞的有丝分裂,从而抑制恶性细胞增生,而且与紫杉醇合用时,能提高紫杉醇抗乳腺癌细胞的药效[8]。根据该研究结果,可以考虑将 CT 开发为治疗乳腺癌的新药,从而缓解红豆杉植物的资源紧张问题。CT 能使人前列腺癌细胞细胞核内 Ca^{2+} 超载,引起 DNA 损伤和 p21 表达的上调,同时 p21 与细胞周期蛋白依赖激酶细胞周期蛋白 E (CDK2/Cyclin E)复合物相结合,从而抑制该复合物的活性以及 Rb 蛋白的磷酸化,使癌细胞的生长停止于 G_1 期[9]。另有研究表明:CT 能阻断人肝癌细胞于 G_2/M 期,抑制其有丝分裂,并能提高肝癌细胞的辐射敏感度,使其放疗效果得到提高,而且对正常细胞没有显著毒理作用[10]。

CT 的抗肿瘤活性与其诱导细胞凋亡的作用密切相关。CT 能提高白血病 HL-60 细胞线粒体内 ROS 水平[11],从而诱发线粒体 PT 孔的开放,使细胞色素 C(Cytochrome C,Cyt-c)释放到细胞质中,激活 Caspase-9,诱导细胞凋亡。后来进一步证明 CT 诱导血癌细胞凋亡的作用与激活 c-Jun-NH₂-terminal 激酶(JNK)有关[12],JNK 信号转导通路是促分裂原活化蛋白激酶(mitogen-activated protein kinases,MAPK)通路的重要分支之一,参与诱导细胞凋亡的信号途径,而且当实验中给予 JNK 抑制剂时,能够抑制凋亡作用,从而进一步证明前面的观点。CT 对耐铂卵巢癌细胞(MPSC1PT,A2780PT,SKOV3PT)生长也有显著的抑制作用,且对卵巢癌细胞 SKOV3PT 的细胞毒性作用呈很好的时效、量效关系,其作用机制与 CT 抗白血病 HL-60 细胞有相似之处,均能提高细胞内 ROS 的水平,激活 Caspase-9,抗卵巢癌细胞时,还能激活细胞内 Caspase-3、Caspase-8,下调 Bcl-2 表达水平,从而诱导细胞凋亡。同时,CT 联合顺铂用药还能提高顺铂的癌活性,说明 CT 单独或联合顺铂用药时,能够治疗耐顺铂的卵巢癌。从上述研究可以看出:CT 主要是通过激活 JNK、Caspases 以及下调抑癌基因的表达等途径诱导细胞凋亡,并能从多个途径同时诱导细胞凋亡,对于不同的癌细胞,其作用机制不同[13]。

在肿瘤的生长和代谢过程中,肿瘤血管生成起着关键作用,血管生成抑制因子能够抑制肿瘤血管生成,从而发挥抗肿瘤作用。CT 能够抑制人脐静脉 VEGF,而 VEGF 可作用于它的同源受体 KDR/FLK-1,促进血管生成,说明 CT 能够通过抑制 VEGF 而抑制肿瘤血管生成[14]。端粒酶为专一的依赖 RNA 反转录酶,是由 RNA 和蛋白质组成的核糖核蛋白,由端粒酶 RNA(hTR)、端粒酶相关蛋白质(TP1)和端粒酶催化亚基单位(hTERT)组成。它的激活与表达在恶性肿瘤中普遍存在,与抑制肿瘤细胞衰老和肿瘤组织无限增殖密切相关。目前,端粒酶已经作为治疗肿瘤的新靶点[15]。研究 CT 对人乳腺癌细胞 MCF-7 和 MDAMB-231 端粒酶活性的影响[16],表明 CT 能够抑制 hTERT 的 mRNA 的表达,但对于 hTR 的 mRNA 没有表现出抑制活性,说明 CT 具有一定的抑制端粒酶活性的作用。CT 还能够抑制 B 淋巴细胞白血病 NALM-6 端粒酶催化亚基的 mRNA 和蛋白质表达,从而抑制端粒酶的活性。由上述实验研究可以看出,CT 主要是通过抑制端粒酶的合成而抑制其活性[17]。

2. 其他药理作用

(1)对内脏系统的影响

1)对心血管系统的影响:低浓度的木香挥发油及从挥发油中分离出的各种内酯部分均能不同程度地抑制豚鼠与兔离体心脏的活动,对离体蛙心也有抑制作用。小剂量的水提液与醇提液能兴奋在体蛙心与犬心,大剂量则有抑制作用。云木香碱 1~2mg 静脉注射能兴奋在体猫心,对心室的兴奋作用比心房明显。离体兔耳与大鼠后肢血管灌流实验还表明,去内酯挥发油、总内酯,有较明显的血管扩张作用。其他内酯部分作用较小。小剂量总生物碱可扩张离体兔耳血管,大剂量反而引起收缩反应。水提液与醇提液给麻醉犬静脉注射有轻度升压反应,而去内酯挥发油、总内酯、木香内酯、二氢木香内酯和去氢木香内酯等静脉注射可使麻醉犬血压中度降低(30~40mmHg),且降压作用比较持久。将动物颈部脊髓和两侧迷走神经切断或阿托品化或给神经节阻断药、抗肾上腺素药或抗组织胺药均不改变上述降压反应。初步认为其降压机制在于心脏抑制和扩张血管所致[2]。

2)对消化系统的影响

A. 利胆作用:木香丙酮提取物和木香烃内酯具有利胆和抑制小鼠胃溃疡的功效[18];木香醇提取物能增加胆汁流量,具有利胆作用[19];在灌服木香药液后犬胆囊明显收缩,但血浆中胆囊收缩素无明显改变[20]。

B. 促胃动力作用:木香汤剂能加速胃排空和增强胃动素的释放[21];不同剂量木香煎剂对胃排空及肠推进均有促进作用(剂量依赖性)[22]。此外,其对阿托品、左旋麻黄碱负荷下胃排空抑制有一定拮抗作用[23]。

C. 抗胃溃疡作用:木香煎剂对胃酸及血清胃泌素浓度无显著影响,但能使血浆生长抑素明显升高,说明木香能促进生长抑素分泌,可能益于消化性溃疡治疗[24];木香提取物对盐酸-乙醇和利血平诱导的大鼠胃黏膜急性损伤均有明显的保护作用[25]。从木香中分离到的 3 种有效成分(saussureamines A、B 和 C)对盐酸、乙醇引起的胃损伤显示出良好的抗溃疡活性,saussureamine A 对胁迫引起的小鼠胃溃疡也有抑制活性。除 saussureamines A、B、C 外,木香烃内酯和去氢木香内酯对大鼠胃溃疡有明显改善作用[25]。

3)对呼吸系统的影响:豚鼠离体气管与肺灌流实验证明,木香水提液、醇提液、挥发油及总生物碱能对抗组胺与乙酰胆碱对气管与支气管的致痉作用。挥发油中所含总内酯、木香内酯、二氢木香内酯等内酯成分以及去内酯挥发油均能对抗组胺、乙酰胆碱与氯化钡引起的支气管收缩作用,其中以二氢木香内酯作用较强。腹腔注射给药对吸入致死量组胺或乙酰胆碱气雾剂豚鼠有保护作用,可延长致喘潜伏期,降低死亡率。以上结果表明其扩张支气管平滑作用特点与罂粟碱相似,认为直接作用与平滑肌所致。将胸内套管刺入麻醉猫胸膜腔描记呼吸,静脉注射云木香碱可出现支气管扩张反应,而将动物脑破坏后再给药则无效,提示其作用与迷走中枢抑制有关。水提液、醇提液、挥发油、去内酯挥发油与总生物碱静注对麻醉犬呼吸有一定的抑制作用。其中以挥发油作用较强,挥发油所含各内酯成分对呼吸无明显影响。犬机械刺激致咳实验证明,挥发油中各内酯成分和去内酯挥发油无镇咳作用[25]。

(2)对内分泌系统的影响:糖尿病患者体内存在一定程度的氧化应激,从而降低外周组织对胰岛素的敏感性,使葡萄糖利用率降低。氧化应激还能加剧胰岛 β 细胞的凋亡,使胰岛细胞数目减少,降低胰岛素的合成与分泌,从而进一步加剧糖代谢,而抗氧化治疗能够逆转氧化应激对组织的损伤,从而阻止或延缓糖尿病的发生、发展[26-27]。当对糖尿病模型小鼠持续给予CT60 天后,脑、肝脏、心脏、肾和胰腺组织中硫代巴比妥酸反应产物(TBARS)的含量显著降低、GSH 的含量增加,SOD、CAT 和谷胱甘肽过氧化物酶(glutathione-peroxidase,GPx)的活性显著增强,说明 CT 能够抑制氧化应激而发挥降血糖作用,同时,CT 对正常小鼠没有上述作用[28-29]。

(3)抗病原微生物作用:幽门螺杆菌是导致多种疾病的重要病原微生物,主要包括消化道功能性疾病(如胃炎胃癌、消化不良等)[30]和消化道功能性以外的疾病,如某些自身免疫性疾病和内分泌紊乱性疾病等[31-32]。木香提取物对所有受试菌株都有很强的抑制作用,MIC 约为40mg/ml)[33]。木香醇提物(0.5~4mg/ml)能显著抑制变异链球菌生长和产酸,显著降低变异链球菌的黏附性,且能显著抑制非水溶性葡聚糖的合成。这些研究结果证明木香对变异链球菌的致龋作用具有显著抑制活性[34]。

(4)对免疫系统影响:研究 CT 对经 LPS 刺激的单核巨噬细胞白介素-1β(IL-1β)的影响,结果表明 CT 能够抑制单核巨噬细胞 IL-1β 的表达,并进一步证明 CT 是通过抑制 AP-1 转录因子的活性和 SPAK/JNK、p38 的磷酸化而抑制 IL-1β 的表达。CT 对经 LPS 刺激所引起的发热与炎症模型小鼠也有显著的退热和抗炎作用,但作用机制尚未得到阐明[35]。

3. 毒性作用大鼠的长期蓄积性毒性表明,青木香生品中、高剂量(相当于临床用药 10、20 倍量)连续长期用药后,随给药时间的延长,逐渐显示出对肾脏、肝脏细胞的毒性,并使胃黏膜表面出现病理改变。证明青木香生品连续长期大剂量用药主要的毒性靶器官为肝、肾、胃。

木香有健脾和胃、调气解郁、止痛等作用,常用于胸胁、脘腹胀痛、呕吐泻痢、胸胁挫伤、呃逆不止等症。木香资源丰富,治疗疾病范围广泛,应大力合理开发利用木香资源,在采挖的同时应积极进行人工栽培,防止资源因过度采挖而枯竭,应采用先进的栽培技术,促进木香的发展和利用[36]。

【药代动力学研究】大鼠腹腔注射的半数致死量如下:总内酯 300mg/kg、二氢木香内酯200mg/kg。对其总生物碱静脉注射的最大耐受量,小鼠为 100mg/kg,大鼠为 90mg/kg。该品挥发油混入大鼠饲料中,每天服量为 1.77mg/kg(雄鼠)与 2.17mg/kg(雌鼠),连续给药 90天,结果对大鼠的生长、血常规与血尿素氮均没有影响,主要脏器病理检验亦未见异常[36]。

【临床应用】治疗其他疾病:

1. 治疗术后麻痹性肠梗阻 以生木香治疗手术后麻痹性肠梗阻 32 例,结果全部治愈,腹部膨胀、疼痛及呕吐消失,肠鸣音恢复[37]。将苦参、木香以 6∶1 比例共研细末,加药汁成饼状,外敷脐部,治疗小儿秋泻 43 例,总有效率达 95.3%[38]。

2. 治疗小儿功能性腹痛　以木香顺气散(木香、青皮、枳壳等)治疗小儿功能性腹痛 56 例,疗效良好[39];林氏应用该方治疗运动障碍型功能性消化不良 29 例,总有效率达 96.55%[40];亦应用该方治疗顽固性呃逆 23 例,痊愈 14 例,好转 7 例,无效 2 例[41]。以木香流气饮(木香、陈皮、厚朴等)治疗 80 例慢性胃炎患者,疗效显著,总有效率达 96.3%[42]。

3. 治疗急性菌痢　以木香苦参汤(木香、苦参、陈皮等)治疗急性菌痢 98 例,均用内服方法,日服 2 次,效果良好[43]。应用六味木香胶囊(木香、豆蔻、余甘子等)联用雷尼替丁、呋喃唑酮治疗消化性溃疡 40 例,取得满意疗效[44]。

4. 治疗老年女性高血压　以木香流气饮治疗某老年女性高血压病患者,病史 10 余年,服药后疗效显著[45]。运用木香丹参饮(木香、丁香、丹参等)治疗冠心病心绞痛气滞血瘀型 42 例,疗效满意[46]。

5. 治疗老年男性急性胰腺炎,应用木香流气饮治疗某老年男性急性胰腺炎患者,服药后取得满意疗效[47]。应用该方加减治疗多种肿块性疾患,如乳腺囊性增生等,取得较好疗效[48]。应用复方木香液(木香、青皮、苦参等)治疗尖锐湿疣 60 例,取得较好效果[49]。王氏将木香与郁金各 9g,水煎分 2 次服,每日 1 剂,治疗带状疱疹后遗顽固性肋间神经痛 17 例,结果全部治愈[50]。

6. 治疗慢性浅表性胃炎　用江西三越药业生产的保胃康六味木香胶囊治疗慢性浅表性胃炎 50 例,并以口服硫糖铝加甲氰咪胍治疗 50 例作对照观察。结果治疗组临床治愈 13 例,显效 26 例,总有效率 96.0%;对照组临床治愈 8 例,显效 20 例,总有效率 72.0%。治疗组明显优于对照组,说明它对胃黏膜修复有一定作用,且未见明显副作用[51]。

7. 治疗慢性胃炎　用六味木香胶囊治疗慢性胃炎 30 例,并与维酶素治疗 30 例对照观察。结果治疗组能明显改善上腹疼痛、饱胀、嗳气和食欲减退等症状,显效 16 例,总有效率 93.3%;对照组显效 8 例,总有效率 60.0%。治疗组明显优于对照组,说明六味木香胶囊对慢性胃炎有确切疗效[52]。

8. 治疗溃疡病　用六味木香胶囊联用雷尼替丁和呋喃唑酮治疗溃疡病 40 例,并与单用雷尼替丁和呋喃唑酮治疗 40 例作对照观察,两组病人治疗前后均做胃镜、快速尿素酶试验和 Hp 培养。结果治疗组痊愈 23 例,总有效率 95.0%;对照组痊愈 18 例,总有效率 82.5%。临床实践表明六味木香胶囊和西药联用比单用西药治疗溃疡病在止酸、消胀、抗炎等方面都具有明显优势,且止痛效果好,溃疡愈合快,不良反应轻,是门诊和基层医院的首选方法之一[53]。

9. 治疗胃痛　用六味木香胶囊治疗胃痛 200 例,并用 654-2(山莨菪碱)治疗 100 例作对照观察,两组病人均经胃镜检查确诊为胃及十二指肠炎症或溃疡。结果治疗组显效 133 例,总有效率 92.0%;对照组显效 61 例,总有效率 84.0%,说明六味木香胶囊有明显的治疗胃痛的效果[54]。

参考文献

[1] 国家药典委员会. 中华人民共和国药典. 一部. 北京:中国医药科技出版社,2005:57.

[2] 魏华,彭勇,马国需,等. 木香有效成分及药理作用研究进展. 中草药,2012,43(3):613-620.

[3] 季宇彬,张广美. 中药抗肿瘤有效成分药理与应用. 哈尔滨:黑龙江科学技术出版社,2004:139.

[4] Jung-Hye CHOIa, Kyung-Tae LEE. Costunolide-Induced Apoptosis in Human Leukemia Cells: Involvement of c-Jun N-Terminal Kinase Activation. Biol Pharm Bull,2009,32(10):1803-1808.

[5] S H Kim1,M Danilenko,T S Kim. Differential enhancement of leukaemia cell differentiation without eleva-

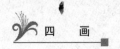
tion of intracellular calcium by plant-derived sesquiterpene lactone compounds. British Journal of Pharmacology,2008,155:814-825.

[6] Park H W,Lee J H. Cytotoxic germacranolide sesquiterpenes from the bark of Magnolia kobus. Arch Pharm Res,2010,33(1):71-74.

[7] Chen C N,Huang H H. Isocostunolide,a sesquiterpene lactone,induces mitochondrial membrane depolarization and Caspase-dependent apoptosis in human melanoma cells. Cancer Lett,2007,246(1-2):237-252.

[8] Bocca C,Gabriel L,Bozzo F,et al. A sesquiterpene lactone,costunolide,interacts with microtubule protein and inhibits the growth of MCF-7 cells. Chem Biol Interact,2004,147(1):79-86.

[9] Hsu J L,Pan S L,Ho Y F,et al. Costunolide induces apoptosis through nuclear calcium^{2+} overload and DNA damage response in human prostate cancer. J Urol,2011,185(5):1967-1974.

[10] Liu C Y,Chang H S,Chen I S,et al. Costunolide causes mitotic arrest and enhances radiosensitivity in human hepatocellular carcinoma cells. Radiat Oncol,2011,6:56.

[11] Lee M G,Lee K T,Chi S G,et al. Costunolide induces apoptosis by ROS-mediated mitochondrial permeability transition and cytochrome C releases. Biol Pharm Bull,2001,24(3):303-306.

[12] Yang YI,Kim JH,Lee KT,et al. Costunolide induces apoptosis in platinum-resistant human ovarian cancer cells by generating reactive oxygen species. Gynecol Oncol,2011,123(3):588-596.

[13] Jeong SJ,Itokawa T,Shibuya M,et al. Costunolide,a sesquiterpene lactone from Saussurea lappa,inhibits the VEGFR KDR/Flk-1 signaling pathway. Cancer Lett,2002,187(1-2):129-133.

[14] 钟天映,陈媛媛,毕利军. 端粒与端粒酶的研究—解读 2009 年诺贝尔生理学或医学奖. 生物化学与生物物理进展,2009,36(10):1233-1238.

[15] Choi S H,Im E,Kang H K,et al. Inhibitory effects of costunolide on the telomerase activity in human breast carcinoma cells. Cancer Lett,2005,227(2):153-162.

[16] Kanno S,Kitajima Y,Kakuta M,et al. Costunolide-induced apoptosis is caused by receptor mediated pathway and inhibition oftelomerase activity in NALM-6 cells. Biol Pharm Bull,2008,31(5):1024-1028.

[17] Yamahara J,Kobayashi M,Miki K,et al. Cholagogic andantiulcer effect of Saussureae Radix and its activecomponents. Chem Pharm Bull,1985,33(3):1285-1288.

[18] 邵芸,黄芳,王强,等. 木香醇提取物的抗炎利胆作用. 江苏药学与临床研究,2005,13(4):5-6.

[19] 刘敬军,郑长青,周卓,等. 广金钱草、木香对犬胆囊运动及血浆 CCK 含量影响的实验研究. 四川中医,2008,26(4):31-32.

[20] 陈少夫,李宇权,何凤云,等. 木香对胃酸分泌、胃排空及胃泌素、生长抑素、胃动素水平的影响. 中国中西医结合杂志,1994,14(7):406-408.

[21] 朱金照,冷恩仁,陈东风. 木香对大鼠胃肠运动的影响及其机制探讨. 中国中西医结合脾胃杂志,2000,8(4):236-238.

[22] 周晓棉,张利民,曹颖林,等. 木香动力胶囊内容物对小鼠胃排空的影响. 沈阳药科大学学报,2003,20(3):207-210.

[23] 陈少夫,潘丽丽,李岩,等. 木香对犬的胃酸及血清胃泌素、血浆生长抑素浓度的影响. 中医药研究,1998,14(5):46-47.

[24] 王小英. 木香对大鼠实验性急性胃粘膜损伤的影响. 中医研究,2004,17(2):21-22.

[25] 毛晓明,刘志民. 氧化应激在糖尿病糖代谢中的作用. 江苏医药,2005,31(3):212-213.

[26] 舒毅,钟历勇. 氧化应激与糖尿病. 东南大学学报医学版,2005,24(1):64-67.

[27] Eliza J,Daisy P,Ignacimuthu S. Antioxidant activity of costunolideand eremanthin isolated from Costus speciosus(Koen ex. Retz)Sm. Chem Biol Interact,2010,188(3):467-472.

[28] Eliza J,Daisy P,Ignacimuthu S,et al. Normo-glycemic andhy polipidemic effect of costunolide isolated from Costus speciosus(Koen ex. Retz.)Sm. in streptozotocin-induced diabetic rats. Chem Biol Interact,

2009,179(2-3):329-334.

[29] Furuta T,Delchier J C. Helicobacter pylori and nonmalignant diseases. Helicobacter,2009,14:29-35.

[30] Papamichael K X,Papaioannou G,Karga H,et al. Helicobacter pylori infection and endocrine disorders:is there a link. World J Gastroenterol,2009,15(22):2701-2707.

[31] Ohta M. Helicobacter pylori infection and autoimmune disease such as immune thrombocytopenic purpura. Kansenshogaku Zasshi,2010,84(1):1-8.

[32] Yang L,Chen X,Qiang Z,et al. In vitro anti-Helicobacterpylori action of 30 Chinese herbal medicines used to treatulcer diseases. J Ethnopharmacol,2005,98(3):329-333.

[33] Banas J A. Virulence properties of Streptococcus mutans. Front Biosci,2004,9:1267-1277.

[34] Kang J S,Yoon Y D,Lee K H,et al. Costunolide inhibits interleukin-1beta expression by down-regulation of AP-1 and MAPK activity in LPS-stimulated RAW 264. 7 cells. Biochem BiophysRes Commun,2004,313(1):171-177.

[35] Kassuya CA,Cremoneze A,Barros LF,et al. Antipyretic and anti-infl ammatory properties of the ethanolic extract,dichloromethanefraction and costunolide from Magnolia ovata(Magnoliaceae). J Ethnopharmacol,2009,124(3):369-376.

[36] 张建春,蔡雅明,周德斌,等. 木香的研究进展. 甘肃科技,2010,26(20):170-173.

[37] 林金伟. 生木香治疗麻痹性肠梗阻 32 例. 浙江中医学院学报,1996,20(3):17.

[38] 陈文君. 加味参香饼敷脐治疗小儿秋泻. 中医外治杂志,1997,(3):27.

[39] 夏玮. 木香顺气散治疗小儿功能性腹痛 56 例. 新中医,2004,36(3):56.

[40] 林景松. 木香顺气散治疗运动障碍型功能性消化不良的临床疗效观察. 黑龙江中医药,2002,(6):11.

[41] 容兆宇. 木香顺气散治疗顽固性呃逆 23 例. 河南中医,1999,19(5):52.

[42] 刘新萍,彭磊,宋桂英,等. 木香流气饮加减治疗慢性胃炎 80 例疗效观察. 中医药信息,2004,21(1):21.

[43] 吕国英. 木香苦参汤治疗急性菌病 98 例临床观察. 时珍国医国药,2003,14(7):415.

[44] 殷兆礼,赵益峰. 六味木香联用雷尼替丁、呋喃唑酮治疗消化性溃疡 40 例. 中国冶金工业医学杂志,2002,19(6):341.

[45] 胡兴利,王晓旭. 木香流气饮新用举隅. 实用中医药杂志,2001,17(2):40.

[46] 胡敬宝,杨大国. 木香丹参饮治疗冠心病心绞痛. 河南中医,2000,20(4):45.

[47] 吴际生,徐雀莺. 针刺配合白木香根治疗颈性眩晕 50 例. 针灸临床杂志,2003,19(3):12.

[48] 田雨,高鸿翼,张岩. 木香流气饮临床应用举隅. 中医药信息,2000,(2):55.

[49] 徐建勋. 木香流气饮治疗肿块性疾患举隅. 新中医,1995,(增刊):69.

[50] 卢勇田,高胜旗,樊昶辉. 复方木香液治疗尖锐湿疣 60 例疗效评价. 中华泌尿外科杂志,1995,(16):647.

[51] 洪宁,郑峰. 六味木香胶囊治疗慢性浅表性胃炎 50 例. 浙江中医杂志,2001,7(37):7.

[52] 陈朝元,王岩. 六味木香胶囊治疗慢性胃炎 30 例观察. 浙江中医杂志,2000,5(37):5.

[53] 殷兆礼,赵益峰. 六味木香胶囊联用雷尼替丁、呋喃唑酮治疗消化性溃疡 40 例. 中国冶金工业医药杂志,2002,19(6):16.

[54] 陈长华. 保谓康六味木香胶囊治疗胃痛 200 例观察. 浙江中医杂志,2001,4(36):4.

34. 木　　蹄

【来源】本品为多孔菌科真菌木蹄层孔菌 *Fomes fomentarius*（L. Fr.）Kick. 的子实体[1]。

【性味与归经】微苦,性平。入脾、胃经[1]。

【功能与主治】消积,化瘀,抗癌。主食积,食道癌,胃癌,子宫癌[1]。

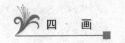

【化学成分】 含 7，22-麦角甾二烯-3-酮（ergosta-7，22-dien-3-one）、辅酶 Q9（coenzyme Q9）、乙酰齐墩果酸（O-acetyloleanolicacid）、麦角甾醇（ergosterol）、5α，8α-环二氧-6，22-麦角甾二烯-3β-醇（5α，8α-epidioxyergosta-6，22-dien-3β-ol）、白桦脂醇（b-etulin）、4，6，8（14），22-麦角甾四烯-3-酮[ergosta-4，6，8（14），22-tetraene-3-one]、5，6-二四氧基 2-苯并呋喃酮（5，6-dimethoxyphtha-lide）、6-甲酰基 2-苯并呋喃酮（6-carbomethoxyphtha-lide）[1]、吡喃糖[2]。

【药理作用】

1. 抗肿瘤作用

（1）7，22-麦角甾二烯-3-酮的抗肿瘤作用：采用 Alamar Blue 法检测体外抗肿瘤活性。对细胞株 NCI-H 460，抑制作用中最强的物质为 7，22-麦角甾二烯-3-酮，其 IC_{50} 为 30.5μg/ml，证明 7，22-麦角甾二烯-3-酮对细胞株 NCI-H 460 有抑制作用[3]。

（2）白桦脂醇的抗肿瘤作用：采用 Alamar Blue 法检测体外抗肿瘤活性。对细胞株 SGC-7901，白桦脂醇的 IC_{50} 值最高，为 42.1μg/ml[3]。

（3）木蹄层孔菌子实体的石油醚提取物、氯仿提取物、甲醇提取物的抗肿瘤作用：对体内抑制肿瘤活性及对免疫功能的影响。建立 H22 荷瘤小鼠模型，观察木蹄层孔菌不同提取物对荷瘤小鼠的抑瘤效果，通过抑瘤率、免疫器官指数及生存时间的影响来评价不同提取物的活性。结果表明：木蹄层孔菌子实体的石油醚提取物、氯仿提取物、甲醇提取物均有一定的抑制肿瘤作用，其中石油醚提取物下层沉淀的抑制作用最显著，当质量分数为 100mg/kg 时抑瘤率高达 56.29%，接近阳性药的抑瘤率 58.78%，可使小鼠的体质量、脾指数和胸腺指数增加，延长 H22 荷瘤小鼠的生存时间。木蹄层孔菌石油醚提取物下层沉淀在一定的剂量范围内，能较好地抑制小鼠肿瘤的生长，提高机体的免疫功能[4]。

药用真菌木蹄层孔菌和松针层孔菌以及赤芝的干燥子实体，按质量比 4：2：1 组成复方。木蹄复方水提取物（WECF）和木蹄复方乙醇提取物（EECF）对体外培养肿瘤细胞 A549，He-La，QGY 生长的抑制效应。WECF 具有较强的体外抗肿瘤效果，对多种肿瘤细胞的生长具有非常明显的抑制作用，并可诱导 A549 细胞凋亡[5]。

木蹄复方提取物 ECF 具有抗肿瘤作用，分低、中、高 3 个剂量组对 S180 荷瘤小鼠肿瘤抑制率分别为 11.8%、47.1% 和 58.8%；对 Lewis 肺癌实体瘤小鼠肿瘤抑制率分别为 7.1%、57.1% 和 28.6%。与模型组比较，ECF 高剂量组能抑制 S180 荷瘤小鼠肿瘤的生长（$P<0.05$），提高胸腺指数（$P<0.05$），降低血清中 M-CSF 水平；中剂量组可抑制 Lewis 肺癌荷瘤小鼠肿瘤的生长（$P<0.05$），提高胸腺指数（$P<0.05$），降低血清中 M-CSF 水平，3 个剂量组均能提高血清中 TNF-α 水平（$P<0.05$，$P<0.01$）。结果表明 ECF 对 S180 荷瘤小鼠和 Lewis 肺癌荷瘤小鼠肿瘤的生长具有明显抑制作用，显示较强的体内抗肿瘤活性，其作用机制可能与提高免疫器官指数以及调节血清中 TNF-α 和 M-CSF 的表达有关。综上，ECF 可提高荷瘤小鼠的胸腺指数，调节 TNF-α 和 M-CSF 的表达，增强和调节机体免疫功能，从而达到抑制肿瘤细胞生长的作用[6]。

在抗肿瘤试验中，用乙醇提取物每天 100mg/kg、250mg/kg、500mg/kg 三个剂量组，建立腹水型 S180 肉瘤模型，进行体内抗肿瘤实验，将乙醇提取物进行体外抗肿瘤实验，结果显示 EECF 在每天 100mg/kg、500mg/kg 剂量下均能明显抑制肿瘤生长，其中每天 500mg/kg 给药组的抑瘤率超过了经典的抗癌药物环磷酰胺，且 3 个剂量组均能明显提高荷瘤鼠的胸腺系数和脾脏系数，能全面提高荷瘤鼠的细胞免疫和体液免疫，提高免疫基因的表达[14]。在通过试剂盒检测乙醇提取物对正常小鼠几个重要器官 MDA 含量的影响,结果表明乙醇提取物对体外生长的 HeLa 细胞有明显的抑制作用;能显著提高 S180 细胞的凋亡率及荷瘤鼠的生存天数;能明显降低正常鼠肝脏、肾脏 MDA 含量。对木蹄层孔菌子实体不同溶剂提取物的抗肿瘤活性进行了筛选[7],采用 MTT 法,以人体宫颈癌细胞(HeLa)为筛选模型,把体外抗肿瘤活性作为指标,实验结果表明,木蹄层孔菌抗肿瘤活性成分主要存在于氯仿和乙酸乙酯提取物中,而且表现出了明显的剂量依赖性,石油醚部分抑瘤效果较弱一些,但此实验只针对于体外生长的 HeLa 细胞进行了研究,还是有一定的局限性,因此有必要扩大试验肿瘤细胞范围,进行活体抗肿瘤实验。将化合物 7,22-二烯麦角甾-3-酮与其他提取物对比[8],进行抗肿瘤实验,初步得出该化合物的抑瘤效果十分显著。证明从木蹄层孔菌菌丝的培养液中得到的多糖成分能够有效抑制小鼠欧利希腹水癌[9]。

2. 其他药理作用

(1)对内脏系统的影响:观察木蹄复方水提物对四氯化碳(CCl₄)所致小鼠急性肝损伤的保护作用。检测血清丙氨酸氨基转移酶(ALT)、天冬氨酸氨基转移酶(AST)含量、肝匀浆超氧化物歧化酶(SOD)活性、丙二醛(MDA)含量,并作肝组织切片病理观察。结果表明,木蹄复方水提物可明显降低小鼠血清中升高的 ALT 水平,提高肝组织中 SOD 活性,抑制肝组织中上升的 MDA 水平,病理镜检显示有明显的护肝作用。因此,木蹄复方水提物对四氯化碳所致的小鼠急性肝损伤具有一定的保护作用[10]。

(2)对内分泌系统的影响:研究发现木蹄层孔菌子实体的水提物可以降低糖尿病雄性小鼠肝脏的超氧化物歧化酶和过氧化氢酶的活性,有益于校正高血糖症,并对糖尿病的并发症有预防作用[11]。

(3)抗病原微生物作用:木蹄层孔菌梯度洗脱得到的六种粗提物[12],包括水、甲醇、丙酮、乙酸乙酯、氯仿、石油醚提取物进行了体外的抑菌活性研究,结果表明水提取物和甲醇提取物,对白念珠菌 JLC31680、白念珠菌 JLC31681、大肠杆菌 ATCC8099、金黄色葡萄球菌 ATCC6538 均有抑制活性,且均有量效关系。当甲醇提取物浓度为 50mg/ml 时,对大肠杆菌 ATCC8099 抑菌作用最强,抑菌率为 99.39%,几乎与阳性药相同。从木蹄层孔菌的菌丝培养液中得到的高分子多糖,可以有效抑制烟叶感染烟草花叶病毒,抑制率达到 53%[13]。从层孔菌(F. junpierinus)得到的菌根素 A[14],有明显的抗菌作用,它可以很好地抑制霉菌和真菌的生长[15]。

(4)对免疫系统的影响:木蹄多糖可提高免疫抑制小鼠非特异性免疫和体液免疫功能,增强免疫抑制小鼠 T 淋巴细胞产生 IL-2 及 IFN-γ 的能力[16]。采用 MTT 法、ELISA 法、鸡红细胞吞噬法和绵羊红细胞免疫法[17],将木蹄层孔菌多糖(FFP)作用于小鼠研究其免疫调节作用,结果发现木蹄层孔菌多糖可促进小鼠免疫细胞分泌细胞因子 TNF-α、IFN-γ、IL-2 和增强小鼠的体液免疫功能及巨噬细胞的吞噬功能,说明 FFP 可以促进小鼠脾细胞代谢活力,提高免疫功能。通过增强免疫抑制小鼠 T 淋巴细胞产生实验,结果发现 FFP 对因环磷酰胺所致的体液免疫功能受损小鼠亦有保护作用[18-19]。

(5)抗炎作用:通过对小鼠的扭体实验和热板测试实验[20],发现木蹄层孔菌子实体的甲醇提取物(每天给予 50mg/kg、100mg/kg)可以抗炎和抗伤害性疼痛。

【临床应用】

1. 治疗肿瘤　木蹄 13～16g。水煎服,日服 2 次具有治疗食道癌,胃癌,子宫癌的作用[21]。

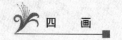

2. 治疗其他疾病　木蹄 9g,红石耳 12g,水煎服治疗小儿食积[21]。

参 考 文 献

[1] 国家中医药管理局《中华本草》编委会. 中华本草. 3 卷. 上海:上海科学技术出版社,1999:562.

[2] 刘菊香,贾建波. 木蹄层孔菌多糖分离纯化及其结构的初步鉴定. 食品科学,2009,30(24):112-113.

[3] 黄天姿,杜德尧,陈永强,等. 木蹄层孔菌子实体化学成分及对肿瘤细胞的抑制作用的研究. 菌物学报,2011:775-783.

[4] 李旭阳,包海鹰.木蹄层孔菌子实体提取物对 H22 荷瘤小鼠体内抗肿瘤活性的影响. 菌物研究,2013,11(3):202-206.

[5] 何晓义,沈先荣,刘琼,等. 木蹄复方体外抗肿瘤作用的实验研究. 中国实验方剂学杂志,2013,19(3):188-191.

[6] 何晓义,沈先荣,刘琼,等. 木蹄复方提取物体内抗肿瘤作用研究. 中国实验方剂学杂志,2013,19(15):170-173.

[7] 陆勇芹,周文明,王琦,等. 木蹄层孔菌化学成分及不同提取物体外抗肿瘤活性研究. 西北林学院学报,2007,22(4):131-134.

[8] 赵峰,刘培勋. 中药抗肿瘤及其转移机制研究进展. 中国中西医结合杂志,2007,27(2):178-181.

[9] 刘量,郑维,周守标. 木蹄层孔菌乙醇提取物体内抗肿瘤活性及其对荷瘤鼠免疫功能的影响. 徐州医学院学报,2007,27(8):497-500.

[10] MikamiYoichi, AokiMichiko, TmiMotomu, et al. Plant virucide and itsmanufacture with Fomes. Japan, Appl,1989,4(7):114.

[11] 陈伟,何颖,蒋定文,等. 木蹄复方水提物对小鼠化学性肝损伤的保护作用研究. 时珍国医国药,2013,24(3):605-607.

[12] 周桂宝,高慧灵,丁佩娥,等. 木蹄层孔菌多糖对免疫抑制小鼠免疫功能及细胞因子产生的影响. 广东药学院学报,2011,27(1):60-64.

[13] 姜丽,包海鹰. 木蹄层孔菌子实体提取物体外抑菌活性研究. 中国食用菌,2011,30(2):39-43.

[14] ParkYoung Mi,Kim In Tae,Park Hee Juhn,et al. Anti-inflammatory and anti-nociceptive effects of the methanol extract of Fomesfomentarius PharmaceuticalBulletin. Biol Pharm Bull,2004,27(10):1588-1593.

[15] 杜德尧,陈永强,等. 木蹄层孔菌石油醚组分的成分分析及抗肿瘤活性研究. 药物分析杂志,2011,31(2):261-265.

[16] 高慧灵,雷林生,余传林,等. 木蹄层孔菌多糖对小鼠免疫功能的影响. 南方医科大学学报,2009,29(3):458-461.

[17] 周桂保. 木蹄层孔菌多糖对免疫抑制小鼠免疫功能及细胞因子产生的影响. 广东药学院学报,2011,27(1):60-64.

[18] 张丽萍. 红缘层孔菌多糖的研究 I-FP1,FP2 分离与鉴定. 东北师范大学学报,1987(4):86-90.

[19] Smith A B. The chemistry treterpenes and related compounds. J O C,1985,50:1342-1347.

[20] Lee,Jeon,Sook. Effects of Fomesfomentarius supplementation on antioxidant enzyme activities bloodglucose and lipid profile in streptozotocin-induced diabetic ratsf. Nutrition Research,2005,25(2):187-195.

[21] 赵国平,戴慎,陈仁寿,等. 中药大辞典. 第 2 版. 上海:上海科学技术出版社. 2005:510.

35. 木 蝴 蝶

【来源】紫葳科植物木蝴蝶 *Oroxylum indicum* (L.) Vent 的干燥成熟种子、树皮[1]。

【性味与归经】苦、甘、凉。归肺、肝、胃经[1]。

【功能与主治】种子:清肺利咽,疏肝和胃,敛疮生肌。用于肺热咳嗽,喉痹,喑哑,肝胃气痛,疮疡久溃不敛,浸淫疮。树皮:清热利湿退黄,利咽消肿。主治传热性黄疸肝炎,咽喉肿痛[1]。

【化学成分】种子和树皮含脂肪油 20%,其中油酸占 80.4%。又含苯甲酸(benzoic acid)、白杨素(chrysin)、木蝴蝶苷(oroxin)A、B,黄芩苷元(baicalein)、特土苷(tetuin)、5-羟基-6,7-二甲氧基黄酮(5-hydroxy-6,7-dimethoxyflavone)、木蝴蝶素(oroxylin)A,5,6-二羟基-7-甲氧基黄酮(5,6-dihydroxy-7-methoxyflavone)、粗毛豚草素(hispidulin)、芹菜素(apigenin)、高山黄芩素(scutellarein)、白杨素-7-O-β-D-葡萄糖苷(chrysin-7-O-β-D-glucopyranoside)、白杨素-7-O-β-D-葡萄糖醛酸苷(chrysin-7-O-β-D-glucuronide)、白杨素-7-O-β-龙胆二糖苷(chrysin-7-O-β-gentiobioside)、黄芩苷(baicalin)、高山黄芩苷(scutellarin)、木蝴蝶啶(oroxindin)、黄芩素-7-O-β-D-葡萄糖醛酸苷(wogonin-7-O-β-D-glucuronide)、白杨素-7-O-双葡萄糖苷(chrysin-7-O-diglucoside)、白杨素-7-O-β-吡喃半乳糖醛酸苷(chrysin-7-O-β-galactopyranuronoside)、羽扇豆(lupeol)、2α,3β-二羟基羽扇豆醇(2α,3β-dihydroxyllupeol)、豆甾醇(stigmasterol)[2]。

【药理作用】

1. 抗肿瘤作用

(1)白杨素的抗肿瘤作用:白杨素具有抗肿瘤细胞增殖作用,白杨素能抑制人肺癌 A-549 细胞系,鼠源性淋巴细胞性白血病 P-388 细胞系,人急性髓性白血病 HL-60 细胞系,人胃癌 SGC-7901 细胞系,人结肠癌 HT-29 细胞系,人白血病 U-937 细胞系肿瘤细胞的增殖和生长,且有剂量和时间依赖性。在人宫颈癌 HeLa 细胞中,白杨素能抑制 PCNA 的活性,影响癌细胞的 DNA 合成,进而抑制人宫颈癌 HeLa 细胞的增殖,并与时间和剂量呈正相关[2-3]。白杨素在非常低的浓度,即可产生细胞毒性和 DNA 合成的抑制作用。白杨素的细胞毒作用可能部分是由于其过氧化酶代谢,阻断 HEK-293 细胞 TNF-α 诱导的 IL-8 启动子活性和基因表达[3-4]。

逆转肿瘤细胞多药耐药作用:乳腺癌耐药蛋白 BCRP 是最近确定的一种 ATP-结合盒式转运蛋白,对癌症药物分布和多药耐药的发展很重要。黄酮类化合物白杨素是一种有效的 BCRP 抑制剂,可抑制 MCF-7/MX-100 细胞系中 BCRP 介导的托泊替康转运;明显抑制人 BCRP 和小鼠 Bcrp1 介导的呋喃妥因转运[5-7]。

白杨素具有抗基因突变作用,白杨素能诱导人肝癌 HepG-2 细胞和人直肠癌细胞系 Caco-2 细胞尿苷酸二磷酸-葡萄糖醛酸转移酶(UGTs)的表达,抑制致癌物质 PhIP(2-氨基-1-甲基-6-苯唑吡啶)诱导基因突变而发挥抗基因突变作用。较高剂量白杨素导致 HepG-2 细胞的遗传毒性效应。白杨素利用 Ah 受体通过 MAP 激酶信号传导通路与其他因子结合,最大限度地诱导 UGT1A1 表达。然而,转基因表达人类 UGT1 基因的小鼠口服白杨素无法在小肠和肝脏诱导 UGT1A1 的表达。另外,研究表明,在大鼠和人肝细胞的原代培养中,白杨素的 B 环(苯基)对 UGT1A1 的生物活性起决定作用[8-13]。

(2)黄芩苷元的抗肿瘤作用:黄芩苷元可抑制 12-脂氧合酶过度表达,下调 Bcl-2/Bax 比例,促进细胞色素 C 的释放,活化 Caspase-3 和聚 ADP 核糖聚合酶断裂,从而促进该细胞凋亡。通过下调 ERK 和 P13K 信号转导途径诱导人表皮样癌细胞凋亡[14]。另外,黄芩苷元能选择性抑制人白血病 K562 细胞生长且呈浓度依赖关系,并能诱导细胞凋亡,细胞增殖被阻滞于 S 期;同时细胞 Fas 和 Caspase-3 蛋白表达增高,而 Bcl-2 蛋白表达不变。提示黄芩苷元能激活 Caspase-3 蛋白表达,诱导人白血病 K562 细胞凋亡且呈时效量效关系,此作用与 Fas 蛋

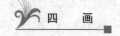

白表达上调有关，与Bcl-2蛋白表达无关[26]。

2. 其他作用

(1)对心血管系统的影响：黄芩苷元能清除羟自由基、烷自由基，对心肌缺血再灌注损伤(myocardial ischemia/reperfusion injury，MI/RI)有保护作用。对缺血损伤心肌的研究发现，黄芩苷元可显著降低不同时间点冠脉结扎大鼠S点位移，减轻梗死心肌重量，对冠脉结扎所致大鼠急性心肌缺血损伤具有良好的保护作用。对血管的作用则表现在以下几个方面：①氧自由基清除作用和黄嘌呤氧化酶的抑制作用，从而提高血管内皮的功能；②抗增殖和有丝分裂作用：黄芩苷元可特异性抑制血管平滑肌内皮细胞质的磷脂酶A_2代谢，来抑制血管内皮平滑肌细胞的增殖、移行和分化，是一种强大的血管生成抑制剂；③降低血压作用：黄芩苷元降低了肾性高血压，在体内降低血压的作用可能部分归功于脂氧合酶的抑制作用，使花生四烯酸生成的缩血管物质的生物合成减少；④抗凝和抗血栓形成作用；⑤双重调节血管平滑肌作用：最新研究表明，黄芩苷元通过抑制内皮NO的合成和释放，对离体大鼠肠系膜动脉起收缩作用，并抑制内皮依赖性的舒张；通过抑制蛋白激酶C介导的收缩机制起舒张作用。黄芩苷元的这些作用有可能成为治疗动脉粥样硬化等心血管病变的药物[15]。抑制血小板聚集作用：黄芩苷元大于浓度1.0mmol/L时，可抑制胶原诱导的大鼠血小板聚集，对花生四烯酸诱导的血小板聚集有抑制作用；对凝血酶诱导的纤维蛋白原转化为纤维蛋白有抑制作用；灌胃给药20mg/kg，对内毒素诱导的大鼠弥散性血管内凝血有改善作用，可防止血小板及纤维蛋白含量的降低[16]。

(2)抗病原微生物作用

1)抗菌作用：黄芩苷元有显著的抗菌作用。黄芩苷元能抑制铜绿假单胞菌和白念珠菌生物膜的形成，降低细胞表面疏水性，从而抑制铜绿假单胞菌和白念珠菌感染[17-18]。与氟康唑联合应用对从临床中分离出来的大多数抗氟康唑白念珠菌具有很好的抗菌活性，该活性大于单独使用氟康唑或黄芩苷元。应用黄芩苷元处理酵母细胞可减少若丹明的排出，表明黄芩苷元能抑制酵母细胞的泵流出。提示氟康唑和黄芩苷元协同作用能克服酵母菌的抗药性，联合应用抗真菌感染效果更好[19]。

2)抗病毒作用：研究表明，黄芩苷元具有很强的抗病毒作用。抗病毒作用机制为：黄芩苷元不能直接灭活细胞病毒，而是通过阻断表皮生长因子酪氨酸激酶活性以及细胞病毒的核转位，降低早期和晚期细胞病毒蛋白水平以及病毒DNA的合成，实现抗病毒作用。黄芩苷元可能通过调节固有抗病毒免疫系统发挥抗病毒作用[20]。可能将会成为一种潜在的抗病毒制剂[21]。

(3)对眼的影响：木蝴蝶对大鼠半乳糖性白内障有治疗作用，木蝴蝶水煎剂在预防实验中，大鼠半乳糖性白内障晶状体中，总脂类的含量明显降低，脂类过氧化水平明显升高。木蝴蝶水煎剂在预防及治疗实验中对脂类过氧化具抑制作用[26]。

(4)白杨素有一定的抗菌、抗炎和抗血栓形成作用：黄芩苷元体外可明显抑制淋巴细胞增殖及IL-1β合成，还可抑制大鼠佐剂性关节炎、甲醛诱导的大鼠足肿胀及醋酸诱导的腹腔渗血[22]。黄芩苷元可抑制LPS诱导腹腔巨噬细胞PGE_2合成、COX-2酶活性及COX-2蛋白表达；抑制ConA诱导的小鼠脾淋巴细胞P38蛋白磷酸化；并可抑制角叉菜胶诱导的大鼠足肿胀及醋酸诱导的小鼠扭体反应。因此，黄芩苷元抗炎机制可能是通过抑制淋巴细胞功能、炎症介质而发挥抗炎作用[23]。

【药代动力学研究】大鼠灌服黄芩苷元，原形药物及其主要代谢物在大鼠体内分布在

20～40分钟及10小时呈现双峰现象,与血药浓度曲线规律一致。给药20分钟后肾组织中代谢物浓度显著高于原形药物,胃、肝及肠中原形药物浓度高于代谢物,肺中两者接近。即黄芩苷元在大鼠体内吸收迅速,20～40分钟迅速分布至各主要脏器,并发生生物转化[18]。

【临床应用】 治疗其他疾病:

1. 治疗肝炎　黄芩苷元胶囊,每粒0.25g,每次2粒,日服3次,儿童酌减,用于治疗急性传染性肝炎27例,半个月后,谷丙转氨酶降至正常者占7.91%。黄芩苷元针剂每日肌内注射2ml(含黄芩苷元40mg),1个月为1疗程,治疗急性无黄疸型肝炎13例,基本治愈4例,显效1例,有效6例。另外配合胎盘组织液每天肌内注射2ml,有腹水者配合利尿剂,治疗迁延性肝炎7例,基本治愈4例,显效1例,有效2例。治疗慢性肝炎47例,基本治愈13例,显效6例,有效14例[1]。

2. 治疗肾炎、肾盂肾炎　黄芩苷元注射液每次肌内注射100～200mg,每日2次。治疗急性肾炎11例,治愈6例,好转5例;肾盂肾炎9例,治愈、好转各4例[1]。

3. 治疗咳嗽　木蝴蝶,小儿每日5～12g,成人每日12～20g。水煎,顿服或分次服用。治疗咳嗽85例,显效52例,有效29例,无效4例[24]。

4. 治疗胃、十二指肠球部溃疡　用木蝴蝶、蒲黄、五灵脂、乌贼骨水煎服,实验37例,总有效率达97%[24]。

5. 用木蝴蝶、黑木耳为主药治疗多种精神、神经性疾病,疗效满意[24]。

6. 以木蝴蝶为主,随证加味,分别配伍天花粉、金银花、苏子、竹茹等药,治疗不同证型的慢性咽炎36例,总有效率为80.56%[24]。

7. 治疗癔球(梅核气)　木蝴蝶3g,桔梗2g,生甘草1g,开水泡饮,每日一剂,分早、中、晚三次饮用,或增至4～6次亦可。用于100例患者,饮用5剂后症状消失者55例,10剂后症状消失者28例,15剂后症状消失者17例。其中30例复发,再次饮用,仍然有效[25]。

【不良反应】 黄芩苷元注射给药个别患者出现胃部不适与腹泻,未见其他明显不良反应[26]。

参考文献

[1] 国家药典委员会. 中华人民共和国药典. 一部. 北京:中国医药科技出版社,2010:60.

[2] 张昌壮,金银花,佟亚楠,等. 木蝴蝶化学成分研究. 天然药物与研发,2013,25,628-630.

[3] Zhang T,Chen X,Qu L,et al. Chrysin and its phosphate ester inhibit cell proliferation and induce apopt os-is in Hela cells. Bioorg Med Chem,2004,12(23):6097-6105.

[4] Tsuji PA,Winn RN,Walle T. Accumulation and metabolism of the anticancer flavonoid 5,7-dimethoxyfla-vone compared to its unmethylated analog chrysin in the Atlantic killifish. Chem Biol Interact. ,2006,164(1-2):85-92.

[5] Lee S,Kim YJ,Kwon S,et al. Inhibitory effects of flavonoids on TNF-alpha-induced IL-8 gene expression in HEK 293 cells. BMB Rep,2009,42(5):265-270.

[6] Zhang S,Wang X,Sagawa K,et al. Flavonoids chrysin and benzoflavone,potent breast cancer resistance protein inhibitors,have no significant effect on topotecan pharmacokinetics in rats or mdr1a/1b(−/−) mice. Drug Metab Dispos,2005,33(3):341-348.

[7] Wang X,Morris ME. Effects of the flavonoid chrysin on nitrofurantoin pharmacokinetics in rats:potential involvement of ABCG2. Drug Metab Dispos,2007,35(2):268-274.

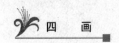

[8] Wang H W,Lin C P,Chiu J H,et al. Reversal of inflammation-associated dihydrodiol dehydrogenases (AKR1C1 and AKR1C2)overexpression and drug resistance in nonsmall cell lung cancer cells by wogonin and chrysin. Int J Cancer,2007,120(9):2019-2027.

[9] Uhl M,Ecker S,Kassie F,et al. Effect of chrysin,a flavonoid compound,on the mutagenic activity of 2-a-mino-1-methyl-6-phenylimidazo[4,5-b]pyridine(PhIP)and benzo(a)pyrene(B(a)P)in bacterial and human hepatoma(HepG2)cells. Arch toxicol,2003,77(8):477-484.

[10] Walle T,Otake Y,Galijatovic A,et al. Induction of UDP-glucuronosyltransferase UGT1A1 by the flavonoid chrysin in the human hepatoma cell line hep G2. Drug Metab Dispos,2000,28(9):1077-1082.

[11] Galijatovic A,Walle UK,Walle T,et al. Induction of UDP-glucuronosyltransferase by the flavonoids chrysin and quercetin in Caco-2 cells. Pharm Res. ,2000,17(1):21-26.

[12] Bonzo JA,Bélanger A,Tukey RH. The role of chrysin and the ah receptor in induction of the human UGT1A1 gene in vitro and in transgenic UGT1 mice. Hepatology,2007,45(2):349-360.

[13] Chlouchi A,Girard C,Bonet A,et al. Effect of chrysin and natural coumarins on UGT1A1 and 1A6 activities in rat and human hepatocytes in primary culture. Planta Med,2007,73(8):742-747.

[14] Aqarwal S,Achari C,Pravee D,et al. Inhibition of 12-LOX and COX-2 reduces the proliferation of human epidermoid carcinoma cells(A431)by modulating the ERK and P12K-Akt signaling pathways. Exp Dermatol,2009,18(11):939-946.

[15] 许文杰,丁启龙. 黄芩素的药理学研究进展. 江苏药学与临床研究,2006,14(2):103-106.

[16] 柳文媛,徐维露,李萍,等. LC-MS/MS法研究黄芩素及其主要代谢物在大鼠体内的组织分布与排泄. 中国药科大学学报,2009,40(04):348-352.

[17] Zeng Z,Qian L,Cao L,et al. Virtual screening for novel quorum sensing inhibitors to eradicate biofilm formation of Pseudomonas aeruginosa. Appl Microbiol,2008,79(1):119-126.

[18] Cao Y,Dai B,Wang Y,et al. In vitro activity of baicalein against Candida albicans biofilms. Int J Antimicrob Agents,2008,32(1):73-77.

[19] Huang S,Cao YY,Dai BD,et al. In vitro synergism of fluconazole and baicalein against clinical isolates of Candida albicans resistant to fluconazole. Biol. Pharm. Bull,2008,31(12):2234-2236.

[20] 高燕,顾振纶,蒋小岗,等. 黄芩素药理学研究新进展. 时珍国医国药,2010,21(7):1765-1767.

[21] 吴修华,刘摇妮,杨摇丽,等. 黄芩素体内抗甲型流感病毒作用的研究. 广州中医药大学学报,2009,26(2):157-158.

[22] 朱伟,孙红光,朱迅. 黄芩有效成分SBM对炎症模型及免疫功能的影响. 中国药理学通报,2008,24(8):701-704.

[23] 朱伟,孙红光,朱迅. 黄芩苷元对炎症反应的影响. 中国药理学通报,2009,25(2):194-197.

[24] 国家中医药管理局《中华本草》编委会. 中华本草. 3卷. 上海:上海科学技术出版社,1999:429-431.

[25] 宋立人,洪恂,丁绪亮,等. 现代中药大辞典,北京:人民卫生出版社,2001:347-349.

[26] 季宇彬. 中药有效成分药理与应用. 北京:人民卫生出版社,2010:334.

36. 木 鳖 子

【来源】葫芦科植物木鳖 *Momordica cochin*(lour.)spreng. 的干燥成熟种子[1]。

【性味与归经】苦、微甘,凉;归肝、脾、胃经;有毒[1]。

【功能与主治】散结消肿,攻毒疗疮,解毒,追风止痛。用于疮疡肿毒,瘰疬,痔瘘,干癣,秃疮,癣疮,粉刺,乳腺炎,淋巴结结核,痢疾,风湿痹痛,筋脉拘挛,牙龈肿痛[1]。

【化学成分】含木鳖子皂苷(momordica)Ⅰ及Ⅱ,它们分别是棉根皂苷元(gypsogenin)和皂皮酸(quillaic acid)的 3-O-β-D-吡喃半乳糖基(1→2)-[α-L-吡喃鼠李糖基(1→3)]-β-D-吡喃葡萄糖酸基-28-O-β-D-吡喃木糖基(1→2)-β-D 吡喃葡萄糖基(1→3)-[β-D-吡喃木糖基(1→4)]-α-L-吡喃鼠李糖基(1→2)-β-D-吡喃岩藻糖苷{3-O-β-D-galactopyranosyl(1→2)-[α-L-rhamnopyranosyl(1→3)]-β-D-glucuronopyranosido-28-O-β-D-xylopyranosyl(1→2)-β-D-glucopyranosyl(1→3)-[β-D-xylopyranos-yl(1→4)]-α-L-rhamnopyranosyl(1→2)-β-D-fucopyranoside},在植物体内以羧酸盐形式存在。还含 α-菠菜甾醇(α-spinasterol),木鳖子酸(momordic acid),海藻糖(mycose),α-桐酸(α-eleostearic acid),齐墩果酸(oleanolic acid),甾醇(sterol),脂肪油等。又含木鳖糖蛋白(mo-morcochin)S,木鳖子素(cochinchinin),属核糖体失活蛋白质[1]。正二十七烷(heptacosane)、熊果酸(ursolic acid)、18-三十五酮(18-pentatriacontanone)、豆甾-4-烯-3β,6α-二醇、硬脂酸(stearic acid)[2]。

【药理作用】

1. 抗肿瘤作用

(1)木鳖子素抗肿瘤作用:木鳖子素经鉴定为单链核糖体失活蛋白(ribosome inactivating protein,RIP-Ⅰ),用兔网组织细胞裂解液测定其对无细胞系统蛋白质合成的抑制活性,ID$_{50}$为 30mg/ml。RIP 的细胞毒性作用机制在于其 N-糖苷酶可以使核糖体上的 28S 核糖体核糖核酸(rRNA)第 4324 位腺嘌呤糖苷键水解断裂,导致 60S 亚基失活,从而使蛋白质合成不可逆地受到抑制,表现出抗癌活性[3]。

(2)木鳖子皂苷抗肿瘤作用:用喷雾多极串联质谱测定了木鳖子皂苷的相对分子质量,并通过 3 种不同方式的多极串联质谱方法,结合苷部分醇解产物和苷元的质谱,证实了木鳖子皂苷为五环三萜齐墩果烷型(olean-type)的双糖链三萜皂苷[4]。木鳖子皂苷体外对艾氏腹水癌细胞有细胞毒作用,体内对小鼠及肝实体癌有抑制作用[5]。

(3)有效部位的抗肿瘤作用:木鳖子醇提物(CMSEE)对黑色素瘤 B16 细胞增殖的影响,CMSEE(10～100mg/L)明显抑制 B16 细胞的增殖,呈质量浓度和时间依赖性。10～40mg/L CMSEE 处理后,B16 细胞呈现典型的细胞分化形态,细胞周期阻滞于 G_0/G_1 期,黑色素产生和酪氨酸酶活性增加,C-myc 基因表达下调,$p38$ 和 Tyr 基因表达上调;100mg/L CMSEE 处理后的 B16 细胞呈现凋亡形态变化,凋亡率达 37.2%±3.29%,黑色素生成减少,酪氨酸酶活性降低。因此,CMSEE 体外对 B16 细胞增殖有明显的抑制作用,其机制与其低剂量诱导分化和高剂量诱导凋亡有关[6]。木鳖子醇提物对小鼠黑色素瘤细胞 B16 及其荷瘤小鼠移植瘤侵袭转移的影响,CMSEE(20～30μg/ml)可明显抑制 B16 细胞的侵袭和转移能力,可使 B16 细胞划痕的直径明显变宽,穿过 Transwell 小室膜的细胞数显著减少,并呈浓度依赖性;CMSEE(20～30μg/ml)可明显下调 B16 细胞中 MMP-2、MMP-9 mRNA 及蛋白的表达,并有浓度依赖性;而 CMSEE 对 B16 细胞中 TIMP-1 和 TIMP-2 蛋白的表达无明显影响。CMSEE 可有效抑制小鼠体内黑色素瘤的侵袭和转移。因此,CMSEE 在体内外均能明显抑制小鼠 B16 细胞的侵袭和转移能力,其作用机制可能与其抑制 MMP-2 和 MMP-9 的表达有关[7]。

2. 其他药理作用

(1)对内脏系统的影响

1)对心血管系统的影响:大鼠静脉注射木鳖子皂苷,血压下降,呼吸短暂兴奋,心搏加快。注射于犬股动脉,可暂时增加后肢血流量,其作用强度约为罂粟碱的 1/8,对离体蛙心则呈抑制作用[8]。

2)对消化系统的影响:对肠管的作用,木鳖子皂苷对离体兔十二指肠呈抑制作用,而对豚鼠回肠则能加强乙酰胆碱的作用,拮抗罂粟碱的作用,高浓度时引起不可逆性收缩[8]。

(2)抗病原微生物作用

1)抗病毒作用:抗病毒作用在单磷酸阿糖腺苷交联物及植物毒素蛋白抗乙型肝炎病毒的体外研究中表明,木鳖子素 $5\sim40$mg/ml 有轻度到明显抗病毒作用,对 HBsAg 或 HBeAg 的治疗指数分别达到 2.6 和 5.9,有望研制成抗乙肝病毒的靶向药物[9]。

2)抗真菌作用:对木鳖子制霜前后的抑菌作用进行比较,结果显示木鳖子药材及霜的水提取物对白念珠菌生长有显著抑制作用,对金黄色葡萄球菌的生长也具有一定的抑制作用,而对大肠杆菌和铜绿假单胞菌抑制作用不明显,表明木鳖子水提物对真菌有较强的生长抑制作用[10]。

(3)抗炎作用:大鼠口服或皮下注射木鳖子皂苷,能显著抑制角叉菜胶引起的足踝水肿[8]。

3. 毒性作用

(1)单体成分的毒性作用

1)糖蛋白的毒性作用:从木鳖子种子中分离纯化得到一种核糖体失活蛋白质,是一种糖蛋白,相对分子质量约 30 000,为木鳖糖蛋白-S,被认为是木鳖子根中所含的木鳖糖蛋白的异构体。木鳖糖蛋白-S 可抑制家兔网状细胞溶解产物的蛋白质合成,也能抑制离体的核糖体苯丙氨酸的聚合。木鳖糖蛋白-S 与人浆液细胞的单克隆抗体连接形成的免疫毒素对靶细胞有选择性细胞毒作用[11]。

2)木鳖子皂苷的毒性作用:对兔红细胞有溶血作用[12]。小鼠静脉注射木鳖子皂苷,其 LD_{50} 为 32.35mg/kg,腹腔注射 LD_{50} 为 37.34mg/kg,中毒动物安静、衰竭死亡[13]。木鳖子中的核糖体失活蛋白 mo-morcochin 可以抑制蛋白质合成,并能抑制组织液中 HIV-I(I 型艾滋病病毒)的复制。将其接至单克隆抗体 8A 上,对抗人体血浆细胞,结果产生的免疫毒素可以对靶细胞选择性产生毒性。另一种单链核糖体失活蛋白为木鳖子素(cochinchinin),亦有着很强的细胞毒性,能较强烈地抑制兔网织细胞裂解液蛋白质合成,ID_{50} 为 30ng/ml。对小鼠 Thyl.1 阳性细胞蛋白质合成的抑制作用更强,ID_{50} 为 3ng/ml。对小鼠腹腔注射 LD_{50} 为 16mg/kg[14]。

(2)总成分的毒性作用:各给药组小鼠在给药后,均表现为自主活动减少、静卧不动、精神萎靡等症状,给药后约 2 小时各组小鼠相继出现中毒死亡,大剂量给药的小鼠死前抽搐剧烈,心率异常变快,极度痛苦;小剂量给药死亡的小鼠,死前未见剧烈挣扎等症状。死亡动物解剖,肉眼观察未见心、肝、肺、肾、脾等重要器官出血、坏死等异常表现。按一周内累计死亡率计,采用 Bliss 法计算小鼠灌胃木鳖子总皂苷的 LD_{50} 及 LD_{50} 的 95% 可信限得出结论,急性毒性试验结果表明小鼠灌胃给予木鳖子总皂苷的 LD_{50} 达 1.490g/kg[15]。

(3)有效部位的抗毒性作用:乙醇—水浸出液和乙醇浸出液试验于狗、猫、兔等麻醉动物,有降压作用,但毒性较大,无论静脉或肌肉注射,动物均于数日内死亡[13]。大鼠静脉注射木鳖子皂苷,血压暂时下降,呼吸短促,兴奋,心搏加快[16]。

静脉或肌肉注射,动物均于数日内死亡。小鼠静脉注射木鳖子皂苷 LD_{50} 为 32.35mg/ml,腹腔注射则为 37.34mg/ml[17]。有人认为木鳖子的毒性成分是木鳖子皂苷[18]。木鳖子水煎剂长期给药可以造成大鼠肝脏、肾脏损伤,血中 ALT 及胆红素(bilirubin,BIL)含量显著升高,血糖下降[19,20]。

【临床应用】治疗其他疾病:

1. 治疗面神经麻痹 取木鳖子 10 枚,去壳,捣烂,加适量蜂蜜或陈醋成泥糊状为药。外敷于病人面部麻痹一侧,每日 2 次,病情较重者,加用蜈蚣(去头尾)一条,同捣如泥。10 天为一疗程。治疗面部麻痹 19 例,治愈 14 例,无效 5 例[1]。

2. 治疗脱肛 木鳖子 15g,研极细末备用。先用升麻、乌梅、枳壳各 30g 煎水洗患处,送入复位,躺 30 分钟即可。治疗 44 例,有效率达 90.9%,且多能获痊愈,对青少年患者治愈率高[1]。

3. 治疗神经性皮炎 木鳖子一个,升汞 3g,甘油 10ml。将木鳖子研碎,放入适量的 75% 乙醇浸 48~72 小时后过滤,加入升汞和甘油,最后加 75% 乙醇至 100ml。用小毛笔蘸药液涂擦,每日 2~3 次。治疗 20 余例,效果明显[1]。

4. 治疗乳腺增生 本组共 108 例,女性,年龄 24~52 岁,平均 36.6 岁。病程最长者 2 年以上,最短者为 3 个月。给予逍遥散合小金丸加减,组方:柴胡、当归、赤芍、白术、茯苓、薄荷、木鳖子(去壳去油)、乳香(制)、没药(制)、五灵脂(醋炒)、当归(酒炒)、地龙。痊愈 74 例(乳房肿块及胀痛消失),好转 28 例(乳房肿块缩小,胀痛减轻或消失),无效 6 例(乳房肿块及胀痛无变化),总有效率 94.4%[21]。

5. 治疗肺癌水肿 不同程度重用木鳖子配以扶正、化痰、散结、解毒、利水消肿的黄芪、熟地黄、女贞子、五味子、附片、桂枝、蜈蚣、全蝎、土鳖、穿山甲、川芎、当归、地龙、白英、龙葵、夏枯草、车前草、车前子、猪苓、茯苓、生大黄等药物水煎内服治疗。结果水肿症状消失,各种症状缓解,病情基本稳定,无明显不良反应[22]。

6. 治疗附件小囊肿 68 例临床病例,全部病例均用自拟消癥汤,随症加减。方药:橘核 30g、荔枝核 30g、三棱 20g、莪术 20g、川芎 12g、当归 12g、桃仁 15g、冬葵子 30g、冬瓜仁 30g、王不留行 30g、皂角刺 15g、木鳖子 6g、重楼 20g、生牡蛎 30g、夏枯草 25g。卵巢囊肿、痰湿瘀结证型加白术 15g、茯苓 15g,盆腔炎性囊肿、湿热瘀阻证型加红藤 30g、败酱草 30g。2 日 1 剂,服用剂数由囊肿大小决定,最大直径 2.0cm 的囊肿给服中药 10 剂,囊肿每增大 1.0cm 加服中药 5 剂,最多不超过 30 剂。疗程结束复查 B 超。经 1 个疗程后,治愈 58 例(85.3%),显效 8 例(11.8%),无效 2 例(2.9%);总有效率 97.1%[23]。

【不良反应】

1. 不同含油量木鳖子霜的不良反应 木鳖子毒性随着含油量的增大呈现降低趋势,木鳖子在 20% 含油量时抗炎、镇痛等药效学作用最为明显,对免疫器官的抑制作用最小,对小鼠一般状况和体重影响最小[25]。观察含超量木鳖子(8~12g)汤剂的毒副反应,评价其用药安全性。选择 50 例辨证论治处方中有超量(8~12g)木鳖子的肿瘤患者,采集病史,系统查体,检测血常规、肝肾功、尿常规、心电图等项,比较用药前后临床症状及实验室指标的变化。结果表明,木鳖子入汤剂内服治疗后,与用药前比较,丙氨酸氨基转移酶明显升高,差异有统计学意义($P < 0.05$),但其数值仍在正常范围,推测木鳖子可能有轻度肝损害作用,其余各项症状及检测结果与用药前比较差异均无统计学意义($P > 0.05$);仅个别患者出现恶心呕吐、腹泻、口唇麻木、头痛等不良反应。证明 8~12g 木鳖子入汤剂基本安全,长期应用注意检测肝功能[11]。

2. 小金丸的不良反应 由麝香、木鳖子(去壳去油)、制草乌、枫香脂、乳香(制)、没药(制)、五灵脂(醋炒)、当归(酒炒)、地龙及香墨 10 味中药制备而成。45 例临床报告均为皮肤及其附件的不良反应,表现为全身或躯干、四肢散在皮疹或丘疹,其中两例为荨麻疹,三例为多形红斑型皮疹,多数伴有瘙痒。45 例报告中,35 例患者(77.8%)在服药后 0~3 天内出现皮疹,4 例患者(8.9%)出现在服药后的 4~7 天,6 例患者(13.3%)在服药后的 8~12 天出现皮疹[24]。

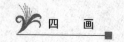
参考文献

[1] 国家药典委员会. 中华人民共和国药典. 一部. 北京：中国医药科技出版社，2010：60-61.

[2] 刘涛，石军飞，吴晓忠. 蒙药木鳖子的化学成分研究. 内蒙古医学院学报，2010，32(4)：390-393.

[3] 陈执中. 核糖体失活蛋白的研究应用进展. 中国民族民间医药杂，2007(4)：187-190.

[4] 郭明全，宋凤瑞，商慧娟，等. 电喷雾多极串联质谱快速鉴定木鳖子皂苷. 质谱学报，2002，23(3)：136-140.

[5] 陈执中. 木鳖子大黄甘草及其复方制剂抗癌研究应用进展. 中国民族民间医药杂志，2007，(2)：63-66.

[6] 赵连梅，韩丽娜，商晓辉，等. 木鳖子醇提物对黑素瘤 B16 细胞增殖的抑制及其可能机制. 中国肿瘤生物治疗杂志，2012，17(1)：13-18.

[7] 韩丽娜，赵连梅，胡彩霞，等. 木鳖子醇提物抑制小鼠黑素瘤 B16 细胞体内外侵袭转移的实验研究. 肿瘤，2010，30(12)：451-453.

[8] 杨仓良. 毒药本草. 北京：北京中国中医药出版社，1998：1037.

[9] 杨生，黄继强，梁勇，等. 单磷酸阿糖腺苷交联物及植物毒素蛋白抗乙型肝炎病毒的体外研究. 解放军医学杂志，1995，20(3)：196.

[10] 路俊仙，孟蔚，张才波，等. 木鳖子制霜前后的体外抑菌作用研究. 现代中药研究与实践，2009，22(6)：33-35.

[11] 王皓，富琦，王笑民. 含超量木鳖子汤剂毒副反应分析. 方药经纬，2011，30(12)：942-944.

[12] 宋立人，洪恂，定绪亮，等. 现代中药大辞典. 北京：北京人民出版社，2001：349-351.

[13] 中国医学科学院. 1956 年论文报告会论文摘要，1956，(11)：70.

[14] 郑硕，李格娥，颜松民. 木鳖子素的纯化和性质研究. 生物化学与生物物理学报，1992，24(3)：311.

[15] 汪斌，程德怀，黄带，等. 木鳖子中总皂苷的提取分离工艺及其急性毒性的研究. 安徽医药，2011，15(2)：147-149.

[16] 阐连娣，胡全，巢志茂，等. 木鳖子脂肪油不皂化物质的化学成分研究. 中国中药杂志，2006，31(17)：1441-1444.

[17] 于智敏，王克林. 常用有毒中药的毒性分析与配伍宜忌. 北京：北京科学技术文献出版社，2005：202.

[18] 松田久司. 皂甙类功能的开发. 齐墩果酸糖甙的胃粘膜保护作用(日). 国外医学·中医中药分册，1999，21(4)：56.

[19] 向丽华，陈燕萍，张智，等. 24 味有毒中药长期毒性实验对大鼠脏器指数的影响. 中国中医基础医学杂志，2006，12(1)：47.

[20] 张智，闪增郁，向丽华，等. 24 味有毒中药长期给药对大鼠血液生化学指标的影响. 中国中医基础医学杂志，2005，11(12)：918-919.

[21] 李建民. 逍遥散合小金丸加减治疗乳腺增生病 108 例疗效总结. 内蒙古中医药，2013，(22)：20-21.

[22] 王丽，曾云. 重用木鳖子治疗 5 例肺癌浮肿病人的临床观察与体会. 微量元素与健康研究，2013，30(4)：31.

[23] 石菜叶. 自拟消癥汤治疗附件小囊肿 68 例疗效观察. 云南大理州中医医院，2010，17(7)：37.

[24] 张征，张佳丽. 小金丸及小金胶囊致 45 例不良反应分析. 中国药物警戒，2012，9(4)：242-244.

[25] 孙付军，路俊仙，崔璐，等. 不同含油量木鳖子霜毒效关系研究. 辽宁中医杂志，2010，37(5)：946-948.

37. 五 加 皮

【来源】五加科植物细柱五加 *Acanthopanax gracilistulus* W. W. Smith 的干燥根皮[1]，药材名称为"五加皮"或"南五加皮"[2]。

【性味与归经】辛、苦,温。归肝、肾经。

【功能与主治】五加皮:祛风除湿,补益肝脾,强筋壮骨,利水消肿。用于风湿痹病,筋骨痿软,小儿行迟,体虚乏力,水肿,脚气。

【化学成分】五加皮:根皮含丁香苷(syringin),刺五加苷(eleutheroside)B_1,d-芝麻素(d-sesamin),16-羟基-(一)-贝壳松-19-酸[16-hydroxy-(一)-kauran-19-oic acid],左旋对映贝壳松烯酸(ent-kaur-16-en-19-oic acid),β-谷甾醇(β-sitosterol),β-谷甾醇葡萄糖苷(β-sitosterol glucoside),硬脂酸(stearic acid),棕榈酸(palmitic acid),亚麻酸(linolenic acid)及维生素 A、B_1 等。还含有挥发油,内有 4-甲基水杨醛(4-methyl salicylaldehyde),马鞭草烯酮(verbenone),反-马鞭草烯醇(trans-verbenol),邻苯二甲酸丁基异丁基酯(butyl-isobutyl phthalate)等成分[3]。

【药理作用】

1. 抗肿瘤作用　五加皮的抗肿瘤作用:体外实验证明,经五加皮提取物灌胃后,实验组动物的一般情况改善,肿瘤结节明显小于对照组,生存期也明显延长。说明五加皮提取物在体内也同样具有抗肿瘤作用,既能延长荷瘤小鼠的生存期,又能提高其生存质量。体内实验证明,五加皮提取液与阳性对照羟基喜树碱一样对白血病细胞株 MT-2 的增殖有较强的抑制作用,并有较好的浓度依赖性,而且,经稀释的五加皮提取液(终浓度为 2mg/ml)仍对 MT-2 的增殖有明显的抑制作用[4]。五加皮多糖对 HeLa 细胞的体外抑制肿瘤[5]实验结果显示,五加皮多糖对肿瘤细胞株 HeLa 细胞有较强的抑制作用,而且有较好的时间依赖关系。HeLa 细胞经不同浓度五加皮多糖处理 48 小时后,仅第 5 组可见断裂 DNA 片段,表明经一定量五加皮多糖处理后 HeLa 细胞可出现 DNA 梯状条带(DNA ladder)。说明五加皮多糖能诱导明显的细胞凋亡[6,7]。经细胞周期测定结果显示,未经五加皮多糖处理的 HeLa 细胞,经 48 小时培养 G_0/G_1 期细胞占 27.75%。S 和 G_2/M 期细胞分别占 63.21% 和 9.04%。经五加皮多糖处理的 HeLa 细胞 G_0/G_1 期细胞增加至 31.85%,而 S 和 G_2/M 期细胞分别降至 42.00% 和 6.17%,凋亡率增加到 19.98%。提示五加皮多糖可以抑制细胞 DNA 合成和细胞分裂,诱导细胞凋亡,从而抑制细胞的增殖。

将五加皮 Age 蛋白与单核细胞共同培养后,培养上清中的 TNF-A 含量明显增加,与对照组相比有非常显著性意义,而且有较好的量效关系。作为非特异性刺激剂,LPS 可以增强单核细胞的功能如细胞因子的分泌等,在单核细胞与 LPS 的培养液中加入不同浓度的 Age,经培养后与单独加入 LPS 相比单核细胞的 TNF-α 分泌量显著增加,而且随 Age 量的增加,TNF-α 产生的量也相应增加,显示了 Age 可以促进 LPS 对单核细胞的刺激作用。同样,Age 对其他细胞因子的产生也有同样的作用,并有较好的浓度依存性,如 IL-12 等。我们不仅在蛋白质水平测定了细胞因子的产生,还测定了细胞因子 mRNA 的表达水平,经 Age 处理后,单核细胞细胞因子(TNF-α 和 IL-12)的 mRNA 表达也明显增强。Age 可显著提高单核细胞对肿瘤细胞的吞噬作用,并随着单核细胞与肿瘤细胞效靶比的增加吞噬功能增强。五加皮提取物能明显增强单核细胞的 TNF-α、IL-12 等细胞因子的产生。IL-12 是报道的抗肿瘤作用最强的细胞因子之一。IL-12 除能调节免疫细胞活性、与 IL-2 协同作用增强细胞毒性淋巴细胞(cytotoxic lymphocyte,CTL)、自然杀伤细胞(natural killer cell,NK cell)及淋巴因子激活的杀伤细胞(lymphokine-activated killer cell,LAK cell)的活性外,还有间接抑制肿瘤部位血管生成的作用[8]。TNF-α 也具有强烈的杀伤肿瘤细胞的作用。经五加皮提取物作用后,荷瘤小鼠单核细胞的 TNF-α 和 IL-12 mRNA 表达明显增强,血清中及单核细胞培养上清中的 TNF-α和IL-12含量也均显著增高,这说明五加皮提取物可能通过调节单核细胞吞噬功能及其TNF-α和IL-12等细胞因子的产生发挥抗肿瘤作用[9]。

2. 其他药理作用

(1)抗炎作用:无梗五加根皮的乙醇提取物,其未脱脂及脱脂制剂对大鼠的蛋清性及甲醛性关节炎均表现出明显的抑制作用。其提取物还对大鼠角叉菜胶、蛋清、甲醛性足肿胀、巴豆油气囊肿的炎性渗出和肉芽组织增生有明显的抑制作用,对急慢性炎症也有明显的抑制作用,能明显抑制佐剂性关节炎,示其为治疗关节炎的良好药物,同时也证明其免疫抑制作用。此外,无梗五加亦能降低家兔的血管通透性[10]。

(2)免疫调节作用:细柱五加水提醇沉注射液连续给药3天对小鼠腹腔巨噬细胞的吞噬率和吞噬指数具有明显降低作用。细柱五加总皂苷则能促进小鼠网状内皮系统的吞噬功能。红毛五加对肝脾组织核酸代谢和吞噬具有促进作用[1]。

参考文献

[1] 国家药典委员会.中华人民共和国药典.北京:中国医药科技出版社,2010:61.
[2] 国家药典委员会.中华人民共和国药典.北京:中国医药科技出版社,2010:240-241.
[3] 南京中医药大学.中药大辞典.上海:上海科学技术出版社,2006:511-514.
[4] 单保恩,李巧霞,梁文杰,等.中药五加皮抗肿瘤作用体内外实验研究.中国中西医结合杂志,2004,1(24):55-58.
[5] 沈隽,王照艳,张晓,等.丹参酮ⅡA对HeLa宫颈癌细胞凋亡的影响.中国药房,2007,18(27):2102.
[6] 赵令武,万福生.中草药诱导人宫颈癌HeLa细胞凋亡及其分子机制.江西医学院学报,2006,46(5):176.
[7] 王冬,田亚平,姜英雁,等.丹参酮ⅡA抑制Hela细胞生长及诱导凋亡的体外实验研究.中国现代医学杂志,2007,17(6):676.
[8] Kee Chuan Goh, Michael J. Deveer, et al. The protein kinase PKR is required for p38 MAPK activation and the innate immune response to bacterial endotoxin. EMBO,2000,19(16):4292-4297.
[9] 单保恩,段建萍,张丽华,等.五加皮抗肿瘤活性物质Age对单核细胞产生TNF-α和IL-12的影响.中国免疫学杂志,2003,(19):490-493.
[10] 张穗坚.五加皮.健康之友,2006:10-12.

38. 五 味 子

【来源】木兰科植物五味子 Schisandra chinensis(Turcz.)Baill. 的干燥成熟果实。习称"北五味子"[2]。

【性味与归经】酸、甘,温。归肺、心、肾经。

【功能与主治】收敛固涩,益气生津,补肾宁心。用于久嗽虚喘,梦遗滑精,遗尿尿频,久泻不止,自汗盗汗,津伤口渴,内热消渴,心悸失眠[3]。

【化学成分】果实含有多种木脂素:戈米辛A,戈米辛B即华中五味子酯(schisantherain)B,戈米辛C即华中五味子酯(schisantherain)A,戈米辛F、G,五味子素(schisandrin)即五味子醇A(schisandrol A),戈米辛D,戈米辛H,当归酰戈米辛(angeloylgomisin)H,巴豆酰戈米辛(tigloylgomisin)H,苯甲酰戈米辛(benzoylgomisin)H,戈米辛J,前戈米辛(pregomisin),内消旋-二氢愈创木脂酸(meso-dihydroguaiaretic acid),表戈米辛(epigomisin)O,右旋-去氧五味子素(deoxy-schisandrin)即五味子素A,戈米辛N、O、E。二甲基戈米辛(dimethylgomisin)J,

戈米辛 P,去当归酰戈米辛(deangeloylgomisin)B、F,左旋-戈米辛 K_1,右旋-戈米辛 K_2、K_3,巴豆酰戈米辛 P,当归酰戈米辛 P,当归酰戈米辛 Q,右旋-戈米辛 M_2,外消旋-戈米辛 M_1,γ-五味子素即五味子素 B,左旋-戈米辛 L_1、L_2,当归酰戈米辛 O,当归酰异戈米辛(angeloylisogomisin)O,苯甲酰异戈米辛 O(benzoylisogomisin O),戈米辛 R,五味子素 C,华中五味子酯 D,戈米辛 S、T,异五味子素(isoschisandrin)及去甲二氢愈创木脂酸(nordihydroguaiaretic acid)等;还含有挥发油,其成分有 α-侧柏烯(α-thujene),α- 及 β-蒎烯(pinene),樟烯(camphene),α-水芹烯(α-phellandrene),β-松油烯(β-terpinene),4-松油烯醇(4-terpinenol),α-松油烯醇(α-terpineol),β-榄香烯(β-elemene),菖蒲二烯(acoradiene),α- 及 β-雪松烯(himachalene),橙花叔醇(nerolidol),糠醛(furaldehyde),2-十一烷酮(2-undecanone)及对-异丙基苯甲酸(p-isopropyl-benzoic acid)等 32 种。种仁含五味子素 A、B、C,五味子醇 A 及五味子醇 B。

【药理作用】

1. 抗肿瘤作用

(1)五味子多糖的抗肿瘤作用:五味子多糖能抑制肿瘤细胞 SKOV3 细胞的增殖。Western Blot 结果显示,相对于正常对照组细胞,五味子多糖组(2.5mg/ml、5mg/ml、10mg/ml)细胞中 Bcl-2 与蛋白表达明显减少;Bax 与 Caspase-3 蛋白表达明显增加[4]。

还有研究表明,经过五味子多糖灌胃的荷瘤小鼠比对照组小鼠血浆 SOD 水平明显升高[5],从中可以推测,五味子多糖能调动或激活机体内源性抗氧化体系,使生物体活性氧的生成与清除失去平衡,产生一种氧胁迫环境,从而使一些关键的生物大分子如 DNA、蛋白、细胞膜等受到氧化损伤,最后达到促进细胞有丝分裂、突变及死亡[6]。

五味子多糖对 Lewis 肺癌细胞株有明显的增殖抑制作用,五味子多糖高剂量组对细胞株的细胞抑制率高于五味子多糖低剂量组,五味子多糖高剂量组的 Fas 表达量明显高于五味子多糖低剂量组的 Fas 表达量。五味子多糖高剂量组的 FasL 表达量明显低于五味子多糖低剂量组的 FasL 表达量。结果显示五味子多糖具有抑制 Lewis 肺癌细胞株增殖的作用,且随着五味子多糖浓度的增高,其对肺癌细胞株增殖的抑制作用也逐渐增强。五味子多糖能够提高 Fas 蛋白的表达、降低 FasL 蛋白的表达。这就提示我们,五味子多糖的抗肿瘤作用可能是通过调控 Fas/FasL 系统来实现的[7]。研究发现五味子多糖可明显提高 H22 荷瘤小鼠血清 T 细胞 IL-2 及 VEGF 表达水平,提示五味子多糖通过上调血清中 IL-2 的表达达到抑制小鼠 H_{22} 肝癌移植瘤生长的作用[8]。

(2)五味子木脂素的抗肿瘤作用:体外试验表明,五味子木脂素对人乳腺癌细胞系 MCF-7、肝癌细胞系 HepG-2 的 IC_{50} 为 0.05mg/ml,对食道癌的 IC_{50} 为 0.625mg/ml。

五味子乙素 $99\mu g$/ml 时,能明显抑制小鼠腹水型肝癌细胞和 S180-v 癌细胞的核蛋白和 ATP 代谢的动态过程,表明五味子乙素对癌细胞的增殖和代谢都是不利的。因此,五味子乙素在癌症治疗中也许是有希望的。

五味子酯丙对 KB、Colo-205、HepA-3B 和 HepA 等 4 种癌细胞有细胞毒作用,ED_{50} 分别为 $36\mu g$/ml、$7.1\mu g$/ml、$4.9\mu g$/ml 和 $5.7\mu g$/ml。

五脂素 A_1、五脂素 A_2、表五脂素 A_1、表华中五味子酮等体外对 P388 细胞均有不同程度的抑制作用[9]。

低、中、高剂量的五味子乙素(25mg/L、50mg/L、100mg/L)作用于胃癌细胞 SGC-7901 12 小时、24 小时、48 小时后检测发现 G_0/G_1 期的细胞数量明显增加,S 期和 G_2/M 期的细胞明显降低，表明五味子乙素可使 SGC-7901 细胞停滞于 G_0/G_1；Cyclin D1 mRNA 水平的下调可能是五味子乙素促使细胞周期停滞的原因[10]。研究发现，$50\mu mol/L$ 的五味子醇甲能够明显将 T47D 细胞停滞于 G_0/G_1 期，且剂量依赖性地抑制 Cyclin D1、CDK4 蛋白的表达，当五味子醇甲浓度达 $100\mu mol/L$ 时，Cyclin A、Cyclin B1、CDK2、CDC2 蛋白被明显抑制，同时细胞周期蛋白酶抑制剂 p21 和 p27 的表达明显增强[11]。应用 $60\mu mol/L$ 的五味子酯甲处理 A549 细胞后，G_0/G_1 期细胞数明显增加，Cyclin E 和 Cyclin A 蛋白表达被明显抑制，且剂量依赖性地诱导 p27 蛋白的表达，继而抑制 CDK2 及视网膜母细胞瘤抑制蛋白（pRB）的表达[12]。

2. 其他药理作用

（1）对肝脏的作用：五味子具有制止肝脏损伤，激活合成代谢过程以促进受损肝细胞的修复，并能增强脱氧核醣核酸（DNA）合成物和鸟胺酸脱羧酶的活性，再生肝脏细胞的作用。五味子的醇提物均有不同程度的降低因化学物质引起的血清转氨酶升高作用[13]。用五味子醇提取物治疗注射四氯化碳后的小鼠，肝细胞的粗面内质网脱颗粒、线粒体肿胀、嵴断裂等症状均明显减轻。五味子对四氯化碳损伤大鼠肝脏的保护作用可能是通过肝细胞内蛋白质合成代谢实现的。用五味子醇提物，预先 24 小时给药能显著降低大剂量对乙酰氨基酚（400mg/kg）肝中毒所致的小鼠死亡率，并防止肝内谷胱甘肽的耗竭，增强肝微粒体代谢对乙酰氨基酚的速度，血中对乙酰氨基酚含量下降[14]。五味子制剂对药物性肝炎降 ALT 作用也很显著，降血清转氨酶总有效率达 84％ 以上，下降至正常者为 75％ 左右。

（2）对中枢神经系统的作用

1）镇静、催眠作用：北五味子水提取物、醇提物、醚提物及其有效成分五味子甲素、丙素、醇乙等有明显的镇静和催眠作用，能明显减少小鼠自主活动次数，增加阈下睡眠剂量戊巴比妥钠致小鼠睡眠只数，延长阈上睡眠剂量戊巴比妥钠致小鼠睡眠时间，其中乙素及酯乙对小鼠的睡眠时间有先延长后缩短的双向性[15,16]。五味子水煎液能延长正常大鼠总睡眠时间，在睡眠时相上表现为明显延长大鼠慢波睡眠 II 期，对慢波睡眠 I 期和快波睡眠无影响。

2）保护神经细胞：五味子醇甲（SCH）能增强 PC12 细胞对谷氨酸的摄取，降低胞外谷氨酸的浓度，并拮抗 6-羟基多巴胺对 PC12 细胞摄取谷氨酸的抑制作用和对细胞存活率的影响，说明 SCH 对 PC12 细胞有保护作用，其机制可能与增强谷氨酸转运体的功能有关[18]。五味子提取物能清除氧自由基和 NO，使异常升高的超氧化物歧化酶（SOD）、谷胱甘肽过氧化酶（GSH-Px）活性降至正常范围，从而减轻睡眠剥夺中自由基和 NO 对神经细胞的损伤[19]。

3）改善记忆力：五味子醇提物具有改善去卵巢小鼠记忆保持的能力，显著增加去卵巢小鼠海马各区 NOS 阳性神经元数目；但五味子酯提物却明显抑制去卵巢小鼠的记忆保持，相应降低海马各区 NOS 阳性神经元的数目。说明五味子改善记忆保持与类雌激素作用有关，其类雌激素作用的主要成分存在于乙醇提取物中，但五味子酯提物存在拮抗类雌激素的作用[20]。

（3）对心血管系统的影响

1）对心脏的影响：五味子对离体及在体蛙心有 β 受体阻滞剂的作用，使单相动作电位频率减慢、幅度减少、平台期缩短并下降，心肌收缩力减弱，其作用强于 β 受体拮抗剂普萘洛尔。适量的五味子使心率减慢,对于窦性心动过速、心房颤动、房性或室性期前收缩,有减慢心率的作用,使心肌收缩力减弱,心室舒张完全,减少心肌耗能及耗氧量,可用于心绞痛、高血压等疾病的治疗[21]。五味子酚(Sal)对大鼠心脏移植供心有保护作用,可促进心脏保存后左心室功能的恢复,有效保护心肌的功能和结构,降低心肌能量的消耗,减轻心肌缺血再灌注损伤,明显改善离体供心延时保存效果[22]。

2)对血管的影响:从五味子中提取戈米辛 A、B、C、D、H、五味子素、五味子丙素、前戈米辛等木脂素成分以及由南五味子属药用植物分离的戈米辛 J(GJ)和异型南五味子丁素(HD)与盐酸维拉帕米作用类似,均可抑制高钾去极化,$CaCl_2$ 及去甲肾上腺素(NA)所致的血管收缩,对 $CaCl_2$ 收缩的抑制作用明显大于对 NA 收缩的抑制作用,提示 GJ 和 HD 能阻滞血管平滑肌细胞膜的电压依赖性钙通道而发挥扩张血管作用[23]。

(4)对免疫系统的影响:五味子多糖可显著提高正常小鼠腹腔巨噬细胞的吞噬百分率和吞噬指数,促进溶血素及溶血空斑形成,促进淋巴细胞转化,提示五味子多糖有较好的免疫兴奋作用[24]。五味子对淋巴细胞 DNA 合成有促进作用,使淋巴母细胞生成增多,并促进脾免疫功能,而五味子醇能增强肾上腺皮质激素的免疫抑制作用,能对抗同种异体组织移植排斥反应[25]。

(5)降糖作用:北五味子油能降低四氧嘧啶小鼠血糖、MDA,增加 SOD;增高肌肉组织 GLUT4 mRNA 的表达,提示北五味子油可以通过升高 SOD,清除自由基,减少脂质过氧化,保护胰岛 β 细胞;同时增加 GLUT4 转运葡萄糖的能力,使血糖降低[26]。

3. **毒性作用** 五味子干燥果实用 80% 的乙醇提取物制备其粗提物,其 LD_{50} 分别为雄性 14.67g/kg 和雌性 19.96g/kg。微核试验中各剂量组的雄雌小鼠均未见微核率增加;Ames 试验中各剂量组均未见回变菌落数增加,其中 57.97mg/kg 剂量组菌落数显著减少,说明五味子有抑菌作用;TK 基因突变试验中各剂量组的突变率与对照组比较均无显著差异。试验中还发现五味子对胃肠道有明显的损伤作用,出现胃出血、胃壁充血等症状,因此建议应限制五味子的使用量。以上实验证明五味子无急性毒性、无遗传毒性[27]。

【**药代动力学研究**】五味子木脂素的药代动力学研究:灌胃给予大鼠五味子提取液后,很快就可在血浆中测得五味子甲素和五味子乙素,说明两者在大鼠体内吸收较快。不同给药途径,五味子甲素和五味子乙素在体内消除、代谢的房室模型不同,口服后呈一室模型,静注后呈二室模型。口服五味子提取物吸收较快,相比五味子甲素,五味子乙素较早达峰,且半衰期较短。

不同剂量的五味子甲素和五味子乙素均较低,两者相比,五味子乙素的绝对生物利用度高。结果表明其二者在胃肠道内吸收不完全或存在较为明显的肝脏首过效应。大鼠经灌胃给药 2 小时后,两者在体内具有广泛分布。并且两者在肝脏和肾脏中均有较大分布。这可大致说明五味子治疗肝脏损伤的作用,且从肾脏排泄。灌胃给药 6 小时后,所测各组织中的药物浓度均有明显下降,表明两者在生物体内不蓄积[28]。

【**临床应用**】

1. **治疗荨麻疹** 用五味子酊治疗荨麻疹、皮肤瘙痒症、湿疹 100 例,总有效率 65%。用五味子粉治疗迁延性及慢性传染性肝炎数千例,获得较好疗效。每日 60g 五味子,治疗急性尿路感染 27 例,服完 1 疗程 5 天者,25 例均获治愈,有效率 92.59%。用治急性菌痢 33 例(其中 11 例加 1~3 次氯霉素或 1~4 次四环素,20 例合并补液),治愈 29 例,显效 3 例。用五味子治疗良性肠炎 100 例均愈。五味子可配麦冬、生地、天花粉治津伤口渴,又可配党参、麦冬、浮小麦、

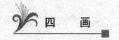
牡蛎等治体虚多汗[29]。

2. 治疗肝疾病　五味子因具有收敛、滋补、强壮、安神等功效,应用范围很广,现代医学主要应用于肝病和神经衰弱的治疗。杨觉民[30]等用五酯胶囊、降酶灵(两者主药均为五味子醇提取物)联合黄芪饮片内服治疗慢性乙型肝炎 42 例,对照组联合水飞蓟素类保肝药治疗 39 例,结果总有效率分别为 93% 和 87%。其疗效认为五味子是通过对肝细胞膜结构及通透性等功能的恢复、减轻肝细胞脂质变性及肝细胞线粒体和溶酶体的损伤而达到降酶保肝作用的。孟宪光[31]用单味中药配方颗粒五味子治疗 58 例病毒性肝炎,1 包/次,3 次/天,结果治疗 1 个月总有效率 79.31%,3 个月总有效率 93.1%。分析认为五味子较好的降酶保肝疗效与其具有显著的拮抗肝细胞损伤,阻断多种毒物对肝细胞膜的脂质过氧化和抑制自由基的生成等作用有关。

【不良反应】

1. 副作用　口服生药 13g～18g 以上可有打嗝、反胃、胃烧灼感、肠鸣、困倦等,偶有过敏反应。

2. 中毒反应　头疼、乏力、口干舌燥、有异物感、恶心、呕吐、荨麻疹等,故不能过量,每次 3g～5g 为宜。

参 考 文 献

[1] 国家药典委员会. 中华人民共和国药典. 北京:中国医药科技出版社,2010,227-228.

[2] 国家药典委员会. 中华人民共和国药典. 北京:中国医药科技出版社,2010,61-62.

[3] 国家中医药管理局《中华本草》编委会. 中华本草. 上海:上海科学技术出版社,1999,6:902-911.

[4] 许娜,赖一鸣,陈晓洁. 五味子多糖诱导 SKOV3 细胞凋亡及分子机制研究. 现代中药研究与实践,2013,24(5):1165-1166.

[5] 黄玲,陈华,张捷平. 五味子多糖对荷瘤小鼠血液 SOD 和 MDA 的影响. 福建中医学院学报,2005,15(1):28-29.

[6] 孟天娇,姜亚磊,颜小英. 五味子多糖诱导脑胶质瘤细胞凋亡的研究进展. 吉林医学院学报,2013,34(4):280-282.

[7] 卢冠男,孙桂莉. 五味子多糖对 lewis 肺癌细胞株凋亡及 FAS/FASL 表达的影响. 求医问药:学术版,2013,11(3):75-76.

[8] 于赫,李冀,王艳杰. 五味子多糖对 H22 荷瘤小鼠血清 IL-2、IL-10 和 VEGF 表达的干预作用研究. 中医药学报,2010,38(2):39-41.

[9] Huang M,Jin J,Sun H,et al. Reversal of P-glycoproteinmediated multidrug resistance of cancer cells by five schizandrins isolated from the Chinese herb Fructus Schizandrae. Cancer Chemother Pharmacol,2008,62(6):1015-1026.

[10] Liu X N,Zhang C Y,Jin X D,et al. Inhibitory effect of schisandrin B on gastric cancer cells in vitro. World J Gastroenterol,2007,13(48):6506-6511.

[11] Kim S J,Min H Y,Lee E J,et al. Growth inhibition and cell cycle arrest in the G0/G1 by schizandrin,a dibenzocyclooctadiene lignan Isolated from schisandra chinensis,on T47D Human breast cancer cells. Phytother Res,2010,24(2):193-197.

[12] Min H Y,Park E J,Hong J Y,et al. Antiproliferative effects of dibenzocyclooctadiene lignans isolated from Schisandra chinensis in human cancer cells. Bioorg Med Chem Lett,2008,18(2):523-526.

[13] 齐彦,郭丽新,周迎春,等. 五味子对四氯化碳所致小鼠急性肝损伤的作用研究. 中医药学报,2009,37(4):26-27.

[14] 李秀娟,高文霞,冯玉霞.五味子对扑热息痛致肝脏毒性的保护作用.齐齐哈尔医学院学报,2010,22(7):727.

[15] 霍艳双,陈晓辉,李康,等.北五味子的镇静、催眠作用.沈阳药科大学学报,2005,22(2):126.

[16] 王雯雯,仰榴青,李永金,等.南、北五味子提取物对小鼠镇静、催眠作用的影响.江苏大学学报(医学版),2008,18(2):122.

[17] 黄莉莉,李延利,郭冷秋,等.五味子对自由活动大鼠睡眠时相的影响.中药药理与临床,2007,23(5):126.

[18] 李海涛,胡刚.五味子醇甲抑制 6-羟基多巴胺诱导 PC12 细胞凋亡的研究.南京中医药大学学报,2004,20(2):96.

[19] 熊雅婷,黄芳,徐丽华,等.五味子提取物对小鼠睡眠剥夺后脑组织自由基和一氧化氮的影响.中国药科大学学报,2006,37(3):255.

[20] 姚丽华,李楚华,古兴仰,等.五味子对去卵巢小鼠的记忆保持和海马 NOS 神经元表达的影响.中国新药杂志,2007,16(11):853.

[21] 刘菊秀,陈静,苗戎,等.北五味子对心脏电活动及收缩力的影响.中草药,1999,30(4):280.

[22] 思海,潘铁成,李华,等.五味子酚对大鼠心脏移植供心的保护作用研究.中华实用中西医杂志,2004,4(17):1.

[23] 李庆耀,陈道峰,江明华.戈米辛 J 和异型南五味子丁素对大鼠胸主动脉的作用.上海医科大学学报,1999,26(4):280.

[24] 苗明三,方晓艳.五味子多糖对正常小鼠免疫功能的影响.中国中医药科技,2003,10(2):100.

[25] 刘丽芳.五味子药理作用研究.中国社区医师,2006,(18):13.

[26] 柴可夫,覃志成,王亚丽.北五味子油对糖尿病小鼠抗氧化及葡萄糖转运蛋白 4mRNA 表达的影响.中医药学刊,2006,24(7):1199.

[27] 何来英,冯晓莲,孙明,等.五味子的急性毒性和遗传毒性研究.实用预防医学,2004,11(4):645.

[28] 杜英峰.五味子及其制剂中五味子甲素和五味子乙素含量测定及药代动力学研究.石家庄:河北医科大学,2004.

[29] 夏继成.南五味子化学成分及其活性研究进展.科技论坛,2012,10.

[30] 杨觉明,钱义顺.五味子联合黄芪饮片治疗慢性乙型肝炎.江西中医药,2003,34(5):18-19.

[31] 孟宪光.中药配方颗粒五味子降酶作用的疗效观察.湖北中医杂志,2003,25(1):29.

39. 五 倍 子

【来源】漆树科植物盐肤木 *Rhus chinensis* Mill.、青麸杨 *Rhus potaninii* Maxim. 或红麸杨 *Rhus punjabensis* Stew. var. *sinica* (Diels) Rehd. et Wils. 叶上的虫瘿,主要由五倍子蚜 *Melaphis chinensis* (Bell) Baker 寄生而形成[1]。

【性味与归经】味酸、涩,性寒。归肺、大肠、肾经。

【功能与主治】敛肺降火,涩肠止泻,敛汗,止血,收湿敛疮。治疗肺虚久咳,肺热痰咳,久泻久痢,自汗盗汗,消渴,便血痔血,外伤出血,痈肿疮毒,皮肤湿烂。

【化学成分】五倍子中的主要有效成分为鞣质,我国药典上收载的五倍子鞣质,称为鞣酸(tannic acid),又叫单宁酸。因五倍子盛产于我国,国际上又将五倍子鞣质称为中国鞣质(Chinese gallotannin),它是倍酰葡萄糖的混合物,即葡萄糖上的羟基与没食子酸所形成酯类化合物的混合物,属水解类鞣质。五倍子的鞣质含量很高,最高可达 70% 以上[2]。这些鞣质包括:1,2,3,4,6-五-*O*-没食子酰基-β-D-葡萄糖(1,2,3,4,6-pen-ta-*O*-galloyl-β-D-glucose)、3-*O*-二没食子酰基-1，2，4，6-四-*O*-没食子酰基-*β*-D-葡萄糖(3-*O*-digalloyl-1，2，4，6-tetra-*O*-galloyl-*β*-D-glucose)、2-*O*-二没食子酰基-1，3，4，6-四-*O*-没食子酰基-*β*-D-葡萄糖(2-*O*-digalloyl-1，3，4，6-tetra-*O*-galloyl-*β*-D-glucose)、4-*O*-二没食子酰基-1，2，3，6-四-*O*-没食子酰基-*β*-D-葡萄糖(4-*O*-digalloyl-1，2，3，6-tetra-*O*-galloyl-*β*-D-glucose)、2，3-*O*-二没食子酰基-1，4，6-三-*O*-没食子酰基-*β*-D-葡萄糖(2，3-bis-*O*-digalloyl-1，4，6-tri-*O*-galloyl-*β*-D-glucose)、3-*O*-三没食子酰基-1，2，4，6-四-*O*-没食子酰基-*β*-D-葡萄糖(3-*O*-trigalloyl-1，2，4，6-tetra-*O*-galloyl-*β*-D-glucose)、3，4-双-*O*-二没食子酰基-1，2，6-三-*O*-没食子酰基-*β*-D-葡萄糖(3，4-bis-*O*-digalloyl-1，2，6-tri-*O*-galloyl-*β*-D-glucose)、2，4-双-*O*-二没食子酰基-1，3，6-三-*O*-没食子酰基-*β*-D-葡萄糖(2，4-bis-*O*-digalloyl-1，3，6-*O*-galloyl-*β*-D-glucose)。

没食子酸也是五倍子中的重要成分之一，含量很小，约占 2%～4%，工业上的获取途径主要依靠五倍子鞣质的水解[3]。五倍子中还含有多糖[4]树脂、蜡质、淀粉、脂肪[5]以及较丰富的钙，镁，铁，锌，锰，铜元素[6]。

【药理作用】

1. 抗肿瘤作用

(1)1，2，3，4，6-五-*O*-没食子酰基-*β*-D-葡萄糖的抗肿瘤作用：五倍子鞣质的主要活性成分1，2，3，4，6-五-*O*-没食子酰基-*β*-D-葡萄糖(1，2，3，4，6-penta-*O*-galloyl-*β*-D-glucose，PGG)具有抗肿瘤活性。研究表明，PGG能促进前列腺癌细胞凋亡，不同细胞系中有不同的作用机制参与，诱导 DU145 细胞凋亡可能是通过 Caspase 途径，诱导 LNCaP 细胞凋亡可能是通过上调野生型 p53 表达[7]。在前列腺癌细胞 LNCaP 中，PGG 抑制 HIF-1*α* 的累积、转录激活和 mRNA 的表达，从而抑制下游基因 *VEGF* 的表达[8]。PGG 通过 Caspase 和聚腺苷二磷酸核糖聚合酶(Poly ADP-ribose polymerase，PARP)途径介导白血病细胞 HL-60 的凋亡[9]。PGG 能显著抑制乳腺癌细胞 MCF-7 的生长;PGG 处理后雌激素受体 *α*(estrogen receptor-*α*，ER*α*)的蛋白水平及蛋白磷酸化水平显著下降，其蛋白降解主要通过溶酶体进行[10];ER*α* 磷酸化的抑制可能是 PGG 抑制了 PI3K/Akt 通路而直接抑制了 Akt 激酶的活性或抑制了上游受体酪氨酸激酶对其磷酸化，同时发现了表皮生长因子受体(epidermal growth factor receptor，EGFR)、人类表皮生长因子受体 2(human epidermal growth factor receptor 2，Her-2)、Her-3 的表达下降。

PGG 能显著抑制 Lewis 肺癌荷瘤小鼠的肿瘤血管生成，免疫组织化学染色发现，肿瘤微血管密度(microvessel density，MVD)降低，COX-2、VEGF 的表达下降[9]。

PGG 能抑制 EGF 诱导的 MMP-9 表达，而抑制前列腺癌细胞 PC-3 的迁移和侵袭能力[11]。

在研究五倍子酸及 PGG 对多重耐药的口腔癌 KB-C2 细胞株的作用时发现这两种物质都能抑制 P-gp 的底物罗丹明 123 和道诺霉素的排泄。进一步研究表明 PGG 能抑制 P-gp ATP 酶的活性，虽然并没有关于抑制其 ATP 酶的药物动力学机制的信息，但实验已暗示 PGG 有通过抑制 P-糖蛋白而发挥逆转癌症化疗耐药的作用。但体内试验模型尚待建立[12]。

(2)五倍子水煎液的抗肿瘤作用：五倍子水煎液对小鼠皮下移植肉瘤 S180 有明显抑制作用，采用小鼠移植肿瘤模型，以抑瘤率、胸腺指数、形态学观察，考察了五倍子水煎液对肿瘤生长的影响，发现五倍子水煎液可以抑制实体瘤重量，增强免疫，减轻肿瘤恶化程度，对小鼠皮下移植肉瘤有明显抑制作用[13]。

2. 其他药理作用

(1)对消化系统的影响:五倍子水煎剂能降低阿霉素肾病大鼠尿蛋白,调节脂质代谢紊乱,延缓肾损害进展,这可能与其清除氧自由基的作用有关[14]。

另有研究表明五倍子可治疗复发性口疮,五倍子组能明显促进溃疡愈合,从而得出复方五倍子缓释药膜对复发性口疮有治疗作用[15]。

(2)对生殖系统的影响:桔梗五倍子提取液对人精子具有体外杀灭效果,30秒内精子全部制动死亡,平均时间为18.95秒,桔梗五倍子提取液的pH值为6.2,调整pH值前后其体外杀精效果无变化($P>0.05$),中药桔梗五倍子提取液对人精子具有体外杀灭效果,可作为瞬间杀灭精子的中药制剂[16]。

(3)抗病原微生物作用

1)抗细菌作用:复方五倍子对牙龈卟啉单胞菌和具核梭杆菌均有抑制作用,且具有相同的MIC,而相同浓度白芨组无抑菌作用;在观察时间内,各实验组均有不同程度的持续抑菌作用。其中,复方五倍子组持续抑菌效果最佳,48小时时达到最大,120小时后仍有一定的杀菌作用;白及组抑菌效果明显低于复方五倍子组,从而得出相同浓度的复方五倍子抑菌作用优于白芨,其中起主要抑菌作用的成分为五倍子[17]。

采用琼脂稀释法对五倍子黄连提取物的体外抑菌活性进行了探究,发现五倍子黄连提取物对口腔常见细菌的MIC为0.10~0.40mg/ml。得出五倍子黄连提取物对口腔常见细菌具有显著的抑制作用,尤其对表皮葡萄球菌抑制效果最为显著[18]。

黄芩五倍子配伍组能明显减轻二甲苯所致小鼠的耳肿胀度,黄柏五倍子配伍组与对照组比较无统计学意义;黄芩五倍子组能降低迟发型超敏反应值,黄柏五倍子组与对照组比较无统计学意义;随着药物浓度的降低,黄芩五倍子组对体外细菌的抑制作用优于黄柏五倍子组[19]。

五倍子、黄芩和黄连联合应用对耐甲氧西林金黄色葡萄球菌(MRSA)具有体外抗菌活性,发现五倍子、黄芩和黄连单药及相互配伍后对MRSA的抑菌效果从高至低依次为:黄芩-五倍子、五倍子、黄连-五倍子、黄连、黄柏-黄芩、黄芩,黄芩与五倍子配伍对MRSA有协同作用,与黄芩呈拮抗作用[20]。

乙醇蒸馏法、超声提取法所得两种五倍子药液对病原弧菌均具有明显抑制效果,发现超声所提药液的抑菌效果明显强于乙醇蒸馏法所提药液[21]。

2)抗真菌作用:向丽等实验研究发现五倍子鞣质对白假丝酵母生物被膜的形成及成熟期生物被膜中白假丝酵母均具较强的抑制作用,可能通过非凋亡途径导致被膜内白假丝酵母的死亡[22]。

(4)对免疫系统的影响:从还原力、清除1,1-二苯基-2-三硝基苯肼(DPPH)自由基、清除超氧阴离子、清除羟自由基和抗脂质过氧化作用等方面研究了五倍子乙醇提取物的抗氧化活性,并同维生素C或维生素E进行比较。实验结果表明,五倍子提取物对以上测定方法均表现出明显的抗氧化活性,其抗氧化活性均随其浓度的增加而增强。五倍子提取物和维生素C(或维生素E)在同等浓度下,五倍子提取物的还原力和清除超氧阴离子的能力超过维生素C,清除DPPH自由基和清除羟自由基的能力低于维生素C,抗脂质过氧化的作用低于维生素E,五倍子醇提物有很高的抗氧化活性[23]。

(5)抗过敏作用:五倍子中的主要活性成分鞣质和没食子酸,这两种物质对蛋白质有沉淀作用,当这些活性成分与牙过敏区组织接触后,组织的蛋白质即被凝固,形成一层被膜,过敏部位的小血管同时也被压迫收缩,血液凝结,产生不溶性沉淀物堵塞牙本质小管,阻止了离子介

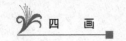

质扩散的通道,降低牙本质通透性;另一方面,神经末梢蛋白质的沉淀也可产生微弱的局部麻醉作用。因此,五倍子可促使创面结痂,保护创面,避免外界刺激,减少疼痛及体液的丧失,从而达到脱敏的目的[24]。使用扫描电镜观察五倍子与氟化钠对釉质脱矿的影响时发现,五倍子能促进矿物质的再沉积,与临床上常用的牙齿脱敏剂氟化钠有相同的效果[25]。

(6)抑制瘢痕增生:实验研究发现中草药五倍子能抑制瘢痕疙瘩组织成纤维细胞Ⅰ、Ⅲ型前胶原 mRNA 的表达和细胞增殖,并且加快了细胞的凋亡,从而抑制瘢痕增生,为临床预防治疗瘢痕提供理论依据[26]。

3. 毒性作用

(1)五倍子鞣质溶液的毒性:用煎煮法从中药石榴皮、五倍子中提取的鞣质溶液。取石榴皮、五倍子各 500g,分别放入砂锅中,加水 2000ml,浸泡 4 小时,用温火煎煮 30 分钟,4 层纱布过滤,分装于玻璃瓶中,15 磅 15 分钟高压灭菌,得到原液。按原液、10 倍稀释液、100 倍稀释液三个浓度,分组接种 45 日龄小白鼠。其结果是:这两种中药中提取的鞣质溶液对小白鼠都有毒性,五倍子鞣质溶液毒性是石榴皮鞣质溶液毒性的 2 倍,石榴皮鞣质溶液 10 倍稀释后,五倍子鞣质溶液 100 倍稀释后对小白鼠没有致死性[27]。

(2)五倍子煎剂的毒性:小鼠腹腔注射 100% 五倍子煎剂 0.25ml,均于 12 小时内死亡,减少为 1/10 量时则未见异常。豚鼠口服 20g/kg,未见异常,皮下注射后发生局部腐烂、坏死,动物表现不安、行动迟缓、精神萎靡、不思饮食、呼吸急促,24 小时后死亡[28]。

【药代动力学研究】五倍子酸(GA)的药代动力学研究　许维国[29]通过分别对两组大鼠的不同给药方式:灌胃给药量 500mg/kg,尾静脉注射给药量为 100mg/kg,对 GA 的大鼠血浆代谢进行了研究,给药后在 0.167 小时、0.5 小时、1 小时、2 小时、3 小时、4 小时、6 小时、12 小时、24 小时九个时间点通过眼眦动脉采血,处理后通过高效液相色谱法(high performance liquid chromatography,HPLC)测血浆中 GA 浓度。灌胃给药途径下,最大浓度时间(即达峰时间,peak time,t_{max})为(1.42±0.24)小时,血中最大浓度(即峰浓度,peak concentration,C_{max})为(112.4±17.0437)$\mu g/ml$,GA 的半衰期 $t_{1/2}$ 为(12.82±1.13)小时,曲线下面积(AUC)为(688.1442±33.0156)mg·h/ml,平均滞留时间(mean retention time,MRT)为(7.4458±0.2750)小时;静脉给药途径下,AUC 为(776.37±61.67)mg·h/ml,MRT 为(3.99±0.27)小时。同时利用 BAPP 2.0 通用程序对所得数据进行拟合处理,显示 GA 在大鼠血浆中代谢呈两室模型,通过计算得到在大鼠灌胃给药 500mg/kg 时的绝对生物利用度 F=17.8213%。

【临床应用】

1. 治疗肿瘤　用自制五倍子散加华蟾素注射液治疗中、晚期原发性肝癌 51 例,显著改善 13 例,占 48.1%,部分改善 9 例,占 33.3%,无改善 5 例,占 18.5%。五倍子散处方:仙人掌(鲜品去刺,用时捣泥状)、五倍子、大黄各 50g,冰片 10g,用法:共为细末备用,与仙人掌汁和为薄饼外敷[30]。

运用内镜注射五倍子液硬化治疗中、晚期食管癌 30 例。30 例患者症状缓解。注射治疗后生存时间:3 个月者 26 例;6 个月者 19 例;1 年以上 8 例。注射后癌组织变白,无出血,癌肿明显缩小者 8 例,纤维内镜可通过狭窄部位进入胃内;3 例严重狭窄患者经 X 线检查,可见狭窄的食管腔隙明显增宽;7 例可看到食管癌无明显增长[31]。

2. 治疗其他疾病

(1)治疗内科疾病

1)治疗咯血:用五倍子5g、白及30g,加水至200ml,煎煮至50ml,倾出药液,两次煎液合并煎至20ml,过滤后立即倾入雾化吸入器的药杯内,雾化吸入治疗咯血44例。其中肺结核26例,支气管扩张10例,支气管炎8例,总有效率为90.9%。止血时间最短者为给药后1小时,最长者为48小时[32]。

2)治疗上消化道出血:五倍子6g煎至100ml,分3次口服,治疗上消化道出血33例,总有效率为97%,其中1周内大便隐血转阴者29例,9~11天转阴者3例,平均转阴时间为4.97天[32]。

五倍子16g,加水适量煎煮1小时,过滤;药渣再加水煎煮1小时,过滤。合并两次滤液放冰箱内冷存后再过滤,取滤液加热浓缩至30ml,加甘油3ml。在内窥镜下直接局部喷洒上述药液治疗上消化道出血92例,结果全部获得立即止血效果[32]。

3)治疗细菌性痢疾:五倍子浸膏片口服,每次5片,每日3~4次,治疗细菌性痢疾127例,一般3~5天即可治愈,总有效率达84.25%[32]。

4)治疗小儿迁延性腹泻:将五倍子研末,装入瓶中密封备用,每次取约2g,用温水将药调成糊状,填入患儿脐部,外用胶布固定,24小时更换1次。注意每次取下胶布及药膏时需略休息后再敷药,以防胶布贴皮肤时间过久引起不适。10天为1个疗程,治疗小儿迁延性腹泻37例,1个疗程后痊愈32例,显效3例,有效1例,无效1例,总有效率达97.3%[33]。

(2)治疗外科疾病

1)治疗甲状腺肿:取五倍子炒黄研末,每晚睡前用米醋调成膏状敷于患处,次晨洗去,7次为1疗程,治疗甲状腺肿23例,痊愈20例,无效3例。痊愈病例中,治疗3个疗程者13例,5~10个疗程者7例[32]。

2)治疗蜂窝织炎:取纯净五倍子适量研细末,过100号筛,装瓶备用。治疗时,将患部毛发剃光,肥皂水擦洗后常规消毒,视疮面大小取上药加米醋调成糊状,均匀涂敷料上(约0.3cm厚),贴于患处,每3天换药1次。治疗蜂窝织炎156例,换药1~3次后,痊愈150例,无效6例[32]。

3)治疗外伤性淤血:取五倍子、赤小豆等量,研细末过筛,加入醋酸调成糊状,予局部外敷,重者增敷2~3次,对外伤性淤血一般1~2天,即可肿消痛除[32]。

4)治疗放射性直肠炎:以五倍子粉、云南白药各1.5g,地塞米松5mg,生理盐水50ml,诸药混匀,患者便后以输液管将药滴入直肠并保留,每天1次,10天为1疗程。治疗子宫颈癌及前列腺癌患者经放射治疗后引起的直肠炎10例,多于1~3个疗程后,自觉症状消失。直肠镜检查提示:黏膜充血肿胀消退,溃疡愈合[32]。

5)治疗脱肛:将五倍子晒干研末,均匀撒在清洁的布或纸上,然后将此药布托在脱肛部位,慢慢向上送入,治疗脱肛10例,效果满意,一般1~2次后即可痊愈[32]。

6)痔疮:用五倍子、朴硝、荆芥、防风、乌梅、穿心莲水煎,先熏蒸后坐浴15分钟,每天早晚各1次(血栓外痔较大者先刺破,隔天1次),治疗痔疮200例,结果痊愈164例,好转36例[32]。

取五倍子20g,明矾15g,共研末。早、中、晚各一次,取少许用唾液调释成糊状,涂于患处[34]。

7)颞下颌关节紊乱综合征:用五倍子细粉适量与醋调成膏状,摊于牛皮纸上约0.3cm厚,用时先取麝香20mg,置于患侧颞、颊车穴位上(每穴10mg),再敷五倍子膏,以胶布固定,贴敷48小时以上,方可换药。治疗颞下颌关节紊乱综合征,一般敷5次即愈[32]。

8)鞘膜积液:用五倍子、枯矾煎剂,每天1剂,先熏洗,后湿敷,平均2~3次,每次20~30

分钟,治疗鞘膜积液 50 例,结果痊愈 46 例,好转 2 例,无效 2 例。治愈时间为 5～9 天。经随访,只有 1 例一年后复发,又治疗 6 天痊愈[32]。

(3)治疗皮肤科病

1)手足皲裂:用五倍子粉 10g,紫草粉 4g,甘草粉 5g,共研细末,将药粉撒在裂口和其周围的皮肤上,以胶布固定,治疗手足皲裂,多于 3～4 天即愈[32]。

2)瘢痕增殖:将五倍子、红花、蜈蚣、甘草,配制成 30% 的复方五倍子浸剂,进行电导入法治疗瘢痕增殖 78 例,显效 41 例,有效 33 例,总有效率达 94.9%。病理组织学观察示:该药对瘢痕组织中的成纤维细胞基质有一定作用[32]。

3)传染性软疣:取五倍子 5 份、乌梅 1 份、枯矾 1 份、雄黄 2 份、大黄 1 份,共研细末,用适量香醋调成糊剂。将糊剂涂于疣体,厚度 2～3mm,取胶布覆盖固定,每 3 天换药 1 次,待软疣脱落即停止使用,结果治疗传染性软疣 93 例均获痊愈,平均治疗时间为 7.5 天[32]。

4)多发性毛囊炎:用五倍子适量,以文火炒至黑色,待凉脆后研末,加入食醋调为糊状。患处剪去毛发,酒精、碘酒常规消毒,将无菌敷料摊平后加上糊剂适量,即敷于局部,每天换药 1 次,5～10 天为 1 疗程,治疗多发性毛囊炎 83 例,全部治愈[32]。

5)肛门湿疹:将五倍子、蛇床子、紫草、土槿皮、白鲜皮、石榴皮、黄柏、赤石脂、生甘草水煎,趁热先熏洗后坐浴,每天早晚各 1 次,轻者连续洗 1 周,重者连续洗 1～2 个月,治疗顽固性肛门湿疹,效果满意[32]。

6)带状疱疹:以五倍子、芒硝各 1 份,生大黄、黄柏各 2 份,共为细末,过 120 目筛,加凡士林配成 30% 软膏。用时按皮损大小将药膏平摊于纱布或麻纸上(厚约 0.2cm)并贴敷患处,隔日换药 1 次,治疗带状疱疹 150 例,用药 2～4 次均治愈[32]。

7)治疗急性湿疹:将 66 例急性湿疹患者随机分为观察组与对照组各 33 例。对照组给予抗炎、抗组胺、抗真菌等基础治疗,观察组在对照组的基础上予以黄柏、黄芩、五倍子各 30g,共研细粉,用食醋调成稀糊状,每日早晚涂抹皮损处,直至皮损消失。观察皮损消退情况及时间、不良反应。结果观察组与对照组总有效率分别为 100.00%、84.85%,皮损消失时间分别为(5.4±1.8)日、(9.2±2.1)日;不良反应发生率分别为 3.03%、6.06%。结果得出黄柏、黄芩、五倍子配伍外用治疗急性湿疹具有较好的临床疗效,皮损消失迅速,未增加不良反应的发生率,是治疗急性湿疹的一种较为优化高效的方法[35]。

(4)治疗复发性口腔溃疡(RAU):观察五倍子煎剂联合氨来呫诺糊剂局部治疗重型复发性口腔溃疡(RAU)的临床疗效。给药组 4 次/日×3 日溃疡面涂布治疗,以用药前后的平均溃疡期、疼痛指数和最大溃疡直径的差值作为疗效指标进行评价。结果治疗组最大溃疡直径差值明显高于对照组($P<0.05$);优于对照组的 66%($P<0.05$),得出五倍子煎剂联合氨来呫诺糊剂能有效减轻重型 RAU 的疼痛症状,明显缩短溃疡愈合期[36]。

(5)治疗盗汗:将 80 例肺结核伴盗汗的患者随机分为治疗组与对照组,对照组 40 例采用常规治疗方法,治疗组 40 例在对照组的基础上配以五倍子联合酸枣仁(磨成粉末),用醋调成膏状后外敷肚脐。结果治疗组疗效总有效率 97.5%,盗汗消失时间(5±1.59)日;对照组总有效率 67.5%,盗汗消失时间(8±2.37)日,两组比较差异均有统计学意义($P<0.01$),五倍子联合酸枣仁敷脐治疗肺结核盗汗的效果满意,值得临床推广[37]。

观察五倍子穴位贴敷治疗急性白血病(acute leukemia,AL)化疗后盗汗的临床疗效,将 205 例患者随机分为 2 组,对照组 102 例未经特殊处理,观察组 103 例采用五倍子药糊贴敷于患者神阙及双侧三阴交,观察 2 组治疗前后盗汗的情况,观察组显效 18 例,有效 75 例,无效 10 例,总有效率为 90.3%。对照组盗汗情况均未改善,总有效率为 0。2 组疗效比较,差异有显著性意义($P<0.05$),五倍子穴位贴敷治疗 AL 化疗后盗汗,疗效良好,且方便易行[38]。

【不良反应】将复方五倍子注射液 4ml 与丝裂霉素 2mg 混合后,内镜直视下经内镜注射针将上述药品分 4~6 点注射到肿瘤部位,每点约注射 0.5~1ml,每周 1 次,共 4 次。治疗前常规检查血常规、肝肾功能、心电图、X 线钡餐造影、内镜及病理检查,疗程结束时复查 1 次,5 例于第 2 次注射时有胸骨后疼痛,10 例于注射当天及次日有腹泻[39]。

参 考 文 献

[1] 郭小瑞,李里,孙哲,等.五倍子的 HPLC 指纹图谱研究.中国药房,2013,27:2546-2548.

[2] 叶利群,鲜红.五倍子的药理研究及在治疗肛肠疾病中的应用.中国民族民间医药,2010,14:49,53.

[3] 张楚晗,梁晓,龚力民,等.五倍子中单宁酸转化为没食子酸的酶法实验探讨.中国商品学会中药商品专业委员会.第三届中国中药商品学术年会暨首届中药葛根国际产业发展研讨会论文集.中国商品学会中药商品专业委员会,2012:10.

[4] 龚力民,刘伟,张楚晗,等.五倍子多糖脱蛋白方法的研究.湖南中医药大学学报,2013,03:44-46.

[5] 郑兰娟,罗艳萍,汪玉娇,等.五倍子抗菌抗炎作用研究进展.中国病原生物学杂志,2011,11:868-869,847.

[6] 罗常辉,陈红云,蓝海.火焰原子吸收光谱法测定五倍子中的微量元素含量.大理学院学报,2010,06:3-5.

[7] HU H, LEE HJ, JIANG C, et al. Penta-1, 2, 3, 4, 6-O-galloylbeta-D-glucose induces P53 and inhibits STAT3 in prostate cancer cells in vitro and suppresses prostate xenograft tumor growth in vivo. Mol Cancer Ther,2008,7(9):2681-2691.

[8] PARK KY, LEE HJ, JEONG SJ, et al. 1, 2, 3, 4, 6-penta-O-galloyl-beta-D-glucose suppresses hypoxia-induced accumulation of hypoxia-inducible factor-1α and signaling in LNCaP prostate cancer cells. Biol Pharm Bull,2010,33(11):1835-1840.

[9] 邱华锋,雷迅.五倍子提取物 PGG 抗癌作用研究进展.亚太传统医药,2011,11:170-172.

[10] HUA KT, WAY TD, LIN JK. Pentagalloylylucose inhibits estrogen receptor alpha by lysosomedependentdepletion and modulates ErbB/PI3K/Akt pathway in human breast cancer MCF-7 cells. Mol Carcinog,2006,45(8):551-560.

[11] KUO PT, LIN TP, LIU LC, et al. Penta-O-galloyl-beta-D-glucose suppresses prostate cancer bone metastasis by transcriptionally repressing EGF-induced MMP-9 expression. Journal of agriculturaland food chemistry,2009,57(8):3331-3339.

[12] KITAGAWA S, NABEKURA T, NAKAMURA Y, et al. Inhibition of P-glycoprotein function by tannic acid and pentagalloylglucose. J Pharm Pharmacol,2007,59(7):965-969.

[13] 郭继龙,苗宇船,关伟,等.5 种收涩中药对小鼠 S180 肉瘤抑制作用初步筛选.山西中医学院学报,2012,06:18-20.

[14] 曾文谊,陈莉.五倍子水煎剂对阿霉素肾病大鼠的保护作用.中药材,2009,08:1262-1264.

[15] 张苏娜,唐荣银,张勇妹,等.五倍子缓释药膜治疗口腔溃疡的动物实验研究.临床口腔医学杂志,2011,02:83-84.

[16] 吕雪梅,邱毅,王苏梅,等.桔梗五倍子提取液的体外杀精研究.中外医疗,2012,31:111-112.

[17] 王文亮,唐荣银,杨聚才.复方五倍子用作髓室底穿孔内屏障材料的体外抑菌实验.临床口腔医学杂志,2013,3:144-146.

[18] 鲁海燕,孙文基,张龙,等.五倍子黄连提取物体外抑菌活性探究.安徽农业科学,2010,20:10725-10726.

[19] 张建军,林清,李伟,等.黄柏黄芩与五倍子配伍外用治疗急性湿疹的药效研究.北京中医药大学学报,

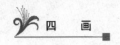

2011,10:690-693.

[20] 任书青,曹德英,杨继章,等.五倍子、黄芩和黄连联合应用对 MRSA 的体外抗菌活性研究.中国药房,2010,03:198-199.

[21] 刘健,王海雁,赵淑江.牛津杯法测定五倍子对大黄鱼病原弧菌的体外抑菌活力.海洋科学,2009,11:44-47.

[22] 向丽,李蓉,周铁军,等.五倍子鞣质对生物被膜型白假丝酵母的干预作用.安徽农业科学,2012,27:13262-13264,13269.

[23] 勾明玥,刘梁,张春枝.五倍子醇提物的抗氧化活性.大连工业大学学报,2011,30(2):90-93.

[24] 黄光伟.四味常用治疗牙本质过敏症中药的作用机理.口腔护理用品工业,2010,20(3):36-38.

[25] 朱昞,李红,李继遥,等.天然药物五倍子与氟化钠对釉质脱矿的影响比较研究.牙体牙髓牙周病学杂志,2004,14(6):322-325.

[26] 任丽虹,肖志波,杨大平,等.五倍子对裸鼠瘢痕疙瘩动物模型的作用.中国美容医学,2009,18(6):806-808.

[27] 姚敬明,张李俊,王娟平,等.中药石榴皮、五倍子对小白鼠的毒性试验.中兽医学杂志,2004(6):7-8.

[28] 周劲光.五倍子的药理作用与临床研究进展.海峡药学.2010(4):30-32.

[29] 许维国.五倍子酸药用价值的相关研究.吉林大学:吉林大学,2013.

[30] 邵世祥,王子鑫,毕磊.五倍子散配合华蟾素注射液治疗原发性肝癌 51 例.实用中医内科杂志.2006(1):93.

[31] 马庆凯.王虹等.纤维内镜注射五倍子液硬化治疗中、晚期食管癌 30 例疗效观察.中国冶金工业医学杂志,2002(6):364-365.

[32] 王华.浅谈五倍子的临床应用.内蒙古中医药,2010,29(6):44.

[33] 朱丽霞,李慧梅,张姝,等.五倍子敷脐合常规疗法治疗小儿迁延性腹泻 37 例.河北中医,2012,12:1847-1848.

[34] 刘刚成,熊冬兰,万海栋.五倍子与明矾的消痔作用.科学咨询(决策管理),2010,(7):90.

[35] 周汉民,蔡敏霞.黄柏、黄芩、五倍子配伍外用治疗急性湿疹疗效观察.中国中医急症,2013,22(6):983-984.

[36] 王阅春,黄闽,陈建刚.五倍子煎剂联合氨来呫诺糊剂局部治疗重型 RAU 的临床观察.临床口腔医学杂志,2011,27(1):32-34.

[37] 林少丽,林丽芳.五倍子联合酸枣仁敷脐治疗肺结核盗汗的疗效观察及护理.中国医学创新,2013,11:141-143.

[38] 张泱悦,陈达,陈文婷,等.五倍子穴位贴敷治疗急性白血病化疗后盗汗疗效观察.新中医,2012,44(8):81-82.

[39] 柳杨,吴培俊.经内镜注射五倍子液治疗中晚期食管贲门癌 46 例.浙江中西医结合杂志,2000(2):117.

40. 水　　蛭

【来源】水蛭科动物蚂蟥 *Whitmania pigra* whitman、水蛭 *Hirudo nipponia* whitman 或柳叶蚂蟥 *Whitmania acranulata* whitman 干燥体[1]。

【性味与归经】咸、苦,平。归肝经、膀胱经。有小毒。

【功能与主治】破血,逐瘀,通经。用于治蓄血,癥瘕积聚,妇女经闭,干血成痨,跌仆损伤,目赤痛,云翳。

【化学成分】水蛭中含有己醛(hexanal)、4-甲基十四烷酸甲酯(4-methyl tetradecanoic acid methyl ester)、12-甲基十四烷酸甲酯(12-methyl tetradecanoic acid methyl ester)、11-十六碳烯酸甲酯(11-hexadecenoic acid methyl ester)、14-甲基十五烷酸甲酯(14-methyl pentadecanoic acid methyl ester)、11-甲基十六烷酸甲酯(11-methyl hexadecadecanoic acid methyl ester)、14-甲基十六烷酸甲酯(14-methyl hexadecadecanoic acid methyl ester)、十七烷酸甲酯(heptadecanoic acid methyl ester)、13-十八碳烯酸甲酯(13-octadecenoic acid methyl ester)、十八烷酸甲酯(octadecanoic acid methyl ester)、10-十九烯酸甲酯(10-nonadecenoic acid methyl ester)、13-二十二烯酸甲酯(Methyl cis-13-docosenoate)、2-乙酰氧基-7,9-十九二烯酸甲酯(2-acetyloxy-7,-9-nondecenoic acid methy lester)、胆固醇(cholesterol)、胆甾-5,7-二烯-3 酮(cholesta-5,7-dien-3one)等[2-3]。日本医蛭和宽体金线蛭含 17 种氨基酸,其中人体必需氨基酸 7 种,占总氨基酸含量 39%以上,以谷氨酸(glutamic acid)、天冬氨酸(aspartic acid)、亮氨酸(leucine)、赖氨酸(lysine)和缬氨酸(valine)含量较高。氨基酸总含量约占水蛭干重的 49%以上。此外,水蛭主要含蛋白质、肝素(heparin)、抗凝血酶(antithrombin),新鲜水蛭唾液中含有一种抗凝血物质名水蛭素(hirudin)[4]。

【药理作用】

1. 抗肿瘤作用　水蛭素可以改变中性粒细胞的活性和肿瘤细胞的表型,而且对于肿瘤的转移有抑制作用,可以用于抗肿瘤的治疗。研究发现水蛭素能够抑制荷瘤鼠肝癌实体瘤 Ki-67 增生抗原与 VEGF 的高表达,具有明显的抗肿瘤作用[5]。有研究报道,用水蛭素分别作用于神经胶质瘤细胞和兔增殖性玻璃体视网膜病变模型后,可明显抑制神经胶质瘤细胞的增生和细胞外基质的产生[6]。体外用伊红法表明水蛭素对小鼠肝癌生长有一定抑制作用,对肿瘤细胞有抑制作用。水蛭素的高抗凝作用,有利于抗癌药及免疫活性细胞浸入癌组织杀伤癌细胞[7]。研究者用电镜观察、MTT 检测、流式细胞仪等方法研究水蛭提取液对荷瘤小鼠的治疗作用发现,水蛭提取液可以使凋亡的细胞改变形态学,使 G_0/G_1 期的细胞数量增多,S 和 G_2/M 期的细胞减少,从而推断水蛭提取液抑制了肿瘤细胞 DNA 的合成,并提升了 NK 细胞的活性,提高了细胞免疫能力[8]。研究者通过复方水蛭提取物抑瘤并检测 Th1/Th2 类细胞因子实验,研究发现,复方水蛭提取物对于小鼠移植性肿瘤具有明显的抑制作用,同时使荷瘤小鼠低下的 Th1 类细胞因子增多,免疫能力提高,促使漂移失调的 Th1/Th2 类细胞达到平衡状态。利用复方水蛭素治疗小鼠异体移植 W256 肿瘤和接种 S180 瘤细胞的研究表明,复方水蛭素可以明显降低 W256 肿瘤细胞和小鼠移植瘤细胞 p53、Ki267 以及 VEGF 的表达,对肿瘤细胞的生长有明显抑制作用[9-11]。研究发现,水蛭可以有效抑制因血小板聚集功能亢进而引起的头颈部恶性肿瘤转移[12]。此外水蛭的高抗凝作用有利于抗癌药理活性物质(如锰、镁、锌等元素)及免疫活性细胞侵入癌组织而杀伤癌细胞[13]。

2. 其他药理作用

(1)抗凝血作用:水蛭是我国传统的破血中药,其中的水蛭素是目前发现的世界上最强的抗凝血酶特效抑制剂,具有显著的降血脂、调节血压、溶血栓以及抗氧化和清除自由基等作用[14]。药理研究表明,水蛭素通过与凝血酶结合形成一种稳定的非共价复合物,这种物质的解离常数为 10~12 数量级,从而使凝血酶的凝血作用不能发挥。水蛭素与凝血酶的亲和力极强,在很低的浓度下就能快速中和凝血酶。凝血酶是作用最强的促进血小板激活的物质,血小板聚集在动脉粥样硬化中发挥着重要作用,而水蛭素与凝血酶结合可使凝血酶激活血小板的作用减弱,明显的抑制血小板聚集作用,起到治疗动脉粥样硬化的作用[15]。水蛭素可以使凝血酶失去裂解纤维蛋白的能力,阻止凝血酶催化凝血因子的活性。组成水蛭素的氨基酸序列中含有一个由 Pro-Lys-Pro 组成的特殊结构,它不能被一般的蛋白酶降解,而是引导水蛭素分子以正确方向与凝血酶分子结合,这种结构在维持水蛭素分子的稳定性中发挥重要作用[16]。皮下注射水蛭素的生物利用度为 $75\% \sim 80\%$。它与凝血酶结合能使凝血酶与血小板解离,从而产生极强的抗凝作用[17]。水蛭素对弥漫性血管内凝血有很好的治疗作用,而且同肝素比较,具有不增加抗凝血酶Ⅲ消耗的特点。水蛭素本身也具有抗血小板聚集活性,它能抑制凝血酶同血小板结合,促进凝血酶与血小板解离。但天然水蛭素只对凝血酶诱导的血小板聚集有抑制作用[18]。据报道,水蛭素可明显抑制实验性大鼠血栓形成,并对已形成的血栓具有溶栓作用,而凝血诱发的血液凝固是血管血栓形成的主要机制。由于水蛭素直接靶向凝血酶,可有效地防止纤维蛋白原和血细胞结合形成血凝块,因此可防止血栓的形成与延伸[19]。有学者研究了水蛭素对静脉栓塞患者的治疗效果。通过给 10 位深静脉血栓患者连续 5 天静脉推注 $0.07mg/kg$ 水蛭素,并且静滴每小时 $0.05mg/kg$,观察治疗效果发现,水蛭素能有效防止血栓扩大,并且在治疗 3 个月后患者未发现新的深静脉血栓和肺栓塞发生,也无出血等并发症发生[20]。

通过乙醇回流的方法提取水蛭中的有效药用成分,并将提取物浓缩后加蒸馏水溶解,萃取回收石油醚、乙酸乙酯、正丁醇各部位提取物,浓缩并减压干燥。将得到的干燥物配成高、中、低三个浓度的溶液,研究各部位提取物对凝血酶原时间、活化部分凝血活酶时间、凝血酶时间及纤维蛋白原凝固时间的影响作用发现,乙酸乙酯部位的提取物显著地延长了各种凝血酶作用的时间,可直接抑制凝血酶催化的纤维蛋白原凝固。正丁醇部位、石油醚部位、水部位的提取物也都有较弱抗凝活性[21-22]。研究发现,通过实验观察水蛭提取物对小鼠凝血、出血时间和家兔离体血浆复钙时间的影响。研究结果表明,水蛭提取物可明显延长小鼠凝血、出血时间及家兔离体血浆复钙时间,说明水蛭提取物能抑制内源性凝血系统,具有抗凝作用[23]。

(2)减轻脑水肿的作用:水蛭素可增加脑血流量,促使大鼠实验性脑血肿的吸收,减少血肿周围炎性反应性水肿,缓解颅内压,改善局部血液循环,保护脑组织细胞[24]。脑出血早期在控制脑水肿基础上加用水蛭素可阻止 GFAP 过度地上调,抑制过度的反应性胶质化,促使星形胶质细胞形态向正常方向发展,可减轻急性期脑组织损伤,脑出血后早期应用水蛭素有可能缩短病程,改善预后[25]。可能的作用机制是水蛭素具有一个和凝血酶受体的某个区域类似的羟基尾部,与凝血酶以 1∶1 比例非共价键形成复合物,既阻断凝血酶的催化位点,又占据阴离子的结合位点[26]。水蛭素与凝血酶结合后,无法裂解蛋白酶激活受体的胞外 N 端,因此无法激活凝血酶受体,从而抑制受体介导凝血酶的细胞调节作用,抑制凝血酶对纤维蛋白原的水解,阻断凝血级联反应,抑制凝血酶诱导的血小板聚集和释放功能及凝血酶导致的受损血管收缩[27-28]。脑出血后,凝血酶抑制剂水蛭素能减轻脑组织水肿的程度、降低 AQP4 mRNA 和蛋白的表达。AQP4 在脑水肿的发生中起重要作用,而其表达增加是加重脑水肿的重要环节。其具体作用机制可能是凝血酶通过某种途径上调 AQP4 mRNA 的表达,使 AQP4 蛋白的表达增加,而 AQP4 通过增加水的转运加重脑水肿的发生,水蛭素能阻断该过程从而减轻脑水肿的发生[29]。

(3)抗心律失常作用:最近有研究证实,在活体实验中心梗后凝血酶受体表达的增加与心律失常持续时间呈正性相关,凝血酶受体的激活参与心梗后心律失常的发生,而凝血酶的直接抑制剂水蛭素可明显减少心梗后室性心律失常的发生[30]。水蛭素可抑制心肌细胞 IP3R2 及 IP3R3 mRNA 的表达,却没有抑制 IP3R1,而这三种亚型均参与心梗后心律失常的发生机制。

这说明其抗心律失常机制可能通过 IP3R2 和 IP3R3,而非 IP3R1,其机制可能与 IP3Rs 三种亚基的分布及特性有关[31]。

(4)抗纤维化作用:研究发现,用 40% CCl_4 制备大鼠纤维化模型,观察水蛭素对纤维化大鼠肝组织结缔组织生长因子 mRNA 表达的影响,采用实用荧光定量法检测大鼠肝组织结缔组织生长因子 mRNA 的表达。研究表明,水蛭素能通过下调结缔组织生长因子 mRNA 的表达,抑制肝细胞外基质异常增生发挥抗肝纤维化作用[32]。

(5)抗炎作用:经研究发现,水蛭微粉可以减少炎症因子的产生,减轻炎症反应[33]。

(6)对人晶状体上皮细胞保护作用:另据报道,复方水蛭滴眼液通过提高人晶状体上皮细胞活性、升高线粒体跨膜电位,达到保护人晶状体细胞的作用[34]。

(7)抑制血管平滑肌细胞增殖作用:水蛭素可抑制血管平滑肌细胞的增殖及对 ^{3}H-TdR 的摄取,且呈剂量依赖性,显著抑制凝血酶诱导的血管平滑肌细胞增殖[35]。

3. 毒性作用　水蛭是否有毒,古今记载不一。近代《中药大辞典》及《中华人民共和国药典》皆言有毒,高等中医院校试用教材《中药学》将其定为"小毒",而许多临床报道谓其无毒。还有人称,水蛭不但无毒,而且破瘀血,消积水不伤阴,故常在各科临床中配伍使用。但也有医家认为,水蛭如用量不当,也会产生毒性。水蛭的中毒量为 15～30g,中毒潜伏期约 1～4 小时,中毒时可出现恶心、呕吐、子宫出血,严重时可引起胃肠出血、剧烈腹痛、血尿、昏迷等[36]。

【药代动力学研究】水蛭素为一大分子多肽,口服不易吸收。皮下注射给药有较高吸收率,生物利用度为 85%～100%,一次或多次静脉注射给药后,以开放的二室模型在全身分布。半衰期($t_{1/2}$)为 5～8 分钟,一次或多次皮下注射给药后,均以一室模型在全身分布,$t_{1/2}$ 显著延长,约 1 小时。重组水蛭素静脉注射或皮下注射给药时,生物利用度几乎为 100%。水蛭素几乎不被肝脏降解代谢,以原型或衍生物的形式从尿中排出,而这些衍生物也同样具有抗凝血酶的活性[37]。重组水蛭素(recombinant hirudin,rH)静脉给药时,其动力学行为符合二室开放模型一级动力学过程,皮下注射给药符合口服吸收一室模型,其抗凝活性浓度消除半衰期为 1小时左右,皮下注射给药吸收较快,吸收半衰期为 0.5 小时左右,达峰时间为 1 小时左右,皮下注射生物利用度高,主要在肾脏内消除[38]。

【临床应用】

1. 治疗肝素引起的血小板减少症　肝素伴随的血小板减少症使用水蛭素 14.4 天后,88.7% 的患者血小板恢复正常,77.2% 的患者激活的部分凝血酶时间保持在治疗范围内[39]。

2. 治疗心脑血管疾病　有学者将 94 例缺血性中风患者随机分为两组,治疗组 49 例在西医常规治疗的基础上服用生水蛭胶囊(生水蛭研粉装空心胶囊,每粒含生药 0.4g),对照组 45 例单用西医治疗,通过 6 周临床观察,治疗组显效率 75.51%、总有效率 91.84%,对照组分别为 44.45%、77.78%,治疗组临床疗效明显优于对照组($P<0.01$)。说明水蛭治疗缺血性中风疗效确切[40]。有学者在治疗中风、痴呆等疾患时常以水蛭 1.5～3g 研末吞服,辅以通天草,轻清上逸,引药入脑[41]。

有学者用水蛭三黄汤治疗冠心病 120 例。组方:水蛭 9g,生大黄 6g,黄连 9g,黄芩 9g,甘草 6g,每日 1 剂,水煎,连续服用 30 天,收到满意效果[42]。有学者用水蛭配五爪龙等药物治疗阳虚水泛、痰瘀阻络性心衰和气虚痰瘀型胸痹,疗效满意。水蛭入血分而不伤气分,具有破瘀血而不伤新血的特点[43]。

166 例不稳定性心绞痛和无 Q 波心肌梗死患者采用重组水蛭素与肝素对比治疗,结果发

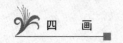

生死亡或心肌梗死事件者,重组水蛭素组约比肝素组低 3 倍[44]。

3. 治疗周围神经疾病　观察水蛭胶囊(规格 0.3g/颗)对糖尿病周围神经病变(diabetic peripheral neuropathy,DPN)的疗效及安全性,采用随机分组双盲法,将 40 例 DPN 患者分成水蛭胶囊治疗组 20 例及甲钴胺对照组各 20 例进行治疗观察。治疗前后分别监测临床症状及体征、神经传导速度的影响。结果,治疗组临床痊愈率及显效率均优于对照组,且无明显毒副作用[45]。

4. 治疗高脂血症　通过临床观察,发现水蛭微粉治疗高脂血症能达到满意疗效。主要观察总胆固醇、甘油三酯、低密度脂蛋白、高密度脂蛋白、载脂蛋白(apolipoprotein,Apo)AI、ApoB100 及 ApoA I/ApoB100 水平。结果表明,水蛭有降低血脂的作用[46]。

5. 治疗糖尿病肾病　在治疗 112 例糖尿病肾病(diabetic nephropathy,DN)患者时观察发现,给予水蛭注射液静脉滴注治疗组症状明显改善;治疗后各项指标均有统计学意义。可以得出结论,水蛭注射液对 DN 有良好的治疗作用,可以延缓 DN 的进展,提高生活质量[47]。

6. 辅助治疗全耳再植　曾报道了全耳再植术中,断耳缺血 18 小时,无法进行静脉吻合,应用水蛭治疗和全身抗凝,再植耳完全存活[48]。

7. 治疗瘢痕挛缩　水蛭素对瘢痕挛缩具有一定的治疗作用[49]。

【不良反应】　在使用重组水蛭素时需要注意的不良反应是出血。出血发生率与使用剂量、用药时间、基础疾病、合并用药等有关。只要选择适应证,控制用药剂量,并加强观察(包括凝血指标观察),可使重组水蛭素的出血率减少到很低的程度[50]。

参考文献

[1] 季宇彬. 中药有效成分药理与应用. 北京:人民卫生出版,2011:614-617.

[2] 黄荣清. 水蛭中小分子活性成分的 GC-MS 研究. 中草药,2003,34(9):789.

[3] 李艳玲,黄荣清. 水蛭抗凝血作用实验研究及化学成分分析. 中兽医医药杂志,2010,29(1):9.

[4] Mollero T,Hanisch U K,Ransom B R. Thrombin-induced activation of cultured rodent microglia. J Neuroehem,2000,75(4):1539-1547.

[5] 任青华,牟忠祥,耿延君,等. 中药水蛭素对荷瘤鼠 Ki-67 与 VEGF 表达的影响. 医学研究杂志,2010,39(6):46-48.

[6] Ogiichi T,Hirashima Y,Nakamura S,et al. Tissue factor and cancerprocoagulant expressed by glioma cells participate in theirthrombin-mediated proliferation. J Neurooncol,2000,46(1):1-9.

[7] 郭旭玲,王颖. 水蛭素的药理与临床应用研究进展. 中国海洋药物杂志,2004,(4):50-53.

[8] 刘京生,苗智慧,董力,等. 水蛭抗肿瘤作用的实验研究. 时珍国医国药,2001,(10):885.

[9] 王杰,韩俊庆,李伯辉,等. 复方水蛭素的药效学研究. 山东大学学报(医学版),2007,45(8):852-854.

[10] 张博,王晓敏,任青华,等. 复方水蛭素对小鼠移植瘤组织中 p53、Ki267 及 VEGF 表达的影响. 山东医药,2008,48(43):29-30.

[11] 于瑞发,王杰,张博,等. 复方水蛭素提取物抗移植性肿瘤的实验研究. 常用医药杂志,2007,24(5):599-601.

[12] 黄光武,殷国前,农辉图,等. 水蛭对人血小板聚集抑制的探讨. 广西医科大学学报,1997,14(4):21.

[13] 王蒙萌,杨永波. 水蛭的化学成分及药理作用. 方药研究,2008,2:47-48.

[14] 杨恩昌. 水蛭素可利用性分析. 河北农业科学,2010,14(7):52-53.

[15] 黄震华. 新型抗凝和抗血小板新药－重组水蛭素. 中国新药与临床杂志,2003,22(5):309.

[16] 殷国前,孙智勇,杨晓南,等. 水蛭及水蛭素－再度风行的生物疗法. 中国美容整形外科杂志,2007,18(4):305-306.

[17] 陈伟华,玉光哲,尚勇.局部应用水蛭素对扩张皮瓣静脉瘀血的防治.中国实用美容整形外科杂志,2005, 16(5):313-315.

[18] 李香玉,谭树华,吴梧桐,等.水蛭素Ⅲ突变体 HV3(RGD)的构建及其抗血小板聚集活性初步研究.中国天然药物,2003,1(3):169-172.

[19] Hamon M. Mechanism of thrombosis:physiopathology role of thrombin and its inhibition by modern therapies. Arch MAL Coear Vaiss,2006,99(3):5.

[20] Parent F, Bridey F, Dreyfus M, et al. Treatment of severe venous thrombo-embolism with intravenous Hirudin(HBW 023):an open pilotstudy. Thromb Haemost,1993,70(3):386-388.

[21] 冯光军,朱正光,余传林,等.水蛭乙醇提取物体外抗凝血活性研究.中药材,2007,30(8):909-911.

[22] 修霞,聂海燕,韩红霞,等.水蛭化学成分及其药理作用探讨综述.中国热带医学,2005,5(8):1733-1734.

[23] 翟新艳.水蛭的抗凝血作用研究.现代中西医结合杂志,2010,19(13):1582-1583.

[24] 张桂霞.水蛭素治疗脑血管疾病研究探析.实用中医内科杂志,2008,22(8):50.

[25] 吴瑛,任安乐.大鼠脑出血急性期给予水蛭素后血肿周围组织胶质纤维酸性蛋白的表达.兰州大学学报, 2009,35(1):1-4.

[26] 吴兴田.水蛭的研究近况及其在高血压性脑出血的应用.陕西中医,1997,18(3):141-142.

[27] 严令耕,黄臣虎,陆茵,等.水蛭素抗凝血和抗肿瘤转移的研究进展.中药新药与临床药理,2010,(10): 667-670.

[28] 刘在贵,程方敏.早期应用水蛭素治疗脑出血的临床研究.临床荟萃,2010,25(15):1311-1313.

[29] 朱加应,伍国锋,刘伯仁,等.脑出血后水蛭素干预对水通道蛋白4表达的影响.诊断学理论与实践, 2009,8(5):510-514.

[30] Lilong Tang, Chunyu Deng, Ming Long, et al. Thrombin receptor and ventricular arrhythmias after acute myocardial infarction. Mol Med,2008,14(3-4):131-140.

[31] 刘君,唐利龙,廖新学,等.水蛭素对大鼠急性心肌梗死后室性心律失常的影响.中山大学学报,2010,31 (1):50-54.

[32] 贾彦,牛英才,张英博.天然水蛭素对实验性肝纤维化大鼠肝脏结缔组织生长因子 mRNA 表达的影响. 时珍国医国药,2009,20(1):95-97.

[33] 李克明,张国,武继彪.水蛭的药理研究概况.中医研究,2007,20(2):62-64.

[34] 严京,祁明信,黄秀榕.复方水质滴眼液对紫外线诱导人晶状体上皮细胞线粒体跨膜电位的影响.中医耳鼻喉杂志,2011,1(1):35-37.

[35] 王敏,崔连群,张承俊,等.水蛭素对凝血酶诱导的血管平滑肌细胞增殖的影响.中国动脉硬化杂志, 2003,11(7):609-611.

[36] 赵惠莎.水蛭的药理作用及毒副作用.浙江中西医结合杂志,2008,18(8):521.

[37] 刘相武,单振顺.新型抗凝药-水蛭素的应用进展.天津药学,2008,20(3):63-65.

[38] 任洪灿,吕勇,李颖,等.N-1 lle-2 Thr 重组水蛭素在家兔体内的药物代谢动力学.中国药理通讯,2004, 21(3):41.

[39] 吴兴田.水蛭的研究近况及其在高血压性脑出血的应用.陕西中医,1997,18(3):141-142.

[40] 甄洪亮,汉京彦,王家安.生水蛭胶囊对缺血性中风患者脂质代谢的影响.中国中医急症,2007,16(8): 914-915.

[41] 韩天维,邢斌,施红,等.颜德馨治疗脑病的经验.中医杂志,2007,48(6):49.

[42] 刘长明.水蛭三黄汤治疗冠心病 120 例.光明中医,2010,25(9):1625-1626.

[43] 王侠,邹旭,陈秋雄.水蛭的药理作用及其在心血管疾病中的应用.山西中医,2004,20(2):49.

[44] 季宇彬,张广美.中药抗肿瘤有效成分药理与应用.哈尔滨:黑龙江科学技术出版社,2004,141-142.

[45] 赵胜,杨传经.水蛭胶囊治疗糖尿病性周围神经病变的疗效观察.贵阳中医学院学报,2009,31(3): 28-30.

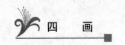

[46] 李宁,赵霞,张文高. 水蛭微粉治疗高脂血症疗效观察. 中国误诊杂志,2008,8(4):802-803.

[47] 史伟,唐爱华,吴金玉,等. 水蛭注射液治疗糖尿病肾病57例疗效观察. 新中医,2006,38(3):38-40.

[48] Talbi M,Stussi J D,Meley M. Microsurgical replantation of a to-tally amputated ear without venous repair. Reconstructive Micro-surgery,2001,17(6):417-420.

[49] 章开衡,邢新. 水蛭素的外科应用. 中国美容整形外科杂志,2010,21(4):244-246.

[50] 黄超培,赵鹏,李彬,等. 水蛭素冻干粉急性毒性和致突变性研究. 检测研究,2010,22(4):312-314.

41. 水 红 花 子

【来源】蓼科植物红蓼 *polygonum orientale* L. 的果实[1]。

【性味与归经】味咸,微辛,性微寒。归肝、脾经。无毒[1]。

【功能与主治】活血消积、健脾利湿、清热解毒、活血散瘀、明目。主治胁腹癥积、水臌、胃脘痛、食少腹胀、火眼、疮肿、瘰疬[1]。

【化学成分】水红花子中的黄酮类化合物包括含槲皮素(quercetin)、花旗松素(taxifolin)、花旗松素-3-O-β-D-葡萄吡喃糖苷、山奈素-3-O-α-L-鼠李吡喃糖苷和柯伊利素-7-O-β-D-葡萄吡喃糖苷、山奈酚、5,7,4-三羟基二氢黄酮醇、二氢槲皮素、3,5,7-三羟基色原酮、5,7-二羟基色原酮、柚皮素。水红花子中的鞣质中得到一个逆没食子酸类鞣质及其苷:3,3-二甲氧基鞣花酸和3,3-二甲氧基鞣花酸-4-O-β-D-吡喃葡萄糖苷。水红花子的挥发油中鉴定出24种化合物,含量最多是萜烯类化合物(27.36%)和酮类化合物(20.07%),其中主要为异长叶(19.45%)、α-石竹萜烯(0.84%)、α-蒎烯(0.99%)、石竹烯氧化物(3.20%)和香叶基丙酮(5.04%)。水红花子中脂肪油主要为不饱和脂肪酸,占脂肪酸总量的98.78%,其中亚油酸占97.84%,包括(Z)9-十六烯酸甲酯、十六烷酸甲酯、(E,E)9,12-十八碳二烯酸甲酯、10-十一碳炔酸、正二十烷酸。水红花子含有的其他成分包括三萜皂苷类成分28-O-β-D-glucopyranosyl-3β,7β-dihydroxy-lup-20(29)-en-28-oate、β谷甾醇、阿魏酸-对羟基苯乙醇酯、对香豆酸-对羟基苯乙醇酯、白桦脂酸、胡萝卜苷、3-pyridine carboxylic acid、5-dimethoxy-4-hydroxy-benzoic acid[2-10]。

【药理作用】

1. 抗肿瘤作用

(1)花旗松素的抗肿瘤作用:花旗松素对人宫颈癌 HeLa 荷瘤裸鼠的抑制作用,花旗松素在给药8天开始,裸鼠肿瘤体积开始小于生理盐水组,花旗松素组肿瘤质量明显低于生理盐水组,抑瘤率为45.45%,大于体内抑瘤试验实体瘤疗效判定标准的30%,表明花旗松素对人宫颈癌 HeLa 移植瘤有一定的抑制作用。花旗松素抗肿瘤作用机制研究:花旗松素对人宫颈癌 HeLa 细胞处理12小时后,细胞变圆并逐渐从培养瓶壁上脱落下来,诱导24小时后细胞膜发泡并呈现细胞核迸裂,大部分细胞逐渐形成凋亡小体;花旗松素能够诱导 HeLa 细胞产生200压强倍数的 DNA 片段,进一步说明花旗松素诱导 HeLa 细胞死亡与细胞凋亡相关;花旗松素对 mRNA 和 Bax mRNA 的表达均没有变化,但能够诱导 p53 mRNA 和 p21 mRNA 的表达增加[11]。

3,3′-二甲氧基鞣花酸-4′-O-β-D-吡喃葡萄糖苷和花旗松素在 1~500μg/ml 的浓度范围内对人宫颈癌 HeLa 细胞、人胃癌 MGC 细胞、人肝癌细胞 HepG-2 细胞核人盲肠癌 HCE-8693 细胞有增殖抑制作用,随着剂量的增大和作用时间的延长,呈现较好的剂量-时间-效应关系,同等条件下花旗松素比 3,3′-二甲氧基鞣花酸-4′-O-β-D-吡喃葡萄糖苷的抑制作用强[11]。

(2)槲皮素的抗肿瘤作用:槲皮素是从水红花子提取的黄酮类化合物,具有抗肿瘤细胞增殖及促肿瘤细胞凋亡的生物学作用。槲皮素诱导肿瘤细胞凋亡的分子机制包括组织细胞周期;调节 Bcl-2/Bax 的表达;上调 Cspases-3;阻遏热休克蛋白;抑制 Survivin;抑制端粒酶活性;改变线粒体膜电位和阻断信号转导通路等[12]。

(3)山柰酚的抗肿瘤作用:山柰酚体外能抑制大鼠肝癌 CBRH-7919 细胞株的增殖,以不同浓度的山柰酚处理细胞 72 小时,对 CBRH-7919 细胞的增殖抑制率显著提高,呈明显的剂量效应关系。用 $50\mu mol/L$、$100\mu mol/L$ 浓度的山柰酚作用于细胞不同时间,对细胞的增殖作用显著增强,呈明显的时间效应关系,即药物作用时间越长,抑制作用越强。山柰酚可能通过大鼠肝癌细胞 CBRH-7919 的增殖及诱导其凋亡而产生抗肿瘤作用[13]。

(4)有效部位的抗肿瘤作用:制备花、叶茎和果实的石油醚部位、乙酸乙酯部位、乙醇提取部位,三者的乙酸乙酯提取部位对 Caco-2 细胞的抑制率最大,并且随着用药浓度的增加,抗癌效果显著增强[14]。

对宫颈癌细胞 HeLa、胃癌细胞 MGC、肝癌细胞 HepG-2 和盲肠癌细胞 HCE-8693 等 4 个瘤株的体外抑瘤实验结果表明,水红花子生品比制品抑制肿瘤生长的效果好,乙酸乙酯部分体外抑瘤作用比较好,乙酸乙酯部分分离纯化得到的化合物花旗松素的抑瘤活性比化合物 3,3,-二甲氧基鞣花酸-4-O-β-D-吡喃葡萄糖苷好;花旗松素诱导 HeLa 细胞凋亡,与细胞 DNA 损伤和细胞周期的抑制有关[15]。水红花子乙酸乙酯部位和丙酮部位对人肺高转移细胞株 95D 细胞增殖的抑制作用较强[16],乙酸乙酯部位对人结肠癌 Caco-2 细胞的抑制率最大。并且随着用药浓度的增加,抗癌效果显著增强[17]。

水红花子煎剂,酊剂或者石油醚提取物对艾氏腹水癌和肉瘤 S180 有一定的抑制作用[18]。另有记载红蓼所含牡荆素有一定抗癌活性[19-20]。

2. 其他药理作用

(1)对内脏系统的影响:荭草注射液对心血管系统有影响,用荭草注射液可使离体豚鼠心脏和离体蛙心心肌收缩力减弱,心率变慢;每只静脉注射荭草注射液 0.8～1g,可使大鼠下肢血压轻度下降[21]。

抗心肌缺血:采用实验性大鼠心肌缺血、兔离体心脏冠脉流量灌注实验对比发现荭草全株、带叶茎枝、花穗均能不同程度改善缺血心肌心电图,使缺血范围降低;可明显增加离体心脏的冠脉流量。其中带叶茎枝和花穗的综合作用较优,而根及粗茎最弱[22]。另有研究表明以荭草为主药治疗胸痹心痛的新药复方荭草冻干粉针剂(2.2g/kg、4.4g/kg、8.8g/kg)离体灌流兔心脏,能增加结扎麻醉犬左冠状动脉前降支所致急性心肌梗死的心肌耗氧量,减轻心肌缺血程度和范围,缩小心肌缺血面积,降低血清肌酸激酶及乳酸脱氢酶活性,提示其对急性心肌梗死具有一定的保护作用;具有明显抗垂体后叶素引起的心电图 T 波、P-R 周期和 Q-T 间期的变化,提示其对急性心肌缺血有一定的保护作用;剂量依赖性地明显减轻离体兔心脏缺血—再灌注所致的心肌酶漏出,增加冠脉流量,改善缺血再灌注损伤的病理组织学,提示具有保护心肌对抗再灌注损伤的作用[23]。

(2)抗病原微生物作用:荭草果实煎剂对福氏痢疾杆菌和志贺痢疾杆菌有抑制作用[24]。红蓼煎剂在试管内对金黄色葡萄球菌、炭疽杆菌和白喉杆菌有明显抑制作用,对乙型链球菌、伤寒杆菌和铜绿假单胞菌有较弱的抗菌作用[25]。

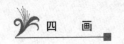 四 画

(3)对免疫系统的影响:研究表明红蓼水煎液灌服小鼠 1g/ml 的药剂每只 0.4ml,能显著地提高小鼠巨噬细胞对鸡红细胞的吞噬能力,提示具有提高机体免疫的作用[26]。

水红花子水煎剂可以明显抑制小鼠的细胞免疫和体液免疫功能,并能明显缓解由 2,4-二硝基氯苯(DNCB)诱导的小鼠迟发型超敏反应[27]。研究也表明水红花子可明显降低小鼠的细胞和体液免疫功能及单核-巨噬细胞的吞噬活性[28]。

水红花子的乙醇浸膏显示一定的抑制 HIV 逆转录酶和拓扑异构酶Ⅱ的活性[29]。

(4)抗氧化作用:对水红花子生、制品的石油醚部分,乙酸乙酯部分,正丁醇部分,水溶部分等 8 个组样,进行了体外抗氧化活性研究,发现水红花子提取物均有不同程度的清除自由基作用,其中生品比制品的清除率高,生品乙酸乙酯部分清除作用最强,有较好的抗氧化作用[11],水红花子水提物和醇提物均有显著清除氧自由基、活性氧及抗脂质过氧化作用[30-32]。水红花子醇提物通过清除·OH、O^{2-} 及 H_2O_2 而发挥抗氧化活性[33]。

3. 毒性作用 研究表明人用剂量 40 倍的水红花子每天口服喂食 20g/kg 可提高免疫性肝损伤小鼠的肝脏损伤程度,具有肝毒性,其肝损伤的作用环节可能与诱导肝脏自由基的生成,降低自由基清除酶的功能,破坏自由基代谢的动态平衡有关。提示对慢性肝炎及肝纤维化的患者使用水红花子进行治疗时应当根据患者情况减量使用,且使用时间不宜过长[34-35]。

【临床应用】

1. 治疗原发性肝癌 以水红花子与石见穿、三棱、莪术等组成基础方,结合辨证论治,治疗 25 例,1 年生存率为 60%,3 年生存率为 16%[36]。

2. 治疗其他疾病

(1)治疗肝硬化(代偿期):水红花子、丹皮、桃仁、厚朴各 10g,枸杞子、丹参各 15g,半边莲、沙参各 20g,生黄芪、女贞子、生牡蛎各 30g。黄疸湿热偏重者加金钱草、茵陈;黄疸寒湿偏重者加桂枝、猪苓;气虚者加当归。三七。两日 1 剂水煎服,每晚服半剂,3 个月为 1 个疗程[37-38]。

(2)治疗乙型肝炎:水红花子、鸡内金、制大黄、大黑豆、花椒、绿矾各 30g,山豆根、人参各 50g,冬虫夏草 150g,半枝莲、茵陈、牡蛎各 100g。共研细末,大枣 400g 水煮后去核为泥,和诸药为丸,每丸重 9g。每日两次,每次一丸[37,39]。

参考文献

[1] 国家药典委员会.中华人民共和国药典.一部.北京:中国医药科技出版社.2010:77.

[2] 杨国勋,朱蕾,李奎莲,等.红蓼果实化学成分的研究.中国医药杂志,2003,38(5):338-340.

[3] 汪岩,苏丙贺,周晓玉,等.水红花子炮制品化学成分研究.辽宁中医杂志,2012,39(3):505-509.

[4] 谢周涛,胡进.水红花子乙酸乙酯部位化学成分分析.中药材,2009,32(9):1397-1399.

[5] 杨志云,秦民坚,钱士辉.红蓼研究进展.中国野生植物资源,2008,27(01):11-15.

[6] 杨志云,钱士辉,秦民坚.红蓼果实中的一个新三萜皂苷.药学学报,2008,43(4):388-391.

[7] 郝宁,康廷国,窦德强,等.水红花子的化学成分研究.时珍国医国药,2009,20(2):369-370.

[8] 蔡玲,李爱阳.水红花子挥发油的提取及 GC/MS 分析.质谱学报,2008,29(3):157-158.

[9] 赵敏,翟延君,翟羽.水红花子炮制前后脂肪油的 GC-MS 联用分析.中药材,2008,31(5):648-649.

[10] 翟延君.水红花子质量标准规范化研究.沈阳:辽宁中医学院,2005:14-37.

[11] 程飞.水红花子药效学及毒性实验研究.沈阳:辽宁中医药大学,2011.

[12] 陈景林,柳建军.槲皮素诱导肿瘤细胞凋亡的研究进展.医学综述,2010(1):55-58.

[13] 丑静.水红花子治疗肝脏肿瘤化学物质组学及作用机理研究.沈阳:辽宁中医药大学,2011.

[14] 宋青,楼一层.红蓼对肿瘤细胞的作用研究.中国药师,2009,12(11):1340.

[15] 翟延君.水红花子质量标准规范化研究.沈阳:辽宁中医学院,2005:14-37.

[16] 谢周涛,田连起.水红花子总提取物及各化学部位体外抗肿瘤活性研究.中医学报,2012,27(12):1550-1551.

[17] 宋青,刘园,楼一层.红蓼植物的研究概述.中国药师,2010,13(6):874-876.

[18] 雷载权,等.中华临床中药学(下).北京:人民卫生出版社,1998:1175.

[19] 郭晓庄.有毒中草药大辞典.天津:天津科技翻译出版公司,1992:366.

[20] 国家医药管理局中草药情报中心站.植物药有效成分手册.北京:人民卫生出版社,1986:1143.

[21] 郑兴中,等.荭草对心血管作用的研究.福建医药杂志,1984,6,(6):28-28.

[22] 黄勇,郑林,王爱民,等.荭草不同药用部位抗心肌缺血作用及化学成分比较研究.时珍国医国药,2010,21(10):2520.

[23] 陶玲,沈祥春,王永林,等.注射用复方荭草冻干粉针剂对兔离体心脏缺血再灌注损伤的保护作用.时珍国医国药,2006,17(9):1650.

[24] 南京药学院.荭草果实水煎剂对志贺氏痢疾杆菌的抑制作用.药学学报,1966,(13):93.

[25] 梁生林,梁琼,钟卫华,等.荭草提取物抗炎镇痛作用实验研究.中草药,2014.45(21):3131-3135.

[26] 秦瑀,来颖.红蓼对小鼠腹腔巨噬细胞吞噬鸡红细胞能力的影响.通化师范学院学报,2003,24(4):62.

[27] 李莉,陈秋阁,王红梅,等.水红花子对小鼠免疫功能及迟发型超敏反应的抑制作用.河南师范大学报,2009,37(4):126-127.

[28] 王红梅,马素好,张娟.水红花子对小鼠免疫功能的影响.河南中医,2010,30(7):656-658.

[29] 杨国勋,宋蕾,李奎莲,等.红蓼果实化学成分的研究.中国药学杂志,2003,38(5):338.

[30] 陈方良.水红花子药用机理研究.中医杂志,1979,(11):27.

[31] 雷晓燕,许爱霞,高湘,等.水红花子水提物的抗氧化活性.第一军医大学学报,2005,25(7):820.

[32] 张振明,雷晓燕,许爱霞,等.水红花子醇提物的抗脂质过氧化作用.中国药学杂志,2005,40(13):991.

[33] 葛斌,张振明,许爱霞,等.水红花子醇提物抑制大鼠组织脂质过氧化反应的体外作用研究.第三军医大学学报,2007,29(6):516-518.

[34] 杜宇琼,赵晖,高连印,等.水红花子对免疫性肝损伤小鼠肝功能的影响.辽宁中医杂志,2007,34(1):116-117.

[35] 杜宇琼,赵晖,车念聪,等.不同剂量水红花子对BCG/LPS所致小鼠免疫性肝损伤模型的影响.吉林中医药,2011,31(1):78-80.

[36] 林宗广.治疗原发性肝癌疗效观察.新医药学杂志,1979,(4):25.

[37] 宋景平.水红花子的临床新用.实用乡村医生杂志,2001,9(1):37.

[38] 张友.柔肝汤治疗肝硬化(代偿期)31例临床观察.北京中医,1994,(3):42.

[39] 邵厚地,刘玉柱.乙肝方治疗乙型病毒性肝炎临床观察.黑龙江中医,2001,6:17.

42. 牛心朴子

【来源】萝摩科鹅绒藤属植物牛心朴子 Cynanchum komarovii AL Iljinshi 的根及全草。

【性味与归经】气浓烈,味微苦。茎叶皆有毒。

【功能与主治】民间用于止痛、杀虫,藏医用于退烧,止泻,也用于治疗胆囊炎。研究发现其具有抗菌、消炎、镇痛、止咳、平喘、增强免疫力和抗肿瘤等药用活性,但未见临床应用的报道。

【化学成分】牛心朴子中含有 7-脱甲氧基娃儿藤碱(7-demethoxylophorine)、(13aR,14R)-14-羟基-7-脱甲氧基娃儿藤碱((13aR,14R)-14-hydroxy antofine Ⅱ)、(13aR,14R)-14-

羟基-7-脱甲氧基娃儿藤碱氮氧化物（（13aR，14R）-14-hydroxy antofin N-oxide Ⅲ）、氧化脱氧娃儿藤次碱（desoxytylophorinin N-oxide Ⅵ），夹竹桃糖（oleandrose）、加拿大麻糖（cymarose）、洋地黄毒糖（digitoxose）、地支糖（diginose）和黄花夹竹桃糖（thevetose）、毒毛旋花二糖（strophanthobiose）、槲皮素（quercetin）、柽柳黄素（tamarixetin）、柽柳黄素-3-O-β-D-半乳糖苷（tamarixetin-3-O-β-D-galactoside）、地梢瓜苷（thesioideoside）。

【药理作用】

1. 抗肿瘤作用

（1）牛心朴子多糖的抗肿瘤作用：研究通过将牛心朴子以水/醇法提取，三氯乙酸脱蛋白，乙醇沉淀得多糖粗品。继以 Sephadex G-25 纯化牛心朴子粗制多糖，完全酸水解后用薄层色谱及主成分分析法分析其组成[1]。分离得到较大量多糖组分，初步确认出牛心朴子多糖的单糖组成为 D-葡萄糖，L-阿拉伯糖，D-甘露糖、D-木糖和 D-鼠李糖，并通过动物体内试验表明，该多糖具有一定的抑制 S180 肉瘤细胞增殖的作用[5]。

（2）牛心朴子总生物碱及挥发油按常规方法治疗 S180 实体瘤，P388 白血病均无效[2,3]。从牛心朴子中分离的 7-脱甲氧基娃儿藤碱、氧化脱氧娃儿藤次碱均具有细胞毒性，当质量浓度为 1g/L 时，对 P388 白血病细胞的抑制率分别为 73.1% 和 87.5%[4]。研究发现牛心朴子多糖具一定的抑制 S180 肉瘤细胞增殖作用[5]。

（3）白首乌甾体酯苷对小鼠移植性肿瘤的生长有一定的抑制作用，使荷瘤动物存活时间延长[6]；从变色白前分得的化合物变色白前苷具有抗癌活性[7]；从竹灵消分得的化合物白薇苷 A 对小鼠移植性宫颈癌和肝癌有显著的抑制作用，当剂量为 20mg/g 时，在腹腔给药的抑瘤率分别是 65.2% 和 55.9%[8]；从华北白前中分得的生物碱 7-脱甲氧基娃儿藤碱具有很强的细胞毒作用，LD_{50} 为 22.2mg/g，总碱和化合物的体外细胞培养实验已表明，对人类白血病 HL-60 细胞显示非常大的杀伤作用，给药剂量为 1000mg/L，杀伤率分别为 99.5% 和 98.5%[9]。

2. 其他药理作用

（1）抗病原微生物作用：牛心朴子总生物碱（1∶4）对大肠杆菌、枯草杆菌、伤寒杆菌、蜡样芽孢杆菌、金黄色葡萄球菌有抑制作用，（1∶8）福氏痢疾杆菌、八叠球菌有抑制作用，对铜绿假单胞菌无效；其挥发油（0.75%）对枯草杆菌有抗菌作用，挥发油（1.5%）对蜡样芽孢杆菌、八叠球菌有抗菌作用[10-12]。

（2）抗炎作用：对 1% 角叉菜胶、3% 巴豆油、2.5% 甲醛所致大鼠足肿胀，牛心朴子总生物碱均可明显的抑制肉芽组织增生作用。抗炎作用与现常用的药物消炎痛相当[12]。另据研究[11]报道其总生物碱 36.5mg/kg，挥发油 0.6ml/kg 给药 2 小时后均可明显抑制由角叉菜胶所致大鼠足肿胀作用；对肉芽组织增生，总生物碱 11.0mg/kg 具有显著的抑制作用，但不及醋酸泼尼松龙（25mg/kg）的作用强。

（3）对免疫系统的影响：据研究报道采用电泳技术测定小鼠血清溶酶活性，以酵母多糖—补体花环实验测定腹腔 C3b 受体量以及羊抗鼠免疫单扩法测定小鼠血清免疫球蛋白 IgG 含量，结果表明牛心朴子总碱能明显增加小鼠 C3b 受体量，明显提高血清溶菌酶活性和免疫球蛋白 IgG 含量[13]。

（4）镇痛作用：牛心朴子总生物碱和挥发油对腹腔注射醋酸引起的小鼠扭体均有明显的镇痛作用，对热刺激小鼠疼痛，总碱具有明显的镇痛作用，而其挥发油的镇痛作用不明显[11,12]。

（5）对呼吸系统作用：牛心朴子水和醇提取物可明显抑制浓氨水诱发的小鼠咳嗽现象，有显著祛痰作用,并可对抗乙酰胆碱、组胺等量混合物所致豚鼠哮喘反应[14]。

3. 毒性作用　据研究报道,牛心朴子中的总生物碱和挥发油 LD_{50} 分别为 (164.0 ± 10.5)ml/kg 和 (2.4 ± 0.1)ml/kg。给药后小鼠出现死亡时间,挥发油组在数小时内,总生物碱组随剂量减小而延长 $(0.5 \sim 24)$ 小时[11]。研究发现腹腔注射给药,小鼠 LD_{50} 为 (74.9 ± 5.4)mg/kg,大鼠 LD_{50} 为 (60.0 ± 8.0)mg/kg[12]。另据报道,昆明种小鼠灌服牛心朴子水提物 LD_{50} 大于 120g/kg[14]。研究报道牛心朴子总生物碱毒性较大,对皮肤有很强的刺激性,经一次较大量皮肤给药就使白细胞出现中毒现象[15]。

【临床应用】研究报道,从内蒙古牛心朴子草中分离得到的物质与牡丹酚相似,该物质具有抗菌作用,临床用于镇痛、抗炎抑菌治疗皮肤病[16-17]。

参考文献

[1] 刘涛,苏秀兰,李敬福,等. 牛心朴子多糖的提取、分离及其抗 S180 肉瘤效应初步观察. 内蒙古医学院学报,2003,25(1):13-16.
[2] 谢鹤. 谈老瓜头蜜源在西北地区养蜂业中的地位. 养蜂科技,2001(5):36-40.
[3] 祁利民,杨洁,贾健荣. 宁夏野生植物老瓜头药用有效成分的研究. 新技术应用,1991(1,2):32-35.
[4] 陈善科,萨仁. 阿拉善盟荒漠草场毒草分布及其危害现状调查. 中国草地,1992(3):60-62.
[5] 杨卫东,郝银菊. 老瓜头生物总碱镇痛、抗炎作用的实验研究. 宁夏医学院学报,2005,27(3):191-193.
[6] 张如松,叶益萍,沈月毛,等. 白首乌体外抑制肿瘤细胞的成分研究. 药学学报,2000,35(6):431-437.
[7] 吴振洁,丁林生,赵守训. 鹅绒藤属植物的化学成分和药理作用. 国外医药·植物药分册,1991,6(4):147-154.
[8] 吴振洁,王佾先. 竹灵消的化学成分研究(Ⅰ). 中国药科大学学报,1990,21(6):339-341.
[9] 彭军鹏,李铣. 华北白前化学成分研究(Ⅱ). 沈阳药学院学报,1990,7(4):284-285.
[10] 祁利民,杨洁,贾健荣. 宁夏野生植物-老瓜头药用有效成分的研究(下). 新技术应用,1991,(1,2):32-35.
[11] 农兴旭,樊亦军,周军. 老瓜头提取物初步药理研究. 中草药,1987,18(12):21-23.
[12] 祁利民,杨洁. 宁夏老瓜头生物总碱的药理活性初步研究. 宁夏医学院学报,2002,24(12):398-402.
[13] 文润玲,戴寿芝,裴秀英,等. 老瓜头总碱对小鼠免疫功能的影响. 宁夏医学杂志,1990,12(2):75-77.
[14] 吕燕萍,梁资福,宋京都. 老瓜头的止咳祛痰及平喘作用. 中国中药杂志,1997,22(4):242-243.
[15] 杨宁莲,陈志清,任力,等. 老瓜头生物总碱提取工艺及皮肤刺激实验. 宁夏医学杂志,1998,20(增刊):14-15.
[16] 姚宇澄,么恩云,张洵,等. 牛心朴子草挥发性化学成分的研究. 内蒙古工业大学学报,1997,16(4):1-5.
[17] 柯铭清. 中草药有效成分理化与药理特性. 湖南长沙:湖南科技出版社,1982:493.

43. 牛 蒡 子

【来源】菊科牛蒡属植物牛蒡 *Arctium lappa* L. 的成熟果实[1]。

【性味与归经】辛、苦,寒。归肺、胃经。无毒。

【功能与主治】疏散风热,宣肺利咽,解毒透疹。治疗风热感冒,温病初起,咳嗽痰多,咽喉肿痛,麻疹不透,风疹瘙痒,痈肿疮毒。

【化学成分】果实含牛蒡苷(arctiin)、牛蒡子苷元(arctigenin)、倍半木脂素(sesquilignan)、石苷元(trachelogenin);种子含牛蒡酚(lappaol)A、B、C、D、E、F、H,新牛蒡素甲(neoarctin A)、新牛蒡素乙(neoarctin B)、穗罗汉松树脂酚(matairesinol)、牛蒡苷(arctiin)、双牛蒡苷元(diarctigenin)、胡萝卜苷(daucosterol)、花生酸(arachic acid)、硬脂酸(stearic acid)、棕榈酸

(palmitic acid)、亚油酸(linoleic acid)、(S)-胡薄荷酮[(S)-pulegone]、(R)-胡薄荷酮[(R)-pulegone]、3-甲基-6-丙基苯酚(3-methyl-6-propylphenol)、4α-甲基八氢萘酮-2(octahydro-4α-methyl-2-naphthalenone)、牡丹酚(paeonol)、顺式-2-甲基环戊醇(cis-2-methyl cyclopentanol)、2-庚酮(2-heptanone)、1-庚烯-3-醇(1-hepten-3-ol)、2-戊基呋喃(2-pentylfuran)等[1,2]。

【药理作用】

1. 抗肿瘤作用

(1)牛蒡苷的抗肿瘤作用:牛蒡苷对多种动物肿瘤均有很强的抗肿瘤活性。牛蒡苷可以通过促使 MUC-1 蛋白及 mRNA 的上调显著地诱导 PC-3 细胞的脱落以及细胞数量的减少[3]。通过观察牛蒡苷对 HepG-2 细胞体外实验多种指标的影响,结果表明,牛蒡苷能抑制 HepG-2 细胞的增殖。通过倒置显微镜观察 HepG-2 细胞的形态,观察到癌细胞生长被抑制。用透射电子显微镜和 TUNEL 标志法,观察到 HepG-2 细胞凋亡。用流式细胞术检测 HepG-2 细胞周期和凋亡率,结果显示,牛蒡苷先将细胞周期阻滞于 G_0/G_1 期,然后诱导细胞凋亡。Bax 和 $Bcl-2$ 是一对凋亡相关调控基因,Bax 主要通过与其家族 Bcl-2 形成二聚体而发生作用。当 Bcl-2 表达较高时,Bcl-2 和 Bax 形成异源二聚体而抑制凋亡;当 Bax 表达较高时,Bax 之间形成同源二聚体而促进凋亡。实验结果表明,牛蒡苷作用于 HepG-2 细胞后 Bcl-2 表达减弱,Bax 表达增强,说明其可下调 Bcl-2 及上调 Bax 表达,这可能为牛蒡苷诱导 HepG-2 细胞凋亡的机制之一。从体外实验中证明,牛蒡苷能抑制 HepG-2 细胞的生长,并诱导细胞凋亡[4]。

通过牛蒡苷对胰腺癌细胞株 Capan-1 作用的体外实验,发现牛蒡苷可以抑制 Capan-1 细胞生长,阻滞 Capan-1 细胞周期于 G_0/G_1 期并诱导细胞凋亡,通过上调 Bax 蛋白表达($P<0.01$),下调 Bcl-2 蛋白表达($P<0.05$)诱导 Capan-1 细胞凋亡。用 Capan-1 细胞制作 Bal b/c 裸小鼠荷瘤模型,连续腹腔注射牛蒡苷每天 10mg/kg,共 10 天,以 5-FU 每天 30mg/kg 作阳性对照观察抑瘤率。结果显示,牛蒡苷可抑制荷瘤裸小鼠肿瘤生长,抑瘤率为 41.7%[5]。

(2)牛蒡子苷元的抗肿瘤作用:牛蒡子苷元是通过牛蒡苷在体内水解得到的,具有抗肿瘤活性。研究证实牛蒡子苷元可以通过诱导结肠直肠癌细胞的凋亡而抑制结肠直肠癌[6]。研究发现在葡萄糖缺失的体外环境中牛蒡子苷元可以诱导胰腺癌细胞 PANC-1 的死亡[7]。研究证实了牛蒡子苷元可以通过促使 MUC-1 蛋白及 mRNA 的上调显著地诱导 PC-3 细胞的脱落以及细胞数量的减少[3]。

采用白血病细胞株 HL-60 对牛蒡子苷元的抗白血病活性进行研究,以临床上使用的 4 种抗癌药物作为阳性对照来比较其抗细胞增殖活性和细胞毒性。结果表明,牛蒡子苷元对白血病细胞株 HL-60 有强的抑制活性 $IC_{50}<100ng/ml$,几乎和目前使用的抗白血病药物活性相当[8,9]。通过染色排除试验证明牛蒡子苷元对 HL-60 细胞几乎没有毒性,而传统的抗白血病药物毒性很强。牛蒡子苷元对人 T 淋巴细胞白血病 MOLT-4 细胞的生长也有抑制作用,对促分裂素诱发的人周边血淋巴细胞再生无抑制作用。并且牛蒡子苷元可强烈地抑制胸腺嘧啶核苷、尿嘧啶核苷、白氨酸结合进入 HL-60 细胞。这些结果说明牛蒡子苷元抑制 HL-60 细胞生长是以一种无毒的机制来进行的,可能是通过停止白血病细胞合成 DNA、RNA 或蛋白质来发挥作用。除此之外,牛蒡子苷元对 MH60 细胞株也有明显的抗增殖作用。体内外试验显示,牛蒡子苷元具有抗肝癌的活性。

研究发现,用 2-氨基-1-甲基-6-苯基咪唑并[4,5-b]吡啶诱发雌性大鼠乳腺癌,在诱发阶段或诱发后阶段给大鼠灌胃牛蒡子苷元,给药组在哺乳动物乳腺癌诱发率上和空白组没有明显差异,但在发病的复杂性和多样性上有明显降低[10]。在 2-氨基-1-甲基-6-苯基咪唑并[4,5-b]吡啶诱发的癌变实验中,牛蒡子苷元可明显降低结肠畸变小囊性病灶的平均数量,对胰腺病灶的多样性有轻微的下降[6]。牛蒡子苷元可以通过诱导结肠直肠癌细胞的凋亡起到抑制结肠直肠癌的作用。近期的研究发现,在葡萄糖缺失的体外环境中,牛蒡子苷元可以诱导胰腺癌细胞 PANC-1 的死亡[7]。以 7,12-二甲基苯并蒽为引发剂,以乙酸豆蔻佛波酯为促进剂诱发小鼠皮肤癌,然后用牛蒡子苷和牛蒡子苷元进行小鼠皮肤癌的二相癌变试验,结果表明,两者局部和口服给药对皮肤癌均有明显的抑制活性。以 4-硝基喹啉-N-氧化物为引发剂,以甘油为促进剂诱发大鼠肺癌,进行大鼠肺癌的二相癌变试验,结果表明牛蒡子苷元有活性[11]。

(3)牛蒡子总木脂素的抗肿瘤作用:通过建立小鼠宫颈癌 U14 实体瘤与腹水瘤 2 种动物模型,观察牛蒡子醇提物对实体瘤抑瘤率和腹水瘤生命延长率的影响。结果显示,牛蒡子醇提物对实体瘤有明显的抑制率和增加腹水瘤生命延长率。表明牛蒡子醇提物对小鼠宫颈癌 U14 的生长有一定的抑制作用[12]。

2. 其他药理作用

(1)神经保护作用:牛蒡苷和牛蒡子苷元在 $0.01\sim1.10\mu mol/L$ 剂量内分别对谷氨酸诱导大鼠皮层细胞产生的细胞毒性有较强的神经保护作用[12,13]。

(2)抗炎作用:牛蒡子苷元具有显著的抗炎作用。牛蒡子苷元能显著抑制 LPS 诱导的小鼠巨噬细胞对 TNF-α 的释放[14]。体外研究发现,$0\sim32\mu mol/L$ 可显著抑制脂多糖诱导的鼠源巨噬细胞 RAW264.7 及人源巨噬细胞 U937 对 TNF-α 的释放,且无细胞毒性,此作用可被几种已知的 TNF-α 抑制剂所加强。牛蒡子苷元还可有效地减弱由伴刀豆球蛋白和脂多糖以剂量依赖方式诱导的 T、B 淋巴细胞的增殖。牛蒡子苷元对脂多糖和干扰素-γ 诱发 RAW2.417 细胞产生一氧化氮(NO)的作用并不相同,牛蒡子苷元可抑制干扰素信号引起的 NO 释放,但显著增加由脂多糖诱导的 NO 产生。这些结果表明,牛蒡子苷元可能是通过调节免疫应答对活化巨噬细胞、淋巴细胞包括 TNF-α、NO 产生及淋巴细胞增殖起到抗炎作用的[15]。

牛蒡子苷元抑制炎性介质释放的作用机制是通过 IκBα 磷酸化以及 p65 核转位抑制 LPS 诱导的 RAW26417 细胞中 iNOS 的表达,这可能与抑制 NO 的产生有关。牛蒡子苷元通过对 MAP 酶活性的抑制,诱导 AP-1 失活,从而抑制了 MAP 激酶,如 ERK1/2、p38 和 JNK 的激活,这可能参与了对 TNF-2α 的抑制机制[16,17]。

(3)抗高血压作用:牛蒡苷对蛙下肢及兔耳血管有扩张作用,能短暂降低兔血压。牛蒡苷还具有抗豚鼠自然高血压的作用。

(4)抗凝血作用:牛蒡子总木脂素具有抗凝血作用。$100\sim200mg/kg$ 时,可明显降低急性血瘀大鼠全血黏度,红细胞聚集指数和还原黏度,明显延长血瘀大鼠凝血酶原时间和活化部分凝血活酶时间,显著改善血瘀症大鼠血流变学参数[18]。

(5)抗肾损伤作用:牛蒡子提取物能明显改善以链脲佐菌素诱导的糖尿病大鼠多饮、多食和体重增加减少等症状,减少肾组织 TGF-$β_1$ 和 MCP-1 mRNA 的表达。说明牛蒡子总木脂素对糖尿病大鼠肾脏病变有一定的改善作用[19]。

(6)降血糖作用:牛蒡子总木脂素具有降血糖的作用。研究发现牛蒡子降血糖的有效成分为含 2,3-二苄基丁内酯结构的木脂素类化合物,且以牛蒡子苷元和牛蒡子苷为主要成分,占总成分有效部位的 55%[20]。

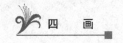

(7)抗病原微生物作用

1)抗细菌作用:牛蒡子提取物对柞蚕链球菌、金黄色葡萄球菌、番茄早疫病菌和小麦赤霉病菌等有比较明显的抑制效果,而对玉米小斑病菌和玉米弯孢病菌没有抑制作用[21]。

2)抗病毒作用:牛蒡子苷元在体外可显著抑制 HIV-1 病毒的蛋白 p17 和 p24 表达,而在含有 0.5mmol/L 牛蒡子苷元的培养液中培养 HTLV-3 细胞时,其中反转录酶的活性被抑制达 80%～90%,提示牛蒡子苷元可能作用于反转录阶段。然而,体内试验结果表明,牛蒡子苷元是已感染 HIV-1 病毒的人体细胞系中病毒应答的抑制剂,牛蒡子苷元作用在整合阶段,可以抑制原病毒的 DNA 整合到细胞的 DNA 中去[22]。牛蒡子苷元对纯化的整合酶进行体外试验,发现其在卵裂分析和整合分析中是无效的,但其 3-O-去甲基物却在这两项分析中显示出明显的活性。此外,在对分离出的 HIV 整合酶进行活性测定时发现牛蒡子苷元完全不具活性,表明牛蒡子苷元的活性来源于它的代谢产物,而非其自身。牛蒡子苷元不论在体内还是体外都有抗 HIV-1 的作用[23]。

已有研究证实,牛蒡子苷元具有抗甲 2 型流感病毒感染的活性。而目前在人群中流行的甲型流感病毒为 H1N1 和 H3N2。对牛蒡子苷元在抗甲 1 型流感病毒方面进行实验研究,发现牛蒡子苷元对离体大鼠气管、结肠、肺动脉、胸主动脉及豚鼠气管有松弛作用,是由抑制细胞外钙内流和内钙释放引起的;并且牛蒡子苷元能直接抑制或灭活流感病毒,在体外有较强的抗甲 1 型流感病毒作用,是牛蒡子解表功能的有效成分[24]。在此基础上,经体内研究发现,口服牛蒡子苷元 100μg/kg 和 10μg/kg 均可明显抑制甲 1 型流感病毒引起的小鼠肺炎突变。100μg/kg 牛蒡子苷元对甲 1 型流感病毒感染的小鼠有死亡保护作用,提示牛蒡子苷元可能会成为一种治疗流行性感冒的有效药物。牛蒡子苷元在体内外均有抗甲 1 型流感病毒的作用[25]。

采用血凝试验方法测定不同浓度牛蒡子提取物(木脂素类成分牛蒡子苷含量占原药材11.35%)体外和鸡胚内抑制流感病毒效价,分析牛蒡子提取物对病毒增殖的影响。与对照组比较,牛蒡子提取物组血凝效价降低,其抑制作用时间可从 1 小时持续到 24 小时,其对病毒的抑制作用随着药物浓度的降低而逐渐减弱,提示牛蒡子提取物可有效抑制甲型流感病毒 FM1株[26]。牛蒡子苷元为木脂素类成分,是从牛蒡子中提取分离出的有效抗病毒成分。牛蒡子苷元复方在体外对甲Ⅰ型流感病毒未显示有抑制作用,但能降低流感病毒感染所致小鼠肺指数;对流感病毒致死小鼠有明显的保护作用及延长生命率的作用;对正常小鼠有一定的诱生干扰素作用。说明牛蒡子苷元复方有一定的抗流感病毒作用,其体内抗病毒作用的机制之一可能是诱生体内产生干扰素[27]。

3. 毒性作用　牛蒡子总木脂素的毒性作用:据报道,小鼠口服给药 LD_{50} 是临床口服千克体重剂量的 577.6～902.4 倍;大鼠口服给药 LD_{50} 是临床口服千克体重剂量的 495.7 倍;小鼠腹腔注射给药 LD_{50} 是临床口服千克体重剂量的 119.4 倍;大鼠腹腔注射给药 LD_{50} 是临床口服千克体重剂量的 22.1 倍。大鼠口服给药 180 天,相当于临床拟用日千克体重口服剂量的160、80、10.8 倍,对大鼠无明显毒副反应,无延续性毒性反应。家犬连续口服 180 天,相当于临床拟用日千克体重剂量的 2.13 倍、20 倍、40 倍,40 倍时牛蒡子总木脂素对肝、肾功能及肝、肾组织有一定损伤外,未见其他明显毒副反应,服药期间毒副反应是可逆的,无延续性中毒反应。中、低两剂量组无明显毒副反应[28]。

【药代动力学研究】小鼠口服牛蒡苷后 5 分钟血浆中即可检出牛蒡苷,且牛蒡苷在小鼠体内呈二室模型分布,其主要动力学参数为 A=37.3125μg/ml;B=7.8985μg/ml;α(分布相速率常数)$= 0.0055$ 分钟;β(消除相速率常数)$= 0.0005$ 分钟;$K_\alpha = 0.4789$/分钟;$t_{1/2\alpha} = 125.0083$ 分钟;$t_{1/2\beta} = 1426.7556$ 分钟;$K_{10} = 0.0019$/分钟;$K_{21} = 0.0014$/分钟;$K_{12} = 0.0027$/分钟;$C_{max} = 42.7863\mu g/ml$;$t_{max} = 9.6600$ 分钟;$AUC = 22892.8789\mu g \cdot min/ml$。牛蒡苷与牛蒡子总木质素口服后药代动力学实验表明,牛蒡苷口服吸收好,口服后 5 分钟血浆中即可检出牛蒡苷,$15\sim 30$ 分钟达高峰,30 分钟后开始下降进入消除相。在各脏器内牛蒡苷的浓度由高到低顺序为肝＞肾＞心＞脑,在心、肾、脑中 1 小时达峰值,而在肝脏 2 小时达最大吸收[29]。

【临床应用】 治疗其他疾病:

1. 治疗肾性蛋白尿　观察肾性蛋白尿 50 例,随机分为两组,每组 25 例,以同样的中药复方煎剂治疗,治疗组加用牛蒡子 $15\sim 30g$,对照组除不用牛蒡子外其余用药相同,结果:牛蒡子治疗组,临床治愈 16 例,好转 7 例,无效 2 例,平均服药起效时间 9.18 天,平均服药日数 25.98 天。对照组,临床治愈 11 例,好转 9 例,无效 5 例,平均服药起效时间 12.4 天,平均服药日数 28.26 天。两组疗效、平均服药起效时间、平均服药日数比较,差异均有显著性($P < 0.05$)[1]。又有报道,以辨证论治汤剂方送服单味生牛蒡子粉 $3g$,每日 2 次,用于糖尿病肾病,有显著的降低血糖和消除蛋白尿的作用。

治疗组选择血管紧张素转化酶抑制剂和血管紧张素受体拮抗剂以外的降压药,同时加用复方牛蒡子合剂(黄芪和牛蒡子的醇提物,每包相当于两生药各 $30g$),服法:每次 1 包,每日 2 次,饭后口服。治疗组 31 例,显效 9 例(29.0％),有效 16(51.6％),无效 6 例(19.4％),总有效率 80.6％[30]。

2. 治疗颅内高血压　治疗颅内高血压共 15 例,其中蛛网膜下腔出血 4 例,结核性脑膜炎 3 例,高血压 1 例,脑外伤 6 例,耳源性脑脓肿并脑疝术后 1 例。用牛蒡子粗提取液(牛蒡子针剂,每次 $4ml$,每天 2 次肌注)或牛蒡子为主的煎剂治疗,结果除了 2 例脑外伤患者因合并重度脑疝死亡外,其余均获痊愈。蛛网膜下腔出血 4 例与对照组 5 例比较,主要症状和体征的平均消失日数及平均住院日数均明显缩短,提示中药牛蒡子确有降低颅内压作用,而且无反跳现象,无脱水离子紊乱之弊病[31]。

3. 预防猩红热　取牛蒡子炒,研成粉,过筛储存备用。$2\sim 5$ 岁每次 $1g$,$5\sim 9$ 岁每次 $1.5g$,$10\sim 15$ 岁每次 $2g$,成人每次 $3g$,每日 3 次。饭后用温开水送服,共服 2 天。临床观察 344 例,发病者 7 例;服药后 12 天内未发病者,计 327 例,占 98％。一般在接触后 3 天内服药预防效果较佳,6 天后服药的预防效果不佳。如再次接触需重新再服 1 次[2]。

参考文献

[1] 南京中医药大学. 中药大辞典. 第 2 版. 上海:上海科学技术出版社,2005:588-591.

[2] 国家中医药管理局《中华本草》编委会. 中华本草. 21 卷. 上海:上海科学技术出版社,1999:653-655.

[3] Huang D M,Guh J H,Chueh S C,et al. Modulation of anti-adhesion molecule MUC-1 is associated with arctiin-induced growth inhibition in PC-3 cells. Prostate,2004,59(3):260-267.

[4] 郑国灿. 牛蒡子苷诱导人肝癌 HepG-2 细胞凋亡的实验研究. 中国病理生理杂志,2008,24(3):586-587.

[5] 郑国灿. 牛蒡子苷对胰腺癌细胞抑制作用及其作用机理的实验研究. 时珍国医国药,2008,19(10):2384-2386.

[6] Hausott B,Greger H,Marian B. Naturally occurring lignans efficiently induce apoptosis in colorectal tumor cells. J Cancer Res Clin Oncol,2003,129(10):569-576.

[7] Awale,Lu J,Kalauni S K,et al. Identification of arctigenin as an antitumor agent having the ability to elimi-

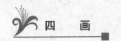

nate the tolerance of cancer cells to nutrient starvation. Cancer Res,2006,66(3):1751-1757.

[8] Takasaki M,Konoshima T,Komatsu K,et al. Anti-tumor-promoting activity of lignans from the aerial part of Saussurea medusa. Cancer Lett,2000,158(1):53-59.

[9] Hirose M,Yamaguchi T,Lin C,et al. Effects of arctiin on PhIP-induced mammary,colon and pancreatic carcinogenesis in female Sprague-Dawley rats and MeIQx-induced hepatocarcinogenesis in male F344 rats. Cancer Lett,2000,155(1):79-88.

[10] Hausott B,Greger H,Marian B,et al. Naturally occurring lignans efficiently induce apoptosis in colorectal tumor cells. J Cancer Res Clin Oncol,2003,129(10):569-576.

[11] 王潞,赵烽,刘珂.牛蒡子苷及牛蒡子苷元的药理作用研究进展.中草药,2008,39(3):467-470.

[12] 耿果霞,龙玲,李青旺,等.牛蒡子醇提物抑制小鼠宫颈癌 U14 生长的研究.安徽农业科学,2006,34(21):5559-5560.

[13] Jang Y P,Kim S R,Kim Y C. Neuroprotective dibenzylbutyrolactone lignans of Torreya nucifera. Planta Med,2001,67(5):470-472.

[14] Chae S H,Kim P S,Cho J Y,et al. Isolation and identification of inhibitory compounds on TNF-alpha production from Magnolia fargesii. Arch Pharm Res,1998,21(1):67-69.

[15] Cho J Y,Kim A R,Yoo E S,et al. Immunomodulatory effect of arctigenin,a lignan compound,on tumour necrosis factor-alpha and nitric oxide Procuction,and lymphocyte proliferation. J Pharm Pharmacol,1999,51(11):1267-1273.

[16] Cho M K,Park J W,Jang Y P,et al. Potent inhibition of lipopolysaccharide-inducible nitric oxide synthase expression by dibenzylbutyrolactone lignans through inhibition of I-kappaBalpha phosphorylation and of p65 nuclear translocation in macrophages. Int Immunopharmacol,2002,2(1):105-116.

[17] Cho M K,Jang Y P,Kim Y C,et al. Arctigenin,a phenylpropanoid dibenzylbutyrolactone lignan,inhibits MAP kinases and AP-1 activation via potent MKK inhibition:the role in TNF-alpha inhibition. Int Immunopharmacol,2004,4(10-11):1419-1429.

[18] 唐春红,郑一敏,胥秀英,等.牛蒡子总木脂素对血瘀大鼠血液流变学的影响.生物医学工程学杂志,2004,21(4):43-44.

[19] 王海颖,陈以平.牛蒡子提取物减轻糖尿病大鼠肾脏病变的机理研究.中医药学刊,2004,22(7):1250-1252.

[20] 徐朝晖,赵受华,高先富,等.具降糖活性的牛蒡子提取物的化学成分.中国天然药物,2006,4(6):444-447.

[21] 孙佳,王学英,臧楠,等.牛蒡子提取物体外抑菌作用的研究.河南农业科学,2008,(6):74-77.

[22] Vlietinck A J,De Bruyne T,Apers S,et al. Plant-derived leading compounds for chemotherapy of human immunodeficiency virus(HIV)infection. Planta Med,1998,64(2):97-109.

[23] Fujihashi T,Hara H,Sakata T,et al. Anti-human immunodeficiency virus(HIV)activities of halogenated gomisin J derivatives,new nonnucleoside inhibitors of HIV type 1 reverse transcriptase. Antimicrob Agents Chemother,1995,39(9):2000-2007.

[24] 高阳,董雪,康廷国,等.牛蒡子苷元体外抗流感病毒活性.中草药,2002,33(8):724-726.

[25] 杨子峰,刘妮,黄碧松,等.牛蒡子苷元体内抗甲 1 型流感病毒作用的研究.中药材,2005,28(11):1012-1014.

[26] 王雪峰,闫丽娟,南春红,等.牛蒡子提取物体外抗甲型流感病毒 FM1 株的实验研究.中医研究,2007,20(6):18-21.

[27] 符林春,徐培平,刘妮,等.牛蒡子苷元复方抗流感病毒的实验研究.中药新药与临床药理,2008,19(4):266-269.

[28] 黄健.牛蒡子提取物总木脂素在糖尿病治疗中的应用研究.内蒙古中医药,2008,(12):18-19.

[29] 胥秀英,郑一敏,傅善权,等.牛蒡子苷在小鼠体内的分布状态及药代动力学研究.时珍国医国药,2006,
17(5):698-699.

[30] 王海颖,陈以平.复方牛蒡子合剂治疗糖尿病肾病的临床观察.中国中西医结合杂志,2004,24(7):
589-592.

[31] 宋立人,等.现代中药学大辞典.北京:人民卫生出版社,2001:410-412.

44. 升 麻

【来源】毛茛科升麻属植物大三叶升麻 *Cimicifuga heracleifolia* Kom.、兴安升麻 *Cimicifuga dahurica*(Turcz.)Maxim. 或升麻 *Cimicifuga foetida* L. 的干燥根茎[1]。

【性味与归经】辛、微甘、微寒。归肺、脾、胃、大肠经。有毒。

【功能与主治】发表透疹,清热解毒,升阳举陷。主治外感风热,头痛寒热,咽痛,斑疹,麻疹透发不畅,时疫火毒,口疮,痈肿疮毒,中气下陷,脾虚泄泻,久痢下重,脱肛,内脏下垂,妇女带下,崩中[2]。

【化学成分】大三叶升麻根含大三叶升麻醇(heracleifolinol)、24-表金龟草二醇(24-epi-acerinol)、24-表-7,8-二氢升麻环氧醇(24-epi-7,8-dihydrocimigenol)、7,8-二氢升麻环氧醇、2′,4′-O-二乙酰-24-表-7,8-二去氢升麻环氧醇-3-木糖苷及 7,8-二去氢-24-O-乙酰氢升麻新醇-3-木糖苷(7,8-didehydro-24-O-acetylhydroshengmanol-3-xyloside)等[3]。

兴安升麻根茎含阿魏酸、异阿魏酸、咖啡酸、Z-3-(3′-甲基-2′-亚丁烯基)-2-吲哚酮,升麻精(cimifugin)、齿阿米素(visnagin)、去甲齿阿米素(norvisnagin)、齿阿米醇(visamminol);北升麻萜(cimicilen);12-羟基升麻环氧醇吡喃阿拉伯糖苷(12-hydroxycimigenol-arabinopyanoside);(23R,24S)-24-乙酰氧基-3-O-α-L-吡喃阿拉伯糖氧基-16,23-环氧-9,19-环羊毛甾-15α,16ξ,25-三醇-15-O-β-D-吡喃葡萄糖苷;(23R,24S)-25-O-乙酰升麻环氧醇-3-O-β-D-吡喃木糖苷、23-O-乙酰升麻醇-3-O-β-D-木糖苷(23-O-acetyl-cimigenol-3-O-β-D-xylopranoside)、24-O-乙酰升麻醇-3-O-β-D-木糖苷;25-O-乙酰升麻醇-3-O-β-D-木糖苷;升麻素苷(cimiside)A、B、C、D,北升麻瑞(cimidahurine);北升麻宁(cimidahurinie);异升麻酰胺(isocimicifugamide)及升麻酰胺(cimicifugamide)[3]。

升麻根茎含异阿魏酸、3-乙酰基咖啡酸、6-异次黄嘌呤核苷、兴安升麻木糖苷、兴安升麻葡萄糖苷、升麻精(cimifugin)、升麻精葡萄糖苷、(23R,24S)-升麻环氧醇-3-O-β-D 吡喃木糖苷[(23R,24S)-cimigenol-3-O-β-D-xylopyranoside]、升麻亭(actein)、升麻素苷 E、F,新升麻素苷(neocimiside),升麻酰胺及凯诺醇-β-D-吡喃葡萄糖苷(khellol-β-D-glucopyranoside)[3]。

【药理作用】

1. 抗肿瘤作用

(1)升麻醇的抗肿瘤作用:体内试验证明,升麻醇对小鼠皮肤癌有一定的疗效。体外实验研究表明通过抑制 Raji 细胞中 Epstein-Barr 病毒早期抗原的活化达到细胞毒作用[4]。

(2)24-O-乙酰升麻醇-3-O-β-D-木糖苷的抗肿瘤作用:体外研究表明,从兴安升麻提取的24-O-乙酰升麻醇-3-O-β-D-木糖苷可有效抑制人肝癌细胞株 HepG-2、耐药性 R-HepG-2 细胞以及人白血病细胞 HL-60 的增殖,并且可将其阻滞在 G_2/M 期,同时伴随 G_0/G_1 期细胞数下降,S 期细胞数增多。随着作用时间延长,G_2/M 期细胞逐渐增多,到 24 小时出现少量凋亡细

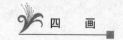
胞。研究显示,其诱导的肿瘤细胞凋亡和细胞周期阻滞与半胱氨酸天冬氨酸蛋白酶家族的激活、抗凋亡蛋白 Bcl-2 表达的改变以及细胞周期素依赖性激酶 2(cyclin-dependent kinases 2,CDK2)和细胞周期蛋白 B 的下调直接相关[5,6]。

(3)23-O-乙酰升麻醇-3-O-β-D-木糖苷、25-O-乙酰升麻醇-3-O-β-D-木糖苷对 R-HepG-2 细胞及 HL-60 的抗肿瘤作用:对兴安升麻中分离出的 23-O-乙酰升麻醇-3-O-β-D-木糖苷、25-O-乙酰升麻醇-3-O-β-D-木糖苷进行人肝癌细胞 HepG-2、耐药性 R-HepG-2 细胞以及人白血病细胞 HL-60 以及正常小鼠或者大鼠肝细胞活性研究,发现它们与 24-O-乙酰升麻醇-3-O-β-D-木糖苷活性相似,对上述细胞均有活性,癌细胞的 IC_{50} 值均大于正常细胞[7,8]。

(4)阿魏酸的抗肿瘤作用:阿魏酸对偶氮甲烷诱导 F334 鼠结肠癌有一定的抑制作用,这种抑制作用与其激活谷胱甘肽转硫酶、醌还原酶的活性有关[9]。

(5)升麻亭(actein)的抗肿瘤作用:从升麻根茎中分离得到的升麻亭对人肺腺癌细胞株 A549、小鼠肝癌 H22、人白血病细胞株 HL-60、MCF-7 以及人乳腺癌细胞株 MDA-MB-453 均有抑制作用。其中对人肺腺癌细胞株 A549 的作用强于阳性对照药顺铂。采用细胞增殖抑制实验、集落形成实验对升麻亭进行研究,它对 ER(-)、Her-2(+)的人乳腺癌细胞株 MDA-MB-453 的 IC_{50} 值为 5.7mg/L,具有较高的抑制活性[10~13]。

(6)脱氧升麻亭的抗肿瘤作用:它对人肺腺癌细胞株 A549、小鼠肝癌 H22、人白血病细胞株 HL-60、MCF-7 均有抑制作用。脱氧升麻亭抑制小鼠肝癌 H22 的生长呈现一定的量效关系,其 IC_{50} 数据显示脱氧升麻亭的抑制作用强于升麻亭[12~14]。

(7)升麻总成分的抗肿瘤作用:升麻总苷体内研究表明,其对小鼠 S180 和裸鼠体内移植人肺腺癌 A549 有抑制作用,小鼠口服升麻总苷 100mg/kg 和 200mg/kg 可明显抑制 S180 移植瘤(抑瘤率分别为 42.8% 和 54.6%)和裸鼠移植人肺腺癌 A549 的生长(T/C 值分别为 58.1% 和 52.2%)。肿瘤组织病理切片和流式细胞仪对 A549 肿瘤细胞凋亡的检测显示,升麻提取物可诱导体内肿瘤细胞凋亡,升麻总苷可明显抑制小鼠肝癌 H22 的生长,具有良好的抗肿瘤活性,并呈现一定的剂量依赖性,其作用机制可能与抑制肿瘤生长有关,也有可能与诱导细胞凋亡相关[15]。

升麻体外实验结果表明,升麻总苷对 A549、HepG-2、HL-60、Eca-109 和 MDA-MB231 肿瘤细胞的 IC_{50} 分别为 20.3μg/ml、27.1μg/ml、21.2μg/ml、23.4μg/ml 和 32.7μg/ml。其对人肝癌细胞株 HepG-2 具有较强的抑制作用,但对原代培养正常小鼠肝细胞的抑制作用较弱,IC_{50} 为 105mg/L。升麻总苷在 25mg/L 时可阻滞 HepG-2 细胞于 G_1 期,在 50mg/L、100mg/L 时,可将其阻滞于 G_2/M 期[5]。Hostanska[16]等研究了总状升麻提取物中肉桂酸衍生物对 MCF-7 细胞的作用,结果表明桂皮酸酯类化合物对 MCF-7 细胞有较强的抑制作用,IC_{50} 为 2.7μg/ml。

(8)升麻有效部位的抗肿瘤作用:对升麻进行了大量体外活性筛选研究,结果表明升麻提取物对人肝癌细胞 HepG-2、人乳腺癌细胞 MCF-7、MDA-MB231、人神经胶质瘤细胞 SF-268、人白血病细胞 HL-60 及耐药肿瘤人肝癌细胞耐药株 R-HepG-2、口腔癌等均有良好的抑制作用。对升麻地上部分的乙酸乙酯提取物进行多种肿瘤细胞株活性筛选,发现其对 HepG-2、HL-60 及 R-HepG-2 均有良好的抑制作用。升麻环己烷、乙酸乙酯提取物以及水提部分的抗乳腺癌活性研究表明,它们均能抑制人乳腺癌 MCF-7 和 ER-MDA-MB-453 细胞株增生,其中乙酸乙酯部分活性最高[17]。

2. 其他药理作用

(1)对外周神经系统的影响：兴安升麻地上部分总皂苷可加强大鼠离体子宫的活动力，但与垂体后叶素相比较存在明显差异。实验结果表明，不同浓度兴安升麻地上部分总皂苷对大鼠离体子宫有不同影响，其主要增强子宫的收缩强度，不影响收缩频率，并且不同剂量组之间呈现明显的量效关系[18]。

(2)对中枢神经系统的影响：类叶升麻苷具有神经保护作用，能对抗 MPTP 诱导的 C57 小鼠抗帕金森病模型中的神经损伤，其机制可能与上调 α-synuclein 蛋白水平有关[5]。

升麻水煎液能使小鼠自主活动减少，呈现镇静作用。北升麻醇提物对樟脑或士的宁所致惊厥有抑制作用。升麻根茎的 50% 甲醇提取物能对抗乙酰胆碱、组胺、氯化钡引起的豚鼠离体空肠的收缩作用，其活性成分齿阿米醇在 5×10^{-5} g/ml 剂量下能对抗 10^{-7} g/ml 的乙酰胆碱、10^{-6} g/ml 组胺和 3×10^{-4} g/ml 氯化钡所致痉挛作用的一半。齿阿米素对豚鼠离体空肠的解痉作用约为齿阿米醇的 1/3，而去甲齿阿米素几乎无解痉作用。齿阿米醇和齿阿米素的解痉作用分别为盐酸罂粟碱的 1/3 和 1/10，另外，根茎甲醇提取液的水溶性部分对豚鼠空肠离体肠管有致痉作用[2]。

(3)对内脏系统的影响

1)对心血管系统的影响：升麻中的有机酸升麻酸 D 和蜂斗菜酸在 3×10^{-4} mol/L 时可以持续而缓慢地松弛去甲肾上腺素（noradrenaline，NA）引起的鼠主动脉收缩，其机制是抑制 Ca^{2+} 内流[2]。

2)对消化系统的影响：升麻的甲醇提取物、升麻醇木糖苷灌胃对四氯化碳所致小鼠肝损伤有明显的抑制作用，可使血清 AST、ALT 值明显降低，并使肝细胞的变性、坏死减轻。此外，从升麻中分离的环阿尔廷烷系三萜类，对四氯化碳所致小鼠肝损伤有显著抑制效果，并且肝组织损伤亦见改善[2]。

(4)对内分泌系统的影响：研究表明，从北升麻根茎中提取的化合物异阿魏酸，具有抗高血糖、降低血糖动物模型血浆葡萄糖水平的作用[20]。

美国妇产学院采用升麻提取物治疗妇女更年期综合征，结果显示其可明显改善绝经期睡眠、情绪紊乱和潮热潮红现象。然而，对于升麻的雌激素作用还存在着明显相悖的实验结果。最新的研究结果表明，升麻并没有类雌激素作用，但是依然具有缓解绝经期潮热潮红的作用[5]。

升麻提取物在骨密度及最大荷载、挠度、破坏载荷、能量吸收极限强度和破坏强度指标上均表现有良好的骨保护效应。它可以有效地拮抗去卵巢后雌激素降低引起的骨质量下降，同时还可显著提高去卵巢大鼠的骨密度和骨矿物质的含量。但升麻提取物的抗骨质疏松作用不存在量效关系，其原因待进一步研究[20]。

(5)抗病原微生物作用

1)抗病毒作用：从总状升麻中提取出的三萜皂苷成分，具有明显的抗 H9 淋巴细胞中 HIV 复制的作用，以其中 actein 化合物的作用最强，其 EC_{50} 值为 0.375ug/ml[5]。

研究升麻的抗病毒作用，发现嗜杀酵母 T158c/S14a 与升麻提取物共培养后，在表型产生变化的同时，其嗜杀作用的强度也发生了变化，与升麻提取物共培养的两种表型的抑菌圈都比对照的 T158c/S14a 小，显示升麻抑制了 T158c/S14a 毒素 K1 的分泌[21]。

2)抗真菌作用：应用分光光度法测定升麻提取液对耐青霉素细菌所产生的 p-内酰胺酶具有抑制作用。中药升麻的乙醇提取物，体外试验对白念珠菌、石膏样毛癣菌、红色毛癣菌、新型隐球菌、狗小芽孢菌、铁锈色小孢子菌、发癣毛癣菌、石膏样小孢子菌、絮状表皮癣菌、羊毛状小

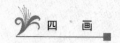
孢子菌、热带念珠菌 11 种真菌有不同程度的抑制作用[22]。

(6)对免疫系统的影响：传统中医学将升麻提取物用于抗炎治疗。Kim 等采用肥大细胞建立体内和体外模型，研究了升麻提取物在变态反应中的作用。结果显示，升麻提取物在局部淋巴结试验中没有表现皮肤致敏性的潜力，而口服升麻提取物可以显著抑制抗 IgE 诱导的皮肤过敏反应；升麻提取物具有抑制大鼠腹腔肥大细胞组胺释放的活性，抑制佛波醇酯和钙离子通道诱导的人肥大细胞白血病细胞系 HMC-1 细胞中 IL-4、IL-5 和 TNF-α mRNA 的表达。升麻提取物具有抗变态反应的活性，可能与其抑制肥大细胞组胺释放和细胞因子基因表达有关[5]。

有实验以猴艾滋病病毒 SIV 作为人艾滋病病毒 HIV 体外模型研究了升麻皂苷，研究结果发现，兴安升麻总皂苷在 Hut-78-SIV 体外培养系统对 SIV 具有抑制作用，在 200mg/ml 时抑制率为 24.0%，SIV 产量下降 2~3 个单位。其机制是升麻皂苷通过抑制细胞膜的核苷转运，导致 SIV 在宿主细胞内自身 DNA 合成受限，SIV 产量下降[23]。

3. **毒性作用** 升麻全株有毒。小鼠腹腔注射石油醚提取物 1000mg/kg，出现活动减少，部分动物瘫痪、死亡；氯仿提取物 1000mg/kg，动物活动减少，部分动物惊厥死亡。小鼠腹腔注射兴安升麻全草氯仿提取物 500mg/kg，出现翻正反射消失、呼吸弱、瘫痪，最后死亡[2]。

【药代动力学】

1. **阿魏酸药代动力学研究** 通过升麻中指标性成分的药代动力学参数可见，阿魏酸生品的吸收和分布都慢于炮制品，但在大鼠体内的分布不如炮制品，清除率慢于炮制品[24]。

各组织中阿魏酸的含量趋势为：生品在脾中无显著变化，炮制品含量先降低然后显著升高；生品在肝中趋势为先升高后降低，炮制品为先降低后升高；生品和炮制品在心中的变化趋势都为逐渐降低；生品在胃中趋势为先降低后升高，炮制品趋势为逐渐升高；生品在大肠中趋势为先显著升高后显著降低，炮制品无显著变化；生品在肾中含量先升后降，炮制品先降后升；生品和炮制品在小肠中的变化趋势均为先降后升；生品和炮制品在肺中含量变化趋势均为先升后降[24]。

2. **升麻素药代动力学研究** 升麻素生品的吸收和分布快于炮制品，在大鼠体内的分布不如炮制品，清除率与炮制品相当。生品和炮制品中两种指标成分基本都能在 24 小时代谢完全[24]。

3. **升麻药代动力学研究** 通过实验研究发现各组织中升麻素的趋势为：生品在脾中的含量随时间变化不大，炮制品先降低又升高；生品在肝中 4 小时含量最高，但升高和降低都较慢，炮制品在肝中的变化趋势为逐渐降低；生品在心中含量随时间基本没有变化，炮制品的变化趋势为先逐渐降低，又缓慢升高；生品在胃中的含量 4 小时最高，然后快速降低，炮制品变化趋势为逐渐缓慢降低；生品和炮制品在大肠中的变化趋势都不明显；炮制品在肾中的变化趋势为先快速降低然后缓慢升高，生品无显著变化；生品在小肠中的变化趋势为先降低然后缓慢升高，而炮制品的变化趋势为逐渐降低；生品和炮制品在肺中含量均为先升高然后降低[24]。

炮制品在大部分组织中的指标成分含量比生品高，而在对升麻进行质量标准研究时升麻素和升麻素苷含量在炮制品中含量显著增加，而阿魏酸和异阿魏酸含量显著降低，可能与升麻生品和炮制品在大鼠体内的代谢和转化不同有关，有待于进行深入研究。经药时曲线显示，生品升麻和炮制品的代谢趋势相似，炮制品升麻两种指标性成分阿魏酸和升麻素在大鼠体内各时间点的含量都低于生品，两种指标性成分达峰时间相近，为升麻的用药提供依据。通过预试验,升麻生品和炮制品的提取液经大鼠灌胃处理后只检测出升麻素和阿魏酸两种指标性成分,并且通过预试验采用药代试验中的色谱条件各指标性成分分离良好,故两者选用同一色谱条件[24]。

【临床应用】

1. 治疗急性细菌性痢疾 升麻9g,葛根12g,赤芍9g,甘草5g。水煎,日服,每日1次,随症加减。治疗急性细菌性痢疾50例,病程最长7天,最短1天,结果3天内治愈者19例,4～6天治愈者27例,1星期以内好转3例,无效1例[2]。

2. 治疗膈肌痉挛 升麻、柴胡、积壳各等份,共研细末,每次4g,温开水冲服。治疗呃逆56例,均痊愈[2]。

3. 治疗产后尿潴留 升麻、黄芪、当归、柴胡适量。水煎,口服,日3次。治疗24例产后尿潴留,全部治愈。最少服药半剂,最多服药4剂,一般服药2剂[2]。

4. 治疗带状疱疹 升麻30～50g。浓煎汁用纱布蘸药汁湿敷患者,保持局部湿润,同时禁食生姜、大蒜、辣椒、鱼、蛋等辛辣及发物,一般3～5天痊愈。治疗带状疱疹20余例,屡试有效[2]。

【不良反应】 阴虚阳浮,喘满气逆及麻疹已透者忌服。服用过量可产生头晕、震颤、四肢拘挛等[2]。

参 考 文 献

[1] 国家药典委员会. 中华人民共和国药典. 一部. 北京:中国医药科技出版社,2010:68-69.

[2] 南京中医药大学. 中药大辞典(上册). 第2版. 上海:上海科学技术出版社,2006:621-625.

[3] 宋立人,洪恂,丁绪亮,等. 现代中药学大辞典. 北京:人民卫生出版社,2001:428-431.

[4] Sakurai N,Kozuka M,Tokuda H,et al. Antitymor agents 220. Antitumor-promoting effects oI cimigenol and related compoundson Epstein-Barr virus activation and two-stage mouse skin carcinogensis. Biol Med Chem,2003,11(6):1137-1140.

[5] 吴德松,卿晨. 升麻药理学活性研究进展. 医学综述,2009,15(6):918-920.

[6] 田泽,陈四保,肖培根. 25-O-乙酰升麻醇-3-O-β-D-木糖苷对HepG2细胞基因表达的影响. 生物加工过程,2005,3(1):63-65.

[7] 田泽,斯建勇,陈四保,等. 23-O-乙醚升麻醇-3-O-β-D-木糖苷对HepG2细胞的细胞毒性及其作用机制. 中国中药杂志,2006,31(21):1818-1821.

[8] 田泽,斯建勇,王婷,等. 24-O-乙醚升麻醇-3-O-β-D木糖苷对HepG2细胞的细胞毒性及其作用机制. 中国药学杂志,2007,42(7):505-508.

[9] 胡益勇,徐晓玉. 阿魏酸的化学和药理研究进展. 中成药,2006,28(2):253-255.

[10] 邱明华,孙丽荣. 中药升麻中化学成分和抗肿瘤活性. 第六届全国药用植物与植物药学术研讨会通知. 昆明,2006:42-45.

[11] 房中则,李巍,吴敬敬,等. 三萜类化合物对乳腺癌细胞的细胞毒性及其促凋亡机制的研究. 北京:药用植物化学与中药有效成分分析研讨会论文集(上). 2008:82-88.

[12] Einbond L S,Shimizu M,Xiao D H,et al. Growth inhibitoryactivity of extracts and purified components of black cohosh onhuman breast cancer cells. Breast Caner Res Trea,2004,83(3):221-231.

[13] Einbond L S,Wen C Y,He K,et al. Growth inhibitory activity of extracts and compounds from Cimicifuga species on human breast cancer cells. Phytomedicine,2008,15(6):504-511.

[14] 吴德松,张雁丽,卿晨. 升麻提取物阿科特素、脱氧阿科特素抗肿瘤作用及机制研究. 中国药理学会化疗药理专业委员会第九届学术研讨会. 重庆,2008:64.

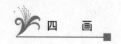

[15] 曹丽,杨卫彬,潘瑞乐,等. 兴安升麻总苷抗肿瘤药效研究. 中国中医药信息杂志,2008,15(12):31-33.

[16] Hostanska K,Nisslein T,Freudenstein J,et al. Evaluation of cell death caused by triterpeneglycisides and phenolic substances from cimicifuga racemosa extract in human MCF-7 breast cancer cells. Biol Pharm Bull,2004,27(2):1970-1975.

[17] 刘蓓蓓,陈胜璜,陈四保. 升麻化学成分及其抗肿瘤活性研究进展. 中南药学,2012,10(1):53-58.

[18] 侯云婷,张滋明,苏占辉,等. 兴安升麻地上部分总皂苷对大鼠离体子宫平滑肌兴奋作用的实验研究. 中国医药指南,2013,12:471-472.

[19] Liu I M,Chi T C,Hsu F L,et al. Isoferulic acid as active principle from the rhizoma of Cimicifuga dahurica to lowerplasma glucose in diabetic rats. PlantaMed,1999,65(8):712-714.

[20] 李春梅,刘志峰,李敏,等. 升麻提取物对去卵巢所致大鼠骨质疏松症的作用. 中草药,2005,36(11):1686-1688.

[21] 潘力,黄耀威,叶燕锐,等. 以酵母嗜杀系统为基础的抗病毒药物筛选模型的建立. 微生物学报,2007,47(3):517-521.

[22] 常志青,刘方洲,梁力,等. 中药升麻中抗真菌成分的实验研究. 中医研究,1990,3(3):26-28.

[23] 徐先祥,戴岳. 中药皂苷抗病毒作用研究概况. 中药药理与临床,2008,24(2):110-112.

[24] 王冰. 中药升麻的质量评价、药代动力学及组织分布研究. 辽宁:辽宁中医药大学,2011:1-68.

45. 长 春 花

【来源】夹竹桃科长春花属植物长春花 *Catharanthus roseus* (L.) G. Don、黄长春花 *C. roseus*(L.) G. Don cv. Flavus 的全草[1]。

【性味与归经】苦,寒。归肝、肾经。有毒。

【功能与主治】解毒抗癌,清热平肝。主治多种癌肿,高血压病,痈肿疮毒,烫伤。

【化学成分】全草含长春碱(vinblastine)、长春新碱(vincristine)、去乙酰长春碱(leuroco-lombine)、环氧长春碱(leurosine)、羟基长春碱(vincadioline)、异长春碱(leurosidine)、泻花碱(catharanthine)、狗牙花定(coronaridine)、派利文碱(perivine)、文朵灵碱(vindoline)、文朵尼宁碱(vindolinine)、四氢鸭脚木碱(tetrahydroalstonine)、洛卡碱(lochnerine)。根含鸭脚木碱(alstonine)、蛇根碱(serpentine)。叶含阿吗碱(ajmalicine)等;茎含丁香黄素-3-O-洋槐糖苷(syringetin-3-O-robinobioside);花瓣含矮牵牛素(petunidin)、锦葵花素(malvidin)、槲皮素(quercetin)、山奈酚(kaempferol)、苜蓿素(tricin);种子含它波宁、长春禾草碱(vingramine)、甲基长春禾草碱(methylvingramine)[1,2]。

【药理作用】

1. 抗肿瘤作用

(1)长春碱的抗肿瘤作用:长春碱对 DBA/2 小鼠的移植性淋巴细胞白血病 P-534 有显著治疗效果,可以延长小鼠的生存时间,对 DBA/1 小鼠乳房瘤有明显抑制作用。长春碱对小鼠白血病 L1210 小鼠移植性淋巴细胞白血病 P-1534,AKP-白血病,大鼠 W258、IRC741/1398 白血病,小鼠肉瘤 S180,艾氏腹水癌和移植性及自发性乳腺癌都有实验治疗作用,可使白血病 Fisher 大鼠血流中存在的瘤细胞迅速消失[3]。临床上主要用于霍奇金病、绒毛膜癌,对乳腺癌有一定的治疗效果。此外,对淋巴肉瘤、蕈样霉菌病、白血病、横纹肌软骨瘤、黑色素瘤、精母细胞瘤、畸胎瘤、星形细胞瘤、网织细胞肉瘤、癌(胸、肺、口腔、胃、结肠、直肠、卵巢、颈部、子宫、膀胱、肾等部位)等的抗肿瘤作用还需进一步肯定。长春碱抗肿瘤的作用机制主要体现在能抑制肿瘤细胞的有丝分裂,使细胞有丝分裂阻滞于 G_2/M 期,阻止微管蛋白聚合,干扰微管的正常功能,从而诱导多种实体肿瘤细胞凋亡[4]。长春碱可通过 NF-κB/IκB 信号转导途径诱导肿瘤细胞凋亡[5]。长春碱也能够很好地抑制肿瘤的血管生成。通过观察低浓度长春碱对 ECV-304 细胞的迁移及管样结构生成的影响,发现持续低剂量的长春碱可以有效抑制血管内皮细胞的增殖,减少肿瘤内的血管分布,使肿瘤产生退缩[6,7]。

(2)长春新碱的抗肿瘤作用:长春新碱对肝癌细胞和正常肝细胞的黏弹性有一定影响,可使肝癌细胞的黏弹性系数下降,而使正常肝细胞的黏弹性系数上升[8]。长春新碱还可以干扰蛋白质代谢及抑制 RNA 多聚酶的活力,引起肿瘤细胞膜脂质成分改变。研究发现,长春新碱在明显抑制人慢性骨髓性白血病 K562 细胞增殖的同时,显著减弱细胞膜磷脂酰肌醇激酶的活性,提示降低该酶的活性是其影响细胞核酸或蛋白质代谢,进而抑制细胞增殖早期生化过程的机制之一[9]。研究发现,在细胞周期 S 期,长春新碱与微管蛋白结合,从而使中期细胞分裂停止,导致有丝分裂中的细胞群体明显增加,使细胞分裂停止于 M 期,因此是 M 期细胞周期特异性药物[10]。

研究发现长春新碱与小鼠肉瘤 S180 细胞接触 24 小时后磷脂含量显著升高,胆固醇/磷脂比值降低,膜磷脂的花生四烯酸比例也明显降低。前两项可使膜上酶活性和受体功能改变致细胞生长受抑制。花生四烯酸易发生过氧化反应生成有致癌和促癌作用的丙二醛,同时又是前列腺素 E2 衍生的前体物质。所以,长春新碱降低膜磷脂花生四烯酸的比例可能是其抗肿瘤作用的又一个重要机制[11]。

(3)长春碱的抗肿瘤作用:长春碱可诱导 MOLT-4 细胞株产生 M 期细胞阻滞,其抗癌作用机制之一可能是诱导癌细胞阻滞。研究表明,长春碱 $0.05\mu g/ml$ 诱导急性淋巴细胞性白血病细胞株 0～8 小时,细胞周期阻滞程度逐渐增加,但细胞凋亡率并无显著改变,表明在一定的药物质量浓度下,细胞组织的诱导可单独实现,而不伴随凋亡细胞的显著增加[12]。

2. 其他药理作用

(1)降血压作用:长春花总生物碱不论灌胃、肌注或静脉注射对麻醉犬均有降压作用,在降压过程中对心率和呼吸无明显影响。从长春花分得的针状或小棒状无色生物碱结晶,1.4～4.0mg/kg 静脉注射,对麻醉猫、犬和兔均有显著降压作用,无快速耐受性。总生物碱还有扩张冠状血管作用[13]。

(2)降血糖作用:本品叶的水提取物对正常或四氧嘧啶糖尿病兔和犬有降低血糖作用。本品所含多种生物碱如环氧长春碱、长春碱、洛卡碱、四氢鸭脚木碱、长春多灵等均有不同程度的降血糖作用,作用发生缓慢,但较持久[13]。

(3)降血脂作用:此外,本品所含单吲哚类或二聚吲哚类长春花生物碱类小剂量腹腔注射,可使正常或高血脂荷瘤小鼠血清脂质迅速降低,但降血脂作用与抗癌作用之间无明显关系[14]。

3. 毒性作用

(1)长春碱的毒性作用:长春碱主要毒性为抑制骨髓。长春碱用于治疗剂量时可使多种实验动物白细胞减少,可以导致骨髓损耗、恶心,也可以引起脱发、腹泻、便秘、手脚麻痹、头疼等,在一些情况下甚至引起局部肿瘤疼痛[15]。长春碱可引起白细胞明显减少,停药 1～2 周后才恢复正常,因此每次注射前应检查白细胞数,须恢复到 $4×10^9/L$ 以上才可注射。对血小板作用较轻,很少影响红细胞。长春碱可引起麻痹、腱反射消失和肌无力及暂时性精神抑制等。长春碱能引起恶心、呕吐、口腔和消化道溃疡、食欲不振等。长春碱可使患者发生脱发。因局部刺激作用,静脉注射可引起脉管炎,溢漏血管周围组织可发生软组织炎。长春碱还能引起出血性膀胱炎、尿潴留、窦性心动过速等。对动物骨髓及淋巴组织有明显抑制作用,可引起精子形成障碍、肠黏膜水肿、肠上皮细胞变性坏死,大量长期应用可出现肝细胞萎缩。长春碱小鼠静脉注射 LD_{50} 为 17mg/kg;致死量的长春碱在犬身上引起的病理改变主要为骨髓发育不全,中毒犬死于白细胞减少的继发感染。小鼠静脉注射长春碱酰胺的 LD_{50} 为 6.3mg/kg。

(2)长春新碱的毒性作用:长春新碱的主要副作用是神经毒性,表现于无深部腱反射,指(趾)麻木和麻刺感,并引起腹痛、便秘、可逆性脱发等症[15]。

【药代动力学】

1. 长春碱的药代动力学研究 采用静脉注射长春碱 0.2mg/kg,其血清峰浓度低于 0.05mg/ml。大鼠静脉注射氚标记长春碱后 30 分钟,血液中放射活性不到注入量的 1.5%,由于 24 小时内仅有 6.6% 经肾排出,故长春碱在体内胆道排泄可能是其清除的主要途径。

2. 长春新碱的药代动力学研究 长春新碱口服吸收差,需静脉注射,静脉注射后能迅速分布全身,神经肌肉内浓度较高[16],这可能是其神经系统毒性大的原因。但长春新碱对中枢神经系统通透性小,脑脊液浓度仅为血浆浓度的 $1/30 \sim 1/20$[17]。静脉注射长春新碱的药代动力学通常为开放的三室模型,其特点为:表观分布容积大;全身清除率高;终末相半衰期($t_{1/2}$)长。提示,虽然静注初始浓度高,但此高浓度维持时间不长且带来较大毒性,若采用静脉滴注的方式,则既可避免高浓度带来的毒性又可延长有效浓度药物在血中停留时间。

【临床应用】

1. 治疗肿瘤 应用长春新碱联合米托蒽醌治疗乳腺癌 92 例,给予患者米托蒽醌 5 ~ 140mg/m²,3 ~ 4 周 1 次,静脉滴注,长春新碱 1.4mg/m²,每周 1 次,总量 20 ~ 30mg 为 1 个疗程。治疗 8 周后,完全缓解 20 例,部分缓解 4 例,未缓解 10 例,有进展 6 例,有效率为 60%[18]。

用环磷酰胺、长春新碱和泼尼松联合化疗治疗 51 例非霍奇金淋巴瘤,全部患者都接受 2 个或 2 个以上疗程。其中 25 例(49%)达完全缓解,16 例(31%)达部分缓解,总缓解率 80%[19]。

2. 治疗其他疾病

(1)治疗血小板减少紫癜:用长春新碱加生理盐水静脉缓注治疗 11 例原发性血小板减少性紫癜。显效 2 例,占 18.2%;良效 4 例,占 36.3%;稍有效果 2 例,占 18.2%;无效 3 例,占 27.3%;总有效率达 72.7%[20]。

应用脾动脉灌注长春新碱联合脾栓塞治疗特发性血小板减少性紫癜,21 例患者治疗后显效 66.67%(14/21);良效 19.05%(4/21);总有效率 85.72%(18/21)[21]。

(2)治疗高血压:用长春花浓缩浸膏胶囊治疗 25 例高血压,显效 8 例;改善 6 例;无效 11 例,总有效率 56%[22]。

(3)治疗流行性出血热:用长春新碱 1ml,加生理盐水 20ml 静脉推注 1 次,少数病例 5 天后半量重复 1 次。并结合病情,给予补液、纠正酸中毒、丹参、双嘧达莫综合治疗。治疗 53 例,其中发热期及后期 49 例,休克期 1 例,发热及低血压重叠 3 例;轻型 10 例,中型 18 例,重型 25 例。治疗结果,全部治愈。未见明显不良反应[23]。

【不良反应】应用长春碱后,多有不同程度的白细胞下降,部分病例下降较显著,停药 1 ~ 2 周后才恢复正常,因此每次注射前应检查白细胞数,如低于 4×10^9/L,即使间隔已达 1 周仍不宜进行注射,须待恢复到 4×10^9/L 以上再注射;对红细胞、血小板影响较少。少数病人用药后可有食欲轻度下降及其他胃肠道反应（恶心、呕吐、便秘等），部分病人出现神经系统症状，如失眠、头晕、暂时性精神抑制、感觉异常、深部腱反射消失。此外，尚有口腔黏膜炎、尿潴留、窦性心动过速等；对动物脊髓及淋巴组织有明显抑制作用、精子形成障碍、肠黏膜水肿、肠上皮细胞变性坏死等，大量长期应用尚可出现肝细胞萎缩。对静脉有一定的刺激性，注射部位可有暂时疼痛，如漏出皮下，可引起局部坏死[24]。

参考文献

[1] 南京中医药大学. 中药大辞典. 第2版. 上海：上海科学技术出版社，2005：628-630.

[2] 宋立仁. 现代中药学大辞典. 北京：人民卫生出版社，2001：432-433.

[3] 郭晓庄. 有毒中草药大辞典. 天津：天津科技翻译出版公司，1992：853.

[4] Haskell C M. Antineoplastic agents：cancer treatment. 4th ed. Saunders Company：Philadelphia，1995：78-165.

[5] Huang Y，Fang Y，Wu J M，et al. Regulation of vinca alkaloid-induced apoptosis by NF-κB/IκB pathway in human tumor cells. Mol Cancer Ther，2004，3(3)：271-277.

[6] Klement G，Baruchel S，Rak J，et al. Continuous low-dose therapy with vinblastine and VEGF receptor-2 antibody induces sustained tumor regression without overt toxicity. J Clin Invest，2000，105(8)：14-24.

[7] Vacca A，Lurlaro M，Ribatti D，et al. Anti-angiogenesis is produced by nontoxic doses of vinblastine. Blood，1999，94(12)：4143-4155.

[8] 吴泽志，张钢，龙勉，等. 秋水仙素和长春碱对肝癌细胞粘弹性的影响. 生物物理学报，1998，14(1)：167-171.

[9] 梁谋，吴波，梁念慈. 抗癌药物与肿瘤细胞膜PI激酶活性关系研究. 中国药理学通报，1994，10(1)：60.

[10] Journey L J，Burdman J. Ultrastructural Studies on Tissue Culture Cells Treated with Vincristine. Cancer Cheother Rep，1968，52(4)：509.

[11] 黎运源，莫丽凡，吴波，等. 长春新碱对小鼠肉瘤S180细胞脂质成分的影响. 肿瘤防治研究，1995，22(6)：341.

[12] 钟以胜，潘长穿，金昌男，等. 长春碱诱导MOLT-4细胞株产生M期细胞阻滞的初步研究. 中国实验血液学杂志，2009，17(2)：358-362.

[13] 王浴生，等. 中药药理与应用. 北京：人民卫生出版社，1983：211.

[14] 高贤，单淇，辛宁，等. 长春花化学成分和药理作用研究进展. 现代药物与临床，2011，，26(4)：274-277.

[15] 郑虎占，等. 中药现代研究与应用. 第二卷. 北京：学苑出版社，1991：1020-1035.

[16] Nelson R L，Dyke R W，Root M A. Comparative Pharmacokinetics of Vindesine，Vincristine and Vinblastine in Patients with Cancer. Cancer Treat Rev，1980，7(1)：17.

[17] Jackson D V Jr，Sethi V S，Spurr C L，et al. Pharmacokinetics of Vincristine Infusion. Cancer Treat Rep，1981，65(11-12)：1043.

[18] 路阳. 长春新碱治疗乳腺癌的临床疗效观察. 中国当代医药，2011，18(29)：88-90.

[19] 金杏泉. 环磷酰胺、长春新碱和泼尼松联合治疗51例非何杰金淋巴瘤. 新药与临床，1987，6(4)：242.

[20] 马明信. 长春新碱、阿霉素和地塞米松治疗难治性多发性骨髓瘤. 中华内科杂志，1980，19(5)：385.

[21] 张辉，张玉碧，谢米娜. 脾动脉灌注长春新碱联合脾栓塞治疗ITP21例临床观察. 中国医师杂志，2002，4(5)：558.

[22] 中医研究院西苑医院心血管病研究组. 长春花浓缩浸膏治疗高血压病近期疗效观察. 新医药学杂志，1974，(3)：28.

[23] 岳喜三. 长春新碱治疗流行性出血热53例观察. 山东医药，1982，(8)：33.

[24] 周韵丽，杨庆尧，杨晓彤，等. 从长春花中提取抗癌活性成分的新工艺. 中国专利：1365978A，2002-08-28.

46. 丹　参

【来源】唇形科鼠尾草属植物丹参 *Salvia miltiorrhiza* Bge. 的干燥根及根茎[1]。

【性味与归经】性微寒，味苦。归心、肝二经[1]。

【功能与主治】活血祛瘀，通经止痛，清心除烦，凉血消痈。用于胸痹心痛，脘腹胁痛，癥瘕积聚，热痹疼痛，心烦不眠，月经不调，痛经经闭，疮疡肿痛。

【化学成分】丹参根主含脂溶性的二萜类成分和水溶性的酚酸成分，还含黄酮类，三萜类，甾醇等其他成分。

脂溶性成分中，属醌、酮型结构的有：丹参酮(tanshinone)Ⅰ、ⅡA、ⅡB、Ⅴ、Ⅵ，隐丹参酮(cryptotanshinone)；异丹参酮(isotanshinone)Ⅰ、Ⅱ、ⅡB；异隐丹参酮(isocryptotanshinone)；羟基丹参酮(hydroxytanshinone)ⅡA；丹参酸甲酸(methyl tanshinonate)；丹参新醌(danshexinkum)A、B、C、D；二氢异丹参酮(dihydroi-sotanshinone)Ⅰ；新隐丹参酮(neocryptotanshinone)；去羟新隐丹参酮(deoxyneocryptotanshinone)；去甲丹参酮(nortanshinone)；丹参二醇(tanshindiol)A、B、C；丹参新酮(miltirone)；1-氢丹参新酮(1-dehydromiltirone)；1-氢丹参酮(1-dehydrotanshinone)ⅡA；1-氢代异隐丹参酮(1-detoisocryptotanshinone)；3α-羟基丹参酮(3α-hy-droxytanshinone)ⅡA；1,2-二氢丹参醌(1,2-dihydrotan-shinqiunone)；醛基丹参酮(formyltanshinenone)；亚甲二氢丹参酮(methylenedihydrotanshinone)；7β-羟基-8,13-松香二烯-11,12-二酮(7β-hydroxy-8,13-abietadiene-11,12-dione)；1,2,5,6-四氢丹参酮(1,2,5,6-teTCMLIBahydrotanshinone)Ⅰ；4-亚甲丹参新酮(4-methylenemiltirone)；丹参内酯(tanshinlactone)；二氢丹参内酯(dihydrotanshinlactone)；丹参螺缩酮内酯(danshen-spiroketallactone)；表丹参螺缩酮内酯(epidanshenspiroketallac-tone)；丹参螺缩酮内酯Ⅱ，就是丹参隐螺内酯(cryptoac-etalide)；鼠尾草酮(miltiodiol)；丹参环庚三烯酚酮(miltipolone)等。

属其他类型结构的有：降鼠尾草氧化物(nor-salvioxide)；弥罗松酚(ferruginol)；鼠尾草酚(salviol)；柳杉酚(sugiol)等。水溶性的酚性酸化合物有：丹参酸(salvianic acid)A、B、C；丹参酸 A 又称丹参素，其结构为 D(＋)-β-(3,4-二羟基苯基)乳酸[D(＋)-β-(3,4-dihydroxyphenyl) lactic acid]；丹参酸 B 是由 3 分子的丹参素和 1 分子的咖啡酸(caffeic acid)缩合形成的，就是丹参酚酸 B；丹参酸 C 是 2 分子丹参素的缩合物；丹参酚酸(salvianolic acid)A、B、C、D、E、G；迷迭香酸(rosmarinic acid)；迷迭香酸甲酯(methyl rosmarinate)；紫草酸单甲酯(monomethyl lithospermate)；紫草酸二甲酯(dimethyl lithospermate)；紫草酸乙酯(ethy lithospermate)；紫草酸(lithospermic acid)B；原儿茶醛(protocaterchualdehyde)；咖啡酸；异阿魏酸(isoferulic acid)等。还含黄芩甙(baicalin)；异欧前胡内酯(isoimperatorin)；熊果酸(ursolic acid)；β-谷甾醇(β-sitosterol)；胡萝卜苷(daucosterol)；替告皂苷元(tigogenin)；豆甾醇(stigmasterol)等。

根茎中分得丹参酮Ⅰ，ⅡA，ⅡB，隐丹参酮，丹参新醌 B，二氢丹参酮Ⅰ，亚甲基丹参醌[1,2]。

【药理作用】

1. 抗肿瘤作用

(1)丹参素的抗肿瘤作用：早在 1991 年，将分离自丹参氯仿提取物的 15 种成分作用于人鼻咽癌株 KB、人宫颈癌细胞 HeLa、人结肠癌细胞株 Colo205 和人喉癌细胞株 Hep-2，发现其对癌细胞均有不同程度的杀伤作用[3]。丹参素可通过阻滞细胞周期于 G_2/M 期并诱导细胞凋亡而抑制胃癌 MGC-803 细胞生长,且细胞中 Cyclin B1 表达显著下调,而 Caspase-3 和 Caspase-6 活性显著提高。

肿瘤细胞的增殖和转化过程均涉及氧自由基的增多:自由基可作为第二信使调节细胞蛋白激酶、转录因子活性、早期基因表达等,从而促进细胞增殖和转化。应用量子化学法计算丹参素的 O-H 键解离焓和电离势,并以此为理论指标评价其清除自由基的活性,结果显示丹参素具有较高的清除自由基的活性[4]。

(2)丹参酮的抗肿瘤作用:丹参[5]中的丹参酮成分具有抗肿瘤的作用,可对肿瘤细胞进行杀伤或者诱导其分化与凋亡,从而发挥丹参抗肿瘤的作用,丹参酮对恶性肿瘤进行诱导分化,跟传统的化学治疗是不同的,它不会将肿瘤细胞杀伤,仅是对肿瘤细胞进行诱导分化成与正常细胞相接近或正常的细胞,并且对正常细胞没有杀伤作用,其骨髓抑制的副作用也是很少的,通过抑制癌基因与 PCNA 表达,对 DNA 多糖酶活性进行影响,从而抑制了 DNA 合成,降低了细胞增殖速度,对其细胞给予诱导分化,致使肿瘤细胞走向凋亡。丹参酮ⅡA 是脂溶性代表成分,药典规定其含量不得少于 0.02%。

丹参酮类的菲醌结构,是其细胞毒作用的基础,其中菲环结构与 DNA 分子相结合,而呋喃环、醌类结构可产生自由基引起 DNA 损害,抑制肿瘤细胞 DNA 合成。它们的 A 环芳环,对小鼠淋巴白血病细胞显示明显的细胞毒性,它们 B 环的 1,2 邻萘醌结构也较其他 1,4 对萘醌有较强的细胞毒性[6]。

经无毒剂量的丹参酮ⅡA 和全反式维甲酸(alltrans-retinoic acid,ATRA)处理后(丹参酮:1μg/ml,维甲酸:0.5μg/ml),细胞形态趋向良性分化,生长减慢,集落形成率和氚标记胸腺嘧啶核苷(3H-TdR)掺入率明显降低,细胞 RNA 斑点杂交发现,其 C-myc、Ha-ras 癌基因表达明显降低,在裸鼠上的成瘤时间延长,成瘤能力明显降低。丹参酮ⅡA 和 ATRA 对 ME-180 细胞均具有较好的诱导分化作用[7]。丹参酮ⅡA 对 ME-180 细胞的诱导分化作用机制可能是对细胞增殖有关的癌基因表达的抑制。丹参酮ⅡA 具有诱导肺癌 SPC-A-1、人鼻咽癌细胞 CNE-1 细胞凋亡的作用。其分子机制可能是上调 p53、Bax、fas 及下调 Bcl-2 的表达。丹参酮ⅡA 抗肿瘤作用可能是因为其能诱导肿瘤细胞分化,同时诱导凋亡或诱导肿瘤细胞分化成熟,最终使其走向凋亡[8-9]。

丹参酮ⅡA 通过调控多个细胞周期相关基因,干扰 DNA 合成、抑制癌细胞增殖、促进癌细胞凋亡机制对抗人乳腺癌。丹参酮ⅡA 通过上调肿瘤细胞凋亡分数,下调 p53 和 Bcl-2 来抑制乳腺癌。丹参酮ⅡA 使胃癌细胞的细胞周期发生明显改变,p53 和血管内皮生长因子及其受体的表达明显减弱。另有学者研究表明,丹参酮ⅡA 可能通过降低人胃癌 MKN-45 细胞整合素 p、MMP-7、MMP-2 mRNA 的表达,抑制肿瘤细胞增殖。用不同浓度丹参酮ⅡA 作用肝癌细胞 BEL-7402 后,通过倒置显微镜观察显示细胞贴壁能力下降,细胞生长受到抑制。荧光显微镜和透射显微镜观察到细胞皱缩、核染色质浓缩、形成团块或新月形小体等凋亡形态学变化,流式细胞仪定量分析显示不同浓度的丹参酮ⅡA 处理肝癌细胞 72h 后,细胞凋亡率与对照组均有显著性差异,丹参酮ⅡA 可能通过诱导凋亡而抑制肝癌细胞的生长。对体外培养人肝癌细胞 SMMC-7721 进行实验,发现丹参酮ⅡA 能下调血管内皮生长因子表达,抑制癌细胞增殖。在体外经丹参酮ⅡA 处理人鼻咽癌细胞 CNE-1,CNE-1 细胞生长和增殖明显被抑制,细胞 DNA 呈梯状断裂,细胞凋亡指数为 16.9%,而阴性对照组为 6.4%,CNE-1 细胞凋亡数显著增加。而细胞促凋亡相关基因 Fas、Bax、p53 及细胞周期素依赖蛋白激酶抑制子 p21 的表达也明显增加,抑凋亡基因 Bcl-2 的表达显著降低。推测丹参酮ⅡA 抗鼻咽癌作用的分子机制与上调促细胞凋亡相关基因 *Fas*、*Bax*、*p53* 及 *p21* 和下调抑凋亡基因 *Bcl-2* 的表达有关。丹参酮ⅡA 对 C6 细胞增殖抑制作用呈剂量依赖性。一定剂量的丹参酮ⅡA 作用后,C6 细胞具有明显的凋亡特征,细胞核 DNA 呈梯状降解。反转录聚合酶链反应结果显示:随着丹参酮ⅡA 作用剂量的增加,*C-myc* 基因的表达被明显抑制。因此推测,丹参酮ⅡA 对大鼠胶质瘤细胞系 C6 的增殖具有明显的抑制作用及诱导凋亡的作用,并对原癌基因 *C-myc* 的表达具有抑制作用。0.5mg/L 的丹参酮ⅡA 能明显诱导宫颈癌 ME-180 细胞形态趋向良性分化、生长减慢,降低集落生成率和氚标记胸腺嘧啶核苷掺入率,细胞增殖明显受抑制,使裸鼠成瘤能力降低;细胞 RNA 斑点杂交发现,其 *C-myc*、*Ha-ras* 癌基因的表达明显降低。以往研究表明,C-myc、Ha-ras 与抑制肿瘤细胞凋亡密切相关,经统计学处理,丹参酮ⅡA 和公认的诱导分化剂 ATRA 对 ME-180 细胞均具有较好的诱导分化作用,二者无显著性差异。丹参酮ⅡA 有抑制白血病细胞增殖的作用,在丹参酮ⅡA 作用 5 天后,HL-60 细胞生长抑制率为 79.9%,K562 细胞的生长抑制率为 55.2%,台盼蓝染色计数活细胞均在 90% 以上,提示生长抑制不是由丹参酮ⅡA 对细胞的杀伤作用所致;通过流式细胞仪检测结果显示,丹参酮ⅡA 可将肿瘤细胞阻滞于 G_0/G_1 期而使其不能进入 S 期,从而抑制 DNA 合成和细胞增殖。另外,丹参酮ⅡA 可诱导白血病细胞分化,K56 细胞在丹参酮作用后,向红系终末细胞分化,有明显的形态学成熟征象,大部分细胞为中幼红细胞,比例为 76%,而对照组仅占 6%;HL-60 细胞被诱导出现了肾形、杆状及少数分叶核等粒细胞核形,说明丹参酮ⅡA 诱导 HL-60 细胞向粒细胞方向分化[63]。

2. 其他药理作用

(1)中枢神经系统的影响:丹参素可明显改善脑缺血大鼠神经功能缺损体征,减轻脑组织病理形态学损伤,降低神经细胞凋亡百分率,推测丹参素保护缺血脑组织的作用机制可能与抑制神经细胞凋亡有关[11]。丹参素干预后大鼠脑组织 SOD 活性升高,MDA 含量降低,表明丹参素具有抗脑自由基损伤、抗衰老的作用,提示丹参素作为健脑益智类药物应用于衰老症的治疗将有广阔的前景[12]。

(2)对内脏系统的影响

1)对心血管系统的影响:丹参能提高纤溶酶活性,促进纤维蛋白溶解,抗血栓的形成与其抗凝血及抑制血小板聚集等作用有关。丹参酮ⅡA 和丹参素通过抑制 ADP 诱导的血小板聚集,降低血小板黏性,从而抑制体外血栓的形成[10]。丹参具有促进血液循环和防止血液凝固的功能[11]。另外,丹参酮对慢性高血压、动脉粥样硬化等疾病具有积极的防治作用。丹参煎剂、复方丹参注射液、丹参素等对垂体后叶素引起的家兔或大鼠心肌缺血,均有不同程度的保护作用,能改善心电图的缺血性变化[12]。

丹参素抑制细胞内源性胆固醇的合成,降低细胞内总胆固醇和氧化低密度脂蛋白水平,因此具有保护血管屏障,防止脂质沉积及动脉粥样硬化作用。此外,丹参素还有改善实验大鼠血液流变性,降低血液"浓、黏、聚、凝"状态的作用[13]。

丹参酮在心血管药理方面具有一定的保护作用,主要表现在抗动脉粥样硬化、缩小心肌梗死面积、降低心肌耗氧量以及防治心肌缺血再灌注损伤等。丹参酮可抑制胎牛血清诱导的大鼠血管平滑肌细胞的增殖,而且可以浓度依赖性降低 PP-ERK1/2 表达,表明丹参酮可通过抑制 ERK 途径来抑制血管平滑肌细胞增殖[45]。

丹参酮对实验性动脉再狭窄具有防治作用[5]。丹参酮可抑制由于血流动力学改变而引起的以平滑肌细胞增殖迁移为主要病理特征的内膜增生,对血管再狭窄具有积极的防治作用。

丹参酮可抑制大鼠颈动脉损伤后再狭窄,这种作用与其抑制平滑肌增殖和炎症作用有关。

对心肌缺血再灌注损伤的保护作用:丹酚酸 B 能减轻缺血再灌注损伤模型动物的心肌缺血程度,缩小心肌梗死范围,减少 LDH、CPK 从胞体的溢出,降低缺血心肌组织中 MDA 的含量,提高 SOD 的活力,对抗氧自由基对心肌细胞的毒害作用,保护心肌细胞[2]。

丹酚酸 B 可降低心肌缺血大鼠血浆 ET 浓度,提示丹酚酸 B 可从多个方面对心功能有保护作用,减少 ET 释放是其机制之一。丹酚酸 B 可降低血浆 TXB2 并升高 6-Keto-PGFIA 含量,即抑制小鼠心肌缺血再灌注时血小板生成和释放 TXA2,并升高 PGI2 水平。丹酚酸 B 可以减少缺氧复氧损伤模型大鼠心肌细胞内 Ca^{2+} 浓度,抑制心肌细胞缺氧复氧过程中 Ca^{2+} 超载,是其发挥心肌缺血再灌注损伤心肌保护作用的机制之一。丹酚酸 B 可以引起心脏微血管内皮细胞发生一系列非特异性的生物化学甚至分子生物学变化,可有效激活细胞内源性保护机制,增强抗持续缺氧损伤能力。

丹酚酸 B 预处理可抑制大鼠心肌缺血再灌注损伤过程中的钙离子超载、减少内皮素及 TNF-α 的释放、改善 TXA2/PGl2 系统的平衡状态、降低缺氧复氧损伤后内皮细胞细胞间黏附分子-1(ICAM-1)的表达,起到保护内皮细胞的作用。丹酚酸 B 通过降低心脏微血管内皮细胞 ICAM-1 的表达,减少白细胞浸润,从而减轻损伤,是通过激发内源性保护机制实现的。静脉注射丹酚酸 B 可以显著改善心脏微灌注,增加心输出量和心脏收缩压[15]。丹酚酸 B 预处理能增强蛋白激酶 C mRNA、热休克蛋白 70 mRNA 的表达,具有与缺氧预适应相类似的细胞保护效应,可增强细胞对随后较长时间缺氧复氧损伤的耐受性[2]。

丹参酮ⅡA 能显著抑制兔动脉粥样硬化形成,丹参酮能显著减少主动脉内膜脂质斑块面积比率,肉眼和病理显示有显著改善[2]。丹参酮ⅡA 可抑制成纤维细胞增殖和降低胶原纤维含量。丹参酮ⅡA 能抑制碱性纤维母细胞生长因子诱导的人血管平滑肌细胞 DNA 的合成,提示丹参酮ⅡA 对生长因子为始因引起的血管成形术后再狭窄、动脉粥样硬化可能有积极地防治作用。丹参酮ⅡA 能明显增加正常及部分再灌注心肌血流量,增加缺血周围区血流量,缩小缺血心肌的范围[47]。丹参酮ⅡA 可以恢复离体大鼠心功能,同时减少再灌注期心肌 MDA 产生和冠脉回流液中乳酸脱氢酶含量[48]。丹参酮ⅡA 对心肌的保护作用与减少氧自由基有关[49]。研究表明,丹参酮ⅡA 对培养猪冠脉平滑肌上钙激活性钾通道具有明显的直接激活作用[50]。丹参酮ⅡA 有抗心律失常作用[51]。丹参酮ⅡA 能预防大鼠缺血再灌注性心律失常的发生,能降低心律失常大鼠的病死率[52]。研究表明,丹参酮ⅡA 对酶解分离的大鼠单个心室肌细胞的内向整流钾电流和瞬时外向电流均有抑制作用,这两种电流的抑制使动作电位时程延长。丹参酮ⅡA 还可以抑制豚鼠单个心肌细胞 L-型钙电流和缩短动作电位时程[53]。对高血压左室肥厚的作用:丹参酮ⅡA 具有抑制心肌细胞肥大的作用。丹参酮ⅡA 可以阻断心肌细胞 L-型 Ca^{2+} 通道,阻止 Ca^{2+} 内流[54]。丹参酮ⅡA 可抑制心肌成纤维细胞的增殖和胶原的合成,该作用的产生可能与丹参酮ⅡA 抑制心脏局部的肾素-血管紧张素-醛固酮系统有关[55]。丹参酮ⅡA 可通过不同的药理学活性抑制血管紧张素Ⅱ(angiotensin Ⅱ;Ang Ⅱ)诱导的心肌细胞肥大和增殖[56]。研究发现,丹参酮ⅡA 可通过降低 C-fos mRNA 抑制心肌细胞肥大,改善慢性心力衰竭患者的心功能[57]。实验表明,丹参酮ⅡA 对小鼠和大鼠体外血栓形成、血小板聚集功能均有抑制作用;丹参酮ⅡA 能剂量性地抑制凝血酶诱导人血小板表面 CD62P 的表达,明显降低全血血小板分子 CD41 和 CD62P 的表达[58]。丹参酮ⅡA 能抑制血管中醛固酮合酶 CYP11B2 mRNA 的表达而抑制醛固酮合成[59]。丹参酮ⅡA 还能明显抑制高钾引起的钙内流,同时对静息状态下红细胞内钙的浓度也有影响[60]。丹参酮ⅡA 可通过抑制交感神经节细胞,使交感神经的紧张性降低,而使这些神经所支配的血管平滑肌松弛、血管扩张[61]。

原儿茶酸对大鼠心肌缺血具有保护作用。在离体大鼠心脏灌注中,原儿茶酸能够显著降低 FAO,表现为灌注液中脂肪酸残留较高及心脏中 Acy-CoA/CoA 较低;原儿茶酸的 FAO 抑制效应可被托卡朋逆转[14]。

原儿茶酸可显著降低大鼠肝重、血清总胆固醇、HDL-C、VLDL、IDL 和 LDL 的含量,显著升高大鼠肝胆固醇含量、LDL 受体、apo B、apo E、LCAT 和 HTGL mRNA 的表达。2% 和 4% 原儿茶酸显著降低糖尿病小鼠血浆、心脏、肝脏中三酰甘油的含量[62]。

2)心肌保护作用:丹参素具有缩小心肌梗死范围、降低心肌梗死程度、减少心肌酶的释放和缩短病程的作用,同时对心肌缺血/再灌注损伤具有保护作用。其心肌保护机制包括钙拮抗、清除自由基、保护线粒体以及抗氧化等诸多方面。心肌细胞的电生理研究表明,缺血后,细胞内的无氧代谢导致细胞内 pH 值的降低及由此引发的细胞内 Na^+ 超载、进而引起的 Ca^{2+} 超载在心肌缺血性和再灌注性损伤中占有重要地位[14]。丹参素能够抑制 L-型钙电流,亦可影响心室肌细胞动作电位时程(APD),并能使 APD25、APD50 和 APD90 显著缩短。丹参素能够明显减小冠脉结扎致实验性心肌梗死大鼠的梗死面积、降低梗死程度,同时可以提高模型大鼠血清中 SOD 活力,增强清除自由基能力,降低血清中 MDA 含量,减轻脂质过氧化损伤的程度[15]。其作用机制可能是通过稳定细胞膜,抑制缺血心肌的膜损伤,清除自由基等发挥作用。丹参素抑制过亚硝酸根的能力远强于半胱氨酸和抗坏血酸,当丹参素存在时,能有效保护机体免受过亚硝酸根损伤[16-17]。

3)对消化系统的影响:丹参酚酸类成分可以对黏膜上皮细胞增生和黏液分泌进行改善,其能够降低胃运动的原因是能够对迷走神经进行抑制,能够减少胃黏膜损伤的原因是能够使黏膜皱襞形成进一步减少等[18]。丹参酚酸类成分主要是使胃黏膜的防御功能增强,而抑制剂是通过降低胃黏膜攻击因子,这就是二者主要的区别[19]。

4)对肝脏的作用:丹参对肝脏具有一定的保护作用,能明显抑制正常及损伤肝细胞脂质过氧化反应,减少肝脏病理伤害,改善肝内微循环障碍及血液黏稠度,促进肝脏再生及抗肝纤维化,机制与丹参改善肝脏的血液循环有关。丹参酸乙是丹参中主要的水溶性成分,具有抗 D-半乳糖胺肝损伤及四氯化碳肝纤维化的作用,能明显降低肝羟脯氨酸的含量[20],对损伤的肝细胞起到显著的保护作用。

抗纤维保肝作用:丹参[21]还具有抗纤维的作用,对于肝肾、皮肤、肺等能有效抵抗纤维变化,可抵抗自由基的过氧化损伤,对损伤的肝细胞给予修复,降低炎性因子的释放,有效改善肝脏的微循环,防止胶原合成,降解病理性的沉积胶原,对肝星状细胞(hepatic stellate cell,HSC)活化给予抑制产生抗纤维化,并且丹参中的丹参酸乙,对四氯化碳所造成的肝细胞损伤有保护作用,对抗炎性、纤维化与坏死等,可促进肝细胞的再生力。

(3)抗病原微生物作用:二氢丹参酮与隐丹参酮等对大肠杆菌、葡萄球菌与变形杆菌等病菌具有抑制作用,特别是金黄色葡萄球菌效果显著,对毛发癣菌也具有一定抗菌作用,可抑制白细胞四处游走,防止溶酶体的释放与中性粒细胞的趋化性发生,从而影响纤维细胞与巨噬细胞功能,减少了 PGE1 与 PGF2a 的含量,降低了炎症渗出。

(4)改善外周循环作用:丹参能够改善外周的血液循环,增加机体耐缺氧的能力,提高微循环的血液流通,并增加毛细血管网;可激活纤溶,抑制血液凝固,还能通过赖氨酸羟化酶与脯氨酸活性的影响,对人体纤维细胞里的胶原合成进行抑制,对非胶原蛋白与 DNA 合成没有影响[5]。

(5)改善微循环作用：通过观察 2 型糖尿病患者服用丹参三个月，发现患者微小动脉厚度明显改善，管径增宽，血流得到改善[22]。丹参素通过抑制白细胞与血管内皮细胞黏附，改善微循环；对肝硬化患者给予丹参治疗后，发现血流速度加快，红细胞聚集减轻，从而增加红细胞的携氧能力[23]。因此，在微循环流态和微循环周围状态方面，丹参具有显著的调节和改善作用。

(6)抗氧化作用：丹参酮ⅡA 具有较强的抗氧化活性，其抗氧化机制主要是清除脂类自由基。丹参水溶性成分中，丹酚酸具有较强的抗氧化活性。丹酚酸 B 可减轻高胆固醇血症动物的动脉粥样硬化程度，不仅与其降低胆固醇的作用有关，而且可能是因为其抗氧化作用阻止了内皮损伤和 LDL 氧化修饰[24]。研究证明，丹参可能是通过其不同的有效成分，在不同部位清除不同的氧自由基，从而降低血黏度，改善血流变，达到抗氧化的功效。

(7)抗炎作用：丹参酮具有较强的抗感染作用，丹参酮ⅡA 能抑制炎症因子的产生，降低血中前列腺素 E 水平，减少炎症渗出[25]。丹参酮ⅡA 具有 Ca^{2+} 阻滞剂的作用，能减少钙离子内流，防止细胞内钙离子超载引发的细胞损伤，并抑制炎性细胞因子 IL-1β、TNF-α 的产生[26]。

(8)促进组织修复和再生：丹参能够改善动物术后肝功能，提高存活率，并且能使肝再生度、有丝分裂指数及血清甲胎蛋白阳性率增高。丹参可以通过一氧化氮、黏膜上表皮生长因子受体等介导，改善胃溃疡大鼠黏膜微循环，促进胃黏膜上皮细胞增生[27]。

(9)性激素样作用：丹参酮治疗痤疮疗效好，无明显不良反应。痤疮是受雄性激素影响的皮脂腺增生和分泌过盛，雌激素可减轻痤疮症状。丹参酮可抗雄性激素，有雌激素样作用。利用丹参酮雌激素样活性，配合补充钙剂可治疗绝经后骨质疏松症[28]。

3. 毒性作用 丹参水提醇溶部分，小鼠 1 次腹腔注射的半数致死量为(80.5±3.1)g/kg，丹参或复方丹参注射液，小鼠腹腔注射的半数致死量分别为(136.7±3.8)g/kg 和(61.5g±5.3)g/kg[27]。

【药代动力学研究】

1. 丹参素的药代动力学研究　丹参素的经时血药浓度呈现快吸收慢消除的特点：给药 15 分钟即达到峰值，在随后的 1~6 小时缓慢消除。考虑原因可能为丹参素在大鼠体内能迅速吸收，而在组织中停留时间较长，也可能是复方中其他丹参酚酸类成分经代谢转化成丹参素所致。

2. 丹参酮的药代动力学研究　观察丹参酮经十二指肠给药后药物进入肝脏并由胆汁排出的情况，结果表明，大鼠十二指肠给药后一般在 1 小时左右即可测得胆汁中有微量丹参酮排出，其排出高峰在给药后 3 小时左右。有同结构的丹参酮在肝内排泄速度不相同。此外实验中还发现在用氯仿提胆汁的丹参酮后，胆汁的水溶液部分有变性蛋白析出，其含量与不同给药组之间有一定联系[44]。

【临床应用】

1. 治疗肿瘤　丹参可以作为治疗肿瘤的辅助药物。有研究表明丹参与传统的化疗方法相结合可起到协同增效的功能，不仅使肿瘤细胞对化疗的敏感性增强，而且使其对化疗药物的耐受性得以延缓。与此同时，丹参还能够强化正常组织对化疗用药的耐受性，达到有效保护内脏器官的目的。因此，作为抗肿瘤辅助用药，丹参能够减轻化疗的毒副反应，从而帮助患者提高生存质量[30]。

2. 治疗其他疾病

(1)治疗慢性肺心病心力衰竭：临床实践表明在西医综合治疗基础上加用丹参注射液治疗 40 例慢性肺源性心脏病合并心力衰竭患者，取得一定疗效[31]。丹参酮能有效地清除体内的氧自由基,解除支气管痉挛,恢复肺通气功能,纠正肺部缺氧状态的作用;丹参酮还有抗病毒、抑制细菌功能,可促使肺部炎症的吸收,从而综合发挥对本病的治疗作用[32]。

(2)治疗冠心病心绞痛:冠心病心绞痛与血液流变性常有着非常重要的关系,将冠心病心绞痛患者 57 例随机分为两组,均予硝酸酯类药物联合 β 受体阻滞剂治疗,治疗组加用冠心丹参滴丸。比较两组症状及心电图、血液流变学指标的变化。结果治疗组临床疗效、心电图及血液流变学指标的改善均优于对照组[33]。

(3)治疗慢性咽炎:丹参液经现代药理研究证实,它能够扩张血管,改善咽部微循环增加局部血流量,从而使局部瘀血减轻,促进组织的修复与再生,可抑制早期毛细血管通透性增高与炎性渗出和水肿,丹参制剂中含有隐丹参酮、二氢丹参酮,对体外的葡萄球菌、大肠杆菌均有抑制作用,还能够增强机体免疫功能,具有明显的活血化瘀、散瘀止痛、凉血消肿的功效。有报道丹参液雾化吸入能有效地去除咽部炎症,减轻疼痛、干燥,有利于病变黏膜的恢复,提高疗效[34]。

(4)治疗重症急性胰腺炎:急性胰腺炎是一种急性全身性消耗性危重病症,常继发败血症和多器官功能衰竭,严重并发症甚至造成死亡。有报道将 72 例重症急性胰腺炎患者,随机分为两组,治疗组和对照组各 36 例,进行治疗和比较,根据统计学得出丹参可显著提高急性重症胰腺炎的治疗疗效,降低并发症和死亡率,方法简单,价格便宜,副作用少[35]。

(5)乙型肝炎肝纤维化的治疗:以阿德福韦酯联合丹参片为治疗组,单用阿德福韦酯为对照组,治疗 8 周后,治疗组的肝纤维化指标及脾门厚度下降值均优于对照组[36]。

(6)治疗消化性溃疡:用生丹参 50g 加水 200ml,生药经冷水浸泡 15 分钟后再加水 300ml,温水煎、浓缩成 100ml,分早、晚两次口服。或合用法莫替丁 20mg,同时服用,早晚各服 1 次。其疗效均可靠。治愈率分别为 70.3％和 94.6％[37]。

(7)治疗小儿肺炎:小儿肺炎在病因治疗和对症治疗的同时,采用丹参注射液 0.5～1.0ml/(kg·d),加入 5％葡萄糖注射液 50～100ml 静脉点滴,临床观察疗效满意,并可缩短病程,减少或减轻并发症[38]。

(8)治疗细菌性阴道炎:甲硝唑作为细菌性阴道炎治疗的常规用药已广泛应用并取得了一定的疗效,但治疗后复发率较高。采用丹参酮口服,3 片/次,3 次/天,14 天为一个疗程,配合阴道填塞奥硝唑栓 0.5mg,每晚 1 次,7 天为一个疗程,治疗细菌性阴道炎取得了较好的疗效。治疗后随访 3 个月,复发率低于对照组[39]。

(9)治疗颈椎病:丹参有改善微循环、改善局部缺血缺氧、钙离子拮抗及抗炎的作用,能缓和抑制椎间盘的退变,对颈椎病有防治作用。在探讨丹参注射液对颈椎病家兔血液流变性的影响试验中,证实丹参有改善血流动力学状态、血流流变性及微循环的作用,能阻止椎间盘的进一步病变[40]。

(10)治疗痤疮:丹参酮片(0.25g 每片),每日 3 次,每次 3～5 片,一般疗程为 10～60 天,可治疗囊肿性痤疮。丹参酮能抑制中性粒细胞的超化运动,降低血浆中前列腺素 E 和 E2a 的含量,减轻炎症反应,并对多种致病菌,如葡萄球菌、痤疮丙酸棒菌等均有抑制作用;长期使用不产生耐药性,而且可作用于体内的性腺器官,调节其激素分泌,维持体内激素平衡,因而,在痤疮致病的三个环节都能发挥作用[41]。

(11)治疗缺血性中风:将 40 例缺血性中风患者,随机分为治疗组和对照组各 20 例,对照组给予神经内科常规药物治疗,治疗组给予丹参注射液静脉滴注。结果显示,治疗组显著高于对照组,两组比较,差异具有统计学意义($P < 0.05$)。因此,丹参治疗缺血性中风患者效果显

著,临床症状得到有效改善[42]。

(12)治疗肝硬化:将 40 例肝硬化患者,随机分为治疗观察组和对照组,各 20 例,对照组给予肝病科常规药物治疗,治疗组在对照组的基础上给予丹参注射液辅助治疗。结果显示,治疗组显著高于对照组,两组比较,差异具有统计学意义($P<0.05$)。因此,丹参能够有效地改善肝硬化患者的肝功能[43]。

【不良反应】消化系统:口干、上腹不适、恶心呕吐等症状,药物性肝损害;心血管系统:窦性心动过缓、血压升高;血液系统:血小板减少及过敏性紫癜;代谢性疾病:血钾降低。毒理试验提示,丹参具有抗 MMC 诱发遗传物质损伤的作用,具有使致癌物质活化的潜在危险[44]。

参 考 文 献

[1] 国家药典委员会. 中华人民共和国药典. 北京:中国医药科技出版,2010:70-71.

[2] 季宇彬. 中药有效成分药理作用与应用. 北京:人民卫生出版社,2011:246-351.

[3] Wu WL,Chang WL,Chen CF. Cytotoxic activities of tanshinones against human carcinoma cell lines. Am J Chin Med,1991,19(3-4):207-216.

[4] 赵仁霞. 丹参的现代药理研究及临床应用. 中国医药指南,2011,9(12):291-292.

[5] 罗厚蔚,韦苞洋,刘全海. 丹参二萜醌的细胞毒活性及构效关系研究. 中国药科大学学报,2002,33(1):6-13.

[6] 伺金涛,周清华,袁撤兰. 丹参酮诱导人肺癌细胞凋亡及其分子机理. 中国肺癌杂志,2002,5(4):257.

[7] 袁淑兰,王艳萍,陈晓禾. 丹参酮ⅡA诱导人鼻咽癌细胞凋亡及其作用机制的体外实验研究. 华西医科大学学报,2002,33(1):84-86.

[8] 石乃玉,董华民,黄海金. 丹参酮药理及临床应用. 中国医师杂志,2001,3(2):150-151.

[9] 邓惠英. 丹参及其有效成分的药理研究概况. 现代医药卫生,2007,23(12):1812-1813.

[10] 尤燕,寇俊萍,余伯阳. 复方丹参片合生脉饮抗小鼠心肌缺氧缺血作用研究. 中药药理与临床,2007,5:132-133.

[11] 朱瑄. 丹参的实验药理研究进展. 中国现代药物应用,2010,4(15):230-231.

[12] 杨莹,薛霞,刘兆平. 丹参素对大鼠局灶性脑缺血再灌注损伤的保护作用. 食品与药品,2009,11(1):24-26.

[13] Tani M,Neely JR. Role of intracellular Na$^+$ in Ca^{2+} overload and depressed recovery of ventricular function of reperfused ischemic rat hearts. Possible involvement of H$^+$-Na$^+$ and Na$^+$-Ca^{2+}:exchange. Circ Res,1989,65(4):1045-1056.

[14] 顾明,吴兴文,李芳萍,等. 丹参素对大鼠心室肌动作电位、型钙电流和 ATP 敏感性钾电流的作用. 中国临床药学杂志,2010,19(1):1-5.

[15] Wu L,Qiao H,Li Y,et al. Protective roles of puerarin and Danshensu on acute ischemic myocardial injury in rats. Phytomedicine,2007,14(10):652-658.

[16] Zhao Guang-Rong,Zhang Heng-Ming,Ye Ting-Xiang,et al. Characterization of the radical scavenging and antioxidant activities of danshensu and salvianolic acid B. Food Chem Toxicol,2008,46(1):73-81.

[17] K Chan,SH Chui,DYL Wong,et al. Protective effects of Danshensu from the aqueous extract of Salvia miltiorrhiza(Danshen)against homocysteine-induced endothelial dysfunction. Life Sci,2004,75(26):3157-3171.

[18] 张新乐,吴铁,崔燎. 丹参素对 D-半乳糖大鼠脑组织 SOD 活性和 MDA 的影响. 中国热带医学,2008,8(8):1305-1306.

[19] 周鑫,韩德五,尹镭. 丹参素保护肝损伤作用及其作用机制的实验研究. 山西医药杂志,2006,35(2):108-110.

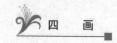

[20] 苗青旺,田伟,王新瑞.丹参素对肝硬变大鼠肝部分切除术后肝再生的影响.中国药物与临床,2009,9(6):502-503.

[21] 刘慧,开金龙.丹参的现代研究进展.甘肃中医,2010,23,(2):70-72.

[22] 刘志扬.复方丹参滴丸对2型糖尿病合并微血管病变的临床观察.中国血液流变学杂志,2004,14(2):197-203.

[23] 李绍丹,李筠.丹参活性成分对肝脏的实验药理研究进展.华南国防医学杂志,2004,18(1):19-21.

[24] 贾娜,项海芝,杨松松.丹参水溶性部分丹酚酸的进展述评.辽宁中医学院学报,2006,8(3):41-42.

[25] 王博.复方丹参缓释片体外释药机制的研究.广州:广东药学院,2010.

[26] Jang S I,Kim H J,Kim Y J,et al. Tanshinone ⅡA inhibits LPS in duced NF-kB activation in RAW 264.7cells:Possible involvement of the NIK-IKK,ERK1/2,p38 and JNK pathways. Eur J Phar-macol,2006,542(1-3):1-7.

[27] 潘立群,陈荣明.丹参对家兔小肠吻合口组织细胞再生的影响.南京中医药大学学报,2000,16(1):35-37.

[28] 顾克显.丹参酮的药理及其在皮肤科临床的应用.皮肤病与性病,1994,16(3):11-13.

[29] 黄泽春.丹参酮ⅡA治疗深Ⅱ度烧伤创面190例疗效观察.现代医院.2006,6(3):19-22.

[30] 胡咏武,王胜春,李哲.丹参酮ⅡA对LPS等诱导的肝细胞损伤及枯否细胞释放细胞因子的作用.中国药理学通报,2005,21(12):1482-1486.

[31] 吴娟.丹参注射液治疗慢性肺心病心力衰竭40例临床观察.中国中医药咨讯,2010,2(3):193.

[32] 谭劫,郭永谊,张红雨.冠心丹参滴丸治疗冠心病心绞痛临床观察.中国中医急症,2010,19(11):1836-1837.

[33] 王凤成,王少萍.丹参液雾化吸入治疗慢性咽炎及护理体会.陕西中医,2010,31(10):1382-1383.

[34] 丘晋洪.丹参治疗重症急性胰腺炎的疗效探讨.中国现代药物应用,2010,4(20):2-3.

[35] 霍乃萍.丹参与消心痛联合治疗矽肺并慢性肺心病心衰的临床观察.山西医科大学学报,2010,41(10):887-888.

[36] 崔锟,范公忍,姬胜杰,等.阿德福韦酯联合丹参片治疗乙型肝炎肝纤维化的临床研究.当代医学,2012,2:257-260.

[37] 乔培堂,王翠莲.丹参治疗消化性溃疡的疗效及机制探讨.长治医学院学报,2003,17(14):261-262.

[38] 潘毅.丹参在小儿肺炎治疗中的临床意义.小儿急救医学,2004,11(6):109-110.

[39] 张敏.丹参酮配伍甲硝唑治疗细菌性阴道病疗效观察.中国性科学,2005,14(6):28-29.

[40] 林垂聪,沈权,吕存贤,等.丹参注射液对颈椎病家兔血液流变性的影响.中国微循环,2004,8(3):16-20.

[41] 冯爱平,尤勇,郑春灵,等.丹参酮联合三蕊胶囊治疗寻常痤疮临床疗效观察.医药导报,2006,25(12):1268-1269.

[42] 文颖娟,邓中甲.葛根与丹参配伍探析.陕西中医学院学报,2010,33(6):96-97.

[43] 徐世琴.丹参及小剂量多巴胺治疗新生儿寒冷综合征伴心肌损害33例疗效观察.山东医药,2010,50(45):72-73.

[44] 乔晋萍,侯佩玲,李亚伟.RP-HPLC法测定大鼠血浆中丹参酮Ⅱ浓度及其药代动力学研究.药学学报,2003,38(5):368-370.

[45] 吴平生,梁欣伟,郭志刚,等.丹参酮ⅡA抑制血管合成醛固酮及醛固酮合成酶基因CYP11B2信使核糖核酸表达.中国循环杂志,2003,13(3):175-177.

[46] 罗彩莲.丹参的药理作用与临床应用.中国当代医药,2012,19(12):11-12.

[47] 杨天德,刘桥义,陶军,等.丹参酮、纳洛酮对缺血再灌注心肌局部血流量的影响.中国药理学通报,2002,13(1):45-47.

[48] 买长江,乌云阁,张明堪,等.丹参酮停跳液心肌保护作用的实验研究.河南医学研究,2000,4(3):236-237.

[49] 张洁,曾晓荣,杨艳,等.丹参酮ⅡA磺酸钠对原代培养猪冠脉平滑肌钙激活钾通道的影响.泸州医学院学报,2005,23(5):380-383.

[50] 徐长庆,王孝铭,范劲松,等.丹参酮ⅡA对豚鼠单个心室肌细胞跨膜电位及L-型钙电流的影响.中国病理生理杂志,2002,13(1):43-47.

[51] 孙学刚,贾钰华,陈育鹢.定心方及丹参酮对血小板黏附分子表达的影响.山东中医药大学学报,2006,25(1):61-63.

[52] 于海渡,徐长庆,单宏丽,等.丹参酮ⅡA对大鼠心室肌细胞膜钾电流的影响.哈尔滨医科大学学报,2007,36(2):112-114.

[53] Xu C Q,Fan J S,Hao X M,et al. Blocking effect of sodium tanshinone ⅡA sulfonate on L-type Ca²⁺ current of single ventricular myocyte from Guinea Pig. Chin J Pharmacol Toxicol,2004,10(2):81-84.

[54] Takahashi K,Ouyang X,Komatsu K,et al. Sodium tanshinone ⅡA sulfonate derived from danshen(Salvia Mitiorrhiza)attennatea hypertrophy induced by angiotension in cultured neonatal rat cardiac cells. Biochem Pharmacol,2002,64(5):1745-749.

[55] 龚丽娅,郑智,熊玮,等.丹参酮ⅡA抑制AngⅡ诱导的心肌细胞肥大.华西药学杂志,2004,19(1):24-27.

[56] 姜开余,阮长耿,陈振纶,等.丹参酮ⅡA磺酸钠对内皮细胞和诱导PCL2细胞钙超载损伤的保护作用.中国药理学报,2001,18(3):179-181.

[57] 吴平生,梁欣伟,郭志刚,等.丹参酮ⅡA抑制血管合成醛固酮及醛固酮合成酶基因CYP11B2信使核糖核酸表达.中国循环杂志,2003,13(3):175-177.

[58] 费丽萍,李进禧,郑道声,等.丹参酮ⅡA磺酸钠对红细胞内游离钙浓度的影响.微循环学杂志,2007,7(4):17-19.

[59] 斐文芬,孔德虎,鄢顺勤,等.丹参酮ⅡA豚鼠交感椎前神经节细胞膜电位的影响.安徽中医学院学报,2006,15(4):55-56.

[60] 陈文瑛,唐福天,陈少锐,等.丹参酮ⅡA对动脉粥样硬化的防御作用研究.中国药房,2008,19(12):884-888.

[61] 吴志远,罗少军,汤少明,等.丹参酮ⅡA对兔耳增生性瘢痕组织形成的影响.广东医学院学报,2007,20(4):255-257.

[62] Lin C Y,Huang C S,Huang C Y,et al. Anticoagulatory, antiinflammatory, and antioxidative effects of protocatechuic acid in diabetic mice. J Agric Food Chem,2009,57(15):6661-6667.

[63] 张萌涛,钱亦华,唐安琪.丹参酮ⅡA药理作用的研究进展.医学综述,2010,16(17):2661-2664.

47. 凤　尾　草

【来源】凤尾蕨科植物凤尾草 *Pteris multifida* Poir. ex Lam. 的全草或根茎[1]。

【性味与归经】淡、微苦,寒。归肾、胃二经。

【功能与主治】清热利湿,凉血止血,消肿解毒。用于痢疾、胃肠炎、肝炎、泌尿系感染、感冒发热、咽喉肿痛、白带、崩漏、农药中毒;外用治外伤出血、烧烫伤。

【化学成分】全草含有黄酮类、萜类、甾醇类、苯丙素类、挥发油等成分[2]。具体鉴定为木犀草素、芹菜素;木犀草素-3'-*O*-β-D-葡萄糖苷;芹菜素-7-*O*-β-D-葡萄糖苷;木犀草素-7-*O*-β-D-葡萄糖苷;木香素Ⅲ;槲皮素;dihydroechioidinin;licoa-grochalcone D;芹菜素-7-*O*-β-D-葡萄糖-4'-*O*-α-L-鼠李糖苷;芹菜素-4'-*O*-α-L-鼠李糖苷;芹菜素-7-*O*-β-D-新橙皮糖苷;柚皮素-7-*O*-β-D-新橙皮糖苷;5,5'-dihydroxy-3-methoxy-6,8,3″,3‴-tetramethylpyran-(3',4')flavone-7-*O*-[β-D-apiofuranosyl-(1-6)]-β-D-glucopyranoside;柚皮素;圣草酚。2β,6β,16α,17-tetrahydroxy-ent-kaurane;2β,15α,18-trihydroxy-ent-kaur-16-ene;2β,14β,15α,18-tetrahydroxy-ent-kaur-16-ene；12β-羟基-15-羰基-16-对映贝壳杉烯-19-甲酸-β-D 葡萄吡喃糖脂；2β,6β,16α-三羟基-对映-贝壳杉烷；2β,15α,16α,17-四羟基-对映-贝壳杉烷；2β,14β,15α,16α；17-五羟基-对映-贝壳杉烷；2β,6β,15α-三羟基-对映-16-贝壳杉烯；2β,15β-二羟基-对映-16-贝壳杉烯；2β,15α-二羟基-对映-16-贝壳杉烯；2β,16β-二羟基-对映-贝壳杉烷；2β,16β,18-三羟基-对映-贝壳杉烷。(2R,3R)-Pterosin L 7-O-β-D-glucopyranoside；ludongnin V；β-谷甾醇(31)；β-谷甾醇-β-D-葡萄糖苷；扶桑甾醇(β-rosaterol)；(2S,3S)-pterosin C-3-O-β-(4′-p-coumaroyl)-glucopyranoside；(2R,3S)-pterosin C-3-O-β-(4′-p-coumaroyl)-glucopyra-noside；(2R)-pterosin B 14-O-β-(4′-p-coumaroyl)-glucopyranoside；咖啡酸；(2R,3S)蕨素 C；(2R,3S)-pterosin Q；(2R)-pterosin B；(2R,3S)-pterosin S；(2S,3S)-pterosin S-14-O-β-glucopyranoside；pterokaurane P3；大叶凤苷 A，2-(3′-羟基-3′-甲基)丁基-4-羟基-5-甲氧基苯酚-1-O-β-吡喃葡糖苷（青蕨素Ⅰ）；2-(3′-羟基-3′-甲基)丁基-4-羟基-3,6-二甲氧基苯酚-1-O-β-D-吡喃葡糖苷（青蕨素Ⅱ）；5-(3″-甲基丁基)-8-甲氧基呋喃香豆素；7-甲氧基鬼灯擎素；阿魏酸；1-acetoxyl-2-piperonyl-6-[6-methoxyl-pipemnyl]-3,7-dioxabicy-clo-[3,3,0]-octane；Saucerneol D；(2S,3S)-pterosin C-3-O-β-glucopyranoside；Asperglaucide；4-Caffeoyl quinic acid 3-O-methylether；3β-caffeoxyl-1β,8α-dihydroxyeudesm-4(15)-ene；优西得灵；Dehydrogoniothalamin；(2S,3S)蕨素 C；(2R)-pterosin B 14-O-β-glucopyranoside；Pteroside P；isoneorautenol；pterokaurane P1；pterokaurane P12-O-β-glucopyranoside；pteroside A；异香草酸；香草醛；棕榈酸；山俞酸；蜡酸；羟基苯甲酸。

【药理作用】

1. 抗肿瘤作用 凤尾草总黄酮能抑制骨肉瘤 MG-63 细胞的迁移能力,其作用与抑制 MG-63 细胞内的 IL-6 蛋白表达水平有关[3]。凤尾草全草或根醇浸出液经腹腔注射,对小鼠肉瘤 S180 有抑制作用,其抑制率分别为 3%～33% 和 33%～40%[4]。凤尾草煎剂 1:100 对肝癌细胞有抑制作用,其抑制率为 30%[5]。凤尾草通过促进纤溶、抑制血小板聚集、降低血黏度、使转移灶内的新生毛细血管退化等多种途径改善血液高黏、高凝状态,抑制肿瘤细胞的侵袭黏附能力[6]。

凤尾草提取物对移植性肿瘤(肉瘤 S180 和肝癌 H22)具有显著的抑制作用,可提高胸腺指数和脾指数,对小鼠脾细胞的增殖具有促进作用,并有较好的剂量依赖关系,表明中药凤尾草有可能是通过增强机体的免疫能力来实现其抗肿瘤活性的[7]。

采用 S180 细胞株接种昆明种小鼠,建立实体瘤和腹水瘤模型,分别灌胃给予凤尾草提取物 20mg/kg、50mg/kg、100mg/kg,计算抑瘤率与生命延长率,流式细胞仪检测瘤细胞 Bcl-2、Bax、p53 蛋白表达,结果发现 50mg/kg、100mg/kg 剂量的凤尾草提取物能够抑制小鼠体内肿瘤增长,同时明显提高腹水瘤小鼠半数存活时间和生命延长率,增加 p53 蛋白表达,增加 Bax 表达,减少 Bcl-2 表达,凤尾草提取物具有抑制肿瘤 S180 生长的作用,其作用与诱导肿瘤细胞凋亡相关[8]。

采用 MTT 法及台盼蓝拒染法检测凤尾草提取物对体外培养的人肝癌细胞株 BLE-7402、小鼠黑色素瘤细胞株 B16-BL6、人白血病细胞株 HL-60 细胞增殖的抑制作用,结果发现凤尾草提取物在 5～80μg/ml 剂量范围内对上述 3 种细胞株均有明显的抑制作用,凤尾草提取物在体外对多种肿瘤细胞增殖有明显的抑制作用[9]。

2. 其他药理作用

(1)对肝脏的作用:凤尾草对雷公藤甲素致小鼠急性肝损伤具有保护作用,其总提取物萃取后得到的水部位以及大孔树脂 95％乙醇洗脱部位为有效部位,可显著降低肝损伤小鼠血清 ALT、AST 水平[10]。

(2)降血糖作用:采用单味凤尾草治疗四氧嘧啶致糖尿病小鼠,结果显示服用凤尾草汤剂后的糖尿病模型小鼠血糖值下降更明显,差异有统计意义($P<0.05$)[11]。

(3)抗病原微生物作用:

1)抗细菌作用:从凤尾草根中分离出的三种萜类化合物分别对大肠杆菌、鼠伤寒沙门菌、金黄色葡萄球菌有有效抑制作用[2]。凤尾草碱液提取物(主要为黄酮类化合物)对金黄色葡萄球菌、枯草杆菌均有很强的抑菌作用[1]。

实验发现,$0.5\sim1.0g/ml$ 药物浓度的凤尾草与珍珠草合用对 4 种泌尿系统感染常见的致病菌均有一定的抑制作用,抑菌环的直径大小排列是金黄色葡萄球菌＞粪肠球菌＞变形杆菌＞大肠杆菌,其中对金黄色葡萄球菌的作用尤为显著,在 $0.125\sim1.0g/ml$ 浓度范围均有抑菌作用[12]。

有研究报道,凤尾草水提物和醇提物质量浓度分别$\geq62.5mg/ml$ 和$\geq31.25mg/ml$ 时对大肠杆菌有抑制作用,水提物和醇提物质量浓度$\geq31.25mg/ml$ 时对金黄色葡萄球菌均有抑制作用[13]。

水煎煮、乙醇热回流提取、丙酮热回流提取,三种不同溶剂的凤尾草提取液对以上五种细菌都有抑制效果,并且丙酮热回流提取的成分在本试验中抗菌效果最好[14]。

2)抗真菌作用:凤尾草碱液提取物(主要为黄酮类化合物)对黑曲霉菌有很强的抑菌作用,对青霉菌有一定程度的抑菌作用,对黄曲霉菌基本上没有抑制作用[1]。对黑曲霉菌的最低抑菌浓度为提取物 $0.78g/100ml$ 培养基;对青霉菌的最低抑菌浓度为提取物 $0.98g/100ml$ 培养基。

(4)对免疫系统的影响:实验研究表明凤尾草可明显提高 D-半乳糖致衰老模型小鼠的胸腺系数和脾脏系数,对抗小鼠脑组织自由基 NO,抑制 NOS 活性,起抗衰老作用[15]。

(5)止血作用:用凤尾草 5、10、20g 生药/kg 给小鼠连续灌胃 14 天,分别测定小鼠的凝血时间和出血时间,并进行血小板计数,结果显示凤尾草各剂量组和对照组比较,凝血时间和出血时间明显缩短($P<0.05$,$P<0.01$,$P<0.001$),血小板计数明显增高($P<0.05$,$P<0.01$)[16]。从而得出凤尾草有明显的止血作用和升高血小板作用,并进一步提示凤尾草升高血小板作用是其止血机制之一,也是其治疗血小板减少性出血的药理基础。

【临床应用】

1. 治疗肿瘤 凤尾草 30g,虎杖 15g,沙氏鹿茸草 30g,每日 1 剂,煎 2 次温服,治疗白血病[17]。治疗血管瘤:炙鳖甲 24g,地骨皮 12g,凤尾草 24g,柴胡 9g,龙胆草 9g,夏枯草 15g,板蓝根 15g,漏芦 6g,僵蚕 12g,蝉衣 12g,地龙 12g,生姜 2 片。每日 1 剂,水煎,分 2 次温服,治疗多发性血管瘤 1 例获痊愈[18]。

运用化痰消症汤治疗卵巢囊肿 72 例,有效率达 97.2％[19]。采用乳康Ⅰ方(内含凤尾草)配合环磷酰胺、甲氨蝶呤和 5-氟尿嘧啶方案化疗抑制乳腺癌转移,治疗 61 例,肿瘤完全消失或缩小$\geq50％$、持续时间超过 4 周共 56 例,总有效率为 91.8％[20]。

治疗乳腺癌:凤尾草,白毛藤,刘寄奴,铁树叶,蜂房,蛇蜕,蜣螂虫,猫爪草,山慈菇,鬼箭羽。方中间四味药清热解毒,余者活血化瘀解毒。红肿明显者加草河车、公英、紫草、银花;溃烂者加生芪、党参、地丁;出血者加阿胶、血余炭、蒲黄碳、三七冲服。溃烂局部可外涂黑将丹、鲫鱼膏[17]。

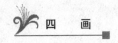

2. 治疗其他疾病

(1)治疗肝胆疾病:采用茵陈蒿 50g、山楂根 30g、山栀根 30g、六月雪 30g、虎杖根 20g、小槐花 20g、凤尾草 20g、海金沙 10g、郁金 10g 治疗急性黄疸型肝炎 27 例,结果显效 23 例,有效 3 例,好转 1 例[21]。通过实验发现草仙乙肝胶囊(白花蛇舌草、凤尾草、蒲公英等药组成)对 CCl_4 引起的肝损伤具有保护作用,能明显降低中毒动物 ALT 的活性及 MDA 含量,升高总蛋白及白蛋白含量,促进损伤肝脏蛋白质的合成[22]。

观察 95 例胆石症患者服用胆清胶囊,每日 3 次,每次 4 粒,连服 2 周,总有效率为 86.3%[23]。以新鲜凤尾草制成糖浆,成人每日服 100~150ml,以维生素B、维生素C及高蛋白为辅助治疗剂,连服 1 周,治疗 143 例,结果 122 例痊愈,20 例显效,1 例因劳累复发转院[4]。采用退黄汤(内含凤尾草)治疗急性黄疸型肝炎 50 例,50 例全部治愈,其中 1 个疗程治愈 30 例,2 个疗程治愈 15 例,3 个疗程治愈 5 例[24]。

(2)治疗急性细菌性痢疾:采用凤尾草佐治小儿菌痢 60 例,3 天及 5 天的治愈率分别为 70%和 88%,而对照组 3 天及 5 天的治愈率仅为 25%和 63%,治疗组显著高于对照组[25]。

(3)治疗泄泻:复方凤尾草胶囊不仅可以治疗小儿腹泻,而且还可以治疗吸收不良综合征、局限性肠炎、小儿腹泻,其显效率分别为 97.3%、97.4%、93.3%[26]。观察用肠宁汤治疗肠易激综合征 53 例,总有效率为 69.8%[27]。用抗溃结方配合中药灌肠治疗溃疡性结肠炎 36 例,有效率为 94%[28]。和中化湿汤(内含凤尾草)治疗 43 例小儿慢性泄泻患者,总有效率达 86.1%[26]。

(4)治疗糖尿病及其并发症:采用含凤尾草的方剂治疗肾阴虚型糖尿病患者,总有效率为 91.3%,其中 23 例中 20 例(86.9%)视力提高(视力提高≥2 行),3 例(13.1%)视力不变(视力在 2 行以内变化),未见有视力下降[29]。

(5)治疗泌尿系统疾病:用单味中药凤尾草颗粒剂治疗慢性前列腺炎(IIIA 型)87 例,总有效率为 83.91%[30]。采用自拟凤尾清淋汤治疗急性下尿路感染 30 例,总有效率为 93.3%,疗效明显优于对照组[31]。临床观察复方凤芪颗粒(由凤尾草、黄芪、白茅根制成)治疗泌尿系感染 90 例,总有效率为 92.2%[32]。

将 155 例良性前列腺增生(benign prostatic hyperplasia,BPH)患者分为中药治疗组(108 例)和西药对照组(47 例),中药组予凤尾草颗粒剂 5g,每天 2 次口服,西药组予保列治每天 5mg 顿服,两组均连续用药 3 个月。观察治疗前后国际前列腺症状评分(I-PSS)、最大尿流率(MFR)、经腹 B 超测膀胱残余尿量、前列腺体积的变化,与治疗前比较,治疗后两组患者的 I-PSS 评分、MFR 及残余尿量均明显改善($P<0.05$ 或<0.01),前列腺体积的改变差异无统计学意义;两组治疗后比较差异亦无统计学意义($P>0.05$)。从而得出中药凤尾草颗粒剂治疗 BPH 具有较好的疗效,且不良反应少[33]。

(6)治疗妇科疾病:临床观察凤尾草根外治急性乳腺炎 80 例,总有效率为 95%[34]。扬州市中医院用妇炎合剂治疗慢性盆腔炎 200 例,总有效率为 97%[26]。

(7)治疗皮炎:将新鲜凤尾草 20g 捣烂,用麻油调和,用生理盐水局部清洁后敷于隐翅虫皮炎患处,干后更换[35]。

(8)治疗牙痛:在临床实践中用凤尾草鸭蛋汤观察治牙痛 42 例,每日 1 剂,3 剂可愈,随访 3 月未复发[36]。

(9)治疗烧伤:从 1985 年至 1992 年 3 月采用新鲜凤尾草治疗烧伤 40 例,收到了满意效果[37]。40 例中烧伤 15 例(其中酒精烧伤 5 例,汽油烧伤 2 例,火药烧伤 6 例,其他烧伤 2 例,伴感染入院 10 例),烫伤 25 例。烧伤面积 2‰～15‰20 例,16‰～30‰10 例,面积达 30‰ 以上 10 例,最大烧伤面积为 40‰。Ⅰ度、浅Ⅱ度烧伤 20 倒,深Ⅱ度～Ⅲ度烧伤 20 例。结果显效(创面痊愈,无疤痕及色素沉着)30 例;有效(创面愈合有疤痕或色素沉着)8 例;无效(治疗效果欠佳,创面红肿,渗出物增多且出现中毒症状及转院或自动出院)2 例。总有效率为 95‰,疗程 3～15 天。

参 考 文 献

[1] 陶玉泉,朱平.中药凤尾草的研究进展.甘肃中医学院学报,2013,01:71-73.

[2] 姜坤,杨胜祥.凤尾草化学成分和药理作用的研究进展.赤峰学院学报(自然科学版),2013,03:192-195.

[3] 孔维鑫,杨永明,邹君,等.凤尾草总黄酮抑制骨肉瘤 MG-63 细胞迁移及其机制的初步研究.辽宁中医药大学学报,2013,(1).

[4] 国家中医药管理局《中华本草》编委会.中华本草.上册.上海:上海科学技术出版社,1996:216.

[5] 韦金育,李延,韦涛,等.50 种广西常用中草药、壮药抗肿瘤作用的筛选研究.广西中医学院学报,2003,6(4):3-7.

[6] 颜大海,朱树林,付宝忠.鸡胚法筛选具有血管生成抑制作用中药.黑龙江医药,1998,11(2):94.

[7] 王刚,张利敏.凤尾草提取物的抗肿瘤活性的研究.河北省科学院学报,2008,25(4):52.

[8] 王文芳,陈岩,王智勇.凤尾草提取物体内抗肿瘤作用的研究.中国中医药科技,2013,(3):259-260.

[9] 陈岩,杨丽杰.凤尾草提取物对不同肿瘤细胞生长抑制作用研究.中华中医药学刊,2012,(7):1610-1611.

[10] 刘建群,张维,高书亮,等.凤尾草对雷公藤甲素致小鼠肝损伤的保护作用研究.中国药房,2010,21(43):4033.

[11] 杨亚雯,杨坤,张梦如,等.凤尾草对四氧嘧啶致糖尿病小鼠血糖的影响.徐州医学院学报,2011,31(2):109.

[12] 唐铁军,别平华.珍珠草与小叶凤尾草对泌尿系感染常见致病菌的抑菌作用.中华实用中西医杂志,2005,18(3):353-354.

[13] 赵锦慧,陈璨,刘中华等.中草药凤尾草两种提取物的抑菌活性研究.时珍国医国药,2013,05:1110-1111.

[14] 刘湘红,刘远超,韩晓萍等.凤尾草不同溶媒提取功能成分的抗菌效果比较.中兽医学杂志,2013,03:9-11.

[15] 汪燕,邵建兵,严小萍.凤尾草抗衰老作用研究.河北医学,2012,09:1230-1233.

[16] 李燕,吴皓东.中药凤尾草止血作用的实验研究.新疆中医药,2012,05:50-51.

[17] 季宇彬.抗癌中药药理与应用.哈尔滨:黑龙江科学技术出版社,2004:1168-1170.

[18] 刘春安.抗癌中药大辞典.武汉:湖北科学技术出版社,1994.

[19] 伍朝霞.化痰消症汤治卵巢囊肿 72 例.江西中医药,1999,30(5):31.

[20] 赵树廷,李湘奇.乳康Ⅰ方配合 CMF 方案化疗抑制乳癌转移的临床观察.山东中医杂志,2004,23(7):418-420.

[21] 朱辰龙,蒋关富.中医药治疗急性黄疸型肝炎 27 例.中国中医急症,2004,13(7):467.

[22] 徐惠波,李水林,李延忠,等.草仙乙肝胶囊对实验性肝损伤的保护作用.中国实验方剂学杂志,1999,5(5):40-41.

[23] 许得盛,王文健.胆清胶囊治疗胆石症 95 例临床观察.上海医药,2000,21(4):17-18.

[24] 罗强.退黄汤治疗急性黄疸型肝炎 50 例.实用中医药杂志,2007,23(1):24.

[25] 吴小华,杨康治,韩必亮.凤尾草佐治小儿菌痢 60 例分析.实用医学杂志,2007,23(4):606.

[26] 欧莉.中药凤尾草的研究进展.中医药导报,2008,03:92-93.

[27] 宋德勇,陈蔚文.肠宁汤治疗肠易激综合征 53 例疗效观察.新中医,2003,35(6):24-25.

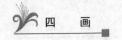

[28] 王芬. 抗溃结方配合中药灌肠治疗溃疡性结肠炎 36 例. 河南中医,2006,26(11):46.

[29] 陶印若. 2 型糖尿病中西医结合诊治研究. 医药论坛杂志,2011,32(15):32.

[30] 单玉喜,薛波新,向贵,等. 单味中药凤尾草颗粒剂治疗慢性前列腺炎(Ⅲ A 型)87 例. 中医杂志,2008,49(6):549.

[31] 王小娟,雷颖,吴定国,等. 自拟凤尾清淋汤治疗急性下尿路感染临床观察. 湖南中医药大学学报,2007,27(4):64.

[32] 钟颖. 复方凤芪颗粒治疗泌尿系感染 90 例临床观察. 湖南中医杂志,2002,18(2):21-22.

[33] 薛波新,单玉喜,向贵,等. 凤尾草颗粒剂治疗良性前列腺增生症的临床疗效评价. 中国中西医结合杂志,2008(5):456-458.

[34] 秦江洪. 凤尾草根外治急性乳腺炎 80 例. 中国中医急症,2004,13(1):10.

[35] 彭玲. 凤尾草治疗隐翅虫皮炎举隅. 实用中医药杂志,2006,22(5):301.

[36] 卢枧林. 凤尾草治牙痛 42 例报告. 江西中医学院学报,2000,12(3):59.

[37] 蒋道德. 凤尾草治疗烧伤 40 例. 云南中医学院学报.1993(1):31.

48. 巴　豆

【来源】 大戟科巴豆属植物巴豆 *Croton tiglium* L. 的种子[1]。

【性味与归经】 辛辣,热。归胃,大肠,肺经。有大毒。

【功能与主治】 泻下寒积,逐水消肿,祛痰利咽,蚀疮杀虫。主治寒邪食积所致的胸腹胀满急痛,大便不通,泄泻痢疾,水肿腹大,痰饮喘满,喉风喉痹,癥瘕,痈疽,恶疮疥癣,疣痣[2]。

【化学成分】 种子含巴豆油 34%～57%,蛋白质约为 18%。巴豆油中含巴豆油酸(crotonic acid)、巴豆酸(tiglic acid)、由棕榈酸(palmitic acid)、硬脂酸(stearic acid)、油酸(oleic acid)、巴豆油酸(crotonic acid)、巴豆酸(tiglic acid)、亚麻酸(linolenic acid)、肉豆蔻酸(myristic acid)、花生酸(arachidic acid)、月桂酸(lauric acid)等组成的甘油酸、巴豆醇(phorbol)及 16 种巴豆醇双酯化合物、即巴豆醇-12-十四烷酸酯-13-乙酸酯(phorbol-12-myristate-13-acetate)、巴豆醇-12-癸酸酯-13-乙酸酯(phorbol-12-caprate-13-acetate)、巴豆醇-12-月桂酸酯-13-乙酸酯(phorbol-12-laurate-13-acetate)、巴豆醇-12-棕榈酸酯-13-乙酸酯(phorbol-12-palmitate-13-acetate)、巴豆醇-12-α-甲基丁酸酯-13-月桂酸酯(phorbol-12-α-methylbutyrate-13-laurate)、巴豆醇-12-α-甲基丁酸酯-13-癸酸酯(phorbol-12-α-methylbutyrate-13-caprate)、巴豆醇-12-乙酸酯-13-月桂酸酯(phorbol-12-acetate-13-laurate)、巴豆醇-12-乙酸酯-13-癸酸酯(phorbol-12-acetate-13-caprate)、巴豆醇-12-巴豆酸酯-13-癸酸酯(phorbol-12-tiglate-13-caprate)、巴豆醇-12-巴豆酸酯-13-辛烯酸酯(phorbol-12-tiglate-13-caprylenate)、巴豆醇-12-α-甲基丁酸酯-13-辛烯酸酯(phorbol-12-α-methylbutyrate-13-caprylnate)、巴豆醇-12-巴豆酸酯-13-月桂酸酯(phorbol-12-tiglate-13-laurate)、巴豆醇-12-巴豆酸酯-13-丁酸酯(phorbol-12-tiglate-13-butyrate)、巴豆醇-12-丁酸酯-13-月桂酸酯(phorbol-12-butyrate-13-laurate)、巴豆醇-12-苯甲酸酯-13-苯甲酸酯(phorbol-12-benzoate-13-benzoate)、巴豆醇-4-甲氧基-12-十四烷酸酯-13-乙酸酯(phorbol-4-methoxy-12-myristate-13-acerate)和 4-去氧-4α-巴豆醇(4-deoxy-4α-phorbol)的三酯化合物;12-O-乙酰巴豆醇-13-癸酸酯(12-O-acetylphorbol-13-decanoate)、12-O-癸酰巴豆醇-13-(2-甲基丁酸酯)〔12-O-decanoylphorbol-13-(2-methylbutyrate)〕、12-O-十四烷基酰巴豆醇-13-乙酸酯(12-O-tetradecanoylphorbol-13-acetate)等。种仁还含一种毒性球蛋白称巴豆毒素(crotin),从中分离得到巴豆毒素Ⅰ、Ⅱ(crotinⅠ、Ⅱ),其相对分子质量分别为 40kD

和 15kD,等电点分别为 8.0 和 6.7,另含辅致癌剂 C-3(cocarcinogen C-3)、巴豆苷(crotono-side)、巴豆生物碱异鸟嘌呤(isoguanine)、异鸟苷(isoguanosine)、β-谷甾醇(β-sitosterol)、氨基酸及酶等[2,3]。

【药理作用】

1. 抗肿瘤作用

(1)巴豆单体成分的抗肿瘤作用:对 HL-60 细胞株,化合物 12-O-(2-methyl)butyrylphorbol-13-acetate 和 12-O-tiglylphorbol-13-isobutyrate 的 IC_{50} 值低于 $0.01\mu m$,化合物 12-O-tiglylphorbol-13-acetate 和 phorbol-13-decanoate 的 IC_{50} 值介于 $0.01\sim0.1\mu m$ 之间。对 A549 细胞株,化合物 12-O-tiglylphorbol-13-isobutyrate 的 IC_{50} 值低于 $0.01\mu m$,而化合物 12-O-tiglylphorbol-13-acetate 和 12-O-tiglylphorbol-13-isobutyrate 的 IC_{50} 值介于 $0.01\sim0.1\mu m$ 之间。通过对巴豆化学成分的系统研究,分离鉴定了其中特征性的二萜成分 20 个,其中 10 个为新化合物,进一步丰富了对巴豆药用化学物质基础的认识,并通过药理实验证实了其提取部位以及化合物单体在肿瘤细胞株模型 HL-60 和 A549 上表现出显著的细胞毒活性,为其药用价值的进一步明确与开发提供更多科学依据[4]。

(2)巴豆总生物碱的抗肿瘤作用:巴豆总生物碱具明显的抗癌活性,能抑制多种肿瘤细胞的增殖、诱导细胞分化和促使细胞凋亡。体内研究表明,给接种腹水型肝癌小鼠灌胃巴豆总生物碱提取物,给药的第 5 天抽取腹水,发现总生物碱可使腹水型肝癌细胞质膜刀豆球蛋白受体侧向扩散速度明显增加,受体的流动性增加,胞浆基质结构程度发生改变[5]。

运用倒置显微镜观察,并用流式细胞仪检测分析细胞凋亡百分率,发现巴豆生物碱对人胃癌 SGC-7901 细胞的增殖有一定的抑制作用,且呈明显的时间、剂量依赖关系,随着时间的延长和剂量的增加,抑制作用加强[6-7]。研究结果表明,巴豆生物碱能明显降低人胃癌细胞 SGC-7901 株突变型 p53 蛋白的表达,说明巴豆生物碱具有诱导人胃癌细胞株 SGC-7901 分化的倾向[8]。利用不同浓度巴豆生物碱(croton alkaloid,CA)分别处理 SMMC-7721 细胞 24~48 小时,CA 能抑制 SMMC-7721 细胞的生长并促进其凋亡[9]。将浓度分别为 50mg/ml、100mg/ml、150mg/ml 的巴豆生物碱作用于人卵巢癌 HO-8910 细胞,巴豆生物碱可以通过时间依赖性和剂量依赖性方式,促使细胞 G_2/M 期阻滞和抑制细胞有丝分裂,从而诱导人卵巢癌 HO-8910 细胞凋亡[10]。用巴豆水提液 4mg/ml 处理白血病 HL-60 细胞,发现 HL-60 细胞向正常方向分化[11]。

分别采用 MTT 法和流式细胞术检测巴豆生物碱对 MG-63 细胞的增殖抑制作用和诱导细胞凋亡进行检测。采用免疫组织化学法对凋亡调节基因 Bcl-2 表达进行检测。结果表明,巴豆生物碱可以通过时间依赖性和剂量依赖性方式,促使细胞 G_2/M 期阻滞和抑制细胞有丝分裂,从而诱导人骨肉瘤细胞凋亡。这种凋亡可能受到凋亡相关基因 Bcl-2 低表达[12]。

研究巴豆生物碱在体外诱导宫颈癌 HeLa 细胞凋亡及其作用机制。采用 MTT 法检测对 HeLa 细胞增殖的抑制率;AnnexinV-PI 染色检测细胞凋亡;Caspase-8 试剂盒检测 Caspase-8 在 HeLa 细胞中的活性;RT-PCR 检测 Caspase-8 mRNA 的表达。结果巴豆生物碱对 HeLa 细胞生长有抑制作用,且呈剂量依赖关系。流式细胞术结果提示可诱导 HeLa 细胞凋亡。处理 HeLa 细胞后发现 Caspase-8 活性明显增加,Caspase-8 的 mRNA 高表达。可见对人宫颈癌 HeLa 细胞有增殖抑制和诱导凋亡作用,其诱导 HeLa 细胞凋亡的分子机制可能与上调 Caspase-8 基因表达有关[13]。

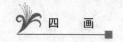

2. 其他药理作用

(1)对中枢神经系统的影响：巴豆对中枢神经具有镇痛作用。从巴豆叶中分离得到了一个异烟酰胺衍生物 crotonine，发现它能显著抑制醋酸诱导的小鼠扭体反应[14]。以巴豆霜 1.5g/kg对小鼠灌胃，结果表明巴豆霜能显著延长小鼠热刺激疼痛反应时间，但是对小鼠化学刺激引起疼痛反应无显著影响[15]。

(2)对内脏系统的影响

1)对心血管系统的影响：以巴豆霜 1.5g/kg 对小鼠灌胃，结果表明巴豆霜能显著抑制小鼠腹腔毛细血管的通透性，并且能明显抑制由巴豆油诱发的小鼠耳肿胀，显著减少大鼠胸膜腔液白细胞数，因此，巴豆霜具有抗炎作用[15]。

2)对消化系统的影响：巴豆水煎剂剂量依赖性增加离体豚鼠胆囊肌条张力，加快收缩频率，减小收缩波平均振幅。其作用与组胺 H_1 受体、肾上腺素能 α 受体、胆碱能 N 受体及前列腺素合成酶有关[16]。家兔消化道给予巴豆粉煎出液 0.3g/kg，可增强奥狄氏括约肌峰电活动频率，降低峰电位电压，改变峰电节律。当严重巴豆中毒时，其电活动几乎消失[17]。

巴豆油具有致痉和解痉的双重特性，它是通过激活 M_3 毒蕈碱性受体、L 型钙离子通道钙的流入来介导胃肠道活动[18]。巴豆油具有调节胃肠活动，减少肠道炎症的作用[19]。巴豆水煎液的作用部分能够经由平滑肌细胞膜的 Ca^{2+} 通道增强豚鼠离体膀胱逼尿肌的张力，且呈剂量依赖性[20]，并且能够增强胆囊肌条张力，加快其收缩频率，减小其收缩波平均振幅[16]。此外，巴豆煎出液可改变家兔奥狄氏括约肌峰电活动，增加其峰电位频率，降低峰电压[17]。

用巴豆油水解液 1.4g/kg 和 2.8g/kg 给小鼠灌胃，可促进小鼠碳末的肠推进[21]。用巴豆霜 1.5g/kg 给小鼠灌胃，发现其能明显增强小鼠胃肠推进运动，促进肠套叠的还纳作用。在兔离体回肠实验中，$3.0×10^{-3}$g/ml 可显著增强回肠的收缩幅度[20]。通过番泻叶诱导兔腹泻模型回肠吸收实验观察巴豆霜对回肠水液代谢的影响，发现巴豆霜能显著增加回肠水液的分泌，但随剂量的递减表现出相反的作用，小剂量巴豆霜止泻作用与促进回肠水分吸收、降低病理性肠蠕动加快，改善肠吸收功能密切相关。常用剂量的 1/20~1/10，这可以改善肠道吸收功能，降低肠动力，因而可以用来治疗腹泻[22]。

而巴豆油给小鼠灌胃，剂量由第一日每只 0.25mg 递增至第十日每只 2mg，可诱导小鼠小肠组织中蛋白质差异表达，从而使小鼠胃肠运动增强[23]。10%巴豆油 1.5ml/kg 经胃管向犬胃内注入后，诱发正常消化间期综合肌电相。此与 α、β 受体无关，但迷走神经起一定的调节作用[24,21]。巴豆油水解液 1.4g/kg、2.8g/kg 给小鼠灌胃，均可促进小鼠碳末肠推进，并且巴豆油或巴豆霜灌胃也有效。但是巴豆油水解液雾化吸入或巴豆油栓剂直肠给药无效。等量巴豆油对小鼠肠推进促进作用强于巴豆霜，毒性小于巴豆霜。但有学者对巴豆与大黄合用所致的泻下作用，有不同的看法[25,26]。

(3)抗病原微生物作用：在巴豆提取物抑菌活性初步研究中发现巴豆果壳和种子部分的提取物均具有一定的抑菌活性[27]。有学者发现巴豆油在体外实验条件下具有抗结核分枝杆菌标准菌株和耐多药 RFP 和 INH 菌株的作用，且不会使结核分枝杆菌株产生耐药性[28]。巴豆煎剂在体外对金黄色葡萄球菌、流感杆菌、白喉杆菌、铜绿假单胞菌有一定的抑菌作用[2]。皮下注射巴豆油，可降低流行性乙脑炎病毒感染的小鼠的死亡率，延长生存时间。巴豆种子的水提物、甲醇提取物可显著抑制 HIV-1 传染性和 HIV-1 诱导的 MT-4 细胞的细胞病理性改变[29]。

(4)对免疫系统的影响:巴豆制剂 1.5g/kg 灌胃,对小鼠耳肿胀、腹腔毛细血管通透性及大鼠白细胞游走、对热疼痛反应均有显著的抑制作用,并且能明显减少小鼠胸腺和脾指数及腹腔巨噬细胞的吞噬功能[20]。巴豆霜给小鼠灌服,可抑制小鼠腹腔巨噬细胞的吞噬活性,还能降低小鼠碳廓清率及胸腺重量[30]。

3. **毒性作用**　巴豆具有毒副作用,其对皮肤、黏膜有强烈的刺激性。加工巴豆时,可产生急性接触性皮炎,局部出现红斑、灼热感和瘙痒,严重者可发热,白细胞增加,尿中出现蛋白质及少量红细胞;内服中毒则咽喉肿痛、呕吐、肠绞痛、大便水样、里急后重,严重者肠壁腐蚀,出现米汤样大便、头痛、眩晕、皮肤冷湿、脱水、呼吸或循环衰竭死亡[31]。

10%巴豆霜给小鼠灌胃,LD_{50} 为 1535mg/kg;40%巴豆霜的 LD_{50} 是 540mg/kg,豆油的 LD_{50} 是 506mg/kg。巴豆油及巴豆霜的大剂量组动物在给药后立即出现活动减少,卧不起,半小时出现死亡。个别动物死前痉跳,较小剂量组动物均出现倦怠,蓬松,有的出现腹泻,未死动物可恢复正常[32]。巴豆水提液 1g/kg、5g/kg、10g/kg 灌胃,诱发的胚胎小鼠肝细胞微核率明显高于成年小鼠骨髓细胞微核率。巴豆还能通过胎盘屏障,致遗传物质损伤作用对胚胎小鼠更明显[33]。

【临床应用】治疗其他疾病:

(1)治疗里寒所致的便秘、腹痛起卧症,与干姜、大黄配。如三物备急丸(《金匮要略》)。用大黄 150g,巴豆 20g 煎成 500ml 的液体,加苯甲醇 5ml,每次取 5～20ml 直肠灌注治疗多种便秘疗效甚佳。

(2)治疗体质壮实的水肿腹水、小便不利:常与杏仁、甘遂同用。

(3)治疗疮黄痈肿:已成脓而未破者,与乳香、没药、木鳖子、蓖麻子等药与麻油调涂患处[34]。

(4)治疗银屑病:巴豆 10g(去壳)、雄黄 3g、黄柏 8g、青黛 8g、冰片 5g。以上共研粉为末,加猪油适量,调成糊状油膏,用玻璃瓶贮藏待用。外擦患部,嘱患者用苦参 30g、艾叶 15g 煎水洗患部,再用消毒洁净的鹅毛蘸油膏涂擦患部,每天 3 次,10 天为一个疗程[35]。

(5)治疗小儿脾瘫:用去壳生巴豆籽一粒,优质大枣一粒。将巴豆籽 3/4 嵌于大枣内,1/4 露出大枣外,露出大枣外的巴豆面外贴于足三里(男左女右),用胶布固定,待局部有轻度烧灼感去掉即可(一般为 30～60 分钟)。生巴豆对局部皮肤刺激性大,可出现红色丘疹或水疱,一般不需处理。若水疱严重者可按无菌操作,沿水疱下缘推出液体。一般治疗 2～3 次,间隔时间为 3 天[36]。

(6)治疗面神经麻痹:先取胶布一块,中间剪一直径 1.5cm 圆孔,贴于太阳穴,使穴位暴露;取巴豆 6～8 粒,去壳,大蒜三瓣,捣碎成糊状,将其敷于圆孔处,上面再贴一胶布固定即可。6～8 小时后揭除胶布,可见皮肤起水疱,此时用无菌注射器抽吸疱内液体,外敷京万红软膏。隔日观察皮肤,换药一次[37]。

(7)治疗腰椎结核致坐骨神经痛:选巴豆完好无损者,蜂蜡。先将蜂蜡用文火溶化,再把巴豆放入蜂蜡中,不断搅拌,令巴豆皮色变焦黄,捞出即可,皮破损者舍去,置容器内备用。成人每日服 3 次,每次 10～15 粒,整粒吞服,10 天为 1 个疗程[38]。

(8)治疗骨结核:备铜勺一只,将巴豆去硬壳留巴豆仁;取蜂蜡适量放入铜勺中,置于火上,将其溶化后离火稍晾,使其不凝固,将巴豆仁放入熔化的蜂蜡中,用竹筷搅拌,使每粒巴豆着蜡均匀,然后将巴豆拨出,摊于瓷盘内,冷凝后收藏备用。使用时每日早晚空腹服 5～7 粒,温开水送服。如体质强壮者,嚼碎2～3粒服下[39]。

(9)治疗淋巴结核:选优质无破损生巴豆仁,将液化的蜂蜡均匀包裹在巴豆仁上即成巴豆丸,每仁为1丸。每次服两粒,每日三次,33天为1个疗程。所选用的巴豆仁应无任何破损,巴豆丸蜡皮一定要将巴豆仁包裹严密。服用时要吞服,严禁咬破,用药前应详细向患者交待。每疗程间隔一周[40]。

(10)治疗肝硬化腹水:取巴豆霜3g,轻粉1.5g,外敷于脐上,一般1～2小时后,即可水泻。

(11)治疗疟疾:取端午棕尖1个,独蒜7枚,雄黄10g,巴豆霜3g捣为末备用。疟疾临发前,撒少许于膏药上贴眉心,止即去之。

(12)治疗急慢性阑尾炎、阑尾脓肿:以巴豆1g,朱砂1.5g,芒硝15g,大黄10g,共研细末,外敷阑尾处即可。

(13)催产:以巴豆、蓖麻各7粒,麝香少许,研末调饼,贴脐。此外,郭志远教授还运用巴豆治疗胃及十二指肠溃疡、急慢性肠炎及慢性痢疾、胆道蛔虫症等[41]。

(14)治疗肠梗阻:用巴豆霜装胶囊,成人每次服150～300mg,小儿酌减。必要时可隔3～4小时重复应用。治疗50例,治愈40例,梗阻缓解最快1小时,最慢48小时,24小时内缓解37例,无效者10例,改行手术[2]。

(15)预防术后粘连性肠梗阻:将200例腹腔术后的患者随机分成吸"巴豆皮"烟组(以下简称吸烟组)和对照组各100例进行了临床观察。将干燥后碾成碎屑的巴豆皮3g与烟丝共同卷成烟卷,吸烟组于术后8小时及12小时各吸"巴豆皮"烟1支,如果效果不显著,可再加吸1支。对照组不予任何肠蠕动剂,观察并记录肠音恢复时间及肛门排气时间。两组间存在显著性差异($P<0.05$),显示吸烟组比对照组术后肠蠕动的恢复时间及肛门排气时间明显提前[2]。

(16)治疗白喉:巴豆(生,去壳,研末)、朱砂各0.5～0.8g,混合,撒普通牛皮纸膏药上,贴于患者眉间上方,敷后觉轻度灼热,并出现红肿、充血及起米粒大小水疱后即揭去,共治206例,无1例死亡,全部痊愈出院。体温恢复正常时间1～2天者154例;3～4天者49例;4天以上者3例。伪膜全部脱落时间1～2天者80例;3～4天者92例;5～6天者34例。其他如咽喉疼痛、咳嗽、流涎、扁桃体、颈及颌下淋巴肿大,细菌转阴平均在1～4天内消失或恢复。206例患者中除5例出现轻度心脏中毒外,余均未见其他合并症[2]。

(17)治小儿鹅口疮:巴豆仁1g,西瓜子仁0.5g,共研碎出油,加少许香油调匀,揉成团贴于印堂穴,过15秒取下,每日敷1次,连用2天,第三日口疮即可消退。重症口疮可连用3次,每次敷药时间20秒。共治190例,痊愈171例,好转15例,无效4例。敷药时间过久会致穴位处皮肤发红脱屑[2]。

(18)治疗乳癖:用巴蜡丸(巴豆仁120g,加入熔化的120g黄蜡液中,以文火炸6～7分钟,至巴豆仁变为深黄色,滤出并弃去黄蜡液,将巴豆仁摊开,待其上的黄蜡凝后即得)每次温开水冲服5粒,每日3次,1个月为1个疗程。一般1个疗程后停药10天,再服第二个疗程,以愈为度。共治疗458例,其中男性7例,女性451例;经过2～4个疗程,除3例癌变外,其余乳癖肿块完全消失,或基本消失而仅剩枣核大,甚至葡萄粒大的结节,随访2年无增大现象[2]。

(19)治疗急性阑尾炎:巴豆、朱砂各0.5～1.5g研细混匀,置6cm×6cm大小的膏药或胶布上,贴于阑尾穴,外用绷带固定。24～36小时检查所贴部位,皮肤应发红或起小水疱,若无此现象,可重新更换新药。共治99例,其中急性单纯性阑尾炎17例,伴有不同程度并发症者82例。最多的贴3次,最少的贴1次。结果治愈85例,无效14例(仍用手术治疗)[2]。

【不良反应】巴豆水提液1g/kg、5g/kg、10g/kg灌胃,诱发的胚胎小鼠肝细胞微核率明显高于成年小鼠骨髓细胞微核率。巴豆能通过胎盘屏障,其致遗传物质损伤作用对胚胎小鼠更明显[42]。巴豆油毒性较大,服巴豆油一滴立即出现中毒症状,20滴巴豆油可致死。巴豆油主要含有毒性球蛋白,溶解红细胞,局部细胞坏死。内服使消化道腐蚀出血,损坏肾脏,现尿血,外用过量能引起急性皮炎[43]。

参考文献

[1] 国家药典委员会. 中华人民共和国药典. 一部. 北京:中国医药科技出版社,2010:74-75.

[2] 南京中医药大学. 中药大辞典. 第2版. 上海:上海科学技术出版社,2005:702-706.

[3] 宋立人,洪恂,丁绪亮,等. 现代中药学大辞典(上册). 北京:人民卫生出版社,2001:479-483.

[4] 赵永春. 巴豆的化学成分研究及抗肿瘤活性初步评价. 浙江:浙江工商大学,2011:12.

[5] 刘秀德,隋在云. 巴豆总生物碱对癌细胞质膜流动性及胞浆基质结构的影响. 山东中医药大学学报,1995,19(3):192.

[6] 金锋,张振凌,任玉珍,等. 巴豆的化学成分和药理活性研究进展. 中国现代中药,2013,15(5):372-375.

[7] 王明艳,瞿融,许冬青. 巴豆生物碱诱导人胃腺癌SCC-7901细胞凋亡的研究. 南京中医药大学学报,2010,26(9):368-369.

[8] 狄洌,许冬青,王明艳,等. 巴豆生物碱对人胃癌细胞SGC-7901p53基因表达的影响. 辽宁中医杂志,2003,30(12):1019.

[9] 陈武,陈鹏英,刘鹏,等. 巴豆生物碱对人肝癌SMMC-7721细胞凋亡及Bdx,Bcl蛋白表达的影响. 中国实验方剂学杂志,2011,11(6):17.

[10] 赵小迎,陈俊,蔡平生,等. 巴豆生物碱抑制卵巢癌细胞增殖和诱导其凋亡的实验研究. 中国全科医学,2010,(21):13-20.

[11] 田艳伟. 巴豆水提取液对HL-60细胞的诱导分化作用. 山西医药杂志,2002,31(3):61.

[12] 朱均,吴智南,徐卫东,等. 巴豆生物碱对人骨肉瘤细胞细胞周期凋亡及对Bcl-2基因表达的影响. 中华中医药学刊,2009,27(7):1450-1452.

[13] 许群,方轶萍,赵小迎. 巴豆生物碱诱导Hela细胞凋亡及其作用机制. 中国生化药物杂志,2010,6(31):392-395.

[14] Wu Xin-an,Zhao Yi-min,Yu Neng-jiang,et al. A novel analgesic pyrazine derivative from the leaves of *Croton tiglium* L. Journal of Natural Products Research,2007,9(5):437-441.

[15] 孙颂三,赵燕洁,袁士琴. 巴豆霜对抗炎、免疫、镇痛及致突变的影响. 中药药理与临床,1993,9(3):36-38.

[16] 周旭,瞿颂义,郑天珍,等. 巴豆对豚鼠离体胆囊肌条收缩活动影响的实验研究. 山西中医,2001,17(5):49-51.

[17] 朱利民,马常义,巩梅英,等. 巴豆对家兔奥狄氏括约肌电活动的影响. 邯郸医学高等专科学校学报,1999,12(1):4-5.

[18] Hu J.,Gao W. Y.,Gao Y.,et al. M3 muscarinic receptor-and Ca^{2+} influx-mediated muscle contractions induced by croton oil in isolated rabbit jejunum. Journal of Ethnopharmacology,2010,129:337-380.

[19] Wang X.,Zhang F.,Liu Z.,et al. Effects of essential oil from Croton tiglium L. on intestinaltransit in mice. Journal of Ethnopharmacology,2008,117:102-107.

[20] 邱小青,张英福,瞿颂义,等. 巴豆对大鼠膀胱逼尿肌肌条运动的影响. 兰州医学院学报,1999,25(3):12-14.

[21] 赵景芳,朱复南,林苏,等. 巴豆制剂的实验研究. 江苏中医,1995,16(10):43-44.

[22] 王新,王宏,李丹,等. 梯度剂量巴豆霜药理作用初探. 天津中医药,2009,26(1):72-74.

[23] 王新,张宗友,时永全,等. 巴豆提取物诱导小鼠小肠组织中蛋白质差异表达的初步研究. 胃肠病学和肝

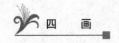

病学杂志,2000,9(2):103-106.

[24] 许继德,张经济,胡国庆.巴豆油所致的腹泻过程中狗小肠电活动的改变.中国应用生理学杂志,1991,7(2):139-141.

[25] 李建荣,朱江,高晓山.配伍对大黄致泻作用的影响(Ⅱ)-大黄与巴豆配伍.中成药,1993,15(5):26-27.

[26] 李茯梅,卢新华."巴豆、大黄相恶说"药理研究.北京中医,1997,(3):32-33.

[27] 胡林峰,韩会娟,朱红霞,等.巴豆提取物抑菌活性初步研究.湖南农林科学,2011,(7):78-79,84.

[28] 赵中夫,赵正保.巴豆油各分离组份体外抗结核分枝杆菌实验研究.长治医学院学报,2006,20(1):1-2.

[29] 孙晓芳,王巍,杜贵友,等.埃及药用植物中抗人类免疫缺陷病毒药物的研究.中国中药杂志,2002,27(9):649-653,679.

[30] 柯岩,赵文明.疗毒丸对小鼠巨噬细胞活性抑制作用的观察.首都医学院学报,1993,14(1):16-18.

[31] 韦丽宏,邢俊娥.巴豆的中毒表现及解救方法.吉林医学信息,1997,14(8):39-40.

[32] 王毅,张静修.巴豆霜的新制法及其急性毒性试验.中药材,1993,16(4):24-27.

[33] 李啸红,李娟,张艳,等.巴豆对小鼠骨髓及胚胎肝细胞微核率的影响.中国优生与遗传杂志,2002,10(3):43-47,49.

[34] 汤德元.中兽医学新编.成都:四川大学出版社,1992:205.

[35] 李刚明.巴豆擦剂治疗牛皮癣16例临床观察.时珍国医药,2005,16(2):134.

[36] 金普放.巴豆外贴足三里治疗小儿脾疳32例.中医外治杂志,1997,(3):38.

[37] 杨培蕊,孟辉,张华杰.巴豆治疗14例面神经麻痹.华北国防医药,2003,15(5):379.

[38] 孙百善,韩杰.巴豆治疗腰椎结核致坐骨神经痛.山东中医药杂志,2002,21(9):517.

[39] 陈蓓华,王哲人.单味巴豆治疗骨结核.中国民间疗法,1998,(6):46-47.

[40] 卢庆忠,栗竹琴,孙宇廷.口服巴豆丸为主治疗淋巴腺结20例.中国中西医结合杂志,1996,16(7):397.

[41] 郭一民,郭建生,曾伟刚.郭志远运用巴豆临床经验.辽宁中医杂志,2006,33(6):654.

[42] 万莉,周振海.巴豆的药理研究进展.江苏中医药,2003,24(11):60-61.

[43] 耿新生.剧毒中药的毒性作用.陕西中医,1994,15(5):232.

49. 巴　戟　天

【来源】 茜草科植物巴戟天 *Morinda officinalis* How 的干燥根[1]。

【性味与归经】 辛、甘,微温。归肝、肾经[2]。

【功能与主治】 补肾助阳,强筋骨,祛风湿。治疗肾虚阳痿,遗精早泄,少腹冷痛,小便不禁,宫冷不孕,风寒湿痹,腰膝酸软,风湿脚气[2]。

【化学成分】 根含蒽醌类成分:甲基异茜草素(rubiadin);甲基异茜草素-1-甲醚(rubiadin-1-methylether);大黄素甲醚(physcion);2-羟基-3-羟甲基蒽醌(2-hydroxy-3-hydroxymethyl-anthraquinone);1-羟甲基蒽醌(1-hydroxymethyl-anthraquinone);1-羟基-2-甲基蒽醌(1-hydroxy-2-methyl-anthraquinone);1,6-二羟基-2,4-二甲氧基蒽醌(1,6-dihydroxy-2,4-dimethoxy-anthraquinone);1,6-二羟基-2-甲氧基蒽醌(1,6-dihydroxy-2-methoxy-anthraquinone)[3];2-甲基蒽醌(2-methoxy-anthraquinone)。环烯醚萜成分:水晶兰苷(monotropein),四乙酰车叶草苷(asperuloside tetraacetate)[4],低聚糖类:耐斯糖,1F-果呋喃糖基耐斯糖以及菊淀粉系列的六聚糖和七聚糖,均为菊淀粉型低聚糖[5],还含 *O*-β-D-呋喃果糖基-4-D-吡喃葡萄糖苷(*O*-β-D-fructofuranosyl-4-D-glucopyranoside)。

【药理作用】

1. 抗肿瘤作用　巴戟天所含的蒽醌类成分有抗致癌促进剂的作用,其氯仿提取物的粗结晶对白血病细胞 L1210 生长有抑制活性的作用[6]。有研究表明巴戟天水提液可降低荷瘤小鼠的红细胞 C3b 受体花环率,升高红细胞免疫复合物花环率;提高荷瘤小鼠血清 IL-2,外周血 T 淋巴细胞 CD4$^+$ 下降,CD8$^+$ 升高。巴戟天水提液明显抑制小鼠 HepA 肿瘤生长,推测其作用是通过调控机体的免疫机能,激活淋巴细胞和各种抗癌因子活性达到抗癌目的[7]。巴戟天水提液每天 45g/kg 灌胃 10 天能抑制肝癌,3 次实验抑瘤率均在 30% 以上($P<0.05$),巴戟天每天 45g/kg 与环磷酰胺合用有明显抑制小鼠肝癌的增效作用,优于单用环磷酰胺每天 12.5g/kg 的小鼠。巴戟天有抗小鼠肝癌作用。其作用机制可能与巴戟天糖的显著免疫调节作用,巴戟天成分的促进造血作用,对化疗、放疗的减毒增效作用以及对 TNF 的诱导作用等有关[8]。

2. 其他药理作用

(1)对中枢神经系统的影响:研究发现巴戟素能明显增强突触传递长时程增强(long-term potentiation,LTP)效应,同时延长缺氧时群峰电位(population spike,PS)消失时间和降低脑细胞缺氧损伤。表明它具有增强神经元的信息贮存和突触传递功能,同时又能在缺氧状态下起保护脑细胞的作用。并认为巴戟素对脑细胞缺氧损伤所起保护作用的机制可能与其对抗自由基生成,增加能源供应或对抗 NO 的毒性作用等有关[9]。

在不影响小鼠自主活动的剂量下,这些化合物可显著缩短悬尾抑郁模型的不动时间,并兴奋 5-HT 能神经系统,对多巴胺能神经系统也有一定影响。其中己糖和庚糖可使小鼠脑内的去甲肾上腺素和 5-HT 及其代谢物 5-羟吲哚乙酸显著升高,但 5-HT 与 5-羟吲哚乙酸的比值无明显变化。这一结果初步表明这些寡糖的抗抑郁作用可能主要通过 5-HT 能神经系统起作用[10]。

研究发现巴戟天水煎膏能显著逆转利血平诱导的小鼠脑单胺递质含量的降低,同时改善利血平化体征,提示可能具有抗抑郁作用。巴戟天的水、醇提取物及从中分离得到的琥珀酸和菊淀粉型低聚糖单体均有显著的抗抑郁活性。在小鼠悬尾实验中,琥珀酸在 10mg/kg 时与相同剂量的对照组地昔帕明抗抑郁活性相当,而在相同实验中菊淀粉型低聚糖的最小有效剂量为 62.5~125μg/kg[11-12]。研究证明巴戟天寡糖口服给药途径,在获得性无助模型上具有抗抑郁作用。这些成分主要通过作用于 5-羟色胺神经系统来发挥其抗抑郁作用,部分对多巴胺神经系统也有作用[13]。有研究发现巴戟天寡糖抗抑郁作用机制可能与神经细胞营养因子表达升高,从而对神经元损伤产生保护作用有关[14]。

巴戟天分离得到的水晶兰苷能显著缩短小鼠疼痛反应的时间,具有较好的镇痛作用[15]。

(2)对内脏系统的影响

1)对心血管系统的影响:研究表明巴戟天水提物对大鼠心肌缺血再灌注损伤的保护作用,发现巴戟天水提物连续 10 天给药能提高心肌组织的 SOD、过氧化氢酶(CAT)及谷胱甘肽过氧化物酶(GSH-Px)等内源性抗氧化剂水平,降低脂质过氧化反应及其有害代谢产物对心肌细胞 Ca^{2+}-ATP 酶及 Na$^+$-K$^+$-ATP 酶等膜结构的损害,维持细胞膜正常通透性,从而减轻了心肌缺血再灌注损伤[16]。

有研究采用纯化培养的心肌细胞建立缺氧复氧损伤模型,研究巴戟天提取物对体外培养的心肌细胞缺血再灌注损伤的直接防护作用,结果表明巴戟天正丁醇可溶部分可明显提高 SOD、乳酸脱氢酶(LDH)活性,降低丙二醛(MDA)含量,增加 NO,得出巴戟天具有明显的抗缺氧复氧损伤、保护心肌功能的结论[17]。

巴戟天水提液对环磷酰胺(CTX)具有一定的拮抗作用,对小鼠造血功能有促进作用,可提升小鼠外周血中的血细胞数,其补血作用比常规补血中药党参复方液的作用强[18]。实验证实在经典成骨诱导组(地塞米松、维生素 C 和 B-甘油磷酸钠)中使用巴戟天水提物、醇提物含药血清培养能显著地促进骨髓基质细胞(bone marrow stromal cell,BMSC)向成骨细胞分化,且巴戟天醇提物的作用强于水提物,认为二者通过增加细胞内碱性磷酸酶的活性、骨钙素的含量而发挥作用[19]。

2)对消化系统的影响:给予四氯化碳致肝脏损害的雄性小鼠服用巴戟天水提物,结果发现小鼠肝细胞受损程度减弱,显示出一定的保护肝脏作用[20]。给四氯化碳致肝脏损害的雄性 SD 小鼠服用 20％的海巴戟果汁,发现小鼠血清 ALT 和 AST 水平显著降低,表明海巴戟果实具有显著的保肝作用[21]。

(3)对内分泌系统的影响:巴戟滋补膏对改善阳虚证的内分泌机能障碍,具有一定的调整作用[22]。有研究表明服用巴戟天后的小鼠血清中男性荷尔蒙随时间在增加,在投药 4 小时显示出增加至 159％[23]。研究发现肾阳亏虚有可能与染色体断裂后形成的不正常结构-微核(micronucleus,MN)有关,巴戟天等一些补阳药的药理基础之一可能就在于对染色体起保护作用,使其免受损伤或受损后得到恢复[24]。现代药理研究认为巴戟天的补肾壮阳作用主要是通过内分泌系统而起作用的。果蝇性活力实验及其幼虫羽化率实验结果均表明,巴戟天低聚糖具有明显的补肾壮阳作用[25]。日本学者也报道巴戟天有增加血液中皮质酮含量的作用,其活性可能是由于下垂体-肾上腺皮质系统受到刺激作用所致[26]。

实验研究证实巴戟天中含有直接刺激体外培养成骨细胞(osteoblast,OB)增殖的成分,巴戟天治疗骨质疏松症的机制之一是某些化学成分直接作用于 OB 促进其增殖,巴戟天刺激 OB 增殖与药物浓度有关[27]。

研究发现巴戟天(包括水提物、醇提物)能诱导 BMSC 向成骨细胞分化,在经典成骨诱导组(地塞米松、维生素 C 和 β-甘油磷酸钠)中使用巴戟天水提物或醇提物含药血清培养能显著促进 BMSC 向成骨细胞分化,且巴戟天醇提物的作用强于水提物。认为其机制主要是巴戟天水提物或醇提物可促进 BMSC 向成骨细胞分化,主要通过增加细胞内碱性磷酸酶的活性、骨钙素的含量而发挥作用[28]。

有研究发现巴戟天的药效与其中所含的无机元素有关,首先是锰,其次是铁和铬。认为巴戟天中的锰含量越高,其药材质量就越好[29]。

(4)对免疫系统的影响:巴戟天水提液可以促进刀豆蛋白 A(ConA)活化的人体淋巴细胞的增殖,促进 ConA 和细菌脂多糖(lipopolysaccharide,LPS)活化的小鼠淋巴细胞的增殖[30]。研究表明,巴戟天水提取液可提高小鼠红细胞免疫功能,提高单核细胞增殖,增加小鼠巨噬细胞活性和增强腹腔巨噬细胞吞噬鸡红细胞的能力,认为巴戟天对小鼠具有增强细胞免疫的功能[31]。巴戟天免疫调节功能因子主要是其多糖和低聚糖成分。用放射性核素示踪法,观察了巴戟素对老龄小鼠脑组织葡萄糖含量的影响。结果表明,巴戟素能增加衰老大鼠脑组织中 NO 的含量,升高脑组织的葡萄糖水平,提高 SOD、GSH-Px 活性,减少 LPO 和脂褐素的生成和积聚,提示巴戟素可能是通过抑制衰老大鼠脑组织中 NO 的下降,提高脑组织葡萄糖代谢水平及抗氧化酶的活性,抑制脂质过氧化反应和脂褐素的积聚而起抗衰老作用[32-33]。实验研究发现,巴戟天提取液能明显延长小鼠在水中持续游泳时间及提高在吊网上的运动能力[34]。

(5)抗炎作用:巴戟天分离得到的水晶兰苷能显著消除由角叉菜胶诱导的大鼠脚趾肿胀,具有很好的抗炎效果[15]。

3. 毒性作用

(1)急性毒性:小鼠灌服巴戟天水煎剂 50g/kg,每日 4 次,累积剂量为 250g/kg,观察三日,未见动物死亡[35]。

(2)遗传毒性:采用体外 SOS 比色分析法观察,巴戟天水煎剂对大肠杆菌(PQ$_{37}$菌 DNA)SOS 应答系统影响。结果表明巴戟天无诱变或致诱变的遗传作用[36]。

【临床应用】

1. 治疗肿瘤 巴戟天水提液每天灌胃 45g/kg,灌胃 10 天能抑制肝癌,巴戟天 45g/kg 每天与环磷酰胺合用有明显抑制小鼠肝癌的增效作用,优于单用环磷酰胺 12.5g/kg 每天的小鼠[37]。

2. 治疗其他疾病

(1)治疗小便失禁:肾阳虚寒而致小便失禁,小便频数需配肉苁蓉,补骨脂,核桃肉,覆盆子,芡实,茯苓,黄精等[38]。

(2)治疗小儿百日咳:甘遂,巴戟天制成散剂,每日 3 次,用开水送服。治疗 50 例,服药 10~20 天治愈 40 例,显效 9 例,无效 1 例。绝大多数病例服药 10 天获愈[38]。

(3)治疗长期服用可的松呈典型库欣症候群的儿童肾病综合征:用巴戟天,山萸肉水煎,每日一剂,治疗两例。用药半年,患者病情恢复,观察两年病情稳定[38]。

(4)治疗蛋白尿:巴戟天,黄芪,熟地,淮山药,水煎服,两个月为一疗程。治疗 78 例,完全控制 40 例,基本控制 12 例,好转 20 例,无效 6 例,总有效率达 92.3%[38]。

(5)治疗其他疾病:腰膝风湿痛,脚气水肿,肌肉萎缩,久病而肾虚者。方用巴戟去痹汤(巴戟、杜仲、牛膝、川断、寄生、山萸肉、淮山药)水煎服[38]。

参 考 文 献

[1] 国家药典委员会. 中华人民共和国药典. 一部. 北京:中国医药科技出版社,2010:75.

[2] 南京中医药大学. 中药大辞典. 第 2 版. 上海:上海科学技术出版社,2005:730-732.

[3] 李赛. 巴戟天的化学成分研究. 中国中药杂志,1991,16(11):675.

[4] Yoshikawa M,Yamaguchi S,Nishisaka H,et al. Chemical constituents of Chinese natural medicine,morindae radix,the dried roots of morinda officinalis how structures of morindolide and morofficinaloside. Chem Pharm Bull(Tokyo),1995,43(9):1462-1465.

[5] 崔承彬,杨明. 中药巴戟天中抗抑郁活性成分的研究. 中国中药杂志,1995,20(1):36-39.

[6] 高兆锦,郑云霞. 巴戟天有效成分及其药理作用分析. 中国保健营养,2013,(1):435-436.

[7] 陈彩英,詹若挺,陈蔚文. 巴戟天的药理研究进展. 中药新药与临床药理,2009,20(3):291-293.

[8] 冯昭明,肖柳英. 巴戟天水提液对小鼠肝癌模型的作用. 广州医药,1999,30(5):65.

[9] 陈洁文,王勇,谭宝璇,等. 巴戟素补肾健脑作用的神经活动基础. 广州中医药大学学报,1999,16(4):314-317.

[10] 蔡兵,崔承彬,陈玉华,等. 巴戟天中淀粉型低聚糖单体成分对小鼠的抗抑郁作用. 中国药理学与毒理学杂志,1996,10(2):109-112.

[11] 崔承彬,杨明. 中药巴戟天中抗抑郁活性成分的研究. 中国中药杂志,1995,20(1):36-39.

[12] 张中启,袁莉. 巴戟天醇提取物的抗抑郁作用. 中国药学杂志,2000,35(11):739.

[13] 张有志,李云峰,刘刚,等. 巴戟天寡糖对获得性无助抑郁模型大鼠行为的影响. 中国行为医学科学,2005,14(4):309-311.

[14] 蔡兵,崔承彬,陈玉华,等. 中药巴戟天抗抑郁作用的大小鼠模型三级组合测试评价. 解放军药学学报,2005,21(5):321-325.

[15] 王和鸣,王力,李楠. 巴戟天对骨髓基质细胞向成骨细胞分化影响的实验研究. 福建中医学院学报,2004,

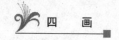

14(3):16-20.

[16] 李云峰,杨明,赵毅民,等.巴戟天寡糖对皮质酮损伤的 PC12 细胞的保护作用.中国中药杂志,2000,25(9):551-554.

[17] 赵胜,冯国清,付润芳,等.巴戟天水提物对大鼠心肌缺血再灌注损伤的保护作用.浙江中医杂志,2005,(3):124-126.

[18] 张贺鸣,韩联合,冯国清,等.巴戟天对培养乳鼠心肌细胞缺氧复氧损伤的防护作用.河南中医学院学报,2005,20(8):20-21.

[19] 陈忠,徐涛.南药巴戟天水提液对小鼠造血功能的影响研究初报.热带农业科学,2002,22(5):21.

[20] 陈忠,邓慧臻,莫启林,等.不同产地巴戟天主要有效成分含量的测定及其护肝作用的研究.海南师范大学(自然科学版),2003,16(4):64.

[21] Wang M Y,Nowicki D,Anderson G,et al. Liver protectiv effects of Morindacitrifolia(noni). Plant Foods Hum Nutr,2008,63(2):59.

[22] 王和鸣,王力,李楠.巴戟天对骨髓基质细胞向成骨细胞分化影响的实验研究.福建中医学院学报,2004,14(3):16-20.

[23] 徐敏,邓响潮,张晓晖,等.巴戟滋补膏对甲状腺切除后致阳虚兔血清甲状腺激素等水平的影响.华西医科大学学报,1994,25(4):431-433.

[24] 玉殷成.中药制剂中补阳药对睾丸激素的分泌与血液中胆固醇的影响.天津中医,2002,19(2):59-63.

[25] 贾敏,王明艳,法京,等.温阳药对环磷酰胺诱发的 MN 的抑制作用.南京中医药大学学报,1995,11(6):36-37.

[26] 肖凤霞,林励.巴戟天补肾壮阳作用的初步研究.食品与药品,2006,8(5A):45-46.

[27] 夏桂兰,赵宝东,赵春玉.巴戟天对小鼠抗疲劳的实验研究.中国病理生理杂志,1998,14(2):182-186.

[28] Jongwon,Kyung T L,Moo Y C,et al. Antinociceptive anti-in-flammatory effect of monotropein isolated from the root of Morinda officinalis. Biol Pharm Bull,2005,28(10):1915-1918.

[29] 李楠,王和鸣,林旭,等.巴戟天对成骨细胞生物学特征影响的实验研究.中国医药学报,2004,19(12):726-728.

[30] 松本司.巴戟天的皮质酮分泌促进作用.国外医学中医中药分册,1990,12(6):368.

[31] 赵辉,梁惠宾.巴戟天对人体及小鼠淋巴细胞增殖的影响.中医杂志,2002,43(1):57.

[32] 凌昆,郭素华,赵诣.巴戟天药理作用研究进展.福建中医学院学报,2007,17(3):67-69.

[33] 谭宝璇,林励.巴戟素补肾抗衰老的作用机制研究.新中医,2000,32(11):36.

[34] 付嘉,熊彬,郑冰生,等.巴戟天对 D-半乳糖致衰老小鼠抗氧化系统作用的实验研究.中国老年学杂志,2004,24(12):1206.

[35] 黄绍铨,刘明秋,林海,等.南药巴戟天中十二种无机元素的初步研究.广东微量元素科学,1994,1(3):7-13.

[36] 乔智胜.巴戟天,鄂西巴戟天和川巴戟天药理活性的比较.中西医结合杂志,1991,11(7):415.

[37] Fumsawa E,Hirazumi A,Story S,et al. Antitumourpotentialofa polysaccharide-rich substance from the fruit juice of Morinda citrifolia(noni)on sarcoma 180 ascites tumour in mice. Phytother-Res,2003,17(10):1158.

[38] 宋立人,洪恂,丁绪亮,等.现代中药学大辞典.北京:人民卫生出版社,2001:484-485.

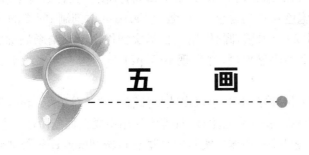

五　画

50. 甘　草

【来源】豆科植物甘草 *Glycyrrhiza uralensis* Fisch.、胀果甘草 *Glycyrrhiza inflata* Bat. 或光果甘草 *Glycyrrhiza glabra* L. 的干燥根和根茎[1]。

【性味与归经】甘,平。归心、肺、脾、胃经。有小毒。

【功能与主治】健脾和胃,益气复脉。用于脾胃虚弱,倦怠乏力,心动悸,脉结代。

【化学成分】甘草根和根茎主要含三萜皂苷,其中主要为甘草甜素(glycyrrhizin)、甘草酸(glycyrrhizic acid)、甘草次酸、24-羟基甘草次酸(24-hydroxy glycyrrhetinic acid)、光果甘草次酸、24-羟基甘草次酸甲酯、18-α-羟基甘草次酸甲酯、齐墩果酸、甘草苷醇、甘草内酯、异甘草内酯、乌拉尔甘草皂苷(uralsaponin)A 和 B、甘草皂苷(licorice saponin)[2],尚含有黄酮类成分二羟基 47-双氢黄酮、查耳酮化合物(2,4,4-三羟基查耳酮)、甘草素-4-β-葡萄糖苷、乌拉尔素、甘草素-4-β-葡萄糖苷、异甘草素-4-β-葡萄糖苷、异甘草素-4-β-葡萄糖-β-洋芫糖苷,还含有香豆素类化合物如甘草香豆素(glycycoumarin)、甘草素、异甘草香豆素、甘草吡喃香豆素、甘草醇、异甘草醇、甘草香豆酮、甘草酚(glycyrol),还含有生物碱类、多糖类化合物[3]。

【药理作用】

1. 抗肿瘤作用

(1)甘草次酸的抗肿瘤作用:甘草次酸对髓系白血病细胞系 K562 具有增殖抑制作用,并呈量效和时效依赖性,作用 48 小时的 IC_{50} 值为 $(93.1\pm3.7)\mu mol/L$。甘草次酸可以诱导 K562 细胞发生凋亡,Hoechst 染色可见凋亡小体。甘草次酸可以诱导 K562 细胞周期阻滞于 G_0/G_1 期。甘草次酸可以同时下调 K562 细胞内 Cylin D1 和 Cyclin E 蛋白和基因的表达,下调作用与剂量呈正相关[4]。

甘草次酸能抑制人肝癌细胞的增殖并诱导其分化逆转。甘草次酸能使由成年人原发性肝癌建株的 BEL-7402 细胞增殖速度下降,核质比例显著减小,甲胎蛋白分泌量和谷氨酰转肽酶比活性明显下降,鸟氨基甲酰转移酶、酪氨酸-A-酮戊二酸转氨酶和碱性磷酸酶 3 种分化酶的比活性显著升高[5]。

18-甘草次酸对人乳腺癌 MCF-7 细胞有诱导凋亡的作用。体外实验证明用 $50\sim250\mu mol/L$ 浓度梯度的 18-β-甘草次酸处理 MCF-7 细胞,$100\mu mol/L$ 起 18-β-甘草次酸对 MCF-7 细胞的增殖抑制率显著升高($P<0.01$ 和 $P<0.05$),呈剂量依赖性,IC_{50} 为 $234.33\mu mol/L$。$100\mu mol/L$ 和 $150\mu mol/L$ 18-β-甘草次酸能使细胞凋亡率显著升高($P<0.01$ 和 $P<0.05$)[6]。

18-β-甘草次酸可以诱导人宫颈癌 SiHa 细胞凋亡。18-β-甘草次酸能使线粒体膜通透性提高,线粒体膜电位差降低,细胞内 ROS 的水平提高,并使谷胱甘肽含量降低,同时促凋亡蛋白 Bax 的表达上调,细胞色素 C 的含量上升,激活 Caspase 3,抑制 Bcl-2 的表达[7]。

甘草次酸对 HT-29 有增殖抑制作用。甘草次酸作用于人结肠癌细胞 HT-29 后,细胞阻滞于 G_1/S 期,增殖受到明显抑制,并出现 p16、p21、p27 蛋白水平上调,其机制与上调 p16、p21、p27 蛋白有关[8]。

(2)甘草总黄酮的抗肿瘤作用:小鼠皮肤涂抹胀果甘草总黄酮 2mg,明显抑制二甲基苯蒽合并巴豆油诱发的小鼠皮肤乳头瘤生成,且抑瘤作用主要在促癌阶段。甘草总黄酮 1mg 显著抑制巴豆油诱导的小鼠耳肿,在体外实验中甘草总黄酮 20mg/L 显著抑制巴豆油诱导的大鼠中性粒细胞和新生小鼠皮肤表皮细胞的化学发光以及肝线粒体的脂质过氧化反应,说明抗癌作用与抗炎和抗氧化作用有关[9]。

甘草总黄酮能抑制体内肿瘤生长。通过甘草总黄酮的体内抗肿瘤实验研究,建立 S180 小鼠肉瘤和 H22 肝癌腹水瘤模型,观察甘草总黄酮对 S180 小鼠肉瘤抑瘤率和对其胸腺和脾脏重量的影响以及甘草总黄酮对 H22 肝癌腹水瘤生命延长率的影响。结果表明甘草总黄酮能抑制小鼠体内肿瘤的发生和发展,能显著提高 H22 腹水瘤小鼠的生命延长率,并且能增加肉瘤小鼠的胸腺指数,降低 S180 小鼠肉瘤的脾指数。说明甘草总黄酮能抑制体内肿瘤生长,其抑瘤机制可能是通过提高小鼠的免疫系统实现的,抑瘤机制可能与其诱导肿瘤细胞凋亡密切相关,也可能是通过改变肿瘤细胞内相关凋亡蛋白 Bcl-2 和 Bax 蛋白的表达实现的[10-11]。

甘草总黄酮能诱导人肝癌细胞株 BEL-7404 凋亡。MTT 法检测甘草总黄酮对人肝癌细胞株 BEL-7404 生长的抑制作用,流式细胞仪分析细胞周期,电子显微镜观察细胞形态,琼脂糖凝胶电泳检测 DNA 图谱的变化。结果表明甘草总黄酮能显著地抑制人肝癌细胞株的生长,并且具有时间和剂量依赖性,发生作用后细胞生长有明显的凋亡特征性改变。流式细胞仪检测出现亚 G_1 峰及 DNA 电泳呈梯形条带等,证明甘草总黄酮具有抗增殖和诱导人肝癌细胞株 BEL-7404 发生凋亡的作用,并可导致细胞周期停滞于 G_1/M 期[12]。

(3)异甘草素的抗肿瘤作用:甘草中黄酮类物质具有植物雌激素活性,可以抑制一些癌细胞的增殖。例如异甘草素对前列腺癌细胞的增殖有明显的抑制作用,而光果甘草定可以抑制胸腺癌细胞的增生[13]。

异甘草素具有明显的抗肿瘤作用。异甘草素可明显抑制肿瘤细胞肺癌 A549 细胞、结肠癌 SW-620 细胞和 HMEC-1 细胞的增殖活性,并呈明显的时间、浓度依赖关系。同时,能明显抑制 HMEC-1 细胞的自发性迁移能力。其机制与异甘草素直接抑制肺癌 A549 细胞、结肠癌 SW-620 细胞和 HMEC-1 细胞的增殖活性、阻滞 HMEC-1 细胞的自发性迁移和管样结构形成能力以及通过影响促血管生成因子的表达来抑制肿瘤血管生成有关[14]。

异甘草素能够抑制腺囊癌细胞内 mTOR,上调 Atg5 表达,诱导癌细胞产生 mTOR 依赖的细胞自噬与细胞凋亡。短时间(12~24 小时)的异甘草素处理细胞后能够激活自噬产生,但对细胞活性无影响。而长时间(48 小时)的异甘草素处理后,自噬能够显著降低腺囊癌细胞活性。这证明了一定程度的外界压力条件下,自噬能够帮助肿瘤细胞存活,而超过一定程度的外界压力条件下,自噬能够帮助杀死肿瘤细胞。这可能是异甘草素抗肿瘤作用的一种重要机制[15]。

研究发现,异甘草素能通过诱导肿瘤细胞的分化而起到抗肿瘤的作用。诱导肿瘤细胞分化,使其向正常细胞方向改变,丧失恶性增殖能力,是药物抗肿瘤的一种机制。异甘草素处理人类急性骨髓性白血病 HL-60 细胞后,质核比下降,肾形核细胞增多,再分化 HL-60 表面的标记性抗原 CD11b 和 CD14 显著增多,表明异甘草素能够有效诱导体外分化[16]。

(4)甘草酸和甘草酸苷的抗肿瘤作用:研究发现甘草酸具有抑制人肺癌细胞增殖和侵袭的作用。表明甘草酸可通过诱导癌细胞分化而抑制癌细胞的增殖。同时,甘草酸可能通过诱导癌细胞凋亡而使癌细胞细胞数量减少。尚有研究表明甘草酸能诱导人乳腺癌细胞凋亡,并且这过程与 Ca^{2+} 浓度的下降有关。

研究发现甘草酸苷可明显抑制 SMMC-7721 人肝癌细胞的增殖,且甘草酸苷与其阻滞细胞周期和诱导凋亡有关,对 BEL-7402 肝癌细胞也产生抑制作用,但与细胞周期和凋亡无关。甘草酸苷对肿瘤细胞具有一定的抑制和杀伤作用,并且可调节机体免疫,增强了化疗抗癌的效果。而甘草酸苷通过抑制磷脂酶 A2 保护正常细胞膜的能力,提高体内谷胱甘肽含量和活性,减轻过氧化反应对正常细胞带来的损害[17]。

甘草甜素的抗肿瘤作用:甘草甜素可作用于巨噬细胞,并参与吞噬作用的有关酶而显示其免疫抑制作用,抑制了肿瘤细胞由 DNA 合成前期向 DNA 合成期移行,从而抑制肿瘤的发生[18]。甘草甜素促进 WEHI-3 小鼠白血病细胞内凋亡诱导因子(apoptosis inducing factor,AIF),细胞色素 C 和核酸内切酶 G(Endo G)的转运。由此,甘草甜素通过死亡受体、线粒体和内质网应激介导多种信号通路引发细胞凋亡。尚能抑制前列腺癌细胞的增殖,减少血管生成,从而抑制大鼠结肠癌前病变的发展。甘草甜素对小鼠雌激素相关子宫内膜癌有预防作用,能显著降低 COX-2、IL-1α 和 TNFα mRNA 的表达,使子宫内膜癌的发生率显著下降[19]。

(5)甘草多糖的抗肿瘤作用:甘草多糖具有抗肿瘤免疫调节作用。建立 H22 荷瘤小鼠模型,观察甘草多糖对模型小鼠脾脏调节性 T 细胞及脾淋巴细胞转化率的影响,取脾制备脾单细胞悬液,用流式细胞仪检测脾调节性 T 细胞,四甲基偶氮唑盐比色法检测脾淋巴细胞转化率。结果显示甘草多糖可能通过降低荷瘤小鼠 Treg 细胞的比例及提高脾淋巴细胞转化率而发挥抗肿瘤免疫调节作用。甘草多糖大剂量组的抑瘤率比中剂量的低,提示一定剂量的甘草多糖能显著抑制 S180 肿瘤细胞的生长,且剂量过高会影响其抑瘤效果[20-21]。

2. 其他药理作用

(1)对内脏系统的影响

1)对心血管系统的影响:甘草总黄酮具有明显的抗心律失常和心肌缺血作用。研究发现,甘草总黄酮能拮抗乌头碱、氯仿、$BaCl_2$、冠脉结扎和 $CaCl_2$-Ach 混合液诱发的大鼠和小鼠心律失常。通过对雄性兔灌注甘草水溶性总黄酮实验证明,甘草水溶性总黄酮能间接减少自由基的产生,抑制自由基引起的损伤,降低 MDA 含量,保护心肌的收缩性,具有明显的抗心肌缺血活性[22]。

2)对消化系统的影响:甘草具有抗消化性溃疡作用。甘草抗溃疡的主要成分是甘草次酸和总黄酮(FM100),甘草粉、甘草浸膏、甘草次酸、甘草苷、甘草苷元、异甘草苷对大鼠多种实验性溃疡模型均有抑制作用[23]。

甘草黄酮类成分具有解痉作用。甘草煎剂、甘草浸膏、异甘草素等黄酮类成分可降低肠管紧张度,减少收缩幅度,对氯化钡、组胺引起的肠痉挛收缩,解痉作用更明显[24]。

3)对呼吸系统的影响:甘草次酸具有镇咳祛痰和平喘作用。分别给动物腹腔注射甘草次酸 10mg/kg、20mg/kg、40mg/kg 均明显减少氨水引咳次数,但无量效关系,减少率分别 50%、49%、52%。肌注上述剂量却明显减少酚红自小鼠呼吸道分泌,减少率分别为 60%、70%、26%。给动物腹腔注射甘草酸 50mg/kg,能显著延长被组胺缩短的内毒素(脂多糖)致敏的哮喘潜伏期,也增强异丙肾上腺素对组胺引喘的保护作用,在组胺收缩内毒素敏化的离体气管条实验中也获得类似的对抗作用。由于甘草酸明显降低内毒素致敏豚鼠升高的血浆、肺中的组胺水平及升高被降低的血清糖皮质激素和环磷酸腺苷水平，推测甘草酸是通过提高机体糖皮质激素水平，从而稳定肥大细胞膜，减少组胺释放和上调肾上腺素 β-受体-环磷酸腺苷系统产生平喘作用[25]。

异甘草素可能是甘草平喘的活性成分之一。异甘草素能剂量相关地抑制豚鼠离体气管条的基础张力及乙酰胆碱和 KCl 所诱导的气管条收缩，IC_{50} 分别为 0.79mmol/L、0.16mmol/L、0.39mmol/L，也剂量相关地抑制组胺和 $CaCl_2$ 所诱导的气管条收缩，在 0.04mmol/L、0.12mmol/L、0.4mmol/L 使组胺的量效曲线明显右移，最大反应分别为对照值的（76.3±10.3）％、（51.0±9.8）％、（6.1±0.3）％。也使 $CaCl_2$ 的量效曲线明显右移，最大反应分别为对照值的（66.0±7.0）％、（46.7±10.2）％、（25.2±8.0）％。整体实验发现异甘草素显著延长组胺-乙酰胆碱气溶胶引起豚鼠跌倒潜伏期，抑制静脉注射组胺引起的肺溢流增加。进一步研究认为异甘草素通过激活可溶性鸟嘌呤核苷酸和抑制磷酸二酯酶，联合激活环磷酸鸟苷/蛋白激酶 G（cGMP/PKG）信号级联放大，促使大电导 Ca^{2+} 激活的钾通道（BKCa）开放，从而降低细胞内钙浓度，松弛豚鼠气管平滑肌[26-27]。

（2）抗病原微生物作用

1）抗菌作用：甘草中黄酮类化合物抗菌作用较强。黄酮单体化合物 licochalcone A，licochaline B，glabridin，glabrene 等，相对于链霉素对革兰氏阳性菌中的金黄色葡萄球菌和枯草杆菌的抑制作用，对酵母菌和真菌抑制作用较高，对革兰氏阴性菌中的大肠杆菌和铜绿假单胞菌抑制作用较低。Glepidotin A，glepidotin B，gladranin 等对白念珠菌和金黄色葡萄球菌有不同程度的抑制作用。Glabrene，glabrol，hispaglabridin A，hispaglabridin B，3-hybroxyglatbrol 等化合物对包皮垢分枝杆菌都有不同程度的抑制作用[28]。

2）抗病毒作用：甘草甜素具有抗病毒作用。甘草甜素能直接破坏试管内的病毒细胞，对水痘、带状疱疹病毒、HIV、HBV 病毒有一定的抑制作用。甘草甜素对病毒粒子直接作用，这与其能诱生干扰素、增加 NK 细胞活性有一定关系。甘草甜素于试管内，0.5mg/ml 对艾滋病的抑制率为 98％，0.125mg/ml 的抑制率为 50％。

甘草酸苷可抑制 SARS 病毒的复制。应用 VERO 细胞在体外对利巴韦林、6-氮尿苷、吡唑呋喃菌素、麦考酚酸和甘草酸苷五种药物进行了抗 SARS 相关冠状病毒的研究。结果显示，利巴韦林和麦考酚酸对 SARS 病毒的复制没有影响，6-氮尿苷和吡唑呋喃菌素在非毒性剂量范围内能够抑制病毒的复制，其选择性指数分别为 6、12，而甘草酸苷是 SARS 病毒复制最强的抑制剂，它的选择性指数达到 67。甘草酸苷不仅抑制病毒的复制，而且还在病毒复制的早期抑制病毒的吸附和穿膜，它在病毒的吸附期及吸附期后都非常有效[29]。

3）抗炎作用：甘草黄酮类化合物是其抗炎的主要成分。现已发现甘草查耳酮 A 可抑制二甲苯和花生四烯酸引起的小鼠耳肿，甘草素较甘草酸明显抑制小鼠被动皮肤过敏反应和化合物引起的搔抓行为。甘草总黄酮可通过抑制炎性细胞浸润和炎症介质释放从而减少中性粒细胞募集，以及减轻中性粒细胞的氧化损伤，有效对抗 LPS 诱导的肺炎[30]。

4）抗病原虫作用：甘草查耳酮 A 是一有效的抗利什曼原虫药物。体外试验表明，甘草查耳酮 A 能抑制杜氏利什曼原虫和硕大利什曼原虫的体前鞭毛体和无鞭毛体的生长，还可控制硕大利什曼原虫对小鼠的感染和杜氏利什曼原虫对仓鼠的感染。其靶组织可能是寄生物的线粒体[31]。

（3）对免疫系统的影响

1)盐皮质激素样作用:甘草粉、甘草浸膏、甘草甜素、甘草次酸均有去氧皮质酮样作用,能使健康人及多种动物的尿量和钠排出减少,钾排出增加。长期应用可出现水肿及高血压等症状[32]。

2)糖皮质激素样作用:小剂量甘草甜素或甘草次酸能使大鼠胸腺萎缩及肾上腺重量增加,尿内游离型 17-羟皮质类固醇增加,血中嗜酸性粒细胞和淋巴细胞减少,大剂量时糖皮质激素样作用不明显,只呈现盐皮质激素样作用[33]。

3)免疫抑制作用:甘草酸能增强机体免疫机能。甘草酸能非特异地增强巨噬细胞(M^Φ)的吞噬活性,并可消除抑制性 M^Φ 的抑制活性,M^Φ 产生的免疫调节介质对免疫系统的调节十分重要,甘草酸则对免疫调节介质的产生具有一定作用。研究发现甘草酸尚具有诱生干扰素-γ (interferon-γ,IFN-γ)的活性。有人给小鼠灌胃 $20\mu g/ml$ 甘草酸 2 次,发现脾细胞 IFN 产生能力增加。双抗体夹心 ELISA 法体外实验表明,甘草酸能增强美洲商陆 PWM 诱导的多克隆 IgM 的产生。认为甘草酸促进抗体的产生,部分原因是因为阿片受体 MU 被活化。实验表明,甘草酸有较强的补体抑制作用,其抑制血清补体总活性(CH_{50})的有效浓度为 1mmol/L。甘草酸是一种有效的生物应答修饰剂。在增强机体免疫功能的同时抑制变态反应的发生[34]。

研究发现甘草多糖对 ConA 诱导的淋巴细胞增殖有较好的促进作用,其作为生物多糖,主要是通过调节免疫,抑制变态反应,起到抗肿瘤的效果,当浓度增加到 $100\mu g/ml$ 时促进作用降低,可能说明了甘草多糖的免疫双向调节作用,也有可能是其他介质的抑制影响。甘草黄酮对淋巴细胞生长的抑制作用,可能是由于改变了细胞正常生长的环境,也可能是甘草黄酮在高浓度下对细胞具有一定的细胞毒。而甘草酸则很可能是由于改变细胞正常生长的环境,从而抑制了淋巴细胞的增殖[35]。

(4)保肝作用:甘草酸苷具有保护肝细胞膜的作用。甘草酸对慢性肝炎的降解酶效果已经被确认,甘草酸的降解酶作用在给药 6 小时后即可出现,于 12 小时后转氨酶达到最低值,其作用机制是对肝细胞膜的保护作用。进一步的研究证明,甘草酸保护肝细胞膜的机制是通过抑制磷脂酶 A_2 的活性发挥抗炎作用实现的[36]。

甘草甜素能延缓、降低镉引起的血清转氨酶的升高,减轻肝细胞肿胀、坏死及肝线粒体、滑面内质网病变的程度,减少染镉初期镉在肝脏的蓄积,显著提高肝内诱导的金属硫蛋白(met-allothionein,MT)量,并能逆转及阻断肝纤维化及早期肝硬化[37]。

(5)解毒和减毒作用:甘草甜素能增强肝的解毒能力。甘草甜素对某些药物、食物中毒、细菌毒素、农药中毒,体内代谢产物中毒都有一定的解毒作用。解毒机制为甘草甜素对毒物有一定的吸收作用,甘草酸水解产生 1 个分子的甘草次酸和 2 个分子葡萄糖醛酸,而葡萄糖醛酸具有解毒作用,以及甘草甜素有肾上腺皮质激素样作用。综合因素作用的结果是增强肝脏的解毒作用[38]。

甘草酸对水合氯醛、士的宁、乌拉坦、可卡因、苯砷和升汞等毒性有较明显的解毒作用。对印防己毒素、咖啡因、乙酰胆碱、毛果云香碱、烟碱、巴比妥类等解毒作用次之。对阿托品、索佛拿、毒扁豆碱、吗啡、锑剂则无效。对肾上腺素及麻黄碱反而有轻度增加其毒性作用。对河豚毒、蛇毒有解毒作用。甘草酸还能解除白喉毒素、破伤风毒素的致死作用。甘草酸钙对链霉素具有明显的解毒作用。甘草酸还能与多种生物碱、抗生素、氨基酸、金属离子等结合生成复盐,降低原药毒性[39]。

甘草与有毒中药体外配伍可降低有毒中药的毒性。甘草与毒性中药附子的配伍在中药方剂中的应用比较有代表性,如甘草附子汤、四逆汤等。临床疗效显示甘草能使附子减毒增效,其机制可能在于甘草中某些成分能结合生物碱形成络合物或促进生物碱的水解。将乌头碱分别单煎或与甘草酸合煎,发现乌头碱都发生了水解,但合煎液中的甘草酸加速了乌头碱的水解。推测附子甘草配伍,首先甘草酸与乌头碱结合成盐,该盐逐步释放出游离的乌头碱和甘草酸,而释放的甘草酸又促进了乌头碱的水解,甘草酸与乌头碱络合成盐起到了降低和缓和毒性的作用,而甘草酸促进乌头碱的水解从而起到了解毒的功效[40]。

研究发现,大黄和甘草在煎煮过程中,甘草中的甘草酸可增加大黄中游离蒽醌的提取率,而降低大黄中结合蒽醌的提取率,推测甘草中的甘草酸在煎煮过程中与产生泻下作用的结合蒽醌生成沉淀,从而降低了结合蒽醌的含量,缓和了大黄的泻下作用,但汤剂中甘草酸与结合蒽醌生成的沉淀口服后能否缓慢释放出结合蒽醌仍有待进一步研究[41]。

甘草可与有毒中药在体内结合通过Ⅱ相反应发挥减毒作用。甘草可降低马钱子致大脑皮层超限抑制、呼吸肌强直收缩引起窒息死亡的毒性作用。含甘草成分的制剂与链霉素合用,链霉素的抗菌活性不减,链霉素的毒性却显著降低,其解毒作用与甘草酸水解后产生的葡萄糖醛酸有关。将甘草和等效的葡醛内酯片分别与附子合煎,给小鼠口服灌胃,发现葡萄糖醛酸确能降低附子毒性,但结果提示甘草解毒功能还有其他多种机制参与[42]。

3. **毒性作用**　甘草与强心苷药物合用则可加重其中毒反应。与呋塞米西药合用,使血清钾离子浓度降低,引起低血钾的危险。甘草与水杨酸衍生物配伍,使消化道溃疡发生率增加。甘草与口服降糖药合用,因甘草的类皮质激素功能使氨基酸、蛋白质从骨骼肌中移到肝脏,由于酶的作用,使糖元与葡萄糖产生增加,有升血糖作用。麻黄素和肾上腺素中毒时,用甘草解毒反而加强其毒性作用[43]。

【药代动力学研究】甘草甜素的药代动力学研究:甘草甜素是甘草在体内药代动力学研究的指标。大鼠口服甘草甜素剂量超过50mg/kg才能在血浆中检测到,口服后胃肠道不易吸收仅少量进入血液循环,而转化成甘草次酸后吸收明显改善[44]。甘草甜素、甘草次酸在血液中绝大部分以结合状态存在,血浆蛋白结合率分别高达99.6%、99.9%,低浓度时与白蛋白发生特异性结合,高浓度超过2mmol/L时产生非特异性结合[45]。研究大鼠灌胃甘草甜素(100mg/kg)或甘草次酸(60mg/kg)给药后1小时的组织分布,结果显示两者均以血中浓度最高,两者均存在不同程度的肝肠循环,这也是它们体内处置的一个重要组成部分[46]。

【临床应用】

1. 治疗肿瘤

(1)甘草甜素治疗肿瘤:据报道甘草甜素(Glycyrrhizin,GL)在机体不仅具有诱导干扰素增强自然杀伤细胞活动功能,抑制 HIV 增殖,并具有免疫激活作用[47]。

(2)复方甘草酸苷治疗肿瘤:选择118例胃肠道恶性肿瘤患者,给予同样基本化疗方案治疗,复方甘草酸苷注射液治疗患者的症状和肝功能改善及减轻血液系统的毒副作用方面均优于葡醛内酯治疗组($P<0.05$)[48]。

将65例由应用抗结核药物所引起的药物性肝损伤患者随机分为治疗组和对照组。治疗组在肝功能恢复,症状、体征的改善方面差异均有显著性($P<0.05$)[49]。

2. 治疗其他疾病

(1)治疗肝病:甘草甜素治疗肝炎,其制剂强力新甘草甜素注射液对病毒性肝炎患者有减轻症状、抗炎和降低转氨酶等作用[50]。复方甘草酸苷治疗肝炎。45例慢性丙型肝炎患者。

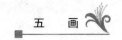

治疗组血清 ALT 等复常率较对照组差异有显著性($P<0.05$)[51]。

(2)治疗高脂血症:选取高脂血症患者 26 例,随机分为两组,对照组给予阿托伐他汀钙片,实验组在此基础上加用甘草粉胶囊。结果显示,实验组较对照组低密度脂蛋白及总胆固醇明显好转,肝功能未见明显异常,提示甘草在治疗高脂血症上有较好的辅助效果[52]。

(3)治疗溃疡:选取胃溃疡患者 22 例,对照组给予奥美拉唑、克拉霉素、阿莫西林三联疗法治疗,实验组在此基础上加用甘草粉胶囊。结果及回访问卷显示实验组较对照组幽门螺杆菌阳性率明显下降,胃溃疡胃部不适较用药前实验组比对照组好转率明显,提示甘草在治疗胃溃疡方面有较好的辅助效果[53]。

【不良反应】给予肝炎患者甘草甜素(423mg/d)时,肝炎好转,但血压升高,引起低血钾及低血钾性疾病。在甘草甜素剂量为 2~5g/(kg·bw)时,可见电解质作用(腹腔注射,钠潴留及钾排泄),甘草的溶血作用较弱。甘草常见的不良反应是低血钾症和高血压等假醛固酮增多症,还可见一些皮肤过敏反应、恶心、呕吐、腹泻等胃肠道反应。另外,由于甘草有雌激素样作用,可引起男性阳痿、睾丸阴茎萎缩;由于甘草有糖皮质激素样作用,可兴奋中枢神经,易诱发精神病。因此,如长期服用甘草及其制剂,应定期测血钾及血压,以便及时纠正其副反应[43]。

参 考 文 献

[1] 何瑶,章津铭,高飞,等.附子甘草配伍减毒增效作用机制研究进展及展望.中药与临床,2013,4(3):62-65.

[2] 刘清华.甘草的化学成分和药理作用的概述.中国中医药,2011,9(13):84.

[3] 高鸿霞,邵世和,王国庆.中药甘草研究进展.井冈山医专学报,2004,11(5):8-11.

[4] 柯文娟,刘新月,陈燕,等.甘草次酸对 K562 细胞增殖抑制作用及其机制研究.药理与临床,2008,39(5):714-717.

[5] 黄炜,陈新美,张志凌,等.18B-甘草次酸诱导人乳腺癌细胞凋亡及其细胞内 Ca^{2+} 水平的变化.中国癌症杂志,2006,16(2):102-106.

[6] 金敏,吴红金.甘草次酸药理作用的研究进展.医学综述,2009,06(15):1712-1714.

[7] Lee C S,Kim Y J,Lee M S,et al.18beta-Glycyrrhetinic acid induces apoptotic cell death in SiHa cells and exhibits a synergistic effect against antibiotic anti-cancer drug toxicity.Life Sci,2008,83(13/14):481.

[8] 龚雪龙,罗晔,唐大川.甘草次酸及其衍生物的研究进展.海峡药学,2008,20(9):4-8.

[9] 张明发,沈雅琴.甘草粗提物及其黄酮类成分的抗肿瘤作用.现代药物与临床,2010,25(2):124-129.

[10] 赵世元,农智新,钟振国.甘草总黄酮体内抗肿瘤作用的实验研究.广西医学,2006,28(9):1348-1350.

[11] 赵世元,农智新,钟振国,等.甘草总黄酮体内抗肿瘤作用及其机制的初步研究.广西医学,2006,28(10):1946-1949.

[12] 赵世元,农智新,钟振国,等.甘草总黄酮诱导肝癌细胞凋亡的实验研究.广西医学,2005,22(2):235-237.

[13] 丛景香,高丽娟,林炳昌.甘草黄酮类化合物研究进展.精细化工,2004,21(04):121-124.

[14] 王志强.异甘草素抗肿瘤血管生成的作用研究.兰州:兰州大学,2012:5.

[15] Chen G,Hu X,Zhang W,et al.Mammalian target of rapamycin regulates isoliquitigenin induced autophagic and apoptotic cell death in adenoid cystic carcnnoma cells.Apoptosis,2012,17(1):90-101.

[16] Li D,Wang Z,Chen H,et al.Isoliquiritigenin induces monocytic differentiation of HL-60 cells.Free Radic Biol Med,2009,46(6):731-736.

[17] 仇志坤,冯冰虹.甘草中主要有效成分的抗肿瘤和神经保护作用.中国神经肿瘤杂志,2009,7(1):70-76.

[18] 于华,葛淑芬.甘草甜素对小鼠颌下腺纤维肉瘤移植瘤抑制作用的实验研究.中华口腔医学杂志,2003,

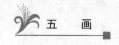

38(6):449.

[19] 王秀锋,单凤平.甘草甜素抗炎及抗肿瘤机制研究进展.微生物学杂志,2013,33(4):88-92.

[20] 李晓冰,何小鹏,刘彪,等.甘草多糖对 H22 荷瘤小鼠的免疫调节作用.中西医结合学报,2010,8(4):363-367.

[21] 胡菁,敖明章,崔永明,等.甘草多糖的抗肿瘤活性及对免疫功能的影响.天然产物研究与开发,2008,5(20):911-913.

[22] 田庆来,官月平,张波,等.甘草有效成分的药理作用研究进展.天然产物研究与开发,2006,2(18):343-347.

[23] 于辉,李春香,宫凌涛.甘草的药理作用概述.现代生物医学进展,2006,6(4):77-79.

[24] 王访,苏耀海.甘草的药理作用及临床应用.时珍国医国药,2002,13(5):303-304.

[25] 陈剑雄,曹永舒.甘草酸单铵对内毒素诱发支气管高反应性的预防作用.中国药理学与毒理学杂志,1994,8(3):235-236.

[26] 刘斌,杨静.异甘草素对豚鼠离体气管平滑肌收缩功能的影响.中国药理学通报,2005,21(7):892.

[27] Liu B,Yang J,Wen Q,et al. Isoliquiritigenin,a flavonoid from licorice,relaxes guinea-pig tracheal smooth muscle in vitro and in vivo:role of cGMP/PKG pathway. Eur J Pharmacol,2008,587(1-3):257-266.

[28] 高鸿霞,邵世和,王国庆.中药甘草研究进展.井冈山医专学报,2004,11(5):8-11.

[29] 王敏.甘草研究综述.齐鲁药事,2005,24(10):614-616.

[30] 张明发,沈雅琴.甘草及其活性成分抗炎与抗炎机制的研究进展.现代药物与临床,2011,26(4):261-268.

[31] 谢子任.甘草药理活性的研究.中国实用医药,2009,4(7):232-233.

[32] 肖明中,胡爱萍.甘草的药理作用及其用于艾滋病的研究进展.湖北中医杂志,2006,28(12):48-50.

[33] 李明.甘草的研究概况.甘肃中医学院学报,2000,17(3):59-63.

[34] 王兵,王亚新,赵红燕,等.甘草的主要成分及其药理作用的研究进展.吉林医药学院 学报,2013,34(3):215-218.

[35] 聂小华,尹光耀,史宝军,等.甘草有效成分体外抗肿瘤活性和免疫活性的研究.中药材,2003,26(7):507-509.

[36] 辛桂杰,汪杨,王峰.复方甘草酸苷治疗药物性肝病的疗效观察.中国药房,2007,18(2):130-131.

[37] 韩军.甘草的药理作用与临床应用价值.实用医药杂志,2003,20(8):630-631.

[38] 陈红.甘草药理作用概述.海峡药学,2005,17(4):37-41.

[39] 王元,瞿彩云,彭雪晶.甘草及其衍生物药理作用的研究新进展.甘肃医药,2011,30(7):398-401.

[40] 马鸿雁,刘小彬,李楠,等.乌头碱和甘草酸作用的研究.时珍国医国药,2006,17(2):208-209.

[41] 韩刚,金光灿,叶小舟,等.大黄甘草汤中甘草酸对蒽醌类化合物提取率的影响.时珍国医国药,2009,20(3):704-705.

[42] 何丹,刘凤琴,李焕德.甘草解毒作用研究进展.中南药学,2009,7(12):927-931.

[43] 李生洪.甘草不良反应的研究.时珍国医国药,2007,18(8):2042-2043.

[44] 陈江飞,徐萍,朱素燕,等.中药甘草的药代动力学以及药物相互作用研究进展.中国临床药理学与治疗学,2010,15(10):1174-1182.

[45] Koga K,Tomoyama M,Ohyanagi K,et al. Pharmacokinetics of glycyrrhizin in normal and albumin-deficient rats. Biopharm Drug Dispos,2008,29(7):373-381.

[46] Ploeger B,Mensinga T,Sips A,et al. A human physiologically-based model for glycyrrhzic acid,a compound subject to presystemic metabolism and enterohepatic Cycling. Pharm Res,2000,17(12):1516-1525.

[47] 沈以凤,徐虹.艾滋病治疗药物应用.中国药学杂志,2000,35(9):631.

[48] 马磊,赵旭林,姬英,等.复方甘草酸苷在胃肠道肿瘤化疗中改善毒副作用的临床观察.实用肝脏病志,

2008,11(1):38-39.

[49] 王华军.复方甘草酸苷治疗抗结核药物性肝炎的临床疗效分析.临床肺科杂志,2010,15(4):496-497.

[50] 陈志强,董俊兴.抗乙型肝炎病毒药物研究进展.中国药学杂志,2000,35(7):435-437.

[51] 赵永祥.复方甘草酸苷治疗慢性丙肝的疗效观察.中国医药导报,2007,4(11):73.

[52] 张克.甘草临床应用探讨及化学成分药理研究.中国现代药物应用,2011,5(15):63-64.

[53] 董文宾,赵旭博,王顺民,等.甘草的研究及应用现状.陕西科技大学学报,2003,21(4):43-46.

51. 甘　遂

【来源】为大戟科大戟属植物甘遂 Euphorbia kansui T. N. Liou ex T. P. Wang 的块根[1]。

【性味与归经】苦,寒。归肺、肾、大肠经。有毒。

【功能与主治】泻水逐饮,消肿散结。用于水肿胀满,胸腹积水,痰饮积聚,气逆咳喘,二便不利,风痰癫痫,痈肿疮毒。

【化学成分】根部含有 γ-大戟醇(γ-euphorbol,euphol)、大戟二烯醇(euphadienol,α-euphol)、α-大戟醇(α-euphorbol,euphorbadienol)、甘遂醇(tirucallol,kanzuiol)、3-O-(2E,4Z)-癸二烯巨大戟萜醇[3-O-(2E,4Z)-decadienoyl ingenol]、20-去氧巨大戟萜醇-3-苯甲酸酯(20-deoxyingenol-3-benzoate)、20-去氧巨大戟萜醇-5-苯甲酸酯(20-deoxyingenol-5-benzoate)、巨大戟萜醇(ingenol)、巨大戟萜醇-3-(2,4-癸二烯酸酯)-20-乙酸酯[ingenol-3-(2,4-decadienoate)-20-acetate]、13-氧化巨大戟萜醇(13-oxyingenol)、13-氧化巨大戟萜醇-13-十二酸酯-20-己酸酯(13-oxyingenol-13-dodecanoate-20-hexanotae)、甘遂萜酯(kansuinine)、甘遂大戟萜酯(kansuiphorin)、β-香树脂醇乙酸酯(β-amyrin acetate)、β-谷甾醇(sitosterol)、β-谷甾醇葡萄糖苷(sitosterol glucoside)、24-亚甲基环木菠萝烷醇(24-methylenecycloartanol)、1-双(2,6-二羟基-3-乙酰基-4-甲氧基苯基)甲烷[1-bi(2,6-dihydroxy-3-formyl-4-methoxy)methane]、甲基(2,4-二羟基-3-醛基-6-甲氧基)苯基甲酮[methyl(2,4-dihydroxy-3-formyl-6-methoxy)phenylketone],此外还含有棕榈酸、枸橼酸、维生素 B_1 等[1]。

【药理作用】

1. 抗肿瘤作用

(1)植物酸的抗肿瘤作用:甘遂又称猫儿眼,其中所含的植物酸具有良好的抗肿瘤作用。实验研究采用色质联用仪对甘肃猫儿眼不饱和脂肪酸进行分析;采用流式细胞仪、MTT 法和扫描电镜法检测其毒性作用。分别给予人肝癌 BEL-7402 肿瘤细胞 0.2mg/L、0.8mg/L、3.2mg/L 猫儿眼植物酸培养 48h,测定结果显示,猫儿眼植物酸对人肝癌 BEL-7402 细胞增殖抑制率分别为 34.0%、44.8% 和 70.7%,IC_{50} 为 0.812mg/L;凋亡率分别为 18.6%、22.7% 和 24.2%;细胞膜微绒毛断裂,细胞破裂。猫儿眼植物酸对人 BEL-7402 细胞具有毒性作用,植物酸对人肝癌 BEL-7402 细胞抑制作用的机制可能与其破坏肿瘤细胞膜结构,损伤线粒体,抑制细胞分裂周期中 DNA 的合成,提高肿瘤细胞抗氧化能力有关。植物酸能影响人肝癌 BEL-7402 细胞周期 G_1 期向 S 期的转变过程,将肿瘤细胞主要阻滞于 G_0/G_1 期,从而减少进入 S 期的细胞数目,抑制肿瘤细胞的分裂增殖[2]。

甘遂植物酸对人胃腺癌 SGC-7901 细胞具有明显的抑制作用。采用流式细胞仪、MTT 法和台盼蓝染色法测定猫儿眼植物酸对人胃腺癌 SGC-7901 细胞增殖的影响。分别给予植物酸 10.0mg/L、1.0mg/L、0.1mg/L 培养 48 小时,MTT 法测定结果显示,植物酸对 SGC-7901 细胞增殖的抑制率分别为 82.9％、42.7％和 24.6％；台盼蓝法计数结果显示，给予猫儿眼植物酸后，活细胞数随培养时间的延长而减少，到 48h，对 SGC-7901 细胞增殖抑制率分别为 76.4％、56.9％、42.6％，凋亡率分别为 26.8％、22.5％、15.6％。植物酸对人 SGC-7901 细胞增殖具有明显的抑制作用，其抑制作用强度随给药浓度的增加和作用时间的延长而递增[3]。

据报道甘肃甘遂甲基酯类化合物具有细胞毒性作用及对细胞增殖有影响。研究表明，体外培养人肺腺癌 LGC-7910 细胞 48 小时，分为 3 组：甘肃甘遂甲基酯类化合物组：给予不同浓度(0.2mg/L,0.8mg/L 和 3.2mg/L)甘肃甘遂甲基酯类化合物；5-氟尿嘧啶组：给予10mg/L5-氟尿嘧啶；对照组：加等量的磷酸盐缓冲液。MTT 法检测细胞生长抑制情况，流式细胞仪测定细胞分裂周期中各期细胞数及凋亡率，电镜扫描法观察细胞形态结构。结果表明 MTT 法测定甘肃猫儿眼甲基酯类化合物组和 5-氟尿嘧啶组对人肺腺癌 LGC-7910 细胞增殖抑制率分别为 32.6％、65.7％、80.7％、46.5％，与对照组比较，差异有显著性($P<0.01$)，5-氟尿嘧啶组、3.2mg/L 甘遂甲基酯类化合物组与 0.8mg/L 甘遂甲基酯类化合物组比较，差异有显著性($P<0.05$)。流式细胞仪测定，甘肃猫儿眼甲基酯类化合物组和 5-氟尿嘧啶组有 61.6％、66.3％、70.6％、61.2％滞留于 G_0/G_1 期，在 G_2/M 期的细胞有 11.9％、7.5％、4.8％、15.4％；凋亡率分别为 11.6％、15.7％、26.2％、13.4％。电镜扫描显示，对照组细胞膜完整，表面有很多微绒毛，甘遂甲基酯类化合物组细胞表面微绒毛断裂，出现孔洞，膜破裂，线粒体结构损伤，细胞出现凋亡、死亡。甘肃猫儿眼甲基酯类化合物对人肺腺癌 LGC-7910 细胞具有明显的细胞毒作用，其机制是药物使细胞膜通透性增加，使细胞内线粒体膜受损，线粒体内细胞色素 C 释放进入细胞质，活化下游 Caspase-9 和 Caspase-3[4]，诱导细胞凋亡；流式细胞仪检测结果显示，在 G_0/G_1 期，给药组细胞数比对照组明显增加，G_2/M 期细胞显著减少，将分裂期细胞阻滞于 G_0/G_1 期，使进入 G_2/M 期的细胞减少，起到抑制细胞分裂增殖的作用。DNA 的复制与甲基化程度有关，其甲基化程度愈高，基因表达水平愈低，反之，甲基化程度愈低，基因表达水平愈高。低甲基化激活原癌基因，高甲基化使肿瘤抑制基因转录失活。在许多肿瘤细胞中发现癌基因(如 C-myc, C-ras 等)的低甲基化和抑癌基因(如 Rb, p16 等)的高甲基化[5]。甲基酯类化合物为 DNA 合成及甲基化提供甲基，使基因表达水平降低，抑制了细胞增殖；电镜扫描显示，甲基酯类化合物使细胞膜微绒毛和细胞膜结构破坏，影响细胞正常功能，或细胞膜通透性改变使细胞内游离 Ca^{2+} 升高，细胞内的核酸内切酶被活化，使 DNA 断裂，引起细胞凋亡、死亡[6]。

甘遂植物酸对人早幼粒白血病细胞 HL-60 具有生长抑制作用。分别给予人 HL-60 细胞植物酸 0.1mg/L、1.0mg/L、10.0mg/L，MTT 法测定，对人早幼粒白血病 HL-60 细胞增殖的抑制率分别为 24.6％、69.6％、83.1％；凋亡率分别为 6.4％、8.8％、21.8％。其作用机制可能与破坏肿瘤细胞膜结构，损伤线粒体，抑制细胞分裂周期中 DNA 的合成，提高肿瘤细胞抗氧化能力有关[7]。

(2)甘遂多糖抗肿瘤作用：甘遂多糖具有明显的细胞毒性和抑制细胞增殖、诱导细胞凋亡的功能。给予人肝癌 SMMC-7721 细胞甘遂多糖(浓度为 $10.0\mu g/ml$、$1.0\mu g/ml$ 和 $0.1\mu g/ml$)48h，用四唑盐(MTT)法、台盼蓝拒染法和流式细胞仪进行检测。结果表明，甘遂多糖对人 SMMC-7721 细胞增殖的抑制率分别为 72％、47％、31％；活细胞数为 12.7％、28.6％、68.9％；细胞凋亡率为 26.4％、18.2％、16.3％。其机制与破坏细胞膜结构，损伤线粒体和 DNA，抑制细胞分裂有关。从甘遂提取分离出的多糖给予人 SMMC-7721 细胞培养 48h，发现对细胞增殖的抑制率分别为 72％、47％、31％，抑制作用与给药浓度呈负相关；对细胞的毒性作用与给药浓度和给药时间呈正相关;使 G_0/G_1、S 期的细胞数增多,细胞分裂被阻滞,导致细胞凋亡。以上实验结果显示,甘遂多糖具有明显的细胞毒性和抑制细胞增殖、诱导细胞凋亡的功能,其机制与破坏细胞膜结构,损伤线粒体和 DNA,抑制细胞分裂有关[8]。

(3)甘遂动物血清的抗肿瘤作用:甘遂动物血清体外实验表明对肿瘤细胞具有细胞毒性并且具有细胞周期阻滞作用。据报道在人肝癌 SMMC-7721 细胞中分别给予 5.0g/kg 体重、10.0g/kg 体重和 20.0g/kg 体重甘肃猫儿眼动物血清培养 48 小时,采用流式细胞仪、台盼蓝法检测其对人肝癌 SMMC-7721 细胞增殖周期的影响和毒性作用。结果表明台盼蓝染色后观察,活细胞数随血清药物浓度的增加和给药后培养时间的延长而减少,48 小时后,与阴性对照组相比,5.0g/kg 体重组、10.0g/kg 体重组和阳性对照组活细胞数分别减少了 77.92%、85.71% 和 81.82%;流式细胞仪检测显示,5.0g/kg 体重组、10.0g/kg 体重组、20.0g/kg 体重组和阳性对照组人肝癌 SMMC-7721 细胞周期中 G_0/G_1、S 期细胞数比 G_2/M 期显著增多,凋亡率分别为 22.1%、18.2%、23.4%、26.2%。甘肃猫儿眼动物血清对人肝癌 SMMC-7721 细胞具有显著毒性作用,其机制可能与破坏细胞膜结构、抑制细胞分裂周期有关[9]。

(4)甘遂水提物的抗肿瘤作用:甘遂水提物体内试验证明能够明显抑制荷瘤小鼠肿瘤细胞 S180 增殖。给予 S180 荷瘤小鼠不同剂量的甘肃猫儿眼水提物后,对瘤体、胸腺和脾脏重量以及对荷瘤小鼠免疫功能的影响进行测定分析。结果为,给予甘肃猫儿眼提取物 20.0g/kg,10 天后测定,甘肃猫儿眼提取物对 S180 生长抑制率为 42%;对小鼠碳粒廓清指数、免疫器官的重量、血清溶血素值增高等均有促进作用,组织病理学观察,给药组 S180 瘤体均见坏死灶,坏死面积与给药剂量呈正相关。甘肃猫儿眼提取物对 S180 细胞增殖具有明显的抑制作用,其作用机制与提高荷瘤小鼠免疫功能有关[10]。

据报道甘遂水提物对人肺腺癌 LGC-7910 细胞具有细胞毒性和周期阻滞作用。给予人肺腺癌 LGC-7910 细胞甘遂水提物提取物体外培养,采用流式细胞仪、MTT 法对甘遂水提物细胞毒性活性进行了检测。分别给予 LGC-7910 细胞甘肃猫儿眼提取物 $10.0\mu g/ml$、$1.0\mu g/ml$、$0.1\mu g/ml$,48 小时后测定,对细胞增殖的抑制率分别为 82.4%、54.9% 和 33%,IC_{50} 为 $0.53\mu g/ml$;凋亡率分别为 32.1%、25.6%、16.3%。实验结果表明,甘遂水提物对人肺腺癌 LGC-7910 细胞增殖具有明显的抑制作用。MTT 染色结果显示,给予 LGC-7910 细胞不同浓度的甘遂水提物培养 48 小时,活细胞数明显减少;流式细胞仪检测结果显示,给予 LGC-7910 细胞甘遂水提物 48 小时,G_0/G_1、S 期细胞比对照组明显升高,G_2/M 期细胞显著减少,将肿瘤细胞阻滞于 G_0/G_1、S 期,使进入 G_2/M 期的细胞减少。以上结果一方面可能是猫儿眼植物酸的细胞毒作用[11]损伤肿瘤细胞膜结构,或细胞膜通透性改变使细胞内游离 Ca^{2+} 升高,细胞内的核酸内切酶被活化,并在 DNA 链上组蛋白连接部位切割 DNA 链而形成 2 个组蛋白间 DNA 链,长度为 180~200bp 或其整倍数 DNA 片段,引起细胞 DNA 损伤,这些 DNA 片段由胞核扩散入胞浆,用 70% 乙醇固定细胞后,细胞通透性就会增加,使小分子 DNA 片段渗出细胞,致使 DNA 含量减少,在 G_0/G_1 期峰前出现一亚峰;另一方面,甘遂水提物使细胞中线粒体受损,其中细胞色素 C 释放进入细胞质,活化下游 Caspase-9 和 Caspase-3,诱导细胞凋亡[12];此外,猫儿眼提取物抑制细胞增殖周期中 DNA 合成及染色体复制,使分裂期细胞阻滞于 G_0/G_1 及 S 期,抑制肿瘤细胞的分裂增殖[13]。

(5)甘遂醇提物的抗肿瘤作用:甘遂醇提物具有良好的抗肿瘤作用,不同的萃取物对不同种类的肿瘤细胞影响不一。采用甘遂醇提物及其环己烷、乙酸乙酯的萃取物和水溶性组分,分别与体外培养的 MCF-7、A549、HepG-2 细胞作用 48h,采用 MTT 法测定各供试品对细胞增

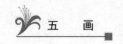

殖的影响。甘遂醇提物对 MCF-7 有较好的抑制作用，IC_{50} 为 $202\mu g/ml$；甘遂乙酸乙酯萃取物和环己烷萃取物对 MCF-7 有较好的抑制作用，IC_{50} 分别为 $552\mu g/ml$ 和 $378\mu g/ml$，仅在高浓度时对 A549 和 HepG-2 细胞增殖有抑制作用；甘遂水溶性组分高浓度时对 A549 细胞和 HepG-2 细胞增殖有促进作用。甘遂抑瘤成分可能存在于乙酸乙酯、环己烷萃取部位，促肿瘤生长成分可能存在于水溶性组分[13]。

2. 其他药理作用

(1)对内脏系统的作用

1)对心血管系统的影响：甘遂多糖具有降低过氧化脂质的生成、提高力竭游泳小鼠心肌线粒体超氧化物歧化酶(superoxide dismutase, SOD)、谷胱甘肽过氧化物酶(glutathione-peroxidase, GSH-Px)活性和肝糖原含量的功能，从而清除自由基，起到保护线粒体、抗疲劳作用[14]。

2)对消化系统的影响：大黄甘遂汤对四氯化碳导致的小鼠肝纤维化有明显的防治作用。光镜下高倍镜视野贮脂细胞密度，造模组明显高于其他三组($P<0.01$)。小鼠体重正常组明显高于其他三组($P<0.01$)。其机制可能是抑制了贮脂细胞的激活和转化，减少了成纤维细胞的生成[15]。

(2)抗病毒作用：甘遂大戟萜酯 A(Ⅰ)、13-十一酰基-3-(2,4-二甲基丁酰基)巨大戟萜酯(Ⅱ)、3-(癸-2,4-二烯酰基)巨大戟萜酯 A(Ⅲ)以及甘遂萜酯 A(Ⅳ)，对鸡新城疫病毒 F48 有显著的抑制作用。4 种化合物都显现一定的体内抗病毒活性，且随剂量增加而增强。3 种具有 4 环结构的巨大戟二萜醇类衍生物，其体内抗病毒活性呈现明显的构效关系，适当剂量下，C-13、C-20 有长链酰基的甘遂大戟萜酯 A 和 13-十一酰基-3-(2,4-二甲基丁酰基)巨大戟萜酯表现出较强的体内抗病毒活性，而 C-13、C-20 没有长链酰基的 3-(癸-2,4-二烯酰基)巨大戟萜酯 A 仅表现出弱的抗病毒活性。低浓度下，4 种二萜类化合物对淋巴细胞增殖有显著的增强作用[16]。

(3)对免疫系统的作用：甘遂粗制剂(100mg/kg)腹腔注射，可使小鼠脾细胞在体外由植物血凝素和刀豆蛋白 A 诱导的淋巴细胞转化抑制，能明显抑制鼠抗绵羊红细胞抗体诱导的迟发型超敏反应，甘遂对免疫系统有明显的抑制作用[17]。从甘遂中得到的 3-O-2,3-二甲基丁酰基-13-O-癸酰基巨大戟二萜醇能够抑制 IgE 引导的肥大细胞的活化作用[18]。

(4)抗氧化作用：甘遂有抗氧化和抗疲劳的作用，可以作为预防药物或辅助药物，提高抗氧化酶的活性，防止过量运动引起的脂质过氧化。长期口服从甘遂中得到的半乳糖和配糖物的衍生物，能够提高游泳小鼠 SOD 和 GSH-Px 的活性，同时降低脂质过氧化产物丙二醛(MDA)的作用[19]。

3. 毒性作用　甘遂注射液 5mg/kg 和 1mg/kg 剂量均有明显胚胎毒性，但对存活胎仔无致畸作用；致突变试验为阴性结果，包括小鼠骨髓细胞染色体畸形分析和基因突变试验。家兔连续给药 7 天(10mg/kg)，第 8 天处死病检，心肝肾有一定的中毒性组织学改变。生甘遂和醋甘遂醇提取物的 LD_{50} 为(24.64±6.57)mg/g、(106.35±15.88)mg/g；生甘遂醇提取物具有强烈刺激性，醋甘遂醇提取物刺激性显著降低；生甘遂水提取物与醋甘遂水提取物均不具备刺激性，与对照组相比差异无统计学意义[20]。

【临床应用】治疗其他疾病：

1. 治疗重症急性胰腺炎　应用甘遂治疗重症急性胰腺炎有确切疗效。结果：腹痛缓解时间，肠鸣音、血淀粉酶、尿淀粉酶、血白细胞计数恢复时间甘遂组与对照组比较，差异均有非常显著性意义($P<0.01$);2 组血清 TNF-α 及 IL-6 浓度分别比较,差异均有非常显著性意义($P<0.01$);2 组急性呼吸窘迫综合征、胰腺及胰周脓肿、胰腺假性囊肿发生率比较,差异有显著性或非常显著性意义($P<0.05,P<0.01$)[21]。

中药甘遂疗效明显优于单纯西药治疗及大黄辅助治疗。将 59 例重症急性胰腺炎病人随机分为对照组、大黄组和甘遂组。结果甘遂组病人腹部症状、体征的缓解时间和血、尿淀粉酶恢复时间及平均住院日较对照组和大黄组显著减少($P<0.01,P<0.05$)[22]。

2. 治疗肝硬化　甘遂敷脐配合 TDP 照射治疗肝硬化腹水疗效显著。100 例随机分为两组。治疗组和对照组有效率分别为 98.0% 和 74.5%,两组比较差异有统计学意义($P<0.05$)[23]。甘遂饼敷脐联合独参汤内服能迅速消除腹水,且未见明显不良反应[24]。

【不良反应】通常认为其毒性较强,临床使用剂量十分有限,过量则引起腹痛、腹泻,严重时会出现剧烈呕吐、血压下降、脱水和呼吸衰竭等症状。甘遂能刺激肠道,增加肠蠕动,对黏膜有较强的刺激作用,引起炎症、充血及蠕动增加,并有凝集、溶解红细胞及麻痹呼吸和血管运动中枢的作用。甘遂含有的大戟二萜醇类化合物有皮肤刺激作用[25]。

参考文献

[1] 李经纬,区永欣,邓铁涛,等. 中药大辞典. 北京:人民卫生出版社,1995:793-794.

[2] 俞发荣,石清芳,连秀珍,等. 猫儿眼植物酸对人 BEL-7402 细胞抑制作用的实验研究. 中国临床康复,2004,8(32):7234-7235.

[3] 俞发荣,冯书涛,连秀珍,等. 猫儿眼植物酸对人 SGC-7901 细胞增殖的影响及其机制探讨. 中国药理学通报,2005,21(6):742-745.

[4] 郑晓亮,刘雪莉,钱伯初. 植物提取物诱导肿瘤细胞凋亡机制研究进展. 中国药理学通报,2004,20(11):1201-1205.

[5] 张宏,肖文华,梁后杰. DNA 甲基变化与肿瘤. 肿瘤防治研究,2004,31(1):59-61.

[6] 俞发荣,冯书涛,连秀珍. 甘肃猫儿眼甲基酯类化合物对人 LGC-7910 细胞毒性作用. 中国临床康复,2006,10(43):147-149.

[7] 俞发荣,石清芳,连秀珍,等. 猫儿眼植物酸对人 HL-60 细胞抑制作用的机制. 中国临床康复,2004,8(35):8038-8039.

[8] 俞发荣,谢明仁,石军年. 甘肃猫儿眼多糖对 SMMC-7721 细胞毒性机制研究. 甘肃科学学报,2006,18(4):50-52.

[9] 俞发荣,石军年,连秀珍. 甘肃猫儿眼动物血清对人 SMMC-7721 细胞毒性作用机制的研究. 卫生职业教育,2007,25(6):128-129.

[10] 俞发荣,连秀珍. 甘肃猫儿眼提取物对 S180 瘤株毒性作用. 甘肃科技,2005,21(8):84-86.

[11] Lin J H,Ku Y R,Lin Y T,et al. Preparative Isolation and Gas Chrom at ography-mass Spectrometry Analys is of Triterpenoids in Kansui Radix. Journal of Food and Drug Analysis,2000,8(4):278-282.

[12] 郑晓亮,刘雪莉,钱伯初. 植物提取物诱导肿瘤细胞凋亡机制研究进展. 中国药理学通报,2004,20(11):1201-1205.

[13] 俞发荣,连秀珍. 甘肃猫儿眼提取物对人 LGC-7910 细胞毒性作用及机制. 甘肃科学学报,2005,17(4):26-28.

[14] 曹艳,周云云,宋成武,等. 甘遂醇提物及不同极性溶剂萃取物对肿瘤细胞增殖的影响. 医药导报,2010,29(11):1416-1418.

[15] 俞发荣,连秀珍,郭红云. 猫儿眼多糖对力竭运动小鼠心肌线粒体的保护作用. 中国临床康复,2006,10(11):65-67.

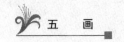

[16] 张翼,吕新生,李小荣,等.甘遂对重症急性胰腺炎患者血清 TNF-α、IL-6 水平的影响.医学临床研究,2006,23(7):1061-1062.

[17] 李燕,孙洁,孙立立,等.中药甘遂的研究进展.食品与药品,2010,12(9):363-365.

[18] 修彦凤,曹艳花,张永太.甘遂的药理作用研究进展.上海中医药杂志,2008,42(4):79-81.

[19] Satoshi N,Susumu K,Chisei R. 3-O-(2,3-Dimethylbutanoyl)-13-Odecanoylingenol from Euphorbia kansui Suppresses IgE-Mediated Mast Cell Activation. VoBiol PharmBull,2006,29(2):286-290.

[20] 张艳萍,邓毅,王昕,等.甘草与甘遂配伍对小鼠心肌组织损伤的实验研究.甘肃中医,2007,20(6):67-68.

[21] 刁义平.生甘遂和醋甘遂提取物急性毒性和刺激性实验研究.药物不良反应杂志,2007,9(4):243-246.

[22] 何军明,钟小生,仇成江,等.甘遂辅助治疗重症急性胰腺炎的临床观察.新中医,2011,43(2):39-41.

[23] 李小荣,汤辉焕,胡随瑜,等.甘遂、大黄辅助治疗重症急性胰腺炎的临床疗效研究.湖南中医学院学报,2003,23(1):46-49.

[24] 刘菊容,米绍平,向未,等.甘遂敷脐联合 TDP 照射治疗肝硬化腹水临床观察.实用中医药杂志,2012,28(9):756-757.

[25] 赵正孝,蔡光先,谢胜,等.甘遂饼敷脐联合独参汤内服治疗肝硬化大量腹水临床观察.中国中医急症,2010,19(3):388-389.

52. 石　见　穿

【来源】唇形科植物华鼠尾草 *Salvia chinensis* Benth. 的全草[1]。

【性味与归经】味辛、苦。性微寒,归肝、脾经[1]。

【功能与主治】活血化瘀;清热利湿;散结消肿。主月经不调;痛经;经闭;崩漏,便血;湿热黄疸;热毒血痢;淋痛;带下;风湿骨痛;瘰疬;疮肿;乳痈;带状疱疹;麻风;跌打伤肿[1]。

【化学成分】全草含齐墩果酸(oleanolic acid)、熊果酸(ursolic acid)、β-乳香脂酸(β-boswellic acid)、β-谷甾醇(β-sitosterol)、三十五烷(pentatriacontane)、丹参酚酸(salvianolic acid) B、D,异丹参酚酸(isosalvianolic acid)C,紫草酚酸(lithospermic acid),迷迭香酸(rosmarinic acid),咖啡酸(caffeic acid),原儿茶醛(protocater-chualdehyde)等[2]。

【药理作用】

1. 抗肿瘤作用

(1)齐墩果酸(OA)抗肿瘤作用:体外实验表明 OA 具有抗肿瘤作用,OA 可抑制肿瘤细胞生长。OA 有抗人肺癌细胞增殖和侵袭的作用,并可诱导细胞凋亡[3-5]。

(2)熊果酸(UA)抗肿瘤作用:研究发现 UA 具有抗诱变、抗促癌的作用,用 UA 对人结肠癌 HTC-15 细胞株进行处理,在 48 小时和 60 小时细胞数显著减少;细胞周期分析发现,细胞停滞在 G_0 期和 G_1 期,同时使 S 期的细胞数减少。UA 具有肿瘤逆转和抗侵袭的作用。另外,UA 还能够增强机体的免疫力,诱导小鼠休止期巨噬细胞释放 NO、TNF-α 增多,增强抗肿瘤活性[6-7]。

MTT 法考察 UA 对人肠癌细胞株 LoVo、人胃癌细胞株 BGC-823、MKN-45、人肺癌细胞株 A549、人乳腺癌细胞株 MCF-7 等 5 株实体瘤细胞株的体外增殖抑制作用,均具有较强的生长抑制作用,并呈现剂量依赖关系[8]。

(3)β-谷甾醇抗肿瘤作用:研究发现 β-谷甾醇对子宫颈癌细胞 SiHa 的活性表现出明显的抑制作用,且具有时间、剂量依赖关系,在 $20\mu mol/L$ 时能使 SiHa 细胞出现 S 期聚集、凋亡和坏死细胞增加,细胞形态和超微结构发生显著改变[9]。

(4)石见穿中多糖抗肿瘤作用:石见穿多糖能体外抑制人肝癌细胞 SMMC-7721 的增殖并能诱导其凋亡。研究表明,随着石见穿多糖剂量和浓度的增加,其对人肝癌细胞 SMMC-7721 的增殖抑制作用和凋亡率都显著增加[10-11]。

石见穿多糖对 SGC-7901 细胞的增殖具有明显的抑制作用,不同浓度石见穿多糖作用于 SGC-7901 细胞,抑制呈时间和剂量依赖性[12]。

石见穿多糖能抑制胃癌 MGC-803 细胞的迁移能力,其作用与抑制 MGC-803 细胞内的 IL-8 蛋白表达水平有关[13]。

(5)石见穿提取物的抗肿瘤作用:石见穿醇提取物对移植性肿瘤生长具有抑制作用。采用肝癌 H22 小鼠移植性肿瘤模型,计算抑瘤率,免疫组织化学方法检测各组肿瘤组织中 VEGF 的表达和微血管密度(microvessel density,MVD)。结果,石见穿提取物可显著降低肝癌 H22 小鼠移植性肿瘤组织中 VEGF 的表达和 MVD($P<0.01$)。按上述方法,观测抑瘤率、脾指数、胸腺指数、血清中 TNF-α 和 VEGF 的含量。与模型组比较,石见穿提取物中、低剂量组脾指数和胸腺指数升高,但差异无统计学意义;石见穿提取物各剂量组血清中 TNF-α 和 VEGF 含量下降。结果表明,其作用机制可能与下调细胞因子 VEGF 含量有关[14-15]。

石见穿提取物能促进药 SPC-A1 人肺腺癌细胞晚期凋亡,通过血清学的方法研究药物对 SPC-A1 人肺腺癌细胞生长和凋亡的影响,发现石见穿对 SPC-A1 人肺腺癌细胞有一定的抑制作用,且有作用时间越长抑制作用越明显的特点[16]。

石见穿水提取物对体内小鼠 S180 实体瘤有明显的抑制作用[17]。

(6)石见穿组方的抗肿瘤作用:研究发现以石见穿为主的七叶灵组方能诱导肿瘤细胞凋亡,抑制肿瘤生长,组方以 Lewis 肺癌荷瘤小鼠为模型,观察发现七叶灵方能延长荷瘤小鼠的生存时间,与化疗药物合用能抑制肿瘤的生长。此外,七叶灵方还能诱导裸鼠人肺腺癌 A549 移植瘤细胞的凋亡[18-19]。

2. 其他作用

(1)对内脏系统的影响

1)对心血管系统的影响:石见穿醇提取物在体外能够明显抑制人脐静脉内皮细胞(HU-VECs)增殖、迁移和小管形成,改变血管内皮细胞生物学行为[20]。

2)对消化系统的影响:石见穿总酚酸具有一定的抗肝纤维化作用。观察石见穿总酚酸对大鼠实验性肝纤维化的治疗,在治疗肝纤维化大鼠 30 天后,血清透明质酸(haluronic acid、HA),层黏连蛋白(laminin,LN)、Ⅲ型前胶原 N 端肽(PⅢNP)含量明显降低,肝组织病理损害明显减轻,胶原纤维明显减少,肝细胞坏死明显减轻,与未治疗组比较有显著性差异($P<0.05$)[21]。

研究甘草总黄酮与石见穿总酚酸联用对氧化应激的大鼠肝星状细胞 HSC-T6 的促凋亡作用。甘草总黄酮与石见穿总酚酸联合处理大鼠肝星状细胞 HSC-T6 后,细胞的增殖受到抑制,并促进大鼠肝星状细胞 HSC-T6 凋亡;细胞内线粒体膜电位下降,并且随着药物剂量的增加细胞内活性氧含量下降。因此,此作用可能与线粒体凋亡途径有关[22]。

3)对生殖系统的影响:石见穿能明显抑制子宫内膜异位症(endometriosis,EM)。研究表明,石见穿治疗大鼠异位内膜凋亡敏感性明显增强,且凋亡细胞分布广,其明显抑制异位内膜生长的作用可能是通过诱导异位内膜细胞凋亡的方式来实现的。此外,石见穿还能降低 EM 促卵泡生成素(follicle-stimulating hormone,FSH)、促黄体生成激素(lutropin,LH),使 EM

病灶细胞发生凋亡,病灶体积明显缩小或萎缩[23-26]。

(2)石见穿提取物对骨细胞增殖作用:石见穿 95％乙醇总提物在浓度 10^{-3} mg/ml、10^{-4} mg/ml、10^{-5} mg/ml 时和 10^{-3} mg/ml 乙酸乙酯萃取物具有极显著的促进细胞增殖作用($P<0.01$)。10^{-4} mg/ml 乙醇总提物和 10^{-3} mg/ml 乙酸乙酯萃取物显著促进成骨细胞 ALP 活性($P<0.05$)[27]。

(3)石见穿总酚酸的抗氧化作用:甘草总黄酮、石见穿总酚酸及其混合物具有较强的抗氧化作用,且有浓度依赖性[28]。

【临床应用】

1. 治疗肿瘤　采用石莲花汤用于直肠癌患者的治疗,取得一定疗效。将石见穿,中药七叶灵方合用化疗可提高晚期肺癌的生存率、中位生存期、近期疗效及生活质量[29-31]。

2. 治疗其他疾病

(1)治疗 EM:自拟内异消症汤,治疗 EM 40 例,其中加入石见穿 18g 以软坚散结,总有效率 92.5％。自拟内异方中加入石见穿,总有效率 82.8％[32-33]。

用石见穿 10g,加入丹参饮加味中,治疗子宫内膜异位性痛经 30 例,取得较好疗效。其中痊愈 13 例,占 43.3％;好转 10 例,占 33.3％,总有效率为 77.7％。且与丹那唑对比(总有效率 87.5％)无显著差异($P<0.05$),但在改善临床症状上如经期腹痛,乳房胀痛等方面优于丹那唑组,且没有出现胃肠道反应、痤疮、潮热、盗汗等类似服用丹那唑的副反应[34]。

(2)治疗乳腺增生:石见穿导入治疗乳腺增生,治疗组 90 例,治愈 89 例,有效 1 例。音乐配合石见穿煎剂外用治疗乳腺增生[35,36]。

(3)治疗盆腔炎:石见穿组方治疗盆腔炎,盆腔炎患者 80 例,总有效率为 93.75％[37]。

参 考 文 献

[1] 国家中医药管理局《中华本草》编委会.中华本草.19 卷.上海:上海科学技术出版社,1999:162-164.

[2] 宋立人,洪恂,丁旭亮,等.现代中药学大辞典.北京:人民卫生出版社,2001:568-569.

[3] Hsu H Y,Yang J J,Lin C C. Effect of oleanolic acid,ursolicacidon inhibiting tumor growth and enhancing the recovery of hematopoietic sysytem postirrediation in mice. Cancer Let,t 1997,(111):7-13.

[4] Oguro T,Klaassen C D. Inhibitory effect of oleanolic acid on 12-O-tetradecanoylphorbol-13acetate-indced gene expression in mouse skin. Toxicol Sc,1998,45:88-93.

[5] 黄炜,黄济群,张东方,等.五环三萜类化合物抗人肺癌细胞侵袭和诱导细胞凋亡的研究.中国肺癌杂志,2003,6(4):254-257.

[6] Li J,Guo W J,Yang Q Y. Effects of ursolic acid and oleanolicacid on human colon carcinom acell line HCT15. World J Gastroentero,2002,8(3):493-495.

[7] You H J,Choi C Y,K in J Y,et al. Ursolic acid enhances nitic oxide and tumor necrosis factor-alpha production via nuclear factor-kappa B activation in the resting macrophages. FEBS Let,2001,509(2):156-160.

[8] 钱晓萍,徐敬宣,林黎,等.中药石见穿提取物熊果酸体外抑制肿瘤细胞增殖的实验研究.现代肿瘤医学,2012,20(11):2244-2248.

[9] 王莉,杨永杰,归绥琪,等.掌叶半夏主要成分对子宫颈癌细胞生长的抑制作用.复旦学报(医学版),2009,36(6):675-680.

[10] 郑海音,徐伟,郑晓燕,等.石见穿多糖的提取及其对肝癌细胞增殖的抑制作用.中国中医药科技,2008,15(5):360.

[11] 郑海音,武一曼,林信富.流式细胞术检测石见穿多糖诱导的肝癌细胞凋亡率.福建中医学院学报,2009,19(3):20-21.

[12] 梁启超,刘爽,李荣辉,等.石见穿多糖的提取及抗肿瘤活性.光谱实验室,2013,30(3):1331-1334.

[13] 朱红岩,孙玉国,曲杰,等.石见穿多糖抑制人胃癌细胞系 MGC-803 细胞迁移及其机制的初步研究.中国医药导报,2012,9(32):5-7.

[14] 柳芳,刘建勋,任筠国,等.石见穿提取物通过阻断血管生成抑制肿瘤生长的研究.中国中药杂志,2012,37(9):1285-1288.

[15] 柳芳,刘建勋,李军梅,等.石见穿对肝癌 H22 荷瘤小鼠移植性肿瘤生长的影响.中国实验方剂学杂志,2012,18(12):225-227.

[16] 朱晏伟,高虹,姜维洁,等.五味活血化瘀中药对 SPC-A-1 细胞凋亡影响的研究.中医药学刊,2004,22(7):1268-1269.

[17] 庞声航,吕琳,曾翠琼,等.叶下珠等 3 种解毒类壮药材抗肿瘤体内筛选研究.四川中医,2007,25(3):47-48.

[18] 金长娟,沙慧芳.七叶灵对 Lewis 肺癌细胞荷瘤小鼠作用的初步观察.上海中医药大学学报,2002,16(2):54.

[19] 金长娟,沙慧芳,赵兰香,等.七叶灵方诱导裸鼠人肺腺癌 A549 移植瘤细胞凋亡的实验研究.中西医结合学报,2004,(4):285.

[20] 张善兰,钱晓萍,刘宝瑞,等.石见穿醇提取物对血管内皮细胞生物学行为的影响.2012,38(11):1257-1260.

[21] 李慧,郭雷,郑秋生.石见穿总酚酸对大鼠肝纤维化的治疗作用及其机制研究.时珍国医国药,2011,22(7):1600-1603.

[22] 郭雷,李慧,郑秋生.甘草总黄酮与石见穿总酚酸联用促肝星状细胞凋亡作用研究.中国中医药信息杂志,2011,18(2):43-46.

[23] 王梅,王秀霞.石见穿对大鼠子宫内膜异位症模型局部组织细胞凋亡的影响.中医药信息,2008,25(3):19-22.

[24] 王梅,于波,田颖,等.石见穿对大鼠子宫内膜异位症模型内分泌的影响,中医药学报,2006,34(2):55-57.

[25] 王梅,韦小芳,杨艳琪,等.石见穿对大鼠子宫内膜异位症模型形态及结构的影响.中医药学报,2006,34(1):18-22.

[26] 方凤奇,孙宇辉,朱凤全,等.石见穿对实验性子宫内膜异位症模型超微结构的影响.航空航天医药,2004,15(1):8-11.

[27] 王朝元,徐宗.石见穿萃取物对体外培养成骨细胞活性的影响.中南民族大学学报,2011,30(1):33-36.

[28] 李慧,刘婷,郭雷,等.甘草总黄酮和石见穿总酚酸复方抗氧化作用.中国医院药学杂志,2010,30(24):2053-2057.

[29] 周金兰.石莲花汤治疗直肠癌 2 例报告.江西医学院学报,2001,41(3):140.

[30] 金长娟,李蕾,崔清.中药七叶灵方结合化疗治疗晚期肺癌临床疗效观察.肿瘤防治杂志,2002,9(4):449-450.

[31] 张声生.专科专病名医临证经验丛书/脾胃病.北京:人民卫生出版社,2002:353.

[32] 高巍.活血散瘀法治疗子宫内膜异位症 40 例临床观察.中医杂志,2000,41(9):545.

[33] 奚嘉.内异方治疗子宫内膜异位症临床观察.山东中医杂志,2000,19(10):594.

[34] 李达.丹参饮加味治疗子宫内膜异位性痛经.现代中西医结合杂志,2001,10(4):347.

[35] 王又平,王辉.石见穿药物离子导入结合理疗治疗乳腺增生病临床观察.河北中医,2008,30(3):309-310.

[36] 王又平.音乐配合石见穿煎剂外用治疗乳腺增生 104 例.中国中医药,2013,11(15):37.

[37] 金家隆,金志亚.石见穿汤治疗慢性盆腔炎 80 例.浙江中医杂志,2000,(8):337.

53. 龙　　葵

【来源】为茄科植物龙葵 Solanum nigrum L. 的全草[1]。

【性味与归经】味苦、微甘,性寒。有小毒[2]。

【功能与主治】清热解毒,活血消肿。主疗疮,痈肿,丹毒,跌打扭伤,慢性气管炎,肾炎水肿[1]。

【化学成分】龙葵地上部分含澳洲茄碱(solasonine),澳洲茄边碱(solamargine),β-澳洲茄边碱(β-solamargine)。橙色果实中含 α-胡萝卜素(α-carotene),果实中还含有植物凝集素(lectin),澳洲茄胺(solasodine);N-甲基澳洲茄胺(N-methylso-lasodine);12β-羟基澳洲茄胺(12β-hydroxysolasodine);西红柿烯胺(tomatidenol);毛叶冬珊瑚碱(solanocapsine);替告皂苷元(tigogenin);26-O-(β-D-吡喃葡萄糖基)-22-甲氧基-25D,5α-呋甾烷-3β,26-二醇-3-O-β-石蒜四糖苷〔26-O-(β-D-glucopyranosyl)22-methoxy-25D,5α-furostan-3β,26-diol-3-O-β-lycotetraoside〕;去半乳糖替告皂苷(degalactotigonin);替告皂苷元四糖苷 SN-4(tigogenin tetraoside SN-4);SN-a,即澳洲茄胺;SN-b,即澳洲茄醇胺(solanaviol);SN-d,即 12β-羟基-26-去甲澳洲茄胺-26-羟酸(12β-hydroxy-26-norsolasodine-26-carboxylic acid);SN-e,即澳洲茄醇胺-3-β-茄三糖苷(solanaviol-3-β-solatrioside);SN-f,即 12β,27-二羟基澳洲茄胺-3-β-马铃薯三糖苷(12β,27-dihydroxy-solasodine-3-β-chacotrioside)。果实中尚含有 α-澳洲茄边碱(α-so-lamargine),α-澳洲茄碱(α-solasonine),乙酰胆碱(acetylcho-line)。果实中的脂肪和生物碱含量在成熟期间逐渐增加,如澳洲茄胺不成熟时占 4%～5%,成熟后占 5%～6%,但茄啶(solanidine)在果实不成熟时含有,成熟后却消失了。种子油中含有胆甾醇(cholesterol)。从根茎中分得龙葵皂苷(ut-troside)A、B,龙葵螺苷(uttronin)A、B[1]。

叶中含槲皮素-3-O-(2Cal-α-鼠李糖基)-β-葡萄糖基(1→6)-β-半乳糖苷〔quercetin-3-O-(2Cal-α-rhamnosyl)-β-glucosyl(1→6)-β-galactoside〕,槲皮素-3-O-α-鼠李糖基(1→2)-β-半乳糖苷〔quercetin-3-O-α-rhamnosyl(1→2)-β-galactoside〕,槲皮素-3-β-葡萄糖基(1→6)-β-半乳糖苷〔quercetin-3-β-glucosyl(1→6)-β-galactoside〕,槲皮素-3-龙胆二糖苷(quercetin-3-gentiobioside),槲皮素-3-半乳糖苷(quercetin-3-galactoside),槲皮素-3-葡萄糖苷(quercetin-3-glucoside)。此外,还含有 23-O-乙酰基-12β-羟基澳洲茄胺(23-O-acetyl-12β-hydroxysolasodine)[1]。

【药理作用】

1. 抗肿瘤作用

(1)茄碱的抗肿瘤作用:茄碱对荷瘤小鼠红细胞免疫具有一定的影响。茄碱可增强 S180 与 H22 荷瘤小鼠红细胞免疫黏附肿瘤细胞的能力,从而增强红细胞免疫功能来进一步激活整个机体免疫系统。另有研究茄碱对 S180 小鼠红细胞膜唾液酸和封闭度的影响,结果表明,茄碱可能是通过增加红细胞表面的唾液酸水平和封闭度水平来达到抗肿瘤的作用[3,4]。

抗肿瘤实验研究表明,茄碱可剂量依赖性地降低荷瘤小鼠肿瘤细胞膜唾液酸水平和肿瘤细胞膜封闭度。茄碱可显著抑制 S180 与 H22 荷瘤小鼠肿瘤细胞膜 Na^+,K^+-ATPase 及 Ca^{2+},Mg^{2+}-ATPase 的活性。茄碱对肿瘤细胞膜 Na^+,K^+-ATPase 及 Ca^{2+},Mg^{2+}-ATPase 的抑制作用使肿瘤细胞的异常增生受阻,使其细胞代谢的能量不足,无法进行细胞增殖,从而发挥抗肿瘤作用。另有研究,茄碱对荷瘤小鼠肿瘤细胞 RNA 和 DNA 均有降低作用[5-10]。

体外抗肿瘤实验研究表明,经茄碱作用后,肝癌细胞株 SMMC-7721、胃癌细胞株 NKM-

45 的 ATP 含量明显下降,与 5-氟尿嘧啶无明显差异,提示茄碱能够抑制 SMMC-7721、NKM45 细胞的增殖。茄碱对 HepG-2 人肝癌细胞 N-乙酰基转移酶(N-acetyltransferase, NAT)酶动力学常数的研究表明,茄碱是 HepG-2 人肝癌细胞 NAT 酶 2-AF 底物的非竞争性抑制剂,通过抑制 HepG-2 细胞 NAT 活性发挥细胞毒作用。茄碱能够引起 HepG-2 细胞膜电位降低,PT 孔道开放。PT 孔道的开放导致细胞内 Ca^{2+} 被动转运,使细胞内[Ca^{2+}]升高,下调 Bcl-2 蛋白表达,上调 Bax 蛋白表达,进而降低 Bcl-2/Bax 比值,激活 Caspase-3 蛋白,诱导 HepG-2 细胞凋亡的发生。茄碱可通过诱导 HepG-2 细胞凋亡达到抗肿瘤作用,调控还原谷胱甘肽和活性氧氧化还原体系,损伤线粒体超微结构诱导 HepG-2 细胞凋亡,还可以诱导人宫颈癌细胞 HeLa 凋亡,降低环氧合酶-2 的表达水平[11-22]。

茄碱能够抑制胰腺癌细胞 Panc-1 的增殖,且此抑制作用具有时间和浓度依赖性。倒置显微镜观察发现,随着茄碱浓度增加和作用时间延长,Panc-1 细胞表现出典型的凋亡形态改变;CCK-8 比色法发现,随着茄碱浓度增加和作用时间延长,对 Panc-1 细胞的增殖抑制作用逐渐增强;流式细胞术检测发现,Panc-1 细胞的凋亡率随着茄碱浓度增加而逐渐增加。

龙葵生物碱对肺癌细胞 A549 有抑制作用。以 MTT 法考察龙葵生物碱不同浓度对人肺癌 A549 的影响。结果,龙葵生物碱提取物对人肺癌 A549 细胞株,具有显著的细胞增殖抑制作用,且呈剂量依赖关系,并可使肿瘤细胞形态发生显著变化[23,24]。

茄碱可以通过线粒体途径诱导 Du145 及 LNCaP 细胞凋亡的发生,能将两种细胞的细胞周期阻滞在 S 期,产生抑制细胞增殖的作用。另有研究发现茄碱可以提高 Caspase-3 在肿瘤细胞中的含量及活性。许多癌基因和抑癌基因如 Bcl-2、p53、C-myc 等均参与细胞凋亡的调控。Bcl-2 在多种肿瘤中均有异常表达,是一种抗凋亡基因,在肿瘤的发生、发展及抗药性产生中发挥作用。p53 基因为抑癌基因,Bcl-2 的转录受 p53 基因的调控,如果 p53 基因表达提高,则 Bcl-2 的表达被抑制,从而导致肿瘤细胞凋亡增加[25-28]。

(2)龙葵多糖的抗肿瘤作用:对荷瘤小鼠灌胃龙葵多糖,其血清中 IFN-γ 含量显著增加,而 IL-4 含量显著降低,这使得荷瘤小鼠体内 Th1/Th2 向 Th1 亚群方向转移,激活免疫细胞产生快速免疫应答,产生抗肿瘤作用。MTT 试验结果进一步表明,龙葵多糖剂量为 1mg/ml 时并无体外抗肿瘤作用。由此可知,龙葵多糖对肿瘤的抑制作用可能是通过机体中免疫因子激活而实现的。有研究表明,龙葵糖蛋白抗肿瘤可能是通过阻断 NF-κB 通路来实现的。还有研究表明龙葵在抑制抗凋亡通路的同时,还能通过激活细胞凋亡终末剪切蛋白酶 Caspase 级联反应来促进细胞凋亡。在 HT-29 结肠癌细胞株中加入龙葵糖蛋白培养后,其中线粒体细胞色素 C,Caspase-3 和 Caspase-9 的酶原片断及多聚聚合酶 PARP 蛋白增多,而细胞内 ROS 的数量没有明显的改变,因此认为 Caspase 活化级联与 ROS 无关[29-32]。

龙葵多糖能显著抑制 MGC-803 细胞的增殖,并具有时间及浓度依赖性。阻止胃癌细胞由 G_1 期进入 S 期、阻滞细胞周期进程[33]。

龙葵多糖具有抑制腹水型肿瘤小鼠荷宫颈癌(U14)生长、延长荷瘤小鼠存活时间的作用,推测该多糖可能是通过激活机体内免疫系统的活动,进而调节细胞因子的分泌而发挥其抗肿瘤作用。龙葵多糖体内有显著抑制 U14 细胞生长的作用,并且能够显著延长荷瘤小鼠的生命周期。细胞因子检测结果表明,龙葵多糖可显著增加荷瘤小鼠血清 IFN-γ 水平,显著降低血清中 IL-4 水平[34]。

低能量激光照射联合龙葵多糖能增强机体免疫功能,抑制荷肝癌小鼠肿瘤的生长。低能量激光照射联合龙葵多糖对荷肝癌小鼠的抑瘤率及脾指数增加,外周血 CD+、CD19+、CD4+/

CD86$^+$、CD16$^+$32$^+$值显著增加。另有研究表明,两者联合能抑制瘤组织血管 VEGF mRNA 表达,显著下调细胞增殖抗原 Ki67 的表达,从而减少肿瘤血管生成,抑制肿瘤细胞的增殖。另有研究从龙葵中分离出 2 个糖蛋白,并证实了其对乳腺癌 MCF-7 细胞的细胞毒效应和抗氧化作用[35-37]。

(3)龙葵水提取物的抗肿瘤作用:龙葵可以抑制 RKO 细胞增殖,降低 RKO 细胞黏附、移动及侵袭能力。不同浓度龙葵作用 RKO 细胞,CCK-8(Cell Counting Kit-8,CCK-8)法检测龙葵对 RKO 细胞增殖作用,CytoSelect TM48-Well Cell Adhesion Assay 检测 RKO 细胞与基质黏附能力,划痕实验检测 RKO 细胞移动能力,CytoSelect TM24-Well Cell Invasion Assay 检测 RKO 侵袭能力。结果,终浓度 400~1600μg/ml 龙葵可以显著抑制 RKO 细胞增殖,终浓度 100~400μg/ml 龙葵可以抑制 RKO 细胞黏附、移动及侵袭能力[38]。

(4)龙葵醇提取物的抗肿瘤作用:龙葵正丁醇萃取物对小鼠 H22 肝癌移植瘤的生长具有一定的抑制作用,以中剂量效果最佳,其机理可能与改善荷瘤机体细胞因子异常,调节机体免疫功能有关。龙葵 90％醇提取物对荷瘤 H22 小鼠生存时间及 S180 肿瘤有明显抑制作用[39,40]。

以 MTT 法及倒置显微镜考察龙葵正丁醇提取物体外抗瘤活性,结果龙葵正丁醇提取物对人肝癌细胞株 SMMC-7721、HepG-2 和人胃癌细胞株 MGC-803 增殖均有较显著的抑制作用,且呈剂量依赖关系,并可使肿瘤细胞株的细胞形态发生显著变化,引起细胞株的凋亡或坏死[41]。

龙葵正丁醇提取物能显著诱导肝癌细胞 SMMC-7721 凋亡,上调 Caspase-3 蛋白表达,改变细胞周期可能是其诱导凋亡的机制之一。采用 MTT 法测定细胞增殖抑制率,普通光学显微镜、荧光显微镜观察细胞形态变化及细胞凋亡,流式细胞仪分析细胞周期变化,比色法检测细胞内 Caspase-3 活性改变。结果显示,龙葵正丁醇提取物对 SMMC-7721 细胞有明显的生长抑制作用,并呈现剂量依赖性[42]。

(5)龙葵氯仿提取物的抗肿瘤作用:龙葵氯仿提取物可诱导 A549 细胞凋亡并呈剂量依赖性;诱导肿瘤细胞凋亡和坏死可能是龙葵氯仿提取物抑制肿瘤细胞增殖的主要作用机制之一。设龙葵氯仿提取物低、中、高三个剂量组和空白对照组,运用流式细胞术观察其结果。结果显示,与空白对照组比较,不同剂量的龙葵氯仿提取物作用于 A549 细胞 24 小时后,早期凋亡细胞百分比依次增至 4.6％、16.8％和 23.6％;晚期凋亡细胞及坏死细胞百分比依次增至 1.1％、1.1％和 28.9％。其中龙葵提取物高剂量组,早期凋亡细胞比例和晚期凋亡细胞及坏死细胞比例均明显高于空白对照组($P<0.01$)[43]。

(6)复方龙葵胶囊的抗肿瘤作用:复方龙葵胶囊具有良好的抗肿瘤作用。采用肉瘤 S180 和肝癌 HepA 两种移植瘤模型,进行抑制肿瘤的实验,流式细胞仪检测 S180 肿瘤细胞增殖周期。结果复方龙葵胶囊对 S180 肉瘤的抑制率大于 20％,对 HepA 肝癌小鼠的生命延长率大于 40％,可促进 S180 肿瘤细胞凋亡,使细胞周期阻滞于 G_0/G_1 期,减少增殖细胞在 S 期的分布[44]。

复方龙葵胶囊对 2-乙酰氨基芴(2-AFF)诱导的大鼠肝癌模型,具有明显的护肝作用,能显著降低肝脏指数及血清 ALT、AST 水平,并对肝组织病理损伤有所改善[45]。

(7)龙葵浓缩果汁的抗肿瘤作用:龙葵浓缩果汁能提高 S180 荷瘤小鼠免疫功能。结果表明,龙葵浓缩果汁呈量效性地明显提高模型小鼠脾脏和胸腺重量,减轻模型小鼠体内肿瘤的重量,从而起到抗肿瘤作用[46]。

2. 其他药理作用

(1)对中枢神经系统的影响:龙葵水煎剂具有镇痛作用。采用热板法致痛,观察高、中、低剂量龙葵水煎剂对小鼠的镇痛作用。结果各组给药前痛阈值比较,差异均无统计学意义($P>0.05$),哌替啶溶液组及高、中、低剂量龙葵水煎剂组给药后 15 分钟、30 分钟、60 分钟与生理盐水对照组相同时点比较差异均有统计学意义($P<0.01$)。给药后 15 分钟、30 分钟、60 分钟与自身给药前比较,生理盐水对照组差异无统计学意义($P>0.05$),其余各组差异均有统计学意义($P<0.01$)[47]。

(2)对心血管系统的影响:①强心作用:茄碱 0.15~3.25mg/kg 能增加小鼠心收缩的振幅而不影响心率。茄碱对电刺激离体蛙心室活动有正性肌力作用,其效力约等于毒毛花苷,而其苷元的效力约为 1/5,高浓度可致收缩期停止[48]。②降压作用:茄碱静脉注射 2mg/kg 可使麻醉兔血压降低[48]。

(3)升血糖作用:茄碱 5~30mg/kg 可使正常大鼠血糖升高,明显降低对葡萄糖的耐量,此作用只有腹腔注射给药时才出现,其他给药途径无作用,而且还有性别差异存在[48]。

(4)抗病原微生物作用:

1)抗细菌作用:采用微孔板法和稀释法研究龙葵果不同极性提取物对变异链球菌(Streptococcus mutans)和大肠杆菌(Escherichia coli)的体外抑菌作用。结果显示龙葵果乙醇和水提取物对变异链球菌的生长有一定抑制作用;乙酸乙酯、正丁醇、乙醇及水提取物对变异链球菌生物膜形成有一定的抑制作用;氯仿、乙酸乙酯提取物对大肠杆菌生物膜形成有不同程度的抑制作用,浓度为 1.0mg/ml 时,抑制率分别为 89.24%、80.27%[49]。

龙葵果水提取物对供试菌金黄色葡萄球菌、铜绿假单胞菌、大肠杆菌和白念珠菌均有一定程度的抑制作用[50,51]。

2)抗真菌作用:茄碱有较强的抗菌作用,对黑曲霉、白假丝酵母及其他真菌有抑制生长的作用[48]。

(5)对免疫系统的影响:高剂量龙葵浓缩汁能明显增加小鼠的抗体生成细胞数,增强小鼠 NK 细胞的活性;而龙葵浓缩汁对小鼠巨噬细胞吞噬功能及对 ConA 诱导的小鼠淋巴细胞转化的能力无影响[52]。

茄碱 0.1mg/kg 能抑制豚鼠对马血清的过敏反应,对豚鼠 1,4-二硝基苯所致皮肤迟发型超敏反应,茄碱也有抑制作用[48]。

3. 毒性作用　茄碱毒性较大,在食用植物(如马铃薯)中茄碱含量超过 0.02%,对人有毒。小鼠腹腔注射的 LD_{50} 为 42mg/kg,而灌服 1000mg/kg 未见毒性。大鼠腹腔注射的 LD_{50} 为 67mg/kg 与 75mg/kg,灌胃为 590mg/kg。兔灌服基本无毒。中毒动物大部分在 24 小时内死亡,毒性表现主要为眼周、鼻腔及口腔的出血及血性腹水、胸腔积液。兔腹腔注射茄碱 20mg/kg 可致死;静脉注射 10mg/kg,在 2 分钟内死亡。慢性毒性试验表明,茄碱无蓄积性。茄碱对胃肠道黏膜有强烈刺激性。口服茄碱 200mg(约 2.8mg/kg)有过敏、嗜睡、颈项发痒、呼吸困难等症状,大剂量可致呕吐、腹泻。茄碱苷元龙葵胺小鼠腹腔注射 500mg/kg 无毒。妊娠大鼠饲喂茄碱 30~40mg/kg 后,其产仔大多在生后 3 日内死亡。茄碱注入受精蛋的卵黄囊中,可使孵化率降低至约 29%,对鸡胚的 LD_{50} 为 18.8mg/kg。小鼠孕期不同时间内每日腹腔注射茄碱 5~20mg/kg,仅见流产、胚胎吸收等胚胎毒害作用,未见致畸。有人报道茄碱对雄性小鼠具有睾丸毒性作用[53-56]。

采用流式细胞仪分析茄碱对小鼠骨髓细胞周期的影响,采用微核试验技术观察茄碱对小鼠骨髓细胞微核变化的影响,按照改良的小鼠精子畸形实验方法,进行精子畸形试验,观察雄性小鼠精子畸形率的变化。结果,流式细胞仪检测到茄碱对小鼠骨髓细胞周期的结果表明,G_0/G_1 期细胞比率随剂量增加而不断升高,S 期和 G_2/M 期比率均有下降,细胞被阻滞在 G_0/G_1 期,影响 DNA 的合成,进而影响 G_2/M 期,使进入这一期细胞数减少。微核发生率和精子畸形率随剂量增高而逐渐增加。经统计学处理,高中低剂量组与阴性对照组均有统计学意义($P<0.05$)[57]。

茄碱可明显造成小鼠骨髓细胞损伤。对雄性小鼠以 1/8 LD_{50}:5.25mg/kg、1/4 LD_{50}:10.5mg/kg、1/2 LD_{50}:21mg/kg 进行腹腔注射茄碱两周后,采用单细胞凝胶电泳实验检测茄碱对小鼠骨髓细胞的损伤;利用流式细胞仪检测到茄碱对小鼠细胞周期的影响。实验结果表明,茄碱使 DNA 的断裂程度严重,显示出茄碱可明显造成小鼠骨髓细胞损伤[58]。

【药代动力学研究】同位素示踪试验表明,茄碱口服后大部分在胃肠道水解为毒性较低的龙葵胺,后者自胃肠道吸收很少而迅速排出,24 小时粪便和尿中排出量分别为给药量的 72% 与 6%。茄碱腹腔注射较易吸收,吸收后,以肝、肾、脾含量最高,24 小时尿和粪便中排出的总量仅为给药量的 34%。茄碱的代谢产物除完全水解物龙葵胺外,还至少有两种极性介于茄碱与龙葵胺之间的不完全水解物[59]。

【临床应用】

1. 治疗肿瘤

(1)治疗肝癌:龙葵补肾合剂对晚期肝癌具有提高生活质量,减少并发症和毒副作用疗效[60]。

龙葵合剂联合最佳支持治疗晚期原发性肝癌患者,可改善患者临床症状、肝功能、免疫功能,有效提高患者生活质量[61]。

龙葵片对原发性肝癌有明显的治疗作用。治疗组在恢复肝细胞功能、提高中位生存期均有重要作用,其有效率为 80.5%,明显优于对照组($P<0.05$)[62]。

(2)治疗肠癌:龙葵合剂联合化疗可以减轻中晚期大肠癌化疗的毒副作用,改善免疫功能,维持患者较好的生活质量,提高疗效[63]。

(3)治疗肺癌:口服龙葵葶苈汤同时胸腔内灌注顺铂治疗肺癌引起胸腔积液 55 例。结果表明,观察组治疗总有效率为 87%、癌细胞转阴率为 91.3%,均明显优于对照组(仅给予顺铂治疗,$P<0.01$),同时能明显改善患者胸痛、呼吸困难等临床症状。以同样的治疗方法治疗肺癌癌性胸腔积液 22 例,临床疗效显示治疗组胸腔积液控制总有效率和癌细胞转阴率分别达 87.0% 和 92%,同时能明显改善胸痛、呼吸困难等临床症状,并能提高卡氏(KPS)评分[64,65]。

(4)治疗鼻咽癌:龙葵组方具有清热解毒、消肿排脓、凉血止血之功效,适用于治疗鼻咽癌[66]。

2. 治疗其他疾病

(1)治疗高血压:复方龙葵降压胶囊配合非洛地平缓释片治疗阴虚阳亢型高血压疗效优于单用非洛地平缓释片[67]。

龙葵降压汤治疗阴虚阳亢型高血压病 57 例。结果显示,治疗组显效 27 例,有效 25 例,无效 5 例,总有效率 91.23%;对照组显效 23 例,有效 20 例,无效 12 例,总有效率 78.18%。2 组降压总有效率比较,治疗组优于对照组($P<0.05$)[68]。

复方龙葵胶囊治疗高血压合并失眠副作用小,疗效显著。124 例高血压病患者分为治疗组和对照组,治疗组在服用常规降压西药的基础上加服复方龙葵胶囊,观察其治疗前后血压变化和睡眠情况。结果治疗组降压疗效明显优于对照组($P<0.05$),临床改善睡眠质量的疗效比较治疗组总有效率 87.1%,对照组总有效率 74.2%($P<0.05$)[69]。

(2)治疗肝损伤:龙葵对 CCl_4 所致小鼠急性肝损伤有明显的保护作用[70]。

(3)治疗乙型肝炎:龙葵清肝汤配合干扰素、拉米夫定对慢性乙型病毒性肝炎患者的疗效优于单纯使用干扰素、拉米夫定方法[71]。

(4)治疗肾炎:龙葵提取物可使小牛血清白蛋白所致大鼠实验性肾炎 24 小时尿蛋白排出明显减少,血清尿素氮及血清肌酐含量显著降低,大鼠肾小管内的蛋白管型大小和数量明显减少[72]。

(5)治疗前列腺炎:龙葵栓治疗慢性前列腺炎,总有效率 91.5%[73]。

龙葵栓外用为主治疗慢性细菌性前列腺炎。治愈率、显效率、总有效率均有显著差异($P<0.001,P<0.01$)[74]。

参考文献

[1] 国家中医药管理局《中华本草》编委会. 中华本草. 19 卷. 上海:上海科学技术出版社,1999:309-311.

[2] 李经纬,邓铁涛. 中医大辞典. 北京:人民卫生出版社,1995,390.

[3] 季宇彬,万梅绪,高世勇,等. 龙葵碱对荷瘤小鼠红细胞免疫功能的影响. 中草药,2007,38(3):412-414.

[4] 季宇彬,万梅绪,高世勇,等. 龙葵碱对 S_{180} 小鼠红细胞膜唾液酸和封闭度的影响. 中草药,2006,37(7):1052-1053.

[5] 安磊,唐劲天,刘新民,等. 龙葵抗肿瘤作用机制研究进展. 中国中药杂志,2006,31(15):1225-1226.

[6] 季宇彬,王胜惠,高世勇,等. 龙葵碱对 H_{22} 荷瘤小鼠细胞膜流动性和膜蛋白水平的影响. 中草药,2005,36(2):239-241.

[7] 季宇彬,王胜惠,高世勇,等. 龙葵碱对 H_{22} 荷瘤小鼠肿瘤细胞膜唾液酸和封闭度的影响. 中草药,2005,36(1):79-81.

[8] 季宇彬,王宏亮,高世勇. 龙葵碱对肿瘤细胞膜 ATP 酶活性的影响. 哈尔滨商业大学学报(自然科学版),2005,21(2):127-129.

[9] 季宇彬,高世勇,王宏亮,等. 龙葵总碱对肿瘤细胞膜钠泵及钙泵活性影响的研究. 世界科学技术-中医药现代化,2006,8(4):40-43.

[10] 季宇彬,王宏亮,高世勇. 龙葵碱对荷瘤小鼠肿瘤细胞 DNA 和 RNA 的影响. 中草药,2005,36(8):1200-1202.

[11] 湛学军,徐燕萍,谢大泽,等. 发光法分析技术莪术油等中药对肝、胃癌细胞增殖活性抑制作用的实验研究. 中国肿瘤临床,2007,34(1):30-33.

[12] 季宇彬,高世勇,汲晨峰,等. 龙葵碱对 HepG-2 人肝癌细胞 NAT 酶动力学常数的影响. 中国药理学通报,2008,24(9):1187-1191.

[13] 高世勇,季宇彬. 龙葵碱对人肝癌 HepG-2 细胞 N-乙酰基转移酶活性的影响. 中草药,2008,39(11):1688-1691.

[14] 高世勇,季宇彬. 龙葵碱对 HepG-2 细胞线粒体膜电位及细胞内$[Ca^{2+}]_i$ 的影响. 中国药理通讯,2007,24(3):11-13.

[15] Gao SY,Wang QJ,Ji YB. Effect of solanine on the membrane potential of mitochondria in HepG-2 cells and$[Ca^{2+}]_i$ in the cells. World J Gastroenterol,2006,12(21):3359-3367.

[16] 高世勇,王秋娟,季宇彬. 龙葵碱对 HepG-2 细胞内 Caspase-3 及 Bcl-2 蛋白含量的影响. 中国天然药物,

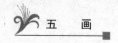

2006,4(3):224-229.

[17] 高世勇,徐丽丽,季宇彬.龙葵碱调控 Bcl-2 与 Bax 蛋白表达及 Caspase-3 活性诱导 HepG-2 细胞的凋亡的研究.中草药,2009,40(10):1607-1612.

[18] 季宇彬,徐丽丽,高世勇.龙葵碱对 HepG-2 细胞磷脂酰丝酸及断裂 DNA 研究.哈尔滨商业大学学报,2008,24(3):269-273.

[19] 高世勇,徐丽丽,季宇彬.龙葵碱调控还原谷胱甘肽和活性氧氧化还原体系损伤线粒体超微结构诱导HepG-2 细胞凋亡.中草药,2009,40(11):1779-1784.

[20] 高世勇,邹翔,汲晨峰,等.龙葵碱诱导 HepG-2 细胞凋亡的观察.哈尔滨商业大学学报,2007,23(6):645-650.

[21] 季宇彬,高世勇.龙葵碱诱导 HepG-2 细胞凋亡的线粒体通路研究.中国药学杂志,2008,43(4):272-275.

[22] 房昭,杨爱莲,高福云,等.龙葵碱诱导人宫颈癌细胞 HeLa 凋亡的体外实验研究.华西药学杂志,2010,25(3):267-268.

[23] 王英秀,孙洪伟,杨龙龙.龙葵碱诱导胰腺癌细胞 Panc-1 凋亡的实验研究.肝胆胰外科杂志,2012,24(5):411-414.

[24] 黄越燕,朱琦峰,周燕.龙葵生物碱体外抑制肿瘤细胞增殖作用的实验研究.亚太传统医药,2012,8(9):31-33

[25] 李志雄,梁蔚波,唐晖.龙葵碱对前列腺癌 LNCaP 及 Du145 细胞系的作用及机制.广东医学,2013,34(8):1153-1156

[26] Sei Jung Lee, Kye Taek Lim. 150kD a glycoprotein isolated from Solanum nigrum Linne stimulates Caspase-3 activation and reduces inducible nitric oxide production in HCT-116 cells. Toxicology in Vitro, 2006,20:1088-1097.

[27] Thomp son C B. Apoptosis in the pathogenesis and treatment of disease. Science,1995,267:1456-1462.

[28] Sell C,Baserga R,Rubin R. Insulin-like grow th factor(IGF-1)and the IGF-1 Receptor prevent etoposide-induced apop to sis. Cancer Res,1995,55:303-306.

[29] Ooi V E, Liu F. Immunomodulation and anti-cancer activity of polysaccharide-protein complexes. Curr Med Chem,2000,7(7):715-729.

[30] Heo K S,Lin K T. Glucoprotein isolated from Solanum nigrum L. modulates the apoptotic-related MCF-7 cells. H Med Food,2005,8(1):69-77.

[31] Lim K T. Glycoprotein isolated from Slanum nigrum L. kills HT-29 cslls through apoptosis. Med Food, 2005,8(2):210-226.

[32] Lee SJ,Ko J H,Lim K T. Glycine and praline-rich glycoprotein isolated from Solanum nigrum Linne activates Caspase-3 through cytochrome c in HT-29 cells. Oncol Rep,2005,14(3):789-796.

[33] 常乐,刘艺.龙葵多糖对人胃癌 MGC-803 细胞增殖的影响.牡丹江医学院学报,2012,33(4):24-26.

[34] 李健,韩增胜,李青旺.龙葵多糖抗肿瘤和免疫调节作用的研究.安徽农业科学,2008,36(33):14589-14590.

[35] 聂巧珍,韩伊林,苏秀兰,等.激光照射联合龙葵多糖对荷肝癌小鼠免疫细胞的影响.内蒙古中医药,2007,26(9):38-39.

[36] 聂巧珍,韩伊林,苏秀兰.激光照射联合龙葵多糖对荷瘤小鼠肿瘤增殖的影响.内蒙古中医药,2007,(10):37.

[37] Lee S J,Lim K T. Antioxidative effect of glycoproteinisolatedfrom Solanum nigrum Linne on oxygen radicals and its cytoto-xic effects on the MCF-7 cell. J FoodSci,2003,68(2):466.

[38] 胡兵,安红梅,沈克平,等.龙葵对人结肠癌 RKO 细胞粘附、移动和侵袭的影响.中药材,2013,36(6):958-961.

[39] 陈培丰,潘磊,高聚伟,等.龙葵正丁醇萃取物对肝癌 H22 荷瘤小鼠的抑瘤作用及其免疫功能的影响.中

国中医药科技,2013,20(2):141-142.

[40] 王胜惠,从云峰,梁明,等.龙葵90%醇提取物对荷瘤肝癌小鼠生存时间及肉瘤瘤重影响.黑龙江医学,2005,29(6):421-422.

[41] 高思国,李冠业,丁霞.龙葵正丁醇提取物体外抗肿瘤活性的研究.江苏中医药,2010,42(11):76.

[42] 李敏,高思国,丁霞.龙葵正丁醇提取物诱导人肝癌细胞SMMC-7721凋亡的研究.中药材,2012,35(10):1657-1660.

[43] 高聚伟,潘磊,陈培丰.龙葵氯仿提取物对人肺腺癌A549细胞凋亡的影响.浙江中西医结合杂志,2013,23(5):342-344.

[44] 顾锦华,张伟,李锋.复方龙葵胶囊抗肿瘤作用及其对肿瘤细胞周期分布的影响.时珍国医国药,2006,17(12):2463-2464.

[45] 王玉琴,张伟,李锋,等.复方龙葵胶囊对2-乙酰氨基芴诱导大鼠肝癌的影响.中国交通医学杂志,2006,20(2):131.

[46] 赖亚辉,刘良,董莉萍.龙葵浓缩果汁对S180荷瘤小鼠的抑瘤效应.中国预防医学杂志,2005,6(1):28.

[47] 严珂,周细根,罗勇,等.龙葵水煎剂对小鼠的镇痛作用.实用临床医学(江西),2012,13(8):15-16.

[48] 季宇彬.天然药物有效成分药理与应用.北京:科学出版社,2007,478-479.

[49] 王春霞,田莉.田树革龙葵果提取物的体外抑菌效果.湖北农业科学,2012,51(17):3748-3750.

[50] 朱明,薛志琴,宫海燕,等.维吾尔药龙葵果提取物的抑菌实验研究.中国民族民间医药杂志,2009,18(22):21-22.

[51] 赵锦慧,盛东峰,张永亮,等.龙葵水提物对2种常见致病菌的抑制作用研究.周口师范学院学报,2013,30(2):73-75.

[52] 李咏梅,王冰梅,艾金霞.龙葵浓缩汁对小鼠细胞免疫功能的影响.北华大学学报(自然科学版),2005,6(3):231-233.

[53] 季宇彬,吴盼,朗朗.龙葵碱对小鼠睾丸生殖细胞线粒体损伤的研究.药物评价研究,2009,32(2):117-120.

[54] 季宇彬,吴盼,朗朗.龙葵碱的毒理学研究进展.中草药,2009,40(1):29-31.

[55] 王秋平,朗朗,季宇彬.龙葵碱对雄性小鼠睾丸毒性的初步研究.食品与药品,2009,11(11):10-13.

[56] 王秋平,朗朗,高世勇,等.龙葵碱对雄性小鼠睾丸支持细胞毒性的初步研究.中草药,2009,40:208-210.

[57] 季宇彬,王斌,郎朗.龙葵碱对雄性小鼠遗传毒性实验研究.2008年中国药学会学术年会暨第八届中国药师周,石家庄,2008:268.

[58] 季宇彬,吴盼,朗朗,等.龙葵碱的毒理学研究和安全评价.中国毒理学会管理毒理学专业委员会学术研讨会暨换届大会,北京,2009:46.

[59] 季宇彬.中药有效成分药理与应用.北京:人民卫生出版社,2011,617-620

[60] 吕苑忠,孔庆志,熊振芳.龙葵补肾合剂治疗中晚期肝癌临床疗效观察.湖北中医杂志,2009,31(11):7.

[61] 黄东彬,管静.龙葵合剂对晚期肝癌患者生存质量及免疫功能的临床研究.时珍国医国药,2013,24(7):1676-1678.

[62] 赵晓琴,曾祥法.龙葵片对原发性肝癌治疗作用的临床研究.辽宁中医杂志,2002,29(11):671-672.

[63] 黄东彬,管静.龙葵合剂联合化疗对47例中晚期大肠癌患者生活质量和免疫功能的影响.亚太传统医药,2012,8(10):37-38.

[64] 佟丹江.龙葵葶苈汤联合顺铂腔内治疗肺癌癌性胸水55例临床研究.承德医学院学报,2010,27(2):147.

[65] 刘永叶,谢晓冬,刘大为,等.龙葵葶苈汤联合顺铂腔内治疗肺癌癌性胸水22例临床研究.中医药学刊,2005,23(7):135.

[66] 梅全喜.鼻咽癌的最新研究与对策.北京:中国中医药出版社,2010:157.

[67] 胡雯玲,纪莎.复方龙葵降压胶囊配合非洛地平缓释片治疗阴虚阳亢型高血压40例.海峡药学,2010,22

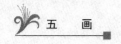
(7):151-152.

[68] 纪莎,胡雯玲,曾茂贵.龙葵降压汤治疗阴虚阳亢型高血压病57例.福建中医学院学报,2003,13(3):7-8.

[69] 纪莎,胡雯玲,王颂,等.复方龙葵胶囊对高血压合并失眠患者的影响.海峡药学,2011,23(3):82-84.

[70] 刘颖姝,刘芳萍,李昌文,等.龙葵对四氯化碳致小鼠急性肝损伤的保护作用.中国兽药杂志,2012,46(9):15-17.

[71] 谢慧臣,杨强.龙葵清肝汤配合西药治疗慢性乙型病毒性肝炎临床观察.湖北民族学院学报(医学版),2008,25(2):54-56.

[72] 吴军,陈晨,王宇环,等.龙葵提取物对小牛血清白蛋白所致大鼠实验性肾炎的影响.时珍国医国药,2009,20(5):1236-1237.

[73] 徐振刚.龙葵栓治疗慢性前列腺炎58例分析.张家口医学院学报,2000,17(1):83-84.

[74] 张维芳,杜俊宝,倪广林.龙葵栓外用为主治疗慢性细菌性前列腺炎150例.浙江中医杂志,2000,(8):365.

54. 北 豆 根

【来源】防己科蝙蝠属植物蝙蝠葛 *Menispermum dauricum* DC. 的根茎。

【性味与归经】味苦,性寒,有小毒。归肺、胃、大肠经。

【功能与主治】清热利咽,祛风除湿,解毒杀虫。主治咽喉肿痛,咳嗽,湿热泻痢,黄疸,风湿痹痛,水肿,脚气,痄腮。治疗肝癌、胰腺癌、肺癌、白血病、乳腺癌、卵巢癌等多种恶性肿瘤。

【化学成分】根茎含生物碱:山豆根碱(dauricine);6-去甲山豆根碱(daurinoline)(即蝙蝠葛诺林碱);6′-去甲山豆根碱(dauricinoline)(即蝙蝠葛新诺林碱);木兰花碱(magnoflorine);青藤碱(sinomenine);蝙蝠葛任碱(menisperine);6,6′-二去甲山豆根碱(dauricoline)即蝙蝠葛可林碱;N-去甲粉防己碱(N-acutumidine);蝙蝠葛辛碱(bianfugecine);蝙蝠葛定碱(bianfugedine);蝙蝠葛宁碱(bianfugenine);碎叶紫堇碱(cheilanthifoline);光千金藤碱(stepharine);光千金藤定碱(stepholidine);蝙蝠葛波芬碱(menisporphine);7′-去甲山豆根碱(daurisoline)即蝙蝠葛苏林碱;7,7′-二去甲山豆根碱(dauriciline)即蝙蝠葛新林碱;北豆根波芬诺灵碱(dauri-porphinoline)。2,3-dihydrommjenisporphine;粉防己碱(tetrandrine)和阿克吐明宁(acutuminine);二青藤碱(disinomenine);一和晴苷(menisdaurin);异喹啉酮化合物:northalifoline、thalifoline、corydaldine、N-methylcorydaldine、doryphornine;华月碱(sinomenine);二华月碱(disinomenine);千金藤灵(stepharine)。[1]

【药理作用】

1. 抗肿瘤作用

(1)单体成分的抗肿瘤作用

1)蝙蝠葛碱的抗肿瘤作用:采用 MTT 法测定蝙蝠葛碱对肺癌 QG-56 细胞增殖反应的影响。实验结果表明蝙蝠葛碱具有明显的抑制肺癌 QG-56 细胞增殖的作用[2]。实验结果发现,蝙蝠葛碱处理组细胞皱缩,细胞表面的平均粗糙程度增大[3]。

用蝙蝠葛碱处理人鼻咽癌高分化上皮细胞株(CNE-1)和人鼻咽癌低分化上皮细胞株(CNE-2Z),不同时间 IC_{50} 值差异非常显著,其 IC_{50} 值都随作用时间的延长而减少,并随作用时间的延长,蝙蝠葛碱对 CNE-1、CNE-2Z 的增殖抑制作用明显增强,说明生物碱时间依赖性抑制 CNE-1、CNE-2Z 细胞的生长增殖;相同条件下,对 CNE-1 细胞株的增殖抑制作用明显高于CNE-2Z 细胞株,说明这生物碱对高分化型鼻咽癌细胞的效果更好[4]。实验结果发现,蝙蝠葛碱各剂量组均有增加,但增幅不明显($P>0.05$),用药后蝙蝠葛碱试验组体重与对照组相比无显著差异[5]。

2)粉防己碱的抗肿瘤作用:MTT 比色法、集落形成实验显示粉防己碱对人肝癌 7402 细胞增殖有抑制作用[6]。研究粉防己碱对不同肝癌细胞株(HepG-2,PLC/PRF/5,Hep3B)增殖及凋亡的影响。通过形态学观察,DNA 电泳及流式细胞仪等手段对粉防己碱诱导凋亡进行研究,结果表明粉防己碱可诱导凋亡,同时发现粉防己碱对细胞周期进程的影响是不同的[7]。

粉防己碱可能通过干扰细胞线粒体的功能而产生活性氧,进而破坏谷胱甘肽 S 转移酶对肿瘤细胞的保护作用,使细胞内的药物浓度增加,从而发挥抑制肿瘤作用[8]。研究证实了粉防己碱对肿瘤的氧化应急作用与谷胱甘肽 S 转移酶有关[9],而粉防己碱通过诱导细胞内活性氧的产生而引起细胞凋亡。粉防己碱对人胰腺癌 PANC-1 细胞增殖抑制作用呈明显的浓度和时间依赖性[10]。

运用免疫细胞化学法检测人胰腺癌吉西他滨耐药 SW1990-GEM 细胞株多药耐药基因编码的 P-糖蛋白(P-gp)表达。P-gp 在 SW1990-GEM 细胞内表达高于 SW-1990 细胞;1.5mg/L和 1.0mg/L 的粉防己碱通过增加 SW1990-GEM 细胞内化疗药物蓄积发挥耐药逆转作用;SW1990-GEM 细胞对 GEM 的耐药指数为 217.91,加入粉防己碱(1.5mg/L)后耐药指数为24.32,其逆转倍数为 8.96[11]。

粉防己碱对人结肠癌 HT-29 细胞增殖有抑制作用,其抑制效应具有剂量依赖的特点,细胞凋亡荧光染色法、琼脂糖凝胶电泳表明粉防己碱可诱导 HT-29 细胞凋亡,免疫细胞化学法显示粉防己碱具有上调 *Bax* 基因表达,下调 *Bcl-2* 基因表达的作用[12]。不同浓度的粉防己碱可以使 HT-29 细胞 G_1 期或 G_2-M 期明显增加,S 期细胞明显减少($P<0.01$),表明了粉防己碱通过抑制钙离子信号传递途径,使得细胞周期进行受阻[13]。结肠癌 HT-29 细胞在受到 X射线照射后,明显阻滞与 G_2/M 期;粉防己碱可以清除这种阻滞,并且可以起到明显的增敏作用,其增敏比为 1.63[14]。粉防己碱可以逆转人口腔上皮癌多药耐药 KB-MRP1 细胞的多药耐药性,且逆转效果与药物浓度有关[15]。

实验以采用阿霉素浓度递增法诱导建立喉癌多药耐药细胞 Hep-2/ADM。粉防己碱对Hep-2/ADM 细胞 P-gp 的表达没有明显变化;经过粉防己碱处理后耐药细胞对化疗药物的摄入出现增加,耐药细胞对化疗药物的泵出量出现了减少。通过减少药物泵出及增加细胞内药物的蓄积从而逆转多药耐药性[16]。

实验研究表明粉防己碱可使受 Brg1 调控的钙调蛋白 AHANK 的表达增强,Brg1 的表达可能与细胞内钙相关[17]。粉防己碱能完全逆转喉癌 KBV200 细胞株的耐药性。以 KBV200细胞株在裸鼠体内的移植瘤模型中的研究表明,粉防己碱具有显著的体内逆转活性[18]。

在 1.25～20μg/ml 浓度范围内,粉防己碱对肺癌 A549 细胞生长具有一定的抑制作用,且与药物的浓度呈现出明显的正相关[19]。体外实验表明粉防己碱可以通过抑制多药耐药相关蛋白的表达破坏其对肿瘤细胞的保护作用,从而达到治疗作用[20]。

粉防己碱可以增强柔红霉素对人慢性髓原白血病 K562/A02 的细胞毒作用[21]。粉防己碱可通过抑制 NF-κB 活化逆转 K562/A02 细胞多药耐药性[22]。实验发现 10μmol/L 的粉防己碱处理 K562/ADM 细胞后,细胞内阿霉素的浓度明显升高;K562/ADM 细胞 MDR1mRNA/P-gp 的表达下降;粉防己碱能增强阿霉素导致细胞凋亡的作用[23]。

K562 细胞经粉防己碱诱导 48 小时后,出现细胞凋亡早期形态学改变;ABC 法检测出细胞中 Bcl-2 水平降低和 p53 水平升高;TUNEL 法原位检测揭示出有 DNA 断裂[24]。通过研究粉防己碱增加乳腺癌细胞放射敏感性发现粉防己碱是一种 G_2 期阻滞清除剂,能显著增加 γ 射线对人乳腺癌细胞的杀伤作用[25]。

粉防己碱对人宫颈癌 HeLa 细胞增殖有抑制作用。粉防己碱可诱导 HeLa 细胞凋亡,可上调 *Bax* 基因表达,下调 *Bcl-2* 基因表达[26]。运用流式细胞仪检测细胞周期分布,Western Blot 法检测粉防己碱处理后的 HeLa 细胞中 Chk1/2 蛋白表达情况。结果发现粉防己碱可引起 HeLa 细胞 S 期阻滞,作用后的 HeLa 细胞 Chk1/2 蛋白的表达较对照组减少[27]。

粉防己碱对人卵巢癌 A2780 细胞增殖有抑制作用,其抑制效应具有时间及浓度依赖的特点,并可诱导细胞凋亡[28]。粉防己碱对人卵巢癌 HO-8910 细胞有抑制增殖作用,呈时间、剂量依赖性[29]。粉防己碱 $2\mu mol/L$ 联合顺铂(cisplatin,DDP)后,DDP 对人卵巢癌耐药细胞株 SKOV3/DDP 细胞的 IC_{50} 从 $6.24\mu g/ml$ 下降为 $3.89\mu g/ml$,耐药逆转倍数约为 1.60 倍;SK-OV3/DDP 细胞内 MDR1 mRNA 的表达随粉防己碱作用时间的延长呈下降趋势($P <$ 0.05)[30]。

粉防己碱在体外能抑制人绒毛膜癌甲氨蝶呤耐药细胞株 JA/MTX 细胞生长,诱导细胞死亡,且表现出一定的剂量依赖与时间依赖关系[31]。$25\sim0.5\mu mol/L$ 粉防己碱能明显抑制神经母细胞瘤 TGW 细胞,实验中 $25\mu mol/L$ 粉防己碱作用 48h 最大抑制率达到 $95.32\% \pm 2.46\%$[32]。粉防己碱诱导鼠神经母细胞瘤 Neuro-2a 细胞周期阻滞及凋亡与其升高活性氧水平有关;钙离子在生长因子作用下,可从细胞内外钙池中进入胞浆,参与细胞周期进展的调控通路[33]。

研究结果发现粉防己碱组和阿霉素阳性对照组的抑瘤率分别为 25.47% 和 30.43%。粉防己碱组、阿霉素阳性对照组移植瘤组织病理学提示人乳腺癌组织中可见坏死及不完全坏死细胞,凋亡现象比模型组增加,凋亡细胞较多。透射电镜观察发现粉防己碱组可见大量凋亡小体形成[34]。

实验采用 MTT 方法检测粉防己碱 7 个不同浓度组干预 ER 阴性人乳腺癌 MDA-MB-435S 细胞 24 小时、48 小时、72 小时、96 小时后对细胞体外生长的影响。结果发现同一时间点的药物抑制率随着粉防己碱浓度的增加而增大,并且存在着量效关系与时间效应[35]。乳腺癌阿霉素耐药 MCF-7/ADR 细胞株在裸鼠体内的移植瘤模型中的研究表明粉防己碱具有显著的体内逆转活性。在体外逆转活性研究中发现粉防己碱在大于 $0.125\mu mol/L$ 的浓度时,能够完全逆转 MCF-7/ADR 细胞对阿霉素、长春新碱及紫杉醇的耐药性[36]。

用高效逆转耐药性的药物粉防己碱($20\mu mol/L$)与阿霉素合用处理人乳腺癌敏感和耐药的 MCF-7 细胞,用线粒体荧光燃料 Mitosensor™ 染色,证明合用组凋亡细胞明显增多[37]。粉防己碱对 BIU-87 细胞裸鼠移植瘤的生长具有抑制作用,且抑制率达到了 66.6%[38]。实验研究,观察了粉防己碱对人视网膜母细胞瘤 HXO-Rb44 细胞生长的影响,结果显示粉防己碱在 $1\sim40\mu g/ml$ 范围内对 HXO-Rb44 细胞有明显抑制作用[39,40]。

(2)北豆根提取物的抗肿瘤作用

1)蝙蝠葛酚性碱的抗肿瘤作用:蝙蝠葛酚性碱是从中药北豆根的根茎中提取的多种脂溶性生物碱的混合物[41]。实验观察蝙蝠葛酚性碱的抗肿瘤作用,结果发现蝙蝠葛酚性碱能够显著降低胰腺癌细胞株 BxPC-3 裸鼠皮下异位移植瘤组织中 p53 mRNA 的表达量[42]。蝙蝠葛酚性碱高、中、低剂量组对 BxPC-3 荷瘤小鼠肿瘤有明显的抑制作用,且在抑制肿瘤生长的同时对荷瘤小鼠体重无显著影响[43]。蝙蝠葛酚性碱对人胃癌 MGC-803 细胞株小鼠原位移植瘤生长的抑制作用,结果表明蝙蝠葛酚性碱对胃癌瘤鼠有抑制作用[44]。

不同质量浓度蝙蝠葛酚性碱对白血病 K562 细胞株的细胞增殖具有抑制作用,抑制作用与质量浓度呈现梯度关系,IC_{50} 值为 $7.79\mu g/ml$,IC_{90} 值为 $67.28\mu g/ml$[45]。蝙蝠葛酚性碱高、中、低剂量对 S180 荷瘤小鼠具有明显抑制肿瘤生长的作用,蝙蝠葛酚性碱对 S180 荷瘤小鼠的免疫器官指数无明显影响[46]。蝙蝠葛酚性碱高、中、低剂量组及环磷酰胺阳性对照组对 S180 荷瘤小鼠肿瘤生长均有明显的抑制作用;病理学检查结果表明,各给药组与模型组比较肿瘤生长具有明显的被抑制形态学表现[47]。也有实验结果表明蝙蝠葛酚性碱可以上调 S180 肿瘤组织中 p53 和 Caspase-3 mRNA 的表达,且与模型组比较具有显著性差异($P<0.05$)[48]。

2)北豆根总碱的抗肿瘤作用:而通过体内实验发现,北豆根总碱在一定剂量范围内能够延长鼠源肝癌 H22、艾氏腹水瘤小鼠的有效生存时间;也能够抑制小鼠 S180 和 H22 体内实体瘤的生长增大[49]。实验研究发现北豆根生物碱各组均对宫颈癌 U14 荷瘤鼠肿瘤生长具有抑制作用[50]。体外实验显示北豆根总碱对宫颈癌 HeLa 细胞有较强的抑制作用,并随着北豆根总碱浓度的升高而更佳明显,呈现明显的浓度依赖性[51]。

3)北豆根多糖的抗肿瘤作用:检测北豆根多糖对人宫颈癌 HeLa 细胞增殖的抑制作用及细胞毒性作用。结果表明:北豆根碱提多糖在质量浓度较低时,对 HeLa 细胞的增殖有促进作用[52]。

(3)有效部位的抗肿瘤作用:通过三步法将北豆根醇提液纯化,得到三种纯化提取物 PE1、2、3,PE2 可诱导人胃癌 BGC-823 细胞凋亡,呈现明显的时效和量效关系[53]。同时体外实验证明,北豆根提取物 PE2 成分对肿瘤细胞有很强的抑制作用,且有较好的量效关系[54]。实验研究发现北豆根提取物对肺癌、乳腺癌、食管癌等多种组织来源的肿瘤细胞有较强的抑制作用[55]。

(4)联合用药的抗肿瘤作用:研究显示不同浓度的奥曲肽和小剂量的粉防己碱联合应用,其对人胃癌 SGC-7901 和 MKN-45 细胞增殖率均显著增加,其中 2.4×10^{-12} mol/L 低浓度奥曲肽联合粉防己碱对两株胃癌细胞的抑制率更高,P 均小于 0.01,表明小剂量粉防己碱联合小剂量奥曲肽对胃癌细胞的抑制作用更强[56]。

粉防己碱治疗组具有抑制小鼠移植性肝癌 H22 细胞生长的作用,发现粉防己碱与顺铂联合应用能增加顺铂的抑制率并且无明显的毒性反应[57]。结果发现粉防己碱与抗肿瘤药物相互作用,可使鼻咽癌耐药细胞株和非耐药细胞株发生明显的 G_0/G_1 期阻滞,抑制细胞增殖,其作用与经典化疗增敏剂维拉帕米相似[58]。

研究天然有效成分粉防己碱联合 4 种常见抗肿瘤药物顺铂、氟尿嘧啶、长春新碱、阿霉素对鼻咽癌耐药细胞株 HNE-1(200)增殖的抑制作用[59]。研究发现,顺铂和粉防己碱分别作用乳腺癌细胞 48h,IC_{50} 值为 $26.33\mu mol/L$ 和 $5.5\mu mol/L$;联合用药组的 IC_{50} 值为粉防己碱 $2.5\mu mol/L$ 和顺铂 $13.32\mu mol/L$,在低浓度的联合用药作用乳腺癌细胞 24h,细胞膜表面结构被破坏,产生孔洞,作用 48 小时被严重破坏,使细胞周期在 S 期比例增加为 $51.7\%\pm0.30\%$[60]

2. 其他药理作用

(1)对外周神经系统的影响:北豆根碱和蝙蝠葛任碱均可阻断猫颈上神经节的冲动传导。蝙蝠葛任碱有良好的肌肉松弛作用,其作用性质与箭毒相同。I-S-R 蝙蝠葛碱可通过减少 NO 的产生,对抗谷氨酸引起的神经毒性,保护培养的海马神经元,能抑制谷氨酸引起的主动脉舒张[61]。

(2)对内脏系统的影响

1)对心血管系统的影响:北豆根总碱抗心律失常作用既可阻滞 Na^+ 内流又可阻滞 Ca^{2+} 内流[62]。

2)对消化系统的影响:粉防己碱能有效治疗肝纤维化。体外实验研究证实,粉防己碱对肝细胞、储脂细胞的 DNA 及胶原合成有明显抑制作用,促进 RBL 肝细胞生长增殖,抑制 3T6 成纤维细胞增殖,此作用与阻断 Ca^{2+} 内流无关[63]。

3)对呼吸系统的影响:实验发现呼吸兴奋作用被认为与丙酰基取代蝙蝠葛碱中的氢、提高了分子疏水性以及增强对钙调素的抑制活性相关[64]。粉防己碱对胶原的合成有抑制作用,在胶原合成的起始步骤转录阶段就产生影响,并进而抑制了血清和肺组织中胶原含量增长,抑制了肺纤维化的发展[65]。

(3)对内分泌系统的影响:实验表明粉防己碱的降血糖作用除了促进胰岛素的分解及抑制胰高血糖素外还可能与其消除氧自由基、抑制脂质过氧化、保护体内抗氧化酶活性及对受损胰岛 β 细胞的修复有关系[66]。

(4)抗细菌作用:实验证实蝙蝠葛碱在清热解毒、消肿利咽方面有明显功效[67]。同时蝙蝠葛碱与蝙蝠葛酚性碱对于脑膜炎双球菌、链球菌和白喉杆菌也有抑制作用[68]。

(5)对免疫系统的影响:研究发现,腹腔注射北豆根碱可明显抑制大鼠被动皮肤过敏反应;对Ⅱ型变态反应、Forssman 皮肤血管炎性反应亦有显著抑制作用;对 Arthus 反应及由二硝基氯苯诱导的迟发型超敏反应均有显著抑制作用[69]。研究表明北豆根总碱对免疫功能低下小鼠有免疫增强作用[70]。实验发现,北豆根水提物和醇提物对小鼠脾细胞、人淋巴细胞的增殖具有抑制作用,对小鼠巨噬细胞的代谢及吞噬功能也有抑制作用[71]。

(6)抗炎作用:北豆根水煎液和北豆根总碱具有良好的抗炎作用。研究表明,北豆根水煎液对二甲苯引起的小鼠耳壳炎性肿胀有显著的抑制作用,且进一步研究表明,北豆根水煎液可通过降低毛细血管通透性、减少渗出而表现出良好的对抗急性炎症的作用[72]。

粉防己碱 $50mg/(kg \cdot g)$ 和地塞米松 $5mg/(kg \cdot g)$ 灌胃治疗 8 天可抑制牛血清蛋白诱发的家兔实验性葡萄膜炎,能明显降低眼部炎症反应、房水蛋白含量、血清免疫复合物和外周 T 淋巴细胞转化率,与其抗炎和免疫抑制作用有关[73]。4% 的粉防己碱外用治疗小鼠烫伤,不仅能降低血管通透性、减轻组织损伤,促进创伤面愈合,还可以抑制肉芽肿生长,减小愈合后的瘢痕,还可抑制烫伤后皮肤中组胺、IL-1 和 TNF 的产生[74]。

(7)抗缺血再灌注肾损伤作用:近年研究发现粉防己碱在急性缺血肾损伤过程中可通过降低肾小管上皮细胞凋亡,达到减轻肾组织细胞损伤,促进肾组织修复的作用[75]。形态学实验表明,粉防己碱的主要作用部位可能在肾脏的皮质与外髓区域,而对肾脏内髓区域的作用并不明显[76]。

(8)抑制增生性瘢痕:粉防己碱影响活性因子作用于成纤维细胞,从而阻断 α-平滑肌肌动蛋白在成纤维细胞中的表达[77]。

3. 毒性作用　对小鼠灌胃给予北豆根水煎剂,$LD_{50} > 100g/kg$,其毒性远小于山豆根和土豆根[78]。实验结果表明北豆根全组分的最大给药量为 $15.96g/kg$,水提组分的最大耐受量为 $92.12g/kg$,醇提组分 LD_{50} 为 $75.12g/kg$,醇提组分急性毒性大于水提组分,全组分基本无毒[79]。

大鼠北豆根片长期毒性试验结果表明,$1.20g/kg$、$0.36g/kg$ 剂量组动物不同程度出现了体重下降,肝、脾、肾上腺脏器系数异常以及肝、脾轻度的病理组织学改变,但停药 2 周后上述异常均消失,表明北豆根片具有一定的毒性,但此毒性是可逆的[80]。

【药代动力学研究】实验研究蝙蝠葛碱和蝙蝠葛苏林碱在犬体内药动-药效学结合研究。结果表明蝙蝠葛碱和蝙蝠葛苏林碱静脉注射后血药浓度均呈双指数衰减,在犬体内药动学行为符合二房室开放模型,二者均从中央室向周边室分布迅速[81]。实验结果表明,除了脑与睾丸外,其他各组织器官中药物浓度显著高于血浆中药物浓度。并且蝙蝠葛苏林碱在心脏中的浓度较高,这将有利于其发挥良好的抗心律失常作用[82]。研究不同给药途径后蝙蝠葛碱在大鼠体内药代动力学特征。结果表明,经口服给药,血药浓度-时间曲线呈现双峰现象[83]。实验结果表明,北豆根碱因其脂溶性强而在体内广泛分布,且在家兔体内的血药浓度-时间曲线符合二室模型[84]。

【临床应用】

1. 治疗肿瘤　应用北豆根治疗 19 例肝癌,取得一定的疗效,症状改善,半数患者肝脏肿瘤有不同程度的缩小。使用北豆根治疗的 50 例食管、贲门癌患者,对癌组织的杀伤作用不如化疗药物强烈,但肿瘤组织有不同程度的退化改变,且癌周边淋巴样细胞反应性增强,与对照组有明显差异[85]。

2. 治疗其他疾病

(1)治疗心律失常:应用北豆根碱治疗心律失常 30 例,男 21 例,女 9 例,平均年龄 41.1 岁,其中风心病 3 例,心肌炎及心肌病 5 例,高冠心病 3 例,预激 2 例,心包炎 1 例,先心病 1 例,不明原因 13 例。起效最快 9 小时,16 例于 1 周内有效,总有效率 70%。对于早搏的有效率达 91.3%,对 4 例持续性房颤均无效。应用北豆根碱治疗心律失常 32 例,对早搏的有效率达 90.5%,其中对室性早搏疗效最佳达 100%,房颤组的疗效最差为 40%,阵发性室上性心动过速仅 1 例疗效迅速,房颤比早搏显效需时较长,剂量较大[85]。

(2)治疗慢性支气管炎:从北豆根中提取出北豆根总碱制成片剂,每片含总碱 15 mg,每次服 4 片,每日 3 次。治疗慢性气管炎 119 例,显效 39.5%,好转 38.7%,总有效率 90%,痰中嗜酸性粒细胞明显下降[85]。

(3)治疗慢性鼻窦炎:采用方:北豆根 15g,射干 30g,辛夷、薄荷各 10g,柴胡 6g,甘草 5g,细辛 3g,脓涕多者加败酱草 20g,头痛剧烈加白芷 10g,葛根 20g。每日 1 剂,5 剂为 1 疗程。治疗 50 例,治愈 32 例,好转 16 例,无效 2 例,有效率 96%[85]。

【不良反应】有研究报道了超剂量服用北豆根 140g 不良反应 1 例,服药 30 分钟后突然上腹部胀痛,反酸,头晕,大汗淋漓,乏力,心慌,呼吸急促,烦躁,继而恶心呕吐,张口困难,不能言语与行走,每间隔 1 小时抽搐 1 次,每次历时 5~13 分钟。诊断为北豆根中毒伴颅神经损伤及上消化道出血[86]。

参 考 文 献

[1] 赵国平,戴慎,陈仁寿,等. 中药大辞典. 上海:上海科学技术出版社,2005:899-901.

[2] 石玉生,张燕,王加志,等. 蝙蝠葛碱抑制肺癌细胞 QG-56 增殖的实验研究. 中医药信息,2010,27(3):115-116.

[3] 陈伟,王穗湘,胡小毛,等. 基于 AFM 对蝙蝠葛碱诱导 NB4 细胞凋亡的研究. 中山大学学报(医学科学版),2012,33(4):421-428.

[4] 丁航,唐旭东,周克元. 蝙蝠葛碱和胡椒碱对两株鼻咽癌细胞增殖的影响. 广东医学院学报,2003,21(1):16-17.

[5] 李铭. 蝙蝠葛酚性碱对泌尿系统肿瘤作用的实验研究. 石家庄:河北医科大学,2003:3-5.

[6] Kuo P L,Lin C C. Tetrandrine-induced cell cycle arrest and apoptosis in HepG2 cells. Life Sci,2003,73

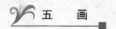

(2):243-252.

[7] Ng L T,Chiang L C,Lin Y T. Antiproliferative and effected of tetrandrine on different human hepatom a cell lines. An J Chinese Med,2006,34(1):125.

[8] 荆绪斌,李涛. 汉防己甲素诱导肝癌细胞氧化损伤的实验研究. 临床肝病杂志,2002,18(6):366.

[9] Jin Q,Kang C,Soh Y,et al. Tetrandrine cytotoxicity and its dual effect on oxidative stress-induced apoptosis through modulating celluar redox states in Neuro 2a mouse neuroblastoma cells. Life Sci,2002,71(17):2053.

[10] 吕梦恩. 汉防己甲素抑制 PANC-1 细胞增殖作用的机制探讨. 武汉:华中科技大学,2010:5.

[11] 顾建华,郭仁德,张志斌,等. 汉防己甲素对人胰腺癌耐药细胞株 SW1990-GEM 多药耐药性的逆转机制. 天津医药,2013,41(1):48-51.

[12] 邓文英,罗素霞,周孟强,等. 粉防己碱对人结肠癌细胞株 HT-29 增殖与凋亡的影响. 实用医学杂志, 2008,24(19):3288-3290.

[13] Wu H,Lei S. Effects of tetrandrine of proliferation of human carcinoma cells. Mod J Integr Tradit Chin West Med,2000,9(19):1853-1855.

[14] Sun X C,Wang J J,Zhen Y F,et al. Enhancement of radiosensitivity by tetrandrine is associated with abrogation with of cell cycle checkpoint. Chin J Radio Med Prot,2004,24(2):99-101.

[15] Chen X S,Bao M H,Mei X D. Reversing multidrug resistance of epidermoid carcinoma drug-resistant cell line KB-MRPI by tetrandrine. Chin J Cancer,2007,26(8):846-850.

[16] 叶琳. 粉防己碱对喉癌耐药细胞株 Hep-2/ADM 的耐药逆转作用及可能机制研究. 重庆:重庆医科大学, 2008:3-5.

[17] 崔香艳. 粉防己碱对喉鳞状细胞癌抑癌基因 Brg1 表达的影响及相关机制的研究. 长春:吉林大学, 2010:56.

[18] Fu L W,Deng Z A,Fan W. Screening and discovery of novel MDR modifiers from naturally occurring bisbenzylisoquinoline alkaloids. Anticancer Res,2001,21(4A):2273-2280.

[19] 韦熹苑,裴刚,林艺红,等. 汉防己甲素抑制肺癌 A549 细胞生长的研究. 中国现代药物应用,2010,4(13):105-106.

[20] 徐萌,周蓓. 汉防己甲素逆转肺癌化疗耐药和凋亡抗性的实验研究. 新中医,2006,38(6):90.

[21] 李静,陈宝安,朱敏生,等. 汉防己甲素对 K562/A02 细胞株 SORCIN 基因表达的影响. 中国实验血液杂志,2008,16(1):65-69.

[22] 陈宝安,苏爱玲,程坚,等. 汉防己甲素对白血病耐药细胞株 K562/A02 核因子 κB 表达的影响. 中西医结合学报,2008,6(9):956-959.

[23] 徐文林,江云伟,王法春,等. 汉防己甲素逆转白血病细胞株 K562/ADM 多药耐药性机制研究. 实用癌症杂志,2003,18(4):347-349.

[24] Dong Y,Yang M M,Kwan C Y. In vitro inhibition of proliferation of HL260 cells by tetrandrine and coriolus versicolor peptide derived from Chinese medicinal herbs. Life Sci,1997,60(8):135.

[25] 田庆中,韩锡林,孙新臣. 汉防己甲素增加乳腺癌细胞放射敏感性的实验研究. 东南大学学报,2005,24(4):233.

[26] 邢艳霞,郭洁群,邓文英. 粉防己碱对人宫颈癌 Hela 细胞增殖与凋亡的影响. 中国现代医学杂志,2009,19(2):292-295.

[27] 慕建宁,马小红,李玢,等. 粉防己碱对宫颈癌细胞周期影响及其机制研究. 现代肿瘤医学,2011,19(11):2191-2193.

[28] 韩晓兵,柳友清,卢运萍. 粉防己碱对人卵巢癌细胞株 A2780 增殖与凋亡的影响. 中国肿瘤临床,2006,33(4):190.

[29] 汤艳,任盛萍. 粉防己碱抑制人卵巢癌 HO-8910 细胞生长的研究. 辽宁医学院学报,2007,28(6):29-31.

[30] 刘风铃,杨旭. 粉防己碱逆转人卵巢癌耐药细胞 SKOV3/DDP 耐药的逆转作用及机制. 山东医药,2011,
     51(45):37-38.

[31] 陈红. 三种中药有效成分抗人绒癌耐药细胞 JAR/MTX 作用的体外研究. 长春:吉林大学,2005:6-8.

[32] 施诚仁,李巍松. 汉防己甲素诱导神经母细胞瘤 TGW 调往作用的试验研究. 第四届中国肿瘤学术大会
     暨第五届海峡两岸肿瘤学术会议,天津,2006:467-471.

[33] Jin Q,Kang C,Soh Y. Tetrandrine cytotoxicity and its dual effect on oxidative stress-induced apoptosis
     through modulating cellular redoxstates in Neuro 2a mouse neuroblastoma cells. Life Sci,2002,71(17):
     2053-2066.

[34] 裴晓华,李桃花. 粉防己碱对人乳腺癌细胞 MCF-7 裸鼠抗肿瘤作用研究. 第十二次全国中医,中西医结
     合乳房病学术会议,北京,2011:325-330.

[35] 裴晓华,李桃花. 粉防己碱对人乳腺癌 MDA-MB-435S 细胞抗肿瘤作用与机制研究. 第十二次全国中医,
     中西医结合乳房病学术会议,北京,2011:315-319.

[36] Fu LW,Zhang YM,Liang YJ. The multidrug resistance of tumor cells was reversed by tetrandrine in vitro
     and in xenografts derived from human breast adenocarcinoma MCF-7/adr cells. Eur J Cancer,2002,38
     (3):418-426.

[37] 王金华,叶祖光,孙爱续. 粉防己碱逆转阿霉素的人乳腺癌 MCF-7 细胞的抗凋亡作用. 中国组织化学与
     细胞化学杂志,2000,9(4):436-440.

[38] 李永生,赵诚,胡钊. 粉防己碱对人膀胱移行细胞癌 BIU-87 细胞裸鼠移植瘤的实验研究. 中国现代应用
     药学,2012,29(12):1070-1073.

[39] 徐和平,王成业,祝和成. 汉防己甲素和长春新碱对人视网膜母细胞瘤细胞系 HXO-Rb₄₄ 生长的抑制作
     用. 中国中医眼科杂志,1995,5(2):67-69.

[40] 王丽敏,吕宏彦,李庆勇,等. 粉防己碱的抗肿瘤药理研究新进展. 时珍国医国药,2008,19(10):
     2558-2559.

[41] 王德娟,王栋. 蝙蝠葛酚性碱药理作用研究进展. 中医药学报,2008,36(5):44-45.

[42] 尹蕊,苏慧,邵成文,等. 蝙蝠葛酚性碱对 BxPC-3 荷瘤小鼠细胞凋亡基因 p53 表达的影响. 中医药学报,
     2009,37(6):35-37.

[43] 杜永强. 蝙蝠葛酚性碱对胰腺癌相关基因影响的研究. 哈尔滨:黑龙江中医药大学,2009:5.

[44] 林洋,刘伟新. 蝙蝠葛酚性碱对胃癌荷瘤鼠抗肿瘤作用. 黑龙江医药科学,2012,35(1):78.

[45] 苏云明,孟繁兴,王欣,等. 蝙蝠葛酚性碱对 K562,BxPC-3 增殖的影响. 甘肃中医学院学报,2008,25(3):
     1-4.

[46] 孙尚锋. 蝙蝠葛酚性碱对 S180 荷瘤小鼠 BcL-2 和 Bax 表达的影响. 哈尔滨:黑龙江中医药大学,2011:2.

[47] 陈艳波. 蝙蝠葛酚性碱对 S180 荷瘤小鼠 COX-2 及 VEGF 表达的影响. 哈尔滨:黑龙江中医药大学,
     2011:2.

[48] 张杰. 蝙蝠葛酚性碱对 S180 荷瘤小鼠组织 p53 和 Caspase-3mRNA 表达的影响. 哈尔滨:黑龙江中医药
     大学,2011:2.

[49] 尹锋. 北豆根提取物抗肿瘤作用研究. 长春:吉林大学,2012:39.

[50] 刘娟,李影,赵旭伟. 北豆根中生物碱对 U14 荷瘤鼠的抑制作用. 职业与健康,2010,26(11):1228-1229.

[51] 刘鑫,杜彦艳,单保恩. 北豆根总碱诱导 Hela 细胞凋亡及其机制研究. 第五届全国中医药免疫学术研讨
     会,福州,2009:334.

[52] 王志宏,薛建斌,姜文艳,等. 蝙蝠葛碱提多糖对 Hela 细胞增殖的影响. 东北师大学报(自然科学版),
     2011,43(4):132-136.

[53] 单保恩,梁文杰,刘东青,等. 北豆根提取成分 PE2 诱导胃癌细胞凋亡的实验研究. 癌变·畸变·突变,
     2006,18(4):269-272.

[54] 单保恩,刘东青,梁文杰,等. 北斗根提取物 PE2 成分的体内抗肿瘤作用及其免疫学调节机制研究. 癌变·

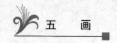
畸变·突变,2006,18(5):352-354.

[55] 单保恩,梁文杰,任凤芝,等.中药北斗根抗肿瘤活性的体外实验.癌变.畸变.突变,2004,16(5):293-295,
303.

[56] 王龙,朱金水,陈维雄,等.奥曲肽联合汉防己甲素对人胃癌细胞增殖的影响.世界华人消化杂志,2005,
13(19):2319-2322.

[57] 涂云霞,孔炜伟,李晓林,等.汉防己甲素联合顺铂对小鼠肝癌的局部治疗作用.南京医科大学学报(自然
科学版),2008,28(4):472-475,483.

[58] 王洪鹏,叶琳,王驰,等.粉防己碱与抗肿瘤药物相互作用对 HNE-1 细胞周期的影响.中国中医急症,
2010,19(3):481-482.

[59] 王洪鹏,叶琳,王驰,等.茶多酚和粉防己碱联合抗肿瘤药物对鼻咽癌耐药细胞株 HNE-1(200)增殖的抑
制作用.中国中医急症,2010,19(1):102-103,108.

[60] 罗淑敏,柯长洪,蔡继业,等.汉防己甲素联合顺铂对乳腺癌细胞的作用.生物技术,2011,12(3):64-69.

[61] 宋立人.现代中药学大辞典.北京:人民卫生出版社,2001:610-611.

[62] 刘秀华,韩福林.北豆根总碱注射液抗实验性心律失常.黑龙江医药,2000,13(3):160-162.

[63] 胡义扬,刘成,刘平.中药有效成分抗肝纤维化研究现状与展望.中草药,1996,27(3):183.

[64] 胡定浩,董华进.蝙蝠葛碱衍生物 D-3 对呼吸的影响及抗吗啡、甲苯噻嗪抵制呼吸的结果.中国药科大学
学报,1993,24(2):91-92.

[65] 魏云鹏.134 例石棉肺胸部 X 射线分析.中国工业医学杂志,1994,7(2):90.

[66] 孙桂荣,王秀国.汉防己甲素对糖尿病大鼠的降血糖作用.基础医学与临床,1996,16(3):222.

[67] 曾令红,徐小阳.北豆根化学成分及药理作用研究综述.黑龙江医药,2009,22(1):68-69.

[68] 李延忠,孙晓波,张殿文,等.北豆根化学成分及其药理作用研究进展.特产研究,1999,(3):61-62.

[69] 徐涛,于庆海.北豆根总碱的抗变态反应作用.中国药理与临床,1996,(4):27-29.

[70] 徐静华,于庆海,魏韶华,等.北豆根总碱对环磷酰胺模型小鼠的免疫调节作用.沈阳药科大学学报,
1999,16(1):20-23,31.

[71] 梁文杰,刘东青,单保恩,等.北豆根提取物对小鼠和人淋巴细胞及巨噬细胞作用的体外实验研究.中国
免疫学杂志,2005,21(1):56-59.

[72] 王桂秋,聂晶,刁恩英.北豆根抗炎作用的实验研究.中国中医药科技,2001,8(3):165.

[73] 肖继皋,吴树扬,王育良.汉防己甲素对实验性葡萄膜炎的治疗作用及机制.中华眼底病杂志,1994,10
(3):149.

[74] 孟德胜,宋裕南,胡友梅.粉防己碱外用对小鼠烫伤的治疗作用.中药药理与临床,1997,13(4):17.

[75] 钱玲梅,王笑云.粉防己碱干预大鼠急性缺血再灌注肾损伤中的细胞凋亡变化.中华肾病杂志,1998,14
(4):252.

[76] 钱玲梅,王笑云.粉防己碱用于大鼠急性缺血性肾损伤的实验观察.中国急救医学,1999,19(4):195.

[77] 刘德伍,李国辉,曹勇,等.粉防己碱抑制瘢痕成纤维诱导胶原基质的收缩.中药药理与临床,1998,14
(1):20.

[78] 郑晓敏,杨官娥,郑佳林.山豆根类生药研究进展.山西职工医学院学报,2001,11(1):59-61.

[79] 杨倩,罗栋,赵燕,等.北豆根不同组分对小鼠急性毒性的影响.中国药物警戒,2010,(2):70-72.

[80] 胡丽萍,张惠颖,赵秀萍,等.北豆根片的毒理学研究.中药药理与临床,2001,17(3):32-34.

[81] 陈琼,冬雪川,师少军,等.蝙蝠葛碱和蝙蝠葛苏林碱犬体内药动-药效学结合研究.中国药学杂志,2004,
39(5):366-369.

[82] 师少军,李忠芳,陈汇,等.静脉注射蝙蝠葛苏林碱在兔体内的药动学.中国药学杂志,2008,43(2):
132-134.

[83] 陈淑娟,杨毅梅,刘奕明,等.蝙蝠葛碱大鼠体内药代动力学研究.中国药理学通报,2001,17(2):
225-229.

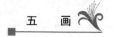

[84] 朱孝芹,臧亚如,张欢,等.家兔血浆中北豆根碱的高效液相色谱法测定药动学研究.时珍国医国药, 2008,19(3):596-597.

[85] 邢晓娟.北豆根的药理作用及临床应用.现代医药卫生,2008,24(19):2983-2984.

[86] 王安平,郝彧,张师愚.北豆根研究进展.辽宁中医药大学学报,2012,14(2):194-196.

55. 仙 人 掌

【来源】仙人掌科仙人掌属植物仙人掌 *Opuntia dillenii* Haw. 的根和茎[1]。

【性味与归经】苦,寒。归心、肺、胃经。

【功能与主治】行气活血,凉血止血,解毒消肿。主治胃痛,痞块,痢疾,喉痛,肺热咳嗽,肺痨咯血,吐血,痔血,疮疡,乳痈,疔腮,癣疾,蛇虫咬伤,烫伤,冻伤。

【化学成分】茎和果实中含有仙人掌多糖(opuntia polysaccharide, OP)[2-3]。花中含黄酮苷(flavone glycosides)、异鼠李黄素 3-葡萄糖苷(isorhamnetin 3-glucoside)、槲皮素(quercetin)及异槲皮苷(isoquercitrin)、金丝桃苷(hyperin)、山柰黄素 3-半乳糖苷(kaempferol 3-galactoside);果实中还含有木犀黄素(luteolin)、栎素(quercitrin)(O. indica)、异栎素(isoquercitrin)(O. dillenii)、槲皮素、β-花青素(betacyanin)、甜菜黄素(betaxanthin)、甜菜苷(betanin)[3]。

【药理作用】

1. 抗肿瘤作用　仙人掌的抗肿瘤作用:研究药用仙人掌(仙人掌科仙人掌属)多糖、食用仙人掌(仙人掌科仙人掌属)多糖及不属于仙人掌的仙人球多糖 3 种仙人掌多糖对荷瘤小鼠的抑瘤作用。结果表明[4-5],3 种多糖对 S180 荷瘤小鼠肿瘤有抑制作用,对 H22 荷瘤小鼠有延长存活时间的作用。此外,他们的研究还表明 3 种多糖对人肺腺癌细胞、白血病细胞、宫颈癌细胞的生长均有很好的抑制作用。仙人掌多糖在体外可有效抑制胃腺癌 SGC-7901 细胞、肠癌 LoVo 细胞的生长[6]。有关仙人掌多糖的抗癌机制也有一些报道。根据仙人掌多糖能明显抑制荷瘤小鼠肿瘤细胞膜上 Ca^{2+} 泵(Ca^{2+}-ATPase)的活性,使细胞内钙离子浓度增加,推测是仙人掌多糖通过促进细胞凋亡,发挥其抗肿瘤的机制[7]。根据仙人掌多糖可增加荷瘤小鼠红细胞膜带 3 蛋白的含量,降低膜交联蛋白质含量,提高膜脂流动性,从而推测仙人掌多糖通过改善荷瘤小鼠红细胞膜功能,增强了小鼠的免疫功能,发挥其抗肿瘤作用[8]。另有研究表明,仙人掌多糖抗氧化作用而增强人体免疫力可能是其抗癌的药理基础之一[9]。

2. 其他药理作用

(1)对内脏系统的影响

1)血液流变学:仙人掌粉给兔口服 3 周,采用凝血酶原时间测定法,血小板计数,出血时间测定法,全血浆凝块溶解实验法及凝血时间测定法,对其凝血系统进行考察。结果表明其可使出血时间、凝血时间及凝血酶原时间均明显降低($P<0.05$),全血浆凝块溶解时间与给药前比较明显延长($P<0.01$),血小板数变化呈现先降后升的变化过程,从而得出仙人掌有促凝血作用。

2)对消化系统的影响:另外仙人掌水提液能增强唾液淀粉酶的活性,仙人掌中含有的胰淀粉酶激活剂是氯离子。仙人掌乙醇提取物对乙醇、牛磺胆酸钠所致大鼠实验性胃黏膜损伤有明显的保护作用,且有一定的量效关系,还能增加大鼠胃黏膜血流量,促进胃黏膜前列腺素 E2 生成,说明其可能通过保护或减轻胃黏膜的损伤达到治疗胃溃疡的作用。

3)对肝脏系统的影响:仙人掌多糖能增加肝脏内谷胱甘肽的含量,也能促进肝脏内谷胱甘肽巯基转移酶、谷胱甘肽等酶的活性,所以,仙人掌多糖可能通过增强谷胱甘肽巯基转移酶等酶的活性,加快四氯化碳的清除作用,阻止肝细胞脂质过氧化反应,维持细胞膜的正常结构,避免细胞损伤,从而发挥护肝作用[10]。

(2)对内分泌系统的影响:降血糖作用:仙人掌复方制剂已用于糖尿病的治疗,用 0.75%酸水提取浸提仙人掌,加无水乙醇至 75%得到沉淀,用该提取物(主要成分应为多糖)对小鼠进行了实验,结果表明,该酸水提取物能显著降低正常小鼠和四氧嘧啶诱发糖尿病小鼠的血糖。研究表明,两种仙人掌中的多糖具有降血糖的作用[11]。有研究表明仙人掌粗多糖能显著缓解糖尿病小鼠的多饮、多食、消瘦症状,有明显的降血糖作用[12]。由于仙人掌粗多糖能改善糖尿病小鼠的体液免疫、增强巨噬细胞的吞噬功能。因而推测,仙人掌粗多糖的降糖机制可能与提高糖尿病小鼠的免疫功能,调节胰岛素和其受体的结合,提高机体对胰岛素的敏感性有关[13]。

(3)抗病原微生物作用

1)抗菌作用:仙人掌提取物具有很宽的抗菌谱,对金黄色葡萄球菌、大肠杆菌、根霉、青霉和酿酒酵母等有抑制作用。仙人掌提取物的抑菌活性具有较好的热稳定性、对紫外线照射稳定,pH4～6 范围内抑菌效果稳定[14]。

2)抗病毒作用:仙人掌属植物还具有抗病毒活性,它能抑制细胞内、细胞外病毒的繁殖,且对多种 DNA 和 RNA 病毒均有抑制效果,如:单纯疱疹病毒、马疱疹病毒、伪狂犬病毒、流感病毒、呼吸系统多核病毒以及人免疫缺陷病毒等[15]。

(4)对免疫系统的影响:研究发现仙人掌多糖通过改善荷瘤小鼠红细胞膜功能,增强了小鼠的免疫功能,具有较强的免疫活性[8]。仙人掌粗多糖能使正常小鼠胸腺及脾脏重量增加,提高网状内皮系统的吞噬能力,此外,还能增强机体对非特异性刺激的抵抗力[16]。仙人掌多糖可增强人体免疫力,可能是对某些癌症、心脑血管疾病和糖尿病有一定疗效的药理基础之一。

仙人掌多糖可激活各种细胞因子,对人和小鼠巨噬细胞发挥作用,多糖免疫活性更强,且不具有细胞毒性[17]。可通过提高腹腔巨噬细胞的吞噬能力,调节机体一氧化氮(NO)的产生,提高体液免疫功能,促进 T、B 淋巴细胞增殖,改善 T 淋巴细胞亚群免疫紊乱现象,来增强糖尿病小鼠免疫力,改善糖尿病小鼠的症状,提高存活率[18]。

(5)其他作用:仙人掌多糖对过氧化氢(H_2O_2)和铁离子(Fe^{2+})体系产生的羟基(—OH)有很好的清除能力;对连苯三酚自氧化速率有较为显著的抑制作用。这说明仙人掌多糖具有较强的抗氧化作用[9]。仙人掌茎粗多糖能明显降低老年大鼠血清丙二醛含量及脑和肝组织脂褐质含量,并明显提高老年大鼠血清超氧化物歧化酶、过氧化氢酶和谷胱甘肽过氧化物酶活性,从而推测仙人掌茎粗多糖具有抗氧化、抗衰老作用,其机制可能与改善自由基代谢有关[19]。此外,仙人掌粗多糖(水提物)可提高小鼠抗疲劳、耐缺氧能力[20]。

3. 毒性作用　仙人掌粉按 0.02ml/g 的灌胃量空腹经口灌胃,喂养观察 14 天。结果未见动物死亡,亦未见任何异常反应,各动物实验组体重增长差异无显著性,实验结束后颈椎脱臼处死,肉眼检查主要脏器无异常变化。仙人掌粉对小鼠和大鼠经口 LD_{50}>10g/kg,属实际无毒类物质。

【临床应用】治疗其他疾病:

(1)治疗糖尿病:采用仙人掌浸膏片(每片 0.5g)。每次 4 片,每日 3 次,餐前 30 分钟服用。治疗 2 型糖尿病人 30 例,用药 4 周后空腹血糖均值由(9.28±2.74)mmol/L,降至(7.7±2.17)mmol/L。同时糖化血红蛋白有下降趋势,说明仙人掌浸膏片能有效地改善糖代谢。有报告采用海南的仙人掌制成仙人掌片,每次 4 片,每日 3 次,餐前 0.5 小时口服,治疗 2 型糖尿病人 30 例,用药 4 周,结果用仙人掌片治疗组总效率 70%,对照组 16 例,总有效 6.25%;观察各项指标结果表明,仙人掌片能有效地改善 2 型糖尿病患者的糖代谢,对糖尿病肾病早期肾功能损害有一定的保护作用[21]。

(2)治疗药物外渗与继发性静脉炎:有人采用仙人掌外敷治疗化疗药物外渗与继发性静脉炎 32 例,其中痊愈者 15 例(次)占 46.9%;显效者 12 例(次)占 37.5%;有效者 5 例(次)占 15.6%。一般疼痛缓解在用药后 4～8 小时开始,Ⅰ、Ⅱ级疼痛通常在用药 1～2 次,(12～24 小时)可得到完全缓解;Ⅲ级疼痛在用药 8～12 小时减轻,1～3 天后基本上可完全缓解。其消肿机制可能是经皮肤渗透至病变局部,通过其行气活血、消肿止痛的作用,使组织渗透性减低而发挥药效[22]。

(3)治疗腮腺炎:采用"仙人膏散"外敷治疗腮腺炎 358 例,结果用药 3 天热退。局部疼痛消失,肿区硬块明显消散,肿胀明显小者 316 例,上述症状减轻 39 例,无效者 3 例。有人把仙人掌捣烂外敷治疗"痄腮"10 余例,一般 3 天可痊愈,重者 5 天可愈[23]。

(4)治疗乳腺炎(乳痈):采用复方仙人掌糊外用治疗乳痈 132 例,经治疗 5～20 天痊愈者 16 例,占 82.6%,好转 7 例,占 5.3%,总有率 93%;另报告仙人掌外敷治疗急性乳腺炎 60 例,结果外敷 2～4 次治愈 17 例,外敷 4～6 次治愈 4l 例,外敷 6～10 次治愈 2 例[24]。

(5)治疗急性牙髓炎、牙周炎:采用仙人掌加冰片局部贴敷治疗急性牙髓炎牙周炎 96 例,一般在敷药 3～5 周后局部明显消肿,症状体征消失,96 例均在 5 天内治愈[25]。

(6)治疗感冒、上呼吸道感染:用仙人掌鲜品加白糖治疗肺热咳嗽 36 例,(其中急性咽炎 4 例,慢性支气管炎 11 例,慢性支气管炎合并感染 14 例,支气管扩张 4 例,肺炎 3 例)。用 1～2 天即可取效,最多服用 7 天。有报告采用仙人掌糖浆口服治疗感冒、咳嗽 85 例,治愈 53 例,好转 20 例。有效率 87%[26]。

(7)治疗神经衰弱:采用仙人掌糖浆口服. 治疗神经衰弱 24 例,结果治愈 15 例,好转 6 例,有效率 87.5%。胃十二指肠溃疡可用干仙人掌研粉与鸡内金或乌贼骨粉配伍,内服治疗[25]。

参 考 文 献

[1] 王伟伟,王琳. 仙人掌化学成分及药理研究进展. 中国中医药咨讯,2010,02(31):1-2.

[2] 袁清霞,赵龙岩,程杰等. 仙人掌多糖药理作用、提取纯化及剂型研究进展. 食品与药品,2012,14(1):56-59.

[3] 喻宁华,曾富华,饶力群,等. 仙人掌属植物研究进展. 湛江师范学院学报,2006,27(3):66-73.

[4] 汲晨锋,邹翔,季宇彬. 3 种仙人掌多糖抗肿瘤作用的研究. 哈尔滨商业大学学报:自然科学版,2004,20(2):127-130.

[5] 汲晨锋,邹翔,高世勇,等. MTT 法测定 3 种仙人掌多糖对人癌细胞的作用. 哈尔滨商业大学学报:自然科学版,2004,20(4):384-386.

[6] 孙超,蔡文泳,王一伊,等. 仙人掌多糖对胃癌 SCG-7901 和大肠癌 Lovo 细胞生长抑制作用的研究. 医学研究杂志,2010,39(7):59-60.

[7] 彭海生,张秀娟,贾绍华,等. 仙人掌多糖对荷瘤小鼠肿瘤细胞钙泵的影响. 哈尔滨商业大学学报:自然科学版,2002,18(2):618-620.

[8] 季宇彬,汲晨锋,邹翔,等. 2 种仙人掌多糖对 S180 小鼠红细胞膜蛋白和膜脂流动性影响的研究. 中国中药杂志,2004,29(10):967-969.

[9] 杨贝,庄延,邵雪玲. 仙人掌多糖清除活性氧作用初探. 武汉植物学研究,2004,22(2):183-185.

[10] 喻宁华,曾富华,饶力群,等. 仙人掌多糖对小鼠急性肝损伤的保护作用. 中国生化药物杂志,2009,30(4):255-258.

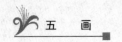

[11] Alarcon-Aguilar F J, Valdes-Arzate A, Xolalpa-Molina S, et al. Hypo-glycemic activity of two polysaccharides isolated from puntiaficus-in-dicaand. streptacantha. Proceedings of the Western Pharmacology Society, 2003, 46: 139-142.

[12] 陶美华. 仙人掌多糖的分离、纯化及抗糖尿病机制研究. 长沙: 湖南农业大学, 2004: 8-15.

[13] 王素芳, 黄娇. 仙人掌多糖的研究进展. 中国生化药物杂志, 2006, 27(3): 186-188.

[14] 缪晓平, 邓开野. 仙人掌中抑菌活性成分的提取与分析. 河南工业大学学报(自然科学版), 2010, 31(6): 58-61.

[15] 娄桂贤, 张兰君, 陈军, 等. 仙人掌复方制剂抗病毒的药效实验. 陕西中医, 2002, 23(7): 661-664.

[16] 刘洁, 孙文娟, 王杰, 等. 仙人掌粗多糖的药理实验研究. 长春中医学院学报, 1997, 13(2): 56.

[17] Schepetkin IA, Xie G, Kirpotina LN. Macrophage immunomodulatory activity of polysaccharides isolated from *Opuntia polyacantha*. Int Immunopharmacol, 2008, 8: 1455-1466.

[18] 刘树兴, 唐孟忠, 李红, 等. 仙人掌粗多糖降血糖作用研究. 食品科学, 2007, 28(8): 481-483.

[19] 武毅, 于晓风, 曲绍春, 等. 仙人掌茎粗多糖的抗衰老作用研究. 人参研究, 2000, 12(4): 23-25.

[20] 徐霞, 许世华, 邓延慧, 等. 仙人掌提取物对小鼠抗疲劳、耐缺氧能力的影响. 河南医科大学学报, 2001, 36(6): 730-731.

[21] 焦柏魁, 冯克玉. 仙人掌的药理研究与临床应用概况. 中国中医药科技, 2003, 10(5): 319-320.

[22] 吴学宾, 等. 仙人掌外敷治疗药物外渗与继发性静脉炎的临床观察. 中草药 1999; 30(5): 363-364.

[23] 莫文林. 中药外敷治疗腮腺炎. 四川中医 1989; (8): 44-46.

[24] 何国兴. 仙人掌外敷治疗急性乳腺炎. 四川中医 1987; (3): 47

[25] 陈晓秋, 等. 仙人掌冰片贴敷治疗急性牙髓炎、牙周炎 96 例. 中西医结合杂志 1991; 11(10): 602

[26] 江苏扬州地区药品管理所供稿. 仙人掌糖浆. 中草药通讯 1978; (1): 31

56. 仙 鹤 草

【来源】蔷薇科龙芽草属植物龙芽草 *Agrimonia pilosa* Ldb. 的干燥地上部分[1]。

【性味归经】苦、涩, 微温, 平。归心、肝经。

【功用主治】收敛止血, 止痢, 杀虫。广泛用于各种出血之证, 例如: 吐血、尿血、便血、崩漏、咯血、衄血, 赤白痢疾, 劳伤脱力, 痈肿, 跌打, 创伤出血等证。据报道, 仙鹤草及其提取物有良好的抗癌活性。

【化学成分】仙鹤草地上部分含黄酮类成分: 木犀草素-7-葡萄糖苷(luteolin-7-glucoside); 芹菜素-7-葡萄糖苷(apigenin-7-glucoside); 槲皮素(quercetin)。芦丁(rutin); 三奈酚-7-鼠李糖苷(kaempferol-7-rhamnoside); 金丝桃苷(hyperin); (2S, 3S)-(－)-花旗松素-3-葡萄糖苷[(2S, 3S)-(－)-taxifolin-3-glucoside]; (2R, 3R)-(＋)-花旗松素-3-葡萄糖苷[(2R, 3R)-(＋)-taxifolin-3-glucoside]。鞣花酸(ellagic acid); 没食子酸(gallic acid); 咖啡酸(caffeic acid)及仙鹤草酚(agrimol)A、B、C、D、E、F、G。表没食子儿茶精(epigallocatechin); 表没食子儿茶精没食子酸酯(epigallocatechin gallate); 表儿茶精没食子酸酯(epicatechin gallate); 鞣酸(tannic acid); 1β, 2α, 19α-三羟基熊果酸(1β, 2α, 19α-trihydroxyurs-12-en-28-oic acid); 1β, 2β, 3β, 19α-四氢熊果酸(1β, 2β, 3β, 19α-tetrahydroxyurs-12-en-28-oic acid)。仙鹤草根含仙鹤草内酯(agrimonolide)、仙鹤草酚(agrimol), 仙鹤草素(agrimonine)A、B、C 等[2]。

【药理作用】

1. 抗肿瘤作用

(1)没食子酸的抗肿瘤作用: 没食子酸作为仙鹤草的化学成分之一, 具有一定限制血管生成的能力,进一步研究发现,由于没食子酸与其他提取物之间协同或者有效的促进作用可抑制肿瘤血管的生长,提示了一种天然且容易控制的给药方案[3]。对吗啉和亚硝酸钠引起的鼠肺腺瘤有强抑制作用,对人肝癌细胞株 BEL-7404、人胃癌细胞株 SGC-7901、小鼠肝癌细胞株 H22 和小鼠肉瘤细胞株 S180 四种肿瘤细胞有抑制作用。没食子酸浓度超过 $20\mu g/ml$ 时,与细胞作用 6 小时后,细胞死亡。另外,研究表明从核桃树皮中提取的没食子酸对人白血病细胞株 K562 有一定的抑制作用,而且该化合物结构简单,分子量不大,如果对该化合物进行结构修饰,可能会找到具有较高活性的抗肿瘤药物[4]。另外,没食子酸对人卵巢浆液性癌细胞系 SKOV-3 细胞株生长有明显抑制作用,且呈一定的浓度依赖性;IC_{50} 为 $23.4\mu g/ml$[5]。没食子酸可使前列腺癌 DU-145 细胞阻滞于 S 期,上调 Cip1/p21、Caspase-9、Caspase-3 等蛋白的表达[6]。近期发现,没食子酸可以通过触发 Fas 以及线粒体凋亡通路而诱导细胞凋亡[7]。

(2)仙鹤草酚的抗肿瘤作用:小鼠腹腔注射 30mg/kg 仙鹤草酚对小鼠肉瘤细胞株 S37、小鼠宫颈癌细胞株 U14、小鼠肉瘤细胞株 S180、小鼠肝癌细胞株 H22 肿瘤有明显的抑制作用,而且给药组动物在实验过程中没有死亡。仙鹤草酚组与对照组动物胸腺和脾脏大小、重量差别不明显($P>0.05$)。仙鹤草酚可明显延长肝癌腹水癌的生存时间,30mg/kg 可使肝癌生命延长率为 49.4%($P<0.01$)。另外有报道,仙鹤草酚对人体宫颈癌细胞培养体系 JTC-26 有抑制作用(体外实验),抑制率为 90%以上[8]。

(3)仙鹤草内酯的抗肿瘤作用:仙鹤草内酯对人胃癌、肝癌细胞有强烈的抑制作用,但对于肺癌细胞无抑制作用。对动物移植性肿瘤小鼠 S180、小鼠 L615 均有不同程度的抑制作用[9]。

2. 其他药理作用

(1)抗炎作用:仙鹤草乙醇提取物能显著抑制二甲苯引起的小鼠耳郭炎性肿胀,对热板所致的小鼠疼痛和酒石酸锑钾所致的小鼠扭体反应有显著的抑制作用[10]。

(2)抗凝血作用:仙鹤草有抗凝血及抗血栓形成作用,在生药 $33.33\sim93.33mg/ml$ 范围内,能抑制家兔体外血栓的形成[11]。仙鹤草水提物免疫沉淀反应,仙鹤草水提物能明显延长大鼠的出血时间血浆凝血酶原时间、部分凝血活酶时间,而凝血酶、血纤维蛋白原含量不变,以上作用较口服给药更为明显[12]。仙鹤草水提物对胶原、ADP 或花生四烯酸诱导的体外血小板聚集均有抑制作用[12]。主要抑制血小板聚集和胶原、凝血酶所促进的血栓烷的形成。提示仙鹤草水提物内可能含有某些生物膜的活性成分,并干扰血小板膜内磷酸酯酶的激活[12]。采用实验大鼠造模预测不同剂量仙鹤草的作用效果,结果显示,仙鹤草有抗心律失常的作用,可能与一氧化氮(NO)合成及释放调节有关[13]。

(3)降糖作用:仙鹤草可促进胰岛素释放和类似胰岛素的降血糖作用。据报道,有人采用链脲霉素和肾上腺素复制小鼠糖尿病模型,发现仙鹤草颗粒灌胃可对链脲佐菌素和药品不良反应引起的血糖升高,改善糖耐量,增加肝糖原合成,其作用机制可能与促进胰岛素分泌或增加组织对糖转化利用有关[14]。有报道发现仙鹤草可显著降低正常小鼠血糖水平,抑制肾上腺素诱导的小鼠血糖升高和明显降低四氧嘧啶糖尿病小鼠的血糖[15]。

(4)降压作用:文献发现仙鹤草水提物和醇提物能降低兔血压,且醇提物降压作用强于水提物,醇提物中含有更多的降压活性成分[16]。

(5)抗病原微生物作用:通过药理研究,鹤草酚可以抑制虫体的糖原分解,对虫体细胞的无氧和有氧代谢均有显著而持久的抑制作用,阻断虫体的正常代谢是绦虫致死的病理学基础。另据报道,鹤草酚还具有杀死血吸虫的作用,与低剂量尼立达唑共用可提高杀虫效果[17]。临床上高氏以仙鹤草组方治疗滴虫性肠炎[17],张秀之等运用仙鹤草液治疗滴虫性阴道炎[17],仙鹤草水提液对体外培养的阴道毛滴虫有明显的抑制和杀灭作用,且滴虫的死亡率与药物浓度和作用时间成正比,提示其可用于滴虫性阴道炎的局部治疗。现已经证明,仙鹤草还有治疗蛔虫、钩虫、阿米巴等疾病的作用,均取得了良好的效果[17]。仙鹤草具有一定的非特异性免疫抗疟作用,与龙胆草配伍可以提高感染疟原虫小鼠的免疫功能,显著提高小鼠腹腔巨噬细胞及单核—吞噬细胞系统的吞噬活力[18]。

(6)对免疫系统的影响:有报道发现仙鹤草水煎剂对卵黄免疫组小鼠的抗体产生有促进作用,而对绵羊红细胞免疫组小鼠的抗体产生作用不明显[19]。可能是由于机体所受抗体原种类的不同,造成机体免疫应答反应的差异。仙鹤草水煎剂对荷瘤小鼠 IL-2 活性有显著增强作用,对正常机体 IL-2 活性无影响[20]。仙鹤草水煎剂对荷瘤小鼠脾自然杀伤细胞活性有明显增强作用,说明其对荷瘤机体非特异性免疫,尤其对肿瘤的免疫监视可能有增强作用,通过增强 NK 细胞释放细胞因子 INF-γ、IL-1、IL-2 实现对机体免疫系统功能的调节。同时,仙鹤草煎剂还能增强荷瘤机体红细胞免疫黏附肿瘤细胞的能力,提高血清中红细胞免疫促进因子活性和降低抑制作用因子活性[21]。

(7)其他作用:仙鹤草还具有一定的抑菌抗炎、抗病毒、镇咳、止汗等功能[17,22],抢救克山病引起完全性房室传导阻滞,有一定疗效[22]。

3. 毒性作用　小鼠口服鹤草酚的 LD_{50} 为 599.8mg/kg,给药后再饮酒(50％乙醇和食油),LD_{50} 分别为 540mg/kg、453.3mg/kg[24]。文献报道过量服用仙鹤草致肾功能衰竭[25]。仙鹤草的有效成分仙鹤草酚有毒,毒性主要表现在胃肠道及神经系统反应,应用较大剂量可使家犬双目失明[26]。临床上不良反应主要有失明、呼吸困难、皮疹、头昏、面红、恶心呕吐、甚至引起过敏性休克。在大剂量应用仙鹤草时应权衡利弊,每剂高达 500g 的剂量应尽量避免[12]。

【药代动力学研究】实验表明,大鼠口服该药水悬液和碱性液,吸收均很缓慢,服后 12 小时胃肠道中分别存留服用剂量的 58.2％和 31.5％,碱性液比水性液吸收速度快约一倍。从大鼠尿中排泄均较慢和较少,口服鹤草酚碱性液和水悬液后 4 天内,从尿中排出总量分别为剂量的 0.61％和 1.63％。大鼠及犬的实验证明,该药从胆汁中排泄较多。口服或肌内注射给药后,在体内的分布均以肝脏最高,脑中最低。肝肾组织能代谢该药,在有氧条件下肝脏对该药的代谢作用明显增加。主要分布于血流丰富的大循环和组织。经肝脏消除为主,经肾排泄量仅占剂量的 4.4％。

【临床应用】

1. 治疗肿瘤　文献用山仙颗粒(仙鹤草、山楂、西洋参、莪术等)治疗恶性肿瘤,具有抑制肿瘤生长、改善症状、提高生存质量、延长生存时间、减轻化疗不良反应的作用,临床上可作为抗肿瘤和减毒增效药物[27]。文献用肺康方(仙鹤草、野荞麦根、蟾皮、半夏、郁金等)治疗中晚期非小细胞肺癌,发现其能改善患者症状,稳定病灶,控制发展,提高患者生存质量,延长患者带瘤生存期[28]。有报道,用山仙颗粒(处方中有仙鹤草、山楂等)联合化疗治疗消化道癌 92 例,有效率高达 91.46％,研究发现山仙颗粒可以保护骨髓、提高机体免疫力、降低血液高凝状态,从而在化疗中起到减毒增效作用[29]。用自拟仙鹤草汤(处方中有仙鹤草、大蓟等)治疗泌尿系统肿瘤 2 例,服药 70 剂后,2 例患者的临床症状均消失,疗效显著,研究认为仙鹤草能改善泌尿系统肿瘤的症状,稳定病灶,控制病情发展,从而提高患者生存质量[30]。

2. 治疗其他疾病

(1)治疗糖尿病:使用单味仙鹤草(30～50g/天)水煎剂治疗 2 型糖尿病 1 例,服用后发现患者胰岛素分泌峰值明显,时相恢复正常,推测仙鹤草降血糖的作用机制类似磺酰脲类药物,即具有促胰岛素分泌的作用[31]。试用单味仙鹤草(每日 60～100g)治疗 1 例患病 3 年的糖尿病患者,服药 4 个多月后患者自觉症状基本消失,半年后到医院检查,空腹血糖 4.26mmol/L,尿糖(—)[26]。

(2)治疗梅尼埃综合征:用仙鹤草水煎剂治疗梅尼埃综合征 35 例,总治愈率达 97.14%,且 34 例患者经 2～18 年随访无复发[32]。用鸡蛋文火煎中药仙鹤草和独活联合西药东莨菪碱片(每次 5～10mg,3 次/天)治疗梅尼埃综合征患者 50 例,服药 4 个疗程(鸡蛋 6 个,独活 30g,仙鹤草 50～70g,文火煎煮 2 小时,1 剂/天,3 天为一个疗程)后均治愈[33]。

(3)治疗滴虫性阴道炎:用仙鹤草浸膏(含鹤草酚 30%)为主药的阴道栓剂(每日 1 枚,重约 4g)治疗滴虫性阴道炎 150 例,经 4 个疗程观察(7 天为一个疗程),147 例痊愈,2 例症状减轻,1 例效果不明显[34]。用仙鹤草水煎剂治疗阴道毛滴虫患者 68 例,疗效显著,可以替代首选药物甲硝唑治疗孕妇阴道毛滴虫病,避免对婴儿的致畸作用,原因为仙鹤草所含的有机酸和酚类成分对阴道毛滴虫有灭活清除作用[35]。用鲜仙鹤草茎叶煎煮浓缩液治疗妇科滴虫性阴道炎 50 例,总有效率 96%。单纯局部用药治疗滴虫性阴道炎 233 例,第一疗程治愈 229 例,第二疗程好转 4 例,1 年后抽样随访,未见复发[36]。

(4)治疗消化性溃疡:用仙鹤草复方(处方中有仙鹤草、黄连等,1 剂/天,早晚各服 1 次)治疗上消化道溃疡,追踪观察两例,连续服用半年后溃疡消失[37]。研究认为仙鹤草通过改善微循环,减轻黏膜炎症,加速黏膜修复,达到清热止血、敛溃护膜、益气生肌的作用。文献发现仙鹤草具有消除黏膜水肿、促进溃疡愈合、解除平滑肌痉挛、镇痛及调节体液免疫的作用,也可用于肝炎的辅助治疗[38]。

(5)治疗泌尿系统疾病:文献用自拟方肾炎宁(仙鹤草、黄芪、白茅根、白花蛇舌草等)治疗 25 例免疫球蛋白 A 肾病患儿,总有效率为 88%,无不良反应[39]。用四草二根汤(仙鹤草、车前草、益母草、白花蛇舌草等)配合西医抗感染治疗和纯西药对照治疗小儿急性肾炎,治疗组总有效率为 97.06%,对照组 93.05%,治疗组在缩短疗程、减少复发率等方面均优于对照组[40]。

此外,仙鹤草治疗急慢性腹泻、过敏性紫癜、心律失常、慢性乙肝、盆腔炎、血精症、盗汗等疾病,均有显著疗效[41]。仙鹤草 30g 煎服治疗口疮,每日 1 剂,3 天后即愈[32]。对治疗梅尼埃氏综合征有很好疗效,仙鹤草临床上还可用于白细胞减少症,神经衰弱,夜游症;局部外用可治疗外痔乳痈等,福建民间用龙牙草叶洗净捣烂贴伤处治疗蛇咬伤[22],仙鹤草还具有抗氧化的作用[23]。

【不良反应】一般认为仙鹤草无毒,临床应用安全,无不良反应,但大剂量仙鹤草会导致恶心呕吐,甚至大汗虚脱的不良反应,严重者出现肾功能衰竭[25]。现代药理学研究也证明,仙鹤草的有效成分鹤草酚有毒,毒性主要表现为胃肠道及神经系统反应,能引起视神经炎而导致失明,病理观察也证实了上述损害[26]。

参 考 文 献

[1] 国家药典委员会. 中华人民共和国药典. 一部. 北京:中国医药科技出版社,2010:94-95.

[2] 巴晓雨,何永志,路芳,等. 仙鹤草研究进展. 辽宁中医药大学学报,2011,5(13):258-261.

[3] Zhijun L,Schwimer J,Dong L,et al. Black raspberry extract and factions contain angiogenesis inhibitors. Journal of Agricultural and Food Chemistry,2005,53(10):3909-3915.

[4] 李肖玲,崔岚,祝德秋. 没食子酸生物学作用的研究进展. 中国药师,2004,7(10):767-769.

[5] 李文,侯华新,吴华慧,等. 没食子酸对卵巢癌 SKOV3 细胞的生长抑制作用及机制. 山东医药,2010,50

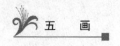

(15):43-44.

[6] Veluri R,Rana P. Fractionation of grape seed extract and identification of gallic acid as one of the major active constituents causing growth inhibition and apoptotic death of DU145 human prostate carcinoma cells. Carcinogenesis,2006,27(7):1445-1453.

[7] Hsu C L,Lo W H,Yen G C. Gallic acid induces apoptosis in 3T3-L1 preadipocytes via a Fas-andmitochondrial-mediated pathway. J Agric Food Chem,2007,55(18):7359-7365.

[8] 季宇彬.天然药物有效成分药理与应用.北京:科学出版社,2007:7-10.

[9] Park E J,Oh H,Kang T H,et al. An isocoumarin with hepatoprotective activity in HepG-2 and primary hepatocytes from Agrimonia pilosa. Arch Pharm Res,2004,7(9):944-946.

[10] 王德才,高允生,李珂,等.仙鹤草乙醇提取物抗炎镇痛作用的实验研究.泰山医学院学报,2004,25(1):7-8.

[11] 陈曼,宋新荣,等.近10年来仙鹤草临床应用与药理研究进展.中医药信息,2000,(6):5-7.

[12] 金在久.仙鹤草的化学成分及临床研究进展.华西药学杂志,2006,21(5):468-471.

[13] 杨平,沈海萍,张东珍,等.仙鹤草、丹参在治疗心律失常中与一氧化氮(NO)关系的研究.中国中医基础医学杂志,2006,12(2):114-115,129.

[14] 王思功,李予蓉,王瑞宁,等.仙鹤草颗粒对小鼠血糖的影响.第四军医大学学报,1999,(7):640-642.

[15] 范尚坦,李金兰,姚振华.仙鹤草降血糖的实验研究.医药导报,2004,23(10):710-711.

[16] 王德才,高允生,朱玉云,等.仙鹤草提取物对兔血压的影响.中国中医药信息杂志,2003,10(3):21-24.

[17] 赵莹,刘金平,李平亚.仙鹤草化学成分及药理研究进展.特产研究,2001,(1):50-53.

[18] 赖秀球.龙胆草与仙鹤草配伍的非特异免疫抗疟作用.广东学,2005,26(11):1478-1479.

[19] 李宝文,刘丽梅,王丽杰.仙鹤草对小鼠体液免疫的研究.辽宁药物与临床,2002,5(增刊):6.

[20] 封亮,贾晓斌,陈彦,等.仙鹤草化学成分及抗肿瘤活性研究进展.中国药房,2009,20(6):465-467.

[21] 曹勇,骆永珍.仙鹤草对荷瘤小鼠 IL-2 活性影响的研究.中国中医药科技,1999,(4):242.

[22] 阳向波.仙鹤草的现代药理研究进展及临床应用.时珍国医国药,2003,14(12):780.

[23] 王宝庆,金哲雄.仙鹤草的化学成分及抗氧化研究进展.北方园艺,2011,(10):167-169.

[24] 周金黄,王筠默.中药药理学.上海:上海科学技术出版社,1986:213.

[25] 赖中福,卢壬丹.过量服用木通、仙鹤草致肾功能衰竭各1例.中国药业,2003,12(7):59.

[26] 范尚坦,李金兰,姚振华.仙鹤草降血糖的实验研究.福州总医院学报,2005,12(4/5):270,282.

[27] 王希胜,陈光佛,李红廷,等.山仙颗粒治疗恶性肿瘤56例.陕西中医,2002,23(9):778-779.

[28] 孙大兴,裴维焰.肺康方治疗中晚期非小细胞肺癌疗效分析.中医药学报,2002,30(2):49-50.

[29] 庞淑珍,吴爱华.山仙颗粒联合化疗治疗消化道癌临床疗效观察.菏泽医学专科学校学报,2007,19(2):39-42.

[30] 陶文琪.仙鹤草治疗泌尿系统肿瘤.中医杂志,2006,47(5):337-338

[31] 杨丽爱,乔晓芝,周飞雪.单味仙鹤草治疗2型糖尿病1例.浙江实用医学,2005,10(6):436.

[32] 许秀荣,王秀芬.仙鹤草治疗美尼尔综合征35例报告.山东医药,2002,42(21):68-69.

[33] 陈国和.鸡蛋煎独活和仙鹤草及合用654-2片治疗眩晕症50例观察.河北医学,2005,11(7):593-594.

[34] 师万西,赵嘉欣.仙鹤草新用.中华临床新医学,2002,2(5):393.

[35] 海群,雷萍.中药仙鹤草治疗孕妇阴道毛滴虫病的临床研究.中国医学理论与实践,2002,2002(12):1736-1737.

[36] 李丽斌,富靖,陈秀荣.鲜仙鹤草治疗滴虫性阴道炎.时珍国药研究,1997,8(1):11.

[37] 谢传星.重用仙鹤草治疗消化性溃疡.中国民间疗法,2004,12(5):9.

[38] 冯怀新,陆德海,段景文,等.中药气流弥散结肠给药治疗溃疡性结肠炎60例.陕西中医,2000,21(1):1-2.

[39] 郭登洲,谢惠芬,王彦刚,等.肾炎宁治疗小儿IgA肾病25例疗效观察.新中医,2003,35(4):16-17.

[40] 朱玮华,陈伟平.四草二根汤治疗小儿急性肾炎临床观察.北京中医药大学学报,2000,23(3):64-65.
[41] 洪阁,戴永红,刘培勋,等.仙鹤草化学成分和药理作用研究进展药学服务与研究.药学服务与研究,
2008,8(5):362-366.

57. 白 术

【来源】菊科植物白术 Atractylodes macrocephala Koidz. 的干燥根茎[1]。

【性味与归经】苦,甘,温。归脾、胃经。

【功能与主治】健脾益气,燥湿利水,止汗,安胎。治疗脾虚食少、腹胀泄泻、痰饮眩悸、水肿、自汗、胎动不安。白血病、宫颈癌、膀胱癌等多种恶性肿瘤,也可治疗白癜风、银屑病和腺性膀胱炎等[1]。

【化学成分】苍术酮(atractylon)、2-[(2-乙氧基-3,4-二甲基-2-环己烯)-1-甲基]-呋喃(2-[(2-ethyoxyl-3,4-dimethyl-2-cyclohexene)-1-methyl]-furan)、β-3,4-二甲基-苯丁酸异丙酯(β-3,4-dimethyl-批 henylbutyrate isopropyl ester)、β-桉叶醇(β-eudesmol)、茅术醇(hinesol)、呋喃二烯(furanodiene)、γ-榄香烯(γ-elemene)、3-(2,6,6-三甲基-1-环己烯-1)-2-丙基-1一醇(3-(2,6,6-trimethyl-1-cyclohexene-1)-2-propyl-1-nol)、3-乙氧基-1,2-丙二醇(3-ethyoxyl-1,2-propanediol)、n-十六酸(n-hexadecanoic acid)、大香叶烯 B(germacrene)、香橙烯(aromadendrene)[2-3]、β-榄香醇(β-elemol)、α-姜黄烯(α-curcumene)、芹子二烯酮[selina-4(14)、7(11)-diene-8-one]、棕榈酸(palmitic acid)、β-芹子烯(β-selinene)、白术内酯-Ⅰ(atractylenolide-Ⅰ)、白术内酯-Ⅱ(atractylenolide-Ⅱ)、白术内酯-Ⅲ(atractylenolide Ⅲ)、白术内酯-Ⅳ(atractylenolide-Ⅳ)、双白术内酯(bi atractylenolide)、白术内酯-Ⅴ(atractylenolide-Ⅴ)、白术内酯-Ⅵ(atractylenolide-Ⅵ)、白术内酯-Ⅶ(atractylenolide-Ⅶ)、3-β-乙酰氧基苍术酮(3-β-acetoxyatractylon)、异苍术内酯 A(isoasterolide A)、白术内酰胺(atractylenolactam)、8-β-甲氧基苍术内酯(8-β-methoxyatractylenolide)、8-β-乙氧基苍术内酯Ⅲ(8-β-ethoxyatractylenolide Ⅲ)[4-10]、苍术苷 A(atractyloside A)、苍术苷 B(atractyloside B)、淫羊藿次苷 F2(lcarisid F2)、淫羊藿次苷D1(lcarisid D1)、紫丁香苷(syringin)、二氢丁香苷(dihydrosyringin)、(2E)-癸烯-4,6-二炔-1,8-二醇-8-O-β-D-呋喃芹糖基-(1→6)-β-D-吡喃葡糖苷、莨菪亭 β-D-吡喃木糖基-(1→6)-β-D-吡喃葡糖苷[11]、白术多糖 PSAM-1、白术多糖 PSAM-2[12]、蒲公英萜醇乙酸酯、杜松脑(junipercamphor)、β-香树脂醇乙酸酯(β-amyrin acetate)、角鲨烯(squalene)、莨菪亭瑞香素、滨蒿素奥索内酯、谷甾醇(sitosterol)[12,13]、3-β-羟基苍术酮(3-β-hydroxyatractylone)、14-乙酰基-12-千里光酰基-8-顺式折术三醇(14-acetyl-12-senecioyl-2E,8Z,10E-atracetylentriol)、14-乙基各里光酰基-8-反式白术三醇(14-acetyl-12-senecio-yl-2E,8E,10E-atracetylentriol)、12-千里光酰基-8-顺式白术三醇(12-senecioyl-2E,8Z,10E-atracetylentriol)、12-千里光酰基-8-反式白术三醇(12-senecioyl-2E,8E,10E-atracetylentriol)、12-α-甲基丁酰基-14-乙酰基-8-顺式白术三醇(12-α-methyl butyryl-14-acetyl-2E,8Z,10E-atracetylentriol)、12-α-甲基丁酰基-14-乙酰基-8-反式白术三醇(12-α-methyl butyryl-14-acetyl-2E,8E,10E-atracetylentriol)、14-α-甲基丁酰基-8-顺式白术三醇(14-α-methyl butyryl-2E,8Z,10E-atracetylentriol)、14-α-甲基丁酰基-8-反式白术三醇(14-α-methyl butyryl-2E,8E,10E-atracetylentriol)[14]、东莨菪素(scopoletin)、果糖(fructose)、菊糖(inulin)、甘露聚糖 AM-3、天冬氨酸(aspartic acid)、丝氨酸(serine)、谷氨酸(glutamic acid)、丙氨酸(alanine)、甘氨酸

(glycine)，缬氨酸(valine)，异亮氨酸(isoleucine)，亮氨酸(leucine)，酪氨酸(tyr-sine)，苯丙氨酸(phenylalanine)，赖氨酸(lysine)，组氨酸(histidine)，精氨酸(arginine)，脯氨酸(pro-line)[15]、Ca、Mg、Mn、Fe[16]。

【药理作用】

1. 抗肿瘤作用

(1)单体成分的抗肿瘤作用

1)白术内酯Ⅰ的抗肿瘤作用:研究表明白术内酯Ⅰ可以显著改善恶病质患者的食欲、上臂肌肉周径(MAMC)、消瘦及体力状况;同时可以显著降低细胞因子白介素-1(interleukin-1,IL-1)、肿瘤坏死因子-α(tumor necrosis factor-α,TNF-α)以及尿中蛋白水解诱导因子 PIF 的水平,用药治疗三周后体重减轻(0.2±0.7)kg,上臂肌肉周径增加(0.3±0.5)cm。化学荧光酶免疫法检测结果显示,白介素-1 降低(1.95±10.73)ng/ml,肿瘤坏死因子-α 降低(0.44±0.35)ng/ml。该结果提示白术内酯Ⅰ有改善恶病质病人体内营养物质代谢的作用[17]。白术内酯Ⅰ能抑制小鼠白细胞 P-388,显示其能明显抑制人体外周白细胞增生[18]。

2)白术内酯Ⅲ的抗肿瘤作用:白术内酯Ⅲ对脂多糖诱导的 TNF-α 和 NO 产生的巨噬细胞具有抑制作用,能减少肿瘤细胞的坏死,效果与使用剂量有关[19]。

(2)白术水煎液的抗肿瘤作用:白术可通过多种途径产生抗肿瘤作用,主要表现在促进肿瘤细胞凋亡,降低瘤细胞的增殖,提高机体抗肿瘤能力,增加对瘤细胞的细胞毒作用以及降低瘤组织的侵袭转移能力等。研究表明,白术可显著增加化疗荷瘤鼠细胞转化能力,促进化疗荷瘤鼠 IL-2 分泌水平,并且可明显恢复化疗引起的免疫功能低下,说明白术可激活机体的免疫细胞的功能,从而间接引起抗肿瘤作用的增加,白术的抗肿瘤作用与特异性免疫的增强有关[20]。

(3)白术挥发油的抗肿瘤作用:白术挥发油是白术抗肿瘤的主要有效成分,可降低瘤细胞的增殖率降低瘤组织的侵袭性,提高机体抗肿瘤反应能力及对瘤细胞的细胞毒作用[21]。白术挥发油能使小鼠体内二硝基氯苯(DNCB)所致迟发型超敏反应增强,吸光度较对照组明显增加,另外,研究提示白术挥发油可通过提高巨噬细胞的活性来增强机体非特异性免疫功能,从而抑制肿瘤细胞生长。研究还显示,白术挥发油还表现出对人卵巢癌顺铂耐药细胞株-3(SK-OV-3)细胞的杀伤抑制作用,且呈现出时间和剂量依赖性,但分解前后发挥杀伤作用的阶段及细胞阻滞周期不同,分别是凋亡早期和凋亡早期晚期,G_2/M 期和 S 期,说明白术挥发油除可直接杀伤肿瘤细胞外,还可将肿瘤细胞阻滞在不同的细胞周期而产生肿瘤细胞的杀伤作用[22]。

2. 其他药理作用

(1)对胆碱能神经系统作用

1)苍术醇对胆碱能神经系统作用:苍术醇对平滑肌以抗胆碱作用为主,兼有 Ca^{2+} 拮抗作用,此二者使白术具有镇痛作用,后者更与白术的健胃作用密切相关[23]。

2)白术水煎液对肠神经系统的作用:实验研究发现,白术水煎液能够影响大鼠空肠乙酰胆碱酯酶、P 物质的分布。大鼠灌胃给药 6 小时后,采用组织化学染色法检测乙酰胆碱酯酶、免疫组织化学染色 P 物质,经图像分析及统计学处理后。结果表明,给药 6 小时后,空肠肌间神经丛中空肠乙酰胆碱酯酶阳性神经纤维增多,神经节变粗,节内空肠乙酰胆碱酯酶神经元细胞增多,染色加深,尤以高、中剂量组变化明显;给药 6 小时后,空腔黏膜中 P 物质免疫反应阳性产物无明显变化,黏膜下层及肌间神经丛中 P 物质免疫反应阳性物质含量明显增加,高、中剂量组变化明显。结果提示,白术水煎液对肠道促进作用可能与通过增加空肠肌间神经丛中空肠乙酰胆碱酯酶的释放以及黏膜下层及肌间神经丛中 P 物质增加有关[24]。

(2)对内脏系统的影响

1)对心血管系统的影响:白术中的双白术内酯能明显降低离体豚鼠右心房肌的收缩力,同时减慢其心率。可使豚鼠离体左心房肌的正性阶梯作用降低。表明双白术内酯对豚鼠离体心房肌有负性肌力和负性频率作用[25]。

白术多糖可以加强心肌的收缩力,二者呈现显著的量效关系。在一定浓度范围内白术多糖不影响心率,但当其浓度升高到 $500\mu g/ml$ 时可使蟾蜍心率增加,至 $1000\mu g/ml$ 时引起心肌过度收缩和心动过速,去药后出现心脏功能衰竭。提示白术多糖对离体蛙心肌的作用类似于肾上腺素[26]。

2)对消化系统的影响:现代药理研究发现,白术对胃肠道平滑肌具有兴奋和抑制的双向调节作用,小剂量兴奋,大剂量抑制。推测白术促胃肠动力效应的重要机制之一可能是通过增加胃肠肌间神经丛胆碱能神经的分布促进乙酰胆碱(ACh)的释放来实现的,起到长时作用。研究还表明,白术可使胃窦肌间神经丛和空肠黏膜下神经丛、肌间神经丛中的 SP 免疫反应阳性、神经、神经元含量明显增加,而胃窦、空肠黏膜中的 SP 免疫反应阳性产物无明显变化[23]。

白术多糖复合物具有促进 IEC-6 细胞超微结构发生分化的作用。白术多糖复合物和胃泌素均能促进绒毛蛋白表达,但白术多糖复合物对绒毛蛋白表达的作用可能存在一种不同于胃泌素作用的影响机制[27]。

3)肾保护作用:白术多糖对腺嘌呤诱发的慢性肾衰竭大鼠肾脏有保护作用。低浓度多糖和高浓度多糖均能使双肾系数明显下降,均能抑制肾衰竭大鼠肾脏的病理变化,阻止病变肾脏的增生,可能通过抗氧化作用抑制肾脏系膜细胞、间质成纤维细胞的增生和细胞外基质(ECM)的积累,降低病理大鼠血肌酐(SCr)、尿素氮(blood urea nitrogen,BUN)和阻止肾小球数的减少,其机制可能是与抑制 Na^+-K^+-ATP 的磷酸化反应增大肾脏血流量,促进肾脏中腺嘌呤代谢物等毒性物质的排泄有关[28]。

4)对生殖系统的影响:白术内酯Ⅰ、4,15-环氧羟基白术内酯及白术内酯Ⅲ对子宫平滑肌有抑制作用,在 $28.56\mu mol/L$ 浓度时可显著抑制大鼠离体子宫平滑肌运动,其作用机制可能与胆碱能系统的抑制及抑制电位依赖钙通道释放 Ca^{2+} 有关[29]。

5)对泌尿系统的影响:白术水煎液单次给药对正常小鼠不表现出利尿作用,但中、高剂量白术水煎液灌胃却表现出一定的抗利尿作用[30]。

(3)对内分泌系统的影响:白术有降血糖的作用。白术多糖复合物 AMP-B 能显著降低四氧嘧啶糖尿病大鼠血糖水平,减少糖尿病大鼠的饮水量和耗食量[31]。

(4)抗炎作用:白术石油醚部位为其抗炎有效部位[5]。白术内酯Ⅰ、白术内酯Ⅲ、12-异戊烯酰-14-乙酰-2E,8E,10E-三烯-4,6-二炔-1-醇、12-α-甲基丁酰-14-乙酰-2E,8E,10E-三烯-4,6-二炔-1-醇、12-β-甲基丁酰-14-乙酰-2E,8E,10E-三烯-4,6-二炔-1-醇五个化合物对小白鼠急性炎症模型均有一定的抗炎作用,均能抑制二甲苯所致的小白鼠耳肿胀作用[32]。

(5)对免疫系统的影响:白术具有免疫调节作用,能使注射口蹄疫病毒(FMDV)疫苗小鼠的血清 FMDV 特异性 IgG 浓度和 IgG 亚类反应显著加强,提高 FMDV 疫苗免疫反应[33]。

白术能够促进健康畜禽淋巴细胞的增殖能力,增加 T 淋巴细胞的数量,并显著增加培养的脾细胞中 $CD4^+$ T 细胞亚群的比率[34-35]。

此外,还有大量的证据表明,白术多糖对健康小鼠淋巴细胞分泌 IL-2、IFN-γ 及 TNF-α 的能力具有不同程度的促进作用,说明白术能够促进淋巴细胞分泌细胞因子。

(6)抗氧化作用:白术有抗氧化作用,能有效抑制脂质过氧化作用,降低组织脂质过氧化物的含量,避免有害物质对组织细胞结构和功能的破坏[36]。白术多糖还可以增强机体对自由基的清除能力和抗氧化能力。白术多糖能使衰老大鼠大脑皮质 SOD、GSH-Px 活力增强,降低自由基代谢产物的含量,减少 DNA 的损伤,具有一定的抗衰老作用。

【毒性作用】

1. 小鼠腹腔注射煎剂半数致死量为(13.3 ± 0.7)g/kg。麻醉狗静脉注射煎剂 0.25g/kg,多数血压急剧下降,平均降低至原水平的 52.8%,3~4 小时内未见恢复[1]。

2. 大鼠每日灌服煎剂 0.5g/kg,共 1~2 个月,未见任何明显的毒性反应。但在用药 14 天后,有中等度白细胞减少,主要是淋巴细胞减少;服药 2 个月,有轻度贫血,脑、心肌及肝组织无任何变化。某些动物个别肾小管上皮细胞有轻度颗粒变性,肾小球则无任何改变[1]。

【药代动力学研究】白术内酯Ⅲ的药代动力学研究:白术内酯Ⅲ口服后吸收较快,血药浓度峰时间 T_{max} 为(0.85 ± 0.01)小时,消除半衰期(2.84 ± 0.24)小时,表观分布容积(5.48 ± 0.23)L/kg,血浆总清除率(4.63 ± 0.65)L/(h·kg),说明在体内分布很快达到平衡,在血中清除较快[37]。

【临床应用】

1. 治疗肿瘤　对晚期消化系统癌症具有显著的疗效,其可抑制肿瘤生长和增殖,并可增强免疫功能,对化疗和放疗引起的白细胞下降,有使其升高的作用,因此对肿瘤放、化疗能起到减毒增效的作用,为治疗肿瘤常用中药,临床常用于复方中治疗肿瘤,如温阳汤、扶康口服液、肠瘤平、参丹散结胶囊等[38]。

2. 治疗其他疾病

(1)治疗慢性胃炎、胃-十二指肠溃疡、溃疡性结肠炎、肠易激综合征等慢性胃肠疾病:可用白术方剂或成品制剂,如:参苓白术散(丸):莲子肉、薏苡仁、砂仁、桔梗、白扁豆(姜汁浸,去皮)、茯苓、人参、炙甘草、白术、山药、陈皮;补中益气汤(丸):黄芪、人参、甘草、陈皮、当归、柴胡、升麻、白术;白术芍药散:炒白术、炒白芍、炒陈皮、防风,等[39]。

(2)治疗小儿秋泻、慢性腹泻:常用加味白术汤、(七味)白术散[40]、小儿止泻片、幼泻宁颗粒(白术、炮姜、车前草)等[41]。

(3)治疗梅尼埃病:可用半夏白术天麻汤(半夏、天麻、茯苓、橘红、白术、甘草)[42]。

(4)治疗肝病:可用于亚临床肝性脑病、酒精性肝纤维化的治疗。在改善亚临床肝性脑病心烦、失眠等症状方面优于乳果糖。生白术颗粒剂既可改善患者的肝功能,又可明显缩短数字连接实验及划线的时间[43]。

中药白术枳具汤(白术、枳具、泽泻、柴胡、白芍、猪苓、郁金、鸡内金、山楂、神曲、炙鳖甲、三棱、甘草)联合西药还原型谷胱甘肽有利于酒精代谢,能阻断或逆转酒精性肝纤维化的形成和发展,具有较好的临床疗效[44]。

(5)治疗高血脂、高血压症:高血压并高脂血症,中医辨证属痰瘀互结,以头痛为主要症状的患者服用加味半夏白术天麻汤(半夏、天麻、茯苓、橘红、白术、甘草)6 周观察疗效。结果患者血压、血脂水平有明显降低,能明显改善头痛、眩晕等临床症状[45]。

参考文献

[1] 国家药典委员会. 中华人民共和国药典. 北京:中国医药科技出版社,2010:95-96.

[2] 吴素香,吕圭源,李万里,等.白术超临界CO_2萃取工艺及萃取物的化学成分研究.中成药,2005,27(8):885-887.

[3] 张晓川,陈琴华,朱军.白术超临界CO_2流体萃取部位脂溶性成分的GC/MS分析.中国药房,2006,17(23):1835-1837.

[4] 沈国庆,何法霖,李凤新,等.白术挥发油化学成分及抗肿瘤实验研究.北京中医药大学学报,2009,32(6):413-415.

[5] Li C Q,He L C,Dong H Y,et al. Screening for the anti-inflammatory activity of fractions and compounds from *Atractylodes macrocephala Koidz*. J Ethnopharmacol,2007,114(2):212-217.

[6] 黄宝山,孙建枢,陈仲良,等.白术内酯Ⅳ的分离鉴定.植物学报,1992,34(8):614-617.

[7] 林永成.中药白术中一种新的双倍半萜内酯.中山大学学报:自然科学版,1995,3(5):27-28.

[8] Ding H Y,Liu M Y,Chang W L,et al. New sesquiterpenoids from the rhizomes of Atractylodes macrocephala. Chn Pharm J,2005,57(1):37-42.

[9] 陈建民,俞敏倩,沈银柱,等.组织培养白术和天然白术化学成分的比较.植物学报,1991,33(2):164-167.

[10] Chen ZL,Cao W Y,Zhou G X,et al. A sequiterpene lactam from Atractylodes macrocephala. Phytochemistry,1997,45(4):765-767.

[11] Kitajima J,Kamoshita A,Ishimawa T,et al. Glycosides of Atractylodes ovate. Chem Pharm Bull,2003,51(9):1106-1108.

[12] 池玉梅,李伟,文红梅,等.白术多糖的分离纯化和化学结构研究.中药材,2001,24(9):647-648.

[13] 彭伟,韩婷,刘青春,等.白术地上部分化学成分研究.中国中药杂志,2011,36(5):578-581.

[14] 陈仲良.中药白术的化学成分Ⅱ:白术三醇α-甲基丁酰衍生物.化学学报.1989,47:1022-1024.

[15] 胡晓倩,胡长玉,张慧冲.野生祁白术与云南白术的氨基酸含量分析.中药材,2006,29(7):679-680.

[16] 汤洪波,周健,李君.邻原子吸收分光光度法测定赣产白术中微量元素.微量元素与健康研究,2008,25(6):55-56.

[17] 刘日失,叶峰,邱根全,等.白术内酯Ⅰ对肿瘤恶病质患者细胞因子和肿瘤代谢因子的影响.第一军医大学学报,2005,25(10):1308-1311.

[18] 李翠芹,贺浪冲.白细胞膜色谱模型建立与白术中TLR4受体拮抗活性成分筛选研究.中国科学C辑——生命科学,2005,35(6):545-550.

[19] Li C Q,He L C,Jin J Q. Atractylenolide Ⅰ and atractylenolide Ⅲ inhibit Lipopolysaccharide-induced TNF-alpha and NO production in macrophages. Phytother Res,2007,21(4):347-353.

[20] 姚淑娟,刘伯阳,吕丽艳.白术对化疗荷瘤小鼠减毒增效作用的研究.中国基层医药,2006,13(1):74-76.

[21] 孙喜才,张健,邱根全,等.白术抑癌机理的探讨.陕西中医,1988,9(6):282-284.

[22] 阎克里,朱秀卿,刘芳芳,等.分解前后白术挥发油对细胞凋亡及细胞周期影响的研究.中国药物与临床,2011,11(12):1372-1374.

[23] 周海虹.白术提取物对子宫平滑肌作用的研究.安徽中医学院学报,1993,12(4):39-41.

[24] 朱金照,冷恩仁,张捷,等.白术对大鼠肠道乙酰胆碱酯酶及P物质分布的影响.中国现代应用药学杂志,2003,20(1):14-16.

[25] 浦含林,王正濂,黄巧娟,等.双白术内酯对豚鼠离体心房肌的作用.中国药理学通报,2000,16(1):60-62.

[26] 马雪泷,梅后敏.白术多糖对立体蛙心生理功能的影响.黄山学院学报,2007,9(3):94-96.

[27] 吴翰桂,马勇军,马国芳.白术对小鼠小肠平滑肌活动的影响.台洲学院学报,2004,26(6):48-50.

[28] 冯星,邱细敏,黄亚林,等.平江白术多糖对腺嘌呤致大鼠肾衰模型的保护作用.食品科学,2010,31(9):276-278.

[29] Zhang Y Q,Xu S B,Lin Y C,et al. Antagonistic effects of 3 sesquiterpene lactones from *Atractylodes macrocephala* Koidz. on rat uterine contraction in vitro. Acta Pharmacol Sin,2000,21(1):91-94.

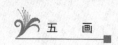

[30] 施文荣,刘艳,陈玲,等. 白术燥湿利水作用的研究. 福建中医学院学报,2007,17(3):29-31.

[31] 单俊杰,田庚元. 白术糖复合物 AMP-B 的理化性质及降血糖活性的研究. 药学学报,2003,38(6): 438-441.

[32] 董海燕,董亚琳,贺浪冲,裴渭静. 白术抗炎活性成分的研究. 中国药学杂志,2007,42(14):1055-1058.

[33] Li R L,Sakwiwatkul K,Yutao,et al. Enhancement of the immune response to vaccination against foot-and-mouth disease in mice by oral administration of an extract made from *Rhizoma Atracylodis macrocephalae*(RAM)[J]. Vaccine,2009,27(15):2094-2098.

[34] Huang X Y,Hu Y L,Zhao X N,et al. Modification can enhance the adjuvan tactivity of astragalus polysaccharide for ND vaccine. Carbohydrate Polymers,2008,73(2):303-308.

[35] 朱南山,张彬,李丽立,等. 白术多糖对仔猪血淋巴细胞转化及信号转导相关分子的影响. 华北农学报,2007,22(2):18-21.

[36] 马庆华,张鹏霞,郭红艳,等. 白术多糖对半乳糖致衰大鼠神经细胞抗氧化作用研究. 中国老年学杂志,2006,26(12):1658-1660.

[37] 李翠芹,贺浪冲,邓婷. 白术内酯Ⅲ在大鼠体内的药代动力学和组织分布特性. 中药材,2006,29(8):807-809.

[38] 王锦菊,王瑞国. 白术及其复方抗肿瘤研究进展. 中国中医药信息杂志,2004,11(10):927-928.

[39] 张林,杨映映,傅延陵. 汉代以来白术临床用量分析. 中医杂志,2015,56(7):611-614.

[40] 张慎泰,张振宗. 七味白术散治疗小儿腹泻 67 例. 中医儿科杂志,2007,3(6):28-30.

[41] 戚燕飞,谢升谷. 幼宁颗粒质量标准研究. 浙江中医药大学学报,2010,34(5):773-774.

[42] 陈瑜,半夏白术天麻汤和泽泻饮治疗美尼尔氏综合症 50 例. 中国民族民间医药,2010,2:77-78.

[43] 杨守峰,陈华,生白术颗粒剂治疗亚临床肝性脑病 33 例疗效观察. 新中医,2002,34(4):16-18.

[44] 冯德富. 白术枳具汤治疗酒精性肝纤维化的临床疗效观察. 辽宁中医杂志,2009,36(11):1928-1929.

[45] 熊原. 加味半夏白术天麻汤治疗高血压病并高脂血症的临床研究. 河北中医,2005,27(10):751-752.

58. 白　芍

【来源】毛茛科芍药属芍药 *Paeonia lactiflora* Pall. 及毛果芍药 *Paeonia lactiflora* var. *trichocarpa*(Bunge)Stern in Journ. 的根[1]。

【性味与归经】微寒,苦、酸。归肝、脾经。

【功能与主治】养血合营,缓急止痛,敛阴平肝。主治血虚寒热,脘腹疼痛,胁痛,肢体痉挛疼痛,痛经、月经不调,崩漏,自汗,盗汗,下痢泄泻,头痛眩晕。

【化学成分】根含环烯醚萜苷类:芍药苷(paeoniflorin),氧化芍药苷(oxy-p aeoniflorin),苯甲酰芍药苷(benzoylpaeoniflorin),白芍苷(albiflorin),芍药苷元酮(paeoniflorin genone),没食子酰芍药苷(galloylpaeoniflorin),β-蒎-10-烯基-β-巢菜苷(Z-ls, 5R-β-pinen-10-yl-β-vicianoside),芍药新苷(lacioflorin),芍药内酯(paeoni-lactone)A、B、C;甾醇类:β-谷甾醇(β-sitosterol),胡萝卜苷(daucosterol)。鞣质:1,2,3,6-四没食子酰及葡萄糖(1,2,3,6-tetra-O-galloyl-β-D-glucose);1,2,3,4,6-五没食子酰及葡萄糖(1,2,3,4,6-penta-O-galloyl-β-D-glucose);六没食子酰及葡萄糖和七没食子酰及葡萄糖,没食子酸(gallic acid),右旋儿茶素(catechin)。挥发油主要含有苯甲酸(benzoic acid),牡丹酚(paeonol)及其他醇类和酚类成分共 33 个[1]。

【药理作用】

1. 抗肿瘤作用

(1)白芍多糖抗肿瘤作用:白芍多糖是主要以葡萄糖组成,且含有少量糖醛酸的多糖,具有一定的抗肿瘤活性,对小鼠路易斯肺癌和 S180 肉瘤模型的疗效。采用水提醇沉法提取白芍中多糖,测定其糖和糖醛酸含量、元素组成、单糖组成;同时采用小鼠路易斯肺癌足趾皮下接种模型和 S180 肉瘤腋皮下接种模型考察白芍多糖的抗肿瘤活性。结果显示,生物活性表明白芍多糖样品分别以 200mg/kg,100mg/kg 剂量腹腔注射(i. p.)×10 天(日一次,qd)的治疗方案,对小鼠体内路易斯肺癌足趾接种模型的肿瘤抑制率分别为 54.58% 和 43.33%,对小鼠 S180 肉瘤皮下接种模型的肿瘤抑制率分别为 47.08% 和 38.98%[2]。

(2)白芍总苷抗肿瘤作用:白芍总苷对小鼠 S180 腹水瘤及实体瘤的生长具有一定的抑制作用,并可增加荷瘤小鼠的免疫功能,增强环磷酰胺的抗肿瘤作用,降低其对机体的毒性作用。建立鼠 S180 腹水瘤及实体瘤模型,分别给予生理盐水、不同剂量的白芍总苷组、环磷酰胺组及白芍总苷联合环磷酰胺组处理,连续给药 10 天,观察腹水瘤小鼠的生存时间,计算生命延长率;检测实体瘤组瘤重、脾重及胸腺重,计算抑瘤率、脾指数及胸腺指数,并对 T-淋巴细胞转化率及血清肿瘤坏死因子水平进行检测。与盐水组比较,100mg/kg 和 200mg/kg 白芍总苷均可延长荷瘤小鼠的存活时间,差异有统计学意义($P<0.01$),且对 S180 移植肿瘤均有抑制作用,其抑瘤率分别为 18% 和 30%,白芍总苷组小鼠体重及脏器指数均高于盐水组($P<0.01$)。白芍总苷可增加 T-淋巴细胞的转化率,升高血清肿瘤坏死因子水平($P<0.01$)[3]。

白芍总苷对人肝癌细胞株 SMMC-7721 的增殖抑制作用及其机制。采用 MTT 法检测白芍总苷对 SMMC-7721 增殖的影响,应用荧光显微镜观察药物作用后的细胞形态。结果显示,白芍总苷(0.5g/L～2.5g/L)能抑制 SMMC-7721 细胞生长,且呈浓度依赖性;白芍总苷(1.0g/L、1.5g/L)分别作用 72h 后,SMMC-7721 细胞出现体积缩小,荧光染色增强,胞核或胞质中可见致密浓染的块状或颗粒状黄绿色荧光染色。所以,白芍总苷在体外能够抑制人肝癌细胞 SMMC-7721 的增殖,能诱导细胞凋亡[4]。

2. 其他药理作用

(1)对心血管系统的作用:芍药总苷对在体缺血再灌注大鼠心肌葡萄糖调控蛋白(GRP78)的表达有一定影响。实验表明,检测白芍总苷对心肌缺血模型大鼠,在缺血前、缺血后 30 分钟、再灌注 90 分钟时心率、左心室压力变化最大速率、左心室收缩峰压。结果发现,缺血后 30 分钟 、再灌注 90 分钟后芍药总苷各剂量组左心室压力变化最大速率、左心室收缩峰压进行性升高,Western blot 法检测 GRP78 蛋白表达量的变化,结果表明 GRP78 蛋白随着芍药总苷浓度增加,蛋白表达量增加。芍药总苷对心肌缺血再灌注的保护作用机制可能与通过促进 GRP78 的表达来发挥内源性保护作用有关[5]。

(2)抗脑缺血作用:采用大鼠三血管阻断全脑缺血再灌损伤模型,观察大鼠眼球颜色、脑组织 SOD 活性、MDA 含量及病理组织学变化[6]。实验结果表明,白芍总苷(10mg/kg、20mg/kg、40mg/kg)可以明显改善大鼠眼球颜色的变化;白芍总苷(20mg/kg)能提高脑缺血再灌大鼠大脑皮层、海马、纹状体中降低的 SOD 活性,并且降低升高的 MDA 含量;白芍总苷(20mg/kg)对大鼠缺血性脑组织的病理组织学改变具有较好的保护作用。提示白芍总苷对缺血再灌注脑损伤具有明显的保护作用,此作用可能与其抗氧化有关[7-12]。

(3)保肝作用:白芍总苷能改善果糖-高脂诱导非酒精性脂肪性肝病(NAFLD)大鼠糖脂代谢异常及拮抗胰岛素抵抗,增强胰岛素敏感性,下调 Apelin 和 Visfatin 的表达,改善肝功能[13]。

(4)对肠易激综合征的作用:应用免疫诱导联合心理应激法建立肠易激综合征模型,以白芍总苷进行干预,以放免分析法和免疫组化染色法分别检测肠易激综合征模型大鼠血清和肠黏膜中 Th1 和 Th2 细胞因子的表达,结果表明,肠易激综合征模型大鼠血清、结肠黏膜 Th1/Th2 表达失衡,白芍总苷具有调节平衡的能力[14]。

(5)对免疫系统的影响:白芍总苷,其中含芍药苷约 90%,另含羟基芍药苷、芍药花苷、芍药内酯苷及苯甲酰芍药苷等,能显著增强小鼠腹腔巨噬细胞吞噬活性[15]。

白芍总苷对巨噬细胞激活分泌的多种细胞因子也有明显影响。实验表明,对于脂多糖诱导大鼠腹腔巨噬细胞 IL-1 的产生及酵母多糖诱导的 H_2O_2 生成,白芍总苷也呈钟罩形影响,于 0.5～12.51mg/L 可浓度依赖性地增加 IL-1 的生成并达峰值,而于 62.5mg/L 浓度则 IL-1 反而明显下降,但仍较对照明显为高,125mg/L 浓度时 IL-1 的生成量与对照无明显差异,台盼蓝试验表明此时的抑制作用不是因高浓度白芍总苷杀伤细胞所致[16-17]。

体外、体内试验均表明白芍总苷对 T 细胞功能和浓度依赖性双向调节作用,可促进特异性及非特异性调节细胞的诱导。体外试验中,对于 3μg/ml ConA 诱导 T 细胞的增殖反应和 IL-2 生成,白芍总苷分别于 0.1～1.6μg/ml 及 0.5～312.5μg/ml 浓度使量效曲线均呈钟罩形,但对 6μg/ml ConA 诱导的 T 细胞增殖反应,白芍总苷于 0.4～6.4μg/ml 浓度则呈线性抑制。ConA 与小鼠脾细胞共育 12 小时或 40 小时诱导的非特异性 Th 或 Ts 细胞,白芍总苷不仅可促进之,还可明显拮抗 CsA 对 Ts 或左旋咪唑对 Ts 诱生的选择性抑制。白芍总苷对 ConA 诱导小鼠脾淋巴细胞增殖的双向调节作用可能与白芍总苷于低浓度时诱导非特异 Th 细胞而于高浓度时则诱导非特异性 Ts 细胞有关。在整体试验中应用诱导特异与非特异性 T 细胞、过继性转移系统和 McAbs 间接荧光法直接检测 T 细胞亚群等方法的结果表明对于超适量的 DNFB 或 SRBC 诱导的特异性 Ts 细胞白芍总苷腹腔注射 5mg/kg 有明显的促进作用,并能拮抗环磷酰胺对免疫耐受的消除或环磷酰胺减少的 Lyt-2 阳性细胞数目和增高的 L_3T_4/Lyt-2 比值,使迟发型超敏反应(delayed type hypersensitivity,DTH)耐受现象恢复(DTH 耐受主要与诱导特异性 Ts 细胞有关)或 Lyt-2 细胞数及 L_3T_4/Lyt-2 恢复至超适量免疫水平,即白芍总苷可促进 Th 及 Ts 细胞,白芍总苷的免疫调节作用可能与这种功能依赖性诱导 T 调节细胞作用有关。整体试验还可见,对于 DNFB 所致小鼠耳 DTH,白芍总苷 5mg/kg 腹腔注射无明显影响,但可明显拮抗环磷酰胺所致 DTH 反应的抑制,而致敏前给予 Cy 所致 DTH 的增强,白芍总苷也可显著拮抗之[18-25]。

(6)对内分泌系统的影响:白芍总苷对非肥胖型糖尿病小鼠自发性涎腺炎有一定预防能力,其作用机制可能与药物减轻颌下腺淋巴细胞灶性浸润程度及改善 Th1/Th2 细胞因子表达失调有一定关系[26]。

(7)对皮肤组织的影响:白芍总苷联合吡美莫司能促进散发型白癜风患者皮损恢复,改善外周血 CD_4^+/CD_8^+ T 细胞比值,提高 $CD_4^+CD_{25}^+$ 调节性 T 细胞水平,从而提高患者对维持机体免疫自稳和免疫耐受的能力,进而促进皮损的愈合[28]。

白芍总苷可以抑制红斑狼疮患者和正常人外周血单个核细胞分泌 IFN-α,治疗红斑狼疮可能有效[32]。白芍总苷可抑制 HaCaT 细胞的增殖及 VEGF 和 IL-23 mRNA 和蛋白的表达,p38、MARK 信号途径可能介导其抑制作用[29]。

(8)抗病原微生物作用:白芍煎剂在体外对多种致病性细菌有抑制作用,如志贺杆菌、葡萄球菌、大肠杆菌、铜绿假单胞菌等,对某些真菌也有抑制效果。白芍总苷本身无诱生 IFN 的作用,但能促进 NDV 或 ConA 诱生 TNF-α 或 TNF 因子。白芍煎剂 1.25g/L 可使水疱性口炎病毒(VSV)效价下降 1.9 个对数值,而 5g/L 浓度可下降 5.22 个对数值,250mg/L 浓度白芍总苷可下降 2.22 个对数值,表明还有直接抗病毒作用[30]。

白芍总苷具有促诱生 IFN 作用,尤其是具有特别强的促诱生 IFNγ 的活性。白芍总苷对 VSV 有抗病毒作用[31]。

(9)抗炎作用:白芍总苷对大鼠胶原性关节炎有明显抑制作用,其机制可能是与其下调基质金属蛋白-9 的表达,降低血清促炎性细胞因子 IL-1β、TNF-α 的水平有关[32]。

白芍总苷对实验性变态反应性脑脊髓炎具有治疗作用,其治疗效果成剂量依赖性;其治疗机制与抑制 Th1 型细胞因子(IFN-γ、TNF-α)产生有关[33]。

白芍总苷可能通过降低牙周炎的 Th1 细胞反应及提高 Th2 细胞反应,提高小鼠的免疫能力,减轻牙周组织的炎症程度,对牙周炎发挥治疗作用[34]。

(10)镇痛作用:利用大鼠热板反应和扭体反应检测白芍总苷对痛觉的影响,发现白芍总苷呈剂量依赖性抑制小鼠扭体和嘶叫;并发现白芍总苷对鼠扭体和嘶叫的抑制作用不能被纳洛酮阻断,提示其镇痛作用可能与吗啡受体无关。而白芍总苷对 PGE_2 的抑制作用,可能参与其镇痛机制[35]。

3. 毒性作用 据报道,犬每日口服 3g/kg 连续 6 月也未见明显毒性。鼠伤寒 Ames 试验、仓鼠肺细胞染色体畸变试验和小鼠微核试验表明白芍总苷基本无致突变作用[36]。

【药代动力学研究】以大鼠作为受试对象,研究不同给药方式、不用剂量芍药苷的半衰期($t_{1/2}$)、血药浓度达峰时间(t_{max})、血浆药物峰浓度(C_{max})、血药浓度-时间曲线下面积($AUC_{0 \to \infty}$)。结果表明静脉注射给药方式,芍药苷(30mg/kg)的半衰期($t_{1/2}$)、血药浓度-时间曲线下面积($AUC_{0 \to \infty}$)分别为:(4.67 ± 1.81)h、(58.36 ± 17.20)mg·h/L;灌胃给药芍药苷(30mg/kg)的半衰期($t_{1/2}$)、血药浓度达峰时间(t_{max})、血浆药物峰浓度(C_{max})、血药浓度-时间曲线下面积($AUC_{0 \to \infty}$)分别为:(4.28 ± 1.57)h、(0.58 ± 0.34)h、(3.34 ± 1.18)mg/L、(18.85 ± 7.54)mg·h/L[37]。

【临床应用】

1. 治疗老年性疾病 从白芍中提取的白芍总苷(抗衰Ⅰ号),制成胶囊剂,并制备安慰剂胶囊(抗衰Ⅱ号),治疗老年常见多发病 40 例,并设对照组。结果抗衰Ⅰ号在增强体质与免疫功能、抗炎止咳、祛痰平喘等方面,疗效较为明显,且无毒副作用[39]。

2. 治疗类风湿关节炎 据报道白芍总苷治疗者,一般于 4 周可见关节肿胀、疼痛减轻,随疗程延长疗效增强,在改善晨僵、关节肿胀、疼痛、握力,降低红细胞沉降率(erythrocyte sedimentation rate,ESR)、抑制类风湿因子及 C 反应蛋白(C reactive protein,CRP)表达方面有肯定的疗效,尤以对减轻关节痛、下降 ESR 等效果为著,但对 IgG、IgA、IgM 及 12 周时的 X 线片无明显影响,此外,白芍总苷尚能改善患者睡眠、食欲和体力[38]。

3. 治疗未分化脊柱关节病 白芍总苷治疗未分化脊柱关节病 73 例,治愈 63 例,治愈率 87%,好转 6 例,无效 4 例,总有效率 94%,偶见有大便次数增多,轻度腹痛,纳差等,剂量减半后消失[40]。

4. 治疗系统性红斑狼疮 用随机分组双盲安慰剂对照的研究方法,分别接受白芍总苷和安慰剂治疗,比较两组受试者的狼疮疾病活动指数、有效率、糖皮质激素用量及不良反应。结果表明,白芍总苷组狼疮疾病活动指数较对照组明显降低,且白芍总苷组的糖皮质激素用量较治疗前明显减少。白芍总苷组疗效显著高于安慰剂组,提示白芍总苷与糖皮质激素联合治疗红斑狼疮的疗效显著,而且可以减少糖皮质激素用量,长期使用疗效可能更明显[41]。

【不良反应】白芍总苷对人体的不良反应主要表现为消化系统症状,但不良反应病例较

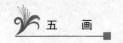
少。主要不良反应有胃肠道不适、腹泻、腹痛、恶心、呕吐等消化道症状[42]。有报道,白芍总苷可致出血性皮疹,其机制可能与变态反应有关[43]。

参考文献

[1] 李经纬,区永欣,邓铁涛,等.中药大辞典.北京:人民卫生出版社,1995:946.

[2] 汪芸,陶移文,田庚元.白芍多糖的制备、理化性质及抗肿瘤活性研究.中国现代中药,2013,15(8):645-649.

[3] 刘浩,杨芬,余美玲,等.白芍总苷对荷瘤小鼠化疗的增效减毒作用研究.蚌埠医学院学报,2011,36(9):917-920.

[4] 王世宏,魏伟,许杜娟,等.白芍总苷对 SMMC-7721 细胞增殖的抑制作用.安徽医药,2006,10(1):8.

[5] 郭道华,韦颖梅,王晓静,等.白芍总苷对大鼠心肌缺血再灌注损伤保护作用及对 GRP78 表达的影响.中西医结合心脑血管病杂志,2010,8(5):556-558.

[6] 刘玮,吴华璞,祝晓光,等.白芍总苷对全脑缺血再灌损伤的保护作用.中国药理学通报,2004,20(2):211-214

[7] 张羿,汤水福,练建红.白芍总苷与辛伐他汀对腹膜纤维化大鼠腹膜功能的影响.云南中医中药杂志,2013,34(6):55-57,89.

[8] 郑琳颖,潘竞锵,杨以琳.白芍总苷对非酒精性脂肪性肝病大鼠 Apelin 和 Visfatin 表达的影响.中药新药与临床药理,2013,24(1):51-54.

[9] 石君杰,金方,宋李亚.白芍总苷对肠易激综合征大鼠 Th1/Th2 表达失衡的影响.中国中西医结合消化杂志,2012,20(10):450-452.

[10] 赵汝霞,郑琳颖,潘竞锵,等.白芍总苷对 NAFLD 模型大鼠肝脏保护作用的抗氧化机制.广东药学院学报,2012,28(4):430-434.

[11] 刘月丽,吕俊华.白芍总苷的降血脂、抗氧化作用及其对脂肪肝的防治研究.湖南医学院学报,2012,18(2):158-161.

[12] 王红英,周楠,候静静,等.白芍水提物及芍药苷改善环磷酰胺致白细胞减少的对比研究.西北药学杂志,2012,27(5):447-449.

[13] 王盛民,张英,孟建国,等.膨化时白芍保肝作用的影响.时珍国医国药,2006,17(5):701-705.

[14] 梁君山,陈敏珠,徐淑云.白细胞介素的检测及白芍总苷对其产生的影响.中国药理学通报,1989,5(6):354.

[15] 梁君山,陈敏珠,徐淑云.白芍总苷对大鼠腹腔巨噬细胞功能的影响.中国药理学与毒理学杂志,1990,4(2):153.

[16] 王兴旺,陈敏珠,徐淑云.白芍总苷对小鼠抑制性 T 细胞作用.中国免疫学杂志,1990,6(4):243.

[17] 王兴旺,魏伟,陈敏珠,等.白芍总苷调节小鼠免疫功能的机理.中国药理学通报,1990,6(6):363.

[18] 徐叔云.中药药理与临床研究进展(第一册).北京:中国科学技术出版社,1992,49.

[19] 王兴旺,徐叔云,陈敏珠.白芍总苷对 T 调节细胞的作用.安徽医科大学学报,1991,26(2):147.

[20] 王兴旺,魏伟,陈敏珠,等.白芍总苷调节小鼠免疫功能的机理.中国药理学通报,1990,6(6):3633.

[21] 张浊,徐叔云,陈敏珠.白芍总苷免疫调节作用研究.安徽医科大学学报,1988,23(2):144.

[22] 王兴旺,陈敏珠,徐淑云.白芍总苷对 T 淋巴细胞亚群的作用.中国药理学通报,1992,8(5):340.

[25] 魏伟,叶于薇.白芍总苷对白细胞介素产生影响.中国药理学通报,1989,5(3):176.

[26] 胡梅芬,苏双全,赵莉,等.白芍总苷对糖尿病大鼠肾小管-间质细胞转分化的影响.临床肾脏病杂志,2012,12(4):178-181.

[27] 董晓晖,柳玉萍,赵玮,等.白芍总苷对家兔慢性高脂血症的脂质调节及抗脂质过氧化作用.湖北民族学院学报·医学版,2003,20(2):1.

[28] 刘雁,王健,刘国强,等.白芍总苷对正常人和SLE患者PBMC分泌IFN-α的影响.中华全科医学,2012,10(12):1843-1845.

[29] 张洪英,史同新,李春阳.白芍总苷对角质形成细胞增殖及血管内皮生长因子和白介素-23表达的影响.中华皮肤科杂志,2011,44(5):343-346.

[30] 王永祥,黄季平,徐叔云.白芍总苷对小鼠四氯化炭肝损伤模型的保护作用.中国药理学通报,1988,4(6):362.

[31] 肖尚喜,张咏南,史百芬.白芍水煎剂和总苷促干扰素诱生及抗病毒作用的研究.安徽医科大学学报,1991,26(3):213.

[32] 常景芝,王琛,陈剑,等.白芍总苷对大鼠胶原性关节炎足爪组织基质金属蛋白酶9及血清中炎性细胞因子IL-1β及TNF-α表达的影响.时珍国医国药,2012,23(9):2187-2189.

[33] 徐晓娅,郭晓聪,李作孝,等.白芍总苷对实验性变态反应性脑脊髓炎大鼠血清Th1型细胞因子的影响.中国实验方剂学杂志,2012,18(5):185-187.

[34] 潘倩茹,吕芳丽,宋宁,等.白芍总苷对小鼠实验性牙周炎血清IgG1和IgG2a水平的影响.中国病理生理杂志,2011,27(8):1462-1466.

[35] 王永祥,陈敏珠,徐叔云.白芍总苷的镇痛作用.中国药理学及毒理学杂志,1988,2(1):6-9.

[36] 章家胜,王永翔,张于江.白芍总苷耐缺氧作用的实验研究.中国药理学通报,1989,5(3):172.

[37] 陈光亮,陈崇宏,戴利明.芍药苷的药代动力学研究.安徽医科大学学报,1991,26(1):65.

[38] 王志坚,陈敏珠,孙桂华,等.白芍总苷治疗类风湿性关节炎的临床药理研究.中国药理学通报,1994,10(2):117.

[39] 张雪琴,汪伟民.白芍总苷对老年性疾病的治疗作用.中国药理学通报,1988,4(5):314.

[40] 王燕,刘宝英,李改平.白芍总苷(TFG)治疗未分化脊柱关节病(USPA)73例疗效观察.光明中医,2006,21(2):62.

[41] 李艳梅.白芍总苷治疗系统性红斑狼疮的临床效果观察.临床合理用药杂志,2013,6(8):68-69.

[42] 李静敏.雷公藤多苷和白芍总苷药理及毒理作用的比较.山西医科大学硕士论文,2012:7-8.

[43] 戴冽,郑东辉,韩志娟,等.白芍总苷胶囊致出血性皮疹一例.中华风湿病学杂志,2004,8(2):128.

59. 白　　果

【来源】银杏科植物银杏 *Ginkgo biloba* L. 的干燥成熟种子。秋季种子成熟时采收,除去肉质外种皮,洗净,稍蒸或略煮后,烘干[1]。

【性味与归经】甘、苦、涩、平。归肺、肾经。有小毒[2]。

【功能与主治】敛肺定喘,止带缩尿。主治哮喘痰嗽,白带白浊,遗精尿频,无名肿痛,癣疮[2]。

【化学成分】种子含银杏毒素(ginkgotoxin),还含酸性成分:6-(8-十五碳烯基)-2,4二羟基苯甲酸[6-(pentadec-8-enyl)-2,4-dihydroxy-benzoic acid];6-十三烷基-2,4-二羟基苯甲酸(6-tridecyl-2,4-dihydroxy-benzoic acid);腰果酸(anacardic acid)。肉质外种皮含白果酸(ginkgolic acid),氢化白果酸(hydroginkgolic acid),氢化白果亚酸(hydroginkgolinic acid),银杏酚(bilobol),白果醇(ginnol),黄酮类化合物[2]。

【药理作用】

1. 抗肿瘤作用

(1)银杏酸抗肿瘤作用:银杏酸对多种肿瘤细胞均有抑制作用,5.0μg/ml时对肺癌LTEP-a-2细胞的抑制率达到59.1%,还可诱导人白血病U937细胞和喉癌Hep-2细胞凋亡[3]。

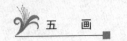

银杏酸对体外培养的肿瘤细胞 LTEP-a-2，U937，A549，293，NIH/3T3 均有较强抑制作用，浓度低于 50μg/ml 时对正常细胞生长无影响[4]。

银杏酸对喉癌 Hep-2 细胞呈现时间和剂量依赖性的生长抑制作用；DNA 经琼脂糖电泳可见典型的梯形条带；流式细胞仪分析显示银杏酸作用后，细胞凋亡率呈时间和剂量依赖性增加[5]。

银杏酸对淋巴瘤 U937 细胞具有明显的抗肿瘤活性，其作用机理与诱导细胞凋亡有关。采用 MTT 法检测银杏酸对淋巴瘤 U937 细胞增殖的影响，激光共聚焦显微镜观察细胞形态的变化，DNA 琼脂糖电泳检测其生化特征的改变，流式细胞仪分析细胞凋亡率。结果显示，淋巴瘤 U937 细胞经银杏酸作用 24～48 小时，细胞的生长明显被抑制；银杏酸作用 28 小时出现了细胞皱缩、核浓缩、体积缩小等明显的凋亡形态学特征；细胞 DNA 经琼脂糖电泳可见典型的梯形条带，10.0μg/ml 的银杏酸作用 40 小时后，细胞凋亡率为 14%。研究发现，银杏酸通过抑制磷脂酰肌醇磷脂酶 C 的活性以及蛋白质磷酸化和 Ca^{2+} 信号从而阻止肿瘤细胞的增殖[6,7]。

（2）银杏多糖抗肿瘤作用

1）银杏叶多糖（PGBL）的抗肿瘤作用：银杏叶多糖（400mg/kg）能抑制 S180 腹水瘤的生长，对 S180 实体瘤的抑瘤率为 62.89%，并延长荷瘤小鼠的存活时间，表明银杏叶多糖具有较强的抗肿瘤作用[8]。

50μg/ml、100μg/ml、200μg/ml 银杏叶多糖对人急性早幼粒细胞白血病 HL-60 细胞增殖均有不同程度的抑制作用，且随着药物浓度和作用时间的增加，抑制作用增强，即 PGBL 对 HL-60 细胞增殖的抑制作用存在剂量-时间依赖性[9]。

银杏叶多糖对人恶性黑色素瘤 A375 细胞增殖有一定的影响。采用 50μg/ml、100μg/ml、200μg/ml 浓度的银杏叶多糖作用于黑色素瘤 A375 细胞，MTT 法检测细胞生长和增殖情况。结果表明，不同浓度的银杏叶多糖都可抑制黑色素瘤 A375 细胞的增殖，且呈浓度-时间依赖性[10]。

银杏叶多糖可增加化疗药物对鼻咽癌细胞、宫颈癌细胞的治疗敏感性，是一种有希望的放射增敏剂。银杏叶多糖与鼻咽癌 CNE-2 细胞、宫颈癌 HeLa 细胞混合培养后进行照射，其作用效果与药物浓度存在良好的相关性。同时银杏叶多糖与环磷酰胺、卡铂、顺铂、氟尿嘧啶、盐酸阿霉素等药物合用，其抑制鼻咽癌细胞、宫颈癌细胞的生长能力强于各药物单独使用的抑制率[11,12]。

银杏叶多糖对 ECV-304 细胞和 HL-60 细胞黏附有抑制作用。研究表明，正常生长的 ECV-304 细胞呈不规则形，细胞质丰富，细胞核呈圆形或椭圆形。电镜下，可见细胞表面有绒毛，细胞内具有 Weibel-Palade 小体。当人脐静脉内皮 ECV-304 细胞受凝血酶（thrombin）刺激后，与 HL-60 细胞的黏附能力明显提高；而当用 200μg/ml 和 500μg/ml 剂量的银杏叶多糖处理人脐静脉内皮 ECV-304 细胞后，与 HL-60 细胞的黏附率明显下降。这表明 200μg/ml、500μg/ml 剂量的银杏叶多糖对人脐静脉内皮 ECV-304 细胞与 HL-60 细胞黏附有抑制作用[13]。

2）银杏外种皮多糖的抗肿瘤作用：银杏外种皮多糖对 HL-60 细胞增殖及凋亡的影响涉及增殖促进基因 *C-myc* 和凋亡抑制基因 *Bcl-2*。银杏外种皮多糖（40～160mg/L，48 小时）可抑制 HL-60 细胞增殖及增殖促进基因 *C-myc* 的表达，可诱导 HL-60 细胞凋亡并下调凋亡抑制基因 *Bcl-2* 的表达[14]。

银杏外种皮多糖可抑制小鼠肝癌(Heps)。其作用机制可能与阻止 G_2-M 期细胞转换而影响癌细胞在细胞周期中的进程,干扰 S 期细胞 DNA 合成以及诱导小鼠肝癌细胞凋亡有关。建立小鼠肝癌(Heps)实体瘤及腹水癌模型,观察抑瘤率和小鼠的生命延长率,并用流式细胞术检测小鼠肝病实体瘤的细胞周期及癌细胞凋亡率。结果显示,银杏外种皮多糖在 50mg/kg、100mg/kg、200mg/kg 剂量下,对小鼠肝癌的抑瘤率皆大于 30%,能延长荷腹水型肝癌小鼠的生存期;随银杏外种皮多糖剂量增大,G_0-G_1 期和 S 期细胞不断减少,而 G_2-M 期细胞及凋亡细胞则不断增加[15]。

银杏外种皮多糖的抗肿瘤作用机制之一可能与其诱导癌细胞凋亡有关,其诱导癌细胞凋亡的作用机制之一可能与其影响 *Bax* 基因的表达有关。银杏外种皮多糖抑制对人胃癌 SGC-7901 细胞增殖的作用机制可能与其下调突变型 *p53* 基因的表达和对端粒酶活性的抑制作用有关,应用免疫组织化学 ABC 法检测 *p53* 基因的表达;应用 TRAP-ELISA 法检测端粒酶活性。结果显示,银杏外种皮多糖(80~160mg/L,48 小时)能抑制人胃癌 SGC-7901 细胞突变型 *p53* 基因的表达及其端粒酶活性[16,17]。

银杏外种皮多糖对宫颈癌细胞的增殖和迁移可能会起到抑制作用。通过经典方法提取银杏外种皮多糖,通过 MTT 方法检测银杏外种皮多糖对宫颈癌细胞增殖的影响;Transwell 检测银杏外种皮多糖对宫颈癌细胞迁移的作用;通过 Real-time PCR 和 ELISA 检测细胞迁移相关蛋白 MMP-2 的表达。结果银杏外种皮多糖处理后的宫颈癌细胞增殖抑制率上升,与对照组比较,差异有统计学意义。银杏外种皮多糖用药后,迁移能力降低,*MMP-2* 基因表达下降[18]。

银杏外种皮多糖单用对 3 种人癌细胞株的抑制作用具有量效关系及时效关系;与阿霉素合用对 3 种人癌细胞株的抑制作用具有协同效应。MTT 比色法观察银杏外种皮多糖单用及与阿霉素合用在体外对人 BEL-7404 肝癌细胞株、SGC-7901 胃腺癌细胞株及 SPCA-1 肺腺癌细胞株的抑制作用。结果显示,银杏外种皮多糖在 10~320μg/ml 剂量下,体外作用 24~72 小时,对 3 种人癌细胞株皆具有抑制作用,其抑制率随剂量增加和时间延长而增加,而 IC_{50} 则随作用时间延长而降低。银杏外种皮多糖在 10~160μg/ml 剂量下,与 0.4μg/ml、4.0μg/ml 的阿霉素合用,可提高对 3 种人癌细胞的抑制率[19]。

(3)银杏叶总黄酮的抗肿瘤作用:银杏黄酮可防护环磷酰胺的致畸作用,对体内外肿瘤细胞的增殖均具抑制作用。微核检测法测定银杏黄酮对致畸作用的防护;H3 标记法检测银杏黄酮对体外培养卵巢癌 YAC-I 细胞增殖的影响;原位注射法检测银杏黄酮对小鼠体内 S180 实体瘤生长的影响。结果显示,银杏黄酮处理组小鼠的微核率明显低于对照组,抑核率为 48.23%;卵巢癌 YAC-I 细胞在银杏黄酮作用 24 小时和 48 小时后,增殖受到明显抑制,浓度为 2500μg/ml 时,增殖基本停滞;荷瘤小鼠在接受原位注射银杏黄酮后,肿瘤生长受到明显抑制,抑瘤率为 56.99%[20]。

银杏叶总黄酮对人肝癌 HepG-2 细胞增殖有抑制作用,并能下调癌基因 *Bcl-2* 的表达,从而起到抗肿瘤的治疗作用。采用 MTT 法检测银杏叶总黄酮对人肝癌 HepG-2 细胞增殖的影响,提取 *Bcl-2* 基因的 mRNA,以 RT-PCR 方法研究银杏叶总黄酮对 *Bcl-2* 基因表达的影响。结果银杏叶总黄酮使人肝癌 HepG-2 细胞增殖率明显下降,且呈剂量依赖效应;*Bcl-2* 基因 mRNA 水平随银杏叶总黄酮浓度升高而降低[21]。

银杏叶总黄酮对人肝癌 HepG-2 细胞增殖有抑制作用,并能诱导细胞凋亡。不同浓度的银杏叶总黄酮体外作用于人肝癌细胞株 HepG-2 不同时间,用 MTT 法检测银杏叶总黄酮对人肝癌 HepG-2 细胞增殖的影响，以 TUNEL 法观察银杏叶总黄酮对人肝癌 HepG-2 细胞凋亡的影响。结果人肝癌 HepG-2 细胞经银杏叶总黄酮处理一定时间后，增殖比率明显下降（$P<0.01$），且具有剂量依赖效应；细胞凋亡明显增加（$P<0.01$），也具有剂量依赖效应[22]。

（4）银杏叶提取物的抗肿瘤作用：银杏叶提取物能有效抑制人乳腺癌 MCF-7 细胞 Caspases-3 蛋白表达，诱导人乳腺癌 MCF-7 细胞凋亡，抑制肿瘤细胞增殖。将银杏叶提取物作用于体外培养的人乳腺癌 MCF-7 细胞上，培养 24 小时或 48 小时，应用 MTT 法检测细胞增殖；Annexin V/PI 双染色流式细胞仪检测细胞凋亡和细胞周期；ELISA 检测 Caspases-3 蛋白表达。结果银杏叶提取物对人乳腺癌 MCF-7 细胞的体外增殖具有抑制作用，量效关系显著，与对照组比较有统计学差异（$P<0.01$），半抑制浓度（IC_{50}）为 83.65mg/L。经流式细胞仪检测表明，银杏叶提取物 EGb 能使人乳腺癌 MCF-7 细胞 G_0-G_1 期逐渐增加，G_2-M 期和 S 期逐渐减少，并且随着质量浓度的增加，人乳腺癌 MCF-7 细胞凋亡率明显增加（$P<0.05$ 或 $P<0.01$）。银杏叶提取物能增强人乳腺癌 MCF-7 细胞 Caspases-3 蛋白的表达（$P<0.05$ 或 $P<0.01$），并呈浓度依赖性[23]。

2. 其他药理作用

（1）对外周神经系统的影响：银杏叶总黄酮可不同程度抑制豚鼠肠系膜下神经节内大多数细胞的迟慢兴奋性突触后电位（late slow excitatory postsynaptic potential，ls-EPSP），其作用离子机制可能与 Na^+ 内流减弱和 K^+ 外流增强有关。细胞内记录技术和离体神经节灌流，结果豚鼠肠系膜下神经节细胞静息电位为（-53.1 ± 6.5）mV（$n=54$）；重复电刺激（10V，1ms，20Hz，4s）与肠系膜下神经节（inferior mesenteric ganglia，IMG）相连的腹下神经，在豚鼠肠系膜下神经节有 61.1%（33/54）的细胞可诱发 ls-EPSP，其电位的幅度与时程分别为（7.7 ± 1.8）mV 和（97.4 ± 17.4）s（$n=33$）；用 TFG（100～500mg/L）灌流，其中有 78.8%（26/33）细胞的 ls-EPSP 出现抑制，幅度与时程均表现降低和缩短，且表现一定的剂量依赖性；另有 21.2%（7/33）的细胞无明显反应。由银杏叶总黄酮引起的 ls-EPSP 抑制可被低钙/高镁 Krebs 液可逆性阻断，但不受胆碱或肾上腺素受体阻断剂影响；亦可被低钠（58mmol/L）、高钾（20mmol/L）的 Krebs 液和河豚毒（$10\mu mol/L$）所增强，并可被四乙基铵（1mmol/L）所减弱[24]。

（2）对中枢神经系统的影响

1）镇痛作用：银杏叶总黄酮能对小鼠热板反应、扭体反应、甲醛反应等引起的致痛作用有明显的镇痛作用。皮下注射银杏叶总黄酮 20～80mg/kg 可显著减少小鼠扭体数，并呈量效依赖关系；在小鼠热板模型上，皮下注射和侧脑室注射银杏叶总黄酮均可显著延长小鼠舔足潜伏期，皮下注射银杏叶总黄酮的 ED_{50} 值为 29.7mg/kg，说明银杏叶总黄酮对非炎性疼痛也有明显的镇痛作用。提示其镇痛作用可能有中枢机制的参与[25,26]。

2）抗脑缺血损伤：银杏叶总黄酮对缺血诱导的脑皮质细胞凋亡有抑制作用，并改善凋亡细胞超微结构变化，可减轻缺血组织脑水肿发生并抑制脑缺血诱导的 DNA 片段的增多。以实验动物为观察对象的完全随机设计对照实验。SD 大鼠 24 只，清洁级，体质量 250g$\pm$50g，雌雄各半，随机分为 4 组，分别为假手术组，模型对照组，银杏叶总黄酮 40mg/kg 组，银杏叶总黄酮 80mg/kg 组。采用双侧颈总动脉结扎法造成大鼠不完全脑缺血；采用 TUNEL 法和电镜法观察细胞凋亡；用二苯胺试剂法测定 DNA 片段含量并测定脑水肿。主要观察指标：银杏叶总黄酮用药后脑缺血致脑皮质细胞凋亡的影响，银杏叶总黄酮用药后脑缺血后 DNA 片段百分率的影响。结果结扎双侧颈总动脉可显著诱导脑皮质细胞凋亡,银杏叶总黄酮80mg/kg可显著抑制脑水肿($P<0.05$)并减少脑皮质中细胞凋亡数($P<0.01$),同时对凋亡细胞超微结构变化有改善作用;银杏叶总黄酮40mg/kg、80mg/kg可抑制脑缺血诱导的DNA片段的增多($P<0.05,P<0.01$)[27]。

(3)对内脏系统的影响

1)对心脑血管系统的影响:银杏叶总黄酮对心肌缺血性损伤具有保护作用。心肌缺血时氧自由基生成增多,SOD活性降低,过多的氧自由基可对心肌细胞产生脂质过氧化作用,加重心肌损伤。银杏叶中的黄酮类化合物有明显的抗氧化作用,并具有SOD活性。连续用药14天,每天腹腔注射16.7mg/kg银杏叶总黄酮,可明显降低心肌梗死兔心电图中ST段异常抬高的总幅度以及病理性Q波的出现数;并显著抑制心肌组织磷酸肌酸激酶释放。硝基四氮唑蓝染色显示,预先用银杏叶总黄酮可使心肌梗死范围明显缩小[28,29]。

银杏叶总黄酮对糖尿病大鼠心肌损伤的保护作用,可能与抑制心肌组织氧化应激、抗自由基损伤、防止NO的降低及减轻心肌组织损伤等过程有关。利用链脲佐菌素制备实验性糖尿病大鼠心肌损伤模型,并采用分光光度法和电镜测微技术分别观察了不同剂量的银杏叶总黄酮对糖尿病大鼠心肌组织MDA、肌酸激酶(creatine kinase,CK)、NO含量,超SOD、LDH、NOS的活性的影响以及心肌超微结构的改变。结果100mg/(kg·d)、200mg/(kg·d)的银杏叶总黄酮可明显抑制心肌MDA含量升高及CK含量的降低;50mg/(kg·d)、100mg/(kg·d)、200mg/(kg·d)的银杏叶总黄酮可提高心肌SOD活力,也可显著抑制心肌NO含量的降低及NOS活性的下降,其中200mg/(kg·d)的银杏叶总黄酮还可提高心肌LDH活力。电镜下观察:糖尿病大鼠心肌损伤主要表现为心肌纤维水肿或断裂,肌小节失去正常结构,部分横纹消失,线粒体肿胀;200mg/(kg·d)的银杏叶总黄酮可明显逆转心肌损伤[30]。

缺氧可导致血管内皮功能障碍,而总黄酮可部分或显著逆转缺氧所致的内皮功能障碍,总黄酮对缺氧所致的内皮功能障碍有一定的保护作用。应用流式细胞技术及TUNEL染色等方法探讨缺氧及总黄酮对内皮细胞功能的影响。结果:缺氧干预内皮细胞24小时后,ROS水平及Annexin V率、UNEL率均明显增加。缺氧前4小时予总黄酮干预后发现,总黄酮50μg/ml时可显著降低细胞ROS水平及晚期凋亡率($P<0.05$),部分降低因缺氧而升高的早期凋亡率($P>0.05$)[31]。

2)对消化系统的影响:银杏叶总黄酮对四氯化碳及乙醇所致肝损伤有保护作用,其机理可能与减轻谷胱甘肽耗竭,抑制肝脏脂质过氧化作用有关,小鼠预先灌胃银杏叶总黄酮可明显降低四氯化碳和乙醇所致血清ALT增高,其中银杏叶总黄酮(200mg/kg)作用最显著。同时银杏叶总黄酮亦可抑制肝脏MDA含量的增高,减轻乙醇所致肝脏GSH的耗竭。而且四氯化碳灌胃给药后再给银杏叶总黄酮,SGPT和肝脏MDA含量的增高也被降低[32]。

3)对呼吸系统的影响:银杏叶总黄酮能通过诱导嗜酸性粒细胞(eosinophil,EOS)的凋亡来减少哮喘小鼠模型支气管肺泡灌洗液(BALF)的EOS数目。采用卵白蛋白致敏的方法建立小鼠的哮喘模型,雾化给药2周后处死小鼠,收集BALF,白细胞分类计数,纯化细胞后进行AO/EB荧光染色考察银杏叶总黄酮对EOS凋亡形态的影响,细胞分离后进行流式细胞检测考察银杏叶总黄酮对EOS凋亡比例的影响。银杏叶总黄酮可明显减少哮喘小鼠的白细胞总数和EOS数目;银杏叶总黄酮治疗组EOS凋亡形态的细胞明显增多,凋亡细胞的比例明显增加,与模型组比较有显著性差异[33]。

303

(4)对内分泌系统的影响

1)降血糖作用:对于胰岛素抵抗大鼠,银杏叶总黄酮能有效调节血糖和血脂水平;增加胰岛素敏感性;减轻肝脏脂肪变性程度并改善肝功能,同时提高抗氧化能力。40只SD大鼠随机分为正常对照组、模型组、银杏叶总黄酮组和罗格列酮组(阳性药物对照组),每组10只。模型组、银杏叶总黄酮组和罗格列酮组大鼠以高糖、高脂饮食诱导建立胰岛素抵抗模型。分组处理12周后检测各组大鼠血糖、血脂水平和胰岛素抵抗、肝功能及肝脏抗氧化指标;肝脏组织脂肪染色观察组织学改变。结果银杏叶总黄酮组大鼠血糖水平、胰岛素抵抗指数(HOMA-IR)、胰岛素敏感指数(IAI)、血清总胆固醇(TC)、甘油三酯(TG)、肝脏丙二醛(MDA)含量以及血清转氨酶活力等均明显低于模型组($P<0.01$);而HDL-C、总抗氧化能力(total antioxidation,T-AOC)、SOD含量均显著高于模型组($P<0.01$)。组织学观察显示,与模型组比较,银杏叶总黄酮组和罗格列酮组大鼠肝细胞内脂滴少且小[34]。

另有研究,采用注射高剂量链脲佐菌素建立大鼠1型糖尿病模型,给予银杏叶总黄酮治疗,观察总黄酮对糖尿病大鼠血糖和血脂的改善作用及与葡萄糖吸收相关酶Akt活性的影响。结果:银杏叶总黄酮可降低糖尿病大鼠的血糖,对糖尿病大鼠的血脂代谢有显著的改善作用,与模型组比较,HDL明显升高($P<0.01$),而甘油三酯、胆固醇、LDL显著降低($P<0.01$),增加Akt的酶活性。葛根素、银杏黄酮可能是中药治疗糖尿病慢性并发症的物质基础之一。将人血清白蛋白和D-(6-^{3}H)葡萄糖在37℃保温8天,测定^{3}H-葡萄糖与蛋白结合的(cpm)数。结果显示,葛根素、银杏黄酮对蛋白非酶糖化有不同程度的抑制作用[35,36]。

2)调节垂体激素分泌:银杏叶总黄酮明显影响雌性大鼠垂体激素的分泌调节,腹腔注射银杏叶总黄酮对催乳素(prolactin,PRL)、雌二醇(estradiol,E_2)均有明显抑制作用($P<0.01$),而对孕酮(P)有促进分泌的作用($P<0.01$)。对促卵泡激素(follicle-stimulating hormone,FSH)、促黄体素(lutropin,LH)有促进作用,对睾酮(T)有抑制作用,但P值均大于0.05。口服有相同的效用($P>0.05$)[37]。

(5)抗病原微生物作用

1)抗细菌作用:银杏酸的侧链是其产生抗菌活性的主要效应部位,侧链长短是银杏酸抗菌作用强弱的关键。采用二倍稀释法测定了银杏酸混合物、各单体及水杨酸的最低抑菌浓度。结果显示,银杏酸混合物对痤疮丙酸杆菌等革兰氏阳性菌具有良好的抑制作用。水杨酸无侧链,无抗菌活性。银杏酸侧链为C13:0时抑菌效果最强[38]。

银杏酸可通过抑制痤疮致病菌生长对痤疮起到治疗作用。以银杏酸同系物和3种单体为抑菌剂,对痤疮丙酸杆菌、表皮葡萄球菌进行抑菌试验,测定对细菌胞内酶的影响。结果显示,银杏酸对痤疮致病菌有良好的生长抑制作用,并造成痤疮丙酸杆菌门冬氨酸氨基转移酶外泄[39]。

测定了含不同浓度银杏酸的银杏叶提取物和银杏酸对常见病菌的抑菌活性,以及不同pH条件和热处理对银杏酸抑菌活性的影响。结果表明,银杏叶提取物中起抑菌作用的成分为银杏酸,银杏酸对G$^+$(指GAs有抑制作用的菌株)菌的抑菌效果尤为显著,抑菌活性随浓度和作用时间的增加而加强,并具有一定的热稳定性[40]。

对银杏外种皮石油醚提取物和银杏酸的抑菌活性进行了初步研究,发现银杏酸和外种皮粗提物对金葡菌、蜡样芽孢杆菌、枯草杆菌均有抑制作用,对耐青霉素金葡菌也有一定的抑制作用,银杏酸与青霉素联用,具有加强作用[41]。

2)抗真菌作用:银杏外种皮粗提物对霉菌有抑制作用。用不同浓度的乙醇加热回流提取银杏外种皮得粗提物,准确量 10ml 的粗提物并烘干后,用等量甲醇溶解,甲醇稀释 1000 倍后用 721 型分光光度仪在波长 310mm 处进行银杏酚酸的定量测定,得出提取物中酚酸类含量最高的乙醇提取浓度,用此浓度对 100g 银杏外种皮进行提取,浓缩到一定体积并采用菌落生长直径测定法测定了对 14 种霉菌的抑制作用。结果表明,用浓度为 80% 的乙醇进行银杏外种皮提取的效果最好,当此提取物浓度为 0.033mg/ml 时对烟曲霉、桧状青霉、阿姆斯特丹曲霉、缓生曲霉、杂色曲霉、赭曲霉、串珠镰刀菌胶孢变种和串珠镰刀菌都有较强的抑制作用(判断标准:抑菌率≥80%),对葡枝根霉有抑制作用(判断标准:60%≤抑菌率<80%)[42,43]。

银杏酸对 5 种蔬菜病原菌物菌丝生长的活性,结果表明:在 70mg/ml 浓度下,银杏酸对茄子立枯病菌、茄子白绢病菌 24 小时的菌丝生长抑制率分别为 65.2%、65.3%,对甘蓝黑斑病菌、白菜炭疽病菌、黄瓜枯萎病菌 48 小时的菌丝生长抑制率在 63.6%～77.3% 之间;加药后,稀薄菌丝沿培养基表面生长,气生菌丝少,有的菌丝变色;对黄瓜枯萎病菌、甘蓝黑斑病菌、苦瓜枯萎病菌、白菜炭疽病菌等孢子萌发抑制率均在 86% 以上,其中对黄瓜枯萎病菌的抑制率最好;显微观察说明:银杏酸处理后,菌丝细胞出现不规则膨大、凋亡、黄化、扭曲、液泡变多、节间缩短等异常现象;毒力测定显示:银杏酸对甘蓝黑斑病菌抑制作用较强,EC_{50} 为 24.80mg/ml[44]。

(6)对免疫系统的影响:银杏多糖可广泛抑制小鼠的免疫细胞活性。给小鼠灌服银杏多糖每日 1 次连续 1 周,无菌获得小鼠脾细胞为效应细胞,以 YAC-1 为靶细胞。采用乳酸脱氢酶释放试验测定小鼠自然杀伤细胞活性;用 MTT 试验测定小鼠的 T 细胞增殖效应。结果显示,实验组(60mg/kg 银杏多糖)自然杀伤细胞活性明显低于对照组,T 细胞增殖也受到抑制[45]。

体外给 1 日龄雏鸡腹腔注射马立克氏病强毒株每只 0.2ml,而后注射不同浓度银杏多糖悬液,最后一次给药后 48 小时,采雏鸡脾组织,制备淋巴细胞。生物法测 TNFα,ELISA 测 IFNγ。结果表明,一定浓度的银杏多糖能提高雏鸡脾淋巴细胞培养上清中 TNF-α 活性,且在一定范围内呈剂量依赖关系[46]。

热水提取、乙醇沉淀法得银杏叶多糖提取物,得率为 2.4%。碘-碘化钾反应、Molish 反应、茚三酮反应及紫外、红外光谱分析表明该提取物主要成分为不含淀粉和核酸,含少量结合蛋白的多糖,多糖含量达 90.2%。小鼠体内实验表明:银杏叶多糖提取物可显著激活腹腔吞噬细胞,提高酸性磷酸酶活性;显著提高腹腔吞噬细胞吞噬鸡血红细胞的吞噬百分率和吞噬指数[47]。

银杏外种皮多糖对正常 BALB/c 小鼠免疫功能有一定的调节作用。以银杏外种皮多糖为受试物,设立 1.11g/kg(低)、3.33g/kg(中)、10.00g/kg(高)3 个剂量组和水对照组。给药方法为灌胃法,试验周期为 30 天。观察银杏外种皮多糖对小鼠免疫指标的影响。结果银杏外种皮多糖各剂量组外周血 T 淋巴细胞($CD3^+$、$CD19^-$)、Th 细胞($CD3^+$、$CD4^+$、$CD8^-$)、Th/Ts($CD4^+$/$CD8^+$)比值较对照组显著升高($P<0.05$)。其他指标较对照组差异无统计学意义[48]。

银杏外种皮多糖可促进荷瘤小鼠及 CTX 损伤小鼠的免疫功能。用银杏外种皮多糖给荷瘤小鼠及环磷酰胺损伤小鼠灌胃治疗,分别检测小鼠脾淋巴细胞 IL-2 活性及血清可溶性白介素-2 受体(soluble interleukin-2 receptor,sIL-2R)含量。结果:银杏外种皮多糖可促进荷瘤小鼠及 CTX 损伤小鼠脾淋巴细胞的 IL-2 活性,并减少其血清 sIL-2R 的形成[49]。

银杏外种皮多糖可调节环磷酰胺(CPA)抑制的小鼠细胞免疫及体液免疫功能。将 ICR 小鼠随机分为对照组、模型组及 3 个银杏外种皮多糖治疗组。模型组腹腔注射(intraperitoneal injection,ip）CPA 40mg/kg，同时灌胃（intragastric administration,ig）等体积生理盐水（normal saline,NS）；治疗组分别 ig 银杏外种皮多糖 50mg/kg，100mg/kg 和 200mg/kg，同时 ip CPA 40mg/kg；对照组分别 ig 和 ip 等体积 NS。每日 1 次，连续给药 5 天。于第六天采用葡萄球菌 A 蛋白花环法测定小鼠外周血 T 淋巴细胞亚群，采用双抗体夹心 ABC-ELISA 法测定小鼠血清可溶性 sIL-2R 含量，采用 MTT 法检测小鼠脾脏 T 细胞 IL-2 活性，采用免疫比浊法测定小鼠血清免疫球蛋白(Ig)的含量。结果模型组小鼠外周血 $CD3^+$ T 细胞及 $CD4^+$ T 细胞百分率下降，血清中 sIL-2R 含量升高，脾脏 T 细胞产生 IL-2 被抑制，血清中 IgM，IgG 和 IgA 含量减少。银杏外种皮多糖 3 个剂量均可提高模型小鼠外周血 $CD3^+$ 和 $CD4^+$ T 细胞百分率，降低血清 sIL-2R 含量，促进脾脏 T 细胞 IL-2 活性以及血清 IgM，IgG 和 IgA 的生成[50]。

银杏外种皮多糖体外加药可促进 ConA 诱导的正常小鼠及荷瘤小鼠脾脏 T 淋巴细胞增殖；对抗氢考(HC)对小鼠脾脏 T 淋巴细胞增殖的抑制。整体给药时，银杏外种皮多糖可提高小鼠脾脏总 T 淋巴细胞百分率，并能对抗 Cy 抑制的 DNCB 所致小鼠 DCH 反应[51]。

银杏外种皮多糖可促进 ConA 诱导的荷瘤小鼠脾脏 T 淋巴细胞增殖和 LPS 诱导的荷瘤小鼠脾脏 B 淋巴细胞增殖。体内实验，银杏外种皮多糖不仅促进荷瘤小鼠 T 淋巴细胞和 B 淋巴细胞增殖，还能增强荷瘤小鼠 NKC 活性及 IL-2 活性[52]。

银杏外种皮粗多糖具有增强小鼠免疫功能的作用，脱蛋白粗多糖的免疫活性稍好于未脱蛋白多糖。采用药物方法建立免疫抑制小鼠动物模型，利用腹腔巨噬细胞吞噬鸡红细胞实验、血清溶血素抗体生成实验及脏器系数的变化，研究银杏外种皮粗多糖对免疫抑制小鼠免疫功能的影响。结果银杏外种皮粗多糖可增强免疫抑制小鼠的腹腔巨噬细胞吞噬功能、血清溶血素抗体水平以及能对抗环磷酰胺引起的脾脏萎缩[53]。

（7）抗炎作用：胞内多糖和银杏叶多糖对缺氧小鼠具有保护作用，胞外多糖和银杏叶多糖对致炎小鼠具有抗炎作用。采用常压密闭、低压密闭、断头及结扎双侧颈总动脉（带迷走神经）等方法，观察胞内多糖、银杏叶多糖对缺氧小鼠的影响；采用巴豆油致耳肿胀和醋酸致毛细血管通透性增加等方法，观察胞外多糖和银杏叶多糖对致炎小鼠的影响。结果胞内多糖与银杏叶多糖可显著延长缺氧小鼠的存活时间；胞外多糖与银杏叶多糖可显著抑制致炎剂引起的小鼠耳肿胀和毛细血管通透性增加[54]。

银杏叶多糖对小鼠急性腹腔炎症也有较强的抑制作用，且可抑制 HL-60 细胞和中性粒细胞与稳定转染 P-选择素(P-selectin)的 CHO 细胞的黏附，其机理主要是干扰了 P-selectin 与其配体的相互识别作用[55]。

银杏叶总黄酮有一定的抗炎作用，其抗炎作用与抑制 PGE2 和 NO 合成及脂质过氧化有关。通过二甲苯致小鼠耳肿胀和蛋清致大鼠脚爪肿胀模型观察银杏叶总黄酮(TFG)的抗炎作用，并测定大鼠血清和脚爪组织中 NO、MDA、PGE2 的含量。结果显示，100mg/kg 银杏叶总黄酮能抑制二甲苯致小鼠耳片肿胀；50mg/kg、100 mg/kg 银杏叶总黄酮可抑制蛋清致大鼠脚爪的肿胀；在蛋清诱导大鼠脚爪肿胀模型中，银杏叶总黄酮使血清和脚爪组织中 MDA 量减少，同时脚爪组织中 NO 和 PGE2 含量也下降[56]。

（8）抗衰老作用：银杏多糖抗衰老作用：银杏外种皮多糖提取液能改善 D-半乳糖致衰老小鼠的运动能力和学习记忆能力，具有延缓衰老的作用。采用抗静态疲劳和负重力竭性游泳实验测定小鼠的运动能力，采用 Morris 水迷路法检测小鼠学习记忆行为，并测定海马 SOD 和 CHE 活性，观察银杏外种皮多糖提取液的抗衰老作用。结果显示，与衰老组比较，给予银杏外种皮多糖提取液的小鼠抗静态疲劳测试中爬杆时间延长（$P < 0.05$），负重力竭性游泳持续时间增加（$P < 0.05$）；Morris 水迷路实验中寻找站台的时间明显缩短（$P < 0.05$）；海马 SOD 活性提高（$P < 0.05$），大脑皮质 CHE 活性降低（$P < 0.05$）[57]。

银杏外种皮多糖可促进机体在病理状态下的自由基清除能力。用银杏外种皮多糖给荷瘤小鼠、CTX 抑制小鼠及正常小鼠灌胃给药，检测小鼠血清中的 SOD 活性及 MDA 含量。结果显示，银杏外种皮多糖可明显提高荷瘤小鼠血清 SOD 活性，并能降低其 MDA 含量，也能改善CTX 抑制小鼠的上述指标，但对正常小鼠则无明显影响[58]。

银杏外种皮多糖具有一定的抗衰老作用。实验用小鼠腹腔注射 D-半乳糖建立衰老模型，以银杏外种皮多糖作为抗衰老实验药物灌服。六周以后，与对照小鼠比较在行为、记忆及脑组织内 SOD、谷胱甘肽过氧化物酶活性的差异。结果显示，银杏外种皮多糖可增强小鼠脑内SOD、谷胱甘肽过氧化物酶的活性，提高小鼠的记忆学习能力[59]。

采用细胞内生物电记录技术对青蛙卵母细胞膜电位变化进行测定，结果发现细胞膜容易受自由基损害，银杏叶多糖能有效地清除自由基，使受损细胞电学功能恢复[60]。

3. 毒性作用　银杏酸药液对红鲤鱼苗的 LC_{50} 为 1.805mg/L，LC_{90} 为 2.191mg/L，对鲫鱼苗的 LC_{50} 为 1.930mg/L，LC_{90} 为 2.217mg/L[61]。

【药代动力学研究】

1. 银杏酸的药代动力学研究　银杏酸 $GA_{15:1}$ 在大鼠体内的代谢动力学，采用 HPLC-ESI-MS 联用检测。结果显示，大鼠口服 10mg/kg 的 $GA_{15:1}$，t_{max}、C_{max}、AUC_{0-12h} 和 $t_{1/2}$ 分别为（0.9 ± 0.7）h、（1552.9 ± 241.0）ng/ml、（3356.0 ± 795.3）ng·h/ml 和（5.5 ± 2.6）h[62]。

2. 银杏黄酮苷元的药代动力学研究　银杏黄酮苷元的生物活性明显优于糖苷，糖苷与苷元的体内过程有较大差异，且不同苷元间可相互转化，黄酮糖苷在大鼠体内转化为黄酮苷元的量较少，苷元的相对生物利用度较高。内酯对黄酮的代谢无明显影响。高效液相色谱法测定血浆中槲皮素、山奈素和异鼠李素，用 3p97 软件进行药动学参数的计算。结果槲皮素药动学符合二房室模型，山奈素和异鼠李素的药动学符合非房室模型。银杏水解物中槲皮素的 $t_{1/2}$ 比银杏叶提取物中槲皮素的 $t_{1/2}$ 短，与水解物相比提取物的相对生物利用度低，水解物中异鼠李素的相对生物利用度高[63-66]。

【临床应用】

1. 治疗肿瘤　银杏外种皮多糖制剂对胃癌有治疗作用。诱导癌细胞凋亡和分化可能是其抗肿瘤作用机制之一。银杏外种皮多糖胶囊对患者进行治疗观察。结果显示，抑制率为48%，有效率为 78.5%。超微结构观察提示银杏外种皮多糖有诱导癌细胞凋亡和分化迹象[67]。

银杏外种皮多糖胶囊制剂治疗中晚期上消化道恶性肿瘤具有一定的疗效。86 例中晚期上消化道恶性肿瘤患者口服银杏外种皮多糖胶囊制剂，观察比较用药前后患者临床症状和生存质量的改善情况。其中对于单用该制剂治疗的 32 例胃癌患者，用电子胃镜观察用药前后肿瘤大小的变化，计算肿瘤的客观缓解率，并进行生存期的随访。对于结合放疗的患者观察其血象变化。结果显示，该制剂能明显改善患者临床症状，显著提高患者卡氏评分。在单用该制剂治疗的 32例胃癌患者中，完全缓解 2 例（6.3%）、部分缓解 22 例（68.8%）、稳定 5 例（15.6%），且生存期显著延长。该制剂还能改善放疗引起的患者造血功能抑制和体重下降[68,69]。

2. 治疗其他疾病

(1)治疗心绞痛：银杏叶片治疗冠状动脉硬化性心脏病心绞痛患者，总有效人数较对照组

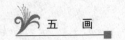
达总有效的人数明显增多[70]。

银杏叶片对心绞痛患者进行治疗 68 例。患者 136 例,分为研究组和对照组,每组各 68 例。两组患者都按心绞痛的治疗原则进行治疗,同时研究组给予银杏叶片;对照组使用心血康进行治疗。对比两组治疗后的情况以及血脂的改变情况。结果研究组治疗的总有效率为 89.41%,较对照组 76.47% 明显增高[71]。

(2)治疗脑血栓:高压氧联合银杏达莫注射液综合治疗能降低血液黏滞度,减少血小板聚集,促进血栓的溶解吸收,高压氧联合银杏达莫注射液综合治疗脑血栓形成临床效果明显优于常规药物治疗对照组的疗效。探讨运用高压氧配合其他药物治疗脑血栓病症,提高治疗临床脑血栓形成疗效的方法[72]。

(3)治疗脑梗死:奥扎格雷联合银杏达莫治疗急性脑梗死患者具有较好的临床疗效和安全性[73]。

(4)治疗血管性痴呆:银杏达莫改善脑循环障碍,而吡拉西坦修复受损神经和改善痴呆症状,联合用药治疗血管性痴呆效果确切[74]。

(5)治疗高血压:高血压脑病常规治疗基础上加用银杏达莫注射液效果更好[75]。

(6)治疗慢性阻塞性肺疾病:慢性阻塞性肺疾病急性发作期患者常规治疗基础上加用银杏达莫,可有效地改善肺循环,改善肺通气功能障碍,改善肺组织弹性阻力及小气道阻力的动态肺顺应性,提高临床疗效[76]。

(7)治疗糖尿病:银杏叶提取物治疗 2 型糖尿病周围神经病变取得了明显效果,患者的振动感觉显著提高;增强了患者神经敏感性,有利于糖尿病足的防治[77]。

(8)治疗鼓膜穿孔:耳内镜下鼓膜贴补术联合银杏达莫静滴治疗存有鼓膜边缘的创伤性鼓膜中等大小穿孔,疗效显著[78]。

(9)治疗耳聋:银杏叶提取物治疗突发性耳聋可明显提高患者的临床疗效,改善血液流变学指标,且无不良反应,值得临床推广应用[79]。

【不良反应】银杏酸有潜在的强烈细胞毒性,可引起神经损伤、严重的过敏反应、基因突变,导致胃灼热和恶心、过敏性休克、过敏性紫癜、剥脱性皮炎、急性荨麻疹、静脉炎、消化道黏膜过敏、痉挛和神经麻痹等不良反应。银杏叶制剂 EGb761 在德国的一项回顾性研究中报道,8505 例用药患者中有 9 例出现胃肠道不良反应。认为银杏酸是其中毒副作用成分,在制剂中限定其含量不得大于 10mg/L[80-85]。

参考文献

[1] 国家药典委员会. 中华人民共和国药典. 北京:中国医药科技出版社,2010:116.

[2] 南京中医药大学. 中药大辞典. 上册. 第二版. 上海:上海科学技术出版社,2005:956-958.

[3] Liu Z H, Zeng S. Cytotoxicity of ginkgolic acid in HepG-2 cells and primary rat hepatocytes. Toxicol Lett, 2009,187(3):131-136.

[4] 杨小明,钱之玉,陈钧,等. 银杏外种皮中银杏酸的体外抗肿瘤活性研究. 中药材,2004,27(1):40-42.

[5] 周陈晨,杜玮,文宗,等. 天然植物银杏酸诱导喉癌 Hep-2 细胞凋亡的初步研究. 四川大学学报(医学版), 2009,40(3):459-461.

[6] 杨小明,陈永昌,陈钧,等. 银杏中银杏酸诱导人白血病细胞 U937 凋亡的研究. 食品科学,2006,27(9): 241-246.

[7] 许素琴,吉民. 银杏酸单体的抗肿瘤活性研究. 中国中药杂志,2007,32(13):1365-1366.

[8] 方静,谭卫红. 来自银杏提取物的抗肿瘤化合物的研究进展. 生物质化学工程,2008,9,42(5):56-60.

[9] 张丽娇,佟巨慧,费瑞.银杏叶多糖抑制人白血病细胞增殖的试验研究.安徽农业科学,2009,37(10): 4501-4502.

[10] 张丽娇,佟巨慧,高立宏,等.银杏叶多糖对人恶性黑色素瘤细胞增殖的影响.长春师范学院学报,2008, 27(6):57-58.

[11] GOH I L K,MOY R K,FARZ I N S,et al. mRNA expression profile of a human cancer cell line in response to Ginkgo biloba extract induction of antioxidant response and the Golgi System. Free Radic Res, 2001,33(6):831-849.

[12] 侯华新,黎丹戎,黄桂宽,等.银杏叶多糖在肿瘤放射、化学治疗中的增敏作用研究.广西医科大学学报, 2005,22(1):29-31.

[13] 费瑞,徐冬梅,温得中,等.银杏叶多糖对人脐静脉内皮细胞与 HL-60 细胞粘附的影响.东北师范大学学报(自然科学版),2005,37(4):99-103.

[14] 许爱华,陈华圣,孙步蟾.银杏外种皮多糖对 HL-60 细胞的体外实验研究.中药材,2004,5,27(5): 361-363.

[15] 许爱华,贾筱琴,陈华圣,等.银杏外种皮多糖抑制小鼠肝癌及诱导肝癌细胞凋亡的研究.中药新药与临床药理,2001,12(5):340-341,375.

[16] 许爱华,陈华圣,陈钢,等.银杏外种皮多糖对 SGC-7901 细胞 p53 基因的表达及端粒酶活性的影响.中国药理学通报,2003,19(10):1174-1176.

[17] 杨滨,娄晓明,吴春丽等.银杏外种皮多糖对人宫颈癌细胞系 Siha 增殖及侵袭的影响.实用药物与临床, 2011,14(3):179-181.

[18] 高媛,高选,安利国.银杏黄酮类物质抗肿瘤作用初探.实用医药杂志,2002,(19):770-771.

[19] 许爱华,陈华圣,褚澄,等.银杏外种皮多糖对人癌细胞株的抑制作用及与阿霉素的协同效应.中国新药杂志,2000,9(11):753-755.

[20] 厉锋,杨利丽,潘智芳,等.银杏叶总黄酮对人肝癌 HepG2 细胞凋亡的影响及其机制研究.潍坊医学院学报,2009,31(2):116-118.

[21] 刘红英,杨利丽,潘智芳,等.银杏叶总黄酮对人肝癌 HepG2 细胞增殖的影响及其分子机理的研究.现代肿瘤医学,2009,17(6):1032-1034.

[22] 耿秀芳,杨利丽,潘智芳,等.银杏叶总黄酮对人肝癌 HepG2 细胞增殖和凋亡的影响.医学研究生学报, 2010,23(6):601-603.

[23] 赵晶丽,史琳.银杏叶提取物对乳腺癌 MCF-7 细胞增殖、凋亡及 Caspase-3 表达的影响.中国实验方剂学杂志,2013,19(17):262-265.

[24] 黄九龙,胡金兰,孔森,等.银杏叶总黄酮对豚鼠肠系膜下神经节细胞 ls-EPSP 的影响.安徽医科大学学报,2006,41(6):655-658.

[25] 张黎,赵春晖,陈志武,等.银杏叶总黄酮镇痛作用及机制的探讨.安徽医科大学学报,2001,36:263-265.

[26] 陈志武,方明,马传庚.银杏叶总黄酮的镇痛作用.安徽医科大学学报,1997,32(1):5-16.

[27] 董六一,陈志武,范丽,等.银杏叶总黄酮对大鼠缺血后脑细胞凋亡的影响.中国临床康复,2005,9(13): 250-251.

[28] 刘赛,王春波,孙家钧,等.银杏叶总黄酮对实验性心肌缺血的影响.中山医科大学学报,1999,20(2): 121-123.

[29] 杨义芳,吴国有.银杏叶药理研究概况(Ⅰ).现代应用药学,1995,12(5):12.

[30] 宋洁,胡金兰,柯道平,等.银杏叶总黄酮对糖尿病大鼠心肌损伤的保护作用.安徽医科大学学报,2006, 41(2):153-156.

[31] 沈建颖,孙爱军,张庆华,等.银杏叶提取物主成分总黄酮对缺氧致内皮功能障碍的保护作用.中国临床医学,2008,15(1):5-7.

[32] 吴东方,周本宏,罗顺德,等.银杏叶总黄酮对化学性肝损伤的影响.中草药,1997,28(6):348-350.

[33] 翁晓静,陈莉莉,张洪泉.银杏叶总黄酮对哮喘小鼠模型支气管肺泡灌洗液中嗜酸性粒细胞凋亡的影响.药学学报,2008,43(5):480-483.

[34] 唐嘉航,叶希韵,刘江,等.银杏叶总黄酮对胰岛素抵抗大鼠糖脂代谢和肝功能的影响.上海交通大学学报,2009,29(2):150-153.

[35] 王国光,张翠,李伟,等.银杏叶总黄酮对糖尿病大鼠的降糖作用研究.亚太传统医药,2008,4(8):31-32.

[36] 王坚,陈敏,曹宜,等.葛根素、银杏黄酮对蛋白质非酶糖化的影响.中药药理与临床,2000,16(1):13-14.

[37] 耿秀芳,王洪岗,孙晓丽,等.银杏叶总黄酮对雌性大鼠内分泌功能的影响.云南中医中药杂志,2002,23(3):30.

[38] 杨小明,朱伟,陈钧,等.银杏酸单体的抗菌活性研究.中药材,2004,27(9):661-663.

[39] 张秀丽,杨小明,夏圣,等.银杏酸对痤疮致病菌的抑制作用.江苏大学学报(医学版),2007,17(6):523-525.

[40] 叶允荣,王萍.银杏叶提取物和银杏酸的抗菌活性研究.食品科学,2004,25(4):68-71.

[41] 杨小明.银杏酸抑菌效果的初步研究.中药材,2002,25(9):651-653.

[42] 季宇彬.天然药物有效成分药理与应用.北京:科学出版社,2007:247-248.

[43] 姜晓明,赵献军.银杏外种皮提取物对霉菌的抑制作用.西北农业学报,2007,16(6):30-33.

[44] 林光荣,林清洪,李金雨,等.银杏酸对 6 种蔬菜病原菌物的抑制作用.热带作物学报,2010,31(3):480-484.

[45] 刘新,申丰,杨晓临.银杏多糖对小鼠免疫细胞活性的影响.沈阳医学院学报,1999,1(3):140-142.

[46] 余建国.银杏叶多糖对雏鸡肿瘤坏死因子 α 和 γ 干扰素产生的影响.中国预防兽医学报,2006,28(5):596-598.

[47] 陈群,陈永红.银杏叶多糖的分离、分析及其对小鼠腹腔吞噬细胞的影响.淮南师范学院学报,2002,4(14):32-33.

[48] 齐丽娟,宋雁,贾旭东,等.银杏外种皮多糖对正常 BALB/c 小鼠免疫功能的影响.中国食品卫生杂志,2010,22(2):101-104.

[49] 陈华圣,许爱华,王翊,等.银杏外种皮多糖对免疫功能低下小鼠 IL-2 活性及 sIL-2R 的影响.中药药理与临床,2001,17(4):17-19.

[50] 许爱华,任莉,郑媛媛,等.银杏外种皮多糖对环磷酰胺诱导的免疫抑制小鼠免疫反应的调节作用.中国药理学与毒理学杂志,2008,2,22(1):69-72.

[51] 陈华圣,顾维戎,陈钢,等.银杏外种皮多糖对小鼠 T 淋巴细胞的作用.江苏临床医学杂志,1997,1(5):321-323.

[52] 许爱华,陈华圣,夏叶玲,等.银杏外种皮多糖对荷瘤小鼠免疫功能的影响.中药新药与临床药理,1996,7(3):22-24.

[53] 仰榴青,茆广华,吴向阳,等.银杏外种皮多糖的免疫活性研究.时珍国医国药,2009,20(4):872-873.

[54] 宋丽艳,马文霞,于荣敏,等.银杏细胞培养物多糖和银杏叶多糖生物活性的研究.中国生化药物杂志,1999,20(6):278-280.

[55] FEIR,FEIY,ZHENG S,et al. Purified polysaccharide from Ginkgo biloba leaves inhibits P-selectin-mediated leucocyte adhesion and inflammation. Acta Pharm acologica Sinica,2008,29(4):499-506.

[56] 张黎,陈志武,王瑜,等.银杏叶总黄酮抗炎作用及机制的探讨.安徽医科大学学报,2001,36:350-352.

[57] 王爱萍,史明仪,费文勇,等.补充银杏外种皮多糖对 D-半乳糖致衰老小鼠运动能力的影响.中国运动医学杂志,2004,23(6):695-697.

[58] 许爱华,陈华圣,王玲,等.银杏外种皮多糖对不同状态小鼠血清 SOD 和 MDA 形成的影响.中国中药杂志,1998,23(12):7446.

[59] 费文勇,彭爱军,王爱萍,等.银杏外种皮多糖拮抗 D-半乳糖致小鼠衰老作用的实验研究.辽宁中医学院学报,2004,6(1):56-57.

[60] 黄桂宽,王鲁,袁志刚,等.银杏叶多糖对蛙卵母细胞膜电位的影响.广西医科大学学报,1997,14(3): 44-46.

[61] 张联恒,吴向阳,仰榴青,等.植物灭螺剂银杏酸对鱼的急性毒性研究.中国血吸虫病防治杂志,2008,20 (2):133-134.

[62] Xia H,Wang X,Li L,et al. Development of high performance liquid chromatography/electrospray ionization mass spectrometry for assay of ginkgolic acid(15∶1)in rat plasma and its application to pharmacokinetics study. J Chromatography B,2010,878(28):2701-2706.

[63] Odontuya G,Hoult J R,Houghton P J. Structure-activity relationship for anti-inflammatory effect of luteolin and its derived glycosides. Phytother Res,2005,19(9):782-786.

[64] Duarte S I,Rodrigues A S,Gaspar J,et al. Involvement of rat cytochrome 1A1 in the biotransformation of kaempferol to quercetin:relevance to the genotoxicity of kaempferol. Mutagenesis,1997,12(5):383-390.

[65] Vincent C J,Ashwin A D,Hester W,et al. Tissue distribution of quercetin in rats and pigs. J Nutr,2005, 135(7):1718-1725.

[66] 冯小龙,王伟,张兰桐.银杏叶总黄酮及其水解物静脉注射给药后在大鼠体内的药动学研究.中草药, 2009,40(9):1402-1405.

[67] 许春华,褚云飞,陈华圣,等.银杏外种皮多糖对胃癌的临床及超微结构研究.中国新药杂志,2002,11 (9):724-726.

[68] 陈华圣,翟范,褚云飞,等.银杏外种皮多糖胶囊制剂治疗中晚期上消化道恶性肿瘤的临床研究.中西医结合学报,2003(3):189-191.

[69] 余建国,朱楼英.银杏叶多糖对雏鸡马立克 HVT 疫苗免疫效果影响.兽医医药杂志,2009(5):27-28.

[70] 孙静银.杏叶片治疗 31 例冠状动脉硬化性心脏病心绞痛疗效观察.大家健康(学术版),2013,7(10):151-152.

[71] 李俊宁.68 例心绞痛患者使用银杏叶片的临床疗效探讨.当代医学,2013,19(21):29-30.

[72] 杨蕊.高压氧联合银杏达莫注射液治疗脑血栓形成 116 例临床效果分析.中国实用医药,2012,7(8):145-146.

[73] 魏越.奥扎格雷联合银杏达莫治疗 60 例急性脑梗塞的临床疗效.中国医学工程,2013,20(9):120-121.

[74] 王媛安.银杏达莫联合吡拉西坦治疗 48 例血管性痴呆的疗效观察.中国医药指南,2013,11(21): 602-603.

[75] 赵全恩.50 例银杏达莫注射液治疗高血压脑病的疗效观察.中国医学工程,2013,21(1):127.

[76] 黄伟,谢广杰,张学银,等.杏达莫治疗慢性阻塞性肺疾病 60 例疗效观察.中国现代医生,2013,51(14): 64-65.

[77] 张永红,赵仁华,薛元明.银杏叶制剂治疗 2 型糖尿病周围神经病变 42 例.云南中医中药杂志,2013,34 (5):88.

[78] 李强,黄兴玉.鼓膜贴补术联合银杏达莫静滴治疗创伤性鼓膜穿孔 66 例疗效观察.遵义医学院学报, 2013,36(2):153-155.

[79] 苏璐琪.银杏叶提取物治疗突发性耳聋 42 例疗效观察.中医临床研究,2013,5(19):14-15.

[80] Koch E,Jaggy H,Chatterjee S S. Evidence for immunotoxic effects of crude *Ginkgo biloba* L. leaf extracts using the popliteal lymph node assay in the mouse. Int J Immunopharmacol,2000,22(3):229-236.

[81] Baron-Ruppen G,Luepke N P. Evidence for toxic effects of alkylphenols from *Ginkgo biloha* in the hen's egg test(HET). Phytomedicine,2001,8(2):133-138.

[82] Hecker H,Johannissen R,Koch E,et al. In vitro evaluation of the cytotoxic potential of alkylphenols from *Ginkgo biloba* L. Toxicology,2002,177(2-3):167-177.

[83] Ahlemeyer B,Selke D,Schaper C,et al. Ginkgolic acids induce neuronal death and activate protein phosphatase type-2C. Eur J Pharmacol,2001,430(1):1-7.

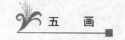

［84］刘荣,壬慧力,李成健.银杏叶片不良反应.中国误诊学杂志,2005,5(9):1774.

［85］谢培山.银杏叶标准提取物 EGb761(R)及银杏叶制剂的质量评价.中国中药杂志,1999,24(1):3-5.

60. 白 头 翁

【来源】毛茛科植物白头翁 *Pulsatilla chinensis*(Bge.)Regel 的干燥根[1]。

【性味归经】味苦,性寒。归胃经、大肠经。

【功能与主治】具有清热解毒,凉血止痢,燥湿杀虫的功效。热毒痢疾,鼻衄,血痔,带下,阴痒,痈疮,瘰疬。

【化学成分】白头翁根含白头翁皂苷(pulchinenoside)A、B、C、D;3-O-α-L-吡喃鼠李糖-(1,2)-α-L-吡喃阿拉伯糖-3β,2,3-二羟基-20(29)-羽扇豆烯-28-酸(3-O-α-L-rhamnopyranosyl-(1,2)-α-L-arabinopyranosyl-3β,2,3-dihydroxylup-20(29)-en-28-oic acid);白头翁皂苷(pulchinenoside)A_3、B_4,皂苷(saponin)1、2;白桦脂酸-3-O-α-L 阿拉伯吡喃糖苷(betulinic acid-3-O-α-L-arabinopyranoside);白桦脂酸(betulinic acid);3-氧代白桦脂酸(3-oxobetulinic acid);胡萝卜苷(daucosterol);白头翁素(anemonin);2,3-羟基桦木酸(2,3-hydroxy betulinic acid);原白头翁素(protoanemonin)[1-2]。

朝鲜白头翁根含威灵仙表二糖皂苷(CP3α),威灵仙二糖皂苷(CP2),皂苷Ⅱ及皂苷Ⅲ[3]。钟萼白头翁根含白头翁苷(pulsatiloside)A、B、C、D,牡丹草苷(leontosidel)A、B、D,威岩仙皂苷(cauloside)D、F[4]。

【药理作用】

1. 抗肿瘤作用

(1)2,3-羟基桦木酸抗肿瘤作用:研究表明白头翁单体化学成分 2,3-羟基桦木酸体外和体内抗黑色素瘤的作用,体外 30~80μg/ml 处理,体内 300~600mg/kg 灌胃时,对 B16 细胞有显著的生长抑制作用,有一定的剂量依赖关系并出现大量的凋亡细胞,同时体内肿瘤细胞被阻滞在 G_0/G_1 期,DNA 合成受阻,肿瘤体积减小,表明 23-羟基桦木酸对体内外黑色素瘤细胞增殖有强烈的抑制作用,诱导肿瘤细胞死亡的主要途径是凋亡[5]。用 MTT 法测定 9 种齐墩果烷型三萜皂苷及 2 种木脂素对人白血病细胞系 HL-60 的抑制活性,除常春藤苷基 3-0-[0-β-D-吡喃葡萄糖基-(1,4)-α-L-吡喃阿拉伯糖苷]及松脂素外,其余皂苷均有中等强度的抑制活性,IC_{50} 介于 2.3~8.0mg/ml,β-足叶草脂素活性最强,IC_{50} 为 0.005 2μg/ml。

据报道通过活细胞计数法,MTT 法、集落形成实验,研究了白头翁水提液(PWE)和醇提液(PAE)的体外抗肿瘤作用,结果发现白头翁水提液和醇提液有直接细胞毒作用,并和时间、剂量呈正相关,且 PWE 作用比 PAE 强[6]。

白头翁既能抑制多种致癌物诱导的肿瘤发生,还对多种肿瘤细胞生长有直接抑制作用[7],表明诱导凋亡可能为白头翁抑制肿瘤细胞生长的机制之一。实验结果提示,白头翁对胃癌 BGC-823 细胞有肯定的杀伤作用,具体机制尚需进一步研究。还有研究发现,白头翁可能与 DNA 复制及细胞增生密切相关基因的核内表达[8],呈浓度和时间依赖性抑制 HL-60 细胞生长[9],白头翁还可通过诱导凋亡来抑制乳腺癌 MCF-7、肺癌 PG、结肠癌 SW-480 等肿瘤细胞增生[10-11]。

(2)白头翁提取物抗肿瘤作用:研究发现西南白头翁乙酸乙酯、正丁醇提取部位对体外肿瘤细胞生长有一定的抑制作用,以正丁醇提取部位作用较强,乙酸乙酯提取部位相对较弱[12-14]。对正丁醇部位的进一步提取分离发现,该部位主要有效成分为皂苷类,乙酸乙酯提

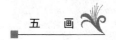

取得到的主要成分为苷元,这可能是其活性差异的主要原因。用流式细胞术检测乙酸乙酯和丁醇提取部位在同一浓度下对细胞凋亡的影响,检测结果与 MTT 结果基本一致,以正丁醇提取部位作用较强。因此,西南白头翁提取物抑制细胞生长的主要途径是凋亡[15-17]。

2. 其他药理作用

(1)保肝作用:白头翁水煎剂可对抗异烟肼和利福平引起的 SGPT 升高及肝毒性造成的肝细胞死亡,对肝细胞具有保护作用[18]。其作用机制可能是白头翁中含有清除自由基的成分如黄酮类物质等,能清除造成肝细胞膜损害的自由基。已经证明白头翁具有抑制结核杆菌和增强免疫的作用。

(2)免疫调节作用:研究表明白头翁汤能使二硝基氯苯模型大鼠降低的 IL-2 恢复正常,调低异常升高的 TNF-α,与模型组相比有统计学差异($P<0.05$)[19]。在对自由基的影响方面,白头翁汤显著降低人鼠血清过氧化脂质(LPO),增加 SOD 水平,与模型组相比,白头翁汤组亦能显著降低一氧化氮,与模型组相比有统计学差异($P<0.01$)。在体外培养的小鼠腹腔巨噬细胞中加入不同浓度白头翁糖蛋白后,小鼠腹腔巨噬细胞吞噬中性红细胞的作用显著增强,并可诱生巨噬细胞产生一氧化碳,对巨噬细胞分泌 IL-1 亦有一定的提高作用[20]。

(3)抗寄生虫作用:体外研究结果表明[21],PWE 1∶1 作用 2 小时,1∶2 作用 4 小时即可杀死全部滴虫,其中前者杀虫率 100%,据报道的 30%~50% 有差异;随着 PWE 药物作用时间的延长和药物浓度的增加,滴虫死亡率增加,药物作用后虫体内空泡增多,颗粒堆积,虫体裂解,扫描电镜显示虫体表面皱褶加深,表膜凹陷、剥脱、破裂,鞭毛和波动膜受损,说明白头翁可直接作用于虫体表膜,具有较强的抗滴虫作用[22]。白头翁 60% 乙醇浸膏或水煎剂于 5% 浓度下 5min 即可杀死阴道滴虫;白头翁具有明显的抗溶组织内阿米巴滋养体的作用;白头翁煎剂于 1∶60 或白头翁皂苷于 1∶500 浓度下均能抑制阿米巴的繁殖,煎剂于 1∶40 或皂苷于 1∶200 时能完全抑制阿米巴原虫的生长。用白头翁水提液预防鸡球虫病,结果白头翁水提液高剂量组相对增重率为 91.1%,存活率为 95%[23],卵囊值为 10,病变值为 6.0,抗球虫指数(ACI)值为 170.1,其 ACI 值与氨丙啉相差无几,抗球虫效果达到良好,而白头翁水提液中、低剂量组对球虫病疗效较差或无效。用白头翁汤治疗鸡球虫病,结果空白对照组 ACI 值为 200,1.5% 中药组 ACI 值为 177.35,相对增重率 102.35%,表明 1.5% 白头翁汤既对球虫有较好的治疗效果,还可以促进鸡生长发育,提高增重率和生产性能;2.0% 白头翁汤组抗球虫能力较差;1.0% 白头翁汤组抗球虫效果最差[24]。

(4)抗菌作用:研究显示,白头翁汤与清热解毒药相配伍,能使血浆大肠杆菌内毒素减少,血液黏度增加,凝血酶原时间缩短[25]。

(5)抗炎作用:研究了中药白头翁抗炎作用,对炎性介质白三烯(leukotriene,LT)B_4 产生的抑制率为 94.9%[26]。

白头翁有镇痛、镇静、解痉及对肠黏膜有收敛止血作用。采用白头翁治疗慢性结肠炎可以增强机体免疫力,促进肠黏膜的修复。研究发现,白头翁汤治疗溃疡性结肠炎的机制在于其能够降低过亢的体液免疫及减少由细胞因子介导的免疫反应[27]。

(6)抗氧化作用:实验表明,白头翁水提物(0.75g/kg)连续对小鼠灌胃 14 天,血清超氧化物歧化酶(SOD)试剂盒检测 SOD 值得变化,结果表明白头翁水提物能显著提高小鼠血清超氧化物歧化酶活性,SOD 活性水平呈药物剂量依赖关系[28]。

【临床应用】

1. 直肠炎　采用秦皮汤合白头翁汤治疗放射性直肠炎。采用秦皮汤合白头翁汤加减:白

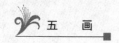

头翁、赤芍、秦皮、木香、当归、槟榔、白芍、黄连、生大黄(后下)、肉桂、甘草,疗效满意[29]。

2. 慢性支气管炎　临床研究表明使用白头翁汤加味治疗慢性支气管炎急性发作[30]。方用白头翁汤加赤芍、杏仁、桔梗、半夏,水煎服。疗效显著。

3. 急性肾炎　中医将本病归属淋证,多为湿热菌毒之邪注入下焦,湿热瘀结肾与膀胱所致。故临床出现一系列下焦湿热证候。用加味白头翁汤治疗急性肾炎,取得较好的疗效[31]。

【不良反应】毛茛科白头翁的茎叶与根作用不同,具有强心作用,有一定毒性,使用时必须注意。虚寒泻痢忌服。滞下胃虚不思食,及下利完谷不化,泄泻由于虚寒寒湿,而不由于湿毒者忌之。血分无热者忌[1]。

参 考 文 献

[1] 李经纬,区永欣,邓铁涛,等.中药大辞典.北京:人民卫生出版社,1995:977.

[2] 宋科标,时维静,周杰,等.白头翁提取方法比较.中兽医医药杂志,2011,(4):19-20.

[3] 丁秀娟,陈重,李夏,等.白头翁化学成分研究.中草药,2010,41(12):1952-1953.

[4] 舒展.中药白头翁化学成分研究(二).苏州:苏州大学,2012:21-53.

[5] 曾晖.白头翁药效成分的提取.中医药导报,2010,16(8):82-84.

[6] 叶银英,何道伟,叶文才,等.23-羟基桦木酸体外和体内抗黑色素瘤作用的研究.中国肿瘤临床与康复,2008,7(1):5.

[7] 蔡鹰,唐永明,佟全胜.MTT 法检测白头翁对人肺巨细胞癌细胞株 PG 细胞增殖的抑制作用.生物医学工程研究,2010,29(1):71-72.

[8] Mimaki Y,Yokosuka A,Kuroda M,et al. New bisdesmosidic triterpene saponins from the roots of Pulsatilla chinensis. J Nat Prod,2001,64(9):1226-1229.

[9] Wang HC,Yang JH,Hsieh SC,et al. Allyl sulfides inhibit cell growth of skin cancer cells through induction of DNA damage mediated G_2/M arrest and apoptosis. J Agric Food Chem,2010,58(11):7096-7103.

[10] Liu WK,Ho JC,Cheung FW,et al. Apoptotic activity of betulinic acid derivatives on murine melanoma B16 cell line. Eur J Pharmacol,2004,498(1-3):71-78.

[11] 姜峰玉,孙抒,李熙峰,等.原白头翁素衍生物对人乳腺癌 MCF-7 细胞的抗增殖与诱导凋亡作用.山东医药,2009,49(40):19-21.

[12] 李德勋.西南白头翁的生药研究.中国民族民间医药杂志,1999,(41):356-357.

[13] 李德勋.昭通地区药用白头翁的原植物调查与商品鉴定.中药材,2000,23(7):382-383.

[14] YeW,Zhang Q,HsiaoWW,et al. New lupane glycosides from Pulsatilla chinensis. PlantaMed,2002,68(2):183-186.

[15] Zhang QW,Ye WC,Che CT,et al. Triterpene saponins fromPul-satilla cernua. Acta Pharm Sin,2000,35(10):756-759.

[16] Mimaki Y,Kuroda M,Asano T. Triterpene saponins and lignans from the roots of Pulsatillachinensis and their cytotoxic activity against HL-60 cells. JNatProod,1999,62(9):1279-1283.

[17] 韩林涛,陆文亮,黄芳,等.西南白头翁化学成分研究.中草药,2007,38(增刊):53-55.

[18] Noda A. Effects of Rifampicin and Phenobarvbital on the fate of Isonizid and Hydrazine in vivo in rats. Toxial Lett,1985,25:313.

[19] 李薇.白头翁汤治疗大鼠溃疡性结肠炎的免疫机制探讨.甘肃中医,2004,17(6):38.

[20] 戴玲,王华,陈彦,等.白头翁糖蛋白对小鼠腹腔巨噬细胞免疫的增强作用.中国生化药物杂志,2000,21(5):230.

[21] 郭永和,刘永春,秦剑.11 种中药体外灭阴道毛滴虫.时珍国医国药,2000,11(4):297-298.

[22] 陈静,朴钟云,刘显军,等.白头翁的生物学功能及应用现状.江苏农业科学.2011,39(3):4-6.

[23] 李宝春. 白头翁水提液预防鸡球虫病作用. 徽科技学院学报,2006,20(3):1-4.

[24] 顾玉芬,唐东风. 白头翁汤治疗鸡球虫病的疗效观察. 湖北农业科学,2008,47(7):819-821.

[25] 宋崇顺,王积福,任映,等. 白头翁汤与清热解毒药相配伍的实验研究. 中国中医基础医学杂志,2002,4(3):23-25.

[26] 翁福海,胡萍,焦建杰. 中药抗炎作用与对大鼠腹腔巨噬细胞产生白三烯 B4 及 5-HETE 的影响. 天津医科大学学报,2005,2(1):1.

[27] 刘琳. 白头翁皂苷的分离提纯. 大连轻工业学院报,2004,23(1):18-21.

[28] 刘忠平,庞会民,赵云霄,等. 白头翁水提物的抗诱变和抗氧化作用的初步作用. 癌变·畸变·突变,2008,20(6):481-482.

[29] 王伟,唐正军,鱼红闪,等. 白头翁皂苷酶解产物的离纯化. 大连轻工业学院学报,2005,24(1):4-7.

[30] 刘治安. 白头翁汤临床运用. 四川中医,2001,19(4):78.

[31] 刘金芝,柴润芳. 白头翁汤为主治疗急性肾盂肾炎 32 例. 陕西中医,2003,24(4):308.

61. 白 花 丹

【来源】白花丹科植物白花丹 *Plumbago zaylanica* L. 的全草或根[1]。

【性味与归经】性温,味苦。无毒。

【功能与主治】祛风除湿,行气活血,解毒消肿。主治风湿痹痛,血瘀经闭,跌打损伤,痛肿瘰疬,疥癣瘙痒,毒蛇咬伤。

【化学成分】根中含有酚性成分:白花丹素(plumbagin)、3-氯白花丹素(3-chloroplumbagin)、3,3-双白花丹素(3,3-biplumbagin)、茅膏醌(droserone)、毛鱼藤酮(elliptinone)、异白花丹酮(isozeylanone)、白花丹酮(zeylanone)、3,6'-双白花丹素(3,6'-biplumbagin)、马替柿醌(maritinone)、2-甲基-5,8-二羟基萘醌(2-methyl-5,8-dihydroxynaphthalene)、亚甲基-3,3'-双白花丹素(methylene-3,3'-biplumbagin)、白花丹醌(plumbazey-lanone)、异柿萘醇酮(isoshinanolone)及 1,2(3)-四氢-3,3'-双白花丹素[1,2(3)-tetrahydro-3,3'-biplumbagin]和谷甾醇(sitosterol)。

地上部分含酚性成分:3,6'-双白花丹素,三萜成分:羽扇豆醇(lupeol)、α 和 β-香树脂醇(α、β-amyrin)、蒲公英甾醇(taraxasterol)及 ψ 蒲公英甾醇(ψ-taraxasterol)。

全草含有机酸及酯:白花丹素、香草酸(vanillic acid)及白花丹酸(plumbagic acid)。1-酮基-3β,19α-二羟基-12-乌苏烯-24,28-二甲酯(1-keto-3β,19α-dihydroxy urs-12-ene-24,28-dioicacid dimethyl ester)、壬醇酯(nonanol ester)、壬基-8-甲基-12-7-烯醇酯(nonyl-8-methyl-12-7-enol ester)、苄基-2,5-二羟基-6-甲氧基安息香酸(benzyl-2,5-dihydroxy-6-methoxybenzoate)、2,2-dimethyl-5-hydroxy-6-acetyl chromene[1]。

【药理作用】

1. 抗肿瘤作用

(1)白花丹醌的抗肿瘤作用:Caspase-8 是白花丹醌抗白血病作用的重要环节。死亡受体途径可能在白花丹醌诱导白血病细胞凋亡过程中具有重要作用。取白花丹醌终浓度 10μmol/L 作用于人白血病细胞 NB4 不同时间,比色法测定 Caspase-3,Caspase-8,Caspase-9 的活性;Western Blot 显示 Caspase-8 被激活,10μmol/L 白花丹醌作用 12h 后,用多克隆 Caspase-8 抗体可以发现 Caspase-8 裂解的片段;Bid 蛋白是 Blc-2 家族中促凋亡类蛋白,通过被 Caspase-8 酶切而激活。免疫印迹法实验发现,随着 Caspase-8 激活,Bid 蛋白亦出现裂解激活。流式分析 Caspase 酶抑制剂作用下白花丹醌诱导 NB4 细胞凋亡的改变。白花丹醌通过激活包括 Caspase-8 和 Bid 在内的 Caspase 依赖途径诱导 NB4 细胞凋亡[2]。

白花丹醌在体外对多种肿瘤细胞系有增殖抑制作用[3]，体内试验也有抗肿瘤作用[4]。乳腺癌细胞株 MDA-MB-231 有较好的抑制作用，IC_{50} 为 0.263g/L，对乳腺癌细胞克隆原形成的 IC_{50} 为 $5.13×10^{-3}$ g/L；而对人胚肺成纤维细胞 MRC-05 的细胞毒作用弱，IC_{50} 为 $5.13×10^{-3}$ g/L[5]。另外，白花丹醌能够抑制人急性早幼粒细胞白血病细胞系 NB4 的增殖、诱导细胞凋亡及阻滞细胞周期进程[6]。

白花丹醌具有体内抗肿瘤活性，其抗肿瘤机制可能与升高机体细胞因子水平有关。建立小鼠肝癌 H22 移植性肿瘤模型，采用 Elisa 法测定细胞因子 IL-2、TNF-α 的水平。20mg/kg、10mg/kg、5mg/kg 白花丹醌对肝癌 H22 的生长抑制率分别为 29.1%、35.4%、20.1%，白花丹醌能升高荷瘤小鼠血清中细胞因子 IL-2、TNF-α 的水平[7]。

高剂量(0.02 g/kg)的白花丹醌对 H22 肝癌腹水模型小鼠体重有明显影响，使其增长缓慢，各剂量组白花丹醌对小鼠生存期具有明显延长作用。探讨白花丹醌对 H22 肝癌小鼠生存期及体重的影响。取 H22 肝癌细胞接种于小鼠腹腔，造成肝癌腹水模型，随机分为模型组、5-氟尿嘧啶组及白花丹醌高、中、低剂量组，造模后第 2 天连续灌胃给药 10 天，观察对小鼠体重、生存期的影响。实验结果发现白花丹醌高剂量组小鼠的体重较模型组显著较轻，其他各组间无显著性差异。各给药组生存期较模型组显著延长[8]。

白花丹醌能抑制 HepG-2、SMMC-7721 的增殖，其机制与 Bax/Bcl-2 比值上升和 Cyclin D1 转录水平下降有关。人肝癌细胞 HepG-2 和 SMMC-7721 分别与白花丹醌共培养，通过显微图像、MTT 法检测了白花丹醌对上述两种肝癌细胞增殖情况的影响，利用实时荧光定量 PCR 检测其 Bax/Bcl-2，Cyclin D1 mRNA 表达的影响。显微照相和 MTT 法测定都表明白花丹醌能明显地抑制两种肝癌细胞的增殖；实时荧光定量 PCR 检测表明，对 HepG-2 和 SMMC-7721，白花丹醌能明显上调 Bax/Bcl-2mRNA 比值（$P=0.0017$ 和 $P=0.001\ 04$），同时明显下调 cyclin D1 mRNA 水平（$P=0.0287$ 和 $P=0.0165$）[9]。

白花丹醌对人肝癌细胞 HepG-2 细胞的增殖、克隆形成及血管内皮因子表达均有显著抑制作用，其可能成为一种新的抗肿瘤药物。MTT 法检测白花丹醌对人肝癌细胞 HepG-2 的增殖抑制率；平板克隆形成实验检测白花丹醌对细胞克隆形成率的影响；RT-PCR 及免疫荧光细胞化学检测白花丹醌对细胞血管内皮因子 mRNA 和蛋白表达的影响。结果显示，MTT 法表明白花丹醌对人肝癌细胞 HepG-2 的增殖有抑制作用，且随着药物浓度增加（2μmol/L、8μmol/L、32μmol/L、128μmol/L）和作用时间（24 小时、48 小时、72 小时）延长，其抑制作用逐渐增强，与细胞对照组相比有显著差异（$P<0.05$）；RT-PCR 及免疫荧光细胞化学均显示随白花丹醌药物浓度的增高，HepG-2 细胞血管内皮因子 mRNA 及蛋白表达水平下调[10]。

白花丹醌可能是通过上调 p21 及下调 MMP-2/MMP-9 的表达水平，抑制人肝癌 SK-Hep-1细胞增殖和侵袭。在体外应用 MTS 法、软琼脂克隆形成实验、流式细胞术及 Transwell 小室观察白花丹醌对细胞增殖及侵袭的影响；并通过 RT-PCR 检测白花丹醌对 p21、MMP-2 及 MMP-9 的 mRNA 表达影响。结果表明，白花丹醌能够明显抑制肝癌 SK-Hep-1 细胞增殖和克隆形成，且具有剂量依赖性，其半数抑制率为 22.04μmol/L。细胞周期分析显示，白花丹醌处理后 S 期细胞数减少，G_0、G_1 期细胞增多；并且白花丹醌能够抑制 SK-Hep-1 细胞的黏附和侵袭转移。RT-PCR 结果显示白花丹醌能够促进 p21 表达，而抑制 MMP-2 及

MMP-9 的表达[11]。

进一步证实了白花丹醌对人舌鳞癌 Tca-8113 细胞的增殖具有明显抑制作用,它通过抑制端粒酶活性,诱导细胞凋亡,可能是其发挥抗癌作用的机制之一。Annexin V/PI 双染色后采用流式细胞术检测细胞凋亡率;以 Tca-8113 细胞株作为靶细胞,采用原位 TRAP 法检测端粒酶活性的变化。$8\mu mol/L$ 白花丹醌作用人舌鳞癌 Tca-8113 细胞 24h 和 48h 后,凋亡细胞显著增加,具有明显的时间依赖性;白花丹醌对人舌鳞癌细胞 Tca-8113 作用 72h 后,端粒酶活性明显降低,且随药物浓度增大,抑制端粒酶活性的作用增强,呈剂量依赖性[12]。

(2)白花丹素的抗肿瘤作用:白花丹素体外实验可能是通过抑制 RelA 表达诱导人前列腺癌 PC-2 的凋亡。应用不同浓度梯度的白花丹素($1\mu mol/L$、$5\mu mol/L$、$10\mu mol/L$、$15\mu mol/L$、$20\mu mol/L$)共同培养 PC-3 细胞 24 小时、48 小时,MTT 比色法检测 PC-3 细胞增殖活力,双染流式细胞仪检测凋亡细胞,透射电镜观察超微病理变化,计算药物 IC_{50}。RT-PCR 法扩增检测 RelA。24 小时组在 $10\sim20\mu mol/L$,48 小时组在 $5\sim20\mu mol/L$ 时均出现生长抑制,IC_{50} 分别为 $12.88\mu mol/L$、$3.71\mu mol/L$。双染流式细胞仪检测显示 PC-3 随作用浓度的上升凋亡率增加并呈现浓度依赖关系。透射电镜观察作用后 PC-3 呈现典型凋亡表现。RT-PCR 结果提示其细胞凋亡率同 RelA 表达呈负相关[13]。

白花丹素能够诱导舌癌 Tca-8113 凋亡并具有放疗增敏作用,抑制细胞中 NF-κB 的激活可能是其放射增敏的主要机制。体外培养舌癌细胞株 Tca-8113,分空白对照组、单纯白花丹素组、单纯放疗组及白花丹素联合放疗组;应用 MTT 法检测白花丹素对舌癌 Tca-8113 细胞的毒性作用及最佳实验浓度;应用克隆形成确定白花丹素的放疗增敏效应;应用流式细胞仪检测各组细胞的凋亡率;采用 Western Blot 检测放射单独及联合白花丹素作用于 Tca-8113 细胞后,细胞核中 NF-κB 的蛋白表达水平变化。经 MTT 检测表明,白花丹素对舌癌 Tca-8113 生长抑制浓度 IC_{10} 为 $1.42\mu mol/L$(24 小时),即为最佳实验浓度;经克隆形成检测显示,白花丹素对舌癌 Tca-8113 细胞具有放疗增敏效应,增敏系数 SER 为 1.28;流式细胞仪分析表明,白花丹素组与放疗组比较,其细胞早期凋亡率无明显差异,而两者联合作用后,舌癌细胞的早期凋亡率显著增高;Western Blot 检测显示,白花丹素能够显著抑制放射对 Tca-8113 细胞核中 NF-κB 的激活作用[14]。

白花丹素通过细胞凋亡途径抑制骨肉瘤细胞系 U2OS 细胞的生长。用 CCK-8 法检测白花丹素对骨肉瘤细胞的促凋亡作用;用 Hoechst33342 染色研究白花丹素对骨肉瘤细胞作用后的形态学变化;用 Western blot 法检测白花丹素作用后骨肉瘤细胞 MDM2 和 p53 蛋白表达情况。CCK-8 结果显示白花丹素对骨肉瘤细胞有明显的抑制作用,而且呈浓度依赖性;Hoechst33342 染色结果显示白花丹素对骨肉瘤 U2OS 细胞的抑制作用主要是通过促进凋亡来实现;Western Blot 结果显示白花丹素能够改变 *p53/MDM-2* 基因表达比例[15]。

将舌癌细胞接种于 96 孔细胞培养板,CO_2 培养箱中培养,24 小时后将不同浓度的白花丹素分别加入各培养组中,继续培养。分别培养 48 小时,72 小时,96 小时,120 小时后,用酶标仪在 490nm 下,MTT 染色法测定细胞增殖情况,计算白花丹素对肿瘤细胞的抑制率。同时,Hoechst33342 荧光染色法测定细胞核变化情况,观察细胞凋亡的形态学变化情况。随着白花丹素浓度的增大和作用时间的延长,白花丹素对人舌癌细胞增殖的抑制作用越明显。当药物浓度达 0.4mg/ml 时,培养 48 小时时与其他各组比较有统计学意义($P<0.05$ 或 $P<0.01$),当药物浓度在 0.3mg/ml 细胞培养达 96 小时时,与小于 0.3mg/ml 和小于 96 小时培养时间的其他各组比较均有显著性差异($P<0.05$),说明此点是白花丹素有效成分抑制肿瘤细胞的

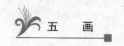

一个关键点。细胞培养 72h 后 Hoechst33342 染色发现，随着药物浓度的不断增加，凋亡细胞的数量越来越多。当药物浓度达到 0.4mg/ml 时，镜下几乎很少见到完整的细胞核出现，相反出现了大量的细胞核碎片和不完整的细胞核[16]。

2. 其他药理作用

（1）对心血管系统的影响：白花丹醌有抑制心脏及舒张动脉而引起血压下降的作用[17]。

（2）抗凝血作用：动物实验表明有抗凝血作用。能够显著减少血小板与中性粒细胞间的黏附作用；明显抑制激活的中性粒细胞引起的血小板聚集功能[18]。

（3）对中枢神经系统的影响：雄性大鼠分别口服白花丹根的 50％乙醇提取物 100mg/kg、200mg/kg 和 300mg/kg，90 分钟后，检测发现大鼠的行动能力提升，大鼠纹状体内的多巴胺和高香草酸水平显著升高[19]。其结果表明白花丹根提取物可能的机制与介导大鼠多巴胺能药机制相类似。

（4）抗肝纤维化的作用：白花丹醌抑制 HSC-LX，TNF-α、PDGF-BB mRNA 和抑制 PDGF-BB 蛋白水平的表达可能是其抗肝纤维化的主要机制之一。体外培养 HSC-LX2，瘦素刺激 24 小时，各药物与细胞共孵育 24 小时后，采用荧光实时定量 PCR 检测各组 TNF-α mRNA、PDGF-BB mRNA 的表达，免疫印迹法测定各组 TNF-α 和 PDGF-BB 蛋白表达情况。白花丹醌作用 24 小时后，与模型组比较，HSC-LX2 细胞中 TNF-α mRNA 和 PDGF-BB mRNA 的表达水平显著降低。免疫印记结果显示白花丹醌作用 24 小时后，HSC-LX2、PDGF-BB 蛋白表达较模型组显著降低（$P<0.01$）[20]。

（5）抗生育作用：白花丹醌对子宫有兴奋和麻痹作用。大鼠口服有抗着床和堕胎作用，对兔有抑制排卵作用[21]。

（6）抑制葡萄糖降解作用：白花丹乙醇提取液对血液中己糖激酶和磷酸果糖激酶、丙酮酸激酶、乳酸脱氢酶活性有抑制作用，通过抑制这些酶的活性，阻断糖酵解的进行[22]。

（7）对骨折愈合的促进作用：白花丹水提取液可以明显增加骨折家兔血钙浓度，对家兔骨折愈合有促进作用，并且认为这种作用的主要有效成分是白花丹醌[23]。

（8）抗菌作用：白花丹素具有抑制细菌和真菌生物被膜的潜在开发价值，采用 96 孔板进行微量稀释法检测白花丹素对三种菌悬浮菌的最低抑菌浓度和最低杀菌浓度；然后通过 96 孔板对上述三种菌分别建立生物被膜模型，最后考察白花丹素对三种菌的生物被膜最低抑菌浓度和最低杀菌浓度。结果表明，白花丹素对上述三种菌的悬浮态和生物被膜态均具有一定的抗菌活性[24]。

（9）其他作用：具有杀螨、杀卵作用[25]。一定浓度范围内对羟自由基有较强的清除作用，能抑制由 Fe^{2+}-维生素 C 引起的小鼠线粒体肿胀[24]。

3. 毒性作用　白花丹素对肝细胞有一定的毒性。大鼠肝脏经胰蛋白酶和胶原酶消化，进行体外肝细胞培养。经糖原染色法鉴定后，采用 MTT 法检测不同浓度白花丹素对干细胞的毒性作用。结果表明，白花丹素的 IC_{50} 为（13.289 1±1.165）mg/L，且最高抑制率超过 80％，说明白花丹素对正常肝细胞有毒性作用[25]。

参 考 文 献

[1] 南京中医药大学. 中药大辞典. 第 2 版. 上海：科学技术出版社，2005：980-982.

[2] 徐凯红，陆道培. 白花丹醌诱导人白血病细胞-NB4 凋亡的实验研究. 浙江中西医结合杂志，2012，(10)：755-757，771.

[3] Srinivas P,Gopinath G,Banerji A,et al. Plumbagin induces reactive oxygen species,which mediate apoptosis in humall cervical cancer cells. Mol Carcinog,2004,40:201-211.

[4] Nguyen A T,Malonne H,Duez P,et al. Cytotoxic constituents from Plumbago zeylanica L. Fitoterapia, 2004,75:500-504.

[5] 刘超,刘圆,颜晓燕.白花丹醌对人乳腺癌细胞 mda-mb-231 的体外效应.华西药学杂志,2008,23(1): 42-44.

[6] 赵艳丽,陆道陪.白花丹醌对人急性早幼粒细胞白血病细胞的体外效应.中国实验血液学杂志,2006,14 (2):208-211.

[7] 张吉仲,李利民,刘圆.白花丹醌对 H22 肝癌的抑制作用和对荷瘤小鼠血清中 IL-2 和 TNF-α 的影响.华西药学杂志,2012,27(4):402-403.

[8] 张吉仲,李利民,刘圆.白花丹醌对 H22 肝癌腹水小鼠生存期及体重的影响.华西药学杂志,2012,27(3): 279-280.

[9] 张吉仲,万谦,刘圆.白花丹醌对人肝癌细胞 HepG2、SMMC-7721 增殖及其 Bax/Bcl-2、CyclinD1 mRNA 表达的影响.中国药理学通报,2012,28(12):1729-1732.

[10] 朱芳,伍钢,何远桥,等.白花丹醌对肝癌细胞 HepG2 增殖及血管内皮生长因子表达的影响.中草药, 2010,41(5):775-778.

[11] 曹晓淬,王卉,张红梅,等.白花丹醌对人肝癌 SK-hep-1 细胞增殖及侵袭的影响.中国癌症杂志,2013,23 (19):721-727.

[12] 陈新华,杜泽乡,白法睿,等.白花丹醌对人舌鳞癌 Tca-8113 细胞增殖及端粒酶的影响.时珍国医国药, 2013,24(9):2081-2082.

[13] 鞠文,戴劲,何远桥,等.白花丹素体外诱导前列腺癌 PC-3 细胞凋亡的研究.中华实验外科杂志,2010,27 (8),1142-1143.

[14] 沈想,郭永红,邱嘉旋.白花丹素对舌癌细胞 Tca-8113 放疗增敏的作用.口腔医学研究,2013,29(9): 810-813.

[15] 田林强,陈安民,尹德龙,等.白花丹素对骨肉瘤细胞系 U2OS 的作用及其机制.肿瘤防治研究,2012,39 (11):1285-1288.

[16] 杜泽乡,孙情,乔伟,等.白花丹素对人舌癌 Tca 细胞增殖及凋亡作用的探讨.时珍国医国药,2011,22 (4):942-944.

[17] 季宇彬.中药有效成分药理与应用.哈尔滨:黑龙江科学技术出版社,2004:350-351.

[18] 张小超,陈鹏,何波,等.矾松素对中性粒细胞与血小板之间相互作用的影响.昆明医学院学报,2007, (6):10-15.

[19] Bopaiah C P,Pradhan N. Central nervous system stimulatory action from the root extracts of Plumbago zeylanica in rats. Phytother Res,2001,15:153-156.

[20] 刘雪梅,赵铁建,彭岳,等.白花丹醌对人肝星状细胞肿瘤坏死因子-α、血小板衍化生长因子 BB 表达的影响.中药材,2013,36(4):594-597.

[21] 谭明雄,王恒山,陈振峰,等.白花丹化学成分和药理活性研究进展.中草药,2007,38(2):289-293.

[22] 杨成芳,张均智,梁荣感.白花丹对家兔骨折愈合的影响.中国组织工程研究与临床康复,2009,13(2): 296-299.

[23] 李欣燃,唐旭东,陈志宝.白花丹素体外抗细菌、真菌及其生物被膜活性研究.黑龙江八一农垦大学学报, 2012,24(5):41-45.

[24] Tilak J C,Devasagayam T P A,Banerjee M. Differential antioxidant effects of plumbagin in rat tissues. BARC Newsletter,2002,225:117-129.

[25] 黄巨恩,徐雅玲,刘华钢.氯化两面针碱、白花丹素、紫杉醇的体外肝细胞毒性研究.广西医科大学学报, 2011,28(2):192-195.

62. 白 屈 菜

【来源】为罂粟科白屈菜属植物白屈菜 Chelidonium majus L. 的全草[1]。

【性味与归经】味苦、辛,性微温。归胃、大肠、肺经。有毒[2]。

【功能与主治】镇痛止咳,利尿解毒。主治胃痛腹痛、肠炎痢疾、久咳、黄疸、水肿腹水、疥癣疮肿、蛇虫咬伤[1]。

【化学成分】地上部分含白屈菜碱(chelidonine),原阿片碱(protopine),消旋金罂粟碱(stylopine),别隐品碱(allocryptopine),白屈菜玉红碱(chlirubin),血根碱(sanguinarine),白屈菜红碱(chelerythrine),黄连碱(coptisine),左旋金罂粟碱 β-甲羟化物(stylopine β-methohydroxide),左旋金罂粟碱 α-甲羟化物,小檗碱(berberine),刻叶紫堇明碱(corysamine),鹰爪豆碱(sparteine),羟基血根碱(hydroxysanguinarine),羟基白屈菜碱(hydroxychelidonine),高白屈菜碱(homochelidonine)等生物碱,还含白屈菜醇(celidoniol)。茎叶还含胆碱(choline),甲胺(methylamine),组胺(histamine),酪胺(tyramine),皂苷及游离黄酮醇。

另白屈菜全草粗粉中还分离出消旋四氢黄连碱(tetrahydrocoptisine),6-甲氧基二氢血根碱(6-methoxydihydrosanguinarine),6-甲氧基二氢白屈菜红碱(6-methoxydihydrochelerythrine),8-氧黄连碱(8-oxocoptisine),四氢小檗碱(canadine)等生物碱。

白屈菜乳汁含血根碱,白屈菜红碱,小檗碱,黄连碱等生物碱,还含酚类化合物及白屈菜酸(chelidonic acid)[3]。

【药理作用】

1. 抗肿瘤作用

(1)白屈菜碱的抗肿瘤作用:可使小鼠可移植性超三倍体腹水细胞中、晚期分裂的指数发生改变,呈显著阻断有丝分裂的作用。对人白血病细胞 HL-60 增殖有一定程度的抑制作用,呈浓度-效应关系。白屈菜乙醇提取物中分离出的白屈菜碱在诱导 HeLa 细胞凋亡中的作用及参与其作用的主要信号转导通路。细胞先以不同浓度白屈菜碱处理48小时,用噻唑蓝法分析确定半数致死量(50% lethal dose,LD_{50})。用 4′,6-二脒基-2-苯基吲哚染色,追踪分析核浓染以及 DNA 损伤和碎片的形态学变化,并用流式细胞术分析检测活性氧类(reactive oxygen species,ROS)的产生以及细胞周期阻滞和线粒体膜电位的变化。用圆二色光谱分析寻找白屈菜碱和小牛胸腺 DNA 可能的相互作用。用逆转录聚合酶链反应和蛋白免疫印迹法测定 p38、p53、Akt、PI3K、JAK3、STAT3 等的 mRNA 和蛋白表达,以及 E6、E7 癌基因和促凋亡基因、抗凋亡基因的 mRNA 和蛋白表达。结果显示,白屈菜碱抑制了 HeLa 细胞增殖,诱发其细胞凋亡,表现为 ROS 的产生,细胞亚 G_1 和 G_0/G_1 周期阻滞,线粒体膜电位变化和 DNA 碎片产生。圆二色光谱分析结果显示白屈菜碱和小牛胸腺 DNA 间存在有效的相互作用。信号通路的研究显示白屈菜碱通过上调 p38、p53 和其他促凋亡基因的表达,以及下调 Akt、PI3K、JAK3、STAT3、E6、E7 和其他抗凋亡基因的表达,有效诱发细胞凋亡。175mg/kg(7 天内)白屈菜碱粗品有较弱的抑瘤作用。对小鼠 S180 肉瘤和小鼠艾氏癌的肿瘤指数分别为 0.7 和 0.75,但有较大细胞毒作用。不同剂量均可使晚期分裂指数超过正常[4,5]。

(2)白屈菜红碱的抗肿瘤作用:体外实验证实白屈菜红碱对 9 种肿瘤细胞显示细胞毒性(HT-29、MCF-7、MCF-7ADR、DAOY、SQ20B、SCC-61、JSQ3、SCC-35、LNCaP)。通过 MTT

实验来检测白屈菜红碱对肿瘤细胞增殖抑制作用时,发现白屈菜红碱作用于人胃癌 BGC-823 细胞 24 小时,质量浓度为 $1.5\mu g/ml$,其抑制率可达到 26.65%,且白屈菜红碱促使细胞凋亡的作用具有明显的药物剂量依赖性、周期选择性。白屈菜红碱是一种蛋白激酶 C 选择性抑制剂,可通过 PKC 途径抑制细胞凋亡。白屈菜中白屈菜红碱对胰腺癌细胞 Panc-1 具有明显的放射增敏作用。白屈菜红碱能够抑制紫杉醇介导的小鼠脑微管蛋白的聚合,阻止细胞有丝分裂的进行,同时促使细胞凋亡[6-12]。

(3)血根碱的抗肿瘤作用:血根碱可诱导人胰腺癌细胞 AsPC-1 和胰腺癌 BxPC-3 发生凋亡。$5\mu g/ml$ 时对人肝癌 HepG-2 细胞的抑制率为 98%,$2\mu mol/L$、$3\mu mol/L$ 时作用口腔表皮样癌 KB 细胞,可显著抑制口腔表皮样癌 KB 细胞的集落形成和生长,并可显著诱导口腔表皮样癌 KB 细胞发生凋亡。血根碱可有效抑制黑色素瘤 K1735-M2 细胞的增殖,可通过裂解乳腺癌 MCF-7 细胞周期蛋白的核质运输途径来抑制乳腺癌。另据研究,血根碱能显著抑制乳腺癌 MCF-7 细胞、肺癌 NCI-H460 细胞、宫颈癌 HeLa 细胞、肝癌 HepG-2 细胞和正常的人胚肾293 细胞。血根碱对人宫颈癌 HeLa 和宫颈鳞癌 Siha 细胞的生长和转移具有抑制作用,还可通过诱导细胞凋亡抑制宫颈癌细胞的生长。血根碱可抑制人成骨肉瘤 MG-63 细胞和人骨瘤 SaOS-2 细胞株的增殖,其机制可能与其可降低两种细胞膜电位,增强 Caspase-8、Caspase-9 的活性诱导细胞凋亡有关[5,13]。

2. 其他药理作用

(1)对外周神经系统的影响:白屈菜碱具有显著的镇痛作用,其镇痛作用不会被吗啡受体所拮抗。其镇痛作用一般可持续 4~48 小时,电刺激反应,对离体神经—肌肉标本,时间会有所延长;0.9mg/kg 浓度能麻痹感觉及运动神经末梢,使小鼠产生完全的镇痛作用,但对神经干无作用。通过小鼠进行扭体法、热板法、甲醛试验对白屈菜碱的镇痛作用进行研究,发现白屈菜碱可明显降低晚期相疼痛反应的积分,大剂量对早期相的疼痛反应也有一定的抑制作用[14-17]。

(2)对内脏系统的影响

1)白屈菜碱对心脏的作用:白屈菜碱可兴奋心脏,扩张冠脉,升高血压。用肾上腺素预先处理血管,再以白屈菜碱灌注,则引起比单纯用任氏液更大的血管扩张[18]。

2)白屈菜红碱对心肌细胞的作用:具有保护高糖环境中的心肌细胞的作用,抑制 PKC-α、PKC-β2、NF-κB 和 C-Fos 的表达和活性,从而抑制高糖诱导的乳鼠心肌细胞形态和功能的改变[19]。

3)血根碱对心肌的影响:以小鼠分离心脏肌条为研究对象,研究血根碱对肌条的影响,结果表明血根碱可浓度依赖性地诱导心肌收缩,机制主要是通过诱导细胞外钙离子的内流所致[20]。

4)对肝损伤的作用:白屈菜红碱抗肝损伤,降低四氯化碳诱导的肝纤维化大鼠模型肝脏组织 TGF-β1 和 α-SMA。目前一些学者认为抗肝纤维化的治疗主要针对 HSCs 和 TGF-β[21,22]。

(3)抗病原微生物作用

1)白屈菜碱的抗菌作用:白屈菜碱能体内抑制结核杆菌,体外抑制肺炎双球菌、甲型链球菌和其他革兰阳性菌的作用。白屈菜甲醇粗提取物对沙门菌、白念珠菌和蜡样芽孢杆菌具有抑制作用。白屈菜的提取物、白屈菜碱乙醇溶液各个浓度对变形链球菌并无抑制作用。白屈菜碱 716.7mg/ml 浓度时,对考夫曼-沃尔夫毛癣菌和絮状皮癣菌均有抑制作用[23-26]。

2)白屈菜红碱的抑菌作用:白屈菜红碱的乙醇溶液对伴放线杆菌的最低抑菌浓度为

195.3μg/ml,低于对变形链球菌的最低抑菌浓度(780μg/ml),可见白屈菜红碱对牙周致病菌的作用可能要强于致龋菌。另有研究表明,白屈菜红碱对变形链球菌表面疏水性及黏附作用具有抑制作用[27,28]。

3)血根碱的抑菌作用:血根碱对嗜水气单胞菌(水产病原菌的一种)、巴氏杆菌、金黄色葡萄球菌和大肠杆菌有一定程度的抑制作用。盐酸血根碱具有很强的广谱抑菌作用,对木霉、根霉、黄曲霉、黑曲霉、米曲霉、毛霉、酵母的 MIC 均低于 40μg/ml[29,30]。

3. 毒性作用

(1)白屈菜红碱的毒性作用:白屈菜红碱对神经、心脏等有毒害,可引起麻痹、心脏抑制,甚至导致死亡[31]。

大鼠间断腹腔注射给药6周长期毒性试验,在 3.7mg/kg 剂量时有毒性反应,给药第2、4、6周大鼠全身毒性反应得到缓解,当剂量>5.6mg/kg 时,可见全身明显异常反应,以致部分大鼠死亡。急性毒性试验,对昆明种小鼠,Wistar 种大鼠以及纯种 Beagle 犬进行急毒实验,试验结果分析,动物致死原因可能与药液迅速入血引起血管扩张,脏器多处充血或血液循环障碍,引起肺呼吸障碍所致的急性呼吸衰竭和直接刺激腹腔各脏器有关[32-34]。

(2)血根碱的毒性作用:毒性作用研究,表明 100g 体重的老鼠注射 2mg 血根碱的盐酸盐时可致其死亡率达 100%;同时血根碱可使得白化病老鼠的眼睛发生失明;血根碱对一些酶系统也存在一定的毒性,血根碱可抑制丙酮酸盐、乳酸盐及琥珀酸盐的氧化,同时抑制一些 SH 酶系。对血根碱造成的体内毒性可通过提前 15~20 分钟注射乙二醇得到保护,对血根碱造成的体外酶系的损失无法修复,但可阻止进一步的损失[20]。

血根碱对肝脏的毒性作用试验,表明浓度为 10mg/kg 的血根碱不仅增加了谷丙转氨酶和谷草转氨酶的活力,同时造成了微粒体氧化酶细胞色素 P450 及苄甲苯丙胺脱甲基酶活性的丢失,造成鼠肝脏及体重的下降,随之出现腹膜性水肿及轻微肝脏肿大。血根碱(10mg/kg)可降低肝内谷胱甘肽及 P450 酶系的活性,但应用 3-甲基胆蒽(P450 酶系的诱导物)20mg 可解除血根碱造成的 P450 酶的损伤[20]。

(3)白屈菜总碱的毒性作用:白屈菜总碱小鼠肌注最小致死量在 640~800mg/kg 之间,LD₅₀ 为 1222.55mg/kg,急毒实验观察,小鼠一次肌注表现为匍匐少动,反应迟缓,部分小鼠呼吸受到抑制,以上反应随注射剂量的减少而减轻。严重中毒小鼠 4 小时后开始出现死亡。未死亡小鼠症状逐渐减轻,12 小时后没有再发现小鼠死亡,停药后,小鼠能很快恢复[35]。

【药代动力学研究】大鼠尾静脉注射血根碱脂质体或血根碱溶液,并经 HPLC 测定发现,血根碱溶液和脂质体的 $t_{1/2\alpha}$、$t_{1/2\beta}$ 分别为 62.44 分钟和 73.65 分钟,AUC 分别为 120.5mg·min/L 和 182.2mg·min/L,经检验二者差异具有统计学意义。此外,血根碱制备成脂质体后在大鼠体内消除变慢,生物利用度增加[36]。

【临床应用】治疗其他疾病:

1. 镇痛作用　白屈菜碱镇痛强度仅次于吗啡,比一般非麻醉镇痛剂强 20 倍,并且未发现明显成瘾性及毒副作用治疗类风湿关节炎、外伤及癌性疼痛[11,37,38]。

2. 治疗绝育手术　白屈菜碱配合使用局麻药可用于妇女绝育手术[39]。

3. 治疗足癣　总有效率达 78.8%。白屈菜红碱对变形链球菌葡萄糖基转移酶和细胞外水不溶性多糖的合成具有显著抑制作用[4]。

4. 治疗百日咳　白屈菜全草制成 100% 糖浆,治疗 500 例,治愈 355 例,好转 116 例,有效率为 94.2%[2]。

5. 治疗慢性支气管炎　白屈菜 20g，茯苓 10g，款冬花与黄精各 5g，制成浸膏片，治疗 255 例。临床控制 42 例，显效 97 例，好转 97 例，无效 19 例，总有效率 92.5%。服药期间少部分患者有不同程度副作用，但症状一般较轻，3～5 天便可自行缓解[2]。

参 考 文 献

［1］南京中医药大学. 中药大辞典. 上册. 第 2 版. 上海：上海科学技术出版社，2005：1000-1002.

［2］宋立人，洪恂，丁绪亮，等. 现代中药学大辞典. 北京：人民卫生出版社，2001：697-699.

［3］国家中医药管理局《中华本草》编委会. 中华本草. 9 卷. 上海：上海科学技术出版社，1999：616-618.

［4］季宇彬，仇容，沈培强，等. 中药有效成分药理与应用. 中国中医药科技，2009，16(4)：280-282.

［5］Avijit Paul，Kausik Bishayee，Samrat Ghosh，et al. Chelidonine isolated from erhanolic extract of Chelidonium majus promotes apoptosis in HeLa cells thtrough p38-53 and PI3K/AKT signalling pathways. Journal of Chinese lntegrative Medicine，2012，10(9)：1025-1038.

［6］Chmura S J，Dolan M E，Cha A，et al. In vitro and in vivo activity of protein kinase Cinhibitor chelerythrine chloride in-duces tumor cell toxicity and growth delay in vivo. Clin Cancer Res，2000，6：737-742.

［7］Steven J，HeJen J，Sunil A，et al. Decreasing the apoptotic threshold of tumor cells through protein kinase C inhibition and sphingomyelinase activation increases tumor killing by ionizing radiation. Cancer Res，1997，57：4340-4347.

［8］Johnsen D D，Kacimi R，Anderson B E，et al. Protein kinase C isozymes in hypertension and hypertrophy：insight from SHHF rat hearts. Mol Cell Biochem，2005，270：63-69.

［9］陈彪，焦淑萍，尹荣，等. 6 种吉林抗癌中药清除羟自由基及其抗 DNA 损伤体外实验研究. 第三军医大学学报，2004，26(1)：88-89.

［10］乔俏，李光，陈延治，等. PKC 抑制剂对人胰腺癌细胞的放射增敏效应. 中华放射医学与防护杂志，2005，25(5)：435-436.

［11］宗永立，刘艳平. 白屈菜红碱对人胃癌 BGC823 细胞的增殖抑制和凋亡诱导作用. 中草药，2006，37(7)：1054-1056.

［12］宗永立，刘艳平. 白屈菜红碱诱导细胞凋亡的机理综述. 时珍国医国药，2006，17(10)：2068-2071.

［13］Xu J Y，Meng Q H，Chong Y，Jiao Y，et al. Sanguinarine inhibits growth of human cervical cancer cells through the induction of apoptosis. Oncol Rep，2012，28(6)：2264-2270.

［14］何志敏，佟继铭，宫风春. 白屈菜碱镇痛作用研究. 中草药，2003，34(9)：837-838.

［15］季宇彬，张广美. 中药抗肿瘤有效成分药理与应用. 哈尔滨：黑龙江科学技术出版社，2004：113-115.

［16］Xu S Y，Bian R L，Chen X. Methodology in Pharmacological Experiments. Beijing：People's Medical Publishing House，2002.

［17］何志敏，佟继铭，宫风春. 白屈菜碱镇痛作用研究. 中草药，2003，34(9)：837-838.

［18］季宇彬. 天然药物有效成分药理与应用. 北京：科学出版社，2007：119-120.

［19］陈炬，张文斌，王敏，等. 白屈菜红碱对高糖培养的乳鼠心肌细胞形态和功能的影响. 浙江医学，2009，31(8)：1099-1104.

［20］张乙涛，王慧. 血根碱药理及毒理作用的研究进展. 中国畜牧兽医，2012，39(7)：214-217.

［21］李映菊，汪煜华，刘映霞. 白屈菜红碱对肝纤维化大鼠肝脏 TGF-β_1 和 α-SMA 表达的影响. 世界华人消化杂志，2009，17(18)：1821-1826.

［22］Gressner A M，Weiskirchen R. Modern pathogeneticconcepts of liver fibrosis suggest stellate cells and TGF-beta as major players and therapeutic targets. Cell Mol Med，2006，10：76-99.

［23］郭靖，吴连举，刘继永. 白屈菜的药理及临床应用. 特种经济动植物，2001，(10)：31.

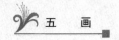

[24] 董晓庆,葛晨霞,王延卓,等.白屈菜碱不同提取方法体外抑菌试验研究.中国畜牧兽医,2010,37(11): 166-168.

[25] Kokoska L,Polesny Z,Rada V,et al. Screening of some Siberian Medicinal plants for antimicrobial activity. J Ethnopharmacol,2002,82:51-53.

[26] 程睿波,陈旭,刘淑杰,等.白屈菜提取物抑制变形链球菌的实验研究.上海口腔医学,2006,15(3): 318-320.

[27] 陈旭,程睿波.白屈菜红碱对伴放线杆菌的抑制作用研究.口腔医学研究,2007,23(6):715.

[28] 程睿波,陈旭,刘淑杰,等.白屈菜红碱对变形链球菌表面疏水性及黏附作用的影响.上海口腔医学, 2007,16(1):68-72.

[29] 胡海军.血根碱及白屈菜红碱抑菌和杀螨活性构效关系.陕西:西北农林科技大学,2008:34-36.

[30] 郁建平,赵东亮,孟祥斌,等.博落回生物碱对八种真菌的抑菌作用研究.贵州大学学报(自然科学版), 2006,23(1):77-80.

[31] 宗永立,刘艳平.白屈菜红碱诱导细胞凋亡的机理综述.时珍国医国药,2006,17(10):2068-2071.

[32] 林飞,赵乃昆,魏新华,等.白屈菜红碱对大鼠腹腔注射给药6周的长期毒性试验研究.肿瘤基础与临床, 2005,3(4):18-21.

[33] 张同辉,郏自明,周一平,等.注射用塞克硝唑小鼠及犬急性毒性试验.医药导报,2009,28(5):582-585.

[34] 刘俊平,陆国才,袁伯俊,等.口服酮康唑对犬的毒性评价.第二军医大学学报,1996,17(1):56-58.

[35] 曲桂娟,董晓庆,王延卓,刘楠楠,刘树明.白屈菜总生物碱对小白鼠急性毒性试验的研究.中国兽药杂志,2010,44(9):17-18.

[36] 贝俊宏,柯学,黄志峰,等.血根碱脂质体的制备与大鼠体内药动学.药学与临床研究,2010,18(1): 42-45.

[37] 白冰,张文娓.白屈菜的最新研究进展.黑龙江医药,2009,22(6):794-796.

[38] 安彩贤,杨广德,叶建涛,等.RP-HPLC法同时测定小果博落回中血根碱和白屈菜红碱的含量.中成药, 2001,23(11):702-703.

[39] 季宇彬.中药活血化瘀有效成分药理与应用.哈尔滨:黑龙江科学技术出版社,2004:69-70.

63. 白毛夏枯草

【来源】唇形科植物筋骨草 *Ajuga decumbens* Thunb. 的干燥全草[1]。

【性味与归经】苦,寒。归肺经。

【功能与主治】清热解毒、化痰止咳、散瘀、止血。用于治疗咽喉炎、扁桃体炎、气管炎、肺炎、肺脓疮、肺结核、胸膜炎、黄疸肝炎、肠炎等炎症。还可用于治疗痢疾、乳痈、烧烫伤、跌打损伤、吐血、外伤出血、过敏性紫癜等。

【化学成分】全草含新克罗烷双萜类(neoclerodane diterpenes)化合物:筋骨草素(ajugamarin)A、B、C、D、E、F、G,筋骨草素(ajugamarin)及筋骨草素 A2、B2、G1、H1、F4。还含环烯醚萜类(iridoid)化合物:白毛夏枯草苷(decumbeside)A、B、C、D,雷朴妥苷(reptoside),8-乙酰基哈帕苷(8-acetylharpagide);甾类化合物:杯苋甾酮(cyasterone),蜕皮甾酮(ecdysterone),筋骨草甾酮(ajugasterone)B、C,筋骨草内酯(ajugalactone);黄酮类化合物:木犀草素(luteolin)。根含筋骨草多糖(kiransin)。地上部分含紫花杜荆素(casticin),匙叶桉油烯醇(spathulenol),茵陈素(capillarin),蒿黄素(artemetin)[2]。

【药理作用】

1. 抗肿瘤作用 木犀草素的抗肿瘤作用:木犀草素可以通过抗增殖和诱导凋亡抑制恶性

肿瘤细胞的生长，在体外对人肝癌细胞（HepG-2、J5）、结肠直肠癌细胞（Colo-205、HCT-116 和 HCT-15）、宫颈癌 HeLa 细胞、黑色素瘤细胞（SK-MEL-1 和 SK-MEL-2）、卵巢囊腺癌细胞 SK-OV-3、人中枢神经肿瘤细胞 XF-498、胃癌细胞 HGC-27、腹水癌细胞 NK/LY、白血病细胞（P388、CEM-CT、CEM-27）、平滑肌瘤细胞、上皮细胞癌细胞 A431 等 10 多种癌细胞有抑制增殖作用，还可诱导一些癌细胞发生凋亡[3]。

木犀草素主要靠改变细胞信号通路抑制肿瘤细胞生长因子或改变激酶活性抵抗癌细胞的浸润，也可通过阻滞细胞周期等方式抑制肿瘤细胞生长。在 HepG-2 中，木犀草素通过影响丝裂原活化的 MAPK/ERKs 和 PI3K-Akt 信号通路这两条途径抑制细胞增殖[4]。在野生型 p53 细胞系中，木犀草素通过阻滞细胞周期产生抗肿瘤作用。木犀草素诱导 S 相细胞周期阻滞，并诱导 DNA 修复酶 mRNA 的转录[5]。木犀草素能提高 p53 蛋白和 CDK 抑制剂细胞周期调控基因 $p21^{WAF1/CIP1}$ 蛋白的表达，下调 CDK4 表达，并通过抑制细胞周期生长和诱导细胞凋亡产生抗肝细胞癌活性，其效果与氟尿嘧啶相当；低剂量可抑制肝癌细胞株 PLC/PRF/5、Hep-3B 和 HA22T/VGH，但需较高的浓度来抑制肝癌细胞株 HepG-2 和 SK-Hep1[6]。除此之外，百里香、芽甘蓝、洋白菜等蔬菜中含有的木犀草素可抑制与肿瘤细胞增殖有关的酪氨酸激酶和 FAK，FAK 是细胞浸润的重要调节因子，对其磷酸化活化的阻断有利于抑制肿瘤细胞浸润[7]。

诱导肿瘤细胞发生凋亡是肿瘤治疗研究的新途径，木犀草素可通过不同的方式诱导不同的肿瘤细胞发生凋亡。木犀草素可诱导拓扑异构酶Ⅰ（topoisomeraseⅠ，TopoⅠ）介导的凋亡，这表明木犀草素对 TopoⅠ的抑制部分是因为 TopoⅠ-DNA-可剪切复合体有较高的稳定性[8]。在肿瘤细胞中，$40\mu mol/L$ 的木犀草素就可完全抑制真核 DNA 拓扑异构酶[9]。所以，木犀草素可作为 TopoⅠ接触反应活性的抑制剂，成为一种诱导型抗癌化合物，对拓扑异构酶产生抑制作用[10]。木犀草素还可诱导 TopoⅡ介导的凋亡，通过形成木犀草素-topoⅡ-DNA 三重复合物剪切 DNA，与槲皮素比较，具有更强烈地抑制 TopoⅡ活性的作用[11]。在 HeLa 细胞和前列腺癌细胞系 DU-145 等人类恶性肿瘤细胞中，木犀草素能显著上调死亡受体（也称为 TRAIL-R2），引起细胞凋亡，而对正常细胞则没有类似作用[12]。

木犀草素其本身单独作用也可轻微地诱导肿瘤细胞凋亡。可见，木犀草素可能有较广的抗癌谱。木犀草素可作为凋亡增敏剂，当与化疗药物联合应用时，能增强药物诱导肿瘤细胞凋亡的能力，表现在 TNF-α 可以激活细胞死亡和细胞存活 2 条路径，因此大多数癌细胞对它的细胞毒作用易产生耐受性。用木犀草素预处理一些人类癌细胞系后发现，TNF-α 诱导细胞凋亡的能力显著增强[13]。木犀草素也可通过抑制 PKC 的活性和降解凋亡蛋白的 XIAP，促进 Caspase-8 的活性和 Caspase-3 成熟，产生对肿瘤坏死因子相关凋亡诱导配体（TNF-related apoptosis-inducing ligand，TRAIL）诱导的凋亡增敏作用[14]，这可能是木犀草素一个独特的新功能。许多肿瘤细胞对 TRAIL 有耐受性，当前的研究发现，用无细胞毒性浓度的木犀草素处理对 TRAIL 敏感的 HeLa 细胞和 TRAIL 耐受的癌细胞，可以显著提高 TRAIL 诱导凋亡的敏感性[15]。在肿瘤细胞中 XIAP 蛋白水平明显降低，而用木犀草素和 TRAIL 处理过的细胞 XIAP 在 mRNA 水平保持稳定。所有这些结果都表明，木犀草素联合 TRAIL 在癌症治疗中具有潜在的应用前景。

2. 其他药理作用

（1）对神经系统的影响：木犀草素能明显抑制 Schultz-Dale 反应。木犀草素亦可剂量依赖性地抑制电刺激引起的大鼠输精管收缩,是直接的解痉作用。由此表明,木犀草素抑制SchultZ-Daid反应可能与其竞争性拮抗过敏性迟缓反应物质 SRS-A 和直接的解痉作用有关[16]。

(2)对心血管系统的影响:早期的研究表明,木犀草素具有降低实验动物血压、降低狗冠脉阻力、增加狗冠脉流量的作用。研究发现木犀草素具有显著的血管舒张作用,其作用强度超过槲皮素、染料木黄酮、大豆异黄酮和儿茶素等[17]。对内皮完整和去内皮的大鼠胸主动脉环,木犀草素均能浓度依赖性地降低去氧肾上腺素预收缩血管的张力,拮抗高钾引起的血管收缩,而且可以显著地对抗无钙、无钾环境下逐渐恢复钙后由去甲肾上腺素(noradrenaline,NA/NE)引起的血管收缩,表明木犀草素是一个有效的舒张血管活性物质,这可能是其降血压作用的主要机制[18]。

木犀草素可通过阻断血栓素 A_2 受体而抑制血小板功能,这对改善动脉硬化中高血凝倾向有一定的意义[19]。木犀草素可有效抑制溶血磷脂酰胆碱诱导通过钙/线粒体/Caspase 途径所引起的血管内皮细胞凋亡,从而表现出对血管内膜的保护作用[20]。

(3)抗病原微生物作用

1)抗细菌作用:木犀草素对食品中 4 种常见供试菌——金黄色葡萄球菌、枯草芽孢杆菌、啤酒酵母菌和大肠杆菌具有高效抗菌活性,且随浓度增加而增强。木犀草素在 1:350 000 浓度时可抑制葡萄球菌和枯草芽孢杆菌的生长,对卡他菌、白念珠菌、变形杆菌也有抑制作用。因此,可作为天然的防腐保鲜剂在食品领域中使用[12]。经研究表明,木犀草素对金黄色葡萄球菌、肺炎双球菌、铜绿假单胞菌及一些病毒也有一定的抑制作用[21-22]。

2)抗病毒作用:木犀草素对多种病毒(如单纯疱疹病毒、脊髓灰质炎病毒、HIV-1 病毒、柯萨奇 B3 病毒、猪传染性胃肠炎病毒等)有不同程度的抑制作用。研究发现,这种作用可能与其所具有的黄酮类结构有关。在黄酮类的化学结构上,C_3 位上是否有羟基,或 C_3'、C_4' 以及 C_5、C_7 上是否同时存在羟基与抗病毒活性密切相关。有研究表明,黄酮骨架上的 3-OCH$_3$ 和 5-OH 是抗病毒活性必需的基团。木犀草素的化学结构中具有 3'-OH、4'-OH 和 5-OH,表现出较好的抗病毒活性,其对 HIV-1 的整合酶和蛋白酶均有一定程度的抑制作用[23]。在抗病毒的同时,观察到木犀草素可减缓胸腺的增龄性衰老,增强免疫作用,对免疫正向调节、维持机体的正常免疫功能起着重要作用。

(4)对免疫系统的影响:本犀草素对免疫功能低下的小鼠抗体生成量以及免疫应答早期阶段均有明显的促进作用,但对正常小鼠免疫功能无明显影响,提示木犀草素具有一定的免疫恢复作用;木犀草素在不同浓度时,对酵母多糖诱导的大鼠腹腔巨噬细胞 H_2O_2 释放呈浓度依赖性的抑制,且以木犀草素与巨噬细胞共同培养 4 小时,抑制作用最明显。

木犀草素是一种活性很强的肥大细胞释放抑制剂,可抑制肥大细胞脱颗粒和组胺、PGs 及细胞因子等炎性介质的释放[24],表现出抗炎和抗变态反应的生物活性。

木犀草素对皮肤变态的速发相和迟发相过程都表现出显著的抗炎作用,并有直接对抗炎性因子的作用,提示木犀草素抗炎作用环节的多样性。木犀草素抑制与皮肤变态反应相关的瘙痒症,亦能够显著减少干燥性皮炎引起的小鼠自主搔痒行为,降低病变皮肤中的 PGE$_2$ 含量。说明木犀草素能有效减轻小鼠干燥性皮炎的瘙痒症状,其作用可能是通过对肥大细胞脱颗粒及局部炎症的抑制来实现的[25]。

【药代动力学研究】木犀草素的药代动力学研究:木犀草素体内试验研究表明,木犀草素给药后在体内主要以结合形式存在,口服给药后木犀草素部分以结合形式通过胆汁排

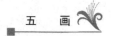

泄。胆汁中药物浓度在 1～2 小时和 8～12 小时时间段较高,胆汁中药物浓度不随时间而降低[26]。

【临床应用】 治疗其他疾病:

1. 慢性骨髓炎　白毛夏枯草配伍补骨脂、骨碎补、虎杖等药治疗余毒蕴积型慢性骨髓炎 14 例,结果治愈者 17 例;治疗气血亏虚型慢性骨髓炎 43 例,结果治愈者 38 例;治疗阴虚内寒型慢性骨髓炎 3 例,结果全部治愈。总治愈率为 86.7%[27]。

2. 抗肝炎作用　据报道,以白毛夏枯草、茵陈为主药配合姜黄等药材治疗急性黄疸型肝炎,结果治愈(4 周内症状明显减轻或消失,黄疸消失,肝功能检查正常)31 例[28]。白毛夏枯草配伍其他中药组成的行气利胆汤治疗慢性胆囊炎 40 例,结果治愈 24 例,总有效率 92.5%,与对照组口服舒胆通片相比有显著差异[29]。

3. 高血压病　用筋骨草冲剂。治疗高血压病 209 例,其中显效 104 例,总有效率为 77.5%,与用利福平降压的对照组比较无显著差异[30]。

参 考 文 献

[1] 国家药典委员会. 中华人民共和国药典. 北京:中国医药科技出版社,2010:325-326.

[2] 中药大辞典. 2000. 717-719.

[3] Kotanidou A,Xagorari A,Bagili E,et al. Luteolin reduces lipopolysaccharide-induced lethal toxicity and expression of proinflammatory molecules in mice. Am J Respir Crit Care Med,2002,165(6):818.

[4] Lee W J,Wu L F,Chen W K,et al. Inhibitory effect of luteolin on hepatocyte growth factor/scatter factor-induced HepG-2 cell invasion involving both MAPK/ERKs and PI3K-Akt pathways. Chem Biol Inter,2006,160(2):123.

[5] Te C H,Chung S J,Hsueh F L. Luteolin induce apoptosis in human lung cell line(A549)through activation of caspase-3 and P53 phenotypic changes associated with SCLC progression. Molecular Biol,2001,2(2):316.

[6] Brusselman S K,Vrolix R,Verhoeven G,et al. Induction of cancer cell apoptosis by flavonoids is associated with their ability to inhibit fatty acid synthase activity. J Biol Chem,2005,280(7):5636.

[7] Kobayashit T,Nakata T,Kuzumaki T. Effect of flavonoids on cell cycle progression in prostate cancer cells. Cancer Lett,2002,176(1):17.

[8] Huang Y T,Lee L T,Lee P P,et al. Targeting of focal adhesion kinase by flavonoids and small-interfering RNAs reduces tumor cell migration ability. Anticancer Res,2005,25(3B):2017.

[9] Monasterio A,Urdagi M C,Pinchuk I V,et al. Flavonoids induce apoptosis in human leukemia U937 cells through caspase-and caspase-calpain-dependent pathways. Nutr Cancer,2004,50(1):90.

[10] Chowdhury A R,Sharma S,Manadal S,et al. Luteolin,an emerging anticancer flavonoid,poisons eukaryotic DNA topoisomerase Ⅰ. Biochem J,2002,366(2):653.

[11] Lee H J,Wang C J,Kuo H C,et al. Induction apoptosis of luteolin in human hepatoma HepG-2 cells involving mitochondria translocation of Bax/Bak and activation of JNK. Toxicol Appl Pharmacol,2005,203(2):124.

[12] Horinaka M,Yoashida T,Shirashi T,et al. Luteolin induces apoptosis via death receptor 5 upregulation in human malignant tumor cells. Oncogene,2005,24(48):7180.

[13] Shi R X,Ong C N,Shen H M. Luteolin sensitizes tumor necrosis factor-α-induced apoptosis in human tumor cells. Oncogene,2004,23(46):7712.

[14] Shi R X,Ong C N,Shen H M. Protein kinase C inhibition and x-linked inhibitor of apoptosis protein deg-

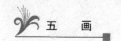
radation contribute to the sensitization effect of luteolin on tumor necrosis factor-related apoptosis-inducing ligand-induced apoptosis in cancer cells. Cancer Res,2005,65(17):7815.

[15] Horinaka M,Yoashida T,Shiraishi T,et al. The combination of TRAIL and luteolin enhances apoptosis in human cervical cancer HeLa cells. Biochem Biophys Res Commun,2005,333(3):833.

[16] 顾亚珍,赵维中,魏伟,等. 木犀草素对 SchuItz-Dale 反应的影响. 安徽医学院学报,1985,20(1):4-7.

[17] Xu Y C,Leung S W,Yeung D K,et al. Structure-activity relationships of flavonoids for vascular relaxation in porcine coronary artery. Phytochemistry,2007,68(8):1179.

[18] Jiang H D,Xia Q,Wang X X,et al. Luteolin induces vasorelaxation in rat thoracic aorta via calcium and potassium channels. Pharmazie,2005,60(6):444.

[19] Guerrero J A,Lozano M L,Castillo J,et al. Flavonoids inhibit platelet function through binding to the thromboxane A2 receptor. Thromb Haemost,2005,3(2):369.

[20] Song J,Liu K,Yi J,et al. Luteolin inhibits lysophosphatidylcholine-induced apoptosis in endothelial cells by calcium/mitochondrion/caspases-dependent pathway. Plant Medica,2009,Epub ahead of print.

[21] Angeliki X,Andreas P,Anotonis M,et al. Luteolin inhibits an endotoxin-stmulated phosphorylation cascade and proinflammatory cytokine production in macrophages. J Pharmacol Exp Ther,2001,296(1):181-187.

[22] 何丽娜,何素冰,杨军. 木犀草素体外抗柯萨奇 B3 病毒的作用. 中国现代应用药学杂志,2000,17(5):362-365.

[23] Tewtrakul S,Miyashiro H,Nakamura N,et al. HIV-1 integrase inhibitory substances from Coleus parvifolius. Phytother Res,2003,17(3):232.

[24] Kimata M,Inagaki N,Nagai H. Effects of luteolin and other flavonoids on IgE-mediated allergic reactions. Planta Med,2000,66(1):25.

[25] Liu B L,Wu W W,Tang N. Topical application of luteolin inhibits scratching behavior associated with allergic cutaneous reaction in mice. Planta Medica,2005,71(5):424.

[26] 万丽丽,余奇,李颜,等. 木犀草素在大鼠体内的药动学研究. 中国药学杂志,2008,43(5):373-376

[27] 凌立君,李超. 白毛夏枯草汤治疗慢性骨髓炎 60 例. 南京中医学院学报,1994,10(6):44.

[28] 李岐,李琦芳. 利胆方治疗急性黄疸型肝炎 32 例. 陕西中医,1995,16(1):28.

[29] 周华. 行气利胆汤治疗慢性胆囊炎 40 例. 浙江中医杂志,2006,41(10):596.

[30] 张昆照. 筋骨草治疗高血压病 209 例临床观察. 中草药,1984,15(5):26.

64. 白花蛇舌草

【来源】茜草科耳草属植物白花蛇舌草 *Hedyotis diffusa* Willd. 的干燥全草。

【性味与归经】微苦、微甘,微寒。归心、肝、脾经。

【功能与主治】清热解毒,利尿消肿,活血止痛,抗菌消炎,抗癌。治疗各种肿瘤,尤其是消化道肿瘤及淋巴系统肿瘤。还可治肺热咳嗽、扁桃体发炎、咽喉炎、痈肿疔疮、跌打损伤、泌尿系统感染、支气管炎、毒蛇咬伤[1]。

【化学成分】全草含车叶草苷(asperuloside),车叶草苷酸(asperulosidic acid),去乙酸基车叶草苷酸(deacetylasperulosidicacid),都桷子苷酸(geniposidic acid),鸡屎藤苷(scandoside),鸡屎藤苷甲酯(scandoside methyl ester),6-*O*-对-羟基桂皮酰鸡屎藤苷甲酯(6-*O*-*p*-hydroxy-cinnamoyl scandoside meth ylester),6-*O*-对-甲氧基桂皮酰鸡屎藤苷甲酯(6-*O*-*p*-methyoxy-cinnamoyl scandoside methylester),6-*O*-阿魏酰鸡屎藤苷甲酯(6-*O*-feruloyl scandoside methyl ester)，2-甲基-3-羟基蒽醌(2-methyl-3-hydroxyanthraquinone)，2-甲基-3-甲氧基蒽醌(2-methyl-3-methoxyanthraquinone)，2-甲基-3-羟基-4-甲氧基蒽醌(2-methyl-3-hydroxy-4-methoxy-anthraquinone)等，以及熊果酸(ursolic acid)，β-谷甾醇(β-sitosterol)，三十一烷(hentriacontane)，豆甾醇(stigmasterol)，齐墩果酸(oleanolic acid)，β-谷甾醇-β-D-葡萄糖苷(β-sitosterol-β-D-glucoside)，对-香豆酸(p-coumaric acid)[2]。

【药理作用】

1. 抗肿瘤作用　白花蛇舌草在体外和体内均能抑制多种实体肿瘤的增殖生长。其作用机制可能涉及诱导肿瘤细胞凋亡、调节免疫活性、抑制信号传导通路等。其抗肿瘤的活性成分有黄酮类、蒽醌类、甾醇类、含酸的化合物(熊果酸、齐墩果酸等)和多糖等[3]。

(1)乌索酸的抗肿瘤作用：对白花蛇舌草中乌索酸的抗肿瘤活性进行体外实验,结果显示其具有显著的抑制培养瘤细胞增殖的作用[4]。

(2)甲基蒽醌的抗肿瘤作用：发现甲基蒽醌可以引发 Ca^{2+} 调节的乳腺癌细胞程序性凋亡[5]。

(3)白花蛇舌草多糖的抗肿瘤作用：白花蛇舌草多糖对 S180 和 H22 荷瘤小鼠均有抗肿瘤作用,并呈现一定的量效关系,对 H22 瘤株抑瘤效果更加明显[6]。

(4)白花蛇舌草黄酮的抗肿瘤作用：提取白花蛇舌草总黄酮,并用 MTT 法检测其对 HepG-2 肿瘤细胞的增殖抑制作用,发现其对人肝癌细胞 HepG-2 的生长增殖有抑制,48 小时后效果明显[7]。白花蛇舌草总黄酮对鼻咽癌细胞株 CNE1 的增殖和凋亡的影响。体外培养鼻咽癌细胞株 CNE1,使用不同质量浓度的 FOD 作用 24 小时、48 小时,分别使用 CCK8 测定法检测细胞存活率,Annexin V-FITC 凋亡检测试剂盒检测细胞凋亡的情况。结果：白花蛇舌草黄酮对鼻咽癌细胞株 CNE1 具有抑制增殖作用,24 小时的半数抑制量(IC_{50})为(27.0 ± 2.5)mg/L,48 小时的 IC_{50} 为(12.1 ± 1.3)mg/L,在一定质量浓度范围内,呈剂量-效应关系和时间-效应关系。说明白花蛇舌草黄酮对鼻咽癌细胞株 CNE1 有显著的抑制增殖作用,作用机制可能与诱导细胞凋亡有关[8]。白花蛇舌草总黄酮对体外培养黑色素瘤 A375 和 B16 细胞增殖的影响。体外培养黑色素瘤 A375 和 B16 细胞,分别使用浓度为 6.25mg/L、12.5mg/L、25mg/L、50mg/L、100mg/L 的白花蛇舌草黄酮作用 24 小时、48 小时,通过 MTT 比色法检测细胞生长的抑制作用。结果两组随着浓度的升高,不同浓度对细胞的增殖能力抑制差异有统计学意义($P<0.05$);随着浓度的增高和作用时间的延长,细胞的增殖能力随之下降。表明白花蛇舌草黄酮能有效抑制黑色素瘤 A375 和 B16 细胞增殖,且具有一定的时-效和量-效关系[9]。

(5)白花蛇舌草环烯醚萜的抗肿瘤作用：研究表明部分环烯醚萜对 SMMC-721、SW-480、SW-620、Bel-7402 和 HepG-2 等细胞具有抑制作用[10]。

(6)白花蛇舌草水提取物的抗肿瘤作用：白花蛇舌草水提取物对 K562 细胞的抑制作用及其机制。结果白花蛇舌草水提取物能明显抑制 K562 细胞的生长,药物浓度在 $0.005\mu g/ml$ 作用 48 小时后,即具有显著的抑制作用,抑制率呈剂量和时间依赖性,IC_{50} 约为 $5\mu g/ml$,光镜、电镜下见细胞体积缩小,细胞膜皱缩,染色质明显浓缩,核聚集,边聚于核膜下呈新月形等典型的凋亡特征;琼脂糖凝胶电泳结果显示实验组出现明显的 DNA 梯形凋亡带,而对照组没有出现梯形条带。表明白花蛇舌草水提取物对白血病 K562 细胞的生长具有明显的抑制作用,诱导肿瘤细胞凋亡是其机制之一[11]。证实其水提物对 8 种不同的癌细胞生长具有抑制作用[12]。

(7)白花蛇舌草醇提取物的抗肿瘤作用：探讨白花蛇舌草乙醇提取物的体外抗肿瘤活性,

结果表明白花蛇舌草乙醇提取物对体外培养的肿瘤细胞有明显抑制作用,白花蛇舌草乙醇提取物可以显著促进外周血单核细胞(peripheral blood mononuclear cells,PBMCs)增殖。观察白花蛇舌草醇提取物对乳腺癌细胞 T-47D 生长的影响。观察不同浓度的白花蛇舌草醇提取物(1.0μg/ml、3.0μg/ml、10μg/ml、30μg/ml、100μg/ml)对 T-47D 细胞锚定依赖性生长和软琼脂集落形成能力及核酸合成的抑制作用。结果表明随着白花蛇舌草醇提取物浓度的升高,对 T-47D 细胞的生长呈现明显抑制作用。说明白花蛇舌草醇提取物可能通过影响肿瘤细胞核酸合成而抑制 T-47D 细胞生长[13]。

(8)白花蛇舌草水煎液的抗肿瘤作用:观察白花蛇舌草对 H22 肝癌细胞移植瘤组织 HSP 70 及 p16 抑癌基因蛋白表达的影响。结果表明白花蛇舌草可能通过诱导 H22 肝癌细胞移植瘤组织 Hsp70 的表达,提高其免疫原性而达到抗肿瘤的作用[14]。分别以不同的药物浓度作用于体外培养的 HeLa 细胞,用 PCR-TRAP-ELISA 方法定量检测白花蛇舌草处理 HeLa 细胞后其端粒酶活性水平,同步采用流式细胞仪检测细胞周期的变化及凋亡率。结果表明白花蛇舌草可能通过改变 HeLa 细胞周期分布(S 期阻滞)并同时诱导细胞凋亡,下调其端粒酶活性而达到抗肿瘤作用[15]。探究白花蛇舌草对宫颈癌的抑制作用及可能的分子生物学机制,比较给药组与对照组在抑瘤率、生存时间、HeLa 细胞 Ki-67 抗原蛋白的表达率以及肿瘤组织凋亡上的差异。结果发现白花蛇舌草对 HeLa 细胞移植瘤生长有明显抑制作用,并可诱导 HeLa 细胞凋亡,Ki-67 蛋白的表达下降($P<0.05$),并明显延长荷瘤小鼠的平均生存时间($P<0.05$)[16]。

2. 其他药理作用

(1)神经保护作用:发现部分黄酮类和环烯醚萜类化合物可以减弱谷氨酸盐诱导的神经毒性,具有神经保护作用[17]。

(2)保肝作用:白花蛇舌草具有保肝活性,在服用肝毒素 24 小时后,其提取物能够明显降低血清中谷草转氨酶和谷丙转氨酶活性,从而降低肝损害。徐建华使用白花蛇舌草组方治疗转氨酶升高,效果显著,这主要与其所含丰富的齐墩果酸有关[18]。

(3)抗菌作用:观察白花蛇舌草总黄酮抗菌作用。在体外,白花蛇舌草总黄酮对球菌和杆菌均具有不同程度的抑菌和杀菌作用,且对球菌的作用优于杆菌。表明白花蛇舌草总黄酮具有抗菌作用[19]。

(4)抗炎作用:采用二甲苯诱导小鼠耳肿胀模型、大鼠松节油气囊肉芽增生模型、新鲜蛋清诱导大鼠足爪肿胀模型、醋酸所致小鼠毛细血管通透性增高试验和体外抗菌试验,观察白花蛇舌草总黄酮抗菌作用。结果白花蛇舌草总黄酮(15mg/kg、30mg/kg、60mg/kg)对二甲苯诱导的小鼠耳肿胀和醋酸所致小鼠毛细血管通透性增高有一定的抑制作用;白花蛇舌草总黄酮(12mg/kg、24mg/kg、48mg/kg)对大鼠松节油气囊肉芽增生和新鲜蛋清诱导大鼠足爪肿胀亦有明显的抑制作用[19]。

(5)抗氧化作用:用微波辅助法提取白花蛇舌草中黄酮类化合物,从还原能力、清除羟基自由基和抗油脂氧化方面,研究其抗氧化活性。结果表明:在白花蛇舌草中,总黄酮含量35.651 9mg/g。其提取物具有较好的还原能力,且对羟基自由基均有明显的清除作用,也具有一定的抗油脂氧化能力[20]。研究发现白花蛇舌草具有降低大鼠胃黏膜损伤(由吲哚美辛起)的作用;其机制是通过白花蛇舌草提高大鼠血清和胃组织中 SOD 的活力,降低 MDA 含量,最终达到降低由此造成的氧化损伤。对白花蛇舌草提取物的抗氧化成分进行研究发现,抗氧化以多酚、黄酮、羟基蒽醌为主[21]。用几种化学及生物学模型考察了半枝莲、白花蛇舌草及其药对配伍的提取物抗氧化及清除自由基活性,结果表明白花蛇舌草虽无半枝莲还原性强,但依然具有相对较强的还原性[22]。

(6)免疫调节作用:白花蛇舌草发挥免疫作用主要是多糖类与总黄酮类。研究发现白花蛇舌草不仅可提高荷瘤鼠细胞免疫功能,同时对 B 细胞介导的体液免疫具有增强作用,其机制可能为白花蛇舌草清除脾脏产生过量的活性氧,减轻脾细胞内线粒体等细胞器损伤,并促进脾细胞增殖,从而提高荷瘤鼠免疫功能[23]。从江西白花蛇舌草醇提物中分离纯化了五个化合物,分别是 β-谷甾醇,胡萝卜苷,7-OH 香豆素,2′-异丙基-5-β-D-吡喃半乳糖-7,8-呋喃香豆素,羊毛脂烷-8-烯-3-β-羟基-21-酸。通过对多糖以及总黄酮的药理免疫活性的观察发现,黄酮类成分略微增强机体的免疫功能,而多糖类成分对增强机体免疫功能的效果显著[24]。研究表明白花蛇舌草能激发人体自身免疫系统功能,提高人体抵抗力,对 HBsAg 有较强抑制作用,对自由基有一定的清除能力,现代药理研究显示了其治疗肝病的潜力[25]。

【临床应用】

1. 治疗肿瘤　临床研究显示中药扶正消瘤汤配合介入疗法用于贲门癌的治疗有助于改善患者的生活质量,减轻毒副反应,延长带瘤生存时间,优于单纯介入疗法[26]。用白花蛇舌草组成复方煎剂治疗晚期非小细胞肺癌 58 例,结果健康状况提高或稳定者 47 例(81.10%),认为白花蛇舌草注射液对胸腹水、癌性疼痛及癌性发热具有一定的抑制作用[27]。74 例晚期消化道肿瘤患者均采用微量化疗药物和白花蛇舌草注射液介入治疗,患者临床症状均有明显缓解,总有效率为 68.19%[28]。用白花蛇舌草联合化疗治疗中晚期恶性肿瘤,治疗组有效率明显高于对照组,并且能明显缓解癌性疼痛及提高患者的生存质量[29]。采用白花蛇舌草与化疗药物顺铂联合应用与单纯化疗药物局部灌注相比较,发现疗效大大提高,其有效率 60% 比化疗组顺铂总有效率 41.17% 高出 18.13%[30]。对 85 例食管癌术后患者服用中药(含白花蛇舌草)后生活质量及免疫状况均显著改善,生存率也明显提高[31]。

2. 治疗其他疾病

(1)治疗肝炎:选用白花蛇舌草、板蓝根等药,认为白花蛇舌草、板蓝根等具有较强抑制乙肝病毒的作用[32-35]。

(2)治疗肾炎:用清解肾康灵颗粒剂治疗频复发性肾病综合征患儿 60 例,随机分为(清解肾康灵＋西药组),对照组(西药组),另设正常儿童对照组 30 例。清解肾康灵＋西药组和西药组治疗后组间比较胆固醇、血浆白蛋白、24 小时尿蛋白定量有非常显著差异[36-38]。

(3)治疗慢性非特异性溃疡性结肠炎:以白花蛇舌草为主组方治疗慢性非特异性溃疡性结肠炎,反复灌肠 30 余天,大便成形,无黏液,每天一行,左下腹痛症状消失,随访 2 年未复发[39]。

(4)治疗和预防心脏疾病:在运用辨证论治的基础上,以白花蛇舌草为主,治疗慢性肺源性心脏病多例。随访 5 个月,患者病情稳定[40-42]。

(5)治疗上呼吸道感染:采用白花蛇舌草注射液治疗急性上呼吸道感染。治疗效果治疗组优于对照组,且差异有显著性[43]。

(6)治疗盆腔炎:用白花蛇舌草与其他中药组成复方,50 例慢性盆腔炎患者,结果显示,总有效率 96.10%,随诊 1 年未见复发[44-45]。

(7)治疗系统性红斑狼疮:将 51 例系统性红斑狼疮患者随机分为治疗组和对照组。结果显示治疗组治疗后黏附分子 1、P-选择素比对照组明显下降。提示治疗组对系统性红斑狼疮患者的血清黏附分子高表达有明显的抑制作用,并对系统性红斑狼疮的器官损害有明显的保护与修复作用[46]。

　　(8)治疗骨髓增生异常综合征:有报道用白花蛇舌草与其他中药配伍治疗骨髓增生异常综合征[47]、传染性单核细胞增多症[48],取得了一定的疗效。

参考文献

[1] 季宇彬.抗癌中药药理与应用.哈尔滨:黑龙江科学技术出版社,2004:476-480.

[2] 梅全喜.现代中药药理与临床应用手册.北京:中国中医药出版社,2008:946-947.

[3] 芦柏震,周俐装,侯桂兰,等.白花蛇舌草抗肿瘤作用研究进展.2009,28(3):344-346.

[4] Kim SH,Ann BZ,Ryu SY. Antitumor effects of ursolic acid isolated from *Oldenlandiadiffusa*. Phytother Res,1998,12(8):553-556.

[5] Liu Z,Liu M. Methylanthraquinone from *hedyotisdiffusa* Wild induces Ca^{2+}-mediated apoptosis in human breast cancer cells. Toxicol In Vitro,2010,24(1):142-147.

[6] 杨培民,代龙,刘英,等.白花蛇舌草多糖对 S180 和 H22 荷瘤小鼠的抗肿瘤作用研究.西北药学杂志,2010,25(1):33-34.

[7] 吴杨,周忆新,吴银生.白花蛇舌草总黄酮的提取以及体外对肝癌细胞的作用.抗感染药学,2008,5(3):150-152.

[8] 邓雪清,刘汝青,肖勇梅,等.白花蛇舌草总黄酮对鼻咽癌细胞株 CNE1 增殖和凋亡的影响.新医学,2011,42(9):571-573.

[9] 杨娴,刘汝青,杜德荣,等.白花蛇舌草总黄酮对黑色素瘤 A375 和 B16 细胞增殖抑制作用的研究.世界中西医结合杂志,2011,10(6):844-846.

[10] Liu Z,Liu M. Methylanthraquinone from *hedyoti sdiffusa* Wild induces Ca^{2+}-mediated apoptosis in human breast cancer cells. Toxicol In Vitro,2010,24(1):142-147.

[11] 朱大诚,陈秀珍,高永涛.白花蛇舌草水提取物对白血病 K562 细胞的抑制作用及诱导其凋亡的研究.时珍国医国药,2011,22(2):334-336.

[12] Gupta S,Zhang D,Yi J. Anticancer activities of *oldenlandia diffusa*. Herb. Pharmacother,2004,4(1):21-33.

[13] 张志伟,李瑜,陈雪莲,等.白花蛇舌草醇提取物对乳腺癌 T-47D 细胞株生长的抑制作.现代生物医学进展,2009,13(9):2436-2439.

[14] 胡玲,罗晓韵,谢宇晖,等.白花蛇舌草诱导 HSP70 表达对 H22 肝癌细胞移植瘤细胞凋亡的影响.中药新药与临床药理,2009,20(6):536-539.

[15] 高超,刘颖,蔡晓敏,等.白花蛇舌草对宫颈癌 Hela 细胞周期、凋亡及端粒酶活性的影响.徐州医学院学报,2010,30(7):466-468.

[16] 张培影,王业桥,徐侠,等.白花蛇舌草对裸鼠宫颈癌细胞增殖和凋亡的实验研究.中国当代医药,2010,30(17):5-8.

[17] Youngleem Kim,Park EJ,Kim J,et al. Neuroprotective constituents from Hedyotis diffusa. Nat Prod,2001,64(1):75-78.

[18] Lin C C,Ng L T,Yang J J,et al. Anti-inflammatory and hepatoprotective activity of pehhue-juwa-chi-cao in male rats. Am Chin Med,2002,30(3):225-234.

[19] 王宇翎,张艳,肇静娴,等.白花蛇舌草总黄酮的抗炎及抗菌作用.中国药理学通报,2005,21(3):348-350.

[20] 韩明,蔺志铎,薛福玲,等.三种中草药抗氧化性研究.光谱实验室,2009,26(6):1480-1484.

[21] 王桂英,李振彬,石建喜,等.白花蛇舌草对吲哚美辛所致大鼠胃黏膜损伤的保护作用.河北中医,2012,3(1):70-71.

[22] 董欢欢,曹树稳,余燕影,等.半枝莲-白花蛇舌草及其药对提取物抗氧化及清除自由基活性.天然产物研究与开发,2008,20(5):782-786.

[23] 高超,刘颖,刘永彪,等.白花蛇舌草对荷瘤鼠脾脏淋巴细胞影响的实验研究.放射免疫学杂志,2006,19(4):310-312.

[24] 许军,陈浩,彭红,等.白花蛇舌草化学成分的提取和免疫活性的考察.2009年中国药学大会暨第九届中国药师周论文集.2009:313-319.

[25] 刘元杰,李瑛.白花蛇舌草在肝病中的应用.江西中医药,2009,4(4):24-25.

[26] 苑静波,苏春芝,刘兆勋,等.中药配合介入疗法治疗贲门癌33例临床观察.中医杂志,2005,46(7):507-509.

[27] 苑静波,苏春芝,刘兆勋,等.中药配合介入疗法治疗贲门癌33例临床观察.中医杂志,2005,46(7):507-509.

[28] 邵晨东.中药益肺消积方治疗晚期非小细胞癌58例疗效观察.甘肃中医,2004,17(12):171-173.

[29] 张庆荃,茅爱武.高中度动脉灌注白花蛇舌草注射液治疗晚期消化道肿瘤.上海中医药杂志,2005,39(4):21-22.

[30] 赵善黎,张肖晗.白花蛇舌草注射液联合化疗治疗恶性肿瘤.医药论坛杂志,2007,28(10):74-75.

[31] 罗丽莹,张涵英.腹腔灌注白花蛇舌草治疗恶性腹腔积液40例临床观察.现代肿瘤医学,2004,12(2):147-148.

[32] 李荣,路平,寇小格,等.中药干预对食管癌术后患者生存期及生活质量的影响.临床康复,2005,42(9):63-65.

[33] 何泽民.中医辨治乙型肝炎病毒携带者的思路与方法.中医杂志,2004,45(4):301-303.

[34] 雍履平.中医治疗乙型肝炎后失代偿性肝硬化用药思路.中医杂志,2005,46(12):940-941.

[35] 徐利民.白花蛇舌草治疗慢性肝炎.中医杂志,2007,48(6):535-536.

[36] 董飞侠,曾章超,郑健,等.中药治疗频发性肾病综合征30例临床观察.中医杂志,2004,45(11):831-835.

[37] 杨扬,姜卫培.刘宝厚教授治疗过敏性紫癜性肾炎的经验.甘肃中医,2004,17(11):21-23.

[38] 王鹰.重用白花蛇舌草治疗顽固性蛋白尿.中医杂志,2007,48(6):535-536.

[39] 黄时浩.白花蛇舌草治疗慢性非特异性溃疡性结肠炎.中医杂志,2007,48(6):43-46.

[40] 胡善信,胡平.白花蛇舌草治疗慢性肺原性心脏病.中医杂志,2008,49(5):442-444.

[41] 郭培军.白花蛇舌草治疗心包积液.中医杂志,2007,48(3):248-250.

[42] 黄景玉,宋福印.滋心阴胶囊加白花蛇舌草注射液预防放射性心脏损伤临床观察.中国中医急症,2002,11(3):172-174.

[43] 谢慧民,谢微杳.白花蛇舌草注射液疗急性上呼吸道感染62例.中国中医急,2003,12(1):76-78.

[44] 蒋利亚.中药内服、外敷、灌肠合治慢性盆腔炎50例体会.甘肃中医,2004,17(2):27-28.

[45] 方如丹,张晓华.盆炎清栓治疗慢性盆腔炎42例临床观察.中医杂志,2004,45(9):683-685.

[46] 吴国琳,范永升.解毒滋阴祛瘀中药对系统性红斑狼疮患者疾病活动性的影响.中医杂志,2005,45(5):359-360.

[47] 陈爱平,熊佩华,李福民,等.养阴清热煎剂对系统性红斑狼疮患者黏附分子表达及狼疮损伤指数的影响.中医杂志,2005,46(6):433-435.

[48] 田胜利.白花蛇舌草治疗骨髓增生异常综合征.中医杂志,2007,48(2):154-155.

65. 冬　菇

【来源】口蘑科金针菇 *Flammulina velutiper*(Fr.)Sing. 的子实体。

【性味与归经】寒,甘,咸。

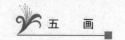

【功能与主治】利肝脏,益肠胃,抗肿瘤。经常食用可以预防和治疗肝脏系统及胃肠道溃疡,学龄儿童可有效地增加身高和体重。

【化学成分】含金针菇多糖(flammulina velutipes),植物血凝素(lectin),甲壳质(chitin),N-乙酰氨基葡萄糖(N-acetylglu-cosamine),脂肪酸,油酸(oleic acid),亚油酸(linoleic acid),牛磺酸(taurine),香菇嘌呤(eritadenine)。甾体成分有:5,8,22-麦角甾三烯-3β-醇(ergosta-5,8,22-trien-3β-ol),麦角甾醇(ergosterol),7,22-麦角甾二烯-3β-醇(ergosta-7,22-dien-3β-ol),5,7-麦角甾二烯-3β-醇(ergosta-5,7-dien-3β-ol),细胞溶素(lysin),冬菇细胞毒素(flammutoxin)。

【药理作用】

1. 抗肿瘤作用　将金针菇子实体经热水提取、乙醇沉淀、胰蛋白酶水解、Sevag法去除蛋白质、乙醇分级沉淀等处理得金针菇子实体多糖,研究了该糖对人肝癌SMMC-7721细胞生长曲线、有丝分裂指数及线粒体活性的影响。实验结果表明,金针菇多糖实验组有丝分裂指数与对照各组相比,有丝分裂指数明显下降($P<0.05$)。说明金针菇多糖对体外培养的人肝癌SMMC-7721细胞具有一定的抑制作用[1]。

金针菇多糖3种分离物:金针菇多糖-1、金针菇多糖-2、金针菇多糖-3(3种组分均主要由葡萄糖、半乳糖、甘露糖及木糖组成,其平均分子量分别为10×10^4、4×10^4和2×10^4。金针菇多糖-1由葡萄糖、半乳糖、甘露糖和岩藻糖4种单糖组成,其摩尔比为葡萄糖:半乳糖:甘露糖:岩藻糖=81.3:12.1:3.6:3.0。金针菇多糖-2由葡萄糖、甘露糖、半乳糖、木糖和岩藻糖5种单糖组成,其摩尔比为葡萄糖:甘露糖:半乳糖:木糖:岩藻糖=57.9:12.0:15.1:9.5:5.5,红外光谱扫描结果,金针菇多糖-1和金针菇多糖-2含有多糖类物质的特征吸收峰,金针菇多糖-1属于吡喃糖,金针菇多糖-2属于呋喃糖。金针菇多糖-1和金针菇多糖-2均是以β-糖苷键链接的多糖分子。对小鼠移植性肿瘤的抗肿瘤效应,将S180和H22接种于小鼠右腋皮下,建立实体瘤小鼠模型,分别予5、10、20mg/kg剂量的金针菇多糖-1、金针菇多糖-2、金针菇多糖-3腹腔给药,10天后处死小鼠取瘤体,计算抑瘤率。乙酸乙酯(ethyl acetate,EAC)接种于小鼠腹腔,建立腹水癌小鼠模型,以上述剂量分组,皮下注射给药10天,停药后每天观察小鼠生存情况,计算生存延长率。实验结果表明金针菇多糖-1、金针菇多糖-2、金针菇多糖-3对S180实体瘤的生长有明显抑制作用,对EAC荷瘤鼠的生存时间有一定的延长作用,故其有良好的抗肿瘤活性[1]。

也有报道金针菇多糖对荷瘤小鼠的抑瘤率和对白血病小鼠生存期的影响。通过小鼠肉瘤S180、小鼠肝癌H22瘤株及小鼠网状细胞白血病L615瘤株造模,设空白对照、正常对照、给药(高、低剂量)4组,分别观察金针菇多糖对各组小鼠抑瘤率和生存期的影响。实验结果表明,金针菇多糖对S180、H22小鼠的抑瘤率分别为50.69%、41.46%以上;对L615白血病小鼠生命延长率达到53.24%以上[2]。可见金针菇多糖是抗肿瘤、抗白血病的有效物质,可干扰肿瘤细胞的有丝分裂过程和提高机体免疫力。

金针菇多糖对环磷酰胺具有一定的增效减毒作用。①选择接种S180肉瘤7~10日后,一般情况良好的荷瘤鼠,脱颈处死,无菌取肿瘤组织,匀浆,以生理盐水稀释成1×10^7/ml,取0.2ml肿瘤细胞悬液接种于NIH小鼠右腋皮下,随机分为3组:模型对照组腹腔注射生理盐水;环磷酰胺组在第1、3天腹腔注射30mg/kg体重的环磷酰胺,其余时间用生理盐水;金针菇多糖-1合并环磷酰胺组在第1、3天腹腔注射30mg/kg体重的环磷酰胺,同时每天腹腔注射10mg/kg的金针菇多糖-1,连续10天。剥取肿瘤称重,计算抑瘤率。②小鼠腹腔注射100mg/kg环磷酰胺,连续2天建立免疫抑制小鼠模型,随机分成4组:环磷酰胺组腹腔注射生理盐水;金针菇多糖-1小、中、大剂量组分别腹腔注射5mg/kg、10mg/kg、20mg/kg,连续7天;

另设不用环磷酰胺造模的作为空白对照组。实验结束后检测各组小鼠的外周白细胞、胸腺指数、脾指数、腹腔巨噬细胞吞噬功能、脾淋巴细胞转化和自然杀伤细胞活性。结果金针菇多糖-1与小剂量环磷酰胺合用能明显提高环磷酰胺对小鼠 S180 的抑瘤率。5mg/kg、10mg/kg、20mg/kg 的金针菇多糖-1均能明显对抗环磷酰胺所致的小鼠白细胞减少和免疫器官萎缩,拮抗环磷酰胺所致的小鼠腹腔巨噬细胞吞噬功能降低,恢复免疫受抑小鼠的淋巴细胞转化功能以及 NK 细胞杀伤活性[3]。

2. 其他药理作用

(1)抗炎作用:采用鼠耳二甲苯致炎法,将动物随机分组,高剂量组、中剂量组、低剂量组、生理盐水组作空白对照组。试验组分别腹腔注射 5.0mg/kg、10.0mg/kg、20.0mg/kg 金针菇多糖溶液,实验结果表明,与对照组相比,高、中、低剂量组的肿胀度有显著差异($P<0.001$)。说明金针菇多糖有显著的抗炎作用[1]。金针菇中分离出一种杂多糖能够通过调节灼伤小鼠血清中的 $CD4^+$、$CD8^+$、$ICAM^{-1}$、MPO 含量升高从而起到抗炎症作用[4]。

(2)对内脏系统的影响

1)调血脂作用:研究证明,金针菇还具有降低胆固醇的作用,金针菇膳食纤维能够增加盲肠乙酸、丁酸、总短链脂肪酸浓度,降低低密度脂蛋白、中密度脂蛋白和高密度脂蛋白的浓度,上调肝脏低密度脂蛋白受体 mRNA 表达水平,从而起到降低胆固醇作用[5],有效预防心血管疾病。

2)对消化系统的影响:用 CCl_4 和 D-Gal 分别建立小鼠急性肝损伤模型,以金针菇提取物和阳性对照药云芝多糖灌胃治疗,分别测定血清 ALT、血清 AST 活性。金针菇提取物 0.8g/kg 对 CCl_4 和 D-Gal 造成的小鼠急性肝损伤 SGPT、SGOT 活性升高有显著的降低作用,金针菇提取物对肝脏损伤有保护作用[6]。从金针菇菌丝体中提取的一种水溶性多糖金针菇多糖-2是一种分子量为 $1.89×10^4$ 的 α(1-4)葡聚糖,其能够增加小鼠肝细胞的存活率,降低丙氨酸转氨酶的释放和 CCl_4 引起的肝细胞凋亡[7],起到保护肝脏的作用。另外,金针菇中含有的大量多糖和膳食纤维可以增加胃肠蠕动,有助于排除重金属离子,预防胃肠道癌症等疾病。

(3)对免疫系统的影响:金针菇多糖是一类免疫促进剂,能增强 T 细胞功能,激活淋巴细胞及吞噬细胞,促进抗体产生,并能诱导干扰素的产生,通过恢复和提高整个机体的免疫功能来抑制肿瘤生长[8]。

正常小鼠及接种 S180 的荷瘤小鼠,分别随机分为不同剂量的给药组和空白对照组,给药组分别腹腔给药 5mg/kg、10mg/kg、20mg/kg 的金针菇多糖,空白对照组腹腔注射等容量的生理盐水,连续 7 天后,尾静脉取血,计数白细胞及淋巴细胞;取胸腺、脾脏称重,计算胸腺(脾)指数;采用中性红比色法观察小鼠腹腔巨噬细胞的吞噬能力。实验结果表明,金针菇多糖对正常小鼠胸腺指数有降低趋势,能明显提高正常小鼠脾指数;对正常小鼠外周血白细胞无明显影响,但对荷瘤小鼠则有明显的升高白细胞的作用,还能明显提高正常小鼠和荷瘤小鼠外周血淋巴细胞数;能明显提高正常小鼠腹腔巨噬细胞的吞噬功能,金针菇多糖体内给药能促进机体的免疫功能,从而发挥其肿瘤免疫调节作用[9]。

荷瘤小鼠存在着体液免疫功能的下降,金针菇多糖-1体内给药对机体的体液免疫功能有一定增强作用。正常小鼠及接种 S180 的荷瘤小鼠,分别设金针菇多糖-1的不同剂量组 5mg/kg、10mg/kg、20mg/kg 和空白对照组,腹腔给药后连续 6 天;第一次给药后 3 小时腹腔注射 SRBC 进行免疫,末次给药后 2 小时,摘眼球取血和脾脏,进行小鼠血清溶血素抗体测定及脾细胞介导羊红细胞定量溶血分光度试验 QHS,结果荷瘤小鼠的溶血素生成明显低于正常小鼠,QHS 反应也较正常小鼠明显受抑,金针菇多糖-1可不同程度地促进正常和荷瘤小鼠的溶血素生成及QHS反应[10]。金针菇多糖刺激种S180的荷瘤小鼠血清溶血素产生及抗体形成,对机体的体液免疫功能有一定的增强作用[11],从金针菇细胞壁中提取的一种碱性多糖是通过P(1-3)糖苷键连接的葡聚糖,它能够通过刺激脾淋巴细胞增殖达到免疫调节的效果[12]。金针菇多糖还可促进小鼠脾细胞和腹腔渗出细胞分泌 TNF-α、IFN-γ、IL-2,从而发挥免疫调节功能[13]。

(4)抗氧化作用:采用 DPPH 酶标仪法对9种食用菌样品甲醇提取物的自由基清除率进行了测定,分析认为金针菇和茶树菇在不同的条件下均表现出了稳定的、较强自由基清除活性,同时也通过9种食用菌甲醇提取物的自由基清除剂的薄层层析得以验证[14]。通过结晶紫法测定金针菇多糖清除羟基自由基能力的试验,测得质量浓度为1%的金针菇多糖溶液清除羟基自由基的能力为5.10%,结果表明,1%金针菇多糖有一定的清除羟基自由基的能力[15]。进行乙酰胆碱酯酶活性抑制和清除自由基能力实验,结果表明,0.6mol/ml的金针菇多糖能够将乙酰胆碱酯酶的活性降低18.51%,对自由基的清除率为61.24%[16]。

(5)抗疲劳作用:采用血清乳酸脱氢酶活力、血乳酸、肌糖原、肝糖原、血清尿素氮的含量变化等指标观察了金针菇的抗疲劳效应。结果表明,服用金针菇一定时间的小鼠,乳酸脱氢酶活力、肌糖原、肝糖原含量均比对照组显著增加,运动后血乳酸水平及血清尿素氮增量明显降低,运动后恢复期血乳酸清除速率显著升高。提示金针菇有增强机体对运动负荷的适应能力,抵抗疲劳产生和加速疲劳消除方面具有明显的作用[17]。

(6)对学习记忆能力的影响:采用金针菇多糖高剂量治疗,可延长记忆障碍模型小鼠明箱停留时间,减少小鼠避暗错误次数以及记忆障碍模型大鼠的上台前总路程和潜伏期。试验结果与模型组相比具有显著性差异($P<0.05$),治疗效果优于脑复新或与之相当。金针菇多糖可有效改善氢溴酸东莨菪碱诱导的记忆障碍模型小鼠、大鼠的学习记忆能力,治疗效果优于脑复新或与之相当[18]。

【临床应用】治疗乙型肝炎:观察金针菇的菌丝体经加工制成的金菌灵胶囊对 HBV DNA 低水平复制的 HBeAg 阳性和 HBeAg 阴性慢性乙型肝炎的治疗效果。治疗组92例患者中有43例 HBeAg 阳性和49例 HBeAg 阴性,均给予金菌灵胶囊治疗。对照组110例,其中49例 HBeAg 阳性和61例 HBeAg 阴性,给予口服水飞蓟素等基础护肝药,疗程两组均为12周。两组患者在治疗前和治疗12周时均进行 HBV 标志物、HBV DNA 定量和肝功能检测。结果治疗组肝功能恢复更显著($P<0.01$),治疗组12周时有44例 HBV DNA 转阴,其中 HBeAg 阳性患者中有18例出现 HBeAg 阴转或转换,16例 HBV DNA 转阴;对照组中只有16例 HBV DNA 转阴,其中 HBeAg 阳性患者中只有6例出现 HBeAg 阴转或转换,7例 HBV DNA 转阴($P<0.01$);治疗组中 HBeAg 阴性患者 HBV DNA 转阴率显著多于 HBeAg 阳性者($P<0.01$)。金菌灵胶囊对 HBV DNA 低水平复制的慢性乙型肝炎有显著的抗病毒和护肝作用[19]。

参考文献

[1] 季宇彬.天然药物有效成分药理与应用.北京:科学出版社,2007:688.

[2] 苗立成,王立强,吴迪.金针菇多糖对小鼠抗肿瘤及抗白血病效应的实验研究.解放军药学学报,2003,19(3):171-173.

[3] 袁强,陈芝芸,严茂祥.金针菇多糖对环磷酰胺的增效减毒作用.中国中药杂志,2005,30(12):933-935.

[4] Blomgren K,Hagberg H. Free radicals,mitochondria,and hypoxia-ischemia in the developing brain. Free radical biology & medicine,2006,40(3):388-397.

[5] HGmmerschmidt T,Terwel D,Kummer M,et al. Norepinephrine deficiency aggravates learning and memory impairment independent of amyloid-beta levels in APP PSl mice. Alzheimer's & Dementia:The Journal of the Alzheimer's Association,2009,5(4,Supplement):P499.

[6] 吴希哲,高向东. 金针菇提取物的保肝及抗肿瘤作用. 中国生化药物杂志,2002,23(4):176-178.

[7] Shen C,Chen Y,Liu H,et al. Hydrogen Peroxide Promotes AB Production through JNK-dependent Activation of γ-Secretase. The Journal of Biological Chemistry,2008,283(25):17721-17730.

[8] 李赓,徐涛,王平. 响应面设计法优化超声波辅助提取金针菇多糖的研究. 安徽农学通报(上半月刊),2010,23:24-26,42.

[9] 朱曙东,严茂祥,陈芝芸,等. 金针菇多糖免疫活性的研究. 浙江中医学院学报,2001,25(4):43-46.

[10] 严茂祥,陈芝芸,项柏康,等. 金针菇多糖对小鼠血清溶血素产生及抗体形成细胞的影响. 中医药信息,2003,20(5):56-57.

[11] 林航,叶建新,穆军山,等. bFGF对血管性痴呆大鼠海马乙酰胆碱含量及胆碱酯酶活性的影响. 脑与神经疾病杂志,2009,17(5):359-362.

[12] Senola F S,Orhana I,Celepb F,et al. Survey of 55 Turkish Salvia taxa for their acetylcholinesterase inhibitory and antioxidant activities. Food Chemistry,2009,120(1):34-43.

[13] Tabner B,El-Agnaf,Tumbull S,et al. Hydrogen Peroxide Is Generated during the Very Early Stages of Aggregation of the Amyloid Peptides Implicated in Alzheimer Disease and FamilialBritish Dementia. Journal of Biological Chemistry,2005,280(43):35789-35792.

[14] 邵颖. 食用菌多糖含量和清除自由基活性的研究. 徐州工程学院学报,2007,(10):36-39.

[15] 李守勉,任清,李明,等. 金针菇多糖的提取及其美容功效评价. 食用菌,2009,5:72-73.

[16] Enjian Yang,Yong Fang,Jin Liang,et al. Optimization of ultrasonic extraction of Flammulina velutipes polysaccharides and evaluation of its acetylcholinesterase inhibitory activity. Food Research International,2011,44:1269-1275.

[17] 文镜,陈文,王津,等. 金针菇抗疲劳的实验研究. 营养学报,1993,1:79-82.

[18] 邹宇晓,廖森泰,吴娱明,等. 金针菇多糖提取物对记忆障碍模型大鼠、小鼠学习记忆能力的影响. 中国食品学报,2010,10(1):26-30.

[19] 丁向春,马丽娜. 金菌灵胶囊在 HBV DNA 低水平复制慢性乙型肝炎的应用. 宁夏医学杂志,2009,31(8):747-748.

66. 冬 凌 草

【来源】唇形科香茶菜属植物碎米桠 *Rabdosia rubescens*(Hemsl.)Hara 的全草[1]。

【性味与归经】苦,甘,微寒。归肺、胃、肝经。

【功能与主治】清热解毒,活血止痛。用于咽喉肿痛,感冒头痛,气管炎,慢性肝炎,风湿痹痛,蛇虫咬伤。

【化学成分】茎叶含 α-蒎烯(α-pinene);β-蒎烯(β-pinene);柠檬烯(limonene);1,8-桉叶素(1,8-cineole);对聚伞花素(*p*-cymene);壬醛(nonaldehyde);癸醛(decanal);β-榄香烯(β-elemene);棕榈酸(palmitic acid)等。叶含冬凌草甲素(rubescensin A,oridonin);冬凌草乙素(rubescensin B,ponicidin);冬凌草丙素(rubescensin C);冬凌草丁素(rubescensin D);冬凌草戊素(rubescensin E);冬凌草辛素(rubescensin H);碎米桠甲素(suimiyain A);卢氏冬凌草甲素(ludongnin A);鲁山冬凌草甲、乙、丙、丁素(lushanrubescensin A、B、C、D);信阳冬凌草甲、

337

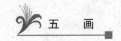

乙素(xindongnin A、B);贵州冬凌草素(guidongnin);太白冬凌草甲、乙素(taibairubescensin A、B);对映贝壳杉烯酸 β-D-葡萄糖苷(*ent*-kaurene β-D-glucoside);α-香树脂醇(α-amyrin);熊果酸(ursolic acid);2α-羟基熊果酸(2α-hydroxyursolic acid);线蓟素(circiliol);β-谷甾醇(β-sitosterol);β-谷甾醇-D-葡萄糖苷(β-sitosterol-D-glucoside)[1]。

【药理作用】

1. 抗肿瘤作用

(1)冬凌草甲素的抗肿瘤作用:冬凌草甲素具有抗肿瘤作用。研究发现,冬凌草甲素(>28μmol/L)能抑制肺癌 SPC-A-1 细胞增殖并诱导凋亡,下调 Bcl-2 表达而上调 Bax 蛋白表达[2]。研究发现,冬凌草甲素能抑制人鼻咽癌 CNE-2 细胞生长,诱导其凋亡并坏死,细胞 G$_2$/M 期的比例增多[3]。研究发现,冬凌草甲素体外对白血病 HPB-ALL 细胞株有抗增殖和凋亡诱导作用,在给予冬凌草甲素 48 小时后,伴有凋亡细胞的标志性变化,线粒体膜电位($\triangle\psi$m)破裂的百分数以剂量依赖方式逐渐增加。在给予冬凌草甲素 72 小时后,坏死细胞显著增加。给予冬凌草甲素 24 小时后,显著下调细胞 Bcl-2 和 Bcl-xl 蛋白表达,而上调促凋亡蛋白 Bax 和 Bid 表达[4]。研究发现,冬凌草甲素抑制多发性骨髓瘤、急性淋巴细胞白血病和成人型 T 细胞白血病细胞的生长。冬凌草甲素以时间依赖性引起白血病 MT-1 细胞凋亡,下调 Bcl-2 家族的 Mcl-1 和 Bcl-xl 水平,但不能下调 MT-1 和骨髓瘤 RPMI-8226 细胞中的 Bcl-2 蛋白[5]。

冬凌草甲素还能抑制造血系细胞 Jurkat、巨噬细胞 RAW 264.7 细胞中由 TNF-α 和 LPS 刺激诱导产生的 NF-κB 活性[6]。冬凌草甲素对人前列腺癌 DU-145 和 LNCaP,乳腺癌 MCF-7、卵巢癌 A2780 和 PTX10 细胞都有抗增殖活性,IC$_{50}$ 在(5.8$\pm$2.3)~(11.72$\pm$4.8)μmol/L 范围内[7]。研究还发现,冬凌草甲素明显抑制宫颈癌 HeLa 细胞增殖,诱导其凋亡并发生自噬。冬凌草甲素作用 24 小时后,促凋亡蛋白 Bax、细胞色素 C 和控制 Bax 活力的去乙酰化酶 SIRT-1 的表达明显改变,冬凌草甲素(64μmol/L)诱导的自噬通过影响 SIRT-1 和线粒体途径蛋白表达下调凋亡[8]。

冬凌草甲素对人体肝癌细胞株 BEL-7401 及人体食管癌 109 细胞均有较强的杀伤作用,对 BEL-7401 细胞株的 IC$_{50}$ 为 4mg/ml。冬凌草甲素不仅可使 BEL-7401 细胞生长密度减低,细胞出现空泡,细胞变得细长,分裂指数降低,核内染色质凝成小块并发生核固缩或裂解,而且可抑制细胞的再繁殖能力;低浓度时,冬凌草甲素对 ^{3}H-TR 掺入 DNA 的影响不明显,高浓度时(8mg/ml),可明显抑制 ^{3}H-TdR 掺入 BEL-7401 细胞的 DNA 中,抑制 DNA 的合成。研究还发现,冬凌草甲素能以时间剂量依赖方式抑制 BEL-7402 细胞增殖并引起细胞显著凋亡,Caspase-3 酶原蛋白(3×10^3)分裂出现 20×10^3 的亚单位,Bcl-2 蛋白表达下调而 Bax 蛋白表达上调[9]。冬凌草甲素还可以诱导人胆囊癌 GBC-SD 细胞凋亡,调整细胞中 p53,Bcl-2,Fas/Apo-1 及 C-myc 蛋白表达[10]。冬凌草甲素对人皮肤癌 A431 细胞酪氨酸激酶活性有一定的抑制能力,可以诱导 A431 细胞坏死[11]。研究发现,冬凌草甲素以时间剂量依赖方式抑制培养的鼠黑色素瘤 K1735M2 细胞的生长,能诱导 K1735M2 细胞产生树突状结构[12]。冬凌草甲素还可以调控 K562 细胞端粒酶活性及细胞周期[13]。

(2)冬凌草乙素的抗肿瘤作用:冬凌草乙素对艾氏腹水癌、肝癌、肉瘤 S180 腹水型癌均有明显抗肿瘤作用,使部分动物长期存活,平均存活期延长 100%~200% 之间。冬凌草乙素对 L615 白血病亦有一定延长存活期的作用。冬凌草乙素对人体肝癌细胞株 BEL-7401 及人体食管癌 109 细胞株的 IC$_{50}$ 均为 4mg/ml。冬凌草乙素不仅可使 BEL-7401 细胞生长密度减低,细胞出现空泡,细胞变得细长,分裂指数降低,核内染色质凝成小块并使核固缩或裂解,而且可抑制细胞的再繁殖能力。冬凌草乙素 $20\mu mol/L$ 可以诱导 GBC-SD 细胞凋亡,降低 C-myc 的阳性表达率,并且降低 Fas/Apo-1 的阳性表达率[10]。研究发现,冬凌草乙素能以时间剂量方式显著抑制人骨髓瘤细胞系 K562 和 HL-60 细胞的增殖并诱导凋亡[14],激活 Caspase-3、PARP 蛋白,下调 Bcl-2 表达而上调 Bax 表达。研究还发现,冬凌草乙素可以抑制人肝癌细胞系 QGY-7701 和 HepG-2 细胞增殖并诱导凋亡,下调 Survivin 和 Bcl-2 表达及上调 Bax 表达[15]。

2. 其他药理作用

(1)对心血管系统的影响

1)对心脏的影响:冬凌草甲素可阻断心肌的 β 受体,表现出负性肌力和负性频率作用。冬凌草甲素 10.0mg/kg 静脉注射,能使麻醉家兔心脏的左心室收缩压、左心室内压达到最大变化率,心肌收缩成分缩短速率峰值,左心室内压-压力变化速率环,环体面积等均缩小,左心室内压开始上升至上升速率峰值的时间延长,心率减慢,即负性肌力,负性频率作用[16]。

2)降压作用:冬凌草甲素具有明显的降压作用,其特点是舒张压下降幅度大于收缩压,推测冬凌草甲素可能具有抗扩张血管作用。可能还可阻断外周血管平滑肌突触前膜受体,减少去甲肾上腺素的释放,从而舒张血管平滑肌,降低外周血管阻力[17]。

(2)抗菌作用:冬凌草甲素对 19 种细菌有中等程度的抑制作用[6,18]。对革兰阳性菌效果较好,对金黄色葡萄球菌的最低抑制浓度为 31mg/ml,对于 9 种革兰阴性菌的最低抑菌浓度为 $62.5\sim500$mg/ml。

冬凌草乙素具有抗菌作用。冬凌草乙素对白色葡萄球菌的 MIC 为 1∶51 200,对金黄色葡萄球菌为 1∶12 800,对甲型及乙型溶血性链球菌为 1∶6400,对伤寒及痢疾杆菌为 1∶3200,对变形杆菌为 1∶1600[19]。

(3)对免疫系统的影响:冬凌草乙素 10 及 20mg/kg 时,最大溶血稀释度升高到 1∶512,对以溶血素为指标的体液免疫有轻度兴奋作用,还对以植植物抗宿主反应为指标的细胞免疫反应似有轻度兴奋作用。冬凌草乙素对细胞免疫有增强作用[20]。

3. 毒性作用

(1)冬凌草甲素的毒性作用:小鼠灌胃给药冬凌草甲素的 LD_{50} 为 (55.8 ± 5.7)mg/kg。

(2)冬凌草乙素的毒性作用:小鼠腹腔注射冬凌草乙素的 LD_{50} 为 (4.50 ± 6.7)mg/kg;大鼠每日腹腔注射 10mg/kg 及 20mg/kg,连续用 10 天,对动物骨髓、肝、肾功能无明显影响。组织学检查除肝、肾有轻度瘀血外,其他脏器均未见异常[6]。

【药代动力学】

1. 冬凌草甲素的药代动力学研究 采用国产 FJ-353 双道液体闪烁计数器测定放射性含量的方法进行实验,结果发现:小鼠静脉注射[³H]冬凌草甲素后很快被吸收,并广泛分布在各组织中,以胆囊、肠道、肝脏和肾脏的放射性含量较高,其次为胰腺、食管等,在脑和骨中含量较少。24 小时放射性从粪和尿中排出占总注射量的 53%[21]。

2. 冬凌草乙素的药代动力学研究 给小鼠灌胃、静脉注射[³H]冬凌草乙素后,很快被吸收并广泛分布到各组织中。其中以肺、胆囊和肝脏中放射性为最高,其次为肠、胃、胰腺等,肌肉、胸腺和骨中含量最少。静脉注射[³H]冬凌草乙素 1.23mg/kg,24 小时放射性自粪和尿中排出占总注入量的 58.3%。药代动力学模型似符合二室开放模型。其各时相半衰期分别为 $t_{1/2\alpha}=17.9$ 分钟、$t_{1/2\beta}=12.7$ 小时,其他动力学参数分别为 $K_{12}=1.38$ 小时、$K_{21}=0.84$ 小时、

$K_{10}=0.15$ 小时、$V_c=1.4L/kg$、$V_d=3.9L/kg$。灌胃冬凌草乙素 1.23mg/kg，很快被吸收，其动力学参数分别为 $T_{1/2}K_a=17.0$ 分钟、$T_{1/2}K_e=11.3$ 小时、$K_a=2.48h^{-1}$，以灌胃和静脉注射冬凌草乙素放射性-时间曲线下面积计算生物利用度为 65%[6]。

【临床应用】

1. 治疗肿瘤　临床研究证明，冬凌草对中、晚期食管癌、贲门癌有一定客观疗效。治疗食管癌 81 例，安全缓解 1 例，部分缓解 3 例，有效 19 例，无效 58 例，有效率为 28.4%，完全和部分缓解率为 5%；治疗贲门癌 14 例，有效 3 例，有效率为 21.4%。全组 95 例中随访 92 例，1 年生存率为 34.1%，2 年 1.98%，3 年 19.2%，4 年 13.6% 和 5 年 7.1%[22]。

临床采用 PN（平阳霉素＋消瘤芥）化疗法和 PN 化疗加冬凌草法，治疗中、晚期食管癌病人 115 例，完全缓解 10 例，部分缓解 18 例，有效 41 例，稳定 28 例，恶化 18 例，总客观有效率为 60%，完全及部分缓解率为 24.3%。其中 PN 单纯化疗组 31 例，部分缓解 2 例，部分缓解率 6.5%，有效 8 例，总有效率 32.3%；PN 化疗加冬凌草组 84 例，完全加部分缓解共 26 例，完全加部分缓解率 31%，有效 33 例，总有效率 70.2%。PN 化疗加冬凌草组与 PN 单纯化疗组比较，疗效提高有显著意义（$P<0.05$），生存时间较 PN 单纯化疗组明显延长[23]。

用冬凌草治疗肝癌 31 例，随访 27 例。治疗后半年生存率为 8 例，29.6%；1 年生存率为 3 例，12%；2 年为 2 例，10%。肝脏肿块缩小仅 2 例，其中 1 例肝扫描占位性病变消退，甲胎蛋白转阴 24 个月；1 例肝扫描占位性病变缩小。多数病例出现症状缓解，以肝痛减轻和食欲增加为明显。说明冬凌草治疗肝癌比较安全，有效[24]。

2. 治疗其他疾病

(1) 治疗慢性咽炎：用冬凌草水提物治疗慢性咽炎 52 例，连续饮用 30 天后，临床症状总改善 35 例，总改善率为 67.31%，咽部主要体征改善 32 例，总改善率为 61.54%[25]。

用冬凌草糖浆治疗慢性咽炎 76 例，痊愈 21 例，显效 36 例，有效 16 例，无效 3 例，总有效率 96.05%[26]。

(2) 治疗腺性膀胱炎：冬凌草液腔内热灌注治疗腺性膀胱炎 92 例，随访时间 8～20 个月，平均 17 个月。治愈 71 例，占 77.1%，好转 21 例，占 22.9%[27]。

参 考 文 献

[1] 南京中医药大学. 中药大辞典. 第 2 版. 上海：上海科学技术出版社，2005：1051-1053.

[2] Liu J J，Huang R W，Lin D J，et al. Anti-proliferative effects of oridonin on SPC-A-1 cells and its mechanism of action. J Int Med Res，2004，32(6)：617-625.

[3] 朱国臣，肖大江，张亚男，等. 冬凌草甲素对人鼻咽癌细胞 CNE-2 的抑制作用. 时珍国医国药，2007，18(4)：804-805.

[4] Liu J J，Huang R W，Lin D J，et al. Anti proliferation effects of oridonin on HPB-ALL cells and its mechanisms of action. Am J Hematol，2006，81(2)：86-94.

[5] Ikezoe T，Yang Y，Bandobashi K，et al. Oridonin，a Diterpenoid purified from Rabdosia rubescens，inhibits the Proliferation of cells from lymphoid malignancies in association with blockade of the NF-κB signal pathways. Mol Cancer Ther，2005，4(4)：578-586.

[6] 季宇彬. 天然药物有效成分药理与应用. 北京：科学出版社，2007：829，287-289，832-834.

[7] Chen S，Gao J，Halicka H D，et al. The cytostatic and Cytotoxic effects of oridonin(Rubescensin)，a diterpenoid From Rabdosia rubescens，on tumor cells of different lineage. Int J Oncol，2005，26(3)：579-588.

[8] 崔侨，田代真一，小野寺敏，等. 冬凌草甲素通过诱导人宫颈癌 HeLa 细胞自噬下调凋亡的机制. 药学学

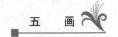

报,2007,42(1):35-39.

[9] Zhang J F,Liu J J,Liu P Q,et al. Oridonin inhibits cell growth by induction of apoptosis on human hepato cellar carcinoma BEL-7402 cells. Hepatol Res,2006,35(2):104-110.

[10] 薛宏伟,潘祥麟,杨尚军.冬凌草甲素诱导 GBC-SD 细胞凋亡及对 bcl-2,p53,fas/apo-1 和 c-myc 表达的影响.山东大学学报(医学版),2005,43(4):336-339.

[11] Li D,Wu L J,Tashiro S,et al. Oridonin inhibited the tyrosine kinase Activity and induced apoptosis in human epidermoid carcinoma A431 cells. Biol Pharm Bull,2007,30(2):254-260.

[12] Ren K K,Wang H Z,Xie L P,et al. The effects of oridonin on cell growth,cell cycle,cell migration and differentiation in melanoma cells. J Ethnopharmacol,2005,103(2):176-180.

[13] 李瑞芳,王庆端.冬凌草甲素对 K562 细胞端粒酶活性调控及细胞周期的影响.药学学报,2004,39(11):865-868.

[14] Liu J J,Huang R W,et al. Antiproliferation effects of ponicidin on human myeloid leukemia cells in vitro. Oncol Rep,2005,13(4):653-657.

[15] Zhang J F,Liu P Q,et al. Ponicidin inhibits cell growth on hepatocellular carcinoma cells by induction of apoptosis. Dig Liver Dis,2006,39(2):160-166.

[16] 季宇彬,张广美.中药抗肿瘤有效成分药理与应用.哈尔滨:黑龙江科学技术出版社,2004:241-246.

[17] 戴华,刘四海,周霞,等.冬凌草的药理作用与临床应用.四川生理科学杂志,2008,30(1):20-21.

[18] 刘净,梁敬钰,谢韬.冬凌草研究进展.海峡药学,2004,16(2):4-5.

[19] 季宇彬,张翠.中药抗衰老有效成分药理与应用.哈尔滨:黑龙江科学技术出版社,2004:295-297.

[20] 季宇彬.中药有效成分药理与应用.哈尔滨:黑龙江科学技术出版社,2004:387-388.

[21] 林晨,吴文凯,曹生海,等.[³H]冬凌草甲素在小鼠体内的吸收、分布和排泄.中国药理学报,1983,4(1):57.

[22] 王瑞林,王留兴.冬凌草治疗食管癌、贲门癌 95 例临床疗效结果.肿瘤防治研究,1984,11(2):86-87.

[23] 王瑞林,张覃沐,陈绍堂,等.化疗及化疗加冬凌草治疗中、晚期食管癌 115 例两组对照研究结果.河南医学情报,1984,(4):3.

[24] 王瑞林.冬凌草治疗原发性肝癌 31 例临床观察.癌症,1984,8(1):50.

[25] 马征,胡春生,张莹莹.冬凌草水提物治疗慢性咽炎的临床疗效及其安全性初步研究.中南大学学报(医学版),2011,36(2):170-173.

[26] 栗建新,赵世功.冬凌草糖浆治疗慢性咽炎 76 例.北方药学,2013,10(10):19.

[27] 车新平,赵高贤,车宪平,等.冬凌草液腔内热灌注治疗腺性膀胱炎 92 例.浙江中西医结合杂志,2005,15(5):265-266.

67. 冬虫夏草

【来源】麦角菌科真菌冬虫夏草菌 *Cordyceps sinensis*(Berk.)Sacc. 寄生在蝙蝠蛾科昆虫幼虫上的子座及幼虫尸体的复合体[1]。

【性味与归经】甘,平。归肺、肾经。小毒。

【功能与主治】补肺益肾,止血化痰。用于久咳虚喘,劳嗽咯血,阳痿遗精,腰膝酸痛。

【化学成分】冬虫夏草中含有腺嘌呤(adenin)、腺苷(adenosine)、胸腺嘧啶(thymine)、尿嘧啶(uracil)、尿苷脱氧腺苷(2'-deoxyadenosine monohydrate)、奎宁酸(quinic acid)、虫草素(streptozotocin cordyceps)、虫草酸(cordycepic acid)、虫草多糖(cordyceps polysaccharide)等成分[2-4]。

【药理作用】

1. 抗肿瘤作用 用虫草素皮下注射接种了艾氏腹水癌的小鼠,可明显延长小鼠生存时间[5]。虫草素对人鼻咽癌细胞和人宫颈癌 HeLa 细胞等皆具有明显的抑制作用[6]。研究发现虫草素对白血病细胞有抑制作用[7]。其他研究发现,虫草素对 TdT⁺(末端脱氧核苷酸阳性白血病细胞)白血病细胞的凋亡诱导与提高蛋白激酶 A(protein kinase A,PKA)活性密切相关[8],并且经虫草素处理 L1210 白血病细胞,可显著抑制 RNA 的甲基化[9]。还有资料显示,虫草素与 5-氟尿嘧啶(5-fluorouracil,5-FU)合用能使耐受化疗药的 K562 细胞对凋亡敏感[10],这使其可能成为临床治疗化疗药物耐受性疾病的辅助用药;虫草素还可以增强环磷酰胺(cyclophosphamide,CTX)的抗癌作用,有可能成为临床抗肿瘤药物的辅助药[11]。根据目前的研究状况,虫草素的抗肿瘤机制大致可分为以下几方面:

(1)对肿瘤细胞 RNA 的抑制:现已证实,虫草素可掺入到 RNA 中,其磷酸化物 3′-ATP 对 L5178Y 细胞中依赖 DNA 的 DNA 多聚酶 α 和 β 的活力无影响,但对核 Ploy(A)多聚酶有很强的抑制作用,从而影响 mRNA 的形成,继而影响蛋白质合成[12,13]。通过对子宫颈癌传代细胞的研究表明,虫草素可以使完全核糖体和核糖体的前体水平显著降低,18S 核糖体的前体可以从 45S 核糖体中分裂,但 32S 核糖体的前体不能从中产生;tRNA 的合成也被降低,核不均一 RNA 的合成没有受到影响,但胞浆不均一 RNA 的合成轻微减少;虫草素还能抑制人子宫颈癌传代细胞的 mRNA 转录,但对 mRNA 和转运至胞浆没有影响;通过对 L1210 细胞中核糖体 RNA、非多聚腺苷酸核不均一 RNA 和多聚腺苷酸核不均一 RNA 的合成测定,都表明虫草素能对各种形式的 RNA 起抑制作用,同时,2′-脱氧柯福霉素能增强这种抑制作用。在对 Novikoff 肝癌细胞的研究中发现,虫草素可以阻碍 45S rRNA 前体的合成,其浓度与 mRNA 的合成相对抗,其活性形式 3′-脱氧腺苷-5-三磷酸盐对主要负责 mRNA 合成的 RNA 聚合酶 Ⅱ 比对主要负责 rRNA 前体合成的 RNA 聚合酶 Ⅰ 敏感,研究结果表明,虫草素通过对肿瘤细胞 RNA 的抑制表现出抗肿瘤作用[9,11,12]。

(2)对肿瘤细胞 DNA 的抑制:通过虫草素与小牛胸腺 DNA 作用机制的研究发现,DNA 的荧光光谱先是增强然后减弱,最终伴随轻微的蓝移,这表明了虫草素可能插入 DNA 双螺旋碱基对间[14];同时,磷酸盐的淬灭作用说明虫草素与 DNA 的磷酸基团也能发生作用,最后通过 Scatchard 方程作图证明:虫草素与 DNA 可能存在两种作用方式,即插入方式和与 DNA 的磷酸基团结合。虫草素对肿瘤细胞 DNA 的抑制机制还有待于进一步研究。

(3)对细胞凋亡信号传导通路的调节:经过研究发现,以黑色素细胞刺激激素处理 S-91 鼠黑色素瘤细胞 6 天,可引起酪氨酸激酶活性升高 90 倍,此酶信号传导途径的紊乱可以促使肿瘤的发生与发展,说明虫草素可以通过抑制此酶的活性,进而抑制肿瘤的形成。另外,虫草素可在肿瘤增殖过程中抑制血管新生而呈现其抗癌作用[15],还可以通过激发肿瘤细胞中腺嘌呤核苷 A3 受体,从而抑制小鼠 B16-BL6 黑色素瘤细胞和 Lewis 肺癌细胞的生长[16]。开展虫草素对信号传导通路调节的研究将为攻克癌症打开又一个新的突破。虫草多糖具有抗肿瘤活性[17,18]。虫草多糖对 S180 肉瘤,B16 黑色素瘤和单核细胞白血病有杀伤肿瘤细胞和抑制肿瘤增殖作用。通过测定癌基因 C-myc,C-fos 和 VEGF 的表达,研究了虫草胞外多糖对 B16 黑色素瘤荷瘤小鼠的肿瘤抑制能力。结果表明虫草胞外多糖处理后的荷瘤小鼠和未处理的小鼠相比,前者在肺和肝脏中 C-myc,C-fos 和 VEGF 的表达明显降低,表明虫草多糖在某种程度上可抑制肿瘤细胞的生长[19]。虫草多糖能显著增强移植了 B16 黑色素瘤株小鼠腹腔巨噬细胞的吞噬能力,促进脾淋巴细胞的增殖,显著抑制 B16 细胞向肝肺转移。虫草多糖抗肿瘤可能除了通过直接杀伤肿瘤细胞外,主要还是通过诱生或促进多种细胞因子生成,增强机体免疫功能等途径发挥抗肿瘤作用的。在小鼠右前肢腋窝皮下接种 S180 瘤株,虫草多糖灌胃给药,

CTX 腹腔注射,连续给药 5 次,虫草多糖抑瘤率可达 45.71%,二者联合比单独使用 CTX 抑瘤率提高 6.84%,并且二者共同作用比单独使用 CTX 可明显拮抗胸腺重量的减轻。观察冬虫夏草菌丝粗多糖对 SP2/0 细胞凋亡诱导和 $p53$ 基因表达的影响。在体外用粗多糖处理 SP2/0 细胞,MTT 法检测其对肿瘤细胞增殖抑制作用,Hoechst 33342 荧光染色观察细胞凋亡的形态学变化,DNA 琼脂糖凝胶电泳检测细胞凋亡,流式细胞仪检测细胞的周期,实时荧光定量 PCR 检测 $p53$ 基因的表达情况。结果发现,与对照组相比,冬虫夏草粗多糖可抑制 SP2/0 细胞增殖,诱导出现典型凋亡形态变化,电泳出现特有梯形条带,引起细胞周期阻滞,使 $p53$ 基因的表达明显改变。这提示冬虫夏草粗多糖对 SP2/0 细胞生长的抑制,可能与诱导凋亡和 $p53$ 基因表达的改变有关[20]。虫草水剂的抗肿瘤作用:虫草水剂对小鼠 S180 有一定的抑瘤作用,但出现毒性反应。虫草水剂还能增强 6-巯基嘌呤的抗肿瘤作用,而虫草菌水剂只能增强环磷酰胺的抗肿瘤作用,而不能增强 6-巯基嘌呤的抗肿瘤作用。表明虫草水剂与虫草菌水剂的抗癌作用有所不同。实验还表明天然虫草及人工虫草菌丝水提物对小鼠皮下移植 Lewis 肺癌的生长均有明显的抑制作用,抑瘤率与对照组相比有显著差别($P<0.01$),而天然虫草与人工虫草菌丝相比则无明显差异。冬虫夏草温水提取物(ECS)能显著延长接种 EAC 和接种 Meth2A 纤维瘤细胞的 BALB/c 小鼠的生存期,而 ECS 体外对 EAC 和 Meth2A 细胞既无细胞毒作用,也无生长抑制作用。冬虫夏草醇提物的抗肿瘤作用,可抑制小鼠静脉接种 B16 黑色素瘤细胞形成的肺部瘤灶转移。冬虫夏草的抗肿瘤活性成分通过抑制核酸、蛋白质合成或葡萄糖跨膜转运,直接抑制肿瘤细胞的生长。从冬虫夏草的甲醇萃取物中分离到两种抗肿瘤化合物 5α,8α-双氧化-24(R)-甲基胆甾-6,22-间-3β-D-吡喃葡萄糖苷和 5,6-环氧-24(R)-甲基胆甾-7,22-间-3β-醇。这两种麦角固醇过氧化物能有效地抑制 K562、Jurkat、WM-1341、HL-60 和 RPMI-8226 等肿瘤细胞的传代增殖[21]。这说明冬虫夏草的抗肿瘤作用并非单一成分所为。虫草对小鼠艾氏腹水癌、S180 肉瘤、Lewis 肺癌、MA-737 乳腺癌等多种肿瘤有明显的抑制作用。研究发现,人工虫草菌丝体对小鼠艾氏实体瘤的抑瘤率达 69%。此外冬虫夏草对 Lewis 肺癌、小鼠肉瘤 S180 和小鼠 MA-737 乳腺癌具明显抑制作用[22-25]。

2. 其他药理作用

(1)对心血管系统的作用:冬虫夏草水提液对小白鼠具有较强的扩张冠状动脉的功能,可使心率减慢,心排出量和冠脉流量增加。冬虫夏草能降低心肌耗氧量,具有特异性增强心肌耐缺氧能力。冬虫夏草还具有明显的中枢抑制作用和抗心率失常作用。虫草醇提取物对急性病毒性心肌炎有明显保护作用,其保护机制与诱导心肌 iNOS 表达,增加 NO 产生等有关[26]。此外,冬虫夏草对戊巴比妥钠麻醉大鼠有明显的降压作用。冬虫夏草提取物能促进大鼠血小板凝聚而起到止血作用,其醇提取液能抑制大鼠血栓形成。

(2)促进造血作用:冬虫夏草具有显著的促生血作用。冬虫夏草醇提物可明显提高小鼠骨髓造血干细胞(CFU-S)的产率和自杀率,可改变小鼠骨髓 CFU-S 的周期状态,促使它们从 G_0 期进入 S 期,从而促进 CFU-S 增殖。冬虫夏草醇提物还可明显促进小鼠骨髓粒-单系祖细胞 CFU-GM 及骨髓红系祖细胞 CFU-E 的增殖,还可拮抗三尖杉酯碱所致 CFU-GM 的严重抑制,使其保持于正常水平[27]。

(3)对呼吸系统的作用:冬虫夏草能扩张支气管、祛痰平喘。在临床上能用于治疗慢性阻塞性肺疾病、治疗肺间质病、防治老年反复呼吸道感染疾病、辅助治疗复治肺结核、辅助治疗肺源性心脏病呼吸衰竭[28]。

(4)保护肝脏作用:采用Ⅳ型胶原酶灌流法分离大鼠肝细胞进行原代培养,研究蛹虫草多糖对四氯化碳(CCl_4)诱导大鼠原代肝细胞损伤的保护作用。结果表明,虫草多糖可明显降低由 CCl_4 诱导的损伤肝细胞培养上清液中 AST、ALT 的活性水平和 MDA 的含量水平,显著提高由 CCl_4 诱导的损伤肝细胞培养上清液中 GSH-Px 活性和诱导损伤肝细胞的存活率。结果提示虫草多糖对大鼠原代培养肝细胞损伤有直接保护作用,该作用可能与其抗氧化作用有关[29]。观察虫草多糖对小鼠免疫性肝损伤的保护作用。序贯注射卡介苗和酯多糖,诱导小鼠产生免疫性肝损伤模型。在造模过程中,小鼠每日灌胃 125mg/kg、250mg/kg、500mg/kg 虫草多糖,共 12 天。比色法测定血清中 ALT、AST 的含量,TBA 法和 NBT 法测定肝匀浆中 SOD 的活力以及 MDA 的浓度。结果表明虫草多糖可明显降低模型小鼠血清中升高的 ALT、AST 水平,抑制肝匀浆中上升的 MDA 水平和升高过低的 SOD 活性。显著降低肝脏中 TNF-α 和 IL-1 的含量。虫草多糖对小鼠免疫性肝损伤有一定的保护作用[30]。冬虫夏草能抑制小鼠血清 ALT、AST 活性,降低其与肝组织中脾静脉内径(DSV)的含量,并减轻其增大的肝脾质量指数,降低血清中的肿瘤坏死因子(TNF)水平。证实冬虫夏草预防性给药对卡介苗＋LPS 诱导的小鼠免疫性肝损伤有一定的保护作用。乙肝患者经冬虫夏草治疗后 HBeAg 阴转率、ALT、AST 等肝功能指标明显改善,患者外周血中的 CD3、CD4、CD4/CD8 均明显提高,对免疫性肝损伤有较好的保护作用。

(5)对肾脏的调节作用:冬虫夏草及发酵菌丝体对急性肾衰竭、慢性肾病和肾衰竭都有治疗作用。治疗急性肾衰竭的机制包括稳定溶酶体膜、减轻溶酶体的损伤、保护细胞 Na^+-K^+-ATP 酶活性、减少脂质过氧化损伤、促进肾小管上皮细胞的再生等[31]。冬虫夏草制剂延缓慢性肾衰竭进展的机制可能与降低中分子物质、补充必要氨基酸和促进蛋白质代谢、纠正脂质代谢紊乱、调节钙磷代谢、调节免疫功能、改善贫血状态有关[32]。

(6)调节内分泌作用:把冬虫夏草(3mg/ml)添加到间质细胞中,能显著刺激雄性荷尔蒙分泌。冬虫夏草的水提液能使摘除睾丸的幼年大鼠精囊质量明显增加,但不影响幼年小鼠子宫质量,表明有雄激素样作用[32]。给小鼠灌胃可使雄鼠血浆皮质醇含量增加,也可使肾上腺胆固醇含量增加,肾上腺增重;对氢化可的松所致"类阳虚"有防治作用[33]。

(7)降低血糖的作用:据报道虫草多糖在 600mg/kg 剂量下灌胃给药对正常动物血糖没有明显影响,提示人工虫草多糖(PCS)没有明显的刺激胰岛素释放作用或胰岛素样作用[34]。研究发现,虫草多糖在 600mg/kg 剂量时显著降低四氧嘧啶糖尿病小鼠的血糖水平和糖基化血红蛋白含量,增强糖尿病小鼠的负荷糖耐量,并且还能促进高糖和胰岛素诱导脂肪细胞的胰岛素刺激葡萄糖摄取,表明虫草多糖降血糖作用机制可能与促进外周组织的葡萄糖代谢有关。

(8)抗菌抗病毒作用:虫草素具有广谱抗菌的作用,它能抑制链球菌、鼻疽杆菌、炭疽杆菌、猪出血性败血症杆菌及葡萄球菌等病原菌的生长。虫草素具有非常强的抗真菌活性。虫草素对石膏样小芽孢癣菌、羊毛状小芽孢癣菌、须疮癣菌等皮肤致病性真菌以及枯草杆菌也有抑制作用[35]。虫草素也具有较强的抗病毒活性。虫草素有抗疱疹病毒 DeJulian-Ortiz 和抑制脑炎病毒的功能,对人体免疫缺陷型病毒 HIV-1 的侵染及其反转录酶的活性亦有抑制作用[36]。虫草素可抑制 C 型 RNA 致肿瘤病毒的复制,还可以有效抑制病毒的 mRNA 和多聚腺苷酸的合成,可以阻碍由 5-I-2-脱氧尿苷诱导的 BALB/3T3 和 BALB/K-333 细胞产生的鼠白血病病毒[37]。体外试验证明,虫草酸对葡萄球菌、链球菌、鼻疽杆菌、炭疽杆菌、猪出血性败血症杆菌及须疮癣菌、石膏样小芽孢癣菌、羊毛状小芽孢癣菌等真菌均有抑制作用。有学者对冬虫夏草菌丝体及发酵液中抗菌活性物质研究,结果表明,冬虫夏草发酵液存在抗菌物质,该抗菌物具广谱性。对原核生物中的革兰阴性和阳性菌、芽孢菌和非芽孢菌、放线菌中的链霉菌都具有拮抗作用,但对酵母及丝状真菌则没有抗菌活性[38]。

(9)对免疫系统的影响:虫草素能够极大地提高人外周血液单核细胞 IL-10 的分泌和 IL-10 mRNA 的表达,同时,虫草素对诱导产生 IL-2 的植物血球凝集素和外周血液单核细胞扩增都有抑制作用,抗 IL-10 中性抗体也不能完全阻止虫草素对 IL-2 产生的抑制作用[39]。在虫草素作用下,成熟树突状细胞能诱导调节性 T 细胞增殖[40],而且还能抑制细胞分裂,促进细胞的分化,改变胞膜上物质结构分布,对 T 淋巴细胞转化有促进作用,它还可以提高机体单核巨噬细胞系统的吞噬功能,激活巨噬细胞产生细胞毒素直接杀伤癌细胞[41]。此外,虫草素还能抑制蛋白质激酶活性,抗核苷磷酸化酶对糖基的裂解,对体液免疫有调节作用[42]。在研究国产虫草素抗小鼠迟发型超敏反应的作用及其免疫机制的实验中,表明虫草素可能通过其他免疫调节作用对迟发型超敏反应引起的小鼠接触性皮炎发挥明显的抑制效应,该效应与给药剂量有关,同时对脾脏组织未见明显毒性作用[43]。虫草多糖能显著增强单核巨噬细胞系的功能。每日按不同剂量给小鼠灌服虫草多糖,7 天后取血测定吞噬功能,结果虫草多糖能显著增加指数 K 及吞噬指数 α。NIH 小鼠腹腔注射 4 种不同的虫草多糖组分,计算吞噬百分率和吞噬指数,显示这 4 种虫草多糖均可增强单核-巨噬细胞的吞噬作用,增强机体的非特异性免疫功能[44]。腹腔注射虫草多糖不同多糖组分,实验结果表明,各组分可显著增加经地塞米松免疫抑制作用后的胸腺和脾脏重量。虫草多糖具有提高特异性细胞免疫及体液免疫作用。将 ICR 小鼠灌胃给予虫草多糖后,DNFB 均匀涂抹小鼠右耳,使局部产生迟发型变态反应。结果显示虫草胞内多糖具有显著地增加小鼠耳肿胀作用,说明虫草胞内多糖具有一定的增强 DNFB 诱导的小鼠迟发型变态反应作用[45]。据报道戴氏虫草菌丝体胞外水溶性多糖不仅能促进正常脾活化 T 淋巴细胞的增殖,而且能恢复环磷酰胺和氢化可的松免疫抑制小鼠脾活化 T 淋巴细胞的增殖[46]。利用发酵生产的冬虫夏草菌丝体提取纯化了虫草多糖对其免疫调节作用和抗肿瘤活性进行了比较系统的研究。首先,从吞噬细胞的吞噬活性、T 与 B 淋巴细胞增殖、免疫球蛋白产生等方面对虫草多糖的免疫调节活性进行了研究,发现虫草多糖可以明显促进由 LPS 诱导的小鼠脾脏 B 淋巴细胞和由抗 CD3 诱导的小鼠脾脏 T 淋巴细胞的增殖,能明显提高 LPS 诱导的 IgM 的产生,但是对 LPS 诱导的 IgA 的产生却没有影响。虫草多糖对 IgG 亚型表现出不同的作用,它能明显抑制 IgG2a 的产生,而对 IgG1 的影响与剂量有关,剂量为 $25\mu g/ml$ 时能促进 IgG1 的产生,但是剂量在 $50\mu g/ml$ 以上时则表现明显的抑制效应。对虫草多糖的抗瘤作用研究发现它可以降低 S180 细胞的增殖活性,明显抑制 S180 实体瘤的生长[47]。冬虫夏草水提液可明显增加小鼠腹腔吞噬细胞吞噬指数和百分率;其水提物和醇提物均可使小鼠胸腺缩小,提高氢化可的松所致免疫抑制状态小鼠的血清溶血素及脾细胞免疫溶血活性,对体液免疫有调节作用。在细胞免疫方面,虫草醇提物可使小鼠脾脏 T 淋巴细胞增殖,提高 T 辅助细胞比例,也可激活巨噬细胞活性等[48]。另报道,较小剂量的虫草对正常小鼠迟发型超敏反应无明显影响,但较大剂量的虫草可使增高或降低的迟发型超敏反应恢复到正常水平($P<0.01$)。

(10)抗辐射作用:从冬虫夏草中提取的多糖可提高小鼠 800-γ 射线一次全身照射的保护指数,具一定的抗辐射作用;冬虫夏草水提物,对 γ 射线照射所致小鼠脾脏萎缩和血小板数量减少及血小板超微结构的损伤均有一定的保护作用。这些作用提示虫草及其无性型作为肿瘤放疗的辅助药具有很好的应用前景[49]。

(11)抗衰老作用:用 D-半乳糖造亚急性衰老小鼠模型,小鼠建模 11 天后每天灌胃 50％虫草多糖溶液,剂量分别为 100mg/kg、200mg/kg 和 400mg/kg,45 天后观察脑组织中以及血清中 SOD 和 GSH-Px 活力,MDA 含量。结果表明,虫草多糖可提高小鼠脑组织和血清中 SOD 和 GSH-Px 活力,明显抑制小鼠脑组织和血清中 MDA 的形成,虫草多糖有很好的抗衰老作用[50]。

3. 毒性作用　有资料表明某些冬虫夏草能降低猕猴血清睾酮水平,抑制雄鼠生育力,抗雌小鼠着床,并引起动物生殖系统可逆性病理损害[51]。采用小鼠经口急性毒性、小鼠骨髓染色体畸变、小鼠睾丸染色体畸变及 Ames 试验,对人工合成的虫草菌多糖粉进行毒理学安全性评价。结果显示,受试物对小鼠的急性毒性 LD_{50} 大于 10g/kg,根据急性毒性分级,虫草菌多糖粉属无毒物[52]。

【药代动力学研究】虫草素在体内大部分遵循嘌呤核苷酸代谢途径,在腺苷脱氨酶的作用下快速脱氨基而成为无生物活性的代谢产物 $3'$-脱氧次黄嘌呤核苷,其余小部分则被磷酸化为三磷酸虫草素(可能为虫草素具有生物活性的成分)。BALB/c-3T3 小鼠的成纤维细胞代谢实验显示,虫草素可能通过两种方式磷酸化:①磷酸化依赖于与腺嘌呤核糖核苷酸分解代谢无关的腺苷激酶;②磷酸化仅伴随于腺嘌呤核糖核苷酸的分解代谢。研究虫草素对人肿瘤细胞抑制作用时发现,虫草素在用于培养肿瘤细胞含 10% 小牛血清的培养液中的半衰期是 3 小时。然而,迄今未见关于虫草素药物代谢动力学的系统研究。研究发现对受孕小鼠行卵巢切除术并用孕酮替代维持受孕状态的研究证实,短期内重复注射虫草素可延缓小鼠(平均体重为 25mg)胚泡植入子宫,然而 12 或 24 小时后的重复注射与单剂量使用则无效,提示虫草素进入体内有生物活性,但其作用短暂,并且需要维持在一定浓度[53]。因此,虫草素在体内浓度的维持可能是它单独用于体内实验时面临的一个难题。

【临床应用】

1. 治疗肿瘤　由于虫草素是一种广谱抗生素,因此冬虫夏草也具有抗癌作用。硒是在抗癌中起重要作用的微量元素,而冬虫夏草中就含有丰富的硒元素。此外,虫草中含的氨基酸及肽类不仅是其发挥滋补强壮作用的物质基础,也具有抗癌和增强免疫生理活性的作用,冬虫夏草多糖能促进淋巴细胞转化,调节机体的免疫功能,增强机体的抗癌能力。有学者研究的冬虫夏草制剂对恶性肿瘤患者化疗 T 细胞亚群的影响,表明 T 淋巴细胞亚群在机体抗肿瘤免疫反应中起重要调节作用,T 淋巴细胞能促进效应细胞抗肿瘤作用[54]。当 T 细胞亚群出现数量、活性改变,就可导致机体免疫紊乱。当机体处于肿瘤、感染、创伤等状态,或受某些药物(如化疗药物)影响时,体内组胺水平升高,激活抑制性 T 淋巴细胞、分泌抑制因子、抑制辅助性 T 细胞和 B 细胞增殖与分化,从而抑制机体的免疫功能。实验通过增强外周血液淋巴细胞数,调整病人机体免疫细胞比例,从而能在一定程度上保护化疗病人的免疫功能,这就为临床医生联合用药,进一步提高肿瘤治愈率,改善病人生存质量,延长生存期打下良好的基础。人工培养的冬虫夏草菌粉能减轻放疗所引起的骨髓抑制作用,使患者外周白细胞和血小板较快地回升并稳定在正常范围,提高化疗的耐受性,并能增强肿瘤患者的免疫功能,抑制肿瘤生长[55]。

2. 治疗其他疾病

(1)对心血管系统的影响:冬虫夏草具有明显的降压作用,还可以减少心肌耗氧量,改善心肌缺血缺氧的病理生理状态。虫草还具有减轻甚至终止心律失常的功效,在抑制血小板聚集、血栓形成、调节血脂水平上也具有不可忽视的作用[56]。

(2)对肝脏的作用:研究发现采用口服冬虫夏草和乙肝表面抗体阳性胎盘治疗慢性乙型肝炎[57]。取得理想疗效。临床观察发现,冬虫夏草能升高 CD4、NK 细胞,提高 $CD4^+/CD3^+$ 比值,说明对乙型慢性病毒性肝炎患者细胞免疫功能有良好的调剂作用[58]。此外用人工虫草菌

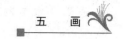

丝制剂治疗肝硬化患者,症状及肝功的作用具有不同程度改善^[59]。

【不良反应】临床药理研究证明,冬虫夏草毒性低,偶有致中毒性脑病、致慢性肾功能不全患者恶化的报道^[60-63]。

参考文献

[1] 季宇彬.天然药物有效成分药理与应用.北京:科学出版社,2007:529-535.

[2] 赵余庆,于明,陈立君,等.冬虫夏草属真菌化学研究概况.中草药,1999,50(12):950-953.

[3] 李祥麟,石玉洁,黄檀溪.略述北冬虫夏草生物活性物质的应用试验研究.传染病药学,2003,15(4):13-16.

[4] 张兴辉,石力夫,胡晋红.冬虫夏草化学成分和药理作用研究进展.中药材,2000,25(11):722-724.

[5] Kim H G,Shrestha B,Lira S Y,et al. Cordycepin inhibits lipopolysaccharide induced inflammation by the suppression of NF-kappa Be through Akt and p38 inhibition in RAW 264. 7 macrophage cells. Eur J Pharmacol,2006,545(2-3):192-194.

[6] 汪洪.虫草研究开发中几个问题的探讨.农牧产品开发,1999,6:21-22.

[7] Eiichi N,Kodama,Ronald P. McCafrey,et al. Antileuke-mic Activity and Mechanism of Action of Cordyce-pinagainst Terminal Deoxynucleotidal Transferase-Positive(FdT) Leukemic Cells. Biochemical Pharmacology,2000,(59):273-275.

[8] 李婧,姜汉英,等.虫草素的体内代谢特点及药理作用.国外医学-中医中药分册,2005,27(5):283-285.

[9] 纪朋艳,罗速,崔新颖,等.中药蛹虫草的抗肿瘤活性及机制研究.北华大学学报,2005,6(4):324-329.

[10] las G C,Courtis N,Havredaki M. K562 cell sensitization to 5-fu. Orouraeil or interferon alpha induced apoptosis via cordycepin of 3-deoxyadenosine:fine control of cell apoptosis via poly(A)polymer-ase up regulation. Int J Biol Markers,2004,19(1):58-60.

[11] 吴洪臻,江伟,马德恩.虫草素对小鼠S180瘤抑制作用研究.时珍国医国药,2000,11(10):873-874.

[12] 柴建萍,白兴荣,谢道燕.蛹虫草主要有效成分及其药理功效.云南农业科技,2003,4:22-23.

[13] loannidis P,Courtis N,Havredaki M,et al. The Polyadenylation Inhibitor Cordycepin of (3-dA)Cause a Decline in c-MYC mRNA Levels Without Effecting e-MYC Protein Levels. Oncogene,1999,18(1):117-119.

[14] 彭俊峰,凌建亚,张晗星,等.虫草素与DNA作用的光谱研究.光谱学与光谱分析,2004,24(7):858-861.

[15] 怡悦.虫草素抑制血管新生的作用.国际中医中药杂志,2006,28(3):171.

[16] 李刚,朱华李,毛先兵,等.蛹虫草中虫草素分离纯化工艺研究进展.重庆中草药研究,2006,1:51-54.

[17] 王普,郑明,何军邀,祝加男.虫草多糖的化学结构及药理活性研究进展.浙江工业大学学报,2010,38(2):129-133.

[18] 张巧霞,梁保康,吴建勇,等.人工虫草菌HK-1与天然虫草提取物的抗肿瘤活性比较.中草药,2005,36(9):70-73.

[19] YANG Jin-yu,ZHANG Wei-yun,SHI Pei-hua,et al. Effects of exopolysaccharide fraction(EPSF)from a cultivated Cordyceps sinensisfungus on c-Myc,c-Fos,and VEGF expression in B16 melanoma-bearing mice. Pathology-Research and Practice,2005,201(11):745-750.

[20] 刘彦威,刘娜,韩博,等.冬虫夏草菌丝粗多糖对SP2/0细胞凋亡和p53表达的影响.畜牧兽医学报,2009,40(1):117-121.

[21] Chen Y J,Shiao M S. Effect of Cordyceps sinensis on theproliferation and differentiation of human leukemic U937cell. Life Sciences,1997,60(25):349-2359.

[22] Wang B J,Won S J,Yu Z R,et al. Free radical scaveng-ing and apoptotic effects of Cordyceps sinensis fractionat-ed by supercritical carbon dioxide. Food and Chemical Toxicology,2005,43:543-552.

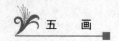五　画

［23］姜平.冬虫夏草的作用分析川.西北药学杂志,1986,1(3):11-15.

［24］Bok JW,Lermer L,Chilton J,et al. Antitumor sterols from the mycefia of Cordyceps sinensis. Phytochemistry,1999,5l(7):891-898.

［25］Nakamura K Yamaguchi Y,Kagota S,et al. Inhibitory effect of Cordyceps sinensis on spontaneousliver metastasis of Lewis lung carcinoma and Bl 6 melanoma cells in syngeneic mice. Japanese journal of pharmalology,1999 Mar,79(3):335-341.

［26］朱照静,李峰,饶邦复.冬虫夏草醇提取液对实验性急性病毒性心肌炎的影响.中药药理与临床,2005,21(1):22-24.

［27］中国药科大学.中药辞海.北京:中国医药科技出版社,1993:12-14.

［28］屈统友,金小辉.冬虫夏草在呼吸系统疾病中的应用.海峡药学,2005,17(6):140-141.

［29］朱雅红,颜辉,桂仲争.蛹虫草多糖对四氯化碳诱导大鼠原代肝细胞损伤的保护作用研究.蚕业科学,2009,35(1):106-110.

［30］商玉萍,方士英,葛金芳.虫草多糖对小鼠免疫性肝损伤的保护作用.华西药学杂志,2007,22(6):654-655.

［31］徐方云.冬虫夏草及其发酵菌丝体的药理药效学研究.药品评价,2005,2(5):17-22.

［32］邓跃毅,陈以平,贺学林,等.冬虫夏草制剂延缓慢性肾衰竭的机理研究.中国中西医结合肾病杂志,2001,2(7):381-383.

［33］张传开,等.冬虫夏草和中国拟青霉对细胞免疫功能的影响.中药药理与临床,1998,14(3):22-24.

［34］叶于聪,陈钦铭.冬虫夏草抗炎作用机理的初步研究.中药药理与临床,1989,(2):29-31.

［35］黄志江,季晖,李萍.人工虫草多糖降血糖作用及其机制研究.中国药科大学学报,2002,33(1):53-56.

［36］蔡友华,刘学铭,等.虫草素的研究与开发进展.中草药,2007,38(8):1269-1272.

［37］Nakamura K,Yoshikawa N,Yamaguchi Y,et al. Antitumor effect of cordycepin(3deoxyadenosine)on mouse melanoma and Lung carcinoma cells involves adenosine A3 receptor stimulation. Anticancer Res,2006,26(IA):43-45.

［38］纪朋艳,罗速,崔新颖,等.中药蛹虫草的抗肿瘤活性及机制研究.北华大学学报,2005,6(4):324-329.

［39］程显好,白旐谋.冬虫夏草菌丝体及发酵液中抗菌活性物质的初步研究.中国食用菌,1995,14(3):37-38.

［40］Zhou X,Meyer C U,Schmidtke P,et al. Effect of cordycepin on inter-leukin-10 production of human peripheral blood mononuclear cells. Eur J Pharmacol,2002,453(2-3):309-311.

［41］杨涛,董彩虹.虫草素的研究开发现状与思考.菌物学报,2011,(2):180-1010.

［42］凌建亚,孙迎杰,吕鹏,等.虫草属真菌中虫草菌素的超声波提取及毛细管电泳测定.菌物系统,2002,21(3):394-399.

［43］R. J. 苏哈道尼克,谢其明,王恕蓉.核苷类抗菌素.北京:科学出版社,1982:476.

［44］李婧,汪燕,马传荣,等.国产虫草素(cordycepin)抗小鼠迟发型超敏反应的实验研究.中国免疫学杂志,2006,22(5):17-20.

［45］龚晓健,季晖,卢顺高,等.人工虫草多糖对小鼠免疫功能的影响.中国药科大学学报,2000,31(1):55-57.

［46］余丽霞,张冰冰,阮叶萍,等.虫草多糖不同组分的免疫活性研究.浙江中医学院学报,2004,28(1):49-50.

［47］刘杰麟,刘若英.戴氏虫草胞外水溶性多糖在体外对细胞免疫及细胞因子的影响.中国药学杂志,2001,36(11):20-23.

［48］陈露.虫草多糖的免疫调节作用及其抗肿瘤活性的研究.山东:山东师范大学,2009:3.

［49］Koh J H,Yu K W,Suh H J,et al. Activation of macrophagesand the intestinal immune system by an orally adminis-tered decoction from cultured mycelia of Cordyceps sinen-sis. Bioscience Biotechnology and Bi-

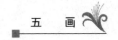

ochemistry,2002,66:407-411.

[50] 丁彬,刘杰麟.粉被虫草水提物对金黄色葡萄球菌抗紫外辐射的保护效应.武警医学,2001,1(1):21-22.

[51] 刘安军,祝长美,朱振元.古尼虫草多糖对衰老模型小鼠的影响.现代食品科技,2008,24(3):201-203.

[52] 沈其萍,秦光和,何丽芳.虫草菌多糖粉经口急性毒性及致突变性研究.癌变·畸变·突变,2001,13(3):179.

[53] Agarwal RP,Sagar SM,Parks RE. Tight-binding inhibitors-Ⅳ. Inhibition of adenosine deaminases by various inhibitors,Jr Biochem Pharmacol,1975,24(6):693-701.

[54] 李婧.虫草素的体内代谢特点及奥利作用.国外医学中医中药分册,2005,27(5):283-293.

[55] 周正任,李长荣,李晓菲,等.肿瘤病人外周血 T 细胞及亚群和 N K 细胞活性变化的研究.中国免疫学杂志,1987,3(5):285.

[56] 许建中,沈小珩.人工培养冬虫夏草配合化疗中、晚期恶性瘤的临床观察.中国药师,2002,5(12):747.

[57] 刘如良.冬虫夏草的真伪鉴别.中国误诊学杂志,2001,(02):299

[58] 梁惠静,牛国明,关艳芳,等.冬虫夏草联合抗 HBs 阳性胎盘治疗慢性乙型肝炎.山东医药,2006,46(31):66.

[59] 王雨辕.冬虫夏草菌丝对乙型慢性病毒性肝炎免疫功能的影响.辽宁中医杂志,2006,33(5):513-514.

[60] 刘成.人工冬虫夏草菌丝制荆治疗肝炎后肝硬化 22 例.上海中医药杂志,1986,(6):30.

[61] 国家中医学管理局中华本草编委会.中华本草.上海:上海科学技术出版社,1999:497.

[62] 张海龙,赵晓刚,彭玉英.冬虫夏草中毒性脑病 1 例.中华健康文摘,2007,4(11):1539-1540.

[63] 刘宏伟,石雁冰.冬虫夏草致慢性肾功能不全恶化一例报告.中医药信息,1990,(6):39.

68. 半　夏

【来源】天南星科半夏属植物半夏 *Pinellia ternata*(Thunb.)Breit. 的块茎[1]。

【性味与归经】辛,温。归脾、胃、肺经。有毒。

【功能与主治】燥湿化痰,降逆止呕,消痞散结。主治咳喘痰多,呕吐反胃,胸脘痞满,头痛眩晕,夜卧不安,瘿瘤痰核,痈疽肿毒。

【化学成分】半夏中含有 3-乙酰氨基-5-甲基异噁唑(3-acetamino-5-methyl-isoxazole);丁基乙烯基醚(butyl-ethylene ether);3-甲基二十烷(3-methyleicosane);十六碳烯二酸(hexade-cylendioic acid);2-氯丙烯酸甲酯(methyl-2chloropropenoate);茴香脑(anethole);苯甲醛(benzaldehyde);1,5-戊二醇(1,5-pentadiol);2-甲基吡嗪(2-methylpyrazine);柠檬醛(citral);1-辛烯(1-octene);β-榄香烯(β-elemene);2-十一烷酮(2-undecanone);9-十七烷醇(9-hepta-decanol);棕榈酸乙酯(ethyl palmitate);姜辣烯酮(shogaol);姜辣醇(gingerol);左旋麻黄碱(ephedrine);胆碱(choline);胡萝卜苷(daucosterol);尿黑酸(homogentisic acid);原儿茶醛(protocatechualde-hyde);黄芩苷(baicaline);黄芩苷元(baicalein);豆甾-4-烯-3-酮(stigmast-4-en-3-one);环阿屯醇(cycloartenol);$5\alpha,8\alpha$-表二氧麦角甾-6,22-双烯-3-醇($5\alpha,8\alpha$-epidioxyergosta-6,22-dien-3-ol);β-谷甾醇-3-O-β-D-葡萄糖苷-6'-O-二十烷酸酯(β-sitosterol-3-O-β-D-glucoside-6'-eicosanate);α-棕榈精(α-monpalmitin)和 β-谷甾醇(β-sitosterol)[1-2]。

【药理作用】

1. 抗肿瘤作用

(1)半夏凝集素抗肿瘤作用:半夏凝集素具有良好的抗肿瘤作用。半夏凝集素能特异性的凝集兔和鼠红细胞;与 S180 细胞作用 24h 后有一定的抑制作用,而对其细胞周期(G_2/M 期)和凋亡率的影响不明显,体内抑瘤实验显示其平均抑瘤率仅为 11.55%。掌叶半夏凝集素体外能抑制 S180 细胞生长,却并非通过促进其细胞凋亡途径实现,而对 S180 荷瘤小鼠体内的肿瘤细胞杀伤作用弱且无明显的免疫激活作用[3]。

体外实验证明凝集素单体对从半夏的新鲜磷茎中分离出的外源性凝集素(PTA,低分子蛋白),对慢性骨髓性白血病细胞 K562 肿瘤株的细胞生长有明显抑制作用[4];宫颈癌 HeLa 具有明显的生长抑制作用,低浓度(0.004mg/ml、0.02mg/ml、0.1mg/ml)半夏凝集素单体有促进 HeLa 肿瘤细胞增殖的作用,随着浓度的增加促进增殖的作用随之减弱;高浓度(0.5mg/ml、1mg/ml)半夏凝集素单体具有抑制 HeLa 肿瘤细胞增殖的作用[5]。

(2)半夏蛋白(APPT)抗肿瘤作用:经硫酸铵分级沉淀、疏水层析和 DEAE 离子交换层析 3 种方法从新鲜半夏块茎中分离纯化出一种具抗肿瘤作用的蛋白,命名为 APPT,用 MTT 法、载瘤小鼠实验和流式细胞术研究其抗肿瘤作用。结果显示:MTT 实验结果表明 APPT 对 S180 能明显抑制载瘤小鼠中肿瘤的生长,当 APPT 处理剂量为 0.85mg/kg、2.30mg/kg、3.25mg/kg 体重时,其抑制率分别为 15.6%、32.1%、36.2%;流式细胞仪结果显示 APPT 不能诱导 S180 细胞凋亡,却能抑制 S180 细胞 DNA 的合成起始并将大量细胞同步于 G_0/G_1 期。表明 APPT 是半夏总蛋白中具有抑癌活性的成分之一,APPT 通过抑制肿瘤细胞 DNA 合成的起始进而阻止肿瘤细胞增殖而不是诱导细胞凋亡[6]。

(3)半夏生物碱抗肿瘤作用:半夏生物碱具有良好的抗肿瘤作用。采用 MTT 比色法以及集落形成率来测定半夏生物碱对人肝癌细胞 BEL-7402 生长抑制作用,结果表明半夏生物碱对人肝癌细胞 BEL-7402 有明显的抑制作用,其抑制率与对照组比较,差异具有统计学意义,且随着半夏生物碱浓度的不断增加,抑制作用逐渐增强,同时半夏生物碱还可抑制人肝癌 BEL-7402 集落形成,抑制作用呈剂量-效应关系[4]。半夏各炮制品总生物碱对慢性髓性白血病细胞 K562 有抑制作用,能损伤悬浮生长的 K562 细胞形态,抑制其增殖[7]。

(4)半夏多糖抗肿瘤作用:半夏多糖能够有效抑制肿瘤细胞的增殖。半夏多糖能够抑制 DNCB 诱发的迟发型变态反应,高剂量时能够促进体内单核巨噬细胞的吞噬功能,说明半夏多糖具有增强小鼠免疫功能的作用。采用核染色(Hoechst 染色)、MTT 法、细胞计数法、DNA 琼脂糖凝胶电泳图谱观察半夏多糖对人神经母细胞瘤细胞 SH-SY5Y、鼠肾上腺嗜铬细胞 PC-12 细胞凋亡及增殖的影响。研究显示半夏多糖对 S180、H22、EAC 有抑制作用;半夏多糖可以诱导 SH-SY5Y、PC12 细胞的凋亡,对 PC12 有抑制生长及增殖的作用。半夏多糖对希罗达干预下小鼠结肠腺癌的生长状况,应用流式细胞术分析瘤细胞表面主要组织相容性复合体-2(MHC-II)的表达,研究结果表明半夏多糖可提高希罗达的抑瘤作用,其机制可能与半夏多糖能够提高小鼠结肠腺癌细胞表面 MHC-II 的表达,同时增强荷瘤小鼠细胞免疫的作用有关[8]。半夏的多糖组分具有使多形核白细胞有抗肿瘤作用,半夏多糖对多形核白细胞活化中的特异性糖链结构起重要作用。

掌叶半夏对卵巢癌细胞株(SKOV3)、耐药细胞亚株(OVCAR)均有不同程度的抑制作用,抑制率为 62.22%~92.43%。其中 SKOV3、OVCAR 细胞株抑制率对掌叶半夏总蛋白浓度变化表现良好的量效反应。掌叶半夏浸出液对 HeLa 细胞有明显的抑制作用,这种抑制作用表现为细胞凝缩成团块,失去正常细胞结构,而且部分细胞脱落[4]。

(5)半夏总蛋白抗肿瘤作用:半夏总蛋白在体外实验中均证明具有抗肿瘤作用。掌叶半夏蛋白成分对 S180 小鼠肉瘤有明显抑制作用,掌叶半夏总蛋白对多种卵巢癌细胞株有明显的抑制作用,证实了其抑瘤成分确实存在于总蛋白中,研究还发现掌叶半夏总蛋白在杀伤肿瘤细胞的同时没有对人脐血造血细胞产生抑制作用。

用 MTT 法观察并比较半夏蛋白对体外培养人肝癌 BEL-7402 细胞生长的抑制作用,研究发现半夏蛋白对 BEL-7402 细胞有一定的抑制作用,与空白对照组相比其差异具有统计学意义($P<0.05$),经层析之后的半夏蛋白对体外培养肝癌细胞增殖有较好的抑制作用,并呈现显著的量效关系;掌叶半夏总蛋白对体外培养的卵巢癌细胞 SKOV3 有明显的抑制生长和促凋亡作用[8]。

(6)半夏乙醇提物抗肿瘤作用:半夏乙醇提物对人肝癌 HepG-2 细胞增殖与细胞周期的影响,研究显示半夏乙醇提物抑制 HepG-2 细胞生长具有剂量依赖性,并且能抑制 HepG-2 细胞进入 S 期,同时使 β-catenin 蛋白表达显著减少,并使 *β-catenin* 靶基因产物 Cyclin D1 和 C-myc 蛋白表达水平相应明显下降,这些结果提示 PTE 可能通过诱导 β-catenin 移位,进而影响 Cyclin D1 和 C-myc 蛋白的表达而发挥其抑制肿瘤细胞生长的作用[8]。

MTT 检测发现,不同浓度的姜半夏乙醇提取物对 SGC-7901 细胞的生长增殖均能起到不同程度的抑制作用,且药物浓度越高,药物干预细胞的时间越长,SGC-7901 细胞增殖受到的抑制作用也越明显,姜半夏乙醇提取物干预细胞 72 小时后,不同浓度药物组细胞抑制率分别为 16.4%、25.4%、41.2%、75.4%。姜半夏乙醇提取物 72 小时的 IC_{50} 浓度约为 0.5mg/ml。流式细胞仪检测各组细胞的 BCECF 荧光强度,并在标准曲线上求得其所对应的细胞内 pH 值。姜半夏乙醇提取物对 SGC-7901 细胞内 pH 值的降低作用,同其干预细胞的药物浓度大小和干预时间的长短成正比。0.5mg/ml 姜半夏乙醇提取物作用 72 小时可显著下调 SGC-7901 细胞的空泡质子转运 ATP 酶(V-AT Pase)和钠氢交换蛋白 1(NHE1)mRNA 的表达[V-AT Pase mRNA:(0.174 ± 0.079)%;NHE1 mRNA:(0.180 ± 0.165)%],与空白对照组[V-AT Pase:(0.318 ± 0.148)%;NHE1:(0.652 ± 0.323)%]比较,差异有统计学意义($P=0.020,P=0.001$)。姜半夏乙醇提取物抗 SGC-7901 细胞生长的可能机制,即药物通过下调 SGC-7901 细胞的 NHE1 和 V-AT Pase mRNA 的表达,逆转细胞内碱外酸的异常微环境,从而抑制细胞的生长增殖[9]。

(7)半夏醋酸乙酯抗肿瘤作用:研究发现,半夏醋酸乙酯提取物及总有机酸提取物,都有诱导 HeLa 细胞凋亡的活性,诱导细胞凋亡是它们抗肿瘤的作用机制之一。掌叶半夏诱导细胞凋亡的作用较强,其抗 HeLa 肿瘤细胞的活性部位主要集中在总有机酸部位或醋酸乙酯提取部位。在对活性相对较强的掌叶半夏提取物进一步进行了细胞周期分析和免疫组化实验后,证明它的抗 HeLa 细胞作用与抑制 S 期细胞增殖和激活 Caspase 家族诱导细胞凋亡有很大的关系[8]。

2. 其他药理作用

(1)对中枢神经系统的影响:半夏和钩藤合用及单用均可明显抑制痫性行为和痫性放电,同时可明显抑制异常脑电活动。表现在显著延长痫性发作潜伏期和痫性放电的潜伏期,且该作用较两药单独应用时强。半夏和钩藤乙醇提取物单用和 4:1 配伍用药能明显抑制青霉素皮层定位注射诱发的痫性放电,推测其抗痫作用机制与影响 α-氨基丁酸受体(GABA)系统有关[10]。

半夏总生物碱对 6-羟基多巴胺诱导的神经元细胞损伤具有保护作用,能够治疗 6-羟基多巴胺诱导的帕金森病的动物模型。半夏总生物碱具有改善学习记忆能力,对抗大鼠神经系统退行性变的作用,能提高帕金森模型大鼠皮质部分及血清 SOD、GSH 的含量,抑制了 MDA 和 H_2O_2 的产生。半夏总生物碱对 6-羟基多巴胺诱导的 PC12 细胞损伤及细胞凋亡具有一定的抑制作用,作用机制可能与提高 T-SOD 性、·OH 的抑制能力以及降低 MDA 含量和

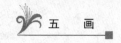

Caspase-3 活性,上调 Bcl-2 和下调 Bax 蛋白表达有关[11]。

(2)对内脏系统的影响

1)对心血管系统的影响:附子与半夏配伍可能通过抗自由基和减少细胞凋亡,对心肌缺血再灌注损伤产生保护作用。大鼠心肌缺血再灌注模型试验发现:附子＋半夏组的 MDA 释放量比其他各组均有所减少,SOD 含量明显增加;附子＋半夏组较其他各组凋亡指数均降低;附子组、半夏组与模型对照组相比,附子＋半夏组与模型对照组相比,Bcl-2 mRNA 表达水平上升,Bax mRNA 表达水平下降,Bcl-2/Bax 比值升高[12]。

2)对消化系统的影响:半夏泻心汤及其拆方对胃炎胃黏膜具有保护作用。采用灌胃造模的方法建立幽门螺杆菌的感染性胃炎动物模型,检测半夏泻心汤给药后小鼠胃黏膜炎性细胞浸润程度和血清中 IFN-γ 含量的变化。结果模型组小鼠血清中 IFN-γ 含量较空白组升高,差异具有统计学意义;全方组、辛温组、甘温组、苦寒组、阳性对照组中 IFN-γ 含量降低显著,与模型组比较差异具有统计学意义。经实验证明半夏泻心汤治疗幽门螺杆菌感染小鼠的作用机制可能与调节细胞免疫,下调血清中 IFN-γ 有关[13]。

3)对呼吸系统的影响:据实验研究半夏具有良好的镇咳化痰作用。研究半夏 5 种不同溶剂提取物对小鼠的镇咳、祛痰作用。其中半夏正丁醇提取物作用最强。与模型对照组比较,各用药组小鼠咳嗽潜伏期显著延长,2 分钟内咳嗽次数显著减少($P<0.01$ 或 $P<0.05$),其中半夏正丁醇提取物效果最好。实验表明,半夏 5 种不同溶剂提取物中正丁醇提取物对小鼠的祛痰、镇咳作用最好[14]。

(3)抗炎作用:半夏中总生物碱的抗炎作用效果良好。通过二甲苯致小鼠耳郭肿胀实验、腹腔注射醋酸所致小鼠腹腔毛细血管通透性增高的实验以及大鼠棉球肉芽肿实验,观察总生物碱部位的抗炎作用;制作小鼠气囊滑膜炎模型,测定炎症渗出物中前列腺素 E2 含量。半夏生物碱对二甲苯致小鼠耳郭肿胀、醋酸致小鼠毛细血管通透性的增加以及大鼠棉球肉芽肿的形成均有明显的抑制作用,生物碱组渗出液中前列腺素 E2 含量明显低于模型组。半夏总生物碱部位对多种炎症模型均有明显的对抗作用,为半夏抗炎作用的主要有效部位之一。且此作用部分是与炎症因子前列腺素 E2 的产生和释放受抑制有关[15]。

3. 毒性作用 小鼠急性毒性实验研究表明,测定半夏全组分、水提组分的最大给药量和醇提组分的最大耐受量。半夏全组分的最小致死量(MLD)为 34.8g/kg,水提组分的最小致死量(MLD)为 300.0g/kg,醇提组分的最大耐受量(MTD)为 99.2g/kg,分别相当于临床 70kg 人每公斤体重日用量的 270.7 倍、2333.3 倍和 771.6 倍[16]。半夏具有毒性,据报道制备了半夏全组分、水提组分以及醇提组分,并对其急性毒性进行了评价,结果表明半夏醇提组分小鼠给药后出现腹泻、抽搐、呼吸麻痹等症状,且出现小鼠死亡现象;全组分小鼠于灌胃后 5min 内出现烦躁现象;水提组分给药后出现腹泻现象[16]。半夏超量服用或长期服用可引起慢性中毒,引起肾脏代偿性增大,并可能对妊娠和胚胎均有显著的毒性[17]。研究表明生半夏具有强烈的刺激性,可引起人体胃黏膜损伤[18]。

【临床应用】治疗其他疾病:

1. 治疗心血管疾病 半夏白术天麻汤联合依达拉奉治疗急性缺血性脑卒中风痰阻络型观察其临床疗效。半夏白术天麻汤加减联合依达拉奉治疗急性缺血性脑卒中风痰阻络型疗效确切,不良反应少[19]。

瓜蒌薤白半夏汤加味治疗无症状心肌缺血临床运用中,经实验证明本方是治疗无症状型冠心病的有效方剂[20]。

2. 治疗消化系统疾病 　加味半夏泻心汤对慢性萎缩性胃炎的临床治疗效果良好。加味半夏泻心汤治疗慢性萎缩性胃炎效果良好，比西药治疗慢性脾胃病方面更具优势[21]。半夏泻心汤联合腹针治疗胃食管反流病的临床疗效显著[22]。

3. 治疗呼吸系统疾病 　研究表明半夏具有治疗支气管扩张的作用。治疗组总有效率达93.70％，空白组总有效率40.60％。差异较明显，说明半夏配伍的通窍活血汤具有治疗支气管扩张的作用[23]。

【不良反应】生半夏或炮制不当的半夏会对其所接触的嘴唇、口腔、咽喉及胃肠道黏膜产生强烈的刺激性，导致一系列不良反应。临床研究报道，半夏不良反应主要包括口腔及咽喉黏膜炎症症状（如口腔和舌咽麻木肿痛、流涎、张口困难、咽喉刺痛甚至失音）、消化道症状（如胃部不适、恶心呕吐、腹泻）及其他如心悸、气促、胸部压迫感、视物不清、肺部啰音、心音低钝、紫绀、昏迷、瞳孔散大、膝腱反射减退等不良反应[22]。严重者出现喉头水肿以致呼吸困难，甚至窒息或死亡；或并发急性肺水肿、左心衰竭、心律失常、休克、呼吸中枢麻痹而死亡[24]。

参考文献

[1] 李经纬，区永欣，邓铁涛，等.中药大辞典.北京：人民卫生出版社，1995：1071-1075.

[2] 何萍，李帅，王素娟，等.半夏化学成分的研究.中国中药杂志，2005，9(30)：671.

[3] 朱黎，范汉东，王雪，等.掌叶半夏凝集素的分离纯化及其在体内外对小鼠肉瘤S180细胞的影响.武汉大学学报(医学版)，2009，30(1)：10-15.

[4] 王志强，李炳超.半夏药理作用研究进展.山西医药杂志，2009，38(1)：66.

[5] 冯瑞娟.半夏蛋白的提取分离、含量测定及对Hela细胞的作用研究.浙江：浙江理工大学，2012：41-42.

[6] 范汉东，王雪，蔡永君，等.半夏中一种抗癌蛋白的纯化及其抗癌活性研究.湖北大学学报(自然科学版)，2012，34(1)：105.

[7] 李玉先，刘晓东，朱照静.半夏药理作用的研究述要.辽宁中医学院学报，2004，6(6)：459-460.

[8] 武峰，秦志丰，李勇进，等.半夏化学成分抗肿瘤研究进展.中华中医药学刊，2013，31(2)：271.

[9] 张慈安，武峰，毛竹君，等.姜半夏乙醇提取物对人胃腺癌SGC-7901细胞内pH值的影响.中西医结合学报，2011，9(8)：894-899.

[10] 徐宁，王丽，牛争平，等.半夏、钩藤乙醇提取物4：1配伍对青霉素诱发惊厥大鼠痫性放电的影响.中西医结合心脑血管病杂志，2010，8(3)：322-324.

[11] 段凯.半夏总生物碱对帕金森病的防治作用及机制研究.湖北：湖北中医药大学，2012：19-22.

[12] 陈文强，黄小波，王宁群，等.陈皮半夏对颈动脉硬化家兔血管细胞黏附分子-1及基质金属蛋白酶-9表达的影响.中国中医药信息杂志，2013，20(11)：34-36.

[13] 赵静，王兰青，王醴恩，等.麦门冬汤麦冬半夏不同比例对慢性萎缩性胃炎疗效的影响.吉林中医药，2010，30(7)：630-632.

[14] 柯昌毅.半夏5种不同溶剂提取物对小鼠祛痰镇咳作用的研究.中国药房，2012，3(39)：3652-3653.

[15] 周倩，吴皓.半夏总生物碱抗炎作用研究.中药药理与临床，2006，22(3,4)：87-89.

[16] 陆永辉，王丽，黄幼异，等.半夏不同组分小鼠急性毒性的比较研究.中国药物警戒，2010，7(11)：646-648.

[17] 张伯礼，翁维良.中药不良反应与合理用药.北京：清华大学出版社，2007：374-376.

[18] 高天曙.半夏治疗支气管扩张临床应用.实用中医内科杂志，2012，26(4)：62.

[19] 刘正端，陈亚娟，蒋志斌.生半夏应慎用.中国医药导报，2009，6(1)：85.

[20] 郭雁，李鑫辉，易亚乔，等.瓜蒌薤白半夏汤防治冠心病的概况.湖南中医药大学学报，2013，33(5)：

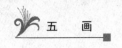

109-110.

[21] 邹水平,连建共.加味半夏泻心汤治疗慢性萎缩性胃炎35例.当代医学,2013,19(14):155-156.

[22] 李韩华,刘美华.半夏泻心汤联合腹针治疗胃食管反流病的临床疗效观察.当代医学,2013,19(3):149.

[23] 高天曙.半夏治疗支气管扩张临床应用.实用中医内科杂志,2012,26(4):62-63.

[24] 钟凌云,吴皓,张琳,等.半夏毒性成分和炮制机理研究现状.上海中医药杂志,2007,41(2):72-74.

69. 半 枝 莲

【来源】唇形科植物半枝莲 *Scutellaria barbata* Don 的全草[1]。

【性味与归经】辛,微苦,性凉。归肺、肝、肾经。

【功能与主治】清热解毒,化瘀止血,利水消肿。蛇咬伤,痈肿,疗疮;肺痈吐脓,咽喉肿痛。吐血、衄血、尿血;跌打损伤,瘀肿疼痛;肝硬化腹水,肾炎水肿,还用于宫颈癌,直肠癌,胃癌等。

【化学成分】半枝莲全草中含有多种化合物,其中包括 5,7-二羟基-8-甲氧基黄酮(汉黄芩素 wogonin)、5,2′-二羟基-7,8,6′-三甲氧基黄酮(半枝莲素 rivularin)、5,6,7,4′-四羟基黄酮(野黄芩素 scutellarein)、5,7,4′-三羟基黄酮(芹菜素 apigenin)、5,6,7-三羟基黄酮(baicalein)、5,7,4′-三羟基-6-甲氧基黄酮(粗毛豚草素 hispidulin)、5,7,3′,4′-四羟基黄酮(木樨草素 luteolin)、2S-5,7,8,4′-四羟基二氢黄酮(红花素 carthamidin)、2S-5,6,7,4′-四羟基二氢黄酮(异红花素 isocarthamidin)、2S-5,7,3′,4′-四羟基二氢黄酮(圣草酚 eriodictyol)、5,7,4′-三羟基黄烷酮(柚皮素 naringenin)、野黄芩苷(scutellarin);菜油甾醇、胆甾醇、豆甾醇、熊果酸(ursolic acid)、半枝莲酸(scutellaric acid)[1-5]。

【药理作用】

1. 抗肿瘤作用

(1)半枝莲黄酮类化合物的抗肿瘤作用:半枝莲黄酮类提取物能明显抑制微血管的生成,机制可能与阻断内皮细胞迁移,VEGF 蛋白表达下调有关[6]。实验表明半枝莲黄酮苷在体外对 HL-60 细胞 IC_{50} 小于 $25\mu g/ml$[7]。

(2)半枝莲多糖类化合物的抗肿瘤作用:实验研究观察半枝莲多糖辅助环磷酰胺对 H22 小鼠的血清肿瘤坏死因子-α 及 VEGF 的表达含量的影响,并计算抑瘤率。半枝莲多糖低、中剂量组单独使用时或辅助环磷酰胺时,其对血清 TNF-α 的上调作用和对 VEGF 的下调作用有统计学意义。说明半枝莲多糖对血清 TNF-α、VEGF 表达有一定调控作用,并对环磷酰胺的抗癌效果有辅助作用。高剂量组半枝莲多糖对两种因子表达的调节无显著意义,具体机制有待研究[8]。

(3)半枝莲醇提物的抗肿瘤作用:采用小鼠腋下接种肿瘤细胞 S180、H22 的实验方法研究半枝莲醇提物的抗肿瘤作用。结果表明,半枝莲醇提物高、中、低剂量连续给药 10 天,对小鼠 S180、H22 的生长有显著抑制作用,且不同剂量组不同肿瘤的抑瘤率与对照组相比均有显著性差异(P<0.05)。半枝莲醇提物对于 S180、H22 最大抑瘤率分别为 53.47%、49.38%[9]。半枝莲还可以诱导 HSP70 表达,提高 CD4+、CD8+ 细胞对肿瘤细胞的免疫杀伤能力,导致小鼠腹水肝癌细胞 H22 细胞大量坏死和凋亡[10]。半枝莲醇提取物可激活 FNFR 家族、*Bcl* 抑癌基因,诱导细胞凋亡,抑制人肝癌细胞 HepG-2、QGY-7701 的增殖[11-12]。半枝莲醇提物对肝癌细胞 Bel-7402 增殖的抑制作用,随着浓度增加抑制作用增强,具有明显的量效关系,在

354

$100mg/ml$ 的浓度下,其抑制效果与 $100\mu g/ml$ 的氟尿嘧啶相近[13]。半枝莲可阻滞细胞周期中 S 期向 G_2/M 期的转变过程,从而抑制人大肠癌细胞增殖,诱导 HT-29 细胞凋亡[14]。半枝莲的乙醇提取物通过诱导细胞凋亡和产生细胞毒性作用抑制人肺癌细胞 A549 的生长[15]。

(4)半枝莲水提物的抗肿瘤作用:实验研究表明半枝莲水提物能够对人肺巨细胞癌细胞株 PG 细胞 *Bcl-2* 基因进行调控并且能够降低端粒酶的活性,结果表明,不同浓度半枝莲含药血清作用于肿瘤细胞后,可明显抑制 *Bcl-2* 的高表达,且存在明显的量效关系,提示半枝莲抑制肿瘤细胞内凋亡抑制基因 *Bcl-2* 的表达,可能是其抗肿瘤作用的主要机制之一[16-17]。半枝莲水提物能够有效抑制白血病 K562 细胞的生长,抑制率与给药量呈正相关[18]。半枝莲水提物在 24 小时、48 小时后都能有效的抑制人宫颈癌细胞 HeLa 中 VEGF 因子的表达,从而抑制血管生成,从而达到抑制肿瘤细胞增殖的作用[19]。半枝莲水提物可能影响舌癌细胞的超微结构,降低细胞的增殖力从而抑制舌鳞癌 SAS 细胞过度生长,其机制可能与下调 Bcl-2、上调 Bax、Caspase-3 等凋亡相关蛋白表达有关[20]。经半枝莲水提物作用于结肠癌 HT-29 细胞,细胞数量明显减少,细胞变圆并脱落,悬浮于培养液中,Annexin V 检测有明显凋亡,出现明显的阶梯状凋亡条带,线粒体膜电位显著降低,Caspase-9 和 Caspase-3 被显著激活。均呈现明显的剂量依赖。结果表明,半枝莲可通过内源性线粒体凋亡途径诱导 HT-29 细胞凋亡发挥抗肿瘤作用[21]。

2. 其他药理作用

(1)对内脏系统的影响

1)对消化系统的影响:由半枝莲、金钱草、石韦、郁金等组成的半枝莲化瘀排石汤可以引起家兔离体回肠的兴奋,而阿托品可与其发生竞争性抑制,按胃肠推进运动实验法对小鼠试验,发现排石汤对胃肠平滑肌有明显的推动作用[22]。

2)对呼吸系统的影响:半枝莲红花素有较强的对抗由组胺引起的平滑肌收缩作用,同时还有很好的祛痰作用,是治疗慢性支气管炎的有效成分,研究表明从半枝莲中提取的红花素对晶体醛糖还原酶(AR)有较强的非竞争性抑制作用,为进一步研究红花素对糖性白内障的治疗以及临床应用提供了参考[23]。

3)对泌尿系统的作用:糖尿病合并泌尿系感染是临床上糖尿病常见的并发症之一,采用活血祛瘀、养阴清热利尿通淋的半枝莲中药汤剂治疗,可明显改善泌尿系感染疾病,降低血糖[24]。

(2)对免疫系统的影响:半枝莲多糖在体外可促进 ConA 诱导的小鼠脾细胞淋巴细胞转化,皮下注射给药一周可明显提高小鼠外周血淋巴细胞中酯酶阳性细胞的百分率,促进 DNCB 诱导的迟发型变态反应,说明该药对机体的细胞免疫有促进作用,但是大剂量注射可抑制小鼠胸腺指数,对脾指数无影响,因此使用时以中、小剂量为宜[25]。

(3)抗病原微生物作用:研究表明,从半枝莲中分离出的毛地黄黄酮等对葡萄状球菌等有强烈的抑制作用[26]。半枝莲中提取的两类黄酮类化合物木犀草素和芹菜素对青霉素耐药的金黄色葡萄球菌有杀伤作用[27]。此外通过药敏试验发现,半枝莲中的挥发油对金黄色葡萄球菌有杀伤作用,而且革兰阳性菌比革兰阴性菌对半枝莲的挥发性成分更敏感[28];通过体外实验发现,半枝莲中的有效成分可以抑制乙型肝炎病毒(hepatitis B virus,HBV)的生长,抑制强度属中等[29]。

(4)抗致突变作用:半枝莲的水提物可明显抑制黄曲霉素 B1 等引起的突变,显示出较强的抗突变作用,利用人外周血淋巴细胞的非程序性 DNA 合成实验,对半枝莲与几种中草药抗香烟焦油的致突变作用进行研究,结果表明半枝莲可明显对抗香烟焦油凝聚物对淋巴细胞 DNA 的损伤,保护淋巴细胞的 DNA。Ames 实验表明,半枝莲的水溶性提取物可以对抗 4-甲基亚硝胺基-1-(3-吡啶基)-1-丁酮的致突变性,也可明显抑制苯并芘诱发的 TA98 和 TA100 致突变的作用,并随着药物剂量的升高,抑制作用明显增强[30]。

3. 毒性作用　半枝莲煎剂小鼠静脉注射的 LD_{50} 为 (6.10 ± 0.269)g/kg,浸剂大鼠灌胃给药的 LD_{50} 为 (75 ± 13.1)g(生药)/kg,大鼠每日腹腔注射 0.1g(生药)、0.2g(生药)、0.3g(生药)和 1.0g(生药)/kg 连续三个月后,体重、尿沉渣及尿蛋白均无异常发现。半枝莲中所含黄芩素试验小鼠口服最大耐受量为 10g/kg,静脉注射的 LD_{50} 为 1314mg/kg。服用大剂量半枝莲煎剂临床实验表明,处方中用量到 120g 时对肝肾功能主要指标、血常规、免疫球蛋白、血浆蛋白均不产生明显影响。因半枝莲性凉味苦,脾胃虚寒患者应当慎用[31]。

【临床应用】

1. 治疗肿瘤　根据临床多年经验,重用半枝莲治疗癌性腹水 29 例,其中腹水完全消失者 11 例[32]。用白花蛇舌草、半枝莲等中药自拟肿瘤处方加减治疗胃癌康复期 20 例,总有效率 90%[33]。以半枝莲、金银花、黄芩等中药制成的金甲胶囊治疗中晚期肺癌患者 314 例,有效率达 66.6%[34]。用以半枝莲、人参、冬虫夏草等制成的华奇胶囊治疗接受化疗的 129 例各种恶性肿瘤患者,在避免放化疗所致白细胞、红细胞、血小板下降的同时可明显改善头晕、乏力、恶心等常见的毒副反应症状[35]。

2. 治疗其他疾病

(1)治疗肝病:用半枝莲、茵陈等制成茵清肝口服液治疗慢性活动型乙型肝炎早期纤维化 34 例,总有效率 97%[36]。用半枝莲、白花蛇舌草等随证加减用药,有加速肝细胞恢复的作用,并能使 HCV 抗原转阴[37]。

(2)治疗前列腺疾病:以半枝莲、熟地、肉桂等自拟药方并随证加减,治疗老年前列腺肥大 55 例,总有效率 93.36%[38]。用半枝莲、白茅根、蒲公英等自拟复方半枝莲汤并随证加减治疗慢性前列腺炎 60 例,总有效率 93.3%[39]。

(3)治疗肾病:以半枝莲、金钱草、蒲公英等组成金莲茅公饮,随证加减治疗急性肾小球肾炎 50 例,有效率达 96%[40]。以自拟方半枝莲汤治疗尿血 65 例,35 例临床治愈,总有效率 95.4%[41]。

参考文献

[1] 李经纬,区永欣,邓铁涛,等. 中药大辞典. 北京:人民卫生出版社,1995:468.

[2] 蒋小岗. 半枝莲的化学成分和药理作用. 中国野生植物资源,2004,23(1):3-6.

[3] Sonoda M,Nishiyama T,Matsukwa Y. Cytotoxic activities of flavonoids from two Scutellaria plants in Chinese medicine. J Ethnopharmcol,2004,91(1):65-68.

[4] Tomimori T,Imoto Y. Studies on the constituents of S. species. Structures of neoclerodane-type diterpenoids from the whole herb of S. rivularis Wall. Chem. pharm. Bull,1997,45(1):152-160.

[5] Zhu Pinye,Liu Guoqiao. Isolation and identification of thediterpenoid and flavone in Scutellaria barbata D. Don. 植物资源与环境,1993,2(4):63-64.

[6] 徐敏,卜平,李瑶瑶. 半枝莲黄酮类化合物对体外肿瘤血管生成的影响. 世界华人消化杂志,2007,15(20):2215-2219.

[7] 曾秋红. 半枝莲黄酮类化合物体外抗肿瘤活性研究. 海峡药学,2011,23(1):137-139.

[8] 于英君,周群,负可力.半枝莲多糖辅助化疗药物对小鼠血清 TNF-α、VEGF 表达的影响.中医药信息,2010,27(1):29-31.

[9] 王刚,董玫,刘秀书.半枝莲醇提物抗肿瘤活性的研究.现代中西医结合杂志,2004,13(9):1141-1142.

[10] 王洪琦,崔娜娟,胡玲,等.清热解毒和补益中药对小鼠肝癌 H22 细胞的作用及免疫学机制.广州中医药大学学报,2006,23(2):156-158.

[11] 林敬明,刘煌,罗荣城.半枝莲提取物抗人肝癌 HepG-2 细胞增殖及其机制研究.南方科大学学报,2006,26(7):975-977.

[12] 林敬明,刘煌,罗荣城.半枝莲提取物抗人肝癌 QGY-7701 细胞增殖及其机制研究.南方医科大学学报,2006,26(5):591-593.

[13] 胡旭东,吴小江,邱宏,等.六种常用抗癌中药对肝癌细胞株 Bel-7402 的作用.江西中医学院学报,2005,17(4):47-48.

[14] 宋寄春,谭诗云,陈明锴.半枝莲对大肠癌细胞增殖抑制及诱导凋亡的作用.咸宁学院学报(医学版),2007,21(2):106-108.

[15] Yin XL,Zhou JB,Jie CF,et al. Anticancer activities and mechanism of Scutellaria barbata extract on human lung cancer cell line A549. Life Sci,2004,75(18):2233-2244.

[16] 李洁.半枝莲对人肺巨细胞癌细胞株 PG 细胞 bcl-2 基因表达的影响.中药药理与临床,2007,23(1):46-47.

[17] 李洁,石俊.半枝莲对人肺巨细胞癌细胞株 PG 细胞端粒酶活性的影响.中药药理与临床,2006,22(3):113-114.

[18] 谢珞琨,邓涛,张秋萍,等.半枝莲提取物诱导白血病 K562 细胞凋亡.武汉大学学报(医学版),2004,25(2):115-117.

[19] 张妮娜.半枝莲含药血清抑制肿瘤血管生成的实验研究.江苏:扬州大学,2005:28-30.

[20] 静广平,焦晓辉,王学勇,等.半枝莲提取物抗人舌鳞癌 SAS 细胞增殖作用的研究.口腔医学研究,2009,25(3):249-253.

[21] 彭军,林久茂,魏丽慧,等.半枝莲提取物诱导结肠癌 HT-29 细胞凋亡的机制研究.福建中医药大学学报,2010,20(6):35-38.

[22] 张志成,李成韶,程丽芳,等.半枝莲化瘀排石汤治疗泌尿系统结石的研究.山东中医杂志,1991,10(2):14.

[23] 赵惠仁,胡书群,任孝衡,等.红花素对晶体醛糖还原酶的抑制作用.中国药理学与毒理学杂志,1993,7(2):159-160.

[24] 王岩,乔进,王丽.淋痛灵治疗糖尿病合并泌尿系感染 52 例临床观察.中成药,2000,22(11):777-778.

[25] 陆平成,许益民.半枝莲多糖对细胞免疫的调节作用.南京中医学院学报,1989,5(2):32-34.

[26] 冉先德.中华药海.哈尔滨:哈尔滨出版社,1993:262.

[27] Sato Y,Suzaki S,Nishikawa T,et al. Phytochemical flavones isolated from Scutellaria barbata and antibacterial acticity against methicillin-resistant Staphylococcus aureus. J Ethnopharmcol,2000,72(3):483-488.

[28] Yu JQ,Lei JC,Yu HD,et al. Chemical composition and anti-microbial activities of volatile components of Lippia javanica. Phytochemistry,2004,65(16):2333-2336.

[29] 终继铭,刘玉玲,陈光晖,等.野黄芩苷的解热作用研究.承德医学院学报,1999,16(2):101-103.

[30] 张春玲,胡俊峰,曲江斌,等.几种中草药及绿茶对 B(a)P 和 NNK 的抗诱变作用.癌变·畸变·突变,2003,15(2):101-103.

[31] 邹箴蕾,吴启南.半枝莲的化学成分及药理作用研究进展.时珍国医国药,2005,16(2):149-150.

[32] 陈素霞.重用半枝莲治疗癌性腹水 29 例.实用中医内科杂志,2003,17(4):713-714.

[33] 陈洪.肿瘤和方加减治疗胃癌康复期 20 例.福建中药,1997,28(1):24-25.

[34] 程跃辉,杨熙平,陈天明,等.金甲胶囊治疗中晚期肺癌 314 例疗效观察.中国中西医结合外科杂志,

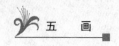

1997,3(4):274-27

[35] 杨叁平,刘卫滨,蔡银素,等.华奇胶囊治疗肿瘤放化疗副作用 129 例临床观察.中国中医药信息杂志,1997,4(8):18.

[36] 刘宏元,刘作恩.慢性乙肝早期纤维化的治疗研究.天津中医,1997,14(3):101-102.

[37] 程为平,周忠光,张金良,等.丙肝灵治疗丙型病毒性肝炎 13 例.中医药信息,1997,14(2):23.

[38] 张庆好,张更生.启疲汤治疗老年前列腺肥大 55 例.新中医,1995,27(2):23-24.

[39] 张庆好,张更生.复方半枝莲汤治疗慢性前列腺炎 60 例.新中医,1994,25(1):32

[40] 白宝均.金莲茅公饮治疗急性肾小球肾炎 50 例.陕西中医,1988,9(1):19-20.

[41] 都修波,和红霞.半枝莲汤治疗尿血 65 例.中国民间疗法,2001,9(9):37-38

70. 辽东楤木

【来源】五加科楤木属植物辽东楤木 *Aralia elata* (Miq.) Seam.[1]

【性味与归经】苦,辛,平。有小毒。

【功能与主治】补气安神,强精滋肾,祛风活血,除湿止痛。治疗肺癌、胃癌、肝癌、乳腺癌、结肠癌、卵巢癌等多种恶性肿瘤,还可用于治疗肝炎、神经衰弱、肾炎水肿、糖尿病、便秘、胃痛、风湿关节痛、腰腿痛、跌打损伤、外伤出血等[1]。

【化学成分】辽东楤木中含有皂苷类物质,如楤木皂苷 A(ataloside A)、楤木皂苷 B(ataloside B)、楤木皂苷 C(ataloside C)等。脂肪类化合物,如十五酸甲酯、十六酸甲酯、二十酸甲酯、二十六酸甲酯、二十六碳烯-1、二十六碳醇等,其他物质还有齐墩果酸(oleanolic acid)、胡萝卜苷(daucosterol)、罗盘草苷 A(silphioside A)、无梗五加苷 D(acanthoside D)、银莲花苷(narcissiflorine)、竹节人参苷 I_b(chikusetusaponin I_b)以及一些氨基酸和微量元素等。[1]

【药理作用】

1. 抗肿瘤作用

(1)辽东楤木总皂苷的抗肿瘤作用:实验发现辽东楤木叶总皂苷对小鼠的 H22 实体瘤生长具有明显的抑制作用并能诱导细胞凋亡,辽东楤木叶总皂苷能有效降低 H22 荷瘤小鼠 p53 及 PCNA 蛋白的阳性表达。这说明辽东楤木叶总皂苷可能通过抑制突变型 p53 蛋白的表达,使 PCNA 蛋白表达下调从而抑制肿瘤细胞增殖[2,3]。辽东楤木能显著提高 S180 小鼠 IL-2、TNF-α 含量,而 rasp21 蛋白和突变型 p53 蛋白表达则明显下降,通过诱生荷瘤小鼠 IL-2、TNF-α 含量,抑制 rasp21 蛋白和突变型 p53 蛋白的过度表达来发挥抗肿瘤作用[4]。此外,辽东楤木总皂苷能明显抑制裸鼠 A549 体外移植瘤生长,抑制 COX-2 的表达,降低微血管密度[5]。

通过对辽东楤木总皂苷的体外抗肿瘤活性研究发现,辽东楤木对人肝癌 BEL-7402 细胞也有较明显的生长抑制作用,实验采用磺酰罗丹明 B 染色法进行检测,当辽东楤木浓度为 $31.25 \mu g/ml$ 时,可对人肝癌 BEL-7402 细胞有 50% 的生长抑制作用,浓度达到 $125 \mu g/ml$ 时,可对人肝癌 BEL-7402 细胞有 50% 的杀死作用。这些说明辽东楤木对肝癌 BEL-7402 细胞有一定的抗肿瘤效果[6]。

辽东楤木叶总皂苷对胃癌具有一定作用。MTT 法检测辽东楤木叶总皂苷作用胃癌 BGC 细胞 24 小时后能显著抑制其增殖,抑制效果随剂量增加而增大。激光共聚焦扫描显微镜 FITC-Annexin V/PI 双染法检测辽东楤木叶总皂苷可诱导人胃癌 BGC 细胞出现凋亡早、中、晚期的细胞形态。以上结果说明辽东楤木叶总皂苷能够具有明显的抗肿瘤作用[7]。

辽东楤木叶总皂苷与顺铂可明显协同抑制 SKOV-3/DDP 细胞生长,并诱导 SKOV-3/

DDP 细胞凋亡,其作用机制可能是通过对 NF-κB 信号转导通路的阻断而实现的[8]。此外,辽东楤木叶总皂苷可促使 SKOV-3/DDP 细胞周期停滞于 G_1 期。以上结论说明辽东楤木叶总皂苷可抑制 SKOV-3/DDP 细胞的生长,这种作用可能与其促使细胞周期停滞、诱导细胞凋亡、降低耐药蛋白的表达相关[9]。

此外,辽东楤木叶总皂苷能抑制人乳腺癌 MCF-7 细胞的生长,并随给药剂量的增加,细胞周期阻滞作用逐渐由 S 期阻滞向 G_0/G_1 期阻滞转变。其抗肿瘤作用机制与上调 Bax 和下调 Bcl-2 蛋白表达从而诱导细胞凋亡有关[10]。

(2)辽东楤木多糖抗肿瘤作用:实验以 S180 肉瘤为肿瘤模型,发现辽东楤木多糖对 S180 肉瘤生长有显著的抑制作用,最高剂量抑瘤率在 60% 以上。辽东楤木多糖显著提高荷瘤小鼠脾脏和胸腺质量以及血液淋巴细胞数量,促进淋巴细胞增殖反应,增加 NK 细胞杀伤活性和巨噬细胞活性。通过提高机体免疫来抑制肿瘤生长[11]。

实验探讨辽东楤木多糖对体外培养人肝癌 SMMC-7721 细胞凋亡的影响,并研究其可能的作用机制。结果表明辽东楤木多糖(aralia elata polysaccharides,APES)能明显诱导人肝癌 SMMC-7721 细胞凋亡,其机制可能与改变肝癌细胞 SMMC-7721 中凋亡相关基因 *Survivin*、*Caspase-3* 和 *Bcl-2* 的表达有关[12]。

2. 其他药理作用

(1)对中枢神经系统的影响:辽东楤木对中枢神经系统具有双向调节作用。辽东楤木总皂苷具有增强中枢兴奋药的作用,如咖啡因、印防己毒素,三萜总皂苷给动物注射后能提高大脑皮质、皮质下过程及灵活性[13]。此外,辽东楤木对中枢神经系统还具有一定的抑制作用,当辽东楤木总皂苷与巴比妥、氯丙嗪使用时,可出现协同中枢抑制效应,对苯丙胺引起的小鼠活动增加有一定的抑制作用。

(2)对内脏系统的影响

1)对心血管系统的影响:辽东楤木总皂苷对异丙肾上腺素诱发心肌缺血损伤和结扎冠脉所致大鼠心肌梗死,均有良好的保护作用。能显著改善异丙肾上腺素所致心肌缺血时的心电图变化,显著减少缺血心肌组织肌酸磷酸激酶的释放,降低缺血动物心肌组织和血浆中游离脂肪酸,并有保护心肌组织中超氧化物歧化酶的活性[14]。此外,辽东楤木还具有抗心律失常作用。

2)消化系统:辽东楤木分离得到的皂苷对肝细胞损伤有保护作用,其通过肝细胞内酶系统的诱导作用,从而使肝细胞的核酸、蛋白质、糖原合成及能量合成增加,保护肝细胞膜的正常结构而起到抑制肝损伤的作用[15]。

3)对内分泌系统的影响:实验发现从辽东楤木中得到的皂苷单体通过大鼠耐糖实验,发现分离得到的单体皂苷可抑制血浆葡萄糖水平的升高,具有较好的降血糖活性[16]。

(3)抗病毒作用:辽东楤木总皂苷具有明显抗脊髓灰质炎病毒Ⅲ型、单纯疱疹病毒Ⅰ型、腺病毒Ⅲ型、埃可病毒 6 型的活性,具有明显的抗肠道腺病毒效应[17]。

(4)对免疫系统的影响:辽东楤木皂苷能明显促进单核巨噬细胞吞噬功能。给小鼠腹腔注射辽东楤木皂苷连续 7 天,还可显著刺激 PGE_2 等物质的合成,诱导 cGMP 含量明显下降[18]。此外,辽东楤木总皂苷还能增强大鼠免疫功能,加速大鼠皮肤伤口初期的愈合。

(5)抗炎作用:研究发现辽东楤木总皂苷有明显的镇痛抗炎作用,对急性和慢性炎症均有明显的抑制作用,其抗炎作用不依赖于垂体-肾上腺皮质系统,但对肾上腺皮质有一定刺激作用[19]。

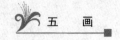

3. 毒性作用　实验研究辽东楤木根提取物对雌、雄大鼠的亚慢性毒性作用。在以 3.4g/kg 剂量给大鼠投药的第 90 天，雌、雄大鼠体重明显减轻，大鼠血中的天门冬氨酸氨基转移酶（AST）和血清碱性磷酸酯酶(SAP)酶浓度增加，但尿素和血清蛋白未见变化。此外，所有剂量给药，肝重均增加，但肝和其他器官未见到肉眼检查和组织学的变化[20]。

参考文献

[1] 郑玲玲，裴凌鹏. 楤木属植物的研究进展. 中国民族医药杂志,2010,6(6):57-59.

[2] 尹丽颖，边晓燕，肖洪彬，等. 辽东楤木叶总皂苷对 H22 荷瘤小鼠 p53 及 PCNA 蛋白表达的影响. 中医学学报,2010,38(1):18-20.

[3] 尹丽颖，边晓燕，肖洪彬. 辽东楤木叶总皂苷对荷瘤小鼠抑瘤作用的实验研究. 中医药信息,2010,27(3):107-109.

[4] 吴勃岩，韩玉英，梁颖，等. 龙牙楤木叶总皂苷抗肿瘤作用机理研究. 辽宁中医杂志,2010,37(1):175-176.

[5] 王丽岩，肖洪彬，张秀萍，等. 辽东楤木叶总皂苷(ETS)对裸鼠 A549 体外移植瘤抑制率及瘤体相关蛋白 COX-2 表达影响的实验研究. 中医药学报,2010,38(6):30-32.

[6] 张秀萍，尹丽颖，牛雯颖，等. 辽东楤木叶总皂苷体外抗肿瘤作用的研究. 时珍国医国药,2012,23(12):2966-2968.

[7] 尹丽颖，仲丽丽，边晓燕，等. 辽东楤木叶总皂苷对人胃癌 BGC 细胞凋亡的影响. 中医药学报,2012,40(3):12-14.

[8] 王春梅，薛晓鸥，张广美，等. 辽东楤木协同顺铂抑制 SKOV3-DDP 生长的作用及机理. 中医药信息,2013,30(3):24-28.

[9] 王春梅，张广美. 辽东楤木叶总皂苷逆转卵巢癌细胞耐药作用的实验研究. 世界中西医结合杂志,2012,7(8):713-716.

[10] 李凤金，毕明刚，武爽，等. 辽东楤木叶总皂苷抗人乳腺癌作用的研究. 中国药理学通报,2013,29(12):1663-1667.

[11] 王丽君，姜虹. 龙牙木多糖抗肿瘤活性及对荷瘤小鼠免疫功能的影响. 中国免疫学杂志,2011,27(2):130-134.

[12] 王丽君，石莉萍. 龙牙木多糖诱导人肝癌 SMMC-7721 细胞凋亡机制研究. 中国免疫学杂志,2010,26(12):1082-1085.

[13] 江苏新医学院. 中药大辞典. 上海:上海人民出版社,1997:2583.

[14] 姜永涛，徐绥绪，姚新生，等. 辽东楤木的化学成分及药理活性研究. 沈阳药学院学报,1991,8(4):290.

[15] 王丽岩，肖洪彬，王鸣慧. 辽东楤木叶总皂苷抗急性肝损伤的实验研究. 中医药信息,2009,26(2):29-30.

[16] 宋少江，徐绥绪，曹颖林. 辽东楤木总皂苷降血糖作用研究. 中药研究与信息,2005,7(5):7-9.

[17] 李凡，田同春，石艳春，等. 龙牙楤木总苷的抗病毒研究. 中国中药杂志,1994,19(4):562.

[18] 孙晓波，周重楚，刘威，等. 辽东楤木总皂苷的强壮作用. 中草药,1991,22(2):78.

[19] 王昶，姜宜，谢小龙. 龙牙楤木皂苷抗炎镇痛作用的实验研究. 中国药师,2007,10(8):788-790.

[20] Burgos R，Hancke J，Wikman G. Toxicological assessment of Aralia mandshurica(Araliaceae)root extract after subchronic administration in rats. A biochemical and histological study. Phytother Res,1994,(8):1-9.

71. 丝 瓜

【来源】葫芦科植物丝瓜 *Luffa cylindrica* Roem. 全株。

【性味与归经】甘;凉。归肺、胃、肝经

【功能与主治】清热解毒,凉血通络,热病身热烦渴;痰喘咳嗽;肠风下血,痔疮出血;血淋;崩漏;痈疽疮疡;乳汁不通;无名肿毒;水肿。

【化学成分】种子含葫芦素 B(cucurbitacin B),葫芦素 D(cucurbitacin D);果实含丝瓜苷(lycyoside)A、F、J、K、L、M,3-O-β-D-吡喃葡萄糖基齐墩果酸(3-O-β-D-glucopyranosyloleanolic acid),丙二酸(malonic acid)、枸橼酸(citric acid),瓜氨酸(citrulline),根醇酸(bryonolic acid)[2]。

【药理作用】

1. 抗肿瘤作用

(1)葫芦素 B 抗肿瘤作用:体外实验表明,葫芦素 B 对人鼻咽癌 KB 细胞有细胞毒活性,其半数有效量均为 0.005μg/ml。体内实验中,对肉瘤 S180 的生长有抑制作用,0.25~0.5mg/kg 剂量时其生长抑制率为 21%~55%;接种 Ca Ehrlich 瘤的动物有延长生存时间的作用,0.25~0.5mg/kg 剂量时其生命延长率为 30%~38%[1]。

葫芦素 B(0.1μmol/L、10μmol/L)对人乳腺癌细胞系 MCF-7 的增殖有抑制作用和诱导其凋亡的作用,葫芦素 B 对 MCF-7 细胞的增殖抑制作用具有明显的剂量和时间依赖性。随着葫芦素 B 浓度增高,细胞发生 S 期和 G_2/M 期阻滞,细胞凋亡率逐渐升高。体内实验亦提示,葫芦素 B 可剂量依赖性地抑制乳腺癌裸鼠移植瘤的生长[2]。

葫芦素 B(0.1μmol/L、1.0μmol/L、10μmol/L、100.0μmol/L)对人喉癌细胞 HepG-2 细胞的增殖抑制作用具有明显的剂量和时间依赖性,随着葫芦素 B 浓度增高或作用时间延长,处于 G_2/M 期细胞的比例逐渐升高,同时伴有 G_0/G_1 期细胞减少,可见典型细胞凋亡。葫芦素 B 可剂量依赖性地抑制 p-STAT3、Cyclin B1 和 Bcl-2 的蛋白表达。体内实验各剂量组对肿瘤均有抑制作用,其机制为葫芦素 B 通过抑制 STAT3 活化,抑制 Cyclin B1 和 Bcl-2 的蛋白表达,引起喉癌细胞 G_2/M 期阻滞、增殖抑制和凋亡,发挥对喉癌的抗癌效应[3]。

体外实验证实了 5×10^{-8} mol/L 的葫芦素 B 能够抑制人胰腺癌细胞的增殖,使细胞发生 G_2/M 期阻滞和凋亡,并呈剂量和时间依赖性,同时,JAK2、STAT3 和 STAT5 的活性受到抑制,增加细胞甚至无 p53 功能细胞的 p21(WAF1)水平,减少 Cyclin A、Cyclin B1 和 Bcl-xl 的表达,激活 Caspase 级联反应。体内实验结果显示,与吉西他滨(25mg/kg,2,2-二氟脱氧胞嘧啶核苷)联合用药,使移植了胰腺癌细胞的裸鼠肿瘤体积较对照组相比减少了 62.9%($P <$ 0.01),并且没有明显的毒性作用。体内实验中,受试动物的肿瘤组织中 JAK2/STAT3 活性受到抑制,Bcl-xl 表达减少,Caspase-3 和 Caspase-9 上调[4-5]。

(2)葫芦素 D 抗肿瘤作用:研究发现,葫芦素 D 通过 Caspase-3 和 JNK 磷酸化诱导肝癌细胞凋亡[6]。

2. 其他药理作用

(1)抗炎作用、催眠作用:葫芦素 B 的抗炎作用与抑制二十烷化合物的合成有关,后者是调节白三烯 B4 合成的物质[7]。葫芦素 D 可增强戊巴比妥钠对小鼠的催眠作用,表明葫芦素 D 对中枢神经系统具有抑制作用[8]。

(2)对内脏系统的影响

1)对心血管系统的影响:研究证实,葫芦素 D 能增加毛细血管通透性,降低循环血容量和动脉压,LD_{50} 为 1mg/kg。但长期使用,可引起呼吸-心脏衰竭(肺源性心力衰竭),导致死亡[8]。

2)肝保护作用:葫芦素 B 能抑制过氧化氢诱导的乳鼠肝细胞凋亡。葫芦素 B 对四氯化碳(CCl_4)致大鼠的急性和亚急性肝损害有明显的保护作用,皮下注射或口服葫芦素 B 使肝细胞气球样变性和脂肪性病变数目明显减少,病变程度大为减轻,肝小叶中央坏死区迅速修复,血清转氨酶活性明显下降,肝糖原蓄积增多。组织学观察和羟脯氨酸测定还证明,葫芦素 B 明显抑制受损肝脏纤维增生;另外,在脂肪肝变轻的同时,血清 β-脂蛋白增多,提示葫芦素 B 能改善肝细胞合成脂蛋白的功能,从而使脂肪能以 β-脂蛋白的形式排出肝外。葫芦素 B(含生药 3.5g/kg、2.1g/kg、0.7g/kg)能够降低四氯化碳诱发急性肝损伤的小鼠和大鼠血清中谷氨酸丙氨酸氨基转移酶、天冬氨酸转氨酶、碱性磷酸酶、血清总蛋白(total protein,TP)、血清总胆红素(total bilirubin,TBIL)的含量,对 CCl₄ 所造成的肝损伤有一定的保护作用。口服葫芦素 B 能提高机体的细胞免疫功能,且此作用与其对肝炎的疗效密切相关[9-10]。葫芦素 B 对酒精所致黄疸的保护作用。葫芦素 B 可降低灌胃酒精小鼠血清结核杆菌含量,降低肝组织匀浆中丙二醛含量,降低肝细胞的水肿程度。葫芦素 B 对灌胃酒精小鼠引起的黄疸具有保护作用,此作用与其增强机体清除自由基的能力,以及降低肝细胞水肿的程度有关[11]。

葫芦素 D 能增强在体肠管运动,而对离体肠管未呈现明显活性;葫芦素 D 还可刺激胃液分泌[8]。

(3)抗病原微生物作用:葫芦素 D 对肝炎病毒具有抑制作用。嫩丝瓜提取物 LO43 腹腔注射时对刚断奶小鼠皮下感染乙型脑炎病毒有明显预防作用,感染病毒前注射丝瓜提取物,保护率可达 60%～80%。在感染病毒后注射丝瓜提取物,保护率只有 20%～27%,LO43 对乙型脑炎病毒无直接灭活作用。初步实验提示,丝瓜提取物是一种干扰素诱生剂,其有效成分可能是右链 RNA,尚需进一步证实丝瓜芽(种子发芽后剪去叶及根)提取物 LO42 对乙型脑炎病毒也有相似的作用,LO42 的有效成分可被乙醇沉淀,主要含多糖和核酸。家兔静注 LO42 具有明显的诱生干扰素作用,其有效成分是核酸,多糖部分无效[8]。

(4)抗过敏作用:丝瓜组织培养细胞中的泻根醇酸,不仅具有与甘草次酸几乎相同的抗过敏作用(大鼠 I 型过敏反应),而且显示了比 GA(甘草次酸)强几倍的抑制小鼠耳触性Ⅳ型过敏反应的作用;另外,对组胺、血清素或舒缓激肽引起的小鼠足趾肿胀,BA(泻根醇酸)显示了比 GA 强 10 倍或 10 倍以上的抑制效果。BA 不同于 GA,完全不抑制甾体类激素的代谢酶活性[9]。

3. 毒性作用　葫芦素 B 小鼠 1 次灌胃、1 次皮下注射和 6 次皮下注射的 LD₅₀ 分别为(14±3.0)mg/kg、(1.0±0.07)mg/kg 和(2.2±0.3)mg/kg。给麻醉犬静脉注射葫芦素 B 1mg/kg、2mg/kg,对呼吸、血压、心率均无影响[8]。LO43 100μg/ml 对培养的兔肾细胞没有毒性。小鼠每次每只腹腔注射 LO43 200μg,76 小时内注射 8 次,全部存活,兔静注 LO43 6mg/kg,体温未见升高。小鼠每 4 小时每只腹腔注射 120μg,共 6 次;以后每 8 小时注射 1 次,共 3 次,随后每 12 小时 1 次,共 5 次。小鼠全部存活。小鼠口服泻根醇酸 4g/kg,亦不引起死亡,小鼠腹腔注射泻根醇酸 1g/kg,两星期内无死亡[9]。

【临床应用】

1. 治鼻窦炎　干丝瓜用铁锅焙焦,研成细粉,磨末。每次服 6g,于早晨空腹时用温开水冲服,连服 8 天。

2. 治咽喉炎　嫩丝瓜洗净捣烂挤汁,加入适量白糖。每日 1 匙,每天 3 次。

3. 治风寒咳嗽　丝瓜自焙干,研成细末,炼蜜为丸,每次 9g,每天 3 次。

4. 缓解大便带血症状　丝瓜花 30g,槐花 15g,用水煎服,每天两次左右,对于由痔疮而引起的大便带血症状有很好的缓解作用。

5. 治过敏性哮喘　丝瓜藤洗净捣烂挤汁,每次服 1 匙,每天 3 次。生小丝瓜 2 条,切断,放砂锅内煮烂,取浓汁 150ml 服,每日 3 次。

参 考 文 献

[1] 季宇彬,张广美.中药抗肿瘤有效成分药理与应用.哈尔滨:黑龙江科学技术出版社,2004,141-142.

[2] 张美侠,张洪亮,孙春艳,等.葫芦素 B 在体内外对乳腺癌细胞的生长抑制作用.现代肿瘤医学,2009,17(1),16-19.

[3] 刘亭彦,张美侠,邓意辉,等.葫芦素 B 对喉癌细胞增殖和凋亡的影响及其机制研究.临床耳鼻咽喉头颈外科杂志,2008,22(9):403-407.

[4] Thoennissen NH,Iwanski GB,Doan NB,et al. Cucurbitacin B induces apoptosis by inhibition of the JAK/STAT pathway and potentiates antiproliferative effects of gemcitabine on pancreatic cancer cells. Cancer Res,2009,69(14):5876-5884.

[5] Iwanski GB,Lee DH,En-Gal S,et al. Cucurbitacin B,a novel in vivo potentiator of gemcitabine with low toxicity in the treatment of pancreatic cancer. Br J Pharmacol,2010 160(4):998-1007.

[6] Takahashi N,Yoshida Y,Sugiura T,et al,Cucurbitacin D isolated from Trichosanthes kirilowii induces apoptosis in human hepatocellular carcinoma cells in vitro. Int Immunopharmacol,2009,9(4):508-513.

[7] 曹淑桂,昌友权,曲红光,等.葫芦素 B 对过氧化氢诱导的大鼠肝细胞凋亡的抑制作用.食品科学,2005,26(9):509-512.

[8] 季宇彬.天然药物有效成分药理与应用.北京:科学出版社,2007,160.

[9] 季宇彬.中药抗炎免疫有效成分药理与应用.北京:人民卫生出版社,2007,97-99.

[10] 杨世杰,昌友权,郑丽华,等.葫芦素 B 对四氯化碳致小鼠急性肝损伤的保护作用.食品科学,2005,26(9):506-508.

[11] 魏凤辉,曲红光,王红,等.葫芦素 B 对急性酒精性黄疸保护作用的研究.食品科学,2005,26(9):469-471.

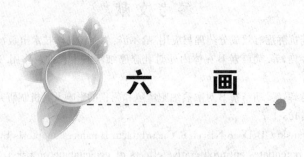

六 画

72. 地 黄

【来源】玄参科地黄属植物地黄 *Rehmannia glutinosa* Libosch. ex Fisch. et Mey. 的新鲜块根。

【性味归经】味甘、苦,性寒。归心、肝、肾经。

【功能与主治】清热凉血,养阴生津。主治急性热病,高热神昏,斑疹,津伤烦渴,血热妄行之吐血、崩漏、便血,口舌生疮,咽喉肿痛,劳热咳嗽,跌打伤痛。可治疗甲状腺瘤、膀胱肿瘤、食管癌、宫颈癌。

【化学成分】地黄的化学成分以苷类为主,其中又以环烯醚萜苷类为主。从鲜地黄分得的环烯醚萜苷有:益母草苷(leonuride),桃叶珊瑚苷(aucubin),梓醇(catalpol),地黄苷(rehmannioside)A、B、C、D,美利妥双苷(melittoside),都桷子苷(geniposide),8-表马钱子苷酸(8-epiloganic acid),筋骨草苷(ajugoside),6-*O*-E-阿魏酰基筋骨草醇(6-*O*-E-feruloyl ajugol),6-*O*-Z-阿魏酰基筋骨草醇(6-*O*-Z-feruloyl ajugol),6-*O*-香草酰基筋骨草醇(6-*O*-vanilloyl ajugol),6-*O*-对香豆酰基筋骨草醇(6-*O*-*p*-coumaroyl ajugol),焦地黄苷(jioglutoside)A、B 等。又含糖类:D-葡萄糖、D-半乳糖、D-果糖、蔗糖、棉籽糖、水苏糖、甘露三糖、毛蕊花糖,其中水苏糖含量最高。还含赖氨酸、组氨酸、精氨酸、天冬氨酸、谷氨酸、苏氨酸、丝氨酸、甘氨酸、丙氨酸、缬氨酸、异亮氨酸、亮氨酸、酪氨酸、苯丙氨酸、γ-氨基丁酸等氨基酸,以及葡萄糖胺(glucosamine)、D-甘露醇(D-mannitol)、磷酸(phosphoric acid)、β-谷甾醇(β-sitosterol)、胡萝卜苷(daucosterol)、1-乙基-β-D-半乳糖苷(1-ethyl-β-D-galactoside)、腺苷(adenosine)及无机元素等[1]。

【药理作用】

1. 抗肿瘤作用

(1)单体的抗肿瘤作用

1)地黄梓醇的抗肿瘤作用:梓醇是一种天然的 Taq DNA 抑制剂,其缺乏抗人实体瘤细胞系的生物活性与其弱亲脂性有关。梓醇可促进脱氧核糖核苷三磷酸(deoxy-ribonucleoside triphosphate,dNTP)浓度,可以恢复被抑制的 Taq DNA 聚合酶活性。提示梓醇以竞争方式与 dNTP 争夺酶的结合位点而发挥抗肿瘤作用[2]。

2)γ-氨基丁酸的抗肿瘤作用:γ-氨基丁酸可由地黄的根茎中提取得到,它及其受体还可通过特定的信号转导通路影响某些肿瘤的增殖和侵袭转移等恶性潜能。随着研究的深入,γ-氨基丁酸及其受体信号通路蛋白分子有可能成为肿瘤诊断与治疗的潜在靶点[3]。另有文献报道,测定恶性肿瘤细胞及其邻近正常细胞的膜电位,发现 γ-氨基丁酸活性的下调或失活可以导致恶性肿瘤细胞显著去极化[4]。

3)地黄多糖的抗肿瘤作用:研究发现,地黄多糖 b 可明显增强 Iyt-2$^+$ 细胞毒性 T-淋巴细胞对肿瘤的杀伤能力[5]。也有人通过实验发现低分子量地黄多糖可使小鼠 Lewis 肺癌细胞内的 C-fos 基因表达明显增加,C-myc 基因表达明显减少,从而使肺癌细胞的增殖停滞或使肿瘤细胞向正常细胞分化,产生抗肿瘤作用[6]。地黄多糖成分能够增强 T-AK 细胞的增殖和杀伤活性,其作用效应与其促进白介素-2R(interleukin-2R,IL-2R)的表达有关[7]。

4)水苏糖的抗肿瘤作用:实验结果表明,水苏糖对 HepG-2 和 SGC-7901 肿瘤细胞均具有明显的抑制作用,其中水苏糖对 HepG-2 人肝癌细胞作用比 SGC-7901 人胃癌细胞作用更明显。环磷酰胺与不同剂量水苏糖合用对 H22 小鼠均有抑制作用[8]。

(2)地黄复方的抗肿瘤作用:研究发现:从六味地黄汤中分离获得的酸性多糖 CA$_{4-3B}$ 和 P-3 对小鼠淋巴细胞白血病细胞系 L1210、人早幼粒白血病细胞系 HL-60 的体外增殖反应和克隆形成率具有不同的抑制作用,对 HL-60 细胞的分化形态及 NBT 阳性细胞率无明显影响,但可以使 HL-60 细胞体积明显缩小[9]。

CA$_4$ 体内给药可显著提高 S180 荷瘤小鼠的存活率,抑制肿瘤长大,改善荷瘤小鼠的抗体生成反应及淋巴细胞增殖反应的能力。体外实验表明,CA$_4$ 对 S180 和 P185 细胞生长的抑制作用并不明显,揭示了 CA$_4$ 抗肿瘤作用主要是通过改善荷瘤机体的免疫功能,增强机体免疫系统的功能而间接发挥的[10]。

研究发现,六味地黄方汤剂能抑制 N-亚硝基肌氨酸乙酯和氨基甲酸乙酯的诱瘤作用,抑制二者诱发小鼠的前胃鳞癌和肺腺瘤等作用,而且可有效阻断人食管上皮细胞增重和癌变[11]。研究表明,本方能使经化学致瘤的动物脾脏淋巴小结发生中心增生活跃,在接种的初期将使单核巨噬系统的吞噬活性增加[12]。该方对突变和癌变有一定的防护作用,但也存在剂量相关性[13]。本方汤剂可明显抑制由氨基甲酸乙酯诱发小鼠肺腺瘤的发生率,尤其由 T$_3$ 造型模拟中医肾阴虚的"阴虚"腺瘤的发生呈上升趋势,应用本方抑瘤作用更加明显[14]。六味地黄活血汤应用后,可使 40%～80%肿瘤细胞的微管、微丝组装改善,同时伴有细胞恶性表型趋向于正常细胞的变化,还可增强抗癌基因 p53 的表达,表明该方有诱导恶性肿瘤向正常细胞转化的作用[15]。

实验研究表明,六味地黄发酵液对小鼠移植 H22 肿瘤生长具有明显的抑制作用。而且六味地黄发酵液可明显改善环磷酰胺所致外周血白细胞计数及骨髓 DNA 含量减少,明显减轻化疗的毒副作用,六味地黄发酵液不仅具有调节肿瘤患者的免疫功能及防治化学药物诱发肺癌、食管癌作用[16],而且配合化疗等治疗措施,可发挥协同抗肿瘤作用,使患者生存期延长[17]。

应用六味地黄方丸剂观察对环磷酰胺小鼠骨髓细胞诱发微核率的抑制作用。结果显示该方不但有抗突变作用,而且其抗突变作用具有浓度效应,其微核率随药物浓度降低而升高[18]。研究观察本方煎剂对环磷酰胺引起染色体损伤的保护作用,发现对由环磷酰胺所致的微核率增高具有明显的对抗作用,表明其对肿瘤的发生有一定预防作用[19]。

2. 其他药理学作用

(1)对中枢神经系统的影响

1)镇静催眠作用:γ-氨基丁酸一直被认为与睡眠有关,一些药物的镇静促眠作用通过增加 γ-氨基丁酸受体的亲和力或通过抑制 γ-氨基丁酸的分解以提高其在脑内的含量,也在一定程度上增加慢波睡眠时间[20]。有研究表明富含 γ-氨基丁酸的茶叶具有促进睡眠的作用[21]。

2)抗癫痫作用:关于癫痫病生化及脑代谢方面的改变,目前已做了大量研究,癫痫病患者脑脊液中 γ-氨基丁酸较正常人明显降低,且其程度与发作类型有关。γ-氨基丁酸是治疗顽固

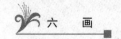

性癫痫病的特效生化药物,法国正在人工合成 γ-氨基酸样化合物[22]。

3)抗惊厥作用:γ-氨基丁酸 B 受体通过增加神经元的钾离子传导及减少钙离子内流[23-24],在中枢神经系统中发挥重要的作用。

4)抗焦虑作用:γ-氨基丁酸与 γ-氨基丁酸受体结合,具有抗焦虑的作用。安定类及巴比妥类通过增加开启氯通道的频率及延长通道开启时间的不同机制也产生抗焦虑作用。相反,外源的 β-咔啉-3 羧酸及内源的安定结合抑制物,则通过负性变构调节作用抑制 γ-氨基丁酸的效应,产生致焦虑作用[25]。

5)对帕金森病的影响:γ-氨基丁酸在帕金森病的发病机制中可能也起着重要作用。有报道称帕金森病患者的脑脊液中 γ-氨基丁酸浓度下降。帕金森病患者经过长期左旋多巴治疗,脑脊液中 γ-氨基丁酸水平恢复正常[26]。

研究表明,治疗组小鼠的 Y 迷宫测试正确次数显著高于模型组,学习记忆能力得到明显提高,且小鼠的急性毒性试验和大鼠长期毒性试验表明梓醇的长期使用并无明显的毒副作用[27]。

6)对脑的保护作用:有研究报道,γ-氨基丁酸受体在脑缺血中的作用机制复杂,由不同亚单元组成的不同受体亚型,在缺血前和缺血时发挥的作用存在差异[28]。通过观察和比较给 γ-氨基丁酸前后视觉神经细胞对视觉刺激反应的变化,发现通过增加脑内 γ-氨基丁酸含量能够改善神经功能,表明 γ-氨基丁酸与脑衰老相关[29]。

(2)对内脏系统的影响

1)对心血管系统的影响:鲜地黄汁、鲜地黄水煎液以及干地黄水煎液均有拮抗阿司匹林诱导的小鼠凝血时间延长作用,其中以鲜地黄汁的作用最为强烈[30];地黄对血压的作用比较复杂,呈现双向调节作用[31];生地黄煎剂能消退 L-甲状腺素诱发的大鼠缺血性心肌肥厚并抑制其升高的心、脑线粒体 Ca^{2+}、Mg^{2+}-ATP 酶活力[32];类似的作用也出现在生地黄煎剂抑制异丙肾上腺素诱发的缺血大鼠脑 Ca^{2+}、Mg^{2+}-ATP 酶活力升高,从而保护避免心、脑组织 ATP 酶活力升高和缺血损伤[33];酒制熟地黄对胆固醇和甘油三酯均有增加作用,而不加酒的熟地黄对胆固醇有明显的降低作用[34]。

2)对消化系统的影响:研究观察干地黄煎剂和干地黄提取物 A 对胃黏膜的保护作用,发现提取物 A 的胃黏膜保护作用随着辣椒素给药剂量的增大明显减弱直至消失[35]。研究表明地黄具有抑制胃酸分泌和抗溃疡作用[36]。

3)对呼吸系统的影响:研究结果表明,生地黄注射液和生地黄提取物 B 可抑制大鼠肺间质成纤维细胞Ⅰ、Ⅲ型胶原的表达作用,表明生地黄对肺纤维化起到了治疗作用[37]。

(3)对内分泌系统的影响:研究表明,生地黄能减轻由糖皮质激素对兔垂体-肾上腺皮质系统功能和形态的影响[38]。因此地黄治疗甲亢时 β 受体兴奋为其物质基础。熟地黄不仅能改善阴虚症状并能调节异常的甲状腺激素状态,而且熟地黄滋阴作用主要表现在滋补肾阴之不足,这与传统认识是一致的[39]。

3. 毒性作用　小鼠腹腔注射梓醇的 LD_{50} 为 206.5mg/kg,大鼠尾静脉注射 90 天未见动物出现血液学、血液生化及主要脏器的毒性变化,说明梓醇长期使用无明显的毒副作用[40]。

【药代动力学研究】大鼠灌胃给药后,各剂量组间的半衰期分别为:1.8 小时、1.7 小时、2.6 小时,消除较快,无明显蓄积作用,且消除与剂量无关,但中高剂量组半衰期随剂量增加而延长,呈现非线性动力学特征,可能是由于药物的体内过程中参与吸收、分布、代谢或者排泄的酶或者载体数量有限,当反应物量达到一定程度时形成所谓的反应能力饱和;t_{max} 的平均值分别为:1.3 小时、1.6 小时、2.3 小时,表明梓醇在大鼠体内吸收迅速,C_{max} 分别为$(23\pm10)\mu g/$ml、$(35\pm14)\mu g/ml$、$(36\pm9)\mu g/ml$,两者均随着剂量的增加而增加,但与剂量倍数不成线性,表现为随着剂量的增加吸收相有所延长。$AUC_{0\rightarrow\infty}$ 分别为$(70\pm23)\mu g\cdot h/ml$、$(118\pm27)\mu g\cdot h/ml$、$(217\pm49)\mu g\cdot h/ml$,表明本品在体内的吸收总量与剂量相关系数为 0.999 9,即呈良好的线性关系,呈现线性动力学特征[41]。

【临床应用】

1. 治疗肿瘤　临床上采用滋阴法为主治疗膀胱肿瘤晚期、食管癌晚期各一例,使瘤体明显缩小、症状减轻,分别获得 7 年、6 年的效果。其治疗处方均用生地黄配伍薏苡仁、壁虎、牡丹皮、茯苓等,并结合六味地黄丸内服[42]。

有报道治疗晚期肺癌患者 42 例,在应用化疗的同时服用六味地黄丸,取得较好疗效。观察随访结果表明:两组比较有效率及 1 年生存率无显著性差异($P>0.05$);2 年生存率比较,服药组超过化疗组,有显著性差异($P<0.05$)。生存质量评判结果服药组提高,生存质量优于化疗组[43]。

2. 治疗其他疾病

(1)治疗脑动脉硬化:以熟地黄配伍人参、枸杞子、牛膝、何首乌、川芎、当归、丹参等制成软脉灵治疗脑动脉硬化 289 例。经 1 疗程(40 天)治疗后,显效 108 例,有效 153 例,无效 28 例,总有效率为 90.3%。

(2)治疗心血管疾病:在治疗风湿性心肌炎时,以生地黄配羌活,独活,秦艽;病毒性心肌炎配以黄芪、金银花、板蓝根等,都有很好的效果。

(3)治疗慢性肾炎:应用生地黄、益母草、白茅根、黄芩、金银花、黄芪、当归、茯苓、蝉蜕、诃子等治疗慢性肾炎有较好疗效。而以六味地黄丸加益母草、半边莲、黄芪、紫苏叶组成了益母地黄益肾汤治疗慢性肾炎 101 例,痊愈 32 例,显效 14 例,好转 26 例。

参考文献

[1] 赵国平,戴慎,陈仁寿,等. 中药大辞典. 上海:上海科学技术出版社,2005:3610-3613.

[2] Pungitore C R,Ayub M J,Borkowski E J,et al. Inhibition of Taq DNA polymerase by catalpol. Cell Mol Biol,2004,50(6):767-772.

[3] 缪宇锋,汪芳裕. γ-氨基丁酸及其受体与肿瘤增殖和侵袭的关系. 中国肿瘤生物治疗杂志,2009,16(1):93-96.

[4] Cheng T C,Tsai J F. GABA tea helps sleep. J Altern Complement Med,2009,15(7):697-698.

[5] 陈力真,冯杏婉,周金黄. 地黄多糖 b 对荷肉瘤 180 小鼠 T-淋巴细胞的作用. 中国药理学报,1995,16(4):337-340.

[6] 魏小龙,茹祥斌,刘福君. 低分子量地黄多糖对癌基因表达的影响. 中国药理学与毒理学杂志,1998,12(2):159-160.

[7] 魏虎来,姚小健,赵怀顺,等. 植物多糖增强肿瘤杀伤效应细胞的增殖活性和细胞毒活性. 中草药,2002,33(2):140-143.

[8] 贾绍华,张道勇,刘冰洁. 地黄不同炮制品中水苏糖含量比较及其水苏糖抗肿瘤活性的研究. 黑龙江医药,2012,25(4):511-514.

[9] 齐春会,张永祥,李凤仙,等. 六位地黄多糖体外抗肿瘤作用的初步研究. 中国药理学通报,1999,15(4):322-324.

[10] 聂伟,张永祥,茹祥斌,等. 六味地黄汤活性部位 CA4 的抗肿瘤作用研究. 中草药,1999,30(增刊):

121-123.

[11] 姜廷良.六味地黄方防止肿瘤的实验和临床研究.中药药理与临床研究进展.第一册.北京:中国科学技术出版社,1992:212.

[12] 路一平,陈德兴,等.地黄丸类成药的应用.中成药研究,1981,(10):38.

[13] 赵良辅,严述常,张玉顺,等.六味地黄汤对诱变和自发性肿瘤的抑制作用.中西医结合杂志,1990,10:433.

[14] 李惠,金亚宏,姜廷良.六味地黄汤对小鼠诱发性肺腺瘤 P53 基因表达的影响.中国实验方剂学杂志,1997,3(31):1.

[15] 刘叙仪.六味地黄活血汤的抗肿瘤作用研究.北京中医,1994,5:39.

[16] 姜廷良.六味地黄汤防止肿瘤的实验研究.中医杂志,1983,24(6):471.

[17] 董玫,郭芳,刘秀书,等.六味地黄发酵液的抗瘤和减毒作用.2002,11(18):1753-1754.

[18] 赵凤鸣,王明艳,吴海涛,等.两首滋阴方药对环磷酰胺诱发的微核的抑制作用.福建中医药,1998,29(4):23.

[19] 马世平,杭秉茜,洪文华,等.六味地黄煎剂及其主药对环磷酰胺引起染色体损伤的保护作用.中国药科大学学报,1990,21(5):305.

[20] Winsky-Sommol/Lerer R. Role of GABAA receptors in the physiology and pharmacology of sleep. Eur J Neurosci,2009,29(9):1779-1794.

[21] Cheng T C,Tsai J F. GABA tea helps sleep. J Altern Complement Med,2009,15(7):697-698.

[22] 季宇彬.天然药物有效成分药理与应用.北京:科学出版社,2007:2-6.

[23] Sands S A,Purisai M G,Chronwall B M,et al. Ontogeny of GABA receptor subunit expression and function in the rat spinal cord. BrainRes,2003,972(1-2):197-206.

[24] Zhang R,Ashton J,Horii A,et al. Immunocytochemical and stereological analysis of GABAB receptor subunit expression in the rat vestibular nucleus following unilateral vestibular deafferentation. Brain Res,2005,1037(1-2):107-113.

[25] 张辉,徐满英.γ-氨基丁酸作用的研究进展.哈尔滨医科大学学报,2006,40(3):267-268.

[26] 曹继军.γ-氨基丁酸药理学研究.黑龙江科技信息,2009,(21):222.

[27] 姜涛,张爱红,赵荣国,等.梓醇对鱼藤酮损伤小鼠的记忆、抗氧化能力的影响及安全性评价.现代生物学进展,2008,8(6):1039-1045.

[28] 茅原. Recent Studies on Biological Functions of GABA-on Improvements of Hypertension and Brain Functionl. 食品与开发(日),2001,36(6):4-6.

[29] 杨胜远,陆兆新,吕凤霞,等.γ-氨基丁酸的生理功能和研究开发进展.食品科学,2005,26(9):546-550.

[30] 梁爱华.鲜地黄与干地黄止血和免疫作用比较研究.中国中药杂志,1999,24(11):663.

[31] 常吉海.地黄对血压调节作用的实验研究.时珍国医国药,1998,9(5):416.

[32] 陈丁丁.地黄煎剂消退 L-甲状腺素诱发的大鼠心肌肥厚并抑制其升高的心、脑线粒体 Ca^{2+},Mg^{2+}-ATP 酶活力.中药药理与临床,1997,13(4):27.

[33] 陈丁丁.地黄煎剂抑制异丙肾上腺素诱发的缺血大鼠脑 Ca^{2+},Mg^{2+}-ATP 酶活力升高.中药药理与临床,1996,12(5):22.

[34] 豫北医学专科学校中药研究室.炮制熟地黄时加酒与不加酒的比较.药学通报,1982,17(2):50.

[35] 李林,王竹立.辣椒素敏感神经元介导干地黄胃粘膜保护效应.中山医科大学学报,2000,21(2):133-136.

[36] 李林.地黄的抑制胃酸分泌和抗溃疡作用.湖南中医学院学报,1996,16(2):49.

[37] 刘力,唐岚,徐德生,等.生地黄对大鼠肺间质成纤维细胞Ⅰ、Ⅲ型胶原表达的作用.中成药,2008,30(2):175-178.

[38] 查良伦.生地黄对家兔糖皮质激素受抑模型的实验研究.中西医结合杂志,1988,8(2):95.

[39] 管家齐,郭艳丽,吴海良,等.地黄药理研究近况.中药材,2001,24(5):380-382.

[40] 姜涛,张爱红,赵荣国,等.梓醇对鱼藤酮损伤小鼠的记忆、抗氧化能力的影响及安全性评价.现代生物医学进展,2008,8(6):1039-1041.

[41] 武丽南,陆榕,古元,等.梓醇在大鼠体内的药代动力学和生物利用度研究.中国临床药理学与治疗学,2012,17(2):126-130.

[42] 张浩良.地黄临床运用经验浅谈.新中医,2008,40(2):110-111.

[43] 荆鲁.六味地黄丸临床研究进展.中医药现代化,2006,8(2):93-98.

73. 地 榆

【来源】蔷薇科植物地榆 *Sanguisorba officinalis* L. 或长叶地榆 *Sanguisorba officinalis* L. var. *longifolia*(Bertol.)Yu et Li. 的干燥根[1]。

【性味与归经】味苦酸,性寒。归肝,肺,肾,大肠经。无毒[1]。

【功能与主治】凉血止血,清热解毒,消肿敛疮。主吐血,咯血,衄血,尿血,便血,痔血,血痢,崩漏,赤白带下,疮痈肿痛,湿疹,阴痒,水火烫伤,蛇虫咬伤[1]。

【化学成分】根中含多种鞣质成分:地榆素(sanguiin)H-1、H-2、H-3、H-4、H-5、H-6、H-7、H-8、H-9、H-10、H-11;1,2,6-三没食子酰-β-D-葡萄糖(1,2,6-trigalloyl-β-D-glucose);1,2,3,6-四没食子酰-β-D-葡萄糖(1,2,3,6-tetragalloyl-β-D-glucose);2,3,4,6-四没食子酰-D-葡萄糖(2,3,4,6-tetragalloyl-D-glucose);1,2,3,4,6-五没食子酰-β-D-葡萄糖(1,2,3,4,6-pentagalloyl-β-D-glucose);6-O-没食子酰甲基-β-D-吡喃葡萄糖苷(methyl-6-O-galloyl-β-D-glucopyranoside);6-O-双没食子酰甲基-β-D-吡喃葡萄糖苷(methyl-6-O-digalloyl-β-D-glucopyranoside);4,6-O-双没食子酰甲基-β-D-吡喃葡萄糖苷(methyl-4,6-di-O-galloyl-β-D-glucopyranoside);2,3,6-O-三没食子酰甲基-β-D-吡喃葡萄糖苷(methyl-2,3,6-tri-O-galloyl-β-D-glucopyranoside);3,4,6-O-三没食子酰甲基-β-D-吡喃葡萄糖苷(methyl-3,4,6-tri-O-galloyl-β-D-glucopyranoside);2,3,4,6-O-四没食子酰甲基-β-D-吡喃葡萄糖苷(methyl-2,3,4,6-tetra-O-galloyl-β-D-glucopyranoside);没食子酸-3-O-β-D-(6′-O-没食子酰)-吡喃葡萄糖苷(gallic acid-3-O-β-D-(6′-O-galloyl)-glucopyranoside);3,4,3′-三-O-甲基并没食子酸(3,4,3′-tri-O-methylellagic acid);地榆酸双内酯(sanguisorbic acid dilactone)。还含有 2 种没食子酰金缕梅糖衍生物:5,2′-双-O-没食子酰金缕梅糖(5,2′-di-O-galloylhamamelose);2′,3,5-三-O-没食子酰-D-呋喃金缕梅糖(2′,3,5-tri-O-galloyl-D-hamamelofuranose)。根中还含有多种黄烷-3-醇衍生物:右旋儿茶精(catechin);7-O-没食子酰-右旋-儿茶精[7-O-galloyl-(+)-catechin];3-O-没食子酰前矢车菊素 B-3(3-O-galloyl-procyanidin B-3);3-O-没食子酰前矢车菊素 C-2(3-O-galloyl-procyanidin C-2);棕儿茶素 A-1(gambiriin A-1);棕儿茶素 B-3(gambiriin B-3)。从根中还得到地榆糖苷(zigu-glucoside)Ⅰ及Ⅱ;地榆皂苷(sanguisorbin)A、B、C、D、E(其中,已确定结构的为 B 和 E);甜茶皂苷 R1(sauvissimoside R1);坡模醇酸-28-O-β-D-吡喃葡萄糖酯苷(pomolic acid-28-O-β-D-glucopyranoside);2,4-二羟基-6-甲氧基苯乙酮(2,4-dihydroxy-6-methoxyacetophenone);3,3′,4-三-O-甲基并没食子酸(3,3′,4-tri-O-methyl ellagic acid);3,4,4′-三-O-甲基并没食子酸(3,4,4′-tri-O-methyl ellagic acid);地榆皂苷元(sanguisorbigenin);胡萝卜苷(β-sitostrol-β-D-glucoside);3-氧代-19α-羟基-12-乌苏烯-28-酸(3-oxo-19α-hydroxyurs-12-en-28-oic acid);3,11-二氧代-19α-羟基-12-乌苏烯-28-酸(3,11-dioxo-19α-hydroxyurs-12-en-28-oic

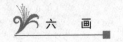

acid);坡模醇酸(pomolic acid);2α-羟基坡模醇酸(2α-hydroxypomolic acid)即是委陵菜酸(tor-mentic acid)[1]。

根茎中分离到右旋地茶精,右旋没食子儿茶精(gallocatechin)。茎叶富含黄酮苷,苷元为槲皮素(quercetin),山柰酚(kaempferol)。还含白桦脂酸(betulic acid)[1]。

【药理作用】

1. 抗肿瘤作用

(1)地榆鞣质抗肿瘤作用:地榆鞣质可促进骨髓抑制小鼠骨髓细胞中 O^6-甲基鸟嘌呤 DNA 甲基转移酶(MGMT)基因及蛋白的表达。40 只昆明种小鼠按体质量随机分为正常对照组、模型组、阳性对照组和地榆鞣质组,每组 10 只。通过腹腔注射 CTX 诱导建立小鼠骨髓抑制模型。阳性组在 CTX 诱导 3 天后按 $30\mu g/kg$ 剂量经腹腔注射集落刺激因子,地榆鞣质组在 CTX 诱导前 3 天开始按 20mg/kg 剂量灌胃给予地榆鞣质水溶液,正常对照组和模型组均灌胃等体积纯净水。用药治疗结束后,收集血液和骨髓,FCM 法测定骨髓细胞 DNA 含量,并采用反转录 PCR(RT-PCR)和蛋白质印迹法测定骨髓细胞中 MGMT 基因及蛋白表达的变化。结果显示,与正常对照组比较,模型组小鼠骨髓 DNA 含量显著减少($P<0.01$),骨髓细胞中 MGMT 基因及其蛋白表达也均显著减少($P<0.01$)。与模型组比较,地榆鞣质可明显提高小鼠骨髓 DNA 含量($P<0.01$),并明显促进骨髓细胞中 MGMT 基因及蛋白的表达($P<0.01$)[2]。

(2)地榆皂苷Ⅱ的抗肿瘤作用:地榆皂苷Ⅱ能抑制人乳腺癌 MDA-MB-435 细胞的生长。研究表明,地榆皂苷Ⅱ可通过细胞周期阻滞,显著抑制 MDA-MB-435 细胞的生长,阻滞发生在 G_0/G_1 期,S 期发生细胞凋亡。在细胞周期阻滞的过程中活性氧(ROS)含量升高,这与细胞周期调控因子 p53,p21 的表达增加有关。随后在地榆皂苷Ⅱ的作用下,通过线粒体途径诱导细胞凋亡,此过程中线粒体膜电位(mitochondrial membrane potential,MMP)以及 Bax/Bcl-2 比率增加,细胞色素 C 释放激活 Caspase-3 和 Caspase-9 的活性[3]。

(3)地榆总皂苷的抗肿瘤作用:地榆总皂苷具有明显的体内抗肿瘤活性,其抗肿瘤活性机制为诱导肿瘤细胞发生凋亡。通过腹腔接种 H22 肝癌细胞建立荷瘤小鼠模型,并按体质量随机分为阴性对照组(0.5%CMC 溶液)、阳性对照组(替加氟,120mg/kg)、地榆总皂苷高(4g/kg)、中(2g/kg)、低(1g/kg)剂量组,连续灌胃给药 10 天后,观察记录 60 天内动物死亡时间,计算小鼠生存天数及中位生存时间(median survival time,MST)。再通过上述方法建立荷瘤小鼠模型,用地榆总皂苷灌胃给药,连续 10 天后,抽取小鼠腹水,采用荧光染色法及流式细胞术检测细胞凋亡。结果各组 MST 分别为 14.51 天、20.2 天、19.2 天、21.0 天、17.5 天,阳性对照及各给药组与阴性对照组 MST 比值分别为 139.3%、132.4%、144.8%、120.7%。荧光显微镜下观察发现阴性对照组细胞核呈蓝色,给药组细胞形态改变,细胞核呈致密浓染,有的细胞核呈碎块状致密浓染,颜色发白。地榆总皂苷高、中、低剂量组细胞凋亡率分别为 1.05%、1.14%、0.79%,较阴性对照组明显增高($P<0.05$),各给药组细胞发生不同程度凋亡[4]。

地榆总皂苷具有一定的体内抗肿瘤血管生成作用,其作用与抑制肿瘤组织 VEGF 表达水平有关。构建小鼠移植性 S180 皮下瘤模型,观察地榆总皂苷对荷瘤小鼠肿瘤生长抑制作用;同时解剖瘤组织,采用免疫组化法(immunohistochemistry,IHC)检测地榆总皂苷对小鼠肿瘤组织微血管 VEGF 表达水平,染色结果采用半定量分析。结果地榆总皂苷灌胃给药剂量 4g/kg、2g/kg、1g/kg 对荷 S180 肉瘤小鼠肿瘤生长抑制率分别为 38.65%、30.81%、24.72%,显微镜下观察,地榆总皂苷作用后各组小鼠肿瘤组织微血管数较阴性对照组明显减少,阴性对照组、地榆总皂苷高、中、低剂量组 VEGF 蛋白 IHC 染色综合评分分别为 11.72 ± 2.34、1.04 ± 0.02、6.83 ± 0.51、9.82 ± 0.43,经统计分析,地榆总皂苷各剂量组 IHC 染色综合评分较阴性对照组低,差异均有显著性($P<0.05$)[5]。

地榆总皂苷能显著抑制鸡胚血管的新生,具有一定的抗血管生成活性,且其作用效果呈剂量依赖性。采用平皿法,观察地榆总皂苷对鸡胚卵黄囊膜(YSM)和绒毛尿囊膜(CAM)血管的作用。结果显示,给药 48 小时后,空白对照组对鸡胚卵黄囊血管网未见有明显抑制作用,地榆总皂苷高、中剂量组显著抑制鸡胚卵黄囊血管网的发育,使血管走形发生改变,抑制率分别为 90%、80%,与空白对照组比均有显著性差异($P<0.01$);空白对照组 CAM 新生微血管数目为(56.7 ± 8.6)条,地榆总皂苷高、中剂量组新生微血管数目分别为(13.5 ± 3.7)条、(21.7 ± 5.3)条,血管生成受到了明显抑制,抑制率分别为 76.2%、61.7%,与空白对照组比均有显著性差异($P<0.01$)[6]。

地榆总皂苷体内外均具抗肿瘤作用。采用 MTT 法检测地榆总皂苷对体外培养的肺癌 A549、胃癌 SGC-7901、肝癌 BEL-7402 等 3 种人癌细胞株细胞的生长抑制率,计算其 IC_{50};观察其对小鼠移植性肉瘤 S180 和肝癌 H22 模型的抑瘤率;同时进行急性毒性试验。结果地榆总皂苷对肺癌 A549、胃癌 SGC-7901、肝癌 BEL-7402 细胞株 IC_{50} 分别为 $122.05\mu g/ml$、$84.04\mu g/ml$、$104.60\mu g/ml$;灌胃给药剂量 4g/kg 对荷肉瘤 S180、肝癌 H22 小鼠肿瘤生长抑制率分别为 44.25%、35.06%,2g/kg 对荷肉瘤 S180 小鼠肿瘤生长抑制率为 30.90%;地榆总皂苷小鼠灌胃最大给药量未见明显毒性反应[7]。

(4)地榆提取液的抗肿瘤作用:地榆水提液对癌细胞生长有抑制作用。细胞形态观察和活细胞计数法研究地榆水提液对人白血病细胞 K562,肝癌细胞 HepG-2,胃癌细胞 BGC-823,宫颈癌细胞 HeLa 生长的抑制作用。结果地榆水提液可使 4 种癌细胞形态上发生皱缩、变圆、脱壁、碎裂等变化,生长受到明显抑制,抑制率最高可达 85.20%。结论地榆有确切的抑癌作用,并与中医的气血理论和药物归经理论相一致,再次说明了中医基本理论的博大精深,即便在体外细胞水平上也有良好体现,对实验室手段研究中医药同样有着重要指导意义[8]。

2. 其他药理作用

(1)对心血管的影响:地榆总皂苷具有单独或协同细胞因子的促造血细胞增殖作用,其促增殖作用与上调血小板生成素(thrombopoietin,TPO)受体的表达有关。分别培养依赖 TPO、红细胞生成素(erythropoietin,EPO)和粒细胞集落生长因子(granulocyte-colony stimulating factor,G-CSF)生长的 BaF3/Mpl、UT-7 和 NSF-60 细胞,在加或不加细胞因子条件下,用不同质量浓度地榆总皂苷处理细胞 72 小时后,采用 MTT 法检测 3 种细胞的增殖;采用 RT-PCR 法检测 3 种细胞因子受体表达水平的变化。结果地榆总皂苷单独处理细胞 72 小时,明显促进 BaF3/Mpl 细胞和 NSF-60 细胞增殖,但不影响 UT-7 细胞生长;在 TPO 和 G-CSF 存在条件下,地榆总皂苷能分别增强两种细胞因子的促细胞增殖作用。此外,地榆总皂苷能明显增强 BaF3/Mpl 细胞 TPO 受体表达,对 NSF-60 细胞 G-CSF 受体表达没有影响[9]。

(2)对消化系统的影响:血竭联合地榆局部保留灌肠可促进内镜下黏膜愈合,是辅助性治疗溃疡性结肠炎(ulcerative colitis,UC)的有效方法。59 例 UC 患者随机分为治疗组(30 例)和对照组(29 例),两组均给予 5-氨基水杨酸(5-ASA),每天 3g,治疗共 4 周,其中治疗组增加血竭联合地榆保留灌肠,比较治疗前、治疗 4 周后两组的疾病活动度指数(disease activity index,DAI)及内镜评分变化。结果治疗组治疗 4 周后,疾病活动度指数低于对照组,但组间比较无显著性差异($t=2.34$，$P>0.05$)；内镜缓解率提高，与对照组比较有显著性差异($t=1.78$，$P<0.05$)[10]。

地榆、白芷、巴柳氮钠均可显著降低 IL-1β 水平，升高 IL-10 水平，明显下调 NF-κB 蛋白活性。将 48 只成年 SD 大鼠随机分为正常组、模型组、地榆组、白芷组、白蔹组、巴柳氮钠组，每组各 8 只。除正常组外，其余各组制备大鼠结肠炎模型。造模成功后，各组予相应处理，检测大鼠血清中 IL-1β、IL-10 含量及大鼠结肠组织中 NF-κB p65 蛋白水平。结果地榆组、白芷组、巴柳氮钠组大鼠血清中 IL-1β 水平均明显低于模型组。地榆组、白芷组、巴柳氮钠组血清中 IL-10 水平较模型组显著升高。与模型组相比，各中药治疗组、巴柳氮钠组大鼠结肠组织中 NF-κB p65 蛋白表达均明显下调[11]。

(3)抗病原微生物作用：瞿麦、地榆等 4 四种中草药的水煎剂和乙醇制剂对不同受试菌有特定的抑菌作用。药敏纸片扩散法确定各中草药对各病原菌抑菌性能及最小抑菌浓度。结果各中草药对不同受试菌均有一定的抑菌性能，其中，地榆对枯草杆菌、瞿麦对大肠杆菌和变形杆菌抑菌效果较强，MIC 分别达到 12.5%、6.25%和 12.5%[12]。

琼脂稀释法测定紫地榆水提取物在体外厌氧环境对变形链球菌、血链球菌的最低抑菌浓度。结果显示，紫地榆水提取物对 2 种试验菌株均有抑制作用，对变形链球菌的 MIC 为 16mg/ml，对血链球菌的 MIC 为 8mg/ml[13]。

(4)对免疫系统的影响：地榆升白片对环磷酰胺致骨髓抑制有显著的改善和恢复作用。Balb/C 小鼠 24 只随机分为空白对照组、模型组、地榆升白片组。腹腔注射环磷酰胺 100mg/kg 建立骨髓抑制模型，地榆升白片组按 100mg/kg 灌胃，给药 10 天。观察地榆升白片对模型小鼠外周血象、骨髓有核细胞数、骨髓中 DNA 含量的影响，流式细胞术检测骨髓中各时相细胞周期百分比。结果显示，模型组小鼠外周血白细胞数、血小板数、骨髓有核细胞数以及骨髓中 DNA 含量显著降低($P<0.05$ 或 $P<0.01$)；骨髓细胞周期中 G_0/G_1 期细胞百分比显著增高，G_2/M 期细胞百分比显著降低($P<0.05$ 或 $P<0.01$)。地榆升白片可以显著增加模型小鼠外周血白细胞数、骨髓有核细胞数及骨髓中 DNA 含量，恢复骨髓中各期细胞百分比($P<0.05$ 或 $P<0.01$)[14]。

【临床应用】

1. 治疗肿瘤

(1)治疗子宫肌瘤：用地榆粉栓塞治疗子宫肌瘤 60 例，治疗后治愈 7 例，显效 39 例，有效 11 例，无效 3 例，总有效率为 95%。治疗前后比较有显著性差异($P<0.05$)[15]。

(2)治疗支气管肺癌：地榆升白汤加减治疗原发性支气管肺癌 50 例，50 例患者中 32 例完成化疗完整疗程。经过治疗，患者生存时间明显延长，其平均生存期为 17 月，中位生存期为 12 月[16]。

(3)治疗弥漫大 B 细胞淋巴瘤：地榆升白片治疗能提高弥漫大 B 细胞淋巴瘤患者的细胞免疫功能，可作为弥漫大 B 细胞淋巴瘤的化疗辅助用药。将 79 例弥漫大 B 细胞淋巴瘤初治患者随机分为化疗组 40 例及联合组 39 例，化疗组应用标准 CHOP 方案(环磷酰胺＋阿霉素＋长春新碱＋泼尼松)行单纯化疗；联合组在化疗基础上口服地榆升白片 0.4g，每天 3 次，第 1～14 天。两组均接受 2 周期治疗。流式细胞术检测两组治疗前后免疫指标(CD3+、CD4+、CD8+、CD4+/CD8+)和自然杀伤能力指标 CD56+ 水平，另选择 30 例健康体检者为对照组。结果弥漫大 B 细胞淋巴瘤患者除 CD8+ 水平高于对照组，余均低于对照组；化疗组各项免疫指标治疗前后无明显变化；联合组与治疗前和化疗组治疗后比较，CD4+、CD56+、CD4+/

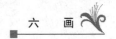

CD8$^+$值明显升高(P均<0.05),CD8$^+$明显降低(P<0.05),CD3$^+$无明显变化[17]。

2. 治疗其他疾病

(1)治疗白细胞减少症:地榆升白片对多种疾病伴随的白细胞减少均有较好的效果[18-23]。

(2)化疗后造血功能恢复:咖啡酸片联合地榆升白片促进急性白血病化疗后造血恢复疗效显著,不良反应轻[24]。

(3)治疗静脉炎:采用中药地榆油加用血竭粉联合地塞米松外敷治疗化疗后静脉炎,临床观察结果显示疗效明显优于单用地塞米松组,联合用药组总有效率为90%,对照组总有效率70%,两组间比较,统计学处理有显著差异(P<0.05);对两组静脉炎分级进行治疗前后比较,两组均有明显改善,观察组作用明显优于对照组(P<0.05)[25]。

(4)治疗溃疡性结肠炎:地榆三白汤保留灌肠配合内服中药治疗溃疡性结肠炎34例,治疗组总有效率为88.2%,对照组总有效率为73.5%,两组综合疗效比较差异有统计学意义(P<0.05)[26]。

健脾汤口服联合地榆汤灌肠治疗溃疡性结肠炎40例临床观察。治疗组40例,临床痊愈10例,显效17例,有效9例,无效4例,总有效率90.0%;对照组40例,临床痊愈7例,显效15例,有效7例,无效11例,总有效率72.5%,2组总有效率比较P<0.05,具有显著性差异,说明治疗组疗效明显优于对照组[27]。

(5)治疗消化道出血:以自拟及黄地榆散治疗远血58例,治愈37例,显效12例,有效7例,无效2例,总有效率为96.55%。止血时间:最短2天,最长11天,平均3.6天[28]。

地榆止血汤和醋酸奥曲肽注射液在食管胃底静脉曲张破裂出血病人的止血效果令人满意,未见不良反应[29]。

(6)治疗直肠炎:加减地榆汤灌肠治疗急性期放射性直肠炎可有效改善患者临床症状[30]。

(7)治疗痔疮:地榆槐角丸加减配合马应龙麝香痔疮栓治疗混合痔98例,治疗效果,治愈52例,显效37例,无效9例,总有效率95.4%[31]。

地榆散治疗混合痔术后的60例疗效观察。治疗组与对照组比较,(ΔP<0.05),说明治疗组疗效显著优于对照组。治疗组与对照组比较,(ΔP<0.05),说明治疗组创面愈合时间明显短于对照组[32]。

(8)治疗耐多药肺结核:地榆升白片辅助治疗耐多药肺结核病(MDR-TB)可促进患者肺部空洞吸收及显著提高机体细胞免疫功能,且安全性高[33]。

(9)治疗前列腺炎:地榆汤治疗慢性前列腺炎48例。治疗结果,治愈24例,好转19例,无效5例,有效率为89.6%[34]。

(10)治疗中性粒细胞减少症:地榆升白片可有效提高感染相关性中性粒细胞减少症患儿外周血粒细胞水平[35]。

(11)治疗粒细胞减少症:地榆升白片与利血生联用可有效提高弥漫性甲状腺肿伴甲状腺功能亢进症(Graves)病伴有粒细胞减少症患者外周血粒细胞水平[36]。

(12)治疗痈症:地榆根皮外敷治疗痈症初起29例,治愈27例,无效2例。治愈率93.10%[37]。

(13)治疗湿疹:三黄地榆液湿敷疗法治疗急性湿疹的疗效。将70例患者分治疗组40例,采用西药加湿敷法,对照组30例只用西药治疗。结果治疗组有效率达95%,对照组有效率为83.3%[38]。

(14)治疗放疗皮肤反应:应用四黄地榆散外用治疗放疗皮肤反应35例,与单纯全身抗生

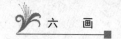

素输液治疗患者进行疗效比较。结果,治疗组 35 例患者创面全部愈合,与对照组比较差异有统计学意义($P<0.05$)[39]。

(15)治疗银屑病关节炎:中药自拟地榆槐花汤加减联合甲氨蝶呤治疗银屑病关节炎(PsA)能明显改善关节炎症[40]。

(16)治疗崩漏:党参地榆汤治疗崩漏 136 例,总有效率为 91.18%[41]。

参考文献

[1] 国家中医药管理局《中华本草》编委会. 中华本草. 11 卷. 上海:上海科学技术出版社,1999:281-287.

[2] 熊永爱,邹俊波,王芳,等. 地榆鞣质对骨髓抑制小鼠 MGMT 基因及蛋白表达的影响. 肿瘤,2013,33(9):781-785.

[3] Zhu X,Wang K,Zhang K,et al. Ziyuglycoside Ⅱ inhibits the growth of human breast carcinoma MDA-MB-435 cells via cell cycle arrest and induction of apoptosis through the mitochondria dependent pathway. Int J Mol Sci,2013,14(9):18041-18055.

[4] 秦三海,牟艳玲,周玲,等. 地榆总皂苷对小鼠腹水型 H22 肝癌的抑制作用及机制研究. 中医药学报,2013,41(1):10-13.

[5] 秦三海,王燕,周玲,等. 地榆总皂苷体内抗小鼠肿瘤组织微血管生成的实验研究. 中医药学报,2012,40(5):38-40.

[6] 秦三海,李军,周玲,等. 地榆总皂苷对鸡胚血管新生的影响. 中华中医药杂志,2012,7(3):700-702.

[7] 秦三海,李坤,周玲,等. 地榆总皂苷抗肿瘤作用的实验研究. 山东医药,2010,50(15):24-26.

[8] 王振飞,李煜,贾瑞贞. 地榆水提液对四种癌细胞生长抑制作用的研究. 时珍国医国药,2008,19(3):671-672.

[9] 邹文俊,刘芳,吴建明. 地榆总皂苷促造血细胞增殖效应研究. 中草药,2012,43(5):929-933.

[10] 王再见,李会霞,梁洁,等. 血竭联合地榆对溃疡性结肠炎黏膜愈合的影响. 北京中医药大学学报,2013,36(6):426-428.

[11] 赵崧,郑子春,沈洪. 地榆、白芷、白蔹在溃疡性结肠炎大鼠中的作用及机制探讨. 实用临床医药杂志,2011,15(7):1-5.

[12] 杨红文,胡彩艳,汤雯君,等. 瞿麦、地榆、没药和紫花地丁的体外抑菌实验研究. 宜春学院学报,2010,32(12):89-90.

[13] 李龙星,郭利军,蓝海紫. 地榆对口腔致龋菌抑制作用的研究. 安徽农业科学,2010,38(36):20600-20613.

[14] 贾亮亮,奚炜,金桂兰. 地榆升白片对环磷酰胺致小鼠骨髓抑制的拮抗作用. 中国实验方剂学杂志,2012,18(18):251-254.

[15] 王麦绒,张鹏天,张兆国,等. 地榆粉介入治疗子宫肌瘤 60 例临床观察. 浙江中医杂志,2013,48(9):685.

[16] 李英姿. 地榆升白汤加减治疗原发性支气管肺癌 50 例. 福建中医药,2009,40(6):42-43.

[17] 郑培实,张阳,戴朝霞. 地榆升白片对弥漫大 B 细胞淋巴瘤患者细胞免疫功能的影响. 山东医药,2010,50(11):28-30.

[18] 尹晓东,姚嫱,李维廉. 地榆升白片对抗晚期结肠癌化疗致骨髓抑制的临床作用. 研究亚太传统医药,2011,7(1):47-48.

[19] 王菲,查清,王有胜. 地榆升白片治疗妇科肿瘤化疗中白细胞减少症 120 例效果观察. 山东医药,2010,50(43):94-95.

[20] 尤辉. 地榆升白片治疗抗结核化疗白细胞减少症 80 例疗效观察. 山东医药,2011,51(47):86-87.

[21] 谭文钟,周联军,薛莲,等. 地榆升白片治疗住院精神分裂症患者中白细胞减少症的疗效分析. 现代中医药,2011,31(6):14-15.

[22] 王浩. 地榆升白片治疗原发性肝癌伴脾功能亢进所致 WBC 减少的效果观察. 山东医药,2011,51(23):3.

[23] 李卫国.地榆升白片干预慢性乙肝病毒治疗的不良反应研究.医药论坛杂志,2011,32(13):178-179.

[24] 王石松.咖啡酸片联合地榆升白片促进急性白血病化疗后造血恢复的临床观察.中国实用医药,2013,8(8):135-136.

[25] 白雪,姜美霞.地塞米松联合地榆血竭油治疗化疗后静脉炎 70 例临床观察.中国中医药科技,2013,20(4):411.

[26] 雷任芳.地榆三白汤保留灌肠配合内服中药治疗溃疡性结肠炎 34 例.湖南中医药大学学报,2010,30(7):62-63.

[27] 褚娟红,吴桂珠,黄小华.健脾汤口服联合地榆汤灌肠治疗溃疡性结肠炎 40 例临床观察.江苏中医药,2012,44(7):41-42.

[28] 廖宝珍.茋黄地榆散治疗远血 58 例.四川中医,2001,19(10):37.

[29] 刘斌,马玉英,陈卫刚,等.地榆止血汤不同剂量善宁对食管胃底静脉曲张破裂出血的临床研究.辽宁中医杂志,2012,39(9):1754-1755.

[30] 刘瑜,张蕊.加减地榆汤灌肠治疗急性期放射性直肠炎 32 例.现代中医药,2009,29(3):26-27.

[31] 毛万宝.地榆槐角丸加减配合马应龙麝香痔疮栓治疗混合痔 98 例.四川中医,2011,29(10):98-99.

[32] 蔡布玮,程丽斌.地榆散治疗混合痔术后的 60 例疗效观察.中国医学工程,2011,19(2):106-107.

[33] 何建,向启云,杜德兵.地榆升白片辅助治疗 MDR-TB 近期疗效观察及对细胞免疫功能的影响.山东医药,2011,51(3):35-36.

[34] 刘彩民.地榆汤治疗慢性前列腺炎 48 例.甘肃科技,2001,(4):62.

[35] 李方方,李天宇,徐大明,等.地榆升白片治疗感染相关性中心粒细胞减少症疗效观察.中外医学研究,2013,11(23):189.

[36] 吴庆强,窦连军,黄效生.地榆升白片联合利血生治疗 Graves 病粒细胞减少疗效观察.中国医师杂志,2005,7(5):713.

[37] 陈玉祥,王敬忠.地榆根皮外敷治疗痈症初起 29 例.中医外治杂志,2001,10(4):48-49.

[38] 连莉阳,黄婷,张春红.三黄地榆液湿敷法治疗急性湿疹 40 例.现代中医药,2008,28(5):38.

[39] 李明,高冬梅.四黄地榆散外用治疗 35 例放疗皮肤反应的疗效评价.哈尔滨医药,2012,32(1):46.

[40] 白云静,申洪波,姜德训,等.中药地榆槐花汤联合甲氨蝶呤治疗银屑病关节炎临床观察.世界中医药,2013,8(1):40-42.

[41] 何文扬.党参地榆汤治疗崩漏 136 例.中国中医药科技,2004,11(3):163.

74. 地 不 容

【来源】为防己科植物地不容 *Stephania epigaea* H. S. Lo. [*S. delavayi* Diels.]、云南地不容 *Stephania yunnanensis* H. S. Lo. 等的块根[1]。

【性味与归经】苦,寒。归肺、胃、肝经。有毒[1]。

【功能与主治】涌吐痰食,截疟,解疮毒。主治疟疾、食积腹痛、痈肿疔毒[1]。

【化学成分】地不容含轮环藤宁碱(cycleanine)、头花千金藤碱(cepharanthine)、左旋箭毒碱(curine)、异紫堇定(isocorydine)、荷包牡丹碱(dicentrine)、青藤碱(sinomenine)、橄榄形暗罗醇碱(oliveroline)、小檗胺(berbamine)、异谷树碱(isochondrodendrin)、黄心树宁碱(ushinsunine)。云南地不容块根含青风藤碱(sinoacutine)、左旋四氢掌叶防己碱(tetrahydropalmatine)、右旋光千金藤碱(stepharine)、左旋光千金藤定碱(stepholidine)、左旋紫堇达明碱(corydalmine)、千金藤碱(stepholidine)、掌叶防己碱(palmatine)及斑点亚洲罂粟碱(roemerine)。其中青风藤碱的含量为 0.48%,左旋四氢掌叶防己碱为 0.51%,右旋光千金藤碱为 0.10%,

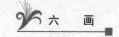

去氢紫堇达明碱为 0.02%[1]。

【药理作用】

1. 抗肿瘤作用

(1)巴马亭的抗肿瘤作用:巴马亭能够强烈抑制小鼠腹水癌细胞对氧的摄取[2]。

(2)千金藤碱的抗肿瘤作用:千金藤碱对鼻咽癌 SUNE-1 细胞有抑制作用,机制可能与阻滞细胞周期及诱导细胞凋亡相关。在肿瘤化疗中,千金藤碱可以阻滞多柔比星从肿瘤细胞中外溢,增加肿瘤细胞内的药物浓度,促进肿瘤细胞凋亡。以及提升化疗导致的白细胞减少。此外,千金藤碱可以逆转癌细胞的耐药,抑制艾氏腹水瘤细胞的生长及诱导人白血病细胞凋亡的作用。千金藤碱对 SUNE-1 细胞生长有抑制作用,且呈剂量-效应关系和时间-效应关系。千金藤碱处理 SUNE-1 细胞后,使细胞周期停滞于 G_0/G_1 期,流式细胞周期分布图可见凋亡峰,透射电镜下可见 SUNE-1 细胞经千金藤碱处理后出现凋亡细胞形态学改变[3-8]。

千金藤碱可抑制结肠癌细胞增殖,增加结肠癌耐药细胞株 LoVo/5-FU 对氟尿嘧啶的敏感性,原因可能与其抑制结肠癌细胞中 HO-1 和 NQO1 的表达水平有关。采用药物浓度梯度递增法诱导建立结肠癌耐药细胞亚系 LoVo/5-FU;用 MTT 比色法检测千金藤碱和化疗药物对结肠癌细胞的细胞毒性;RT-PCR 和 Western Blot 技术检测 *NQO1* 和 *HO-1* 基因的 mRNA 和蛋白表达水平。结果显示,LoVo/5-FU 细胞对包括 5-FU 在内的 4 种化疗药物产生耐药性,其中对 5-FU 耐药性最高,是 LoVo 细胞的 18.82 倍;千金藤碱对 LoVo 和 LoVo/5-FU 细胞增殖均有抑制作用,其浓度超过 $20\sim25\mu g/ml$ 时最为明显,但是对 2 种细胞的抑制效果无明显差别($P>0.05$);千金藤碱($2.5\sim10.0\mu g/ml$)可降低 LoVo/5-FU 细胞 5-FU 的 IC_{50} 值($P<0.05\sim0.01$),在此浓度范围内,IC_{50} 值降低的程度与剂量成正相关;LoVo/5-FU 细胞中 HO-1 和 NQO1 的 mRNA 和蛋白表达水平明显高于 LoVo 细胞($P<0.05\sim0.01$),$10.0\mu g/ml$ 千金藤碱与 5-FU 联合处理后,LoVo/5-FU 细胞中两个基因的表达水平明显降低($P<0.05\sim0.01$)[9]。

千金藤碱可抑制肺癌细胞的增殖,降低 A549 细胞的迁移和侵袭能力,下调 A549 细胞的 *HO-1* 和 *EGFR* 基因的表达水平,且作用效果具有一定的时间和浓度依赖性。MTT 比色法检测千金藤碱对肺癌细胞的细胞毒性,观察其对 A549 细胞生长的抑制作用,并用倒置显微镜观察千金藤碱处理不同时间内 A549 细胞的形态变化;Transwell 和侵袭实验检测 A549 细胞迁移和侵袭能力;RT-PCR 和 Western Blot 法分别检测 A549 细胞内 *HO-1* 和 *EGFR* 基因的 mRNA 和蛋白表达水平。结果显示,千金藤碱能够抑制肺癌细胞 A549 细胞的生长,细胞活力随着作用浓度的增加和时间的延长明显降低;10g/ml 千金藤碱处理 24 小时后,A549 细胞发生体积变小、皱缩变圆和染色体固缩等现象;与对照组相比,千金藤碱($>5.0g/ml$)可使穿过隔膜和穿过基质胶的 A549 细胞数明显减少($P<0.05$)。$10.0g/ml$ 千金藤碱明显降低 A549 细胞中 *HO-1* 和 *EGFR* 基因的 mRNA 和蛋白表达水平($P<0.05$)[10]。

研究盐酸千金藤碱(cepharanthine hydrochloride,CH)可逆转 K562/ADR 细胞多药耐药性及其机制。采用 MTT 法检测多柔比星(adriamycin,ADR)单用及分别与 CH、维拉帕米(Verapamil,VER)合用的细胞毒作用;采用流式细胞仪,测定 CH 对细胞内 ADR 蓄积、Rho123 蓄积和泵出及 P-gp 表达的影响。结果表明,CH($4\mu mol/L$)使 K562/ADR 细胞对 ADR 的敏感性增加 7.43 倍,逆转活性是 VER 的 3.19 倍,但对 K562 敏感株基本无影响。同时 CH 浓度依赖性地增加 K562/ADR 细胞内 ADR 和 Rho123 的蓄积,减少 Rho123 的泵出,抑制 P-gp 的表达,但对 K562 细胞均无明显影响。CH 在体外逆转肿瘤细胞多药耐药性的作用可能与其抑制 P 糖蛋白的功能和表达有关[11]。

CH 联合 FAP 能够逆转肝癌多药耐药性,其机制可能为 CH 能够提高 P-gp ATP 酶活性,抑制 P-gp 外排功能。MTT 法检测 CH 和维拉帕米对耐药细胞的无毒剂量;MTT 法检测 H22/FAP 肝癌细胞对多柔比星、顺铂、5-氟尿嘧啶的耐药倍数;生命延长率评价 CH 联合 FAP 的药效;定磷法检测 P-gp ATP 酶活性。结果显示,细胞毒性检测结果 CH 和 VER 剂量分别为 1.0g/L、0.15g/L 时,对 H22/FAP 细胞的抑制率<10%;MTT 检测显示,H22/FAP 瘤细胞对多柔比星、顺铂、5-氟尿嘧啶的耐药倍数分别为 27.75、10.20、11.20;生命延长率结果显示 CH10mg/kg,5mg/kg 联合 FAP 组能有效延长小鼠生存时间;动力学分析提示 CH 能够提高 ATP 酶活性,Vmax 值约为每分钟 184nmol/mg,与阳性对照药维拉帕米相近[12]。

CH 具有逆转多药耐药性的作用,其机制可能与降低 GST-π 的表达及提高 DNA TopoⅡ 的活性有关。采用 MTT 法检测 CH 对多药耐药肿瘤细胞 MCF-7/ADR 的耐药逆转活性;免疫组织化学法检测细胞内 GST-π 的表达;通过对超螺旋 PBR322 DNA 的解旋能力检测 Topo Ⅱ 的活性。结果显示,CH 在无细胞毒浓度下具有逆转 MCF-7/ADR 细胞耐药性的作用,逆转倍数为 13.5 倍,但对敏感株 MCF-7 细胞的抗癌药物敏感性基本无影响。CH 4μmol/L 使 MCF-7/ADR 细胞中过度表达的 GST-π 的表达水平下降及 DNA TopoⅡ 的催化活性提高,但对敏感株 MCF-7 细胞无影响[13]。

2. 其他药理作用

(1)对外周神经系统的影响

1)抗胆碱作用:巴马亭可显著对抗乙酰胆碱所引起的结肠张力增加的作用,这种拮抗作用可被乙酰胆碱部分翻转。盐酸巴马亭体外在低浓度时对胃肠运动均具有兴奋作用,而高浓度时有抑制作用。它们在高剂量时均能拮抗氯化乙酰胆碱所致的平滑肌痉挛,这种作用可为 2 倍量的氯化乙酰胆碱所部分拮抗[14]。

2)阻断 α 肾上腺素受体作用:用大鼠肛尾肌、兔主动脉和门静脉条观察巴马亭的 α_1 受体阻断作用,用大鼠输精管观察其 α_2 受体阻断作用。表明巴马亭能竞争性阻断 α_1 和 α_2 受体,对 α 肾上腺素受体具有阻断作用[2]。

(2)对中枢神经系统的影响:左旋千金藤碱具有明显的中枢抑制作用,可显著减少小鼠自发活动,对戊巴比妥钠有明显协同作用,可增加小鼠对缺氧的耐受能力。左旋千金藤碱还能对抗阿扑吗啡诱发的大鼠定向行为。实验观察未见僵直症状。左旋千金藤碱有多巴胺受体阻断作用,并且可能为其镇静作用的机制之一。左旋千金藤碱在低浓度(16.25μmol/L)时竞争性阻断 5-羟色胺受体,使 5-羟色胺对胃底条标本的量效曲线平行右移,其 pA_2(竞争性拮抗剂效价强度)值为 5.8;在较高浓度时(50μmol/L)则表现为抗非竞争性损坏作用,其 pD'_2(非竞争性拮抗剂效价强度)值为 4.2。离体大鼠肛尾肌及输精管实验证实,千金藤碱有阻断 α_1 受体的作用,是作用较强、选择性较高的 α_1 受体阻断剂[15]。

海南地不容总碱镇痛作用显著。采用小鼠热板法、扭体法及甲醛测痛试验观察镇痛作用。结果显示,海南地不容总碱能明显延长小鼠舔后足时间,减少扭体次数,降低甲醛测痛试验第一、二时相的疼痛强度[16]。

小花地不容总生物碱具有较强的镇痛作用,其镇痛作用机制与中枢和外周镇痛作用有关。通过小鼠热板法、光热尾痛法、电子压痛法和甲醛致痛法,观察金不换总生物碱灌胃给予 100mg/kg、50mg/kg、25mg/kg 对疼痛的抑制作用。实验同时设立阿司匹林阳性对照组和羧甲基纤维素钠(CMC-Na)溶媒对照组。结果显示,总生物碱 3 个剂量组对热、光热、电子压痛

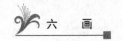

和甲醛致痛均有明显抑制作用（$P<0.05$ 或 $P<0.01$），且镇痛作用强于阿司匹林[17]。

（3）对内脏系统的影响

1）对心血管系统的影响：巴马亭对离体蛙心有轻度兴奋作用。$50\mu mol/L$ 巴马亭可使离体豚鼠右心室乳头肌的功能不应期（FRP）延长，自律性下降，但对其兴奋性和收缩力无明显影响。$10\sim100\mu mol/L$ 则呈浓度依赖性地延长动作电位时程，其中动作电位复极 50% 时程（APD_{50}）延长比较显著。$100\mu mol/L$ 时，使 V_{max} 降低[2]。

巴马亭具有降压作用，对麻醉动物也具有明显的降压活性。静脉注射 $10mg/kg$ 于麻醉兔和猫即可引起血压明显下降，反复给药作用增强，无快速耐受现象，腹腔注射或灌服也可引起较长时间的血压明显下降。离体蟾蜍心脏心电图、在体兔心及兔耳灌注实验结果表明，其降压作用并非因为其对心血管的直接作用所致。巴马亭不增强乙酰胆碱的作用，当剪断双侧迷走神经，并以阿托品封闭，其对麻醉猫的降压作用无明显改变，但能明显拮抗去甲肾上腺素及肾上腺素对麻醉兔的升压作用；对于麻醉猫，巴马亭可使刺激颈上神经节节前纤维所致的瞬膜收缩减弱至完全消失，同时还能减弱或取消电刺激迷走神经离中端所致的降压作用。此外，巴马亭还能明显减弱阻断颈动脉血流或刺激坐骨神经向中端所致的升压反射，当以椎动脉途径给药时，小剂量所致降压效果比静脉注射大剂量的作用为强。根据上述这些情况，可见巴马亭的降压作用与小檗碱相似，其机制与阻断神经节、抑制血管中枢及抗交感神经介质有关[2]。

千金藤碱可浓度依赖性地抑制酵母多糖和 A23187 诱导的大鼠中性粒白细胞内 Ca^{2+} 浓度增加及活性氧生成；千金藤碱也可抑制花生四烯酸、胶原及 ADP 诱导的兔血小板聚集[18]。

2）对消化系统的影响：千金藤碱对 CCl_4 和 D-氨基半乳糖（D-GalN）所致肝损伤有良好的肝保护作用，其机制是提高 SOD 活性、清除自由基，降低 NO 含量，减少其对细胞和组织的损伤。千金藤碱可明显降低 CCl_4 和 D-GalN 所致肝损伤小鼠的血清转氨酶活性，增强肝脏 SOD 活性，减少 MDA 和 NO 的含量，降低 NOS 活性；并缩小肝脏坏死范围[19-21]。

CH 对 DXM 所致小鼠急性脂肪肝具有良好的治疗作用。DXM 的同时灌服高脂饮食复制小鼠急性脂肪肝模型，应用不同剂量 CH 对其进行治疗，观察小鼠血脂及肝脂、SOD、GSH-Px、MDA 等指标及肝脏病理学的影响。结果显示，与正常组相比，模型组小鼠血清 TG、TC、ALT、天冬氨酸转氨酶 AST 活性和肝组织 TG、TC、MDA 含量显著升高（$P<0.01$），肝组织 SOD 和 GSH-Px 活性显著降低（$P<0.01$）。CH 高剂量组小鼠血清 TG、TC、ALT、AST 及肝组织 TG、TC、MDA 显著低于模型组（$P<0.01, P<0.05$），肝组织 SOD 和 GSH-Px 活性显著高于模型组（$P<0.01$）；不同剂量 CH 均能改善肝细胞脂肪变性情况[22]。

金不换总碱有明显抗胃溃疡的作用，对攻击因子胃酸、胃蛋白酶等有一定的抑制作用，对保护因子前列腺素 PGE_2 等有明显促进作用。SD 大鼠 60 只，随机分为 6 组，分别为假手术组、模型组、三九胃泰胶囊组 $270mg/kg$ 及金不换总碱 $15mg/kg$、$30mg/kg$、$60mg/kg$ 组。各组预防性灌胃给药 7 天后，除假手术组外通过幽门结扎法制备大鼠急性胃溃疡模型，后再十二指肠给药 1 次，收集胃液并检测胃液量、pH 值、总酸度及胃蛋白酶活性；剖开进行胃黏膜溃疡指数测定；测定血清和胃组织中 MDA 含量、SOD 活性；测定血清中 PGE_2 含量。结果显示，与模型组比较，金不换总碱可减少胃溃疡大鼠模型的胃液量、升高胃液 pH 值、减少胃液总酸度、降低胃蛋白酶活性；减轻胃黏膜损伤指数，其损伤抑制率分别为：54.29%、51.43%；可降低血清和胃组织中 MDA 含量、升高血清和胃组织中 SOD 活性、血清中 PGE_2 含量[23]。

金不换生物碱对慢性萎缩性胃炎模型大鼠胃黏膜有良好的治疗作用。饮用及灌胃给予 $20mmol/L$ 去氧胆酸钠、30% 及 60% 乙醇 13 周建立慢性萎缩性胃炎模型后，将大鼠随机分为正常对照组,模型对照组,金不换总生物碱高、中、低剂量组和三九胃泰组,观察其对胃酸酸度、胃蛋白酶活性、胃黏膜血流量和胃黏膜组织病理的影响。结果与模型对照组比较,金不换总生物碱可改善慢性萎缩性胃炎大鼠体重,明显增加胃液游离酸浓度、胃蛋白酶活性和胃黏膜血流量($P<0.05$ 或 $P<0.01$)并能明显减轻胃黏膜的病理学损害[24]。

(4)对内分泌系统的影响:巴马亭对垂体-肾上腺皮质有一定的影响。可引起小鼠胸腺明显萎缩,一次注射 25mg/kg 或 50mg/kg 能明显降低大鼠肾上腺中维生素 C 的含量,连续给药 6 天,此作用仍然存在,但去除垂体后作用消失,戊巴比妥钠与吗啡联合处理则可完全阻断此作用[2]。

(5)抗病原微生物作用

1)抗菌作用:巴马亭的抗菌作用与小檗碱基本相同或略低于小檗碱。当浓度为 0.05% 时,对金黄色葡萄球菌的抑菌为 1.07cm,对犬小孢子菌的抑菌浓度为 500μg/ml,对白念珠菌为 250μg/ml,对卡尔酵母菌巴马亭比小檗碱的作用弱。巴马亭在 1mg/ml 以上时对抗酸性分枝杆菌有抑制作用。对痢疾杆菌、大肠杆菌、乙型链球菌和亚洲甲型流感病毒以及 12 种霉菌均有不同程度的抑制作用[2]。对革兰阳性菌的抑制活性大于革兰阴性菌和酵母菌[25]。

2)抗病毒作用:CH 在体外对 HBsAg 和 HBeAg 的分泌和对细胞内外 HBV DNA 的复制均有明显的抑制作用。MTT 法检测 CH 对 HepG-2.2.15 的细胞毒性;ELISA 法检测不同浓度 CH 对细胞上清液中 HBsAg 和 HBeAg 的影响;荧光定量聚合酶链反应(FQ-PCR)法检测 CH 在用药后第 9 天对细胞内外 HBV DNA 拷贝数的影响。结果显示,CH 对 HepG2.2.15 细胞的半数毒性浓度(median toxic concentration,TC_{50})为 10.24mol/L;对 HBsAg 和 HBeAg 分泌的 IC_{50} 分别为 7.01mol/L,6.64mol/L,TI 分别为 1.46,1.54;对细胞上清液中 HBV DNA 拷贝数的 IC_{50} 为 3.49mol/L,细胞内 HBV DNA 拷贝数的 IC_{50} 为 4.25mol/L,TI 值分别为 2.93,2.41[26]。

千金藤碱有抗 HIV 的作用,30μg/ml 时对 HIV 的抑制率为 95.8%,细胞存活率为 85.8%。千金藤碱抗单纯疱疹病毒Ⅰ型作用较阿昔洛韦强,用药量少且作用是多方面的,对病毒灭活、感染预防、治疗等都有明显作用。千金藤碱能明显抑制单纯疱疹病毒Ⅰ对 Vero 细胞的致病变作用,使细胞存活率升高。盐酸千金藤碱对 HSV-2 有较强直接杀伤作用[27,28]。

地不容粗提物能显著抑制 CVB_3 病毒所致的细胞病变。采用细胞病变效应(cytopathic effect,CPE)法、MTT 法对样品的细胞毒作用、抗病毒活性进行测定。结果显示,地不容粗提物能明显抑制 CVB_3 对 HeLa 细胞的致病变作用,使细胞存活率升高,其中含千金藤素的粗提物 ED_{50} 为 1637.16μg/ml,不含千金藤素的粗提物 ED_{50} 为 2964.86μg/ml[29]。

(6)对免疫系统的影响:千金藤碱对小鼠非特异性及特异性免疫功能有明显增强作用。千金藤碱每天 150mg/kg 可显著提高正常小鼠腹腔巨噬细胞的吞噬功能、绵羊红细胞所致特异性抗体的产生能力以及脾脏系数。环磷酰胺 30mg/kg 造成小鼠免疫抑制状态下,千金藤碱每天 150mg/kg 亦能使腹腔巨噬细胞吞噬功能、绵羊红细胞所致特异性抗体的产生能力及脾脏系数提高至接近正常水平。其能使绵羊红细胞免疫所致溶血素抗体在血清中的含量及脾细胞介导的红细胞溶血分光光度计光密度值提高,表明千金藤碱能促进特异性抗体的产生。两项指标的测定时间均为免疫后第 4 天,故可推测增加的抗体主要是 IgM,但也可能含有少量的 IgG。此外,千金藤碱还能使脾脏重量增加,而脾脏是体内最大的淋巴器官,因此千金藤碱有促使免疫器官增重的作用。对于环磷酰胺引起的小鼠免疫功能抑制,千金藤碱亦有对抗作用,可使腹腔巨噬细胞的吞噬活性增强,血清溶血素抗体生成增加,脾脏抗体形成细胞功能提高,脾脏系数增加,且均可接近正常水平[30]。

(7)抗炎作用:巴马亭能引起大鼠体内组胺和 5-HT 的释放,因而认为巴马亭刺激 ACTH 分泌的作用很可能是由于组胺释放的结果[2]。

千金藤碱是一种具有抗炎、低毒的药物,对多种致炎剂和致痛剂引起的炎性水肿和疼痛均具有明显的抑制作用,未出现任何毒性反应。抗炎的机制之一是千金藤碱可诱导腹腔巨噬细胞产生 IL-1,从而提高了 T 细胞的功能,抑制了 B 细胞的增殖,减少了自身抗体抗原免疫复合物的形成,以达到本品防治风湿关节炎的目的[31]。

海南地不容总碱抗炎作用显著。采用二甲苯致小鼠耳肿胀、醋酸致小鼠腹腔毛细血管通透性、棉球诱导小鼠肉芽组织增生试验模型观察抗炎作用,通过胸腔白细胞游走试验研究其对炎症渗出液中白细胞数量的影响,应用角叉菜胶致足肿胀试验测定炎性组织中 PGE_2 含量并初步探讨其抗炎机制,结果显示,海南地不容总碱能明显减轻小鼠耳肿胀,抑制毛细血管通透性增高及肉芽组织增生,有效抑制白细胞游走,并能明显减少大鼠炎症组织中 PGE_2 含量[16]。

3. 毒性作用　巴马亭具有较大的急性毒性。盐酸巴马亭腹腔注射的 LD_{50} 为(136 ± 8)mg/kg,每日灌服 14mg/kg,连续 10 天,对家兔的一般状态、摄食量、体重、肝肾功能、心电图等均无明显影响。硫氰酸盐小鼠静脉注射的 LD_{50} 为 9.8mg/kg[2,32]。

千金藤碱毒性较大,8μg/ml 以上对 Vero 细胞毒性明显。不过动物实验和临床用药表明,药物在动物体内毒性较低,且大剂量没有明显副作用[31]。

【药代动力学研究】采用大鼠原位灌注模型,观察千金藤碱在大鼠胃肠道的吸收特征及机制,原位灌注模型常用大鼠作为实验动物,其吸收特点与人体吸收具有相关性。千金藤碱用盐酸调至 pH 5.5 时可完全溶解,但在实验中发现,循环 1 小时后,由于肠道的调节功能,循环液的 pH 升至 7.0。为避免高剂量循环液中千金藤碱不能完全溶解的问题,将循环前 K-R 液调至 pH 5.0,2 小时后循环液约为 pH 6.2,此时千金藤碱的稳定性良好,最终使用 pH 5.0 的 K-R 液配制供试肠循环液,结果表明千金藤碱在大鼠整个肠道均有吸收[33,34]。在兔血中为一个开放式单室模型,栀子甘草豉汤与巴马亭联合用药能增加巴马亭的生物利用度[35]。

【临床应用】治疗其他疾病:

(1)治疗胃炎:金不换冲剂体外具有抑制 Hp 相关性胃炎生长的作用[36,37]。

(2)治疗溃疡性结肠炎:巴马亭片保留灌肠治疗溃疡性结肠炎,治疗组总有效率为 96%,治愈率为 76%[38]。

(3)治疗急性腹泻:选择急性腹泻患者 90 例,巴马亭治疗腹泻的治愈率为 83.33%[39]。

(4)治疗急性上呼吸道感染:巴马亭片治疗急性上呼吸道感染的疗效,患者 80 例,观察组采用巴马亭片,对照组采用复方新诺明。观察组的治愈率为 97.5%,对照组为 87.5%。治疗急性上呼吸道感染起效快,效果好,副作用少[40]。

(5)治疗慢性支气管炎:自拟复方金不换煎剂治疗慢性支气管炎 87 例。总有效率为 95.14%[41]。

(6)治疗白细胞减少症:千金藤碱治疗本病,证明效果良好,对放疗所致的低白细胞症有预防及治疗作用,有效率 79.5%[31]。

(7)治疗慢性盆腔炎:巴马亭注射液治疗慢性盆腔炎有较好的临床疗效[42]。

(8)治疗阴道炎、外阴炎:治疗组阴道炎患者先用巴马亭注射液喷涂阴道,同时使用相应病菌的敏感抗菌药,阴道上药;外阴炎患者外阴湿敷巴马亭纱布,外加光谱治疗 10 分钟,治疗组治愈率为 85%。对霉菌性阴道炎的临床治疗痊愈率为 81.5%[2,43]。

(9)治疗急性膀胱炎:急性膀胱炎患者 90 例,随机分为巴马亭治疗组和对照组(呋喃妥因组），治疗组治愈率为 88.89%，对照组治愈率为 66.67%[44]。

【不良反应】主要有全身麻木、心悸、气促、胸闷、面色苍白、烦躁不安、周身发热、皮肤瘙痒、红疹，色素沉着斑等过敏反应。有文献报道，口服 0.6g 药物，24 小时发生过敏反应，导致全身大疱性大片状皮损，伴高热、水电解质紊乱、低蛋白血症、过敏性休克，呕吐物为大量大片状胃肠黏膜，严重的多脏器损伤。有 3 例出现食欲减退、腹胀、胃痛，占服药总数的 15.79%。经服药 3 小时后有 2 例出现头痛、头昏、疲乏无力，嗜睡的症状，占服药总数的 10.53%。经对症治疗，坚持服药，停药后 7 天症状消失[31,45,46]。

参考文献

[1] 国家中医药管理局《中华本草》编委会. 中华本草. 8 卷. 上海：上海科学技术出版社,1999:373-375.

[2] 季宇彬. 中药有效成分药理与应用. 哈尔滨：黑龙江科学技术出版社,2004:336-339.

[3] 夏薇,马方,江金花,等. 盐酸千金藤碱对环磷酰胺所致小鼠白细胞减少的治疗作用. 郑州大学学报：医学版,2007,42(3):494-496.

[4] 徐伟娟,蒋学华,张若琪. 千金藤素在大鼠肠道内的吸收动力学. 华西药学杂志,2007,22(4):416-418.

[5] 黄丽春,张爱莲,陈家玉,等. 千金藤素在大鼠体内的吸收分布及排泄. 工业卫生与职业病,1998,24(3):177-178.

[6] 罗俊,夏炳南. 千金藤素在大鼠体内的代谢动力学研究. 贵阳医学院学报,1993,18(1):31-34.

[7] 陈梅榕,段志,戴延生. 千金藤素片治疗尘肺的临床观察. 海峡预防医学杂志,2004,10(6):69.

[8] 张明华,丁振海,杨如俊,等. 雌二醇合并千金藤素治疗狗急性放射病的疗效观察. 第二军医大学学报,1982,(1):56-59.

[9] 马克龙,汪远金,汪天明,等. 千金藤碱对结肠癌细胞 5-氟尿嘧啶耐药性的逆转作用和对 HO-1 和 NQO1 表达的影响. 江西中医学院学报,2013,25(2):59-63.

[10] 马克龙,汪远金. 千金藤碱抑制非小细胞肺癌 A549 细胞生长和转移以及对血红素加氧酶-1 和表皮生长因子受体基因表达的影响. 安徽中医学院学报,2013,(2):57-63.

[11] 彭有梅,王宁,王亚峰,等. 盐酸千金藤碱逆转 K562/ADR 细胞多药耐药性及其机制. 药学学报,2012,47(5):594-599.

[12] 臧彩红,张艳,江金花,等. 盐酸千金藤碱逆转肝癌多药耐药性与 P-gp ATP 酶活性的关系研究. 中国药理学通报,2011,27(7):1002-1006.

[13] 夏薇,王宁,王庆端. 盐酸千金藤碱逆转 MCF-7/ADR 细胞多药耐药性的作用及其机制. 重庆医学,2011,40(1):14-17.

[14] 谭正怀,张媛,程蕾,等. 小檗碱、巴马亭及黄连总生物碱对胆碱能神经的作用. 中药药理与临床,2006,22(6):20-21.

[15] 季宇彬,张广美. 中药抗肿瘤有效成分药理与应用. 哈尔滨：黑龙江科学技术出版社,1998:442-443.

[16] 储美娜,朱毅,董志,等. 海南地不容总碱的镇痛抗炎作用及毒性观察. 中国热带医学,2011,11(6):719-721.

[17] 霍佩琼,马仁强,罗超. 金不换总生物碱对小鼠的镇痛作用. 中国新药杂志,2008,17(14):1226-1229.

[18] 魏道武,吴勇杰. 千金藤碱对大鼠中性白细胞活性氧生成及兔血小板聚集的影响. 中药药理与临床,1997,13(3):12-14.

[19] Bourdi M,Reilly T P,Elkahloun A G,et al. Macrophagemigrationinhibitory factor in drug-induced liver injury:a role in susceptibility and stress responsiveness. Biochem Biophys Res Commun,2002,294(2):225-230.

[20] Belanger M,Butter worth R F. Acute liver failure:a critical appraisal of available animal models. Metab Brain Dis,2005,20(4):409-423.

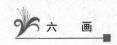
[21] 王晓丽,郑立运,张艳,等.盐酸千金藤碱对急性肝损伤小鼠保护作用的研究.中华中医药杂志,2009,10 (24):1384-1387.

[22] 马方,张艳,王宁,等.盐酸千金藤碱对急性脂肪肝小鼠脂代谢及过氧化的影响.中华中医药杂志,2011, 26(6):1429-1432.

[23] 吴丽萌,丘炜霞,赖东梅,等.金不换总碱对幽门结扎型胃溃疡大鼠模型的作用及机理研究.中药材, 2012,35(9):1474-1477.

[24] 吴丽萌,赖东梅,陈娟,等.金不换总生物碱治疗大鼠慢性萎缩性胃炎的实验研究.药物研究,2011,20 (2):27-29.

[25] 杨勇,叶小利,李学刚.4 种黄连生物碱的抑菌作用.时珍国医国药,2007,18(12):3013-3014.

[26] 王晓,郑立运,赵志鸿,等.盐酸千金藤碱抗乙型肝炎病毒的体外实验研究.时珍国医国药,2010,21(12): 3109-3111.

[27] 刘新建,王一飞,张美英,等.千金藤碱抗单纯疱疹病毒Ⅰ型(HSV-1)初探.中药材,2004,27(2):107-109.

[28] 钱垂文,朱艳梅,张美英,等.盐酸千金藤碱体外抗 HSV-2 效果研究.中国卫生检验杂志,2010,20(8): 2082-2083.

[29] 郝静,王一飞,张美英,等.地不容粗提物体外抗柯萨奇 B_3 病毒活性作用的实验研究.江苏中医药,2008, 40(9):83-85.

[30] 孙光春,李淑芳,鲍淑娟,等.千金藤碱对小鼠免疫功能的影响.贵阳医学院学报,1998,3(23):27-28.

[31] 季宇彬.中药有效成分药理与应用.北京:人民卫生出版社,2011:603-606.

[32] 谭正怀,李杭翼.小檗碱、巴马亭及黄连总生物碱对大鼠胃条的作用比较研究.中药药理与临床,2006,22 (3-4):48-50.

[33] 王倩,王延让,高虹,等.千金藤干粉吸入剂治疗矽肺作用的研究.职业与健康,2005,11(21):1723.

[34] 聂淑芳,潘卫三,杨星钢,等.对大鼠在体肠单向灌流技术中重量法的评价.中国新药杂志,2005,14(10): 17-18.

[35] Xia Li, Haijing Liu, Ji Li, et al. Simultaneous Determination of Berberine and Palmatine in Rabbit Plasma by LC-MS-MS and Its Application in Pharmacokinetic Study After Oral Administration of Coptidis and Coptidis-Gardeniae Couple Extract. Chromatographia,2009,70:1113-1119.

[36] 严光俊,黄缨,桂壮.金不换冲剂治疗幽门螺杆菌相关性胃炎的疗效研究.中国中西医结合消化杂志, 2003,11(6):395-360.

[37] 卢保强,黄少君,范良.金不换和胃汤治疗肝胃不和型慢性胃炎 76 例临床观察.中医药导报,2013,19 (7):27-29.

[38] 吴春艳,张艳,史龙,等.黄藤素片保留灌肠治疗溃疡性结肠炎的临床疗效观察.药物与临床,2009,6 (29):60.

[39] 吴春艳,张艳,史龙,等.黄藤素片治疗急性腹泻的临床疗效观察.临床研究,2009,6(9):43.

[40] 吴春艳,张艳,史龙,等.黄藤素片治疗急性上呼吸道感染临床观察.医护论坛,2009,6(5):168.

[41] 杨海龙.复方金不换煎剂治疗慢性支气管炎 87 例.中国民族民间医药杂志,2002,(56):144-145.

[42] 伍幼如.黄藤素注射液治疗慢性盆腔炎 102 例临床观察.中医药导报,2007,13(6):46-49.

[43] 张玲,孙文波,杨新.黄藤素外用结合光谱治疗阴道炎、外阴炎 400 例疗效观察.云南中医中药杂志, 2009,30(7):27.

[44] 吴春艳,张艳,史龙,等.黄藤素片治疗急性膀胱炎的临床观察.医护论坛,2009,6(6):136-137.

[45] 李敬东,赵树国,常晓跃.黄藤素静脉滴注致唾液腺肿大.药物不良反应杂志,2009,11(4):287-288.

[46] 张桂秀,刘青青,刘红.黄藤素片致大疱性表皮坏死松解型药疹 1 例.中国误诊学杂志,2004,4(2): 316-317.

75. 肉　桂

【来源】为樟科植物肉桂 *Cinnamomum cassia* Presl. 的干皮及枝皮[1]。

【性味与归经】味辛、甘,性大热。归肾、脾、心经[1]。

【功能与主治】功能补火助阳,散寒止痛,温通经脉。用于肾阳不足,命门火衰所致的畏寒肢冷、腰膝酸软,阳痿,尿频等;寒凝气滞或寒凝血瘀所致的痛证;气血虚寒之外科疾患,如阴疽流注,痈疽脓成不溃,或溃后久不收敛;经寒血滞,经闭癥瘕[1]。

【化学成分】肉桂含挥发油 1.98%～2.06%,其中主要成分为桂皮醛(cinnamaldehyde),占 52.92%～61.20%,还有乙酸桂皮酯(cinnamyl acetate)、桂皮酸乙酯(ethyl cinnamate)、苯甲酸苄酯(benzyl benzoate)、苯甲醛(benzaldehyde)、香豆精(coumarin)、β-荜澄茄烯(β-cadinene)、菖蒲烯(calamenene)、β-榄香烯(β-elemene)、原儿茶酸(protocatechuic acid)、反式桂皮酸(trans-cinnamic acid)等。肉桂还含 3′-甲氧基-左旋表儿茶精[3′-*O*-methyl(L-)-epicatechin];5,3′-二甲氧基-左旋表儿茶精;5,7,3′-三甲氧基-左旋表儿茶精;4′-甲氧基-右旋儿茶精[4′-*O*-methyl-(+)catechin];7,4′-二甲氧基-右旋儿茶精;5,7,4′-三甲氧基-右旋儿茶精;左旋表儿茶精-3-*O*-β-葡萄糖苷[(L-)-epicatechin-3-*O*-β-glucoside];左旋表儿茶精-8-*O*-β-D-葡萄糖苷、左旋表儿茶精-6-*O*-β-葡萄糖苷;左旋表儿茶精;桂皮鞣质(cinnamtannin)A$_2$、A$_3$、A$_4$;原矢车菊素(procyanidin)A$_2$、B$_1$、B$_2$、B$_5$、B$_7$、C$_1$;原矢车菊素 B$_2$-8-C-β-D-葡萄糖苷;原矢车菊素 B$_2$-6-C-β-D-葡萄糖苷;锡兰肉桂素(cinnzeylanine);锡兰肉桂醇(cinnzeylanol);脱水锡兰肉桂素;脱水锡兰肉桂醇;以及多种二萜类化合物:肉桂醇(cinncassiol)A、B、C$_1$、C$_2$、C$_3$、D$_1$、D$_2$、D$_3$、D$_4$、E;肉桂醇 A、B、C$_1$、D$_1$、D$_2$ 的 19-*O*-β-D-葡萄糖苷和肉桂醇 D$_4$ 的-2-*O*-β-D-葡萄糖苷等。另含南烛树脂醇-3α-*O*-β-D-吡喃葡萄糖苷(lyoniresinol-3α-*O*-β-D-glucopyranoside),(9,2′-顺式)和(9,2′-反式)的肉桂醛环甘油-1,3-缩醛(cinnamic aldehyde-cyclic glycerol-1,3-acetal),肉桂苷(cassioside),桂皮苷(cinnamoside)和桂皮多糖(cinnaman)AX 等[1]。

【药理作用】

1. 抗肿瘤作用

(1)桂皮醛的抗肿瘤作用:桂皮醛可抑制肿瘤的发生,并具抗诱变作用和抗辐射作用。25mg/kg、50mg/kg、100mg/kg 桂皮醛均能明显抑制裸鼠移植瘤的生长,抑瘤率分别为15.15%、41.67%、60.61%。桂皮醛治疗组裸鼠移植瘤细胞 S 期比率升高,50mg/kg、100mg/kg 剂量组诱导移植瘤细胞凋亡率明显高于对照组[2]。桂皮醛能显著地减低 rasH2 转基因小鼠体内腺瘤和癌的发病率($P<0.05$);但对于雌性小鼠没有明显影响。给予桂皮醛后,NNK 在 rasH2 体内诱导的肺癌多样性也明显降低($P<0.01$),这一效果在非转基因小鼠试验中得到证实[3]。给小鼠注射桂皮醛能完全抑制 SV40 病毒所致的肿瘤,以口服方式将桂皮醛作用于感染埃利希腹水肿瘤的小鼠,结果显示它有明显的抑制肿瘤细胞生长的作用[4]。桂皮醛对多数人类的实体瘤如 A549、SK-OV-3 等有细胞毒作用,且不饱和醛较饱和醛抑制作用更强[5]。4.8g/L 的桂皮醛可抑制 50% 鼠白血病 L1210 细胞的生长,其机制可能是醛基在细胞 DNA、RNA 和蛋白质合成中直接作用于巯基,后者可容纳氨基酸,故桂皮醛可阻断蛋白质的合成过程[6]。桂皮醛能抑制 HL-60 细胞增殖并促进其凋亡。桂皮醛对 HL-60 细胞的增殖有明显抑制作用,抑制作用与桂皮醛质量浓度及作用时间呈依赖关系,其半数致死质量浓度为34.87μg/ml;流式细胞仪检测结果表明:终质量浓度 20μg/ml 的桂皮醛作用 16 小时后,HL-

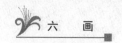

60 细胞早期凋亡比例为 32.6%；该组细胞在荧光显微镜、扫描电镜以及透射电镜观察下均呈现早期凋亡特征[7]。桂皮醛可诱导人早幼粒白血病 HL-60 细胞凋亡，而且它经由 ROS 生成传感凋亡信号。但是，抗氧化剂 N-乙酰半胱氨酸与桂皮醛合用后却能明显阻滞细胞中 ROS 生成、线粒体的转换及随后的细胞凋亡或死亡[8]。桂皮醛还能诱发肿瘤坏死因子的产生，对小鼠黑色素瘤细胞中提取的酪氨酸酶也有很强的抑制作用[4]。桂皮醛可促进 HeLa 细胞凋亡。桂皮醛能显著增高 p21 和降低 CDK4 蛋白在人宫颈癌 HeLa 细胞中的表达，各浓度桂皮醛处理组的 p21、CDK4 蛋白表达与溶剂对照组相比差异均有统计学意义（$P<0.01$，$P<0.05$）[9]。

2-羟基桂皮醛和苯甲酰氢氧基桂皮醛在体外试验中对多种人肿瘤细胞生长具有强烈抑制作用；对在体异种移植的 SW-620 人肿瘤细胞生长抑制作用显著，而裸鼠的体重并不减轻。2-羟基桂皮醛阻止 SW-620 细胞附着于培养基的表面，但不抑制致癌基因 *K-Ras* 的加工，这意味着其抗肿瘤的机制在细胞水平[10]。桂皮醛作用 24 小时后 NIH3T3 细胞 S 期比例上升了 3%（$P<0.05$）；G_2/M 期比例无明显升高，细胞增殖指数增加了 3.5%（$P<0.01$）。NIH3T3 细胞 Cyclin D1 和 PCNA 蛋白表达量明显增加。桂皮醛可推动 NIH3T3 细胞周期向前进展，这种正向调控作用与桂皮醛能促进 Cyclin D1 和 PCNA 蛋白表达有关[11]。

桂皮醛作用于人的 NHIK3025 细胞，可导致其失活。在这个过程中，桂皮醛能促使细胞摄取顺铂，然后共同作用于细胞，导致其失活，并且在实验中加入桂皮酸和桂皮醇作对照发现，它们没有此作用，这又进一步说明了桂皮醛在抑制肿瘤生长方面具有很强的活性[12]。

（2）桂皮酸的抗肿瘤作用：桂皮酸可抑制肿瘤细胞的增殖。经桂皮酸处理后，SMMC-7721 细胞形态趋向良性分化，生长速度减慢，集落形成率显著降低，甲胎蛋白（α-fetoprotein，AFP）分泌减少，G_0/G_1 期细胞增加而 G_2/M 期细胞减少[13]。1.0mmol/L、3.0mmol/L 桂皮酸均显著抑制肝癌细胞增殖，并使代表肝细胞分化的鸟氨酸氨基甲酰转移酶（ornithinetranscarbamylase，OCT）、酪氨酸-α-酮戊二酸转氨酶（TAT）和碱性磷酸酶（ALP）比活力明显升高（$P<0.05$，$P<0.01$），使 AFP 分泌量和 γ-GT 比活力明显下降（$P<0.05$，$P<0.01$）[14]。桂皮酸能抑制高转移性人肺巨细胞癌细胞的增殖，表现在细胞的增殖速度明显降低，细胞群体倍增时间明显延长，并且发现细胞的核仁形成率降低，核仁内银染颗粒明显减少。现已证明，核仁形成率与细胞增殖和蛋白质的合成速度呈正相关。桂皮酸可能是通过抑制核仁组成区嗜银蛋白（silver-staining nucleolar organizer region，AgNOR）或者核仁组成区 rRNA 的表达来降低细胞的核仁形成率，从而抑制细胞的增殖[15]。桂皮酸对 A549 细胞的诱导分化是通过介导细胞周期调控的某个位点而发生的。桂皮酸在一定时间内保持有抑制 A549 细胞恶性增殖恢复的作用，这提示桂皮酸诱导肿瘤细胞分化的同时，能降低复发率。应用 1mmol/L、3mmol/L 的桂皮酸作用于人肺腺癌 A549 细胞，能使 A549 人肺腺癌细胞增殖受到明显抑制，同时细胞的核仁形成率明显下降，核仁内核仁组成区嗜银颗粒明显减少[16]。桂皮酸可使急性早幼粒白血病细胞 NB4 增殖明显受抑制[17]。桂皮酸作用 NB4 细胞后，出现典型的凋亡形态学改变；TUNEL 标记也证实凋亡的发生；流式细胞仪检测有亚二倍体细胞峰的存在。在桂皮酸诱导 NB4 细胞凋亡的过程中，*Bcl-2* 基因蛋白表达水平逐渐下调[18]。桂皮酸具有诱导 HL-60 细胞分化的作用。1mmol/L、2.5mmol/L 桂皮酸处理使 HL-60 细胞形态向成熟方向分化，硝基四氮唑蓝（nitrotetrazolium blue chloride，NBT）还原试验反应显著增强。桂皮酸能使 HL-60 细胞形态向成熟粒细胞转变，对细胞增殖有明显抑制作用；还可使细胞的 NBT 反应显著增强，过氧化酶染色为弱阳性或阴性；与 Vc 联合使用，分化作用增强[19]。桂皮酸能明显抑制乳腺癌细胞系 C8161 和 A375 的侵袭和转移能力[4]。

(3)肉桂水煎液的抗肿瘤作用:肉桂对体外人宫颈癌细胞 HeLa 增殖有明显抑制作用,并可降低肿瘤细胞贴壁率和迁移能力。5mg/ml、1mg/ml、0.2mg/ml 浓度的肉桂水煎液作用宫颈癌细胞 48h 后,生长抑制率分别为 97.12%、24.58%、15.40%;贴壁率为 48.3%,与对照组相比明显减少($P<0.05$),且明显降低细胞的迁移($P<0.05$),流式细胞仪显示细胞周期移行被阻滞于 G_2 期[20]。

2. 其他药理作用

(1)对内脏系统的影响

1)对心血管系统的影响:桂皮醛对麻醉犬和几内亚猪产生降低血压的影响。这可能主要由末梢血管扩张引起。桂皮醛在犬体内引起的血管扩张在降低的血压恢复到原来水平的整个过程中都持续存在。桂皮醛有向肌性解痉作用,表现在从几内亚猪和小鼠分离的回肠中参与血管扩张。然而,反复应用桂皮醛会减低上述效果并导致心脏抑制,冠状血流增加[4]。桂皮醛对肾上腺皮质性高血压有降压作用。在 120~360mg/kg 剂量范围内,依赖性地降低血压(blood pressure,BP)、左室收缩压(left ventricular systolic pressure,LVSP),且 360mg/kg 桂皮醛对麻醉大鼠的心率(heart rate,HR)也有显著的抑制作用。离体血管灌注实验显示,桂皮醛在 0.015~15mmol/L 浓度范围内,可以剂量依赖性地舒张大鼠的胸主动脉[21]。肉桂水提液对脑缺血再灌注损伤有保护作用,其机制可能与抗脂质过氧化和抑制单胺氧化酶活力有关。10g/kg、20g/kg、40g/kg 的肉桂水提液均能显著降低各组织中 MAO($P<0.05$ 或 $P<0.01$)的活力,并以 10g/kg 组效果最佳;40g/kg 给药组能显著提高心、肝、脑、肾各组织中 CAT 活力($P<0.05$ 或 $P<0.01$);10g/kg、20g/kg 给药组对提高心、脑组织中的 CAT 活力具有一定的显著性差异($P<0.01$ 或 $P<0.05$)[22]。

桂皮醛在体外能够明显抑制胶原蛋白和凝血酶诱导的大鼠血浆中血小板的聚集,在体内能够显著延长小鼠断尾后的出、凝血时间,减轻大鼠动-静脉旁路丝线上血栓的质量。其机制可能与抑制血栓烷素 A2 的形成,进而抑制血小板聚集有关[23]。肉桂油、桂皮醛对血小板聚集具有显著的抑制作用,抑制率分别为 76.6% 和 82.5%($P<0.01$),而桂皮酸对血小板聚集的抑制作用较弱[24]。

2)对消化系统的影响:桂皮醛系芳香性健胃祛风剂,对肠胃有缓和的刺激作用,可促进唾液及胃液分泌,增强消化功能,解除胃肠平滑肌痉挛,缓解肠道痉挛性疼痛。桂皮醛中等程度抑制大鼠胃运动和小鼠肠推进,口服桂皮醛后可以保护小鼠应激性溃疡,增加大鼠的胆汁分泌[4]。雄性 SD 大鼠灌服 30g/(kg·d)肉桂水煎液,连续 7 天。与正常组比较,肉桂水煎液能明显升高大鼠肝脏 CYP3A 和谷胱甘肽 S-转移酶(glutathione S-transferase,GST)活性($P<0.01$)[25]。

(2)对内分泌系统的影响:肉桂油可以使正常大鼠内分泌、免疫系统出现紊乱,能抑制甲状腺轴、性腺轴,兴奋肾上腺轴,对免疫系统有一定的抑制。肉桂油给予正常大鼠可以在一定程度上模拟阴虚病理模型。600mg/kg、400mg/kg、200mg/kg 肉桂油给药雄性 SD 大鼠,持续给药 7 天后,取胸腺、脾脏,计算脏器指数;腹主静脉取血,分离血清,全自动生化仪检测血清 IgM、IgG、C_3、C_4 含量,放免法检测血清 T_3、T_4、促甲状腺激素(thyroid stimulating hormone,TSH)、皮质醇(CORT)、雌二醇(E_2)、睾酮(T)等指标含量。与正常对照组比较,给药组动物胸腺指数降低,脾脏指数有降低趋势;血清 T_3、T_4、E_2、IgM、IgG 降低;CORT、C_3、C_4 明显升高;T 呈降低趋势;TSH 变化不明显[26]。

肉桂油能有效改善胰岛素抵抗小鼠糖脂代谢,其作用与降低血清瘦素、抵抗素水平,增加

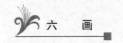

胰岛素敏感性有关。肉桂油能降低胰岛素抵抗小鼠的体质量[$(30.3±3.6)$vs$(34.6±3.1)$，$P<0.05$]、血糖[$(7.6±2.2)$vs$(9.2±1.3)$，$P<0.05$]、血清胰岛素[$(1.3±0.1)$vs$(1.7±0.2)$，$P<0.05$]、甘油三酯[$(70.1±10.9)$vs$(65.4±19.5)$，$P<0.05$]、总胆固醇[$(93.2±13.8)$vs$(102.3±21.5)$，$P<0.05$]、瘦素、抵抗素水平，同时改善口服糖耐量，降低胰岛素抵抗[27]。

（3）抗病原微生物作用

1）抗细菌作用：桂皮醛对122株菌，包括9属22种中的绝大多数厌氧菌株都有不同程度的抗菌作用。脆弱类杆菌和产气荚膜梭菌在桂皮醛作用后，细菌从原来单个分散排列变成丝状，菌体肿大，有的菌体变成球形或椭圆形。这些形态改变提示桂皮醛的作用可能是阻碍厌氧菌细胞壁的正常形成[28]。

桂皮醛对4种实验室标准菌株有较强抑制作用，牙龈卟啉单胞菌及核梭杆菌的最低抑菌浓度和最低杀菌浓度均为$32\mu g/ml$，对黏性放线菌和变形链球菌的抑菌浓度稍高（分别是$64\mu g/ml$和$128\mu g/ml$），并且几种细菌的抑菌浓度和杀菌浓度相同或相近，说明桂皮醛对所选菌株不但有抑制作用，还有杀灭作用[4]。此外，桂皮醛对口腔致龋菌和牙周病原菌都有抑制作用，可选择性地抑制牙周致病菌生长，浓度为$256\mu g/ml$时还能抑制各种牙周可疑致病菌生长，且具有抗龈下菌斑的能力。大肠杆菌O157：H7是引起出血性肠炎、溶血性尿毒症综合征和血栓性血小板减少性紫癜的一种致病菌，极小浓度的桂皮醛溶液能使大肠杆菌O157：H7失活，桂皮醛可严重破坏细菌细胞表面结构，从而具有较强的抗菌作用。桂皮醛有杀灭蜡质芽孢杆菌的作用，其杀菌效果可能与抑制蜡质芽孢杆菌细胞分离有关[29-30]。

桂皮酸在浓度为1.25%时开始出现抑菌作用，且随着浓度的增大其抑菌作用增强。桂皮酸及其衍生物（p-甲氧基桂皮酸和p-羟基桂皮酸）对常见几种代表菌具有较强的抑制作用。p-羟基桂皮酸对细菌类抑菌效果最好，对枯草杆菌的MIC为0.5mg/ml，MBC为0.75mg/ml[31]。

肉桂精油对肠道梭菌IV簇和拟杆菌属两类主要菌群有影响。肉桂精油给药后，肠道梭菌IV簇细菌和拟杆菌的数量、多样性及分布均发生显著变化，尤其是肠道梭菌IV簇细菌的变化更大。肉桂精油对结肠和直肠中两类菌的影响存在差异，这可能是肉桂对肥胖和糖尿病的作用机制之一[32]。

2）抗病毒作用：肉桂油对病毒性心肌炎具有抗病毒活性，桂皮酸是肉桂油抗病毒的活性成分。肉桂油含药血清对心肌细胞存活率和柯萨奇病毒B_3（CVB_3）mRNA的相对含量的影响与桂皮酸的浓度相关（$P<0.05$或$P<0.01$），而与桂皮醛的浓度无显著相关[34]。

桂皮醛有抗腺病毒作用。MTT和病毒增殖抑制实验结果表明桂皮醛能够增强宿主细胞存活率，降低病毒滴度，且细胞存活率与药物浓度呈正相关，桂皮醛对宿主细胞无保护作用，不能阻断病毒进入细胞。表明桂皮醛的抗腺病毒作用可能与调节hexon蛋白的表达有关[35]。

3）抗真菌作用：对真菌类，桂皮酸的抑菌效果最好，对白假丝酵母菌的MIC为0.125mg/ml，MBC为0.5mg/ml[33]。桂皮醛具有抗真菌作用。桂皮醛主要是通过破坏真菌细胞壁，使药物渗入真菌细胞内，破坏细胞器而起到杀菌作用[36]。桂皮醛质量浓度为$0.099\mu g/ml$作用后，麦角固醇含量较未用药组显著降低，显示桂皮醛可能通过影响黄曲霉麦角固醇的生物合成抑制黄曲霉生长，从而具有较强的抗真菌作用。桂皮醛对糠秕孢子菌最致命的损伤易发生在芽孢形成的某一阶段，芽孢是最薄弱的靶位，通过桂皮醛对糠秕孢子菌不同作用时间的连续电镜观察显示，药物作用36h孢体大多被破坏，内容物消失，形成了带芽痕的变形空壳，表面结构改变而形成纵嵴,且见芽孢壁破裂呈空壳状。其作用机制是直接或间接影响了真菌细胞遗传物质的正常合成,以致不能完成正常细胞周期,影响分生孢子梗的正常分化,从而抑制真菌生长、繁殖[37-38]。

(4)抗氧化作用:研究表明,桂皮酸的 7 种衍生物具有抗氧化作用。结构-活性显示:—CH_2CH_2COOH 基团不是桂皮酸衍生物抗氧化的活性基团,而酚羟基是其抗氧化的必需基团;在桂皮酸—CH_2CH_2COOH 基团的对位含有酚羟基的化合物比在邻位或间位含有酚羟基的化合物清除 $O^{2\cdot}$ 活性强;在桂皮酸衍生物酚羟基的邻位有含孤对电子的杂原子取代基(—OH,—OCH_3)时,其清除 $O^{2\cdot}$ 的能力进一步提高[39]。

天然植物中的羟桂皮酸衍生物邻香豆酸、对香豆酸、咖啡酸及香豆素均能抗丝裂霉素 C 诱发的 SOS 反应;且能抑制过氧化羟基异丙苯和 CCl_4 诱发的大鼠肝微粒体脂质过氧化[40]。

(5)解热抗炎作用:桂皮醛能显著减轻酵母所致大鼠发热反应,显著降低发热大鼠下丘脑 PGE_2 含量,亦能明显抑制 IL-1β 刺激 bend. 3 细胞 PGE_2 的释放。桂皮醛具有明显的解热作用,其解热机制可能与影响 PGE_2 含量有关。桂皮醛还能明显提高热板痛阈和抑制醋酸所致扭体反应,亦能显著抑制腹腔毛细血管通透性的增高及二甲苯所致小鼠耳郭肿胀,显示桂皮醛具有明显的解热镇痛抗炎作用[41-43]。

3. 毒性作用　小鼠静脉注射桂皮酸的 LD_{50} 为 380mg/kg,大鼠静脉注射桂皮酸的 LD_{50} 为 1600mg/kg,口服桂皮酸的 LD_{50} 为 2500mg/kg[4]。

【药代动力学研究】

1. 桂皮醛的药代动力学研究　雄性 Fischer344 大鼠给予放射性标记的桂皮醛单次或多次口服后,桂皮醛首先分布在鼠的胃肠道、肾脏和肝脏,放射标记物主要从尿中排出。服药 24 小时后,桂皮醛主要分布在脂肪、肝脏和胃肠道。在这种大鼠体内,桂皮醛所有单次给药组、5mg/kg 和 50mg/kg 剂量水平多次给药组的主要代谢途径是通过 β 氧化作用降解为苯甲酸,在尿中主要以马尿酸的形式排泄,伴有极少量苯甲酸。在 500mg/kg 剂量水平多次给药组,苯甲酸是尿中主要的排泄物[44]。

2. 桂皮酸的药代动力学研究　桂皮酸在各个肠段的 K_a 和 Peff 结果为十二指肠>空肠>回肠,十二指肠和空肠的 K_a 和 Peff 值显著性高于回肠($P<0.05$),不同浓度桂皮酸在同一肠段的 K_a 和 Peff 值差异无统计学意义,加入 MRP2 抑制剂(吲哚美辛)后 K_a 和 Peff 值差异亦无统计学意义,但加入 P-糖蛋白(P-glyeoprotein,P-gp)抑制剂(盐酸维拉帕米)后其值则显著性增加。表明十二指肠、空肠是桂皮酸吸收的主要部位,吸收机制为被动转运,肠道转运受 P-gp 转运蛋白的影响,但不受 MRP2 转运蛋白的影响[45]。口服桂皮酸在兔体内的药动学过程均符合二室模型[46-47]。

肉桂水提物能显著影响大鼠体内与基础代谢和细胞信号相关物质的代谢。肉桂水提物灌胃 8 天对大鼠尿液中内源性物质的影响最大;与空白组比较,给药组尿样中环巴胺(CPA)、Gamma-linolenyl carnitine 等物质浓度上升,脱氧尿苷(deoxyuridine),铜蓝蛋白(CerP)等物质浓度降低[48]。

【临床应用】治疗其他疾病:

(1)用于制备外用药:对皮肤瘢痕、纤维瘤软化与清除皆有效果。还可用于红花油、清凉油、活络油等跌打外用药中,主要起活络筋骨、散瘀血作用[4]。

(2)治疗真菌感染:桂皮醛具有较强的杀真菌作用,对皮肤真菌有抑制作用[4]。

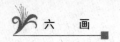

参 考 文 献

[1] 宋立人,洪恂,丁绪亮,等. 现代中药学大辞典. 上册. 北京:人民卫生出版社,2005:830-831.

[2] 黄敬群,王四旺,罗晓星,等. 桂皮醛对裸鼠人胃癌细胞移植瘤生长及凋亡的影响. 解放军药学学报,2006,22(5):343-347.

[3] Toshio,Imai,Kazuo,et al. Inhibitory effects of cinnamaldehyde on 4-(methylnitrosamino)-1-(3-pyridyl)-1-butanone-induced lung carcinogenesis in rasH2 mice. Cancer Lett,2002,175(1):9-16.

[4] 季宇彬. 中药有效成分药理与应用. 北京:人民卫生出版社,2011:236-241.

[5] Kwon B M,Lee S H,Choi S V,et al. Synthesis and in vitro cytotoxicity of cinnamaldehydes to human solid tumor cells. Arch pharm Res,1998,21(2):147.

[6] Siden N,wang R,Han G,et al. Phenylacetate synergizes with retinoic acid inducing the differentiation of human neuro blastoma cells. Int J Cancer,1995,60:507.

[7] 魏练平,罗美,蒋瑾,等. 桂皮醛对 HL-60 细胞的生长抑制及诱导凋亡作用研究. 食品科学,2011,32(23):293-296.

[8] Hveon Ka,Hee-Juhu,Park H,et al. Cinnamal-dehyde induces apoptosis by RO-mediated mitochondrial permeability transition in human promyelocytic leukemia HL-60 cell. Cancer Lett,2003,196(2):143-152.

[9] 王跃新,邢继强,张晓波,等. 桂皮醛抗人宫颈癌相关机制的研究. 中国微生态学杂志,2011,23(6):516-518.

[10] Lee C W,Hong D H,Han S B,et al. Inhibition of human tumor growth by 2′-hydroxy-and 2′-benzoyloxy cinnamalde-hydes. Planta Med,1999,65(3):263-266.

[11] 赵京霞,李萍,盛巡,等. 桂皮醛对 NIH3T3 细胞周期及相关蛋白表达的影响. 中国中药杂志,2007,32(8):1692-1695.

[12] Dornish J M,Pettersim E O,Oftebro R. Synergistic cell inactivation of human NHIK 3025 cells by cinna-maldehyde. In combination with cis-diammine-dichloro platinum(Ⅱ). Cancer Res,1998,48(4):938.

[13] 钱海鑫,刘俊卯. 桂皮酸体外诱导人肝癌细胞分化. 江苏医药杂志,2001,27(1):17-20.

[14] 黄炜,黄济群,张东方,等. 桂皮酸诱导 BEL-7402 人肝癌细胞分化的研究. 实用癌症杂志,2000,15(1):12-16.

[15] 黄炜,胡梅香. 桂皮酸对 PGCL3 人肺癌细胞增殖和核仁组成区的影响. 实用癌症杂志,1997,12(3):175.

[16] 金戈,张婷,王涛. 肉桂酸对 A549 人肺腺癌细胞增殖和核仁组成区的影响. 河南医学研究,2002,11(2):124-126.

[17] 赵国江,陶艳玲,左学兰,等. 桂皮酸对 NB4 细胞增殖和分化作用的实验研究. 四川肿瘤防治,2003,16(1):7-9.

[18] 张克俭,曾宪昌,刘兵城,等. 桂皮酸诱导 NB4 细胞凋亡. 武汉大学学报(医学版),2003,24(4):327-331.

[19] 朱文渊,黄济群,梁雪清. 桂皮酸联合维生素 C 对 HL-60 的细胞诱导分化. 肿瘤防治研究,2003,30(2):92-95.

[20] 余涌珠,何冬梅,李江滨,等. 肉桂抑制人宫颈癌细胞生长增殖的体外研究. 中国医学创新,2013,10(1):13-14.

[21] 徐明,余璐,丁媛媛,等. 桂皮醛对麻醉大鼠降血压作用的实验研究. 心脏杂志,2006,18(3):272-277.

[22] 黄宏妙,郭占京,蒋凌风,等. 肉桂水提液对全脑缺血再灌注损伤大鼠 MAO 和 CAT 的影响. 中国实验方剂杂志,2011,17(23):159-161

[23] 黄敬群,罗晓星,王四旺,等. 桂皮醛抗肿瘤活性及 S_{180} 荷瘤小鼠免疫功能的影响. 中国临床康复,2006,10(11):107-110.

[24] 鲍邢杰,宿树兰,段金廒. 肉桂挥发油及其抑制血小板聚集的效应成分分析. 时珍国医国药,2010,21(11):2860-2861.

[25] 薛春苗,张冰,刘小青,等. 附子、肉桂、仙茅对正常大鼠药物代谢酶 CYP3A 和 GST 活性的影响. 中华中医药杂志,2011,26(12):2823-2826.

[26] 张倩,张冰,李连珍,等. 肉桂油对大鼠内分泌-免疫系统的影响. 中华中医药杂志,2011,26(8):1723-1726.

[27] 陈睿瑛,彭晓平,王琳,等. 肉桂油对胰岛素抵抗小鼠糖脂代谢的影响. 世界华人消化杂志,2011,19(33):3441-3445.

[28] 李文颜,郝太国,章蕾,等. 中药桂皮醛消毒感染根管的临床疗效观察. 牙体牙髓牙周病学杂志,1999,9(增刊):104-105.

[29] Kim H O. Inactivation of Escherichia coli O157:H7 by cinnamic aldehyde purifide from Cinnamomum cassia shoot. Food Microbiology,2004,21(1):105-110.

[30] 王世仪,张丽,王冰,等. 中药桂皮醛对感染根管消毒作用的研究. 中国微生态学杂志,2000,12(6):369-371.

[31] 张春乐,宋康康,陈祥仁,等. 肉桂酸及其衍生物的抑菌活性研究. 厦门大学学报(自然科学版),2006,45(5):16-20.

[32] 彭喜春,张志超,黄丽珠,等. 肉桂精油对大鼠肠道梭菌属Ⅳ簇菌群和拟杆菌群的影响. 中草药,2013,44(4):437-441.

[33] 季宇彬. 中药有效成分药理与应用. 哈尔滨:黑龙江科学技术出版社,2004,111.

[34] 丁媛媛,邱麟,曾明,等. 肉桂油抗柯萨奇病毒 B3 的血清药理学研究. 医药导报,2012,31(7):870-873.

[35] 刘蕾,曲章义,王淑秋,等. 桂皮醛抗腺病毒作用研究. 中国病理生理杂志,2011,27(8):1467-1471.

[36] 孙红祥. 一些中药及其挥发性成分抗霉菌活性研究. 中国中药杂志,2001,26(2):99-103.

[37] 罗东辉,王侠生,章强强,等. 桂皮醛和茴香醛抗糠秕孢子菌活性检测及电镜观察. 上海医科大学学报,1999,26(1):70-72.

[38] 谢小梅,龙凯,方建茹,等. 桂皮醛、柠檬醛抑制黄曲霉生长机制研究. 中国公共卫生,2007,23(3):301-302.

[39] 赵春贵,张立伟,王晖,等. 肉桂酸及其衍生物抗氧化活性研究. 食品科学,2005,26(1):218-223.

[40] Takeda Y,Tanigawa N. Morroniside cinnamic acid conjugate as an anti-inflammatory agent. Bioorg Med Chem Lett,2010,20(16):4855-4857.

[41] 马悦颖,李沧海,李兰芳,等. 桂皮醛解热镇痛抗炎作用的实验研究. 中国临床药理学与治疗学中国药理学会,2006,11(12):1336-1339.

[42] 马悦颖,李沧海,郭建友,等. 桂皮醛解热作用及机制的实验研究. 中国实验方剂学杂志,2007,13(4):22-26.

[43] 姜楠,霍海如,李兰芳,等. 桂皮醛对发热大鼠下丘脑蛋白质组双向凝胶电泳分析. 中药药理与临床,2003,19(60):11-13.

[44] Sapienza P P,Ikeda G J,Plummer S L,et al. Tissue distribution and excretion of 14C-labelled cinnamic aldehyde following single and multiple oral administration in male Fischer 244 rats. Food Chem oxicol,1993,31(4):253-256.

[45] 杨本坤,王素军,曾洁,等. 大鼠在体单向肠灌流模型研究肉桂酸肠道吸收特性. 广东药学院学报,2013,29(1):69-71.

[46] 冯慧萍,黄超伦,张兰桐. 桂皮酸的药代动力学和生物利用度研究. 中国药科大学学报,2004,35(4):328-330.

[47] 李文兰,王晓冬,季宇彬,等. 不同来源桂皮酸的药代动力学比较研究. 中国中药杂志,2008,33(10):1192-1196.

[48] 张启云,李冰涛,徐国良,等. 肉桂提取物对正常大鼠尿液代谢物组的影响. 中国实验方剂学杂志,2010,16(17):164-168.

76. 竹　　叶

【来源】为禾本科植物淡竹 *Phyllostachys nigra* Munro var. *henonis*（Mith.）Stapf ex Rendle 等的叶。

【性味与归经】味甘、淡，性寒。归心、肺、胃经。

【功能与主治】竹叶是中医一味传统的清热解毒药。有清热除烦，生津利尿的功效。可治热病烦渴，小儿惊痫，咳逆吐衄，面赤，小便短赤，口糜舌疮等。竹叶提取物具有抗氧化、抗衰老、抗疲劳、降血脂、预防心脑血管疾病、保护肝脏、扩张毛细血管、疏通微循环、活化大脑、促进记忆、改善睡眠、抗癌症、美化肌肤等功效。

【化学成分】含黄酮类、生物碱、氨基酸、有机酸、酚类化合物和鞣质、皂苷、还原糖、蛋白质、多糖与苷类、蒽醌、香豆精和萜类内酯化合物、甾体和叶绿素[1]。黄酮类成分可细分为 5 类：荭草苷（orientoside）和异荭草苷类（isoorientin）、木犀草素苷类（luteolin glycosides）、牡荆苷（vitexin）、洋芹苷（celeroside）和其他 4′-OH 黄酮苷类。荭草苷和异荭草苷类及牡荆苷为 C-苷，其他为 O-苷。最具代表性的有以下 7 种：荭草苷、异荭草苷、4′-甲氧基牡荆苷（4′-methoxy vitexin）、木犀草素-7-O 葡萄糖苷（luteolin-7-O-glucoside）、木犀草素-7-O 半乳糖苷（luteolin-7-O-galactoside）、4′,7-二羟基黄酮-7-O-葡萄糖苷（4′,7-dihydroxyflavone-7-O-glucoside）、4′,7-二羟基黄酮-7-O-半乳糖苷（4′,7-dihydroxyflavone-7-O-galactoside）及 Fe、Al、Ca、Mg、Ba、Mn、Zr、Ti、Pb、Sn、Ga、Cr、Ni、Mo、Cu、Yb、Zn、Sr、K、Na、P、B 和 Si 等 23 种微量元素[2]。

【药理作用】

1. 抗肿瘤作用

(1)竹叶黄酮抗肿瘤作用：观察不同剂量竹叶黄酮对荷瘤小鼠肿瘤的抑瘤率、生命延长率、胸腺指数、脾脏指数以及用药前后体重变化等指标的影响。通过建立荷瘤小鼠动物模型，观察了抑瘤率、生命延长率、胸腺指数、脾脏指数等指标，对竹叶黄酮的体内抗肿瘤药理作用进行了研究，实验结果表明，竹叶黄酮对小鼠恶性腹腔积液的形成具有抑制作用，竹叶黄酮具有一定的体内抗肿瘤作用，80mg/kg、40mg/kg 剂量组的抑瘤率分别为 31.6%、9.4%。竹叶黄酮对荷瘤小鼠的抗肿瘤作用虽然没有环磷酰胺那么明显，但其毒副作用较少，明显延长荷瘤小鼠的生存时间。化疗药物特别是环磷酰胺抑瘤作用明显，但胸腺、脾脏指数减少，说明其有一定的免疫抑制作用。竹叶黄酮却能对免疫指数有增强作用，提示其在抗肿瘤同时有增强机体免疫的作用[3]。

亚硝胺是致癌物之一，抗癌、防癌的有效途径是阻断亚硝胺的合成或清除合成的亚硝胺前体。人体胃液模拟的体外试验表明[4]，竹叶黄酮有清除 NO_2^- 的能力，阻断强致癌物质 N-亚硝基胺的合成，达到一定浓度后，清除率和阻断率趋于稳定，显示出与大蒜提取物类似的防癌、抗癌生物活性。对从四季竹中提取的竹叶黄酮清除 NO_2^- 离子以及阻断亚硝胺合成的作用进行了研究，发现其清除能力比维生素 C 强，并且能阻断亚硝胺的合成，在 pH3.0 的柠檬酸缓冲液中，37℃保温反应 1 小时，浓度为 2.62～6.33mg/ml 的竹叶黄酮液，对 NO_2^- 清除率达到 57.31%～88.06%[5]。

(2)竹叶多糖抗肿瘤作用：经研究[6]竹叶多糖对小鼠移植瘤有抑制作用。研究表明，竹叶多糖对动物移植性 S180 肿瘤有间接抑制作用，抑制率可达 50%。50%～70%醇沉组分抑瘤活性最大,且能显著提高小鼠腹腔巨噬细胞的吞噬能力。多糖类的抗肿瘤作用是通过增强免疫功能、促进免疫因子生成和激活来实现的。竹叶多糖能明显提高正常小鼠巨噬细胞的吞噬活性,即竹叶多糖对小鼠的非特异性免疫有极为显著的促进作用。日本人采用优良的提取方法从 Kumaizasa 竹叶中得到了较多的提取物,使荷瘤小鼠体内的免疫活性显著增加,从而激活体内的自然杀伤细胞,巨噬细胞,IL-2,IL-12 和 IFN-γ。他们用几个小鼠肿瘤模型在体内的抗肿瘤活性进行了评价,当提取物的质量分数达到 0.05% 以上,肿瘤达到约 6mm 的大小,说明提取物显著抑制肿瘤的生长[7]。并且竹叶提取液对 ASP-Ⅰ肺癌细胞、H22 肝癌细胞的生长也有明显的抑制作用。使肿瘤体积明显缩小,瘤重减轻,胸腺、脾指数显著提高,减少血清MDA 含量,提高 SOD 水平[8-10]。

竹叶多糖 100mg/kg、150mg/kg 剂量对正常小鼠和荷瘤小鼠的胸腺指数和脾指数均有一定的影响,但只有 150mg/kg 剂量时对荷瘤小鼠脾指数有显著性意义。精制后的竹叶多糖效果低于原竹叶多糖,这可能与精制过程中一些活性成分损失有关,也可能因为抑瘤作用本身是一种多因素的协同作用。50%醇沉的多糖效果最明显,且能显著提高小鼠腹腔巨噬细胞的吞噬能力,抑瘤率达 61.2%[11]。

现已证实,实体瘤的生长和转移与新生血管的形成有密切关系。多糖能通过抑制肿瘤血管形成抑制肿瘤。研究[12]表明竹叶多糖浓度为 $10\mu g/ml$ 对单核细胞白血病细胞株肿瘤细胞有轻度抑制作用,对肿瘤细胞 A549 没有抑制作用。

2. 其他药理作用

(1)对脑缺血损伤的保护作用:150mg/kg、450mg/kg、1350mg/kg 的竹叶黄酮分别能延长小鼠断头后喘息时间 17%、27%、29.1%,450mg/kg、1350mg/kg 剂量组的竹叶黄酮作用优于复方丹参片组[13]。采用三氯化铁局部贴敷大鼠大脑中动脉,造成灶性脑缺血损伤的研究结果表明,竹叶黄酮的给药量为 10~40mg/kg 时,可以改善造模后大鼠的神经症状,并缩小其脑梗死范围,减轻局灶性脑缺血损伤。

(2)对内脏系统的影响

1)对心、脑血管的保护作用:舌下静脉注射垂体后叶素造成大鼠心肌缺血的试验结果表明,竹叶黄酮可对抗垂体后叶素所致大鼠心肌缺血损伤(T 波变化和 J 点变化),对心肌缺血具有确切的保护作用[14]。

竹叶黄酮能明显减慢心率,降低心脏指数、心搏指数和左室做功指数,降低心肌的耗氧量;降低血压,调整缺血心肌氧的供需平衡,增加冠脉流量,改善心肌缺血程度,明显延长常压缺氧条件下的小鼠存活时间[15]。研究表明[16],竹叶黄酮能显著对抗大鼠冠脉结扎引起的心肌梗死,缩小心肌梗死面积。竹叶黄酮阻滞细胞膜 PDC 钙通道钙离子内流,促进内脏器官细胞中超载的钙离子外溢,抑制结扎冠脉引起的心电图改变,对急性心肌缺血有保护作用[17]。

降低血小板聚集、抗血栓功能:竹叶黄酮降低血小板聚集、抗血栓作用的体内试验中,2.5mg/kg、5mg/kg、10mg/kg 剂量组的抑制率分别为 39.74%、52.88%、69.82%;体外实验中,100mg/kg、200mg/kg、400mg/kg 剂量组的抑制率也分别达到了 24.51%、38.13% 和46.57%,表明竹叶黄酮具有抗血小板凝集和抑制血栓形成的作用[17]。对竹叶黄酮对小白鼠、家兔的抗血栓作用的研究发现,竹叶黄酮能显著延长小白鼠凝血时间、家兔凝血酶原时间;抑制纤维蛋白原向纤维蛋白的转变和 ADP 引起的家兔血小板聚集,抑制动脉血栓的形成。竹叶黄酮对抗家兔血小板聚集的体外试验中发现,2.5mg/kg 剂量的竹叶黄酮就具有较强的抑制血小板聚集的作用;说明竹叶黄酮具有一定的抗血小板聚集和防止血栓形成的作用[18]。

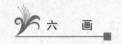

调血脂、降血清胆固醇功能：竹叶黄酮具有调节血脂、降血清胆固醇的作用。在以成年 SD 雄性大鼠为实验对象建立的高血脂模型研究中[19]，发现竹叶黄酮能显著降低大鼠血液 TG、TC、LDL-C 的浓度，提高 HDL-c 的浓度，其调脂作用与同剂量的银杏黄酮相当。研究[20]采用大鼠脂代谢紊乱的方法，在给予高脂饲料的同时，以低、中、高 3 个剂量竹叶黄酮连续 28 天灌胃后测定大鼠血中 TG、TC、HDL-C，实验结果表明，中、高剂量组大鼠血中 TG 含量明显低于高脂对照组（$P<0.01$），TG 降低幅度分别达到 42.3% 和 40.8%，HDL-C 上升幅度达到每天 9mg/L。大鼠血瘀模型研究结果表明[21]，竹叶黄酮能降低全血黏度、血浆黏度，降低纤维蛋白原的含量和红细胞比容积，减慢血沉速度，加快红细胞电泳时间。可见，竹叶黄酮能显著调节血脂、明显降低血清胆固醇。

2）对肝损伤的保护作用：竹叶黄酮会显著降低由肝损伤造成的 AST、ALT 活性和 MDA 含量的增高，防止肝脏受损程度加重，提高 SOD、GSH-Px 活性和肝糖原含量，提高保护肝脏组织的各项酶活指标，从而防止肝脏损伤加重。在观察竹叶黄酮各剂量组组织切片中发现，中、高剂量组肝组织细胞排列等组织结构明显好于模型组，未出现大面积细胞变形坏死及病变，说明竹叶黄酮因其抗氧化性会在一定程度上保护受损的肝组织，具有较明显的护肝作用。本实验为竹叶黄酮的进一步护肝机制研究奠定了一定基础[22]。

（3）降血糖作用：竹叶多糖能增加肝糖原、肌糖原储备、清除体内过剩自由基，并提高体内相关酶活力；此外，作为硫酸多糖类，毛竹叶多糖可能对血管内皮细胞结构与功能健全具有良好的保护作用，通过改善小鼠微循环，促进血糖的循环运输并转入细胞分解；从而从多方面实现降血糖效应。

（4）抗病原微生物作用

1）抗菌作用：竹叶中含有的黄酮类生物活性成分有着较强的抗菌、抑菌作用，已被一些学者研究并证实。对竹叶黄酮对大肠杆菌、金黄色葡萄球菌、枯草芽孢杆菌 3 种细菌的抑制力研究[23]，结果显示，竹叶黄酮对 3 种细菌均呈现出较强的抑制力，不同竹种及不同生长期的竹叶黄酮抗菌活性不同，7 月和 11 月中旬采摘的竹叶黄酮抗菌活性较高。测定箭竹叶黄酮对大肠杆菌、金黄色葡萄球菌、表皮葡萄球菌的最低抑菌浓度是 7.50mg/100ml（以黄酮类物质计算），对鼠伤寒沙门菌和根霉菌没有表现出抑菌作用[24]。研究也印证了这一点，并得出四季竹、斑苦竹、唐竹和黄秆乌哺鸡竹 4 个不同竹种的竹叶黄酮抑菌能力不同，抑菌效果与黄酮含量间有很好的相关性[25]。

研究毛竹叶粗多糖对革兰阳性菌有选择性抑制作用，对革兰阴性菌具有抑制作用，综合表现为广谱抗菌活性，对真菌无抑制作用。采用毛竹叶粗多糖与其他抗生素（青霉素）联合作用研究其相互关系，分析表明两者互不影响，即为无关作用[26]。

此外竹叶挥发油也具有抗菌作用，将提取的 30 种竹叶挥发油稀释成 5 个梯度浓度分别对 6 种测试菌种金黄色葡萄球菌、枯草芽孢杆菌、大肠杆菌、白假丝酵母菌、黄曲霉和黑曲霉进行抗菌效果测定，处理 24 小时后，得出云南龙竹、花吊丝竹、宜兴苦竹和阔叶箬竹叶挥发油对测试菌种有不同程度的抑制作用。云南龙竹、花吊丝竹、宜兴苦竹和阔叶箬竹叶挥发油对金黄色葡萄球菌、枯草芽孢杆菌、大肠杆菌、白假丝酵母菌、黄曲霉和黑曲霉均有体外抑菌作用，并且在一定剂量范围内随剂量增加而增强。4 种竹叶挥发油对不同菌种的抑制作用存在较大的差异，并具有一定的互补性[27]。

2）抗真菌作用：研究发现，竹叶黄酮对金黄色葡萄球菌和藤黄八叠球菌抑制作用尤为强烈，最小抑菌浓度仅为 4%，对大肠杆菌和枯草杆菌抑制作用相对较弱，最小抑菌浓度为 10%；

对部分霉菌如根霉菌、青霉菌有一定的抑菌作用,但效果不佳,而对黑曲霉、面包霉等霉菌则无抑菌作用[28-29]。

(5)竹叶黄酮对免疫系统的影响:采用分子免疫学、细胞生物学和分子生物学等多种技术评价了竹叶黄酮对小鼠的免疫增强作用。结果表明在一定剂量范围内竹叶黄酮可促进小鼠脾脏细胞 DNA 和蛋白质的合成,促进了细胞的增殖,同时促进了小鼠脾细胞 IFN-γ mRNA 的表达,IFN-γ 的产生与分泌,IFN-γ 又反过来激活 NK 细胞,促进 T、B 细胞分化和细胞毒性淋巴细胞(cytotoxic lymphocyte,CTL)成熟,刺激 B 细胞分泌抗体。证明了一定剂量的竹叶黄酮能增强小鼠的免疫调节能力,并呈明显的剂量效应关系[30]。

(6)抗氧化作用:研究发现竹叶黄酮在过氧化氢自由基造成的脂质过氧化体系中具有抗氧化作用,并呈显著的剂量依赖关系,能显著地延长弛豫时间同时能降低传播速率[31-32]。在 Cu^{2+} 诱导的脂质过氧化体系中,竹叶黄酮与 Trolox(水溶性维生素 E 类似物)和维生素 C 相似,虽在低剂量时表现出显著的抗氧化性能,但在高浓度时,却有促氧化的作用[33-34]。竹叶黄酮能显著抑制体外脂蛋白氧化模型中荧光产物和共轭双键产物的形成,降低脂蛋白凝胶电泳的迁移率,并呈剂量依赖关系[35]。说明竹叶黄酮与丁基化羟基甲苯(BHT)、维生素 C、乙二胺四乙酸(ethylenediaminetetraacetic acid,EDTA)一样,对 LDL-C 具有显著的保护作用。

选用 NIH 小鼠,随机将小鼠分为老龄对照组、少龄对照组、老龄银杏黄酮对照组、老龄竹叶黄酮试验组,连续灌胃 3 个月后,测定小鼠血液中过氧化脂质(LPO)含量、SOD 及 GSH-Px 的活力。结果显示,与老龄对照组和少龄对照组相比,竹叶黄酮均具有显著降低脂质过氧化,升高 GSH-Px 活性的作用;其中提升 SOD 活力的作用与银杏黄酮相似,降低脂质过氧化和升高 GSH-Px 的活性作用强于银杏黄酮[36]。选用昆明种小鼠(7 个月),随机将小鼠分为生理盐水对照组、两个竹叶黄酮剂量组,连续灌胃 30 天后,测定小鼠全血中 SOD 和 GSH-Px 活性,并检测小鼠心、肝、脑组织中脂褐质 LF、MDA 和 SOD 的含量。检测发现给予竹叶黄酮的小鼠心、肝、脑组织以及全血中 SOD 和 GSH-Px 活性显著提高,而 LF、MDA 含量则显著下降[37]。选用老龄(18 个月)SD 大鼠,设空白对照、人参皂苷及 3 个竹叶黄酮剂量组,连续用药 3 天后,测定给药后大鼠红细胞 SOD 和全血 GSH-Px 酶活力及肾上腺内维生素 C 的含量。结果发现,虽然其作用不及人参皂苷,但中高剂量的竹叶黄酮都能显著升高红细胞 SOD 以及全血 GSH-Px 酶活力,并能降低肾上腺皮质内维生素 C 的含量[38]。多个体内动物实验证实,竹叶黄酮具有提升体内抗氧化水平的作用[39]。

竹叶挥发油抗氧化作用:实验得出 30 种竹叶挥发油都能清除 DPPH 自由基,竹叶挥发油中含有许多不饱和的醇、醛、酮、酸和萜烯类化合物,它们具有抗氧化能力。其中黄金间碧竹、毛竹、麻竹、孝顺竹和银丝竹叶挥发油等富含 4-乙烯基-2-甲氧基-苯酚等酚类化合物以及植酮、异植物醇等合成维生素 E 关键中间体化合物,清除 DPPH 自由基的能力明显强于其他竹叶挥发油[40-41]。

(7)竹叶黄酮抗辐射的作用:2001 年通过微弱化学发光分析和荧光光度分析等实验手段,比较研究了茶多酚、银杏叶提取物和竹叶黄酮 3 种植物类黄酮对 ^{60}Co-γ 辐照和 $CuSO_4$-Phen-Vc-H_2O_2-DNA 体系中 OH 所致 DNA 损伤的保护作用,发现竹叶黄酮具有较好的抗辐射作用[42]。

(8)竹叶黄酮对小鼠抗疲劳作用:128 只雄性昆明种小鼠适应 7 天喂养后,随机分为 4 组,即对照组和黄酮低剂量治疗组、黄酮中剂量治疗组、黄酮高剂量治疗组。采用灌胃法,治疗组每天以 15ml/kg 的容量给小鼠灌胃不同剂量的竹叶黄酮(25mg/kg、50mg/kg、100mg/kg),对照组给予等量蒸馏水。连续 21 天后,测定小鼠爬杆时间、力竭游泳时间、血乳酸、血清尿素氮、肝糖原等指标。结果显示竹叶黄酮能够延长小鼠爬杆时间和负重力竭游泳;降低血乳酸和血尿素氮的含量;提高肝(肌)糖原含量。这表明竹叶黄酮对机体具有抗疲劳作用,中、高剂量效果较佳[43]。

(9)竹叶黄酮抗突变作用:利用鼠伤寒沙门菌营养缺陷型回复突变实验对竹叶黄酮进行了体外抗突变作用的研究。结果显示竹叶黄酮具有显著的抗突变作用,并证明这种作用主要是通过阻断致突变物使正常细胞变为突变细胞而实现的,也包括部分去突变作用,但促进突变细胞修复的作用不明显[44]。

【药代动力学研究】通过对大鼠的十二指肠、空肠、回肠分别进行在体肠吸收实验,用紫外—分光光度法测定竹叶黄酮的含量,计算出竹叶黄酮的吸收速率常数 K_a 和表观吸收系数 P_{app},从而反映竹叶黄酮的吸收部位和吸收机制[45]。灌流速度不同,K_a 和 P_{app} 差异有显著性($P<0.05$);药物浓度不同,K_a 和 P_{app} 差异无显著性($P>0.05$);在相同的灌流速度及质量浓度下,竹叶黄酮在大鼠空肠和回肠的吸收速率常数 K_a 和表观吸收系数 P_{app} 无显著性差异($P>0.05$),而两者与十二指肠的 K_a 和 P_{app} 之间差异存在显著性($P<0.05$);在不同的 pH 值条件下,竹叶黄酮在大鼠十二指肠的吸收速率常数 K_a 和表观吸收系数 P_{app} 差异无显著性($P>0.05$)。竹叶黄酮在全肠段均有吸收,竹叶黄酮的吸收不受其质量浓度、pH 的影响,提示其吸收机制主要为被动扩散吸收。结果显示,随着灌流速度的增加,竹叶黄酮在大鼠小肠的吸收速率常数 K_a 显著增加,说明小肠蠕动的加快会增加药物的吸收[46]。

【临床应用】

1. 治疗肿瘤 竹叶石膏汤治疗恶性肿瘤发热:选择证属气阴两虚型恶性肿瘤发热患者 46 例,随机分为治疗组 30 例和对照组 16 例。治疗组用竹叶石膏汤加白花蛇舌草、半枝莲等煎服,对照组予以常规治疗。结果以证候积分减少≥70%为显效,治疗组显效 7 例,总有效率达 83.33%;对照组显效 1 例,总有效率达 56.25%。治疗组平均退热时间 7.25 天,对照组平均退热时间 8.55 天[47]。治疗直肠癌术后肝转移行肝脏病灶伽马刀术后见午后及夜间高热者,曾给予加合百服宁、冰袋、小柴胡汤、青蒿鳖甲汤等效果均不佳,方用竹叶石膏汤加减煎服,3剂后发热减退[48]。选择骨肉瘤大剂量化疗后潮热汗出患者 48 例,随机分为治疗组 25 例和对照组 23 例。治疗组用竹叶石膏汤加山药(代粳米)等煎剂,对照组口服贞芪扶正胶囊、复合维生素 B。7 天为 1 个疗程。结果以治疗后潮热汗出症状均消失,1 个月未复发为治愈,治疗组治愈 18 例,总有效达 88.0%;对照组治愈 4 例,总有效率 43.0%($P<0.05$)。治疗后治疗组患者 KPS 评分改善率高于对照组($P<0.05$)[49]。

2. 治疗其他疾病

(1)竹叶石膏汤治疗内分泌系统疾病:竹叶石膏汤结合针刺治疗 2 型糖尿病 52 例疗效观察,口渴多饮者,加黄芩、生地;消谷善饥者,加知母、黄连;多尿者,加桑椹子、五味子。治愈(症状消失,实验室检查多次正常)21 例,占 40.4%;好转(主要症状及有关实验室检查有改善)27 例,占 51.9%;无效 4 例,占 7.7%。总有效率为 92.3%[50]。

(2)竹叶石膏汤治疗上呼吸道感染:选择上呼吸道感染患者 80 例,随机分为治疗组和对照组各 40 例。2 组均以阿奇霉素干混悬剂口服治疗,若发热者给予物理降温或解热镇痛药,有脱水者给予静脉补液。治疗组加服竹叶石膏汤煎剂。2 组均以 5 天为 1 个疗程。结果以症状体征完全消失,体温恢复正常,咽部黏膜充血水肿消失,肺部干啰音消失为痊愈,治疗组痊愈 22 例,总有效率 88.0%;对照组痊愈 15 例,总有效率 68.0%($P<0.01$)[51]。

(3)竹叶石膏汤治疗急性痛风:选择急性痛风性关节炎证属湿热蕴结者,分为治疗组和对照组各 40 例,治疗组用加味竹叶石膏汤煎服,对照组给予塞来昔布胶囊。经 14 天治疗后,2 组均能有效改善临床症状和中医证候积分($P>0.05$),对红细胞沉降率、C-反应蛋白、IL-1 等炎性指标,2 组均明显改善($P<0.05$);在降低血尿酸水平方面,治疗组下降明显,优于对照组($P<0.05$)[53]。治疗痛风(急性期)证属湿热证者,方用竹叶石膏汤加金钱草、秦艽等煎服,3 剂后双足红肿热痛明显好转,可行走,口淡不渴,苔黄。再服 5 剂后症状全消[53]。

(4)竹叶石膏汤治疗心肺疾病:用竹叶石膏汤治疗急性病毒性心肌炎 47 例临床观察,显效(临床症状、体征及心电图、心肌酶谱明显改善,期前收缩减少 $\geq 85\%$)31 例,有效(症状、体征及心电图、心肌酶谱有一定改善,期前收缩减少 $>50\%$)11 例,无效(症状、体征及心电图、心肌酶谱无改善,期前收缩减少 $<50\%$)5 例,总有效率 89.36%[54]。治疗急性乙醇中毒致心肌损伤,用竹叶石膏汤加减治疗急性乙醇中毒致心肌损伤临床观察,观察表明,中西医结合治疗较之单纯西药治疗疗效显著[56]。

参 考 文 献

[1] 国家中医药管理局《中华本草》编委会. 中华本草. 23 卷. 上海:上海科学技术出版社,1999:7512.

[2] 刘翠. 竹叶资源研究进展及开发利用. 林业建设,1999,(6):10-14.

[3] 黄宇玫,罗文艳. 竹叶黄酮对小鼠 H22 肿瘤抑制作用的研究. 实用中西医结合临床,2012,12(5):1-2.

[4] 张英,丁霄霖. 竹叶有效成分和抗活性氧自由基效能的研究. 竹子研究汇刊,1996,(3):17-24.

[5] 许钢,张虹,庞洁. 竹叶提取物对亚硝化反应的抑制. 无锡轻工大学学报,2000,19(6):583-586.

[6] 唐莉莉,徐榕榕,丁霄霖. 竹叶多糖对小鼠移植瘤的抑制作用. 无锡轻工大学学报,1998,17(3):62-65.

[7] Seki T,Kida K,Maeda H. Immunostimulation-Mediated Anti-tumor Activity of Bamboo(Sasa senanensis) Leaf Extracts Obtained Under'Vigorous'Condition. Evid Based Complement Alternat Med,2010,7(4): 447-457.

[8] 姚旌旗,李映红,刘红梅,等. 竹叶提取液对 ASP-Ⅰ肺癌细胞生长的影响. 咸宁医学院学报,2002,16(1): 21-22.

[9] 姚旌旗,马世玉,李映红,等. 竹叶提取液抑制小鼠移植性肺癌生长的实验研究. 陕西医学杂志,2004, (10):878-880.

[10] 姚旌旗,李映红,刘红梅,等. 竹叶提取液对 H22 肝癌细胞生长的影响. 咸宁医学院学报,2002,16(4): 233-234.

[11] 唐莉莉,丁霄霖. 竹叶多糖的分离提取及其生物活性研究. 食品研究与开发,2000,21(1):8-10.

[12] 王伟. 竹叶多糖提取分离及检测技术研究. 长沙:湖南农业大学,2006:49-52.

[13] 潘福生,王新华,胡凯,等. 竹叶黄酮在制药中的应用. 中国专利:03101167,2004-08-04.

[14] 苏杰. 竹叶黄酮在制备预防或治疗血栓性疾病或缺血性疾病的药物或保健品方面的用途. 中国专利: 03157158,2005-03-23.

[15] 张师,陈健,孙爱东. 竹叶黄酮对 CCl_4 所致小鼠肝细胞损伤的保护作用. 食品工业科技,2013,34(6):353- 356.

[16] 付晓春,王敏玮,李少鹏,等. 竹提取物对正常麻醉犬心功能与血流动力学的影响. 中草药,2004,35(增 刊):141-144.

[17] 潘福生,王新华,胡凯,等. 竹叶黄酮在制药中的应用. 中国专利:03101167,2004-08-04.

[18] 叶铃,杨远友,莫尚武,等. 竹提取物的钙拮抗作用及对心肌缺血的影响. 世界竹藤通讯,2005,3(4): 34-36.

[19] 李少鹏,王成林,潘蔚然,等. 竹叶提取物的抗血栓作用研究. 中国热带医学,2005,5(6):1202-1204.

[20] 沈健,冯磊. 竹叶提取物调节血脂的研究. 现代康复,1999,3(5):349-351.

[21] 刘连亮,王桐,吴晓琴. 竹叶黄酮复方片的降脂实验研究. 食品与药品,2012,14(11):395-398.

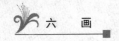
[22] 付晓春,李少鹏,王敏伟,等. 竹叶提取物对心肌缺血再灌注损伤的保护作用. 天然产物研究与开发,2006,18:214-218.

[23] 张师,陈健,孙爱东. 竹叶黄酮对 CCl_4 所致小鼠肝细胞损伤的保护作用. 食品工业科技,2013,34(6):353-356.

[24] 陆志科,谢碧霞. 不同种竹叶的化学成分及其提取物抗菌活性的研究. 西北林学院学报,2005,20(1):49-52.

[25] 陈彦,林晓艳. 箭竹叶提取物的抗微生物作用. 食品科学,2006,27(5):64-67.

[26] 郝培应,罗文婷,俞晓平. 竹叶黄酮的抑菌效果研究. 江苏农业科学,2010,(2):112-114.

[27] 丁红秀. 毛竹叶多糖构成及生物活性研究. 南昌:南昌大学,2007:58-59.

[28] 陆志科,谢碧霞. 不同种竹叶的化学成分及其提取物抗菌活性的研究. 西北林学院报,2005,20(1):49-52.

[29] 许丽旋,蔡建秀. 竹笋壳黄酮提取液抑菌效应初步研究. 世界竹藤通讯,2006,4(4):29-31.

[30] 陈海光,于立梅,黄东雨. 竹叶黄酮的提取工艺及抑菌作用研究. 仲恺农业工程学院学报,2010,23(3):51-53.

[31] 唐浩国,魏晓霞,李叶,等. 竹叶黄酮对小鼠脾细胞免疫的分子机制研究. 食品科学,2007,28(9):523-526.

[32] 袁亚男,陈承瑜,杨滨,等. 31 种黄酮、酚酸类化合物和 10 种中药清除 DPPH 能力考察. 中国中药杂志,2009,34(13):1695-1700.

[33] 高志强,徐强,宋仲容,等. 黄酮类化合物抗氧化活性构效关系的密度泛函理论研究. 化学世界,2008,49(7):439-443.

[34] 李志洲. 淡竹叶总黄酮最佳萃取工艺及其抗氧化性的研究. 食品研究与开发,2008,29(11):42-45.

[35] 宋仲容,江相兰,李树伟,等. 竹叶提取物的抗氧化活性研究. 化学研究与应用,2006,18(1):67-69.

[36] HU C,ZHANG Y,DAV ID D K. Evaluation of antioxidant and p roox idant activities of bamboo Phyllostachys nigra var. Henon is leaf ex tract invitro. JAgric Food Chem,2000,48(8):3170-3176.

[37] 冯磊,沈健. 竹叶提取物降低小鼠脂质过氧化、升高 GSH-Px 和 SOD 活性的作用研究. 现代康复,1999,3(3):334-336.

[38] 马世玉,李莉,吴基良,等. 竹叶提取液对老鼠的抗氧化作用. Chin J Phamacol Ther,2004,9(5):585-587.

[39] 章荣华,傅剑云,徐彩菊,等. 竹叶提取物抗氧化作用研究. 中药药理与临床,2004,20(2):22-23.

[40] 陆柏益,张英,吴晓琴. 竹叶黄酮的抗氧化性及其心脑血管药理活性研究进展. 林产学与工业,2005,25(3):121-122.

[41] 马森. 竹叶多糖的提取及抗氧化作用研究. 安徽农业科学,2012,40(29):14304-14306.

[42] 徐兵. 几种天然抗氧化剂对 DNA 的保护作用及其分子放射生物学机制的研究. 杭州:浙江大学,2001:60-61.

[43] 周桃英,李国庆,崔东. 竹叶黄酮抗疲劳作用的实验研究. 中国食品添加剂(实验研究),2010,(5):154-156.

[44] 唐浩国,向进乐,徐宝成. 竹叶黄酮抗突变作用的体外实验研究. 时珍国医国药,2007,18(11):2618-2619.

[45] 谭蓉,俞桂新,冯年平,等. 乌药总生物碱的大鼠在体肠吸收研究. 中成药,2011,33(5):787-790.

[46] 初阳,杨倩,陈大为,等. 竹叶黄酮在大鼠肠道的吸收动力学. 中国医院药学杂志,2013,33(5):345-349.

[47] 胡中华,张宁苏. 竹叶石膏汤治疗气阴两虚型恶性肿瘤发热患者 46 例. 光明中医,2011,26(4):726-727.

[48] 郭维,曹书立,秦志丰. 恶性肿瘤发热治验 4 则. 新中医,2011,43(10):160-161.

[49] 张剑军,孙元珏,姚阳. 竹叶石膏汤加味治疗骨肉瘤大剂量化疗后潮热汗出症的临床观察. 中华中医药杂志,2011,26(6):1379-1381.

[50] 廖为民. 竹叶石膏汤结合针刺治疗 2 型糖尿病 52 例疗效观察. 江西中医药,2004,35(11):26.

[51] 王令. 竹叶石膏汤联合阿奇霉素治疗上呼吸道感染疗效观察. 现代中西医结合杂志,2010,19(12):

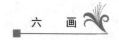

1475-1476.

[52] 徐翔峰,彭江云,李具宝,等.加味竹叶石膏汤治疗急性痛风性关节炎临床研究.浙江中医杂志,2012,47(3):177-179.

[53] 田君明,蓝天莹.竹叶石膏汤加减治疗痛风急性期体会.中国中医急症,2011,20(10):1642-1651.

[54] 杨素娟,杨斐斐.竹叶石膏汤治疗急性病毒性心肌炎47例临床观察.中国中医急症,2004,13(5):272-273.

[55] 冯克成.竹叶石膏汤加减治疗急性乙醇中毒致心肌损伤临床观察.中国中医急症,2007,16(2):134-157.

77. 血 水 草

【来源】罂粟科血水草属植物血水草 *Eomecon chionantha* Hance 的全草[1]。

【性味与归经】苦,寒。归肝、肾经。有小毒。

【功能与主治】清热解毒,活血止痛,止血。主治目赤肿痛,咽喉疼痛,口腔溃疡,疔疮肿毒,毒蛇咬伤,癣疮,湿疹,跌打损伤,腰痛,咯血。

【化学成分】血水草的根茎中主要含有白屈菜红碱(chelerythrine)、血根碱(sanguinarine)、原托品碱(protopine)、别隐品碱(allocryptopine)、氧化血根碱(oxysanguinarine)、白屈菜红默碱(chelerythridimerine)、羽扇豆醇乙酸酯(lupenyl acetate)等成分;地上部分主要含有 β-香树脂醇乙酸酯(β-amyrinacetate)、二十九烷-15-醇($C_{29}H_{60}O$)、正三十二烷基伯醇($C_{32}H_{66}O$)、硬脂酸($C_{18}H_{36}O_2$)、β-谷甾醇(β-sitosterol)、正三十三烷醇($C_{33}H_{67}OH$)、$3\alpha,22\alpha$-dihydroxy-olean-12-en-29-oic acid、胡萝卜苷(daucosterol)[2-7]。

【药理作用】

1. 抗肿瘤作用

(1)白屈菜红碱的抗肿瘤作用:在体外实验中证实白屈菜红碱对9种肿瘤细胞(HT-29、MCF-7、MCF-7/ADR、DAOY、SQ20B、SCC-61、JSQ3、SCC-35、LNCaP)显示细胞毒性。白屈菜红碱对胰腺癌细胞 PANC-1 具有明显的放射增敏作用,且呈药物浓度依赖性[8,9]。白屈菜红碱对人肺癌细胞 A549 具有高效的细胞毒作用[10]。通过 MTT 实验来检测白屈菜红碱对肿瘤细胞增殖抑制作用时,发现白屈菜红碱质量浓度为 1.5μg/ml 作用于人胃癌 BGC-823 细胞 24 小时,其抑制率可达到 26.65%,且白屈菜红碱促使细胞凋亡的作用具有明显的药物剂量依赖性、周期选择性[11]。白屈菜红碱是一种 PKC 选择性抑制剂[12],文献报道其可通过 PKC 途径抑制细胞凋亡[13]。白屈菜红碱能够抑制紫杉醇介导的小鼠脑微管蛋白的聚合,阻止细胞有丝分裂的进行,同时促使细胞凋亡[14,15]。白屈菜红碱在体外能明显抑制 HeLa 细胞生长,其机制可能与白屈菜红碱阻滞细胞周期、诱导细胞凋亡有关[16]。

(2)血根碱的抗肿瘤作用:在体外实验中证实血根碱能有效抑制人肝癌细胞 SMMC-7721 的增殖活性[17]。血根碱还对人肝癌细胞株 SMMC-7221,HepG-2,人胃癌细胞株 BGC-823 细胞具有明显的抑制作用[18,19]。血根碱可用于抑制胰腺癌细胞的增殖,其作用是诱导人胰腺癌细胞 AsPC-1 和 BxPC-3 发生凋亡[20]。

血根碱对人肺癌细胞株 NCI-H460 的生长显示出很强的抑制作用,且作用优于10-羟基喜树碱[19]。

另有研究表明,血根碱可导致人前列腺癌细胞系细胞(LNCaP、DU-145)的周期阻滞和细胞凋亡[21],并且可抑制人宫颈癌 SiHa 细胞的生长和转移[22]。

血根碱还可有效抑制黑色素瘤 K1735-M2 细胞的增殖[23-24]，可通过裂解 MCF-7 细胞周期蛋白的核质运输途径来抑制乳腺癌[25]。另有报道称，血根碱对正常的人胚肾 293 细胞的生长也具有很强的抑制作用[19]。血根碱还可抑制人成骨肉瘤 MG-63 细胞和人骨瘤 Saos-2 细胞株的增殖，其机制可能与其可降低两种细胞膜电位，增强 Caspase-8、Caspase-9 的活性诱导细胞凋亡有关[26]。

血根碱能明显诱导人上皮癌细胞系(human squamous cell carcinoma cells)的凋亡。并且发现，相同浓度的血根碱并不引起正常人上皮角质发生细胞凋亡[27]。

另外，也有报道称，$2\mu mol/L$、$3\mu mol/L$ 的血根碱作用 KB 细胞 24 小时可显著抑制 KB 细胞的集落形成和生长能力。进一步研究发现，血根碱可显著诱导 KB 细胞发生凋亡[28]。

2. 其他药理作用

(1)对内脏系统的影响

1)对心血管系统的影响：白屈菜红碱能够抑制高糖诱导的乳鼠心肌细胞形态和功能的改变[29,30]。白屈菜红碱对糖尿病心肌病变具有一定的保护作用[31]。

2)抗肝纤维化作用：白屈菜红碱能降低四氯化碳诱导的肝纤维化大鼠模型肝脏组织 TGF-β_1 和 α-SMA[32]。目前一些学者认为抗肝纤维化的治疗主要针对肝星状细胞(hepatic stellate cells，HSCs)和 TGF-β[33]。

(2)抗病原微生物作用

1)抗细菌作用：白屈菜红碱的乙醇溶液对伴放线杆菌的最低抑菌浓度为 $195.3\mu g/ml$，低于对变形链球菌的最低抑菌浓度 $780\mu g/ml$，可见白屈菜红碱对牙周致病菌的作用可能要强于致龋菌[34]。另有研究表明，白屈菜红碱对变形链球菌表面疏水性及黏附作用具有抑制作用，表明其具有良好的防龋应用前景[35]。

血根碱对嗜水气单胞菌(水产病原菌的一种)、巴氏杆菌、金黄色葡萄球菌和大肠杆菌有一定程度的抑制作用[36]。

2)抗真菌作用：盐酸血根碱具有很强的广谱抑菌作用，对木霉、根霉、黄曲霉、黑曲霉、米曲霉、毛霉、酵母的 MIC 均低于 $40\mu g/ml$[37]。

(3)抗血吸虫作用

钉螺是血吸虫幼虫的主要寄主。血根碱被认为是一种理想的植物杀螺剂。在质量浓度 25mg/L 血根碱中浸泡 48 小时、6.25mg/L 浸泡 72 小时、0.78mg/L 浸泡 96 小时后钉螺死亡率均达 90% 以上[38]。

3. 毒性作用

(1)白屈菜红碱的毒性作用

对神经、心脏等有毒害，可引起麻痹、心脏抑制，甚至导致死亡[15]。

(2)血根碱的毒性作用

研究表明，血根碱造成的体内毒性可通过提前 15~20 分钟注射乙二醇得到保护，对血根碱造成的体外酶系的损失无法修复，但可阻止进一步的损失[39]。血根碱对肝脏也具有一定的毒性[40]。

血根碱还对心脏具有一定的毒性作用，血根碱浓度依赖性的诱导心肌细胞外钙离子内流从而引起心肌挛缩[41]。

【药代动力学研究】大鼠尾静脉注射血根碱脂质体或血根碱溶液，并经 HPLC 测定发现，血根碱溶液和脂质体的 $t_{1/2}$、$t_{1/2\beta}$ 分别为 62.44 分钟和 73.65 分钟，药时曲线下面积(AUC)分别为 $120.5mg \cdot min/L$ 和 $182.2mg \cdot min/L$，经检验二者差异具有统计学意义。此外，血根碱制备成脂质体后在大鼠体内消除变慢，生物利用度增加[42]。

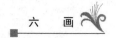

参 考 文 献

[1] 赵国平,戴慎,陈仁寿,中药大辞典.第 2 版.上海科学技术出版社,2006:1280-1281.

[2] 周天达,周雪仙.血水草中一个抗菌成分的化学结构研究.中草药,1981,12(1):1.

[3] 冯瑞芝,连文琰,傅桂香,等.婴粟科白屈菜族的化学分类及资源利用.植物分类学报,1985,23(1):36.

[4] 杜方麓,陈胜璜,阳长明,等.血水草的化学成分研究.中草药,1993,21(4):177.

[5] 杜方麓,何呈,冯映冰,等.血水草地下部分白屈菜红碱的含量测定.天然产物研究与开发,1998,10 (1):37.

[6] 杜方麓,张艳,郑国栋,等.血水草地上部分亲脂性成分研究.中药材,2006,29(6):565.

[7] 郑国栋,杜方麓,龙丽娜,等.血水草地上部分亲脂性成分研究Ⅱ.中药材,2007,30(12):1530-1532.

[8] 陈彪,焦淑萍,尹荣,等.6 种吉林抗癌中药清除羟自由基及其抗 DNA 损伤体外实验研究.第三军医大学学报,2004,26(1):88-89.

[9] 乔俏,李光,陈延治,等.PKC 抑制剂对人胰腺癌细胞的放射增敏效应.中华放射医学与防护杂志,2005,25 (5):435-436.

[10] 贺云鹏.白屈菜红碱抗肺癌活性及其相关机制.中国老年学杂志,2011,31(23):4690-4691.

[11] 宗永立,刘艳平.白屈菜红碱对人胃癌 BGC823 细胞的增殖抑制和凋亡诱导作用.中草药,2006,37(7):1054-1056.

[12] Chmura S J,Dolan M E,Cha A,et al. In vitro and in vivo activity of protein kinase C inhibitor chelerythrine chloride in-duces tumor cell toxicity and growth delay in vivo. Clin Cancer Res,2000,6(2):737-742.

[13] Steven J,HeJen J,Sunil A,et al. Decreasing the apoptotic threshold of tumor cells through protein kinase C inhibition and sphingomyelinase activation increases tumor killing by ionizing radiation. Cancer Res,1997,57(19):4340-4347.

[14] Johnsen D D,Kacimi R,Anderson B E,et al. Protein kinase C isozymes in hypertension and hypertrophy:insight from SHHF rat hearts. Mol Cell Biochem,2005,270:63-69.

[15] 宗永立,刘艳平.白屈菜红碱诱导细胞凋亡的机理综述.时珍国医国药,2006,17(10):2068-2071.

[16] 刘帆,张正付,魏雄辉.白屈菜红碱对宫颈癌细胞的抑制作用研究.现代生物医学进展,2009,3(9):514-516.

[17] 黄馨慧,罗明志,齐浩,等.龙胆苦苷等 6 种中草药提取物对 SMMC-7721 人肝癌细胞增殖的影响.西北药学杂志,2001,19(4):166-168.

[18] 张鸿.血根碱对细胞的增殖抑制和凋亡诱导作用研究.内蒙古工业大学硕士论文,2010:47.

[19] 庞发根.博落回[*Macleaya cordata*. (willd) R. Br.]抗癌活性成分的研究.沈阳药科大学硕士论文,2005:49.

[20] Ahsan H,Reagan-Shaw S,Breur J,et al. Sanguinarine induces apoptosis of human pancreatic carcinoma AsPC-1 and BxPC-3 cells via modulations in Bcl-2 family proteins. Cancer Lett,2007,249(2):198-208.

[21] Adhami V M,Aziz M H,Reagan-Shaw S R,et al. Sanguinarine causes cell cycle blockade and apoptosis of human prostate carcinoma cells via modulation of cyclin kinase inhibitor-cyclin-cyclin-dependent kinase machinery. Molecular cancer therapeutics,2004,3(8):933-940.

[22] 徐加英,焦旸,陈菊,等.血根碱对人类宫颈癌细胞生长和转移的抑制作用.苏州大学学报(医学版),2009,29(5):848-851

[23] Repesh L A,Drake S R,Warner M C,et al. Adriamycin-induced inhibition of melanoma cell invasion is correlated with decreases in tumor cell motility and increases in focal contact formation. Clin Exp Metastasis,1993,11(1):91-102.

[24] Serafim T L,Matos J A,Sardào V A,et al. Sanguinarine cytotoxicity on mouse melanoma K1735-M2 cells-nuclear vs. mitochondrial effects. Biochem Pharmacol,2008,76(11):1459-1475.

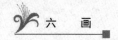

［25］Holy J，Lamont G，Perkins E. Disruption of nucleocytoplasmic trafficking of cyclin D1 and topoisomerase Ⅱ by sanguinarine. BMC Cell Biol，2006，7：13.

［26］Park H，Bergeron E，Senta H，et al. Sanguinarine induces apoptosis of human osteosarcoma cells through the extrinsic and intrinsic pathways. Biochem Biophys Res Commun，2010，399(3)：446-451.

［27］Ahmad N，Gupta S，Husain M M，et al. Differential antiproliferative and apoptotic response of sanguinarine for cancer cells versus normal cells. Clinical cancer research，2000，6(4)：1524-1528.

［28］Chang M C，Chan C P，Wang Y J，et al. Induction of necrosis and apoptosis to KB cancer cells by sanguinarine is associated with reactive oxygen species production and mitochondrial membrane depolarization. Toxicol Appl Pharmacol，2007，218(2)：143-151.

［29］Chmura S J. ，Dolan M E，Cha A，et al. In vitro and in vivo activity of protein kinase C Inhibitor chelerythrine chloride induces tumor cell toxicity and growth delay in vivo. Clinical Cancer Research，2000(6)：737-742.

［30］陈炬，张文斌，王敏，等.白屈菜红碱对高糖培养的乳鼠心肌细胞形态和功能的影响.浙江医学，2009，31(8)：1099-1104.

［31］张文斌，王敏，周斌全，等.白屈菜红碱逆转不同浓度葡萄糖培养的乳鼠心肌细胞肥大及其相关机制的探讨.药学学报，2009，44(2)：115-120.

［32］李映菊，汪煜华，刘映霞.白屈菜红碱对肝纤维化大鼠肝脏 TGF-β₁ 和 α-SMA 表达的影响.世界华人消化杂志，2009，17(18)：1821-1826.

［33］Gressner A M，Weiskirchen R. Modern pathogeneticconcepts of liver fibrosis suggest stellate cells and TGF-beta as major players and therapeutic targets. Cell Mol Med，2006，10：76-99.

［34］陈旭，程睿波.白屈菜红碱对伴放线杆菌的抑制作用研究.口腔医学研究，2007，23(6)：715.

［35］程睿波，陈旭，刘淑杰，等.白屈菜红碱对变形链球菌表面疏水性及黏附作用的影响.上海口腔医学，2007，16(1)：68-72.

［36］胡海军.血根碱及白屈菜红碱抑菌和杀螨活性构效关系.杨凌：西北农林科技大学，2008：34-36.

［37］郁建平，赵东亮，孟祥斌，等.博落回生物碱对八种真菌的抑菌作用研究.贵州大学学报（自然科学版），2006，23(1)：77-80.

［38］刘铭，田大伦，刘年猛，等.血水草血根碱杀螺效果及对钉螺头足部 MDA 活性的影响.中南林业科技大学学报，2009，29(5)：142-145.

［39］Sarkar S N. Isolation from argemone oil of dihydrosanguinarine and sanguinarine：toxicity of sanguinarine. Nature，1948，162：265-266.

［40］Dalvi R R. Sanguinarine：its potential，as a liver toxic alkaloid present in the seeds of Argemone mexicana. Experientia，1985，41(1)：77-78.

［41］Chien M H，Yu W C，Jiunn W L，et al. Induction of contracture and extracellular Ca^{2+} influx in cardiac muscle by sanguinarine：a study on cardiotoxicity of sanguinarine. Journal of Biomedical Science，2005，12：399-407.

［42］贝俊宏，柯学，黄志峰，等.血根碱脂质体的制备与大鼠体内药动学.药学与临床研究，2010，18(1)：42-45.

78. 全　蝎

【来源】为钳蝎科动物东亚钳蝎 *Buthus martensi* Karsch. 的全体[1]。

【性味与归经】味辛，性平。归肝经。有毒[1]。

【功能与主治】祛风止痉；通络止痛；攻毒散结。主治小儿惊风；抽搐痉挛；中风口㖞；半身不遂；破伤风；风湿顽痹；偏正头痛；牙痛；耳聋；痈肿疮毒；瘰疬痰核；蛇咬伤；烧伤；风疹；

顽癣[1]。

【化学成分】含蝎毒(katsutoxin)，系一种类似神经毒的蛋白质，粗毒中含多种蝎毒素，包括昆虫类神经毒素、甲壳类神经毒素、哺乳动物神经毒素、抗癫痫活性的多肽(AEP)、镇痛活性多肽如蝎毒素(tityustoxin)Ⅲ、透明质酸酶(hyaluronidase)。全蝎水解液含氨基酸有：天冬氨酸(aspartic acid)、苏氨酸(threonine)、丝氨酸(serine)、谷氨酸(glutamic acid)、甘氨酸(glycine)、丙氨酸(alanine)、胱氨酸(cystine)、缬氨酸(valine)、蛋氨酸(methionine)、异亮氨酸(isoleucine)、亮氨酸(leucine)、酪氨酸(tyrosine)、苯丙氨酸(phenylalanine)、赖氨酸(lysine)、组氨酸(histidine)、精氨酸(arginine)、脯氨酸(proline)。并含29种无机元素，有钠、磷、钾、钙、镁、锌、铁、铝、铜、锰、氯等。此外，尚含三甲胺(trimethylamine)、甜菜碱(betaine)、铵盐、苦味酸羟胺(hydroxylamine picrate)、胆甾醇(cholesterol)、卵磷脂(lecithin)、蝎酸(katsu acid)、牛磺酸(taurine)、软脂酸(palmitic acid)、亚麻酸(linolenic acid)、山萮酸、正十七碳酸(margaric acid)、正十四碳酸(myristic acid)、15-甲基十七碳酸(15-methymargaric acid)、异油酸、二十碳酸(arachidic acid)[1]。

【药理作用】

1. 抗肿瘤作用

(1)重组东亚钳蝎镇痛抗肿瘤肽抗肿瘤作用：重组东亚钳蝎镇痛抗肿瘤肽(recombinbant-analgesic. antitumorpeptide,rAGAP)可抑制 CCA 细胞 HuCC-T1 的生长与迁移，诱导细胞凋亡，其分子机制可能与 Bcl-2/Bax 信号通路有关。方法：不同浓度的 rAGAP 刺激细胞，MTF 法检测细胞增长率，划痕愈合实验检测细胞迁移能力的变化；Hoechst 荧光染色法和流式细胞术检测细胞凋亡率；采用 Western Blot 方法检测凋亡相关蛋白 Bcl-2 和 Bax 的表达。结果显示，rAGAP 可抑制 HuCC-T1 细胞的增殖和迁移，并呈时间和剂量依赖性。Hoechst 33342 染色结果显示 rAGAP 处理组细胞形态发生改变，见细胞核染色质边集、核固缩；流式细胞术证实 rAGAP 可诱导 HuCC-T1 细胞凋亡。Westem Blot 结果显示，随着 rAGAP 浓度的增加，Bcl-2 表达下调，Bax 表达上调，而 Bcl-2/Bax 减小[2]。

(2)多肽提取物抗肿瘤作用：蝎毒多肽提取物(polypeptideextract from scorpion venom,PESV)可抑制 Lewis 肺癌中血管内皮生长因子-A(VEGF-A)和转化生长因子-β1(TGF-β1)的表达，促进树突状细胞(dendritic cell,DC)的成熟，恢复其抗原摄取呈递功能，逆转环磷酰胺(cyclophosphamide,CTX)对机体的免疫损伤，从而起到诱导肿瘤细胞凋亡的作用。建立小鼠 Lewis 肺癌皮下荷瘤模型，随机分为荷瘤对照组（模型组）、CTX 组、PESV 组和联合组(CTX+PESV)，每组 10 只。记录肿瘤生长曲线，并采用逆转录 PCR 法和免疫组织化学法检测肿瘤微环境中免疫抑制因子 VEGF-A 和 TGF-β1 的表达变化，采用免疫荧光化学法检测肿瘤组织中 DCs 表型 CD80、CD86 的表达变化。结果连续治疗 21 天后，联合组 Lewis 肺癌移植瘤的生长明显抑制($P<0.05$)；与模型组相比较，PESV 组中 CD80、CD86 的表达有所增强，而 CTX 组中 CD80、CD86 的表达有所下降，联合组与 CTX 组相比强度和表达量均有所增加；与模型组比较 PESV 组和 CTX 组 TGF-β1 和 VEGF-A mRNA 表达量均降低（均 $P<0.05$）；与 PESV 组和 CTX 组比较，联合组 TGF-β1 和 VEGF-A 的 mRNA 表达量均降低($P<0.05$)[3]。

PESV 通过干预细胞外基质降解机制，阻抑急性白血病髓外浸润传变进展。PESV 对人白血病 NOD/SCID 小鼠髓外浸润模型体内尿激酶型纤溶酶原激活物(urokinase-type plasminogen activator,uPA)及其受体 uPAR、MMP-2、MMP-9 表达的影响，探讨 PESV 干预急性白血病髓外浸润传变的机制。选取急性白血病患者骨髓单个核细胞注入经过铯-137 源照射的 NOD/SCID 小鼠体内,建立人白血病 NOD/SCID 小鼠髓外浸润模型;对实验小鼠随机分组,用实时定量荧光 PCR(Real-time PCR)及 Western blot 检测 PESV 治疗后小鼠体内 MMP-2、MMP-9 mRNA 和蛋白表达水平,用 ELISA 法检测小鼠血清 uPA 及 uPAR 表达水平。结果显示,PESV 能够抑制模型小鼠体内 MMP-2、MMP-9 mRNA 及蛋白水平表达,能够抑制 uPA 及 uPAR 过度表达,其抑制效果与 PESV 浓度具有相关性[4]。

PESV 可以有效的降低白血病小鼠血清及骨髓中 Bcl-2、基质细胞衍生因子-1α(stromal cell-derived factor-1α,SDF-1α)的表达,提高 TGF-β1 的表达,具有较好的阻抑白血病细胞增殖和浸润的作用。NOD/SCID 小鼠 60 只,建立人白血病 NOD/SCID 小鼠髓外浸润模型。选取造模成功的小鼠 40 只,随机分为 4 组,每组 10 只,分别为高、中、低剂量组和模型组,另设同周龄正常 NOD/SCID 小鼠 10 只为空白对照组。高、中、低剂量组每只分别尾静脉注射 PESV 每天 1.2mg/kg、0.6mg/kg、0.3mg/kg,模型组和空白组每只均尾静脉注射 0.9%的生理盐水每天 0.3ml,35 天后全部处死,取血清和骨髓细胞培养液上清,用 ELISA 法进行 Bcl-2、SDF-1α 与 TGF-β1 的检测。结果显示,高、中、低剂量组存活率均高于模型组,高、中、低剂量组小鼠血清以及骨髓的 Bcl-2、SDF-1α 均明显低于模型组($P<0.05$),而 TGF-β1 均高于模型组,均以高剂量组效果最为明显($P<0.05$)[5]。

PESV 有效抑制 HIF-1α 和 SDF-1 的表达。以免疫组织化学方法检测化疗期间不同时间点肿瘤组织 HIF-1α,SDF-1 及 CXCR4 的表达,以 ELISA 方法检测肿瘤组织 SDF-1 的含量,以 Qwin V3 图像分析软件对肿瘤组织 HIF-1α,SDF-1 及 CXCR4 表达进行分析,并进行相关性分析。结果显示,模型组肿瘤组织 HIF-1α 表达在第 14 天和第 21 天无差异性,在第 28 天表达水平显著升高;PESV 低剂量组在 3 个时间点表达无差异性,而 PESV 高剂量组表达在第 21 天最低,在第 14 天最高;ELSA 检测结果显示,荷瘤对照组表达逐渐增多,尤其是在第 14~21 天,增加迅速。模型组,SDF-1 表达在 14~21 天表达增加缓慢,但在 21~28 天增加迅速;PESV 高、低剂量组 SDF-1 表达水平增加缓慢,尤其是高剂量组,3 个时间点肿瘤组织表达水平差异无显著性。免疫组织化学检测 SDF-1 结果和 ELISA 一致。对 HIF-1α 和 SDF-1 灰度值分析结果显示,r=0.805,两者存在相关性。PESV 低、高剂量组肿瘤组织 CXCR4 下调,但 PESV 低、高剂量组之间无差异性[6]。

PESV 可抑制 Lewis 肺癌的生长,影响肿瘤血管生成,作用机制可能与影响肿瘤微环境中 Dll4/Notch1 信号通路有关。建立 Lewis 肺癌皮下种植瘤模型,将动物随机分为荷瘤对照组、PESV 组、阳性对照组、化疗组、化疗与 PESV 联合组、化疗与阳性对照联合组。检测瘤体积并计算抑瘤率,观察 PESV 对肿瘤生长的抑制作用,常规 HE 染色,光镜下观察瘤组织病理改变。免疫组织化学法检测瘤组织中Ⅷ因子、α-SMA、Dll4 及 Notch1 蛋白水平表达。RT-PCR 方法检测肿瘤组织中血管生成调控因子 Dll4 及 Notch1 基因水平的表达。结果显示,PESV 对 Lewis 肺癌生长的影响与荷瘤对照组相比,PESV 对肿瘤重量的抑制作用不明显($P>0.05$),PESV 组小鼠肿瘤重与荷瘤对照组相比,差异无统计学意义($P>0.05$),抑瘤率为 14.95%。PESV 组肿瘤重与阳性对照组相比,无显著性差异($P>0.05$)。化疗与 PESV 联合组与化疗组相比,差异显著($P<0.05$),抑瘤率为 42.21%。化疗与 PESV 联合组肿瘤体积与化疗与阳性对照联合组相比,差异无统计学意义($P>0.05$)。PESV 对 Lewis 肺癌肿瘤组织中微血管密度和血管成熟的影响Ⅷ因子表达于微血管内皮细胞胞浆,其表达情况可反映肿瘤组织的微血管密度;α-SMA 表达于有功能的血管基膜上,可用于标记肿瘤组织中有功能的血管,与组织中微血管数量相对比可反映肿瘤组织的血管成熟度。经半定量图像分析,PESV 组与对照组、化疗与 PESV 联合组与化疗组相比较,肿瘤组织中微血管密度与血管成熟度前者均明显低于后者($P<0.05$)。PESV 组与阳性对照组、化疗与 PESV 联合组与化疗与阳性对照联合组比较,肿瘤组织中微血管密度前者与后者无显著差异($P>0.05$),但 PESV 可降低肿瘤血管成熟度($P<0.05$),而阳性对照药物作用不明显($P>0.05$)。PESV 对 Lewis 肺癌肿瘤组织中 Dll4 与 Notch1 表达的影响,免疫组织化学染色显示,Dll4 与 Notch1 阳性产物主要表达于肿瘤细胞胞浆与胞膜上,经半定量图像分析,PESV 组与荷瘤组、化疗与 PESV 联合组与化疗组相比较,肿瘤组织中 Dll4 与 Notch1 表达水平前者均明显低于后者($P<0.05$)。PESV 组与阳性对照组、化疗与 PESV 联合组与化疗与阳性对照联合组比较,肿瘤组织中 Dll4 与 Notch1 表达水平前者与后者无统计学差异($P>0.05$)。PESV 对 Lewis 肺癌肿瘤组织中 *Dll4* 与 *Notch1* 基因水平表达的影响,RT-PCR 法检测肿瘤组织中 Dll4、Notch1 mRNA 含量的差异。经半定量图像分析,PESV 组与荷瘤对照组、化疗与 PESV 联合组与化疗组相比较,肿瘤组织中 Dll4 与 Notch1 表达水平前者均明显低于后者,差异有统计学意义($P<0.05$)。PESV 组与阳性对照组、化疗与 PESV 联合组与化疗与阳性对照联合组比较,肿瘤组织中 Dll4 与 Notch1 表达水平前者与后者无显著差异($P>0.05$)[7]。

PESV 对膀胱癌 T24 细胞具有明显抑制作用,其诱导 T24 细胞凋亡的作用可能与上调 Bax 和下调 Bcl-2 的表达有关。采用体外培养法培养 T24 细胞,应用 M1Tr 法检测对照组和实验组(不同浓度 PESV)处理膀胱癌 T24 细胞后的增殖变化;倒置显微镜观察其对 T24 细胞形态的影响;RT-PCR 检测实验组(低剂量、中剂量及高剂量)Bax 和 Bcl-2 的 mRNA 表达变化。结果 PESV 能显著抑制 T24 细胞的增殖,呈现时间和剂量依赖性,差异具有统计学意义($P<0.01$),24 小时抑制率接近 50% 的 T24 细胞生长浓度为 75mg/L;低、中及高浓度 PESV 均可致 T24 细胞生长明显抑制,出现典型细胞凋亡形态;和对照组比较,实验组 Bax mRNA 和 Bax/Bcl-2 mRNA 表达升高,Bcl-2 mRNA 表达下降,差异有统计学意义($P<0.01$)[8]。

PESV 可能通过抑制凋亡调控的 PI3K、p-Akt 信号蛋白,抑制 K562 细胞增殖,促进细胞凋亡。将体外培养的 K562 细胞,经 PESV 处理不同时间后,通过 MTT 法检测细胞增殖曲线,Western blot 法检测 PI3K 及 p-Akt 蛋白水平变化。结果表明,与对照组相比,PESV 处理后 K562 细胞凋亡率增加,PI3K 及 p-Akt 蛋白表达降低[9]。

(3)蝎毒多肽的抗肿瘤作用:口服蝎毒抗癌多肽(APBMV)能有效抑制 H22 的生长。以肿瘤质量和肿瘤生长抑制率为观察指标,将接种 H22 的带瘤小鼠分为阳性对照组、环磷酰胺治疗组和纯化蝎毒抗癌多肽治疗组。其中 APBMV 浓度 1.2mg/ml、0.8mg/ml、0.4mg/ml,0.5ml 灌胃,给药 10 天后处死小鼠。取实体瘤称重并计算肿瘤生长抑制率。结果 APBMV 在应用的前 2 个剂量范围内对 H22 移植瘤有明显抑制作用,抑制率>50%,与对照组比较有显著性差异($P<0.05$),三个不同剂量组之间亦有非常显著性差异($P<0.01$),呈明显的量效关系[10]。

APBMV 能显著提高 HL-60 细胞 *p53* 基因的表达水平,降低 *Bcl-2* 基因的表达,达到抑制细胞生长的效果,且能够剂量依赖性的抑制其生长。分离纯化蝎毒,采用 CCK-8 法观察蝎毒抗癌多肽作用后 HL-60 细胞的生长抑制率;光镜观察蝎毒抗癌多肽诱导 HL-60 细胞凋亡的形态学变化;应用流式细胞仪检测细胞凋亡率。采用 Western Blot 法观察 APBMV 对相关凋亡基因表达的影响。结果,CCK-8 法显示 APBMV 具有一定的抑制 HL60 细胞增殖的作用,且呈一定的量效关系,其对 HL60 细胞增殖的 IC_{50} 为 $15.64\mu g/ml$。流式细胞术检测凋亡细胞说明 APBMV 能诱导 HL-60 细胞凋亡,并呈浓度-效应依赖关系。加 APBMV($16\mu g/ml$)

作用 48 小时后，细胞凋亡率为（36.1±2.1）％，有明显统计学意义（$P<0.05$）。Western Blot 法表明 APBMV 可通过使凋亡基因 *Bcl-2* 蛋白表达下调，p53 蛋白的上调发挥作用，使肿瘤细胞凋亡[11]。

(4) 蝎毒素的抗肿瘤作用：东亚钳蝎毒素（ITX）能够通过加强肿瘤微环境中以炎症为代表的非特异免疫促进 C57BL/6 小鼠 Lewis 肺癌（LLC）的生长。32 只 C57BL/6 小鼠随机分为空白组、模型组、阳性对照 rIL-2 组和 ITX 组。将 LLC 细胞接种至模型组、阳性对照 rIL-2 组和 ITX 组 C57BL/6 小鼠的右前腋下。各组按不同的处理因素连续干预 16 天。实验期间观察各组小鼠的一般状态，监测瘤重和瘤体积的变化。末次给药 24 小时后处死小鼠，剥取肿瘤，摘取双肺叶，在光学显微镜下观察肿瘤和肺脏的炎性细胞浸润情况。结果与模型组相比，ITX 组和 rIL-2 组小鼠的生存质量有一定程度的下降，但差异无统计学意义（$P>0.05$）；各组肿瘤体积比较差异无统计学意义（$P>0.05$）；肿瘤间质和肺泡间隔的炎细胞数增多（$P<0.05$）。随着时间延长，模型组、ITX 组和 rIL-2 组肿瘤体积均有明显增长（$P<0.05$）[12]。

蝎毒素能够抑制非霍奇金淋巴瘤（non-Hodgkin lymphoma，NHL）细胞株、人恶性淋巴瘤细胞株（Raji）和人淋巴瘤（Jurkat）细胞的增殖，并且呈时间、浓度依赖性，可以诱导 Raji 和 Jurkat 细胞凋亡和细胞周期 G_1 期阻滞的能力，可能是通过以下机制发挥作用的。在抑癌 *PTEN* 基因转录水平促进 Raji 细胞 PTEN 蛋白表达，抑制蛋白激酶 Akt、Bad 的磷酸化，从而激活 PI3K/Akt 信号转导通路，这可能是蝎毒素诱导 Raji 细胞凋亡的重要机制之一；还可以通过非 PTEN 依赖途径，上调 p27 蛋白的表达，引起 G_1 期细胞周期停滞，这是蝎毒诱导 Raji 和 Jurkat 细胞凋亡的共同通道[13]。

(5) 蝎毒提取物的抗肿瘤作用：蝎毒提取物抑制 Lewis 肺癌细胞肺转移和 DU-145 细胞骨转移，其作用是通过 NF-κB 和 TIMP-1 途径抑制 MMP-9 表达实现的。C57BL/6 小鼠尾静脉注射 Lewis 肺癌细胞（实验分模型组和给药组），裸鼠尾静脉注射 CM-DiI 标记 DU-145 细胞（实验分模型组、对照组和给药组），给药组均每天灌胃给予蝎毒提取物 300mg/kg 1 次，C57BL/6 小鼠给药 12 天，裸鼠给药 24 天，模型组和对照组给予等量生理盐水，肉眼及镜检观察肺转移灶 Lewis 肺癌细胞肺转移情况，活体成像系统观察 DU-145 细胞骨转移的情况。在体外实验，免疫组化法检测 Lewis 细胞 MMP-9 的表达，免疫组化法和 Western blot 检测 DU-145 细胞 MMP-9、NF-κB、TIMP-1、IκB-α 蛋白表达。结果显示，接种 Lewis 肺癌细胞后，蝎毒提取物组平均癌细胞肺转移灶数为（3.2±1.2），而模型组为（13.5±5.3），差异显著（$P<0.01$）。活体成像检测显示，接种 DU-145 细胞 30 天后，对照组未见荧光团，模型组 8 只裸鼠中有 6 只肩胛骨、骨盆、肋骨及胫骨显示有大量荧光团存在，蝎毒提取物组仅有 3 只裸鼠出现明显荧光团。免疫组化法和 Western blot 检测显示，与对照组相比，蝎毒提取物给药后 DU-145 细胞 MMP-9、NF-κB 蛋白表达下调（$P<0.01$），TIMP-1 表达上调（$P<0.01$），免疫组化检测亦显示 IκB-α 蛋白表达上调（$P<0.05$）[14]。

蝎毒粗提物可抑制 MCF-7 细胞的生长和增殖，其作用机制可能与诱导细胞发生凋亡，影响细胞 G_0/G_1 期和 S 期有关。MTT 法和荧光免疫技术对人肝癌细胞 SMMC-7721、人乳腺癌细胞 MCF-7、人宫颈癌细胞 HeLa 的蝎毒敏感性进行筛选。免疫细胞化学法检测药物干预后，两种相关凋亡蛋白 Caspase-3 和 Bcl-2 在蛋白水平的表达量。流式细胞仪观察药物对细胞周期的影响；Western Blot 检测药物干预后，细胞周期相关蛋白 Cyclin D1 在蛋白水平表达的变化。结果显示，MTT 法显示 $600\mu g/ml$ 蝎毒粗提物对 7721 和 MCF-7 细胞均有抑制作用，与阴性对照组相比（$P<0.05$）。免疫荧光技术显示 7721 细胞对蝎毒的敏感性好

于 HeLa 细胞。免疫细胞化学检测显示药物干预后,MCF-7 细胞中 Caspase-3 表达上调,Bcl-2 表达下调。流式细胞仪显示药物干预后,处于 S 期细胞数减少,G_0/G_1 期细胞数增多,与阴性对照组相比($P<0.05$)。Western blot 显示细胞周期相关蛋白 Cyclin D1 蛋白表达量减少[15]。

(6)蝎毒粗毒的抗肿瘤作用:蝎毒粗毒及其部分纯化组分对人肝癌细胞(SMMC-7721)以及 HeLa 细胞的生长具有抑制作用。蝎毒粗毒及其部分纯化组分对 SMMC-7721 的生长具有明显的抑制作用。24 小时内,随着蝎毒浓度增大 $0.28\mu g/ml$、$0.70\mu g/ml$、$1.4\mu g/ml$、$2.8\mu g/ml$、$5.6\mu g/ml$,作用时间延长 4 小时、8 小时、12 小时、24 小时,存活率逐渐降低。粗毒纯化物虽然分子量相对单一,但对 SMMC-7721 的杀伤作用稍弱于粗毒。当蝎毒粗毒浓度为 $2.8\mu g/ml$ 及 $5.6\mu g/ml$,处理时间大于 8 小时,HeLa 细胞的存活率逐渐下降,但对蝎毒的敏感性显著低于 SMMC-7721[16]。

(7)全蝎蛋白的抗肿瘤作用:全蝎蛋白药效组分具有促进 HepG-2 细胞凋亡、抑制增殖的作用。采用改良 MTT 法、流式细胞法研究全蝎蛋白药效组分对 HepG-2 细胞毒和细胞周期抑制的作用。结果显示,抑制癌细胞生长的浓度大于或等于 $37mg/ml$,抑制率与浓度呈正比,相关系数为 0.9157,IC_{50} 为 $244mg/ml$,显效时间 0~48 小时;全蝎蛋白药效组分浓度大于或等于 $9.25mg/ml$ 时,能显著提高 HepG-2 细胞的凋亡率[17]。

(8)全蝎提取物的抗肿瘤作用:全蝎提取物可抑制人前列腺癌 PC-3 细胞增殖及诱导凋亡,可使 PC-3 细胞停滞于 S 期,从而抑制生长。且蝎尾的作用强于蝎身。以液氮快速冻融法及丙酮沉淀法制备全蝎蝎身、蝎尾水提物,不同浓度体外干预人前列腺癌 PC-3 细胞,四甲基偶氮唑盐比色法检测两种全蝎提取物对 PC-3 细胞增殖的影响并计算 IC_{50},流式细胞术检测提取物对 PC-3 细胞细胞周期的影响及凋亡诱导。结果,全蝎提取物以剂量依赖性方式抑制 PC-3 细胞增殖,其中蝎身提取物 IC_{50} 为 $2.3mg/ml$,蝎尾提取物为 $0.8mg/ml$。全蝎提取物作用后的可诱导 PC-3 细胞凋亡,G_0/G_1 期细胞比例下降,G_2/M 期、S 期比例上升。其中蝎尾提取物作用更明显,相同药物浓度条件下诱导细胞凋亡作用与蝎身提取物比较,差异有统计学意义($P<0.01$)[18]。

(9)蝎毒联合紫杉醇的抗肿瘤作用:蝎毒联合紫杉醇作用于胃癌的效果优于两药单独使用。建立人胃癌细胞裸鼠皮下移植瘤模型;ELISA 法检测血清中 VEGF 浓度;测量肿瘤的体质量及抑瘤率;流式细胞仪检测细胞凋亡比率及 TUNEL 法检测肿瘤细胞凋亡指数(AI);对裸鼠肝、肾、肺组织进行病理学检测。结果蝎毒和紫杉醇对裸鼠体内胃癌都有抑制作用;联合用药组肿瘤体质量、血清 VEGF 浓度较对照组及单一用药组明显降低($P<0.05$);联合用药组肿瘤细胞凋亡率较对照组及单一用药组明显提高($P<0.05$);联合用药组细胞凋亡指数明显高于对照组($P<0.05$)及两药单独使用组($P<0.05$);蝎毒、紫杉醇及两者联合使用对裸鼠肝、肾、肺组织病理学检测均未见明显异常[19]。

2. 其他药理作用

(1)对中枢神经系统的影响:高、中剂量($1160mg/kg$、$580mg/kg$)全蝎醇提物(EES)能降低慢性癫痫模型大鼠海马 GFAP mRNA 的表达[20]。

EES 能防止氯化锂-匹罗卡品癫痫持续状态(Lithium-Pilocarpine induced status epilepticus,Li-Pilo SE)模型大鼠海马神经元凋亡,并呈明显的量-效关系,高剂量 EES 抗凋亡作用与丙戊酸钠(sodium valproate,VPA)相近[21]。

适量的东亚钳蝎提取物(BmKE)能够有效治疗戊四氮引起的癫痫,显著延长癫痫小鼠的

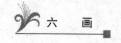

发作潜伏期[22]。

(2)对心脑血管系统的影响:全蝎纯化液(PLIS)具有明显的抑制血栓形成的作用[23]。

PLIS可能通过抑制TF和TNF升高,而对大鼠内毒素休克有保护作用。全蝎各剂量组在注入LPS后,MAP下降不明显,TF、TNF含量显著降低[24]。

PLIS能抑制凝血酶诱导血管内皮细胞表达TF,可拮抗凝血酶抑制组织因子途径抑制物(tissue factor pathway inhibitor,TFPI)释放,促进血管内皮细胞释放NO[25]。

(3)抗病原微生物作用:APBMV能通过体外的抑菌作用促进皮肤溃疡愈合。随给药时间延长,APBMV治疗溃疡愈合率逐渐升高[26]。

(4)对免疫系统的影响:蝎素组分Ⅲ(Scorpion venom crude Ⅲ,SVC-Ⅲ)能以剂量依赖的方式调节THP1细胞NF-κB转录因子的表达和活性[27]。

全蝎蜈蚣治疗关节炎大鼠可能是通过上调外周CD4$^+$、CD25$^+$、FoxP3$^+$、Treg细胞表达水平以恢复或重建免疫耐受而实现的[28]。

3. 毒性作用　全蝎毒素类似蛇毒神经素,毒性甚剧。蝎毒能产生宫缩,并导致早期流产。蝎毒可使胎儿骨化中心延迟或消失,造成胎儿骨骼异常,有致畸作用。蝎毒对骨骼肌也有直接作用,可招致骨骼肌自发性抽动和强直性痉挛,终致不可逆性麻痹。全蝎毒素还有呼吸抑制作用。有研究表明,全蝎过敏致大疱性表皮坏死松解症死亡,蝎毒最小致死量对兔为0.7mg/kg,小鼠为0.5mg/kg,蛙为0.7mg/kg,兔中毒症状为四肢强直性痉挛、流涎、瞳孔缩小、呼吸停止。小鼠可产生流涎和惊厥,最后出现四肢及呼吸麻痹。凡误服全蝎超过30g者皆可能引起中毒反应,中毒潜伏期约1～4小时。中毒后主要危害是呼吸麻痹,并对心血管有兴奋作用,重者致死[29]。

【临床应用】治疗其他疾病:

1. 治疗癫痫　采用固本定痫镇痛合剂加蝎蜈胶囊治疗癫痫32例,近期痊愈8例,有效18例,无效6例,总有效率81.3%[30]。南星全蝎胶囊配合苯巴比妥治疗癫痫疗效显著,安全性高、保留率高、依从性好更[31]。

2. 治疗偏头疼　四物汤合吴茱萸汤加全蝎对女性的偏头痛疗效确切[32]。芎蝎头痛方治疗偏头痛40例临床观察,治疗组治愈42.50%,显效37.50%,有效12.50%,无效7.50%,总有效率92.50%,与对照组比较有显著性差异($P < 0.05$)[33]。

3. 治疗神经性皮炎　活全蝎加工口服治疗神经性皮炎30例,愈率97%[34]。

4. 治疗脑梗死　复方芎蝎胶囊治疗动脉硬化性血栓性脑梗死(恢复期)疗效确切[35]。全蝎蜈蚣散合补阳还五汤治疗脑腔隙性梗死疗效可靠[36]。

5. 治疗糖尿病下肢血管病变　在西医常规治疗基础上加服复方芎蝎胶囊治疗糖尿病下肢血管病变,疗效较好[37]。

6. 治疗儿童支气管哮喘　根据经验方定喘Ⅰ号治疗寒性哮喘、定喘Ⅱ号治疗热性哮喘患儿,两方均含有炙麻黄、杏仁、紫菀、远志、僵蚕、地龙、全蝎,将其运用于约300例儿童哮喘,其中痊愈291例,好转9例[38]。

运用猴枣散治疗小儿哮喘38例,总有效率为92.1%[39]。

用健脾温肾膏方治疗哮喘,对于小儿哮喘则加用莱菔子200g,鸡内金150g,在临床也取得了满意的疗效[40]。

7. 治疗乳腺炎　蝎甲散治疗乳腺炎50例,总有效率为98%[41]。

参考文献

[1] 国家中医药管理局《中华本草》编委会. 中华本草. 25 卷. 上海：上海科学技术出版社,1999：129-135.

[2] 葛贤秀,曹鹏,卢悟广,等. 重组东亚钳蝎镇痛抗肿瘤肽抑制人胆管癌细胞生长作用及其机制研究. 医学研究生学报,2013,26(4)：343-347.

[3] 宁云娜,张维东,武利存,等. 蝎毒多肽提取物促进环磷酰胺抑制 Lewis 肺癌的作用机制研究. 中国中西医结合杂志,2012,32(4)：537-542.

[4] 郝征,杨文华. 蝎毒多肽干预急性白血病髓外浸润传变的机制. 中华中医药杂志(原中国医药学报),2012,27(4)：1106-1110.

[5] 杨文华,杨向东,史哲新,等. 蝎毒多肽提取物对白血病小鼠 Bcl-2 SDF-1α 与 TGF-β1 表达的影响. 中国肿瘤临床,2010,37(8)：429-432.

[6] 王兆朋,张维东,武利存. 蝎毒多肽提取物对化疗期间再增殖 H22 肿瘤组织 HIF-1α 和 SDF-1/CXCR4 表达的影响. 中国中药杂志,2011,36(13)：1803-1807.

[7] 孙晓佳. 蝎毒多肽提取物抑制 Lewis 肺癌血管生成实验研究. 济南：济南大学,2011：1-3.

[8] 侯毅,龙俊任,张平,等. 蝎毒多肽提取物对人膀胱癌 T24 细胞增殖抑制作用的研究. 天津医药,2013,41(3)：204-207.

[9] 于文俊,杨文华,杨向东,等. 蝎毒多肽提取物对 K562 细胞 PI3K 和 p-Akt 信号蛋白表达及细胞增殖的影响. 中国实验血液学杂志,2012,20(4)：872-875.

[10] 沈东海,高春芳,刘春霞. 纯化蝎毒抗癌多肽灌胃对小鼠肝癌 H22 移植瘤的抑制作用. 实用医药杂志,2013,30(3)：233-234.

[11] 庄海峰,陈晓燕,沈建平,等. 蝎毒抗癌多肽诱导 HL-60 细胞凋亡及其相关基因表达的影响. 2012 年浙江省血液病学年会,丽水,2012：197-198.

[12] 陈晓敏,崔平方,曹俊娜. 东亚钳蝎毒素 ITX 对 C57BL/6 小鼠 Lewis 肺癌组织生长的影响. 肿瘤基础与临床,2010,23(1)：1-4.

[13] Gao F, Li H, Chen YD, et al. Upregulation of PTEN involved in scorpion enom-induced apoptosis in a lymphoma cell line. LeukLymphoma,2009,50(4)：633-641.

[14] 王兆朋,贾青,王朝霞. 蝎毒提取物对 Lewis 细胞及 DU-145 细胞转移的抑制作用. 中草药,2012,43(10)：2008-2012.

[15] 李野. 蝎毒粗提物对人乳腺癌细胞 MCF-7 的抑制作用及机制. 大连：大连医科大学,2009：1.

[16] 栾兰. 蝎毒对体外培养的人肝癌细胞(SMMC 7721)和 Hela 细胞株的抗肿瘤作用研究及机制探讨. 大连：大连医科大学,2008：1-2.

[17] 王晶娟,张贵君,吴明侠. 全蝎蛋白药效组分对 HepG2 细胞的体外抑制作用. 药物分析杂志,2011,31(1)：71-74.

[18] 周青,何清湖,田雪飞,等. 全蝎提取物对人前列腺癌 PC-3 细胞体外抑制作用研究. 中医药导报,2011,17(8)：70-72.

[19] 韦录. 蝎毒联合紫杉醇对人胃癌 MKN-45 裸鼠移植瘤的抑制作用肿瘤防治研究. 肿瘤防治研究,2013,40(3)：232-235.

[20] 梁益,孙红斌,喻良,等. 全蝎醇提物对慢性癫痫模型大鼠海马 GFAP mRNA 表达的影响. 中国药房,2012,23(43)：4033-4036.

[21] 喻良,孙红斌,梁益,等. 全蝎醇提物对 Li-Pilo 癫痫持续状态大鼠海马神经细胞凋亡的影响. 中风与神经疾病杂志,2009,26(5)：519-522.

[22] 黄迎春,左萍萍. 东亚钳蝎提取物对癫痫小鼠大脑皮层 NMDA 受体和 GABA$_A$ 受体的调节作用. 时珍国医国药,2007,18(1)：71-73.

[23] 石雕,吴萍,黄莺,等. 全蝎纯化液对大鼠静脉血栓形成 TXB$_2$、6-keto-PGF$_{1a}$ 的影响. 中西医结合心脑血管

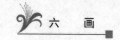
病杂志,2012,10(6):705-706.

[24] 靳铁飞,吴萍,谭茜,等.全蝎纯化液对内毒素休克大鼠 TF、TFPI 及 TNF 的影响.中西医结合心脑血管病杂志,2013,11(2):179-180.

[25] 吴萍,谭茜,罗亚君,等.全蝎纯化液对凝血酶诱导血管内皮细胞释放 NO、TFPI 及表达 TF 的影响.中西医结合心脑血管病杂志,2013,11(10):1227-1228.

[26] 张曼,顾少菊,孔天翰.蝎毒多肽促进创伤皮肤溃疡愈合的实验研究.中国医药导报,2012,9(10):22-23.

[27] 宋向凤,孙爱平,牛志国,等.蝎素组分Ⅲ对 THP1 细胞 NF-κB 转录因子的影响.中国免疫学杂志,2011,27(1):34-36.

[28] 刘端勇,赵海梅,黄小英,等.全蝎蜈蚣对 CIA 大鼠外周血 CD4$^+$ CD25$^+$ FoxP3$^+$ Treg 细胞的调节.中药材,2012,35(4):525-528.

[29] 张荒生,王进军.中药全蝎的药理研究进展.中国中医急症,2007,16(2):224-226.

[30] 靳淼,安红梅.固本定痛镇痛合剂加蝎蜈胶囊治疗癫痫 32 例.河北中医,2010,32(4):510-511.

[31] 何小芳,许新升.南星全蝎胶囊配合苯巴比妥中西药结合治疗癫痫临床体会.中国社区医师:医学专业,2012,14(7):223-224.

[32] 吴永钧,谢新利.四物汤合吴茱萸汤加全蝎治疗女性偏头痛 43 例.陕西中医学院学报,2013,36(5):36-38.

[33] 杨迪轶.芎蝎头痛方治疗偏头痛 40 例临床观察.河北中医,2009,31(4):507-508.

[34] 李斌,石悦.全蝎治疗神经性皮炎 30 例.中国社区医师(医学专业),2012,14(317):221.

[35] 陈立新,张国江,贾晓莉,等.复方芎蝎胶囊治疗动脉硬化性血栓性脑梗死 100 例临床观察.河北中医,2010,32(3):329-331.

[36] 王俊明,何学华,董平剑.全蝎蜈蚣散治疗脑梗死 53 例疗效观察.西部医学,2012,24(6):1090-1091.

[37] 姬小云,陈立新,张国江,等.复方芎蝎胶囊治疗糖尿病下肢血管病变疗效观察.中国中医急症,2010,19(7):1126-1127.

[38] 李荣平.辨证治疗小儿支气管哮喘 300 例.江苏中医,2000,21(4):24.

[39] 张敏.猴枣散治疗小儿支气管哮喘 38 例.上海中医药杂志,2006,40(11):42.

[40] 吴银根,要全保.健脾温肾膏方治疗哮喘 120 例远期疗效分析.浙江中医杂志,2000,35(4):144-145.

[41] 李永明,张可堂.蝎甲散治疗乳腺炎 50 例.山东中医杂志,2011,6(4):312.

79. 问　　荆

【来源】木贼科问荆属植物问荆 *Equisetum arvense* L. 的地上部分[1]。

【性味与归经】苦,凉。归肝、肾经。

【功能与主治】清热利尿,凉血止血,活血化瘀,化痰止咳。主治鼻衄、月经过多、肠出血、咯血、痔出血、小便不利、水肿、尿淋、尿道炎,癌症。

【化学成分】全草含黄酮苷、皂苷、生物碱。①黄酮苷:柚皮素(naringenin)、紫云英苷(astragalin)、异槲皮素(isoquercitrin)、问荆苷(equisetrin,kaempferol-7-diglucoside)、桐棉苷(populnin)、山奈素-3,7-二葡萄糖苷(kaempferol-3,7-diglucoside)、芹菜素-5-葡萄糖苷(apigenin-5-glucopyranoside)、二氢山奈素(dihydrokaempferol)、芫花素-5-*O*-β-D-葡萄糖苷(genkwanin-5-*O*-β-D-glucopyranoside)、藤黄菌素-5-*O*-β-D-葡萄糖苷(luteolin-5-*O*-β-D-glucopyranoside)、6-氯芹菜素(6-chloroapigenin)和原芫花素-4′-葡萄糖苷(protogenkwanin-4′-glucoside)。②皂苷:问荆皂苷(equisetonin),1%～5%水解后可得阿拉伯糖(arabinose)、果糖(fructose)、皂苷元。③生物碱:烟碱(nicotine)及含量大的问荆碱(palustrine equisetine)。此外含二甲砜

（dimethylsulfone）、3-甲氧基吡啶（3-methoxypyridine）、乌头酸（aconitic acid）、草酸（oxalic acid）、氯化钾（potassium chloride）、β-谷甾醇（β-sitosterol）、对羟基苯甲酸（p-hydroxybenzoic acid）、香草酸（vanillic acid）、原儿茶酸（protocatechuic acid）、没食子酸（gallic acid）、对羟基苯丙烯酸（p-coumaric acid）、阿魏酸（ferulic acid）、咖啡酸（caffeic acid）、阿拉伯酸（arabinonic acid）、柠檬酸（citric acid）、富马酸（fumaric acid）以及葡萄糖酸（gluconic acid）。另报道尚含有大量的水溶性硅化合物。

在该草药孢子半穗轴中还分离出问荆色苷（articulatin）及微量的异问荆色苷（isoarticulatin）。问荆色苷和异问荆色苷均具有类似蒽醌化合物的反应，是抗维生素 B_1 的因素。在孢子中还含有木贼酸及三十烷二羧酸（equisetolic acid）。日产问荆（Equisetum arvense Linn.）全草提得异栎素（异槲皮素，isoquercitrin）、木犀草苷（galuteolin）及木贼素（equisetrin）等[1-5]。

【药理作用】

1. 抗肿瘤作用

（1）柚皮素的抗肿瘤作用：柚皮素对 H22 肝癌小鼠有明显的抑制作用。另外，柚皮素可减轻氧化偶氮甲烷和亚硝基胍所致大鼠结肠癌和胃癌的发生。合适剂量的柚皮素能明显抑制小鼠 Lewis 肺癌皮下瘤的生长和转移瘤的生长。柚皮素对小鼠 4T1 乳腺癌皮下瘤的生长没有明显影响；但可以明显降低转移瘤的重量[6-9]。

柚皮素能抑制人的乳腺癌、胃癌、肝癌等多种癌细胞的生长并能对抗小鼠肉瘤 S180 的活性，但其抗肿瘤的分子机制却不清楚[10]。柚皮素与肿瘤坏死因子相关凋亡诱导配体（TNF-related apoptosis-inducing ligand，TRAIL）联合可诱导肺癌 A549 细胞凋亡，促进 DR5 蛋白的表达[11]。柚皮素还可增强阿霉素的抗肿瘤作用，显著降低阿霉素对 A549 和 MCF-7 细胞的 IC_{50} 值[12]。研究发现柚皮素还对人早幼粒白血病细胞 HL-60 起到一定的抑制作用。柚皮素对人白血病 K562 细胞株生长的影响及其作用机制，初步证实了柚皮素对 K562 细胞具有显著的增殖抑制作用[13]。柚皮素能够抑制 MCF-7 乳腺癌细胞和 3T3-L1 脂肪细胞 PI3K 的活性[14,15]或激活 HepG-2 细胞的 PI3K/Akt 信号通路[16,17]。

（2）原儿茶酸的抗肿瘤作用：原儿茶酸可作为许多化学致癌物的有效抑制剂[18]。原儿茶酸可抑制小鼠 B16/F10 黑色素瘤细胞的转移和侵入[19]。在原儿茶酸对小鼠皮肤癌作用研究中，发现随着给药时机和给药剂量的不同，原儿茶酸可发挥不同的作用[20]。原儿茶酸还可诱导人乳腺癌、肺癌、肝癌、胃癌、宫颈癌和前列腺癌等多种细胞的凋亡[21-24]。

2. 其他药理作用

（1）对中枢神经系统的影响：柚皮素能对正常个体具有一定的促智作用。柚皮素还具有延缓乙酰胆碱能神经受损，发挥神经保护作用[25-27]。

原儿茶酸剂量和时间依赖地提高了神经干细胞的生存力并且刺激了细胞的增殖，通过降低 Caspase-3 的活性减少干细胞的凋亡[28]。

（2）对内脏系统的影响

1）对心血管系统的影响：在含常规血清的培养条件下，柚皮素能降低血管内皮细胞分泌 NO 的水平，快速升高人脐静脉内皮细胞内钙离子浓度，但不能诱导 eNOS 表达的增加[29]。柚皮素具有降血脂和减肥的作用[30,31]。

原儿茶酸可显著降低大鼠肝重、血清总胆固醇、HDL-C、VLDL、IDL 和 LDL 的含量，显著升高大鼠肝胆固醇含量、LDL 受体、apoB、apoE、卵磷脂胆固醇脂酰基转移酶（lecithin-cholesterol acyltransferase，LCAT）和肝甘油三酯脂肪酶（hepatic triglyceride lipase，H-TGL）mR-

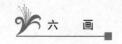
NA 的表达[32]。

2)对消化系统的影响:柚皮素对 CCl_4、镉、ConA 和 LPS 所致小鼠、大鼠急性肝损伤具有保护作用[33-35]。

原儿茶酸对 LPS 诱导的大鼠肝损伤具有保护作用,可显著降低大鼠肝 iNOS、ALT 和 AST 的活性[36]。原儿茶酸还可提高肝脏和肾脏中 GST 活性,显著抑制肝脏 NQO1,但对肾脏中 NQO1 无影响[37]。

(3)对内分泌系统的影响:研究发现,柚皮素通过竞争性抑制部分拮抗雌二醇的活性,表现出一定的抗雌激素样作用效果[38]。

原儿茶酸可显著降低糖尿病小鼠、大鼠血浆中葡萄糖、HbA1c 的含量,升高胰岛素和血红蛋白(hemoglobin,Hb)水平,降低糖异生途径酶的活性,提高葡萄糖激酶的活性。100mg/kg 的原儿茶酸降血糖作用与格列本脲的作用相当[39,40]。

(4)抗病原微生物作用

1)抗细菌作用:原儿茶酸对食品腐败菌沙门菌 DT104、大肠杆菌 O157:H7、李斯特菌、金黄色葡萄球菌和枯草芽孢杆菌均有抑制活性[41]。

2)抗病毒作用:原儿茶酸对培养上清中 HBeAg 的抑制率高于对 HBsAg 的抑制率,且对 HBV 的复制有较强的抑制作用[42]。

(5)对免疫系统的影响:柚皮素对 ConA 和 LPS 诱导的小鼠免疫性急性肝损伤具有保护作用[43]。原儿茶酸对脂多糖/D-半乳糖胺诱导的小鼠败血性休克具有保护作用[44]。

(6)对眼的影响:研究发现,柚皮素对正常视网膜及脉络膜血管无毒副作用,能抑制激光诱发大鼠脉络膜新生血管形成,增加高眼压兔眼血流和缺血大鼠眼视网膜功能的恢复[45]。

【药代动力学研究】

1. 柚皮素的药代动力学研究　研究还发现,柚皮素在肠道的吸收存在外排作用,且与 P-糖蛋白有关。柚皮素在血液和肠道的吸收过程中发生 Ⅱ 相代谢结合,形成葡萄糖醛酸柚皮素,胆汁和尿液排泄是结合型柚皮素的主要排泄途径,柚皮素在大鼠体内存在肠肝循环[46]。

2. 原儿茶酸的药代动力学研究　原儿茶酸的线性范围为 $0.050\sim3.20mg/L$(r = 0.9978),最低定量限为 0.050mg/L,日内、日间 RSD 均低于 7.0%,准确度 SD 为 $-1.4\%\sim2.6\%$;在 0.050mg/L、0.40mg/L、3.20mg/L 3 个添加浓度水平下,血浆样品的提取回收率分别为 83.4%、87.3% 和 91.1%[47]。

【临床应用】

1. 治疗慢性气管炎　原儿茶酸治疗慢性气管炎 202 例,有效率 90.1%,显效率 50%,效果较好,喘息型疗效略高于单纯型[18]。

2. 治疗心脏病　原儿茶酸治疗冠心病患者 91 例,心肌炎患者 9 例,共 100 例。每次服 $200\sim400mg$,每日 3 次,经 $4\sim8$ 周观察,52 例取得显效及改善效果;静息心电图异常者 33 例,显效改善者 21 例;双倍二级梯运动心电图试验阳性 44 例,服药后转阴改善者 30 例;踏车试验阳性者 24 例,服药后转阴 19 例,取得较好疗效[18]。

参考文献

[1] 季宇彬. 抗癌中药药理与应用. 哈尔滨:黑龙江科学技术出版社,2004:590-592.

[2] Syrchina A I,Voronkov M G,Tyukavkina N A. Naringenin,dihydrokaempferol,dihydroquercetin of equisetum arvense. Khim. Prir. Soedin,1975,11(3):424.

[3] Syrchina A I, Zapesochnaya G G, Tyukavkina N A. 5-Glycosides of equisetum arvense flavones. Khim. Prir. Soedin,1980:413.

[4] Syrchina A I, Voronkov M G, Tyukavkina N A. Phenolic acids from equisetum arvense. Khim. Prir. Soedin, 1975,11(3):416.

[5] Bakke, Inger Lise Franck, Kringstad, et al. Nordal, arnole, Water-soluble acids from equisetum arvense L. Acta Pharm. Suet,1978,15(2):141.

[6] 韩小芬. 柚皮素抗纤维化、抗肿瘤作用的研究. 开封:河南大学,2008:27-34.

[7] Leonardi T, Vanamala J, Taddeo S S, et al. Apigenin and naringenin suppress colon carcinogenesis through the aberrant crypt stage in azoxymethane-treated rats. Exp Biol Med(Maywood),2010,235(6):710-717.

[8] Ekambaram G, Rajendran P, Magesh V, et al. Naringenin reduces tumor size and weight lost in N-methyl-N'-nitro-N-nitrosoguanidine-induced gastric carcinogenesis in rats. Nutr Res,2008,28(2):106-112.

[9] Ekambaram G, Rajendran P, Devaraja R, et al. Impact of naringenin on glycoprotein levels in N-methyl-N'-nitro-N-nitrosoguanidine-induced gastric carcinogenesis in rats. Anticancer Drugs,2008,19(9):885-890.

[10] Kanno S, Tomizawa A, Hiura T, et al. Inhibitory effects of naringenin on tumor growth in human cancer cell lines and sarcoma S-180-implanted mice. Biological and Pharmaceutical Bulletin, 2005, 28 (3): 527-530.

[11] Jin C Y, Park C, Hwang H J, et al. Naringenin up-regulates the expression of death receptor 5 and enhances TRAIL-induced apoptosis in human lung cancer A549 cells. Molecular nutrition & food research, 2011,55(2):300-309.

[12] Zhang F Y, Du G J, Zhang L, et al. Naringenin enhances the anti-tumor effect of doxorubicin through selectively inhibiting the activity of multidrug resistance-associated proteins but not P-glycoprotein. Pharm Res,2009,26(4):914-925.

[13] 李瑞芳,左学兰,周颖,等. 柚皮素对人髓系白血病 K562 细胞增殖的作用. 武汉大学学报(医学版), 2007,28(3):344-347.

[14] Harmon A W, Patel Y M. Naringenin inhibits glucose uptake in MCF-7 breast cancer cells:a mechanism for impaired cellular proliferation. Breast cancer research and treatment,2004,85(2):103-110.

[15] Harmon A W, Patel Y M. Naringenin inhibits phosphoinositide 3-kinase activity and glucose uptake in 3T3-L1 adipocytes. Biochemical and biophysical research communications,2003,305(2):229-234.

[16] Borradaile N M, de Dreu L E, Huff M W. Inhibition of net HepG2 cell apolipoprotein B secretion by the citrus flavonoid naringenin involves activation of phosphatidylinositol 3-kinase,independent of insulin receptor substrate-1 phosphorylation. Diabetes,2003,52(10):2554-2561.

[17] Liu X, Wang W, Hu H, et al. Smad3 specific inhibitor,naringenin,decreases the expression of extracellular matrix induced by TGF-β1 in cultured rat hepatic stellate cells. Pharmaceutical research,2006,23(1): 82-88.

[18] 季宇彬. 天然药物有效成分药理与应用. 北京:科学出版社,2007:353-355.

[19] Lin H H, Chen J H, Chou F P, et al. Protocatechuic acid inhibits cancer cell metastasis involving the down-regulation of Ras/Akt/NF-κB pathway and MMP-2 production by targeting RhoB activation. British journal of pharmacology,2011,162(1):237-254.

[20] Nakamura Y, Torikai K, Ohto Y, et al. A simple phenolic antioxidant protocatechuic acid enhances tumor promotion and oxidative stress in female ICR mouse skin:dose-and timing-dependent enhancement and involvement of bioactivation by tyrosinase. Carcinogenesis,2000,21(10):1899-1907.

[21] Yin M C, Lin C C, Wu H C, et al. Apoptotic effects of protocatechuic acid in human breast,lung,liver,cervix,and prostate cancer cells:potential mechanisms of action. J Agric Food Chem, 2009, 57 (14): 6468-6473.

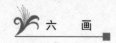

六　画

[22] Kampa M,Alexaki V I,Notas G,et al. Antiproliferative and apoptotic effects of selective phenolic acids on T47D human breast cancer cells:potential mechanisms of action. Breast Cancer Res,2004,6(2):63-74.

[23] Lin H H,Chen J H,Huang C C,et al. Apoptotic effect of 3,4-dihydroxybenzoic acid on human gastric carcinoma cells involving JNK/p38 MAPK signaling activation. Int J Cancer,2007,120(11):2306-2316.

[24] Yip E C,Chan A S,Pang H,et al. Protocatechuic acid induces cell death in HepG-2 hepatocellular carcinoma cells through a c-Jun N-terminal kinase-dependent mechanism. Cell Biol Toxicol,2006,22(4):293-302.

[25] Heo H J,Kim D O,Shin SC,et al. Effect of antioxidant flavanone,naringenin,from *Citrus junos* on neuroprotection. J Agric Food Chem,2004,52(6):1520-1525.

[26] 朱汉祎. 柚皮素对 Alzheimer's 病的实验治疗作用. 广州:南方医科大学,2008,9-29.

[27] 朱汉祎,程玉芳,徐江平. 柚皮素对大鼠学习记忆障碍模型的影响及 β 淀粉样肽所致细胞毒性的保护作用. 江西医学院学报,2008,48(2):1-4,7.

[28] 关水,刘天庆,葛丹,等. 原儿茶酸对体外培养的神经干/祖细胞增殖及凋亡的影响. 中国药理学通报,2009,25(4):448-452.

[29] 许冬梅. 橙皮素和柚皮素对血管内皮细胞 NO 分泌功能影响的研究. 浙江:浙江大学,2007:32-34,39-40.

[30] 王颢,郭真,袁良杰,等. 柚皮素抑制高脂饮食肥胖大鼠体重的实验研究. 中国现代医学杂志,2008,18(15):2131-2134.

[31] Mulvihill E E,Assini J M,Sutherland B G,et al. Naringenin decreases progression of atherosclerosis by improving dyslipidemia in high-fat-fed low-density lipoprotein receptor-null mice. Arterioscler Thromb Vasc Biol,2010,30(4):742-748.

[32] Tamura A,Fukushima M,Shimada K,et al. Cholesterol metabolism in rat is affected by protocatechuic acid. J Nutr Sci Vitaminol(Tokyo),2004,50(1):13-18.

[33] 李桃园,王昕,赵旋,等. 柚皮苷元对四氯化碳致小鼠化学性肝损伤中氧化应激介质生成影响的实验研究. 中国临床药理学杂志,2010,6(21):420-423.

[34] Renugadevi J,Prabu S M. Cadmium-induced hepatotoxicity in rats and the protective effect of naringenin. Exp Toxicol Pathol,2010,62(2):171-181.

[35] 宋紫辉. 柚皮素对急性免疫性肝损伤的保护作用. 开封:河南大学,2009:11-23.

[36] Krajka-Kuźniak V,Szaefer H,Baer-Dubowska W. Modulation of cytochrome P450 and phase Ⅱ enzymes by protocatechuic acid in mouse liver and kidney. Toxicol,2005,216(1):24-31.

[37] Lin W L,Hsieh Y J,Chou F P,et al. Hibiscus protocatechuic acid inhibits lipopolysaccharide-induced rat hepatic damage. Arch Toxicol,2003,77(1):42-47.

[38] Liu L,Xu D M,Cheng Y Y. Distinct effects of naringenin and hesperetin on nitric oxide production from endothelial cells. J Agric Food Chem,2008,56(3):824-829.

[39] Harini R,Pugalendi K V. Antihyperglycemic effect of protocatechuic acid on streptozotocin-diabetic rats. J Basic Clin Physiol Pharmacol,2010,21(1):79-91.

[40] Harini R,Pugalendi K V. Antioxidant and antihyperlipidemic activity of protocatechuic acid on streptozotocin-diabetic rats. Redox Rep,2010,15(2):71-80.

[41] Chao C Y,Yin M C. Antibacterial effects of roselle calyx extracts and protocatechuic acid in ground beef and apple juice. Foodborne Pathog Dis,2009,6(2):201-206.

[42] 刘厚佳,胡晋红,孙莲娜,等. 原儿茶酸等化合物对 HBV DNA 转染人肝癌细胞株的作用. 第二军医大学学报,2001,22(7):661-663.

[43] 宋紫辉. 柚皮素对急性免疫性肝损伤的保护作用. 开封. 河南大学,2009:33-50.

[44] Yan J J,Jung J S,Hong Y J,et al. Protective effect of protocatechuic acid isopropyl ester against murine models of sepsis:inhibition of TNF-alpha and nitric oxide production and augmentation of IL-10. Biol

Pharm Bull,2004,27(12):2024-2027.

［45］Ji J,Xu R X,Chiou C Y. Effects of naringenin on ocular blood flow and choroidal neovascularization in experimental animals. Int J Ophthalmol,2009,9(1):1-4.

［46］司徒冰.柚皮素在大鼠的药代动力学研究.广州:广州医学院,2006:15-64.

［47］韩瑛,熊志立,杨春娟,等.高效液相色谱法测定大鼠血浆中的原儿茶酸.色谱,2007,25(2):207-210.

80.灯 笼 草

【来源】茄科酸浆属植物灯笼果 *Physalis peruviana* L. 的全草[1]。

【性味与归经】辛、甘,微温。归膀胱、肺、脾经[1]。

【功能与主治】祛风解表,胜湿止痛,止痉,止痒。主治外感风寒,偏正头痛,风湿痹痛,腹痛泄泻,肠风下血,破伤风,小儿惊风,风疹瘙痒,疮疡初起[1]。

【化学成分】全草含生物碱类成分:酸浆双古豆碱(phygrine),古豆碱(hygrine),托品碱(tropine),3β-乙酰氧基莨菪烷(3β-acetoxytropane),N-甲基吡咯烷基古豆碱 A(N-methylpyrrolidinylhygrine A),N-甲基吡咯烷基古豆碱 B(N-methylpyrrolidinylhygrine B),3α-巴豆酰氧基莨菪烷(3α-tigloyloxytropane),红古豆碱(cuscohygrine),灯笼草碱(physoperuvine),3β-巴豆酰氧基莨菪烷(3β-tigloyloxytropane);灯笼草内酯(perulactone)B,睡茄灯笼草素(withaperuvin)D。

叶中含内酯成分:酸浆内酯(physalolactone)及酸浆内酯 B、C,23-羟基酸浆内酯(23-hydroxyphysalolactone),4-去氧酸浆内酯(4-deoxyphysalolactone),酸浆内酯 B-3-O-β-D-吡喃葡萄糖苷(physalolactone B-3-O-β-D-glucopyranoside),灯笼草内酯,酸浆苦味素(physalin)A,2,3-二氢睡茄内酯 E(2,3-dihydroxywithanolide E),睡茄内酯 E(withanolide E)、睡茄内酯 S(withanolide S),两种 24-E-22ζ-乙酰氧基-1α,3β-二羟基-5,24-麦角甾二烯-26-酸(glycoside esters of 24-E-22ζ-acetoxy-1α,3β-dihydroxyergosta-5,24-dien-26-oic acid)的酯苷化合物。还含多种黄酮苷:山奈酚-3-芸香糖苷(kaempferol-3-rutinoside),山奈酚-3-刺槐二糖苷(kaempferol-3-robinobioside),山奈酚-3-芸香糖苷-7-葡萄糖苷(kaempferol-3-rutinoside-7-glucoside),山奈酚-3-刺槐二糖苷-7-葡萄糖苷(kaempferol-3-robinobioside-7-glucoside),槲皮素-3-芸香糖苷(quercetin-3-rutinoside),槲皮素-3-刺槐二糖苷(quercetin-3-robinobioside),槲皮素-3-芸香糖苷-7-葡萄糖苷(quercetin-3-rutinoside-7-glucoside),槲皮素-3-刺槐二糖苷-7-葡萄糖苷(quercetin-3-robinobioside-7-glucoside)。

根中含生物碱:右旋灯笼草碱,消旋灯笼草碱,右旋 N,N-二甲基灯笼草碱盐(N,N-dimethylphysoperuvinium salt),睡茄灯笼草素(withaperuvin),睡茄灯笼草素 E、F、G、H,酸浆双古豆碱;又含挥发油成分:2-甲基丁酸甲酯(methyl 2-methyl butyrate),2,5-二甲基-4-羟基 3(2H)-呋喃酮[2,5-dimethyl-4-hydroxy-3(2H)-furanone],2,5-二甲基-4-甲氧基 3(2H)-呋喃酮[2,5-dimethyl-4-methoxy-3(2H)-furanone],4-辛酸内酯(4-octanolide),5-辛酸内酯,β紫罗兰酮(β-ionone),β-突厥蔷薇酮(β-damascenone);有机酸类:枸橼酸(citric acid)和少量有机脂肪酸、苯甲酸(benzoic acid)等;内酯类:28-羟基睡茄内酯 E(28-hydroxywithanolide E),4β-羟基睡茄内酯 E(4β-hydroxywithanolide E);多种糖及糖苷类:1-O-反式桂皮酰-β-D-吡喃葡萄糖基-(1→6)-β-D-吡喃葡萄糖[1-O-trans-cinnamoyl-β-D-glucopyranosyl-(1→6)-β-D-glucopyranose],1-O-反式桂皮酰-α-L-吡喃葡萄糖基-(1→6)-β-D-吡喃葡萄糖[1-O-trans-cinnamoyl-α-

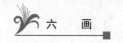

L-glucopyranosyl-(1→6)-β-D-glucopyranose]；还含 β-谷甾醇（β-sitosterol），β-谷甾醇-β-D-葡萄糖苷（β-sitosterol-β-D-glucoside），酸浆内酯，4β-羟基睡茄内酯 E，芸香苷（rutin），根中还含3β-巴豆酰氧基托烷，3α-巴豆酰氧基托烷[1]。

【药理作用】

1. 抗肿瘤作用

(1)4β-羟基睡茄内酯 E 的抗肿瘤作用：4β-羟基睡茄内酯 E 对人肺腺癌 H1299 细胞增殖有抑制作用。$1\mu g/ml$、$5\mu g/ml$、$10\mu g/ml$ 的 4β-羟基睡茄内酯 E 能造成显著的 DNA 损伤，并呈现剂量依赖性（$P < 0.005$）。台盼蓝试验表明，4β-羟基睡茄内酯 E 对 H1299 细胞的增殖抑制作用也表现为剂量-时间依赖性。24 小时、48 小时的 IC_{50} 分别为 $0.6\mu g/ml$ 和 $0.71\mu g/ml$，表明它可能是对肺腺癌的一个潜在的治疗剂。流式细胞仪分析细胞周期，$1\mu g/ml$ 的 4β-羟基睡茄内酯 E 可诱导细胞凋亡，产生凋亡峰并使细胞阻滞于 G_2/M 期。Annexin V/PI 荧光双染，流式细胞仪检测，发现 $5\mu g/ml$ 的 4β-羟基睡茄内酯 E 作用 24 小时，可诱导 H1299 细胞凋亡并使细胞完全阻滞于 G_2/M 期[2]。

4β-羟基睡茄内酯 E 对口腔癌 Ca9-22 的选择性杀伤机制，可用来提高在预防和治疗口腔癌过程中杀伤癌细胞的效率。比较 4β-羟基睡茄内酯 E 作用后的口腔癌 Ca9-22 细胞和 HGF-1 细胞的氧化应激、DNA 损伤和细胞凋亡信号。结果显示，4β-羟基睡茄内酯 E 作用 24 小时、48 小时后，Ca9-22 细胞的数目大幅减少，而 HGF-1 细胞数目只略有减少。4β-羟基睡茄内酯 E 作用 Ca9-22 细胞 24 小时、48 小时后的 IC_{50} 分别为 $3.6\mu g/ml$ 和 $1.9\mu g/ml$。可以利用随时间变化异常增加的 ROS 和剂量响应的线粒体去极化机制，使用 4β-羟基睡茄内酯 E 在化疗中选择性的杀伤肿瘤细胞。彗星核提取物测定法结果显示 4β-羟基睡茄内酯 E 导致的 DNA 损伤呈剂量依赖性；γ-H2AX/PI 染色，流式细胞仪分析发现 4β-羟基睡茄内酯 E 可严重损害 Ca9-22 细胞。不同浓度 4β-羟基睡茄内酯 E 作用后，可使 Ca9-22 细胞周期分布改变，凋亡指数升高，发生 G_1 或 G_2/M 期阻滞。4β-羟基睡茄内酯 E 可以通过优先表达 Rad3-related protein（p-ATR），活化 Caspase-9，Caspase-3 和 PARP，选择性的诱导 Ca9-22 细胞凋亡[3]。

4β-羟基睡茄内酯 E 能使人乳腺癌 MCF-7 细胞产生活性氧并诱导其凋亡。进一步研究发现，4β-羟基睡茄内酯 E 能够诱导 MCF-7 细胞产生 DNA 损伤并调节 DNA 损伤信号。4β-羟基睡茄内酯 E 通过 DNA 损伤传感器迅速修复蛋白而降低 DNA 损伤，共济失调毛细血管扩张症突变蛋白（ataxia telangiectasia mutated，ATM）依赖的 DNA 损伤信号通路参与了 4β-羟基睡茄内酯 E 诱导的 MCF-7 细胞凋亡。非同源末端连接途径，而非同源重组是保护乳腺癌 MCF-7 细胞对抗 4β-羟基睡茄内酯 E 诱导的 DNA 损伤的主要途径，4β-羟基睡茄内酯 E 对碱基切除修复途径的影响不显著。研究表明，4β-羟基睡茄内酯 E 导致的 DNA 损伤可以作为乳腺癌细胞 DNA 修复信号转导的研究工具。提示 4β-羟基睡茄内酯以其抗肿瘤活性将在肿瘤发展过程中成为一种膳食化学预防剂[4]。

(2)灯笼草提取物的抗肿瘤作用：灯笼草提取物对人肺癌 H661 细胞增殖有明显的抑制作用。使用 DNA 梯状电泳及流式细胞仪分析，结果显示 DNA 被剪切并出现明显的凋亡峰，提示灯笼草提取物可有效地诱导 H661 细胞凋亡。灯笼草提取物不仅引起细胞周期阻滞在 S 期，并上调促凋亡蛋白 Bax 的表达及下调凋亡抑制蛋白 IAP。此外，研究发现 H661 细胞凋亡与升高 p53 蛋白的表达量、细胞色素 C 释放、Caspase-3 的活化及 PARP 裂解相关。结果表明，灯笼草提取物诱导细胞周期阻滞在 S 期，并诱导细胞凋亡可能是通过介导 p53 依赖的途径和改变 Bax、XIAP 蛋白的表达[5]。

灯笼草乙醇提取物对人结肠癌 HT-29 细胞、人慢性髓原白血病 K562 细胞和前列腺癌 PC-3 细胞有细胞毒活性,且这种细胞毒性强于顺铂和 5-氟尿嘧啶[6-7]。

2. 其他药理作用

(1)镇痛作用:灯笼草具有镇痛作用,其镇痛作用可能涉及中枢阿片受体。采用扭体法、电刺激鼠尾-嘶叫法、钾离子透入法和辐射热-缩腿法等行为学指标以及丘脑束旁核神经元对伤害性刺激的放电反应的电生理指标。结果显示灯笼草能剂量依赖地提高大鼠电刺激鼠尾-嘶叫法的痛阈,剂量依赖地抑制醋酸引起的小鼠扭体反应,对炎症性痛敏及神经源性痛敏灯笼草也有镇痛作用,灯笼草还能明显抑制丘脑束旁核神经元对伤害性刺激的放电反应。纳洛酮能翻转灯笼草的镇痛作用,反复给予灯笼草能产生耐受,但与吗啡镇痛之间不存在交叉耐受[8]。

(2)保肝作用:高浓度灯笼草果实及宿萼提取物,对免疫性肝损伤有明显的保护作用,宿萼提取物的作用更加明显。制备小鼠过敏模型,为小鼠灌服不同浓度的灯笼草果实、宿萼水提物;检测 IgE、ALT 水平和肝脏 TNF-α、IFN-γ 阳性率。结果显示激发组小鼠各项指标均明显升高;灯笼草的果实和宿萼,可明显抑制小鼠过敏反应并缓解肝脏炎症;实验组小鼠各项指标明显低于模型组;宿萼组的作用明显优于果实组;肥大细胞完整率明显高于模型组。表明致敏小鼠存在的肝损伤与细胞因子 IFN-γ 和 TNF-α 有密切关系;灯笼草治疗小儿食物过敏性肝损伤可能具有一定的疗效[9-10]。

(3)抗炎作用:对用完全弗氏佐剂致炎后的急性期和慢性期佐剂性关节炎大鼠,予 4.2g/kg 灯笼草灌胃给药 1 周后分别测定其致炎后爪的局部周长和厚度的改变。结果显示灯笼草均能不同程度地减轻急性期和慢性期佐剂性关节炎大鼠致炎后爪的局部肿胀[11]。

【临床应用】治疗其他疾病:

1. 治疗慢性气管炎 灯笼草(干)500g 制成 500ml 糖浆。每次服 50ml,每日三次,饭后服。10 天为一疗程。50 例各型老年慢性气管炎患者经 3 个疗程治疗后,显效以上 78%(单纯型 36 例,72.2%;喘息型 14 例,64.3%)[12]。

2. 治疗寻常疣 灯笼草鲜叶适量。洗净患处,用 75%酒精常规消毒疣体,然后将灯笼草叶放在较大疣体上,反复揉搓,只需揉搓较大 1 枚疣体,其他疣体即可自行消退。首次搓至疣体有灼热感或微痛即可,揉搓后勿用水洗。每天 1 次,连续治疗 3 天。一般用药 7 天,疣体色泽变褐色或灰色,15 天疣体脱屑消失而愈[13]。

3. 治疗睾丸炎 灯笼草二两,黄皮根一两,水煎服,每天一次,连服二天,病程短者一般都能痊愈。数年来用草药灯笼草、黄皮根治愈睾丸炎 20 余例,疗效满意[14]。

4. 治疗烧烫伤 将蛤蟆叶、灯笼草晒干研成细粉末,用细筛筛过,越细越好。取蛤蟆叶粉、灯笼草粉各等分,用麻油或茶油适量,调成糊状备用。将烧烫伤创面用 3%双氧水及 5%生理盐水清洗干净,有水疱者用消毒注射器将液体抽出,创面周围用 75%酒精消毒,外敷蛤蟆灯笼草药膏盖上消毒纱布,隔日换药 1 次。在治疗 54 例烧烫伤中,烧伤面积最小为 0.5%,最大为 20%,平均烧烫伤面积为 5.8%,烧烫伤深度在浅二度至深二度之间,所有患者无全身症状,局部无感染,只用创面敷药,疗程最短者 5 天,最长者 20 天。治疗各种烧烫伤共 54 例,取得了较好的效果[15]。

参 考 文 献

[1] 南京中医药大学. 中药大辞典. 上册. 第 2 版. 上海:上海科学技术出版社,2005:1347-1348.

[2] Yen CY,Chiu CC,Chang FR,et al. 4beta-Hydroxywithanolide E from Physalis peruviana(golden berry)in-

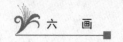

hibits growth of human lung cancer cells through DNA damage,apoptosis and G2/M arrest. BMC Cancer, 2010,(10):46.

[3] Chiu CC,Haung JW,Chang FR,et al. Golden berry-derived 4β-hydroxywithanolide E for selectively killing oral cancer cells by generating ROS,DNA damage,and apoptotic pathways. PLoS One,2013,8(5):e64739.

[4] You BJ,Wu YC,Lee CL,et al. Non-homologous end joining pathway is the major route of protection a-gainst 4β-hydroxywithanolide E-induced DNA damage in MCF-7 cells. Food Chem Toxicol, 2013, (13):848.

[5] Wu SJ,Chang SP,Lin DL,et al. Supercritical carbon dioxide extract of Physalis peruviana induced cell cycle arrest and apoptosis in human lung cancer H661 cells. Food Chem Toxicol,2009,47(6):1132-1138.

[6] Quispe-Mauricio A,Callacondo D,Rojas J,et al. Cytotoxic effect of physalis peruviana in cell culture of colorectal and prostate cancer and chronic myeloid leukemia. Rev Gastroenterol Peru,2009,29(3):239-46.

[7] 宋冬雪.灯笼草抗肿瘤作用研究进展.黑龙江医药,2014,27(4):886.

[8] 单立冬,郭试瑜,俞光第,等.灯笼草镇痛作用及其机理的研究.中药药理与临床,2001,17(1):12-15.

[9] 郝秀芳,张昊,马延祥.灯笼草对致敏小鼠肝损伤的影响.四川中医,2009,27(11):44-46.

[10] 王桂桂,马延祥.灯笼草防治小鼠消化道过敏反应的实验研究.当代医学,2011,17(31):5-7.

[11] 单立冬,龚珊,郭试瑜.灯笼草消炎作用的实验观察.苏州大学学报(医学版),2003,23(4):394-395.

[12] 安徽省寿县瓦埠医院.灯笼草治疗老年慢性气管炎50例疗效观察.新医学,1972,(9):10.

[13] 廖木兰.灯笼草外治寻常疣.新中医,2004,863(8):74.

[14] 刘达尊.灯笼泡草、黄皮根治疗睾丸炎.广东医学(祖国医学版),1966,(2):8.

[15] 骆骏,骆书祥.蛤蟆灯笼草药膏治疗烧烫伤.中医杂志,2010,51(S1):134.

81. 防己（广防己）

【来源】马兜铃科马兜铃属植物广防己 *Aristolochia fangchi* Y. C. Wu ex L. D. Chow et S. M. Hwang 的根[1]。

【性味与归经】苦、辛、大寒。归肺、膀胱经。

【功能与主治】祛风清热，利水消肿，解蛇毒，活血止痛，抗癌。主治小便不利，肾炎水肿，膀胱炎，泌尿系统感染，结石，关节肿胀，蛇咬伤，高血压，肋间神经痛及各种神经痛，肺结核胸痛，肌肉痛，肩凝，闪挫。

【化学成分】木防己根含木防己碱(trilobine)、异木防己碱(isotrilobine,homotrilobine)、木兰花碱(magnoflorine,广玉兰碱)、木防己胺(trilobamine)、木防己宾碱(coclobine)、甲门尼萨任碱(menisarine)、去甲门尼萨任碱(normenisarine)等多种生物碱。此外，还含有马兜铃内酰胺(aristololactam)，马兜铃酸 B、C(aristolochic acid B、C)，尿囊素(allantoin)，β-谷甾醇(β-sitosterol)，马兜铃次酸(aristolochinic acid)[1]。

【药理作用】

1. 抗肿瘤作用　广防己能抑制大鼠腹水型癌的生长，对小鼠肉瘤37、肉瘤 AK 的生长亦有一定的抑制作用[2]。小鼠 S-37 细胞与马兜铃酸 100～200μg 保温 3 小时，完全抑制；对小鼠移植 S-37 细胞，注射马兜铃酸 2.5～5mg/(kg·d)，共 3 天，肿瘤抑制率为 40%～50%。小鼠腹水 S-37，用马兜铃酸 125～500mg/(kg·d)，皮下注射 5 天，明显地延长其生存期。马兜铃酸用于癌症治疗时，有维持白细胞数的功能，20 世纪 60 年代初有报道称马兜铃酸有抗癌性，也有人用离体组织培养的实验方法证明马兜铃酸有抗肿瘤细胞活性[3]。

马兜铃内酰胺Ⅱ对人肺癌细胞 A549 具有一定的细胞毒活性。马兜铃酸Ⅰ，马兜铃内酰胺Ⅰa 对 NSCLCN6 肺癌细胞和 P-388 淋巴细胞白血病有细胞毒作用,并有一定的抗菌作用。马兜铃内酰胺Ⅱ对人黑色素瘤细胞 SK-MEL-2 和人卵巢癌细胞 SK-OV-3 均表现出显著的细胞毒活性。马兜铃酸通过小鼠试验,表明它能抑制癌变乳腺细胞的生长,而对正常乳腺细胞的生长无影响[4-6]。马兜铃酸在小鼠淋巴瘤细胞中有明确的致突变性,且呈现出一定的剂量依赖关系[7]。

2. 其他药理作用 对免疫系统的影响:马兜铃酸有增强吞噬细胞的功能和提高细胞免疫的作用,同时还有升高白细胞的作用,马兜铃酸还能强烈兴奋白细胞吞噬作用,提高机体自然防御功能[8]。

3. 毒性作用 马兜铃酸属硝基菲类化合物,主要毒性成分为马兜铃酸,马兜铃酸及代谢产物马兜铃内酰胺是马兜铃属植物中毒性最强的成分[9]。

(1)急性毒性:大鼠灌胃 40mg/kg 马兜铃酸,90%的动物出现死亡。马兜铃酸对雄性小鼠的毒性比雌性强,同时也显示大鼠对马兜铃酸单次给药的耐受性比小鼠强[10]。

(2)亚急性毒性:0.2mg/(kg·d)的马兜铃酸连给 4 周,对 Wistar 雄性大鼠无明显影响,1.0mg/kg 可引起轻度改变,5.0mg/kg 有明显毒性,25mg/kg 使肾、前胃、膀胱、睾丸出现显著的退行性变,个别可导致肾衰而死亡[10]。

(3)生殖毒性:口饲 3.7mg/kg 马兜铃酸给受孕后 1～6 天或 7～10 天小鼠,可降低胎仔数目;羊膜内一次注射给受孕后第 14～16 天大鼠或 30～45 天狗,可引起胎仔死亡并终止妊娠[11]。

(4)致癌性:马兜铃酸有较强致癌作用,特别是对啮齿类动物有强致癌作用[12]。服用含马兜铃酸中药患者肾移植术后继发肿瘤的风险增加,继发肿瘤的发生率与服用马兜铃酸存在时间、剂量依赖性[13-14]。也有研究报道,维持性透析时服用含马兜铃酸成分药物的尿毒症透析患者尿路移行细胞癌发生率高[15]。马兜铃酸对小鼠也有类似强度的致癌作用,并发现可致恶性淋巴瘤、肾上腺瘤、肺癌和子宫癌[16]。

(5)基因毒性:马兜铃酸对人淋巴细胞和人肝细胞系 HepG-2 细胞均显示遗传毒性[17]。

(6)人体毒性:马兜铃酸可直接对血管内皮细胞产生毒性作用,抑制细胞的增殖,导致细胞明显的凋亡[18]。马兜铃酸可抑制细胞增殖和促进 LDH 释放,其他抑制剂所形成的 CYP450 亚型抑制效应对马兜铃酸的细胞毒性影响不明显,故微粒体混合酶对马兜铃酸的细胞毒性有影响,能够降低马兜铃酸细胞毒性,其中 CYP4503A 和 CYP4501A 可能是影响马兜铃酸细胞毒性的主要同工酶[19]。

(7)肾毒性:肾脏是马兜铃酸代谢产物最主要的排泄器官,马兜铃酸引起肾脏损害的特点是广泛的肾间质形成[20-22]。给鼠、家兔注射马兜铃酸,均可降低肾小球滤过能力,引起血清肌酐上升,导致急性肾衰竭[16]。雄性小鼠灌胃 30mg/kg,可降低肾小球滤过率,使血尿、肌酐增加,引起肾衰竭。动物组织病理学特征为胃贲门浅表性溃疡、肾小管坏死、淋巴器官萎缩[23]。给雄性小鼠静脉注射马兜铃酸,可降低肾小球的滤过能力,增加血尿和肌酐,损害肾脏浓缩尿能力,引起肾衰竭[24]。

【药代动力学研究】马兜铃酸在体内分布不广,口服生物利用度较低。大鼠静脉注射 10mg/kg 后在各组织中的分布,以肾、脾较高,心、脑、肝次之,肌肉最低,说明药物可通过血脑屏障进入脑内,而且浓度较高。马兜铃酸在体内有较大的蓄积作用,每日灌服 0.9mg/kg,连续 3 天,第 3 天才在尿中检测出马兜铃酸;口服剂量 1.35mg/kg,连续 5 天,经尿液、胆汁、唾液排出体外的药量只是给药量的 53%左右[25]。

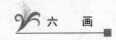

【临床应用】

1. 治疗感染性疾病　马兜铃酸合并抗生素或其他药物治疗多种感染性疾病取得满意效果。如慢性脊髓炎、慢性脓肿、扁桃腺炎、结核、小儿肺炎等[3]。

2. 治疗慢性支气管炎　马兜铃酸具有消炎作用。慢性支气管炎患者服药后，浓痰变清，易于咳出[3]。

参考文献

[1] 季宇彬. 抗癌中药药理与应用. 哈尔滨：黑龙江科学技术出版社，2004：604.

[2] 赵长琦. 抗肿瘤植物药及其有效成分. 北京：中国中医药出版社，1997：55.

[3] 季宇彬. 中药有效成分药理与应用. 哈尔滨：黑龙江科学技术出版社，2004：42.

[4] Hinou J,Demetzos C,Harvala C,et al. Cytotoxic and antimicrobial principles from the roots of Aristolochia longa. Pharmaceutical Biology,1990,28(2):149-151.

[5] Park J D,Baek N I,Lee Y H,et al. Isolation of a cytotoxic agent from Asiasari Radix. Archives of Pharmacal Research,1996,19(6):559-561.

[6] Nagasawa H,Wu G,Inatomi H. Effects of aristoloside,a component of guan-mu-tong(Caulis aristolochiae manshuriensis),on normal and preneoplastic mammary gland growth in mice. Anticancer research,1997,17(1A):237-240.

[7] 王翀,包力,张宏伟. 马兜铃酸对小鼠淋巴瘤细胞的致突变性. 环境与健康杂志,2007,24(3):164-166.

[8] 陈孟兰,朱正兰. 马兜铃属植物的生物活性和药理作用研究进展. 时珍国医国药,2007,18(3):702-704.

[9] 乔洪翔,李连达,吴理茂. 马兜铃酸细胞分子毒理学研究进展. 中国药理学与毒理学杂志,2006,20(6):515-520.

[10] 姜廷良. 关于马兜铃属某些植物和马兜铃酸的致癌性问题. 中国中医药信息杂志,2002,9(7):73-74.

[11] 肖瑛,任进. 马兜铃酸致小鼠急性肾毒性的早期研究. 毒理学杂志,2007,21(4):337.

[12] 张万明,马淑兰. 马兜铃酸及含有马兜铃酸中药的研究概述. 河北北方学院学报(自然科学版),2007,23(6):36-37.

[13] 周颖,黄丽华,梁雁,等. 服含马兜铃酸中药患者肾移植术后发生继发肿瘤风险的调查. 药物不良反应杂志,2009,11(1):9-12.

[14] 陈文. 慢性马兜铃酸肾病与泌尿系统肿瘤. 肾脏病与透析肾移植杂志,2005,14(6):543-544.

[15] 李卫华,杨莉,苏涛,等. 服用含马兜铃酸成分药物对尿毒症透析患者伴发尿路移行细胞癌的影响. 中华医学杂志,2005,85(35):2487-2489.

[16] 郭晓昕,程鲁榕. 马兜铃酸毒理学性研究与启示. 中国新药杂志,2005,14(3),363-366.

[17] Kevekordes S,Spielberger J,Burghaus C M,et al. Micronucleusformation in human lymphocytes and in the metabolically competent human hepatoma cell line Hep-G2 results with 15 naturally occurring substances. Anticancer Res,2001,21:461-469.

[18] 毕玉娜. 马兜铃酸 I 以及 CD40 信号对人脐静脉内皮细胞的影响. 苏州：苏州大学,2008:12-14.

[19] 汤喜兰,梁爱华,于长安,等. 细胞色素 P450 同工酶对马兜铃酸所致的细胞毒性的影响. 中国中药杂志,2008,33(17):2164-2165.

[20] 张金元,王巍巍. 含马兜铃酸中药引起的急慢性肾损害进展. 上海中医药杂志,2007,41(12):66-68.

[21] 王会玲,张金元. 关木通所含马兜铃酸对大鼠肾小管凋亡及 caspase-3 表达的影响. 上海中医药杂志,2007,41(11):70-73.

[22] 王会玲,张金元. 马兜铃酸致大鼠肾小管间质微血管病变中血管内皮生长因子表达的研究. 解放军医学杂志,2007,32(9):946-950.

[23] 杜晔,张燕京,苏涛,等. 急性马兜铃酸肾损伤大鼠血清分泌型磷脂酶 A2 的变化. 中华肾脏病杂志,2009,

25(5):363-367.

[24] 李恒,刘志红,裘奇,等. 马兜铃酸Ⅰ所致大鼠急性肾损伤的实验研究. 中华肾脏病杂志,2002,18(1):53-56.

[25] 王宁生. 马兜铃酸的毒性作用. 中药新药与临床药理,2001,12(6):394-395.

82. 防 风

【来源】 伞形科防风属植物防风 *Saposhnikovia divaricata*(Turcz.)Schischk. 的根[1]。

【性味与归经】 辛、甘、微温。归膀胱、肺、脾经。

【功能与主治】 祛风解表,胜湿止痛,止痉,止痒。主治外感风寒,偏正头痛,风湿痹痛,腹痛泄泻,肠风下血,破伤风,小儿惊风,风疹瘙痒,疮疡初起。

【化学成分】 根含色原酮类成分:防风色酮醇(ledebouriellol)、4′-O-葡萄糖基-5-O-甲基齿阿米醇(4′-O-glucosyl-5-O-methylvisamminol)、3′-O-当归酰基亥茅酚(3′-O-angeloylhamaudol)、亥茅酚(hamaudol)、3′-O-乙酰基亥茅酚(3′-O-acetylhamaudol)、亥茅酚苷(sec-O-glucosylhamaudol)、5-O-甲基齿阿米醇(5-O-methylvisamminol)、升麻素(cimifugin)、升麻素苷(prim-O-glucosylcimifugin);香豆素类成分:香柑内酯(bergapten)、补骨脂素(psoralen)、欧前胡内酯(imperatorin)、花椒毒素(xanthotoxin)、东莨菪素(scopoletin)、川白芷内酯(anomalin)、紫花前胡苷元(nodakenetin)、珊瑚菜素(phellopterin)、德尔妥因(deltoin)、印度枸橘素(marmesin)、另外还有学者分得石防风素(deltoin)、(3′S)-羟基-石防风素[(3′S)-hydroxydeltoin]、秦皮啶(fraxidin)、异欧前胡素(isoimperatorin)、异秦皮啶(isofraxidin);聚乙炔类成分:人参炔醇(panaxynol)又称镰叶芹醇(falcarinol)、镰叶芹二醇(falcarindiol)、(8E)-十七碳-1,8-二烯-4,6-二炔-3,10-二醇[(8E)-heptadeca-1,8-dien-4,6-diyn-3,10-diol];多糖成分:Saponikovan A、B、C、酸性多糖 XC-1、XC-2、酸性多糖 SPSa 和 SPS$_b$;挥发油成分:辛醛(octanal)、β-甜没药烯(β-bisabolene)、壬醛(nonanal)、7-辛烯-4-醇(7-octen-4-ol)、己醛(hexanal)、花侧柏烯(cuparene)和 β-桉叶醇(β-eudesmol)等。还含 β-谷甾醇(β-sitosterol)、β-谷甾醇-β-D-葡萄糖苷(β-sitosterol-β-D-glucoside)、香草酸(vanillic acid)、木蜡酸(lignoceric acid)、5-O-甲基维斯阿米醇苷(4′-O-β-D-glucosyl-5-O-methylvisamminol)、汉黄芩素(wogonin)、4-羟基-3-甲氧基苯甲酸(4-hydroxy-3-methoxybenzoic acid)、胡萝卜苷(daucosterol)、腺苷(adenosine)和微量元素 Se、Mo 等[1-4]。

【药理作用】

1. 抗肿瘤作用

(1)防风多糖的抗肿瘤作用:防风多糖体内应用能明显抑制 S180 实体瘤的生长[5]。防风多糖可抑制体外培养的 K562 细胞增殖,这种抑制作用是在防风多糖的作用下使细胞凋亡,从而达到抗肿瘤的作用[6]。

防风多糖有效部位 JBO-6 体外对肿瘤细胞无抑制作用,体内却有较强的抑瘤作用,且量效关系明显,表明其抑瘤作用不是直接杀死肿瘤细胞,而是通过促进宿主免疫系统功能实现的[7]。

(2)防风的抗肿瘤作用:防风可诱导 SGC-7901 细胞凋亡,细胞凋亡指数最高可达 27.9%,甚至可直接杀死肿瘤细胞[8,9]。防风能抑制 SGC-7901 细胞生长,使 SGC-7901 细胞 *p16* 和 *p21* 编码基因的蛋白表达上调,*PCNA*、*C-Met* 编码基因的蛋白表达下调[10]。

此外,防风中的补骨脂素、东莨菪素尚具有抗肿瘤活性,但此类成分在防风中含量较低[11]。

2. 其他药理作用

(1)对中枢神经的影响:防风中的升麻素苷和5-O-甲基维斯阿米醇苷有一定的退热作用。同时对腹膜化学刺激及温度刺激引起的小鼠疼痛均有明显的抑制作用,并能显著提高小鼠的痛阈值[12-14]。

防风煎剂与浸剂对人工发热家兔具有明显的解热作用[15]。防风水煎液对酵母、蛋白胨及伤寒、副伤寒甲菌苗精制破伤风类毒素混合制剂致热大鼠有解热作用[16]。

防风水煎液具有协同戊巴比妥钠的催眠作用,同时可以减少小鼠自主活动次数,具有镇静作用[17]。

(2)对心血管系统的影响:防风可以抑制凝血因子、血小板和毛细血管的功能,具有明显的抗凝作用[18]。防风正丁醇萃取物可能主要通过影响红细胞和纤维蛋白原的含量和功能来发挥活血化淤作用[19]。防风正丁醇萃取物可明显降低家兔血小板的黏附功能;减轻家兔动-静脉旁路中形成血栓的重量;缩短家兔体外形成血栓的长度,并减轻湿重与干重[20]。

(3)抗病原微生物作用:研究表明,防风对金黄色葡萄球菌、二型溶血性链球菌、肺炎双球菌及两种霉菌(产黄青霉、杂色曲霉)有抑制作用[21-23]。

(4)对免疫系统的影响:防风多糖在一定范围内可显著增加IL-2诱导的LAK细胞杀伤活性,并且防风多糖单独应用即可增强脾淋巴细胞的杀伤活性,推测其作用机制与促进IL-2的活性、诱导淋巴细胞高表达IL-2有关[24,25]。从防风中分离出的多糖具有显著增强机体免疫功能的作用[26]。

防风水提液能显著提高小鼠腹腔巨噬细胞的吞噬百分率,并能显著提高吞噬细胞吞噬百分率和吞噬指数,能使其恢复并超过对照组水平[27,28]。

(5)抗炎作用:有报道证实、防风水煎液能够降低毛细血管通透性而起到抗炎作用。研究人员对升麻素苷和5-O-甲基维斯阿米醇苷单体的抗炎作用进行研究,证实二者均能明显抑制二甲苯引起的皮肤肿胀,降低炎症反应[29,30]。

3. 毒性作用　采用雄性小鼠,腹腔一次注射防风醇提水制剂和水提取液,连续观察3日,其半数致死量分别为(11.80 ± 1.9)g生药/kg与(37.18 ± 8.36)g生药/kg。按改良寇氏法测得防风水提液小白鼠腹腔注射的LD_{50}为(112.8 ± 8.069)/kg[31]。

【药代动力学研究】单次灌胃给予防风后,升麻素苷和5-O-甲基维斯阿米醇苷在大鼠体内表现出相似的药动学行为,吡喃型色原酮类升麻素苷和5-O-甲基维斯阿米醇苷在大鼠体内的吸收较为迅速,但吸收量很少,代谢和排泄速度较快[32]。

【临床应用】

1. 治疗脑震荡　应用防风归芎汤(防风、当归、川芎等)治疗脑震荡66例,治疗结果痊愈59例,好转7例,有效率十分显著[33]。

2. 治疗皮肤病　应用乌芥防风汤治疗银屑病50例,结果总有效率为96%,治愈率64%[34]。用益母防风汤治疗老年皮肤瘙痒症40例,总有效率95%[35]。观察防风蒺藜胶囊治疗痤疮的临床疗效,结果显示治疗痤疮疗效比较不错[36]。应用防风消痤汤100例的临床观察结果也表明该中药的疗效较单纯西药好[37]。

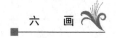

参 考 文 献

[1] 赵国平,戴慎,陈仁寿.中药大辞典.第2版.上海:上海科学技术出版社,2006:1367-1370.

[2] Baba K,Tabata Y,Kozawa M,et al. Studies on Chinese Traditional Medicine "Fang-Feng"(Ⅰ):Structures and Physiological Activities of Polyacetylene Compounds from Saposhnivovia Radix. 生药学杂志,1987,41 (3):189-194.

[3] 唐欣时,杨丁铭,朱开贤.宽萼岩风挥发油的GC-MS分析.中国中药杂志,1992,17(1):40-42.

[4] 吉力,潘炯光.防风,水防风,云防风和川防风挥发油的GC-MS分析.中国中药杂志,1999,24(11): 678-680.

[5] 李莉,周勇,张丽,等.防风多糖增强巨噬细胞抗肿瘤作用的实验研究.北京中医药大学学报,1999,22(3): 38-40.

[6] 刘华,罗强,孙黎,等.防风多糖诱导人白血病K562细胞凋亡的研究.临床血液学杂志,2008,21(5): 260-262.

[7] 周勇,马学清,严宣佐,等.防风多糖JBO-6体内对小鼠免疫功能的影响及抗肿瘤作用.北京中医药大学学报,1996,19(4):25-27.

[8] 孙晓红,李洪涛,邵世和.防风对胃癌SGC-7901细胞抑制作用的实验研究.中国老年学杂志,2009,23 (35):3076-3077.

[9] 孙晓红,李洪涛,邵世和.中药防风抑制胃癌SGC-7901细胞生长的研究.吉林医药学院学报,2009,5(6): 259-261.

[10] 孙晓红,李洪涛,邵世和.中药防风对胃癌SGC-7901细胞生长及基因表达的研究.北华大学学报,2009, 10(2):127-130.

[11] 王建华,楼之岑.中药防风的研究概况.中国药学杂志,1992,27(6):323-327.

[12] 薛宝云,李文,李丽,等.防风色原酮甙类成分的药理活性研究.中国中药杂志,2000,25(5):297-299.

[13] 杨波,曹玲,王喜军.防风CO_2超临界萃取物的药效学研究.中医药学报,2006,34(1):14-15.

[14] 李文,李丽,是元艳,等.防风有效部位的药理作用研究.中国实验方剂学杂志,2006,12(6):29-31.

[15] 陈古荣,杨士琰,明德珍,等.引种防风与东北防风药理作用的比较研究.中药材,1985,1(1):14.

[16] 王凤仁,徐秋萍.引种防风和野生防风水提物解热镇痛及抗惊厥作用的比较研究.中西医结合杂志, 1991,11(12):730-732.

[17] 王建华,李硕,楼之岑.防风果实中挥发油成分研究.中国药学杂志,1991,26(8):465-467.

[18] 吴祯久,金光洙,金正男,等.防风的抗凝作用实验研究.延边大学医学学报,1994,17(1):17-20.

[19] 朱惠京,张红英,吴光,等.防风正丁醇萃取物对大鼠血液流变学的影响.中草药,1998,29(12):812-814.

[20] 朱惠京,张红英,姜美子,等.防风正丁醇萃取物对家兔血小板粘附功能及实验性血栓形成的影响.中国中医药科技,2004,11(1):37-38.

[21] 王凯娟,秦吉峰.中草药制剂抑菌作用的实验研究.中华临床医药杂志(北京),2001,2(3):34-35.

[22] 唐荣江,闵照华,徐诚愈.防风的药理实验研究.中药通报,1988,13(6):44.

[23] 阴健,郭力云.中药现代研究与临床应用:Ⅰ.北京:学苑出版社,1994:329.

[24] 张述禹,亚利,李莉茜.防风对免疫功能的影响.中草药,1987,18(9):9.

[25] 李莉,周勇,张丽,等.防风多糖和IL-2体外对小鼠NK,LAK细胞活性的影响及体内抗移植瘤生长的实验研究.北京中医药大学学报,1997,20(5):39-40.

[26] 哈永年,高凤兰.野生和种植防风根的形状和质量.黑龙江中医药,1989,(2):25-28.

[27] 王建华,崔景荣,朱燕,等.防风及其地区习用品解热镇痛作用的比较研究.中华中医药杂志,1989,4(1): 20-22.

[28] 王凯娟,秦吉峰,郜园林.中草药抑菌作用的实验研究.中华临床医药杂志,2001,2(3):34.

[29] 李淑蓉,唐光菊.荆芥与防风的药理作用研究.中药材,1989,12(6):37-39.

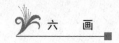

[30] 葛卫红,沈映君.荆芥,防风挥发油抗炎作用的实验研究.成都中医药大学学报,2003,25(1):55-57.

[31] 陈古荣,杨士琰,明德珍,等.引种防风与东北防风药理作用的比较研究.中药材,1985,1(1):14.

[32] 戴锦娜.防风药效物质基础和相关成分药代动力学研究.沈阳药科大学博士论文,2009:74-77.

[33] 王晓东,胡怀龙.防风归芎汤治脑震荡66例.江西中医药,2000,31(2):60.

[34] 王丽冬,丁艳玲.自拟乌芥防风汤治疗牛皮癣50例.河北医学,2006,12(10):1079.

[35] 陈红英.益母防风汤治疗老年皮肤瘙痒症40例.陕西中医,2008,29(11):1493-1494.

[36] 黄惠娟,王争胜.防风蒺藜胶囊治疗寻常痤疮100例临床疗效观察.甘肃中医学院学报,2004,21(3):22-23.

[37] 叶文伟.防风消痤汤治疗寻常型痤疮100例的临床观察.浙江临床医学,2006,8(5):471.

83. 红　花

【来源】为菊科植物红花 *Carthamus tinctorius*. L 的花[1]。

【性味与归经】味辛,性温。归心、肝经[1]。

【功能与主治】活血通经,祛瘀止痛。用于:血瘀经闭;痛经;产后瘀滞腹痛,腹中瘀积癥瘕;跌打损伤,瘀肿疼痛,扭挫伤局部青紫;胸痹心痛;热郁血瘀而斑疹难透,色黯不活。此外,本品外用可治皮肤皲裂,鸡眼,胼胝,溃疡,褥疮及耵耳等症[1]。

【化学成分】花含丙三醇-呋喃阿拉伯糖-吡喃葡萄糖苷[propantriol-α-L-arabinofuranosyl(1→4)-β-D-glucopyranoside]、绿原酸(chlorogenic acid)、咖啡酸(caffeic acid)、儿茶酚(catechol)、焦性儿茶酚(pyrocatechol)、多巴(dopa)、红花苷(carthamin)、前红花苷(precarthamin)、红花黄色素(safflor yellow)A、B、红花明苷(safflomin)A、油酸(oleic acid)、亚油酸(linoleic acid)、α、γ-二棕榈酸甘油酯(α、γ-dipalmitin)、胡萝卜苷(daucosterol)、还含挥发油、其中主要含乙酸乙酯、l-戊烯-3-醇、3-己醇、2-己醇等[1]。

【药理作用】

1. 抗肿瘤作用

(1)红花黄色素的抗肿瘤作用:红花黄色素对小鼠 H22 皮下移植瘤具有明显的抑制作用,且对机体的损伤较环磷酰胺小。60mg/kg、40mg/kg、20mg/kg 剂量的红花黄色素抑瘤率分别为 34.29%、38.86%、36.00%,瘤重与模型对照组比较,差异均有统计学意义($P<0.01$)。红花黄色素各剂量组脾脏指数和胸腺指数与环磷酰胺组比较,差异均有统计学意义($P<0.01$),中、低剂量组肝/体比和肺/体比与环磷酰胺组比较,差异有统计学意义($P<0.01$)[2]。

红花黄色素对血管平滑肌细胞的增殖具有抑制作用[3]。在体外培养条件下,血管紧张素 Ⅱ(angiotensin Ⅱ,Ang Ⅱ)能促进血管平滑肌增殖;红花黄色素能抑制 Ang Ⅱ 诱导的血管平滑肌细胞增殖,且具有一定的浓度依赖性,其作用可能是通过调节 Bax/Bcl-2 的表达而实现的[4]。MTT 实验和流式细胞术检测不同浓度红花黄色素对血管内皮细胞增殖、凋亡的影响,发现红花黄色素可以干预这种作用,使内皮细胞的增殖增强,凋亡减少[5]。

(2)羟基红花黄色素 A 的抗肿瘤作用:羟基红花黄色素 A 是很强的血管生成阻断剂,可抑制肿瘤细胞血管生成。研究发现,通过从活血化瘀中药红花中提取出的羟基红花黄色素 A,能明显抑制鸡胚尿囊膜毛细血管的生成,其抑制新生血管生成的作用机制之一是通过抑制碱性成纤维细胞生长因子、VEGF 及 VEGF-R(flt-1)的 mRNA 表达来实现的[6]。羟基红花黄色素 A 能促进人主动脉内皮细胞表达血小板反应蛋白(TSP-1);羟基红花黄色素 A 对内皮细胞的增殖表现出促进和抑制的双向作用,可能是 TSP-1 和 VEGF 等多种因素共同作用的结果。而羟基红花黄色素 A 的抗肿瘤作用可能是通过提高 TSP-1 的表达抑制内皮细胞增殖进而抑制血管形成来实现的[7]。

(3)红花苷的抗肿瘤作用:西红花苷对肿瘤细胞有抗增殖作用,可阻滞肿瘤细胞于 G_0/G_1 期,影响 RNA 的转录并调控相关蛋白的合成,从而抑制肿瘤细胞的增殖。研究发现西红花苷在体外可抑制舌癌细胞株 Tca-8113 细胞活性,并可能通过诱导凋亡、增强细胞内 SOD 酶活性等机制发挥作用[8]。

(4)红花多糖的抗肿瘤作用:红花多糖有抑制肿瘤生长的作用。$40mg/(kg \cdot d)$、$80mg/(kg \cdot d)$ 红花多糖可使荷瘤鼠肿瘤生长受到明显抑制($P < 0.05$);$20mg/(kg \cdot d)$ 红花多糖组荷瘤鼠血清 IL-10 含量显著降低($P < 0.01$),但 TNF-α、IL-12 含量升高不明显($P > 0.05$)。$40mg/(kg \cdot d)$、$80mg/(kg \cdot d)$ 红花多糖组荷瘤鼠血清 IL-10 含量显著降低($P < 0.01$),同时 TNF-α、IL-12 含量显著升高($P < 0.01$)。表明红花多糖可能是通过提高荷瘤鼠血清 IL-12 和 TNF-α 的含量,降低 IL-10 含量,从而起到调节细胞免疫功能及抑制肿瘤生长的作用[9]。

红花多糖对人胃癌 SGC-7901 细胞体外增殖具有明显的抑制作用。红花多糖在一定范围内以剂量依赖方式和时间依赖方式抑制 SGC-7901 胃癌细胞生长。流式细胞仪检测,SGC-7901 细胞经红花多糖处理 24 小时后,其早期凋亡率、细胞坏死或晚期凋亡率显著增加,呈现明显的剂量依赖性。Real-time PCR 和 Western Blot 检测发现,红花多糖处理的细胞,*Akt* 基因及蛋白表达量明显下降。表明红花多糖能够下调 Akt mRNA 表达,降低 Akt 和 p-Akt 蛋白的表达量,抑制 Akt 通路发挥抗肿瘤作用[10]。红花多糖对小鼠肺腺癌 LA795 细胞也有抑制作用,使肿瘤体积明显减小为 $3.29mm^3$($P < 0.05$);能明显提高荷瘤小鼠脾 CTL 细胞、NK 细胞杀伤活性($P < 0.05$)。结果显示红花多糖的抗肿瘤作用可能与增强 CTL、NK 细胞的细胞毒活性有关[11]。

2. 其他药理作用

(1)对中枢神经系统的影响

1)镇痛作用:红花黄色素能明显抑制小鼠扭体反应,有增强巴比妥及水合氯醛中枢抑制的作用,其作用与用量成平行关系[12]。

2)抗惊厥作用:小鼠腹腔注射 $1.1g/kg$ 红花黄色素,能明显减少尼可刹米引起的小鼠惊厥反应率和死亡率,但不能对抗戊四氮、咖啡因和硝酸一叶萩碱引起的惊厥和死亡[13]。

3)对脑细胞的保护作用:红花黄色素可显著降低衰老模型线粒体膜 PLA2 活性,有效维持钙稳态。通过增加 Bcl-2 的表达有效降低神经细胞凋亡,改善脑细胞功能[14]。

红花黄色素对脑缺血损伤具有保护作用。红花黄色素对脑组织有明显的影响,能使侧支循环扩张,有效地增加缺血区大脑的血流量,降低脑卒中发生率,明显减轻由脑卒中引起的脑水肿[15]。红花黄色素通过减少脂质过氧化作用对幼鼠缺氧-复氧脑损伤发挥保护作用,能减少脑组织水肿程度,作用机制与 Ca^{2+}/CaM 依赖性蛋白激酶 II 有关[16]。红花黄色素 $1100mg/kg$ 可延长小鼠脑缺血性缺氧后的喘息延续时间,其延长率为 47.2%[12]。红花黄色素可有效防止缺血缺氧对脑神经元细胞的损害,对神经元细胞具有较强的保护作用[17]。红花黄色素可减少衰老模型小鼠脑细胞凋亡率,对衰老模型小鼠脑组织具有保护作用[18]。

4)抗脑缺血作用:有研究表明,羟基红花黄色素 A 对缺血脑细胞线粒体有明显的保护作用,表现为抑制缺血脑线粒体膜流动性的降低,膜磷脂降解,线粒体肿胀,NADH 脱氢酶、琥珀酸脱氢酶和细胞色素 C 氧化酶活性降低,改善线粒体呼吸功能。同时,羟基红花黄色素 A 能明显降低脑缺血大鼠脑线粒体 MDA 含量,升高 SOD 活性,抑制 Ca^{2+} 过多摄入[19]。

对于局灶性永久性脑缺血大鼠,羟基红花黄色素 A 各剂量组的脑坏死区重量均比生理盐水组明显降低,且高、中剂量组还可以明显改善大鼠的行为学缺陷。而对于全脑缺血-再灌注大鼠,羟基红花黄色素 A 能延长大鼠缺血后脑电图消失时间,明显缩短灌注后脑电图恢复时间和翻正发射恢复时间,并明显改善脑水肿情况[20]。

羟基红花黄色素 A 可明显减轻大脑中动脉闭塞大鼠缺血性损伤,神经细胞变性和坏死明显减轻。羟基红花黄色素 A 对缺血再灌注脑组织具有保护作用,其对 NMDAR1 蛋白表达的双向调节作用可能为其脑保护作用的重要机制[21]。羟基红花黄色素 A 抗脑缺血损伤作用的机制多而复杂,其主要药理作用包括抑制兴奋性氨基酸神经毒性、抗氧化应激、抑制神经细胞凋亡及抑制炎症反应等多种机制[22]。

(2)对心血管系统的影响:红花黄色素可减少大鼠低灌注离体心脏 LDH 漏出,缓解心室肌组织 ATP 含量下降及超微结构的损伤;也能缓解大鼠心肌线粒体混悬液中线粒体的肿胀及膜流动性下降,说明红花黄色素可缓解大鼠心肌缺氧性损伤,改善心肌能量代谢[23]。红花黄色素可升高大鼠缺血再灌注心肌 Akt 和 eNOS 的表达,对心肌缺血再灌注有一定保护作用[24]。红花黄色素具缓解 ISO 所致心肌缺血大鼠心功能下降的作用[25]。

红花黄色素对自发性高血压大鼠有明显降压作用。给予大鼠灌服红花黄色素 $1\sim2g/$(kg·d),给药 $3\sim5$ 天后开始降压,$2\sim3$ 周作用最强,血浆肾素活性和血管紧张素 II 均有明显下降,认为羟基红花黄色素 A 的降压作用可能与抑制中枢加压反射、激动 H_1 受体、抑制肾素血管紧张素和直接扩张外周血管等作用有关[26]。

红花黄色素对外源性及内源性凝血均有抑制作用,可显著延长凝血酶原时间和凝血时间,对凝血过程中血小板黏附、血栓形成、纤维蛋白交联等过程均有抑制作用。实验结果表明,红花黄色素可抑制血小板活化因子诱发的家兔血小板聚集、释放及血小板内游离钙浓度升高[27]。抑制血小板活化因子诱发的人中性粒细胞聚集、黏附。能非常显著的抑制大鼠实验性血栓的形成,能延长家兔血浆的复钙时间、凝血酶原时间和凝血酶时间[28]。0.21g/L、0.42g/L、0.85g/L、1.69g/L 红花黄色素体外可以剂量依赖性地抑制血小板活化因子(Platelet-activating factor,PAF)所致的血小板聚集、5-HT 释放反应及血小板内游离钙增加[29]。

在体外培养条件下,Ang II 能促进血管平滑肌增殖;红花黄色素能抑制 Ang II 诱导的血管平滑肌细胞增殖,且具有一定的浓度依赖性,其作用可能是通过调节 Bax/Bcl-2 的表达而实现的[30]。

腹腔注射羟基红花黄色素 A 可明显降低大鼠心率,且显著改善异丙基肾上腺素(ISOP)所致的心电图缺血性改变,同时可缓解大鼠低灌注离体心脏的心率及冠状动脉流量的下降。提示羟基红花黄色素 A 具缓解大鼠心肌缺血作用,改善冠状动脉供血可能为其作用机制之一[31]。

体外实验结果表明,羟基红花黄色素 A 可抑制血小板活化因子诱发的家兔血小板聚集、释放及血小板内游离钙浓度升高,抑制 PAF 诱发的人中性粒细胞聚集、黏附放射受体结合。羟基红花黄色素 A 可竞争性抑制氚标记的 PAF 与兔洗涤血小板、兔血小板膜及膜蛋白上 PAF 受体特异性结合,从整体、细胞及分子不同层次都可观察到羟基红花黄色素 A 的 PAF 受体拮抗剂作用[32-35]。另有研究发现,羟基红花黄色素 A 可明显抑制[^{3}H]PAF 与 WRP 受体的特异性结合,抑制 PAF 介导的 WRP 及兔多型核白细胞的聚集,且均有明显的量效关系,提示羟基红花黄色素 A 为 PAF 受体拮抗剂,为红花抗 PAF 的有效成分之一[36]。羟基红花黄色素 A 通过抑制 PAF 所致血小板黏附、释放及血小板内游离 Ca^{2+} 浓度升高而使血小板活化受到抑制,缓解了血栓形成、炎症反应等病理变化,减轻了血液循环障碍[37]。

红花苷对心肌损伤有保护作用。50mg/kg、100mg/kg 西红花苷灌胃,对大鼠冠脉结扎所致心肌缺血及去甲肾上腺素所致大鼠心肌肥厚均无改善作用,25mg/kg、50mg/kg 西红花苷静脉注射可有效改善心肌缺血[38]。西红花苷-1 还可抑制 KCl 所致心肌细胞的钙超载,其作用机制可能与 L-型钙通道的阻滞作用有关[39]。实验表明,西红花苷类体内给药能明显延长小鼠的凝血时间,对 ADP 和凝血酶诱发的家兔血小板聚集均有明显的抑制作用,且呈剂量依赖性关系[40]。给小鼠血小板聚集诱导剂后,由于肺微血管形成血小板血栓导致动物呼吸困难,西红花总苷可使 ADP 和花生四烯酸(arachidonic acid,AA)所致小鼠肺血栓呼吸窘迫症状明显缓解[41]。西红花苷-1 能与膜脂质过氧化自由基形成复合物 CroRCOO-或 CroR-,而这两者相对于 RCOO-和 R-来说较稳定,也不太容易进攻其他物质,因而其危害大大减低。另外,它也能抑制细胞内钙的升高,从而使细胞内维持相对较低的水平,阻止钙超载对凋亡调控基因的促发,使内皮细胞损伤减少甚至不发生病理性改变[42-43]。研究发现西红花苷对 H_2O_2 所致牛血管内皮细胞(BAEC)的损伤具有保护作用,可剂量依赖性的减少 MDA 生成,提高 SOD 活性,阻止 LDH 的外漏,还能抑制 H_2O_2 所致细胞内钙升高,减少细胞凋亡百分率,其保护机制可能与其拮抗细胞内钙有关[43]。西红花苷对氧化甾醇所致血管内皮细胞损伤均具有保护作用,其机制可能是抗脂质过氧化并通过调节 Bax 蛋白表达,减少血管内皮细胞异常凋亡[44]。西红花苷能明显降低血胆固醇,甘油三酯、LDL 含量,升高 HDL 及其亚型含量。西红花苷可明显抑制高脂血清培养下 SMC 的增殖,并通过抑制 p38MAPK 而使平滑肌细胞增殖减少,从而防治高脂血症、阻止动脉粥样硬化发生发展[45]。高脂饲料喂饲大鼠建立高脂血症模型,同时给予西红花苷治疗,结果显示显著降低 TG、TC、LDL-C、VLDL-C。脂质负荷实验表明,西红花苷降血脂同时抑制脂肪和胆固醇吸收,粪中脂质检测发现西红花苷加速脂肪和胆固醇的粪排泄,但对胆汁酸没有影响。胆固醇肠管吸收实验表明西红花苷不能直接抑制胆固醇在肠道的转运,西红花苷对脂肪吸收的关键酶胰脂肪酶有较强的抑制作用[46]。

(3)对免疫系统的影响:红花黄色素可降低血清溶菌酶含量、抑制迟发型超敏反应和血清溶血素产生,抑制腹腔巨噬细胞和全血白细胞吞噬功能,减少脾特异性玫瑰花结形成细胞。体外应用红花黄色素可抑制[3]H-TdR 掺入的 T/B 淋巴细胞增殖反应,抑制混合淋巴细胞反应,降低 IL-2 水平及其活性,抑制 T 细胞的产生及其活性,表明红花黄色素以剂量依赖方式降低非特异性细胞免疫和体液免疫的功能[47]。

(4)抗氧化作用:红花黄色素在浓度为 1.39～3.42g/L 时,羟自由基的清除率为 27.2%～100%,呈明显的量效关系;红花黄色素在浓度为 77.8～776.1mg/L 时,缓解小鼠肝匀浆脂质过氧化的抑制率为 10.5%～92.8%,呈明显的量效关系;红花黄色素可抑制羟自由基引发的红细胞膜破裂,呈明显的量效关系[48]。红花黄色素可升高衰老模型组磷脂酰胆碱(PC)、磷脂酰乙醇胺(PE)、心磷脂(CL)含量,显著降低衰老模型组 PLA_2 活性。D-半乳糖模型出现拟衰老时线粒体膜磷脂改变特征,红花黄色素可显著改善肝线粒体膜磷脂的组成[49]。

(5)抗炎作用:红花黄色素对大鼠甲醛性足肿有明显的抑制作用,并显著抑制组胺引起的大鼠皮肤毛细血管通透性增加,对大鼠棉球性肉芽形成也有明显抑制作用,证明红花黄色素具有良好的抗炎作用。用红花注射液干预肺血栓栓塞症(pulmonary thromboembolism,PTE)的大鼠后,其肺部炎性损伤明显减轻,红花能显著降低 P-选择素和细胞间黏附分子-1(intercellular cell adhesion molecule-1,ICAM-1)蛋白及 mRNA 的表达,减轻 PTE 的炎性损伤[50]。

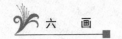

研究发现 LPS 可诱导家兔多形核白细胞(PMN)黏附,钙离子浓度升高,TNF-α 和 IL-6 mR-NA 的表达水平升高,NF-κB 核位移等,羟基红花黄色素 A(HSYA)对以上变化均有缓解作用,并且呈量效关系。总之,HSYA 可以抑制炎性细胞 PMN 的活化,对 LPS 诱导的损伤起到保护作用[51]。

3. 毒性作用

(1)红花黄色素的毒性作用:红花黄色素中毒症状表现为小鼠活动增加、行动不稳、呼吸急促、竖尾、惊厥、呼吸抑制死亡等,红花黄色素的 LD_{50} 为 2.35g/kg 静脉注射、5.49g/kg 腹腔注射和 5.53g/kg 灌胃;当剂量增加到 7g/kg 腹腔注射或 9g/kg 灌胃时,小鼠死亡率显著升高。有报道红花黄色素 8g/kg 灌胃没有明显中毒症状。另据报道,红花黄色素腹腔注射和灌胃小鼠 72h 的 LD_{50} 分别为 5.49g/kg,5.53g/kg,多数于 24h 内死亡。还有学者报道,用红花黄色素给小鼠腹腔注射 7 天,其亚急性 LD_{50} 为 9.41g/kg。结果血象和肝、肾功能无明显改变[40]。

(2)红花水煎液的毒性作用:红花仅对正常孕鼠表现为毒性作用,说明红花的妊娠毒性在机体处于不同机能状态下具有选择性。与空白组比较,红花组(含生药 2g/kg 的红花煎剂)生产数明显减少($P<0.001$),妊娠时间延长($P<0.05$),完全流产率高达 25%,胚胎未成形率为 35%,母体体重增长缓慢($P<0.05$),肝重指数及肾重指数均有所增高,胚胎宫内生长迟缓;而红花治疗组在妊娠和胎儿的各项指标上均接近于空白组[52]。

(3)红花苷的毒性作用:红花苷小鼠静脉注射的 LD_{50} 为(2.35 ± 0.14)g/kg,口服的安全剂量大于 8g/kg。将红花苷混入饲料中喂养幼龄大鼠,每天摄入量约 0.015～1.5g/kg,连续给药 3 个月。结果血象和肝、肾功能无明显改变,心、肝、肾、胃肠等脏器的形态也未发现异常[53]。

【药代动力学研究】

1. 红花黄色素的药代动力学研究　采用大鼠在体肠段灌注实验,结果发现在 5～20μg/ml 浓度范围内红花黄色素对吸收速率常数无影响;在 pH 7.8～5.4 内药物吸收不受 pH 影响;红花黄色素在各肠段的吸收速率常数按空肠、十二指肠、回肠、结肠顺序依次下降,分别为每小时 0.1116、0.0753、0.0739、0.0185。药物吸收符合一级动力学特征,吸收机制为被动扩散[54]。红花黄色素在小鼠体内的血药浓度-时间曲线符合一室开放模型,曲线下面积 57862.2μg/(min·ml),半衰期为 41.6 分钟;红花黄色素在肝和肾中浓度最高,心、脾和肺次之,脑中浓度最低,红花黄色素在小鼠体内分布广泛[55]。

建立 RP-HPLC 法测定大鼠血浆中红花黄色素 A 含量,结果显示红花黄色素 A 在大鼠体内呈一室开放模型,进入体内迅速分布,代谢消除也较快[56]。

2. 羟基红花黄色素 A 的药代动力学研究　有实验研究,羟基红花黄色素 A 在人体内的药动学特征,结果羟基红花黄色素 A 在人体内过程符合二室模型[57]。

红花和羟基红花黄色素 A 大鼠体内药动学过程符合二室模型,其药动学参数:C_{max} 分别为(4.89 ± 0.61)mg/L,(4.61 ± 0.19)mg/L;t_{max} 分别为(0.75 ± 0.00)小时,(0.75 ± 0.00)小时;$AUC_{0\sim6}$ 分别为(7.32 ± 0.44)mg·h/L,(8.68 ± 0.93)mg·h/L;$t_{1/2\alpha}$ 分别为(0.25 ± 0.08)小时,(0.69 ± 0.28)小时;$t_{1/2\beta}$ 分别为(1.21 ± 0.36)小时,(0.98 ± 0.15)小时。红花在大鼠体内吸收比羟基红花黄色素 A 快,代谢比羟基红花黄色素 A 慢,表明红花中有其他成分影响羟基红花黄色素 A 的吸收和代谢[58]。

【临床应用】治疗其他疾病:

1. 治疗急性脑梗死　红花黄色素对急性脑梗死具有较好的临床疗效,颅彩色多普勒超声检查结果显示,患者经治疗后各动脉血流速度加快,血流性质恢复正常;对照组椎动脉、基底动脉改善不明显。说明红花黄色素对急性脑梗死出现的脑血流速度减慢、血流性质改变甚至闭塞有较好的改善作用[59]。红花黄色素治疗急性脑梗死的疗效优于丹参,对急性脑梗死的治疗安全有效[60]。应用马来酸桂哌齐特联合红花黄色素治疗急性脑梗死有很好的疗效[61]。采用红花注射液治疗急性脑梗死,发现较常规方法治疗的患者神经功能有显著改善[62]。

2. 治疗冠心病型心绞痛　采用红花黄色素注射液治疗心绞痛患者,在缓解症状、改善心电图方面取得较好疗效,改善症状,心电图变化情况明显优于丹参对照组[63-66]。红花黄色素注射液对冠心病心绞痛心血瘀阻证具有较好的疗效,临床疗效及中医证候改善情况均优于对照组。说明红花黄色素注射液治疗冠心病心绞痛心血瘀阻证疗效确切[67-68]。

研究显示西红花多苷片对心血瘀阻型冠心病具有较好的治疗效果,西红花多苷片起效快,对不同程度心绞痛及不同类型心绞痛均有疗效,是比较理想的血瘀胸痹之新药[69-70]。

3. 治疗脑缺血　注射用红花黄色素可明显改善全血黏度、血浆黏度及降低纤维蛋白原,且治疗组的基本痊愈率和总有效率均明显优于对照组[71]。红花黄色素对缺血性卒中具有较好的疗效,常规治疗基础上应用红花黄色素治疗缺血性卒中,有效率高,不良反应少[72]。

4. 采用双盲法检测西红花苷对高脂血症患者的作用,结果显示在 240 例高脂血症患者中,降低 TC 总有效率为 76.92%,降低 TG 总有效率为 67.92%,升高 HDL-C 总有效率为57.78%,对中医证候总有效率为 82.95%。西红花苷具有显著的调血脂作用,血脉清片为高脂血症患者又一新选择[73]。

5. 治疗糖尿病并发症　红花黄色素对 2 型糖尿病并发症,如周围神经病变、视网膜病变、糖尿病肾病具有较好疗效,红花黄色素治疗后胆固醇、三酰甘油下降,高密度脂蛋白升高[74]。

【不良反应】红花黄色素不良反应发生率为 1.94%,主要表现为心脑血管疾病(占72.80%),糖尿病及其并发症占 5.59%,其他类型疾病占 21.75%。红花黄色素引起的不良反应临床表现复杂多样,最严重的可能引起休克,其发生与多种因素有关,应引起临床医师重视[75]。

红花注射液所引发的不良反应/事件主要为过敏性反应如过敏性休克、全身过敏反应和皮疹、喉头水肿及药物热和胸闷等。经治疗均好转,未见死亡病例报道[76]。

参 考 文 献

[1] 宋立人,洪恂,丁绪亮,等. 现代中药学大辞典. 上册. 北京:人民卫生出版社,2005:924-928.

[2] 尹华伟. 红花黄色素对肝癌 H22 荷瘤小鼠的抑瘤作用. 中国现代医生,2012,50(23):4-6.

[3] 陆梁,胡书群,张光毅. 黄色素抑制血管平滑肌细胞增殖与 3 种蛋白激酶的关系. 药学学报,2000,35
(3):169.

[4] 秦晓娟. 红花黄色素对血管平滑肌细胞增殖及 *bcl-2/bax* 蛋白表达的影响. 泸州:泸州医学院,2009:
19-26.

[5] 韩海玲,孙玉芹,宋文刚,等. 红花黄色素对内皮细胞增殖及凋亡的保护作用. 中国实验诊断学,2011,15
(1):51-54.

[6] 张前,牛欣,闫妍,等. 羟基红花黄色素 A 抑制新生血管形成的机制研究. 北京中医药大学学报,2004,27
(3):25-29.

[7] 涂利宽,罗文军,王银光,等. 羟基红花黄色素 A 对人主动脉内皮细胞增殖及血小板反应蛋白表达的影响.
重庆医科大学学报,2010,35(4):571-574.

[8] 徐小萌. 西红花苷对舌癌细胞的抑制作用及其机制研究. 成都:四川大学,2006:21-29,37-44.

[9] 马新博,赵鸿鹰,李媛媛,等.红花多糖对荷 S180 肉瘤小鼠血清 IL-10 和 IL-12 及 TNF-α 的影响.广东医学,2013,34(13):1984-1986.

[10] 陶冀,黎清炜,石学魁,等.红花多糖抑制 PI3K/Akt 信号通路诱导人胃癌细胞凋亡的研究.实用肿瘤学杂志,2012,26(2):119-124.

[11] 石学魁,阮殿清,王亚贤,等.红花多糖抗肿瘤活性及对 T739 肺癌鼠 CTL,NK 细胞杀伤活性的影响.中国中药杂志,2010,35(2):215-218.

[12] 张宏宇,陈沫,熊文激.红花黄色素抗血栓和降血脂作用的实验研究.中国实验诊断学,2010,14(7):1028-1031.

[13] 季宇彬,张翠.中药抗衰老有效成分药理与应用.哈尔滨:黑龙江科学技术出版社,2004:301.

[14] 姚海涛,张晓波,欧芹,等.红花黄色素对衰老模型小鼠海马区神经细胞凋亡及 Bcl-2 和 PLA2 的影响.中国老年学杂志,2006,26(6):809-811.

[15] 蔡广.红花黄色素的临床应用进展.华南国防医学杂志,2003,17(1):13.

[16] 林枫,刘玉然.红花黄色素的临床应用进展.航空航天医药,2009,20(11):93.

[17] 聂琼嵘.红花黄色素的药代动力学及药理作用研究近况.时珍国医国药,2003,14(8):504.

[18] 欧芹,魏晓东,张鹏霞,等.红花黄色素对衰老模型小鼠脑细胞凋亡的影响.中国康复医学杂志,2006,21(6):504-505.

[19] 田京伟,傅风华,蒋王林,等.羟基红花黄色素 A 对脑缺血所致大鼠脑线粒体损伤的保护作用.药学学报,2004,39(10):774-777.

[20] 夏玉叶,盛雨辰.羟基红花黄色素 A 对大鼠脑缺血损伤的神经保护作用.中国医药工业杂志,2005,36(12):760-762.

[21] 梁辉,范今英,李爱华,等.羟基红花黄色素 A 对大鼠局灶性脑缺血再灌注 NMDAR1 蛋白表达的影响.中华老年心脑血管病杂志,2004,6(3):194-196.

[22] 袁玉梅,钱晓东,曹恒斌.羟基红花黄色素 A 抗脑缺血损伤作用研究进展.医药导报,2012,31(8):1045-1049.

[23] 朴永哲,金鸣,藏宝霞,等.红花黄色素改善缺氧心肌能量代谢的研究.中草药,2003,34(5):436.

[24] 王福青,张志国.红花黄色素对大鼠缺血再灌注损伤心肌 Akt、eNOS 的影响.中国现代医药杂志,2008,10(5):66-67.

[25] 刘发,魏苑,杨新中,等.红花黄色素对高血压大鼠的降压作用及对肾素-血管紧张素的影响.药学学报,1992,27(10):785.

[26] 文梅,金明,吴伟,等.红花黄色素抑制血小板激活因子介导的血小板活化作用的研究.中国药学杂志,2000,35(11):741.

[27] 王玉芹,杨树东,李家实,等.红花黄色素对血小板活化因子介导的中性粒细胞功能的影响.北京中医药大学学报,2001,23(4):21.

[28] 李中原,涂秀.红花黄色素的药理研究进展.中药新药与临床药理,2005,16(2):153-155.

[29] 扈晓佳,殷莎,袁婷婷,等.红花的化学成分及其药理活性研究进展.药学实践杂志,2013,31(3):161-168.

[30] 万秋,刘秀明,杨文婷,等.红花黄色素研究概述.生命的化学,2013,33(2):.54-58.

[31] 朴永哲,金鸣,藏宝霞,等.红花黄色素缓解大鼠心肌缺血作用的研究.心肺血管病杂志,2002,21(4):225.

[32] 金鸣,朴永哲,吴伟,等.红花黄色素缓解心肌缺血大鼠心功能下降作用的研究.北京中医药大学学报,2005,28(2):43-46.

[33] 杨红.红花黄色素与心血管疾病的研究进展.西南军医,2009,11(1):83-85.

[34] 陈文梅,金鸣,吴伟,等.红花黄色素抑制血小板激活因子介导的血小板活化作用的研究.中国药学杂志,2000,35(11):741.

[35] 金鸣,吴伟,陈文梅,等.红花总黄色素体外抑制血小板激活因子受体结合作用的研究.中国药学杂志,
　　　2001,36(3):167.

[36] 臧宝霞,金鸣,司南,等.羟基红花黄色素 A 对血小板激活因子的拮抗作用.药学学报,2002,37(9):696.

[37] 金鸣,高子淳,王继峰.羟基红花黄色素 A 抑制 PAF 诱发的家兔血小板活化的研究.北京中医药大学学
　　　报,2004,27(5):32.

[38] 杜鹏,钱之玉,沈祥春,等.西红花苷对大鼠心肌损伤的影响.中国新药杂志,2005,14(12):1423-1427.

[39] 绪广林.西红花苷-1 心血管作用机制研究.南京:中国药科大学,2002:56-70.

[40] 季宇彬.中药有效成分药理与应用.北京:人民卫生出版社,2011:255-259,611-613.

[41] Fatehi M, Rashidabady T, Fatehi-Hassanabad Z. Effects of Crocus sativus petals' extract on rat blood
　　　pressure and on responses induced by electrical field stimulation in the rat isolated vas deferens and
　　　guinea-pig ileum. J Ethnopharmacol,2003,84(2-3):199-203.

[42] 绪广林,钱之玉,任萱.西红花苷对培养的牛内皮细胞内钙的调节作用.中国药科大学学报,2002,33(5):
　　　445-447.

[43] 绪广林,钱之玉.西红花苷对血管内皮细胞的保护作用研究.中草药,2002,33(5):439-442.

[44] 刘娟,钱之玉.西红花苷对氧化甾醇诱导血管内皮细胞凋亡的影响.中国临床药理学与治疗学,2005,10
　　　(6):627-632.

[45] 绪广林,余书勤,龚祝南,等.西红花苷对大鼠实验性高脂血症的影响及其机制研究.中国中药杂志,
　　　2005,30(5):369-372.

[46] 钱之玉.西红花苷调血脂作用机制研究.中国执业药师,2009,6(2):10-16.

[47] 陈梦,赵丕文,孙艳玲,等.红花及其主要成分的药理作用研究进展.环球中医药,2012,5(7):556-560.

[48] 金鸣,李金荣,吴伟.红花黄色素抗氧化作用的研究.中国中药杂志,2004,29(5):447-448.

[49] 万春平,包照日格图,却翎,等.红花的研究进展.时珍国医国药,2007,18(11):2854-2855.

[50] 张建初,夏蕾,白明,等.实验性大鼠肺血栓栓塞症中 ICAM-1、P-选择素的变化及红花注射液对其的影
　　　响.中国中西医结合杂志,2006,26(7):629-632.

[51] 吴伟,金鸣,童静,等.羟基红花黄色素 A 诱导家兔白细胞活化的作用.药学学报,2011,46(2):153-157.

[52] 赵云龙,冯蓓,周宜,等.红花妊娠毒性选择性表达的实验研究.辽宁中医杂志,2011,38(11):2274-2276.

[53] 季宇彬.天然药物有效成分药理与应用.北京:科学出版社,2007:637-638.

[54] 宋洪涛,张跃新,郭涛,等.红花黄色素在大鼠体肠吸收动力学研究.解放军药学学报,2005,21(4):
　　　245-246.

[55] 杨志福,文爱东,蒋永培,等.红花黄色素在小鼠组织中的分布特征.第四军医大学学报,2001,22(14):
　　　1301-1302.

[56] 刘月庆,李康,毕开顺.红花黄色素 A 在大鼠体内的药动学研究.中草药,2003,34(8):725-727.

[57] 田云,杨志福等.羟基红花黄色素 A 在人体内的药动学研究.中国药学杂志,2009,44(10):781-783

[58] 王婧雯,彭洁,乔逸,等.红花与羟基红花黄色素 A 大鼠体内药动学的研究.抗感染药学,2012,9(1):
　　　34-37.

[59] 金轶,何海玲,王海英,等.红花黄色素治疗急性脑梗死 46 例.医药导报,2010,29(2):177-178.

[60] 柳学勇,郑佳英.红花黄色素治疗急性脑梗死的疗效观察.脑与神经疾病杂志,2008,16(2):132-133.

[61] 张莉萍,裴丽侠,叶文,等.马来酸桂哌齐特联合红花黄色素治疗急性脑梗死的临床疗效观察.中国药师,
　　　2009,12(12):1793-1794.

[62] 刘金梅,张昕娟.红花注射液治疗脑梗死的疗效对比观察.山西医药杂志,2013,42(9):1030-1031.

[63] 李松,余德龙,高波,等.红花黄色素治疗冠心病稳定型心绞痛的临床观察.湖北中医杂志,2010,32(6):
　　　8-9.

[64] 张平.红花黄色素治疗冠心病心绞痛 84 例临床分析.承德医学院学报,2009,26(4):446-447.

[65] 陈晶平.红花黄色素治疗冠心病心绞痛临床观察.临床医学,2009,1(8):80.

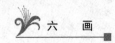

[66] 张继明,黄延芹,徐晓卿,等.红花黄色素注射液治疗冠心病心绞痛疗效观察.辽宁中医药大学学报,2007,9(6):104-105.

[67] 宋轶群.红花黄色素注射液治疗冠心病心绞痛心血瘀阻证疗效观察.中国中医急症,2009,18(11):1755-1756.

[68] 寇秋爱,陈可远,涂秀华.注射用红花黄色素治疗冠心病心绞痛(心血瘀阻证)的临床研究.中药新药与临床药理,2006,17(4):294-295.

[69] 刘宇,顾仁樾,胡婉英,等.西红花多甙片治疗冠心病心绞痛多中心临床研究.中西医结合心脑血管病杂志,2005,3(7):573-574.

[70] 秦志丰,郭晓冬,魏品康.西红花多苷片治疗心血瘀阻型心绞痛30例疗效观察.中成药,2003,25(7):555-556.

[71] 史文举,赵琳燕.红花黄色素治疗短暂性脑缺血发作疗效观察.现代中西医结合杂志,2008,17(32):5005-5006.

[72] 陈红华,林文婷.红花黄色素治疗缺血性卒中48例疗效观察.现代中西医结合杂志,2008,17(14):2166-2167.

[73] 钱之玉.西红花苷调血脂作用的实验和临床研究.中国执业药师,2009,6(2):6-9.

[74] 吴畏.红花黄色素治疗2型糖尿病患者血脂分析.医学理论与实践,2010,23(4):413-414.

[75] 顾云霞,朱东梅,王建强.注射用红花黄色素致不良反应文献分析.中国药业,2013,22(3):24-25.

[76] 万彦婷,洪燕,卢珂,等.63例红花注射液的不良反应/事件分析及防治.中国新药杂志,2012,21(2):217-220.

84. 红　芪

【来源】豆科岩黄芪属植物多序岩黄芪 *Hedysarum polybotrys* Hand. Mazz. 的根[1]。

【性味与归经】甘,微温。归肺、脾经,小毒[1]。

【功能与主治】固表止汗,补气利尿,托毒敛疮。主治气虚乏力,食少便溏,久泻脱肛,便血,崩漏,表虚自汗,气虚浮肿,血虚萎黄,痈疽难溃难敛[1]。

【化学成分】根含黄酮类:(一)-1、3-二羟基-9-甲氧基紫檀烷(1、3-dihydroxy-9-methoxypterocarpane)、刺芒柄花素(formononetin)、甘草苷元(liquiritigenin)、异甘草苷元(isoliquiritigenin)、3′,7-二羟基-4′-甲氧基异黄酮(3′,7-dihydroxy-4′-methoxy-isoflavone)、芒柄花苷(ononin)、3′,4′,3,5,7-五羟基黄酮(3′,4′,3,5,7-pentahydroxy-flavone)。有机酸及其酯类:γ-氨基丁酸(γ-aminobutyric acid)、琥珀酸(succinic acid)、阿魏酸烷(基)酯(alkyl ferulate)、香草酸(vanillic acid)、3,4,5-三甲基桂皮酸甲基酯(3,4,5-trimethoxycinnamic acid methyl ester)、4-甲基苯乙酸甲酯(benzeneacetic acid-4-methoxy-methylester)、正十五烷酸酯(n-pentadecanoic acid methyl ester)、棕榈酸甲酯(palmitic acid methyl ester)、9,11-十八碳二烯酸甲酯(9,11-octadecadienoic acid methyl ester)、亚麻酸甲酯(linolenic acid methylester)、硬脂酸甲酯(stearic acid methylester)、山萮酸甲酯(behenic acid methylester)、二十四烷酸(tetracosanoic acid)、硬脂酸(stearic acid)、熊果酸(ursolic acid)、阿魏酸二十四醇酯(lignoceryl ferulate)、3,4,5-三甲氧基桂皮酸甲酯(methyl-3,4,5-trimethoxy-cinnamate)。酚类:2,6-双叔丁基-4-甲基苯酚[2,6-bis(1,1-dimethyl ethyl)-4-methyl phenol]、(一)-驴食草酚[(一)-vestitol]。此外,还含有 5-羟基-2-(2-羟基-4-甲氧苯基)-6-甲氧基苯并呋喃[5-hydroxy-2-(2-hydroxy-4-methoxyphenyl)-6-methoxybenzofuran]、6-羟基-2-(2-羟基-4-甲氧苯基)-苯并呋喃[6-hydroxy-2-(2-hydroxy-4-methoxyphenyl)-benzofuran]、阿佛洛莫生(afromosin)、β-谷甾醇(β-sitosterol)、1,7-二羟基-3-8-二甲氧基呫吨酮(1,7-dihydroxy-3-8-dimethoxyxanthone)、红芪多糖(HPS)、微量元素(硒等)[1]。

【药理作用】

1. 抗肿瘤作用

(1)红芪多糖的抗肿瘤作用:红芪多糖对多种肿瘤有较好的抑制作用,并与某些化学药联用可显现协同作用。红芪多糖可抑制人肝癌 HepG-2 和胃腺癌 MGC-803 细胞的增殖,通过诱导 G_2/M 期阻滞、降低 Bcl-2 蛋白、提高 Bax 蛋白表达等作用诱导细胞凋亡从而发挥抗肿瘤作用[2-7]。$5\sim100mg/L$ 的红芪多糖可抑制 HepG-2 细胞的增殖,具有时间和浓度依赖性;单细胞凝胶电泳法显示浓度为 25mg/L 红芪多糖作用 12 小时后可见明显的彗星状拖尾,而对照组细胞呈明显的圆形。研究表明红芪多糖可增敏 X 线损伤 HepG-2 细胞,红芪多糖抑制 HepG-2 细胞损伤的 DNA 双链的修复可能是其增敏 X 线治疗肿瘤的机制之一[8]。红芪多糖能增强巨噬细胞的吞噬和增加腹腔巨噬细胞的数量,其吞噬率、吞噬指数和巨噬细胞数均高于对照组,并能完全纠正强的松龙对巨噬细胞功能和数量的抑制作用,并对艾氏腹水癌 EC 与肝癌 HepG-2 瘤株具有一定的抑瘤作用[9]。红芪多糖可显著增强 LAK 细胞和外周血单核细胞(peripheral blood mononuclear cell,PBMC)对肿瘤细胞株 EJ 及膀胱肿瘤原代细胞的杀伤作用[10]。用抗 CD3 单抗和 rIL-2 激活诱生 T-AK 细胞,观察红芪多糖在诱生、扩增和杀瘤过程中对 T-AK 细胞增殖活性、IL-2R 表达水平以及杀伤 Raji 细胞和 L1210 细胞活性的影响。结果表明红芪多糖单独对 T-AK 细胞的增殖无明显作用,但在 rIL-2 和 CD3McAb 存在下,可不同程度地增强 T-AK 细胞的增殖能力和杀瘤活性,并增加 T-AK 细胞 IL-2R 的表达[11]。

红芪多糖联合环磷酰胺可减轻其对 S180 荷瘤小鼠的免疫抑制作用,增强环磷酰胺对 S180 瘤细胞的化疗效果,其作用可能与筛选出的 28 个差异蛋白质点有关,对这些差异蛋白质点的鉴定将为揭示红芪多糖的化疗协同增效作用提供实验依据[12]。

(2)红芪总黄酮的抗肿瘤作用:红芪总黄酮在 $20\sim100\mu g/ml$ 范围内对 K562 细胞的生长有显著的抑制作用,且具有时间-剂量效应。红芪总黄酮无明显诱导 K562 细胞凋亡作用,但可使细胞发生 G_0/G_1、G_2/M 期阻滞。$40\mu g/ml$、$80\mu g/ml$ 红芪总黄酮作用细胞 48h,免疫细胞化学显示,与对照组比较,p21 的表达升高,而 PCNA 表达显著降低,有统计学意义($P<0.01$)[13]。红芪总黄酮还可诱导 HL-60 细胞分化。红芪总黄酮作用于 HL-60 细胞后,NBT 还原能力增强,CD11b 表达升高;细胞被阻滞于 G_0/G_1 及 G_2/M 期,S 期细胞数相应减少;*C-fos* 基因表达增强。其作用机制可能与上调 *C-fos* 基因表达有关[14]。

2. 其他药理作用

(1)对内脏系统的影响

1)对心血管系统的影响:红芪多糖具有抗心律失常的作用。红芪多糖复合物静脉注射 $0.75g/kg$、$1.25g/kg$ 均有显著降低左心室压的作用,出现快但持续时间短。红芪多糖复合物有抑制蟾蜍离体心脏活动的作用,且随剂量加大抑制作用更强。对垂体后叶素引起大鼠急性心肌缺血试验表明,能对抗垂体后叶素所致的大鼠心律失常[15]。

$150mg/kg$ 红芪多糖对各脏器 RNA 含量均见明显增加,$50mg/kg$ 除心脏外,其他各脏器亦有明显增加。两种剂量组对脏器 DNA 均无明显影响。以上研究显示红芪多糖有抗衰老和补益作用[16]。

当归红芪合剂超滤膜提取物对 ECV-304 细胞有促增殖的作用。与对照组比较差异有统计学意义($P<0.05$);当归红芪合剂超滤膜提取物能够诱导 VEGF mRNA 的表达,其作用与

剂量呈正相关。表明当归红芪合剂超滤膜提取物对 ECV-304 细胞的促增殖作用机制是通过诱导 ECV-304 细胞 VEGF mRNA 表达实现的[17]。

研究发现红芪总黄酮对过氧化氢、氧化低密度脂蛋白和高糖所致脐静脉内皮细胞损伤具有保护作用。红芪总黄酮可明显抑制内皮细胞的 MDA 损伤，显著降低 LDH 释放及细胞内 MDA 含量，使细胞分泌的 NO 含量升高，提高 SOD 及 NOS 活性。其保护机制可能与提高脐静脉内皮细胞的抗氧化能力有关[18-20]。

2) 保护肝脏的作用：红芪多糖对四氯化碳和 D-半乳糖胺(D-Glan)所致动物急性肝损伤有一定保护作用[21]；红芪多糖灌胃 150mg/kg 可降低由 D-氨基半乳糖引起的肝损伤大鼠血清谷丙转氨酶(SGPT)、血清碱性磷酸酶(AKP)的活性，明显减轻肝脏的病理损害，提示红芪多糖有保肝作用[22]。

红芪多糖能够影响脾虚大鼠胃黏膜中病理因子 TNF-α、COX-2 的表达，能提高黏膜修复能力，从而防止脾虚证胃黏膜发生进一步病变[23-24]。

研究红芪多糖对老年小鼠脾脏脂褐素的影响。结果发现对照组脂褐素量多而聚集，实验组脾脏组织切片中，随着红芪多糖剂量增加，脂褐素颗粒明显减少且散在[15]。

(2) 降血糖作用：红芪多糖可显著降低糖尿病大鼠血糖，改善和调节肾组织过氧化反应指标，且随治疗时间的延长，其降糖作用逐渐明显；能有效抑制血清 NO、NOS 活性早期升高和晚期下降趋势，能有效增强糖尿病大鼠血清 SOD 活性并能抑制血清 MDA 的持续升高，呈明显量效关系[25-26]。红芪多糖组能明显降低糖尿病大鼠血糖，能抑制 TC、TG、LDL-C 升高，抑制 HDL-C 降低，提示红芪多糖可能通过降低血糖和调节血脂代谢减轻糖尿病大鼠病情和延缓其并发症的出现[27]。采用高热量饲料加小剂量腹腔注射链脲佐菌素造模，分别予二甲双胍及红芪多糖进行干预，观察用药前后体质量变化及计算 Lee's 指数，测定干预后胰岛素敏感指数(ISI)、胰岛素抵抗指数(IRI)、空腹血糖(FPG)和 C 肽(CP)水平。结果发现红芪多糖可降低 2 型糖尿病大鼠体重、Lee's 指数、IRI、血糖及 CP 水平，增加 ISI，增强胰岛素的敏感性，降低 2 型糖尿病模型大鼠血清 TNT-α 和 IL-6 含量[28-31]。红芪多糖可明显降低血糖，有效控制体重，改善胰岛素抵抗，提示红芪多糖对 2 型糖尿病有一定治疗作用[32]。

(3) 对免疫系统的影响：实验表明，红芪多糖能增加小鼠脾细胞总数 PFC，但多糖的免疫调节有一定的限度。形态学证明，红芪多糖可使小鼠脾脏增大，此增大是由于正常浆细胞增生的结果，浆细胞的胞浆内粗面内质网增多呈不同程度的扩张，其中充满低或中等电子密度的抗体蛋白质，为红芪多糖促进体液免疫功能提供了形态学依据[15]。

红芪多糖能改善氢化可的松所致机体免疫功能低下状态 T 淋巴细胞亚群比例。由此可见，红芪多糖是一种有效的免疫增强剂，对免疫正向调节、维持机体的正常免疫功能起着重要作用[16]。

用相同剂量的红芪替换玉屏风散中的黄芪后，结果显示，与青龄组比较，老龄小鼠中凋亡的脾淋巴细胞数量增加，凋亡率显著增加。红芪玉屏风散含药血清可改善老龄小鼠脾淋巴细胞体外培养下凋亡的发生[33]。红芪多糖能提高脾脏胸腺脏器指数和脾淋巴细胞增殖能力。红芪玉屏风散含药血清均能调节老龄小鼠 T-SOD、MDA 活性和细胞内 ROS 水平[34]。

红芪水提物对小鼠某些免疫功能有调节作用。红芪水提物能提高巨噬细胞吞噬功能、脾 T 淋巴细胞增殖能力和 NK 细胞杀伤活性，促进细胞因子 IL-2 和 IL-4 的分泌[35]。

(4) 抗氧化作用：红芪多糖在体外对超氧阴离子自由基、羟自由基的清除作用和抗脂质过氧化作用一致；其对超氧阴离子自由基、羟自由基的清除作用和对过氧化氢诱导的小鼠红细胞溶血的保护作用均较 L-抗坏血酸低,而对小鼠肝组织匀浆的自发性脂质过氧化保护作用较 L-抗坏血酸高。灌服红芪多糖能够明显缓解环磷酰胺诱导免疫抑制小鼠肝、肾 MDA 含量上升、SOD 和 GSH-Px 活性下降,提高小鼠的抗氧化能力,提示红芪多糖具有较好的体内抗氧化作用。表明红芪多糖能够通过体内清除活性氧和提高抗氧化物酶活性,而提高实验小鼠的抗氧化能力。因此,红芪多糖具有一定的体内外清除自由基和抗氧化作用[36]。

3. 毒性作用　幼年小鼠分别腹腔注射和灌胃红芪红糖 50mg/kg、100mg/kg、150mg/kg、200mg/kg 和 250mg/kg,观察了 72 小时未见有任何毒性反应。另给小鼠 1 次灌胃 lg/kg、2g/kg、20g/kg 的红芪多糖,观察 72 小时,未见动物死亡,外观也无明显变化。红芪多糖复合物给幼年小鼠灌服 20g/kg 不引起死亡,50mg/kg、150mg/kg 连续 15 天也未见死亡[15]。

参考文献

[1] 南京中医药大学.中药大辞典.上册.第 2 版.上海:上海科学技术出版社,2005:1381-1382.

[2] 李世刚,张永琦.红芪多糖诱导人肝癌 HEP-G2 细胞凋亡的作用机制研究.中草药,2009,32(8):1249-1251.

[3] Li S G, Zhang Y Q, Zhao J X, et al. Characterization and anti-tumor activity of a polysaccharide from *Hedysarum polybotrys* Hand·-Mazz. Carbohydrate Polymers,2008,73(2):344-350.

[4] Hussain R F, Nouri A M E, Oliver R T D. A new approach for measurement of cytotoxicity using colorimetric assay. J Immunol Methods,1993,160:89-96.

[5] Blagosklonny M V. Prospective strategies to enforce selectively cell death in cancer cells. Oncogene,2004,39(16):2967-2975.

[6] Hua F, Cornejo M G, Cardone M H, et al. Effects of Bcl-2 levels on fas signaling-induced caspase-3 activation:molecular genetic tests of computational model predictions. J Immunol,2005,175(2):985-989.

[7] 李世刚,张永琦,赵健雄.红芪多糖 HPS-3 体外诱导人胃癌 MGC-803 细胞凋亡研究.中药药理与临床,2007,23(5):103-105.

[8] 董玉梅,王小虎,寇炜,等.红芪多糖联合 X 线对 HepG-2 细胞 DNA 损伤的影响.实用肿瘤杂志,2012,27(4):344-348.

[9] 崔笑梅,王志平,张志华.红芪多糖增强 LAK 细胞对膀胱肿瘤细胞的杀伤作用.中药药理与临床,1998,14(2):19-23.

[10] 马骏,任远,崔祝梅,等.红芪多糖对氢化可的松所致免疫抑制模型小鼠 T 淋巴细胞亚群的影响.甘肃中医学院学报,2003,20(3):18-20.

[11] 魏虎来,姚小健,赵怀顺,等.植物多糖增强肿瘤杀伤效应细胞的增殖活性和细胞毒活性.中草药,2002,33(2):140-145.

[12] 卫东锋,赵春燕,韦艳霞,等.红芪多糖对 S180 细胞体内化疗增效作用的差异蛋白质研究.中药药理与临床,2012,28(2):87-91.

[13] 王雅莉.红芪总黄酮对 K562 细胞增殖的抑制作用及机理研究.兰州:兰州大学,2007:14-19.

[14] 李广远,陈彻,楚惠媛.红芪总黄酮对人白血病细胞诱导分化的影响.中国中医药信息杂志,2008,15(7):39-40.

[15] 季宇彬.天然药物有效成分药理与应用.北京:科学出版社,2007:640-644.

[16] 季宇彬,张翠.中药抗衰老有效成分药理与应用.哈尔滨:黑龙江科学技术出版社,2004:482-486.

[17] 刘凯.当归红芪合剂超滤膜提取物对 ECV-304 细胞血管内皮生长因子 mRNA 表达的影响.中国中医药信息杂志,2010,17(3):36-38.

[18] 陈彻,董建勇,刘凯.红芪总黄酮对过氧化氢致脐静脉内皮细胞损伤的抗氧化作用.中药材,2007,30(9):1099-1101.

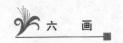

[19] 陈彻,杨雅丽,楚惠媛,等.红芪总黄酮对氧化低密度脂蛋白致内皮细胞损伤的保护作用.中医药学报,2008,36(1):19-21.

[20] 陈彻,楚惠媛,杨雅丽,等.红芪总黄酮对高糖致脐静脉内皮细胞损伤保护作用的研究.甘肃科学学报,2007,19(2):84-86.

[21] 任远,马骏,崔笑梅.红芪多糖对实验性肝损伤的保护作用(Ⅱ).甘肃中医学院学报,2000,17(4):10-15.

[22] 柳姜冰,任远.红芪多糖对实验性肝损伤的保护作用.中国民族民间医药,2011,20(19):50.

[23] 万生芳,张丽萍,张艳,等.红芪多糖对实验性脾虚大鼠胃黏膜中 TNF-α COX-2 表达的影响.中医研究,2011,24(11):13-17.

[24] 万生芳,舒畅,张丽萍,等.红芪多糖对实验性脾虚大鼠胃黏膜中肿瘤坏死因子-α 表达的影响.甘肃中医学院学报,2011,28(6):1-4.

[25] 金智生,汝亚琴,楚惠媛,等.红芪多糖对不同病程糖尿病大鼠血清 NO、NOS 及过氧化脂质的影响.上海中医药杂志,2004,38(6):45-48.

[26] 金智生,李应东,汝亚琴,等.红芪多糖对糖尿病大鼠肾组织匀浆 NO、NOS 及过氧化脂质的影响.中国中西医结合急救杂志,2004,11(3):141-143.

[27] 金智生,汝亚琴,李应东,等.红芪多糖对不同病程糖尿病大鼠血脂的影响.中西医结合心脑血管病杂志,2004,2(5):278-281

[28] 周强,金智生,张东鹏,等.红芪多糖对高脂饲养 2 型糖尿病胰岛素抵抗大鼠的影响.中医儿科杂志,2006,2(2):24-26.

[29] 金智生,张东.红芪多糖对 2 型糖尿病胰岛素抵抗大鼠 IL-6 的影响.甘肃中医学院学报,2006,23(5):6-8.

[30] 郭洁文,潘竞锵,邱光清,等.荔枝核增强 2 型糖尿病岛素抵抗大鼠胰岛素敏感性作用.中国新药杂志,2003,12,7:527-529.

[31] 郭啸华,刘志红,李恒,等.实验性 2 型糖尿病大鼠模的建立.肾脏病与透析肾移植杂志,2000,9(4):351-355.

[32] 金智生,李娟娥,张东鹏.红芪多糖对实验性 T2 DM 大鼠胰岛素抵抗和 C 肽分泌作用的研究.甘肃中医学院学报,2007,24(1):14-16.

[33] 张俊英,张李峰,卫东锋,等.比较含红芪与含黄芪的玉屏风散煎剂含药血清对老龄小鼠脾淋巴细胞凋亡的影响.中药药理与临床,2013,29(2):13-16.

[34] 鲍英存,张李峰,程卫东.含红芪与含黄芪玉屏风散含药血清对老龄小鼠脾淋巴细胞增殖和抗衰老作用的比较研究.中药药理与临床,2012,28(4):3-6.

[35] 胡燕,程卫东,刘欣,等.红芪和黄芪水提物对小鼠免疫功能影响的差异.北京中医药大学学报,2011,34(9):623-626.

[36] 杨小虎.黄芪多糖抗氧化作用研究.兰州:甘肃农业大学,2010:34-44.

85. 红 旱 莲

【来源】为藤黄科植物湖南连翘 *Hypericum ascyron* L. 的全草[1]。

【性味与归经】味微苦,性寒。入肝经[1]。

【功能与主治】凉血止血,泻火解毒。用于吐血、衄血、咯血及子宫出血。肝火头痛,黄疸肝炎。痈肿疮毒,以及湿疹,黄水疮[1]。

【化学成分】全草含挥发油约 0.8%,油中主含 α-丁香烯(α-caryophyllene)。还含黄酮类:槲皮素(quercetin),山奈酚(kaempferol),金丝桃苷(hyperin),异槲皮苷(isoquercitrin)及芦丁(芸香苷,rutin),又含蛋白质 4.6%,胡萝卜素(carotene),核黄素(riboflavin),烟酸(nicotinic acid)[1]。

【药理作用】

1. 抗肿瘤作用

(1)金丝桃苷的抗肿瘤作用:金丝桃苷具有体外抗肿瘤作用。研究表明,金丝桃苷可抑制A549 细胞、HCT8 细胞、PC3 细胞的增殖,在 $0.625\sim20\mu g/ml$ 范围内呈明显的剂量和时间依赖性,其中 A549 细胞及 HCT8 细胞对金丝桃苷的敏感性最高[2]。

(2)芦丁的抗肿瘤作用:芦丁具有抗肿瘤作用。实验表明,芦丁对肝肿瘤细胞抑制增殖作用具有明显的浓度依赖性。不同浓度的芦丁处理肝癌细胞 24h 后可出现明显的细胞凋亡效应,与对照组比较有显著差异($P<0.05$),显微镜看到对照组细胞变化不明显,细胞形态多数大小一致,染色均匀的细胞核经芦丁处理后,可出现较多的固缩、浓染、形态不规则的圆球形或小块状核。芦丁浓度在 $50\sim250\mu mol/L$ 范围内处理人肝癌细胞株 HepG-2 细胞,细胞周期发生变化,其中 G_0/G_1 期细胞增多,G_2/M 期细胞下降,说明芦丁的作用在 G_1、S 期,并且能阻滞 G_1 期细胞向 S 期移行,随着药物浓度的增加,HepG-2 细胞凋亡也增加。从癌细胞体外实验中可看出芦丁具有抗肿瘤作用,其作用机制是抑制肿瘤细胞生长和诱导细胞凋亡[3]。研究发现,芦丁在降低大肠的癌前病变、诱导凋亡作用方面发挥重要意义[4]。研究发现,芦丁在不同浓度下能够抑制前列腺癌 LNCaP 细胞的生长,并诱导细胞凋亡[5]。

(3)槲皮素的抗肿瘤作用:槲皮素通过抑制细胞增殖和对血管新生相关信号通路的复杂作用而对肿瘤表现出化学预防作用。连续 14 天给予健康男性添加槲皮素的黑加仑饮料,其外周血的基质金属蛋白酶组织抑制剂-1(TIMP-1)基因转录水平和血浆蛋白水平明显降低[6]。研究表明,食用槲皮素可有效降低化学致癌物的致癌作用,特别是对结肠癌和肺癌的抑制作用最为显著。进一步研究发现,槲皮素苷元可以与一些受体相互作用,特别是一些芳香烃受体。这些芳香烃受体在特定化学致癌物诱导的癌症发生过程中发挥重要作用。槲皮素还可调节MEK/ERK 和 Nrf2/keap1 等与致癌作用和炎症过程相关的信号传导通路,从而达到预防肿瘤的作用[7]。

槲皮素可抑制包括食管癌、胃癌、肝癌、胰腺癌、结肠癌、大肠癌、肺癌、乳腺癌、宫颈癌、前列腺癌、卵巢癌、膀胱癌、视网膜细胞瘤等多种肿瘤细胞的增殖。槲皮素还可下调 PCNA、EGFR、VEGF、C-myc 等的表达,上调抑癌基因 $wtp53$ 的表达,对人食管癌 Eca-109 细胞发挥诱导分化作用[8]。槲皮素对人肝癌 HepG-2 细胞的增殖同样具有显著的抑制作用,随着浓度的增加,凋亡和坏死细胞数量均增加,细胞凋亡率为 13.2%。进一步研究发现,槲皮素可上调凋亡相关基因 Fas 的转录水平,提示槲皮素诱导 HepG-2 细胞凋亡与 Fas 途径的激活有关[9-10]。槲皮素可抑制裸鼠人肝癌 SMMC-7721 移植瘤生长,诱导细胞发生凋亡,并呈现量效和时效关系。降低移植瘤微血管密度(MVD),从而抑制肝癌的侵袭转移。槲皮素治疗组不同程度抑制裸鼠移植瘤的生长,腹腔注射给药 4 周后,肿瘤体积、相对肿瘤体积和相对肿瘤增殖率明显下降,与对照组比较差异有统计学意义($P<0.05$);槲皮素 50mg/kg 处理组 MVD 值(19.35 ± 2.88)与对照组的 MVD 值(42.56 ± 4.98)比较明显降低,差异有统计学意义[11-12]。研究表明,槲皮素能够有效抑制胃癌 SGC-7901、MGC-803 及 BGC-823 细胞的生长并诱导其发生凋亡,表现出抗肿瘤效应[13]。槲皮素可剂量依赖地抑制人胃癌的恶性增殖,并可诱导细胞凋亡,其机制可能与其调控 STAT3-survivin 途径,下调存活蛋白(survivin)基因表达有关[14-15]。

槲皮素可上调人结肠癌 RKO 细胞 p53 蛋白的表达,同时槲皮素还可上调 RKO 细胞和EC109 细胞 Gadd45a mRNA 和蛋白表达水平。因此推测,槲皮素可能是通过上调 $p53$ 基因表达使 Gadd45a 表达增高,抑制肿瘤的发生发展[16]。此外,槲皮素可抑制结肠癌 LoVo 细胞的增殖,促进 LoVo 细胞凋亡,引起 LoVo 细胞周期阻滞,提示槲皮素可以作为抑制结肠癌细胞生长的一个辅助性药物[17-18]。槲皮素可使大肠癌细胞 SW-480 恶性增殖和穿膜细胞数均明显降低,同时显著下调 SW-480 的滋养层细胞 Trop-2 mRNA 和蛋白表达水平($P < 0.01$),这可能是槲皮素抑制大肠癌增殖、侵袭力的主要机制[19]。$10 \sim 320 \mu mol/L$ 浓度的槲皮素均能抑制人胰腺癌 Canpan-2 细胞的生长,可将 Canpan-2 细胞阻滞于 G_1 期而诱导其凋亡[20]。

槲皮素抑制肺腺癌 A549 细胞增殖的作用明显,可将肺腺癌 A549 细胞周期阻滞于 G_0/G_1 期,并通过下调 A549 细胞 Survivin 和 Bcl-2 蛋白的表达直接激活 Caspase-3 而诱导 A549 细胞凋亡[21-22]。

槲皮素对体外培养的慢性粒细胞白血病细胞系 K562 细胞具有细胞毒作用,可抑制 K562 细胞的增殖并诱导其凋亡。槲皮素可作为非特异性配体上调 K562 细胞 PPARγ 蛋白表达,这可能是其诱导凋亡的主要机制之一[23-24]。槲皮素能抑制 TRAMP-C2 细胞增殖并诱导其凋亡,其作用机制可能与上调 TRAMP-C2 细胞血小板反应素-1 的表达有关[25]。

槲皮素还可显著抑制乳腺癌 MDA-MB-468 细胞的恶性增殖并降低其侵袭能力,下调细胞内 cripto mRNA 和蛋白表达可能是其主要机制[26]。此外,浓度为 $10 \sim 160 \mu mol/L$ 的槲皮素均可抑制人卵巢癌 HO-8910 细胞的增殖($P < 0.05$),上调 HSPT0 和 Fas 的表达、增强 Caspase-3、Caspase-8 的活性可能是其主要的作用机制($P < 0.05$)[27]。槲皮素还可阻止 HO-8910 细胞由 G_0/G_1 期向 S 期和 G_2/M 期移行并诱导其凋亡,其机制与上调 p53 蛋白表达和下调 Bcl-2 蛋白表达有关[28]。体外培养还发现,槲皮素可显著下调 HeLa 细胞中 HPV18 E7 mRNA 和 p16 mRNA 的表达,这可能是槲皮素促进 HeLa 细胞凋亡的机制[29]。槲皮素可将人膀胱癌 BIU-87 细胞阻滞于 G_2/M 期,倒置显微镜下可见细胞呈凋亡特征[30]。槲皮素还可诱导 Eca-109 细胞产生生氧化应激反应并激活 P1EN、NF-κB 的转导途径,最终通过 Caspase-3 诱导细胞凋亡[31]。槲皮素在体外对人视网膜母细胞瘤 Y79 细胞株具有增殖抑制和凋亡诱导作用[32]。槲皮素也可通过促进人骨肉瘤细胞系 MG-63 细胞 Caspase-3 的表达诱导 MG-63 细胞凋亡[33]。

2. 其他药理作用

(1)对中枢神经系统的影响:金丝桃苷对神经元有保护作用,并对脑缺血再灌注损伤有显著防护作用。研究表明,金丝桃苷可显著减少全脑缺血再灌注后脑水含量,减轻脑水肿,缓解海马区 SOD 活性的降低和 MDA 含量的增加,对缺氧/缺糖再灌注原代神经元具有显著的保护作用,改善缺血再灌注后的神经功能及学习记忆能力[34]。金丝桃苷可以抑制自由基脂质过氧化和钙超载,具有一定的抗脑缺血/再灌注损伤作用,对神经细胞缺氧/再给氧损伤有一定的保护作用[35]。体外研究也表明,金丝桃苷可显著抑制缺氧及再给氧损伤诱导的神经细胞内 LDH 的升高;显著抑制缺氧及再给氧诱导的细胞培养上清液中 NO 和脑细胞内 Ca^{2+} 浓度的增高。一定浓度的金丝桃苷还可使细胞内再给氧后的 NO 和 Ca^{2+} 浓度降低,说明金丝桃苷对神经细胞缺氧/再给氧损伤具有保护作用[36-37]。另有实验表明,金丝桃苷可显著缩小模型大鼠脑梗死面积($P < 0.01$),降低脑含水量及神经病学评分($P < 0.01$),说明金丝桃苷可显著减轻局灶性脑缺血再灌注大鼠脑水肿程度,减少脑组织的梗死范围[38-40]。侧脑室给予金丝桃苷具有明显的镇痛作用,而乙二醇双(2-氨基乙基醚)四乙酸(EGTA)能加强金丝桃苷的镇痛作用。进一步研究发现,金丝桃苷可能作为 Ca^{2+} 通道阻滞剂阻滞了神经细胞 Ca^{2+} 内流从而发挥镇痛作用[41]。

芦丁可显著提高脑缺血小鼠的存活率,改善神经元和胶质细胞的形态学变化;也可显著抑制缺血脑组织中 NO 及 MDA 含量的增高及减少缺血脑组织神经元的凋亡数目[42]。无论腹腔注射或脑室注射芦丁均可抑制剂量依赖性小鼠扭体反应,腹腔注射 6.25mg/kg 的抑制率与脑室注射 0.1mg/kg 的抑制率相近,但剂量差 20 倍,表明芦丁具有明显的中枢镇痛作用[43]。

槲皮素具有较强的改善四氧嘧啶所致糖尿病大鼠周围神经病变的作用,这可能与槲皮素作为醛糖还原酶抑制剂(ARI)能降低组织中山梨醇含量,并改善 Na^+,K^+-ATP 酶的活性有关[44]。槲皮素对大鼠星形神经胶质细胞及脑脂质过氧化均具有较强的保护作用,槲皮素有望用于治疗多种神经退行性疾病药物的研发[45]。槲皮素可通过抑制大鼠脑缺血/再灌后缺血半暗带 FADD 蛋白表达的异常升高而发挥保护作用[46]。

(2)对内脏系统的影响

1)对心血管系统的影响:25mg/kg 的金丝桃苷可降低心肌梗死发生,有效减少心肌梗死面积。50mg/kg、100mg/kg 的金丝桃苷对注射垂体后叶素引起的冠状动脉痉挛,导致急性心肌缺血的心电图改变有一定的改善作用。12.5mg/kg、25mg/kg 的金丝桃苷与 ISO 比较有降低 ST 段的作用,对大剂量 ISO 造成的心肌缺血和心肌能量供应障碍而引起的心肌损伤心电图改变有一定的防治作用[47]。此外,金丝桃苷对在体心肌缺血及缺血再灌注后心肌组织肌酸磷酸激酶(CPK)释放有抑制作用,显著促进心肌组织 SOD 活力,减少 MDA 的生成,减轻 ISO 性心肌损伤;$12.5\mu g/ml$ 的金丝桃苷可抑制阿霉素所致的心肌细胞损伤,减少心肌细胞损伤时细胞内 CPK 的释放,使培养液中 LDH 含量下降[48]。

芦丁对去氧肾上腺素预收缩的胸主动脉环张力有显著影响,表明芦丁可能通过 NO-鸟苷酸环化酶途径产生内皮依赖性的血管舒张作用[49]。芦丁体外呈浓度依赖性地抑制 PAF($9.55\times10^{-9}mol/L$)诱发的血小板聚集、5-HT 释放作用,并呈剂量依赖性地抑制 PAF($4.78\times10^{-9}mol/L$)引起的血小板内游离钙浓度升高[50]。芦丁能改善缺血再灌注损伤(ischemia-reperfusion injury,I/R)后的心脏舒缩功能,维持细胞膜稳定性,提示用芦丁防止或减轻心肌 I/R 损伤是有效的[51]。

槲皮素对缺血再灌注后造成的大鼠心脏损害显著降低,这种保护作用同线粒体功能的改善密切相关,提示槲皮素可通过改善心肌线粒体的功能防治缺血再灌注损伤,从而有助于防治冠心病[52]。槲皮素对 H_2O_2 诱导的乳鼠心肌细胞损伤有保护作用,其机制可能与清除氧自由基、抗脂质过氧化损伤有关[53]。发现槲皮素不但能降低血脂,还能减少硫代巴比妥酸反应物质和过氧化胆固醇酯的含量,提示槲皮素能通过降低血脂以及减轻脂质过氧化反应抑制动脉粥样硬化的发展[54]。槲皮素可通过多种途径发挥降血压作用。用槲皮素给予 N-硝基-L-精氨酸甲酯(L-NAME)诱导的 NO 缺乏性高血压大鼠后发现,槲皮素能显著抑制此类高血压的发展,同时可部分或全部地抑制 l-NAME 诱导的作用,表明其可通过 NO 途径发挥降血压作用[55]。槲皮素能还通过 BK(Ca)诱导的细胞超级化导致内皮细胞跨膜 Ca^{2+} 内流的途径引起 NO 增加,从而使平滑肌松弛和血管舒张达到降压作用[56]。而另有研究证实,槲皮素可下调细胞外信号调节激酶 ERK1/2 的活性,阻滞细胞周期由 G_1 期进入到 S 期,并能抑制转录因子 NF-κB 和 AP-1 的表达、下调 MMP-9 的表达,从而抑制由 TNF-α 诱导的人主动脉平滑肌细胞增生[57]。槲皮素可通过改善血液黏度及抑制血小板的黏附、聚集等途径抗血栓形成[58-60]。

山奈酚具有显著的抗心肌细胞缺氧损伤能力。山奈酚可以降低缺氧复氧损伤后心肌细胞的 LDH 漏出率($P<0.01$)。山奈酚对心肌细胞过氧化氢损伤均有显著的抑制作用,均呈浓度依赖性,并可显著降低过氧化氢损伤所致的 LDH 释放[61]。

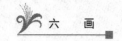

烟酸能明显改善血脂谱,增加外周细胞 ATP 结合盒转运子 A1(ABCA1)表达量及胆固醇转出率,降低主动脉粥样硬化(AS)面积及组织中胆固醇含量。巨噬细胞 ABCA1 表达量可作为反映体内逆胆固醇转运(RCT)水平的间接指标[62]。

2)对肝损伤、肾损伤的保护作用:金丝桃苷可显著降低小鼠肝组织内 MDA 的含量,显著升高 SOD 活性,说明金丝桃苷可通过清除自由基对肝组织产生保护作用[63]。研究表明,金丝桃苷对 D-半乳糖胺/TNF-α 所致原代培养小鼠肝细胞损伤具有剂量依赖性保护作用,20μmol/L 的金丝桃苷可使细胞存活率达到 73.4%,其 IC_{50} 为 14.5μmol/L,表明金丝桃苷对 TNF-α 所致的肝细胞损伤具有较强的保护作用[64]。另有研究表明,金丝桃苷可显著降低乙肝病毒 DHBV 感染鸭血清中总胆红素(TBIL)和 ALP 及肝匀浆 ALT 的含量,使肝脏仅有轻度病理改变,说明金丝桃苷对 DHBV 感染所致雏鸭肝损伤具有一定的保护作用[65-66]。

芦丁可改善四氧嘧啶大鼠糖尿病肾病,其机制可能与抑制醛糖还原酶和消除氧自由基有关。实验证实,在体外冲击波碎石术前应用芦丁可使体外冲击波碎石术后血 MDA 含量较对照组患者明显降低,血 SOD 活性较对照组明显升高,提示芦丁可使氧自由基减少,SOD 活性上升。因此,芦丁可减轻高能冲击波对肾实质细胞的损害,有效地防治体外冲击波碎石术所致的肾脏损伤[67]。芦丁能有效改善急性胰腺炎大鼠血液流变学异常,保护胰腺组织[68]。芦丁可不同程度地降低模型大鼠升高的血清淀粉酶(AMS)、LPS 水平,降低胰腺系数,提高 24 小时存活率,即皮下注射芦丁对大鼠试验性急性胰腺炎有预防性保护作用[69]。

槲皮素可减轻肝细胞的病理损害,如改善肝细胞空泡样变性、线粒体肿胀、粗面内质网扩张等肝损伤达到保肝的作用。在研究槲皮素对 CCl_4 诱导大鼠肝损伤的保护作用中发现,槲皮素可使模型大鼠的 ALT、AST 显著降低,肝细胞变性、坏死及炎症反应明显减轻,说明槲皮素对肝损伤有一定的保护作用[70-71]。槲皮素对异烟肼(Isonicotinic acid hydrazide,INH)所致大鼠肝损伤亦具有保护作用。槲皮素可减轻 INH 所致的损伤,说明槲皮素可通过抗脂质过氧化及调节凋亡相关蛋白 Bcl-2 和 Bax 的表达对 INH 所致的大鼠肝损伤发挥保护作用[72-73]。另外,槲皮素还能拮抗 LPS 所致的肝细胞损伤,其作用机制可能与抑制 TNF-α 的表达有关[74]。槲皮素可显著降低镉引发肾损伤动物尿蛋白、N-乙酰-β-D-葡萄糖苷酶(NAG)、γ-谷氨酰转肽酶(γ-GT)活性及血 BUN 含量($P<0.01$),说明槲皮素可降低镉引发的肾损伤;可降低镉所致 COX-2 蛋白表达升高[75]。槲皮素治疗可显著升高 NO、EPO 的含量,减轻肾损害。说明槲皮素对慢性肾衰竭大鼠模型有较好的治疗作用,对内源性 NO 生成异常的调节是其主要作用机制之一[76]。另外,槲皮素能够部分逆转 TGF-β1 诱导的大鼠肾小管上皮细胞外基质的积聚,这可能有利于延缓肾间质纤维化的发生和发展[77-78]。

3)对呼吸系统的影响:槲皮素可通过抑制 IL-1β 剂量依赖地下调 ICAM-1 的 mRNA 和蛋白表达水平,进而发挥抗肺部感染的作用。进一步研究发现,槲皮素是通过调节 NF-κB 的活化而抑制 IL-1β 诱导 A549 细胞表达 ICAM-1,提示槲皮素可能通过对炎症因子负性调控而发挥其抗炎作用[79-80]。

(3)对内分泌系统的影响:发生氧化的芦丁不纯物 60mg/kg 能升高兔血糖,其程度相当于 0.25mg/kg 肾上腺素的作用[51]。在建立的单纯性肥胖模型基础上,用芦丁灌胃大鼠 4 周,其葡萄糖灌注速率(GIR)高于模型组($P<0.05$),提示芦丁具有一定的改善胰岛素抵抗的作用[42]。

研究表明,槲皮素能促进胰岛的再生,增加胰岛素的释放;并且槲皮素能剂量依赖地降低链唑霉素所致糖尿病大鼠的血糖水平,而对于正常大鼠无此影响。因此,槲皮素可通过降血糖的途径来降低冠心病的发病率及病死率,改善冠心病的预后[81]。

(4)抗病原微生物的作用

1)抗细菌作用:槲皮素具有广谱抗菌性,并且对革兰氏阴性菌的抗菌作用强于革兰氏阳性菌。研究表明,槲皮素对金黄色葡萄球菌的抗菌效果最好,对胶质芽孢杆菌抗菌效果次之,MIC 均小于 $0.0061\mu mol/ml$;对大肠杆菌、苏云金芽孢杆菌、枯草芽孢杆菌、铜绿假单胞菌也有较为明显的抗菌效果,MIC 分别为 $0.0242\mu mol/ml$、$0.0061\mu mol/ml$、$0.0485\mu mol/ml$ 和 $0.0121\mu mol/ml$,MBC 分别为 $1.5522\mu mol/ml$、$6.2086\mu mol/ml$、$3.1043\mu mol/ml$ 和 $1.5522\mu mol/ml$;对人苍白杆菌无抗菌效果[82]。

芸香苷对细菌繁殖体有明显抑菌作用,对革兰氏阳性菌抑制作用强于革兰氏阴性菌。精制芸香苷有效成分含量95.2%,其溶液对大肠杆菌和福氏志贺菌 MIC 值为 0.5g/L,对奇异变形杆菌 MIC 值为 1.0g/L,对金黄色葡萄球菌和表皮葡萄球菌的 MIC 值为 0.25g/L[83]。

2)抗病毒作用:$200\mu g/ml$ 浓度时,对水疱性口炎病毒有最大的抑制作用。用甲 1 型流感病毒感染小鼠,以芦丁 20mg/kg、200mg/kg 灌胃给药,以肺指数与肺指数抑制率为评价指标,观察芦丁抗流感病毒作用。结果表明,芦丁有抗病毒和抑制醛糖还原酶活性的作用。实验发现,芦丁 200mg/kg,肺指数抑制率为 27.3%,表明其能够降低流感小鼠的肺指数,具有明显的抗流感病毒作用[42]。

(5)对免疫系统的影响:金丝桃苷在一定剂量范围内可显著增强脾 T、B 淋巴细胞的增殖以及促进 T 淋巴细胞产生 IL-2 的能力,同时也可增强腹腔巨噬细胞的吞噬功能和释放 NO 的能力,金丝桃苷在体内外具有增强免疫功能的作用[84]。进一步研究发现,金丝桃苷对正常小鼠的非特异性免疫、体液免疫和细胞免疫功能均具有增强作用[85]。

槲皮素在 0.46g/kg、0.69g/kg 剂量下可显著增强二硝基氟苯诱导的小鼠迟发型变态反应,显著增强小鼠碳廓清能力,显著增强 ConA 诱导的小鼠脾淋巴细胞增殖能力,显著升高小鼠血清溶血素含量,显著增强抗体生成细胞能力;而在 0.69g/kg 剂量下还可显著增强小鼠腹腔巨噬细胞吞噬鸡红细胞功能,提示槲皮素具有增强免疫功能的作用[86]。

(6)对眼的影响:槲皮素可显著抑制高糖状态下 BRPC 细胞凋亡的发生,说明槲皮素对高糖状态下的周细胞具有保护性作用,对糖尿病视网膜病变可能有防治作用[87]。另有报道,槲皮素在 $50\mu mol/L$ 时可抑制氧化应激对视网膜色素上皮细胞(retinal pigment epithelium,RPE)的损伤,通过阻止细胞凋亡的发生发挥保护作用[88]。槲皮素可上调大鼠眼钝挫伤后晶状体上皮细胞(lens epithelial cells,LECs)热休克蛋白 HSP70 的表达,而对 HSP27 的表达无明显影响,提示 HSP70 可能在钝挫性外伤性白内障形成过程中对晶状体变性蛋白起保护作用[89]。

(7)抗炎作用:金丝桃苷可有效抑制 SLT-Ⅱe 诱导的肠黏膜微血管内皮细胞分泌的 NO 和内皮素-1(endothelin,ET-1)的比值下降,对 SLT-Ⅱe 诱导下的肠黏膜微血管内皮细胞的分泌功能具有保护作用,可能通过抑制 SLT-Ⅱe 诱导的肠黏膜微血管内皮细胞可溶性细胞间黏附因子-1(sICAM-1)的过量分泌,减弱白细胞与微血管内皮细胞之间的牢固黏附,从而防止过多白细胞穿出微血管壁到达炎症部位,进而防止机体出现过度炎症反应[90]。

槲皮素可通过调节 NF-κB1 和 IκB 显著抑制人外周血单核细胞的炎性细胞因子 TNF-α 的产生和基因表达,最终发挥抗炎作用[91-92]。

(8)抗氧化作用:槲皮素还具有重要的抗氧化作用。氧化应激过程中体内高活性分子如活性氧自由基和活性氮自由基产生过多,氧化系统和抗氧化系统失衡,最终导致组织损伤和疾病发生发展。自由基不但可引起或加重肿瘤、脑卒中、心脏病等疾病,而且衰老过程与自由基损伤也有密切的联系。实验证明[93],槲皮素对自由基及超氧阴离子具有较好的直接清除作用,表现出抗氧化作用[94]。

3. **毒性作用** 金丝桃苷毒性很小,小鼠口服 10g/kg 不引起死亡,腹腔注射的 LD_{50} 为 0.5g/kg,无遗传毒性。小鼠静脉注射芦丁的 LD_{50} 为 950mg/kg[51]。

【药代动力学研究】

1. **槲皮素的药代动力学研究** 有研究比较犬灌服醋柳黄酮及其配伍制剂后槲皮素的药代动力学特征发现,犬灌服醋柳黄酮及其配伍制剂后,槲皮素血浆浓度、时间曲线均符合一室开放模型。K_a 分别为 $(0.2103\pm0.0484)h^{-1}$ 和 $(0.6742\pm0.4165)h^{-1}$;K_e 分别为 $(0.1221\pm0.0067)h^{-1}$ 和 $(0.1927\pm0.0486)h^{-1}$;C_{max} 分别为 $(49.73\pm0.2264)ng/ml$ 和 $(53.548\pm16.485)ng/ml$,且两者差异有统计学意义[95]。另有研究采用 LC-MS/MS 法研究槲皮素在大鼠体内的药动学特征。结果表明,大鼠灌胃给予槲皮素在大鼠体内动力学参数为 $t_{max}=(0.195\pm0.155)$小时,$C_{max}=(35.00\pm15.30)ng/ml$,$AUC_{0-1}=(66.82\pm21.77)ng\cdot h/ml$,$t_{1/2}=(5.736\pm2.513)$小时[96]。进一步利用 Caco-2 细胞模型观察槲皮素的小肠吸收情况。结果表明,由细胞绒毛面(A 面)到基底面(B 面)槲皮素的表观渗透系数 P_{app} 为 $(5.15\pm0.65)\times10^{-6}$ cm/S,由基底面(B 面)到细胞绒毛面(A 面)槲皮素的 P_{app} 为 $(10.54\pm1.35)\times10^{-6}$ cm/S,提示槲皮素可以通过小肠上皮细胞吸收进入体内[97]。

2. **山奈酚的药代动力学研究** 大鼠静脉注射山奈酚的浓度-时间曲线符合二室模型。分布半衰期$(t_{1/2\alpha})=(0.95\pm0.35)$分钟;消除半衰期$(t_{1/2\beta})=(5.68\pm0.94)$分钟;$AUC_{0\sim t}=(155.10\pm7.43)\mu g\cdot min/ml$;$AUC_{0\sim\infty}=(199.84\pm14.07)\mu g\cdot min/ml$;$Cl=(45.90\pm1.90)ml/(kg\cdot min)$。表明山奈酚原型在大鼠体内消除迅速,血药浓度下降快,30 分钟后消除 95% 以上[98]。

【临床应用】 治疗其他疾病:

1. **治疗口腔溃疡及局部镇痛** 金丝桃苷治疗复发性口疮、疱疹性口炎、黏膜血泡口腔疾病患者 173 例,其立即镇痛总有效率为 98.53%,显效率为 81.5%。自发镇痛效果研究发现,131 例患者中 114 例得到控制,两日和三日分别有 125 例和 128 例得到控制,四日内全部控制;激发镇痛效果研究表明,即日、两日、三日、四日控制分别为 49 例、111 例、125 例,可见金丝桃苷对口腔溃疡镇痛强效、速效,无刺激性,是较理想的口腔溃疡局部镇痛药。

2. **治疗慢性气管炎** 金丝桃苷治疗慢性气管炎 58 例,有效率为 95.2%,显效率为 83.2%,镇咳作用多在 24h 内出现,一般可维持 3h,并且有一定的祛痰作用。

3. **治疗非细菌性前列腺炎** 槲皮素对大鼠急、慢性非细菌性前列腺炎具有良好的治疗作用,对耳肿胀试验、肉芽肿试验及光刺激致痛试验具有良好的抑制作用,并对离体的尿道平滑肌具有较好的舒张作用,提示槲皮素具有良好的临床治疗非细菌性前列腺炎作用,并能缓解排尿困难症状[99]。

参 考 文 献

[1] 南京中医药大学. 中药大辞典. 上册. 第 2 版. 上海:上海科学技术出版社,2005:937-938.

[2] 王丽敏,江清林,毕土有,等. 金丝桃苷对体外肿瘤细胞增殖的抑制作用研究. 黑龙江医药科学,2010,33(1):73-74.

[3] 沈钦海,马臻,陈国民. 芦丁对 HepG-2 细胞生长的影响. 第三军医大学学报,2006,28(18):1885-1887.

［4］ Volate S R, Davenportd M, Muga S J, et al. Modulation of aberrant crypt foci and apoptosis by dietary herbal supplements (quercetin, curcumin, silymarin, ginseng and rutin). Carcinogenesis, 2005, 26 (8): 1450-1456.

［5］ Romero I, Paez A, Ferruelo A, et al. Polyphenols in red wine inhibit the proliferation and induce apoptosis of LNCaP cells. BJU Int, 2002, 89 (9): 950-954.

［6］ Morrow D M, Fitzsimmons P E, Chopra M, et al. Dietary supplementation with the anti-tumour promoter quercetin: its effects on matrix metalloproteinase gene regulation. Mutation Research, 2001, 480-481: 269-276.

［7］ Akira Murakami. Multitargeted cancer prevention by quercetin. Cancer Lett, 2008, (3): 46-56.

［8］ 李士坤, 陈克河, 任庆梅. 槲皮素对人食管癌 Eca-109 细胞的分化诱导作用. 中国实用医药, 2007, 2 (36): 14-15.

［9］ 赵旭林, 徐国昌, 贺利民, 等. 槲皮素诱导人肝癌 HepG-2 细胞凋亡的实验研究. 实用心脑肺血管病杂志, 2010, 18 (3): 310-311.

［10］ 杨利丽, 潘智芳, 刘红英, 等. 银杏叶槲皮素对人肝癌 HepG-2 细胞增殖与凋亡的影响. 潍坊医学院学报, 2009, 31 (2): 111-113.

［11］ 马建勋, 田宏伟, 李安强, 等. 槲皮素诱导人肝癌 SMMC-7721 细胞凋亡的研究. 中华肿瘤防治杂志, 2008, 15 (23): 1792-1795.

［12］ 贺凯, 刘明华, 任美萍, 等. 槲皮素对裸鼠人肝癌细胞株 SMMC-7721 移植瘤生长的抑制作用. 实用肿瘤杂志, 2011, 26 (5): 493-495.

［13］ 张志琴, 朱双雪. 槲皮素的药理活性与临床应用研究进展. 药学研究, 2013, 32 (7): 400-403.

［14］ 徐永中, 范钰, 姚广, 等. 槲皮素抑制胃癌 BGC823 细胞增殖的研究. 时珍国医国药, 2008, 19 (8): 1990-1991.

［15］ 席大勇, 卢启明. STAT3-SURVIVIN 途径介导槲皮素调控胃癌细胞增殖和凋亡. 第四军医大学学报, 2008, 29 (13): 1210-1212.

［16］ 王冲, 谭赛男, 陆彩玲, 等. 槲皮素对结肠癌的抑制机制研究. 山西医科大学学报, 2009, 40 (6): 504-507.

［17］ 侯波, 裴锐铮, 韩雪梅. 槲皮素对人结肠癌细胞体外增殖、凋亡及细胞周期的影响. 中国实验诊断学, 2009, 13 (12): 1686-1688.

［18］ 侯波, 裴锐铮, 韩雪梅. 槲皮素诱导人结肠癌 Lovo 细胞凋亡及其机制的研究. 中国老年学杂志, 2009, 29 (21): 2776-2778.

［19］ 钟锡明, 范钰, 王崇强, 等. 槲皮素对大肠癌细胞 SW-480 增殖、侵袭力及其表面抗原-2 表达的影响. 山东医药, 2010, 50 (10): 1-2.

［20］ 牛壮, 牛辉. 槲皮素诱导人胰癌细胞株 canpan-2 凋亡的实验研究. 中国实验诊断学, 2007, 11 (10): 1346-1348.

［21］ 谭君, 祝连彩, 王伯初. Survivin 和 Bcl-2 调节槲皮素诱导的 A549 细胞凋亡. 中国药理学通报, 2008, 24 (9): 1220-1224.

［22］ 闻春生, 应斌武, 张永刚. 槲皮素对肺腺癌细胞株 A549 细胞中凋亡相关因子 Caspase-3 表达的影响. 中国肺癌杂志, 2008, 11 (2): 194-197.

［23］ 赵新汉, 王志宇, 李晶, 等. 槲皮素诱导人白血病细胞 K562 的凋亡. 第四军医大学学报, 2006, 27 (15): 1395-1397.

［24］ 郭朋辉, 赵文恩, 张夏, 等. 槲皮素对白血病 K562 细胞增殖及 PPARγ 蛋白表达影响的研究. 中药药理与临床, 2008, 24 (6): 25-26.

［25］ 宋明山, 邢念增. 槲皮素诱导 TRAMP-C2 细胞凋亡的实验研究. 临床泌尿外科杂志, 2008, 23 (9): 708-711.

［26］ 徐雪松, 王崇强, 范钰. 槲皮素对乳腺癌细胞侵袭及其 cripto 表达的影响. 山东医药, 2008, 48 (33): 19-20.

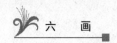
[27] 王旭,张爽.槲皮素对卵巢癌细胞 HO-8910 增殖的抑制作用及机制.山东医药,2010,50(6):12-14.

[28] 汤艳.槲皮素对人卵巢癌 HO-8910 细胞增殖与凋亡的影响.辽宁医学院学报,2008,29(2):131-133.

[29] 李福敏,张蔚,张孝斌,等.槲皮素对 HeLa 细胞中 HPV18 E7、P16 mRNA 表达的影响.武汉大学学报,2008,29(2):181-185.

[30] 柯尊金,丁心喜,董文奎,等.槲皮素对人膀胱癌 BIU-87 细胞增殖和凋亡的影响.实用癌症杂志,2008,23(2):116-118.

[31] 裴迎新,李金萍,郑乃刚,等.纳米脂质体槲皮素诱导人食管癌癌干样细胞凋亡的研究.山东医药,2008,48(43):14-16.

[32] 崔静,傅少颖,杜海涛,等.槲皮素对视网膜母细胞瘤细胞抑制作用的研究.黑龙江医学,2008,32(11):817-819.

[33] 黄祚瑶,刘晓宁,李建,等.槲皮素对人骨肉瘤细胞系 MG-63 中凋亡相关因子 Caspase-3 的表达影响.华西医学,2008,23(5):1089-1090.

[34] 邹毅清,聂海贵,张福清,等.金丝桃苷预处理对大鼠全脑缺血再灌注后神经行为学的影响.现代中西医结合杂志,2009,18(12):1340-1342.

[35] 彭国平,魏尔清,葛求富,等.金丝桃苷对离体缺氧/缺糖再灌注脑损伤的保护作用.中国药学杂志,2005,40(6):434-437.

[36] 周晓隆,陈志武.金丝桃苷对新生大鼠神经细胞缺氧/再给氧损伤的保护作用及其机制.中国药理学通报,2010,26(1):83-86.

[37] 张建华,陈志武,武征.杜鹃花总黄酮预处理对大鼠心肌缺血再灌注损伤的延迟相保护作用.中国中医基础医学杂志,2007,13(3):192-194.

[38] 陈红艳,王建华,任振学,等.金丝桃苷对大鼠局灶性脑缺血再灌注损伤的防护作用.中西医结合学报.2006,4(5):526-529.

[39] 樊淑彦,曹晓芳,王伟,等.影响脑循环的中药药理研究.脑与神经疾病杂志,2005,13(4):317,318-319.

[40] 陈红艳,王建华,杨新波,等.金丝桃苷对大鼠脑缺血再灌注氧化应激损伤的影响.解放军药学学报,2007,23(2):88-90.

[41] Cohen A D,Shert M,Vidavsky L,et al. Association between psoriasis and the metabolic syndrome. A cross-sectional study. Dermatology,2008,216(2):152-155.

[42] 林静.芦丁的临床药理特点.中国临床药理学杂志,2009,25(3):256-263.

[43] 季宇彬,张翠.中药抗衰老有效成分药理与应用.哈尔滨:黑龙江科学技术出版社,2004:297-299.

[44] 王宝江,张家英,李丹,等.槲皮素对糖尿病性周围神经病变治疗的实验研究.中国医药导报,2008,4(14):18-19.

[45] 张而,张丽娜,张世栋,等.槲皮素和芦丁对星形神经胶质细胞氧化损伤及脂质过氧化的抑制作用.西北师范大学学报,2008,44(4):96-99.

[46] 吴志国,毕方方,杨晓苏,等.槲皮素对脑缺血再灌后 FADD 蛋白表达的影响.神经疾病与精神卫生,2007,7(1):1-2.

[47] 李庆林,孟刚,陈志武,等.金丝桃苷对心肌缺血损伤的保护作用.安徽医科大学学报,2001,36(1):15-17.

[48] 徐颖,马轶,陈飞,等.金丝桃苷对培养的乳鼠心肌细胞的保护作用.沈阳药科大学学报,2000,17(5):365-368.

[49] 周新妹,姚慧,夏满莉,等.槲皮素与芦丁对离体大鼠主动脉舒张作用及机制.浙江大学学报(医学版),2006,35(1):29-33.

[50] 田建坤,赵永和,时文中.芦丁及其衍生物应用研究进展.天中学刊,2007,22(5):18-21.

[51] 季宇彬.中药有效成分药理与应用.北京:人民卫生出版社,2011:280,395,466.

[52] Brookes P S,Digerness S B,Parks D A,et al. Mitochondrial function in response to cardiac ischemia-

reperfusion after oral treatment with quercetin. Free Radic Biol Med,2002,32(11):1220-1228.

[53] 祝波,李宏霞,张凌云,等.槲皮素对 H_2O_2 所致乳鼠培养心肌细胞损伤的保护作用.哈尔滨医科大学学报,2006,40(6):457-459.

[54] Kamada C,da Silva E L,Ohnishi-Kam eyama M,et al. Attenuation of lipid peroxidation and hyperlipidemia by quercetin glucoside in the aorta of high cholesterol-fed rabbit. Free Radic Res,2005,39(2):185-194.

[55] Duarte J,Jimenez R,O'Valle F,et al. Protective effects of the flavonoid quercetin in chronic nitric oxide deficient rats. J Hypertens,2002,20(9):1843-1854.

[56] Kuhlmann C R,Schaefer C A,Kosok C,et al. Quercetin induced induction of the NO/cGMP pathway depends on Ca^{2+}-activated K^+ channel-induced hyperpolarization-mediated Ca^{2+}-entry into cultured human endothelial cells. Planta Med,2005,71(6):520-524.

[57] Moon S K,Cho G O,Jung S Y,et al. Quercetin exerts multiple inhibitory effects on vascular smooth muscle cells:role of ERK1/2, cell-cycle regulation, and matrix metalloproteinase-9. Biochem Biophys Res Commun,2003,301(4):1069-1078.

[58] Plotnikov M B,Aliev O I,Maslov M J,et al. Correction of haemorheological disturbances in myocardial infarction by diquertin and ascorbic acid. Phytother Res,2003,17(1):86-88.

[59] Fan P S,Gu Z L,Liang Z Q. Effect of quercetin on adhesion of platelets to microvascular endothelial cells in vitro. Acta Pharmacol Sin,2001,22(9):857-860.

[60] Hubbard G P,Wolffram S,Lovegrove J A,et al. Ingestion of quercetin inhibits platelet aggregation and essention components of the collagen-stimulated platelet activation pathway in humans. J Thromb Haemost,2004,2(12):2138-2145.

[61] 汤喜兰,刘建勋,李澎,等.山奈酚和槲皮素对乳鼠心肌缺氧复氧及过氧化损伤的保护作用.中药药理与临床,2012,28(1):56-58.

[62] 周珊珊,郭志刚,吴佳易,等.烟酸对动脉粥样硬化兔逆胆固醇转运的促进作用观察.解放军医学杂志,2010,35(3):256-259.

[63] 韩喻美,赵小曼,晏金平,等.金丝桃苷与维生素 E 对小鼠脑肝组织的保护作用.江西医学院学报,2002,42(1):37-39.

[64] Quangbo Xiong. Hepatoprotective Effect of Apocynum venetum and Active Constituents. Planta Medica,2000,66(2):127-131.

[65] 鲁小杰,黄正明,杨新波,等.金丝桃苷对鸭乙肝病毒感染的保肝作用.中药药理与临床,2007,23(2):10-12.

[66] 鲁小杰,杨新波,耿淼.鸭乙肝模型氧化应激反应及金丝桃苷的干预.中国组织工程研究与临床康复,2007,11(43):8729-8732.

[67] 臧志和,曹丽萍,钟铃.芦丁药理作用及制剂的研究进展.医药导报,2007,26(7):758-760.

[68] 陈爱华,司力,赵维中,等.芸香苷对急性胰腺炎大鼠血液流变学的影响.中国药理学通报,2004,20(6):685-689.

[69] 黄尚荣.药用芦丁化学成分提取方法及其药理学研究进展.现代农业科技,2009,23,100-103.

[70] Yadi He Xuefeng Yang. Prevention effects quercetin oil experimental liver injury in rats. Am J Chen Clin Med,2003,7(5):105.

[71] 何娅娣,艾明,阳学风.槲皮素对大鼠肝损伤保护作用的实验研究.杭州师范学院学报,2005,4(3):165-167.

[72] 卢春凤,陈廷玉,赵锦程,等.槲皮素对 INH 诱导的大鼠肝损伤及肝组织 *Bcl-2* 和 *Bax* 表达的影响.解剖学研究,2010,32(1):28-31.

[73] 卢春凤,陈廷玉,白雪,等.槲皮素对 INH 诱导的大鼠肝脏氧化损伤的影响.黑龙江医药科学,2010,33

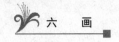

(1):75-76.

[74] 矫强,郭竹英,徐芒华,等.槲皮素对LPS诱导的体外培养肝细胞损伤的影响及机制.中国病理生理杂志,2009,25(6):1142-1146.

[75] 吴红赤,杨谦,孟逾冰,等.环氧合酶-2的表达与槲皮素保护作用的研究.湖南科技大学学报,2008,23(1):94-96.

[76] 李雄,李列平,冷彦飞,等.槲皮素治疗慢性肾衰竭动物模型中一氧化氮的变化研究.四川医学,2009,30(8):1183-1185.

[77] 姜宗培,张海燕,陈雄辉,等.槲皮素对TGF-β_1诱导的大鼠肾小管上皮细胞细胞外基质积聚的影响.中国病理生理杂志,2008,24(7):1368-1372.

[78] 程弓,陈泽君,王平.槲皮素抗肾小管上皮细胞转分化的机制研究.西部医学,2010,22(2):214-216.

[79] 杨婷,周虹,文富强,等.槲皮素对人肺泡上皮细胞(A549)中ICAM-1表达的影响.四川医学,2008,29(11):1477-1479.

[80] 蒋飞,杜春玲,雷怀定,等.槲皮素对IL-lβ刺激肺上皮细胞表达ICAM-1的影响.郧阳医学院学报,2008,27(6):492-494.

[81] Vessal M,Hemmati M,Vasei M. Antidiabetic effects of quercetin in streptozocin-induced diabetic rats. Comp Biochem Physiol C Toxicol Pharmacol,2003,135C(3):357-364.

[82] 秦晓蓉,张铭,高绪娜,等.槲皮素抗菌活性的研究.化学与生物工程,2009,(4):55-57.

[83] 姚萍,葛新,董小青,等.芸香苷的体外抑菌作用.中国卫生检验杂志,2013,23(2):335-337.

[84] 顾立刚,叶敏,阎玉凝,等.菟丝子金丝桃苷体内外对小鼠免疫细胞功能的影响.中国中医药信息杂志,2001,8(11):42-44.

[85] 黄凯,杨新波,黄正明,等.金丝桃苷对正常小鼠免疫功能的影响.解放军药学学报,2009,25(2):133-135.

[86] 叶会呈,文惠玲.槲皮素对小鼠免疫功能影响研究.中国医药导刊,2008,10(4):611-613.

[87] 张翔,耿燕,薛丽丽.槲皮素对高糖培养牛视网膜周细胞增殖和凋亡的影响.国际眼科杂志,2009,9(11):2078-2080.

[88] Kook D,Wolf A H,Yu A L,et al. The protective effect of Quercetin against oxidative stress in the human RPE in vitro. Invest Ophthalmol Vis Sci,2008,49(4):1712-1720.

[89] 饶惠英,姚克,汤霞靖,等.Quercetin对晶状体上皮细胞HSP70、HSP27表达的调节作用.眼科研究,2005,23(2):170-173.

[90] 周宏超,高立云,范光丽,等.金丝桃苷对SLT-Ⅱe诱导大鼠肠黏膜微血管内皮细胞分泌功能的影响.中国兽医科学,2009,39(03):271-276.

[91] Nair M P,Mahajan S,Reynolds J L,et al. The flavonoid quercetin inhibits proinflammatory cytokine (tumor necrosis factor alpha)gene expression in normal peripheral blood mononuclear cells via modulation of the NF-kappa beta system. Clin Vaccine Immunol,2006,13(3):319-328.

[92] 李昕,刘佳佳,何浩,等.槲皮素对LPS刺激肺上皮细胞核转录因子NF-κB表达的影响.四川医学,2007,28(7):687-688.

[93] 王艳,胥光热,彭永权,等.缺氧自由基对内皮祖细胞的损伤及槲皮素的保护作用.四川医学,2012,33(3):386-388.

[94] 董媛,杨永宾.槲皮素抗氧化作用的实验研究进展.中华临床营养杂志,2010,18(1):60-63.

[95] 谭承佳,张艺,邓翀,等.醋柳黄酮及其配伍制剂XD中槲皮素在犬体内的药代动力学研究.中药药理与临床,2008,24(5):32-34.

[96] 符乃光,刘侠,刘明生,等.黎药材海南牛耳枫大鼠体内药动学研究.海南医学,2010,21(9):24-26.

[97] 王海玲,刘宁,刘志强,等.利用Caco-2细胞模型模拟槲皮素和芦丁在小肠的吸收.吉林大学学报,2007,33(1):33-36.

[98] 孔令希,李秀英,何海霞,等.山柰酚静脉注射后在大鼠体内的药动学研究.中国药房,2012,23(47):
4430-4432.

[99] 谭银丰,李海龙,张俊清.枫蓼肠胃康治疗急性胃肠炎的药效物质基础初探.时珍国医国药,2009,20
(12):2941-2942.

86. 红 景 天

【来源】景天科植物红景天 *Rhodiola rosea* L. 或库页红景天 *Rhodiola sachalinensis* A. Bor. 等的根及根茎[1]。

【性味与归经】味甘、微苦,性凉[1]。

【功能与主治】肺燥干咳,痰少难咯,痰中带血,心力衰弱,体虚乏力,头昏健忘,阳痿遗精等症。外用治水火烫伤[1]。

【化学成分】根茎含红景天苷即毛柳苷(salidroside),对酪醇(ρ-tyrosol)。还含有β-(E)-桂皮醇基-O-(6'-O-α-L-呋喃阿拉伯糖基)-D-吡喃葡萄糖苷[β-(E)-cinnarmyl-O-(6'-O-α-L-arabinofuranosyl)-D-glucopyranoside],β-(E)-β-(E)-桂皮醇基-O-(6'-O-α-L-吡喃阿拉伯糖基)-D-吡喃葡萄糖苷[1]。

【药理作用】

1. 抗肿瘤作用

(1)红景天苷的抗肿瘤作用:红景天苷对荷瘤小鼠具有抗肿瘤活性。用胃腺癌 BGC-823 在 BALB/c 小鼠建立皮下肿瘤模型,红景天苷能明显抑制 BGC-823 肿瘤的生长,同时能增加小鼠体质量,提高治疗肿瘤的药物耐受性,改善体液免疫功能而发挥抗癌作用。红景天苷能提高脾脏系数和脾脏细胞功能,增加脾淋巴细胞转化率和 IL-2 活性[2]。红景天苷能有效抑制斑马鱼血管生成及抑制 HUVEC 的生长及迁移,且不显示明显细胞毒性[3]。红景天苷有抗小鼠肉瘤 L-1 细胞生长作用,能显著地减少移植在小鼠皮肤上的肉瘤新生血管生长[4]。

红景天苷对鼠肝癌细胞(W256,H22,Hepal-6)的增殖具有明显的抑制作用($P<0.01$),且其抑制程度呈浓度抑制性[3]。红景天苷可干扰细胞周期、抑制肿瘤细胞生长,在肝癌细胞 HepA 凋亡的诱导实验中,红景天苷可激活线粒体途径,提高 Bax 表达水平,降低 Bcl-2 表达水平,诱导凋亡的过程还受到 p53 的调节[5]。有研究显示,红景天苷是通过提高荷瘤小鼠的细胞免疫而产生抗肝癌作用的[6]。0.5g/L、1g/L、1.5g/L 的红景天苷均能抑制人肝癌 SMMC-7721 细胞增殖并抑制 DNA 合成,减少肝癌细胞分裂,使细胞缩小、染色变浅、核变小、核浆比例失常、多型性细胞数减少。免疫组化检测发现红景天苷剂量相关地抑制 SMMC-7721 细胞的 C-myc 表达,抑制率分别为 8.8%、21.6%、39.8%,提示红景天苷既抑制肝癌细胞增殖,也诱导其形态向正常细胞分化[7-8]。红景天苷能诱导 HepG-2 细胞凋亡。红景天苷能抑制 HepG-2 细胞的增殖,随红景天苷浓度的增加,抑制率增加,即存在剂量依赖关系。红景天苷能选择性降解 HepG-2 细胞染色体核小体间的 DNA,促进细胞凋亡[9]。红景天苷对胃癌细胞 NUGC-3 具有抑制其增殖并诱导其凋亡的作用。红景天苷作用于 NUGC-3 细胞后明显促进了 TGF-β_1 mRNA 以及蛋白的表达。红景天苷作用后,细胞 S 期、G_2/M 期细胞数、增殖指数 PI 显著降低,而细胞凋亡百分比、G_0/G_1 期细胞数显著升高。TGF-β_1 mRNA 以及 TGF-β_1 蛋白的表达水平均有升高[10]。

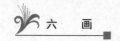

红景天苷突出的促进体态回稳的免疫调节、抑制肺癌细胞增殖及抗肿瘤血管生成等作用切合了肺癌的病理发展机制,能增加化疗药的抗肿瘤及抗转移作用,并可降低化疗药物毒性[11]。

5mg/L、10mg/L、20mg/L 的红景天苷相关性抑制人红白血病 K562 细胞生长[12]。红景天苷能够抑制 A375 细胞黏附、迁移和侵袭。不同浓度的红景天苷处理的 A375 细胞的黏附、侵袭和迁移能力均被抑制,差异具有统计学意义($P<0.05$),并且随红景天苷浓度的增高其抑制作用增强,不同浓度组间差异显著,有统计学意义($P<0.05$)[13]。红景天苷还通过抑制人纤维肉瘤 HT-1080 细胞内的活性氧形成,抑制蛋白激酶 C 激活和 ERK1/2 磷酸化,下调 β_1-整合素表达,上调 E-抑制基质金属蛋白酶抑制因子表达,抑制基质金属蛋白酶活性,阻滞 HT-1080 细胞侵袭和迁移[14]。红景天苷剂量相关地抑制腮腺唾液腺样囊性癌 SACC-2 增殖。研究发现红景天苷通过显著抑制增殖细胞核抗原表达抑制癌细胞增殖,通过促进半胱天冬酶-3 表达,诱导 SACC-2 细胞凋亡[15]。

(2)红景天酪醇的抗肿瘤作用:红景天酪醇具有抑制人肝癌 SMMC-7721 细胞增殖的作用。这种细胞增殖抑制作用与诱导肝癌细胞Ⅱ相解毒酶 NAD(P)H/醌氧化还原酶-1 活力增加呈负相关。有学者认为红景天酪醇通过抗氧化反应元件诱导醌氧化还原酶-1 表达,从而抑制 SMMC-7721 细胞增殖[16-17]。红景天酪醇对人宫颈癌 HeLa 细胞增殖具有明显的抑制作用。红景天酪醇明显影响 HeLa 细胞的集落形成,抑制 HeLa 细胞的活性和功能状态。提示红景天酪醇可能对宫颈癌具有一定的防治作用[18]。25mg/L 红景天酪醇显著对抗人结肠腺癌 HT-115 细胞侵袭[19]。

100μmol/L 羟基酪醇诱导人早幼粒细胞白血病 HL-60 细胞凋亡[20]。研究表明,低浓度的羟基酪醇可通过抗氧化性 DNA 损伤防止癌症发生[21]。此外,酪醇对唾液腺癌细胞有细胞毒作用[22]。

(3)红景天素的抗肿瘤作用:红景天素对 S180 细胞有一定的抑制作用。采用体外细胞培养技术,以中性红染料摄入为指标,观察不同剂量的红景天素对小鼠腹水瘤 S180 细胞生长的影响。在无毒副作用剂量范围内随浓度增大而抑制作用增强,当浓度减至 5μg/ml 时,几乎无抑制作用。该剂量在肺二倍体细胞上实验不具有毒性作用,从而表明红景天素对肿瘤细胞具有相对选择性[23]。

(4)红景天多糖的抗肿瘤作用:红景天多糖对胃癌可能有一定防治作用。红景天多糖对体外人胃癌细胞增殖有显著性抑制作用($P<0.05$),且其作用强于香菇多糖($P<0.05$)[24]。

(5)红景天提取物的抗肿瘤作用:红景天提取物对人肺腺癌细胞系 SPC-A-1 细胞的生长具有抑制作用,且呈现剂量依赖性。红景天组每分钟脉冲次数(cpm)明显低于对照组($P<0.01$),与药物浓度呈反比,标志 DNA 合成明显受抑制[25]。唐古特红景天水提物可抑制体外培养 MCF-7 乳腺癌细胞的增殖。MTT 实验结果显示,水提物作用 12 小时,便对 MCF-7 肿瘤细胞的增殖产生抑制作用;在不同的检测时间点,从 90μg/ml 到 450μg/ml 的剂量范围对肿瘤细胞的存活均有不同程度的抑制作用,且最高抑制率高达 98%。光镜观察发现,不同浓度的水提物作用后可引起肿瘤细胞出现胞浆空泡和凋亡小体。Annexin V-FITC/PI 双染色流式细胞检测结果显示,低浓度的水提物处理后,肿瘤细胞出现早期凋亡,随着药物浓度增高,凋亡晚期和坏死细胞增多。显示其抑制作用与诱导肿瘤细胞凋亡的机制有关[26]。

2. 其他药理作用

(1)对外周神经系统的影响:红景天对低压缺氧脑损伤有一定的保护作用。红景天可改善低压缺氧对大鼠神经功能的损伤,减少皮质和海马神经细胞变性比例,改善脑组织学的损伤,并能降低皮质、海马神经细胞的凋亡比例[27]。

(2)对中枢神经的影响

1)改善学习记忆作用:红景天素对东莨菪碱所致的大鼠学习记忆障碍有明显的改善作用,能增强含量海马中乙酰胆碱(ACh)及胆碱乙酰转移酶(Ch AT)活性,降低脑组织过氧化脂质(LPO)含量,增强 SOD 活性,阻抑大脑、海马的锥体细胞细胞器的退行性变化[28]。

2)抗老年痴呆作用:红景天苷与骨髓基质细胞(bone marrow stromal cells,BMSCs)联合应用对帕金森病大鼠有治疗作用。红景天苷和 BMSCs 联合治疗组大鼠行为学异常程度较轻,脑组织内酪氨酸羟化酶(TH)mRNA 表达水平高于其他组($P<0.05$)。红景天苷与 BM-SCs 联合应用对帕金森病大鼠的治疗作用优于单独应用红景天苷或 BMSCs[29]。

(3)对内脏系统的影响

1)对心血管系统的影响:红景天苷及其苷元酪醇对心血管有保护作用。红景天苷和酪醇对抗缺血、缺氧、缺血再灌注或氧化应激引起的心血管细胞损伤,抑制氧化修饰的低密度脂蛋白形成、血管平滑肌细胞增殖和血小板聚集,降低血液黏度等,阻碍动脉粥样硬化发生和发展,产生心血管保护作用[30]。红景天苷可以保护复苏后大鼠的心肺功能,可能与调节钙调神经磷酸酶(CaN-Aβ)、肌浆网钙泵(SERCA2a)表达有关。与假手术组比较,模型各组左心室功能明显下降($P<0.05$),红景天苷干预组细胞的 CaN-Aβ 表达下调,SERCA2a 表达上调($P<0.05$)[31]。

2)对呼吸系统的影响:红景天苷对氯气致大鼠肺损伤有保护作用。氯气这种窒息性毒剂在亚致死剂量吸入中毒后,3 小时可出现肺通透性增加和肺组织缺氧,这种作用与激活肺组织中 HIF-1α/VEGF 通道,进而影响维持肺通透性的紧密连接蛋白 Occludin 与 ZO-1 的表达有关。红景天苷干预可改善相关因子的异常表达,有效改善氯气引起的急性肺损伤[32]。

(4)对内分泌系统的影响:红景天经口给予能防护顺铂(CDDP)所致的小鼠肾损伤。低剂量红景天能降低顺铂所致的小鼠血清尿素氮(BUN)、肌酐(CRE)含量的升高,明显改善顺铂所致的肾组织 GSH 含量、SOD 酶活力的变化,从而减轻 CDDP 的肾毒性。其机制可能与其抗氧化作用和清除自由基活性有密切关系[33]。

(5)对免疫系统的影响:红景天苷能提高脾脏系数和脾脏细胞功能,增加脾淋巴细胞转化率和 IL-2 活性,改善体液免疫功能[2]。红景天苷能提高卵白蛋白、脂多糖或刀豆蛋白诱导脾脏细胞增殖,产生更多的 IL-2、IL-4、γ-干扰素和 IgG、IgG$_1$、IgG$_{2b}$ 抗体,提高 CD4$^+$、CD8$^+$ 淋巴细胞亚型百分率,呈现出调节体液和细胞免疫反应作用[34]。红景天苷也能增强卵白蛋白升高小鼠 Th1 型细胞因子 IL-2 和 γ-干扰素以及 Th2 型细胞因子 IL-4 和 IL-10[35]。给荷胃腺癌小鼠灌胃红景天苷 240～960mg/kg,能提高荷瘤小鼠胸腺指数、脾脏指数、脾脏淋巴细胞转化率和 IL-2 活性[15]。给荷肝癌小鼠腹腔注射红景天苷 15mg/kg 不仅提高各型 T 细胞数,而且提高细胞毒性 T 淋巴细胞体外杀伤肝癌 HepA 细胞的能力,甚至明显高于从正常小鼠中得到的细胞毒性 T 淋巴细胞[6]。也提高了柯萨奇 B3 病毒性心肌炎小鼠脾脏淋巴细胞增殖活性、γ-干扰素的量和自然杀伤细胞活性[36]。给老年大鼠喂饲含红景天苷饲料,衰老大鼠的 CD$_3^+$ 和 CD$_4^+$ 明显增多,迟发型超敏反应明显增强,IgG、IgG$_1$、IgG$_{2b}$ 抗体生成增多,且不扰乱免疫的自身稳定,提示红景天苷能帮助老年人提高体液和细胞免疫功能,对抗免疫衰老[37]。红景天苷可能是通过促进诱导型一氧化氮合酶表达,刺激一氧化氮的合成和释放,提高免疫细胞的杀伤活性[38]。可见红景天苷不仅提高体液和细胞免疫,也提高非特异性免疫,这可能与红景天以嵌插方式与免疫细胞的 DNA 结合[39],刺激了免疫功能有关。红景天苷可对抗^{60}Coγ射线、环磷酰胺和氯霉素造成的骨髓抑制性贫血小鼠外周血白细胞数和血小板数以及骨髓有核细胞数减少,增殖指数明显升高[40-41]。

红景天多糖对体外植物血球凝集素(PHA)诱导的正常人外周血 T 淋巴细胞的增殖有显著性促进作用($P<0.05$),可能是一种免疫增强剂[24]。

(6)抗氧化作用:红景天苷能够提高运动小鼠肝脏内 SOD 和 GSH-Px 等抗氧化酶活性,降低 MDA 含量;红景天苷具有稳定运动小鼠血糖,增加肝、肌糖原储备,防止长时间运动后血糖和肝、肌糖原水平降低的作用;红景天苷可提高运动小鼠血浆 TC、TG 及游离脂肪酸(free fatty acid,FFA)的水平,有影响不同状态下脂肪代谢,促进脂肪利用的作用[42]。红景天苷能够显著干预力达霉素诱导的上述细胞衰老样表型及相关分子信号变化,能够抑制基因毒药物所致 DNA 损伤及其诱导的细胞衰老[43]。

红景天多糖对 UVA 辐照所导致的氧化损伤有一定的修复能力。红景天多糖干预的 UVA 辐射组血清中 GSH 和抑制羟自由基能力明显高于 UVA 辐射组($P<0.05$),MDA 含量明显低于 UVA 辐射组($P<0.05$)。肝组织匀浆中,红景天多糖组 SOD 活性、抑制羟自由基能力明显高于 UVA 辐射组($P<0.05$),MDA 含量明显低于 UVA 辐射组($P<0.05$)[44]。

3. 毒性作用 红景天苷毒性很低。Ames 实验发现,$0.5\mu g$、$5\mu g$、$50\mu g$、$500\mu g$、$5000\mu g$ 时对鼠伤寒沙门菌无致突变性,在 $0.5g/L$、$1g/L$、$2g/L$ 时对体外培养的中国仓鼠卵巢细胞无致畸变作用,给小鼠静脉注射红景天苷 $0.375g/kg$、$0.750g/kg$、$1.500g/kg$,无诱发骨髓嗜多染红细胞微核作用,表明红景天苷不具遗传毒性,也无诱变作用[45-46]。

【药代动力学研究】健康 SD 大鼠 16 只随机分组,采用静脉注射和灌胃 2 种不同的方式给药($48mg/kg$),采血测定血浆内红景天苷的血药浓度。结果显示主要药物代谢动力学参数:灌胃:$t_{1/2}$ 为(0.64 ± 0.11)小时,$AUC_{0\sim12}$ 和 $AUC_{0\sim\infty}$ 分别为$(16\pm4)\mu g\cdot h/ml$ 和$(16\pm4)\mu g\cdot h/ml$;静脉注射:$t_{1/2}$ 为(1.16 ± 0.44)小时,$AUC_{0\sim12}$ 和 $AUC_{0\sim\infty}$ 分别为$(38\pm11)\mu g\cdot h/ml$ 和$(39\pm12)\mu g\cdot h/ml$;绝对生物利用度为41.9%。表明红景天苷吸收迅速,生物利用度良好[47]。

【临床应用】辅助化疗治疗非小细胞肺癌晚期:红景天注射液辅助化疗用于治疗非小细胞肺癌晚期,能降低血管内皮活性、保护心肌缺氧,同时辅助减小癌症病灶,降低转移率。以 62 例非小细胞肺癌晚期患者作为研究对象,并将所有研究对象按照随机分组分为红景天组与对照组;两组患者均接受顺铂联合氟尿嘧啶化疗及其他对症营养支持治疗,治疗组在上述基础上每日辅以红景天注射液。两组患者均接受治疗 1 个月,比较两组患者治疗前后 VEGF 在肺组织的阳性表达。红景天组的阳性率由原来的 51.1% 下降到 32.5%,肿瘤直径平均减小(4.4 ± 0.9)cm;对照组 VEGF 的阳性率由原来的 50.8% 下降到 41.5%,肿瘤直径减小了(2.1 ± 0.2)cm,对照组有 2 例淋巴转移患者,两组治疗前阳性率无明显差异,而治疗后对照组的 VEGF 阳性表达率显著高于红景天组,差异具有统计学意义($P<0.01$)[48]。

参 考 文 献

[1] 宋立人,洪恂,丁绪亮,等.现代中药学大辞典.上册.北京:人民卫生出版社,2005:942-943.

[2] 覃华,杜小燕,韩燕,等.红景天苷对荷瘤小鼠抗肿瘤活性和免疫功能的研究.科学技术与工程,2011,11(28):6811-6814.

[3] 朱亚杰,程朋,苏晓妹,等.红景天甙对肝癌细胞增殖及斑马鱼血管生成作用的研究.现代肿瘤医学,2012,20(11):2239-2243.

[4] Skopinska-Rozewska E,Malinowski M,Wasiutynski M,et al. The influence of Rhodiola quadrifida 50% hydro-alcoholic extract and salidroside on tumor-induced angiogenesis in mice. Pol J Vet Sci,2008,11(2): 97-104.

[5] 刘翠杰,宋汉君.红景天苷对肝癌细胞凋亡的诱导实验研究.黑龙江医药科学,2013,36(2):90-91.

[6] 宋汉君,吕少春,李丽疆,等.红景天苷的抗肿瘤作用.中国老年学杂志,2011,31(20):3991-3992.

[7] 解方为,欧阳学农,蒋明德.红景天苷对人肝癌细胞的诱导分化作用.西南国防医药,2005,15(7): 613-616.

[8] 解方为,欧阳学农,蒋明德.红景天苷对人肝癌细胞 C-myc 表达的逆转作用.西南国防医药,2006,16(2): 130-131.

[9] 刘敏,朱静,曾莉萍,等.红景天苷诱导人肝癌 HepG2 细胞凋亡研究.时珍国医国药,2013,24(9): 2110-2111.

[10] 章广玲,熊亚南,王梅梅,等.红景天苷对胃癌细胞 NU-GC-3 凋亡及 TGFβ1 蛋白表达的影响.肿瘤学杂志,2012,18(5):321-324.

[11] 李成万,朱虹.限制肺癌疗效的机制因素与红景天苷的抗肿瘤特性研究.中国医药导报,2012,9(19): 5-7.

[12] 张明发,沈雅琴.红景天苷及其苷元酪醇的抗炎、抗肿瘤和免疫调节作用.药物评价研究,2013,36(3): 228-234.

[13] 杨爱荣.红景天苷对人皮肤黑色素瘤细胞 A375 侵袭能力影响的实验研究.青海大学,2012,33(1): 56-58.

[14] Sun C,Wang Z,Zheng Q,et al. Salidroside inhibits migration and invasion of human fibrosarcoma HT1080 cells. Phytomedicine,2012,19(3/4):355-363.

[15] 李美华,张桂珍,王医术.红景天苷对体外培养的腺样囊性癌细胞的作用.华西口腔医学杂志,2008,26 (3):312-315.

[16] Puerta R,Martiner-Dominguez E,Ruiz-Gutierrez V. Effect of minor components of virgin olive oil on topical anti-inflammatory assays. Z Naturforsch,2000,55(9/10):814-819.

[17] Bertelli A,Migliori M,Bertelli A A,et al. Effect of some white wine phenols in preventing inflammatory cytokine release. Drug Exp Clin Res,2002,28(1):11-15.

[18] 邹红霞,张淑芹,张福明,等.红景天酪醇对人宫颈癌细胞增殖的抑制作用.中外健康文摘,2012,9(18): 162-163.

[19] Hashim Y Z,Rowland I R,McGlynn H,et al. Inhibitory effects of olive oil phenolics on human colon adenocarcinoma cells in vitro. Int J Cancer,2008,122(3):495-500.

[20] Fabiani R,Fuccelli R,Pieravanti F,et al. Production of hydrogen peroxide is responsible for the induction of apoptosis by hydroxytyrosol on HL-60 cells. Mol Nutr Food Res,2009,53(7):887-896.

[21] Fabiani R,Rosignoli P,Bartolomeo A,et al. Oxidative DNA damage is prevented by extracts of olive oil, hydroxytyrosol and other olive phenolic compounds in human blood mononuclear cells and HL-60 cells. J Nutr,2008,138(8):1411-1416.

[22] Babich H,Visioli F. In vitro cytotoxicity to human cells in culture of some olive oil. Farmaco,2003,58(5): 403-407.

[23] 王秀清,李静波,张洪源,等.红景天素抗肿瘤作用的实验研究.吉林中医药,1992,3:40-45.

[24] 张红旭,韩枫.红景天多糖对体外正常人 T 淋巴细胞活性和体外人胃癌细胞增殖的影响(英文).中国药物警戒,2012,9(9):573-576.

[25] 韩学军,李锐,明月.红景天对人肺腺癌细胞系 SPC-A-1 DNA 合成的抑制作用.中国实验诊断学,2010, 14(2):260-261.

[26] 张树娜,芦殿香,常荣,等.藏药唐古特红景天水提物对人乳腺癌细胞 MCF-7 增殖的抑制作用.时珍国医

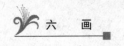

国药,2012,23(3):605-607.

[27] 祁存芳,黄明玉,李福鑫,等.红景天对高原环境中大鼠神经功能损伤的保护作用.现代中西医结合杂志, 2013,22(9):934-936.

[28] 姜文华,孟晓婷,郝利铭,等.红景天素抗老化和抗痴呆效应的实验研究.白求恩医科大学学报,2001,27 (2):127-129.

[29] 范东艳,王苹,陈玉丙.红景天苷与骨髓间充质干细胞联合应用对帕金森病大鼠的治疗作用.吉林大学学 报(医学版),2012,38(6):1073-1076.

[30] 张明发,沈雅琴.红景天苷及其苷元酪醇的心血管保护作用.中国新药杂志,2012,21(21):2521-2525.

[31] 邓节喜,陈劲松,王子敬,等.红景天苷对心肺复苏后大鼠心脏功能的保护作用.中国急救医学,2013,33 (2):153-156.

[32] 张晓迪,赵琰,李文丽,等.红景天苷对氯气致大鼠肺损伤的保护作用.预防医学情报杂志,2013,29(4): 269-272.

[33] 郭培培,马晓月,高丽萍.红景天提取物对顺铂所致小鼠肾毒性防护作用的实验研究.时珍国医国药, 2013,24(5):1122-1123.

[34] Guan S,He J,Guo W,et al. Adjuvant effects of salidroside from Rhodiola rosea L. on the immune respon- ses to ovalbumin in mice. Immunopharmacol Immunotoxicol,2011,33(4):738-743.

[35] Chou L S S,Chin L W,Chao P C,et al. In vivo Th1 and Th2 cytokine modulation effects of Rhodiola rosea standardized solution and its major constituent,salidroside. Phytother Res,2011,25(11):1604-1611.

[36] 孙非,肖纫霞,孙寒.高山红景天酪醇对病毒性心肌炎小鼠免疫功能机抗氧化酶活性的影响.中国药理学 通报,2000,16(1):120.

[37] Lu L,Yuan J,Zhang S. Rejuvenating activity of salidroside(SDS):dietary intake of SDS enhances the im- mune response of aged rats. Age(Dordr),2013,35(3):637-646.

[38] 叶莎莎,曾耀英,尹乐乐.红景天苷对小鼠腹腔巨噬细胞体外增殖、凋亡、吞噬、ROS和NO产生的影响. 细胞与分子免疫学杂志,2011,27(3):237-241.

[39] 张国文,付鹏,王琳,等.红景天苷与DNA的结合作用研究.分析科学学报,2011,27(1):57-60.

[40] 张新胜,祝彼得,黄晓芹,等.红景天苷对骨髓抑制贫血小鼠骨髓细胞周期和凋亡相关蛋白表达的影响. 四川大学学报:医学版,2005,36(6):820-823.

[41] 张新胜,王雁北,祝彼得,等.红景天苷对骨髓抑制贫血小鼠造血祖细胞增殖的影响.四川动物,2008,27 (5):926-928.

[42] 黎明华,汤长发,欧阳江琼.红景天苷对运动后自由基和能量代谢改变的影响.中国应用生理学杂志, 2012,28(1):53-56.

[43] 邱强,毛根祥,申佳佳,等.红景天苷对力达霉素诱导人二倍体成纤维细胞衰老的干预作用.中国新药杂 志,2012,21(1):82-87.

[44] 黄冰洋,魏海,周权明,等.红景天多糖对长波紫外线致大鼠氧化损伤的保护作用.环境与职业医学, 2012,29(1):31-33.

[45] 朱玉平,张天宝,万旭英,等.红景天苷注射液遗传毒性的研究.药学服务与研究,2009,9(4):279-282.

[46] Zhu J,Wan X,Zhu Y,et al. Evaluation of salidroside in vitro and in vivo genotoxicity. Drug Chem Toxi- col,2010,33(2):220-226.

[47] 林建阳,绫晋洁,林秋婕,等.红景天苷在大鼠体内的药物代谢动力学研究.山西医药杂志,2013,42(9): 971-973.

[48] 梁颖,邓敬锋,郑乃莹,等.红景天注射液辅助化疗治疗非小细胞肺癌晚期对患者血清VEGF表达的影响 作用研究.亚太传统医药,2012,8(3):56-57.

87. 红车轴草

【来源】豆科植物红车轴草 *Trifolium pratense* L. 的花序,带花枝叶[1]。

【性味与归经】甘、苦,微寒。归肺经[1]。

【功能与主治】清热止咳,散结消肿。主治感冒,咳喘,硬肿,烧伤[1]。

【化学成分】全草含有鸡豆黄素 A(鹰嘴豆芽素 A,biochanin A)、染料木素(genistein)、三叶豆根苷(trifolirhizin)、双香豆素(dicoumarol)、大豆苷元(daidzein)。

叶及花含黄酮类:染料木苷-6″-O-丙二酸单酰酯(genistin-6″-O-malonate)、刺芒丙花素-7-O-β-D-葡萄糖 6″-O-丙二酸单酰酯(formononetin-7-O-β-D-glucoside-6″-O-malonate)、鹰嘴豆芽素-7-O-β-D-葡萄糖 6″-O-丙二酸单酰酯(biochanin A-7-O-β-D-glucoside 6″-O-malonate)、红车轴草异黄酮苷 6′-O-丙二酸单酰酯(trifoside 6″-O-malonate)、irilone4′-O-β-D-glucoside 6″-O-malonate、红车轴草素-7-O-β-D-葡萄糖 6″-O-丙二酸单酰酯(pratensein-7-O-β-D-glucoside 6″-O-malonate)、异槲皮苷 6″-O-丙二酸单酰酯(isoquercitrin6″-O-malonate)、3-甲基槲皮素-7-O-β-D-葡萄糖 6″-O-丙二酸单酰酯(3-methylquercetin-7-O-β-D-glucoside6″-O-malonate)。

花中含黄酮类:三叶豆苷(trifolin),异鼠李素(isorhamnetin)、车轴草醇(pratol)、红车轴草异黄酮苷(trifoside);有机酸类:水杨酸(salicylic acid)、对羟基桂皮酸(p-hydroxycinnami-cacid)及挥发油等。

叶中含有机酸:叶酸(folic acid)、亚叶酸;生物碱:胡芦巴碱(trigonelline)。

枝含有植二烯(phytadiene),3-甲基植基醚(3-methyl phytylether)、1-甲基植基醚(1-methyl phytylether)、1,3-二甲基植基醚(1,3-dimethyl phytyl ether)[2]。

【药理作用】

1. 抗肿瘤作用

(1)鸡豆黄素 A 的抗肿瘤作用:有研究发现,鸡豆黄素 A 还可通过激活细胞程序凋亡的信号转导路径有效抑制 HSC-41E6、HSC-45M2 和 SH101-P4 等人胃癌细胞系肿瘤的增殖[3]。鸡豆黄素 A 对胰腺肿瘤细胞的生长也均有较好的抑制作用[4]。

相关研究也证实,鸡豆黄素 A(0～200μmol/L)可显著抑制骨髓白血病细胞系 WEHI-3B 细胞的生长,而且诱导 WEHI-3B 细胞形态的分化。鸡豆黄素 A 处理 WEHI-3B 细胞后可增强其吞噬活性,并使 IL-1A、IL-1β 和 IL-4 的 mRNA 水平显著升高[5]。

有研究表明,鸡豆黄素 A 可通过诱导细胞周期停滞和细胞凋亡抑制前列腺癌细胞的生长[6]。进一步研究发现,抑制细胞中 C-myc 蛋白表达和 DNA 合成可能是鸡豆黄素 A 抑制前列腺癌 LNCaP 细胞的主要机制[7]。

鸡豆黄素 A 能选择性地抑制多种信号的 HER-2 阳性乳腺癌细胞[8]。并有研究表明,鸡豆黄素 A 在低质量浓度(<40μg/ml)时可抑制培养的人乳腺癌 MCF-7 细胞生长,高质量浓度时则表现为细胞毒性;当质量浓度达到 100μg/ml 时,细胞形态发生剧烈变化,细胞体积减小,细胞成分浓缩[9]。鸡豆黄素 A 对人体鼻咽癌 KB 细胞也有一定的细胞毒活性,其 ED_{50}>100μg/ml[10]。

(2)染料木素的抗肿瘤作用:染料木素通过上调相应促凋亡基因,下调相应抗凋亡基因,来促进肿瘤细胞的凋亡进而预防、限制肿瘤的发生。喂食雌性小鼠含有染料木素的食物能增加乳房上皮细胞凋亡,提高抑癌基因 *PTEN* 水平,增加 *p21*、*Bax*、*Bok* 等促凋亡基因的表达[11]。

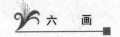

在体外试验中,染料木素分别作用于转染 PTEN SiRNA 与没经过转染的人乳癌细胞 MCF-7 发现,经过转染的 MCF-7 细胞凋亡数明显下降,p21、Bok 的基因表达也明显下调。这说明染料木素是通过诱导肿瘤抑制因子 PTEN 的表达来促进乳房表皮细胞凋亡的[11]。

研究表明,鸡豆黄素 A 是致癌物 α-苯并芘诱导突变的有效抑制剂。仓鼠胚胎细胞培养实验结果表明,25mg/ml 鸡豆黄素 A 能降低 α-苯并芘代谢达 54%,降低 α-苯并芘与 DNA 结合能力达 37%～50%[12]。有研究表明,每天给大鼠补充 50mg/kg 鸡豆黄素 A 可使乳腺癌的发病率从 80% 降至 32%[13]。

染料木素可以增加吉西他滨体内和体外的抗胰腺癌肿瘤活性[14]。通过在 HeLa 细胞试验中证明,染料木素通过下调 TopoⅡα 及 Sp1 mRNA 的表达,上调 Sp3 mRNA 的表达促进细胞凋亡,并使细胞停滞于 G_2/M 期[15]。用离子辐射形式作用于肿瘤细胞,使处于 G_1 和 S 期的细胞降低,G_2/M 期明显增多;单独用染料木素作用时大多数细胞停滞于 S 期;合用离子辐射、染料木素作用其大多数细胞停滞于 G_2/M 期,其数量显著高于单独使用离子辐射或染料木素作用。此外,还发现半乳凝素-3(galectin-3)可能为染料木素介导的细胞停滞于 G_2/M 期及凋亡的关键决定因子[16]。

(3)三叶豆根苷的抗肿瘤作用:三叶豆根苷是效力大的抗癌化合物[17]。研究三叶豆根苷对人源性前列腺癌细胞 LNCaP 和 PC-3,以及正常人前列腺上皮细胞的细胞周期抑制、细胞凋亡和诱导肿瘤抑制基因表达调控的影响。$25\mu mol/L$ 的三叶豆根苷连续 6 天给药,对 LNCaP 细胞增殖的抑制率为 40%。高剂量治疗所引起的生长抑制效果体现在前 3 天。在给 $125\mu mol/L$ 的三叶豆根苷前,对 PC-3 细胞的影响并不明显,而当超过此剂量后的 4～6 天,约 50% 的细胞增殖受到抑制。对于正常人前列腺上皮细胞,三叶豆根苷在 $200\mu mol/L$ 的最高浓度下才有影响。三叶豆根苷抑制 LNCaP 细胞和 PC-3 细胞生长分别与 G_0/G_1 期阻滞和 G_2/M 期阻滞有关,并具有剂量依赖性。此外,细胞周期蛋白 E 的蛋白表达不变,但 $50\mu mol/L$ 的三叶豆根苷处理后,LNCaP 细胞 Cyclin D1、p53 和 p21 基因受到抑制,表明 p53 有独立通路[18]。三叶豆根苷还能够体外抑制人卵巢癌 A2780 和 H23 肺癌细胞的生长[10]。

(4)双香豆素的抗肿瘤作用:双香豆素体外能抑制艾氏腹水瘤 EAC 细胞的增殖,主要通过抑制核酸的合成。其抑制核酸 50% 的浓度 ID_{50} 为 11.5μg/ml[19]。不同浓度(2nmol/ml、4nmol/ml、6nmol/ml)的双香豆素光敏反应对腹水型肝癌细胞 DNA 的合成有明显抑制作用,其抑制作用随着双香豆素浓度的增加、光照时间的延长而加剧,说明双香豆素本身对癌细胞有较强的杀伤作用[20]。

(5)大豆苷元的抗肿瘤作用:大豆苷元在小鼠 B16 细胞生长的同时增加黑色素生成,明显改变 B16 细胞形态,显示其诱导小鼠黑色素瘤细胞的分化作用[21]。

大豆苷元对结肠癌 LoVo 细胞生长的影响是双相的,在低浓度时促进细胞的生长,在高浓度时抑制细胞的增殖,并呈一定的浓度依赖性[22]。大豆苷元可使人早幼粒白血病细胞株 HL-60 沿粒细胞系统定向分化[21],特别是与乳香的有效成分联合应用时,对 HL-60 有明显的抑制和分化诱导作用[23]。

2. 其他药理作用

(1)对中枢神经系统的影响:鸡豆黄素 A 能抑制 LPS 诱导小胶质细胞(MGC)的活化和促炎因子的生成,减轻多巴胺(DA)能神经元的损伤,表现为促进 DA 摄取力和 DA 能神经元数目的增加[24]。

(2)对内脏系统的影响

1)对心血管系统的影响:鸡豆黄素 A 与引起大鼠胆固醇升高的食物同时服用,可抑制胆固醇升高的作用,并可降低 TG 的含量[10]。对实验性高脂血症小鼠有较好的降血脂作用,但不会降低血清 TG[25]。染料木素对三硝基甲苯 WR1339 引起的大鼠高血脂,有降低其血清中胆固醇和三酰甘油的作用,后者尤为显著。流行病学调查发现,大豆中的异黄酮具有降低胆固醇,防止动脉粥样硬化作用。染料木素具有抗脂质过氧化的作用,可提高 LDL 受体的活性,降低胆固醇浓度,还可抑制脂肪细胞的基础脂合成和胰岛素诱导的脂合成,浓度更高时还可促进脂分解[26]。

大豆苷元有防治心血管系统疾病作用[27]。大豆苷元可以明显升高去卵巢大鼠肝脏磷脂指数[28],促进肝脏中三酰甘油的转运,从而降低肝脏组织中的三酰甘油含量和降低血清中三酰甘油水平[29]。大豆苷元还能降低血清中低密度脂蛋白胆固醇的水平,降低胆固醇水平,降低心血管病的患病风险[30]。大豆苷元还能够有效地抑制冠心病患者血清炎性因子 CRP、IL-1、IL-6、IL-8、TNF-α、ICAM-l 和 VCAM-l 的表达水平,从而发挥抗动脉粥样硬化作用,达到治疗冠心病的目的[31-32]。大豆苷元可抑制人脐动脉平滑肌的增殖,在 $0.1 \sim 100 mol/L$ 有剂量依赖关系,$100 mol/L$ 的抑制率可达 60%[33]。大豆苷元能够改善小鼠脑缺血后症状,延长断头小鼠喘气时间及双侧颈动脉结扎小鼠存活时间,并能够抑制缺血所致脑组织中乳酸和超氧化物歧化酶含量的改变[34]。大豆苷元对结扎大鼠左冠状动脉前降支损伤有保护作用,大豆苷元 2.5mg/kg、5mg/kg 均能缩小心肌梗死范围和心肌缺血程度,呈一定的剂量依赖性,可能是通过增加心肌的供血供氧量,使缺血受损的心肌细胞得到充分血液营养供应,减少脂质过氧化,增加对氧自由基的清除,产生对心肌缺血的保护作用[35]。

2)对肝脏的保护作用:观察染料木素对表达血小板源生长因子(platelet-derived growth factor,PDGF)和分泌转化生长因子 TGF-β₁ 促大鼠肝星状细胞 HSC-T6 增殖和胶原合成以及 Ⅰ型胶原表达的影响。染料木素能显著抑制或阻断纤维化细胞因子 PDGF 及 TGF-β₁ 对肝星状细胞的作用,具有体外抗肝纤维化作用[36]。

3)对消化系统的影响:大豆苷元对小鼠离体肠管有明显的解痉作用,并且能对抗乙酰胆碱所致的肠管痉挛,强度为罂粟碱的 1/3[25]。研究证实,大豆苷元可抑制嗜酒大鼠的酒精消耗;大豆苷元显著抑制豚鼠离体胆囊肌条自发性收缩活动,使收缩力降低,紧张性下降,且呈量效反应关系[37-38],大豆苷元还可对抗乙酰胆碱、组胺引起的离体胆囊肌条收缩运动。

(3)对内分泌系统的影响:鸡豆黄素 A 对子宫的雌激素样活性比金雀黄素强,但比大豆黄素弱[39]。鸡豆黄素 A 的活性约为己烯雌酚的 1/10 万,为雌二醇的 1/2 万~1/50 万(以重量计)[40]。

研究发现,染料木素结构与 17-β-雌二醇类似,能竞争性结合雌激素受体,明显增加子宫重量。染料木素的雌激素活性较类固醇低,仅为雌二醇的 1/50 000 到 1/10 000。在青鳉的体内试验发现,染料木素能增加雌性青鳉的雌二醇分泌而减少雄性青鳉的睾酮分泌。在卵巢被切除患有乳腺癌的小鼠模型上发现,染料木素能明显增加骨密度及子宫质量[41]。染料木素低剂量时表现出对生殖系统的弱雌激素样作用,而高剂量则对生殖系统起抑制作用,表现双相调节的特点[42]。将染料木素作用于去卵巢大鼠,表明染料木素对骨质疏松症大鼠的股骨生物力学和骨密度有显著的改善作用,有较好的抗骨质疏松作用[43]。染料木素是一种酪氨酸激酶抑制剂,其 IC_{50} 为 $20.4 \sim 111 \mu mol/L$,此浓度对丝氨酸/苏氨酸激酶影响极微甚至没影响[44]。实验表明,染料木素具有抑制葡萄糖摄取的作用。从鼠肝组织中分离的溶酶体上的实验表明,染料木素是一种有效的葡萄糖转运抑制剂,其 IC_{50} 为 $45 \mu mol/L$。在小鼠正常原代脂肪细胞中的实验发现,染料木素能明显抑制葡萄糖及醋酸盐合成脂类,同等条件下雌二醇也能抑制其合成,但程度明显较小,同时染料木素能增强脂肪细胞中的脂解作用,该过程能被胰岛素及 PKA 抑制剂所抑制[45]。在 MC3T3-G2/PA6 成熟脂肪细胞中的实验表明,染料木素能明显抑制胰岛素刺激的葡萄糖摄取,其可能机制是抑制葡萄糖转运子 GLUT4 的异位转运,但对胰岛素刺激的酪氨酸磷酸化及 PI3K 激活并无明显影响[46]。

大豆苷元有植物雌激素作用,可以治疗绝经后女性心血管疾病,降低乳腺癌、子宫内膜癌等发病率[47]。大豆苷元与人体分泌的雌激素在结构上十分相似,具有温和的雌激素样作用,能与内源性雌激素受体结合,在体内雌激素水平较低时,表现为雌激素活性,发挥雌激素效应,在体内雌激素水平较高时,它占有内源性雌激素受体,表现为抗雌激素活性。大豆苷元有抑制前列腺增生作用[48]。大豆苷元对丙酸睾酮所致小鼠前列腺增生具有明显的抑制作用;同时可明显减轻前列腺湿重和前列腺指数。在病理学检查中发现,大豆苷元对小鼠前列腺增生程度大为减轻,接近正常对照组[48]。

(4)抗病原微生物作用:体外研究证明,鸡豆黄素 A 对 6 双歧杆菌和 8 梭状芽孢杆菌有抗菌活性[40]。鸡豆黄素 A 还是一种多位点抗 HIV-1 化合物[49]。

(5)对免疫系统的影响:研究表明,鸡豆黄素 A 对小鼠 T 淋巴细胞的早期活化和增殖行为都具有显著的抑制作用。它还能够下调 T 淋巴细胞表面标志分子 CD3 的表达密度,且呈现明显的浓度依赖性[50]。

(6)抗氧化作用:染料木素具有多羟基酚的结构,具有一定的抗氧化活性,体内外实验显示染料木素可以消除多种活性氧,提高体内抗氧化酶活性,有 SOD 样作用。将染料木素植入 DNA 中,可改变 DNA 结构的完整性,干扰氧化种类的产生,减少由紫外辐射引起的 8-OHdG 形成,从而起到抗氧化的作用[51]。

(7)抗炎作用:三叶豆根苷具有潜在的抗炎作用,检测其抑制脂多糖刺激的老鼠 J774A. 1 巨噬细胞的活性,结果表明,三叶豆根苷可以抑制脂多糖诱导的 TNF-α 和 IL-6 的表达。三叶豆根苷还可抑制脂多糖诱导的 COX-2 表达[52]。

3. 毒性作用　染料木素对哺乳动物细胞具有诱导细胞变异、突变的可能性和潜在的致癌作用。在某些组织具有抗肿瘤作用,而对某些组织的肿瘤无影响甚至可能有一定致癌性,如肺、结肠、生殖系统、甲状腺。作为选择性雌激素受体调节剂,它在生殖系统中的致癌作用可能与其摄入的剂量及其雌激素样的作用强度有关。尽管不少资料显示染料木素对哺乳类动物细胞存在诱发突变和致癌作用的可能性,但至今尚未见染料木素致癌的临床报道[53]。

【药代动力学研究】染料木素在水及不同 pH 水溶液中溶解度$<18\mu g/ml$,不同浓度的羟丙基-β-环糊精使它的溶解度显著提高。染料木素于大鼠小肠的渗透系数为 $2.36\times10^{-6}\,cm/s$,不同类型的吸收促进剂均能使染料木素的渗透系数增加,促吸收效果为 0.5% 脱氧胆酸钠>0.5% 十二烷基磺酸钠>0.5% 乙二胺四乙酸二钠>0.5% 泊洛沙姆 F-68>0.5% 吐温 80>0.5% 羧甲基壳聚糖。体内试验结果表明,增溶后的染料木素较增溶前的染料木素体内活性有显著性差异,增溶促渗后的染料木素较仅增溶的染料木素体内活性有显著性差异[54]。

双香豆素口服吸收慢而不规则,吸收入血后几乎全部与血浆蛋白结合,这种高比例的结合是双香豆素经肾排泄极微的部分理由,主要积聚在肺、肝、脾和肾,很少或完全不进入脑脊液中。最后经肝细胞微粒体的酶系统羟基化,成为无活性化合物自尿中排出[55]。

大豆苷元或^{14}C-大豆苷元大鼠口服后,吸收较慢而不完全。24 小时后胃肠道内容物及粪的回收量,化学法为 49.1%,示踪法为 74.5%。静脉注射后肾、肝含量最高,脑内含量较低。

大鼠口服或静脉注射后 24h 尿中排泄量,化学法为 0.87%,示踪法为 43.5%,大豆苷元在大鼠体内的代谢比较迅速[56]。受试者单剂量口服 0.15g 大豆苷元的主要药动学参数:C_{max} 为 $(162.2\pm37.5)ng/ml$,t_{max} 为 (1.2 ± 0.6) 小时,$t_{1/2}$ 为 (3.7 ± 2.3) 小时,AUC_{0-12} 为 (488.5 ± 93.7) ng·h/ml,$AUC_{0-\infty}$ 为 $(518.4\pm121.8)ng·h/ml$。说明健康志愿者单剂量口服大豆苷元胶囊的体内药动学过程符合一室模型。经统计学分析,健康志愿者药动学过程不存在性别差异[57]。

【临床应用】

1. 治疗肿瘤　国内外已批准多种主含染料木素的异黄酮产品作为食品用于人群。美国国家肿瘤研究中心于 1996 年已将染料木素列入肿瘤化学预防药物临床发展计划,主要目标是乳腺癌和前列腺癌。1998 年美国 SFDA 同时批准两种主含染料木素(每粒 150mg)的胶囊用于人群。

2. 治疗其他疾病　染料木素还可用于女性养颜保健和预防血液疾病。染料木素能增加骨密度,能够与雌激素受体结合,发挥微弱的雌激素效应,具有使骨密度增加、胫骨长度增长、骨细胞形成超过消融、防止骨质流失等药理作用,可成为治疗骨质疏松症的新型高效药物。为探讨染料木素对成骨细胞分化的影响,采用培养大鼠成骨细胞的方法,测定染料木素对大鼠成骨细胞骨钙素表达的影响。结果与对照组比较,染料木素在培养 48 小时、72 小时均有促进大鼠成骨细胞骨钙素表达的作用,可促进成骨细胞的分化,从而有利于形成更多的骨组织,防治骨丢失,达到防治骨质疏松症的目的[58]。

双香豆素可以预防及治疗静脉血栓、肺栓塞、心肌梗死及心房纤颤引起的栓塞[25]。同时适用于家族性抗凝血酶Ⅲ缺乏、遗传性再发性血栓性静脉炎脊椎基底动脉功能不全综合征、蛋白 C 缺乏症、抗双磷脂酰甘油凝血酶原综合征等[59]。双香豆素具有损伤微血管及抗凝血双重作用,曾被用作抗凝血杀鼠剂[60]。

大豆苷元对心绞痛有显著疗效,其治疗组优于对照组,且无明显毒副作用,也无蓄积作用[61]。同时,由于大豆苷元的降压、降血脂等作用,在防治心血管疾病方面有很大的开发前景。大豆苷元片能有效地改善大脑和神经血氧含量,对脑外伤后脑血管的病变具有很好的疗效,该药主要扩张冠状动脉、脑动脉和股动脉,增加脑和四肢的血液流量,降低血液黏度,减弱脑血管阻力,增加脑微循环和改善脑供血供氧[62]。大豆苷元有类似雌激素作用且无明显的毒副作用。大豆苷元片可使更年期妇女血清骨钙素(BGP)及碱性磷酸酶(AKP)下降,对绝经后妇女脂质代谢和心血管有保护作用[63]。大豆苷元胶囊可改善围绝经期妇女的血脂代谢,可预防围绝经期妇女心血管疾病[64]。氟桂利嗪联合大豆苷元治疗偏头痛临床疗效显著[65],其机制可能为氟桂利嗪与大豆苷元片联合可迅速阻断细胞膜钙通道,抑制因血管平滑肌细胞钙超载引起的血管痉挛和致痛物质释放,保护脑细胞;抑制血小板钙超载所致的血小板高度激活和释放,从而抑制血小板聚集。因此,氟桂利嗪联合黄豆苷元片治疗偏头痛临床疗效显著[66]。

【不良反应】 个别患者用双香豆素后可出现头痛、恶心、腹泻、皮肤过敏等副作用。口服过量易引起出血,最常见的出血部位在皮肤黏膜,特别易见于原受损部位如心肌梗死后心内出血或心包出血。胃肠道泌尿生殖道最常遇到的是无症状的血尿,也有瘀斑、鼻血、齿龈出血和咯血。双香豆素忌用于具有出血倾向、血液恶病质、胃肠道溃疡、亚急性细菌性心内膜炎、妊娠、严重肝肾功能不全、严重高血压等患者。

参 考 文 献

[1] 国家中医药管理局《中华本草》编委会. 中华本草. 11 卷. 上海:上海科学技术出版社,1999:671-672.

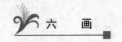

［2］南京中医药大学. 中药大辞典. 上册. 第 2 版. 上海：上海科学技术出版社,2005：1410-1411.

［3］Yanagihara K,Ito A,Toge T,et al. Antiproliferative effects of isoflavones on human cancer cell lines established from the gastrointestinal tract. Cancer Res,1993,53(23)：5815-5821.

［4］Fung M C,Szeto Y Y,Leung K N,el al. Effects of biochanin A on the growth and differentiation of myeloid leukemia WEHI-3B(JCS) cells. Life Sci,1997,61(2)：105-115.

［5］陈寒青,金征宇. 红车轴草异黄酮的组成及主要生理功能的研究进展. 食品与发酵工业,2004,30(11)：70-76.

［6］Peterson G,Barnes S. Genistein and biochanin A inhibit the growth of human prostate cancer cells but not epidermal growth factor receptor tyrosine autophosphorylation. Prostate,1993,22(4)：335-345.

［7］Shiverick K T,Medrano T A,Rice L,et al. Inhibitory effects of dietary isoflavonoids on cell proliferation and c-myc expression in LNCaP human prostate cancer bells. Proc Amer Assoc Cancer Res,1998,9(3)：1966.

［8］Sehdev V,Lai JC,Bhushan A. Biochanin A Modulates Cell Viability,Invasion,and Growth Promoting Signaling Pathways in HER-2-Positive Breast Cancer Cells. J Oncol,2009：121458. Epub 2010 Feb 11. PMID：20169097

［9］Hsu J T,Hung H C,Ched C J,et al. Effects of the dietary phytoestrogen biochanin A on cell growth in the mammary carcinoma cell line MCF-7. J Nntr Biochem,1999,10(9)：510-517.

［10］季宇彬,张广美. 中药抗肿瘤有效成分药理与应用. 哈尔滨：黑龙江科学技术出版社,2004：73,464.

［11］Dave B,Eason R,Till S R,et al. The soy isoflavone genistein promotes apoptosis in mammary epithelial cells by inducing the tumor suppressor PTEN. Carcinogenesis,2005,26(10)：1793-1803.

［12］龙悦,郑永昌. 红车轴草的研究进展. 中国医药导报,2009,6(13)：10-11.

［13］Gotoh T,Yamada K,Yin H,et al. Chemoprevention of N-nitroso-N-methylurea-induced rat mammary carcinogenesis by soy foods or biochanin A. Jpn J Cancer Res,1998,89(2)：137-142.

［14］Banerjee S,Zhang Y,Ali S,et al. Molecular evidence for Increased antitumor activity of gemcitabine by genistein in vitro and in vivo using an orthotopic model of pancreatic cancer. Cancer Res,2005,65(19)：9064-9072.

［15］Zhou N,Yan Y,Li W,et al. Genistein inhibition of topoisomerase $\text{II}\alpha$ expression participated by Sp1 and Sp3 in HeLa cell. Int J Mol Sci,2009,10(7)：3255-3268.

［16］Zhang B,Liu J Y,Pan J S,et al. Combined treatment of ionizing radiation with genistein on cervical cancer HeLa cells. J Pharmacol Sci,2006,102(1)：129-135.

［17］Zhang J J. The effect of trifolirhizin and resveratrol on human prostate cells. Digital Repository at the University of Maryland,2008,24：442.

［18］Zhang J J J,Schoene N W,Cheng Z,et al. The polycyclic flavonoid,trifolirhizin,inhibits proliferation in LNCaP and PC-3 human prostate cancer cells by arresting cell cycle progression at G1/S and G2/M,respectively. FASEB Journal,2008,22：1110-1113.

［19］季宇彬. 中药有效成分药理与应用. 哈尔滨：黑龙江科学技术出版社,2004：142.

［20］周秀芳. 双香豆素对癌细胞 DNA 合成的光敏反应及超氧阴离子的生成. 兰州大学学报(自然科学版),1992,2(8)：136-139.

［21］罗良浩,孙忠义,管维. 中药诱导肿瘤分化研究的现状及展望. 中国中西医结合杂志,1999,19(6)：380-382.

［22］赖依峰,郭俊明,肖丙秀. 植物雌激素大豆苷原(daidzein)对结肠癌 LoVo 细胞生长的影响. 中国现代应用药学,2003,3(2)：176-178.

［23］景永奎,韩锐. 大豆苷元(S86019)与乳香有效成分 Bc4 或阿糖胞苷对 HL-60 细胞分化的联合诱导. 药学学报,1993,28(1)：11-13.

[24] 陈寒青,金征宇.鸡豆黄素 A 抑制小胶质细胞活化保护多巴胺能神经元.营养学报,2007,29(6): 605-613.

[25] 季宇彬.天然药物有效成分药理与应用.北京:科学出版社,2007:91-92,393,197.

[26] 金永生,刘超美.金雀异黄素的药理作用.国外医药植物药分册,2002,17(5):190-193.

[27] 曾靖,黄志华,邱峰,等.3′-大豆苷元磺酸钠抗心律失常作用研究.中药药理与临床,2004,22(1):37-39.

[28] 李培恒,王继峰,牛建昭,等.染料木素和大豆苷元对去卵巢大鼠甘油三酯代谢的作用.中国药理学通报, 2004,20(1):72-75.

[29] Gary P J,Baumgartner R N,Brodie S G,et al. Estrogen replacement therapy,serum lipids,and polymorphism of the apolipoprotein E gene. Chin Chem,1999,45(8):1214-1223.

[30] 李培恒,王继峰,牛建昭,等.染料木素和大豆苷元对去卵巢大鼠胆固醇代谢的影响.中国药理学通报, 2004,20(3):276-279.

[31] 王艳梅,吕立勋.黄豆苷元的药理作用及临床应用.中国药师,2007,(09):76-78.

[32] 刘平,赵玉霞,张运,等.黄豆苷元干预老年冠心病患者血清炎性因子的临床观察.中国中西医结合杂志, 2006,26(1):42-45.

[33] 韩静,王伟,王绿娅,等.葛根素与大豆苷元对血管平滑肌细胞增殖的抑制作用.中国中药杂志,2004,29 (5):437-440.

[34] 翁鸿博,马涛,刘玉兰.葛根黄豆苷元对脑缺血的保护作用及机制探讨.中国药理学通报,1999,15(6): 534-536.

[35] 叶和杨,胡志苹,周莉,等.大豆苷元对结扎大鼠冠状动脉所致损伤的保护作用.第四军医大学学报, 2006,27(3):221-223.

[36] Qi LH,Kang LP,Zhang JP,et al. Antifibrotic effect s of Genistein and Quercetin in Vitro. Journal of Chinese Pharmaceutical Sciences,2001,10(4):212-215.

[37] 曾靖,李冬莲,邱峰,等.大豆苷元对豚鼠离体胆囊自发性收缩运动的影响.赣南医学院学报,2005,25 (1):1-2.

[38] 曾靖,王小丽,邱峰.3′-大豆苷元磺酸钠抑菌活性初步研究.中药药理与临床,2006,22(3,4):50.

[39] 季宇彬,张翠.中药抗衰老有效成分药理与应用.哈尔滨:黑龙江科学技术出版社,2004:85-86.

[40] Sklenickova O,Flesar J,Kokoska L,et al. Selective growth inhibitory effect of biochanin A against intestinal tract colonizing bacteria. Molecules,2010,15(3):1270-1279.

[41] Power K A,Ward W E,Chen J M,et al. Genistein alone and in combination with the mammalian lignans enterolactone and enterodiol induce estrogenic effects on bone and uterus in a postmenopausal breast cancer mouse model. Bone,2006,39(1):117-124.

[42] 黄艳红,辛晓燕,陈亚琼,等.染料木素与 17β 雌二醇对去势大鼠生殖系统的影响.第四军医大学学报, 2004,25(6):551-553.

[43] 孙纪元,廖珊,李纪鹏,等.染料木素对雌激素缺乏诱发的大鼠骨质疏松症的作用研究.中国药学杂志, 2009,44(12):900-904.

[44] Akiyama T,Ishida J,Nakagawa S,et al. Genistein,a specific inhibitor of tyrosine -specific protein kinases. J Biol Chem,1987,262(12):5592-5595.

[45] Szkudelska K,Nogowski L,Szkudelski T. Genistein affects lipogenesis and lipolysis in isolated rat adipocytes. J Steroid Biochem Mol Biol,2000,75(4-5):265-271.

[46] Nomura M,Takahashi T,Naqata N,et al. Inhibitory mechanisms of flavonoids on insulin-stimulated glucose uptake in MC3T3-G2/PA6 adipose cells. Biol Pharm Bull,2008,31(7):1403-1409.

[47] Heinonen S M,Hoikkala A,Adleoreutz H. Metabolism of the soy isoflavones daidzein,genistein and glycitein in human subjects. Identification of new metabolites having an intact isoflavonoid skeleton. J Steroid Biochem Mol Biol,2003,87(4-5):285-299.

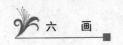

[48] 曾昭毅,曾靖,邱峰,等.大豆苷元对小鼠前列腺增生的实验研究.赣南医学院学报,2006,26(1):1-2.

[49] 林长乐,曾耀英.鹰嘴豆芽素 A 抗 HIV-1 活性及抑制 CD4[+] 淋巴细胞早期活化作用.中国药理学通报,2007,23(2):214-218.

[50] 林长乐,曾耀英.鹰嘴豆芽素 A 对小鼠 T 淋巴细胞体外活化增殖和细胞周期的影响.暨南大学学报(医学版),2007,28(2):115-119.

[51] Wei H,Ca Q,Rahn R,et al. DNA Structural Integrity and base composition affect ultraviolet light-induced oxidative DNA damage. Biochemistry,1998,37(18):6485-6490.

[52] Zhou H,Lutterodt H,Cheng Z,et al. Anti-Inflammatory and antiproliferative activities of trifolirhizin,a flavonoid from Sophora flavescens roots. J Agric Food Chem,2009,57(11):4580-4585.

[53] 丁媛媛,王四旺.染料木素对动物的致癌作用研究进展.中国新医药,2004,3(2):24-26.

[54] 阮丽萍,余伯阳,朱丹妮.染料木素的小肠吸收与体内活性相关性的研究.中国天然药物,2006,4(4):278-281.

[55] 袁光耀.双香豆素与三氯硫磷的关环反应.河北师范大学学报(自然科学版),2000,24(1):258.

[56] 季宇彬.中药有效成分药理与应用.哈尔滨:黑龙江科学技术出版社,2011:112.

[57] 李忠亮,王文博.黄豆苷元在健康人体内的药动学研究.解放军药学学报,2010,(1):16-18.

[58] 王建华,李力更,冯凤莲.染料木素对大鼠成骨细胞骨钙素表达的影响.中药药理与临床,2004,20(5):10-11.

[59] 杜兴旭,王春梅,秦晶,等.中药白芷香豆素类成分的研究进展.井冈山学院学报,2005(06):165.

[60] 刘小帆.香豆素类抗凝血药华法林及其类似物的合成.湘潭:湘潭大学,2005:11-14.

[61] 张运忠.黄豆苷元片治疗心绞痛的临床观察.黑龙江医药科学,2002:25(5):77.

[62] 王洪光,肖绪林.黄豆苷元片治疗脑外伤后综合征疗效.天津药学,2006,18(2):38-39.

[63] 辛郁,杨惠领.黄豆苷元片对妇女更年期综合征及骨密度的影响.中国骨质疏松杂志,2006,12(2):149-151.

[64] 薛金玲.黄豆苷元胶囊治疗围绝经期综合征疗效观察.医学信息,2006,19(2):284-286.

[65] 申建宾,赵英霖,贾成军.氟桂利嗪(西比灵)联合黄豆苷元治疗偏头痛临床疗效观察.医药论坛杂志,2008,29(2):84-85.

[66] 张丽梅.黄豆苷元的临床应用进展.《医药导报》第八届编委会成立大会暨 2009 年度全国医药学术交流会和临床药学与药学服务研究进展培训班论文集,2009:85-86.

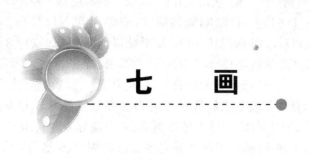

七　画

88. 麦 门 冬

【来源】 百合科沿阶草属植物麦冬 *Ophitopogon japonicus* (L. f.) Ker-Gawl. 的干燥块根[1]。

【性味与归经】 甘、微苦、凉。归心、肺、胃经。无毒。

【功能与主治】 养阴生津,润肺清心。用于肺燥干咳,阴虚痨嗽,喉痹咽痛,津伤口渴,内热消渴,心烦失眠,肠燥便秘。

【化学成分】 麦门冬含多种皂苷,麦门冬皂苷(ophiopogon)A、B、B′、C、C′、D、D′,其中 A、B、C、D 的苷元为鲁斯考皂苷元(ruscogenin),B′、C′、D′的苷元为薯蓣皂苷元(diosgenin),慈溪麦冬苷 A 和 B。麦冬中 2 种新皂苷分别为 diosgenin-3-*O*-[α-L-吡喃鼠李糖(1→2)][(3-*O*-乙酰基)-β-D-吡喃木糖(1→3)]-β-D-吡喃葡萄糖苷,diosgenin-3-*O*-[α-L-吡喃鼠李糖(1→2)][(2-*O*-乙酰基)-α-L-吡喃木糖(1→3)]-β-D-吡喃葡萄糖苷。从麦冬中得到分离出两个新化合物 3-*O*-α-L-吡喃鼠李糖-(1→2)-β-D-吡喃葡萄糖苷和 7-*O*-α-L-呋喃阿拉伯糖-(1→6)-β-D-吡喃葡萄糖苷,从麦冬变种 *O. japonicus* Ker-Gawlercv. Nanus. 中分离出得到(25S)-ruscogenin 1-*O*-[α-L-吡喃鼠李糖(1→2)][β-D-吡喃木糖(1→3)]-β-D-吡喃果糖苷,(25S)1-*O*-β-D-吡喃果糖-3-*O*-α-L-rhamnopyranosyl ruscogenin[2];(25R)-26-*O*-(β-D-吡喃葡萄糖基-(1→2)-β-D-吡喃葡萄糖基)-△5(6)-烯-呋甾-3β,22α,26-三羟基-3-*O*-α-L-吡喃鼠李糖基-(1→2)-[β-D-吡喃木糖基-(1→4)]-β-D-吡喃葡萄糖苷(麦冬皂苷 F)、(25R)-26-*O*-[β-D-吡喃葡萄糖基-(1→6)]-β-D-吡喃葡萄糖-△5(6)-烯-呋甾-3β,22α,26-三羟基-3-*O*-α-L-吡喃鼠李糖基-(1→2)-[β-D-吡喃木糖基-(1→4)]-β-D-吡喃葡萄糖苷(麦冬皂苷 G)、(25R)-26-*O*-[β-D-吡喃葡萄糖基-(1→6)]-吡喃葡萄糖-△5(6)-烯-呋甾-3β,14α,17α,22α,26-五羟基-3-*O*-α-L-吡喃鼠李糖基-(1→2)-[β-D-吡喃木糖基-(1→4)]-β-D-吡喃葡萄糖苷(麦冬皂苷 H)、(25R)-26-*O*-β-D-吡喃葡萄糖-△5(6)-烯-呋甾-3β,14α,22α,26-四羟基-3-*O*-α-L-吡喃鼠李糖基-(1→2)-[β-D-吡喃木糖基-(1→4)]-β-D-吡喃葡萄糖苷(麦冬皂苷 I)、(25R)-26-*O*-[β-D-吡喃葡萄糖基-(1→2)]-β-D-吡喃葡萄糖-△5(6)-烯-呋甾-3β,14α,22α,26-四羟基-3-*O*-α-L-吡喃鼠李糖基-(1→2)-[β-D-吡喃木糖基-(1→4)]-β-D-吡喃葡萄糖苷(麦冬皂苷 J)、(25R)-26-*O*-[β-D-吡喃葡萄糖基-(1→6)]-β-D-吡喃葡萄糖-△5(6)-烯-呋甾-3β,14α,17α,22α,26-五羟基-3-*O*-α-L-吡喃鼠李糖基-(1→2)-β-D-吡喃葡萄糖苷(麦冬皂苷 K)、(25R)-26-*O*-β-D-吡喃葡萄糖-△5(6)-烯-呋甾-3β,12β,14α,22α,26-五羟基-3-*O*-α-L-吡喃鼠李糖基-(1→2)-[β-D-吡喃木糖基-(1→4)]-β-D-吡喃葡萄糖苷(麦冬皂苷 L)、(25R)-26-*O*-β-D-吡喃葡萄糖-△5(6)-烯-呋甾-3β,12β,14α,17α,22α,26-六羟基-3-*O*-α-L-吡喃鼠李糖基-(1→2)-[β-D-吡喃木糖基-(1→4)]-β-D-吡喃葡萄糖苷(麦冬皂苷 M)、(25R)-26-*O*-[β-D-吡喃葡萄糖基-

(1→6)]-β-D-吡喃葡萄糖-△$^{5(6)}$-烯-呋甾-3β,14α,22α,26-四羟基-3-O-α-L-吡喃鼠李糖基-(1→2)-[β-D-吡喃木糖基-(1→4)]-β-D-吡喃葡萄糖苷(麦冬皂苷 N)、24-O-β-D-吡喃葡萄糖-25R-△$^{5(6)}$-烯-螺甾-3β,14α,17α,24β-四羟基-3-O-α-L-吡喃鼠李糖基-(1→2)-[β-D-吡喃木糖基-(1→4)]-β-D-吡喃葡萄糖苷(麦冬皂苷 O)、(25R)-△$^{5(6)}$-烯-螺甾-3β,14α-二羟基-3-O-[4'-乙酰基-α-L-吡喃鼠李糖基-(1→2)]-β-D-吡喃葡萄糖苷(麦冬皂苷 P)[3]。黄酮类化合物均为高异黄酮类(homoisoflavonoids),即甲基麦冬二氢黄酮 A、甲基麦冬二氢黄酮 B、甲基麦冬黄酮 A、甲基麦冬黄酮 B、麦冬黄酮 A、麦冬黄酮 B、异麦冬黄酮 A、去甲基异麦冬黄酮 B、麦冬二氢黄酮 A;6-醛基异麦冬二氢黄酮 A、6-醛基-7-甲氧基异麦冬二氢黄酮 A、6-醛基异麦冬二氢黄酮 B、6-醛基-7-甲氧基异麦冬二氢黄酮 B、麦冬二氢黄酮 B、6-醛基异麦冬黄酮 B、6-醛基异麦冬黄酮 A、(5-(dimethoxymethyl)-2-furyl)methanol 和 5-羟甲基糠醛;从麦冬块根的醋酸乙酯部位分得2-羟基甲基麦冬黄酮 A 和 5,7-dihydroxy-8-methoxy-6-methyl-3-(2'-hydroxy-4'-methoxy-benzyl)chroman-4-one。从麦冬块根的醋酸乙酯部位分得蒽醌类成分即大黄酚和大黄素;3 个酚酸类成分即香草酸,对羟基苯甲醛和对羟基反式丙烯酸;2 个萜类成分即龙脑葡萄糖苷和齐墩果酸;2 个有机酸类成分即壬二酸和正二十三烷酸。麦冬还有 β-谷甾醇、豆甾醇、β-谷甾醇-3-O-β-D 葡萄糖苷、龙脑苷和麦冬多糖[4]。

【药理作用】

1. 抗肿瘤作用

(1)麦冬皂苷 B 的抗肿瘤作用:麦冬皂苷 B 对人宫颈癌 HeLa 细胞诱导其自噬作用。麦冬皂苷 B 可抑制 HeLa 细胞增殖,HeLa 细胞经不同浓度的麦冬皂苷 B 作用 48 小时后,细胞增殖均受到不同程度地抑制,并呈剂量依赖性,IC$_{50}$ 为(68.8±9.7)μmol/L,但并不诱导细胞凋亡,应用自噬抑制剂 3-MA 预孵育细胞后,麦冬皂苷 B 抗 HeLa 细胞增殖作用几乎完全被逆转,提示该作用是自噬依赖性的可诱导细胞自噬,并引起自噬标志性蛋白 Beclin-1 表达增加及 LC3I 转变为 LC3II;自噬抑制剂 3-MA 不但可以抑制该自噬作用而且几乎完全逆转其抗增殖作用,提示其生长抑制作用为自噬依赖性的。Western Blot 检测结果表明,麦冬皂苷 B 抑制 AKT、mTOR 和 p70S6K 的磷酸化并上调 PTEN,但并不引起 Caspase-3 的活化及 PARP 的切割。因此,麦冬皂苷 B 抑制 HeLa 细胞增殖与凋亡无关,而是通过抑制 Akt/mTOR 信号通路诱导其发生自噬[5]。

(2)麦冬皂苷 C 的抗肿瘤作用:剂量为 10~40mg/kg 的麦冬皂苷 C 腹腔注射对艾氏腹水癌 EAC 有抑瘤活性,剂量为 20mg/kg 时,腹腔或皮下注射均对 S180 肉瘤有抑瘤活性,显著延长小鼠存活时间,极显著增加小鼠的脾脏重量,显著增强小鼠的碳粒廓清作用,而剂量为 10mg/kg 时即可对抗由 ^{60}Co$^-$γ 射线照射引起的白细胞下降[6]。

(3)麦门冬提取物的抗肿瘤作用:麦门冬水提物与镉同时使用时,1.7g/kg 小剂量水提物对镉诱发微核无抑制作用,3.4g/kg 中剂量和 6.8g/kg 大剂量则有明显抑制作用($P<0.01$),抑制率分别达 47.5% 和 41.0%[7];麦门冬水提物与环磷酰胺合用时,小、中剂量组对环磷酰胺诱发的微核无抑制作用,而大剂量组抑制效果显著($P<0.05$)[8]。麦门冬乙酸乙酯提取物中的成分甲基沿阶草酮 A、甲基沿阶草酮 B 以及高异类黄酮对 HeLa-S3 细胞有强的细胞毒性,IC$_{50}<10\mu g/ml$[9]。

(4)麦门冬汤的抗肿瘤作用:中药汤剂浓缩至含生药 1g/ml,药物浓度分为高、中、低 3 个剂量,每天灌胃分别为 41.76g/kg、20.88g/kg、10.44g/kg,每天 1 次,连续给药 10 天。麦门冬汤各组对荷瘤小鼠体重的影响,与正常组比较无统计学意义($P>0.05$);化疗组体重与各组比较,则显著下降($P<0.01$);麦门冬汤高剂量(含生药 1.67g/ml)对 H22 荷瘤小鼠有显著的抑瘤作用($P<0.01$);麦门冬汤各剂量组都能增加脾脏重量,并提高脾指数($P<0.01$)。麦门冬汤对 H22 荷瘤小鼠有抑瘤作用,并能提高其免疫机能[10]。麦门冬汤对小鼠膀胱癌细胞 MBT-2,不同剂量组抑瘤率分别为 41.18%、32.65%,麦门冬汤能抑制肿瘤生长,其主要机制是增强小鼠的细胞免疫功能,提高患者免疫监视功能,使机体产生有效的抗肿瘤免疫应答,及时杀伤和清除肿瘤细胞。其作用机制主要为提高机体的细胞免疫功能,提高患者免疫监视功能,使机体产生有效的抗肿瘤免疫应答,及时杀伤和清除肿瘤细胞[11]。

2. 其他药理作用

(1)抗心律失常作用:静脉注射 10mg/kg 麦门冬总皂苷能预防或对抗由氯仿-肾上腺素(兔)、BaCl$_2$(大鼠)和乌头碱(大鼠)所诱发的心律失常,并使结扎冠状动脉 24 小时后的室性心律失常发生率由 87%±8%降至 57%±7%,从而证明麦门冬具有抗心律失常作用,总皂苷是其有效成分之一[12]。

(2)抗心肌缺血作用:麦冬提取物都具有明显的抗心肌缺血作用。山麦冬总皂苷能保护心肌超氧化物歧化酶活性,降低心肌丙二醛水平,此外还降低心肌游离脂肪酸的生成,缩小心肌梗死面积[13]。麦冬总皂苷及总多糖 60g 生药/kg,灌胃可显著增加小鼠心肌营养血流量。麦冬抗心肌缺血的作用机制可能与防止心肌细胞脂质过氧化及改善脂肪酸代谢有关,并呈现出一定的量效关系[14]。

(3)对脑缺血的保护作用:10~40mg/kg 山麦冬总皂苷可显著减少大脑中动脉模型大鼠脑梗死范围,改善行为学障碍。山麦冬总皂苷对大脑中动脉血栓所致局灶性脑缺血损伤具有保护作用,并且有显著的抗凝血作用[15]。麦冬多糖对脑缺血损伤的抗缺氧作用,发现 400mg 和 200mg 麦冬多糖对脑内乳酸含量均有显著降低作用,提示麦冬多糖对实验性脑缺血有抗缺氧保护作用[16]。

(4)降血糖作用:在用麦冬多糖对正常和实验性糖尿病小鼠血糖的影响研究中发现,对正常小鼠的血糖亦有降低作用,且具有量效关系,其作用机制可能为减弱四氧嘧啶对胰岛 β 细胞的损伤或改善受损伤的 β 细胞的功能,阻止葡萄糖在小肠的吸收[17]。麦门冬正丁醇提取物也能明显降低正常小鼠血糖浓度,并有剂量依赖性;对肾上腺素引起血糖改变的糖尿病小鼠,麦门冬正丁醇提取物组血糖显著低于对照组($P<0.01$),并且在肝脏中糖原含量明显增加[18]。

(5)抗细菌作用:麦冬药液浓度 0.0793g/ml,即为大肠杆菌生长速率常数最大时的用药浓度,也就是最佳用药浓度。结果表明,浓度较小时,麦冬对大肠杆菌生长代谢有促进作用,浓度较大时,麦冬对大肠杆菌生长代谢有抑制作用,临界生长用药浓度为 0.5251g/ml[19]。

(6)对免疫系统的影响:麦门冬多糖 200mg/kg,可显著增加幼鼠的胸腺和脾脏的重量,增强小鼠网状内皮系统的吞噬能力,提高血清血溶素含量,从而显示麦门冬多糖具有良好的免疫增强和刺激作用。麦门冬多糖还具有较显著的抗小鼠耳异种被动皮肤过敏的作用,并能拮抗乙酰胆碱和组胺混合液刺激引起的正常豚鼠和卵白蛋白引起的致敏豚鼠的支气管平滑肌收缩,抑制致敏豚鼠的哮喘发生及小鼠肥大细胞脱颗粒及组胺释放[20]。

【药代动力学】通过麦冬注射液对心肌梗死后心力衰竭大鼠血流动力学的影响进行研究,结果麦冬注射液对心率无影响,但是麦冬大剂量组用药 5 分钟后左室收缩压最大压较用药前明显下降,左心室压力最大上升速率、左心室压力最大下降速率较用药前减慢,左室舒张末压较用药前明显上升。结果表明麦冬注射液大剂量组能引起心肌梗死后心力衰竭大鼠血流动力学变化,对左室功能进行调节,而且起效快[21]。肾排泄可以看出麦冬多糖静注后迅速大量地

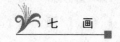

以原形自尿中排出，2小时内约排出给药量的50%，麦冬多糖可经胃肠道吸收，但吸收很少[22]。

【临床应用】

1. 治疗肿瘤　治疗阴虚型非小细胞肺癌：沙参麦冬汤以麦冬、沙参、扁豆、玉竹、栀子、瓜蒌、贝母各20g，天花粉、杏仁、桔梗、桑叶各10g，甘草5g，牡丹皮、黄芩各25g，1剂/天，水煎200ml，口服。沙参麦冬汤治疗阴虚型非小细胞肺癌的临床效果较为明显，起到了较好的减毒增效作用[23]。

2. 治疗其他疾病

(1)治疗慢性萎缩性胃炎：将慢性萎缩性胃炎患者分为对照组和治疗组，对照组采用常规西药治疗，治疗组用沙参麦冬汤合失笑散加减治疗[24]。沙参麦冬汤治疗吐酒性胃痛，治疗后观察到胃黏膜充血、水肿及较多充血性红斑减少甚至完全消失，总有效率达到94.1%。现代药理实验也证明沙参麦冬汤对人体胃黏膜有明显的保护作用[25]。

(2)治疗呼吸系统疾病：沙参麦冬汤治疗肺炎，将74例肺炎恢复期患儿随机分为治疗组和对照组：治疗组给予沙参麦冬汤治疗，对照组给予常规抗生素治疗与止咳平喘对症治疗[26]。现代实验亦证明沙参麦冬汤可以调节体内SIgA和IL-6水平，对呼吸系统有一定的保护作用[27]。

参考文献

[1] 国家药典委员会.中华人民共和国药典.一部.北京：中国医药科技出版社，2010：144-145.

[2] 郝羚竹.麦冬备体皂营化学成分的研究.延吉：延边大学，2007：50.

[3] 张涛.麦冬中甾体皂苷类成分的研究.北京：中国人民解放军军事医学科学院，2009：89-94.

[4] 陈屏，徐东铭，雷军.麦冬化学成分及药理作用的研究现状.长春中医学院学报，2004，4(1)：35-36.

[5] 许秋菊，侯莉莉，胡国强，等.麦冬皂苷B诱导人宫颈癌HeLa细胞自噬的机制.药学学报，2013，48(6)：855-859.

[6] 余伯阳，殷霞，荣祖元，等.短葶山麦冬皂苷C的药理活性研究.中国药科大学学报，1994，25(5)：286-288.

[7] 刘冰，武广恒.麦冬对镉所致遗传损伤的抑制作用研究.长春中医学院学报，1998，14(4)：53.

[8] 刘冰，武广恒.麦冬的抗诱变研究.白求恩医科大学学报，1999，25(2)：129-130.

[9] 怡悦.麦门冬的细胞毒性成分.国外医学(中医中药分册)，1999，21(5)：42-43.

[10] 包素珍，郑小伟，宋红，等.麦门冬汤的抑瘤作用.中医研究，2005，18(8)：9-10.

[11] 林玉珊.麦门冬汤体内抑瘤效应的免疫机制探讨.中西医结合与祖国医学，2006，10(11)：1018-1020.

[12] 田友清，余伯阳，寇俊萍，等.麦冬药理研究进展.中国医学生物技术应用杂志，2004，(2)：1-5.

[13] 宋晓亮，高广猷，叶丽红.山麦冬总皂苷对实验性心肌缺血的影响.中国药理学通报，1996，12(4)：329-332.

[14] 周跃华，徐德生，冯怡，等.麦冬提取物对小鼠心肌营养血流量的影响.中国实验方剂学杂志，2003，9(1)：22-24.

[15] 邓州，李卫平，何开环，等.小麦冬总皂苷对局灶性脑缺血损伤的保护及抗凝血作用研究.中国药房，2007，18(30)：2332-2334.

[16] 许燕萍，陈琪.麦冬多糖对大鼠脑缺血损伤的抗缺氧作.镇江医学院报，1996，6(3)：217-218.

[17] 张卫星，王乃华.麦冬多糖对四氧嘧啶糖尿病小鼠高血糖的降低作用.中草药，1993，24(1)：30-31.

[18] Kako M，Miura T，Usami M，et al. Hypoglycemic effect of the rhizomes of ophiopogonis tuber in normal and diabetic mice. BiolPharm Bull，1995，18(5)：785-787.

[19] 李晓霞，潘晓茹，吴莉莉.麦冬对大肠杆菌代谢作用的微量量热法研究.山东中医药大学学报，2001，25

(4):307-309.

[20] 汤军,钱华,黄琦,等.麦冬多糖平喘和抗过敏作用的研究.中国现代应用药学杂志,1999,16(2):16-19.

[21] 沈晓红,董耀荣,吴美平,等.麦冬注射液对心肌梗死后心力衰竭大鼠血流动力学的影响.上海中医药杂志,2007,41(7):56-58.

[22] 林晓.用凝胶色谱—柱后水解后荧光衍生法研究麦冬多糖药代动力学.第七届中国新医药博士论坛.中国当代新医药论丛.南昌:江西高校出版社,2004:109-112.

[23] 黄礼周.沙参麦冬汤治疗阴虚型非小细胞肺癌23例临床分析.深圳中西医结合杂志,2012,22(6):370-372.

[24] 李德宽.益胃养阴、活血化瘀法治疗慢性萎缩性胃炎38例.河南中医,2007,27(7):31-32.

[25] 许凤莲.沙参麦冬汤治疗吐酒后胃痛68例.辽宁中医杂志,2006,33(9):1148-1149.

[26] 韩彦华.沙参麦冬汤在小儿肺炎恢复期中的应用.临床合理用药,2009,2(24):49.

[27] 万桂芹.沙参麦冬汤加减治疗慢性支气管炎56例临床观察.中国全科医学,2010,13(6):1813.

89. 芫 花

【来源】瑞香科植物芫花 *Daphne genkwa* Sieb. et Zucc. 的干燥花蕾,其根白皮(二层皮)也供药用[1]。

【性味与归经】花:苦、辛,寒。归肺、脾、肾经。有毒。根皮:辛、苦,平。归肺、脾、肾、膀胱经。有毒。

【功能与主治】用于水肿胀满,胸腹积水,痰饮积聚,气逆喘咳,二便不利,外治疥癣秃疮,冻疮。具有镇咳祛痰、引产、抗肿瘤、抗炎、杀虫、调节免疫功能等作用[2]。

【化学成分】芫花的花及花蕾、叶、枝、根中分离得到了一系列香豆素类、木脂素类、二萜原酸酯类、绿原酸类、酚苷类和常见的黄酮类,以及一系列具有特殊结构的双黄酮类化合物。从芫花的花及花蕾中分离得到芫花素(genkwanin)、芹菜素(apigenin)。在芫花的花中分出了3'-羟基芫花素(3'-hydroxy-genkwanin)。1983年从花中分出了芫根苷(yuenkanin),但没有完全确定其结构,后阐明了芫根苷的结构为芫花素-5-*O*-β-D-木糖-(1→6)-β-D-葡萄糖苷。并从其中分离得到木犀草素(luteolin)、椴苷(tiliroside)和一个巴豆烷型二萜 12-*O*-(2'*E*,4'*E*-decadienoyl)-4-hydroxyphorbol-13-acetyl 及瑞香烷型二萜类化合物芫花酯乙(isoyuanhuadine)[3]。从芫花叶中分离得到异槲皮苷(isoquercetrin)、木犀草苷(galuteolin)及芫花叶苷(yuanhuanin)三个黄酮苷。利用甲酯化的方法从芫花叶的水提物中分出4种绿原酸类化合物,分别为3'-*O*-咖啡酰基奎宁酸甲酯、4'-*O*-咖啡酰基奎宁酸甲酯、5'-*O*-咖啡酰基奎宁酸甲酯、5'-*O*-(3,4-二甲氧基)-桂皮酰基奎宁酸甲酯。从芫花叶中分离得到了松脂醇(pinoresinol)、落叶松脂素(lariciresinol)、异落叶松脂素[(+)-secoiso-lariciresinol]和罗汉松脂素[(+)-matairesinol]。从芫花枝条中分离得到十八碳酸单甘油酯(glycerylmonostearate)、邻苯二甲酸二丁酯(dibutyl phthalate)、棕榈酸(palmitic acid)、β-谷甾醇(β-sitosterol)、咖啡酸十八烷酯(octadecyl caffeate)、山奈酚(kaempferol)、西瑞香素(daphnoretin)、西瑞香内酯(daphnorin B)、木犀草素(luteolin)、落叶松脂醇(larch turpentine)、β-胡萝卜苷(β-daucosterol)、木犀草素 7-*O*-β-D-葡萄糖苷(luteolin-7-*O*-β-D-glucoside)、刺五加苷 B(elentheroside B)、刺五加苷 B1(elentheroside B1)、松脂醇二葡萄糖苷(pinoresinol diglucoside)[4]。从芫花的根中分出螺双黄酮芫花醇 A(genkwanol A)、芫花醇 B(genkwanol B)、芫花醇 C(genkwanol C)、瑞香素 B(daphnodorin B)。从芫花根中分离得到毛瑞香素 G 以及 3 个双黄酮化合物毛瑞香素 G-3″-甲醚、毛瑞香素

H-3″-甲醚和毛瑞香素 H-3″-甲醚。芫花根中尚含有香豆素类成分伞形花内酯（umbelliferone）、西瑞香素（daphnoretin）和瑞香苷（daphnin），新的双香豆素异西瑞香素（isodaphnoretin）。从花中分出了芫花酯甲（yuanhuacine）、芫花酯乙（yuanhuadine）、芫花酯丙（yuanhuafine）、芫花酯丁（yuanhuatine）、芫花酯戊（yuanhuapine），芫花烯（genkwadaphnin）、芫花酯己（yuanhuajine）和芫花酯庚（yuanhuagine）[5]。

【药理作用】

1. 抗肿瘤作用

（1）芫花酯甲的抗肿瘤作用：芫花酯甲对 Lewis 肺癌接种小鼠腹腔注射给药，芫花酯甲浓度为 0.1mg/kg 和 0.5mg/kg 时肿瘤体积分别减少 24.2% 和 45.8%，对照组阿霉素给药时肿瘤体积减小 45.2%。同时，用芫花酯甲分别皮下注射给药 0.2mg/kg、0.4mg/kg、0.8mg/kg 肿瘤 C57BL/6 小鼠，发现其体内的 B16 黑色素瘤细胞肿瘤重量以剂量依赖模式分别减少 30%，43% 和 46%。另外，实验证明芫花酯甲涂到肿瘤附近的皮肤上也能抑制肿瘤生长 31%。芫花酯甲对 HL-60 细胞抑制活性的实验发现 HL-60 细胞经芫花酯甲处理后与对照组相比，Bax 表达增加到很高水平，而 Bcl-2 表达稍有减少，Bax/Bcl-2 比率显著增加，并呈现出剂量依赖性。从而证明芫花酯甲能够激活细胞凋亡过程，包括 DNA 断裂，染色质凝聚，细胞周期停止在 G_1 期以及 Bcl-2 蛋白的调控效应[6]。

从芫花中分离出的双萜酯甲类化合物，对人肺癌 A549 细胞 IC_{50} 值为 12～53nmol/L，表现出较强的 A549 细胞抑制作用[7]。芫花酯甲能够抑制黑色素瘤 A375 细胞增殖，促使黑色素瘤 A375 细胞停滞在 G_2/M 期，$0.1\mu M$、$1\mu M$、$10\mu M$ 芫花酯甲孵育 48 小时后，A375 细胞的 G_2 期比例由 8.57% 升高到 11.42%、15.74%、22.4%，1μmol/L 芫花酯甲作用 12 小时、24 小时、48 小时后，G_2 期细胞的比例分别由 8.47% 升高为 10.62%、10.82%、15.7%。大剂量作用时，可以诱导细胞凋亡，在凋亡过程中，伴随着线粒体膜电势降低，细胞色素 C 由线粒体释放至胞浆，从而引起 Caspase-3 水解为活性片断，Bcl-2 下调以及 Bax 蛋白表达上升，激活 Caspase 级联系统，最终导致细胞凋亡[8]。异芫花酯甲对人乳腺癌 SK-BR-3 细胞株显示了较强的细胞毒活性，IC_{50} 值分别为 217.1nmol/L，对人乳腺癌 SK-BR-3 细胞有显著抑制作用[9]。

（2）芫花的抗肿瘤作用：从芫花的 95% 乙醇提取物的乙酸乙酯部位分离出 α-菠甾醇、3β-hydroxyolean-11-en-28,13β-olide 和椴苷进行了体外细胞毒性测试，结果显示 α-菠甾醇对人肝癌细胞 HepG-2，人结肠癌细胞 HT-29，人子宫颈癌细胞 HeLa，均有一定细胞毒性，化合物 3β-hydroxyolean-11-en-28,13β-olide 对人肝癌细胞没有明显的细胞毒性，对人结肠腺癌细胞具有一定的抑制活性，IC_{50}>50μg/ml。椴苷对人子宫颈癌细胞没有明显抑制活性，对人结肠腺癌细胞有轻微的促进增殖作用，对人肝癌细胞有一定的抑制活性，IC_{50} 约为 50μg/ml[10]。

（3）芫花总黄酮的抗肿瘤作用：芫花总黄酮对人卵巢浆液性上皮癌细胞株 HO-8910 皮下种植瘤裸鼠模型，芫花总黄酮给药剂量分别为 30mg/kg、55mg/kg、85mg/kg，分别在造模的 3 天前、3 天后和造模同时对小鼠灌胃 14 天。同时用 MTT 法检测芫花总黄酮对体外培养的肿瘤细胞的毒性、给药后种植瘤裸鼠脾淋巴细胞增殖和 NK 细胞的杀伤活性。结果 3 个剂量的芫花总黄酮、3 种给药模式对小鼠种植瘤的生长都表现出显著的抑制作用，对种植瘤裸鼠的淋巴细胞增殖、NK 细胞的杀伤活性都有明显的提升作用，对小鼠和人卵巢癌 HO-8910 细胞的生长有显著的抑制作用，其抗肿瘤活性是通过选择性杀死肿瘤细胞和提高外周血淋巴细胞数量、促进淋巴细胞的增殖和提高 NK 细胞的杀伤活性来实现的[11]。芫花根总黄酮对 S180 小鼠肿瘤的生长都表现出显著的抑制作用,对荷瘤小鼠的淋巴细胞增殖、NK 细胞的杀伤活性都有明显的提升作用[12]。

2. 其他药理作用

(1)镇痛作用:表现在对热、电及化学刺激致痛都有镇痛作用,且吗啡受体特异性阻断剂纳洛酮能阻断其镇痛作用。此外还有镇静、抗惊厥及增强异戊巴比妥钠的麻醉作用。利用佐剂性关节炎大鼠为疼痛模型,观察芫花根总黄酮对大鼠痛阈、疼痛级别以及炎症局部组织中前列腺 E_2、超氧化物歧化酶的影响。结果认为芫花根总黄酮具有较好的镇痛效果,其机制可能和抑制前列腺 E_2 生成,提升超氧化物歧化酶活力有关[13]。

(2)对内脏系统的影响

1)对心血管系统的影响:芫花叶提取液给予麻醉猫静脉注射,可产生短暂而明显的降压作用。芫花总黄酮静脉注射对乌头碱引起的大鼠心律失常有明显对抗作用,对氯化钡引起的心律失常有预防作用[14]。

2)对平滑肌的影响:用代谢笼统法研究芫花的利尿作用,健康人口服芫花和家兔用芫花灌胃后均有显著利尿作用[15]。芫花可剂量依赖性增高(10％、30％、100％、200％)豚鼠膀胱逼尿肌肌条的张力,增大膀胱逼尿肌条的收缩波平均振幅,维拉帕米可部分阻断芫花增高膀胱条张力的作用[16]。

3)对呼吸系统的影响:醋制芫花、羟基芫花素进行镇咳、祛痰和平喘试验,均采用小鼠进行试验,结果说明醋制芫花、羟基芫花素均有一定的镇咳作用,并且有很好的祛痰作用,并确定羟基芫花素是止咳、祛痰的主要成分。另外芫花中的木犀草素-7-O-β-D 吡喃葡萄糖苷,经研究对痰、咳、喘、炎 4 症都有效[17]。

4)对生殖系统的影响:芫花中的二萜原酸酯类成分对孕猴妊娠中期引产作用良好。芫花酯甲的引产作用机制可能是使脱膜细胞变性坏死,其中的溶酶体受破坏而释放出大量的内源性前列腺素 PG_s 引起宫缩而引产[18]。芫花酯甲和芫花酯乙对大鼠离体子宫的作用,可直接兴奋动情期及早孕大鼠的离体子宫平滑肌,对大鼠离体子宫收缩力的增强作用大于芫花酯乙[18]。芫花根皮水煎剂对人工动情期大鼠离体子宫平滑肌条的作用,发现芫花对未孕大鼠离体子宫平滑肌条的兴奋作用,可能是通过作用于平滑肌细胞膜的 Ca^{2+} 通道和部分刺激前列腺素合成、释放的途径实现的[19]。

(3)其他作用的影响:从芫花花中分出了三个 cAMP 磷酸二酯酶抑制剂:木犀草素、木犀草素-7-甲醚和椴苷,其中椴苷活性最强。芫花的花及花蕾中有黄嘌呤氧化酶的抑制剂,芹菜素和木犀草素是强黄嘌呤氧化酶抑制剂。动力学研究表明,芹菜素和木犀草素的作用方式是混合型的,但四种黄酮混合使用对黄嘌呤氧化酶没有抑制活性[20]。

(4)抗细菌作用:采用平板稀释法(将醋制芫花、苯制芫花及羟基芫花素与培养基配成不同比例的浓度,制成平板,接种细菌,观察生长情况)观察醋制芫花、羟基芫花素的抑菌作用。结果表明,醋制芫花及苯制芫花醇水提液 1∶50 时对肺炎球菌、溶血性链球菌、流行性感冒杆菌有抑菌作用,而羟基芫花素无抑菌作用[21]。

(5)对免疫系统的影响:从近些年开始研究芫花成分的免疫调节活性,郑维发、高晓雯等以小鼠迟发型超敏反应等指标评价芫花根总黄酮对小鼠细胞免疫功能的影响,从而得出芫花根总黄酮对小鼠的细胞免疫功能有调节作用,并且建立小鼠血清中芫花根总黄酮各成分的HPLC 测定方法,探讨含药血清对正常小鼠细胞免疫功能的影响。证明含药血清能增强正常小鼠细胞免疫功能[22-23]。

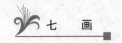

【药代动力学】采用高效液相色谱法建立了芫花酯甲生物样品分析方法,并对其进行了实验验证。药物动力学研究结果表明,单次静脉注射芫花酯甲家兔体内血药浓度曲线符合二室开放模型,消除相半衰期为 11.1 小时。芫花酯甲在家兔体内分布广泛,无特殊组织亲和力和蓄积性,能够通过血脑屏障,进入脑组织[24]。

【临床应用】治疗其他疾病:

1. 治疗瘰疬 净芫花放在瓦上用文火焙,且要边焙边往芫花上喷醋、拌匀,直至芫花放在手指上捻动即成细末为好,瘰疬即可渐小乃至化除[25]。

2. 用于过期流产 芫花萜膜可用于过期流产,芫花萜膜可引起内源性前列腺素的合成与释放,从而引起子宫节律性收缩,导致流产[26]。

参 考 文 献

[1] 国家药典委员会. 中华人民共和国药典. 一部. 北京:中国医药科技出版社,2010;148.

[2] 邓仕任,夏林波,董倩,等.芫花药材的 HPLC 指纹图谱及 ESI-MS 分析.中国实验方剂学杂志,2011,17(24):32-35.

[3] 夏素霞,李玲芝,李菲菲,等.芫花花蕾中的两个新二萜.化学学报,2011,69(20):2518-2522.

[4] 徐贝贝,张朋,刘明华,等.芫花枝条化学成分的研究.烟台大学学报(自然科学与工程版),2010,23(2):111-115.

[5] 李玲芝,宋少江,高品一.芫花的化学成分及药理作用研究进展.沈阳药科大学学报,2007,24(9):587-592.

[6] Park B Y, Min B S, Ahn K S, et al. Daphnane diterpene esters isolated from flower buds of Daphne genkwa induce apoptosis in human myelocytic HL-60 cells and suppress tumor growth in Lewis lung carcinoma (LLC)-inoculated mouse model. J Ethnopharmacol,2007,111(3):496-503.

[7] Hong J Y, Nam J W, Seo E K, et al. Daphnane diterpene esters with anti-proliferative activities against human lung cancer cells from Daphne genkwa. Chem Pharm Bull(Tokyo),2010,58(2):234-237.

[8] 张炜.芫花酯甲抗黑色素瘤的作用及其机理的初步研究.北京:中国协和医科大学,2002:74-84.

[9] 邵泽艳,商倩,赵娜夏,等.芫花中瑞香烷型二萜原酸酯类化合物及其肿瘤细胞毒活性.中草药,2013,44(2):128-132.

[10] 张小琼.裂苞铁苋菜和紫芫花的化学成分与活性研究.武汉:华中科技大学,2010:26-36.

[11] 姚晶萍,倪延群,王莹威,等.芫花根总黄酮抗肿瘤活性的研究.首都医药,2011,7(14):19-22.

[12] 魏志文,高晓雯,郑维发.芫花根总黄酮抗肿瘤活性研究.解放军药学学报,2008,24(2):116-120.

[13] 王莉,郑维发,王建华,等.芫花根总黄酮的镇痛作用及其机制研究.宁夏医学杂志,2005,27(1):21-23.

[14] 李逢菊,王芝春,吴伟.芫花的研究概况.科技信息,2010,(15):389-390.

[15] 赵一,原思通,李爱媛,等.炮制对芫花毒性和药效的影响.中国中药杂志,1986,11(4):49-53.

[16] 张英福,郑小青,田治锋.芫花对豚鼠膀胱逼尿收缩活动的影响.中药药理与临床,1999,15(5):36-38.

[17] 张保献,原思通,张静修,等.芫花的现代研究概况.中国中医药信息杂志,1995,2(10):21-24.

[18] 王伟成,沈淑人.芫花酯甲和芫花酯乙对大鼠离体子宫的作用.生殖与避孕,1988,8(2):60-61.

[19] 马永明,刘恒,瞿颂义,等.芫花对未孕大鼠离体子宫平滑肌条作用的研究.中国中药杂志,1998,23(7):429-430.

[20] NIKAIDO T, OHMOTO T, SANKAWA U. Inhibitors of adenosine $3',5'$-cyclic monophoshate phoshdiesterase in Daphne genkwa Sieb. et Zucc. Chemical & Pharmaceutical Bulletin,1987,35(2):675-681.

[21] 张保献,原思通,张静修,等.芫花的现代研究概况.中国中医药信息杂志,1995,2(10):21-24.

[22] 郑维发,王莉,石枫,等.芫花根总黄酮对小鼠细胞免疫功能的调节作用.解放军药学学报,2004,20(4):

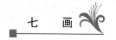

七 画

241-245.

[23] 高晓雯,郑维发,彭烨城.芫花根总黄酮含药血清对小鼠细胞免疫功能的影响.中草药,2006,37(5):721-725.

[24] 杨浦闻.天然抗癌药物芫花酯甲家兔体内药代动力学研究.大连:大连理工大学,2009:38-59.

[25] 王雪华.芫花治疗瘰疬的临床应用.中医杂志,1992,33(12):52-53.

[26] 李秀真.芫花栓膜用于过期流产临床观察.实用中医药杂志,2002,18(6):10.

90. 花　椒

【来源】芸香科植物青椒 *Zanthoxylum schinifolium* Sieb. et Zucc. 或花椒 *Zanthoxylum bungeanum* Maxim. 的干燥成熟果实[1]。

【性味与归经】辛,温。归脾、胃、肾经。有小毒。

【功能与主治】具有温中止痛、杀虫止痒的功能。生花椒有小毒,辛温之性甚强,外用杀虫止痒作用佳。用于疥疮、湿疹或皮肤瘙痒。

【化学成分】花椒主要含挥发油、萜类、氨基酸、矿物质和蛋白质,挥发油是花椒香味的主要成分,主要成分为芳樟醇、丙酸芳樟酯、柠檬烯、茴香脑、花椒油素和4-松油烯醇,挥发油中含牦牛二醇(Yak diol),柠檬烯(limonene),枯醇(dryalcohol),其次为1,8-桉脑素(1,8-cineol)、月桂烯(myrcene)等[2]。花椒中发现的生物碱有茵芋碱、和帕洛平、青椒碱等。从川陕花椒中分离 N-去甲白屈菜红碱(N-des-methyl chelerythrine)[3],白藓碱、花椒碱[4];从刺异叶花椒根的木质部中分得6种生物碱,分别为铁屎米-6-酮(canthin-6-one)、乙氧基白屈菜红碱、N-去甲基白屈菜红碱、白藓碱、勒木党碱、氧化勒木党碱[5]。从花椒花、叶中也能分离出花椒麻味素,但其主要分布在果皮中。汉源花椒麻辣成分属于山椒酰胺类,存在多种异构体,主要有:花椒醇(sanshool)、α-羟基-异丁基[4,6,8,10]-十二烷四稀酰胺、α-羟基-异丁基[2,4,8,10]-十二烷四稀酰胺、α-羟基-异丁基[2,6,8,10]-十二烷四稀酰胺[6]。从全缘叶花椒中分离出 lanyuamide、lanyuamide、tetrahydrobungeanool、γ-sanshool、hydroxy、(2E,4E,8Z,11Z)及(2E,4E,8Z,11Z)-2′-hydroxy-N-isobutyl-2,4,8-11-tetradecatetraenamide[7]。从花椒属中发现的香豆素有异紫花前胡香豆素(marmesin)、七叶内酯(aesculetin);从刺壳椒中分离出 6,7,8-三甲氧基香豆素[8];从刺异叶花椒根中分离得香豆素类分别鉴定为 5-甲氧基-7-羟基-6-(3′-甲基-2′,3′-二羟基丁基)-香豆素、6-(3′-甲基-2′,3′-二羟基丁基)-7-甲氧基-8-(3″-甲基-丁-2″-烯基)-香豆素、6-(3′-甲基-2′,3′-二羟基丁基)-7-羟基-8-(3″-甲基-丁-2″-烯基)-香豆素、6-(3′-甲基-2′,3′-环氧丁基)-7-甲氧基-8-(3″-甲基-丁-2″-烯基)-香豆素、7-甲氧基-8-(3′-甲基-丁-2′-烯基)-香豆素、(3′-甲基-2′,3′-丁二醇基)-7-乙酰氧基香豆素、6-(3′-甲基-2′,3′-丁二醇基)-香豆素-7-O-β-D-吡喃葡萄糖苷、葡萄糖内酯、美花椒内酯、异茴芹内酯、6-(3′-甲基-2′,3′-丁二醇基)-7-羟基-香豆素、6-(3′-甲基-2-O-β-D-吡喃葡萄糖基-3′-羟基-丁基)-7-羟基-香豆[9-10];从野花椒茎木中分离出 6,7,8-三甲氧基香豆素、滨蒿内酯[11]。从异叶花椒根中分离得到 6-(3′-甲基-2′,3′-二羟基)-丁基-7-甲氧基-8-(3"-甲基-2"-丁烯基)-香豆素、8-(3′-甲基-2′,3′-丁烯基)-2′-[(1"羟基-1"-甲基)-乙基]-6,7-二氢呋喃香豆素、6,7,8-三甲基香豆素、滨蒿内酯、伞形花内酯;从刺异叶花椒根中发现细辛素、芝麻素、新木脂体柄果脂素、丁香树脂二甲醚、胡椒树脂醇-4′-O-ρ-D-吡喃葡萄糖苷;此外还从野花椒和异叶花椒中分离出辛夷脂素、syringaresinol[12]。

【药理作用】

1. 抗肿瘤作用

(1)花椒挥发油的抗肿瘤作用:花椒挥发油对嗜铬细胞瘤细胞的杀伤作用。结果浓度≥2mg 的挥发油中,PC-12 有明显的损伤。在浓度>0.5mg/ml 的挥发油中,PC-12 的生长出现抑制。表明花椒挥发油对 PC-12 有明显的抑制作用,其具有抗嗜铬细胞瘤活性[13]。4mg/ml 花椒挥发油处理 H22 细胞 72 小时可显著地抑制 H22 细胞增殖,1mg/ml 花椒挥发油处理 H22 细胞 72 小时即可导致亚凋亡峰的出现,且 G_0/G_1 期细胞增多,S 期和 G_2/M 期细胞减少,花椒挥发油对小鼠实体瘤生长具有显著抑制作用,花椒挥发油可抑制 H22 肝癌细胞增殖并激发细胞凋亡,但不能通过提高机体的免疫功能发挥抗肿瘤作用[14]。4～16mg/ml 的花椒挥发油对人肺癌 A549 细胞株有杀伤作用,抑瘤率达到 87.19%,1mg/ml 的花椒挥发油对 A549 有诱导细胞凋亡的作用,抑瘤率为 40.12%[15]。花椒挥发油对抗宫颈癌 HeLa 细胞作用进行了研究,结果 4mg/ml 花椒挥发油处理 HeLa 细胞 72 小时可显著抑制 HeLa 细胞增殖,1mg/ml 花椒挥发油处理 HeLa 细胞 72 小时即可导致抑制 HeLa 细胞增殖并激发细胞凋亡[16]。花椒挥发油抑制对人宫颈癌 CaSki 细胞的增殖有明显抑制作用,且这种抑制随药物浓度加大和药物作用时间延长而增加。花椒挥发油浓度为 4mg/ml 时,24 小时抑制率为 20%,48 小时抑制率为 46%,72 小时抑制率为 78%。1mg/ml 花椒挥发油作用 72 小时后 G_0/G_1 期细胞增多,S 期和 G_2/M 期细胞减少,作用具有明显的剂量依赖性,显示花椒挥发油可有效抑制细胞周期的正常转换,使细胞在 G_1 期堆积,细胞阻滞于 G_2/M 期,从而阻止细胞的有丝分裂,使细胞增殖受到抑制[17]。

(2)花椒提取物的抗肿瘤作用:不同浓度花椒提取物均能抑制 SGC-7901 细胞的增殖,且随着药物浓度的增加,其生长抑制作用也不断增强,呈浓度-效应关系。当浓度≥2mg/ml 时,其抑制细胞增殖作用显著增强,当浓度为 4mg/ml 时,其抑制作用接近最强,抑制率达88.4%。同时,随着药物作用时间的延长,药效也逐渐增大,48 小时大于作用 24 小时,72 小时明显高于 24 小时,在抗人胃癌细胞 SGC-7901 的效应中,药物疗效具有药物浓度依赖性和时间依赖性。花椒提取物促进胃癌 SGC-7901 细胞的凋亡是其抑制肿瘤细胞增殖、生长的主要途径之一[18]。

2. 其他药理作用

(1)中枢神经系统作用:一定浓度的花椒挥发油和花椒水溶性物均能可逆的阻滞蟾蜍离体坐骨神经冲动,且这种作用有浓度依赖性。20%的花椒挥发油与 20%的花椒水溶性物阻滞冲动所需时间与 5%的普鲁卡因接近。花椒挥发油和花椒水溶性物有近似普鲁卡因的局部麻醉作用,水溶性物的作用强于挥发油[19]。实验证明花椒和青椒的水提液都有镇痛作用,在相同剂量下青椒的作用比花椒强。

(2)抗炎作用:花椒有较强的麻醉作用,其水溶性生物碱有横纹肌松弛作用。花椒和利血平合用,其镇痛作用消失;与酚妥拉明合用能减弱其镇痛作用;普萘洛尔对花椒的镇痛作用无影响。花椒中所含的茵芋碱可能是其镇痛的活性成分之一[20]。

(3)对内脏系统的影响

1)对心血管系统的影响:花椒挥发油具有抗动脉粥样硬化形成的作用;这种作用与它降低血清过氧化脂质水平、抗脂质过氧化损伤有关[24]。花椒水提物及醚提物对冰水应激状态下儿茶酚胺分泌增加所引起的心脏损伤有一定的保护作用,可减少心肌内酶及能量的消耗,同时提高机体的活力水平[22]。花椒所含挥发油成分牛儿醇给家兔静脉注射,能引起血压的迅速下降,反射性引起呼吸兴奋。能明显延长血浆凝血酶原、部分凝血酶时间,推测花椒的抗栓、抗凝作用可能与血小板功能、血管内皮细胞的抗凝成分有关[23]。花椒水提物和醚提物对大鼠血栓形成有明显抑制作用,能明显延长实验性血栓形成的时间,提示有预防血栓形成的作用[24]。

2)对消化系统的影响:花椒水提物对水浸应激性小鼠胃溃疡和吲哚美辛-乙醇所致的小鼠胃溃疡均有抑制作用,还能抑制结扎引起的大鼠胃溃疡,醚提物可抑制盐酸性大鼠胃溃疡形成[25]。

3)对呼吸系统的影响:花椒挥发油对 ACh、组氨酸(histidine,His)所致的气管平滑肌收缩反应有明显抑制作用,提示花椒挥发油有平喘作用,而且对 His 所致的气管收缩作用强于ACh,表明其可能对过敏性哮喘有较好的抑制作用,但其确切的作用机制有待进一步研究[26]。

【临床应用】

1. 治疗肿瘤　是一种通过内服和外用联合用药,以毒攻毒,可有效治疗、控制和预防癌症的药物[27]。

2. 治疗其他疾病

(1)治疗膝关节滑膜炎:将花椒与腌渍盐(大粒盐)1∶1 比例装入纯棉布袋中制成花椒盐袋,将花椒盐袋放入微波炉中加热后,直接敷于患膝[28]。

(2)治疗痛经:当归花椒蜜浆口服液治疗原发性痛经和继发性痛经[29]。

参考文献

[1] 国家药典委员会. 中华人民共和国药典. 一部. 北京:中国医药科技出版社,2010:149.

[2] 宁洪良、郑福平、孙宝国,等. 无溶剂微波萃取法提取花椒精油. 食品与发酵工业,2008,34(5):179.

[3] 郑庆安、张灿奎、向瑛,等. 川陕花椒化学成分研究. 中草药,2001,23(5):399-400.

[4] 张灿奎、郑庆安、糜留西,等. 刺壳椒化学成分研究. 武汉植物学研究,2000,18(5):441-442.

[5] 向瑛、郑庆安、张灿奎,等. 刺异叶花椒中的生物碱和香豆素类成分. 武汉植物学研究,2000,18(2):143-145.

[6] Chen I S,Chen T L,Chang Y L,et al. Chemical constituents and biological activites of Zanthoxylum integrifoliolum. J Nat Prod,1999,62(6):833-837.

[7] 张家琪、王华明. 四川汉源花椒化学成分的研究. 分析测试学报,2001,20(7):253-255.

[8] 刘媛媛、曹蔚、张雅,等. 花椒属植物化学成分及其活性研究进展. 中国民族民间医药,2012,(3):28-30.

[9] 陶朝阳、陈万生、郑水庆,等. 刺异叶花椒化学成分研究. 药学学报,2001,36(7):511-513.

[10] 陶朝阳、陈万生、张卫东,等. 刺异叶花椒香豆素类化学成分. 中国中药杂志,2003,28(4):344-346.

[11] 祝丹、郑桐、陈玉,等. 野花椒化学成分研究. 华中师范大学学报,2009,43(3):424-427.

[12] 施瑶、李定祥、闵知大. 异叶花椒的化学成分研究. 中草药,2006,37(1):13-15.

[13] 黄海潮、王如意、周伟民. 花椒挥发油对嗜铬细胞的杀伤作用. 黑龙江医药,2011,23(5):514.

[14] 袁太宁、王艳林、汪鋆植. 花椒体内外抗肿瘤作用及其机制的初步研究. 时珍国医国药,2008,19(12):2915-2916.

[15] 臧林泉、胡枫、韦敏,等. 花椒挥发油抗肿瘤药理作用研究. 蛇志,2006,18(3):183-187.

[16] 袁太宁、王艳林、汪鋆植. 花椒挥发油抗宫颈癌 Hela 细胞作用研究. 湖北民族学院学报医学版,2008,25(3):26.

[17] 袁太宁、王艳林、汪鋆植. 花椒抗宫颈癌 Caski 细胞作用及其机制的初步研究. 时珍国医国药,2009,20(5):1119-1120.

[18] 李品艾、李晓莉、张玲. 花椒提取物对人胃癌细胞增殖及凋亡作用的研究. 安徽农业科学,2011,39(20):12091-12092.

[19] 修如新.青花椒中活性成分香柑内酯的止血作用实验研究.中国中医药信息杂志,1998,(11):4-16.

[20] 张明发.花椒的温理药理作用.西北药学杂志,1995,10(2):89-91.

[21] 建旸,方定志.花椒挥发油对实验性动脉粥样硬化的影响.四川大学学报(医学版),2005,36(5):696-699.

[22] 许青媛,杨甫昭.花椒粗提物对应激性心肌损伤的保护作用.中草药,1993,24(5):277-279.

[23] 阴健.中药现代研究与临床应用.北京:中医古籍出版社,1997:109-110.

[24] 金云海,单春文.花椒油素肺血栓及6-酮-前列腺素F1A血栓素B2的影响.中药新药与临床药理,2000,11(2):88-90.

[25] 尹靖先,彭玉华,张三印.花椒药用的研究进展.四川中医,2004,22(12):29-31.

[26] 韦敏,臧林泉,陶亮.花椒挥发油对离体豚鼠气管平滑肌作用的实验研究.蛇志,2007,19(3):184-187.

[27] 王德振.一种治疗和预防癌症的中药制剂.中国专利:CN102327496A,2012-01-25.

[28] 冯丽,田胜男.花椒盐袋治疗膝关节滑膜炎66例临床观察及护理.河北中医,2012,34(3):449-450.

[29] 王福兰,颜晓明,陈克芳,等.当归花椒蜜浆口服液治疗痛经的临床观察.中国药房,2011,22(35):3337-3339.

91. 芦　荟

【来源】百合科植物库拉索芦荟 *Aloe barbadensis* Miller、好望角芦荟 *Aloe ferox* Miller、巴巴多斯芦荟 *Aloe barbadensis* var. *chinensis* Mill、翠叶芦荟 *Aloe vera* (L.)Burm. f. 中华芦荟 *Aloe vera* L. var. *chinensis* (Haw.) Berg、*A. ferox* Mill 属近缘植物叶的汁液浓缩干燥物[1]。

【性味与归经】苦,寒。归肝、心、脾、胃、大肠经。无毒。

【功能与主治】肝火头痛,目赤肿痛,烦热惊风,热结便秘,虫积腹痛,小儿疳积,湿疮疥癣,痔瘘,解巴豆毒;杀小儿疳蛔;除鼻痒,散瘰疬,治惊痫,利水除肿;治肝火,镇肝风,清心热,解心烦,止渴生津,聪耳明目,消牙肿,解火毒;有健胃通经之效。

【化学成分】芦荟主要含有蒽醌类、多糖类、黄酮类化合物、有机酸、蛋白质、多肽、氨基酸和多种微量元素等有效成分。其中主要是蒽醌类物质芦荟大黄素(aloe-emodin)、芦荟大黄素苷(aloin)、7-羟基芦荟大黄素苷(7-hydroxyaloin)、高那特芦荟素(homonataloin)、大黄根酚(chrysoph-anol)、大黄酚-8-O-β-D-吡喃葡萄糖苷、蒽酚(anthranol)、异艾榴脑葡萄糖苷(isoe-leutherol glucoside)、芦荟皂草(aloesaponol)、芦荟苦素(aloesin)、芦荟宁(aloenin)、芦荟鼠李苷(aloenoside)、芦荟霉素、芦荟吗喃素、芦荟乌辛、芦荟熊果苷、芦荟沙波宁、芦荟克酊 A. B[2]。芦荟叶片中的蛋白质经水解后可产生20多种氨基酸,其中含有8种人体必需氨基酸,组成较为合理[3]。芦荟的根、茎、叶中均含有多种有机酸。其中已检出的有机酸有琥珀酸、苹果酸、乳酸、对香豆酸、酒石酸、丁二酸、异柠檬酸、柠檬酸、乙酸、辛酸、壬烯二酸、月桂酸、十三烷酸、十四烷酸、十五烷酸、十六烷酸、十七烷酸、十八烷酸、油酸、亚油酸、亚麻酸等。这些有机酸大多与钾、钠、钙等离子或生物碱结合,以盐的形式存在[4]。芦荟的外皮上包含多种维生素以及胆甾醇、β-谷甾醇、β-麦芽固醇、菜油甾醇等甾族化合物[5]。从芦荟叶汁中检出淀粉酶、纤维素酶、过氧化酶、脂肪酶、氧化酶、乳酸脱氢酶、碱性磷酸酯酶、酸性磷酸酯酶、谷丙转氨酶、谷草转氨酶、缓激肽酶、血管紧张肽、植物凝血素等酶成分[6]。

【药理作用】

1. 抗肿瘤作用

(1)芦荟大黄素的抗肿瘤作用：芦荟大黄素具有明显的抗肿瘤作用,研究表明,芦荟大黄素通过在肺癌细胞中产生抗氧化物诱导 DNA 的损伤,从而导致癌细胞 H460 的衰亡[7]。芦荟大黄素还能抑制黑色素瘤细胞的增殖和入侵能力,同时改变细胞分化的途径[8]。芦荟大黄素在体内外均有抗神经外胚瘤的活性,抑制神经外胚瘤的生长,但对动物无毒性影响,也不抑制正常纤维母细胞和造血干细胞的生长,推测其可能是通过诱导神经外胚瘤细胞凋亡而杀死神经外胚瘤细胞[9]。芦荟大黄素能抑制白血病细胞 HL-60 的生长,诱导人肝癌细胞、人舌鳞癌细胞、人肺癌细胞等多种肿瘤细胞的凋亡,作用机制可能是通过抑制肿瘤细胞蛋白质合成所需的肽链延长因子 EEF-2 和肽转移酶的活性,抑制肿瘤细胞的增殖。芦荟大黄素通过 Bax 和 Fas 死亡途径,激活 Caspase-3,Caspase-8,Caspase-9,诱导人类肺鳞状细胞系 CH-27 细胞的凋亡,并与蛋白激酶 C 及其同工酶密切相关[10]。芦荟大黄素对乳腺癌细胞 MDA-MB-231 体外转移能力有明显的抑制作用[11]。

(2)芦荟多糖的抗肿瘤作用：中华芦荟多糖高低浓度均对 S180、EAC 瘤株的抑制作用与服环磷酰胺一样,能明显抑制肿瘤细胞的生长,增强 EAC 荷瘤小鼠肿瘤坏死因子的含量,结果表明中华芦荟多糖有良好的抗肿瘤作用。不同浓度的中华芦荟多糖对 S180 荷瘤小鼠和 EAC 荷瘤小鼠的肿瘤均具有不同程度的抑制作用[12]。中华芦荟多糖是通过调节机体免疫力而抑制肿瘤的,因而对机体的正常细胞影响很小。芦荟多糖对 ECV-304 细胞生长的抑制作用呈浓度和时间依赖性,在 24 小时、48 小时、72 小时时间段测得 IC_{50} 分别为 $1.1120\mu g/ml$、$0.3260\mu g/ml$、$0.0795\mu g/ml$,芦荟多糖具有明显的抗肿瘤新生血管生成作用,并呈浓度和时间上的依赖性[13]。中华芦荟多糖与环磷酰胺合用时有增效减毒作用,能对由于化疗引起的脾指数降低有抑制作用[12]。

(3)芦荟苷的抗肿瘤作用：芦荟苷显著抑制血管内皮细胞的增殖,迁移和管形成的影响。芦荟苷对人结肠癌 SW-620 细胞研究表明,芦荟苷抑制肿瘤血管内皮生长因子受体和 STAT3 磷酸化在血管内皮细胞的活化,激活 STAT3 蛋白,STAT3 调节的抗凋亡因子、增殖因子和血管生成因子的蛋白表达也下降调节。此外,芦荟苷在体外抑制肿瘤细胞活性,诱导细胞凋亡,并大幅减少肿瘤在小鼠体内移植瘤的体积和重量,都无明显毒性[14]。

(4)芦荟蒽醌类化合物的抗肿瘤作用：芦荟蒽醌类化合物可能是通过 Bax 信号转导途径、Fas 信号转导途径、Caspase 介导的线粒体途径、ROS 途径诱导肿瘤细胞的凋亡[15]。蒽醌类化合物还可以通过干扰肿瘤细胞代谢来发挥抗肿瘤的作用。研究表明,大黄酸可以减少肝细胞内谷胱甘肽和 ATP 的含量,改变人表皮角质形成细胞 Colo-16 线粒体的结构,这样就通过改变细胞内环境干扰了肿瘤细胞的代谢,促进其死亡。最新的研究发现,芦荟蒽醌类化合物在非细胞毒性的浓度范围内,可以在基因和蛋白质水平上抑制基质金属蛋白酶和 RhoB 的表达,对人结肠癌细胞血管内皮生长因子也具有较强的抑制作用,并且在体外实验中观测到芦荟蒽醌类化合物能够抑制人结肠癌细胞血管的生长和上皮细胞的迁移[16]。芦荟蒽醌类化合物抑制多种肿瘤细胞的凋亡有可能是由于其在一定的条件下通过诱导机体产生氧自由基,芦荟蒽醌类化合物作用于小牛胸腺 DNA 时,细胞内 Cu^{2+} 被还原为 Cu^{+} 的同时,会产生超氧阴离子和羟自由基,产生细胞毒性作用,从而导致 DNA 链的断裂。这种条件主要是指一些与体内氧化还原反应相关的离子,如铜离子等[17]。

(5)芦荟凝集素的抗肿瘤作用：从木立芦荟中分离出来的两种糖蛋白芦荟素 A 和芦荟素 B,前一种是小分子水溶性的,可以通过免疫途径抑制被诱发的纤维肉瘤生长,还没有发现有细胞毒性。一种老鼠的血清蛋白名叫血红素结合蛋白,在一些肿瘤的发展中可以升高,暗示了

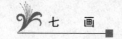

一个防御反应。注入芦荟素 A 也能引起血清蛋白质的短期升高,这一点也是与抗肿瘤活性相关的。另一种糖蛋白 ATF1011,通过激活 T 细胞来增强抗肿瘤的免疫性,而不是直接的细胞毒性[18]。芦荟凝集素是芦荟中的蛋白物质,目前已经从芦荟粗提物中分离出分子量分别为16kD 和 62kD 的凝集素,表现出一定的抗肿瘤活性还具有一定的红细胞凝集活性,表明芦荟粗提物中的凝集素类成分可能是芦荟抗肿瘤作用中的重要成分之一[19]。

2. 其他药理作用

(1)脑缺血损伤保护作用:芦荟多糖对线栓法阻断一侧大脑中动脉模型大鼠脑缺血后神经功能缺损导致的行为变化,用免疫组化法检测大脑皮质细胞凋亡相关蛋白 Caspase-3 的表达,结果表明芦荟多糖可能是通过诱导 Bcl-2 的表达,抑制 Bax 的上调从而阻止 Caspase 级联反应的激活,抑制 Caspase-3 mRNA 及蛋白的表达,终止 Caspases 级联反应,抗缺血性脑损伤后神经细胞凋亡[20]。

(2)对内脏系统的影响

1)对心血管系统的影响:通过给大鼠灌胃中华芦荟多糖 15 天后皮下注射 10mg/kg 异丙肾上腺素造成心肌缺血损伤模型,发现中华芦荟多糖能使心电图 J 点升高 T 波下降,降低血清和心肌组织、乳酸脱氢酶及丙二醛含量,增加 SOD 活性,并减轻心肌组织坏死面积[21]。提示中华芦荟多糖对异丙肾上腺素所致缺血心肌具有保护作用,其机制与提高大鼠的抗氧化能力有关。芦荟苷能明显抑制缺血再灌注引起的心肌细胞凋亡,其作用可能与降低 TNF-α 水平和提高 Ca^{2+}-ATPase 活性有关[22]。

2)对消化系统的影响:芦荟多糖具有预防和治疗试验性胃溃疡的作用。芦荟多糖明显降低实验性胃溃疡大鼠的溃疡指数及溃疡面积;且对大鼠幽门结扎后 5 小时的胃液、胃蛋白酶、胃黏液分泌有明显抑制作用,可升高胃液 pH 值,降低胃液游离盐酸浓度及总酸度,但对胃蛋白酶活性无影响。芦荟多糖对动物大鼠幽门结扎型、大鼠醋酸烧灼型、小鼠利血平型三种试验性胃溃疡具有明显的预防及治疗作用,并能抑制溃疡致病因子胃液、胃酸及胃蛋白酶的分泌[23]。

3)对肝功能的影响:用 CCl_4 造成小鼠急性肝损伤,分别灌胃给予 1.79mg/kg、3.58mg/kg、7.17mg/kg 剂量的中华芦荟多糖,发现三种剂量的中华芦荟多糖均能显著降低急性肝损伤小鼠血清中丙氨酸氨基转移酶、天冬氨酸氨基转移酶活性,提高其肝脏组织中超氧化物歧化酶活性,降低脂质过氧化产物丙二醛含量。提示机制与提高小鼠的抗氧化能力有关,有效降低小鼠肝损伤[24]。

4)对肾功能的影响:采用芦荟凝胶观察大鼠肾脏缺血再灌注损伤对大鼠缺血再灌注损伤肾脏的保护作用,建立大鼠肾脏缺血再灌注损伤模型,组织病理切片显示,芦荟凝胶可明显改善肾小球、肾小管的充血、肿胀等现象[25]。

【临床应用】治疗其他疾病:

1. 治疗内科疾病　芦荟可用于治急慢性胃炎、胃下垂、胃溃疡、十二指肠溃疡、肠炎、支气管哮喘等[26]。

2. 治疗外科疾病　芦荟治疗溃疡,数天内便能有效地抑制溃疡渗出液中微生物菌丛的生长,增加吞噬作用,促进伤口愈合[27]。

参 考 文 献

[1] 国家药典委员会. 中华人民共和国药典. 一部. 北京:中国医药科技出版社,2010:151-152.

[2] 王莲,吕方,张荣泉.植物芦荟的化学成分、药理作用及应用的研究进展.天津药学,2009,21(2):63-65.

[3] 段辉国,卿东红,胡蓉.芦荟的化学成分及其功效.内江师范学院学报,2004,19(6):66-68.

[4] 邓军文.芦荟的化学成分及其药理作用.佛山科学技术学院学报,2000,18(2):76-80.

[5] 陈国和,刘玉鑫,张新申.芦荟的化学成分及其分离分析.化学研究与应用,2002,14(2):133.

[6] 林新华,陈伟,黄丽英.芦荟的化学成分及其药理作用.中华医学写作杂志,2002,9(7):527.

[7] Chiu T H,Lei W W,Hsia T C,et al. Aloe-emodin induces cell depth through S-phase arrest end caspase-dependent pathways in human longue squamous Cancer SCC-4 cells. Anticancer Res,2009,29(11):4503-4511.

[8] 何振辉,何太平,翁闪凡,等.芦荟大黄素对人高转移乳腺癌细胞 MDA-MB-231 体外转移潜能的影响.中国药理学通报,2013,29(8):1114-1118.

[9] Pecere T,Gazzloa M V,Mucignat C,et al. Aloe-emodin is a nentype of anticancer dgentwith selective activity against neuroec to-dermal tumors. Cancer Res,2000,60(11):2800-2804.

[10] Lee H Z,Lin C J,Yang W H,et al. Aloe-emodin induced DAN damage through generation of reactive oxygen species in human lung carcinoma cells. Cancer Letters,2006,239(1):55-63.

[11] Tabolacci C,Lentini A,Mattioli P. et al. Antitumor properties of aloe-emodin and induction of transglutaminase 2 activity in B16-F10 melanoma cells. Life Sci,2010,87(9-10):316-324.

[12] 魏林郁,张洁,侯慧芳.芦荟多糖对小鼠抗肿瘤作用的实验研究.药物与临床,2008,8(23):69.

[13] 卢碧玉,蔡小连.芦荟多糖影响肿瘤血管生成作用的初步研究.现代医药卫生,2012,28(21):3201-3203.

[14] Pan Q,Pan H,Lou H,et al. Inhibition of the angiogenesis and growth of Aloin in human colorectal cancer in vitro and in vivo. Cancer Cell Int,2013,13(1):69.

[15] Suboj P,Babykutty S,Srinivas P,et al. Aloe emodin in-duces G2/M cell cycle arrest and apoptosis via activation of caspase-6 in human colon cancer cells. Pharmacology,2012,89(1/2):91-98.

[16] Suboj P,Babykutty S,Valiyaparambil Gopi D R,et al. Aloe emodin inhibits colon cancer cell migration/angiogenesis by down regulating MMP-2/9,Rho B and VEGF via reduced DNA binding activity of NF-κB. Eur J Pharm Sci,2012,45(5):581-591.

[17] Naqvi S,Ullah M F,Hadi S M. DNA degradation by aqueous extract of Aloe vera in the presence of copper ions. Indian J Biochem Biophys,2010,47(3):161-165.

[18] Reynolds T,Dweck A C. Aloe vera leaf gel:a review update. Journal of Ethnopharmacology,1999,68(1-3):3-37.

[19] Sabeh F,Wright T,Norton S J. Purification and characterization of a glutathione peroxidase from the Aloe vera Plant. Enzyme Protein,1993,(47):92-98.

[20] 吴童,白云,申秀云,等.芦荟多糖对脑缺血大鼠 Caspase-3 蛋白表达的影响.福建中医学院学报,2010,20(1):25-26.

[21] 张晓林,刘萍,杨安平,等.中华芦荟多糖对大鼠心肌缺血的保护作用.中药药理与临床,2008,24(5):42-44.

[22] 黄川锋,马瑜红,周新.芦荟苷预处理对缺血再灌注大鼠心肌细胞凋亡的影响.中国药物与临床,2009,9(9):819-820.

[23] 傅继华,温涛,徐琛,等.芦荟多糖对动物实验性胃溃疡的影响.中草药,2006,37(6):894-897.

[24] 张晓林,杨安平.中华芦荟多糖对小鼠急性肝损伤保护作用.中国公共卫生,2007,23(3):339-340.

[25] 崔桅,肖彬,王磊,等.芦荟凝胶对大鼠缺血再灌注损伤肾脏的保护作用.中草药,2007,38(8):1214-1216.

[26] 顾文祥,诸淑琴.芦荟栽培与加工利用.上海:上海科学普及出版社,1999:198-250.

[27] 胡尚嘉,李丽晶.芦荟的国内外应用进展.吉林医学院学报,1998,18(2):77-78.

92. 苏 木

【来源】 豆科云实属植物苏木 *Caesalpinia sappan* L. 的干燥心材,亦名苏枋、赤木、苏方木、棕木、红柴、落文树等[1]。

【性味与归经】 甘、咸、平。归心、肝、脾经。有毒。

【功能与主治】 活血祛瘀,消肿止痛,用于跌打损伤,骨折筋伤,瘀滞肿痛,经闭痛经,产后瘀阻,胸腹刺痛,痈疽肿痛。

【化学成分】 苏木中酚性成分为其主要药效作用的物质基础,包括巴西苏木素类(brazilines)、查耳酮类(chalcones)、原苏木素类(dibezoxocin derivatives)、原苏木素苷元及高异黄酮类(homoisoflavonoids)衍生物。巴西苏木素(brazilin)(分 R、S 构型)、苏木红素(brazilein)、3′-甲基巴西苏木素(3′-*O*-methyl-brazilin)、4′-甲基巴西苏木素(4′-*O*-methyl-brazilin)、4′-*O*-羟基巴西苏木素(4′-*O*-hydroxylbrazilin)、8-*O*-羟基巴西苏木素(8-*O*-hydroxylbrazilin)。苏木查耳酮(sappanchalcone)、2′-甲氧基-3,3,4-三羟基苏木查耳酮(2′-methoxy-3,3,4-trihydroxy-sappanchalcone)、4,4′-二羟基-2′-甲氧基查耳酮(4,4′-dihydroxy-2′-methoxychalcone)。原苏木素 A(protosappanin A)、原苏木素 B(protosappanin B)、10-*O*-甲基原苏木素 B(10-*O*-methylprotosappanin B)、异原苏木素 B(isoprotosappaninB)和 10-*O*-甲基异原苏木素 B(10-*O*-methyl-isoprotosappanin B),以及由苏木素类成分与原苏木素类成分聚合形成的原苏木素 E1(protosappanin E1)和原苏木素 E2(protosappanin E2)[2]。苏木黄素(sappanol)、3′-去氧苏木黄素(3′-deoxysappanol)、3′-*O*-甲基苏木黄素(3′-*O*-methylsappanol)、表苏木黄素(episappanol)、4-*O*-甲基苏木黄素(4-*O*-methylsappanol)、4-*O*-甲基表苏木黄素(4-*O*-methylepisappanol)、苏木酮 A(sappanone A)、3′-*O*-甲基表苏木黄素(3′-*O*-methylepisappanol)[3]。色原酮类含苏木查耳酮类的化合物有苏木查耳酮(sappanchalcone)、3-去氧苏木查耳酮(3-deoxysappanchalcone)、紫铆苷(butein)、异甘草素(isoliquiritigenin)、槲皮素(quercetin)、鼠李亭(rhamnetin)、商陆素(ombuin)[4]。包括 7-hydroxy-3-(3′,4′-dihydroxybenzylidene)-chroman-4-one、7-hydroxy-3-(4′-hydroxybenzylidene)-chroman-4-one、7-hydroxy-8-methoxy-3-(4′-methoxybenzylidene)-chroman-4-one[5]、苏木酮 B(sappanone B)、3′-去氧苏木酮 B(分 R、S 构型)、3-去氧苏木酮 B、3,7-dihydroxy-3-(4′-hydroxybenzy1)-chroman-4-one[6]。从苏木的乙酸乙酯萃取部位分离出 8 个单体化合物,分别为 5,7-二羟基-4′-甲氧基二氢异黄酮,鹰嘴豆芽素 A,3,7,3′,4′-tetrahydroxyflavanone,(αR)-α,3,4,2′,4′-pentahy-droxydihydrochalcone,sappanone B,7,3′,4′-三羟基二氢异黄酮,7,3′,4′-三羟基二氢黄酮,7,3′,4′-三羟基异黄酮[7]。从苏木 95% 乙醇提取物的石油醚萃取部位中分离了 9 个单体化合物,分别鉴定为 1-羟基-7-甲氧基呫吨酮(1-hydroxy-7-methoxy-xanthone)、2-羟基呫吨酮(2-hydroxy-xanthone)、1,5-二羟基呫吨酮(1,5-dihydroxy-xanthone)、1,7-二羟基呫吨酮(1,7-dihydroxy-xanthone)、大黄酚(chrysophanol)、木栓酮(friedelin)、熊果酸(ursolic acid)、β-谷甾醇棕榈酸酯(β-sitosterol palmitate)、麦角甾烷-4,6,8(14),22(23)-四烯-3-酮[ergosta-4,6,8(14),22(23)-tetraen-3-one][8]。

【药理作用】

1. 抗肿瘤作用

(1)巴西木素的抗肿瘤作用:不同浓度的巴西木素对人膀胱癌细胞株 T-24 细胞的增殖影

响不同,且随着药物浓度增加及作用时间延长,细胞抑制率逐渐增加。生物发光检测巴西木素作用 T-24 细胞 16 小时,巴西木素 $25\mu g/ml$、$50\mu g/ml$、$100\mu g/ml$、$200\mu g/ml$ 及丝裂霉素 $100\mu g/ml$ 的细胞抑制率分别为 49.23%、68.56%、90.90%、99.20%、63.24%,巴西木素半数毒性浓度(median toxic concentration, TC_{50})为 $25.81\mu g/ml$,其摩尔浓度为 $90\mu mol/L$。巴西木素对 T-24 细胞具有显著的增殖抑制作用,且具有剂量和时间依赖性。$200\mu g/ml$ 组在加药后 4 小时对细胞的抑制率达到 90% 以上,出现大量死亡细胞,提示巴西木素在浓度超过 $200\mu g/ml$ 时可能倾向于以坏死为主要方式杀灭肿瘤细胞[9]。

(2)苏木素的抗肿瘤作用:苏木素对人肝癌细胞株 BEL-7402、HepG-2 增殖作用的影响:当药物浓度为 $2\mu g/ml$ 时,无明显抑制作用;当药物浓度在 $200\mu g/ml$ 时,对两种细胞株的增殖有明显的抑制作用,抑制率分别达到 78.56% 和 87.38%,与对照组比较差异均有统计学意义($P<0.01$)。抑制率随着浓度和时间的增加而增加,表明其对细胞株增殖的抑制呈一定的时间和浓度依赖性。当药物浓度达到 $200\mu g/ml$,苏木素对人肝癌细胞株 HepG-2 肝癌细胞黏附作用的影响随时间的增加而加强,在 150 分钟时达到 79.33%,与对照组比较差异有统计学意义($P<0.01$);当药物浓度为 $2\mu g/ml$ 时,其对肝癌细胞的抑制作用较前明显减弱。当苏木素给药浓度在 $200\mu g/ml$ 时,苏木素对肝癌细胞株 HepG-2 肿瘤细胞侵袭抑制率达到 67.29%,与对照组比较差异有统计学意义($P<0.01$),药物浓度在 $20\mu g/ml$、$2\mu g/ml$,其抑制作用分别为 34.46%、14.18%,作用效果随浓度的降低而减弱[10]。

(3)苏木总酚的抗肿瘤作用:浓度分别为 $0.5mg/ml$、$1mg/ml$、$1.5mg/ml$、$2mg/ml$ 的苏木总酚分别体外培养人宫颈癌 HeLa 细胞 24 小时、48 小时、72 小时后,用 MTT 法观察其对 HeLa 细胞的生长抑制作用。发现不同浓度的苏木总酚具有抑制宫颈癌 HeLa 细胞增殖和诱导肿瘤细胞凋亡的作用,呈明显的时间、剂量依赖性。各浓度和时间之间比较均具有显著差异性($P<0.01$)[11]。

(4)提取物的抗肿瘤作用:苏木醇提取物可通过调控凋亡相关蛋白 Bcl-2、Bax 的表达,降低瘤体细胞 Bcl-2/Bax 比值,诱导腹水瘤 H22 细胞凋亡,从而抑制荷瘤小鼠移植瘤的生长[12]。苏木醇提取物对人结肠癌细胞系 HCT-8 细胞、人口腔鳞癌细胞系 KB 细胞、人卵巢癌细胞系 A2780 细胞均可诱导其凋亡,抑制其增殖,并呈一定浓度依赖性[13]。通过氧化苏木素处理人乳癌细胞系 MCF-7 细胞 48 小时后,细胞的凋亡率从 3.37%±0.66% 依次升高到 16.80%±1.27%、31.31%±4.22%、51.23%±5.55%;DiOC6 染色流式细胞仪检测显示氧化苏木素可以剂量依赖性地降低线粒体膜电位;而 Western Blot 结果显示氧化苏木素诱发了线粒体内细胞色素 C 的释放和细胞内 Caspase-9 蛋白的剪切激活,同时氧化苏木素也可剂量依赖性地降低 Survivin 蛋白的表达,提示氧化苏木素是通过线粒体通路诱导 MCF-7 细胞凋亡,而下调 Survivin 蛋白可能是其诱导细胞凋亡的主要机制[14]。苏木提取液对人胃癌细胞系 SGC-7901 细胞有明显促凋亡作用,苏木素-伊红及荧光染色观察可见典型的细胞凋亡特征,如细胞核固缩、染色质凝聚及凋亡小体形成,且呈现一定的浓度依赖性;琼脂糖凝胶电泳可见典型的 DNA 梯形[15]。

2. 其他药理作用

(1)对内脏系统的影响

1)对心血管系统的影响:苏木水能使离体蛙心的收缩力增强,振幅显著增大,且心脏越衰弱其作用越明显,并可使由枳壳煎剂减弱的心收缩力有所恢复。还能解除水合氯醛、奎宁、毛果芸香碱、毒扁豆碱、尼可丁等对离体蛙心的毒性,在心脏未完全停止跳动以前,苏木水能恢复其跳动[16]。通过大鼠胸主动脉环张力测定法发现苏木中四个高异黄酮类成分:巴西苏木素、(E)-3-(3,4-dihydroxybenzylidene)-7-hydroxy-chroman-4-one、苏木酮 B、去氧苏木酮 B,药物浓度在 $50\sim1000\mu$mol/L 均能舒张由苯肾上腺素和氯化钾预收缩的内皮完整的血管环;除变异的高异黄酮类成分巴西苏木素外,高异黄酮类成分也可显著舒张由苯肾上腺素和氯化钾预收缩的内皮去除的血管环[17]。

2)对膜性肾病的影响:采用阳离子化牛血清白蛋白复制大鼠膜性肾病模型,发现苏木水提取物可以降低模型大鼠的血脂、24 小时尿蛋白水平,减轻模型大鼠肾小球的病理损伤,证明了苏木对大鼠膜性肾病有一定治疗作用。并通过检测 IL-18 进一步证实了苏木在抑制免疫反应方面起到一定作用[18]。

(2)抗菌作用:苏木浸剂和煎剂在体外对金黄色葡萄球菌、溶血性链球菌、白喉杆菌、流感杆菌及副伤寒丙杆菌等多种细菌均有较强的抑制作用,对百日咳杆菌、伤寒杆菌、副伤寒甲、乙杆菌及肺炎杆菌也有抑制作用。苏木中的巴西苏木素对耐抗生素的细菌,如耐甲氧苯青霉素金黄色葡萄球菌,耐万古霉素肠球菌,具有多重耐药性的洋葱伯克霍尔德氏菌(*Burkholderia cepacia*)及其他菌类具有较强的抑制作用,最小抑菌浓度为 $4\sim32\mu$g/ml[19]。

(3)对免疫系统的影响:T 淋巴细胞、B 淋巴细胞是人体重要的免疫细胞。通过观察苏木不同提取物对小鼠胸腺组织、外周 T 细胞增殖和产生干扰素(INF-γ)的影响,发现苏木不同提取物不仅对胸腺质量具有明显的抑制作用,而且还对 T 细胞的增殖和产生 INF-γ 的能力具有明显的抑制作用,其中苏木醇提取物和正丁醇提取物对 T 细胞的抑制作用较强[20]。苏木预处理人淋巴细胞 6 小时后,则可明显抑制 T 细胞增殖和诱生 IL-2 活性,其抑制强度要明显大于雷公藤[21]。

(4)抗氧化作用:苏木提取物的体内、外抗氧化活性。体内试验中,苏木甲醇、水提取物组动物肝肾内的 SOD、过氧化氢酶水平显著升高,硫代巴比土酸反应底物水平显著降低。这些研究说明苏木提取物具有显著抗氧化活性。体外试验中,苏木乙酸乙酯、甲醇和水提取物显示出较强的抗氧化活性,作用与维生素 C 和芦丁相当或较弱[22]。

(5)对糖尿病的干预作用:将不同剂量的苏木乙酸乙酯提取物和正丁醇提取物分别灌胃给药 NOD 小鼠,结果发现不同剂量的两种苏木提取物均可剂量依赖性地降低 NOD 小鼠的发病率,并显著改善小鼠体内胰岛炎的严重程度。体外实验发现,苏木提取物可显著抑制脾脏淋巴细胞增殖能力,并抑制 Th1 型细胞因子 IFN-γ 的产生,促进 Th2 型细胞因子 IL-10 的分泌。其机制与改善体内 Th 型细胞因子失衡状态并抑制淋巴细胞增殖有关[23]。

【临床应用】

1. 治疗肿瘤　采用含苏木的马鞭草合剂治疗晚期肝癌 13 例,经 4 个疗程的治疗,显效 11 例,有效 2 例,使晚期肝癌患者症状得到缓解[24]。

2. 治疗其他疾病

(1)治疗炎症:外用透骨苏木公英汤治疗膝关节非感染性滑膜炎[25]。

(2)治疗跌打损伤:以虎杖、红花、苏木三味中药制成虎杖红花苏木搽剂,治疗急性关节扭伤[26]。

参考文献

[1] 国家药典委员会.中华人民共和国药典.一部.北京:中国医药科技出版社,2010:153.

[2] 赵焕新,王元书,刘爱芹,等.苏木研究进展.齐鲁药事,2007,126(12):102-105.

[3] Yasuda T, Ohsawa K. Urinary Metabolites of daalidzin orally administered in rats BioL Phamn. Ball,1998, 21:953-957.

[4] 徐慧,周志华,杨峻山. 苏木化学成分的研究. 中国中药杂志,1994,19(08):485-486.

[5] Masahiro Nagai, Seiji Nagumo. Protosappanins B, a new dibenzoxocin derivative from Sappan Lignum. Heterocycles,1986,24(3):601-605.

[6] Tamotsu Saitoh, Shigemi Sakashita, Hiroyuki Nakata, et al. 3-benzylchroman derivatives related to Brazilin from Sappan Lignum. Chem Pharm Bull,1986,34(6):2506-2511.

[7] 王振月,王宗权,周亚滨. 苏木化学成分的研究（Ⅰ）. 天然产物研究与开发,2010,22:590-593.

[8] 蔡晨秋,赵明波,唐丽,等. 苏木的化学成分研究. 中草药,2012,43(2):230-233.

[9] 赵莉莉. 苏木抗癌有效成分的分析及其对膀胱癌细胞抑制作用的研究. 山西:山西医科大学,2011:12-14.

[10] 李琪. 苏木素抑制肝癌细胞的增殖及抗肿瘤血管生成的实验研究. 南京:南京中医药大学,2012:5-13.

[11] 邹姝姝,肖琴,李亚妹,等. 苏木总酚对宫颈癌细胞的作用. 重庆理工大学学报（自然科学）,2010,24(3): 33-35.

[12] 彭新,顾立刚. 苏木醇提物对人肺癌 A549 细胞作用影响的研究. 中国中医基础医学杂志,2009,15(7): 547-549.

[13] 任连生. 苏木水提物抗癌机制的研究. 山西医药杂志,2002,29(13):201.

[14] 陶黎阳,黎渐英,张建业. 氧化苏木素诱导人乳癌 MCF-7 细胞凋亡及其作用机制. 中山大学学报（医学科学版）,2011,32(4):449-453.

[15] 王雪,赵素莲,徐建国,等. 苏木提取液对胃癌细胞增殖及凋亡作用的研究. 中国药物与临床,2007,7 (11):843-845.

[16] 郑虎占,董泽宏,佘靖,等. 中药现代研究与应用. 北京:学苑出版社,1999:2261.

[17] 何文君,方泰惠,张可,等. 苏木中高异黄酮类成分对大鼠离体胸主动脉环的舒张作用. 中国中药杂志, 2009,34(6):731-734.

[18] 胡杰杰,赵学谦,宋成收. 苏木治疗大鼠膜性肾病的实验研究. 中医药信息,2012,29(1):108-111.

[19] Niranjan RVL, Ravikanth V, Jansi Lakshmi V, et al. Inhibitory activity of homoisoflavonoids from Caesalpinia sappan against Beauveria bassiana. Fitoterapia,2003,74(6):600-602.

[20] 彭新,顾立刚. 苏木不同提取物对小鼠胸腺和 T 细胞增殖功能的影响. 中华中医药杂志,2009,24(4): 472-474.

[21] 杨锋,戴关海,沈翔,等. 苏木对体外人淋巴细胞增殖的抑制作用. 上海免疫学杂志,1997,17(4): 212-215.

[22] Shrishailappa B, Sudheer M, Rammanoharsingh R S, et al. Antioxidant activity of Caesalpinia sappan heartwood. BiolPharm Bull,2003,26(11):1534-1537.

[23] 刘雪芹,于湄,白凤楼. 苏木提取物对 NOD 小鼠 1 型糖尿病的免疫干预作用研究. 医药导报,2009,28 (4):433-436.

[24] 徐兰芳. 马鞭草合剂治疗晚期肝癌 13 例报告. 海峡药学,1995,7(4):84.

[25] 韩艳,郑世成,张根印. 透骨苏木公英汤外用治疗膝关节非感染性滑膜炎 26 例. 陕西中医学院学报, 2006,29(1):38-39.

[26] 朱悦萍,周海平. 虎杖红花苏木搽剂治疗急性关节扭伤 57 例. 山东中医杂志,2006,25(10):681.

93. 杜　　仲

【来源】杜仲科杜仲属植物杜仲 *Eucommia ulmoides* Oliv. 的干燥树皮[1]。

【性味与归经】甘,温。归肝、肾经。

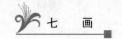

【功能与主治】补肝肾,强筋骨,安胎。治肿瘤所致之肝肾不足、高血压而兼肾虚、腰背酸疼、足膝痿弱、小便余沥、阴下湿痒、胎漏欲堕、头晕目眩、胎动不安。

【化学成分】

1. 木脂素类及其苷类　中脂素[(＋)-medioresinol]、中脂素二糖苷[(＋)-medioresinol-di-O-β-D-glucopyranoside]、中脂素-4′-糖苷[(＋)-medioresinol-4′-O-β-D-glucopyranoside]、松脂素[(＋)-pinoresinol]、表松脂素[(＋)-epinoresinol]、松脂素单糖苷[(＋)-pinoresinol-O-β-D-glucopyranoside]、松脂素二糖苷[(＋)-pinoresinol-di-O-β-D-glucopyranoside]、1-羟基松脂素[(＋)-1-hydroxpinoresinol]、1-羟基松脂素二糖苷[(＋)-1-hydroxypinoresinol-4′,4″-di-O-β-D-glucopyranoside]、1-羟基松脂素-4′-糖苷[(＋)-1-hydroxypinoresinol-4′-O-β-D-glucopyranoside]、1-羟基松脂素-4″-糖苷[(＋)-1-hydroxypinoresinol-4″-O-β-D-glucopyranoside]、丁香素[(＋)-syringaresinol]、丁香脂素单糖苷[(＋)-syringaresinol-O-β-D-glucopyranoside]、丁香脂素二糖苷[(＋)-syringaresinol-di-O-β-D-glucopyranoside]、丁香丙三醇-β-丁香脂素醚二糖苷(syringylglycerol-β-syringaresinol ether-4″,4‴-di-O-D-glucopyranoside)、耳草素二糖苷(hedytol 4′,4″-di-O-β-D-glucopyranoside)、橄榄素[(－)-olivil]、橄榄素二糖苷[(－)-olivil 4′,4″-di-O-β-D-glucopyranoside]、橄榄素-4″-糖苷[(－)-olivil-4″-O-β-D-glucopyranoside]、橄榄素-4′-糖苷[(－)-olivil-4′-O-β-D-glucopyranoside]、脱氢二松柏醇二糖苷[(－)-dehydrodiconiferyl-4,γ′-di-O-β-D-glucopyranoside]、柑橘素 B(citrusin B)、环橄榄素[(＋)-cyclo-olivil][2-8]。

2. 苯丙素类化合物　咖啡酸(caffeic acid)、咖啡酸甲酯(methyl caffeate)、咖啡酸乙酯(caffeic acid ethylester)、二氢咖啡酸(dihydrocaffeic acid)、松柏酸(coniferol)、松柏苷(coniferin)、愈疮木丙三醇(guaiacyl-glycerol)、紫丁香苷(syringin)、间羟基苯丙酸[3-(3-hydroxyphenyl) propanoic acid]、3,4-二羟基苯丙酸[3-(3,4-dihydroxyphenyl) propionic acid]、3,4-二羟基苯丙烯酸甲酯[methyl3-(3,4-dihydroxyphenyl)propanoate]、绿原酸(chlorogenic acid)、绿原酸甲酯(methyl chlorogenate)、香草酸(vanillic acid)、对香豆酸(p-coumaric acid)、寇布拉苷(kpobracide)、对-反香豆酸(p-transcoumaric acid)、3-O-阿魏酰奎尼酸(3-O-feruloylquinic acid)、丁香苷(syringin)[9-13]。

3. 环烯醚萜及其衍生物　京尼平苷(geniposide)、京尼平苷酸(geniposidic acid)、京尼平(genipin)、桃叶珊瑚苷(aucubin)、杜仲苷(ulmoside)、筋骨草苷(ajugoside)、哈帕苷乙酸酯(harpagide acetate)、雷朴妥苷(reptoside)、杜仲醇(eucommiol)、表杜仲醇(epieucommiol)、杜仲醇苷(eucommioside)、脱氧杜仲醇(1-deoxyeucommiol)、杜仲醇苷Ⅰ(eucommiolside Ⅰ)、杜仲醇苷Ⅱ(eucommiolside Ⅱ)、京尼平苷酸三聚体(geniposidic acid trimer)、京尼平苷酸四聚体(geniposidic acid tetramer)、京尼平苷酸三聚体单乙酸酯(geniposidic acid trimer monoacetate)、京尼平苷酸四聚体乙酸酯(geniposidic acid tetramer monoacetate)、去乙酰车叶草苷酸(deacetylasperulosidic acid)、鸡矢藤次苷 10-乙酸酯(scandoside10-O-acetate)、梓醇(catalpol)[14-16]。

4. 黄酮类　槲皮素(quercetin)、山奈酚(kaempferol)、紫云英苷(astragalin)、芦丁(rutin)、金丝桃苷(hyperin)、槲皮素 3-O-桑布双糖苷(quercetin3-O-sambubioside)、山奈酚-3-O-芸香糖苷(kaempferol-3-O-rutinoside)、槲皮素 3-O-α-L-吡喃阿拉伯糖基-(1→2)-β-D-葡萄糖苷(quercetin3-O-α-L-arabinopyranosyl-(1→2)-β-D-glucopyranoside);汉黄芩苷(wogonoside)[17-19]。

【药理作用】

1. 抗肿瘤作用　杜仲总黄酮能直接抑制体外培养的人肺腺癌细胞 H1299 细胞增殖[20]。

从杜仲叶氯仿提取物中分离出的地黄普内酯对人鼻咽癌(KB)有生长抑制活性[21]。杜仲所含的丁香脂素双糖苷在淋巴细胞白血病 P388 系统中有较好的活性,浓度 12.5mg/kg 可控制 T/C 值≥126[22]。杜仲总多糖能明显抑制 S180 肉瘤的生长[23]。

杜仲提取液可通过抑制组织细胞氧化应急损伤,阻止癌症的进展[24]。相关学者研究了杜仲茶的变异原性抑制作用,发现该作用与绿原酸等抗变异原性成分有关,揭示了杜仲对肿瘤预防的重要意义[25,26]。研究证明,京尼平苷和京尼平苷酸对抗癌变有非常重要的作用,可用以防止 X 射线导致的肿瘤发生,对血液系统的辐射损害也可以起到一定的防护作用[27]。

2. 其他药理作用

(1)对中枢神经系统的影响:杜仲叶能够改善头晕失眠等症状[28],研究发现,杜仲叶煎剂对小鼠有中枢抑制作用[29]。

(2)对内脏系统的影响

1)对心血管系统的影响:杜仲具有很好的降压作用,其降低血压的有效成分是松脂醇二葡萄糖苷[30]。杜仲叶醇提取物对自发性高血压大鼠具有慢性降压作用。同样剂量灌胃一次给予肾性高血压大鼠,具有急性降压作用[31]。

2)对消化系统的影响:杜仲叶水提物能够起到保肝护肝作用[32]。另有研究发现,杜仲叶醇提物能够改善高脂性大鼠肝脏脂肪变性,此作用可能与其降血脂、抗氧化损伤有关[33]。

(3)对内分泌系统的影响:杜仲叶提取物可以改善糖尿病胰岛素的抑制状态[34]。杜仲叶提取物可以降低血液中血糖浓度和提高血浆对氧磷酶活性[35,36]。其他专家也发现杜仲叶具有降低血糖的作用,可以改善高血糖同时加强 β-B 细胞的作用[37]。

(4)抗病原微生物作用

1)抗病毒作用:绿原酸具有广泛的抗菌、利胆、止血、增高白细胞数量的作用。有研究表明绿原酸对单纯疱疹病毒Ⅰ型具有体外抑制作用[38]。

2)抗真菌作用:杜仲叶的乙醇和乙酸乙酯提取物对细菌和真菌都有抑制作用,而且乙酸乙酯提取物对黄曲霉和黑曲霉有特殊的抑制特征;正丁醇和水提取物对细菌有抑制作用,但对真菌几乎没有抑制作用;石油醚提取物几乎对细菌和真菌都没有抑制作用。最大抑菌圈直径超过了 10mm,最小抑菌浓度(MIC)在 0.25%～3.0% 之间。杜仲叶提取物在抑菌活性方面具有一定的热稳定性,抑菌率随时间而逐渐增加,16 小时之后基本保持不变。[39]

(5)对免疫系统的影响:从杜仲叶的氯仿提取物中分离得到地黄普内酯,有免疫抑制活性,且是一种主要干扰 T 淋巴细胞功能的物质[40]。相关学者研究了 3 种杜仲叶醇提物对小鼠免疫功能的影响,发现其能明显增强脾细胞对 ConA 的增殖反应,显著增强腹腔巨噬细胞的吞噬功能,而对脾抗体形成细胞未见明显影响[41]。

(6)抗氧化作用:用 D-半乳糖建立小鼠代谢紊乱实验性衰老模型,给予不同剂量的杜仲叶水提取物,观察其对小鼠肺和细胞中超氧化物歧化酶(SOD)、谷胱甘肽过氧化物酶(GSH-P)及肺血浆中丙二醛(MDA)含量的影响。结果表明,提取物组各项指标明显优于对照组和模型组,显示其对 D-半乳糖导致的衰老小鼠氧化性损伤具有保护作用[42]。

(7)抗骨质疏松作用:杜仲极性大的部位对成骨细胞的活性可能有直接作用,其中京尼平苷酸、桃叶珊瑚苷、京尼平苷对破骨细胞有抑制的作用,对成骨细胞有增殖的作用[43]。研究发现杜仲及其木脂素类成分有防止绝经后骨质疏松的作用[44]。杜仲醇提物可以使血清总碱性磷酸酶显著升高,具有提高成骨细胞的活性作用[45]。杜仲的乙醇浸膏能增加去卵巢大鼠骨密度,提高血清 E_2、胰岛素样生长因子-1(insulin-like growth factor-1,IGF-1)水平[46]。杜仲提取物可提高去势大鼠骨折力和骨压碎力水平,可有效预防由骨质疏松症所导致的骨折发生[47]。

(8)对子宫的作用:杜仲叶冲剂和黄体酮一样,显著对抗垂体后叶所引起的小鼠流产,使流产动物数明显减少,产仔数相对增加[48]。

3. 毒性作用 杜仲提取物没有明显的毒性,大鼠灌胃给药最大耐受剂量为 1200mg/kg,较安全[49]。

【临床应用】治疗其他疾病:

1. 治疗高血压 相关学者研究复方杜仲叶合剂对人体有明显的降压及调节血脂的作用,且对机体健康无不良影响[50]。

2. 治疗不孕症 给予患有不孕症的 100 例女性患者含有杜仲的复方合剂,水煎服,每日 1 剂,每个月经周期服药 6 剂,服药 3 个周期为 1 个疗程,结果表明治愈达 90%,可能是由于其兴奋子宫功能而促进患者怀孕[51]。

3. 治疗骨质增生 有研究者用自制含有杜仲等药材的消刺汤,给予患有不同部位骨质增生的 156 例患者,观察其治疗骨质增生的作用。结果表明 156 例中有效 79 例,占 50.6%;好转 68 例,占 43.6%;总有效率达 94.2%[52]。

参 考 文 献

[1] 季宇彬. 抗癌中药药理与应用. 哈尔滨:黑龙江科学技术出版社,2004:623-628.

[2] Deyama T,Ikawa T,Kitagawa S,et al. The constituents of Eucommia ulmoides Oliv. V:Isolation of di-hydroxydehydrodiconiferyl alcohol isomers and phenolic compounds. Chemical and pharmaceutical bulletin,1987,35(5):1785-1789.

[3] Deyama T. The constituents of Eucommia ulmoides Oliv. I. Isolation of(+)-medioresinol di-O-β-D-gluco-pyranoside. Chemical & pharmaceutical bulletin,1983,31(9):2993-2997.

[4] 续俊文,李东,赵平. 杜仲的化学成分(再报). 植物学报,1989,31(2):132-136.

[5] Deyama T,Ikawa T,Kitagawa S,et al. The Constituents of Eucommia ulmoides Oliv. III. :Isolation and Structure of a New Lignan Glycoside. Chemical & pharmaceutical bulletin,1986,34(2):523-527.

[6] Deyama T,Ikawa T,Nishibe S,et al. The constituents of Eucommia ulmoides Oliv. II. Isolation and structures of three new lignan glycosides. Chemical & pharmaceutical bulletin,1985,33(9):3651-3657.

[7] Deyama T,Ikawa T,Kitagawa S,et al. The constituents of Eucommia ulmoides Oliv. IV:Isolation of a new sesquilignan glycoside and iridoids. Chemical and pharmaceutical bulletin,1986,34(12):4933-4938.

[8] Deyama T,Ikawa T,Kitagawa S,et al. The constituents of Eucommia ulmoides Oliv. VI:Isolation of a new sesquilignan and neolignan glycosides. Chemical and pharmaceutical bulletin,1987,35(5):1803-1807.

[9] 成军,白焱晶,赵玉英,等. 杜仲叶苯丙素类成分的研究. 中国中药杂志,2002,27(1):38-40.

[10] Gewali M B,Hattori M,Namba T. Constituents of the Stems of Eucommia ulmoides OLIV. Shoyakugaku Zasshi,1988,42(3):247-248.

[11] 孙燕荣,董俊兴,吴曙光. 杜仲化学成分研究. 中药材,2004,27(5):324-326.

[12] Hattori M,Che Q M,Gewali M B,et al. Studies on Du-Zhong Leaves(III):Constituents of the Leaves of Eucommia ulmoides(1). Shoyakugaku Zasshi,1988,42(1):76-80.

[13] 李东,王翰龙,陈家明. 杜仲的化学成分. 植物学报,1986,28(6):528-532.

[14] Yahara S,Kato K,Nakazawa Y,et al. New iridoid trimers and tetramers from seeds of Eucommia ulmoides. Chemical and Pharmaceutical Bulletin,1990,38(1):267-269.

[15] Bianco A,Bonini C C,Iavarone C,et al. Structure elucidation of eucommioside(2″-O-β-D-glucopyrano-

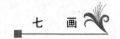

syleucommiol)from Eucommia ulmoides. Phytochemistry,1982,21(1):201-203.

[16] Bianco A,Iavarone C,Trogolo C. Structure of eucommiol,a new cyclopentenoid-tetrol from Eucommia Ulmoides. Tetrahedron,1974,30(23):4117-4121.

[17] 成军,赵玉英. 杜仲叶黄酮类化合物的研究. 中国中药杂志,2000,25(5):284-286.

[18] 付桂明,万茵,张硕,等. 杜仲叶总黄酮超临界流体提取工艺优化及其成分的液质联用分析. 食品科学,2007,28(12):128-131.

[19] Yao L N,Su Y F,Yin Z Y,et al. A new phenolic glucoside and flavonoids from the bark of Eucommia ulmoides Oliv. Holzforschung,2010,64(5):571-575.

[20] 邓宏宇. 杜仲总黄酮对人肺腺癌细胞 H1299 细胞增殖的影响. 遵义医学院学报,2010,33(3):218-219.

[21] Okada N,Shirata K,Niwano M,et al. Immunosuppressive activity of a monoterpene from Eucommia ulmoides. Phytochemistry,1994,37(1):281-282.

[22] 臧友维. 杜仲化学成分研究进展. 中草药,1989,20(4):42-44.

[23] 辛晓明,王大伟,赵娟,等. 杜仲总多糖抗肿瘤作用的实验研究. 医药导报,2009,28(6):719-721.

[24] Yang J,Kato K,Noguchi K,et al. Tochu(Eucommia ulmoides)leaf extract prevents ammonia and vitamin C deficiency induced gastric mucosal injury. Life sciences,2003,73(25):3245-3256.

[25] Nakamura T,Nakazawa Y,Onizuka S,et al. Antimutagenicity of Tochu tea(an aqueous extract of Eucommia ulmoides leaves):1. The clastogen-suppressing effects of Tochu tea in CHO cells and mice. Mutation Research/Genetic Toxicology and Environmental Mutagenesis,1997,388(1):7-20.

[26] Sasaki Y F,Chiba A,Murakami M,et al. Antimutagenicity of Tochu tea(an aqueous extract of Eucommia ulmoides leaves):2. Suppressing effect of Tochu tea on the urine mutagenicity after ingestion of raw fish and cooked beef. Mutation Research/Genetic Toxicology,1996,371(3):203-214.

[27] Hsu H Y,Yang J J,Lin S Y,et al. Comparisons of geniposidic acid and geniposide on antitumor and radioprotection after sublethal irradiation. Cancer letters,1997,113(1):31-37.

[28] 杨峻山,张津梅,姜声虎. 杜仲研究的现状与展望. 自然资源学报,1997,12(1):60.

[29] 宁康健,曾艳,吕锦芳,等. 不同采摘时期杜仲叶中枢镇静作用的比较. 中国中医药科技,2009,(6):459.

[30] 胡佳玲. 杜仲研究进展. 中草药,1999,30(5):394-396.

[31] 唐志晗,彭娟,姜金兰. 杜仲叶提取物对清醒大鼠血压的影响. 中国医院药学杂志,2007,27(7):901-903.

[32] Hung M Y,Fu T Y C,Shih P H,et al. Du-Zhong(Eucommia ulmoides Oliv.)leaves inhibits CCl$_4$ induced hepatic damage in rats. Food and Chemical Toxicology,2006,44(8):1424-1431.

[33] 蒋远明,刘颖菊,王梦华,等. 杜仲叶提取物对大鼠高脂性脂肪肝的实验观察. 华西医学,2009,24(5):1180-1182.

[34] Jin X,Amitani K,Zamami Y,et al. Ameliorative effect of Eucommia ulmoides Oliv. leaves extract(ELE)on insulin resistance and abnormal perivascular innervation in fructose-drinking rats. Journal of ethnopharmacology,2010,128(3):672-678.

[35] Park S A,Choi M S,Jung U J,et al. Eucommia ulmoides Oliver leaf extract increases endogenous antioxidant activity in type 2 diabetic mice. Journal of medicinal food,2006,9(4):474-479.

[36] Park S,Choi M S,Kim M J,et al. Hypoglycemic and hypolipidemic action of Du-zhong(Eucommia ulmoides Oliver)leaves water extract in C57BL/KsJ-db/db mice. Journal of ethnopharmacology,2006,107(3):412-417.

[37] Lee M K,Kim M J,Cho S Y,et al. Hypoglycemic effect of Du-zhong(Eucommia ulmoides Oliv.)leaves in streptozotocin-induced diabetic rats. Diabetes research and clinical practice,2005,67(1):22-28.

[38] 盛卸晃,刘文谦,薛霞,等. 绿原酸体外抗单纯疱疹病毒作用. 中国天然药物,2008,6(3):232-234.

[39] 季志平,苏印泉. 杜仲叶提取物的抑菌活性研究. 林产化学与工业,2008,28(1):63-66.

[40] Okada N,Shirata K,Niwano M,et al. Immunosuppressive activity of a monoterpene from Eucommia ul-moides. Phytochemistry,1994,37(1):281-282.

[41] 曲范仙,韩德俊.杜仲叶醇提物对小鼠免疫功能的影响.长治医学院学报,1996,10(1):8-9.

[42] 周华珠,陈翠华.杜仲叶提取物对衰老小鼠抗氧化功能的影响.徐州医学院学报,1998,18(6):463-464.

[43] Ha H,Ho J,Shin S,et al. Effects of Eucommiae Cortex on osteoblast-like cell proliferation and osteoclast inhibition. Archives of pharmacal research,2003,26(11):929-936.

[44] 肖静,李三华,莫宁萍,等.杜仲总黄酮对体外培养大鼠成骨细胞增殖的影响.遵义医学院学报,2008,31(3):238-240.

[45] 肖润梅,陈勇.药材醇提物对骨质疏松小鼠生化指标影响的比较.上海师范大学学报:自然科学版,2007,36(3):85-88.

[46] 童妍,吴晓青.峨眉杜仲对去势大鼠骨密度及血清 IGF-I 的影响.安徽农业科学,2009,37(16):7458-7459.

[47] 侯情,王劲松.杜仲提取物对去卵巢大鼠骨折力和骨压碎力的影响.陕西中医学院学报,2010,(5):83-84.

[48] 黄武光,曾庆卓,潘正兴,等.杜仲叶冲剂主要药效学及急性毒性研究.贵州医药,2000,24(6):325-326.

[49] Lang C,Liu Z,Wayne Taylor H,et al. Effect of Eucommia ulmoides on systolic blood pressure in the spontaneous hypertensive rat. The American journal of Chinese medicine,2005,33(02):215-230.

[50] 张瑛朝,张延敏,郭代立,等.复方杜仲叶合剂对人体降压作用的实验研究.中成药,2001,23(6):418-421.

[51] 苏慧敏,任金艳.植胎助孕方治疗不孕症 100 例临床观察.中国中医药科技,2010,(1):5.

[52] 李本林.自拟消刺汤治疗骨质增生 156 例.长春中医药大学学报,2010,26(1):78.

94. 连　翘

【来源】木犀科植物连翘 *Forsythia suspensa*(Thunb.)Vahl 的果实[1]。

【性味与归经】苦,微寒。归肺、心、小肠经。有小毒。

【功能与主治】清热解毒、消肿散结,常用于治疗痈疽、瘰疬、乳痈、丹毒、风热感冒、瘟病初起、温热入营、高热烦渴、神昏发斑、热淋尿闭等症。

【化学成分】从连翘的叶中分得连翘酯苷 A,B,C,D,E(forsythoside A,B,C,D,E),从连翘的果实中还分离出连翘酚(forsythol)[2]、β-谷甾醇(β-sitosterol)、daucosterol、6'-O-palmi-toyl-sitosterol-3-O-(-D-glucoside)、(+)松脂素-β-D-葡萄糖苷、(+)松脂素单甲基醚-β-D-葡萄糖苷、epipinoresinol-4-β-D-glucoside、(+)连翘苷[3]。连翘种子挥发油中得到 α-蒎烯(α-pinene)、β-蒎烯(β-pinene,nopinene)、莰烯(camphene)、水芹烯、β-水芹烯(β-phellandrene)、香叶烯(myrcene)、β-罗勒烯(β-ocimene)、月桂烯、α-松油烯、松香芹醇、龙脑、松油烯-4-醇、月桂烯醇、桃金娘醇、胡椒醇、α-小茴香二十四烷甲酯,二十六烷酸甲酯,对聚伞花烯(p-cymene)、柠檬烯(limonene)[4]。连翘含有五环三萜化合物如白桦脂酸(betulinic acid)、齐墩果酸(oleanolic acid)和熊果酸(ursolic acid);乙酰化三萜 isobauerenyl acetate 和 20(S)-Dammar-24-ene-3β,20-diol-3-acetate[5]。2α-羟基白桦脂酸(2α-hydroxy betulinic acid)和 2α,23-羟基熊果酸(2α,23-hydroxyursolic acid)[6]。黄酮类化合物有槲皮素(quercetin),异槲皮素(isoquercetin),紫云英苷(astragalin),芦丁(rutin)[7],汉黄芩素-7-O-葡糖苷,异落叶松树脂醇(isolariciresinol),丁二酸(succinic acid),五福花苷酸(adoxosidic acid)、forsythenside A、forsythenside B、for-sythenin[8]、丁四醇(erythritol)[9]。从连翘中分离得到的生物碱 suspensine A,(−)-7'-Omethylegenine,(－)-egenine 和(－)-bicuculline[10]。连翘还含有 2,3-二羟甲基-4-(3′,4′-二甲氧基苯基)-γ 丁内酯(2,3-dihydroxymethyl-4-(3′,4′-dimethoxyphenyl)-γ-butyrolactone)[11]。正三十二烷(n-dotriacontane)、对羟基苯甲醛(4-hydroxybenzaldehyde)[12]。从连翘果实 50% 丙酮提取物的水部位分离异橄榄脂素,异落叶松脂素-4-O-$β$-D-葡萄糖苷,异落叶松脂素-9′-O-$β$-D-葡萄糖苷,calceolarioside B,3,4-二羟基苯乙基-8-O-$β$-D-葡萄糖苷,咖啡酸甲酯,对羟基苯乙酸甲酯,L-鼠李糖[13]。

【药理作用】

1. 抗肿瘤作用

(1)连翘单体的抗肿瘤作用:从连翘乙醇提取物乙酸乙酯部位分离得到连翘脂素和表松脂素对人胃癌细胞株 SGC-7901 生长有一定的抑制作用,IC_{50} 值分别达到了 $300μg/ml$ 和 $379μg/ml$[14]。

(2)连翘醇提取物的抗肿瘤作用:连翘乙醇提取物能够明显抑制小鼠肝癌细胞 H22 的生长。灌服连翘乙醇提取物高低剂量组能显著抑制 H22 实体瘤的生长($P<0.05$),各组抑瘤率均大于 30%,并呈现明显的量效关系。连翘乙醇提取物对小鼠肝癌 H22 具有显著的体内抗肿瘤作用。连翘乙醇提取物体外对人肝癌细胞株 SMMC-7721、人肠癌细胞株 LoVo、人胃低分化腺癌细胞株 BGC-823 和小鼠 H22 肝癌细胞的 IC_{50} 分别为 $1.03mg/ml$、$2.40mg/ml$、$1.18mg/ml$、$0.73mg/ml$[15]。

连翘乙醇提取物对人食管癌细胞株 TE-13、TE-1、Yes-2、Eca-109 细胞的生长有不同程度的抑制作用,并存在一定的剂量和时间依赖性。$0.8mg/ml$ 连翘醇提物作用 48 小时后,对 TE-13 细胞增殖的抑制率最高,达到了 78.11%。连翘醇提物可以使 TE-13 细胞色素 C 从线粒体释放入胞浆,使 Caspase-9、Caspase-3、PARP 裂解活化,并且连翘醇提物诱导凋亡的作用具有一定的剂量相关性和时间相关性[16]。90% 连翘乙醇洗脱物终浓度分别为 $25μg/ml$、$50μg/ml$、$100μg/ml$ 对 SGC-7901 胃癌细胞体外增殖抑制呈明显的剂量时间依赖性,证实了连翘乙醇洗脱物诱导凋亡的作用,凋亡率随剂量增高而增加[17]。连翘醇提物具有抑制人宫颈癌 HeLa 细胞增殖和诱导 HeLa 细胞凋亡的作用。12 小时、24 小时和 48 小时的 IC_{50} 分别为 $93.74μg/ml$、$33.30μg/ml$、$22.65μg/ml$;连翘醇提物作用 HeLa 细胞,促进 Caspase-8 酶原活化,在 43kD 及 18kD 上均有表达。结果表明连翘醇提物对 HeLa 细胞的增殖具有抑制作用,可诱导 HeLa 细胞凋亡[18]。

(3)连翘水提取物的抗肿瘤作用:连翘水提取物及其各化学部位对 S180 肿瘤细胞以及脾细胞体外增殖有较强的抑制作用。连翘水提取物和乙醇溶解部位含药量为 8mg/ml、4mg/ml、2mg/ml、1mg/ml 的实验组与对照组比较差异有显著性($P<0.05$),并呈现明显的量效关系,抑制率最高达到 70.7%。表明连翘水提取物和乙醇溶解部位具有抑制小鼠 S180 肿瘤细胞体外增殖作用及抑制小鼠脾细胞体外增殖的作用[19]。

2. 其他药理作用

(1)保护脑损伤:连翘木脂素能够有效保护小鼠脑部损伤,主要是通过连翘木脂素组分能够增加血浆中降钙素基因相关肽的含量和 SOD 的活性,降低 MDA 的含量。减缓蛋白质变性失活和膜屏障功能受损,减轻脑缺血再灌注所致的神经损伤和脑神经元细胞死亡程度[20]。

(2)对内脏系统的影响

1)降血脂作用:连翘叶提取物可以延缓高脂血症小鼠体重增长率,降低高脂血症小鼠的心指数异常升高,提高高脂血症小鼠心肌过氧化物酶(peroxidase,POD)活性和降低 MDA 的生成,对高脂血症小鼠心脏具有一定的保护作用[21]。连翘中的齐墩果酸有轻度的强心作用。多次注射无快速耐受性。兔耳灌流实验证明,对外周血管有直接扩张作用[22]。

2)保肝作用:采用给小鼠腹腔注射四氯化碳制作肝脏损伤模型,通过测定小鼠血清中 ALT,AST,CHE,TBIL,TP,GSH 和肝脏中 SOD,MDA,CHE,ALB,ALT,GSH 等指标。结果表明,连翘叶茶可抑制血清和肝脏中 ALT 和 AST 的异常增高,提高血清和肝脏中 SOD 和 CHE 的活性,增加 GSH、TP 和 ACB 含量,减少 MDA 形成,调节 TBIL 代谢,说明连翘叶茶也具有明显的保护肝脏的作用[23]。

（3）抗病原微生物作用

1)抗菌作用:连翘属植物中的咖啡酰糖苷类成分连翘酯苷、连翘总苷等均有很强的抗菌活性[24],其乙醇提取物抗菌谱广,对多种革兰阳性菌、阴性菌均有抑制作用[25]。其煎剂的最低抑菌浓度对金黄色葡萄球菌及志贺氏痢疾杆菌的 MIC 分别为 1∶5120 及 1∶1280[26]。连翘子挥发油在体外对金黄色葡萄球菌也有明显的抗菌作用 MIC 为 1∶1024,其抗菌作用稳定而彻底[27]。

2)抗病毒作用:连翘属植物提取物有抗柯萨奇 B5 病毒及埃柯病毒的作用[28]。柯萨奇 B 组病毒是引起心肌炎的病因之一;连翘在先加药后加病毒组、感染病毒同时加药组、感染病毒后加药组中,均有一定的抗病毒作用。鸡胚体外试验证明连翘对亚洲甲型流感病毒、鼻病等也有抑制作用[29]。

连翘酯苷的细胞毒性较低,可以较高浓度的大量应用。对于实验所选的合胞病毒、腺病毒 3 型和 7 型、柯萨奇病毒 B 组 3 型和 7 型,连翘酯苷均有一定的抑制作用。含有连翘酯苷成分的中药复方针剂双黄连粉针的体外抑制病毒作用较强,尤其对呼吸道最主要常见病毒合胞病毒,浓度约 0.01mg/ml 即可体外抑制其生长[30]。

（4）对免疫系统的影响:连翘提取物能减轻由精制大豆 β-伴刀豆球蛋白引起的猪幼仔过敏反应,能显著减少过敏抗体、肥大细胞脱粒和组胺的释放,增加肠内的微生物菌丛,还能显著抑制 T 淋巴细胞增殖和 IL-4 的合成[31]。

（5）抗炎作用:连翘挥发油 0.24ml/kg 有明显的对抗小鼠腹腔毛细血管通透性亢进的作用;连翘挥发油 0.24ml/kg、0.12ml/kg 对油酸所致的大鼠急性肺损伤模型有一定的抑制作用。证实连翘挥发油具有抗炎作用,其作用机制与抑制炎症介质 PGE2 和组胺、五羟色胺的释放有关[32]。

（6）抗氧化作用:连翘酯苷、异连翘酯苷和连翘苷这 3 种化学成分对 DPPH 自由基均有一定的清除作用,具有抗氧化能力,且前 2 种物质的抗氧化能力大大优于连翘苷,是新的优秀的天然抗氧化剂,并结合 HPLC 含量测定结果粗略估算出连翘有超过 50% 抗氧化能力来自于连翘酯苷[33]。连翘苷还具有较好的抗氧化作用,抑制氧化产物丙二醛的积累,促进抗氧化酶 POD 和 CAT 的活性,提高了机体的抗氧化能力[34]。有研究表明连翘酯苷对活性氧具有较强的清除能力,是一种有效的天然抗氧化剂[35-36]。

3. 毒性作用　小鼠口服灌胃不同剂量的连翘种子挥发油后,部分小鼠即刻出现了抽搐,惊厥,活动减少,蜷缩不动,反应迟钝,步履不稳在 0.5 小时内死亡的情况。连翘种子挥发油的 LD_{50} 为 4.11ml/kg[37]。复方连翘注射液小鼠腹腔注射为 119.5g/kg[38]。

【药代动力学】应用 L-MS/MS 分析方法,研究了连翘酯苷在大鼠体内的药代动力学特性,连翘酯苷的生物利用度仅有 0.5%。连翘酯苷机体稳定性的研究结果显示大鼠胃内容物对连翘酯苷无明显影响,而在小肠和大肠内容物中连翘酯苷均有不同程度的降解,其中在大肠

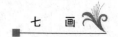

内容物中降解最为明显,其降解率为 38.7%。并且在连翘酯苷 pH 环境稳定性研究中发现连翘酯苷在酸性下稳定,而在弱碱性和碱性条件下易降解,从而表明在血浆和大肠中 pH 环境是引起连翘酯苷稳定性下降的主要因素[39]。

【临床应用】治疗其他疾病:

1. 治疗急性病毒性肝炎 以 1:1 连翘水煎液糖浆口服治疗急性病毒性肝炎,平均降酶时间为 16.6 天,有效率 94.1%。降酶作用迅速有效,此作用与连翘的清热解毒、消肿散结作用有关,与其保护肝脏、促进肝细胞再生、降低血清 ALT 等药理作用相符[40]。

2. 治疗呕吐 不论何种原因引起的呕吐,在辨证施治的基础上加用连翘,都有效果。神经性呕吐患者,单味连翘 60g 水煎服,止呕作用显著,此作用与其镇呕止吐的药理作用相符[41]。

3. 治疗呃逆 用炒连翘心治疗不同原因引起的呃逆均有满意疗效。寒证或热证的呃逆患者,用连翘心 60g,分别炒焦、炒黄煎水,1 剂即愈,其机制有待进一步研究[42]。

4. 治疗小儿腹泻 以连翘理中汤加减:连翘 4g,黄连 3g,白术 6g,党参 8g,干姜、甘草各 3g。水煎服,每日 3 次。3 剂后泻止痊愈[43]。

参 考 文 献

[1] 国家药典委员会. 中华人民共和国药典. 一部. 北京:中国医药科技出版社,2010:159-160.

[2] 刘东雷,徐绥绪. 连翘中的木脂素单糖苷. 沈阳药科大学学报,1997,14(3):196-198.

[3] Tsukamoto H, Hisada S, Niishibe S. Studies on the Lignans from Oleaceae Plants. Toronkai KoenYoshi-shu,1983,26:181-188.

[4] 贺铭,王教才. 连翘的精油的化学成分研究. 陕西新医药,1982,11(8):53-55.

[5] 胡旺云,罗士德. 连翘中三个一酰化三萜的分离与鉴别. 中草药,1991,22(4):147-152.

[6] 方颖,邹国安,刘炎文. 连翘的化学成分. 中国天然药物,2008,6(3):235-236.

[7] Matsyik, Tokoroyama T. Bitter constituents of Forsythia viridissima. Phytochemistry,1972,11:1522-1523.

[8] 明东升,于德泉,庾石山. 连翘中的新醌式糖苷. 天然产物杂志,1998,61,377-379.

[9] 刘悦,宋少江,徐绥绪,等. 连翘化学成分研究. 沈阳药科大学学报,2003,20(2):101-103.

[10] Dai S J, Ren Y, Shen L, Zhang D W. New Alkaloids from Forsythia Suspensa and Their Anti Inflammatory Activities. Planta Medica,2009,75(4):375-377.

[11] 刘悦,宋少江,张国刚,等. 连翘中的一个新化合物(Ⅱ). 中国药物化学杂志,2003,13(2):108-109.

[12] 栾兰,王钢力,林瑞超. 连翘水提物化学成分研究. 中草药,2010,41(6):883-884,917.

[13] 冯卫生,李珂珂,郑晓珂. 连翘化学成分的研究. 中国药学杂志,2009,44(7):490-492.

[14] 毛威. 连翘化学成分及其抗肿瘤活性的研究. 武汉:湖北中医学院,2009:24-30.

[15] 胡文静,钱晓萍,涂云霞,等. 连翘乙醇提取物抗肿瘤作用的实验研究. 南京中医药大学学报,2007,23(6):379-382.

[16] 颜晰. 连翘根醇提物抗肿瘤及免疫调节作用的实验研究. 石家庄:河北医科大学,2012:12-41.

[17] 郭东北,李鑫,朴英爱,等. 连翘提取物 LQ-4 对 SGC-7901 胃癌细胞体外促凋亡作用研究. 中华临床医师杂志(电子版),2011,5(15):4345-4349.

[18] 曲欣,李鑫,蔡朋朋,等. 连翘抗肿瘤活性成分体外诱导 HeLa 细胞凋亡作用. 中国公共卫生,2013,29(3):397-399.

[19] 钟宇飞,雷林生,余传林,等. 连翘水提取物对小鼠 S180 肿瘤细胞和脾细胞体外增殖的影响. 广东药学院学报,2009,25(2):184-187.

[20] 涂秋云. 连翘木脂素的分离制备新工艺及其药效研究. 长沙:中南大学,2008:44,73,80.

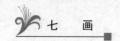

[21] 侯改霞,杨建雄. 连翘叶茶提取物对力竭运动及恢复期小鼠心肌抗氧化酶和 LDH 同工酶活性的影响. 中国运动医学杂志,2006,25(1):90-92.

[22] 宋立人,洪恂,丁绪亮. 现代中药学大辞典上册. 北京:人民卫生出版社,2001:1386.

[23] 杨建雄,刘静. 连翘叶茶保肝作用的实验研究. 陕西师范大学学报(自然科学版),2005,33(3):82-85.

[24] 谢宗万. 古今药用连翘品种的延续与变迁. 中医药研究,1992,(3):37-39.

[25] 丁岗,刘延泽. 中药连翘及其同属植物的研究近况. 中药材,1994,17(10):42-44.

[26] 李晓燕. 中药连翘抗菌活性的考察. 山东医药工业,1997,16(2):46-47.

[27] 侯晓薇,杨更森,刘春梅. 7 种中药对龋病主要致病菌的体外抑菌作用. 中级医刊,1998,33(8):55-56.

[28] 董杰德,陈晨华,仇素英. 四种中草药抗柯萨奇及埃柯病毒的实验研究. 山东中医学院学报,1993,17(4):46-48.

[29] 于起福,孙非. 四种中草药水煎剂抗柯萨奇 B5 病毒的细胞学实验研究. 吉林中医药,1995,(1):35.

[30] 胡克杰,徐凯建,王跃红,等. 连翘酯苷体外杭病毒作用的实脸研究. 中国中医药科技,2001,8(2):89.

[31] Hao Y,Li D F,Piao X L,et al. Forsythia suspensa extract alleviates hypersensitivity induced by soybean β-conglycinin in weaned piglets. J Ethnopharmacol,2010,128(2):412-418.

[32] 郭际,沈映君,解宇环. 连翘挥发油抗炎作用的实验研究. 四川生理科学杂志,2005,27(3):136-137.

[33] 曲欢欢. 连翘化学成分和生物活性研究. 西安:西北大学,2008:41.

[34] 赵咏梅,李发荣,杨建雄,等. 连翘苷降血脂及抗氧化作用的实验研究. 天然产物研究与开发,2005,17(2):157-159.

[35] 张立伟,刘金. 中草药连翘提取物抗氧化活性的研究. 食品科学,2003,24(12):122-124.

[36] 张立伟,赵春贵,杨频. 连翘酯苷抗氧化活性及构效关系研究. 中国药学杂志,2003,38(5):334-336.

[37] 魏希颖. 连翘种子挥发油化学成分、生物学活性及其自乳化药物传递系统的研究. 陕西:陕西师范大学,2010:99-106.

[38] 张炜,张汉明,郭美丽,等. 连翘的药理学研究. 中国现代应用药学,2000,17(1):7-10.

[39] 王庚南. 连翘酯苷的吸收及代谢研究. 北京:北京协和医学院,2010:41-44,64-83.

[40] 李庆华,周平安. 治疗病毒性肝炎的常用中药及选用. 中国中药杂志,1994,19(6):374-377.

[41] 何运强. 巧用连翘治呕吐. 山西中医,2001,17(2):41.

[42] 王之炳. 连翘心治呃逆. 四川中医,1986,4(8):23.

[43] 姜莉芸. 连翘理中汤临床运用举隅. 云南中医中药杂志,1996,17(6):26-27.

95. 吴 茱 萸

【来源】芸香科吴茱萸属植物吴茱萸 *Evodia rutaecarpa* (Juss.)Benth,石虎 *Evodia rutaecarpa* (Juss.) Benth. var. *officinalis* (Dode) Huang 或疏毛吴茱萸 *Evodia rutaecarpa* (Juss.)Benth. var. *bodinieri*(Dode)Huang. 的干燥将近成熟果实[1]。

【性味与归经】辛、苦、热;归肝、脾、胃、肾经。

【功能与主治】散寒止痛,降逆止呕,助阳止泻。用于厥阴头痛,寒疝腹痛,寒湿脚气,经行腹痛,脘腹胀痛,呕吐吞酸,五更泄泻,外治口疮,高血压症。

【化学成分】

1. 生物碱类 ①吲哚喹唑啉类生物碱:吴茱萸碱(evodiamine),吴茱萸次碱(rutaecarpine),羟基吴茱萸碱(hydroxyrutaecarpine),二氢吴茱萸次碱(dihydroxyrutaecarpine),甲酰二氢吴茱萸次碱(formyldihydroxyrutaecarpine),14-甲酰二氢吴茱萸次碱(14-formyldihydrorutaecarpine),羧基吴茱萸碱(carboxyevodiamine),去甲吴茱萸酰[N-(2-meth-

ylaminobenzoyl)-tryptamine], N, N-二甲基-5-甲氧基色胺（N, N-dimethy-5-methoxytryptamine），雷特西宁(rhetsinine)，吴茱萸果酰胺甲(goshuyuamide-Ⅰ)，吴茱萸果酰胺乙(goshuyuamide-Ⅱ)，吴茱萸酰胺(evodiamide)，去氢吴茱萸碱(dehydroevodiamine)，1，2，3，4-四氢-1-碳-β-咔啉(1,2,3,4-tetrahydro-1-oxo-β-carboline)，β-咔啉(β-carboline)，丙酮基吴茱萸碱(acetonylevodiamine)，吴茱萸新碱(evodiaxinine)，吴茱萸宁碱(evodianinine)[2-5]。②喹诺酮类生物碱：吴茱萸卡品碱(evocarpine)，二氢吴茱萸卡品碱(dihydroevocarpine)，1-甲基-2-十一烷基 4(1H)喹诺酮[1-methyl-2-undecyl-4(1H)-quinolone]，1-甲基-2-十五烷基 4(1H)喹诺酮[1-methyl-2-pentadecyl-4(1H)-quinolone]，1-甲基-2-[(2)-6-十一烯基]-4(1H)喹诺酮(1-methyl-2-[(2)-6-undecenyl]-4(1H)-quinolone)，1-甲基-2-[(2)-6-十五烯基]-4(1H)喹诺酮(1-methyl-2-[(2)-6-pentadecenyl]-4(1H)-quinolone)，1-甲基-2-[(2)-10-十五烯基]-4(1H)喹诺酮(1-methyl-2-[(2)-10-pentadecenyl]-4(1H)-quinolone)，1-甲基-2-[(6z,9z)-6,9-十五烷二烯基]-4(1H)喹诺酮(1-methyl-2-[(6z,9z)-6,9-pentadecadienyl]-4(1H)-quinolone)，1-甲基-2-[(4z,7z)-4,7-十三烷二烯]-4(1H)喹诺酮(1-methyl-2-[(4z,7z)-4,7-tridecadienyl]-4(1H)-quinolone)[6,7]。③其他生物碱：dl-去甲基乌药碱(higenamine)，N-甲基甲酰胺(N-methyl-formamide)，辛内弗林(synephrine)[8]。

2. 柠檬苦素类 吴茱萸苦素(rutaevin)，柠檬苦素(limonin)，吴茱萸苦素乙酸酯(retaevineacetate)，格罗苦素甲(graucinA)，吴茱萸内酯醇(evodol)，黄柏酮(obacunone)，罗旦梅交酯(jangomolide)，12α-羟基柠檬苦素(12α-hydroxylimonin)，12α-羟基吴茱萸内酯(12α-hydroxyevodol)，6α-乙酰氧-5-表柠檬苦素(6α-acetoxy-5-epilimonin)，6β-乙酰氧-5-表柠檬苦素(6β-acetoxy-5-epilimonin)，吴茱萸塔宁(evolimorutanin)[9,10]。

3. 其他成分 吴茱萸啶酮(evodinone)，吴茱萸精(evogin)，含有吴茱萸内酯(evodine)，吴茱萸酸(goshuyuicacid)，花色苷(arachidoside)，异戊烯黄酮(isopentenyl-flavone)，吴茱萸烯(evoden)，α-罗勒烯(α-ocimene)，顺式-β-罗勒烯(cis-β-ocimene)[1]。

【药理作用】

1. 抗肿瘤作用

(1)吴茱萸碱的抗肿瘤作用：吴茱萸碱对小鼠肝癌腹水型 HepA 的生长均具有明显的抑制作用。吴茱萸碱在高、中、低剂量(20mg/kg、10mg/kg、5 mg/kg)下对小鼠肝癌 H22 的生长具有抑制作用[11,12]。将吴茱萸碱预处理的 LLC 肺癌细胞株注入小鼠尾静脉，观察到其肝转移率明显降低。吴茱萸碱治疗 26-L5 细胞荷瘤鼠，肺转移抑制率也达到48%，与顺铂的作用相当且毒副作用小于顺铂。吴茱萸碱对黑色素瘤 B16-F10 也具有一定的抑制肿瘤迁移的作用[13-15]。吴茱萸碱对 S180 荷瘤小鼠的肿瘤生长具有较明显的抑制作用[16]。

吴茱萸碱通过影响微管蛋白的聚集状态，将人肝癌细胞 HepG-2 细胞周期阻滞于 G_2/M 期[17]。吴茱萸碱联合细胞周期蛋白依赖性激酶 1(CDK1)的特异抑制剂 RO3306 对 HepG-2 的生长抑制、诱导凋亡有协同增效作用[18]。吴茱萸碱上调 CBRH-7919 细胞 Cx32 和 Cx26 的表达及促进 CBRH-7919 细胞的缝隙连接细胞通讯(gap junction inter-cellular communication,GJIC)功能可能是抗肿瘤的机制之一[19]。吴茱萸碱对小鼠肝癌细胞生长的抑制和诱导凋亡的主要机制是将细胞周期阻滞于 G_2 期[20]。吴茱萸碱与小檗碱两种中药单体联合抗肿瘤有协同作用[21]。

吴茱萸碱可诱导 MGC-803 人胃低分化黏液胰腺发生凋亡现象[22]。吴茱萸也可以通过半胱天冬氨酸蛋白酶途径致使人胃癌细胞 SGC-7901 发生凋亡[23]。实验表明,吴茱萸碱对人胃癌细胞 SGC-7901 具有显著的细胞毒作用[24]。

实验中将人肺腺癌细胞 CL-1 用吴茱萸碱处理后,可抑制人脐静脉上皮细胞(HUVECs)血管的形成,及降低侵袭力[25]。吴茱萸碱可以促进人肺癌 A549/DDP 细胞凋亡,抑制其增殖[26]。吴茱萸碱对人肺腺癌细胞 SPC-A1 起到一定的抑制作用[27]。

吴茱萸碱在体外可抑制 LoVo 细胞的生长[28]。吴茱萸碱抑制肿瘤细胞侵袭,作用呈浓度和时间依赖型[29]。吴茱萸碱对结肠癌 HT-29 细胞具有显著生长抑制作用,呈剂量和时间依赖性[30]。吴茱萸碱能抑制鼠结肠癌细胞 CT-26 的生长[31]。研究发现,用一定剂量的吴茱萸碱作用人结肠癌 COLO-205 细胞分不同时段给药后,细胞增殖减慢,且呈明显的浓度和时间依赖性[32]。

吴茱萸碱能够促进人白血病细胞 U937 肿瘤细胞的凋亡[33]。吴茱萸碱可对 CCRF-CEM 人急性白血病细胞进行细胞周期阻滞[34]。吴茱萸碱对白血病细胞 K562、Raji、Jurkat 均有抑制作用,并呈时效量效关系[35]。

相关实验研究表明,吴茱萸碱对人前列腺癌细胞 DU-145,PC-3 和 LNCaP 细胞均有不同的抑制作用[36,37]。吴茱萸碱诱导人子宫颈癌 HeLa 细胞,从而使 HeLa 细胞阻滞在 G_2/M 期[38]。

吴茱萸碱还可以通过激活人黑色素瘤细胞 A375-S2 的线粒体凋亡途径引发凋亡[39]。

吴茱萸碱可以诱导人乳腺癌 MCF-7 细胞凋亡[40]。经吴茱萸碱处理具有阿奇霉素抗性的乳腺癌 NCI/ADR-RES 细胞株,发现吴茱萸碱能促使 NCI/ADR-RES 细胞株产生 G_2/M 期阻滞及凋亡[41]。

吴茱萸碱对涎腺腺样囊性癌细胞系 ACC-M 细胞具有时间-浓度依赖性生长抑制作用[42]。吴茱萸碱可明显抑制纤维肉瘤 L929 细胞生长,并具有剂量依赖性[43]。

(2)吴茱萸次碱的抗肿瘤作用:吴茱萸次碱对小鼠移植性肉瘤 S180 和肝癌 H22 的生长均具有明显的抑制作用[44]。

2. 其他药理作用

(1)对中枢神经系统的影响:吴茱萸碱具有明显抗焦虑作用[45]。吴茱萸碱还具有镇痛作用,可减轻醋酸所致扭体反应和福尔马林试验 Ⅱ 相反应,降低致炎足爪的痛阈[46]。

吴茱萸次碱有较强的抗缺氧作用[47]。吴茱萸次碱还通过 TRPV1-$[Ca^{2+}]i$ 依赖性和 PI3K/Akt 信号通路,抑制缺氧/复氧诱导的大鼠海马神经元细胞凋亡[48]。

(2)对内脏系统的影响

1)对心血管系统的影响:吴茱萸碱可增强豚鼠离体心房收缩力,提高其收缩频率[49]。吴茱萸碱还具有降压作用[50]。

吴茱萸次碱可增强豚鼠离体心房收缩力和晶体停搏液对离体心脏的保护作用,对在体大鼠心脏缺血-再灌注损伤也有保护作用[51,52]。

2)对消化系统的影响:口服 0.67～6mg/kg 吴茱萸碱能够抑制雄性大鼠胃排空和胃转运,对小鼠一般状况如腹泻、便血、体重变化都有所改善[53]。吴茱萸次碱可以显著降低溃疡指数和反扩散 H^+ 浓度,减轻胃黏膜损伤,显著增加血浆降钙素基因相关肽(calcitonin-gene related peptide,CGRP)浓度,此作用可被预先给予辣椒素或 Capsazepine 所取消[54,55]。

(3)对内分泌系统的影响:吴茱萸碱既能抑制睾酮的基础分泌,也可抑制人绒毛膜促性腺激素、forskolin、8-Br-cAMP、雄烯二酮的促睾酮释放作用[56]。吴茱萸碱还能通过肾素-血管紧张素系统和 11β-羟化酶调节大鼠肾上腺皮质球状带细胞中醛固酮的合成与释放[57]。另外，0.1~10μmol/L 吴茱萸碱可 Ca^{2+} 依赖性地刺激牛肾上腺髓质分泌儿茶酚胺,增强乙酰胆碱和高 K$^+$ 促儿茶酚胺释放作用,恢复髓质对乙酰胆碱和高 K$^+$ 的敏感性[58]。

3. 毒性作用 给小鼠灌胃一定浓度的吴茱萸挥发油,发现可致试验小鼠全部死亡,经半数致死量试验考察,得到吴茱萸挥发油 LD$_{50}$ 值为 2.70ml/kg,95％的可信限为 2.58~2.84ml/kg,分别相当于临床 70kg 人每公斤体重日用量的 242.7 倍、1098.2 倍和 1244.4 倍[59]。

【药代动力学研究】

1. 吴茱萸碱的药代动力学研究 吴茱萸碱的血药浓度-时间曲线符合一室模型,曲线下面积 AUC 为(183.2±76.2)μg·min/L;吴茱萸碱在 0.32~32.0μg/L(r=0.9996)内,呈良好线性关系,平均提取回收率在 80％以上[60]。

2. 吴茱萸次碱的药代动力学研究 吴茱萸次碱在 1.0~40.0μg/L(r=0.9992)内,呈良好线性关系,平均提取回收率在 80％以上。吴茱萸次碱在 10.2~1020ng/ml 内,线性关系良好(r=0.998),提取回收率 90.5％~98.1％,RDS=2.99％~5.67％,n=6[61]。

【临床应用】

1. 治疗高血压 将吴茱萸细末 10~20g 用醋调,每晚临睡前敷入脐中,用麝香虎骨膏固定,3 天换药 1 次,1 个月为一疗程,连用 2 个疗程,治疗 60 例高血压患者,治愈 42 例,有效 14 例,无效 4 例,总有效率 93.33％[62]。

2. 治疗小儿鼻出血 将吴茱萸 10~20g 研粉,加水调成糊状,每晚分别敷于两足涌泉穴,第二天早晨揭去,7 天为 1 个疗程,血止后仍继续 1 个疗程。治疗 40 例鼻出血患儿,治疗2~3 个疗程,治愈 18 例,显效 10 例,有效 5 例,无效 7 例[63]。

参考文献

[1] 季宇彬. 抗癌中药药理与应用. 哈尔滨:黑龙江科学技术出版社,2004:628-632.

[2] Shoji N,Umeyana A,Iuchi A,et al. Two novel alkaloids from Evodia rutaecarpa. Journal of Natural Products,1989,52(5):1160-1162.

[3] 唐元清,冯孝章. 吴茱萸化学成分的研究. 药学学报,1996,31(2):151-155.

[4] 左国营,何红平,王斌贵,等. 吴茱萸果实的一种新吲哚喹唑啉生物碱——丙酮基吴茱萸碱. 云南植物研究,2003,25(1):103-106.

[5] 王奇志,梁敬钰,陈军. 吴茱萸化学成分研究Ⅱ. 中国药科大学学报,2005,36(6):520-522.

[6] Sugimoto T,Miyase T,Kuroyanagi M,et al. Limonoids and quinolone alkaloids from Evodia rutaecarpa bentham. Chemical and pharmaceutical bulletin,1988,36(11):4453-4461.

[7] Tang Y Q,Feng X Z,Huang L. Quinolone alkaloids from Evodia rutaecarpa. Phytochemistry,1996,43(3):719-722.

[8] 小管卓夫等. 吴茱萸的化学和药理. 国外医学:中医中药分册,1986,8(1):17.

[9] 梁晓天. 常用中药基础研究. 北京:科学出版社,2003:200-236.

[10] 杨秀伟,张虎,胡俊. 蔬毛吴茱萸果实中新化合物吴茱萸塔宁的分离及结构表征. 分析化学(FENXI HUAXUE),2008,36(2):219-222.

[11] 杨云云,郭惠,王昌利,等. 吴茱萸碱的合成及其结构表征和体内抗肿瘤作用. 化学研究,2011,22(3):22-25.

[12] 宋颖,赵文杰,宋宇,等. 吴茱萸碱体内抗肿瘤作用的研究. 吉林中医药,2008,28(12):934-936.

[13] Ogasawara M,Matsunaga T,Takahashi S,et al. Anti-invasive and metastatic activities of evodiamine. Biological and Pharmaceutical Bulletin,2002,25(11):1491-1493.

[14] Ogasawara M,Suzuki H. Inhibition by evodiamine of hepatocyte growth factor-induced invasion and migration of tumor cells. Biological and Pharmaceutical Bulletin,2004,27(4):578-582.

[15] Ogasawara M,Matsunaga T,Suzuki H. Inhibitory effects of evodiamine on in vitro invasion and experimental lung metastasis of murine colon cancer cells. Biological and Pharmaceutical Bulletin,2001,24(8):917-920.

[16] 李立宏,蒋丽娜,石永威,等. 吴茱萸碱对 S180 荷瘤小鼠抑瘤作用及血常规的影响. 中国老年学杂志,2013,33(1):96-98.

[17] 高世勇,刘溪,季宇彬. 吴茱萸碱调控微管蛋白聚集阻滞 HepG-2 细胞周期. 哈尔滨商业大学学报:自然科学版,2011,27(4):513-516.

[18] 何培泳,谭宇蕙,吴映雅,等. 吴茱萸碱联合 R03306 对人肝癌细胞 HepG-2 的协同抑制. 广州中医药大学学报,2011,28(5):503-507.

[19] 刘向国,方正清,刘自兵,等. 吴茱萸碱对大鼠肝癌细胞缝隙连接细胞通讯功能及连接蛋白表达的影响. 安徽中医学院学报,2010,29(1):49-52.

[20] 谭宇蕙,吴映雅,钟富有,等. 吴茱萸碱对小鼠肝癌细胞生长的抑制和诱导凋亡作用. 中药药理与临床,2006,22(3):33-35.

[21] Wang X N,Han X,Xu L N,et al. Enhancement of apoptosis of human hepatocellular carcinoma SMMC-7721 cells through synergy of berberine and evodiamine. Phytomedicine,2008,15(12):1062-1068.

[22] 王洪峰,宋颖,史祺云,张瑾,等. 吴茱萸碱对人胃低分化黏液腺癌 MGC-803 细胞作用的研究. 长春中医药大学学报,2010,26(2):185-186.

[23] 黄海,张筠源,刘鑫,等. 吴茱萸碱抑制胃癌 SGC-7901 细胞生长及诱导凋亡作用的研究. 检验医学,2010,25(12):952-955.

[24] 田秀丽,张瑾,王小亮,王珊,等. 吴茱萸碱对人胃腺癌细胞 SGC-7901 作用的研究. 北京中医药大学学报,2011,34(2):115-118.

[25] Shyu K G,Lin S,Lee C C,et al. Evodiamine inhibits in vitro angiogenesis:Implication for antitumorgenicity. Life sciences,2006,78(19):2234-2243.

[26] 农丽,伍钢,戴晓芳,等. 吴茱萸碱逆转人肺癌细胞株 A549/DDP 耐药机理的实验研究. 临床肿瘤学杂志,2010,15(6):487-492.

[27] 蔡宋宇,宋颖,康治臣,等. 吴茱萸碱体外抗肿瘤作用. 中国临床药理学与治疗学,2008,13(8):860-864.

[28] 张醇,杨雪,范霞,等. 吴茱萸碱对人结肠癌 lovo 细胞生长的抑制作用. 中国生物制品学杂志,2010,23(8):866-870.

[29] 康坤. 吴茱萸碱对鼠结肠癌细胞体外侵袭和实验性肺转移的抑制作用. 国外医学. 中医中药分册,2002,24(5):303-304.

[30] 常金荣,陈蔚文,王建华. 吴茱萸碱和盐酸小檗碱对大肠癌 HT29 细胞端粒酶活性的影响. 辽宁中医杂志,2011,38(7):1326-1329.

[31] 崔娟,吴映雅,谭宇蕙,等. 吴茱萸碱联合 CDK1 抑制剂 RO3306 对鼠结肠癌 CT26 的协同杀伤作用. 世界华人消化杂志,2011,19(12):1244-1250.

[32] Yang Z G,Chen A Q,Liu B. Antiproliferation and Apoptosis Induced by Evodiamine in Human Colorectal Carcinoma Cells(Colo-205). Chemistry biodiversity,2009,6(6):924-933.

[33] Lee T J,Kim E J,Kim S,Jung E M,et al. Caspase-dependent and caspase-in dependent apoptosis induced evodiamine in human leukemic U937 cells. Mol Cancer Ther,2006,5(9):2398-2407.

[34] Huang Y C,Guh J H,Teng C M. Induction of mitotic arrest and apoptosis by evodiamine inhumanleukemic T-lymphocytes. Life sci,2004,75(1):35-49.

[35] 董瑞红,陆志刚. 吴茱萸碱诱导不同起源的白血病细胞凋亡的研究. 实用医学杂志,2011,27(10):1722-1724.

[36] Kan S F, Yu C H, Pu H F, et al. Anti-proliferative effects of evodiamine on human prostate cancer cell lines DU145 and PC3. Journal of cellular biochemistry, 2007, 101(1): 44-56.

[37] Kan S F, Huang W J, Lin L C, et al. Inhibitory effects of evodiamine on the growth of human prostate cancer cell line LNCaP. International journal of cancer, 2004, 110(5): 641-651.

[38] 刘港帜. 吴茱萸碱诱导人子宫颈癌 HeLa 细胞周期阻滞的机理研究. 长春:吉林大学, 2010: 14-26.

[39] Wang C, Li S, et al. Evodiamine-induced human melanoma A375-S2 cell death was mediated by PI3K/Akt/caspase and Fas-L/NF-kappaB signaling pathways and augmented by ubiquitin-proteasome inhibition. Toxicol In Vitro, 2010, 24(3): 898-904.

[40] 于海帅,刘春禹. 吴茱萸碱诱导人乳腺癌 MCF-7 细胞凋亡. 技术与教育, 2008, 22(1): 5-7.

[41] Liao C H, Pan S L, Guh J H, et al. Antitumor mechanism of evodiamine, a constituent from Chinese herb Evodiae fructus, in human multiple-drug resistant breast cancer NCI/ADR-RES cells in vitro and in vivo. Carcinogenesis, 2005, 26(5): 968-975.

[42] 贾志宇,邱永宾,李晓玲,等. 吴茱萸碱抑制涎腺腺样囊性癌细胞系 ACC-M 增殖的实验研究. 实用口腔医学杂志, 2012, 28(5): 592-596.

[43] 张莹,张起辉,吴立军,等. 吴茱萸碱在诱导小鼠纤维肉瘤 L929 细胞凋亡过程中对细胞周期的阻滞作用. 中国中西医结合杂志, 2004, 24(6): 169-172.

[44] 郭惠,杨云云,余大领,等. 吴茱萸次碱的合成,结构表征及体内抗肿瘤作用研究. 化学与生物工程, 2010, 27(10): 37-40.

[45] Yamahara J, Yamada T, Kitani T, et al. Antianoxic action and active constituents of Evodiae fructus. Chem Pharm Bull, 1989, 37(7): 1820-1822.

[46] Matsuda H, Wu J X, Tanaka T, et al. Antinociceptive activities of 70% methanol extract of evodiae fructus (fruit of Evodia rutaecarpa var. bodinieri) and its alkaloidal components. Biol Pharm Bull, 1997, 20(3): 243-248.

[47] Wu S N, Lo Y K, Chen H, et al. Rutaecarpine-induced block of delayed rectifier K^+ current in NG108-15 neuronal cells. Neuropharmacology, 2001, 41(7): 834-843.

[48] Dai Z, Xiao J, Liu S Y, et al. Rutaecarpine inhibits hypoxia/reoxygenation-induced apoptosis in rat hippocampal neurons. Neuropharmacology, 2008, 55(8): 1307-1312.

[49] Kobayashi Y, Hoshikuma K, Nakano Y, et al. The positive inotropic and chronotropic effects of evodiamine and rutaecarpine, indoloquinazoline alkaloids isolated from the fruits of Evodia rutaecarpa, on the guinea-pig isolated right atria: possible involvement of vanilloid receptors. Planta Med, 2001, 67(3): 244-248.

[50] Lee H S, Oh W K, Choi H C, et al. Inhibition of angiotensin II receptor binding by quinolone alkaloids from Evodia rutaecarpa. Phytotherapy Research, 1998, 12(3): 212-214.

[51] Hu C P, Xiao L, Deng H W, et al. The cardioprotection of rutaecarpine is mediated by endogenous calcitonin related-gene peptide through activation of vanilloid receptors in guinea-pig hearts. Planta Med, 2002, 68(8): 705-709.

[52] Hu C P, Li N S, Xiao L, et al. Involvement of capsaicin-sensitive sensory nerves in cardioprotection of rutaecarpine in rats. Regul Pept, 2003, 114(1): 45-49.

[53] 刘保林,戴媛媛,唐宁,等. 吴茱萸氯仿提取物对小鼠溃疡性结肠炎的药效学研究. 中药药理与临床, 2003, 19(6): 16-19.

[54] Wang L, Hu C P, Deng P Y, et al. The protective effects of rutaecarpine on gastric mucosa injury in rats. Planta Med, 2005, 71(5): 416-419.

[55] Liu Y Z, Zhou Y, Li D, et al. Reduction of asymmetric dimethylarginine in the protective effects of rutaecarpine on gastric mucosal injury. Can J Physiol Pharmacol, 2008, 86(10): 675-681.

[56] Lin H,Tsai S C,Chen J J,et al. Effects of evodiamine on the secretion of testosterone in rat testicular in-terstitial cells. Metabolism,1999,48(12):1532-1535.

[57] Hung P H,Lin L C,Wang G J,et al. Inhibitory effect of evodiamine on aldosterone release by Zona glo-merulosa cells in male rats. Chin J Physiol,2001,44(2):53-57.

[58] Yoshizumi M,Houchi H,Ishimura Y,et al. Effects of evodiamine on catecholamine secretion from bovine adrenal medulla. J Med Invest,1997,44(1-2):79-82.

[59] 黄伟,赵燕,孙蓉. 吴茱萸不同组分对小鼠急性毒性试验比较研究. 中国药物警戒,2010,7(3):129-134.

[60] 栾连军,裘国丽,程翼宇. 吴茱萸碱和吴茱萸次碱在家兔体内的药动学研究. 中国药学杂志,2006,41(1):48-50.

[61] Wen D,Li C,Liu Y,et al. Determination of evodiamine and rutecarpine in human serum by liquid chroma-tography-tandem mass spectrometry. Anal Bioanal Chem,2006,385(6):1075-1081.

[62] 商翠莲,李敏. 吴茱萸贴敷神阙穴治疗高血压 60 例. 中医外治杂志,2003,12(2):44.

[63] 张三山. 吴茱萸外敷治疗小儿鼻出血. 浙江中医杂志,2003,38(7):302.

96. 牡　蛎

【来源】牡蛎科牡蛎属动物长牡蛎 *Ostrea gigas* Thunberg、大连湾牡蛎 *Ostrea talien-whanensis* Crosse 或近江牡蛎 *Ostrea rivularis* Gould. 的贝壳[1]。

【性味与归经】咸、微寒。归肝、胆、肾经。

【功能与主治】重镇安神,潜阳补阴,软坚散结,收敛固涩。治肺、食管、乳腺、鼻咽等处癌及甲状腺癌。用于惊悸失眠,眩晕耳鸣,瘰疬痰咳,癥瘕痞块,自汗盗汗,遗精崩带,胃痛泛酸等症。

【化学成分】牡蛎含 80%～95% 的碳酸钙、磷酸钙及硫酸钙,并含镁、铝、硅及氧化铁等。另外大连湾牡蛎的贝壳,含碳酸钙 90% 以上,有机质约 1.72%;尚含少量镁、铁、硅酸盐、硫酸盐、磷酸盐和氯化物。煅烧后碳酸盐分解,产生氧化钙等,有机质则被破坏[1]。

【药理作用】

1. 抗肿瘤作用　用牡蛎提取物喂饲植有人结肠癌 Love 细胞株的裸鼠 15 天后,发现肿瘤体积明显减少为对照组的 44.6%,两种荷瘤动物的肿瘤生长速度较对照组也明显减慢,表明牡蛎提取物不仅提高荷瘤小鼠的免疫功能,还能抑制小鼠肝癌和裸鼠体内人结肠癌的生长。提示牡蛎提取物可能增强宿主免疫功能,特别是其中天然杀伤细胞活性,通过免疫系统抑制肿瘤细胞生长[2]。

牡蛎天然活性肽(BPO)能有效抑制胃癌 BGC-823 细胞增殖活动,出现亚 G_1 期细胞,细胞进入凋亡现象。表明其具有显著的诱导凋亡作用[3]。

经 0.1mg/ml 牡蛎低分子活性物质处理的人肺腺癌 A549 细胞,细胞生长抑制率达62.2%,细胞分裂指数下降 28.95%[4]。

2. 其他药理作用

(1)对内脏系统的影响

1)对心血管系统的影响:研究发现,牡蛎短肽具有很强的 ACE 抑制活性。用"金牡蛎"治疗高脂血症,临床结果表明,患者的胆固醇和甘油三酯的含量明显下降,有显著疗效[5,6]。

相关学者研究牡蛎提取物 10g/kg 胃内连续给药 8 周后,鹌鹑主动脉、冠状动脉内膜动脉粥样硬化斑块形成的程度明显减轻,牡蛎提取物还可能减少过氧化玉米油处理的大鼠血清

LPO、TG、肝胆固醇的水平,提示牡蛎提取物能抑制高脂血症[7,8]。

2)对消化系统的影响:相关学者研究发现以牡蛎为主要成分牡蛎汤对实验性肝损伤具有一定的保护作用[9]。牡蛎提取物对乙醇所致小鼠肝损伤也具有保护作用[10]。

(2)对内分泌系统的影响:相关学者探讨了牡蛎提取物对四氧嘧啶诱发的小鼠高血糖的作用。结果发现可降低糖尿病小鼠血糖,而不影响正常小鼠的血糖[11]。

(3)对免疫系统的影响:牡蛎多糖能显著降低和抑制狗肾细胞培养流感病毒的血凝滴度[12]。另有报道,牡蛎糖胺聚糖(O-GAG)能显著降低Ⅰ型单纯疱疹病毒(HSV-1)感染小鼠的死亡率,延长其存活时间,并明显提高病毒感染小鼠的胸腺指数和脾指数,增强巨噬细胞吞噬能力。从而对Ⅰ型单纯疱疹病毒感染的小鼠具有一定的治疗作用并能提高小鼠的免疫功能[13]。

(4)延缓衰老作用:研究发现牡蛎水提液能够延缓去卵巢大鼠脑衰老[14]。

(5)抗疲劳作用:牡蛎肉的70%乙醇提取液具有抗疲劳作用[15,16]。

【临床应用】

1. 治疗肿瘤

(1)治疗甲状腺瘤:元参 15g,生牡蛎 30g(先煎),浙贝母 9g,夏枯草 15g,海浮石 12g,香附 12g,青皮 9g,当归 18g,海藻 24g,昆布 24g,柴胡 9g,红花 12g,半夏 12g,水煎服,每日 1 剂。观察治疗 6 例病人,均获得满意效果[1]。

(2)治疗神经系统肿瘤:柴胡、白芍、赤芍、茯苓、昆布、夏枯草各 15g,白花蛇舌草、海藻、钩藤各 25g,牡蛎 50g。水煎服,日 1 剂。或以蜜为丸,每丸重 15g,每次 2 丸,日 3 次。睡眠不佳者加夜合花、夜交藤各 15g。病情好转后柴胡减为 7.5g。治疗神经纤维肿瘤病人 10 例,服本药 15~30 天后,肿瘤均有不同程度缩小,个别色素变浅,服药 30 天后,黄豆大以下赘瘤多减小或削平,遗留粉白色斑[1]。

(3)治疗淋巴肉瘤:生牡蛎 30g,土贝母 9g,元参 9g,夏枯草 15g,海藻 15g,山慈菇 9g,首乌藤 30g,水煎服。本方治疗 12 例恶性淋巴瘤,生存 2 年以上 2 例,3 年以上 3 例,6 年以上 1 例,8 年以上 3 例,9 年以上 1 例,10 年以上 2 例[1]。

(4)治疗乳腺癌:穿山甲、制鳖甲各 12g,夏枯草、海藻、望江南、野菊花、白花蛇舌草、白毛藤、丹参、全瓜蒌、牡蛎各 30g,昆布、山药各 15g,南沙参、王不留行、蜂房各 12g,桃仁 9g,小金丸 10 粒,日 1 剂。小金丸随汤药吞服。上海中医学院附属龙华医院肿瘤科用于治疗乳腺癌 10 例,临床治愈 1 例,显效 1 例,有效 6 例,总有效率 80%[1]。

2. 治疗其他疾病

(1)治疗失眠:用桂枝加龙骨牡蛎汤治疗更年期失眠 18 例。结果显示:患者的失眠、易惊、精力不足、记忆力减退等症状均有不同程度的改善。嘱患者每日 1 剂,水煎服,15 天为 1 个疗程,一般为 1~2 个疗程。结果:治愈 13 例,好转 3 例,无效 2 例,总有效率 88%。另有报道,用柴胡加龙骨牡蛎汤加减做为治疗组治疗顽固性失眠 32 例。每日 1 剂,水煎 2 次,早晚分服,连服 14 天。对照组给予西药地西泮治疗,每次 5mg,每晚睡前 30 分钟口服,连服 14 天。停药 2 周后,治疗组总有效率为 90.6%,对照组总有效率为 52.0%。提示治疗组远期治疗效果明显优于对照组,能够使睡眠持续改善[17]。

(2)治疗慢性中耳炎:用煅牡蛎粉制"吹药"外用治疗慢性中耳炎对 48 例患者进行治疗,取得了满意疗效。药物制备方法,取煅牡蛎粉晒干,研细末,过细筛,备用。用细纸卷筒将少许煅牡蛎粉吹向耳内,每日 1 次,每次吹入药物不宜过多。治疗结果,48 例患者中治愈 20 例,好转

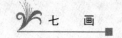

21例,未愈7例,总有效率为85.4%。临床观察7～21天,患者临床症状基本消失、听力恢复正常、鼓膜均有不同程度的修复[18]。

参考文献

[1] 季宇彬. 抗癌中药药理与应用. 哈尔滨:黑龙江科学技术出版社,2004:674-675.

[2] 王颖,赵振军. 牡蛎提取物抗肿瘤作用的实验研究. 中国海洋药物,1997,16(1):18-22.

[3] 李鹏,李祺福,石松林,等. 牡蛎天然活性肽对人胃腺癌BGC-823细胞周期与基因表达的调控. 中国海洋药物杂志,2007,26(3):1-8.

[4] 黄大川,李祺福,李鹏,等. 牡蛎低分子活性物质对人肺腺癌A549细胞的生物学效应. 厦门大学学报,2002,41(5):614-617.

[5] 于娅,杨瑞金,王璋. 牡蛎功能短肽的制备及ACE抑制活性. 无锡轻工大学学报,2004,23(2):49-52.

[6] 缪元美,张曼颖. "金牡蛎"治疗高脂血症的临床观察. 中国海洋药物,1994,(1):40.

[7] 刘赛,仲伟珍,张健,等. 牡蛎提取物对鹌鹑实验性动脉粥样硬化的抑制作用及机制. 中国动脉硬化杂志,2002,10(2):97-100.

[8] Kimura Y,Ohminami H,Okuda H. Effects of extract of oyster on lipid metabolism in rats. Journal of ethnopharmacology,1998,59(3):117-123.

[9] 徐强,桑希生,梁伟. 牡蛎汤对四氯化碳所致实验性肝损伤的影响. 中医药信息,2007,24(2):57.

[10] 李旭,苑隆国,王晓辉. 牡蛎提取物对小鼠肝脏保护作用研究. 医学研究通讯,2005,34(1):51-52.

[11] 王世华,于红霞,王淑娥,等. 牡蛎提取物对高血糖小鼠保护作用. 中国公共卫生,2006,22(1):80-81.

[12] 李江滨,侯敢,赖银璇. 牡蛎多糖抑制流感病毒增殖的实验研究. 时珍国医国药,2009,20(6):1346-1347.

[13] 李萌,杜国威,刘赛,等. 牡蛎糖胺聚糖小鼠体内抗病毒作用的实验研究. 中国海洋药物杂志,2008,2(4):50.

[14] 张婉虹,谢华. 牡蛎肉水提液延缓去卵巢大鼠脑衰老的作用. 中国老年学杂志,2007,27(7):1239-1241.

[15] 王元勋,赵利英,刘兆乾,等. 扇贝,牡蛎提取液的抗疲劳作用的实验研究. 体育科学,1993,13(6):70-73.

[16] 张部昌,商桂春,袁大鹏,等. 牡蛎口服液抗疲劳作用的研究. 安徽大学学报(自然科学版),1999,23(1):103-106.

[17] 冯雅莉. 桂枝加龙骨牡蛎汤治疗更年期失眠18例. 光明中医,2006,21(8):45-46.

[18] 王先进,田卓. 煅牡蛎粉外用治疗慢性中耳炎48例. 中医药学刊,2009,21(9):1583.

97. 牡 丹 皮

【来源】毛茛科芍药属植物牡丹 *Paeonia suffruticosa* Andr. 的干燥根皮[1]。

【性味与归经】苦、辛、微寒。归心、肝、肾经。

【功能与主治】清热凉血,活血化瘀。对小鼠、艾氏腹水癌有抑制作用。用于温毒发斑,吐血、衄血,夜热早凉,无汗骨蒸,经闭痛经,痈肿疮毒,跌仆伤痛。

【化学成分】1. 单萜及其苷类 芍药苷(paeoniflorin)、氧化芍药苷(oxy-paeoniflorin)、苯甲酰芍药苷(benzoyl-paeoniflorin)、苯甲酰氧化芍药苷(benzoyloxy-paeoniflorin)、没食子酰芍药苷(galloyl-paeoniflorin)、没食子酰氧化芍药苷(galloyl-oxypaeoniflorin)、芍药苷元(paeoniflorigenone)、芍药苷-4-乙基醚(paeoniflorin-4-ethylether)。

2. 酚及其苷类 丹皮酚(paeonol)、牡丹酚苷(paeonoside)、牡丹酚原苷(paeonolide)、牡丹酚新苷(apiopaeonoside)、牡丹苷(suffruticosidesA～E)。

3. 三萜及其苷类 β-谷甾醇(β-sitosterol)、胡萝卜苷(daucosterol)、齐墩果酸(oleanolic

acid)、白桦脂酸(betulic acid)、白桦脂醇(betulin)。

4. 挥发油类 己酸(hexanoic)、艾醇(yomogi alcohol)、2,4,4-三甲基-2-环己烯-1-醇(2,4,4-trimethy-2-cyclohexen-1-ol)、1,2,6-三甲基-2-环己烯-1-醇(1,2,6-trimethy-2-cyclohexen-1-ol)、壬醛(nonanal)、诺蒎酮(nopinone)、L-樟脑(L-camphor)、1-(1,3-二甲基-3-环己烯基)-乙酮[1-(1,3-dimethy-3-cyclohexen-1-yl)-ethanone]、桃金娘烷醇(myrtanol)、甲基水杨酸(methylsalicylate)、苯甲酸(benzoic acid)、壬酸(nonanoic acid)、紫苏醇(perillyl alcohol)、丁香酚(eugenol)、芍药醇(paeonol)、十五酸(pentadecanoic acid)、棕榈酸(palmitic acid)、(E)-5-十八烯[(E)-5-octadecene]、油酸(oleic acid)、硬脂酸(stearic acid)。

5. 其他类 6-羟基香豆素(6-hydroxycoumarin)、苯甲酸(benzoic acid)、对羟基苯甲酸(paraben)、没食子酸(gallic acid)、(+)-儿茶素[(+)-catechin]、槲皮素(quercetin)、山柰酚(kaempferol)[2-6]。

【药理作用】

1. 抗肿瘤作用

(1)没食子酸的抗肿瘤作用:没食子酸对 H22 肝癌小鼠实体瘤具有显著的抑制作用[7];没食子酸还具有抑制鼠淋巴瘤细胞 L5178、鼠黑色素瘤细胞 B16 和鼠肥大细胞瘤细胞 P815 等转移性肿瘤细胞增殖的作用[8]。没食子酸还可以抑制小鼠皮肤癌的生长[9]。

没食子酸对体外人肝癌 SMMC-7721 细胞凋亡及细胞周期进程有显著影响[10,11];没食子酸抑制人肝癌 BEL-7404 细胞的增殖并诱导其产生凋亡[12]。没食子酸对胃癌细胞 MGC-803 具有抑制作用[13]。没食子酸还能够降低小鼠淋巴瘤细胞株 EL-4 细胞的存活率,导致 EL-4 细胞凋亡[14];没食子酸对人胃癌 SGC-7901 细胞的增殖具有明显的抑制作用[15];另有研究报道,没食子酸与 4 种人肺肿瘤细胞小细胞瘤 SBC-3、鳞状细胞癌 EBC-1、腺癌 A549 和耐顺铂亚克隆小细胞癌 SBC-3/CDDP 细胞接触 30 分钟后触发细胞凋亡[16]。没食子酸二聚体可能通过线粒体信号传导途径诱导 HL-60 细胞凋亡[17]。

没食子酸单独对卵巢癌细胞株 SKOV3 有明显抑制,没食子酸与顺铂合用可以明显增加对细胞的抑制作用,而与丁酸钠联合用药仅为单纯相加作用[18]。

(2)丹皮酚的抗肿瘤作用:丹皮酚对 HepA 荷瘤小鼠具有免疫调节和抑瘤作用[19]。丹皮酚能抑制 Eca-109 食管癌裸鼠移植瘤生长、诱导凋亡而发挥抗肿瘤作用[20]。丹皮酚对模型小鼠胃癌 MFC 细胞的生长有明显抑制作用[21]。丹皮酚能明显抑制小鼠 EMT6 乳腺癌细胞生长[22]。

丹皮酚可以明显抑制人肝癌 BEL-7402 细胞的增殖[23]。丹皮酚具有抗人肝癌 BEL-7404 细胞增殖的作用[24]。丹皮酚能显著抑制人肝癌 SMMC-7721 细胞增殖,诱导细胞凋亡[25]。丹皮酚呈时间剂量依赖性抑制人肝癌 MHCC97-H 细胞的增殖[26]。

丹皮酚对培养的人食管癌 Eca-109 细胞作用 24 小时,48 小时及 72 小时后,可观察到典型的凋亡改变[27]。丹皮酚对人结肠癌 LoVo 细胞增殖具有一定的抑制作用[28]。相关学者用流式细胞仪发现,大肠癌 HT-29 细胞经丹皮酚作用后出现了明显的凋亡峰[29]。

丹皮酚有抑制人肺癌细胞株 GLC-82 的增殖和诱导其发生凋亡的作用[30]。在丹皮酚可以诱导人白血病 K562 细胞发生凋亡的研究中发现[31]。一定浓度的丹皮酚具有抑制人卵巢癌 A2780s 细胞增殖和诱导其凋亡的作用[32]。丹皮酚明显抑制人乳腺癌 MDA-MB-435 细胞[33]。丹皮酚可以通过诱导人乳腺癌 MCF-7 细胞凋亡而抑制肿瘤细胞生长[34]。

研究发现,丹皮酚对人脑胶质瘤 U251 细胞的增殖明显抑制并诱导细胞凋亡[35]。丹皮酚可降低纤维肉瘤 HT-1080 细胞的生存力[36]。丹皮酚能够抑制 NF-κB 信号转导通路，进而抑制人舌鳞癌 Tca-8113 细胞的增殖并诱导其凋亡[37]。

丹皮酚可以协同氟尿嘧啶对裸鼠人肝癌 BEL-7404 细胞具有一定的抑制作用[38]。丹皮酚与临床一线抗癌药顺铂联合应用于人肝癌 SMMC-7721 细胞，发现可产生显著的协同杀伤作用[39]。丹皮酚能诱导人肝癌细胞 HepG-2 凋亡、阻滞细胞分裂[40]。丹皮酚和顺铂均对人食管癌 Eca-109 细胞有抑制作用，丹皮酚能明显提高顺铂对 Eca-109 细胞的增殖抑制作用[41]。丹皮酚可明显抑制人食管癌 EC-9706 细胞的增殖，促进其凋亡，丹皮酚联合 5-FU 作用更为明显[42]。丹皮酚与顺铂均能抑制人卵巢癌细胞 A2780s 的增殖并诱导其发生凋亡，联合应用具有明显协同抗肿瘤作用[43]。丹皮酚与顺铂联合应用具有显著的协同抗人宫颈癌 SiHa 细胞增殖作用[44]。

中药单体组蛇床子素、补骨脂素、丹皮酚对乳腺癌 MDA-MB-231BO 细胞的生长具有抑制作用[45]。

2. 其他药理作用

(1)对中枢神经系统的影响：丹皮酚可使小鼠自发活动减少，加大剂量能使翻正反射消失[46]。丹皮酚对三联疫苗（霍乱、伤寒、副伤寒）引起的发热有解热作用并能降低正常小鼠体温[47]。给正常小鼠腹腔注射丹皮酚 200mg/kg，30 分钟后可使体温降低 2.9℃[48]。丹皮酚是一种不同于吗啡类的非麻醉性镇痛剂，作用比吗啡弱，起效较慢，但持续时间长，可适用于慢性钝痛的治疗[49]。

(2)对内脏系统的影响：丹皮酚对大鼠反复性短暂脑缺血再灌注所致脑损伤具有保护作用[50]。丹皮酚具有保护缺血脑组织的作用[51]。丹皮酚还可能参与抑制兴奋性氨基酸毒性作用[52]。丹皮酚抗心律失常作用可能与拮抗再灌注引起的细胞钙超载有关，对乳鼠心肌细胞的 Ca^{2+} 摄取有显著抑制作用[53]。

(3)对内分泌系统的影响：丹皮多糖粗品不仅可使正常小鼠血糖显著降低，而且对葡萄糖诱发的小鼠高血糖也有显著的降低作用[54]。丹皮多糖纯品和温水提取的纯品降糖作用较好[55]。

(4)抗病原微生物作用：丹皮酚对 13 种临床常见病原菌均有不同程度的抗菌作用[56]。体外试验表明，牡丹皮煎剂对金黄色葡萄球菌、溶血性链球菌、大肠杆菌、痢疾杆菌、伤寒杆菌、副伤寒杆菌、变形杆菌、肺炎双球菌、霍乱弧菌等均具有较强的抑制作用[57]。

(5)对免疫系统的影响：丹皮酚对特异性体液免疫功能和特异性细胞免疫功能以及非特异性免疫功能均有增强作用[58]。丹皮酚能显著增强中性粒细胞对体外金黄色葡萄球菌的吞噬功能[59]。

(6)抗炎作用：丹皮酚小鼠腹腔注射可显著抑制由二甲苯所致耳郭肿胀[60]。丹皮酚磺酸钠注射液在促进骨折愈合方面疗效显著[61]。

牡丹皮水煎剂能抑制炎症组织的通透性和前列腺素的生物合成，从而对多种急性炎症反应具有抑制作用[62]。

3. 毒性作用　家兔腹腔注射牡丹酚磺酸盐钠 60～200mg/kg，连续 30 天，除大剂量组胃黏膜增生、假膜水肿外，各脏器未见异常病理改变[63,64]。

【药代动力学研究】用 C_{14} 位标记丹皮酚实验证明，小鼠灌胃 16.6mg/kg 20 分钟后，血中浓度达最高峰，然后急速下降，给药 3 小时后以肝脏分布最高，依次为肾、脾、和肺。灌胃后丹皮酚生物利用度较低，为 28.92%；其原因可能为吸收不完全和（或）首过效应较强[65]。

参 考 文 献

[1] 季宇彬. 抗癌中药药理与应用. 哈尔滨：黑龙江科学技术出版社，2004：675-680.

[2] Yoshikawa M, Uchida E, Kawaguchi A, et al. Galloyl-oxypaeoniflorin, suffruticosides A, B, C, and D, five new antioxidative glycosides, and suffruticoside E, A paeonol glycoside, from Chinese moutan cortex. Chemical & pharmaceutical bulletin, 1992, 40(8): 2248-2250.

[3] 吴少华, 马云保, 罗晓东, 等. 丹皮的化学成分研究. 中草药, 2002, 33(8): 679-680.

[4] 王素娟, 杨永春, 李帅, 等. 牡丹皮乙醇提取物中的1个新芍药苷衍生物. 中国中药杂志, 2005, 30(10): 759-761.

[5] 武子敬, 兰兰. 牡丹皮挥发油成分分析. 通化师范学院学报, 2011, 32(10): 42-43.

[6] Xu S, Yang L, Zeng X, et al. Characterization of compounds in the Chinese herbal drug Mu-Dan-Pi by liquid chromatography coupled to electrospray ionization mass spectrometry. Rapid communications in mass spectrometry, 2006, 20(22): 3275-3288.

[7] 赵文静, 牛凤兰, 刘作家, 等. 3,4,5-三羟基苯甲酸对 H_{22} 肝癌小鼠实体瘤的抑制作用及其机制. 吉林大学学报：医学版, 2010, 36(1): 127-130.

[8] OHNO T, INOUE M, OGIHARA Y. Cytotoxic activity of gallic acid against liver metastasis of mastocytoma cells P-815. Anticancer research, 2001, 21(6A): 3875-3880.

[9] Nakamura E S, Kurosaki F, Arisawa M, et al. Cancer chemopreventive effects of a Brazilian folk medicine, Juca, on in vivo two-stage skin carcinogenesis. Journal of ethnopharmacology, 2002, 81(1): 135-137.

[10] 吕喆, 龚守良, 牛凤兰, 等. 3,4,5-三羟基苯甲酸对肿瘤细胞凋亡及细胞周期进程的影响. 吉林大学学报：医学版, 2008, 34(1): 90-92.

[11] 赵文静, 牛凤兰. 3,4,5-三羟基苯甲酸通过线粒体途径诱导人肝癌细胞 SMMC-7721 的凋亡. 高等学校化学学报, 2009, 30(2): 320-323.

[12] 钟振国, 黄金兰, 梁红, 等. 余甘子叶化学成分没食子酸对人肝癌 BEL-7404 细胞株凋亡的影响. 中药材, 2009, 32(7): 1097-1101.

[13] 李沐涵, 王明艳, 赵凤鸣. 没食子酸体外抗胃癌细胞 MGC-803 机制的研究. 中药新药与临床药理, 2011, 22(1): 37-40.

[14] 吕喆, 龚守良, 牛凤兰, 等. 三羟基苯甲酸对淋巴瘤细胞凋亡及周期影响. 中国公共卫生, 2008, 24(10): 1210-1211.

[15] 钟振国, 梁红, 钟益宁, 等. 余甘子叶提取成分没食子酸的体外抗肿瘤实验研究. 时珍国医国药, 2009, 20(8): 1954-1955.

[16] Ohno Y, Fukuda K, Takemura G, et al. Induction of apoptosis by gallic acid in lung cancer cells. Anticancer drugs, 1999, 10(9): 845-852.

[17] 赵文静, 牛凤兰. 三羟基苯甲酸二聚体诱导 HL-60 细胞凋亡的作用. 药学学报, 2009, 44(1): 42-47.

[18] 李文, 侯华新, 吴华慧, 等. 没食子酸对卵巢癌 SKOV3 细胞的生长抑制作用及机制. 山东医药, 2010, 50(015): 43-44.

[19] 孙国平, 沈玉先, 张玲玲, 等. 丹皮酚对 HepA 荷瘤小鼠免疫调节和抑瘤作用研究. 中国药理学通报, 2003, 19(2): 160-162.

[20] 刘思涵, 孙国平, 杨震, 等. 丹皮酚诱导人食管癌 Eca-109 裸鼠移植瘤凋亡的机制探讨. 中国药理学通报, 2008, 24(4): 457-459.

[21] 李娜. 丹皮酚对胃癌细胞作用的体内外实验及其机制研究. 合肥：安徽医科大学, 2007: 9-41.

[22] 王建杰, 闫冬梅, 董航, 等. 丹皮酚抑制小鼠乳腺癌细胞生长作用及机制的研究. 中国免疫学杂志, 2013, 28(1): 56-59.

[23] 彭万仁, 付卫争, 孙国平, 等. 丹皮酚对人肝癌 BEL-7402 细胞凋亡和 COX-2, Survivin, XIAP, c-IAP1 表达

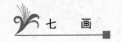

的影响.中国药理学通报,2010,26(6):735-739.

[24] 张春虎,胡随瑜,李云辉,等.丹皮酚对人肝癌 Bel-7404 的抑瘤效应及其机制.中南大学学报医学版, 2006,31(5):682-686.

[25] 张春虎,胡随瑜,曹美群,等.丹皮酚诱导人肝癌 SMMC-7721 细胞凋亡及其机制探讨.山东中医药大学学报,2007,31(1):68-71.

[26] 张春虎,胡随瑜,曹美群,等.丹皮酚对肝癌 MHCC97-H 细胞 PTEN,AKT 表达的影响.现代生物医学进展,2007,7(8):1134-1137.

[27] 刘思涵.丹皮酚体内外诱导人食管癌 Eca-109 细胞凋亡及其机制研究.合肥:安徽医科大学,2008:16-40.

[28] 史浩,揭志刚,向德雨,等.丹皮酚对人结肠癌 LoVo 细胞增殖及凋亡的作用.实用癌症杂志,2008,23(6):557-560.

[29] 计春燕,汪毅,谭诗云.丹皮酚对人大肠癌 HT-29 细胞 bcl-2 和 bax 基因表达的影响.肿瘤防治研究, 2007,34(1):68-70.

[30] 张旃,李明昌,谭炳炎,等.丹皮酚抑制 GLC-82 细胞增殖的体外实验研究.热带医学杂志,2006,6(6):638-640.

[31] 孙国平,王华,沈玉先,等.丹皮酚诱导 K562 细胞凋亡的研究.中国药理学通报,2004,20(5):550-552.

[32] 李秉枢,付琼,孙青,等.丹皮酚对人卵巢癌细胞 A2780s 增殖的影响.肿瘤,2011,31(2):122-125.

[33] 王建杰,罗文哲,苗智,等.丹皮酚对人乳腺导管癌细胞 MDA-MB-435 增殖的影响.中国老年学杂志, 2013,33(015):3671-3672.

[34] 王建杰,罗文哲,苗智,等.丹皮酚诱导人 MCF-7 细胞凋亡的机制.中国老年学杂志,2012,32(22):4953-4954.

[35] 李明昌,张旃,苏杭,等.丹皮酚抑制 U251 人脑胶质瘤细胞增殖的作用研究.广州医药,2007,38(1):26-28.

[36] Lee H J,Kim S A,Lee H J,et al. Paeonol oxime inhibits bFGF-induced angiogenesis and reduces VEGF levels in fibrosarcoma cells. PloS one,2010,5(8):e12358.

[37] 姚军,钱翠娟.丹皮酚通过抑制 NF-κB 信号通路诱导 Tca8113 细胞凋亡.医药导报,2009,28(8):983-986.

[38] 何峰,李劲东,王志明.丹皮酚联合 5-氟尿嘧啶对裸鼠人肝癌移植瘤的抑制作用及其机制.肿瘤防治研究,2011,38(5):505-508.

[39] 王晓光,康健.丹皮酚诱导肿瘤细胞凋亡的研究进展.医学综述,2008,14(19):3001-3003.

[40] Xu S P,Sun G P,Shen Y X,et al. Antiproliferation and apoptosis induction of paeonol in HepG2 cells. World Journal of Gastroenterology,2007,13(2):250-256.

[41] Wan X A,Sun G P,Wang H,et al. Synergistic effect of paeonol and cisplatin on oesophageal cancer cell lines. Digestive and Liver Disease,2008,40(7):531-539.

[42] 冯怡锟,付春景,黄幼田,等.丹皮酚联合 5-FU 对食管癌 EC9706 细胞增殖及凋亡的影响.世界华人消化杂志,2010,18(7):646-651.

[43] 付琼,洪莉,李秉枢,等.丹皮酚协同顺铂对人卵巢癌细胞 A2780s 的增殖抑制及促凋亡作用.武汉大学学报(医学版),2011,32(1):28-32.

[44] 李秉枢,付琼,程艳香,等.丹皮酚协同顺铂抗人宫颈鳞癌 SiHa 细胞及其机制.肿瘤学杂志,2010,16(11):845-848.

[45] 郭保凤,刘胜,叶依依,等.蛇床子素,补骨脂素及丹皮酚配伍对乳腺癌 MDA-MB-231BO 细胞株的体外抑制及 TGF-β1 基因表达的影响.中华中医药杂志,2012,27(2):430-433.

[46] 侯家玉.中药药理学.北京:中国中医药出版社,2007:53.

[47] 季宇彬.天然药物有效成分药理与应用.北京:科学出版社,2007:383-385.

[48] 王本祥.现代中药药理学.天津:天津科学技术出版社,1999:342-345.

[49] 刘雪君,陈维宁,戴功.丹皮酚的镇痛作用和无耐受性研究.中国药理学通报,1993,9(6):464-467.

[50] 张硕,高海青,张岫美.丹皮酚抑制大鼠局灶性脑缺血再灌注损伤脑组织细胞间黏附分子-1和血管细胞黏附分子-1的表达.中国生化药物杂志,2008,29(1):5-8.

[51] 武继彪,隋在云,管华诗.丹皮酚对大鼠脑缺血再灌注损伤的保护作用.中华中医药学刊,2008,26(9):1887-1888.

[52] 宋宁宁,魏欣冰,刘睿,等.丹皮酚对原代培养的大鼠皮质和海马神经元缺糖缺氧再灌损伤的保护作用.中国药学杂志,2007,42(5):353-356.

[53] 唐景荣,石林.丹皮酚对体外培养乳鼠心肌细胞 Ca^{2+} 摄取的影响.中国药理与毒理学杂志,1991,5(2):108.

[54] 刘超,陈光亮.丹皮多糖对正常及高血糖小鼠的降血糖作用.安徽中医学院学报,1998,17(6):45-47.

[55] 赵帜平,沈业寿,葛盛芳,等.丹皮多糖分离纯化和降血糖作用研究.安徽大学学报(自然科学版),1999,23(2):90-93.

[56] 金志强,谭艾娟.丹皮酚和厚朴酚体外抗菌作用的研究.贵州畜牧兽医,2009,33(5):4-5.

[57] 严永清.中药辞海.第二卷.中国医药科技出版社,1996:282-285.

[58] 张永梅,梁红,杨玉梅,等.丹皮酚对小鼠免疫功能的影响.包头医学院学报,2003,19(4):261-263.

[59] 李逢春,周晓玲,磨红玲,等.丹皮酚注射液增强免疫功能的实验研究.中国中西医结合杂志,1994,14(1):37-38.

[60] 王胜,方伟,张榜硕,等.中药单体丹皮酚治疗胶原诱导性关节炎的机制初探.中华风湿病学杂志,2009,13(6):400-402.

[61] 王玖,刘继勇,韩盈,等.丹皮酚对 TNF-α 诱导真皮成纤维细胞引起的 MMP-9 mRNA 及细胞因子表达的影响.中国药理学通报,2009,25(4):458-461.

[62] 汤文璐,李俊.丹皮总苷抗炎作用的研究.安徽医科大学学报,1999,34(1):11-13.

[63] 李群爱.牡丹皮的药理研究.中草药,1988,19(6):36.

[64] 章灵华,肖培根,黄艺,等.丹皮酚的药理与临床研究进展.中国中西医结合杂志,1996,16(3):187-190.

[65] 马丽焱,缪剑华,许旭东,等.丹皮酚在清醒大鼠体内的药动学和绝对生物利用度.时珍国医国药,2009,20(2):413-414.

98. 何　首　乌

【来源】蓼科何首乌属植物何首乌 *Polygonum multiflorum* Thunb. 的干燥块根[1]。

【性味与归经】苦、甘、涩、温。归肝、心、肾经。

【功能与主治】解毒、消痈,润肠通便。治疗肺癌、骨癌、脑肿瘤、甲状腺癌、白血病。用于肝肾阴亏、发须早白、血虚头晕、腰膝软弱、筋骨酸痛、遗精、崩带、久疟、久痢、慢性肝炎、痈肿、瘰疬、肠风、痢疾。

【化学成分】何首乌主要含有蒽醌、二苯乙烯苷和磷脂等三大类成分。①蒽醌类:大黄素甲醚(physcion)、大黄酚(chrysophanol)、大黄素(emodin)、芦荟大黄素(aloe emodin)、大黄酸(rhein)、大黄素-1,6-二甲醚(emodin-1,6-dimethylether)、ω-羟基大黄素(ω-hydroxyemodin)、ω-羟基大黄素-8-甲醚(ω-hydroxyemodin-8-methylether)、大黄素-8-*O*-β-D-葡萄糖苷(emodin-8-*O*-β-D-glucoside)、大黄素甲醚-8-*O*-β-D-葡萄糖苷(physcion-8-*O*-β-D-glucoside)、2-甲氧基-6-乙酰基-7-甲基胡桃醌(2-methoxy-6-acetyl-7-methyljuglone)、2-乙酰基大黄素(2-acetylemodin)、大黄酚-8-*O*-β-D-葡萄糖苷(chrysophanol-8-*O*-β-D-glucopyranoside)、大黄素-3-乙醚(emodin-3-ether)、6-甲氧基-2-乙酰基-3-甲基-1,4-萘醌-8-*O*-β-D-葡萄糖苷(6-methoxyl-2-acetyl-3-

methyl-1,4-naphthoquinone-8-O-β-D-glucopyranoside)等[2-5]。②二苯乙烯苷：2,3,5,4′-四羟基二苯乙烯-2-O-β-D-葡萄糖苷(2,3,5,4′-tetrahydroxystilbene-2-O-β-D-glucoside)、2,3,5,4′-四羟基二苯乙烯-2-O-(6″-O-α-D-吡喃葡萄糖)-β-D-吡喃葡萄糖苷[2,3,5,4′-tetrahydroxystilbene-2-O-(6″-O-α-D-glucopyranosyl)-β-D-glucopyranoside]、何首乌丙素即2,3,5,4′-四羟基二苯乙烯-2,3-二-O-β-D-葡萄糖苷(2,3,5,4′-tetrahydroxystilbene-2,3-di-O-β-D-glucoside)、2,3,5,4′-四羟基二苯乙烯-2-O-(6″-O-乙酰基)-β-D-葡萄糖苷[2,3,5,4′-tetrahydroxystilbene-2-O-(6″-O-acetyl)-β-D-glucopyranoside]等[6-9]。③磷脂类：磷脂酰乙醇胺(phosphatidyl ethanolamine)、磷脂酰甘油(phosphatidyl glycerol)、双磷脂酰甘油(diphosphatidyl glycerol)、磷脂酰肌醇(phosphatidylinositol)、磷脂酸(phosphatidic acid)、1-O-正十八烷酰-2-O-$\triangle^{4′,7′}$-正十二碳二烯酰-3-O-磷脂酸-O-β-D-葡萄糖苷(1-O-stearoyl-2-O-$\triangle^{4′,7′}$-dodecenoyl-3-O-phosphatidic acid-O-β-D-glucoside)、1-O-正十八烷酰-2-O-$\triangle^{4′,7′}$-正十二碳二烯酰-3-O-磷脂酸-O-(6″-O-α-D-葡萄糖)-β-D-葡萄糖苷[1-O-stearoyl-2-O-$\triangle^{4′,7′}$-dodecenoyl-3-O-phosphatidic acid-O-(6″-O-α-D-glucoside)-β-D-glucoside][10,11]。

【药理作用】

1. 抗肿瘤作用　何首乌中的大黄酸有抑制 HepG-2 细胞增殖和诱导其凋亡作用[12]。通过荧光观察和诱导凋亡研究，指出大黄酸本身有细胞毒性外，还能作为底物和 AP-1 结合，能增加结肠表皮细胞对细胞毒剂的敏感性，不插入 DNA 就可诱导细胞凋亡[13]。大黄酸还能有效抑制肺癌细胞 A549 生长，并引起细胞的凋亡[14]。研究表明，大黄酸可以诱导白血病细胞 HL-60 凋亡[15]。

大黄酸还可使神经胶质瘤细胞蛋白合成显著减少，主要是影响细胞呼吸和糖酵解，导致蛋白合成相应减少，大黄酸作为生物调节剂降低了细胞的生存率。实验显示大黄酸作用于神经胶质瘤细胞 4 小时后，细胞数没有明显减少，作用 24 小时和 48 小时后，则显著减少，可能是药物没有干扰细胞的复制过程，而是选择性地影响了肿瘤细胞的能量代谢[16,17]。

实验研究表明，于 24 小时、48 小时、72 小时观察到大黄酸都能抑制人表皮角质细胞 Colo-16 的增殖。大黄酸抑制 Cyclin 调节亚基在 G_1 期末与催化亚基结合，使 p34 Cdc2 蛋白酶不显活性，不能对 S 期启动因子正调控，抑制 G_1 向 S 期转变；且在给药后，亚二倍体细胞和片段化 DNA 增高，呈现细胞凋亡早期变化特点[18,19]。

大黄酸和丝裂霉素合用，能抑制肿瘤细胞核苷跨膜转运，诱导人口腔表皮 KB 细胞凋亡，显著增强丝裂霉素对肿瘤细胞的增殖抑制，两药合用对多个肿瘤细胞均有抑制作用[20]。

大黄酸和阿霉素联合应用于人神经胶质瘤细胞膜时，大黄酸剂量依赖性地抑制铁氰化合物的减少，后者诱导质子释放，抑制 ATP 合成，也抑制膜氧化还原系统，而导致细胞的生存力下降；并且这两种药有强烈的协同效应，可以在不同点产生作用，因此低剂量的阿霉素就有抑制效应，而提高了阿霉素的治疗指数，降低了阿霉素对正常细胞的毒性[21]。

2. 其他药理作用

(1)对中枢神经系统的影响：何首乌所含的卵磷脂是构成神经组织特别是脑髓的主要成分，其对大鼠乙酰胆碱酯酶神经元及其投射纤维有保护作用[22]。何首乌能改善老年大鼠中枢多巴胺神经系统的功能[23]。研究发现何首乌中的大黄素-8-O-β-D-吡喃葡萄糖苷能提高正常小鼠学习记忆功能，对东莨菪碱所致学习障碍具有防护作用；初步认为其作用机制是对胆碱酯酶可逆性的抑制[24]。

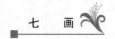

（2）对内脏系统的影响

1）对心血管系统的影响：何首乌提取物具有明显的降血脂功能[25,26]。何首乌醇提物有降低血小板、红细胞之间凝聚的作用[27]。何首乌可提高心肌细胞 SOD 的活性，清除自由基，并抑制脂质过氧化作用[28]。

2）对消化系统的影响：何首乌浸膏或所含的蒽醌衍生物能促进肠蠕动而有轻度泻下作用[29]。研究发现，用何首乌煎剂可以有效的缓解老年人便秘[30]。

（3）抗病原微生物作用：何首乌对人型结核杆菌、痢疾杆菌有抑制作用[31]。何首乌不同炮制品水煎液对多种细菌均有不同程度的抑制作用[32]

（4）对免疫系统的影响：何首乌可促使老龄小鼠胸腺细胞发生形态学逆转变化[33]。有效成分同时存在于醇提和水提浸膏中[34]。何首乌对老年大鼠 T 淋巴细胞和 B 淋巴细胞的转化增殖均有促进作用，并能促进抗体产生，NK 细胞活性明显增强[35]；能使小鼠腹腔巨噬细胞吞噬指数明显上升[36]，同时增强小鼠腹腔巨噬细胞介导的细胞毒活性、IL-1β 的分泌活性及吞噬功能[37]，还能提高正常小鼠脾脏抗体形成细胞数[38]。

（5）抗衰老作用：研究发现，何首乌中的没食子酸、儿茶素以及 2,3,5,4′-四羟基反式二苯乙烯-2-O-β-D-吡喃葡萄糖苷是抗氧化活性成分[39]。不同蒸制时间黑豆汁制首乌均明显降低脑组织中的 AChE 活性[40]。

3. 毒性作用　何首乌的毒性与其炮制关系密切，制首乌毒性甚小，生首乌则有一定毒性[41-43]。

【药代动力学研究】大黄酸在 $1.5 \sim 75.0 \mu g/ml$ 具有较好的线性范围；日内精密度 RSD 为 0.63%；低、中、高浓度的方法回收率分别为 98.0%、98.3%、99.6%；稳定性亦较好。大鼠口服单体大黄酸后体内血药浓度测定结果：AUC 为 $(69.18 \pm 6.35) \mu g \cdot h/ml$，$C_{max}$ 为 $(1.93 \pm 0.96) \mu g/ml$，$t_{1/2}$ 为 (2.39 ± 0.28) 小时，Cl 为 $(18.78 \pm 3.55) ml/h$ [44]。

【临床应用】

1. 治疗肿瘤　恶性肿瘤患者 40 例，随机分为两组，治疗组和对照组各 20 例，对照组给予化疗药物治疗，治疗组加以何首乌辅助治疗，结果显示，治疗组显著高于对照组，两组比较，差异具有统计学意义（$P < 0.05$）[45]。

2. 治疗其他疾病　心血管系统疾病患者 40 例，随机分为两组，治疗组和对照组各 20 例，两组均给予 β 受体阻滞剂、阿司匹林等常规药物治疗，治疗组加以何首乌辅助治疗，结果显示治疗组显著高于对照组，两组比较，差异具有统计学意义（$P < 0.05$）。因此，含蒽醌的何首乌对心肌可起到剂量相关的保护作用，何首乌水溶性成分二苯乙烯苷具有血管舒张作用，从而显示较好的心肌保护作用[46]。

参 考 文 献

[1] 季宇彬. 抗癌中药药理与应用. 哈尔滨：黑龙江科学技术出版社，2004：687-692.

[2] 李建北，林茂. 何首乌化学成分的研究. 中草药，1993，24(3)：115-118.

[3] 杨秀伟，谷哲明，马超梅，等. 从何首乌的根中分离得到的一个新的吲哚衍生物. 中草药，1998，29(1)：5-11.

[4] 陈万生，杨根金，张卫东，等. 制首乌中两个新化合物. 药学学报，2000，35(4)：273-276.

[5] 陈万生，樊伟，杨根金，等. 制首乌化学成分的研究. 第二军医大学学报，1999，20(7)：438-440.

[6] 刘成基，张清华，周谅. 何首乌及其炮制品中二苯乙烯苷含量测定. 中国中药杂志，1991，16(8)：469-472.

[7] Nonaka G I, Miwa N, Nishioka I. Stilbene glycoside gallates and proanthocyanidins from Polygonum multi-

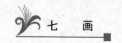
florum. Phytochemistry,1982,21(2):429-432.

[8] 陈万生,刘文庸,杨根金,等.制首乌中1个新的四羟基二苯乙烯苷的结构鉴定及其心血管活性研究.药学学报,2000,35(12):906-908.

[9] 周立新,林茂.何首乌乙酸乙酯不溶部分化学成分的研究.药学学报,1994,29(2):107-110.

[10] 许益民,任仁安.赤,白首乌中磷脂成分的分析.药物分析杂志,1990,10(2):105-107.

[11] 陈万生,杨根金.制首乌中二种新磷脂类化合物.中国药学杂志,2001,36(3):155-157.

[12] Kuo P L,Hsu Y L,Ng L T,et al. Rhein inhibits the growth and induces the apoptosis of Hep G_2 cells. Planta medica,2004,70(1):12-16.

[13] Van Gorkom B A P,Timmer-Bosscha H,de Jong S,et al. Cytotoxicity of rhein,the active metabolite of sennoside laxatives, is reduced by multidrug resistance-associated protein 1. British journal of cancer,2002,86(9):1494-1500.

[14] 林婵.大黄酸抗癌作用分子机制的研究.西安:西北大学,2008:14-21.

[15] Lin S,Fujii M,Hou D X. Rhein induces apoptosis in HL-60 cells via reactive oxygen species-independent mitochondrial death pathway. Archives of biochemistry and biophysics,2003,418(2):99-107.

[16] Delpino A,Paggi M G,Gentile P F,et al. Protein synthetic activity and adenylate energy charge in Rhein-treated cultured human glioma cells. Cancer biochemistry biophysics,1992,12(4):241.

[17] Floridi A,Gentile F P,Bruno T,et al. Growth inhibition by rhein and lonidamine of human glioma cells in vitro. Anticancer research,1990,10(6):1633.

[18] 徐丽敏,陈学荣,毛舒和.大黄素和大黄酸对角质形成细胞体外培养细胞周期的影响.临床皮肤科杂志,2000,29(3):153.

[19] 徐丽敏,陈学荣,毛舒和.大黄素和大黄酸对 Colo-16 细胞株的影响.中华皮肤科杂志,2000,33(1):47-48.

[20] 黄云虹,甄永苏.大黄酸诱导肿瘤细胞凋亡及与丝裂霉素的协同作用.药学学报,2001,36(5):334-338.

[21] Fanciulli M,Gentile F P,Bruno T,et al. Inhibition of membrane redox activity by rhein and adriamycin in human glioma cells. Anti-cancer drugs,1992,3(6):615-622.

[22] 李旻,杜小平,杨期东,等.何首乌对海人藻酸致大鼠脑 AChE 神经元及纤维损伤的保护作用.卒中与神经疾病,2002,9(5):299-302.

[23] 程冠生,刘理.何首乌对老年大鼠纹状体神经细胞 D2 受体的影响.中华老年医学杂志,1996,15(2):80-82.

[24] 陈万生,徐江平,李力.大黄素-8-O-β-D-吡喃葡萄糖苷的促智活性及其机制.中草药,2001,32(1):39-41.

[25] 徐承水,王文房.何首乌提取物对大鼠血脂水平的影响.曲阜师范大学学报,2004,30(3):85-86.

[26] 郑兵,刘恩茹,白书阁,等.何首乌对老龄大鼠血浆过氧化脂质及血液流变学的影响.中国老年学杂志,1990,10(5):306-307.

[27] 徐承水.何首乌提取物对家兔红细胞膜磷脂成分及电泳率的影响.上海中医药大学学报,2000,14(3):57-58.

[28] 金雄哲,金政.何首乌对缺氧培养心肌细胞保护作用的实验研究.时珍国医国药,2006,17(8):1454-1456.

[29] 苏玮,郭群.何首乌的现代药理研究概况.中草药,1997,28(2):119-121.

[30] 杜霞,周海英.生首乌治疗老年性便秘的体会.黑龙江中医药,1999,(4):49.

[31] 崔映宇,李焰焰.何首乌研究进展.阜阳师范学院学报(自然科学版),2004,21(4):24-27.

[32] 甄汉深,李公亮,张同心.何首乌不同炮制品体外抑菌实验的研究.中药通报,1986,11(3):53.

[33] 魏锡云,张锦堃,李运曼,等.黄芪和何首乌对老龄小鼠胸腺影响的超微结构研究.中国药科大学学报,1993,24(4):238-241.

[34] 金国琴,赵伟康.首乌制剂对老年大鼠胸腺,肝脏蛋白质和核酸含量的影响.中草药,1994,25(11):

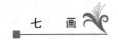

590-591.

[35] 熊平源,王强,郭凯文,等.何首乌对老龄大鼠免疫功能的影响.数理医药学杂志,2007,20(2):242.

[36] 应久皓,周学优,朱秀琴.何首乌炮制品药理临床研究.中国中药杂志,1992,17(12):722-724.

[37] 熊平源,胡艺兰,郭凯文,等.何首乌对小鼠腹腔巨噬细胞功能的影响.数理医药学杂志,2007,20(3):370-371.

[38] 周志文,周金黄,邢善田.何首乌浸膏提取物对小鼠 T,B 淋巴细胞免疫功能的作用.中药药理与临床,1989,5(1):24-28.

[39] Chen Y,Wang M,Rosen R T,et al. 2,2-Diphenyl-1-picrylhydrazyl radical-scavenging active components from Polygonum multiflorum Thunb. Journal of Agricultural and Food Chemistry, 1999, 47 (6): 2226-2228.

[40] 王丹,李刚,赵炜楠,等.不同蒸制时间制首乌对亚急性衰老大鼠 AChE,CAT 水平的影响.延边大学医学学报,2009,32(4):244-246.

[41] 苗明三,方晓艳.制何首乌多糖对衰老模型小鼠抗氧化作用的研究.中药药理与临床,2002,18(5):23-24.

[42] 赵斌,胡蔚华,朱承伟,等.制剂用首乌的研究.中成药研究,1984,(10):6-8.

[43] 沈道修,顾月芳,任晓瑛.何首乌炮制的药理研究.中成药研究,1982,(1):21.

[44] 张树球,黄运忠,易立汉,等.何首乌的毒理研究.右江民族医学院学报,1989,11(4):10.

[45] 索炜.大黄酸固体分散体在大鼠体内药物动力学和药效学的研究.唐山:河北联合大学,2011:30-43.

[46] 辛淑杰.何首乌的药理作用,临床应用及不良反应.北方药学,2013,10(7):36-37.

99. 皂 角 刺

【来源】豆科皂荚属植物皂荚 *Gleditsia sinensis* Lam. 的棘刺[1]。

【性味与归经】辛,温。归肺、胃、大肠经。

【功能与主治】搜风、拔毒、消肿、排脓。主治乳腺癌、肺癌、食管癌、肠癌、宫颈癌、癌症术后粘连。并治痈肿、疮毒、疠风、癣疮、胎衣不下。

【化学成分】皂角刺主要含有皂荚皂苷(gleditsia saponin)、棕榈酸(palmitic acid)、硬脂酸(stearic acid)、油酸(oleic acid)、氨基酸(amino acid)、谷甾醇(sitosterol)、二十九碳烷(nonacosane)、刺囊酸(echinocystic acid)、皂荚皂苷 C(gleditsia saponin C)、黄颜木素(fustin)、非瑟素(fisetin)、白桦脂(betulin)、槲皮素(quercetin)、木栓酮(friedelin)、胡萝卜苷(daucosterol)[2-7]。

【药理作用】

1. 抗肿瘤作用　皂角刺总黄酮在体内对人肝癌细胞株 HepG-2 具有明显抑制作用[8]。皂角刺提取物有较强的体内抗肿瘤活性,对小鼠肉瘤 S180 及小鼠肝癌 H22 移植性肿瘤均有一定的抑制作用[9]。皂角刺对小鼠宫颈癌 U14 的生长有一定的抑制作用[10]。

皂角刺含药血清能抑制直肠癌细胞 SW-480 生长和诱导其凋亡[11]。皂角刺总黄酮能明显诱导结肠癌 HCT-116 细胞凋亡,抑制其增殖[12]。皂角刺总黄酮能明显抑制肝癌 HepG-2 细胞的增殖、侵袭能力和诱导其凋亡[13]。皂角刺总黄酮对人肝癌细胞株 Bel-7402、SMMC-7721 和人白血病细胞 K562 均具有抑制细胞增殖的作用[14]。皂角刺浸出物能抑制 HL-60 细胞的增殖,诱导癌细胞编程性死亡,并呈时间-剂量依赖关系[15]。皂角刺皂苷对前列腺癌 PC-3 细胞具有抑制增殖和诱导凋亡的作用[16]。皂角刺热水浸出物对人体子宫颈癌细胞 JTC-26 也具有一定的抑制作用[17]。皂角刺及肉桂对肿瘤细胞增殖无显著的抑制作用。联合治疗组能协同抑制小鼠 4T1 乳腺癌的生长和转移[18]。

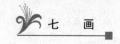

2. 其他药理作用

（1）对内脏系统的影响：皂角刺对乙型肝炎有一定抑制作用[19]。皂角刺水煎剂明显延长小鼠凝血时间[20]。

（2）抗病原微生物作用

1）抗细菌作用：皂角刺能抑制或杀灭多种革兰阳性菌和革兰阴性菌以及麻风杆菌[21]。

2）抗病毒作用：研究发现，从皂角刺中分离得到的 5 个白桦脂酸型三萜均表现出强弱不等的抗 HIV 活性[22]。

（3）对免疫系统的影响：研究表明，皂角刺可调节体内的免疫系统[23]。皂角刺总黄酮对 TNF 有明显的抑制作用，且呈剂量依赖性[24]。

（4）抗炎作用：皂角刺抗炎作用显著。皂角刺对急性阑尾炎、慢性阑尾炎、慢性结肠炎、阴道炎和宫颈炎，均作用显著[25-28]。

【临床应用】

1. 治疗肿瘤

（1）治疗乳腺癌：八角金盘 12g，露蜂房 12g，山慈菇 30g，石见穿 30g，八月札 30g，皂角刺 30g，黄芪 15g，丹参 15g，赤芍 15g。本方治疗乳腺癌 2 例，结果均治愈，分别存活 5 年及 7 年，均未见复发[1]。

（2）治疗鼻咽癌：川楝子、石菖蒲各 9g，白芍、元参各 12g，瓜蒌、皂刺各 15g，生牡蛎、夏枯草各 30g，硼砂 1.5g（冲服）。日 1 剂，煎 2 次服。治疗 17 例以颈淋巴结转移为主的肝郁型鼻咽癌，显效 1 例，有效 3 例。皂刺和枝 500g，煎汤成黄酒色。日 3 次，每服 1～2 茶杯，宁波奉化县防治院 1970 年，某女，57 岁，1968 年 11 月 9 日经宁波市二院确诊为鼻咽癌，后因此方疗效显著，肿块完全消失[1]。

（3）治疗恶性淋巴瘤：夏枯草 30g，胆南星 9g，昆布 15g，生牡蛎 30g，丹参 30g，莪术 15g，蒲公英 30g，皂角刺 9g，旋覆花 12g，全瓜蒌 15g。本方结合化疗治恶性淋巴瘤 80 例，2 期 6 例，3 期 2 例，4 期 19 例，结果 1 年生存率 72％（59/82），3 年生存率 50％（41/82），5 年生存率 52.7％（29/55）[1]。

（4）治疗扁桃腺鳞状细胞：山豆根 120g，山慈菇 120g，杏仁 150g，急性子 50g，孩儿茶 150g。用本方治疗治愈 1 例扁桃腺鳞状细胞癌，中医辨证为血淤痰凝，治疗 35 天，肿块变软缩小，随访 7 年，未见复发[1]。

（5）治疗肠癌：炮山甲、苦参、无花果、紫花地丁、皂刺、红藤各 15g，黄连、刺猬皮、白头翁、木贼草、白蔹各 9g，蒲公英 30g，血见愁 12g。水煎服，日 1 剂。治疗肠癌 6 例有效，全部患者临床症状缓解[1]。

2. 治疗其他疾病

（1）治疗坐骨神经痛：采用单味皂角刺为主兼或辨证配伍少许药物，治疗多种原因诱发的坐骨神经痛 117 例，临床痊愈 73 例（62.4％），基本控制 20 例（17.1％），好转 18 例（15.4％），无效 6 例（5.1％），总有效率为 94.9％。皂角刺具有较强通经活络化瘀、祛风散寒止痛的作用，且止痛效果迅捷。但成人一般每日 20～40g，若小于 20g，则疗效明显降低。大剂量使用，未见明显毒副作用，仅有个别病人出现轻度恶心或腹泻，且采用多次分服后，副作用即可消失[29]。

（2）治疗阑尾炎：采用纯中药制剂"皂针颗粒"治疗单纯性，化脓性及慢性阑尾炎。治疗组 108 例，对照组 62 例，治疗组用皂针颗粒，对照组用氧氟沙星片。根据治疗组和对照组患者的平均疼痛消失时间,发热症状者的平均退热时间及白细胞数恢复正常时间方面数据,经 t 检验治疗组优于对照组,根据治疗组的治愈 67 例(62.0%),好转 31 例(28.7%),无效 10 例(9.3%),对照组治愈 35 例(56.4%),好转 14 例(22.6%),无效 13 例(21.0%),两组总疗效比较经 x^2 检验,说明治疗组疗效优于对照组($P<0.05$),总有效率达到 90.7%[30]。

参考文献

[1] 季宇彬.抗癌中药药理与应用.哈尔滨:黑龙江科学技术出版社,2004:697-699.

[2] 李万华,李琴,王小刚,等.皂角刺中 5 个白桦脂酸型三萜抗 HIV 活性研究.西北大学学报(自然科学版),2007,37(3):401-403.

[3] 徐哲,陈晓辉,王漪檬.皂角刺抗肿瘤活性成分的分离鉴定与活性测定.沈阳药科大学学报,2008,25(2):108-111.

[4] 蒋志平,彭骞,何周康.皂角刺的现代研究进展.儿科药学杂志,2008,14(5):57-59.

[5] 李万华,傅建熙.皂角刺化学成分的研究.汉中师范学院学报:自然科学版,1999,17(1):41-42.

[6] Konoshima T,Fukushima H,Inui H,et al. The structure of prosapogenin obtained from the saponin of Gleditsia japonica. Phytochemistry,1981,20(1):139-142.

[7] Okada Y,Takahashi K,Okuyama T,et al. Gleditsia Saponins. Planta medica,1982,46(10):74-77.

[8] 何光志,何前松,李世军,等.皂角刺总黄酮对体内外人肝癌细胞株 HepG2 作用活性的研究.内蒙古中医药,2012,31(4):47-48.

[9] 刘明华,黄兴武,肖顺汉,等.皂角刺提取物对荷瘤小鼠肿瘤生长及细胞因子的影响.肿瘤防治研究,2009,36(5):365-367.

[10] 龙玲,耿果霞,李青旺.皂角刺抑制小鼠宫颈 U14 的生长及对增殖细胞核抗原和 p53 表达的影响.中国中药杂志,2006,31(2):150-152.

[11] 何峰,何光志,张利新,等.皂角刺含药血清诱导直肠癌细胞 SW-480 凋亡及其对 Bcl-2/Bax mRNA 表达的影响.中国实验方剂学杂志,2013,19(019):217-221.

[12] 刘明华,姚健,李荣,等.皂角刺总黄酮诱导结肠癌 HCT116 细胞凋亡的作用.肿瘤防治研究,2011,38(6):643-646.

[13] 何光志,邓树轩,何前松,等.皂角刺总黄酮对肝癌 HepG2 细胞增殖,凋亡和侵袭能力影响的实验研究.湖南师范大学自然科学学报,2012,35(1):77-81.

[14] 陈海霞,刘明华,李茂,等.皂角刺总黄酮粗提物与纯化物体外抗肿瘤活性研究.时珍国医国药,2013(1):101-102.

[15] Chow L M C,Chui C H,Tang J C O,et al. Gleditsia sinensis fruit extract is a potential chemotherapeutic agent in chronic and acute myelogenous leukemia. Oncology reports,2003,10(5):1601-1607.

[16] 袁丁,熊正国,张长城,等.皂角刺皂苷对前列腺癌 PC-3 细胞增殖抑制作用的研究.天津医药,2008,36(4):280-282.

[17] 冉先德.中华药海(上册).北京:东方出版社,1993:11961.

[18] 赵贝,李鸿儒,杜钢军.皂角刺联合肉桂抗肿瘤作用实验研究.河南大学学报(医学版),2013,32(2):88-92.

[19] 张珉,张俊平,王杰松.黄颜木素对 HSC-T6 细胞增殖和胶原合成的影响.第二军医大学学报,1999,20(5):304-305.

[20] 胡慧娟,祁公任,洪敏.皂角刺水煎剂的抗凝血作用.中药药理与临床,1995,11(1):30-32.

[21] 熊正国,张长城,袁丁.皂角刺药理作用的研究进展.山东医药,2007,47(20):112-113.

[22] 裴月湖.天然药物化学实验指导.北京:人民卫生出版社,2007,134-136.

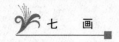

[23] 王占彬,郭鲜敏,杨兰香,等.皂角刺提取物对肉仔鸡免疫功能的影响.养禽与禽病防治,2005,10(12):16-19.

[24] 曹学锋,郭澄,张俊平.皂角刺总黄酮对小鼠细胞因子的调节作用.时珍国医国药,2002,13(10):588-589.

[25] 张唐颂,郭卫.天丁颗粒治疗急性阑尾炎83例临床观察.中药材,2004,27(6):465.

[26] 蔡柏,张唐颂,陈倩,等.皂针颗粒治疗阑尾炎108例临床观察.中国医学理论与实践,2004,14(4):501-502.

[27] 陈玉英,郭卫,张唐颂,等.天丁颗粒治疗慢性结肠炎98例.现代医药卫生,2005,21(16):2190.

[28] 徐辉.中药外敷内服治疗慢性盆腔炎35例疗效观察.河北中医,2006,28(6):432.

[29] 刘玺珍,马智,刘印普.皂角刺煎剂治疗坐骨神经痛117例.北京中医药大学学报,1994,17(4):21.

[30] 蔡柏,张唐颂,陈倩,等.皂针颗粒治疗阑尾炎108例临床观察.中国医学理论与实践,2004,14(4):501-502.

100. 佛　手

【来源】芸香科柑桔属植物佛手 Citrus medica L. var. sarcodactylis Swingle. 的干燥果实[1]。

【性味与归经】辛、苦、酸、温。归肝、脾、肺经。

【功能与主治】舒肝理气,和胃止痛。治肝癌、胃癌。用于肝胃气滞,胸胁胀痛,胃脘痞满,食少呕吐。

【化学成分】佛手中主要含有香豆素类,简单酚酸性化合物和黄酮及其糖苷等。①香豆素类:5,7-二甲氧基香豆素(柠檬油素)[5,7-dimethoxycoumarin(limettin)];7-羟基香豆素(伞形花内酯)[7-hydroxycoumarin(umbelliferon)];7-羟基-5-甲氧基香豆(7-hydroxy-5-methoxy-coumarin);香豆酸(coumaric acid);6,7-二甲氧基香豆素 6,7-dimethoxycoumarin(scoparone),柠檬苦素(limonin);诺米林(nomilin);豆甾醇(stigmasterol)和β-D-葡萄糖(β-D-glucoside)、柠檬内酯、白当归素、β-2 谷甾醇、5-异戊烯氧基-7-甲氧基香豆素(7-methoxy-5-prenyloxycoumarin)、7-羟基-6-甲氧基香豆素(莨菪亭)[7-hydroxy-6-methoxy-coumarin(scopoletin)][2-4]。②简单酚酸性化合物:对羟基苯丙烯酸(p-hydroxyphenylpropenoic acid),棕榈酸,琥珀酸。③黄酮苷及其他:3,5,8-羟基-3′,4′-二甲氧黄酮,香叶木苷(diosmin),橙皮苷(hesperidin),二萜类化合物:诺米林(nomilin),柠檬苦素(limonin),甾体化合物β-谷甾醇和其糖苷胡萝卜苷。其他,佛手的根及根皮中上含有黄酮类化合物柠檬黄酮(citflavanone),酚酸性衍生物:瓦伦酸(valencic acid);佛手花中含有 3,5,6-三羟基-4′,7-二甲氧基黄酮(3,5,6-trihydroxy-4′,7-dimethoxyflavone),3,5,6-三羟基-3′,4′,7-三甲氧基黄酮(3,5,6-trihydroxy-3′,4′,7-trimethoxyflavone)[1]。

【药理作用】

1. 抗肿瘤作用

(1)橙皮苷的抗肿瘤作用:相关学者利用老鼠实验研究了橙皮苷在肺癌中的作用,结果表明橙皮苷能显著削弱所发生的变化,对肺癌具有拮抗作用[5]。橙皮素可以显著地降低结肠癌的发生率和异常病灶的数目[6]。研究发现橙皮苷在老鼠皮肤癌上的作用,结果表明使用橙皮苷后肿瘤的发生率降低了50%,且对动物无毒副作用[7]。由于橙皮苷能显著拮抗环磷酰胺所致的小鼠生殖细胞损伤,故可用于癌症的预防[8]。

体外实验证明,橙皮苷抑制人肝癌 HepG-2 细胞中乙醛诱导金属基质蛋白酶-9 的表达和活化[9]。橙皮苷具有降低人的胃癌细胞 SNU-668 增殖的作用[10]。橙皮苷对于人结肠癌细胞 SUN-C4 细胞具有明显的抑制作用[11]。橙皮苷可明显抑制舌癌细胞 Tca-8113 的增殖,呈明显浓度依赖性[12]。橙皮苷既可促使人肺癌 A549/DDP 细胞出现早期凋亡,且呈现出明显的剂量依赖关系[13]。橙皮苷可以抑制人鼻咽癌 CNE-2Z 细胞的分裂增殖,诱导细胞周期特异性的细胞凋亡[14]。

(2)佛手的抗肿瘤作用:佛手多糖对小鼠移植性肝肿瘤 HAC-22 有较好的抑制作用,且毒性很小[15]。佛手挥发油可有效杀伤体外培养的小鼠 B16 黑色素瘤细胞[16]。佛手挥发油具有抑制 MDA-MB-435 癌细胞增殖的作用[17]。佛手水煎剂能诱导白血病细胞 RAW264.7 癌细胞凋亡,抑制癌细胞增殖[18]。

2. 其他药理作用

(1)对内脏系统的影响

1)对心血管系统的影响:有研究显示,用橙皮苷制成的散剂给小鼠和兔灌胃,有缩短出血时间和凝血时间的效果,缩短凝血时间的作用强[19]。橙皮苷在体内外均有抗氧化作用,其机制可能与下调单核细胞趋化蛋白-1 mRNA 转录机制有关[20]。橙皮苷对羟自由基有明显的清除作用,并呈剂量依赖关系[21]。

佛手乙醇提取物对血压下降作用不明显,且佛手无明显的抑制心脏作用,同时还有局部麻醉作用和对酒精中毒的保护作用[22]。佛手的乙醚提取物,对小鼠乙醇中毒和组织胺所致的豚鼠过敏性休克也有防护作用[23]。

2)对消化系统的影响:佛手醇提物对大鼠、兔离体肠管有明显的解痉作用,静脉给药对麻醉猫、兔在体肠管也有抑制作用,对乙酸胆碱引起的十二指肠痉挛有显著解痉作用[24]。复方金佛手口服液从低浓度到高浓度均可促进离体豚鼠回肠收缩,并呈量效关系,有促进肠蠕动作用[25]。金佛手醇提液对家兔离体小肠不同部位有不同作用,能促进小鼠小肠推进[26]。

3)对呼吸系统的影响:佛手醇提取液具有明显镇咳、平喘、祛痰作用和提高抗应激能力[27]。佛手醇提液、复方金佛手口服液可延长氨水所致小鼠咳嗽潜伏期,减少小鼠咳嗽次数并增加气管酚红排泌量,延长豚鼠哮喘潜伏期,有镇咳祛痰平喘作用[28-30]。据临床观察,佛手亦有理气化痰之效[31]。

(2)抗病原微生物作用

1)抗细菌作用:橙皮苷主要抑制幽门螺杆菌的繁殖[32]。

2)抗病毒作用:橙皮苷对单纯性疱疹病毒、疱疹Ⅰ型病毒、副流感 3 型病毒、脊髓灰质炎Ⅰ型病毒、呼吸道合孢体病毒、α-疱疹Ⅰ型病毒、轮状病毒等都有抑制作用[33-35]。

3)抗真菌作用:橙皮苷对真菌葡萄孢、木霉和黑曲霉有较强的抑制作用,作用剂量为 $1\sim10\mu g/ml$[36]。

(3)对免疫系统的影响:佛手多糖联合脂多糖具有提高免疫低下小鼠巨噬细胞分泌细胞介素 IL-6 的作用[39]。说明佛手多糖具有一定的免疫增强作用,在体液免疫、细胞免疫、抗肿瘤等方面都可能发挥一定的作用[40]。

(4)对眼的影响:橙皮苷作为眼部用药,可以保证其在眼部组织间的通透性[41]。研究表明,橙皮苷可以提高视网膜色素上皮细胞的增殖,抑制 NO 的水平和诱导型 NO 合成酶的表达,因而起到保护兔视网膜上皮细胞的作用[42]。

(5)抗炎作用:离体和在体实验表明,橙皮苷具有较强的抗炎活性[43]。它能改善一些急性炎症反应[44-46]。橙皮苷作为一种 COX-2 和 NOS 抑制剂,这种机制与抗炎和抗肿瘤作用有一定联系[47]。

3. **毒性作用** 纯品甲基橙皮苷对大鼠静脉注射的 LD_{50} 为 850mg/kg。自橘皮中提取橙皮苷,因为使用乙醇与丁醇提取剂量不同,所得两份提取物分别甲基化为甲基橙皮苷后,毒性差异也很大,小鼠静脉注射的 LD_{50} 分别为 1200mg/kg 与 150mg/kg,乙醇提取物毒性较低[48]。

【**药代动力学研究**】给大鼠皮下注射橙皮苷的尿液分析表明,橙皮苷排泄较快,且大部分可能在体内完全代谢。橙皮苷在大鼠与兔体内主要转化成间位羟苯丙酸。口服后未吸收的部分为肠道菌丛所分解[49]。

【**临床应用**】治疗其他疾病 临床用多种橙皮苷制剂,如橙皮苷片、橙皮苷维生素 C 片、复方橙皮苷胶囊治疗或预防高血压及血管硬化所引起的视网膜出血、糖尿病性视网膜病变、冠心病、月经过多、血友病、遗传性毛细血管扩张症等,以降低毛细血管脆性[50]。

参 考 文 献

[1] 季宇彬. 抗癌中药药理与应用. 哈尔滨:黑龙江科学技术出版社,2004:692-694.

[2] 尹锋,楼凤昌. 佛手化学成分的研究. 中国药学杂志,2004,39(1):20-21.

[3] 崔红花,高幼衡,梁盛林,等. 川佛手化学成分研究. 中草药,2007,38(9):1304-1306.

[4] 张颖,孔令义. 佛手化学成分的研究. 中国现代中药,2006,8(6):16-17.

[5] Kamaraj S,Ramakrishnan G,Anandakumar P,et al. Antioxidant and anticancer efficacy of hesperidin in benzo(a)pyrene induced lung carcinogenesis in mice. Investigational new drugs,2009,27(3):214-222.

[6] Aranganathan S,Selvam J P,Nalini N. Hesperetin exerts dose dependent chemopreventive effect against 1,2-dimethyl hydrazine induced rat colon carcinogenesis. Investigational new drugs,2009,27(3):203-213.

[7] Berkarda B,Koyuncu H,Soybir G,et al. Inhibitory effect of Hesperidin on tumour initiation and promotion in mouse skin. Research in experimental medicine,1998,198(2):93-99.

[8] Tsai T H,Liu M C. Determination of extracellular hesperidin in blood and bile of anaesthetized rats by microdialysis with high-performance liquid chromatography:a pharmacokinetic application. Journal of Chromatography B,2004,806(2):161-166.

[9] Yeh M H,Kao S T,Hung C M,et al. Hesperidin inhibited acetaldehyde-induced matrix metalloproteinase-9 gene expression in human hepatocellular carcinoma cells. Toxicology letters,2009,184(3):204-210.

[10] Park H J,Ra J,Han M Y,et al. Hesperidin induces apoptosis in SNU-668,human gastric cancer cells. Mol Cell Toxicol,2007,(3):31-35.

[11] Park H J,Kim M J,Ha E,et al. Apoptotic effect of hesperidin through caspase3 activation in human colon cancer cells,SNU-C4. Phytomedicine,2008,15(1):147-151.

[12] 黄彬,陈黄琴. 橙皮苷对人舌癌 Tca8113 细胞体外增殖的影响. 现代中西医结合杂志,2011,20(27):3399-3400.

[13] 陆红玲,丁学兵,刘达兴,等. 橙皮苷诱导人非小细胞肺癌 A549/DDP 细胞凋亡的实验研究. 时珍国医国药,2012,23(8):1925-1926.

[14] 罗晓婷,熊亮,李思思,等. 橙皮苷提取物对人鼻咽癌 CNE-2Z 细胞增殖和细胞周期的影响. 时珍国医国药,2011,22(9):2202-2204.

[15] 黄玲,邝枣园. 佛手多糖对小鼠移植性肝肿瘤 HAC22 的抑制作用. 江西中医学院学报,2000,12(1):41-42.

[16] 吕学维,邵邻相,张均平,等. 佛手挥发油对 B16 黑色素瘤细胞体外增殖的抑制作用. 中国粮油学报,

2011,26(8):50-54.

[17] 麻艳芳,邵邻相,张均平,等.佛手挥发油对 MDA-MB-435 人乳腺癌细胞体外增殖的影响.中国药学杂志,2010,45(22):1737-1741.

[18] 邵邻相,张均平,麻艳芳,等.佛手水煎剂对 RAW264.7 癌细胞增殖的影响.浙江师范大学学报(自然科学版),2009,32(4):448-452.

[19] 王晓玲,秦德安.橙皮苷对羟自由基引发红细胞膜损伤的影响.中国药学杂志,1998,33(2):83-85.

[20] 娄桂予,江渝,彭家和.橙皮甙抗 LDL 氧化及对 MCPO-1 mRNA 转化的影响.第三军医大学学报,2004,26(8):717-719.

[21] 秦得安,苏丹,王晓玲.橙皮苷对羟自由基的清除作用.中国药学杂志,1996,31(7):390-392.

[22] 何海音,凌罗庆,史国萍,等.中药广佛手的化学成分研究.中药通报,1988,13(6):352-354.

[23] 张瑞芳.广佛手配方颗粒质量标准规范化研究.广州中医药大学,2006:12-13.

[24] 阴键.中药现代研究与临床与临床应用.北京:中国古籍出版社,1995:198.

[25] 施长春,何忠平.复方金佛手口服液的药效研究.浙江中西医结合杂志,2000,10(8):472-474.

[26] 王宜祥,何忠平.金佛手醇提液对小肠平滑肌的影响.中国药业,2003,12(4):43-44.

[27] 金晓玲,徐丽珊,何新霞.佛手醇提取液的药理作用研究.中国中药杂志,2002,27(8):604-606.

[28] 金康,何忠平.佛手醇提液抗炎,祛痰,平喘作用研究.药物研究,2002,11(4):43-44.

[29] 周桂芳,何忠平,朱利敏,等.复方金佛手口服液的药效学研究.中药药理与临床,2000,16(5):36-37.

[30] 何忠平,陈献花,龚彬荣,等.复方金佛手口服液镇咳,祛痰及平喘作用.上海实验动物科学,2000,20(2):113-115.

[31] 何忠平,徐继红.复方金佛手口服液对离体豚鼠回肠的作用及机理分析.中药药理与临床,2000,16(2):32-33.

[32] Bae E A. In vivo anti-helicobacter activity of some flavonoids and their metabolites. Planta Med,1999,65(2):442-444.

[33] Lee J H. Antiviral activity of some flavonoids on Heroes simplex virus. Korean J. Pharmacog,1999,30(1):49-52.

[34] Bae E A. In vitro inhibitory effects of some flavonoids on rotavirus infectivity. Biol Pharm Bull,2000,23(5):1112-1115.

[35] Kim D H,Song M J,Bae E A,et al. Inhibitory effect of herbal medicines on rotavirus infectivity. Biological pharmaceutical bulletin,2000,23(3):356-358.

[36] Islam S K N,Mbenkum T F,Singhal A K,et al. Biological activities of some secondary metabolites isolated from Zieria smithi and Zanthoxylum elephantiasis on micro-organisms and brine shrimps . Phytother Res,1997,(11):64-69.

[37] 陈玉山,龚正礼.佛手多糖的营养作用与展望.农产品加工,2003,(3):29.

[38] 黄玲,张敏.佛手多糖对小鼠免疫功能影响.时珍国医国药,1999,10(5):324.

[39] 何云芳,金晓玲.佛手的研究现状及发展前景.经济林研究,2001,19(4):41-43.

[40] 黄玲,邝枣园.佛手多糖对免疫低下小鼠细胞因子的影响.现代中西医结合,2000,(9):10.

[41] Lin B Q,Chiou G C Y. Antioxidant activity of naringenin on various oxidants induced damages in ARPE-19 cells and HUVEC. Int J Ophthalmol,2008,8(10):1963-1967.

[42] Ji J,Xu X R,Chiou G C Y. Effects of naringenin on ocular blood flow and choroidal neovascularization in experimental animals. Int J Ophthalmol,2009,9(1):1-4.

[43] Majumdar S,Srirangam R. Solubility, stability,physicochemical characteristics and in vitro ocular tissue permeability of hesperidin:a natural bioflavonoid. Pharmaceutical research,2009,26(5):1217-1225.

[44] Luo X T,Zeng X Y,Li S M,et al. Effect of hesperidin on expression of inducible nitric oxide synthase in cultured rabbit retinal pigment epithelial cells. Advances in Experimental Medicine and Biology,2010,664

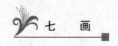

(1):193-201.

[45] Garg A. Chemistry and pharmacology of the citrus bioflavonoid hesperidin. Phytother Res,2001,15(2): 655-657.

[46] Meloni F,Ballabio P,Gorrini M,et al. Effects of 30-hydroxyfarrerol(IdB 1031),a novel flavonoid agent, on phagocyte products. Inflammation,1995,(1)9:689-699.

[47] Jean T,Bodinier M C. Mediators involved in inflammation:effects of Daflon 500 mg on their release. Angiology,1994,45:554-559.

[48] Bergan J J,Schmid-Schönbein G W,Takase S. Therapeutic approach to chronic venous insufficiency and its complications:place of Daflon 500 mg. Angiology,2001,52(1 suppl):S43-S47.

[49] Sakata K,Hirose Y,Qiao Z,et al. Inhibition of inducible isoforms of cyclooxygenase and nitric oxide synthase by flavonoid hesperidin in mouse macrophage cell line. Cancer letters,2003,199(2):139-145.

[50] 季宇彬. 中药有效成分药理与应用. 人民卫生出版社,2011:87-91.

101. 沙　　棘

【来源】胡颓子科沙棘属植物沙棘 *Hippophae rhamnoides* L. 的干燥成熟果实[1]。

【性味与归经】酸,涩,温。归肝、肾经。

【功能与主治】止咳祛痰,消食化滞,活血散瘀。用于咳嗽痰多,消化不良,食积腹痛,跌打瘀肿,瘀血经闭。

【化学成分】

1. 维生素类　V_C、V_E、V_A、V_{B1}、V_{B2}、V_{B6}、V_{B12}、V_K、V_F、V_P及叶酸(folic acid)等[2]。

2. 黄酮类化合物　异鼠李素(isorhamnetin)、槲皮素(quercetin)、山奈酚(kaempferol)、杨梅酮(myricetin)、查耳酮(chalcone)、白飞燕草素(leucodelphinidin)、柚皮素(naringenin)、柚皮苷(naringin)、儿茶素(catechin)、没食子酸(gallic acid)、儿茶酸(catechinic acid)、黄芪苷(astragalin)、异鼠李素-3-O-鼠李半乳糖苷(isorhamnetin-3-O-rhamnogalactoside)、异鼠李素-3-O-葡萄糖苷(isorhamnetin-3-O-glucoside)、异鼠李素-3-O-鼠李葡萄糖苷(isorhamnetin-3-O-rhamnoglucoside)、异鼠李素-3-O-阿拉伯糖苷(isorhamnetin-3-O-arabinoglucoside)、异鼠李素-3-O-葡萄糖葡萄糖苷(isorhamnetin-3-O-glucosylglucoside)、异鼠李素-7-O-鼠李糖苷(isorhamnetin-7-O-rhamnoside)、异鼠李素-3-O-葡萄糖基-7-O-鼠李糖苷(isorhamnetin-3-O-glucosyl-7-O-rhamnoside)、槲皮素-3-O-芸香糖苷(quercetin-3-O-rutinoside)、2',4'-二羟基查耳酮-2'-O-葡萄糖苷(2',4'-dihydroxychalcone-2'-O-glucoside)、异鼠李素-3-O-半乳糖苷(isorhamnetin-3-O-galactoside)、异鼠李素-3-O-葡萄糖基-(1,6)葡萄糖苷[isorhamnetin-3-O-glucosyl-(1,6)glucoside]、槲皮素-3-O-葡萄糖苷(quercetin-3-O-glucoside)、槲皮素-7-O-鼠李糖苷(quercetin-7-O-rhamnoside)、槲皮素-3-甲基醚(quercetin-3-monomethylether)[3-5]。

3. 三萜、甾体类化合物　熊果酸(ursolic acid)、齐墩果酸(oleanolic acid)、豆甾醇(stigmasterol)、胆甾烷(cholestane)、豆甾烷(stigmastan)、麦角甾-5,8,22-三烯-3β-醇(ergosta-5,8,22-diene-3β-triol)、麦角甾-5-烯-3β-醇(ergosta-5-en-3β-ol)、麦角甾-7-烯-3β-醇(ergosta-7-en-3β-ol)、4,14-二甲基-麦角甾-8,24(28)-二烯-3β-醇[4,14-dimethyl-ergosta-8,24(28)-dien-3β-ol]、4,14,28-三甲基-麦角甾-8,24(28)-二烯-3β-醇[4,14,28-trimethyl-ergosta-8,24(28)-dien-3β-ol]、豆甾-5-烯-3β-醇(stigmast-5-en-3β-ol)、豆甾-4-烯-3β-醇(stigmast-4-en-3β-ol)、豆甾-7-烯-3β-醇(stigmast-7-en-3β-ol)、豆甾-7,16-二烯-3β-醇(stigmast-7,16-dien-3β-ol)、4-甲基-豆

甾-7,16-二烯-3β-醇(4-methyl-stigmast-7,16-dien-3β-ol)、14-甲基-α-谷甾醇(14-methyl-α-sitosterol)、14,15-二甲基-α-谷甾醇(14,15-dimethyl-α-sitosterol)、羊毛甾-8,24-二烯-3β-醇(lanosta-8,24-dien-3β-ol)、麦角甾-25-烯-3,5,6,12-四醇(ergosta-25-en-3,5,6,12-hydroxymethyl)、麦角甾-25-烯-3,5,6-三醇(ergosta-25-en-3,5,6-triol)、麦角甾-22-烯-3,5,22-三醇(ergosta-22-en-3,5,22-triol)、4,14-二甲基-麦角甾 8,24(28)-二烯-3β-醇(4,14-dimethyl-ergost-8,24(28)-dien-3β-ol)、豆甾-3,5-二烯-7-酮(stigmast-3,5-dien-7-one)、9,19-环-9β-羊毛甾-3β,25-二醇(9,19-cyclo-9β-lanosta-3β,25-diol)、9,19-环羊毛甾-3β-醇,24-甲醇(9,19-cyclolanosta-3β-ol,24-methyl)、9,19-环羊毛甾-23-烯-3,25-二醇,3-醋酸酯(9,19-cyclolanosta-23-en-3,25-diol,3-acetate)。 **3. 沙棘油和脂肪酸类** 乙酸(acetic acid)、丁酸(butyric acid)、己酸(caproic acid)、辛酸(caprylic acid)、癸酸(capric acid)、月桂酸(lauric acid)、肉豆蔻酸(myristic acid)、棕榈油酸(palmitoleic acid)、棕榈酸(palmitic acid)、油酸(oleic acid)、亚油酸(linoleic acid)、亚麻酸(linolenic acid)、硬脂酸(stearic acid)、苹果酸(malic acid)、柠檬酸(citric acid)、酒石酸(tartaric acid)、草酸(oxalic acid)、琥珀酸(succinic acid)、花生酸(arachidic acid)、1,1-二乙基正壬烷(1,1-diethoxy-n-nonane)、1,1-二乙氧基-十四烷(1,1-diethoxy-tetradecane)、顺势异油酸[cis-vaccenic(11-octadecenoic)acid]、11-羟基-9-十三烯酸(11-hydroxy-9-tridecenoic acid)、9-羟基-10,12-十五二烯酸(9-hydroxy-10,12-pentadecadienoic acid)、13-羟基-9,11-十六二烯酸(13-hydroxy-9,11-hexadecadienoic acid)、9,12-二羟基-15-十九烯酸(9,12-dihydroxy-15-nonadecenoic acid)[6-16]。

4. 糖类及其他 葡萄糖(glucose)、果糖(fructose)、吲哚生长素(indole auxin)、类胡萝卜素(carotenoids)、抗坏血酸(ascorbic acid)[1]。

【药理作用】

1. 抗肿瘤作用

(1)没食子酸的抗肿瘤作用:没食子酸对 H22 肝癌小鼠实体瘤具有显著的抑制作用[17];没食子酸还具有抑制鼠淋巴瘤细胞 L5178、鼠黑色素瘤细胞 B16 和鼠肥大细胞瘤细胞 P815 等转移性肿瘤细胞增殖的作用[18]。没食子酸还可以抑制小鼠皮肤癌的生长[19]。

没食子酸对体外人肝癌 SMMC-7721 细胞凋亡及细胞周期进程有显著影响[20,21];没食子酸抑制人肝癌 BEL-7404 细胞的增殖并诱导其产生凋亡[22]。没食子酸对胃癌细胞 MGC-803 具有抑制作用[23]。没食子酸还能够降低小鼠淋巴瘤细胞株 EL-4 细胞的存活率,导致 EL-4 细胞凋亡[24];没食子酸对人胃癌 SGC-7901 细胞的增殖具有明显的抑制作用[25];另有研究报道,没食子酸与 4 种人肺肿瘤细胞小细胞癌 SBC-3、鳞状细胞癌 EBC-1、腺癌 A549 和耐顺铂亚克隆小细胞癌 SBC-3/CDDP 细胞接触 30 分钟后触发细胞凋亡[26]。没食子酸二聚体可能通过线粒体信号传导途径诱导 HL-60 细胞凋亡[27]。

没食子酸单独对卵巢癌细胞株 SKOV3 有明显抑制,没食子酸与顺铂合用可以明显增加对细胞的抑制作用,而与丁酸钠联合用药仅为单纯相加作用[28]。

(2)异鼠李素的抗肿瘤作用:异鼠李素在体内可诱导 Lewis 肺癌凋亡[29]。体外实验研究表明,异鼠李素对肝癌 HepG-2 细胞的增殖有明显抑制作用[30]。异鼠李素可明显抑制胃癌 SGC-7901 细胞增殖、降低细胞端粒酶活性、诱导细胞凋亡,且呈浓度和时间依赖性[31]。异鼠李素处理人肺腺癌 A549 细胞后,细胞形态出现典型凋亡特征[29]。异鼠李素对鼻咽癌 CNE-2 细胞的生长有明显的抑制作用[32]。研究发现,异鼠李素可以诱导人宫颈癌 HeLa 细胞发生凋亡[33]。异鼠李素可抑制 MCF-7 细胞生长,抑制率呈剂量依赖性[34]。

(3)沙棘总成分的抗肿瘤作用:服沙棘果油动物的增生指数,在 Lewis 肺癌转移后的第

7天和第22天,比对照组的增生水平分别低48%和62%。不同剂量的沙棘果油(0.5ml/kg,1.0ml/kg和5.0ml/kg),对艾氏腹水癌抑制率分别为24%,35%和41%[35]。沙棘油具有抑制小鼠S180肿瘤的作用、明显增强小鼠NK细胞活性、能显著提高小鼠的单核-巨噬细胞吞噬功能[36]。沙棘果油对移植性肿瘤H22在小鼠体内的生长与水对照及油对照组相比均有明显的抑制作用[37]。从沙棘籽渣中提取的黄酮类化合物能剂量依赖性地抑制人肝癌细胞BEL-7402的体外增殖[38]。大果沙棘果渣黄酮可抑制结肠癌HT-29细胞的生长[39]。沙棘油对L7712白血病细胞DNA合成有抑制作用,且抑制率与浓度呈负相关[40]。沙棘籽渣黄酮类化合物能够以浓度依赖性方式抑制人乳腺癌细胞Bcap-37的增殖并诱导其凋亡[41]。

2. 其他药理作用

(1)对内脏系统的影响

1)对心血管系统的影响:在体外,沙棘总黄酮能明显抑制血小板聚集,呈质量浓度相关[42]。

2)对消化系统的影响:沙棘有明显的保肝护肝作用[43]。沙棘籽油可以明显的降低由四氯化碳所致肝损伤小鼠丙二醛和血清谷丙转氨酶的含量[44]。另外,沙棘汁还具有促使动物唾液、胃肠腺体分泌增加,胃蛋白酶含量升高,刺激胃肠运动,延长收缩周期等作用[45]。苹果酸、草酸等有机酸可以缓解抗生素和其他药物毒性的作用,也可以保护肝脏[46]。

(2)对免疫系统的影响:研究发现,沙棘总黄酮能显著地增强体液免疫功能[47]。文献报道,醋柳黄酮能增强细胞免疫和体液免疫功能,其机制可能与促进单核巨噬细胞系统的功能有关[48]。相关专家研究认为沙棘果油对小鼠的非特异免疫功能,体液免疫和细胞免疫功能均有明显的促进作用[49]。

(3)抗氧化作用:沙棘黄酮有明显的抗衰老作用[50]。增强机体免疫功能和提高核酸代谢水平有关。沙棘总黄酮对活性氧自由基的清除作用明显强于维生素E,对高脂血清损伤的血管平滑肌细胞有保护作用[51]。

3. 毒性作用　沙棘籽油灌胃对小、大白鼠的LD_{50}分别>60ml/kg,20ml/kg;小白鼠皮下注射的LD_{50}>20ml/kg[52]。

小鼠经口染毒最大耐受量(maximum tolerated dose,MTD)为24g/kg(>15g/kg),受试物的急性毒性分级为无毒级[53]。

【药代动力学研究】

1. 没食子酸的药代动力学研究　大鼠灌胃和静脉给予没食子酸后,其药-时过程均符合二室模型,绝对生物利用度为42.9%[54]。

2. 异鼠李素的药代动力学研究　健康男性一次口服,最大血药浓度峰大约出现在3～3.5小时,药时曲线下面积$AUC_{(0\text{-infinity})}=155.72$ng·h/ml,$C_{max(1)}=12.5$ng/ml,$t_{max(1)}=1.4$小时,$C_{max(2)}=14.6$ng/ml,$t_{max(2)}=4.5$小时,半衰期$t_{1/2}=5.61$小时[55]。

【临床应用】

1. 治疗高血脂和高黏血症　研究醋柳黄酮与丹参治疗高脂、高黏血液病人的疗效,治疗组口服醋柳黄酮20mg,3次/天,对照组口服丹参液10ml,2次/天,疗程均为6周。结果治疗组血胆固醇(total cholesterol,TC)、三酰甘油(triglyceride,TG)、载脂蛋白B100、血浆凝血因子Ⅰ、血液黏度、血小板聚集率和血栓指数均较治疗前有显著下降($P<0.05$),并且大部分指

标优于丹参[56]。

2. 治疗冠心病　用醋柳黄酮片治疗冠心病 36 例，每次 10mg，3 次/天，6 周为一疗程。疗效不满意，再延长 2 周后观察。服醋柳黄酮期间，停服其他药物。36 例患者均为一直服硝苯地平患者，服醋柳黄酮后停用硝苯地平。结果心绞痛症状显效 18 例，有效 15 例，无效 3 例，总有效率 91%[57]。

3. 治疗心绞痛　治疗心绞痛，观察组 55 例，服用醋柳黄酮片，每次 10mg，3 次/天；对照组 20 例，口服消心痛片，每次 10mg，3 次/天。连服 4 周为一疗程。结果治疗组有效 40 例，占 72.63%；显效 6 例，占 10.18%。心电图完全恢复者 10 例，占 18.18%；有改善者 30 例，占 54.44%。对照组 20 例中，显著改善者 2 例，占 10%；心电图或症状有改善者 12 例，占 60%。两组比较有显著性差异（$P<0.05$）[58]。

4. 治疗消化系统疾病　沙棘颗粒冲剂治疗功能性消化不良患者 36 例，患者治疗前停用其他药物，饭后温开水冲服 1 袋沙棘颗粒，每袋 15g，3 次/天。连续 4 周为一疗程。结果显效 28 例（78%），有效 6 例（17%），无效 2 例（5%）。全部患者未出现副作用[59]。

参 考 文 献

[1] 季宇彬. 抗癌中药药理与应用. 哈尔滨：黑龙江科学技术出版社，2004：700-706.

[2] 包文芳，孙一楠. 沙棘属植物化学成分研究进展. 沙棘，1999，12(2)：39-44.

[3] 姜少娟. 沙棘果渣黄酮类成分的提取与分离. 陕西杨凌：西北农林科技大学，2006：2-6.

[4] 廉永善. 沙棘属植物天然产物及其主要生理药理功能. 沙棘，2005，18(3)：5-16.

[5] 吴素林. 反相 HPLC 法同时测定沙棘果肉异鼠李素，槲皮素及沙棘总黄酮的含量. 沙棘，1998，11(4)：31-33.

[6] 葛孝炎，史国富，马翠英. 沙棘化学成分的研究概况. 中草药，1986，17(8)：42-44.

[7] 张哲民. 苏联近年沙棘生化研究评述. 沙棘，1988，(2)：4l-45.

[8] 王翔飞. 沙棘籽渣的化学成分研究. 杨凌：西北农林科技大学，2006：2-9.

[9] 姜紫荣. 沙棘油的成分分析. 中国野生植物，1987，(3)：1-2.

[10] 徐铭渔，孙小宣，童文新. 沙棘的医药研究和开发. 沙棘，1994，7(1)：32-40.

[11] 金怡，姚敏. 沙棘的研究概况. 中医药信息，2003，20(3)：21-22.

[12] 李巧如. 沙棘现代研究进展. 中国中医药信息杂志，1996，3(3)：10.

[13] Cakir A. Essential oil and fatty acid composition of the fruits of Hippophae rhamnoides L. (Sea Buckthorn) and Myrtus communi L. from Turkey. Biochemical Systematics and Ecology，2004，32(9)：809-816.

[14] 梁德年，苑春升，滕小平. 天然中华沙棘的生物多功能价值探索. 中医药信息，1988，6(5)：42.

[15] 常志初，蒋勤. 沙棘的药理研究进展. 现代应用药学，1996，13(5)：15-17.

[16] 肖培根. 药用植物中华沙棘资源综合开发应用研究. 医学研究通讯，1990，19(7)：28.

[17] 赵文静，牛凤兰，刘作家，等. 3,4,5-三羟基苯甲酸对 H_{22} 肝癌小鼠实体瘤的抑制作用及其机制. 吉林大学学报：医学版，2010，36(1)：127-130.

[18] OHNO T，INOUE M，OGIHARA Y. Cytotoxic activity of gallic acid against liver metastasis of mastocytoma cells P-815. Anticancer research，2001，21(6A)：3875-3880.

[19] Nakamura E S，Kurosaki F，Arisawa M，et al. Cancer chemopreventive effects of a Brazilian folk medicine，Juca，on in vivo two-stage skin carcinogenesis. Journal of ethnopharmacology，2002，81(1)：135-137.

[20] 吕喆，龚守良，牛凤兰，等. 3,4,5-三羟基苯甲酸对肿瘤细胞凋亡及细胞周期进程的影响. 吉林大学学报：医学版，2008，34(1)：90-92.

[21] 赵文静，牛凤兰. 3,4,5-三羟基苯甲酸通过线粒体途径诱导人肝癌细胞 SMMC-7721 的凋亡. 高等学校化

学学报,2009,30(2):320-323.

[22] 钟振国,黄金兰,梁红,等.余甘子叶化学成分没食子酸对人肝癌 BEL-7404 细胞株凋亡的影响.中药材, 2009,32(7):1097-1101.

[23] 李沐涵,王明艳,赵凤鸣.没食子酸体外抗胃癌细胞 MGC-803 机制的研究.中药新药与临床药理,2011, 22(1):37-40.

[24] 吕喆,龚守良,牛凤兰,等.三羟基苯甲酸对淋巴瘤细胞凋亡及周期影响.中国公共卫生,2008,24(10): 1210-1211.

[25] 钟振国,梁红,钟益宁,等.余甘子叶提取成分没食子酸的体外抗肿瘤实验研究.时珍国医国药,2009,20 (8):1954-1955.

[26] Ohno Y,Fukuda K,Takemura G,et al. Induction of apoptosis by gallic acid in lung cancer cells. Anti-cancer drugs,1999,10(9):845-852.

[27] 赵文静,牛凤兰.三羟基苯甲酸二聚体诱导 HL-60 细胞凋亡的作用.药学学报,2009,44(1):42-47.

[28] 李文,侯华新,吴华慧,等.没食子酸对卵巢癌 SKOV3 细胞的生长抑制作用及机制.山东医药,2010,50 (015):43-44.

[29] 朱玲,王正荣,周黎明,等.异鼠李素对肺癌的作用及其抗肿瘤机制的初步探讨.航天医学与医学工程, 2005,18(5):381-383.

[30] 左爱仁,汪满红,万春鹏,等.东方肉穗草异鼠李素诱导 HepG2 细胞凋亡研究.时珍国医国药,2011,22 (2):427-428.

[31] 李垚,王鹏祖,张慧颖.异鼠李素对人胃癌细胞生长的抑制作用.中国初级卫生保健,2008,22(6):58-59.

[32] 罗海清,李祥勇,官成浓,等.异鼠李素对鼻咽癌细胞生长和增殖的影响.广东医学院学报,2011,29(2): 119-121.

[33] 杨春蕾,王正荣,王浴生.异鼠李素诱导肿瘤细胞凋亡.四川生理科学杂志,2003,25(4):166.

[34] 朱玲,王正荣,周黎明,等.异鼠李素及黄酮对人肺癌细胞 A549、人乳腺癌细胞 MCF-7 的影响.四川生理 科学杂志,2003,25(3):132.

[35] 张哲民,邱德明.俄罗斯科学家研究沙棘抗癌进展与探讨.沙棘,1997,10(3):35.

[36] 韩春卉,李燕俊,张靖,等.沙棘油抗肿瘤作用及对小鼠 NK 和单核-巨噬细胞活性的影响.中国热带医 学,2010,10(5):571-572.

[37] 邹元生,苏琳,张敬晶,等.沙棘果油药理研究进展.沙棘,2006,19(1):24-26.

[38] 孙斌,章平,瞿伟菁,等.沙棘籽渣黄酮类化合物诱导人肝癌细胞凋亡研究.中药材,2003,26(12): 875-877.

[39] 焦岩,常影,王振宇.大果沙棘果渣黄酮对 HT29 肿瘤细胞活性抑制及 DNA 损伤作用研究.食品工业科 技,2011,32(4):362-364.

[40] 李忌,王肖萱,郑荣梁.沙棘提取物对癌细胞 DNA,蛋白质合成及体内血浆中的 cAMP 含量的影响.沙 棘,2008,21(1):8-10.

[41] 毛玉昌,章平,徐洪钧,等.沙棘黄酮类化合物对人乳腺癌细胞生长抑制和凋亡诱导的研究.现代免疫学, 2005,25(2):98-101.

[42] Cheng J,Kondo K,Suzuki Y,et al. Inhibitory effects of total flavones of Hippophae Rhamnoides on thrombosis in mouse femoral artery and in vitro platelet aggregation. Life Sciences,2003,72(20): 2263-2271.

[43] Aydt T P,Weller C L,Testin R F. Mechanical and barrier properties of edible corn and wheat protein films. Transactions of the ASAE,1991,34:207-211.

[44] 刘洁,李春阳,刘志婷,等.复方沙棘口服液抗衰老作用研究.长春中医学院学报,2001,17(1):45-46.

[45] 何志勇,夏文水.沙棘果汁营养成分及保健作用.食品科技,2002,7:69-71.

[46] 周张章,周才琼,阚健全.沙棘的化学成分及保健作用研究进展.粮食与食品工业,2005,12(2):15-18.

[47] 孙天宇.沙棘叶黄酮的提取分离及降血脂作用小鼠试验的研究.黑龙江八一农垦大学,2012:4-7.

[48] 张骁,束梅英.沙棘药理研究进展.沙棘,1999,12(3):40-44.

[49] 车锡平,徐威,霍海如,等.沙棘果油的抗炎作用和对免疫功能影响的实验研究.沙棘,2000,13(4):28-32.

[50] 王秉文,李小安.沙棘叶总黄酮抗衰老作用的实验研究.沙棘,1998,11(2):26-31.

[51] 王宇,卢咏才,刘小青,等.沙棘对高脂血清培养平滑肌细胞的保护作用.中国中药杂志,1992,17(10):624.

[52] 张凤清,张东生,周雅茹.沙棘果皮渣黄酮毒理学初步评价.食品工业科技,2012,33(9):424-425.

[53] 王晓莉,栗晖,高晓霞,等.没食子酸在大鼠体内的药物动力学及生物利用度.沈阳药科大学学报,2008,25(12):944-947.

[54] Schulz H U,Schürer M,Büssler D,et al. Investigation of pharmacokinetic data of hypericin,pseudohypericin,hyperforin and the flavonoids quercetin and isorhamnetin revealed from single and multiple oral dose studies with a hypericum extract containing tablet in healthy male volunteers. Arzneimittelforschung,2005,55(10):561-568.

[55] 忻伟钧,华福元.醋柳黄酮治疗高脂血症和高粘血症.新药与临床,1997,16(1):17-18.

[56] 王学敏,李尔慧,薛吉沛.醋柳黄酮治疗冠心病心绞痛 36 例疗效观察.北京医学,1994,16(6):369-370.

[57] 李淑莲,张继阁.醋柳黄酮治疗冠心病心绞痛临床观察.北京医学,1994,16(6):373.

[58] 邢建峰,董亚琳,王秉文,等.沙棘果肉油对大鼠胃液分泌的影响及抗胃溃疡作用.中国药房,2003,14(8):461.

[59] 胡世昭,冯日官.沙棘冲剂治疗小儿急性黄疸型肝炎 120 例.中西医结合肝病杂志,1995,5(1):40.

102. 没　药

【来源】橄榄科没药属植物没药树 *Commiphora myrrha* Engl. 及同属他种植物的树皮部渗出的油胶树脂[1]。

【性味与归经】辛、苦、平。入肝经。

【功能与主治】散血去瘀,消肿定痛。治肝癌、宫颈癌、前列腺癌、鼻咽癌、肠癌、食管癌、跌损、金疮、筋骨、心腹诸痛、癥瘕、经闭、痈疽肿痛、痔漏、目障。外用治疮口久不收敛。

【化学成分】没药树含树脂 25%～35%,挥发油 2.5%～9%,树胶约 57%～65%,此外为水分及各种杂质约 3%～4%。树脂的大部分能溶于醚,可溶性部分含 α-、β-、γ-没药酸(commiphoric acid)、没药次酸(commiphorinic acid)及二种酚性树脂,即 α-罕没药酚(α-heerabomyrrhol,$C_{18}H_{26}O_8$)及 β-罕没药酸酚(β-heerabomyrrhol,$C_{20}H_{20}O_6$)、不溶性部分含 α- 及 β-罕没药酸(heerabomyrrholic acid)。挥发油中含对位异丙基苯甲醛(cuminaldehyde)、丁香酚(eugenol)、蒎烯(pinene)、柠檬烯(limonene)、桂皮醛(cinnamicaldehyde)、间苯甲酚(M-cresol)。挥发油暴露空气中易树脂化。树胶与阿拉伯胶相似,水解则生成阿拉伯糖(arabinose)、半乳糖(galactose)及木糖(xylose)等[1]。

【药理作用】

1. 抗肿瘤作用

(1)桂皮醛的抗肿瘤作用:桂皮醛体内对裸鼠人胃癌 SGC-7901 细胞移植瘤生长及凋亡具有一定的抑制作用[2]。桂皮醛对小鼠白血病 L1210 细胞具有一定的抑制作用[3]。桂皮醛具有显著抑制小鼠 S180 肿瘤生长的作用[4]。

桂皮醛可以诱导人肝癌细胞 PLC/PRF/5 产生凋亡[5]。桂皮醛对人胃癌细胞 BGC-823

的增殖具有抑制作用并能诱导凋亡[6]。

桂皮醛可以抑制急性髓系白血病细胞株 U937 细胞增殖并诱导其凋亡[7]。桂皮醛可体外诱导慢性髓系白血病 K562 细胞凋亡[8]。在人早幼粒白血病 HL-60 细胞中,桂皮醛是一个有效的细胞凋亡诱发因子,而且它经由 ROS 生成传感凋亡信号[9]。

桂皮醛对口腔鳞状细胞癌细胞增殖的抑制作用与质量浓度和作用时间有关,中、高浓度的桂皮醛对人舌鳞状细胞癌 Tca-8113 细胞、口腔表皮样癌 KB 细胞和人颊黏膜鳞状细胞癌 BCaCD885 细胞增殖均具有明显的抑制作用[10]。

(2)没药的抗肿瘤作用:没药甾酮可抑制人肝癌细胞 HepG-2 增殖并诱导凋亡[11]。没药倍半萜化合物可以抑制人前列腺癌细胞株 LNCaP 的增殖[12]。

2. 其他药理作用

(1)对中枢神经系统的影响:桂皮醛能显著减轻酵母所致大鼠发热反应,显著降低发热大鼠下丘脑 PGE_2 含量,亦能明显抑制 IL-1β 刺激 bend.3 细胞 PGE_2 的释放。桂皮醛具有明显的解热作用,其解热机制可能与影响 PGE_2 含量有关[13]。

从没药中提取出的 3 种倍半萜烯成分至少有 2 种成分具有强烈镇痛作用[14]。相关报道,没药水提后药渣醇提取液石油醚萃取部位,大剂量组能显著性降低小鼠原发性痛经的扭体次数,提高痛经小鼠子宫组织中 NO 水平,降低 Ca^{2+} 水平;病理切片亦显示石油醚部位能够改善小鼠痛经模型的病理异常[15]。

(2)对内脏系统的影响

1)对心血管系统的影响:桂皮醛对麻醉犬和几内亚猪具有降低血压的作用[16]。桂皮醛具有明显抗血小板聚集和体内抗血栓作用[17,18]。

2)对消化系统的影响:腹腔注射 100mg/kg 肉桂水提取物明显抑制结扎大鼠幽门的胃液和胃蛋白酶分泌。虽不明显提高寒冷应激大鼠胃体和胃窦中的氨基己糖,但明显提高胃黏膜的血流速度[19]。没药提取物能保护 CCl_4 对 Wistar 大鼠造成的肝损伤[20]。

(3)抗病原微生物作用

1)抗细菌作用:桂皮醛对 122 株菌,包括 9 属 22 种中的绝大多数厌氧菌株都有不同程度的抗菌作用[21]。桂皮醛有杀灭蜡质芽孢杆菌的作用,其杀菌效果可能与抑制蜡质芽孢杆菌细胞分离有关[22-23]。

没药中的倍半萜类化合物对大肠杆菌、金黄色葡萄球菌、铜绿假单胞菌有很强的抑制活性[24]。没药中的挥发油和氯仿提取物对革兰阳性菌和革兰阴性菌均表现出很强的抑制作用[25]。

2)抗真菌作用:桂皮醛具有抗菌作用,特别是对真菌有显著疗效[26]。桂皮醛质量浓度为 0.099μg/ml 作用后,麦角固醇含量较未用药组显著降低,显示桂皮醛可能通过影响黄曲霉麦角固醇的生物合成抑制黄曲霉生长,从而具有较强的抗真菌作用[27-28]。

(4)对内分泌系统的影响:研究发现,桂皮醛能够降低血糖,同时明显的提高胰岛素,肝糖原,高密度脂蛋白胆固醇的水平[29]。

(5)抗突变作用:经研究发现,抗突变的芳香性物质如茴香醛、桂皮醛、香豆素和香草醛可使经 Uv 或 X 线照射后培养的中国大鼠细胞存活数量增加[30]。桂皮醛能显著抑制修复缺陷菌株从属的突变发生,这种突变由 1-氧-4-硝基喹啉或克菌丹诱导产生[31]。

(6)对子宫的作用:没药挥发油对小鼠离体子宫平滑肌收缩及芳香化酶活性均有显著的抑制作用[32]。

3. 毒性作用　急性毒性试验中,3g/kg 剂量未对大鼠造成死亡,但使大鼠的运动能力下降,这可能是由于挥发油对中枢神经产生了抑制作用。长期毒性试验中,每天 100mg/kg 剂量对大鼠未产生慢性毒性,重要器官的平均重量与对照组比较,没有显著性差别,但给药后大鼠体重明显增加[33]。

【药代动力学研究】雄性 Fischer344 大鼠给予放射性标记的桂皮醛单次或多次口服后,在这种大鼠体内,桂皮醛所有单次给药组、5mg/kg 和 50mg/kg 剂量水平多次给药组的主要代谢途径是通过 β 氧化作用降解为苯甲酸,在尿中主要以马尿酸的形式排泄,伴有极少量苯甲酸和桂皮酸。在 500mg/kg 剂量水平多次给药组,苯甲酸是尿中主要的排泄物[34]。

【临床应用】

1. 治疗肿瘤

(1)治疗宫颈癌:海龙 1 条,白花蛇 2 条,水蛭 6g,虻虫 6g,人指甲 6g,全蝎 9g,蜂房 9g,乳香 6g,没药 6g,黄连 9g,黄柏 6g,龙胆草 15g,雄黄 30g。以上各药共研细末,银花煎水泛丸,雄黄作衣,即可。口服,每次 3g,每日 2 次,连服 3～5 剂为一疗程。湖北医学院附属第二医院用于治疗宫颈癌 31 例,近期治愈 14 例,显效 8 例,有效 5 例,无效 4 例,总有效率为 87.1%。其中糜烂型效果最好,菜花型次之,溃疡性效果不佳[1]。

(2)治疗前列腺癌:地鳖虫、白花蛇、当归、徐长卿各 10g,露蜂房、炙甘草各 6g,蜈蚣 3g,党参、黄芪各 12g,熟地、鸡血藤各 15g,乳香、没药各 9g。每日 1 剂,水煎服。某患者,患前列腺癌骨转移,腰髋酸痛甚剧,日轻夜重,活动受限,局部肌肤不仁经服上方 7 剂疼痛等好转,守方连服 3 个月后,疼痛明显缓解,活动无明显限制,肌肤不仁消失。继服补养气血药调理,随访 3 年病情稳定[1]。

(3)治疗肝癌:人参、三七、银耳、乳香、没药各 15g,麝香、牛黄、熊胆各 3g,生薏苡仁 100g,土茯苓 50g。将诸药研成细末,每服 1.5g,每日 3 次。本方治疗原发性肝癌 16 例,均为手术切除患者,之后半年内死亡 2 例,生存半年以上 14 例;其中生存了 1 年以上者 12 例,1 年生存率 75%;4 例存活 1 年半以上。与不用本方治疗而用其他方法治疗项类似的 11 例(半年内死亡 2 例,半年以上 9 例,1 年以上 2 例,1 年生存率 18.1%)相比,1 年生存率差别显著,提示本方在延长肝癌患者术后生存期有一定作用[1]。

(4)治疗乳腺癌:制没药 15g,人工牛黄 10g,制乳香 15g,海龙 15g,黄芪 30g,山慈菇 30g,香橼 30g,炒三仙 30g,夏枯草 60g,三七粉 60g,首乌 60g,薏仁 60g,紫花地丁 60g,莪术 60g,仙灵脾 60g。研细末,水泛为丸,每次 3 丸,每日 2 次。本方治疗乳腺癌 134 例,16 例手术切除,部分病人配合化疗,结果治后 5 年生存率为 88.8%[1]。

2. 治疗其他疾病

(1)治疗外伤溃疡:乳香、没药各 15g,共研成粉末贮存待用。对外伤性溃疡创面用隔夜茶水(或双氧水)冲洗,蘸干,全创面用乳香没药合剂严密覆盖,用纱布固定,隔日观察。如无脓液渗出则不需换药,直至愈合脱痂;如仍有脓液渗出,则重新清创换药如前。在脱痂前忌水湿、冷冻、碰撞,饮食忌辛辣鱼腥[35]。

(2)治疗踝关节扭伤:没药、桃仁、土鳖虫、栀子、大黄各等份(10～30g),视受伤范围而定。将上述药物碾或捣为细末,加醋调合均匀,涂敷患处,纱布缠绕后,用薄塑料布包扎,以免涂染被褥衣物。首次用药 24 小时,以后每晚外敷,并抬高患肢,以利消肿。本组 63 例全部治愈(踝关节肿痛消失,关节活动功能正常)。其中 5～7 天内治愈 55 例,占 87.30%;10 天内治愈 8

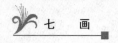
例,占 12.18%[36]。

【不良反应】乳香没药临床上有其皮肤刺激、致过敏的报道[37]。

参 考 文 献

[1] 季宇彬.抗癌中药药理与应用.哈尔滨:黑龙江科学技术出版社,2004:708-710.

[2] 黄敬群,王四旺,罗晓星,等.桂皮醛对裸鼠人胃癌细胞移植瘤生长及凋亡的影响.解放军药学学报,2006, 22(5):343-346.

[3] Moon K H,Pack M Y. Cytotoxicity of cinnamic aldehyde on leukemia L1210 cells. Drug and Chemical Toxicology,1983,6(6):521-535.

[4] 黄敬群,罗晓星,王四旺,等.桂皮醛抗肿瘤活性及对 S180 荷瘤小鼠免疫功能的影响.中国临床康复, 2006,10(11):107-110.

[5] Wu S J,Ng L T,Lin C C. Cinnamaldehyde-induced apoptosis in human PLC/PRF/5 cells through activation of the proapoptotic Bcl-2 family proteins and MAPK pathway. Life sciences,2005,77(8):938-951.

[6] 冯程程,邹玺,吴坚,等.桂皮醛诱导人胃癌 BGC-823 细胞凋亡及相关分子机制的探讨.世界科学技术:中医药现代化,2013,15(5):920-925.

[7] 刘黎琼,刘泽林,金梦迪,等.桂皮醛对 U937 细胞增殖和凋亡的影响及其机制探讨.临床血液学杂志, 2011,24(6):665-667.

[8] 刘黎琼,刘泽林,王欣,等.桂皮醛体外诱导慢性髓系白血病细胞凋亡的机理研究.中国实验血液学杂志, 2011,19(3):617-620.

[9] Ka H,Park H J,Jung H J,et al. Cinnamaldehyde induces apoptosis by ROS-mediated mitochondrial permeability transition in human promyelocytic leukemia HL-60 cells. Cancer letters,2003,196(2):143-152.

[10] 曹桂芬,谢萍,黄萍,等.桂皮醛对口腔鳞状细胞癌细胞抑制作用的体外研究.国际口腔医学杂志,2013, 40(1):10-13.

[11] 贾晓黎,石娟娟,封婷,等.没药甾酮对人肝癌细胞 HepG2 增殖和凋亡的影响.临床肝胆病杂志,2013,29 (6):452-455.

[12] 王小玲,孔峰,吉恺,等.没药倍半萜诱导的 p21~(WAF/CIP1)蛋白参与抑制前列腺癌细胞增殖.毒理学杂志,2008,22(1):10-13.

[13] 马悦颖,李沧海,郭建友,等.桂皮醛解热作用及机制的实验研究.中国实验方剂学杂志,2007,13(4): 22-26.

[14] Zhu N,Kikuzaki H,Sheng S,et al. Furanosesquiterpenoids of Commiphora m yrrha. Journal of natural products,2001,64(11):1460-1462.

[15] Xian H M. The research of detumescence function of different kinds of myrrh. J Guangxi Coil Tradit Chin Med,2001,4(4):91.

[16] Harada M,Yano S. Pharmacological studies on Chinese cinnamon. II. Effects of cinnamaldehyde on the cardiovascular and digestive systems. Chemical & pharmaceutical bulletin,1975,23(5):941-947.

[17] Takenaga M,Hirai A,Terano T,et al. In vitro effect of cinnamic aldehyde,a main component of Cinnamomi Cortex,on human platelet aggregation and arachidonic acid metabolism. Journal of pharmacobio-dynamics,1987,10(5):201-208.

[18] 黄敬群,罗晓星,王四旺,等.桂皮醛对抗血小板聚集和血栓形成的特点.中国临床康复,2006,10(31): 34-36.

[19] Akira T,Tanaka S,Tabata M. Pharmacological studies on the antiulcerogenic activity of Chinese cinnamon. Planta medica,1986,52(6):440-443.

[20] Gowri Shankar N L,Manavalan R,Venkappayya D,et al. Hepatoprotective and antioxidant effects of

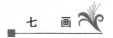

Commiphora berryi（Arn）Engl bark extract against CCl_4-induced oxidative damage in rats. Food and Chemical Toxicology,2008,46(9):3182-3185.

[21] 李文颜,郝太国,章蕾,等.中药桂皮醛消毒感染根管的临床疗效观察.牙体牙髓牙周病学杂志,1999,9(增刊):104-105.

[22] Kim H O. Inactivation of Escherichia coli O157:H7 by cinnamic aldehyde purifide from Cinnamomum cassia shoot. Food Microbiology,2004,21(1):105-110.

[23] 王世仪,张丽,王冰,等.中药桂皮醛对感染根管消毒作用的研究.中国微生态学杂志,2000,12(6):369-371.

[24] Dolara P,Corte B,Ghelardini C,et al. Local anaesthetic,antibacterial and antifungal properties of sesquiterpenes from myrrh. Planta Medica,2000,66(04):356-358.

[25] Asif Saeed M,Sabir A W. Antibacterial activities of some constituents from oleo-gum-resin of Commiphora mukul. Fitoterapia,2004,75(2):204-208.

[26] 孙红祥.一些中药及其挥发性成分抗霉菌活性研究.中国中药杂志,2001,26(2):99-103.

[27] 罗东辉,王侠生,章强强,等.肉桂醛和茴香醛抗糠秕孢子菌活性检测及电镜观察.上海医科大学学报,1999,26(1):70-72.

[28] 谢小梅,龙凯,方建茹,等.肉桂醛、柠檬醛抑制黄曲霉生长机制研究.中国公共卫生,2007,23(3):301-302.

[29] Subash Babu P,Prabuseenivasan S,Ignacimuthu S. Cinnamaldehyde-a potential antidiabetic agent. Phytomedicine,2007,14(1):15-22.

[30] Sasaki Y F,Imanishi H,Watanabe M,et al. Suppressing effect of antimutagenic flavorings on chromosome aberrations induced by UV-light or X-rays in cultured Chinese hamster cells. Mutation Research/Fundamental and Molecular Mechanisms of Mutagenesis,1990,229(1):1-10.

[31] Ohta T,Watanabe K,Moriya M,et al. Analysis of the antimutagenic effect of cinnamaldehyde on chemically induced mutagenesis in Escherichia coli. Molecular and General Genetics MGG,1983,192(3):309-315.

[32] 宿树兰,鲍邢杰,段金廒,等.没药挥发油抑制小鼠离体子宫平滑肌收缩及芳香化酶活性的效应及成分分析.南京中医药大学学报,2008,24(2):109.

[33] Rao R M,Khan Z A,Shah A H. Toxicity studies in mice of Commiphora molmol oleo-gum-resin. Journal of ethnopharmacology,2001,76(2):151-154.

[34] Sapienza P P,Ikeda G J,Plummer S L,et al. Tissue distribution and excretion of 14C-labelled cinnamic aldehyde following single and multiple oral administration in male Fischer 244 rats. Food Chem oxicol,1993,31(4):253-261.

[35] 陈秩东.用乳香,没药治疗外伤溃疡3则.包头医学院学报,2002,95(4):379.

[36] 李燕,夏春芹,邓郁霞.没药桃仁散外敷治疗踝关节扭伤63例.山西中医,2002,18(3):48.

[37] 毛克臣,李卫敏,郑立红.乳香,没药引起过敏反应的报道.北京中医,2004,23(1):38-39.

103. 补 骨 脂

【来源】豆科植物补骨脂 *Psoralea corylifolia* L. 的干燥成熟果实[1]。

【性味与归经】辛、苦、温。归肾、脾经。

【功能与主治】温肾助阳、固精缩尿、温脾止泻、纳气平喘。主治阳痿遗精、遗尿尿频、腰膝冷痛、肾虚作喘、五更泄泻,外用治白癜风、斑秃。

【化学成分】从补骨脂中分离出香豆素类、黄酮类、单萜酚类,以及豆甾醇、谷甾醇葡萄糖苷、棉子糖等化合物,其中香豆素类、黄酮类及单萜酚类化合物是其主要活性成分。补骨脂素(psoralen)、异补骨脂素(isopsoralen),又名白芷素(angelicin)、8-甲氧补骨脂素(8-methoxy psoralen)[2]、补骨脂葡萄糖苷(psoralenoside)、异补骨脂葡萄糖苷(isopsoralenoside)[3]、bakuchicin[4]。拟雌内酯类:这类成分的母核为coumestrol,因具有雌激素样活性而被命名为拟雌内酯。此类成分有:补骨脂定(psoralidin)、异补骨脂定(isopsoralidin)、补骨脂定-2′,3′-环氧化物(psoralidin-2′,3′-oxide)、双羟基异补骨脂定(corylidin)[5]、新补骨脂素(neopsoralen)、补骨脂香豆雌烷A(bavacoumestan A)、补骨脂香豆雌烷B(bavacoumestan B)、槐属香豆雌烷A(sophoracoumestan A)[6]。黄芪苷(agtragalin)、corylifonol、isocorylifonol[7]、corylifol C、4-甲氧基黄酮(4-methoxy flavone)[8]、3,5,3′,4′-四羟基-7-甲氧基-黄酮-3′-O-α-L-吡喃木糖(1→3)-O-α-L-吡喃阿拉伯糖(1→4)-O-β-D-半乳糖苷(3,5,3′,4′-tetrahydroxy-7-methoxy-flavone-3′-O-α-L-xylopyranosyl(1→3)-O-α-L-arabinopyranosyl(1→4)-O-β-D-galactopyranoside)[9]、5,7,4′-三羟基异黄酮(genis-rein)[10]。补骨脂甲素(corylifolin)即补骨脂二氢黄酮(bavachin)、补骨脂二氢黄酮甲醚(bavachinin)、异补骨脂二氢黄酮(isobavachin)、补骨脂查耳酮(bavachalcone)、补骨脂乙素(corylifolinin)即异补骨脂查耳酮(isobavachalcone)、新补骨脂查耳酮(neobavachalcone)、异新补骨脂查耳酮(isoneobavachalcone)、补骨脂色酚酮(bavachromanol)、补骨脂呋喃查耳酮(bakuchalcone)、corylifol B、异补骨脂色烯素(isobavachromene)、补骨脂色烯素(bavachromene)、brosimacutin G、1-[2,4-二羟基-3-2(羟基-3-甲基-3-丁烯)苯基]-3-(4-羟基苯基)-2-丙烯-1-酮{1-[2,4-di-hydroxy-3-2(hydroxy-3-methyl-3-butenyl)phenyl]-3-(4-hydroxyphenyl)-2-propen-1-one}、6-异戊烯柚皮素(6-prenylnaringenin)、7,8-二氢-8-(4-羟基苯基)2,2-二甲基-2H,6H-苯骈[1,2-b:5,4-b′]二吡喃-6-酮{7,8-dihydro-8-(4-hydroxyphenyl)2,2-dimethyl-2H,6H-benzo[1,2-b:5,4-b′]dipyran-6-one}、呋喃(2″,3″,7,6)-4′-羟基二氢黄酮[furan(2″,3″,7,6)-4′-hydroxy flavanone][11]、6-异戊二烯基-4,5,7-三羟基二氢黄酮(6-prenylnaringenin)[12]。补骨脂宁(corylin)、补骨脂异黄酮醛(corylinal)、补骨脂醇(psoralenol)、7,4′-二羟基-3′[(E)-3,7-二甲基-2,6-辛二烯]-异黄酮、新补骨脂宁(neocorylin)、corylifol A、异新补骨脂异黄酮(isoneobavaisoflavone)、8-异戊烯基大豆苷(8-prenyldaidzein)、erythrinin A、新补骨脂异黄酮(neobavaisoflavone)、补骨脂异黄酮苷(bavadin)、大豆苷(daidzin)[13]。补骨脂酚(bakuchiol)、2,3-环氧补骨脂酚(2,3-hydroxybakuchiol)、△¹,-3-羟基补骨脂酚(△¹,-3-hydroxybakuchiol)[12]即13-hydroxyisobakuchiol[14]、△³,-2-羟基补骨脂酚(△³,-2-hydroxybakuchiol)[12]即12-hydroxyisobakuchiol[14]、12,13-二氢-12,13-二羟基补骨脂酚(12,13-dihydro-12,13-dihydroxybakuchiol)、12,13-二氢-12,13-环氧补骨树脂酚(12,13-dihydro-12,13-epoxybakuchiol)、(12′S)-双补骨脂酚C[(12′S)-bisbakuchiol C][15]、环补骨脂酚C(cyclobakuchiol C)[14,15]、双补骨脂酚A~B(bisbakuchiol A~B)[15,16]、psoracorylifols A~E[17]。尿嘧啶(uracil)、豆甾醇(stigmasterol)、对羟基苯甲醇(p-hydroxybenzaldehyde)[18]、亚油酸(linoleic acid)、亚麻酸(linolenic acid)[12]。

【药理作用】

1. 抗肿瘤作用

(1)补骨脂酚抗肿瘤作用:体外细胞培养实验发现补骨脂酚在低剂量下即有抑制人乳腺癌细胞增殖作用,同时试验结果也表明补骨脂酚对某些人乳腺癌细胞具有选择性抑制作用。利用浓度和吸光值可制得细胞存活数对应各药物浓度的曲线,可得到抑制细胞50%存活数的浓度。补骨脂酚在低剂量下即有抑制人乳腺癌细胞增殖作用,它对人乳腺癌细胞T-47D及人乳腺癌细胞 MDA-MB-231 的 IC_{50} 分别为 $2.89×10^{-5}mol/L$ 及 $8.29×10^{-3}mol/L^{[19]}$。

(2)补骨脂素的抗肿瘤作用

1)体内抑瘤实验显示,补骨脂素对乳腺癌 EMT6 裸鼠移植瘤有明显的抑制作用,药效与长春新碱相近,但补骨脂素治疗组裸鼠的生命延长率显著高于长春新碱组,说明其毒性有可能较长春新碱小[20]。

2)消化系统:补骨脂素对人胃癌细胞 BGC-823 有显著的抑制生长作用,MTT 试验结果显示随着药物浓度加大,抑制率也随之增高,与对照组相比均有显著性差异。说明补骨脂素及异补骨脂素对胃癌细胞 BGC-823 的抑制作用与药物浓度呈正相关,分别为 $5.82\mu g/ml$ 和 $148.8\mu g/ml$,补骨脂素和异补骨脂素对人胃癌细胞 BGG-823 有抑制作用[21]。

3)血液系统:补骨脂素具有光敏作用,研究显示其对多种白血病细胞系具有杀伤作用。补骨脂素加长波紫外线可抑制人白血病细胞株 NB4、HL-60、K562 的生长,并诱导其凋亡[22-23]。补骨脂素分子与细胞中的 DNA 结合后,在长波紫外线照射下,可转变成共价键结合的补骨脂素 DNA 光化合物,从而抑制了细胞 DNA 的合成,导致细胞死亡[24]。补骨脂素与临床常用药长春新碱、阿糖胞苷杀伤人白血病 K562 细胞进行了观察,发现同为 $62.5\mu g/ml$ 浓度时,补骨脂素杀伤率为 99.19%。而长春新碱、阿糖胞苷仅为 30% 及 9.37%。随着浓度的增加,补骨脂素杀伤率成为平值,长春新碱的杀伤率呈近似直线上升,而阿糖胞苷并未出现较高的杀伤率,显示对 K562 细胞不敏感[25]。补骨脂素对人白血病 HL-60 细胞毒性影响,补骨脂素对 HL-60 细胞生长具有抑制作用,表明 Ca^{2+} 与补骨脂素诱导 HL-60 细胞凋亡有关,Ca^{2+} 介导的细胞凋亡是补骨脂素抑制肿瘤细胞生长的可能机制之一[26]。

4)其他:补骨脂素对乳腺癌细胞株 MCF-7 有显著的抑制作用,补骨脂素对人乳腺癌细胞株 MCF-7 有显著抑制作用($P<0.05$),IC_{50} 为 $15.16\mu g/ml$。其作用机制与其诱导肿瘤细胞线粒体变性,降低凋亡抑制基因 *Bcl-2* 的表达,促进细胞凋亡有关。补骨脂素在 $2.23\mu g/ml$ 的浓度下,无论在体内或体外均显示对人乳腺癌 EMT6 显著的生长抑制作用,并且对 EMT6 的抑制作用与药物浓度呈正相关[27]。

补骨脂素对人成骨肉瘤 MG-63 细胞生长的影响,经补骨脂素处理 MG-63 细胞 72 小时后,MG-63 细胞生长抑制率达到 77.74%,G_0/G_1 期比例明显提高,达到 55.8%,而 S 期及 G_2/M 期比例则减少,表明补骨脂素诱导处理的人成骨肉瘤 MG-63 细胞的细胞周期出现明显的 G_0/G_1 期阻滞,细胞生长活性减退,体积变小、变圆,伪足消失,悬浮、空泡化现象明显,$640\mu mol/L$ 补骨脂素可以有效抑制细胞的增殖活动,改变细胞形态特征,对细胞具有凋亡作用[28]。

(3)异补骨脂的抗肿瘤作用:异补骨脂查耳酮可通过线粒体途径诱导神经母细胞瘤中细胞凋亡[29]。8-甲氧基补骨脂剂量小于 25mg/L 或作用时间小于 24 小时时,对人黏液表皮样癌细胞系 MEC-1 细胞基本没有抑制作用;当药物剂量大于 25mg/L 时,抑制作用呈剂量依赖性关系[30]。甲氧基补骨脂素对黏液表皮样癌高转移细胞株 Mc3 作用 5 天,降低细胞的克隆形成率和裸鼠肺转移结节形成数,提高了抑癌基因野生型 p53 蛋白的表达率,改变 Mc3 细胞的高转移表型,其机制可能与诱导分化有关[31]。

(4)补骨脂复方的抗肿瘤作用:补骨脂和蔻仁复方对胃癌 SGC-7901 细胞有很强的抑瘤作用($P<0.05$),并呈一定的浓度依赖性。补骨脂复方 0.75mg/ml、0.5mg/ml、0.25mg/ml 三种浓度药物对胃癌细胞株 SGC-7901 细胞的侵袭抑制率分别为 60.79%($P<0.01$)、38.81%($P<0.01$)、8.7%,补骨脂复方高、中、低浓度组对胃癌细胞株 SGC-7901 凋亡率分别为

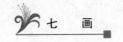

$59.08\%(P<0.01)$、$31.45\%(P<0.01)$、16.6%[32]。

2. 其他药理作用

(1)对内脏系统的影响

1)对心血管系统的影响:补骨脂乙素具有强心和扩张冠状动脉、增加冠脉血流量的作用,但对总外周血管阻力影响不大。能对抗垂体后叶素对冠状动脉的收缩[33]。

2)对消化系统的影响:补骨脂酚对人体 HepG-2 细胞因胆碱酯酶抑制剂诱导产生的细胞毒性有保护作用,(S)-补骨脂酚抑制脂质过氧化反应和细胞内谷胱甘酸的消耗,从而起到保肝作用[34]。

3)对呼吸系统的影响:补骨脂总香豆素对豚鼠过敏性哮喘及组胺性哮喘潜伏期有显著的延长作用,作用机制可能与补骨脂总香豆素调节体内环磷腺苷、环鸟苷酸的量及比值变化有关[35]。

(2)抗病原微生物作用

1)抗细菌作用:异补骨脂查耳酮、补骨脂二氢黄酮甲醚有较强的抗金黄色葡萄球菌及表皮葡萄球菌作用[36]。从补骨脂中分离出的抗真菌蛋白 Psc-AF 通过抑制胰蛋白酶活性从而抑制白菜黑斑病毒、黑曲霉菌、头孢镰刀菌和小麦纹枯病菌生长[37]。

2)抗病毒作用:补骨脂中的 corylifolin 与补骨脂酚能直接抑制 simian 病毒 40DNA 聚合酶的复制。4-羟基苯乙烯基团为药效活性基团,新补骨脂异黄酮及 bakuchin 均对其 DNA 的复制有轻微抑制作用[38]。

(3)对免疫系统的影响:补骨脂能明显促进体外培养的二倍体成纤维细胞的生长增殖速度,并对该细胞具有抗衰老作用。使巨噬细胞体积增大,伪足增多,吞食红细胞能力增强,因而具有一定的提高机体免疫力的作用[39]。补骨脂多糖能刺激淋巴细胞合成 RNA,提高淋巴细胞的成活率,并能与植物凝集素产生复合刺激效应。补骨脂通过多糖对淋巴细胞的促有丝分裂作用,达到增强免疫,加强外源凝集素的效用[40]。

3. 毒性作用 通过灌胃给予补骨脂 30 天对大鼠肝毒性的实验研究表明,补骨脂 2.1g/kg 引起大鼠体质量及食量降低,可引起大鼠肝脏肿大,肝系数增高,但尚未引起病理改变,提示补骨脂大剂量使用对大鼠肝脏可能会有一定损害[41]。动物实验显示,小鼠长期食入相当于治疗剂量的补骨脂素,可以引起子宫质量减轻,卵巢功能降低,排卵减少,雌激素水平降低[42]。补骨脂提取物可以抑制发育大鼠的雄性激素水平增长、使大鼠睾丸和附睾的质量及体质量明显减轻[43]。

【药代动力学】药代动力学研究发现,8-甲氧基补骨脂素可以在胃肠道很快地被吸收,1 小时后血药浓度达高峰,血中生物半衰期为 6 小时。组织分布以皮肤为最多肝脏次之,能通过血脑屏障。48 小时内总排泄量只有 1.13%。主要排泄途径是尿,其次是粪便[44]。

【临床应用】

1. 治疗肿瘤

(1)治疗白血病:采用补骨脂素联合长波紫外线照射治疗净化处于完全缓解期的白血病病人骨髓,清除残存的白血病细胞,有可能较少损伤正常造血干细胞而较彻底地清除白血病细胞[45]。

(2)治疗皮肤癌:补骨脂素联合长波紫外线照射治疗很早就被用于治疗皮肤 T 细胞淋巴瘤[46]。

2. 治疗其他疾病

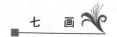

(1)治疗寻常型银屑病:8-甲氧补骨脂素片口服结合长波紫外线加窄谱中波照射治疗寻常性斑块型银屑病,具有良好的治疗效果[47]。

(2)治疗阳痿早泄:补骨脂,压碎,以水润湿,水蒸气蒸馏,收集挥发油及馏出液残渣加水煎煮,煮2次,滤过,滤液浓缩至相对密度为1.1~1.2,加1.5倍乙醇,静置8小时过滤。制剂适用于阳痿、遗精、早泄、遗尿、肾亏腰膝冷痛及大便溏泻等症[48]。

参 考 文 献

[1] 国家药典委员会. 中华人民共和国药典. 一部. 北京:中国医药科技出版社,2010:174.

[2] 吉力,徐植灵. 补骨脂化学成分的综述. 中国中药杂志,1995,20(2):120-122.

[3] Chun F Q,Quan B H,Shi F M,et al. Psoralenoside and Isopsoralenoside,Two New Benzofuran Glycosides fromPsoralea corylifolia. Chen Pharm Bull,2006,54(5):714-716.

[4] Kondo Y,Kato A,Kubota Y,et al. Bakuchicin,a new simple furanocoumarin from Psorales corylifolia L. Heterocycles,1990,31(1):187-190.

[5] Sukhdev G,B. N. Jha,G. K. Gupta,et al. Coumestans from seeds of Psoralea corylifolia. Phytochemistry,1990,29(70):2371-2373.

[6] B Ruan,L Y Kong,Y Takaya,et al. Studies on the chemical of Psoralea corylifolia L. J Asian Nat Prod Res,2007,9(1):41-44.

[7] Yun L L,Yuen H K. Two new benzofuran derivatives,corylifonol and isocorylifonol from the seeds of Psoralea corylifolia. Heterocycles,1992,34(8):1555-1564.

[8] Yin S,Fan C Q,Wang Y,et al. Antibacterial prenylflavone derivatives from Psoralea corylifolia,and their structure activity relationship study. Bioorganic & Medicinal Chemistry,2004,12(16):4387-4392.

[9] Yadava R N,Verma V. A New Biologically Active Flavonol glycoside From Psoralea corylifolia(Linn). Journal of Asian Natural Products Research,2005,7(4):671-675.

[10] 刘桦,白焱晶,陈亚云,等. 中药补骨脂化学成分的研究. 中国中药杂志,2008,33(12):1410-1412.

[11] Yeon H C,Gyu H Y,Kyung S G,et al. In vitro BACE-1inhibitory phenolic components from the seeds of Psoraleacorylifolia. Planta Med,2008,74(11):1405-1408.

[12] Matsuda H,Sugimoto S,Morikawa T,et al. Bioactive constituents from Chinese natural medicines. XX. Inhibitors ofantigen-induced degranulation in RBL-2H3 cells from the seeds of Psoralea corylifolia. Chem Pharm Bull,2007,55(1):106-110.

[13] 杨彤彤,秦民坚. 补骨脂中新异黄酮成分的分离与结构鉴定. 药学学报,2006,41(1):76-79.

[14] Yin S,Fan C Q,Yue J M,et al. A new bakuchiol derivative from Pesoralea coryllfolia. Journal of Asian natural products research,2007,9:29-33.

[15] Wu C Z,Hong S S,Cai X F,et al. Hypoxia-inducible factor-1 and nuclear factor-kappa B inhibitory meroterpeneanalogues of bakuchiol,a constituent of the seeds of Psor-alea corylifolia. Bioorg Mad Chem Lett,2008,18(8):2619-2623.

[16] Wu C Z,Cai X F,Nguyen T D,et al. Bisbakuchiols A and B,novel dimeric meroterpenoids from Psoralea corylifolia. Tetrahedron Letters,2007,50(48):8861-8864.

[17] Sheng Y,Cheng Q F,Lei D,et al. Psoracorylifols A-E,fivenovel compounds with activity against Helicobacter pylorifrom seeds of Psoralea corylifolia. Tetrahedron,2006,(62):2569-2575.

[18] 彭国平,吴盘华,李红阳,等. 补骨脂化学成分研究. 中药材,1996,19(11):563-565.

[19] 陈红莉,冯慧瑾,李援朝. 补骨脂酚的体外抗肿瘤活性及其关键中间体的合成研究. 药学学报. 2010,45(4):467-470.

[20] 张荣河,何三光. 槲皮素、补骨脂素、异补骨脂素对人乳腺癌细胞P糖蛋白及耐药性影响的研究. 中国医

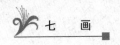
科大学学报,2000,4(29):713-715.

[21] 郭江宁,吴侯,翁新楚.补骨脂中活性成分的提取分离与抗癌实验研究.中药材,2003,26(3):185-187.

[22] 陈楠楠,向阳,张励,等.补骨脂素加长波紫外线光化学疗法诱导 HL-60、K562 细胞凋亡及对 Fas、FasL 表达的影响补骨脂素的植物雌激素作用及其作用机制探讨.中草药,2008,39(10):1521-1524.

[23] 陈楠楠,张晨,向阳,等.补骨脂素加长波紫外线光化学疗法诱导人白血病细胞凋亡时对线粒体膜电位的影响.中草药,2009,40(2):252-524.

[24] 张德杰,黄世林,陈楠楠,等.补骨脂结合长波紫外线照射对白血病 K562 细胞杀伤的作用.中西医结合学报,2005,3(6):480-483.

[25] 汪绍兴.补骨脂素对人白血病细胞株杀伤作用的实验研究.湖北中医杂志,2002,10(24):54-55.

[26] 蔡宇,陈冰,张荣华,等.补骨脂素对 HL60 细胞凋亡及细胞内 Ca^{2+} 浓度影响的探讨.中国肿瘤临床,2006,33(2):64-66.

[27] 谭敏,孙静,赵红,等.补骨脂素对乳腺癌 MCF-7 和 MDA-MB-231 细胞体外作用的比较研究.广州中医药大学学报,2009,6(4):359-362.

[28] 芦艳丽,孟庆才,方锐,等.补骨脂素对人成骨肉瘤 MG-63 细胞增殖的影响.新疆中医药,2009,27(4):7-9.

[29] Nishimura R,Tabata K,Arckawwa M,et al. Isbavachal-cone,a Chalcone Constiute of Angelica keiskei,Induces Apoptosis in Neuroblastoma. Biological & Pharmaceu-tical Bulletin,2007,30(10):1878-1883.

[30] 韩建勋,吴军正,李焰,等.8-甲氧基补骨脂素对黏液表皮样癌细胞的抑制作用.实用口腔医学杂志,1998,14(4):286-287.

[31] 吴军正,司徒镇强,陈建元,等.补骨脂素和 8-甲氧基补骨脂素对涎腺黏液表皮样癌高转移细胞表型的影响.第四军医大学学报,2000,21(8):119-221.

[32] 吴坚,刘沈林,邹玺,等.补骨脂复方对胃癌细胞 SGC7901 生物行为学的影响.辽宁中医杂志,2012,39(4):609-612.

[33] 刘人树.补骨脂的药理研究进展.中医药信息,1992,(3):15-16.

[34] Park E J,Zhao Y Z,Kim Y C,et al. Protective effect of(S)-bakuchiol fromPsoralea corylifolia on rat liver injury in vitro and in vivo. Planta Med,2005,71(6):508-513.

[35] 余文新,李伟英,李鸿燕,等.补骨脂总香豆素对哮喘大鼠血清 cGMP/cGMP 的影响.现代中药研究与实践,2006,20(5):27-29.

[36] Yin S,Fan C Q,Wang Y,et al. Antibacterial prenylflavone derivatives from Psoralea corylifolia,and their structure-activity relationship study. Bioorg Med Chem,2004,12(16):4387-4392.

[37] Yang X Y,Li J,Wang X W,et al. Psc-AFP,an antifungal protein with trypsin inhibitor activity from Psoraleacorylifolia seeds. Peptides,2006,27(7):1726-1731.

[38] Sun N J,Woo S H,Cassady J M,et al. DNA polymerase and topoisomerase II inhibitors from Psoralea corylifolia. J Nat Prod,1998,(61):362-366.

[39] 王淑兰.枸杞子等八种中药提取液对体外培养细胞和小鼠腹腔巨噬细胞影响的实验研究.白求恩医科大学学报,1990,16(4):325-328.

[40] 赵武述.植物多糖提取物致有丝分裂反应的分析.中华微生物和免疫学杂志,1991,11(6):381-385.

[41] 谭沛,赵超,周昆,等.补骨脂灌胃 30 天对大鼠肝毒性的实验研究.新疆中医药,2010,28(2):11-13.

[42] Diawara M M,Chavez K J,Hoyer P B,et al. Anovelgroup of ovarian toxicants:the psoralens. Biochem Mol Toxicol,1999,13(3/4):195-203.

[43] Takizawa T,Mitsumori K,Takagi H,et al. Sequentialanalysis of tesiicular lesions and serum hormone levels in rats treated with a Psoralea corylifolia extract. Food Chem Toxicol,2004,42(1):1-7.

[44] 梅学仁.8-甲氧基补骨脂素在动物体内的代谢研究.中草药,1980,11(1):29.

[45] 蔡宇,曹克俭,殷忠东.补骨脂素胶囊对急性白血病多药耐药逆转作用的临床观察.中国中医药科技,

2002,9(1):53-54.

[46] Quefeld G,Rosen S T,Kuzel T M,et al. Long-term Follow-up of Patients With Early-Stage Cutaneous T-Cell Lymphoma Who Achieved complete remission with psoralen plus UV-A monotherapy. Archives of dermatology,2005,141(3):305-311.

[47] 杨海珍,段周英,汪科,等.8-甲氧补骨脂素治疗寻常性斑块型银屑病随机双盲平行对照临床研究.中国临床药理学杂志,2004,20(1):34-37.

[48] 曹春林.中药制剂汇编.北京:人民卫生出版社,1983:36,1205.

104. 灵　芝

【来源】多孔菌科灵芝属植物灵芝 *Ganoderma Lucidum*（Leyss. Ex Fr.）Karst,紫芝 *Ganoderma* Fr. Lloyd. G. sp 和树舌 *Ganoderma*（Pers ex Gray.）pat 等的担子果[1]。

【性味与归经】甘、平、淡、温。入肾、肝、心、肺经。

【功能与主治】滋补强壮,镇静、解痉、镇痛、镇咳、祛痰、平喘,强心、抗心律不齐,抗动脉硬化,降低耗氧量,保肝,抗辐射,升白细胞、血小板,抗过敏,抗肿瘤,抗菌消炎。治食管癌、肺癌、胃癌、头晕、失眠、神经衰弱、虚劳、咳嗽、哮喘、消化不良、高血压病、冠心病、高胆固醇血症、肝炎、慢性支气管炎、硅肺、风湿性关节炎,外用治鼻炎。

【化学成分】①多糖类化合物：BN_3B_1、BN_3B_3、BN_3B_4、BN_3B_5、BN_3C_1、BN_3C_3；GLA_2、GLA_4、GLA_6、GLA_8、GLB_2、GLB_3、GLB_4、GLB_6、GLB_7、GLB_9、GLB_{10}、GLC_2；$TGLB_1$、$TGLB_8$、$TGLB_{10}$；$GLSP_1$、$GLSP_2$、$GLSP_3$、TGLP-2、TGLP-3、TGLP-6、TGLP-7[2-7]。②三萜类化合物：灵芝酸(ganoderic acid)、灵芝酸甲酯(methylganoderate)、灵赤酸(ganolucidic acid)、灵芝孢子酸(ganosporeric acid)、赤芝孢子内酯(ganosporelactone)、赤灵酸(ganoderenic acid)、灵赤酸甲酯(methylganolucidate)、灵芝醇(ganoderiol)、灵芝醛(ganoderal)、赤芝酸(lucidenic acid)、赤芝酸甲酯(methyllucidenate)、赤芝酮(lucidone)、灵芝内酯(ganolactone)、赤芝醛(lucialdehyde)[8]。③甾醇类化合物：麦角甾醇(ergosterol)、麦角甾醇棕榈酸酯(ergosta-palmitate)、羊毛甾-7,9(11),24-三烯-3β,21-二醇(lanosta-7,9(11),24-trien-3β,21-diol)、β-谷甾醇(β-sitosterol)、麦角甾-7-烯-3β-醇(ergosta-7-en-3β-ol)、麦角甾-7,22-二烯-3-酮(ergosta-7,22-dien-3-one)、麦角甾-7,22-二烯-3β-醇(ergosta-7,22-dien-3β-ol)、麦角甾-7,22-二烯-3β-醇十五烷酸酯(ergosta-7,22-dien-3β-yl pentadecanoate)、麦角甾-7,22-二烯-3β-醇棕榈酸酯(ergosta-7,22-dien-3β-yl palmitate)、麦角甾-7,22-二烯-3β-醇亚油酸酯(ergosta-7,22-dien-3β-yl linoleate)、麦角甾-7,22-二烯-3β,5α,6β-三醇(ergosta-7,22-diene-3β,5α,6β-triol)、麦角甾-7,22-二烯-3β,5α,6α-三醇(ergosta-7,22-diene-3β,5α,6α-triol)、麦角甾-7,22-二烯-2β,3α,9α-三醇(ergosta-7,22-diene-2β,3α,9α-triol)、麦角甾-7,22-二烯-3β,5α,6β,9α-四醇(ergosta-7,22-diene-3β,5α,6β,9α-tetraol)、麦角甾-7,22-二烯-3β,5α,6β,9α,14α-五醇(ergosta-7,22-diene-3β,5α,6β,9α,14α-pentol)、麦角甾-4,7,22-三烯-3,6-二酮(ergosta-4,7,22-triene-3,6-dione)、麦角甾-5,7,22-三烯-3β-醇(ergosta-5,7,22-trien-3β-ol)、麦角甾-7,9,22-三烯-3β,5α,6α-三醇(ergosta-7,9,22-triene-3β,5α,6α-triol)、麦角甾-4,6,8(14),22-四烯-3-酮(ergosta-4,6,8(14),22-tetraen-3-one)、6,9-环氧麦角甾-7,22-二烯-3β-醇(6,9-epoxy-ergosta-7,22-dien-3β-ol)、胆甾-5,7-二烯-3β-醇(cholest-5,7-dien-3β-ol)、4-甲基-胆甾-8,24-二烯-3-醇(4-methyl-cholest-8,24-dien-3-ol)、24-甲基-胆甾-7-烯-3β-醇(24-methyl-cholest-7-en-3β-ol)、24-甲基-胆甾-5,22-二烯-3β-醇

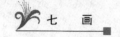

（24-methyl-cholest-5，22-dien-3β-ol）、24（s）-24-甲基-5α-胆甾-7，16-二烯-3β-醇（（24s）-24-methyl-5α-cholest-7,16-dien-3β-ol）[9-25]。④核苷和生物碱类化合物：腺嘌呤核苷（adenosine）、尿嘧啶（uracil）、尿嘧啶核苷（uridine）、灵芝嘌呤（ganoder purine）、胆碱（choline）、甜菜碱（betaine）及其盐酸盐 γ-三甲胺基丁酸（γ-butyrobetaine）、灵芝碱甲（ganoine）和灵芝碱乙（ganodine）及烟酸（nicotinic acid）[26,27]。

【药理作用】

1. 抗肿瘤作用

（1）灵芝总成分的抗肿瘤作用：灵芝孢子粉可能通过调节免疫而发挥抗肿瘤作用[28]。灵芝孢子油能有效抑制 H22 肝癌小鼠实体瘤的生长[29]。灵芝孢子粉对 HepG-2 细胞,镜下观察灵芝孢子粉治疗组肿瘤坏死组织较多,细胞异型性较小[30]。灵芝多糖能够缓解甲基硝基亚硝基胍(MNNG)诱导的胃癌大鼠的症状[31]。

灵芝子实体三萜类部分能显著抑制脾外移植的 Lewis 肺癌细胞的增长,还能抑制转移的肿瘤细胞浸润至肝脏和脾中[32]。灵芝多糖可抑制 C3H 小鼠中纤维肉瘤的生长及向肺部转移,还可以显著延长小鼠肺癌 LLC 细胞荷瘤 C57BL/6 小鼠的寿命[33]。

灵芝多糖对实体型荷瘤小鼠肿瘤 B16-BL6 具有一定的抑制作用[34]。灵芝多糖对荷 S180 肉瘤具有抑制作用[35]。灵芝孢子粉能够延长荷 VX2 乳腺癌兔的生存期,可能延缓转移和减少远处转移[36]。

灵芝多糖对肝癌细胞株 HepG-2 的增殖有明显抑制作用[37]。灵芝 L08 能抑制人肝癌 SMMC-7721 细胞的增殖[38]。灵芝萃取物中存在抑制人类肝癌细胞增殖及使 Hep3B 细胞之细胞周期停止在 G_2/M 期的有效成分[39]。灵芝酸通过阻断人肝瘤细胞株 BEL-7402 细胞周期 G_1 期向 S 期转变,使细胞周期停滞从而抑制癌细胞的生长[40]。平盖灵芝子实体醇提物对胃癌细胞系 SGC-7901 具有抑制作用[41]。灵芝孢子油能显著抑制人胃腺癌 BGC-823 细胞增殖和迁移,促进 BGC-823 细胞凋亡[42]。灵芝多糖具有抑制人喉癌 Hep-2 细胞增殖的作用[43]。

研究发现,灵芝孢子油对肺腺癌的癌性胸腔积液原代肿瘤细胞有较好的抗癌作用[44]。从灵芝菌丝体的甲醇提取物中分离得到的三萜类成分-灵芝酸 T 对肺癌细胞株(95-D)具有细胞毒性[45]。灵芝孢子油对 SPC-A1 人肺腺癌细胞具有抑制作用[46]。灵芝孢子油能显著抑制人肺腺癌细胞 LTEP-a2 细胞增殖[47]。灵芝多糖肽在体外可抑制人肺癌 PG 细胞的侵袭性[48]。

灵芝菌丝体多糖可以抑制 K562 白血病细胞增殖而且具有免疫调节能力[49]。灵芝多糖在体外能够明显抑制人白血病细胞株 NB4 细胞的增长并促其凋亡[50]。灵芝三萜有抑制单核细胞白血病细胞株 THP-1 细胞增殖的作用[51]。灵芝免疫调节蛋白(rLZ-8)可诱导白血病 HL-60 细胞发生凋亡[52]。灵芝孢子油可明显促进白血病淋巴来源的 Jurkat 细胞凋亡[53]。

研究发现,灵芝多糖能够抑制耐药卵巢癌细胞株 SKOV-3/DDP 细胞增殖,诱导细胞凋亡[54]。相关人员研究发现纯化的灵芝多糖剂量在 40mg/kg 时,对宫颈癌 U-14 的平均抑瘤率高达 51%[55]。灵芝孢子提取物对人宫颈癌 HeLa 细胞具有抑制其增殖的作用[56]。灵芝孢子粉的提取物可诱导人前列腺癌 PC-3 细胞凋亡[57]。

在培养黑色素瘤细胞 B16-F10 过程中添加灵芝多糖,能够提高黑色素瘤细胞的免疫原性[58]。灵芝能有效抑制乳腺癌细胞 MDA-MD-231 的生长,抑制癌细胞增殖[59]。灵芝多糖以剂量和时间依赖方式抑制 MCF-7 细胞生长,使其显示典型凋亡特征[60]。

以荷 H22 肝腹水瘤小鼠为模型,灵芝多糖与枸杞多糖联合作用能够有效提高小鼠的免疫力,具有较好的抗肿瘤作用[61]。灵芝多糖与核心蛋白聚糖基因联合作用能够明显抑制 S180 荷瘤小鼠体内的肿瘤生长[62]。

灵芝多糖与氟尿嘧啶联合使用可通过引起细胞色素 C 的释放,活化 Caspase 诱导人肝癌细胞 HepG-2 凋亡[63]。灵芝多糖与氟尿嘧啶联用具有协同抑制人结肠癌细胞株 LoVo 细胞增殖,诱导细胞凋亡,阻滞细胞周期的作用[64]。灵芝多糖与 5-FU 联用具有协同抑制人结肠癌细胞株 HCT-116 细胞增殖的作用[65]。

(2)灵芝复方的抗肿瘤作用:从真菌桑黄与灵芝中提取的多糖组成的复方制剂桑黄灵芝 UE-1 对 Lewis 肺癌小鼠实体瘤模型具有抗肿瘤作用[66]。复方灵芝孢子精油软胶囊能抑制 S180 荷瘤小鼠的肿瘤生长[67]。相关学者给接种 MM46 乳腺内瘤 C3H/H 的小鼠饲喂含 2.5%鹿角灵芝粉的饲料,可显著抑制肿瘤生长[68]。研究发现,灵芝合剂与化疗药物环磷酰胺联合应用,抑瘤率达 78.67%[69]。

体外研究发现,灵芝合剂在体外对大鼠肝癌细胞株 CBRH-7919、人胃癌细胞株 BGC-823 均有一定的增殖抑制作用[70]。相关学者研究了由姬松茸、冬虫夏草、灵芝、云芝、猪苓、舞茸等经过发酵技术加工而成的膳食补充剂对高侵袭性乳腺癌细胞系 MDA-MB-231 的作用。将乳腺癌细胞系用膳食补充剂处理 24 小时后,通过 DNA 微阵列技术分析,发现膳食补充剂可抑制细胞周期调节基因的表达。使细胞周期停滞在 G_2/M 期,从而抑制细胞的分裂和增殖[71]。

2. 其他药理作用

(1)对中枢神经系统的影响:灵芝对中枢神经系统主要表现为具有镇静、镇痛、安定作用。实验证明,灵芝制剂能抑制小白鼠自发性活动,增强巴比妥类药物的中枢抑制作用,最赤芝酊、赤芝发酵浓缩液、菌丝体醇提液及孢子粉脱脂后的醇提物腹腔注射时均可减少小鼠自发活动,肌张力降低。醇提取液可明显增强戊巴比妥钠的中枢抑制作用,并有抗电惊厥作用。孢子粉脱脂后的醇提物对烟碱引起的小鼠强直性惊厥有一定的拮抗作用。赤芝中分离的腺苷可提高小鼠痛阈,灌服人工和天然紫芝水煎酒沉浓缩液对热烫法和醋酸扭体致痛均有明显镇痛作用[72]。研究发现灵芝孢子油对 MPTP 帕金森病小鼠模型行为学及病理改变的影响,了解灵芝孢子油能否减轻 MPTP 对中脑黑质多巴胺神经元的选择性损害,探讨灵芝孢子油治疗帕金森病的可能性。结果显示,灵芝孢子油能明显改善 MPTP 小鼠模型行为学,增加纹状体多巴胺及其代谢物含量,减少黑质多巴胺能神经元的损伤,提示灵芝孢子油可能具有减缓帕金森病变进程的神经保护作用[73]。

(2)对内脏系统的影响

1)对心血管系统的影响:灵芝多糖可明显地延长小鼠凝血时间,降低高脂血症小鼠血清中 TG 含量;灵芝多糖能明显延长大鼠体内血栓形成的时间,抑制血瘀大鼠体外血栓的形成并降低血瘀大鼠的血浆比黏度,明显增加 T 细胞增殖、T 细胞表面表型表达及 T 细胞诱生 IL-2 能力,增强 T 细胞 DNA 多聚酶活性、增强 T 细胞亚类数量和功能[74]。

2)对消化系统的影响:灵芝多糖能够显著抑制一氧化氮合成酶的表达作用,抑制 NO 的产生而达到保护肝脏的作用[75]。

3)对呼吸系统的影响:灵芝对呼吸系统的作用主要表现为止咳祛痰、解痉平喘等。小鼠氨雾引咳法证明,灵芝发酵液腹腔注射有较好的止咳作用,使氨水刺激引咳的潜伏期延长或使咳嗽次数明显减少[6]。

(3)对内分泌系统的影响:有研究表明灵芝多糖作用的时间越长其降低血糖作用越明显,其作用的显效时间与灵芝多糖浓度有一定关系[77-83]。

（4）抗病原微生物作用：灵芝粗多糖对植物病原菌中的胡萝卜欧氏菌有较强的抑制作用；对指状青霉菌有一定的抑制作用，但抑制作用较弱；对灰葡萄孢几乎没有抑制作用；对食品有害菌中的枯草芽孢杆菌和蜡状芽孢杆菌有很强的抑制作用；对大肠杆菌和黑曲霉抑制作用相对较弱；对黑根霉几乎没有抑制作用，对细菌的抑菌活性强于真菌[84]。

（5）对免疫系统的影响：灵芝主要的药理作用是可以促使淋巴细胞增殖，激活巨噬细胞及T淋巴细胞和B淋巴细胞，并能够增强巨噬细胞吞噬异物的功能以及增强网状内皮系统的作用，可以增加 IL-I 合成，并促进 IL-2、TNF 产生，并可以提高 NK 细胞的活性等，以此提高机体的免疫功能[85,86]。

（6）抗氧化作用：灵芝具有抗氧化作用。有报道称，复合使用多糖比仅使用一种多糖去除羟自由基效果要好[87]。

（7）抗衰老作用：有报道称，灵芝多糖增强大鼠学习记忆能力可能是通过抑制过氧化物MDA 的增多，增强 SOD 的活性，减少氧自由基的损伤，加速体内自由基的清除而实现的[88]。研究发现，灵芝水溶性多糖的神经保护作用可能与其减少神经元细胞损耗和调节细胞凋亡途径有关[89]。

【临床应用】

1. 治疗肿瘤　相关人员对 41 名晚期结肠癌患者，采用口服灵芝多糖的方式，检测了患者免疫指数的变化。结果表明，服用灵芝多糖后，可增加患者对植物凝集素的有丝分裂反应，并增加血浆中 IL-2、IL-6 和 IFN-γ 的浓度，增强 NK 细胞活性，但 TNF-α 和 IL-1 的浓度下降[90]。

另有 36 例晚期直肠癌患者的临床资料：经病理证实低分化腺癌 15 例，腺癌 13 例，黏液腺癌 5 例，腺鳞癌 2 例，未分化癌 1 例。全部除外血液系统及肝脏疾病。分为治疗组和对照组，治疗组患者用卡培他滨＋奥沙利铂＋维生素 B 类＋灵芝胶囊，对照组不加灵芝胶囊。按照美国国立癌症研究院常见毒性分级标准评价化疗反应，并随访半年血白细胞数量变化。结果显示加用灵芝组患者的白细胞数目维持在一个相对稳定的状态，表明其对预防化疗引起的白细胞下降有明显的效果，避免了化疗过程中因白细胞下降而被迫终止化疗的情况，以维持有效的治疗[91]。

临床试验中对鼻咽癌患者在放疗同时应用灵芝治疗效果进行观察。鼻咽癌患者年龄在16～60 岁，放疗 34 次，总剂量为 68～72Gy，放疗时实验组服灵芝提取液，对照组常规方法治疗，结果对照组淋转指数由 1.7 降至 0.94，而灵芝组则由 0.6 上升至 2.06[92]。灵芝能通过提高肿瘤病人免疫功能而减轻化疗副反应[93]。

相关人员对 34 例晚期癌症患者进行临床观察研究，治疗 12 周后 IL-2，IL-6，IFN-γ 水平以及 CD56+ 数目明显升高，NK 细胞的功能明显增强；而 IL-1、TNF-α 明显降低，差异均有统计学意义[94]。

灵芝对肿瘤患者具有一定的治疗作用，其孢子粉是一种能激活和提高特异性和非特异性杀伤细胞的抗肿瘤作用，抑制肿瘤细胞的增殖以及调控机体免疫功能的中药[95]。

2. 治疗其他疾病

（1）治疗高血压：通过灵芝加降压药治疗 40 例难治性高血压病人发现，3 个月后，治疗组大动脉血压和毛细血管血压都下降，并且病人血液黏度、血细胞和红细胞沉降率明显下降，甲襞微血管增多，血糖下降，并由此认为灵芝对治疗高血压和高血糖病人尤为合适，并对预防和减轻高血压并发症有益[96]。

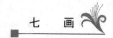
（2）治疗白细胞减少症：灵芝制剂对各种原因所致的白细胞减少症有较好的疗效。用灵芝菌丝体制成灵芝片治疗白细胞减少症 19 例，治疗前、后比较，白细胞数平均增加 $1.029 \times 10^9 / L$，中性粒细胞平均增加 6%，并能改善患者的临床症状，毒副作用极少[97]。

参考文献

[1] 季宇彬. 抗癌中药药理与应用. 哈尔滨：黑龙江科学技术出版社，2004：719-725.

[2] 何云庆，李荣芷，陈琪. 灵芝免疫活性多糖的化学研究. 中国中药杂志，1992，17（4）：226-228.

[3] 何云庆，李荣芷，陈琪，等. 灵芝扶正固本有效成分灵芝多糖的化学研究. 北京大学学报（医学版），1989，21（3）：225.

[4] 李荣芷，何云庆. 灵芝抗衰老机理与活性成分灵芝多糖的化学与构效研究. 北京医科大学学报，1991，23（6）：473-475.

[5] 何云庆，林志彬. 泰山赤灵芝免疫活性多糖的化学研究. 北京医科大学学报，1995，27（1）：58-59.

[6] 何云庆，李荣芷. 灵芝肽多糖的化学研究. 中草药，1994，25（8）：395-397.

[7] 黎铁立，何云庆，李荣芷. 泰山赤灵芝肽多糖的化学研究. 中国中药杂志，1997，22（8）：487-489.

[8] 魏晓霞. 灵芝三萜组分 GLA 的抗肿瘤及对急性肝损伤保护作用的研究. 福州：福建医科大学，2011：42-48.

[9] 张晓琦，殷志琦，叶文才，等. 赤芝子实体化学成分的研究. 中草药，2005，36（11）：1601-1603.

[10] Chen R Y, Wang Y H, Yu D Q. Studies on the chemical constituents of the spores from Ganoderma lucidum. Journal of Integrative Plant Biology, 1991, 33(1): 65-68.

[11] Jain A C, Gupta S K. The isolation of lanosta-7,9(11),24-trien-3β,21-diol from the fungus ganoderma australe. Phytochemistry, 1984, 23(3): 686-687.

[12] 刘超，王洪庆，李保明，等. 紫芝的化学成分研究. 中国中药杂志，2007，32(3)：235-237.

[13] 林志彬. 灵芝的现代研究（三）. 北京：北京医科大学出版社，2007：146.

[14] 马礼金，姚汝华. 红芝的甾醇分析. 中国食用菌，1998，17(2)：26-27.

[15] González A G, León F, Rivera A, et al. Lanostanoid Triterpenes from Ganoderma l ucidum. Journal of Natural Products, 1999, 62(12): 1700-1701.

[16] Ko H H, Hung C F, Wang J P, et al. Antiinflammatory triterpenoids and steroids from Ganoderma lucidum and G. tsugae. Phytochemistry, 2008, 69(1): 234-239.

[17] Gan K H, Kuo S H, Lin C N. Steroidal Constituents of Ganoderma a pplanatum and Ganoderma neo-japonicum. Journal of natural products, 1998, 61(11): 1421-1422.

[18] 张晓琦，庞国亮，程燕，等. 赤芝孢子的三萜和甾体类成分研究. 中药材，2008，31(1)：41-44.

[19] Lin C N, Tome W P, Won S J. Novel cytotoxic principles of Formosan Ganoderma lucidum. Journal of natural products, 1991, 54(4): 998-1002.

[20] Zhang C R, Yang S P, Yue J M. Sterols and triterpenoids from the spores of Ganoderma lucidum. Natural product research, 2008, 22(13): 1137-1142.

[21] Hirotani M, Asaka I, Ino C, et al. Ganoderic acid derivatives and ergosta-4,7,22-triene-3,6-dione from Ganoderma lucidum. Phytochemistry, 1987, 26(10): 2797-2803.

[22] Weng Y, Xiang L, Matsuura A, et al. Ganodermasides A and B, two novel anti-aging ergosterols from spores of a medicinal mushroom Ganoderma lucidum on yeast via UTH1 gene. Bioorganic & medicinal chemistry, 2010, 18(3): 999-1002.

[23] 赵洪波，矫黎东，王赛贞，等. 灵芝甾醇对大鼠局灶性脑缺血再灌注损伤的保护作用. 中国神经免疫学和神经病学杂志，2005，12(2)：114-117.

[24] 王赛贞，林树钱，林志彬，等. 灵芝子实体胆甾醇的分离与鉴定. 食用菌学报，2005，12(1)：5-8.

[25] Chen Y K,Kuo Y H,Chiang B H,et al. Cytotoxic activities of 9,11-dehydroergosterol peroxide and er-gosterol peroxide from the fermentation mycelia of ganoderma lucidum cultivated in the medium contai-ning leguminous plants on Hep 3B cells. Journal of agricultural and food chemistry,2009,57(13):5713-5719.

[26] Kubota T,Asaka Y,Miura I,et al. Structures of Ganoderic Acid A and B,Two New Lanostane Type Bit-ter Triterpenes from Ganoderma lucidum(FR.)KARST. Helvetica Chimica Acta,1982,65(2):611-619.

[27] 余竞光,陈若芸.薄盖灵芝化学成分的研究Ⅳ灵芝碱甲.药学学报,1990,25(8):612-616.

[28] 陈雪华,朱正纲.灵芝孢子粉对荷 HAC 肝癌小鼠抗肿瘤的实验性研究.上海免疫学杂志,2000,20(2):101-103.

[29] 金玲,刘菊妍,孙升云,等.灵芝孢子油软胶囊对 H22 肝癌小鼠抑瘤作用及免疫功能的影响.中华中医药杂志,2011,26(4):715-718.

[30] 王顺官,王筱婧,李琳,等.灵芝孢子粉对人肝癌细胞 HepG2 及裸鼠移植瘤生长的抑制作用.世界华人消化杂志,2008,16(10):1114-1118.

[31] Pan K,Jiang Q G,Liu G Q,et al. Optimization extraction of ganoderma lucidum polysaccharides and its immunity and antioxidant activities. International journal of biological macromolecules,2013,55(4):301-306.

[32] Kimura Y,Taniguchi M,Baba K. Antitumor and antimetastatic effects on liver of triterpenoid fractions of Ganoderma lucidum:mechanism of action and isolation of an active substance. Anticancer research,2002,22(6A):3309-3318.

[33] Lee S S,Lee P L,Chen C F,et al. Antitumor Effects of Polysaccharides of Ganoderma lucidum(Curt. :Fr.)P. Karst. (Ling Zhi,Reishi Mushroom)(Aphyllophoromycetideae). International Journal of Medicinal Mushrooms,2003,5(1):1-16.

[34] 陈文星,陆茵,王爱云,等.不同提取工艺灵芝多糖抗肿瘤作用比较.南京中医药大学学报,2003,19(4):227-228.

[35] 李平作,章克昌.灵芝胞外多糖的分离纯化及生物活性.微生物学报,2000,40(2):217-220.

[36] 彭玉娜,谭获,欧阳铭,等.灵芝孢子粉对荷 VX2 乳腺癌兔生存期和远处转移的影响.中国现代药物应用,2008,2(5):5-7.

[37] 韦永福,陈晓颖,吴龙娟,等.灵芝多糖对肝癌细胞株 HepG2 的 PTEN 活性的影响.右江民族医学院学报,2013,35(4):455-457.

[38] 安玉会,王洁琼,徐衍,等.灵芝对肝癌干细胞糖代谢和标志物蛋白的影响.河南医学研究,2012,21(2):129-132.

[39] 温凌,黄建伟,潘洁,等.灵芝萃取物对人类肝癌细胞株 Hep3B 增殖及细胞周期的影响.广东医学,2011,32(002):172-174.

[40] Yang H. Ganoderic acid produced from submerged culture of Ganoderma lucidum induces cell cycle arrest and cytotoxicity in human hepatoma cell line BEL7402. Biotechnology letters,2005,27(12):835-838.

[41] Ma J,Liu C,Chen Y,et al. Cellular and molecular mechanisms of the Ganoderma applanatum extracts in-duces apoptosis on SGC-7901 gastric cancer cells. Cell biochemistry and function,2011,29(3):175-182.

[42] 何伶芳,高倩颖,侯亚义.灵芝孢子油对人胃腺癌细胞 BGC823 的抑制作用.肿瘤防治研究,2011,38(7):761-763.

[43] 韩福生,赵运华,陆海涛,等.灵芝多糖对人喉癌 Hep-2 细胞增殖的影响.山东医药,2013,53(12):28-29.

[44] 吕明明,王婷婷,钱倩,等.灵芝孢子油对肺腺癌癌性胸水中原代肿瘤细胞的抗肿瘤作用.现代肿瘤医学,2011,19(7):1289-1292.

[45] Tang W,Liu J W,Zhao W M,et al. Ganoderic acid T from Ganoderma lucidum mycelia induces mitochon-dria mediated apoptosis in lung cancer cells. Life Sciences,2006,80(3):205-211.

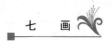

[46] 赵光锋,郭葳,赵晓寅,等. 灵芝孢子油通过下调 miR-21 促进人肺腺癌 SPC-A1 细胞凋亡. 中国中药杂志,2011,36(9):1231-1234.

[47] 王亚平,赵光锋,刘柳,等. 灵芝孢子油对人肺腺癌 LTEP-a2 细胞凋亡的影响. 医药导报,2011,30(5):570-573.

[48] 曹琦珍,林树钱,王赛贞,等. 灵芝多糖肽对人肺癌细胞侵袭的影响. 北京大学学报:医学版,2007,39(6):653-656.

[49] 赵娟,徐彦楠,吕雨虹,等. 灵芝菌丝体多糖对 K562 细胞的抑制作用及免疫调节作用研究. 河北医药,2010,32(21):2952-2954.

[50] 李广远,杨雅丽,李海龙,等. 灵芝多糖对 NB4 细胞凋亡及 Egr-1 表达的影响. 中药新药与临床药理,2013,24(005):476-479.

[51] 赵哲,高清平,鞠丹,等. 灵芝三萜对人血单核细胞白血病细胞株 THP-1 的作用. 临床荟萃,2012,27(15):1325-1328.

[52] 郭琦,孙寒,梁重阳,等. 重组灵芝免疫调节蛋白抑制 HL60 细胞增殖及诱导凋亡的研究. 中国免疫学杂志,2010,26(6):520-522.

[53] 冯敏,朱锦龙,沈建,等. 灵芝孢子油诱导 Jurkat 细胞凋亡作用的研究. 亚太传统医药,2005,(2):160-163.

[54] 曲红光,曲悦,高磊,等. 灵芝多糖诱导耐药卵巢癌细胞凋亡的实验研究. 中国实验诊断学,2011,15(3):413-417.

[55] 陈建济,张瑜,王秀敏,等. 灵芝多糖(polysaccharide of Ganoderm a lucidum)的药效学研究 Ⅱ-防辐射及升高白细胞的作用. 海峡药学,2000,12(4):15-17.

[56] Zhu H S,Yang X L,Wang L B,et al. Effects of extracts from sporoderm-broken spores of Ganoderma lucidum on HeLa cells. Cell Biol Toxicol,2000,16(3):201-206.

[57] Jiang J,Slivova V,Valachovicova T,et al. Ganoderma lucidum inhibits proliferation and induces apoptosis in human prostate cancer cells PC-3. International journal of oncology,2004,24(5):1093-1099.

[58] Sun L X,Lin Z B,Duan X S,et al. Stronger cytotoxicity in CTLs with granzyme B and porforin was induced by Ganoderma lucidum polysaccharides acting on B16F10 cells. Biomedicine & Preventive Nutrition,2012,2(2):113-118.

[59] Jiang J,Slivova V,Harvey K,et al. Ganoderma lucidum suppresses growth of breast cancer cells through the inhibition of Akt/NF-κB signaling. Nutrition and cancer,2004,49(2):209-216.

[60] Shang D,Li Y,Wang C,et al. A novel polysaccharide from Se-enriched Ganoderma lucidum induces apoptosis of human breast cancer cells. Oncology reports,2011,25(1):267-272.

[61] 郝习,赵明耀,董子明. 灵芝多糖和枸杞多糖联合应用对荷瘤小鼠抗肿瘤活性和免疫功能的影响. 中医研究,2011,24(5):33-35.

[62] 杨琬芳,王桂琴,郝芳. 灵芝多糖和 DCN 合用对荷瘤小鼠免疫功能影响的实验研究. 世界中西医结合杂志 ISTIC,2009,4(4):245-247.

[63] 徐晋,吴丽,徐巧芳. 灵芝多糖诱导人肝癌细胞 HepG2 凋亡的研究. 中国当代医药,2009,16(23):7-9.

[64] 梁曾恩妮,易有金,郭雨桐,等. 灵芝多糖联合 5-氟尿嘧啶对 LoVo 细胞增殖及凋亡的影响. 中成药,2012,34(11):2068-2072.

[65] 梁曾恩妮,易有金,郭雨桐,等. 灵芝多糖联合 5-FU 对人结肠癌 HCT-116 细胞增殖及凋亡的影响. 食品科学,2012,33(19):310-314.

[66] 张海英,何旭,杨旭芳,等. 桑黄灵芝 UE-1 对肿瘤生长及血管新生的抑制作用. 肿瘤防治研究,2010,37(4):369-372.

[67] 鲍蕾蕾,苏羽,陈海飞,等. 复方灵芝孢子精油软胶囊对 S180 荷瘤小鼠的抗肿瘤作用研究. 中国药房,2013,24(015):1351-1353.

[68] Nonaka Y，Shibata H，NakaI M，et al. Anti-tumor activities of the antlered form of Ganoderma lucidum in allogeneic and syngeneic tumor-bearing mice. Bioscience，biotechnology，and biochemistry，2006，70（9）：2028-2034.

[69] 唐学敏，吴仲鑫. 灵芝合剂的体内外抗肿瘤作用研究. 中医杂志，2013，54（15）：1323-1326.

[70] Jiang J，Sliva D. Novel medicinal mushroom blend suppresses growth and invasiveness of human breast cancer cells. Int J Oncol，2010，37（6）：1529-1536.

[71] 北京医学院药理教研组. 灵芝的药理研究Ⅱ. 北京医学院报，1975，（1）：16.

[72] 朱蔚文，刘焯霖，徐浩文，等. 灵芝孢子油对 MPTP 处理小鼠行为学及黑质区病理变化的影响. 第一军医大学学报，2005，25（6）：667-671.

[73] 郭静，赵丹. 灵芝多糖保健作用及在功能性食品中应用. 粮食与油脂，2006，（10）：47-49.

[74] 解跃华，陈跃辉，刘义彬，等. 灵芝多糖对实验大鼠高血脂症的预防作用. 食品研究与开发，2006，27（6）：141-142.

[75] Jiang J，Slivova V，Harvey K，et al. Ganoderma lucidum suppresses growth of breast cancer cells through the inhibition of Akt/NF-κB signaling. Nutrition and cancer，2004，49（2）：209-216.

[76] 林志彬，吴玉成，田世昭，等. 灵芝的药理研究Ⅴ. 北京大学学报（医学版），1978，4（7）：216.

[77] 季宇彬. 天然药物有效成分药理与应用. 北京：科学出版社，2007：700-703.

[78] 罗少洪，杨红. 灵芝多糖调节血糖作用的实验研究. 广东药学院学报，2000，16（2）：119-120.

[79] 黄智璇，欧阳蒲月. 灵芝多糖降血糖作用的研究. 食用菌，2009，1：59-61.

[80] 何敏，吴锋，徐济良. 灵芝多糖对小鼠糖耐量的影响. 中国菌物学会首届药用真菌产业发展暨学术研讨会论文集，2005：169-171.

[81] 张慧娜，林志彬. 灵芝多糖对大鼠胰岛细胞分泌胰岛素功能的影响. 中国临床药理学与治疗学，2003，8（3）：263-265.

[82] 张玲芝，冯磊. 灵芝多糖降血糖的机理探讨. 福建医药杂志，2004，26（3）：137-140.

[83] 赵晶，李萍，胡荫. 灵芝多糖对实验性糖尿病小鼠血糖的影响. 华北煤炭医学院学报，2006，8（3）：287-289.

[84] 白丹，常遁滔，李大海，等. 灵芝多糖抑菌活性初探. 华北农学报，2008，23（增刊）：282-285.

[85] Strickland F M. Immune regulation by polysaccharides：implications for skin cancer. Journal of Photochemistry and Photobiology B：Biology，2001，63（1）：132-140.

[86] 陈晓琳，姜志明. 人参皂苷 RA1 与黄芪多糖增强肿瘤坏死因子的抗肿瘤活性. 中医药学刊，2006，24（4）：720-721.

[87] 王宏勋，张雯，颜克亮，等. 复合枸杞灵芝菌丝体多糖体外抗氧化作用初步研究. 中国食用菌，2007，26（3）：38-40.

[88] 晏涛，陈世保，徐蕾，等. 灵芝多糖对阿尔茨海默病大鼠学习记忆和氧化应激的影响. 陕西医学杂志，2011，40（4）：387-389.

[89] Zhou Z Y，Tang Y P，Xiang J，et al. Neuroprotective effects of water-soluble Ganoderma lucidum polysaccharides on cerebral ischemic injury in rats. Journal of ethnopharmacology，2010，131（1）：154-164.

[90] Chen X，Hu Z P，Yang X X，et al. Monitoring of immune responses to a herbal immuno-modulator in patients with advanced colorectal cancer. International Immunopharmacology，2006，6（3）：499-508.

[91] 张健英，毕建成，楚健子. 灵芝在预防肿瘤化疗患者白细胞减少中的作用. 中国中医药信息杂志，2006，13（11）：63.

[92] 莫浩元，洪明晃. 五色灵芝对减轻鼻咽癌患者放疗反应及提高免疫功能的临床试验. 中国肿瘤临床，1999，26（3）：216-218.

[93] 齐元富，李秀荣，阎明，等. 灵芝孢子粉辅助化疗治疗消化系统肿瘤的临床观察. 中国中西医结合杂志，1999，19（9）：554-555.

[94] Gao Y,Zhou S,Jiang W,et al. Effects of Ganopoly(a Ganoderma lucidum polysaccharide extract)on the immune functions in advanced-stage cancer patients. Immunological investigations,2003,32(3):201-215.

[95] 倪家源,何文英.灵芝孢子粉胶囊对脾虚证肿瘤放化疗病人临床疗效的研究.安徽中医临床杂志,1997,9(6):292-293.

[96] 张国平,龙建军,钱睿哲,等.灵芝加降压药治疗难治性高血压时血糖,血脂,微循环和血液流变性的变化及意义.微循环学杂志,1997,7(3):34.

[97] 刘祝尧.灵芝片治疗白细胞减少症19例.中西医结合杂志,1990,10(2):122.

105. 陈 皮

【来源】芸香科植物橘 *Citrus reticulata* Blanco 及其栽培变种的干燥成熟果皮,分为陈皮和广陈皮[1]。

【性味与归经】苦,辛,温。归肺、脾经。有毒。

【功能与主治】理气健脾、燥湿化痰。用于胸脘胀满、食少吐泻、咳嗽痰多等症,调中和胃、和胃降逆、理气消胀,治疗脾闷胀满,嗳腐吞酸,恶心呕吐,腹痛泄泻。

【化学成分】从陈皮80％乙醇提取物分离出5,6,7,8,4′-五甲氧基黄酮(tangeretin)、3,5,6,7,8,3′,4′-七甲氧基黄酮(3,5,6,7,8,3′,4′-heptamethoxyflavone)、柠檬苦素(limonin)、诺米林(nomilin)、奥巴叩酮(obacunone)、limonexic acid、8-羟基-3,5,6,7,3′,4′-六甲氧基黄酮(8-hydroxy-3,5,6,7,3′,4′-hexamethoxyflavone)、6,7,8,4′-四甲氧基黄酮(6,7,8,4′-tetramethoxyflavone)、5-羟基-3,7,3′,4′-四甲氧基黄酮、3,6,7,8,2′,5′-六甲氧基黄酮(3,6,7,8,2′,5′-hexamethoxyflavone)、5,4′-二羟基-3,6,7,8,3′-五甲氧基黄酮(5,4′-dihydroxy-3,6,7,8,3′-pentamethoxyflavone)、5-羟基-3,6,7,8,3′,4′-六甲氧基黄酮(5-hydroxy-3,6,7,8,3′,4′-hexamethoxyflavone)[2]、7-羟基-3,5,6,3′,4′-五甲氧基黄酮和7-羟基-3,5,6,8,3′,4′-六甲基黄酮[3]。5,6,7,4′-四甲基二氢黄酮(5,6,7,4′-tetramethoxyflavanone)、5-羟基-6,7,8,3′,4′-五甲氧基二氢黄酮(5-hydroxy-6,7,8,3′,4′-pentamethoxyflavanone)、2′-羟基-3,4,4′,5′,6′-五甲氧基查耳酮(2′-hydroxy-3,4,4′,5′,6′-pentamethoxychalcone)以及 2′-羟基-3,4,3′,4′,5′,6′-六甲氧基查耳酮(2′-hydroxy-3,4,3′,4′,5′,6′-pentamethoxychalcone)[4]。陈皮中还含有橙皮苷(hysperetin-7-O-rutonoside)、新橙皮苷(neohesperidin)、柚皮苷(naringin)以及芸香柚皮苷(ruenaringin)[5]。陈皮乙醇提取物再用乙酸乙酯进行萃取得到 Natsudaidai、川陈皮素[6]。陈皮中主要生物碱类成分是辛弗林(synephrine)和 *N*-甲基酪胺(*N*-methyl tyramine)[7]、还含有柑橘吖啶酮-Ⅰ、柑橘吖啶酮-Ⅱ、扁平桔碱-Ⅰ、扁平桔碱-Ⅱ和异戊烯扁平桔碱[8]。陈皮中挥发油含量约为 1％～3％、主要包括柠檬烯(limonene)、γ-松油烯(γ-terpinene)、α-蒎烯(α-pinene)、β-月桂烯(β-myrcene)[9]、间-伞花烯、邻苯二甲酸乙酯、4-松油醇、异松油烯[10]、陈皮中的挥发油单萜类成分 2-甲基-5-异丙基-二环[3,1,0]-2-己烯、β-蒎烯、α-松油烯、1-甲基-4-异丙基-1,4-环己二烯、其中单萜含量高于倍半萜。此外、还有芳香族挥发油成分 1-甲基-2-异丙苯、3-甲基-4-异丙基苯酚、2-甲氨基苯酸甲酯、2-甲胺基-苯甲酸乙酯[11]。

【药理作用】

1. 抗肿瘤作用

(1)川陈皮素的抗肿瘤作用:川陈皮素对小鼠 S180 肉瘤、B16 黑色素瘤、Lewis 肺癌和结肠癌 Colon 26 细胞株有明显的抑制作用[12]。川陈皮素纯品进行抗癌实验,得出对小鼠移植性肿瘤 S180 和 Heps 均具有明显的抑制作用。川陈皮素的抗癌作用机制是抑制癌细胞的增殖，对癌细胞增殖周期的作用，主要抑制在 G_2/M 期，对 S 期作用不明显；而且能阻断 G_0/G_1 期细胞趋于同步化，对癌细胞的凋亡作用也随剂量递增而提高[13]。

川陈皮素对人胃癌细胞 SGC-7901 细胞有明显抑制作用[14]。川陈皮素促非小细胞肺癌 A549 细胞凋亡的作用显示，川陈皮素对 A549 细胞的抑制作用呈明显的时效和量效关系；药物浓度 10～40μg/ml 对 A549 细胞的抑制率为 10％～50％，癌细胞周期阻滞于 G_2/M 期，G_0/G_1 期细胞明显减少，随着剂量的增加凋亡率明显增高。表明川陈皮素可以诱导非小细胞肺癌 A549 细胞凋亡[15]。

(2)多甲氧基黄酮的抗肿瘤作用：陈皮多甲氧基黄酮类成分对人肝癌株 SMMC-7721、HepG-2 生长抑制作用的影响，多甲氧基黄酮与 SMMC-7721、HepG-2 细胞株共同作用 48 小时，大部分细胞出现明显凋亡特征。这可能是陈皮中的多甲氧基黄酮类成分主要作用于肿瘤细胞增殖周期 G_2/M 期，且能使 G_0/G_1 期细胞趋于同步化，促进了肿瘤细胞的凋亡[16]。MTT 法观察了多甲氧基黄酮有效部位在不同浓度下对人肝癌细胞株 Bel-7402、人结肠癌细胞株 HCT-116、人胃癌细胞株 BGC-823、人膀胱癌细胞株 EJ、人食管癌细胞株 CaEs-17 具有杀伤作用。中药粗提物其 $IC_{50}<30\mu$g/ml，即认为该粗提物对肿瘤细胞有抑制作用，故认为其有效部位对该实验选用的肿瘤细胞都有抑制作用[17]。多甲氧基黄酮可以诱导小鼠髓性白血病 HL-60细胞的分化，增强吞噬细胞对白血病细胞的吞噬活性，抑制 HL-60 细胞的生长[18]。

(3)陈皮提取物的抗肿瘤作用：陈皮石油醚提取液对人肾癌细胞生长的抑制作用，陈皮提取物剂量在 1～20μg/ml 范围内体外对人肾癌细胞均具有显著的抑制生长作用，以 10μg/ml 的剂量作用最强，生长抑制率达到 54.31％；对人直肠癌细胞生长均具有显著的抑制生长作用，以 20μg/ml 的剂量作用最强，生长抑制率达到 31.92％；对人肺癌细胞均具有显著的抑制生长作用，以 10μg/ml 的剂量作用最强，生长抑制率达到 48.66％。结果表明陈皮提取物对人直肠癌细胞、人肾癌细胞、人肺癌细胞比较敏感，与空白对照相比，均具有显著性差异（$P<0.05$）[19]。

2. 其他药理作用

(1)对内脏系统的影响

1)对心血管系统的影响：陈皮对心脏有兴奋作用，能增强心肌收缩力、扩张冠状动脉、升高血压、提高机体应激能力。陈皮水提物静脉注射，可显著增加实验动物的心排出量和收缩幅度，增加脉压差和每搏心排出量，提高心脏指数、心搏指数、左室做功指数，并可短暂增加心肌耗氧量。陈皮水溶性生物碱可显著升高大鼠的血压，使动脉收缩压的最大平均上升百分率平均达 53％，维持升压 4 分钟；在一定剂量范围内量-效、时-效呈线性相关，其作用具有时间短暂、清除快的特点[20]。

2)对胃肠道运动的影响：陈皮对小鼠胃肠动力的影响，对健康小鼠服药前后胃内残留率及小肠推进率的变化，表明了陈皮的成分有明显的促进胃排空作用[21]。还发现促进肠胃动力效果的是陈皮的乙酸乙酯提取物，且推测可能为多甲氧基黄酮类化合物的作用，为陈皮的新药开发提供了有力证据[22]。用离体肠肌实验，研究了陈皮水煎液、总黄酮和挥发油部分对兔离体肠肌运动的影响，进一步证明陈皮各部分均能拮抗乙酰胆碱引起的兔离体十二指肠痉挛性收缩，但是却可以使先用阿托品引起紧张性降低的兔离体肠肌进一步松弛，振幅进一步变弱[23]。陈皮中的辛弗林能显著抵抗 $BaCl_2$、5-HT 引起的小肠（空肠和回肠）收缩加强，并抑制肾上腺素、多巴胺引起的小肠（空肠和回肠）收缩，起到协同酚妥拉明的作用[24]。

3)对肝胆的影响:陈皮对家犬肝细胞脂质分泌有显著影响,可使分泌物中胆固醇比例以及胆固醇饱和指数显著下降($P<0.05$),且与溶石剂鹅去氧胆酸的效应近似。其作用机制为陈皮挥发油中的左旋宁烯为胆固醇的强烈溶解剂,能降低胆固醇饱和度和胆汁的成石指数,从而抑制结石形成[25]。

(2)对呼吸系统的影响:把雄性豚鼠制备成气管螺旋条标本测试,表明陈皮水提物和挥发油对于正常气管平滑肌的药效反应,由氯化乙酰胆碱或磷酸组胺引起的气管平滑肌的收缩痉挛均可以被其水提物或挥发油阻断或解除[26]。

(3)对病原微生物的影响:陈皮提取液对黑曲霉有明显的抑制作用,且陈皮乙醇提取液的杀菌活力高于制霉菌素的溶液[27]。从橘皮中分离出的橙皮苷的抑菌效果,可以抑制食品常见污染菌。当质量分数为0.7%时,橙皮苷对金黄色葡萄球菌的抑制效果最强,经不同条件热处理后的橙皮苷仍然存在明显的抑菌能力[28]。

(4)对免疫系统的影响:陈皮对豚鼠血清溶血酶含量、血清血凝抗体滴度、心血 T 淋巴细胞 E 玫瑰花环形成率均有显著增强作用,促进体液及细胞免疫[29]。陈皮对草鱼淋巴细胞转化率的影响,并证实陈皮作为饲料添加剂可非常明显提高草鱼的免疫功能,添加量以 0.12% 最佳[30]。

3. 毒性作用 川陈皮素小鼠口服观察 24 小时的 LD_{50} 为 (0.78 ± 0.09)g/kg。纯品甲基橙皮苷对小鼠静注的 LD_{50} 为 850mg/kg。若纯度不高,由于所含衍生物品种及数量不同,其毒性有一定差别,其中橙皮苷甲基查耳酮的毒性较大。自橘皮中提取橙皮苷,因所用溶剂乙醇与丁酮不同,所得的两份提取物,分别甲基化为甲基橙皮苷后,毒性差别也很大,小鼠静注 LD_{50} 分别为 1200mg/kg 与 1500mg/kg[31]。

【药代动力学】利用 Marvin 软件预测了川陈皮素理化特性,应用 MTT 法和 LDH 法检测样品对 MDCK 细胞和人肝细胞的细胞毒性。用 SD 大鼠和 Beagle 犬测定川陈皮素的生物利用度,并采用非房室模型统计矩方法计算了药动学参数。根据灌胃给药后血浆中川陈皮素的给药剂量,在大鼠和犬灌胃给药川陈皮素后的绝对生物利用度分别约为 37.49% 和 56.34%。大鼠灌服川陈皮素后,在尿液和粪便中检测到 3,4-二羟基-5,6,7,8-四甲氧黄酮、4'-羟基-5,6,7,8,3'-五甲氧基黄酮和 3'-羟基-5,6,7,8,4'-五甲氧基黄酮三个代谢产物[32]。

【临床应用】治疗其他疾病:

1. 治疗低血压 陈皮升血压静脉注射液,用于治疗因感染或失血引起的低血压休克 100 多例,无一例失败,疗效显著,使用安全。证实了陈皮强心、升压、提高应激能力的作用[33]。

2. 治疗阵发性室上性心动过速 用青皮注射液对阵发性心动过速进行即刻转律治疗,并作开放型单相序贯检验研究。对预激综合征、冠心病、高血压等器质性心脏疾患所致本症均能奏效。在用药过程中均未出现其他不良反应[34]。

参 考 文 献

[1] 国家药典委员会. 中华人民共和国药典. 一部. 北京:中国医药科技出版社,2010:176-177.

[2] 杨洁. 陈皮化学成分的研究. 长春:吉林大学,2013:18-40.

[3] Jie Chen, Antonio M. Montanari. Two New Polymethoxylated Flavones, a class of Compounds with Potential Anticancer Activity, Isolated from Cold Pressed Dancy Tangerine Peel Oil Solids. J. Agric. Food Chem, 1997,45:364-368.

[4] Li S, Lo C Y, Ho C T. Hydroxylated Polymethoxyflavones and Methylated Flavonoids in Sweet Orange

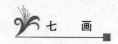
(Citrus sinensis)Peel. J. Agric. Food Chem,2006,54(12):4176-4185.

［5］武井.应用毛细管电泳分析陈皮中黄酮类糖甙与陈皮配伍的汉方方剂.国外医学·中医中药分册,1999,21(5):54-55.

［6］郑国栋,周芳,蒋林,等.高速逆流色谱分离制备广陈皮中多甲氧基黄酮类成分的研究.中草药,2010,41(1):52-55.

［7］文高艳,周贤梅.陈皮有效成分在呼吸系统中的作用研究.现代中西医结合杂志,2011,20(3):385-386.

［8］陈有根,黄敏,成维玲.不同贮存期的陈皮化学成分比较研究.中国药业,1998,(11):32-33.

［9］张小斌,雷燕妮.不同品种的陈皮挥发油含量的比较研究.商洛学院学报,2011,25(4):53-55.

［10］龚范,梁逸曾,宋又群,等.陈皮挥发油的气相色谱/质谱分析.分析化学简报,2000,28(7):860-864.

［11］潘靖文.GC-MS分析不同采收期广陈皮中挥发油成分的变化.中国医药指南,2011,9(21):258-259.

［12］王光凤,王小晨,肖璘,等.柑橘黄酮川陈皮素的抗肿瘤作用研究.中草药,2007,38(11):1694-1697.

［13］王佾先,孟旭晖,亢寿海,等.川陈皮素的抗癌作用及机理研究.中华临床医学实践杂志,2004,3(3):261-263.

［14］曹弟勇,曾云,唐建平.川陈皮素对人胃癌细胞 SGC-7901 抑制作用的实验研究.临床合理用药,2009,2(21):18-19.

［15］管晓琳,罗刚,朱玲,等.川陈皮素诱导非小细胞肺癌 A549 细胞凋亡的研究.中国医科大学学报,2006,37(5):443-446.

［16］李兰英,彭蕴汝,钱士辉,等.陈皮多甲氧基黄酮类成分对人肝癌 SMMC-7721、HepG2 细胞株增殖的影响.中药材,2007,30(3):324-326.

［17］吴宏伟.陈皮多甲氧基黄酮有效部位研究.北京:北京中医药大学,2006:63-69.

［18］Yoshimizu N,Otani Y,Saikawa Y,et al. Anti-tumor effects of nobiletin,a citrus flavonoid,on gastric cancer include:antiproliferative effects,induction of apoptosis and cell cyclederegulation. Aliment Pharmacol Ther,2004,20(s1):95-101.

［19］钱士辉,王佾先,亢寿海,等.陈皮提取物体外抗肿瘤作用的研究.中药材,2003,26(10):744-745.

［20］欧立娟,刘启德.陈皮药理作用研究进展.中国药房,2006,17(10):787-789.

［21］王贺玲,李岩,白苗,等.理气中药对鼠胃肠动力的影响.世界华人消化杂志,2004,12(5):1136-1138.

［22］李庆耀,梁生林,褚洪标,等.陈皮促胃肠动力有效部位的筛选研究.中成药,2012,34(5):941-943.

［23］赵祎姗,黄伟,王晓宇,等.陈皮和青皮对兔离体肠肌运动的影响.辽宁中医杂志,2011,38(7):1451-1452.

［24］官福兰,王汝俊,王建华.枳壳及辛弗林对兔离体小肠运动的影响.中药药理与临床,2002,18(2):9-11.

［25］苗彬,崔乃强,赵二鹏,等.中药对犬肝细胞脂质分泌的影响.中国中西医结合外科杂志,2004,10(3):203-205.

［26］徐彭.陈皮水提物和陈皮挥发油的药理作用比较.江西中医学院学报,1998,10(4):172-173.

［27］阚振荣,于娟.陈皮提取液的抗菌作用比较.河北大学学报(自然科学版),1998,18(4):384-386.

［28］严赞开,胡春菊.橙皮甙的抑菌效果研究.西北农业学报,2004,13(2):87-89.

［29］张理平.陈皮研究新进展.光明中医,2005,20(1):40-42.

［30］丁光,陈振昆,李文贵,等.陈皮对草鱼细胞免疫影响的研究.云南农业大学学报,2004,19(6):727-730.

［31］文建军.陈皮最新药理研究、临床验证.光明中医,2007,22(11):63-64.

［32］金妙文.升压灵治疗厥脱证(休克)的临床研究.江苏中医,1990,11(3):32-34.

［33］宫云娟.服陈皮水可预防术后腹胀.中国社区医师,2005,21(17):37.

［34］Fan J G. Shanghai Multicenter Clinical Cooperative Group of DanningPian Trial Evaluating the efficacy and safety of DanningPian in the short-term treatment of patientswith non-alcoholic fatty liver disease:amulticenter clinical trial. Hepatobil Pancreat Dis Int,2004,3(3):375-380.

106. 鸡 血 藤

【来源】豆科植物密花豆属密花豆 *Spatholobus suberectus* Dunn 的干燥藤茎[1]。

【性味与归经】温,苦,甘。归肝、肾经。有小毒。

【功能与主治】补血活血、舒筋活络,用于治疗月经不调,痛经,闭经,血虚萎黄、麻木瘫痪,风湿痹痛。

【化学成分】鸡血藤的成分主要包含黄酮类、三萜类、木质素类及甾醇类化合物。黄酮类化合物又主要包括异黄酮类、异黄烷类、二氢黄酮类、拟雌内酯类、查耳酮类及花青素类化合物。异黄烷类主要包括异-紫苜蓿异黄烷(iso-sativan)、iso-mucromatol、pendulone、vestitol、毛蕊异黄酮(calycosin)[2]、3′,4′,7-三羟基黄酮(3′,4′,7-trihydroxyflavone)、7,4′-二羟基-3′-甲氧基异黄酮(7,4′-dihydroxy-3′-methoxy isoflavone)、芒柄花素(formononetin)、芒柄花素钠(sodium)、野靛黄素(pseudobaptigenin)、樱黄素(prunetin)、芒柄花苷(ononin)、染料木苷(genistin)、羊红膻醇(thellungianol)[3]、樱黄素(洋李亭 prunetin,prunusetin)[4]、阿夫罗摩辛(afronmosin)、卡亚宁(cajinin)、大豆黄素(大豆黄酮 daidzein)[5];二氢黄酮类:3,7-二羟基-6-甲氧基二氢黄酮醇(3,7-dihydroxy-6-methoxy-flavanonol)、二氢槲皮素(dihydroquercetin)、二氢山柰酚(dihydrokaempferol)、密花豆素(suberectin,7,3′,4′-trihydroxy-6-methoxyflavanone)、金雀异黄酮(genistein)、7-羟基-6-甲氧基二氢黄酮((2S)-7-hydroxy-6-methoxyflavanone)[6];花青素类:表儿茶素(epieateehin)和原儿茶酸(proeateehuis acid);拟雌内酯类:9-*O*-甲基拟雌内酯(9-*O*-methylcoumestrl);查耳酮类:异甘草素(isoliquiritigenin)、新异甘草素(neoisoliquiritigenin)、2′,4′,3,4-四羟基查耳酮(2′,4′,3,4-tetrahydroxyehaleone)、甘草查耳酮 A(lieoehaleone A)[7]。从密花豆藤茎脂溶性部位分得 β-谷甾醇外,白芷内酯、大黄素甲醚、芦荟大黄素、大黄素甲醚、羽扇豆醇、羽扇豆酮、大黄酚;后又从其醋酸乙酯和正丁醇部位中分得 7-酮基-β-谷甾酮、大黄素、大黄酸、芦荟大黄酸、胡萝卜苷和表儿茶精[8]。7-酮基-β-谷幽醇、△⁵-豆甾烯-3β,7α-二醇、5α-豆幽-3β,6α-二醇、芸苔甾醇、豆甾醇、鸡血藤醇。从厚果鸡血藤根部分离到齐墩果酸、水黄皮素、厚果鸡血藤甲素、5-甲氧基-7,8-呋喃骈黄酮、2′,3,6-三甲氧基-7,8-呋喃骈黄酮[9]。从密花豆藤茎中共分离得到 2-甲氧基-4-(2-羟乙基)-苯酚-1-*O*-β-D-吡喃葡萄糖苷、正丁基-*O*-β-D-吡喃果糖苷、二十五烷酸-A-单甘油酯、白桦脂酸和正二十六碳酸。从密花豆 95%乙醇提取物的二氯甲烷部分分离得到二十六酸甘油酯、芒柄花异黄酮、二十五烷酸-α-单甘油酯、白桦脂酸、二十四烷酸、二十五烷酸、二十六烷酸的混合物[10];其中苷类包含有 n-butyl-*O*-β-D-fructopyranoside、2-methoxy-4-(2′-ethoxyl)-phenol-1-*O*-β-D-glucopyranoside、5-*O*-(β-apiosyl-(1→2)-*O*-β-xylopyranosyl)gentisic acid、15-*O*-(α-rhamnopyranosyl)-aloe-emodin、1-*O*-(β-apiosyl-(1→6)-*O*-β-glucopyranosyl)-3-*O*-methylphloroglucinol[11]。

【药理作用】

1. 抗肿瘤作用

(1)鸡血藤黄酮抗肿瘤作用:采用小鼠移植性 Lewis 肺癌模型,观察鸡血藤黄酮类组分体内的抑瘤效应及对荷瘤小鼠造血功能的影响;采用 MTT 法,观察鸡血藤黄酮类组分体外对人肺癌 A549 和人大肠癌 HT-29 细胞系的生长抑制率;应用流式细胞术检测肿瘤细胞周期的改变。鸡血藤黄酮类组分高剂量 0.6g/kg 灌胃时,对小鼠 Lewis 肺癌的抑制率为 31.01%,该组分能促进红细胞生成,高剂量组红细胞计数比对照组增加 40.52%。鸡血藤黄酮类组分体外对人肺癌 A549 和人大肠癌 HT-29 细胞系有明显生长抑制作用,IC_{50}分别为(70.17 ± 12.17) $\mu g/ml$ 和$(126.81\pm43.00)\mu g/ml$。进一步研究发现,鸡血藤黄酮类组分能阻滞肺癌细胞系 A549 于 S 和 G_2/M 期,阻滞肠癌细胞系 HT-29 于 G_2/M 期,结果表明鸡血藤黄酮类组分具有直接抗肿瘤作用,细胞周期阻滞是其药效作用机制之一[12]。

(2)鸡血藤提取物的抗肿瘤作用:采用鼠源 S180 肉瘤细胞接种小鼠后,给予鸡血藤水提液 0.3ml/20g 灌胃,连续给药 10 天,每天 1 次。观察鸡血藤水提物在体内的抑瘤作用,鸡血藤水提物抑瘤率达到 30.08%,鸡血藤水提物可抑制小鼠肿瘤细胞的生长($P<0.05$),并能明显提高腹水瘤小鼠的生命延长率[13]。鸡血藤对 NK 细胞活性有显著提高作用,对 LAK 细胞活性均有明显提高作用,鸡血藤抗瘤作用可能与 LAK 及 NK 细胞活性提高有关[14]。鸡血藤提取物的小鼠含药血清对白血病细胞株 L1210 的影响,灌胃给药 0.5g/kg 后,分离的动物血清对 L1210 细胞有抑制作用。20%、10%含药血清与空白血清组比较,均有非常显著性差异($P<$0.01),说明鸡血藤提取物在体外具有一定的抗 L1210 作用[15]。鸡血藤提取物在 5~80$\mu g/ml$ 剂量内对 5 种肿瘤细胞宫颈癌细胞株 HeLa、黑色素瘤细胞株 B16、人胃癌细胞株 SGC-7901、白血病细胞株 P388D1 和 L1210 均有抑制作用,抑瘤率分别为 38.24%、82.42%、78.64%、93.89%、34.56%,提取物对 5 类肿瘤细胞株生长均有抑制作用,其抑制率随着药物浓度增加而相应增高。提示鸡血藤的乙酸乙酯提取物在体外对肿瘤细胞生长具有抑制作用[16]。鸡血藤醇提物中,总黄酮含量为(6.49 ± 1.99)%,缩合鞣质含量为(51.09 ± 0.37)%,缩合鞣质的含量远远高于总黄酮。正丁醇萃取物浓度为 50$\mu g/ml$ 时对人乳腺癌细胞 MCF-7 肿瘤细胞增殖的抑制活性明显高于其他萃取物,抑制率为 77.08%,且其缩合鞣质含量高达 83.11%,说明除了黄酮类化合物之外,缩合鞣质也可能是其发挥抗肿瘤作用的药效物质基础[17]。鸡血藤水提液在最高无毒浓度下,对小鼠黑色素瘤高转移细胞株 B16-BL6 细胞与基底膜成分层黏连蛋白(laminin)的黏附及侵袭基底膜能力具有显著的抑制作用,但对穿越基底膜的运动能力无显著作用;高剂量鸡血藤能显著减少小鼠肺转移结节数目与直径,减轻肺转移程度。鸡血藤提取液能抑制 B16-BL6 的转移,该作用可能与其抑制 B16-BL6 细胞与细胞外基质的黏附以及对基底膜的侵袭能力有关[18]。

2. 其他药理作用

(1)降血脂作用,抗血栓作用:鸡血藤可降低血浆总胆固醇,对高密度脂蛋白-胆固醇,可升高 HDL2-C/HDL3-C,延缓动脉粥样硬化[19]。鸡血藤乙醇提取物具有扩血管作用,其机制可能与细胞膜上的电压依赖性 Ca^{2+} 通道或受体操纵性 Ca^{2+} 通道的抑制有关[20]。鸡血藤对高脂模型大鼠具有降血脂、抗脂质过氧化的双重作用[21]。鸡血藤有抑制心脏和降低血压作用[22],还可降低血栓湿重,具有抗血栓形成作用[23]。鸡血藤的热水提取物有强的血小板聚集抑制作用,通过研究鸡血藤粗组分对人血小板聚集的影响,推测鸡血藤抑制血小板聚集的大部分成分是缩合鞣质[24]。

(2)抗病毒作用:鸡血藤水提物能有效抑制柯萨奇病毒 B3、CVB5、埃可病毒 9、EV29 和脊髓灰质炎病毒 5 种肠道病毒引发的细胞病变,且其抑制作用存在量效关系;鸡血藤不能阻止 CVB3 对非洲绿猴肾细胞系 Vero-E6 的吸附作用,但可干扰 CVB3 侵染后病毒核酸的复制,鸡血藤水提物对肠道病毒 CVB3 不仅具有直接杀灭的作用,还可以进入细胞或吸附在细胞表面从而达到抑制或杀伤该病毒的作用[25]。中药鸡血藤对人免疫缺陷病毒Ⅰ型蛋白酶的抑制作用,结果发现鸡血藤甲醇提取物 200$\mu g/ml$ 表现出 90%以上的抑制率,表明其具有间接的抗 HIV 作用[26]。

(3)对免疫系统的影响:鸡血藤水煎液能够明显提高小鼠 LAK 细胞活性,且高质量浓度 1g/ml 的鸡血藤水煎液亦能促进小鼠 NK 细胞活性[27]。对正常小鼠脾脏淋巴细胞产生 IL-2 有轻微的促进作用,还能提高其分泌 IL-1、IL-2、IL-3 的能力,但鸡血藤对脾细胞增殖没有明显影响[28]。

(4)抗炎作用:通过研究藤本植物的抗炎作用时发现,鸡血藤乙醇提取物除去多酚类化合物对除 COX-2 以外的与抗炎作用有关的酶均具有抑制作用,表明鸡血藤具有一定的抗炎作用[29]。

(5)抗氧化作用:采用 DPPH 法研究鸡血藤的抗氧化活性,以抑制率来表示,当鸡血藤浓度为 5mg/ml 时抑制率为 94.9%,浓度为 1mg/ml 时抑制率为 94.8%,说明鸡血藤具有很强的抗氧化活性[30]。

3. 毒性作用　鸡血藤乙醇提取物最大耐受量大于 5g/kg,相当于生药材 125g/kg。给药后 14 天内小鼠的外观、行为、进食排泄均未见异常;未见死亡现象;给药后各鼠体重增长正常,未见异常。鸡血藤提取物大于 5g/kg 时未出现动物死亡现象,说明鸡血藤是一味毒性小、安全中草药[31]。

【药代动力学】采用 LC/MS 研究鸡血藤提取物在大鼠体内药物代谢动力学,并用药时曲线描述了此类化合物的动态吸收过程。以鸡血藤中主要黄酮(2R,3R)-3,7-dihydroxyfla-vanone,(2R,3R)-buteaspermanol 和 formononetin 为指标性成分,以大鼠体重 1.5g/kg 的剂量灌胃给药,其半衰期为(2.83±0.15)小时。鸡血藤中主要黄酮类具有促进血液微循环、抗氧化、抗癌、抗疲劳等药理活性,而这些活性与鸡血藤的传统药理作用相一致[32]。

【临床应用】治疗肿瘤:含有鸡血藤的抗肿瘤药物,经过临床研究发现使用此药物的患者肿瘤缓解率达到 70%,高于传统化疗方法的 28.4% 缓解率。同时发现配合使用此药物可以提高化疗药的效果及敏感性[33]。对 30 例恶性肿瘤患者在化疗同时辅以鸡血藤煎剂口服,结果显示,治疗组白细胞下降比对照组轻,同时口服该药也未出现明显的毒副反应[34]。

参 考 文 献

[1] 国家药典委员会. 中华人民共和国药典. 一部. 北京:中国医药科技出版社,2010:180.

[2] 崔艳君,刘屏,陈若芸. 鸡血藤的化学成分研究. 药学学报,2002,37(10):784-787.

[3] 舒顺利,应军,刘军民,等. 鸡血藤化学成分研究. 中药新药与临床药理,2012,23(2):184-186.

[4] 郑岩,刘桦,白焱晶,等. 鸡血藤黄酮类化合物的研究. 中国中药杂志,2008,33(2):251-253.

[5] 崔艳君,刘屏,陈若芸. 鸡血藤有效成分研究. 中国中药杂志,2005,30(2):121-123.

[6] Yoon J S, Sung S H, Park J H, et al. Flavonoids fromSpatholobus suberectus. Archive Pharmacal Res, 2004,27(6):589-592.

[7] Lee M H, Lin Y P, Hsu F L, et al. Bioactive constituentsof Spatholobus suberectus in regulating tyrosinase-related proteins and mRNA in HEMn cells. Phytochemistry,2006,67:1262-1270.

[8] 严启新,李萍,胡安明. 鸡血藤化学成分的研究. 中草药,2003,34(10):876-878.

[9] 陆江海,曾静星. 厚果鸡血藤化学成分的研究. 中草药,1999,30(10):721-723.

[10] 成军,梁鸿,王媛,等. 中药鸡血藤化学成分的研究. 中国中药杂志,2003,28(12):1153-1155.

[11] Zhang S W, Xuan L X. New phenolic constituents from the stems of Spatholobus suberectus. Helv Chim Acta,2006,89:1241-1245.

[12] 唐勇,何薇,王玉芝,等. 鸡血藤黄酮类组分抗肿瘤活性研究. 中国实验方剂学杂志,2007,13(2):51-54.

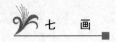

[13] 陈丹丹,赵燕,张波.鸡血藤提取物对荷 S180 小鼠的影响.现代中医药,2011,31(3):54-55.

[14] 戴关海,杨锋,沈翔,等.鸡血藤对 S180 小鼠细胞毒细胞活性影响的实验研究.中国中医药科技,2001,8(3):164-165.

[15] 梁宁,韦松基,庞宇舟,等.鸡血藤含药血清对 L1210 细胞的影响.中国民族医药杂志,2008,(7):49-52.

[16] 薛丽君,韩景光,李定文.鸡血藤提取物的抗肿瘤作用研究.现代医药卫生,2009,25(1):3-5.

[17] 程悦,符影,王志宇,等.鸡血藤提取物中缩合鞣质的含量测定及其抗肿瘤活性初步研究.中山大学学报(自然科学版),2011,50(2):75-80.

[18] 徐建亚,顾勤,夏卫军.鸡血藤对黑色素瘤细胞黏附、侵袭、运动和转移能力的影响.中药材,2010,33(10):1595-1599.

[19] 王巍,王晋桦,赵德忠,等.鸡血藤、鬼箭羽和土鳖虫调脂作用的比较.中国中药杂志,1991,16(5):299-301.

[20] 江涛,唐春萍,李娟好,等.鸡血藤对大鼠主动脉收缩反应的影响.广东药学院学报,1996,12(1):33-35.

[21] 张志苹,刘屏,丁飞.鸡血藤对高脂血症大鼠血浆超氧化物歧化酶和脂质过氧化物的影响.中国药理学会通讯,2000,17(3):15.

[22] 赵国平,戴慎,陈仁寿.中药大词典.上册.上海:上海科学技术出版社,2005:1688-1690.

[23] 王秀华,刘爱东,徐彩云.鸡血藤抗血栓形成作用的研究.长春中医学院学报,2005,21(4):41.

[24] Nishio T,Iwasaki T,Kobayakawa J,et al. Effect of"Ji-Xue-teng"(non-Roman script word:Spatholobus subrectus Dunn,Leguminosae)on Platelet. Natural Medicines,2000,54(5):268-271.

[25] 郭金鹏,庞佶,王新为,等.鸡血藤水提物体外抗肠道病毒作用研究.实用预防医学,2007,14(2):349-351.

[26] Lam T L,Lam M L,Au T K,et al. A comparison of human immunodeficiency virus type-1 protease inhibition activities by the aqueous and methanol extracts of Chinese medicinal herbs. Life Sci,2000,67:2889-2896.

[27] 胡利平,樊良卿,杨锋,等.鸡血藤对小鼠 LAK、NK 细胞的影响.浙江中医学院学报,1997,21(6):29.

[28] 余梦瑶,罗霞,陈东辉,等.鸡血藤煎剂对小鼠细胞分泌细胞因子的影响.中国药学杂志,2005,40(1):27-30.

[29] Li R W,Lin G D,Myers S P,et al. Anti-inflammatory activity of Chinese medicinal vine plants. J Ethnopharmacol,2003,85(1):61-67.

[30] 谢学明,钟远声,李熙灿,等.22 种华南地产药材的抗氧化活性研究.中药药理与临床,2006,22(1):48-50.

[31] 梁宁,温海成,陆惠燕,等.壮药鸡血藤提取物毒性作用及体外抗肿瘤作用的实验研究.中国民族医药杂志,2010,(9):3-4.

[32] 唐任能.中药鸡血藤质量控制与体内代谢研究.长春:长春中医药大学,2011:60-71.

[33] 李玉华,黄辉德,王明春,等.天宝消岩灵对恶性肿瘤的临床应用研究.中国药学杂志,1999,34(5):307.

[34] 梁耀君,胡冀.鸡血藤防治肿瘤化疗后白细胞减少的临床研究.辽宁中医杂志,1998,25(5):227-228.

107. 鸡 屎 藤

【来源】茜草科鸡屎藤属蔓生草本植物鸡矢藤 *Paederia scandens*(Lour.)Merr. 的全草或根[1]。

【性味与归经】甘、微苦、平。归心、肝、脾、肾经。有小毒。

【功能与主治】具有祛风活血、止痛解毒、消食导滞、除湿消肿等功效,用于治疗风湿痹痛、腹泻、痢疾、脘腹疼痛和疮伤肿痛等症。

【化学成分】鸡屎藤含有多种化学成分,主要有黄酮类、环烯醚萜类、挥发油类(包括单萜、脂肪醇、脂肪酸、含硫化合物等)、甾醇类、三萜类等,另外还有少量的酚羟酸类化合物和一些微量元素。鸡屎藤中的黄酮类化合物主要为山奈酚和槲皮素及其苷类[2],有山奈酚(kaempferol)、槲皮素(quercetin)、紫云英苷(astragalin)、山奈酚-3-O-芸香糖苷(kaempferol-3-O-rutinoside)、山奈酚-3-O-芸香糖-7-O-葡萄糖苷(kaempferol-3-O-rutinoside-7-O-glucoside)、杨属苷(populin)、异槲皮苷(isoquercitrin)、熊果苷(arbutin)、芦丁(rutin)、槲皮素-3-O-芸香糖-7-O-葡萄糖苷(quercetin-3-O-rutinoside-7-O-glucoside)、咖啡酸-4-O-β-D-吡喃葡萄糖苷(caffeic acid-4-O-β-D-glucopyranoside)、槲皮黄苷(quercimeritrin)、paederinin 和蒙花苷(linarin)[3]。从鸡屎藤茎叶中分离出环烯醚萜苷类有车叶草苷(asperuloside)、鸡屎藤苷(paederoside)、鸡屎藤次苷(scandoside)、鸡屎藤苷酸(paederoside acid)、脱乙酰车叶草苷(deacetylasperuloside),还包括3,4-二氢-3-甲氧基鸡屎藤苷(3,4-dihydro-3-methoxy-paederoside)、鸡屎藤苷酸甲酯(paederosidic acid methyl ester)、鸡屎藤苷和鸡屎藤苷酸甲酯二聚体(dimer of paederosidic acid and paederosidic acid methyl ester)、鸡屎藤苷酸和鸡屎藤苷二聚体(dimer of paederosidic acid and paederoside)、鸡屎藤苷酸二聚体(dimer of paederosidic acid)、saprosmoside E、6-O-芥子酰基鸡屎藤苷酸甲酯(6-O-sinapoyl scandoside methyl ester)、6'-O-E-阿魏酰水晶兰苷(6'-O-E-feruloylmonotropein)[4]、10-O-E-阿魏酰水晶兰苷(10-O-E-feruloylmonotropein)、鸡屎藤苷B(paederoside B)、paederoscandoside、6β-O-β-D-葡萄糖鸡屎藤苷酸(6β-O-β-D-glucosylpaederosidic acid)、去乙酰车叶草酸甲酯(deacetyl asperulosidic acid methyl ester)[5]。水蒸气蒸馏法提取鸡屎藤鲜品的挥发油,主要含2-甲基-2-丁烯-1-丁醇、乙酸、2-甲基-2-丁烯-1-醇、糠醛、(E)-3-己烯-1-醇、3-呋喃甲醇、苯甲醛、3-甲硫基丙醛、l-辛烯-3-醇、3,4-二甲基-2-环戊烯-1-酮、苯乙醛、氧化芳樟醇、反式氧化芳樟醇、芳樟醇、异佛尔酮、5-甲基-6,7-二氢-5(H)-环戊并吡嗪、环氧芳樟醇、异冰片、β-莳醇、长叶烯、反石竹烯、正十五烷、1,5-二环己基戊烷、正十六烷、正十七烷、正十八烷[6]。采用超临界 CO_2 萃取鸡屎藤的挥发性成分,经 GC-MS 分析,鉴定了其中挥发性化合物,主要成分为植物醇31.9%、角鲨烯26.4%、α-亚麻酸17.6%、花生酸甲酯8.96%、棕榈酸7.41%、β-豆甾醇5.42%[7]。从鸡屎藤分离鉴定出三萜类齐墩果酸(oleanolic acid)、熊果酸(ursolic acid)、friedelan-3-one 和 epifriedelanol[8]。茜根定-1-甲醚(rubiadin-1-methylether)、daidzein、臭矢菜素 B(cleomiscosin B)、臭矢菜素 D(cleomiscosin D)、异落叶松树脂醇(isolariclresinol)、蒙花苷(linarin)、异东莨菪香豆素(isoscopoletin)、咖啡酸(caffeic acid)、香豆酸(coumaric acid)、对羟基苯甲酸(p-hydroxybenzoic acid)[9]。鸡屎藤95%乙醇回流提取得到 3β,13β-二羟基-乌素-11-烯-28-油酸(3β,13β-dihydroxy-urs-11-en-28-oic acid)、2α,3β,13β-三羟基-乌索-11-烯-28-油酸(2α,3β,13β-trihydroxy-urs-11-en-28-oic acid)、2α-羟基乌索酸(2α-hydroxyursolic acid)[10]。

【药理作用】

1. 抗肿瘤作用

(1)鸡屎藤中熊果苷的抗肿瘤作用:熊果苷对体外培养 B16-F10 鼠黑色素瘤细胞增殖有明显的影响。熊果苷浓度超过 250μg/ml 时,呈现明显的细胞增殖抑制,IC_{50} 值为(25.98±8.77)μg/ml。熊果苷可破坏黑色素细胞的增殖功能,抑制细胞的生长,熊果苷能迅速渗入肌肤,在不影响细胞增殖浓度的同时,能有效抑制皮肤中的酪氨酸酶活性,阻断黑色素的生成。它通过自身与酪氨酸酶直接结合,竞争多巴胺的结合位点,加速黑色素的分解与排泄,从而减少皮肤色素沉积。用 250mg 剂量作用人的皮肤模型发现,细胞的分化生长没有变化,但黑色素的生成比对照组减少60%。熊果苷具有明显的细胞毒性,可抑制细胞增殖和黑色素合成,其美白机制与酪氨酸酶活性改变的关系不大,可能与损伤细胞膜和抑制黑色素合成有关[11]。

(2)鸡屎藤抗肿瘤作用:鸡屎藤95%乙醇提取多种化合物对人肝癌细胞株HepG-2、人白血病细胞株HL-60及人白血病细胞株Mata都有较强的抑制作用。其中提取物$3\beta,13\beta$-二羟基-乌索-11-烯-28-油酸对人肝癌细胞株HepG-2、人白血病细胞株HL-60及人白血病细胞株Mata均表现出很强的抑制增殖作用,其肿瘤抑制率IC_{50}值分别为$(1.9\pm0.2)\mu mol/L$、$(4.3\pm0.1)\mu mol/L$、$(3.0\pm0.5)\mu mol/L$;化合物$2\alpha,3\beta,13\beta$-三羟基-乌索-11-烯-28-油酸和2α-羟基乌索酸对HepG-2细胞的抑制作用较为明显,IC_{50}值分别为$(2.1\pm0.2)\mu mol/L$和$(2.5\pm0.3)\mu mol/L$;$2\alpha,3\beta,13\beta$-三羟基-乌索-11-烯-28-油酸对人白血病细胞株HL-60及人白血病细胞株Mata的IC_{50}值分别为$(49.0\pm1.0)\mu mol/L$和$(40.0\pm6.0)\mu mol/L$;化合物2α-羟基乌索酸对HL-60及Mata细胞株的抑制作用也较强,IC_{50}值分别为$(6.1\pm0.4)\mu mol/L$和$(3.1\pm0.6)\mu mol/L$;另外,鸡屎藤中分离得到乌索酸和α-亚麻酸对这三种肿瘤细胞也具有较强的抑制作用,IC_{50}值分别为$(28.7\pm3.1)\mu mol/L$、$(65.3\pm6.8)\mu mol/L$、$(60.2\pm5.1)\mu mol/L$和$(31.3\pm3.0)\mu mol/L$、$(35.0\pm4.1)\mu mol/L$、$(66.2\pm7.6)\mu mol/L$[10]。

(3)鸡屎藤挥发油抗肿瘤作用:鸡屎藤挥发油对转染了HBV病毒DNA的肝癌细胞株HepG-2细胞即HepG-2.2.15细胞株有明显抑制作用。鸡屎藤挥发油在浓度500mg/L以上时对HepG-2.2.15细胞株有毒性抑制作用,而在15~500mg/L浓度内,细胞镜检查下无明显病变,表现出一定的安全性。根据CPE检测鸡屎藤挥发油的最大无毒浓度TC_{50}为500mg/L。根据Reed-Muench公式计算出鸡屎藤挥发油对HepG-2.2.15细胞TC_{50}为1550mg/L。在最大无毒浓度下,鸡屎藤挥发油对HBsAg最大抑制率为72.49%,治疗指数为6.74,对HbeAg最大抑制率为23.64%[12]。

2. 其他药理作用

(1)镇痛作用:鸡屎藤水煎液对小鼠有明显的镇痛作用,腹腔注射鸡屎藤水煎液,可提高痛阈,虽然起效慢,但作用时间较持久[13]。鸡屎藤总挥发油中的二甲基二硫化物对家兔膈神经电位发放产生兴奋-抑制双相效应,且随着剂量加大,其抑制效应加强;对心率和脑电活动有明显抑制作用;对蟾蜍外周神经干兴奋传导也呈明显阻滞效应,二甲基二硫化物的这些作用与鸡屎藤镇痛、止咳的作用有关[14]。鸡屎藤总环烯醚萜苷具有明显的镇痛作用,且连续用药无成瘾性,其镇痛作用可能与内源性阿片肽系统无关,而与抑制一氧化氮(NO)的生成有关[15]。

(2)对中枢神经系统的影响:鸡屎藤可以明显减少小白鼠的自发活动和被动活动,对巴比妥类药物的睡眠时间并无明显影响;对士的宁有某些拮抗作用主要是降低士的宁对小鼠的惊厥阈,但不能对抗五甲烯四氮唑。犬、猴口服鸡屎藤45~95mg/kg也有明显的镇静作用。使用5~10mg/kg小剂量能延长小鼠和猫防御性运动条件反射的潜伏期,条件反射部分消失,说明它首先是对高级神经活动的兴奋过程有抑制作用[16]。

(3)对肠胃功能的影响:给犬、猴口服鸡屎藤常有轻度的胃肠不良反应;对离体的兔肠及豚鼠肠有抑制胃肠反应作用,并能对抗毛果芸香碱、组胺、乙酰胆碱及氯化钡的直疼挛作用,但对在位的犬及兔肠,静脉注射鸡屎藤均能引起小肠的暂时兴奋,这种兴奋作用可被苯海拉明、六季铵完全阻断,阿托品完全或部分阻断,但切断其两侧的迷走神经并不能阻断[17]。

(4)抗菌作用:鸡屎藤根水提取液对金黄色葡萄球菌的抑菌作用最强,对铜绿假单胞菌的杀菌作用最强,其对金黄色葡萄球菌、大肠杆菌均有抑菌作用。最低抑菌浓度(MIC)为0.769mg/ml,对痢疾杆菌的杀菌作用有突出优势,其最低杀菌浓度(MBC)为71.4mg/ml[18]。

（5）抗病毒作用：鸡屎藤对细胞外及鸭体内的乙肝病毒具有明显的杀伤作用。其可快速降低转氨酶，减轻肝细胞损害，清利肝毒，预防和治疗肝纤维化。此外部分研究表明鸡屎藤能延缓仙台病毒及鼻病毒 17 型所致的细胞病变[19]。

（6）抗炎作用：腹腔注射鸡屎藤提取液，可明显减轻二甲苯引起的小鼠耳部急性炎症渗出、大鼠蛋清性足跖肿胀、大鼠皮下棉球肉芽组织增生和大鼠甲醛性关节炎，其作用强度与水杨酸钠相似[20]。鸡屎藤乙醇提取物具有治疗由尿酸过多而引起的痛风性关节炎的作用，以 2.25g/kg 和 4.5g/kg 剂量灌胃给药 9 天，可抑制由单钠尿酸盐晶体诱导的关节炎的 TNF-α、IL-1β 表达和钝化 NF-κB 细胞通路表达，显示出抗痛风性关节炎的作用[21]。

3. 毒性作用　小鼠静脉注射鸡屎藤注射液 250g/kg，观察 3 天，发现给药后动物表现活动减少，但无一只死亡。小鼠亚急性毒性试验表明，腹腔注射鸡屎藤注射液 200g/kg 每天，连续 2 个星期，未见任何异常反应，脑、心、肾、脾组织病理检查亦无异常改变[22]。

【药代动力学】采用 HPLC-UV 法测定大鼠尾静脉注射给药后血浆中鸡屎藤次苷的血药浓度。血浆中的内源性物质不干扰鸡屎藤次苷及内标的分析测定。内标保留时间约为 15 分钟，鸡屎藤次苷保留时间约为 9 分钟。大鼠尾静脉注射鸡屎藤次苷 4.2mg/kg 后，消除半衰期为 (33.5 ± 4.4) 分钟，血药浓度-时间曲线下峰面积 AUC 为 4.2mg·h/kg。血浆中鸡屎藤次苷浓度在 $0.2\sim40\mu g/ml$ 范围内线性关系良好。鸡屎藤次苷在大鼠体内吸收迅速，个体间差异较大[23]。

【临床应用】

治疗其他疾病

1. 治疗胃肠道疾病：鸡屎藤治疗溃疡性结肠炎 60 例，痊愈 39 例，好转 15 例，无效 6 例，总有效率为 90%，且复发率低。鸡屎藤与柴芍六君子汤合用治疗功能性消化不良的临床观察 90 例，中药与西药对照组比较取得满意效果[24]。

2. 治疗急性肾衰竭：鸡屎藤注射液 30ml 加 5% 葡萄糖注射液 250ml 静脉滴注，用于急性肾衰竭，有助于受损肾功能恢复。其机制可能与鸡屎藤能降低脂质过氧化物，减少氧自由基生成，减轻缺血再灌流性肾损伤有关[25]。

参考文献

[1] 中国植物志编委会.中国植物志.第 71 卷第 2 分册.北京：科学出版社，1999：118.

[2] 马养民，毛远.鸡屎藤化学成分研究进展.陕西林业科技，2002，(2)：73-76.

[3] 邹旭，梁建，丁立生，等.鸡屎藤化学成分的研究.中国中药杂志，2006，31(17)：1436-1440.

[4] Quang D N, Hashimoto T, Tanaka M, et al. Iridoid glucosides from roots of Vietnamese Paederia seandens. Phytochemistry, 2002, 60(5):505-514.

[5] Kim Y L, Chin Y W, Kim J, et al. Two new acylated iridoid glucosides from the aerial parts of paederia scandens. Chem Pharm Bull, 2004, 52(11):1356-1357.

[6] 余爱农，龚发军，刘定书.鸡屎藤挥发油化学成分的研究.湖北民族学院学报(自然科学版)，2003，21(1)：41-43.

[7] 尹桂豪，王明月，曾会才.鸡屎藤叶中挥发油的超临界萃取及气相色谱-质谱分析.食品科技，2009，34(12)：303-304.

[8] 唐冰.鸡屎藤的药学研究概况.内科，2011，6(4)：334-336.

[9] 徐金龙，刘雷，张巧艳.鸡屎藤的化学成分、药理活性及临床应用研究进展.药学实践杂志，2011，29(6)：401-404.

［10］喻晓雁.鸡矢藤化学成分研究.中草药,2011,42(4):661-663.

［11］吴品茄,徐慧,陈向东,等.熊果苷和甘草黄酮对B16黑素瘤细胞株黑素合成的影响.组织工程与重建外科杂志,2008,4(5):279-281.

［12］朱宁,黄迪南,侯敢,等.鸡矢藤挥发油体外抗乙型肝炎病毒作用研究.时珍国医国药,2010,21(11):2754-2756.

［13］戴良富,吴娇.黎药鸡屎藤的化学成分及药理活性研究进展.亚太传统医药,2009,5(2):117-119.

［14］张桂林,韩丹.鸡屎藤的一种活性成分-二甲基二硫化物的药理研究.湖北医科大学学报,1993,14(4):309-311.

［15］刘梅,周兰兰,王璐,等.鸡屎藤环烯醚萜总苷的镇痛作用及其机制初探.药理与临床,2008,24(6):43-45.

［16］韩丹,张桂林,刘维泽,等.鸡屎藤的活性成分-二甲基二硫化物对大鼠癫痫放电影响的实验研究.湖北医科大学学报,1994,15(4):312-315.

［17］余勉.鸡矢藤化学成分及药理作用研究进展.卫生职业教育,2009,27(20):149-150.

［18］毛彩艳,申元英,袁芝琼,等.采收于春、秋季云南鸡屎藤根体外抗菌对比研究.中国民族民间医药,2013,22(8):6-7.

［19］魏玉,张德海,黄中华.鸡矢藤对肝硬化的预防及治疗作用.肝胆外科杂志,2003,9(4):238-239.

［20］金伟华,张丽娜,王晓蕙,等.鸡屎藤注射液.中国新药杂志,2004,13(6):567-568.

［21］Ma Y,Zhou L L,Yan H Y,et al. Effects of extracts From Paederia scnndens(LOUR.)MERRILL(Rubi-aceae)on MSU crystal-induced rats gouty arthritis. Am J Chin Med,2009,37(4):669-683.

［22］国家中医药管理局《中华本草》编委会.中华本草.18卷.上海:上海科学技术出版社,1999:460-463.

［23］李慧宁,吴晶晶,姜珍,等.鸡屎藤次苷在大鼠体内的药动学研究.药学与临床研究,2012,20(2):115-117.

［24］宋大松,孔顺贤.鸡屎藤汤治疗溃疡性结肠炎60例.中国中医药科技,2003,10(4):247-248.

［25］土泽卫.鸡屎藤注射液减轻急性肾衰竭肾功能损伤的临床观察.中国中西医结合肾病杂志,2002,3(11):647.

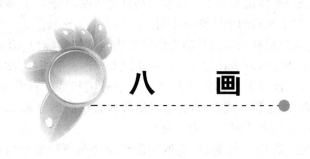

八　画

108. 青　蒿

【来源】菊科黄花蒿属植物黄花蒿 *Artemisia annua* L. 的干燥地上部分[1]。

【性味与归经】辛、寒，苦。归肝、胆经。

【功能与主治】清虚热，除骨蒸，解暑热，截疟，退黄。用于温邪伤阴，夜热早凉，阴虚发热，骨蒸劳热，暑邪发热，疟疾寒热，湿热黄疸。

【化学成分】倍半萜类，如青蒿素（artemisinin）、青蒿素 G（artemisinin G）、青蒿甲素（arteannuin A）、青蒿乙素（arteannuin B）、青蒿丙素（arteannuin C）、青蒿丁素（arteannuin D）、青蒿戊素（arteannuin E）、表脱氧青蒿乙素（epideoxyarteannuin B）、青蒿醇（artemisinol）、青蒿酸甲酯（methyl arteannuate）、青蒿酸（artemisic acid）、6,7-脱氢青蒿酸（6,7-dehydroartemisinic acid）、环氧青蒿酸（epoxyarteannuinic acid）。挥发性成分，如莰烯（camphene）、β-莰烯（β-camphene）、异蒿酮（isoartemisia ketone）、左旋樟脑（l-camphor）、β-丁香烯（β-caryophyllene）、β-蒎烯（β-pinene）以及 α-蒎烯（α-pinene）、蒿酮（artemisia ketone）、樟脑（camphor）、月桂烯（myrcene）、柠檬烯（limonene）、γ-松油烯（γ-terpinene）、α-松油醇（α-terpineol）、反式丁香烯（trans-caryophyllene）、反式-β-金合欢烯（trans-β-farnesene）、异戊酸龙脑酯（bornyl isovalerate）、γ-荜澄茄烯（γ-cadinene）、δ-荜澄茄烯（δ-cadinene）、α-榄香烯（α-elemene）、β-榄香烯（β-elemene）、γ-榄香烯（γ-elemene）、β-马啊里烯（β-maaline-ne）、γ-衣兰油烯（γ-muurolene）、顺式香芹醇（cis-carveol）、乙酸龙脑酯（bornyl acetate）、β-香树脂乙酸酯（β-amyrin acetate）等。尚含黄酮类成分，如山奈黄素（kaempferol）、槲皮黄素（quercetin）、黄色黄素（luteolin）、藤菊黄素（patuletin）、槲皮黄素-3-芸香苷（quercetin-3-rutinoside）、黄色黄素-7-O-葡萄糖苷（luteolin-7-O-glucoside）、山奈黄素-3-O-葡萄糖苷（kaempferol-3-O-glucoside）、槲皮黄素-3-O-葡萄糖苷（quercetin-3-O-glucoside）、藤菊黄素-3-O-葡萄糖苷（patuletin-3-O-glucoside）、6-甲氧基山奈黄素-3-O-葡萄糖苷（6-methoxy-kaempferol-3-O-glucoside）、猫眼草酚（chrysosplenol-D）、泽兰黄素（eupatorin）、柽柳黄素（tamarixetin）、蓟黄素（cirsimaritin）、万寿菊苷-3-甲醚（quercetagetin-3-methylether）、鼠李黄素（rhamnetin）、泻鼠李黄素（rhamnocitrin）等。还含香豆素（coumarin）、6-甲氧基-7-羟基香豆素（6-methoxy-7-hydroxycoumarin）等香豆素类成分以及 β-半乳糖苷酶（β-galactosidace）、β-葡萄糖苷酶（β-glucosidase）、β-谷甾醇（β-sitosterol）、豆甾醇（stigmasterol）和棕榈酸（palmitic acid）等[2]。

【药理作用】

1. 抗肿瘤作用

（1）青蒿素抗肿瘤作用：青蒿素对艾氏腹水癌细胞有较强的抑制作用[3]。研究证实，血红

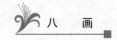

素、转铁蛋白或转铁蛋白受体都参与了青蒿素类药物的活性作用[4-5]。转铁蛋白显著增强青蒿素对人肝癌 SMMC-7721 细胞的增殖抑制作用[6]。

青蒿素类药物对高度恶性和强侵袭能力的肿瘤仍有抗转移能力,而其抗转移能力与基质金属蛋白酶(MMP)基因家族的表达相关[7]。在小鼠 Lewis 肺瘤中,青蒿素可通过抑制血管内皮生长因子 C 的作用来延迟淋巴结的转移及淋巴血管的形成。青蒿素通过降低生长因子(VEGF 和 FGF)、HIF-α、血管生成素、富含半胱氨酸血管形成诱导素 61、金属蛋白酶(MMP-9、MMP-11、BMP1)的活性来抑制血管的形成[8-9]。

青蒿素的抗瘤性还受 Ca^{2+} 代谢、内质网应激和翻译调节肿瘤蛋白(translationally controlled tumor protein,TCTP)的调节,TCTP 通过与钙离子结合产生作用[10]。青蒿素还可通过干扰细胞周期动力学或改变细胞周期中调节酶的表达和活性从而抑制肿瘤细胞的增殖[11]。青蒿素通过 G_1 期细胞周期阻滞抑制人子宫内膜癌细胞的增殖,抑制 CDK4 启动子的活性,破坏 NF-κB 转录信号与 CDK4 启动子的相互作用,下调 CDK4 的表达,从而抑制肿瘤细胞的增殖[12]。

(2)双氢青蒿素抗肿瘤作用:双氢青蒿素对多种癌细胞有选择性杀伤作用。双氢青蒿素对结肠癌、白血病、黑色素瘤、胰腺癌、肺癌、白血病和骨肉瘤细胞、前列腺癌和乳腺癌细胞株的活性很高,而对非小细胞肺癌、中枢神经系统肿瘤、卵巢癌和肾癌细胞株的活性较低[13-14]。双氢青蒿素通过干扰细胞周期动力学或改变细胞周期中调节酶的表达和活性从而抑制肿瘤细胞的增殖。双氢青蒿素可影响骨肉瘤、胰腺癌、白血病和卵巢癌细胞的 G_2/M 期,从而抑制肿瘤细胞的增殖[15-16]。双氢青蒿素可抑制核转录因子 NF-κB 的活性从而阻止胰腺癌细胞的增殖而促进其凋亡[17]。双氢青蒿素通过提高钙浓度和 p38 的活性,下调存活蛋白(survivin)来抑制肺癌细胞增殖并促进凋亡,细胞凋亡过程受到 Bcl-2 基因家族的调控[18-19]。双氢青蒿素作用白血病细胞 1 小时即可诱导凋亡现象的发生。双氢青蒿素通过上调 Raf 激酶抑制蛋白(Raf kinase inhibitory protein,RKIP)的表达,下调 Bcl-2 的表达诱导人宫颈癌细胞凋亡。对白血病 HeLa 细胞或宫颈癌细胞移植性裸鼠能够抑制肿瘤生长,使凋亡指数明显升高[20]。大量研究表明,双氢青蒿素通过调控 Bax/Bcl-2 的比值来诱导细胞凋亡[21-22]。双氢青蒿素可促进骨肉瘤细胞的细胞色素 C 释放、Bax 过表达、Bax/Bcl-2 比值增高以及 Caspase-3 和 Caspse-9 激活,而发挥其促凋亡作用[23]。

双氢青蒿素通过调节血管形成因子基因的表达来抑制新生血管的形成。双氢青蒿素可通过降调生长因子(VEGF 和 FGF)、HIF-α、血管生成素、富含半胱氨酸血管形成诱导素 61、金属蛋白酶(MMP-9、MMP-11、BMP1)和胶原来抑制血管形成[24-25]。双氢青蒿素通过降低 VEGF fit-1 和 KDR/flk-1 的受体来抑制人脐静脉内皮细胞的血管形成能力,同时在淋巴内皮细胞和 Lewis 肺瘤细胞中存在同样效果[26-27]。在胰腺细胞 BxPc-3 和 BALB/c 裸鼠中,双氢青蒿素通过抑制 NF-κB 的 DNA 结合以及下调其血管形成相关靶点(如 VEGF、IL-8、Cox2 和 MMP-9)而抑制血管形成。NF-κB 水平的降低与抑制肿瘤增殖和转移相关,表明 NF-κB 的调控是双氢青蒿素抑制肿瘤作用的关键[28]。

双氢青蒿素的抗癌机制也是过氧化桥依赖性的[29]。研究证实,铁、血红蛋白或血红蛋白结合蛋白都参与了双氢青蒿素药物的活性作用[30-31]。应用琥珀酰丙酮,一种血红蛋白合成抑制剂,可减轻双氢青蒿素对人白血病细胞 HL-60 的细胞毒作用。同样,给予铁离子螯合剂也可降低其药效[32]。

(3)青蒿琥酯抗肿瘤作用:青蒿琥酯具备较好的体内抗肿瘤活性。青蒿琥酯对 H22 小鼠肝癌和荷 S180 肉瘤小鼠具有抑瘤作用[33-34]。青蒿琥酯纳米脂质体对人肝癌裸鼠皮下移植瘤抗癌作用优于原料药,有较明显的肝脏肿瘤靶向性,且对肝脏无明显损伤作用[35]。

青蒿琥酯对人肝癌、大肠癌、白血病、黑色素瘤、乳腺癌、卵巢癌、前列腺癌和肾癌细胞均有抑制作用[34]。青蒿琥酯对人肝癌 HepG-2 细胞有增殖抑制作用,并诱导其凋亡,其机制可能与增强凋亡相关基因 Caspase-3 的表达有关[36]。青蒿琥酯能提高 HepG-2 细胞对 5-氟尿嘧啶、卡铂和表柔比星的敏感性[37]。青蒿琥酯纳米脂质体体外抗肝癌作用效果比青蒿琥酯原料药好。青蒿琥酯纳米脂质体可抑制肝癌细胞增殖,诱导其凋亡,青蒿琥酯纳米脂质体组 Caspase-3 mRNA 表达高于原料药组[35]。青蒿琥酯能够抑制人胃癌细胞 SGC-7901 的增殖,促进其凋亡。Caspase-3 蛋白的高表达在促进 SGC-7901 细胞凋亡中起着重要作用[38]。青蒿琥酯可明显抑制人结肠癌 HCT-8 细胞的侵袭,抑制新生血管的生成,其作用机制可能与其下调 ICAM-1、$VEGF_{165}$ 和 Ang-2 蛋白表达有关[39]。青蒿琥酯在体外对人舌鳞状细胞 Tca8113 具有抑制作用;并能有效诱导细胞凋亡,且均呈现时间、剂量依赖性。青蒿琥酯与阿霉素合用具有较好联合效应,可增强 Tca8113 对阿霉素的敏感性[40,41]。青蒿琥酯与雷公藤甲素联合具有协同抗肿瘤作用,显著抑制人胰腺癌细胞的增殖并诱导凋亡,伴随着 HSP 20 和 HSP 27 的表达[42]。

铁、血红蛋白或血红蛋白结合蛋白都参与了青蒿琥酯的抗癌作用[43]。转铁蛋白增强青蒿琥酯对人肺腺癌 A549 细胞的增殖抑制作用[44]。青蒿琥酯可抑制 A549 细胞的侵入,抑制 DNA 合成、诱导 G_2/M 期阻滞,增强 Caspase-9 和 Caspase-3 的活性,下调 ICAM-1 和 MMP-9 蛋白的表达,从而诱导细胞凋亡[45-46]。

青蒿琥酯体内外可显著抑制淋巴瘤和白血病细胞增殖。青蒿琥酯、硼替佐米都能够明显抑制 T 淋巴瘤细胞 Jurkat 的增殖,表现出凋亡形态学改变[47]。青蒿琥酯具有诱导急性髓系白血病细胞株 U937 细胞凋亡作用。随药物浓度的增高,Bcl-2 和 Caspase 激活的脱氧核糖核酸酶抑制剂(Inhibitor of caspase-activated deoxyribonuclease,ICAD)蛋白表达量逐渐下降,而 Bax 蛋白表达上调,Caspase-8 蛋白出现明显的剪切激活带[48]。青蒿琥酯诱导 K562 细胞凋亡,SOD 活性、含硒谷胱甘肽过氧化物酶(Se-glutathione peroxidase,SeGPx)及 MnSOD mRNA 表达与对照组相比均有显著性差异($P < 0.05$),下调 VEGF 的表达水平从而抑制 K562 细胞新生血管的生成[49-50]。

青蒿琥酯对人生殖系统肿瘤也具有较强的抑制作用。人宫颈癌 HeLa 细胞经青蒿琥酯作用并在相同剂量辐照后,染色体畸变率、微核细胞率及微核率较单纯照射增加明显($P < 0.05$)[51]。青蒿琥酯体外抑制人子宫内膜癌细胞 HEC-1B 的生长并诱导凋亡,抑制 Livin mRNA 表达,促进增加 Caspase-3 mRNA 表达[52]。青蒿琥酯具有抑制人卵巢癌 CAOV3 细胞诱导血管新生的作用,其作用机制与青蒿琥酯抑制 CAOV3 细胞分泌 VEGF 有关[53]。青蒿琥酯和 TNF 相关的凋亡诱导配体(TNF-related apoptosis-inducing ligand,TRAIL)诱导前列腺癌细胞(PC-3、LNCaP)凋亡的机制可能是通过上调 Caspase-3/Caspase-8、Bax、Bak 等促凋亡基因和下调 Bcl-2 等凋亡抑制基因来实现的[54]。

青蒿琥酯有抑制乳腺癌雌激素受体阴性细胞 MDA-MB-231 细胞增殖的作用,其机制可能与上调 Bax、nm23、P21WAF1/CIP1 蛋白表达有关[55]。青蒿琥酯可导致乳腺癌 MCF-7 细胞形态的改变,抑制 MCF-7 细胞增殖和生长,阻滞 MCF-7 细胞于 S 期和 G_2/M 期,并有诱导细胞凋亡的作用[56]。

青蒿琥酯可以通过死亡受体途径和线粒体途径诱导人皮肤恶性黑素瘤 A875 细胞的凋

亡,呈剂量依赖性;Caspase-3、Caspase-8、Caspase-9 蛋白表达升高($P<0.05$)[57]。青蒿琥酯对骨髓瘤细胞 SP2/0 具有显著的增殖抑制及凋亡促进作用,可使 SP2/0 细胞阻滞于 G_0/G_1 期。青蒿琥酯能逆转 SP2/0/ADM 细胞对阿霉素耐药,青蒿琥酯抑制 P-糖蛋白(P-glyeoprotein,P-gp)蛋白表达是其重要作用机制[58]。

(4)蒿甲醚抗肿瘤作用:蒿甲醚体内具有显著的抗瘤活性。蒿甲醚能抑制 C6 胶质瘤细胞生长,且呈时间-浓度依赖性;蒿甲醚能干扰 C6 胶质瘤细胞的细胞周期,可将其阻滞在 G_0/G_1 期并诱导其凋亡。蒿甲醚具有明显抑制 SD 大鼠原位脑胶质瘤 C6 细胞血管生成作用,可能是透过血脑屏障抑制脑胶质瘤血管生成[59]。蒿甲醚在体外及荷瘤裸鼠体内对人胰腺癌 SW-1990 细胞有明显的抑制作用,其抑制作用与阻滞细胞周期于 G_0/G_1 期和诱导细胞凋亡有关[60]。在一定剂量范围内,口服蒿甲醚对 BALB/c 小鼠 CT-26 结直肠癌具有显著的抑瘤效果,与不同剂量硫酸亚铁补铁剂合用,能明显增强蒿甲醚的抑瘤作用[61]。蒿甲醚与顺铂联用对小鼠 Lewis 肺癌抑瘤具有相加效应[62]。

蒿甲醚体外对人胃癌、胰腺癌、肺癌、白血病等细胞株均有抑制效应,抑制作用与阻滞细胞周期和诱导肿瘤细胞凋亡有关[63-64]。蒿甲醚联合短发夹 RNA(short hairpin RNA,shRNA)可显著抑制人神经胶质瘤细胞 U87 的增殖、转移和侵润,下调 MMP-2/9 和 p-Akt 蛋白的表达,促进 U87 细胞的凋亡[65]。蒿甲醚可能通过影响与凋亡相关的 Fas 和 Bcl-2 表达,减少紫外线诱导的 HaCaT 细胞凋亡[66]。

2. 其他药理作用

(1)对内脏系统的影响

1)抗心律失常作用:青蒿素有减慢心率,抗心律失常,抑制心肌收缩力等作用。青蒿素能对抗结扎冠脉引起的心律失常,可使氯化钙、氯仿引起的心律失常发作时间明显推迟,室颤明显减少,其作用与其抑制内向整流钾电流和纤维瞬间外向钾电流有关[67]。

2)抗肝损伤和肝纤维化作用:青蒿琥酯对醋氨酚、黄磷和 CCl_4 引起的小鼠急性肝损伤有保护作用[68]。青蒿琥酯对 CCl_4 诱发大鼠肝纤维化具有明显的拮抗作用[69]。

3)抗肺纤维化:青蒿琥酯可通过上调 Fas、FasL、Caspase-3 mRNA 的表达抑制人肺成纤维细胞增殖、并促进细胞凋亡,发挥抗肺纤维化作用。青蒿琥酯可以通过 TGF-1/smad 通路对人肺成纤维细胞 HFL-I 有抑制的作用,抑制的细胞停滞在细胞周期的 G_1 期[70-71]。

(2)抗孕作用:青蒿琥酯和双氢青蒿素对小鼠、金黄地鼠、大鼠及兔均有抗孕作用,金黄地鼠和豚鼠表现为流产,小鼠、大鼠和兔表现为胚胎吸收。青蒿素类药对胚胎有较高的选择性毒性,较低剂量即可使胚胎死亡而导致流产,但对母体子宫、卵巢和一般健康状况无明显影响。

(3)抗病毒作用:青蒿琥酯在体外有一定的抗乙肝病毒作用,且有量效关系。青蒿琥酯对鸭血清中的病毒 DNA 含量都有较明显的抑制作用;青蒿琥酯对 HBsAg 和 HBV DNA 有明显抑制作用,且与拉米呋啶有协同作用[72]。

(4)抗疟作用:青蒿素类药物均具抗疟、低毒、耐药、速效、安全等特点。青蒿素选择性杀灭红内期疟原虫,机制主要是作用于疟原虫的膜系结构,通过影响表膜—线粒体的功能,阻断疟原虫营养的供应,从而达到抗疟目的。双氢青蒿素的抗疟疗效较青蒿素强,对疟原虫无性体有较强的杀灭作用,能迅速杀灭疟原虫,从而控制症状。疟原虫对双氢青蒿素不易产生耐药性[73]。

青蒿素和双氢青蒿素体外对卡氏肺孢子虫有较强的抑制作用,主要破坏卡氏肺孢子虫膜系结构,引起孢子虫滋养体胞浆及包囊内出现空泡、线粒体肿胀、核膜破裂、内质网肿胀、囊内小体溶解破坏等超微结构的改变[74]。

青蒿素及其多种衍生物均有抗血吸虫作用,其作用机制是影响虫体的糖代谢[75]。双氢青蒿素体外对阴道毛滴虫具有较强的杀灭作用,其最低杀灭剂量为 2.5mg/ml。

(5)免疫调节作用:青蒿素类药物具有免疫调节作用。双氢青蒿素和青蒿琥酯能明显促进 ConA 诱导的小鼠脾细胞增殖,促进小鼠脾细胞以及 T 细胞株 LBRM 产生 IL-2 及其 mRNA 表达,降低 $CD4^+$、$CD25^+$、$FoxP3^+$ T 细胞数;同时减弱 p38 MAPK 的磷酸化活性[76-77]。

(6)抗炎作用:局部给药后青蒿琥酯明显减轻迟发型超敏反应小鼠耳肿胀,其作用途径可能与抑制 p38 MAPK 信号通路有关。青蒿琥酯对大鼠胶原性和佐剂性关节炎有治疗作用[78]。

3. 毒性作用　青蒿琥酯纳米乳对大鼠的一般状态、体重、血液生理指标、肝肾功能和重要脏器系数均未产生明显的毒性反应;病理学检查大鼠心、肝、脾、肺、肾、胸腺、肾上腺等器官也均未发现有明显的毒性损伤变化。青蒿素、蒿甲醚、双氢青蒿素、蒿乙醚等对胎鼠的神经元细胞具有毒性,可引起乳酸脱氢酶的释放而导致细胞死亡。肌内注射大剂量蒿甲醚或蒿乙醚,犬出现运动障碍,步态紊乱,脊髓反射、疼痛反应反射减弱,脑干和眼反射消失。青蒿素类药物引起神经毒性的机制与其抗疟机制密切相关,涉及药物结构中的过氧桥断裂和自由基产生[79]。

【药代动力学研究】

1. 青蒿素药代动力学研究　狗灌胃青蒿素片剂高达 70mg/kg,但未在血清中检测到药物[79]。青蒿素自乳化制剂与青蒿素原料药在家兔体内平均滞留时间分别为 4.750 小时和 4.628 小时[80]。青蒿素在健康人体内的线性范围为 $4\sim1000\mu g/L$,最低定量限为 $4\mu g/L$;$t_{1/2}$ 为(3.58 ± 0.86)小时[81]。

2. 双氢青蒿素药代动力学研究　青蒿素类化合物吸收良好,在体内迅速水解为有效代谢物——双氢青蒿素,并迅速排除。尿中排泄的原形药量很少。青蒿素可显著提高青蒿琥酯活性代谢物双氢青蒿素的血药浓度,并延长其生物半衰期,两者合用可改善青蒿琥酯的药动学性质[79]。

兔灌胃双氢青蒿素 $10\sim30mg/kg$ 吸收较好,给药后 $1\sim2$ 小时血药浓度达高峰;狗灌胃双氢青蒿素片剂 20mg/kg 后 2 小时血药浓度达高峰[79]。双氢青蒿素脂质体前 3 小时释药曲线符合扩散方程,即 Higuchi 方程,原料药在 30 分钟释放均超过 60%,血药浓度-时间数据符合单室模型,体外有明显的延缓药物释放的性质[82]。单次静滴双氢青蒿素在中国健康受试者的体内过程符合线性药代动力学特征,剂量在 $40\sim160mg$ 较安全[83]。

3. 青蒿琥酯药代动力学研究　青蒿琥酯脂质体前 6 小时原料药符合 Higuchi 方程,原料药在 30 分钟释放均超过 60%,血药浓度-时间数据符合单室模型。体外有明显的延缓药物释放的性质。与原料药相比,大鼠灌胃给药青蒿琥酯脂质体后,具有较长的消除半衰期,纳米脂质体制剂组曲线下面积是青蒿素组的 3.89 倍以上[82]。

【临床应用】

1. 治疗肿瘤　青蒿素类药物的抗肿瘤作用已经进入了临床试验阶段,并已经开始应用到个别临床案例中。青蒿琥酯可有效治疗喉部鳞状细胞癌,与化疗药物联合应用可增加皮肤癌患者的生存期,减少肿瘤转移率。蒿甲醚半衰期长,容易通过血脑屏障,用蒿甲醚治疗巨型垂体腺瘤可显著提高疗效。青蒿琥酯联合长春瑞滨以及顺铂可使晚期小细胞肺癌患者的一年生存率提高 13%。青蒿琥酯的不良反应很少[84]。

青蒿知母汤治疗恶性肿瘤长期发热 34 例,其中急慢性白血病、肺癌、原发性肝癌、淋巴瘤

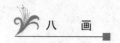

分别为 17 例、4 例、7 例和 6 例,总有效率达 88.23%[85]。萘普生联合青蒿鳖甲汤加味治疗肿瘤发热 46 例,总有效率为 91.30%[86]。

2. 治疗其他疾病

(1)治疗疟疾:青蒿琥酯治疗小儿疟疾和妊娠期重症疟疾,效果良好,毒副作用小,可作为脑型疟疾的首选药[87-89]。

(2)治疗红斑狼疮及狼疮性肾炎:青蒿鳖甲汤加减配合激素治疗轻中度系统性红斑狼疮疗效明显优于单纯使用西药,可减少激素、免疫抑制剂等西药的毒副作用,提高患者的生存质量,延长生存时间[90]。

(3)治疗术后发热:青蒿鳖甲汤加减治疗乳腺癌术后低热和脾切除术后脾热,取得较好疗效[91-92]。

(4)治疗关节炎:青蒿联合甲氨蝶呤对类风湿关节炎的治疗效果更佳,治疗组 3 个月后的总有效率达 78.9%[93]。

(5)治疗肺癌骨转移:青蒿鳖甲汤治疗肺癌骨转移疗效满意,治疗组患者疼痛缓解率、活动能力和生活能力改善情况与对照组比较均有显著性差异($P < 0.05$)[94]。

【不良反应】22 名健康男性口服青蒿琥酯片后,出现发热 3 例,最高体温 38℃,同时伴乏力、全身不适症状,未经治疗自行下降至正常。受试者用药后 3 天网织红细胞下降,部分 ALT、AST 转氨酶轻度升高,7 天降至正常。检测的其他项目及心电图,在用药后多次复查,均无异常改变[95]。

参考文献

[1] 国家药典委员会. 中华人民共和国药典. 北京:中国医药科技出版社,2010:184.

[2] 张秋红,朱子微,李晋,等. 中药青蒿化学成分与种植研究现状. 中国医药导报,2011,8(19):10-12.

[3] Mercer A E,Maggs J L,Sun X M,et a1. Evidence for the involvement of carbon-centered radicals in the induction of apoptotic cell death by artemisinin compounds. J Biol Chem,2007,282(13):9372-9382.

[4] Zhang S,Gerhard G S. Heme mediates cytotoxicity from artemisinin and serves as a general anti-proliferation target. PLoS ONE,2009,4(10):e7472.

[5] Mercer A E,Copple I M,Maggs J L,et a1. The role of heme and the mitochondrion in the chemical and molecular mechanisms of mammalian cell death induced by the artemisinin antimalarials. J Biol Chem,2011,283(2):987-996.

[6] Deng X R,Liu Z X,Liu F,et al. Holotransferrin enhances selective anticancer activity of artemisinin against human hepatocellular carcinoma cells. J Huazhong Univ Sci Technolog Med Sci,2013,33(6):862-865.

[7] Tan W F,Shen F,Luo X J,et a1. Artemisinin inhibits *in vitro* and *in vivo* invasion and metastasis of human hepatocellular carcinoma cells. Phytomedicine,2011,18(2-3):158-161.

[8] Wang J,Zhang B,Guo Y,et a1. Artemisinin inhibits tumor lymphangiogenesis by suppression of vascular endothelial growth factor C. Pharmacol,2008,2(2):148-155.

[9] Anfosso L,Efferth T,Albini A,et a1. Microarray expression profiles of angiogenesis-related genes predict tumor cell response to artemisinins. Pharmacogenomics J,2006,6(4):269-278.

[10] Stockwin L H,Han Bm,Yu S X,et a1. Artemisinin dimmer anticancer activity correlates with heme-catalyzed reactive oxygen species generation and endoplasmic reticulum stress induction. Int J Cancer,2009,125(6):1266-1275.

[11] Hou J,Wang D,Zhang R,et a1. Experimental therapy of hepatoma with artemisinin and its derivatives:*in vitro* and *in vivo* activity,chemosensitization,and mechanisms of action. Clin Cancer Res,2008,14(17):

5519-5530.

[12] Tran K Q,Tin A S,Firestone G L. Artemisinin triggers a G1 cell cycle arrest of human Ishikawa endometrial cancer cells and inhibits cyclin-dependent kinase-4 promoter activity and expression by disrupting nuclear factor-κB transcriptional signaling. Anticancer Drugs，2013,25(3):270-281.

[13] Lu Y Y,Chen T S,Qu J L,et al. Dihydmartemisinin(DHA)induces Caspase-3-dependent apoptosis in human lung adenocarcinoma ASTC-a-1 cells. J Biomed Sci,2009,16(1):16-30.

[14] Galal A M,Ross S A,ElSohly M A,et al. Deoxyartemisinin derivatives from photooxygenation of anhydrodeoxy dihydroartemisinin and their cytotoxic evaluation. J Nat Prod,2002,65(2):184-188.

[15] 姚丽,谢红,靳秋月,等. 利用基因芯片分析二氢青蒿素的抗肿瘤作用机制. 中国中药杂志,2008,33(13):1583-1586

[16] Jiao Y,Ge C M,Meng Q H,el al. Dihydmartemisinin is an inhibitor of ovarian cancer cell growth. Acta Pharmacol Sin,2007,28(7):1045-1056.

[17] Wang S J,Gao Y,Chen H,et al. Dihydroartemisinin inactivates NF-KB and potentiates the anti-tumor effect of gemcitabine on pancreatic cancer both in vitro and in vivo. Cancer Lett,2010,293(1):99-108.

[18] Mu D,Chen W,Yu B,et al. Calcium and survivin are involved in the induction of apoptosis by dihydroartemisinin in human lung cancer SPC-A-l cells. Methods Find Exp Clin Pharmacol,2007,29(1):33-38.

[19] Mu D,Zhang W,Chu D,et al. The role of calcium,P38 MAPK in dihydroartemisinin-induced apoptosis of lung cancer Pc-14 cells. Cancer Chem Pharmacol,2008,61(4):639-645.

[20] Hu C J,Zhou L,Cai Y. Dihydroartemisinin induces apoptosis of cervical cancer cells via upregulation of RKIP and downregulation of bcl-2. Cancer Biol Ther，2014,15(3):279-288.

[21] Aung W,Sogawa C,Furukawa T,et al. Anticancer effect of dihydroartemisinin(DHA)in a pancreatic tumor model evaluated by conventional methods and optical imaging. Anticancer Res，2011,3(15):1549-1558.

[22] Chen T,Li M,Zhang R,et al. Dihydroartemisinin induces apoptosis and sensitizes human ovarian cancer cells to carboplatin therapy. J Cell Mol Med,2009,13(7):1358-1370.

[23] Ji Y,Zhang Y C,Pei L B,el al. Anti-tumor effects of dihydroartemisinin on human osteosarcoma. Mol Cell Biochem,2011,351(1-2):99-108.

[24] Hwang Y P,Yun H J,Kim H G,et al. Suppression of PMA-induced tumor cell invasion by dihydroartemisinin via inhibition of PKCα/Raf/MAPKs and NF-κB/AP-1-dependent mechanisms. Biochem Pharmacol,2010,79(12):1714-1726.

[25] Chen H H,Zhou H J,Wang W Q,et al. Anti-malarial dihydroartemisinin also inhibits angiogenesis. Cancer Chemother Pharmacol,2004,53(5):423-432.

[26] Wang J,Guo Y,Zhang B C,et al. Induction of apoptosis and inhibition of cell migration and tube-like formation by dihydroartemisinin in murine lymphatic endothelial cells. Pharmacol,2007,80(4):207-218.

[27] Zhou H J,Zhang J,Li L,et al. Dihydroartemisinin improves the efficiency of chemotherapeutics in lung carcinomas *in vivo* and inhibits murine Lewis lung carcinoma cell line growth in vitro. Cancer Chemother Pharmacol,2010,66(1):21-29.

[28] Wang S J,Sun B,Cheng Z X,et al. Dihydroartemisinin inhibits angiogenesis in pancreatic cancer by targeting the NF-κB pathway. Cancer Chemother Pharmacol,2011,68(6):1421-1430.

[29] Meunier B,Robert A. Heme as trigger and target for trioxane containing antimalarial drugs. Acc Chem Res,2010,43(11):1444-1451.

[30] Lu J J,Meng L H,Shankavaram U T,et al. Dihydroartemisinin accelerates c-MYC oncoprotein degradation and induces apoptosis in c-MYC-overexpressing tumor cells. Biochem Pharmacol,2010,80(1):22-30.

[31] Lu J J,Chen S M,Zhang X W,et al. The anti-cancer activity of dihydroartemisinin is associated with in-

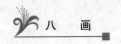

duction of iron-dependent endoplasmic reticulum stress in colorectal carcinoma HCT116 cells. Invest New Drugs,2010,29(6):1276-1283.

[32] Huang X J,Ma Z Q,Zhang W P,et al. Dihydroartemisinin exerts cytotoxic effects and inhibits hypoxia inducible factor-1αactivation in C6 glioma cells. J Pharm Pharmacol,2007,59(6):849-856.

[33] 曾令斌,李少杰,肖燕,等.青蒿琥酯对 H22 小鼠肝癌的体内抑瘤作用.浙江中西医结合杂志,2010,20(11):669-670.

[34] 杨华,谭先杰.青蒿素及其衍生物的抗肿瘤特性研究进展.中国医学科学院学报,2013,35(4):466-471.

[35] 金美华,沈雪松,赵春霞,等.青蒿琥酯纳米脂质体抗肝癌作用及其与肝脏中药物含量关系研究.时珍国医国药,2012,23(7):1647-1649.

[36] 雷佳红,凡瞿明,蒋红,等.青蒿琥酯诱导人肝癌细胞株 HepG2 凋亡及其机制.中华临床医师杂志,2011,5(12):3455-3458.

[37] 刘志龙,曹明溶,李强,等.青蒿琥酯对人肝癌 HepG2 细胞增殖和凋亡的影响及联合化疗药物的抗肝癌效应.中国病理生理杂志,2012,28(2):287-291.

[38] 朱天明,颜宏锐,胡金敏.青蒿琥酯对人胃癌 SGC-7901 细胞增殖与凋亡及 Caspase 3 蛋白表达的影响.中国临床研究,2011,24(7):556-558.

[39] 黄伟炜,牛红军,刘宁.青蒿琥酯对人结肠癌 HCT-8 细胞侵袭能力影响及机制研究.中成药,2011,33(12):2062-2064.

[40] 周铁军,向丽,李健,等.青蒿琥酯对 Tca8113 细胞的抑制作用及对 RECK 蛋白表达的影响.重庆医学,2012,41(23):2352-2355.

[41] 李亚光,蔡捷,唐东平,等.青蒿琥酯联合阿霉素对人舌鳞癌 Tca8113 细胞抑制作用的实验研究.世界中西医结合杂志,2010,5(9):752-754.

[42] Liu Y,Cui Y F. Synergism of cytotoxicity effects of triptolide and artesunate combination treatment in pancreatic cancer cell lines. Asian Pac J Cancer Prev,2013,14(9):5243-5248.

[43] Hamacher-Brady A,Stein H A,Turschner S,et al. Artesunate activates mitochondrial apoptosis in breast cancer cells via iron-catalyzed lysosomal reactive oxygen species production. J Biol Chem,2011,286(8):6587-6601.

[44] 郭建红,郑青.转铁蛋白增强青蒿琥酯对 A549 细胞增殖抑制活性.安徽医药,2009,13(2):135-137.

[45] 王燕燕,宋兴福,崔向军,等.青蒿琥酯对人肺腺癌 A549 细胞中 Caspase 9 及 Caspase 3 活性的影响.肿瘤防治研究,2007,34(9):651-653.

[46] Chen X,Han K,Chen F,et al. Effects of Artesunate on the Invasion of Lung Adenocarcinoma A549 Cells and Expression of ICAM-1 and MMP-9. Zhongguo Fei Ai Za Zhi, 2013,16(11):567-571.

[47] 陈均法,金洁,郑智茵,等.青蒿琥酯联合硼替佐米对 T 细胞淋巴瘤细胞的抑制作用观察.浙江中医药大学学报,2012,36(9):974-976.

[48] 陈均法,郑智茵,陈小红,等.青蒿琥酯对 U937 细胞凋亡的诱导作用及其对 Bcl-2、Bax、ICAD 和 Caspase-8 表达的影响.中国中医药科技,2011,18(2):117-119.

[49] 钟敏,刘晓力,刘晓加,等.青蒿琥酯诱导 K562 细胞凋亡过程中的氧化损伤机制.广东医学,2013,34(18):2769-2772.

[50] Zhou H J,Wang W Q,Wu G D,et al. Artesunate inhibits angiogenesis and down-regulates vascular endothelial growth factor expression in chronic myeloid leukemia K562 cells. Vascul Pharmacol,2007,47(2):131-138.

[51] 耿冲,曹建平,倪倩影,等.青蒿琥酯对人宫颈癌细胞放射增敏作用的影响研究.辐射研究与辐射工艺学报,2011,29(4):238-242.

[52] 王利娟,杨玉琮,苟文丽.青蒿琥酯抑制人子宫内膜癌 HEC-1B 细胞增殖及诱导其凋亡的机制.西安交通大学学报(医学版),2013,34(1):93-97.

[53] 杨素梅,刘可玲,王立敏,等.青蒿琥酯对人卵巢癌细胞诱导血管新生的抑制效应.河北医药,2011,33 (13):1949-1951.

[54] 张万玲,袁红纲,江克华,等.青蒿琥酯和肿瘤坏死因子相关的凋亡诱导配体对前列腺癌细胞凋亡的诱导作用.山东医药,2012,52(28):40-42.

[55] 赵小波,幸天勇,吴凯南.青蒿琥酯对 MDA-MB-231 细胞增殖抑制作用及其机制.中华内分泌外科杂志,2011,5(3):155-157.

[56] 赵小波,幸天勇,吴凯南.青蒿琥酯对乳腺癌 MCF-7 细胞株增殖功能及形态结构的影响.中华乳腺病杂志,2011,5(1):34-37.

[57] 肖敏,徐洪来,周薇,等.青蒿琥酯对黑素瘤 A875 细胞增殖和凋亡的影响及机制研究.河北医药,2013,35 (16):2408-2410.

[58] 李世辉,潘峻,薛芳.青蒿琥酯与阿霉素对 SP2/0 骨肉瘤细胞作用对比观察及其作用机制的研究.中成药,2008,30(9):1385-1387.

[59] Wu Z P,Gao C W,Wu Y G,et al. Inhibitive effect of artemether on tumor growth and angiogenesis in the rat C6 orthotopic brain gliomas model. Integr Cancer Ther, 2009,8(1):88-92.

[60] 谢茹燕,李健,王吉,等.蒿甲醚对胰腺肿瘤细胞的抑制作用.上海交通大学学报(医学版),2007,27(11):1327-1330.

[61] 吴永贵,伍治平.蒿甲醚与补铁剂合用对小鼠结直肠癌抑瘤效果的实验研究.中医药通报,2008,7(3):59-61.

[62] 万成亮,蒋永新,寸英丽,等.蒿甲醚与顺铂联用对 Lewis 肺癌小鼠的抑瘤作用.时珍国医国药,2011,22 (12):2924-2926.

[63] 谢茹燕,乔敏敏,章永平.蒿甲醚对胃癌细胞和胰腺癌细胞的体外杀伤作用.上海交通大学学报(医学版),2008,28(3):302-306.

[64] 左曙光,刘淳,刘馨,等.蒿甲醚对 K562 细胞作用的体外实验研究.实用医学杂志,2010,26(20):3680-3682.

[65] Wang Y B, Hu Y, Li Z, et al. Artemether combined with shRNA interference of vascular cell adhesion molecule-1 significantly inhibited the malignant biological behavior of human glioma cells. PLoS One, 2013,8(4):e60834.

[66] 严慧,邓丹琪,王金焕.蒿甲醚对紫外线照射后 HaCaT 细胞表达 Fas 和 Bcl-2 的影响.临床皮肤科杂志,2008,37(7):434-437.

[67] 龙文钰.青蒿素及其衍生物药理作用探究进展.中国新技术新产品,2012,(11):10.

[68] 李鹏.青蒿琥酯药理作用的研究进展.寄生虫病与感染性疾病,2008,6(2):109-111.

[69] 方步武,来ாா,林雅军,等.青蒿琥酯抗四氯化碳致大鼠肝纤维化的作用.中国药理学通报,2005,2(6):381-382.

[70] 王昌明,黎洪秀,张孝飞.Fas 及 FasL 和 Caspase-3 在青蒿琥酯诱导人胚肺成纤维细胞凋亡中的表达.中国组织工程研究与临床康复,2011,15(20):3785-3788.

[71] 黎洪秀,王昌明.青蒿琥酯对人肺成纤维细胞 TGF-β1/smad 通路的影响.实用医学杂志,2012,28(13):2153-2155.

[72] Romero M R,Efferth T,Serrano M A,et a1. Effect of artemisinin/artesunate as inhibitors of hepatitis B virus production in an 'in vitro' replicative system. Antiviral Res,2005,68(2):75-83.

[73] 相丽欣.双氢青蒿素研究进展.广西轻工业,2010,26(3):7-8.

[74] 周必英,戴晓煌,万启惠.蒿甲醚用于卡氏肺孢子虫肺炎大鼠的治疗及其对 IL-6 影响的研究.中国人兽共患病学报,2007,23(6):580-582.

[75] 李洪军,汪伟,曲国立,等.双氢青蒿素、青蒿琥酯和蒿甲醚连续给药及伍用治疗小鼠血吸虫病效果观察.中国病原生物学杂志,2011,6(8):578-580.

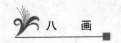 八 画

[76] 李覃,陈虹,白淑芳,等.青蒿琥酯对迟发型超敏反应小鼠脾脏 T 淋巴细胞的免疫调节作用.中国组织工程研究与临床康复,2012,16(5):843-846.

[77] Farsam V, Hassan Z M, Zavaran-Hosseini A, et al. Antitumor and immunomodulatory properties of artemether and its ability to reduce CD4$^+$ CD25$^+$ FoxP3$^+$ T reg cells *in vivo*. Int Immunopharmacol, 2011, 11(11):1802-1808.

[78] 胡红凌,林隆,赵国强.青篙琥酯对胶原性关节炎大鼠血清和滑膜 VEGF、MCP-1 变化的研究.医学信息,2011,24(8):3547-3548.

[79] 温悦,孟德胜.青蒿素类药物药理作用研究进展.医药导报,2007,26(10):1193-1195.

[80] 殷玉娟,吕小满,李国栋.青蒿素自乳化制剂的制备及其在家兔体内的药动学研究.第二军医大学学报,2008,29(7):822-825.

[81] 高洪志,李海燕,徐树光,等.高效液相色谱-串联质谱法测定健康人体血浆中青蒿素浓度及其药代动力学研究.中国临床药理学杂志,2009,25(2):138-140.

[82] 沈雪松,徐伟,金美华,等.青蒿素类纳米脂质体在大鼠体内的药动学研究.时珍国医国药,2011,22(2):384-386.

[83] 刘奕明,曾星,邓远辉,等.单次静滴双氢青蒿素在健康人体的药代动力学和安全性.中国临床药理学杂志,2009,(3):231-234.

[84] Singh N P, Verma K B. Case report of a laryngeal squamous cell carcinoma treated with artesunate. Arch Oncol,2002,10(4):279-280.

[85] 李晓东,孙静,栾祖鹏.青蒿知母汤治疗恶性肿瘤长期发热 34 例.中医研究,2005,18(6):46-47.

[86] 苏晓燕,胡亚力.萘普生联合青蒿鳖甲汤加味治疗肿瘤发热 46 例.中西医结合实用临床急救,1998,5(8):365.

[87] 刘文科,张丽芬.青蒿琥酯与奎宁治疗非洲儿童疟疾的疗效观察.宁夏医科大学学报,2013,35(1):106-107.

[88] 苏鲁贤,陈育贤.青蒿琥脂和复方奎方治疗恶性疟疾 268 例疗效分析.中国医药科学,2012,2(6):154-155.

[89] 刘瑞爱,邓敏茹,Antonio Sima E O.青蒿琥酯治疗妊娠期重症疟疾患者的疗效观察.河北医学,2010,16(7):849-851.

[90] 游越,汲泓.青蒿鳖甲汤加减配合西药治疗轻中度系统性红斑狼疮 82 例.实用中医内科杂志,2011,25(10):26-27.

[91] 崔玉军.青蒿鳖甲汤加减治疗乳腺癌术后低热 32 例效果观察.山东医药,2011,51(35):73.

[92] 姚长春,潘行进.青蒿鳖甲汤加减治疗脾切除术后脾热 34 例.实用中医药杂志,2009,2(8):531.

[93] 杨敏,呼永明,郭明阳.青蒿素对类风湿关节炎的治疗作用.风湿病与关节炎,2013,2(8):66-69.

[94] 张妮,叶蟊飞,代丽,等.青蒿鳖甲汤治疗肺癌骨转移疗效观察.现代中西医结合杂志,2013,22(18):2019-2020.

[95] 张俊才.健康人对青蒿琥酯片的耐受性和不良反应.新药与临床,1992,11(2):70-72.

109. 苦 参

【来源】豆科槐属植物苦参 *Sophora flavescens* Ait. 的根[1]。

【性味与归经】苦,寒。归心、肺、大肠经。

【功能与主治】清热燥湿,祛风杀虫。主治湿热泻痢,肠风便血,黄疸,小便不利,水肿,带下,阴痒,疥癣,麻风,皮肤瘙痒,湿毒疮疡。

【化学成分】根中含苦参碱(matrine)、氧化苦参碱(oxymatrine)、N-氧化槐根碱(N-oxysophocarpine)、槐定碱(sophoridine)、右旋别苦参碱(allomatrine)、右旋异苦参碱(isomatrine)、右旋槐花醇(sophoranol)、(＋)槐花醇 *N*-氧化物(sophoranol *N*-oxide)、左旋槐根碱(sophocarpine)、左旋槐胺碱(sophoramine)、右旋-*N*-甲基金雀花碱(*N*-methylcytisine)、左旋臭豆碱(anagyrine)、赝靛叶碱(baptifoline)、苦参新醇(kushenol)A、B、C、D、E、F、G、H、I、J、K、L、M、N、O,苦参查耳酮(kuraridin)、苦参查耳酮醇(kuraridinol)、苦参醇(kurarinol)、新苦参醇(neokurarinol)、降苦参醇(norkurarinol)、异苦参酮(isokurarinone)、刺芒柄花素(formononetin)、苦参酮(kurarinone)、降苦参酮(norkurarinone)、甲基苦参新醇 C(methylkushenol C)、l-山槐素(l-maackiain)、三叶豆紫檀苷(trifolirhizin)、三叶豆紫檀苷丙二酸酯(trifolirhizin-6″-*O*-malonate)、苦参素(kushenin)、异脱水淫羊藿素(isoanhydroicaritin)、降脱水淫羊藿素(noranhydroicaritin)、黄腐醇(xanthohumol)、异黄腐醇(isoxanthohumol)、木犀草素-7-葡萄糖苷(luteolin-7-glucoside)、(2R,3R)-5,7,2′,4′-四羟基-6-(3-羟基-3-甲基丁基)-8-熏衣草黄酮[(2R,3R)-5,7,2′,4′-tetrahydroxy-6-(3-hydroxy-3-methylbutyl)-8-lavanduly flavanonol]、(2R,3R)-5,7,2′,4′-四羟基-6-异戊烯-8-熏衣草黄烷醇[(2R,3R)-5,7,2′,4′-tetrahydroxy-6-isopentenyl-8-lavanduly flavanol]、苦参皂苷(sophoraflavoside)Ⅰ、Ⅱ、Ⅲ、Ⅳ,大豆皂苷 I(soyasaponin I)、苦参醌 A(kushequinone A)[1]、高丽槐素(maackian)、苦参酮(kurarinone)、β-谷甾醇(β-sitosterol)[2]、天冬氨酸(aspartic acid)、苏氨酸(threonine)、丝氨酸(serine)、谷氨酸(glutamate)、甘氨酸(glycine)、丙氨酸(alanine)、胱氨酸(cystine)、缬氨酸(valine)、异亮氨酸(isoleucine)、亮氨酸(leucine)、苯丙氨酸(phenylalanine)、赖氨酸(lysine)、组氨酸(histidine)、精氨酸(arginine)、脯氨酸(proline)、乙酸甲酯(methylcaproate)、壬酸甲酯(methylnonanoate)、月桂酸甲酯(methyl laurate)、壬二酸二甲醇(dimethyl nonanedioate)、十四烷酸甲酯(methyl tetradecanoate)、9-十五烯酸甲酯(methyl 9-pentadecenoate)、十五烷酸甲酯(methyl pentadecanoate)、3-(4-羟基-3-甲氧基-苯基)-2-丙烯酸甲酯[3-(4-hydroxy-3-methoxyphenyl)-2-propenoate]、(z)9-十六烯酸甲酯[methyl(z)-9-hexadecenoate]、(*E*)9-十六烯酸甲酯[methyl(E)-9-hexadecneoate]、十六烷酸甲酯(methyl-hexadecanoate)、9-十七烯酸甲酯(methyl-9-heptadecenoate)、十七烷酸甲酯(methylheptadecanoate)、(Z,Z)-9,12-十八二烯酸甲酯[methyl-(Z,Z)-9,12-octadecadienoate]、9-十八烯酸甲酯(methyl 9-octadecenoate)、十八烷酸甲酯(methyl octadecanoate)、(E.E)-9,12-十八二烯酸甲酯[methyl(E.E)-9,12-octadecadienoate]、9,11 十八二烯酸甲酯(methyl 9,11-octadecadienoate)、6,9,12-十八三烯酸甲酯(methyl 6,9,12-octadecatrienoate)、十二烷酸甲酯(methyl laurate)、己醛(hexanal)、正壬酸(nonanoic acid)、乙苯(ethylbenzene)、2,4-正癸二烯醛(2,4-decadienal)、间-二甲苯(m-xylene)、癸烯-2-酸(decanoic acid)、对-二甲苯(p-xylene)、1-甲基-4-乙基苯(1-methyl-4-ethylbezene)、甲基丁香油酚(methyleugenol)、2,6-甲基-奈(2,6-methyl-naphthalene)、α-蒎烯(α-pinene)、反式-石竹烯(trans-caryophyllene)、莰烯(camphene)、香桧烯(sabinene)、1-辛烯-5-醇(1-octen-5-ol)、香叶基丙酮(geranylacetone)、月桂烯(myrcene)、1-十二醇(1-dodecanol)、正己酸(hexanoic acid)、对聚伞花素(p-cymene)、金雀花碱(cytisine)、白金雀花碱(lupanine)、臭豆碱(anagyrine)、苦参胺碱(kuraramine)、异苦参胺碱(isokuraramine)、羽扇豆碱型生物碱(lupinines)[3]。

【药理作用】

1. 抗肿瘤作用

(1)苦参碱的抗肿瘤作用:苦参碱无论体内或体外对多种动物肿瘤均有很强的抗肿瘤活

性。体内实验证明,苦参碱具有提高 S180 肉瘤小鼠生存质量的作用[4]。苦参碱提高 S180 肉瘤小鼠生存质量、抑制肿瘤血管生成的作用是通过减少肿瘤间质中微血管密度、降低 VEGF 蛋白表达而实现的[5]。苦参碱能够提高 H22 肉瘤小鼠生存质量,具有抑制肿瘤新生血管生成的作用[6]。苦参碱在体外能够明显抑制 H22 细胞的生长和增殖[7]。苦参碱对小鼠宫颈癌 U14 移植瘤的生长具有抑制作用[8]。

体外实验研究表明,苦参碱对胃癌 SGC-7901 细胞具有显著的抗肿瘤活性,而且苦参碱诱导胃癌细胞死亡时凋亡和自噬均被激活[9]。苦参碱可抑制人肝癌 HepG-2 细胞增殖,其抑制方式与药物剂量和作用时间有关[10]。不同浓度的苦参碱作用人肝癌 HepG-2 细胞,24～96 小时,对细胞均产生抑制作用[11]。苦参碱对肠癌 HT-29 细胞株增殖、凋亡及端粒酶活性有一定的影响[12]。苦参碱对雄激素非依赖性前列腺癌 PC-3M 细胞具有显著的生长抑制作用,苦参碱下调 Bcl-2 蛋白表达,上调 Bax、Caspase-3 蛋白表达,进而引起细胞凋亡[13]。苦参碱具有抑制小鼠宫颈癌 U14 细胞生长的作用[8]。苦参碱对人恶性黑色素瘤细胞株 A375 的侵袭能力及其乙酰肝素酶 mRNA 表达有影响[12]。

苦参碱能轻度增强顺铂的细胞毒作用,苦参碱与顺铂合用对 KBV200 耐药细胞株细胞周期有一定的影响,与抗肿瘤药物单用组比较,苦参碱与顺铂合用组 G_0～G_1 期细胞数下降、G_2～M 期细胞数升高[14]。苦参碱分别与长春新碱和阿霉素联合作用后,可使 KBV200 耐药细胞株 P-糖蛋白的表达水平下降,从而逆转其耐药性[15]。苦参碱分别与顺铂和阿糖胞苷联合作用后,均可影响 KBV200 耐药细胞株的细胞周期[16]。

(2)氧化苦参碱的抗肿瘤作用:氧化苦参碱对人肝癌 HepG-2 细胞增殖有抑制作用,调控肿瘤相关基因蛋白的表达有关。氧化苦参碱在体外能显著抑制人胃癌 SGC-7901 细胞增殖,并能抑制 VEGF 基因的转录和表达[17]。含氧化苦参碱的血清具有诱导人卵巢癌 HO-8910 细胞凋亡的作用[18]。氧化苦参碱能显著抑制骨肉瘤 OS-732 细胞增殖、促进其凋亡[19]。氧化苦参碱与长春新碱、平阳霉素、氟尿嘧啶、顺铂联合应用,对鼻咽癌 HNE-1 细胞株有明显的增殖抑制作用[20]。

(3)槐定碱的抗肿瘤作用:槐定碱无论体内还是体外均有很强的抗肿瘤作用[21]。

(4)苦参总碱的抗肿瘤作用:苦参总碱对 S180 肉瘤和小鼠 H22 肝癌及鸡胚绒毛尿囊膜血管生成有明显抑制作用[22]。苦参总碱对鸡胚绒毛尿囊膜血管生成有一定的抑制作用[23]。

(5)苦参总黄酮的抗肿瘤作用:苦参总黄酮能抑制小鼠 H22 肝癌和 S180 肉瘤[24]。

2. 其他药理作用

(1)对中枢神经系统的影响

1)中枢抑制作用:苦参碱有类似安定的作用,能明显抑制小鼠的自主活动,出现以流涎、脉搏加快、步态不稳等神经系统为主的中毒症状,有明显的量效关系[25]。

2)镇痛作用:苦参碱具有镇痛作用[26]。氧化苦参碱有镇痛作用和降低正常大鼠体温的作用[25]。氧化苦参碱对原代培养新生大鼠海马神经元细胞的作用[27]。采用扭体实验研究发现,阿魏酸和氧化苦参碱联合使用有镇痛作用[28]。

3)对钠通道的阻滞作用:苦参碱对棉铃虫幼虫神经细胞钠通道具有浓度依赖性阻滞作用[29]。

4)镇静作用:氧化苦参碱能减少小鼠的自主活动,与戊巴比妥钠、水合氯醛、氯丙嗪合用则中枢抑制作用增强[3]。

5)抗癫痫作用:氧化苦参碱可延长癫痫大鼠惊厥潜伏期,明显减轻大鼠痫样发作程度[30]。

（2）对内脏系统的影响

1）抗心律失常作用：能预防对氯仿所致小鼠发生室颤所致的心律失常[31]。氧化苦参碱对抗缺血再灌注所致大鼠心律失常的机制可能还与缩短动作电位时程有关[32-33]。苦参总碱贴片对药物诱发的心律失常有较强的抑制作用[34]。

2）正性肌力作用：苦参碱可减慢豚鼠右心房自动频率，增加右心房收缩力和降低左心房最大驱动频率[35]。

3）对心肌缺血的保护作用：氧化苦参碱对心肌缺血性损伤有保护作用[11]。氧化苦参碱具有升高兔血压的作用[26]。槐定碱能减轻缺血心肌的坏死程度[36]。

4）对血液和造血系统的作用：氧化苦参碱能改善由辐射造成的白细胞减少症[26]。

5）对肝脏的保护作用：氧化苦参碱浓度＞10^{-5}mol/L 时对肝星状细胞增殖有抑制作用（$P<0.05$），有抗肝纤维化的作用[37-38]。苦参碱可降低血清 TNF 和小鼠对脂多糖致死毒性的敏感性，提示苦参碱的保肝作用与其抑制 TNF 释放有关[39]。

6）利胆作用：苦参碱具有促进大鼠胆汁分泌的作用[40]。

7）对肾脏的保护作用：苦参碱可显著降低糖尿病肾病大鼠肾脏 TGF-β_1细胞因子的表达水平[41]。槐定碱干预治疗对内毒素血症急性肾损伤小鼠有明显保护作用[42]。

8）平喘作用：苦参碱主要是通过兴奋 β 受体，解除支气管痉挛及抑制抗体和慢反应物质的释放而产生平喘作用[43]。其作用强度与 75～100mg/kg 的氨茶碱相似[44]。氧化苦参碱可以通过减轻气道炎症和降低气道高反应性而具有明显的抗哮喘作用[45-46]，此作用与其降低气道炎性细胞的浸润有关[47]。

9）对肺损伤的保护作用：槐定碱能改善内毒素性肺损伤小鼠的一般状况，减轻肺组织病理损伤[48]。

（3）对内分泌系统的影响：苦参总黄酮对良性前列腺增生有明显改善作用[49]。

（4）抗病原微生物作用

1）抗菌作用：通过苦参总黄酮提取液对细菌的抑制活性研究表明，对革兰阳性金黄色葡萄球菌有较强的抑制作用[50]。

2）抗病毒作用：氧化苦参碱具有直接抗 HBV 活性[51]。氧化苦参碱在体外对乙肝病毒有抑制作用，1000μg/ml 的氧化苦参碱与 20μg/ml 阿德福韦酯对 HBV 的抑制效果相似[52]。氧化苦参碱对 HBV 转基因鼠 HBV 的表达有抑制作用[53]。苦参总碱在体外有明显抗 CVB$_3$、抑制细胞病变的作用[54]。

3）灭活内毒素作用：槐果碱、槐定碱、氧化苦参碱具有体外直接灭活内毒素作用[55]。

（5）对免疫系统的影响：氧化苦参碱对小鼠树突状细胞的功能和促成熟有促进作用[56]。氧化苦参碱对免疫低下小鼠的细胞免疫具有明显抑制作用[57]。氧化苦参碱能通过抑制 JAK-STAT 信号通路的活化从而抑制细菌、病毒等对 JAK2 的激活作用[58]。

（6）抗胰腺炎的作用：氧化苦参碱对急性坏死性胰腺炎大鼠血清的促炎症因子 TNF-α 的产生有抑制作用[59-60]。

（7）对肠炎的作用：氧化苦参碱对 2,4,6 三硝基苯磺酸诱导的大鼠肠炎有显著的改善作用[61]。

3. 毒性作用

（1）苦参碱的毒性作用：小鼠腹腔注射苦参碱 LD$_{50}$为 157.13mg/kg[62]。昆明小鼠尾静脉注射，对苦参碱的 LD$_{50}$为 83.206mg/kg[63]。小鼠对苦参碱的耐受量大于 30mg/kg[64]。

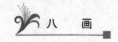

(2)氧化苦参碱的毒性作用:昆明小鼠尾静脉注射,对氧化苦参碱的 LD_{50} 为 214.216mg/kg[63]。

(3)苦参颗粒的毒性作用:小鼠一次灌服苦参颗粒溶液的 LD_{50} 是 (51.14 ± 9.0827)g 生药/kg 体重[65]。

【药代动力学】

1. 氧化苦参碱的药代动力学研究　氧化苦参碱静脉注射血药浓度-时间曲线符合二室开放模型, $t_{1/2\alpha}=4.9$ 分钟, $t_{1/2\beta}=2.1$ 小时。

2. 苦参碱的药代动力学研究　大鼠口服 15mg/kg、30mg/kg、60mg/kg 苦参碱的生物利用度分别为 43.7%、47.4%、31.6%,达峰时间 t_{max} 平均为 58 分钟[66]。健康志愿者静脉注射苦参碱 6mg/kg 后,药代动力学过程符合二室模型[67]。苦参碱普通胶囊 t_{max} 为 (85 ± 12) 分钟, C_{max} 为 $(6.360\pm0.215)\mu g/ml$,缓释片的 t_{max} 为 300 分钟, C_{max} 为 $(5.088\pm0.490)\mu g/ml$[68]。

3. 槐定碱的药代动力学研究　槐定碱微球制剂的分布半衰期 $t_{1/2\alpha}$、消除半衰期 $t_{1/2\beta}$ 及平均滞留时间均显著延长[69]。

【临床应用】

1. 治疗肿瘤

(1)槐定碱治疗肿瘤:槐定碱临床治疗 143 例癌症患者,恶性滋养细胞肿瘤 81 例,有效 68 例,有效率 84%;恶性淋巴瘤 32 例,有效 7 例,有效率 21.9%;晚期胃肠道癌 12 例,有效 3 例,有效率 25%;小细胞肺癌 5 例,有效 1 例,有效率 20%;癌性胸水 5 例,有效 2 例,有效率 40%;肾癌、甲状腺癌共 8 例,有效 0 例,有效率 0%[70]。

(2)苦参碱治疗肿瘤:苦参碱(吗特灵注射液)加化疗治疗中晚期恶性肿瘤有显著疗效,126 例癌症患者随机分成治疗组 65 例,对照组 61 例单纯化疗,治疗组采用化疗联用吗特灵注射液。结果显示,有效率治疗组为 48.4%,对照组为 39.0%。而且吗特灵联合化疗对中晚期肿瘤具有减轻毒副反应,提高病人生存质量的作用[71]。

(3)复方苦参注射液治疗肿瘤

1)治疗肝癌:采用复方苦参注射液联合动脉灌注栓塞术治疗晚期肝癌患者 60 例,随机分成两组,治疗组采用复方苦参注射液联合动脉灌注栓塞术,对照组仅行动脉灌注栓塞术,治疗组与对照组在疼痛缓解、卡氏评分改善具有统计学意义($P<0.05$),治疗组近期总有效率为 56.7%[72]。复方苦参注射液联合腹腔内化疗治疗肝癌腹水 33 例,近期疗效观察,完全缓解 0 例,部分缓解 10 例,稳定 19 例,进展 4 例,有效率 30.3%[73]。

2)治疗胃癌:复方苦参注射液联合化疗治疗晚期胃癌 39 例,治疗两个周期后,完全缓解 3 例,部分缓解 19 例,总有效率为 56.4%[74]。

3)治疗食管癌:复方苦参注射液联合后程加速超分割放射疗法治疗食管癌患者 33 例,经随访 4~67 个月,有效率 93.3%。监测期内的局控率和生存率为:81.8%、69.7%、57.5%、75.8%、63.6%、51.5%[75]。

4)治疗结直肠癌:复方苦参注射液配合 FOLFOX-4 方案(奥沙利铂＋5-氟尿嘧啶＋亚叶酸)化疗治疗结直肠癌 125 例,与单纯化疗组对照,同步组和序贯组的总有效率分别为 61.6% 和 40.0%,差异有统计学意义($P<0.01$)[76]。

5)治疗胰腺癌:复方苦参注射液治疗胰腺癌 25 例,连续 2 周为 1 个疗程,随后观察全组 25 例患者中有 16 例患者因肿瘤恶化和转移死亡。生存期达到 24 个月 2 例,18 个月 2 例,12 个月 6 例,6 个月 11 例,1 个月 4 例。总有效率为 60%[77]。

6)治疗鼻咽癌:复方苦参注射液联合超分割放疗治疗鼻咽癌患者 59 例,与对照组比较,放疗后早期反应和晚期反应均低于对照组,复方苦参注射液联合超分割放疗治疗早期鼻咽癌可以减轻放疗不良反应[78]。

7)治疗非霍奇金淋巴瘤:复方苦参注射液合并化疗方案治疗非霍奇金淋巴瘤 30 例,观察 4 个疗程后进行近期疗效评价,有效率 90.0%,与对照组比较,差异有统计学意义($P<0.05$)[79]。

8)治疗乳腺癌:复方苦参注射液合并化疗治疗晚期乳腺癌 59 例,复方苦参注射液加化疗组生存质量改善为 43.7%,与单组化疗组比较差异有统计学意义($P<0.05$),复方苦参注射液加化疗组对疼痛缓解有效率为 80%[80]。

2. 治疗其他疾病

(1)治疗白细胞减少症:氧化苦参碱可以用于不同原因引起的白细胞减少症患者,每天肌内注射 200～400mg 氧化苦参碱,有效率为 84%[81]。

(2)治疗心律失常:应用氧化苦参碱治疗心律失常 60 例,总有效率为 80%,治愈率 75%,好转率为 5%,无效率为 20%[82]。

(3)治疗肝炎:氧化苦参碱肌内注射治疗慢性丙型病毒性肝炎 43 例,治疗组可统计病例 17 例中血清丙型肝炎病毒(hepatitis C virus,HCV)RNA 转阴 8 例(47.1%)[83]。

(4)治疗重症胰腺炎:氧化苦参碱联合生长抑素联合治疗重症胰腺炎患者,症状缓解时间、并发症发生率、平均住院时间及治疗 1 周后疗效均优于单一的西药治疗[84]。

(5)治疗妇科炎症:用苦参栓治疗外阴阴道念珠菌病,患者采用苦参栓阴道上药,治疗结束后 7～14 天患者临床症状明显改善[85]。

(6)治疗皮肤病:用苦参碱胶囊口服并外搽苦参碱霜治疗银屑病 32 例,总有效率达 87.5%[86]。

【不良反应】苦参素注射液致过敏性休克 1 例,男,71 岁,苦参素注射液静脉滴注,2 小时后,生命体征稳定[87]。

参 考 文 献

[1] 南京中医药大学. 中药大辞典. 第 2 版. 上海:上海科学技术出版社,2006:1756-1760.

[2] 张昌浩,白龙义明,李镐,等. 苦参化学成分研究. 延边大学医学学报,2010,33(4):268-270.

[3] 陈慧芝,包海鹰,诺敏,等. 苦参的化学成分和药理作用及临床研究概况. 人参研究,2010,(3):31-37.

[4] 史焱. 苦参碱诱导 S180 肉瘤小鼠肿瘤细胞凋亡的实验研究. 沈阳:辽宁中医药大学,2007:1-11.

[5] 孙萍. 苦参碱对 S180 肉瘤小鼠肿瘤血管形成抑制作用的研究. 沈阳:辽宁中医药大学,2008:1-5.

[6] 屈飞,崔艳茹,徐镜. 苦参碱对小鼠 H22 细胞抗肿瘤作用及其机制研究. 肿瘤药学,2011,1(4):374-378.

[7] 马玲娣,张彦,文世宏,等. 苦参碱对小鼠 H22 细胞抗肿瘤作用的实验研究. 重庆医科大学学报,2005,30 (2):178-182.

[8] 王英. 苦参碱联合顺铂对 U14 细胞的抑制作用及与肺癌肿瘤抑制因子 1 蛋白表达的相关性研究. 兰州大学硕士学位论文,2012:1-24.

[9] 张军强. 苦参碱诱导胃癌细胞自噬和凋亡的机制研究. 兰州:兰州大学,2013:4-54.

[10] 司维柯,李鹏,王源,等. 苦参碱抗人肝癌细胞株 HepG2 的作用及其机制研究. 国外医学临床生物化学与检验学分册,2003,24(5):288-290.

[11] 尹继云. 苦参碱和氧化苦参碱对体外培养 HepG2 细胞影响的比较研究. 大庆:黑龙江八一农垦大学,2009:1-39.

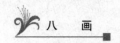

[12] 朱晓伟,宝金荣,布仁.苦参碱和氧化苦参碱抗肿瘤作用机制研究进展.化学试剂,2010,32,(1):32-36.

[13] 金光虎.苦参碱对人前列腺癌 PC-3M 细胞作用的实验研究.长春:吉林大学,2010:19-62.

[14] 陈鸿雁,王驰,舒艳,等.苦参碱与 3 种抗肿瘤药物联合作用对 KBV200 耐药细胞株细胞周期的影响.中国药房,2006,17(7):500-501.

[15] 陈鸿雁,王驰,舒艳,等.苦参碱与 6 种抗肿瘤药联用对 KBV200 耐药细胞株 P-糖蛋白表达的研究.重庆医学,2006,35(14):1279-1282.

[16] 陈鸿雁,王驰,舒艳,等.苦参碱与 8 种抗肿瘤药联合对 KBV200 耐药细胞株细胞周期的影响.重庆医学,2006,35(15):1378-1380.

[17] 刘益均,郑军,肖文波.氧化苦参碱对人胃癌 SGC-7901 细胞增殖及血管内皮生长因子表达的影响.中国癌症杂志,2010,20(1):22-25.

[18] 侯华新,黎丹,邝晓聪,等.氧化苦参碱对卵巢癌 HO8910 细胞凋亡影响的血清药理学研究.中国现代应用药学杂志,2006,23(5):349-352.

[19] 张立明,郑传莉.氧化苦参碱诱导骨肉瘤细胞凋亡的实验研究.中国医院药学杂志,2006,26(10):1218-1220.

[20] 王驰,陈鸿雁,叶琳,等.氧化苦参碱与抗肿瘤药物联合作用对 HNE-1、HNE-1(200)细胞细胞增殖抑制的影响.中国医药指南,2008,6(16):7-10.

[21] 田真真,万红娇,杨翠萍.槐定碱的药理研究综述.中国实验方剂学杂志,2010,16(11):219-221.

[22] 孔令明,李芳,章臣桂,等.苦参总碱对小鼠体内抗肿瘤作用的研究.现代食品科学,2008,24(3):222-223.

[23] 刘姬艳,胡定慧.苦参总碱对血管生成抑制作用的初步研究.杭州师范大学学报(自然科学版),2008,7(6):455-456.

[24] 孙明瑜,左剑,段继峰.苦参总黄酮体内外抗肿瘤作用实验研究.中西医结合学报,2008,6(1):51-53.

[25] 季宇彬.中药有效成分药理与应用.哈尔滨:黑龙江科学技术出版社,2004:328-331.

[26] 简清梅.苦参碱抑制结核菌的药效分析.现代医药卫生,2005,21(21):2890-2892.

[27] 蔡本志,王玲,李春莉,等.氧化苦参碱对大鼠海马神经元细胞钠通道的影响.哈尔滨医科大学学报,2007,41(2):85-88.

[28] Liu H,Sun Y,Gao Y,et al. The Analgesic Effect and Mechanism of the Combination of Sodium ferulate and Oxymatrine. Neurochem Res,2010,35(9):1368-1375.

[29] 杜育哲,李杰.苦参碱对棉铃虫神经细胞钠通道的影响.昆虫学报,2004,47(2):189-192.

[30] 张琳娜,李斌,白洁.氧化苦参碱对青霉素致痫大鼠影响的实验研究.山西中药,2005,21(4):50-52.

[31] 贾钰华,张云仙,周玉,等.定心方、氧化苦参碱治疗大鼠缺血再灌注心律失常及对 ICAM-1 表达的影响.辽宁中医杂志,2008,35(1):32-33.

[32] 韩丹丹,张文杰,刘洁,等.氧化苦参碱对缺血再灌注致心律失常的影响及其机制.吉林大学学报,2007,33(6):1047-1049.

[33] 张莹,杜娟,张勇,等.苦参碱、氧化苦参碱和白藜芦醇对 HERG 钾通道表达的影响.药学学报,2007,42(2):139-144.

[34] 王和平,韩艳艳,王建明,等.苦参总碱贴片抗心律失常作用的实验研究.中医药信息,2008,25(5):81-83.

[35] 刘晓东.苦参碱在兔体内的药代动力学.南京药学院学报,1986,17(3):222.

[36] 牟新利,王武宝,巴杭,等.中药苦豆子化学成分及生理活性的研究进展.新疆师范大学学报,2005,24(1):45-49.

[37] 卢清,张清波,邬祥惠,等.氧化苦参碱对大鼠肝星状细胞增殖的影响.肝脏,2001,6(1):17-18.

[38] 杨文卓,曾民德,范竹萍,等.氧化苦参碱防治二甲基亚硝胺诱导的大鼠肝纤维化的实验研究.中华消化杂志,2003,23(3):165-168.

[39] 胡振林.苦参碱对脂多糖/痤疮丙酸杆菌诱导的小鼠肝炎及产生肿瘤坏死因子的影响.药学学报,1996,31(9):662.

[40] 刘瑞林.苦参碱的利胆作用与药代动力学的关系.中成药,1996,18(8):25.

[41] 傅松波,汤旭磊,贾丽云,等.苦参碱对糖尿病大鼠肾脏的保护作用.中国老年学杂志,2010:376-378.

[42] 谢建宁.槐定碱对内毒素肾损伤小鼠的治疗作用及对 LPS 识别受体与 NF-κB 通路的影响.银川:宁夏医科大学,2009:4-43.

[43] 鲍淑娟.苦参碱平喘作用机理探讨.中药药理与临床,1995,11(5):33.

[44] 沈雅琴,张明发.苦参碱型生物碱平喘药理与临床.西北药学杂志,1989,4(4):12-14

[45] 黄美蓉,王志强.氧化苦参碱对哮喘大鼠气道炎症的抑制及其抗气道高反应性作用.时珍国医国药,2007,18(7):1677-1678.

[46] 焦霞,沈其昀,王利民,等.氧化苦参碱对哮喘小鼠抗炎作用的研究.上海第二医科大学学报,2002,22(4):303-305.

[47] 焦霞,沈其昀,王利民,等.氧化苦参碱对哮喘小鼠的抗炎作用及对 ICAM-1 mRNA 表达的影响.首都医科大学学报,2006,7(1):28-31.

[48] 梁锦屏.槐定碱对内毒素肺损伤小鼠 LPS 识别受体及 P38MAPK/AP-1 信号通路的影响.银川:宁夏医科大学,2009:4-52.

[49] 汪兴生,解光艳,史学礼,等.苦参总黄酮对良性前列腺增生模型大鼠生殖内分泌的影响.中国中医药科技,2006,13(3):169-170.

[50] 张庆.苦参总黄酮超临界 CO_2 萃取及其抑菌作用的研究.海峡药学,2009,21(7):48-50.

[51] 李继强,陈紫,曾民德,等.氧化苦参碱抗乙型肝炎病毒的体外实验研究.中华消化杂志,2001,21(9):550-552.

[52] 王青.氧化苦参碱体外抗乙型肝炎病毒作用机制的初步研究.上海:第二军医大学.2007:1-49.

[53] 陆伦根,曾民德,茅益民,等.氧化苦参碱对 HBV 转基因鼠 HBV 抗原表达的抑制作用.世界华人消化杂志,2004,12(1):89-92.

[54] 杨志伟,周娅,曹秀琴.苦豆总碱、苦参总碱体外抗柯萨奇 B₃ 病毒的作用.宁夏医学杂志,2002,24(12):707-709.

[55] 韩燕,周娅,王琳琳.苦豆子生物碱对内毒素的体外灭活作用.宁夏医学杂志,2007,29(7):579-580.

[56] 张维,周伯平,陈心春,等.氧化苦参碱对小鼠树突状细胞成熟和功能的影响.中西医结合肝病杂志,2007,17(5):290-292.

[57] 温先敏,杨缅南,刘德权.氧化苦参碱对免疫功能低下小鼠免疫功能的影响.昆明医学院学报,2009,(6):53～56.

[58] 张鸣号,李桂忠,曹军.氧化苦参碱对脓毒症大鼠肺组织 JAK/STAT 信号通路的影响.中国中药杂志,2010,35(1):103-106.

[59] 褚卫建,李海军.氧化苦参碱对急性坏死性胰腺炎大鼠血清 TNF-α 和 IL-10 的作用.浙江临床医学,2005,7(12):1237-1238.

[60] 庄建伟,房栋,张红光.氧化苦参碱干预急性出血坏死性胰腺炎大鼠 TNF-α mRNA 和 IL-1β mRNA 的表达.现代检验医学杂志,2008,23(4):59-61.

[61] Fan H,Chen R,Shen L,et al. Oxymatrine improves TNBS-induced colitis in rats by inhibiting the expression of NF-kappaB p65. J Huazhong Univ Sci Technolog Med Sci,2008,28(4):415-420.

[62] 王晓燕,梁磊,常建兰,等.苦参碱对小鼠的毒性研究.南方医科大学学报,2010,30(9):2154-5155.

[63] 戴五好,钱利武,王丽丽,等.苦参碱、氧化苦参碱对小鼠的毒性研究.安徽医药,2012,16(7):904-905.

[64] 张宏利,杨清娥,杨学军,等.苦参碱的提取分离及对小鼠的毒性研究.西北植物学报,2005,25(8):1649-1652.

[65] 冯少华,张春红,廖惠芳.苦参颗粒与苦参煎剂药效及毒性的对比性研究.中华中医药学刊,2007,25(8):

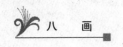

1602-1604.

[66] 罗学娅.苦参碱的药物代谢动力学研究.大连大学学报,1991,16(2):180.

[67] 王平全,陆国红,周贤飚,等.苦参碱的人体药代动力学.药学学报,1994,29(5):326-329.

[68] 李晏,曹尉尉,杨延莉,等.苦参碱缓释片、胶囊、注射液的药代动力学及生物利用度比较研究.第二军医大学学报,2005,26(6):681-683.

[69] 吴清.槐定碱靶向微球给药系统的研制及其药动学初步研究.北京:北京中医药大学,2007:1-96.

[70] 管仲震,杨秀玉,王伊询,等.槐定碱Ⅱ期临床试验第二阶段总结报告.浙江省第二十次肿瘤防治学术年会.杭州:2006:84-85.

[71] 施林花,裘友好.苦参碱加化疗治疗中晚期恶性肿瘤的临床观察.肿瘤学杂志,2001,7(2):95-97.

[72] 曹军,汪志良,方捷,等.复方苦参注射液联合 TACE 治疗中晚期肝癌临床研究.山东医药,2009,49(4):74-76.

[73] 陈国荣,李君艳,郭康,等.复方苦参注射液联合腹腔内化疗治疗肝癌腹水临床观察.中国中医药信息杂志,2013,20(11):66-67.

[74] 韩全利,张龙方,李静,等.复方苦参注射液联合化疗在治疗胃癌中的疗效观察.药物与临床,2011,8(8):68-69.

[75] 陈绪元,代晓波,张玲,等.复方苦参注射液联合放射治疗食管癌的临床研究.药学服务与研究,2006,6(1):45-47.

[76] 廖国清,曲怡悔,刘鹏辉,等.复方苦参注射液联合 FOLFOX-4 方案治疗晚期结直肠癌的临床研究.中国医院用药评价与分析,2009,9(3):207-208.

[77] 王同明,郭志忠,杨亚琴.复方苦参注射液联合 CT 引导下 I^{125} 放射性粒子植入治疗胰腺癌的临床观察.中国中医基础医学杂志,2009,15(6):460.

[78] 林连兴,徐志渊,蔡舜叽,等.复方苦参注射液联合超分割放疗治疗早期鼻咽癌的疗效分析.中国医院用药评价与分析,2009,9(3):227-229.

[79] 刘力建,夏顺中,夏涵.复方苦参注射液合并化疗治疗非霍奇金淋巴瘤的临床研究.药学服务与研究,2006,6(1):43-44.

[80] 宋荣峰,万以叶,程楚.复方苦参注射液合并化疗治疗晚期乳腺癌临床观察.江西医药,2009,44(4):343-344.

[81] 季宇彬.中药有效成分药理与应用.北京:人民卫生出版社,2011:882-886.

[82] 陈瑞丰,丁跃武,黄玉璞.氧化苦参碱治疗心律失常 60 例近期临床疗效观察.吉林医学情报,1990,(2):8.

[83] 于桂琴,周小辉,时晓桦,等.氧化苦参碱治疗慢性丙型病毒性肝炎的初步研究.四川医学,2007,28(6):593-594.

[84] 许永春,冯青青,李春安,等.生长抑素联合氧化苦参碱治疗重症急性胰腺炎.胰腺病学,2005,5(3):147-149.

[85] 熊正爱,常淑芳,刘其芬,等.苦参栓治疗外阴阴道念珠菌病 80 例疗效观察.临床合理用药,2010,3(14):44-45.

[86] 张耀龙.苦参碱治疗银屑病临床观察.河北医学,1996,2(6):590-591.

[87] 顾正平,陆惠平.苦参素注射液致过敏性休克 1 例.医药导报,2003,22(10):734.

110. 苦 豆 子

【来源】豆科槐属植物苦豆子 *Sophora alopecuroides* L. 的种子[1]。

【性味与归经】苦,寒,有毒。

【功能与主治】清热燥湿,解毒杀虫。主治急性痢疾,肠炎,带下,胃痛,胃癌,顽癣,前列腺炎。

【化学成分】种子含槐根碱(sophocarpine)、氧化槐根碱(oxysophocarpine)、苦参碱(matrine)、槐定碱(sophoridine)、槐胺碱(sophoramine)、氧化苦参碱(oxymatrine)、金雀花碱(cytisine)、N-甲基金雀花碱(N-methylcytisine)、槐定碱 N-氧化物(sophoridine N-oxide)、苦豆碱(aloperine)、胡萝卜素(carotene)、生育酚(tocophenol)、油酸(oleic acid)、亚油酸(linoleic acid)、棕榈酸(palmitic acid)、苦豆子胶(sophora alopecuroides gum)、苦豆双黄酮苷[6-β-D-glucopyranosyl-5,7-dihydroxy-2-(4-hydroxyphenyl)-8-7-hydroxy-2-(4-hydroxyphenyl)-5-methoxy-6-β-D-xylopyranosyl-4-oxo-4H-1-benzopyran-8-yl-4H-1-benzopyran-4-one][1]、槐果碱(sophocarpine)、拉马宁碱(lehmannine)、3α-羟基槐定碱(3α-hydroxysophoridine)、尼古丁(nicotine)、木糖(xylose)、阿拉伯糖(arabinose)[2]、1,2-二甲基-3-(1-甲基)乙烯基环戊烷(1,2-dimethyl-3-(1-methyl)ethenyl cyclopentane)、N-甲基金雀花碱(caulophylline)、7,10-二烯十六酸甲酯(7,10-hexadecadienoic acid methyl ester)、N-(2-羟基)-十二酸酰胺(N-(2-hydroxyethyl)-dodecanamide)、(9Z,12Z)-二烯十八醇[(9Z,12Z)-dieneoctadecanol]、安那吉碱(anagyrine)、氧化槐果碱(oxyophocarpine)、(9Z)-十八烯酸-2-羟基-1-羟甲基乙酯(9-octadecenoic acid(Z)-2-hydroxy-1-(hydroxymethyl)ethyl ester)、正二十一烷(heneicosane)、γ-生育酚(γ-tocopherol)、5-氯豆甾-3-醇乙酸酯(5-chloro-stigmastan-3-ol-acetate)、维生素 E(vitamin E)、麦角甾醇(ergosterol)、豆甾醇(stigmasterol)、γ-谷甾醇(γ-sitosterol)、D:C-木栓烷-8-烯-3-酮(D:C-friedoolean-8-en-3-one)、1-(1,5-二甲基己烷)-4-(4-甲基戊基)-环己烷[1-(1,5-dimethylhexyl)-4-(4-methylpentyl)-cyclohexane][3]、3α-羟基槐定碱(3-α-hydroxy-sophoridine)、氧化脱氢槐定碱(N-oxide-13,14-dehydro-sophoridine)、新槐胺碱(neosophoramine)、异槐胺碱(isosophoramine)、莱曼碱(lehmannine)、丙烯苦豆碱(N-allyl-aloperine)、羟乙基野啶碱(N-2-gydroxyethyl-cytisine)、臭豆碱(anagyrine)、巴普叶碱(baptifoline)、19-去甲-孕甾-4-烯-3,20-二酮(19-norpregn-4-ene-3,20-dione)[4]。

【药理作用】

1. 抗肿瘤作用

(1)苦豆碱的抗肿瘤作用:苦豆碱无论体内或体外对肿瘤均有很强的抗肿瘤活性。体内实验证明,苦豆碱能够抑制 S180 肉瘤昆明种小鼠的肿瘤生长,并具有调节细胞因子的作用。苦豆碱能够显著抑制结直肠癌细胞株 SW-480 的体外增殖并诱导其产生凋亡[5]。

(2)苦参碱的抗肿瘤作用:苦参碱无论体内或体外对多种动物肿瘤均有很强的抗肿瘤活性。体内实验证明,苦参碱具有提高 S180 肉瘤小鼠生存质量的作用[6]。苦参碱提高 S180 肉瘤小鼠生存质量、抑制肿瘤血管生成的作用是通过减少肿瘤间质中微血管密度、降低 VEGF 蛋白表达而实现的[7]。苦参碱能够提高 H22 肉瘤小鼠生存质量,具有抑制肿瘤新生血管生成的作用[8]。苦参碱在体外能够明显抑制 H22 细胞的生长和增殖,并可诱导细胞凋亡,对小鼠肿瘤生长也有明显抑制作用[9]。苦参碱对小鼠宫颈癌 U14 移植瘤的生长具有抑制作用[10]。

体外实验研究表明,苦参碱对胃癌 SGC-7901 细胞具有显著的抗肿瘤活性,而且苦参碱诱导胃癌细胞死亡时凋亡和自噬均被激活[11]。

苦参碱可抑制人肝癌 HepG-2 细胞增殖,其抑制方式与药物剂量和作用时间有关[12]。苦参碱抗 HepG-2 细胞的作用机制可能与调控肿瘤相关基因蛋白的表达有关[13]。

苦参碱能够调节凋亡相关基因的表达,从而诱导白血病 K562 细胞的分化[14]。苦参碱对雄激素非依赖性前列腺癌 PC-3M 细胞具有显著的生长抑制作用[15]。

苦参碱对人恶性黑色素瘤细胞株 A375 的侵袭能力及其乙酰肝素酶 mRNA 的表达有影响,苦参碱可能通过下调 A375 细胞乙酰肝素酶 mRNA 的表达而显著抑制细胞的黏附侵袭能力,其抑制作用呈剂量依赖性[14]。

苦参碱能轻度增强顺铂的细胞毒作用,苦参碱与顺铂合用对 KBV200 耐药细胞株细胞周期有一定的影响,与抗肿瘤药物单用组比较,苦参碱与顺铂合用组 $G_0 \sim G_1$ 期细胞数下降、$G_2 \sim M$ 期细胞数升高[16]。苦参碱分别与长春新碱和阿霉素联合作用后,可使 KBV200 耐药细胞株 P-糖蛋白的表达水平下降,从而逆转其耐药性[17]。苦参碱分别与顺铂和阿糖胞苷联合作用后,均可影响 KBV200 耐药细胞株的细胞周期[18]。

(3)氧化苦参碱的抗肿瘤作用:氧化苦参碱对人肝癌 HepG-2 细胞增殖有抑制作用,调控肿瘤相关基因蛋白的表达有关[14]。

氧化苦参碱在体外能显著抑制人胃癌 SGC-7901 细胞增殖,并能抑制 VEGF 基因的转录和表达[19]。

含氧化苦参碱的血清具有诱导人卵巢癌 HO8910 细胞凋亡的作用[20]。氧化苦参碱能显著抑制骨肉瘤 OS732 细胞增殖、促进其凋亡[21]。氧化苦参碱与长春新碱、平阳霉素、氟尿嘧啶、顺铂联合应用,对鼻咽癌 HNE-1 细胞株有明显的增殖抑制作用[22]。

(4)槐定碱的抗肿瘤作用:槐定碱无论体内还是体外均有很强的抗肿瘤作用。体内抑瘤试验证实,槐定碱对小鼠肉瘤 S180,S180A,S37,艾氏腹水癌 ECA,宫颈癌 14,Lewis 肺癌等多种动物移植肿瘤具有抑制作用,其抑制率为 30%～60%。

槐定碱体外抑瘤试验表明,对体外培养的人胃癌细胞 MGC-803 有明显的生长抑制作用,并可诱导其凋亡[23]。

(5)苦豆子总碱的抗肿瘤作用:苦豆子总碱有抗肿瘤活性,其作用可能与提高荷瘤小鼠血清 TNF-α,IL-6 含量有关[24]。

(6)苦豆子提取物的抗肿瘤作用:苦豆子提取物具有抑制人结肠癌 HCT-116 鸡胚绒毛尿囊膜移植瘤血管生成的作用,其作用效果同剂量呈相关性[25]。

2. 其他药理作用

(1)对中枢神经系统的影响

1)镇静催眠作用:苦豆子总碱、氧化苦参碱、槐果碱均能明显抑制小鼠的自主活动。

2)镇痛作用:苦豆子总碱、苦参碱、氧化苦参碱和槐果碱对化学性刺激和热刺激所致小鼠痛的反应均有明显抑制作用。

3)降温作用:氧化苦参碱可使小鼠体温明显下降[4]。

(2)对内脏系统的影响

1)抗心律失常作用:苦参碱、槐果碱、氧化槐果碱、槐定碱、槐胺碱、苦豆碱、氧化苦豆碱均能对抗心律失常。

2)增加肌力作用:苦豆子生物碱可不同程度增加离体心脏,左、右心室,乳头肌乃至心肌细胞的收缩力。

3)降压作用:苦豆子总碱对麻醉狗可产生一过性血压升高,继而下降,有抗 β 受体作用。

4)降血脂作用:苦参碱 50mg/kg 能明显降低血清甘油三酯,增高高密度脂蛋白胆固醇含量并使全血比黏度、血浆比黏度显著降低,红细胞电泳加快。

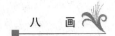

5)对心肌缺血的保护作用:槐定碱既能减轻缺血心肌的坏死程度,又可改善缺血心肌能量代谢[4]。

(3)抗病原微生物作用

1)抗细菌作用:苦豆子蛋白粗提物对意大利青霉菌和交链格孢菌都有很好的抑制作用[26]。

2)抗病毒作用:氧化苦参碱具有直接抗乙型肝炎病毒的活性[27]。

3)灭活内毒素作用:苦豆子总碱、槐果碱、槐定碱、氧化苦参碱具有体外直接灭活内毒素作用[28]。

(4)对免疫系统的影响:苦豆子水煎剂可降低小鼠淋巴细胞增殖率和脾脏红髓中 B 淋巴细胞密度,从而对脾脏的免疫清除功能产生影响[29]。

(5)抗炎作用:苦豆子总碱对大鼠溃疡性结肠炎的外周血和结肠组织中 IL-10 表达有一定的影响[30]。

(6)抗辐射作用:苦豆子总碱对照射小鼠有明显的防护效应[31]。

3. 毒性作用　苦豆子中的总碱及单体生物碱均有急性毒性,小鼠内脏器官出血是苦豆子生物碱中毒的主要病理变化,靶器官是肝脏、肾脏和肺脏[32]。

【药代动力学】

1. 槐定碱的药代动力学研究　槐定碱和槐定碱白蛋白微球注射液均符合二室模型特征,与普通制剂相比,槐定碱微球制剂的分布半衰期($t_{1/2\alpha}$)、消除半衰期($t_{1/2\beta}$)及平均滞留时间均显著延长[33]。

2. 氧化苦参碱的药代动力学研究　小鼠口服氧化苦参碱后,药物在胃肠道内逐渐转化为苦参碱,后者较易被肠道吸收[34]。

3. 苦参碱的药代动力学研究　大鼠口服 15mg/kg、30mg/kg、60mg/kg 苦参碱的生物利用度分别为 43.7%、47.4%和 31.6%,峰时间(t_{max})平均为 58 分钟[35]。

【临床应用】

1. 治疗肿瘤　槐定碱临床治疗 143 例癌症患者,恶性滋养细胞肿瘤 81 例,有效 68 例[36]。

2. 治疗其他疾病

(1)治疗白细胞减少症:氧化苦参碱可以用于不同原因引起的白细胞减少症患者,有效率为 84%[37]。

(2)治疗心律失常:应用氧化苦参碱治疗心律失常 60 例,总有效率为 80%[38]。

(3)治疗肝炎:苦参碱对乙肝患者的治愈率为 43.59%,总有效率为 81.19%,优于对照组($P<0.05$)[39]。

(4)治疗重症胰腺炎:氧化苦参碱联合生长抑素联合治疗重症胰腺炎患者,症状缓解时间、并发症发生率、平均住院时间及治疗 1 周后 APACHE-Ⅱ评分均优于单一的西药治疗[40]。

【不良反应】外用苦豆子油搽剂治疗湿疹,治疗组治疗过程中有 2 例患者出现局部红肿及瘙痒加剧[41]。

参考文献

[1] 南京中医药大学. 中药大辞典. 第 2 版. 上海:上海科学技术出版社,2006:1773-1775.

[2] 李艳艳,冯俊涛,张兴,等. 苦豆子化学成分及其生物活性研究进展. 西北农业学报,2005,14(2):133-136.

[3] 马别厚,张尊听. 苦豆子豆籽油化学成分研究. 天然产物研究与开发,2003,15(2):133-134.

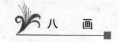

[4] 牟新利,王武宝,巴杭,等.中药苦豆子化学成分及生理活性的研究进展.新疆师范大学学报,2005,24(1):45-49.

[5] 焦河玲.苦豆碱抗结肠癌的作用及机制研究.南方医科大学博士学位论文,2011:22-96.

[6] 史焱.苦参碱诱导S180肉瘤小鼠肿瘤细胞凋亡的实验研究.沈阳:辽宁中医药大学,2007:1-11.

[7] 孙萍.苦参碱对S180肉瘤小鼠肿瘤血管形成抑制作用的研究.沈阳:辽宁中医药大学,2008:1-5.

[8] 屈飞,崔艳茹,徐镜.苦参碱对小鼠H22细胞抗肿瘤作用及其机制研究.肿瘤药学,2011,1(4):374-378.

[9] 马玲娣,张彦,文世宏,等.苦参碱对小鼠H22细胞抗肿瘤作用的实验研究.重庆医科大学学报,2005,30(2):178-182.

[10] 王英.苦参碱联合顺铂对U14细胞的抑制作用及与肺癌肿瘤抑制因子1蛋白表达的相关性研究.兰州:兰州大学,2012:1-24.

[11] 张军强.苦参碱诱导胃癌细胞自噬和凋亡的机制研究.兰州:兰州大学,2013:4-54.

[12] 司维柯,李鹏,王源,等.苦参碱抗人肝癌细胞株HepG2的作用及其机制研究.国外医学临床生物化学与检验学分册,2003,24(5):288-290.

[13] 尹继云.苦参碱和氧化苦参碱对体外培养HepG2细胞影响的比较研究.黑龙江八一农垦大学,2009:1-39.

[14] 朱晓伟,宝金荣,布仁.苦参碱和氧化苦参碱抗肿瘤作用机制研究进展.化学试剂,2010,32,(1):32-36.

[15] 金光虎.苦参碱对人前列腺癌PC-3M细胞作用的实验研究.长春:吉林大学,2010:19-62.

[16] 陈鸿雁,王驰,舒艳,等.苦参碱与3种抗肿瘤药物联合作用对KBV200耐药细胞株细胞周期的影响.中国药房,2006,17(7):500-501.

[17] 陈鸿雁,王驰,舒艳,等.苦参碱与6种抗肿瘤药联用对KBV200耐药细胞株P-糖蛋白表达的研究.重庆医学,2006,35(14):1279-1282.

[18] 陈鸿雁,王驰,舒艳,等.苦参碱与8种抗肿瘤药联合对KBV200耐药细胞株细胞周期的影响.重庆医学,2006,35(15):1378-1380.

[19] 刘益均,郑军,肖文波.氧化苦参碱对人胃癌SGC-7901细胞增殖及血管内皮生长因子表达的影响.中国癌症杂志,2010,20(1):22-25.

[20] 侯华新,黎丹,邝晓聪,等.氧化苦参碱对卵巢癌HO8910细胞凋亡影响的血清药理学研究.中国现代应用药学杂志,2006,23(5):349-352.

[21] 张立明,郑传莉.氧化苦参碱诱导骨肉瘤细胞凋亡的实验研究.中国医院药学杂志,2006,26(10):1218-1220.

[22] 王驰,陈鸿雁,叶琳,等.氧化苦参碱与抗肿瘤药物联合作用对HNE-1、HNE-1(200)细胞细胞增殖抑制的影响.中国医药指南,2008,6(16):7-10.

[23] 田真真,万红娇,杨翠萍.槐定碱的药理研究综述.中国实验方剂学杂志,2010,16(11):219-221.

[24] 焦河玲,邓虹珠,王晓娟,等.苦豆子总碱对S180荷瘤小鼠的抑瘤作用.中国实验方剂学杂志,2011,17(2):163-165.

[25] 李晶洁,吕书勤,何娜娜,等.苦豆子提取物抗人结肠癌HCT116细胞株鸡胚尿囊膜移植瘤血管生成的研究.新疆中医药,2012,30(1):25-27.

[26] 唐海淑,朱凯,安冉,等.苦豆子蛋白粗提物抗菌活性的初步研究.新疆农业科学,2009,46(2):425-429.

[27] 李继强,陈荣暄,曾民德,等.氧化苦参碱抗乙型肝炎病毒的体外实验研究.中华消化杂志,2001,21(9):550-552.

[28] 韩燕,周娅,王琳琳.苦豆子生物碱对内毒素的体外灭活作用.宁夏医学杂志,2007,29(7):579-580.

[29] 李莉,李新慧,张顺利.苦豆子对小鼠免疫功能的影响研究.安徽农业科学,2008,36(10):4072-4073.

[30] 周毅,邓虹珠,朱学敏,等.苦豆子总碱对大鼠溃疡性结肠炎细胞因子IL-10表达的影响.国际消化病杂志,2007,27(6):465-469.

[31] 梁莉,李新芳.苦豆子总碱对辐射损伤小鼠的防治作用研究.中药药理与临床,2001,17(3):18-19.

[32] 李生虎,何生虎.苦豆子生物碱的毒性研究.农业科学研究,2009,30(1):27-29.

[33] 吴清.槐定碱靶向微球给药系统的研制及其药动学初步研究.北京:北京中医药大学,2007:1-96.

[34] 季宇彬.中药有效成分药理与应用.哈尔滨:黑龙江科学技术出版社,2004:328-331.

[35] 刘瑞林.苦参碱的利胆作用与药代动力学的关系.中成药,1996,18(8):25.

[36] 管仲震,杨秀玉,王伊询,等.槐定碱Ⅱ期临床试验第二阶段总结报告.浙江省第二十次肿瘤防治学术年会.杭州:2006:84-85.

[37] 季宇彬.中药有效成分药理与应用.北京:人民卫生出版社,2011:882-886.

[38] 陈福丰,丁跃武,黄玉璞.氧化苦参碱治疗心律失常 60 例近期临床疗效观察.吉林医学情报,1990,(2):8.

[39] 白建刚,朱伟平,罗金武.苦参碱注射液治疗乙型肝炎疗效观察.中国医药导报,2007,4(17):19-20.

[40] 许永春,冯青青,李春安,等.生长抑素联合氧化苦参碱治疗重症急性胰腺炎.胰腺病学,2005,5(3):147-149.

[41] 袁小英,毕淑英,张国强.外用苦豆子油擦剂治疗湿疹疗效观察.河北医药,2013,35(7):1056-1057.

111. 茄　　根

【来源】茄科茄属植物茄 *Solanum melongena* L. 的根[1]。

【性味与归经】甘、辛、寒。

【功能与主治】祛风利湿,止血散瘀。主治久痢,便血,痔血,风湿痹痛,脚气,妇女阴痒,皮肤瘙痒,冻疮。

【化学成分】根皮含薯蓣皂苷元(diosgenin)。根含香草醛(vanillin)、异东莨菪素(isoscopoletin)、对氨基苯甲醛(*p*-aminobenzaldehyde)、咖啡酸乙酯(ethyl caffeate)、*N*-反式阿魏酰基酪胺(*N*-trans-feruloyltyramine)、*N*-反式阿魏酰基去甲辛弗林(*N*-trans-feruloyloctopamin)、*N*-反式对香豆酰基酪胺(*N*-trans-*p*-coumaroyltyramine)、*N*-反式对香豆酰基去甲辛弗林(*N*-trans-*p*-coumaroyloctopamine)、反式阿魏酸(trans-ferulic acid)。叶和果实中含有胡卢巴碱[2]。

【药理作用】

1. 抗肿瘤作用

(1)胡芦巴碱的抗肿瘤作用:胡芦巴碱具有抗肝癌作用,对小鼠肝癌抑制率可达 47%。动物实验表明,胡芦巴碱对 P388 淋巴细胞性白血病细胞有明显的抑制作用,含有胡芦巴碱的掌叶半夏的烯醇或水浸出液对动物 S180、HCA、U14 和 HeLa 细胞都具有明显的抑制作用[2]。

(2)薯蓣皂苷元的抗肿瘤作用:薯蓣皂苷元能抑制大鼠肝癌细胞 CBRH7919 的生长和诱导其凋亡。流式细胞仪检测显示,薯蓣皂苷元 $25\mu mol/L$、$50\mu mol/L$ 组细胞凋亡率分别为 19.06% 和 29.67%,细胞周期 S 期和 $G_2 \sim M$ 期阻滞增加。彗星电泳显示,$12.5\mu mol/L$、$25\mu mol/L$、$50\mu mol/L$ 加药组形成拖尾,平均光密度值较阴性对照组降低,彗星尾距较阴性对照组增加,且两者改变有剂量依赖关系[3]。

薯蓣皂苷元具有抑制人胃癌 SGC-7901 细胞增殖、诱导其凋亡的作用。作用 24 时、48 时、72 小时的半数抑制浓度(50% inhibitory concentration,IC_{50})分别为 $62.90\mu g/ml$、$31.83\mu g/ml$、$18.21\mu g/ml$,能明显诱导 SGC-7901 细胞发生凋亡,同样具有显著的时间-剂量依赖性[4]。薯蓣皂苷元对人胃低分化黏液腺癌 MGC-803 细胞有一定作用[5]。

薯蓣皂苷元微胶囊对人结肠癌 C26 细胞体外有抗增殖活性。以明胶薯蓣皂苷元配比为 5:1 制备的微胶囊,细胞试验表明,当药物浓度为 40mg/L 时,生物体外培养的人结肠癌细胞有 72% 被抑制，具有良好的抑癌效果[6]。

薯蓣皂苷元和肿瘤坏死因子相关凋亡诱导配体（TNF-related apoptosis-inducing ligand，TRAIL）具有协同诱导非小细胞肺癌 A549 细胞凋亡的作用，机制与线粒体途径、死亡受体途径和 MAPK 信号途径均相关。薯蓣皂苷元与 TRAIL 合用，IC_{50} 为 14.810μmol/L。荧光显微镜观察及流式细胞术检测结果表明，两药合用使细胞凋亡比例增加。联合用药组中 Caspase-8、Caspase-9、Bid、Caspase-3 激活和 PARP 切割明显增加；Bcl-2 表达减少，而 Bax 表达增加；MAPK 途径中 p38、JNK 和 ERK 明显激活[7]。

薯蓣皂苷元能诱导人白血病 HL-60 细胞分化及凋亡。通过电子显微镜观察，NBT 还原能力测定，琼脂糖凝胶电泳实验，凋亡检测试剂盒证明薯蓣皂苷元（≥7.500mg/L）诱导 HL-60 细胞发生凋亡。结合 Caspase-3 抑制剂的抗凋亡作用和 Caspase-3 活力检测结果，发现薯蓣皂苷元诱导人白血病细胞 HL-60 凋亡依赖 Caspase 途径[8]。

薯蓣皂苷元能抑制人骨肉瘤 U-20S 细胞生长，诱导细胞凋亡。薯蓣皂苷元对 U-20S 细胞的生长具有明显抑制作用，半抑制率为 87μmol/L，用药后细胞周期阻滞于 G_1 期[9]。薯蓣皂苷元可能通过影响细胞周期调控蛋白的表达，诱导 U-20S 细胞周期阻滞于 G_1 期，抑制其增殖，用药后细胞周期正调控因子 Cyclin D1、Cyclin E、CDK2、CDK6、mRNA 的表达减弱，负调控因子 p27 mRNA 的表达增强[10]。薯蓣皂苷元抗骨肉瘤机制与抑制 Wnt/β-catenin 信号通路有关，400mg/kg、200mg/kg、100mg/kg 薯蓣皂苷元灌胃对荷瘤裸鼠肿瘤生长有明显的抑制作用，呈量效关系，抑瘤率 30%～60%；（100～400）mg/kg 呈剂量依赖性抑制 U-20S 细胞 β-Catenin 的表达；400mg/kg 抑制荷瘤裸鼠 β-Catenin 的表达[11]。薯蓣皂苷元通过 Caspase-8 途径诱导 U-20S 细胞凋亡而抑制其增殖，经薯蓣皂苷元处理的 U-20S 细胞呈典型的凋亡形态学改变，其 Caspase-8 蛋白表达增强[12]。

2. 其他药理作用

（1）对外周神经系统的影响：胡芦巴碱能够改善听觉阈变动和延迟糖尿病神经病变听觉诱发电位的潜伏期[2]。

（2）对中枢神经系统的影响

1）对神经元的影响：服用胡芦巴碱可增大神经元细胞的比例，促进功能轴突的生长，并有增强记忆的功能[2]。

2）镇痛作用：茄根可提高小鼠热板痛阈值，抑制二甲苯致小鼠耳郭肿胀，增加小鼠耳郭毛细血管交叉数[13]。茄根水提液对热板法、扭体法、甲醛引痛法及甩尾法致痛模型均有明显提高痛阈的作用[14]。

（3）对心血管系统的影响

1）对心肌缺血的改善作用：薯蓣皂苷元可显著降低大鼠心肌梗死面积，降低心肌酶水平，提高氧自由基清除能力[15]。

2）抗血栓形成作用：薯蓣皂苷元在体外有明显的抗血小板聚集活性，薯蓣皂苷元对小鼠下腔静脉结扎血栓形成具有抑制作用[16]。

3）降血脂作用：薯蓣皂苷元对高脂血症有明显预防和治疗作用[3]。薯蓣皂苷元有抗高脂血症作用[17]。茄根酸性组分可降低高脂血症小鼠的血脂[18]。

（4）对内分泌系统的影响：胡芦巴碱可以恢复由可的松引起的血糖升高和降低四氧嘧啶引起的小鼠血糖升高[2]。

（5）抗病原微生物作用

1)抗菌作用:茄根酸性组分具有一定的抗厌氧菌作用,对多种口腔致龋菌和牙周病原菌具抗菌活性[19]。

2)对土传病原菌生长的促进作用:茄根分泌物及其浸提液对 3 种土传病原菌生长有促进作用[20]。

(6)抗炎作用:茄根酸性组分对急、慢性炎症均具有良好的抗炎效应[21,22]。

3. 毒性作用　小鼠灌胃和皮下注射胡芦巴碱的 LD_{50} 为 5000mg/kg[2]。

【药代动力学研究】胡芦巴碱的吸收主要在小肠中进行。兔灌胃胡芦巴提取物及静脉注射胡芦巴碱单体,不同采血点的血浆样品分析结果显示胡芦巴碱线性范围为 $0.98\sim31.28$mg/L,血浆检测限为 50μg/L[2]。

【临床应用】治疗其他疾病:

1. 治疗冻疮　茄根加味治疗冻疮 38 例,坚持用药 1～2 个疗程后,治愈 30 例,好转 8 例[23]。

2. 治疗荨麻疹　茄根醋外搽患处治疗荨麻疹 1 例,连用 3 天症状全部消失而愈,至今未见复发[24]。

参考文献

[1] 南京中医药大学. 中药大辞典. 第 2 版. 上海:上海科学技术出版社,2006:1794-1795.

[2] 季宇彬. 中药有效成分药理与应用. 北京:人民卫生出版社,2011:268-270.

[3] 刘喜娟,谭宇蕙,吴映雅,等. 薯蓣皂苷元对大鼠肝癌细胞 CBRH7919 的抑制及凋亡诱导作用. 中国现代医学杂志,2010,20(7):980-983.

[4] 何忠梅,白冰,金颖,等. 薯蓣皂苷元对人胃癌 SGC-7901 细胞体外作用的研究. 中国实验诊断学,2010,14(12):1903-1905.

[5] 宋宇,何忠梅,李晶华,等. 薯蓣皂苷元对人胃低分化粘液腺癌细胞作用的研究. 北京中医药大学学报,2005,(28):42-44.

[6] 李彰鑫,黄文,薛安,等. 薯蓣皂苷元微胶囊的制备及体外抗肿瘤活性. 安徽农业科学,2010,38(25):13807-13809.

[7] 何焱,王继双,张鹏,等. 薯蓣皂苷元联合 TRAIL 对非小细胞肺癌 A549 细胞的协同作用及其中效原理评价. 药学学报,2013,48(1):45-51.

[8] 李晶华. 薯蓣皂苷元诱导人白血病细胞(HL-60)分化及凋亡研究. 长春:吉林大学,2001:1-25.

[9] 洪振强,王和鸣,苏友新,等. 薯蓣皂苷元对人骨肉瘤 U-20S 细胞增殖和周期的影响. 福建中医学院学报,2009,19(3):35-36.

[10] 洪振强,林建华,张俐. 薯蓣皂苷元对人骨肉瘤 U-20S 细胞周期调控蛋白表达的影响. 福建中医药,2009,40(5):46-48.

[11] 洪振强,高弘建,伏勇,等. 薯蓣皂苷元抗骨肉瘤机制及与 Wnt/β-catenin 信号通路有关系. 福建中医药大学学报,2013,23(3):11-23.

[12] 洪振强,张俐,王和鸣,等. 薯蓣皂苷元诱导人骨肉瘤 U-20S 细胞凋亡的发生机制. 福建中医学院学报,2009,19(5):52-60.

[13] 朱曲波,杨琼,石米扬,等. 茄根的镇痛、抗炎作用研究. 中药药理与临床,2003,19(4):26-28.

[14] 郑锦,白建平,于ायंग明. 茄根药理作用的研究. 大同医学专科学校学报,2005,(3):10-11.

[15] 宁可永,李贻奎,高会丽,等. 薯蓣皂苷元对大鼠急性心肌缺血的治疗作用. 中药新药与临床药理,2008,19(1):1-3.

[16] 田友清,丁平,寇俊萍,等. 薯蓣皂苷元对小鼠下腔静脉结扎血栓形成及相关因子的影响. 现代中药研究

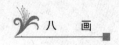

与实践,2007,21(1):32-34.

[17] 马海英,赵志涛,王丽娟,等.薯蓣皂苷元和黄山药总皂苷抗高脂血症作用比较.中国中药杂志,2002,27(7):528-531.

[18] 汪鋆植,容辉,翟文海.茄根酸性组分降血脂作用研究.中国民族医药杂志,2007,2(2):53-54.

[19] 汪鋆植.茄根酸性组分对牙周炎的治疗作用及作用机理研究.成都中医药大学博士学位论文,2004:1-58.

[20] 黄奔立,朱键鑫,许云东,等.茄根分泌物及其浸提液对3种土传病原菌生长的促进作用.江苏农业学报,2005,21(4):301-305.

[21] 汪鋆植,沈映君,叶红.茄根酸性组分对胸膜炎大鼠血清中白三烯 B_4 含量的影响.中国民族医药杂志,2007,4(4):49-50.

[22] 汪鋆植,沈映君,叶红,等.茄根酸性组分对脂多糖诱导的小鼠腹腔巨噬细胞核因子 κB 表达的影响.时珍国医国药,2005,16(11):1088-1090.

[23] 田朝晖,姚旭,陈俞池.茄根加味治愈冻疮38例.中国民族民间医药,2009,18(12):121.

[24] 孙宝顶.茄根醋治疗荨麻疹.中国民间疗法,2001,9(8):54.

112. 刺 五 加

【来源】五加科植物刺五加 *Acanthopanax senticosus*(Rupr. et Maxim.)Harms 的根、根茎或茎叶[1]。

【性味与归经】辛、微苦、温。归脾、肾、心经。无毒。

【功能与主治】有益气健脾,补肾安神的功效,用于脾肾阳虚,体虚乏力,食欲不振,肺肾两虚,腰膝酸痛,心脾不足,失眠多梦。

【化学成分】从刺五加中分离得到了大量的木脂素、三萜、香豆素、黄酮、多糖等多种活性成分。刺五加不同药用部位中的木脂素主要是二苯基四氢呋喃并四氢呋喃类木脂素、丁烷衍生物类木脂素及新木脂素类等;芝麻脂素[(一)-sesamin]、(十)-丁香树脂酚[(十)-syringaresinol]、(十)-syringaresinol-di-*O*-β-D-glucoside、(十)-syringaresinol-*O*-β-D-glucoside、(十)-pinoresinol-*O*-β-D-glucoside、(十)-pinoresinol-di-*O*-β-D-glucoside、(十)-medioresinol-di-*O*-β-D-glucoside、刺五加苷 D(eleutheroside D)、刺五加苷 E(eleutheroside E)、(一)-syringaresinol-4-*O*-β-D-glucopy-ranoside、新刺五加酚(neociwujiaphenol)、刺五加酮(ciwujiatone)、刺五加苷 E_2(eleutheroside E_2)、(8R',7*E*)-洒维宁[(8R',7*E*)-savinin]。刺五加中的三萜类化合物主要是五环三萜类化合物。主要有熊果酸(ursolic acid)、齐墩果酸(oleanolic acid)、木栓酮(friedelin)、刺五加苷 I(eleutheroside I)、刺五加苷 K(eleutheroside K)、刺五加苷 L(eleutheroside L)、刺五加苷 M(eleutheroside M)、3-*O*-β-D-glucopyranosyl-(1-3)-*O*-β-D-galactopyranosyl-(1-4)-(*O*-β-L-rhamnopyranosyl-(1-2))-*O*-β-D-glucopyranosyl-16-β-hydroxy-13,28-epoxy-oleanane、ciwujianoside B、ciwujianoside C_1、ciwujianoside C_2、ciwujianoside C_3、ciwujianoside C_4、ciwujianoside D_1、ciwujianoside D_2 及 ciwujanoside E。刺五加中齐墩果酸苷的糖基多连接在母核3位及28位。鼠李糖多为外侧糖,3位内侧糖多为阿拉伯糖,28位内侧糖多为葡萄糖。此外,还从刺五加中分离得到一个新的三萜类化合物 3,4-seco-lupan-20(29)-ene-3,28-dioic acid。从刺五加中分离得到的香豆素有异秦皮素(isofraxidin)、isofraxidin-7-*O*-β-D-glucopyranoside、刺五加苷 B_1(eleutheroside B_1)。从刺五加叶子分离得到一个新的香豆素 7-methoxy-8-*O*-β-D-glucopyranosyl coumarin,从刺五加的地上部分分离得到新香豆素 eleutheroside B_2,

从刺五加种子中分离得到有机酸有棕榈酸(palmitic acid)、硬脂酸(stearic acid)、油酸(oleic acid)、亚油酸(linoleic acid)、亚麻酸(linolenic acid)、behenic acid 及肉豆蔻酸(myristic acid)。从刺五加茎中分离得到 3-(4-O-β-D-glucopyranosyl feruloyl)quinic acid、rel-5-[1R,5S-dimethyl-3R,4R,8S-trihydroxy-7-oxa-6-oxobicyclo(1,2,3)oct-8-yl]-3-methyl-2Z,4E-pentadienoic acid。从刺五加叶中分离得到了有机酸酯(2E)-prenyl benzoate-4-O-β-L-arabinopyranosyl(1-6)-β-D-glucopyranoside 及 3,4′-dihydroxy-3′-methoxybenzene pentanoic acid 等。从刺五加的地上部分分离得到两个新的生物碱 eleutherazines A 及 B。黄酮及其苷类主要有金丝桃苷(hyperin)、槲皮苷(quercitrin)、槲皮素(quercetin)、芦丁(rutin)。从刺五加种子中还分离得到一系列氨基酸类化合物如苏氨酸、丝氨酸、脯氨酸、谷氨酸、甘氨酸、丙氨酸、缬氨酸、异亮氨酸、组氨酸、赖氨酸、精氨酸等。此外,刺五加中还含有异香草醛、刺五加多糖、刺五加苷 B、3,4-二羟基苯甲酸、β-谷甾醇、胡萝卜苷等。从刺五加地上部分分离得到一个倍半萜 oplopanone B[2]。

【药理作用】

1. 抗肿瘤作用

(1)刺五加皂苷的抗肿瘤作用:刺五加叶皂苷抑制小鼠 HepG-2 肝癌细胞生长和转移的作用机制。通过给 BABL/c 小鼠腹腔内注射 HepG-2 肝癌细胞,10 天后给予刺五加皂苷腹腔注射,8 周后处死小鼠,取瘤称重。用免疫组织化学方法检测刺五加皂苷对移植肝癌组织 $nm23$-$H1$ 和 $p53$ 基因蛋白表达的影响及抑瘤率,结果显示,当刺五加叶皂苷剂量为 0.25mg/kg、1mg/kg 时,抑瘤率分别为 45.43% 和 72.06%,显著低于对照组($P<0.05$)。刺五加叶皂苷 1mg/kg 治疗组的 nm23-H1 阳性表达率明显高于对照组[3]。刺五加皂苷对人肝癌 SMMC-7721 细胞有明显的抑制作用。经刺五加皂苷诱导肝癌 SMMC-7721 细胞后,肿瘤细胞体积缩小,染色质浓缩,细胞核呈新月形、环状或碎块状,并出现凋亡小体等典型凋亡形态学的改变;DNA 电泳出现凋亡所特有的梯状条带。实验表明刺五加叶皂苷能诱导肝癌 SMMC-7721 细胞发生凋亡,且具有剂量和时间依赖性。结果表明,刺五加叶皂苷能够抑制肝癌 SMMC-7721 细胞增殖,诱导细胞凋亡[4]。刺五加叶皂苷组腹膜、肝、肠系膜和脾的癌转移率显著低于对照组。刺五加叶皂苷有抑制人肝癌在小鼠体内生长和转移的作用,其作用随剂量增加而递增,此作用可能与刺五加叶皂苷促进肝癌细胞凋亡有关[5]。

刺五加叶皂苷通过促使胃癌细胞的 Ca^{2+} 内流,诱导人 SGC-7901 胃癌细胞凋亡。随着时间的增加和剂量的加大,诱发凋亡作用增强[6]。刺五加皂苷在体外对胃癌细胞凋亡的诱导作用,琼脂糖凝胶 DNA 电泳显示维 A 酸 1×10^{-4} mmol/ml 作用的癌细胞,因凋亡细胞较少,呈模糊梯状改变。刺五加叶皂苷 48 小时后细胞膜破坏,胞内细胞器减少,核肿胀;维 A 酸作用 24 小时和 48 小时后,细胞核固缩,胞质内出现较多空泡和脂滴。结果表明刺五加叶皂苷和维 A 酸均可诱导 SGC-7901 胃癌细胞凋亡,且呈时间和剂量依赖性。刺五加叶皂苷作用于胃癌细胞可有效地介导靶细胞的凋亡[7]。

(2)刺五加黄酮的抗肿瘤作用:刺五加黄酮对人乳腺癌 MCF-7 细胞有明显的抑制作用。浓度为 100μmol/L 的刺五加黄酮可使 MCF-7 细胞中 Npas2 和 Per2 表达强度明显增加($P<$0.01),能抑制 MCF-7 细胞在体外的增殖,且抑制作用有明显的剂量和时间依赖性。正常培养的 MCF-7 细胞,偶见细胞凋亡阳性细胞,浓度为 50μmol/L 刺五加黄酮作用后细胞凋亡指数为 0.8%,100μmol/L 后细胞凋亡指数增加为 5.2%,200μmol/L 后细胞凋亡指数为 12.6%,

结果表明浓度为 $200\mu mol/L$ 刺五加黄酮能诱导 MCF-7 细胞发生凋亡（$P<0.01$）。随着刺五加黄酮剂量增加，细胞凋亡指数也增加。刺五加黄酮通过下调 Bcl-2 和上调 Bax 的表达来诱导细胞凋亡，进而发挥其抗肿瘤的作用[8]。

（3）刺五加多糖的抗肿瘤作用：刺五加多糖体内动物实验，0.34g/kg 刺五加多糖对小鼠肉瘤 S37、S108 和小鼠肝癌 HepA 细胞都有显著抑制作用（$P<0.01$），对 L816 白血病小鼠存活时间无影响，剂量增大为 0.5g/kg 时，对 HepA 反而无抑制作用。刺五加多糖抑制动物肿瘤时，荷瘤动物的脾脏较对照组显著增大。根据以上结果，刺五加多糖可能是通过调节机体的免疫功能而抑制肿瘤的生长。刺五加多糖对人小细胞肺癌 H446 细胞增殖的抑制作用；利用 Hoechst33258 染色和流式细胞技术检测经刺五加多糖处理后 H446 细胞凋亡的形态特征及凋亡率的变化；Western 印迹方法检测凋亡相关基因 Bax、$Bcl\text{-}2$、$p53$ 表达的变化。MTT 分析表明，刺五加多糖作用 48 小时后可明显抑制 H446 细胞的增殖，半数抑制浓度（50% inhibitory concentration，IC_{50}）为 476.36mg/ml。H446 细胞在刺五加多糖诱导下出现典型的凋亡形态；流式细胞术检测结果显示对照组及浓度为 240mg/ml、480mg/ml、960mg/ml 药物处理组凋亡率分别是 5.02%±0.4%、11.12%±1.8%、19.89%±2.5%、22.54%±1.8%；Western 印迹显示在刺五加多糖的诱导下 Bax、p53 的表达量提高，而 Bcl-2 的表达量下降。研究表明，刺五加多糖对 H446 细胞增殖有抑制作用，并能促进其凋亡；刺五加多糖通过上调 Bax、p53 表达，下调 Bcl-2 表达促进 H446 细胞凋亡[9]。

（4）刺五加提取物的抗肿瘤作用：刺五加甲醇提后再经水提醇沉物对 S180 肉瘤小鼠按每天 10g 体重 0.2ml 体积灌胃给药，连续给药 12 天，分成高、中、低 3 个剂量组，不同剂量组对 S180 肉瘤小鼠抑瘤率为 32.27%～48.17%，其用药各剂量与空白组比较差异显著（$P<0.05$），药物剂量与抑瘤率成正相关，其中高剂量组与刺五加水煎液样品比较差异显著（$P<0.05$）。刺五加提取物能体现明确的抗肿瘤活性功效[10]。采用含药血清方法处理培养的小鼠转移癌人大肠癌细胞株 HT-29，人淋巴瘤细胞株 U937 和人肺癌细胞株 A549，观察肿瘤抑制作用同给药量和给药时间的关系。5～80g/kg 含药血清对各肿瘤株细胞均有明显抑制作用，且与剂量成正相关[11]。

2. 其他药理作用

（1）对中枢神经系统的影响：刺五加的醇和水提取物均能很好地促进大鼠 $A\beta(25\text{-}35)$ 损伤神经元的修复以及神经突触的重建[12]。刺五加和芝麻素对鱼藤酮和 1-甲基-4-苯基-1,2,3,6-四氢吡啶诱导的帕金森大鼠的多巴胺能神经元流失具有保护作用[13]。

（2）对内脏系统的影响

1）对心血管系统的影响：刺五加皂苷 senticoside B 能够通过抑制双氧化诱导的氧化应激而保护心肌细胞，减少脂质过氧化和增强氧化活性[14]。刺五加注射液具有修复因放射损伤的小鼠骨髓微血管，保护骨髓造血微环境，增加骨髓中毛细动脉根数、面积和骨髓造血组织容量百分率的作用[15]。

2）对肝的保护作用：小鼠腹膜内注射刺五加水溶性多糖提取物可减轻 D-半乳糖胺或脂多糖诱导的暴发性肝功能衰竭，显著降低血清肿瘤坏死因子-α、抑制肝细胞凋亡，降低小鼠死亡率[16]。在刺五加茎皮中分离得到的糖蛋白可显著增强急性酒精中毒大鼠酒精代谢酶的活性，刺五加糖蛋白可通过增加醇脂代谢抗氧化防御系统减轻急慢性酒精中毒[17]。

（3）抗菌作用：从刺五加叶中分离得到的裂环羽扇豆烷型三萜类化合物 chiisanogenin 表现为中等程度的广谱抗菌活性，对革兰阳性菌和革兰阴性菌均有效，最小抑制浓度为 50～100μg/ml[18]。刺五加内生真菌及其次生代谢产物的抑菌活性，刺五加的内生真菌及其次生代谢产物中存在着丰富的抑菌天然活性[19]。

（4）对免疫系统的影响：刺五加提取物的多糖部分对细胞保护有明显的非特异性免疫增强作用。刺五加具有明显免疫调节作用，能够启动体液免疫应答[20]。刺五加苷 E、B 以及它们的混合体，刺五加乙醇提取液均能够诱导产生和提高 IL-1 和 IL-6，说明刺五加提取物及其成分刺五加苷 E、B 均具有较好的免疫药理活性[21]。

【药代动力学】建立大鼠血浆中刺五加苷 E 和刺五加苷 B 的 RP-HPLC 分析方法，并对这 2 种成分在大鼠体内过程特性进行分析研究。刺五加苷 E 在血液、肾脏、心脏、肝脏和脾脏中都有分布，刺五加苷 B 在血液、肾脏、心脏、肝脏中都有分布，在脾脏中没有分布，刺五加苷 E 和 B 主要由肝、肾代谢、排泄[22]。

【临床应用】

1. 治疗肿瘤　治疗非小细胞肺癌：应用刺五加辅助治疗非小细胞肺癌患者共 68 例，辅助治疗组 36 例，单纯化疗组 32 例，两组性别、年龄构成均无统计学差异。患者外周血淋巴细胞的 CD$_3$、CD$_4$ 分子表达升高；Th1 型细胞因子分泌增加，sIL-2R 下降；淋巴细胞 NK 和 LAK 的抗肿瘤活性均显著增强[23]。

2. 治疗其他疾病

（1）治疗神经衰弱：采用刺五加注射液治疗 80 例神经衰弱患者，结果显示治愈 47 例，好转 27 例，无效 6 例，总有效率达 92.4%[24]。

（2）治疗冠心病、心绞痛：采用刺五加注射液治疗心绞痛患者，治疗前后心电图波有异常改变，治疗组血浆黏度及纤维蛋白原下降明显，表明刺五加注射液用于缺血性心血管疾病的治疗有显著疗效[25]。

（3）治疗原发性高血压血瘀证：刺五加注射液治疗原发性高血压血瘀证 2 周后除血沉无显著变化外，血液流变学各项指标较治疗前均有不同程度的降低，而其中红细胞变形指数、高密度脂蛋白较治疗前增高，无明显副作用，可作为原发性高血压辅助治疗[26]。

【不良反应】刺五加注射液所致的不良反应中有 87.21% 为典型的 I 型变态反应，在 I 型变态反应中，致敏和激发是两个不可缺少的阶段，释放介导物质是肥大细胞 IgE，递质是组胺、缓激肽、慢反应物质、分泌物亢进和嗜酸性粒细胞浸润为主要特点[27]。刺五加注射液所引起的变态反应与其制剂过程中难以完全去除杂质而造成质量良莠不齐密切相关；另外，刺五加注射液在使用时过快滴注、联合用药也可引起不良反应[28]。

参考文献

[1] 国家药典委员会.中华人民共和国药典.一部.北京:中国医药科技出版社,2010:192-193.
[2] 董梅,李廷利.刺五加化学成分及药理作用研究进展.中医药学报,2011,39(3):98-100.
[3] 叶炯贤,叶红军,杜意平,等.刺五加叶皂苷对肝癌癌基因表达的调节作用.中华实验外科杂志,2000,17(5):426-427.
[4] 吕冬霞,杜爱林,吕学诜,等.刺五加皂甙对肝癌 SMMC-7721 细胞凋亡的影响.中国老年学杂志,2005,25(7):822-823.
[5] 冯雪梅,叶红军,韩登春,等.刺五加叶皂甙对动物实验性肝癌抑制作用的研究.中国老年学杂志,1999,19(5):298-299.

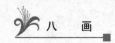
[6] 叶红军,吴远,房家智,等.刺五加皂甙对胃癌细胞膜电位和亚细胞结构的影响.中华消化杂志,2002,22 (1):48-49.

[7] 叶红军,王俊萍,刘建.刺五加皂甙和维甲酸诱导胃癌细胞凋亡的研究.胃肠病学,2001,6(增刊):19.

[8] 李新白.生物钟基因 Npas2 在乳腺癌发生中的作用及刺五加黄酮对生物钟基因表达的影响和抗肿瘤机制.长春:吉林大学,2012:37-65.

[9] 赵俊霞,闫永鑫,赵娟,等.刺五加多糖诱导人小细胞肺癌 H446 细胞凋亡.细胞生物学杂志,2008,30(2): 239-242.

[10] 梁丽坚,蔡宇,梁少玲.刺五加提取物抗肿瘤作用的实验研究.时珍国医国药,2006,17(7):1187-1188.

[11] 蔡宇,陈冰,余绍蕾,等.刺五加提取物含药血清抗肿瘤作用的研究.上海中医药杂志,2006,40(1): 58-59.

[12] Chihiro T,Mahoko I,Bai Y J,et al. Inhibitory Effects of Eleutherococcus senticosus Extracts on Amyloidβ (25-35)-Induced Neuritic Atrophy and Synaptic Loss. J Pharmacol Sci,2008,107:329-339.

[13] Fujikawa T,Kanada N,Shimada A,et al. Effect of Sesamin in Acanthopanax senticosus HARMS on Behavioral Dysfunction in Rotenone-Induced Parkinsonian Rats. Biol Pharm Bull,2005,28(1):169-172.

[14] Liang Q M,Yu X, Qu S C,et al. Acanthopanax senticosides B ameliorates oxidative damage induced by hydrogen peroxide in cultured neonatal rat cardiomyocytes. European Journal of Pharmacology,2010,627 (1-3):209-215.

[15] 陶明飞,杨卫东,王俊和.刺五加注射液对放射损伤小鼠骨髓造血微环境的保护作用.南京中医药大学学报,2004,20(3):175-177.

[16] Park E,Nan J,Zhao Y,et al. Water-soluble polysaccharide from Eleutherococcus senticosus stems attenuates fulminant hepatic failure induced by D-galactosamine and lipopolysacchari de in mice. Basic Clin Pharmacol Toxicol,2004,94:298-304.

[17] Choi J,Yoon T,Kang K,et al. Glycoprotein isolated from Acanthopanax senticosus protects against hepatotoxicity induced by acute and chronic alcohol treatment. Biol Pharm Bull,2006,29:306-314.

[18] Lee S,Shen D,Oh K,et al. Antibacterial compounds from the leaves of Acanthopanax senticosus. Archives of pharmacal research,2006,26(1):40-42.

[19] 郑春英,崔宇,纪鑫,等.药用植物刺五加内生真菌的分离及其抑菌活性研究.中国药学杂志,2008,43 (20):1541-1544.

[20] Rogala E,Skopińska-Rózewska E,Sawicka T,et al. The influence of Eleuterococcus senticosuson cellular and humoral immunological response of mice. Pol J Vet Sci,2003,6(3):37-39.

[21] Steinmann G G,Esperester A,Joller P,et al. Immunophar-macological in vitro effects of Eleutherococcus senticosus extracts. Arzneimittel forsch,2001,51(1):76-83.

[22] 封士兰,胡芳弟,赵健雄,等.RP-HPLC 法研究刺五加注射液中刺五加苷 E、刺五加苷 B 在大鼠体内的药代动力学和组织分布特性.药物分析杂志,2006,26(6):741-744.

[23] 王峻,何嘉言,孙宏高.刺五加注射液对肺肿瘤化疗患者免疫调节作用的研究.浙江中西医结合杂志, 2001,11(6):339-340.

[24] 马洪方,叶朝兴.刺五加注射液治疗神经衰弱 80 例临床分析.中医药研,2000,16(2):5.

[25] 刘燕.刺五加注射液治疗冠心病心绞痛 32 例疗效观察.时珍国医国药,2002,13(3):157.

[26] 师军,张秀娟,刘洪涛.刺五加注射液对原发性高血压病血瘀证患者血液流变性的影响.天津中医学院学报,2002,19(2):32-33.

[27] 何维.医学免疫学.北京:人民卫生出版社,2005:301-305.

[28] 徐仿周,周学琴.刺五加注射液不良反应相关因素分析.医药导报,2009,28(6):812-813.

113. 郁　金

【来源】姜科姜黄属植物温郁金 *Curcuma wenyujin* Y. H. Chen et C. Ling、姜黄 *Curcuma longa* L.、广西莪术 *Curcuma kwangsiensis* S. G. Lee et C. F. Liang、莪术 *Curcuma aeruginosa* Roxb. 或川郁金 *Curcuma chuanyujin* C. K. Hsieh et H. Zhang 的根茎[1]。

【性味与归经】辛、苦、寒。归心、肝、胆经。

【功能与主治】活血止痛，行气解郁，清心凉血，疏肝利胆。主治胸腹胁肋诸痛，妇女痛经、经闭、癥瘕结块，热病神昏，癫狂，惊痫，吐血，衄血，血淋，砂淋，黄疸。

【化学成分】

1. 温郁金　块根含姜黄素(curcumin)、去甲氧基姜黄素(demethoxycurcumin)、双去甲氧基姜黄素(bisdemethoxycurcumin)。根茎含反,反吉马酮(trans,trans-germacrone)、莪术二酮(姜黄二酮)(curdione)、新莪术二酮(neocurdione)、顺,反吉马酮(cis,trans-germacrone)、蓬莪术二烯(furanodiene)、莪术醇(姜黄醇)(curcumol)、异原莪术烯醇(isoprocurcumenol)、原莪术烯醇(procurcumenol)、环氧泽泻烯(alismoxide)、郁金二醇(zedoarondiol)、异郁金二醇(isozedoarondiol)、姜黄烯酮(curcumenone)、蓬莪术烯(curzerene)、β-榄香烯(β-elemene)、γ-榄香烯(γ-elemene)、δ-榄香烯(δ-elemene)、脱氢-1,8-桉叶素(dehydro-1,8-cineole)、异龙脑(isoborneol)、樟脑(camphor)[1]、川芎嗪[2]。茎叶含顺,反吉马酮(cis,trans-germacrone)、欧亚活血丹内酯(glechomanolide)、郁金二酮(curcumadione)、桉叶素(1,8-cineole)、龙脑(borneol)[3]。

2. 姜黄　块根含姜黄素、去甲氧基姜黄素、双去甲氧基姜黄素、姜黄酮(turmerone)、芳香-姜黄酮(ar-turmerone)、大牻牛儿酮(germacrone)、松油烯(terpinene)、姜黄烯(curcumene)、芳香-姜黄烯(ar-curcumene)、藜术二酮(curdiene)、莪术醇(curcumol)、桉叶素(cineole)、丁香烯(caryophyllene)、柠檬烯(linonene)、芳樟醇(linalool)、α-蒎烯(α-pinene)、β-蒎烯(β-pinene)，樟烯(camphene)及异龙脑(isoborneol)[1]、α-姜黄酮(α-turmerone)、β-姜黄酮(β-turmerone)、姜烯(zingiberene)、芳香酮(aromatic ketones)[4]。

3. 广西莪术　含β-蒎烯、桉叶素，龙脑(borneol)、异龙脑、丁香烯、樟脑(camphor)、β-榄香烯(β-elemene)，δ-榄香烯(δ-elemene)、律草烯(humulene)、α-松油烯、芳樟醇、乌药奥(lindera-zulene)、异莪术烯醇(isocurcumenol)、桂莪术内酯(gweicurculactone)、β-谷甾醇(β-sitosterol)、胡萝卜苷(daucosterol)、棕榈酸(palmitic acid)[1]、蓬莪术环二烯(furanodiene)、吉马酮(germacron)、蓬莪术环二烯酮(furanodienone)、蓬莪术环氧酮(zederone)、对羟基苯甲酸(4-hydroxybenzoic acid)、对羟基桂皮酸(p-hydroxycinnamic acid)[5]。

4. 莪术　块根含姜黄素、去甲氧基姜黄素、双去甲氧基姜黄素[1]、β-榄香烯、丁香烯、γ-榄香烯、α-蛇麻烯(α-humulene)、β-榄香烯氧化物(β-elemene)、β-桉叶醇(β-eudesmol)、莪术二酮[6]。

5. 川郁金　块根含姜黄素、去甲氧基姜黄素、双去甲氧基姜黄素[1]。

【药理作用】

1. 抗肿瘤作用

(1)川芎嗪的抗肿瘤作用:川芎嗪对肿瘤细胞与内皮细胞的黏附均有明显抑制作用,并可抑制 CD44、CD49 黏附因子表达,还可减轻内皮细胞通透性,保护内皮细胞的完整,阻断肿瘤细胞与基质膜的黏附,从而减少肿瘤转移形成[7]。

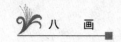

　　川芎嗪具有直接抗肿瘤作用,500mg/L 的川芎嗪对人胃癌低分化腺癌有一定杀伤作用。川芎嗪可抑制 A549 细胞的增殖,其作用呈时间和剂量依赖性[8]。川芎嗪能轻度抑制敏感性白血病 K562 细胞的 DNA 合成[7]。

　　(2)姜黄醇的抗肿瘤作用:姜黄醇无论体内或体外对多种动物肿瘤均有很强的抗肿瘤活性。姜黄醇 75mg/kg 皮下注射对小鼠肉瘤 37、宫颈癌 U14、艾氏腹水癌 EAC 均有较高的抑制率,但对 S180 的抑制作用较弱[8]。

　　(3)姜黄二酮抗肿瘤作用:姜黄二酮无论体内或体外对多种动物肿瘤均有很强的抗肿瘤活性。研究表明,姜黄二酮对艾氏腹水癌细胞有明显破坏作用,能使其变性坏死。经姜黄二酮处理的艾氏腹水癌可成功地使小鼠获得主动性免疫[9,10]。姜黄二酮对小鼠 S180 肉瘤有一定的抑制作用,抑制率可达 46.68%,并可显著降低 S180 瘤体内微血管密度[11]。

　　姜黄二酮对喉癌细胞 Hep-2 的增殖有较强抑制作用,并呈一定的剂量依赖性[12]。姜黄二酮对肺腺癌细胞 SPC-A-1 具有显著的抗肿瘤活性,并随着浓度的增加其抑制作用也明显增强,在大于 $125\mu g/ml$ 浓度下,其抑制率在 90% 以上[13]。姜黄二酮能够抑制 COX-2 的表达和前列腺素 E_2 的产生,从而起到消炎和癌症的化学预防作用[13]。

　　(4)姜黄素的抗肿瘤作用:姜黄素无论体内或体外对多种动物肿瘤均有很强的抗肿瘤活性[14]。

　　体外试验表明,姜黄素对人胃腺癌 SGC-7901 细胞的增殖有抑制和诱导其凋亡作用[15]。姜黄素可通过抑制胃癌细胞系 HGC-27 细胞增殖和侵袭行为发挥抗肿瘤作用[16]。姜黄素可抑制胃癌 SGC-7901 细胞侵袭力、黏附力及运动能力,抑制其侵袭与转移[17]。

　　姜黄素可通过诱导细胞凋亡而有效抑制肝癌细胞 SMMC-7721 增殖,并与线粒体膜电位降低相关[18]。$60\mu mol/L$ 的姜黄素能抑制肝癌 SMMC-7721 细胞的增殖且引起相应细胞形态学改变。姜黄素的这种细胞毒作用与其抑制细胞 NF-κB 等转录因子从而影响细胞的信号通路有关[19]。姜黄素通过转录后机制和蛋白酶体途径抑制人肝癌 BEL-7402 细胞中 HIF-1α 蛋白表达[20]。姜黄素可以逆转人肝细胞癌耐药株 HepG-2/ADM 细胞的耐药性,提高该细胞对化疗的敏感度,其逆转机制可能与降低 P-gp 对药物的外排功能,增加细胞内药物浓度有关[21]。

　　姜黄素可抑制胰腺癌 PANC-1 细胞的生长[22]。姜黄素还可以促进胰腺癌 PANC-1 细胞对顺铂的敏感性,降低其有效治疗浓度[23]。

　　姜黄素可能通过线粒体途径与死亡受体途径诱导鼻咽癌 NCE 细胞凋亡[24]。有文献报道,线粒体跨膜电位的耗散早于核酸酶的激活,也早于磷脂酰丝氨酸暴露于细胞表面。姜黄素抑制鼻咽癌细胞 CNE-2Z 细胞中 EGFR、PCNA、PI3K 和 Tubulin-β 的表达,并使 EGFR mRNA 在 CNE-2Z 细胞中的表达下调,影响细胞骨架,从而起到直接杀伤鼻咽癌 CNE-2Z 细胞的作用[25]。

　　姜黄素可诱导人肺癌细胞 SPC-A-1 凋亡,其作用机制可能与凋亡相关蛋白 Survivin mRNA 表达降低有关[26]。姜黄素能够抑制 A549 细胞胞质内 β-Catenin 蛋白进入胞核,阻断 Wnt 信号转导通路,进而抑制下游靶基因 *C-myc* 的表达,阻止肺癌 A549 细胞由 G_1 期进入 S 期,有效抑制了 A549 细胞的增殖[27]。

　　姜黄素可有效抑制体外培养的人原髓细胞白血病 HL-60 细胞增殖,其诱导 HL-60 细胞凋亡的途径可能是通过线粒体介导的[28]。姜黄素可诱导 HL-60 细胞凋亡和周期阻滞[29]。姜黄素能部分逆转多柔比星诱导 HL-60 细胞建立的 HL-60/ADR 细胞的多药耐药[30]。姜黄素能抑制 P210$^{bcr/abl}$ 阳性的 K562 细胞增殖[31]。MDC 荧光染色显示,姜黄素给药后 3 小时可诱导 K562 细胞发生自噬,自噬特异性蛋白 LC3 表达增加和细胞线粒体膜电位下降可能是姜黄素诱导 K562 细胞自噬的重要途径[32]。

姜黄素处理人前列腺癌 PC-3M 细胞后发现,姜黄素可剂量依赖性地促进 Caspase-3 的表达[33]。姜黄素可以抑制实验性大鼠前列腺增生细胞的增殖,其机制可能与下调细胞增殖蛋白 PCNA、Ki67 和 Bcl-2 的表达,增加 Bax 的表达相关[34]。姜黄素能显著抑制体外人前列腺癌细胞株 PC-3 的生长,并促进其 G$_2$/M 期阻滞和凋亡,VEGF mRNA 及蛋白表达也明显降低,这可能是其抑制肿瘤和血管生长的机制之一[35]。

姜黄素能抑制宫颈癌 CaSki 细胞的增殖及原癌基因 *PTN* 的表达,这种对 *PTN* 表达的抑制可能是其抗肿瘤作用机制之一[36]。姜黄素体外对人宫颈癌 SiHa 细胞具有增殖抑制作用和促进凋亡作用[37]。姜黄素能够减弱人宫颈癌细胞 CaSki 的侵袭和转移,其机制可能与降低 MMP-2、MT1-MMP 和 NF-κB 的表达有关[38]。姜黄素可抑制 HeLa 细胞增殖并诱导其凋亡,其机制与上调 Cyt-C 和 Caspase-9 的表达及下调 IAP 家族中最有效的 Caspases 抑制剂 XIAP 的表达有关[39]。姜黄素还可通过下调人端粒酶反转录酶(human telomerase reverse transcriptase,hTERT)的表达而抑制 HeLa 细胞的端粒酶活性[40]。姜黄素也可能通过 Notch 信号途径改变凋亡蛋白的表达抑制 HeLa 细胞增殖[41]。

姜黄素可通过上调 *Caspase*-3 及下调 *NF-κB* 基因表达诱导卵巢癌 A2780 细胞凋亡[42]。姜黄素能激活人卵巢癌 CAOV3 细胞的腺苷酸活化蛋白激酶(AMPK),而 AMPK 的激活依赖于 p38。AMPK 和 p38 调节 p53 的磷酸化,并介导姜黄素诱导的细胞凋亡[43]。姜黄素能够显著抑制卵巢癌耐药细胞株 COC1/DDP 增殖,并能增强该细胞系对顺铂的敏感性[44]。

姜黄素可以调控体外培养的人脑胶质瘤 SHG-44 细胞的周期进程[45]。

姜黄素能有效的杀伤和抑制人乳腺癌 MCF-7 细胞的生长。光照对姜黄素抑制人乳腺癌 MCF-7 细胞生长及诱导凋亡具有增敏作用[46]。

姜黄素可能会通过 IGF-1 通路抑制膀胱肿瘤 T24 细胞的生长,促进其凋亡[47]。姜黄素能抑制膀胱癌 T24 细胞的生长并诱导其凋亡,此作用是通过下调 Survivin 的转录和蛋白活性达到的[48]。

姜黄素可以诱导人成骨肉瘤 MG-63 细胞凋亡,在凋亡过程中不仅其核基质-中间纤维系统构型产生了典型的凋亡特征性变化,而且伴有核基质蛋白表达的差异[49]。

姜黄素联合用药抗肿瘤效果显著,姜黄素对胃癌细胞的 COX-2 转录和活性具有抑制作用,与选择性 COX-2 抑制剂 NS-398 联用时两者的抑制作用具有协同性[50]。姜黄素以及姜黄素联合辐射作用 CNE-2Z 细胞 24 小时后,细胞周期主要阻滞在辐射敏感时相 G$_2$/M 期[51]。姜黄素和奥沙利铂均可抑制人肺腺癌 A549 细胞的增殖和侵袭能力,而且两者联用具有相加作用,其抑制侵袭转移的机制可能是通过下调 CD147 蛋白表达实现的[52]。姜黄素、顺铂均可抑制人肺癌 A549 细胞的增殖、诱导细胞凋亡[53]。联合应用多柔比星和姜黄素可以增强人白血病细胞株 HL-60 对多柔比星的敏感性,下调 Survivin 和 XIAP 表达促进细胞凋亡是其主要作用机制[54]。姜黄素与 0.1~0.4μmol/L 的酪氨酸激酶抑制剂 571(STI571)联合应用可协同抑制 K562 细胞增殖;联合应用 STI571 和姜黄素时,先给予 STI571 再给予姜黄素比先给予姜黄素再给予 STI571 协同效果好[55]。

(5)β-榄香烯的抗肿瘤作用:β-榄香烯对多种肿瘤均有很强的抗肿瘤活性。研究发现,使用 β-榄香烯复合处理瘤苗后,肝癌 H122 细胞膜 HSP70 蛋白的表达率、表达强度均较同等实

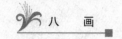

验条件的单因素处理组明显升高,并能激发机体产生特异性抗肿瘤免疫[56]。

2. 其他药理作用

(1)对外周神经系统的影响:姜黄素能减轻坐骨神经结扎大鼠机械性痛觉过敏和热痛觉过敏[57]。

(2)对中枢神经系统的影响

1)镇静作用:川芎嗪能显著抑制小鼠活动的兴奋性,较高浓度或剂量的川芎嗪与阈下剂量的戊巴比妥钠对小鼠催眠具有协同作用[58]。

2)镇痛作用:川芎嗪具有一定镇痛作用,川芎嗪对鼠背根神经节神经元 ATP 激活电流具有非竞争性抑制作用[59]。

3)抗癫痫作用:川芎嗪能够调节海马内 cAMP 和 cGMP 的含量,从而抑制癫痫的放电作用[60]。

(3)对内脏系统的影响

1)抗血栓作用:川芎嗪对血小板体内、外聚集均有明显的抑制作用,使全血高切比黏度下降[61]。

2)保护冠状动脉:川芎水提物及生物碱能扩张冠脉,增加冠脉流量,改善心肌缺氧状况[62]。

3)降血脂作用:姜黄素具有明显的降低肝脏和血清脂质的作用[63]。

(4)抗病原微生物作用

1)抗菌作用:姜黄醇体外可抑制金黄色葡萄球菌、β 溶血性球菌、大肠杆菌、伤寒杆菌、霍乱弧菌等的生长,对呼吸道合胞体病毒 RSV 有直接抑制作用[8]。

2)抗病毒作用:姜黄二酮有抗 H_3N_2 型、B 型和 H_5N_1 型禽流感病毒作用,与莪术的传统功效和现代临床应用相吻合[64]。

3. 毒性作用

(1)姜黄醇的毒性作用:小鼠腹腔注射姜黄醇的 LD_{50} 为 250mg/kg,7 天连续腹腔注射的亚急性 LD_{50} 为 163.4mg/kg[8]。

(2)姜黄素的毒性作用:姜黄素有一定的毒性和致癌性,用含姜黄树脂油(含 79%～85% 姜黄素)的饲料分别饲养 F344/N 大鼠和 B6C3F1 小鼠(雌雄各半)13 周和 2 年,结果在 13 周的实验中,大鼠和小鼠的平均体重均降低,肝脏重量明显增加,毛发、粪便和尿液颜色改变[65]。

【药代动力学研究】H-姜黄醇口服吸收迅速完全,大鼠灌胃给药后 5 分钟血中即有放射性,15 分钟达高峰,1 小时仍保持较高浓度,其消除半衰期 $t_{1/2}$ 为 11.5 小时[66]。

【临床应用】

1. 治疗肿瘤

(1)治疗直肠癌:姜黄提取物治疗直肠癌患者 15 例,治疗至少 4 个月以上后,患者谷胱甘肽转移酶活性及前列腺素合成增加。在剂量限制范围内,未发现口服姜黄提取物毒性[67]。

(2)治疗宫颈癌:0.5% 的姜黄醇与莪术二酮的混合液,治疗早期宫颈癌 165 例,近期治愈 52 例[8]。

(3)治疗恶性肿瘤:扶正消瘤丸治疗恶性肿瘤 100 例,其中肝癌 62 例,乳腺癌 24 例,胃癌 18 例,大肠癌 17 例,胰腺癌 7 例,胆管癌 8 例,结果部分缓解 38 例,稳定 52 例,恶化 10 例,有效率为 90%[68]。

2. 治疗其他疾病

(1)治疗癫痫:采用郁金、朱砂、雄黄、巴豆霜制成散剂口服治疗癫痫 30 例,结果总有效率为 87%[69]。

(2)治疗室性期前收缩:采用川郁金粉(片)剂治疗过早搏动 56 例,结果 52 例室性期前收缩中基本痊愈 14 例(27%)、显效 11 例(21%)、好转 9 例(17%)、无效 18 例(35%),总有效率 65%[69]。

(3)治疗肺心病:川芎嗪注射液治疗 30 例肺心病患者,治疗组显效 19 例,有效 9 例,无效 2 例,其中死亡 1 例,总有效率 93.3%[70]。

参考文献

[1] 国家中医药管理局《中华本草》编委会.中华本草.8 卷.上海:上海科学技术出版社,1999:637-642.
[2] 董雪姣,姜伊鸣,于睐辰,等.川芎嗪衍生物及其药理活性研究进展.中南药学,2012,10(4):294-299.
[3] 尹国平,张清哲,安月伟,等.温郁金化学成分及药理活性研究进展.中国中药杂志,2012,37(22):3354-3360.
[4] 陈铁晖,严国鸿,陈华.姜黄的化学成分及抗肿瘤作用研究进展.海峡预防医学杂志,2004,10(6):23-25.
[5] 朱凯,李军,罗桓,等.广西莪术化学成分的分离与鉴定.沈阳药科大学学报,2009,26(1):27-29.
[6] 刘大伟,吴琳华,宋笑丹,等.莪术挥发油馏分中化学成分的研究.中国中医药科技,2008,15(3):195-196.
[7] 廖玉群,李文宏,刘永忠.川芎嗪抗肿瘤药效研究概况.实用中西医结合临床,2007,7(6):92-93.
[8] 季宇彬,张广美.中药抗肿瘤有效成分药理与应用.哈尔滨:黑龙江科学技术出版社,2004:123.
[9] 刘翔敏.莪术的炮制方法与作用研究.中外健康文摘,2010,7(15).
[10] Sun X Y,Zheng Y P,Lin D H,et al. Potential anticancer activities of furanodiene,a sesquiterpene from Curcuma wenyujin. Am J Chin Med,2009,37(3):589-596.
[11] 冯刚,黄涛,卢宏达,等.莪术油注射液对小鼠移植性 S_{180} 肉瘤血管形成的抑制作用.肿瘤研究与临床,2005,17(4):233.
[12] 汤淙淙,秦坤良,黄可新.温郁金茎叶化学成分及抗肿瘤活性.温州医学院学报,2007,37(2):112.
[13] 聂小华,敖宗华,尹光耀,等.提取技术对温莪术挥发油化学成分及其体外抗肿瘤活性的影响.药物生物技术,2003,10(3):152-154.
[14] 黄冬生,张磊,邝浩斌.姜黄素对小鼠 S_{180} 肉瘤肿瘤血管形成抑制作用研究.现代医院,2009,9(5):15-16.
[15] 梁斌,黄美健,丁志山.姜黄素对人胃腺癌细胞增殖及凋亡的影响.中国中医药科技,2008,15(6):430-431.
[16] 廖有祥,汤恢焕,谭兴国,等.姜黄素对胃癌细胞系 HGC-27 增殖及侵袭力的影响.现代生物医学进展,2008,8(11):2024-2027.
[17] 郑学芝,刘晓霓,孙卫,等.姜黄素抗人胃癌 SGC-7901 细胞侵袭和转移的作用.中国药师,2008,11(10):1183-1184.
[18] 单路娟,邱阳,郭慧淑,等.姜黄素对肝癌细胞株 SMMC7721 凋亡的研究.大连医科大学学报,2009,31(2):142-144.
[19] 安继红,陈鹏,辛秀芹.姜黄素体外抗肿瘤作用的观察.实用临床医药杂志,2007,11(2):24-25.
[20] 孙军,李岩.姜黄素对人肝癌细胞 BEL-7402 中 HIF-1α 表达的影响.中国药理学通报,2006,22(11):1379-1383.
[21] 魏民,张阳德,何剪太.姜黄素逆转肝癌耐药性实验研究.中国现代医学杂志,2008,18(17):2411-2418.
[22] 张卫民,徐纪平,黄文.姜黄素对胰腺癌细胞体外生长及其细胞周期的影响.中国热带医学,2008,8(12):2115-2116.
[23] 陈干涛,白少华,高志强.姜黄素联合顺铂抗胰腺癌细胞增殖的效应.中国中西医结合消化杂志,2008,16(1):26-28.

[24] 杨甫文,黄金中,林晓岚,等.姜黄素诱导鼻咽癌 NCE 细胞凋亡机制的研究.中华耳鼻咽喉头颈外科杂志,2006,41(8):612-616.

[25] 熊晖,姚运红,孙宁,等.姜黄素对人鼻咽癌细胞 CNE-2Z 细胞骨架的影响.武汉大学学报(医学版),2009,30(3):365-368.

[26] 黄冬生,李军.姜黄素对人肺癌细胞凋亡相关蛋白 Survivin 表达的影响.临床肺科杂志,2009,14(6):723-724.

[27] 岳秀,蒋幼凡,刘晓,等.姜黄素通过 Wnt 信号转导通路抑制肺癌细胞 A549 增殖的研究.重庆医科大学学报,2008,33(12):1457-1457.

[28] 钱洁,刘特,赖东梅,等.姜黄素对 HL-60 细胞的增殖抑制与凋亡诱导的影响.中国生化药物杂志,2008,29(5):308-311.

[29] 王双玲,陈元玉,何顺华,等.姜黄素抗急性白血病机制研究.汕头大学医学院学报,2008,21(4):196-198.

[30] 黄俊琼,董革辉.姜黄素对 HL60/ADR 细胞多药耐药逆转作用的研究.中国卫生检验杂志,2008,18(6):1137-1138.

[31] 吴丽贤,许建华,吴国华,等.姜黄素对 K562 细胞增殖的影响及其与 P210$^{bcr/abl}$ 激活的 Ras 信号途径的关系.中国药理学通报,2003,19(1):33-37.

[32] 潘红宁,侍杏华,高薇,等.姜黄素抑制 K562 细胞增殖的机制.山东医药,2008,48(41):95-96.

[33] 刘立民,常喜华,郑立军,等.姜黄素对前列腺癌 PC-3M 细胞生长抑制和凋亡的影响.沈阳部队医药,2008,21(5):309-311.

[34] 陈志强,莫曾南,揭晓.姜黄素对前列腺增生动物模型 PCNA、Ki67、bcl-2 和 bax 表达的影响.中药药理与临床,2008,24,(1):34-36.

[35] 邓刚,余建华,叶章群,等.姜黄素对雄激素非依赖性前列腺癌细胞 PC-3 及血管内皮生长因子的影响.中华男科学杂志,2008,14(2):116-121.

[36] 范婷婷,赵纯全,杨蕾.姜黄素对宫颈癌 Caski 细胞中 Pleiotrophin 蛋白表达的影响.重庆医科大学学报,2008,33(7):825-827.

[37] 瞿秋红,付翠敏,韦立蓓,等.姜黄素对人宫颈癌 SiHa 细胞株增殖、凋亡和 COX-2 表达的影响.中国妇幼保健,2009,24(12):1683-1685.

[38] 徐昉,牟晓玲,赵敬.姜黄素对人宫颈癌细胞 Caski 侵袭转移的影响.中山大学学报(医学科学版),2009,30(1):93-95.

[39] 黄谟婉,马英.姜黄素对 HeLa 细胞增殖和凋亡的影响.中国生物制品学杂志,2008,21(12):1094-1097.

[40] 董伟家,郑庆玲,杨景武.姜黄素抑制 HeLa 细胞端粒酶的活性.基础医学与临床,2008,28(5):473-476.

[41] 夏美慧,谷爽,孙际童,等.姜黄素通过 Notch 途径抑制人宫颈癌细胞株 HeLa 细胞增殖.中国妇幼保健,2008,23(18):2588-2590.

[42] 郑丽端,童强松,吴翠环,等.姜黄素诱导卵巢癌细胞株 A2780 细胞周期阻滞和凋亡.华中科技大学学报(医学版),2003,32(2):209-211.

[43] 潘巍,宋秀祖,万寅生.AMPK 在姜黄素诱导 CaOV3 人卵巢癌细胞凋亡中的作用.现代生物医学进展,2009,9(4):637-640.

[44] 英焕春,张淑兰,吕靖,等.姜黄素逆转卵巢癌耐药细胞株 COC1/DDP 耐药性及机制的研究.现代肿瘤医学,2007,15(5):604-607.

[45] 刘特,黄文彬,赖东梅,等.姜黄素对人脑胶质瘤细胞凋亡作用及其对 Bcl-2 与 Caspase-8 诱导表达的影响.中国癌症杂志,2009,19(4):247-251.

[46] 施文荣,张振林,刘艳.光照对姜黄素诱导人乳腺癌 MCF-7 细胞凋亡的影响.广东医学院学报,2009,27(2):130-133.

[47] 郭志强,刘红耀,张华屏,等.姜黄素对膀胱肿瘤胰岛素样生长因子-1 通路的影响.中国现代医生,2009,

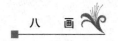

47(13):36-37.

[48] 田芳,宋敏,许培,等.姜黄素阻断 NF-κB 信号通路促进食管鳞癌细胞凋亡的体外研究.癌症,2008,27(6):566-570.

[49] 李棋福,郑燕彬,杨海波,等.姜黄素诱导人成骨肉瘤 MG-63 细胞凋亡过程中核基质蛋白表达的变化.分子细胞生物学报,2008,12(6):473-480.

[50] 刘华,沈迎春,郭传勇.姜黄素对胃癌细胞系 AGS 环氧合酶 2-转录和活性的影响.同济大学学报(医学版),2008,29(5):23-26.

[51] 曹璋,崔敏,孙宁.姜黄素对人鼻咽癌 CNE-2Z 细胞的放射增敏作用及其作用机制.现代肿瘤医学,2007,9(9):1232-1234.

[52] 黄颖,陈福春,陈洪雷,等.姜黄素联合奥沙利铂对肺腺癌细胞系 A549 细胞体外侵袭的作用.武汉大学学报(医学版),2009,30(3):353-357.

[53] 曹宏,刁路明,夏东.姜黄素与顺铂联合对人肺腺癌 A549 细胞增殖和凋亡作用.武汉大学学报,2008,29(2):214-217.

[54] 王磊,柯红,王一羽,等.联合应用阿霉素和姜黄素增强人白血病细胞株 HL-60 对阿霉素的敏感性.时珍国医国药,2009,(2):418-420.

[55] 张昆仲,许建华,黄秀旺,等.姜黄素与 STI571 联合及序贯给药对 K562 细胞增殖的影响.福建医科大学学报,2007,41(3):193-196.

[56] 吴伟忠,刘康达,汤晓雷,等.β-榄香烯诱导的抗肿瘤免疫保护作用机制初探.中华肿瘤杂志,1999,21(6):405-408.

[57] 何伶俐,李旭,曹红.姜黄素对坐骨神经结扎大鼠神经病理性疼痛的影响.医药导报,2009,28(4):457-460.

[58] 阮琴,何新霞,胡燕月,等.川芎中阿魏酸、川芎嗪对小鼠神经系统的影响.中国医院药学杂志,2007,27(8):1088-1090.

[59] Liang S D,Xu C S,Zhou T,et al. Tetramethylpyrazine inhibits ATP-activated currents in rat dorsal root ganglion neurons. Brain Res,2005,1040(1-2):92-97.

[60] 朱晓琴,雷水生.川芎嗪对癫痫模型海马内信号分子的影响.河南中医学院学报,2007,3(22):15-16.

[61] 杨艳艳,杨艳,曾晓荣,等.川芎嗪对猪冠状动脉平滑肌细胞大电导钙激活钾通道的作用.生理学报,2006,58(1):83-89.

[62] 何维来,陈如坤,周汝元.川芎嗪对结扎犬 LAD 损伤冠脉内皮及心肌的保护作用.第四军医大学学报,2005,26(23):2153-2155.

[63] 任永丽,徐宗佩,梁汝圣,等.姜黄素对家鸭脂肪肝模型肝脂与血脂的干预效果及机制研究.时珍国医国药,2008,19(10):2327-2329.

[64] 夏泉.莪术二酮的提取、分离、鉴定及药效学筛选研究.合肥:安徽中医学院,2006:5-7.

[65] National Toxicology Program. NTP Toxicology and Carcinogenesis Studies of Turmeric Oleoresin(CAS No. 8024-37-1)(Major Component 79％～85％ Curcumin, CAS No. 458-37-7) in F344/N Rats and B6C3F1 Mice(Feed Studies). Natl Toxicol Program Tech Rep Ser,1993,427:1-275.

[66] 韩国柱.中草药药代动力学.北京:中国医药科技出版社,1999:37.

[67] Sharma RA,Mclelland HR,Hill KA,et al. Pharmacodynamic and pharmacokinetic study of oral Curcuma extract in patients with colorectal cancer. Clin Cancer Res,2001,7(7):1894-1900.

[68] 王平.扶正消瘤丸治疗恶性肿瘤.中医文献杂志,2003,21(4):55.

[69] 刘婷,王小利,张巧眉.郁金的药理及中医临床应用研究与发展.中外医疗,2009,28(21):159-162.

[70] 阎双银.川芎嗪注射液的临床应用进展.中国药事,2003,17(12):774-776.

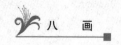

114. 虎　杖

【来源】蓼科蓼属植物虎杖 *Polygonum cuspidatum* Sieb. et Zucc. 的根茎及根[1]。

【性味与归经】苦、微寒。归肝、胆、肺经。

【功能与主治】活血祛瘀,利湿退黄,清热解毒。主治妇女经闭,痛经,产后恶露不下,癥瘕积聚,风湿痹痛,湿热黄疸,淋浊带下,跌仆损伤,疮疡肿毒,水火烫伤。

【化学成分】根和根茎含大黄素(emodin)、大黄素甲醚(physcion)、大黄酚(chrysophanol)、蒽苷 A(anthraglycoside A)、蒽苷 B(anthraglycoside B)、迷人醇(fallacinol)、6-羟基芦荟大黄素(citreorosein)、大黄素-8-甲醚(questin)、6-羟基芦荟大黄素-8-甲醚(questinol)、白藜芦醇(resveratrol)、虎杖苷(polydatin)、原儿茶酸(protocatechuic acid)、右旋儿茶素(d-catechin)、2,5-二甲基-7-羟基色酮(2,5-dimethyl-7-hydroxychromone)、7-羟基-4-甲氧基-5-甲基香豆素(7-hydroxyl-4-methoxy-5-methyl coumarin)、2-甲氧基-6-乙酰基-7-甲基胡桃醌(2-methoxy-6-acetyl-7-methyljuglone)、决明蒽酮-8-葡萄糖苷(torachrysone-8-glucoside)、β-谷甾醇葡萄糖苷(β-sitosterol glucoside)、5,7-二羟基-1-(3H)-异苯并呋喃酮[5,7-dihydroxy-1-(3H)-isobenzofuranone][1]、白藜芦醇-4′-O-葡萄糖苷(resveratroloside)、大黄素-8-O-葡萄糖苷(emodin-8-O-glucoside)、决明松-8-O-葡萄糖苷(torachryson-8-O-glucoside)、大黄素甲醚-8-O-葡萄糖苷(physcion-8-O-glucoside)、大黄素甲醚-8-O-(6′-乙酰基)葡萄糖苷[physcion-8-O-(6′-acetyl)glucoside][2]、黄葵内酯(ambrettolide)、齐墩果酸(oleanolic acid)、虎杖素 A(cuspidatumin A)[3]、槲皮素(quercetin)、槲皮素-3-葡萄糖苷(quercetin-3-glucoside)、木犀草素-7-葡萄糖苷(luteolin-7-glucoside)、山奈酚(kaempferol)[4]、芹菜黄素(celery flavin)、槲皮素-3-阿拉伯糖苷(quercetin-3-arabinosede)、槲皮素 3-鼠李糖苷(quercetin-3-rhamnosede)、槲皮素-3-半乳糖苷(quercetin-3-galactoside)[5]、没食子酸(gallic acid)、色氨酸(tryptophan)、2,6-二羟基苯甲酸(2,6-dihydroxy-benzoic acid)、(+)-儿茶素[(+)-catechin]、大黄素-8-O-β-D-吡喃葡萄糖苷(emodin-8-O-β-D-glucopyranoside)、(+)-儿茶素-5-O-β-D-吡喃葡萄糖苷[(+)-catechin-5-O-β-D-glucopyranoside]、1-(3-O-β-D-吡喃葡萄糖基-4,5-二羟基-苯基)-乙酮[1-(3-O-β-D-glucopyranosyl-4,5-dihydroxy-phenyl)-ethanone][6]、2-乙氧基-8-乙酰基-1,4-萘醌(2-ethoxy-8-acetyl-1,4-naphthoquinone)[7]、白藜芦醇苷[8]。

【药理作用】

1. 抗肿瘤作用

(1)虎杖苷的抗肿瘤作用:虎杖苷具有广谱的抑制肿瘤细胞增殖的作用,且虎杖苷在抑制肿瘤细胞生长的同时对正常细胞的毒性较小,在动物体内实验,虎杖苷可抑制裸鼠移植瘤的生长并对动物无明显毒副作用。虎杖苷通过导致细胞周期 S 期阻滞及诱导凋亡发挥抗肿瘤作用。虎杖苷抑制肿瘤细胞生长、引起细胞周期阻滞及诱导肿瘤细胞凋亡的机制可能与抑制 cAMP 应答元件结合蛋白质(CREB)的活性,下调 Cyclin D1,激活内外源性细胞凋亡信号通路有关。虎杖苷抗肿瘤作用与 PI3K/Akt 及 MAPK 信号通路及 NF-κB 无关。在不明显影响细胞生长的浓度下,虎杖苷在体外可抑制肺癌细胞和乳腺癌细胞的贴壁能力、迁移和侵袭能力,其抑制乳腺癌转移能力的机制可能与上调 E-Cadherin、β-Catenin 蛋白,下调 N-Cadherin 蛋白的表达有关。虎杖苷对乳腺癌耐阿霉素细胞仍具有增殖抑制作用,导致乳腺癌耐阿霉素 MCF-7/ADR 细胞细胞周期 G_0/G_1 期阻滞及发生凋亡,其机制可能与上调 Bax 蛋白、激活

PARP,下调 Bcl-2 及 NF-κB 蛋白的表达有关[9]。

(2)大黄素甲醚的抗肿瘤作用:大黄素甲醚对乳腺癌 MCF-7 细胞生长有抑制作用,大黄素甲醚 25μg/ml、50μg/ml、100μg/ml,对 MCF-7 细胞生长抑制率分别为 46.52%、75.54%、85.25%[7]。

(3)大黄素的抗肿瘤作用:大黄素对乳腺癌 MCF-7 细胞生长有抑制作用,大黄素 25μg/ml、50μg/ml、100μg/ml,对 MCF-7 细胞生长抑制率分别为 45.60%、55.70%、97.64%[7]。

(4)黄葵内酯的抗肿瘤作用:黄葵内酯对乳腺癌 MCF-7 细胞生长有抑制作用,黄葵内酯 25μg/ml、50μg/ml、100μg/ml,对 MCF-7 细胞生长抑制率分别为 11.10%、56.02%、87.50%[7]。

(5)2-乙氧基-8-乙酰基-1,4-萘醌的抗肿瘤作用:2-乙氧基-8-乙酰基-1,4-萘醌对乳腺癌 MCF-7 细胞生长有抑制作用,2-乙氧基-8-乙酰基-1,4-萘醌 25μg/ml、50μg/ml、100μg/ml,对 MCF-7 细胞生长抑制率分别为 76.65%、82.64%、98.60%[7]。

(6)白藜芦醇的抗肿瘤作用:白藜芦醇无论体内或体外对多种动物肿瘤均有很强的抗肿瘤活性。体内实验证明,白藜芦醇对小鼠肉瘤 S180 和小鼠肝癌 H22 有抗肿瘤作用[10]。白藜芦醇高剂量组(200mg/kg)对 S180 肿瘤细胞 Fas 蛋白表达具有明显的上调作用($P<0.01$),而中、低剂量组(100mg/kg、50mg/kg)对肿瘤细胞 Fas 活性无显著性差异[11]。

体外实验研究表明,白藜芦醇对人胃癌 SGC-7901 细胞通过激活 PPAR-γ 抑制 Cyclin D1、VEGF 的表达,使癌细胞停留在 G_1 期,抑制细胞的增殖[12]。

白藜芦醇对体外培养人肝癌细胞有生长抑制作用。白藜芦醇对人肝癌 HepG-2 细胞 IC_{50} 为 5.4×10^{-5}mol/L[13]。白藜芦醇可以时间-剂量依赖性抑制 Bel-7402 细胞增殖,诱导凋亡影响细胞周期分布。不同浓度白藜芦醇培养 Bel-7402 细胞 12 小时、24 小时、48 小时后,镜下观察肿瘤细胞的形态学变化[14]。虎杖乙醚萃取部位对人肝癌 HepG-2 细胞 IC_{50} 为 38.38μg/L[15]。

白藜芦醇能有效抑制人结肠癌细胞株 SW-480 的生长并诱导其凋亡[16]。经白藜芦醇处理的 SW-480 细胞可出现细胞超微结构的改变[17]。

白藜芦醇对人肺癌 A549 细胞的生长有抑制作用,白藜芦醇对人肺癌 A549 细胞 IC_{50} 为 7.8×10^{-5}mol/L[10]。白藜芦醇对人肺腺癌 A549 细胞 72 小时的 IC_{50} 为 23.6μg/ml[18]。

白藜芦醇对不同来源的白血病细胞均具有较强的抗肿瘤活性,白藜芦醇可以时间-剂量依赖的方式抑制 3 种白血病细胞增殖、诱导凋亡、影响细胞周期分布、减弱 STAT3 的酪氨酸磷酸化活性[19]。白藜芦醇对淋巴瘤 Raji 细胞无增殖抑制作用,但可抑制 IL-8 和 VEGF 的分泌及 mRNA 的表达[20]。

白藜芦醇能强烈抑制人宫颈癌 HeLa 细胞增殖并阻断 HeLa 细胞由 S 期向 G_2 期转变。HeLa 细胞内源性活性氧及 HeLa 细胞内部氧化还原态的实验结果表明,白藜芦醇对细胞自分泌的总内源性活性氧有一定的抑制作用[21]。白藜芦醇对 HeLa 细胞的贴壁有抑制作用,存在一定的剂量依赖性,白藜芦醇可上调 Cyclin D1 的蛋白表达,而在 HPV 阴性的 C33A 细胞中则下调 Cyclin D1 表达[22]。

白藜芦醇对人高转移卵巢癌 HO-8910PM 细胞有细胞毒作用,白藜芦醇作用 HO-8910PM 细胞 24 小时后 IC_{50} 为(163.40$\pm$2.48)μmol/L。白藜芦醇能抑制 FAK 蛋白的表达,降低 FAK 酪氨酸磷酸化水平[23]。不同浓度的白藜芦醇作用于人上皮性卵巢癌耐顺铂细胞株 SKOV-3/DDP 后的 OD 值与对照组 OD 值比较,明显下降,有显著性差异($P<0.05$ 或 $P<0.01$)[24]。

白藜芦醇能有效的抑制恶性黑色素瘤的生长,并且发现其抗肿瘤机制可能通过抑制

p-Akt蛋白的表达来实现[25]。白藜芦醇有抑制小鼠黑色素瘤细胞 B16F1 增殖和转移的作用[26]。

白藜芦醇以时间和浓度依赖的方式显著抑制了人源性恶性胶质瘤 A172 和 T98G 细胞的生长增殖[27]。

(7)虎杖提取物的抗肿瘤作用:虎杖提取物体外具有较强的抗肿瘤作用,虎杖提取物对HepG-2 细胞有很好的抑制作用,其抑制率随着药物浓度增加而相应增高[28]。虎杖提取物在体外对人肺癌 A549 细胞株有显著的抑制增殖和诱导凋亡作用。虎杖提取物抑制增殖作用机制可能与下调 Ki-67,p21ras 蛋白表达,细胞周期发生 G_0/G_1 期阻滞有关[29]。

2. 其他药理作用

(1)镇静作用:白藜芦醇苷与戊巴比妥钠及氨基甲酸乙酯有协同作用,能明显延长小鼠睡眠时间[30]。

(2)对内脏系统的影响

1)扩张血管降压作用:虎杖及其提取物具有显著的扩张血管降压作用[31]。虎杖苷对细胞内钙、pH 有双向调节作用[32]。

2)抑制血小板凝集:虎杖及其提取物具有抑制血小板凝集的作用[33]。

3)抗血栓作用:用胰蛋白酶损伤兔颈动脉内皮导致血栓形成的模型研究虎杖苷的抗血栓作用[34]。

4)对心肌细胞的作用:虎杖及其提取物具有增加心输出量及增强心肌收缩力的作用[35]。虎杖苷可能通过促使心肌细胞内钙离子浓度升高而直接增强心肌细胞的收缩性[36]。

5)降血脂作用:虎杖片在临床上能降低胆固醇和甘油三酯[37]。

6)保肝作用:虎杖煎剂具有改善损伤肝组织微循环的作用[38]。虎杖片能治疗慢性乙型活动性肝炎早期纤维化,无明显副作用[39]。

7)平喘作用:用 7.5% 虎杖煎剂有一定平喘作用[40]。

8)镇咳作用:小鼠腹内注射虎杖白藜芦醇苷粗品及精制品均有镇咳作用[40]。

(3)降血糖作用:虎杖鞣质对正常小鼠及四氧嘧啶糖尿病小鼠的血糖含量均有影响[41]。

(4)抗病原微生物作用

1)抗细菌作用:虎杖煎剂(200%)及白藜芦醇苷(10mg/ml)在体内对金黄色葡萄球菌、白色葡萄球菌、溶血性链球菌、卡他球菌、大肠杆菌、变形杆菌、铜绿假单胞菌、福氏痢疾杆菌等均有抑制作用[42,43]。阴道加德纳菌对虎杖水煎剂中度敏感[44]。

2)抗病毒作用:水提醇沉法制备虎杖注射液,以流行性出血热病毒 76/118 株感染乳小鼠,2.4g/kg 腹腔注射给药,虎杖对感染乳鼠的保护率可达 89.3%[45]。

3)抗真菌作用:复方虎杖液对红色菌、石膏样小孢子菌、白念珠菌、裴氏着色菌 4 种临床致病性真菌抑制效果明显[43]。虎杖对白念珠菌抗菌效果较弱[46]。

(5)抗衰老作用:白藜芦醇苷具有较好的抗衰老活性[47]。

(6)抗氧化作用:虎杖根茎中的蒽醌类成分具有较强的抗氧化活性[48]。

3. 毒性作用　白藜芦醇苷对小鼠腹腔注射的 LD_{50} 为(1000.0±57.3)mg/kg。亚急性毒性实验表明,连续 42 天给大鼠以 50mg/kg、150mg/kg、700mg/kg 白藜芦醇苷腹腔注射时,可引起不同程度的腹膜炎,病变程度及范围与给药剂量有平行关系[29]。

【药代动力学研究】

1. 白藜芦醇的药代动力学研究　白藜芦醇在大鼠体内的药动学研究表明:大鼠口服给药

白藜芦醇后,血浆白藜芦醇达峰时间为 27 分钟,峰浓度 C_{max} 为 $1.159\mu g/ml$,血药浓度-时间曲线下面积 AUC 值为 $165.2\mu g \cdot min/ml$ [49]。

2. 虎杖苷的药代动力学研究 大鼠灌胃虎杖有效部位后,虎杖苷在大鼠体内的药动学行为符合二室开放模型,在体内分布广泛,以脾、心、肺、胃中分布较高[50]。

【临床应用】治疗其他疾病:

1. 治疗高脂血症 虎杖片口服可治疗高脂血症。胆固醇血症患者 60 例,服用 2 个月,观察治疗前后胆固醇、三酰甘油、低密度脂蛋白胆固醇、高密度脂蛋白胆固醇、动脉硬化指数等指标变化,虎杖片治疗高脂血症的总有效率为 91.7%,适用于各种类型的高胆固醇血症,无明显毒副作用[51]。

2. 治疗上呼吸道感染 应用复方虎杖清热胶囊治疗风热型急性上呼吸道感染 30 例,显效 9 例,有效 2 例,无效 1 例,痊愈 18 例,总有效率 96.7%,总显效率 90%,痊愈率为 60%[52]。

3. 治疗慢性盆腔炎 用复方虎杖汤保留灌肠,再配以抗生素及红外光治疗 96 例慢性盆腔炎患者,结果痊愈 71 例,显效 20 例,治愈率达 73.96%,有效率较高[53]。

4. 治疗新生儿黄疸 应用虎杖煎剂加光疗治疗新生儿黄疸 88 例,治疗组 88 例中痊愈 76 例,占 86.36%;好转 7 例,占 7.95%;未愈 5 例,占 5.69%。总有效率为 94.31%[54]。

参 考 文 献

[1] 南京中医药大学. 中药大辞典. 第 2 版. 上海:上海科学技术出版社,2006:1869-1872.

[2] 董静,王弘,万乐人,等. 高效液相色谱/电喷雾-离子阱-飞行时间质谱分析鉴定中药虎杖中的主要化学成分. 色谱,2009,27(4):425-430.

[3] 金雪梅,金光洙. 虎杖的化学成分研究. 中草药,2007,38(10):1446-1448.

[4] 裴莲花,吴学,金光洙. 虎杖化学成分及药理作用研究现状. 延边大学医学学报,2006,29(2):147-149.

[5] 孔晓华,周玲芝. 中药虎杖的研究进展. 中医药导报,2009,15(5):107-110.

[6] 肖凯,宣利江,徐亚明,等. 虎杖的化学成分研究. 中国药学杂志,2003,38(1):12-14.

[7] 裴莲花. 虎杖抗癌活性成分的研究. 延吉:延边大学,2006:1-21.

[8] 刘仁旺,滕增辉,张邦乐,等. 虎杖中白藜芦醇和白藜芦醇苷的提取及含量测定. 第四军医大学学报,2008,29(3):197-199.

[9] 张玉松. 虎杖苷抗肿瘤作用及机制研究. 苏州:苏州大学,2013:1-112.

[10] 林海. 白藜芦醇抗肿瘤作用的实验研究. 长春:吉林大学,2004:1-93.

[11] 张秀娟,蒋世超,季宇彬. 白藜芦醇对 S180 荷瘤小鼠肿瘤细胞凋亡的研究. 中成药,2012,34(2):348-350.

[12] 曹文涛. 白藜芦醇抑制胃癌 SGC-7901 细胞株生长的机制研究. 衡阳:南华大学,2007:8-31.

[13] 樊慧婷,熊晓云,曹蔚,等. 白藜芦醇烟酸酯与白藜芦醇体内外抗肿瘤作用比较. 中国新药杂志,2006,15(11):874-878.

[14] 李覃,王伟,李彤. 白藜芦醇抗肝癌 Bel-7402 及调节荷瘤鼠 IL-8 分泌机制的研究. 中药材,2008,5(31):697-702.

[15] 冯磊,张莲芬,严婷,等. 中药虎杖中抗癌活性物质研究. 中药材,2006,29(7):689-691.

[16] 刘敏,孟勇,马清涌,等. 白藜芦醇对人结肠癌 SW480 瘤株作用的研究. 现代肿瘤医学,2006,14(5):524-526.

[17] 刘凯. 白藜芦醇对结肠癌 SW480 细胞生长抑制作用的研究、白藜芦醇对结肠癌 SW480 细胞 β-catenin、cyclinD1 表达的影响. 重庆:重庆医科大学,2004:1-49.

[18] 张文婷. 虎杖质量控制方法与相关成分药物代谢动力学研究. 沈阳:沈阳药科大学,2009:7-98.

[19] 李覃,范桂香,王伟,等. 虎杖提取物白藜芦醇的抗白血病作用及其可能的分子机制. 西安交通大学学报,

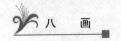

2008,29(3):340-345.

[20] 马泳泳.白藜芦醇对淋巴瘤细胞增殖及细胞因子分泌的影响.浙江中医药大学学报,2008,32(6):735-739.

[21] 朱振勤,张小轶,陈季武,等.白藜芦醇抑制 HeLa 细胞肿瘤活性的自由基机理.华东师范大学学报,2002,(6):98-103.

[22] 车俊.白藜芦醇对宫颈癌细胞生长、转移和放射治疗影响的研究.苏州:苏州大学,2008:3-30.

[23] 覃燕梅,黎科,何太平,等.白藜芦醇对高转移卵巢癌细胞中 FAK 表达及磷酸化水平的影响.中国药理学通报,2007,23(6):729-732.

[24] 邓潇.白藜芦醇对体外培养的人上皮性卵巢癌耐顺铂细胞株(SKOV-3/DDP)活性影响的研究.南昌:南昌大学医学院,2009:3-26.

[25] 高桂华,徐华娥,李庆平.白藜芦醇对恶性黑色素瘤生长抑制作用的体外及体内研究.南京医科大学学报,2009,29(6):790-793.

[26] 郭丹丹,陈姬,于拔萃,等.白藜芦醇和紫檀芪体外抗肿瘤转移作用.中国药理学与毒理学杂志,2013,27(1):61-66.

[27] 林洪.白藜芦醇诱导恶性胶质瘤细胞凋亡并增强替莫唑胺药物敏感性作用的分子机制.西安:第四军医大学,2011:1-79.

[28] 戴关海,杨锋,童晔玲,等.虎杖提取物抗人肝癌细胞株 HepG-2 作用的实验研究.中国中医药科技,2009,16(5):376-377.

[29] 于柏艳.虎杖提取物对人肺癌 A549 细胞株抑制增殖和诱导凋亡作用的研究.延吉:延边大学,2007:1-53.

[30] 唐望先,虞涤霞,但自力,等.肝炎平对急性肝损害时脂质过氧化作用的实验研究.同济医科大学学报,1998,27(1):56-58.

[31] 金春华,赵克森,刘杰.虎杖苷对休克大鼠微血管平滑肌细胞内钙和膜电位的影响.中国药理学通报,1995,14(6):539-542.

[32] 金春华,赵克森,刘杰,等.虎杖苷对正常大鼠血管平滑肌细胞内游离钙浓度的影响.中国病理生理杂志,1998,14(2):195-198.

[33] 刘连璞,单春文,柳息洪,等.虎杖晶 4 号对兔血小板超微结构的影响.第一军医大学学报,1998,18(2):105-107.

[34] 肖凯,宜利江,徐亚明,等.虎杖的化学成分研究.中国药学杂志,2003,38(1):12-15.

[35] 骆苏芳,余传林.3,4,5-三羟基-3-β-D-葡萄糖苷对培养乳鼠心肌细胞搏动率及损伤的影响.中国药学学报,1990,11(2):147-157.

[36] 金春华,刘杰,黄绪亮,等.虎杖苷对心肌细胞收缩性的影响.中国药理学通报,2000,16(4):400-403.

[37] 陈晓莉,肖华,薛克昌.虎杖片与辛伐他汀治疗高脂血症的比较.医药导报,2002,21(1):25-27.

[38] 洪照友,高毅,詹兴海.中药虎杖对大鼠肝脏缺血性损伤保护的形态学观察.世界华人消化杂志,1981,8(1):25-27.

[39] 陈晓莉,陈建宗,周光英.虎杖片治疗慢性乙型活动性肝炎早期肝纤维化的疗效观察一附:112 例病例报告.成都中医药大学学报,2003,26(2):6-8.

[40] 唐望先.肝炎对急性肝损害时脂质过氧化作用的实验研究.同济医科大学学报,1998,27(1):56-58.

[41] 沈忠明,殷建伟,袁海波.虎杖鞣质的降血糖作用研究.天然产物研究与开发,2004,16(3):220-221.

[42] 周邦靖,徐有穗.160 种中药对小肠结肠炎耶氏菌的抗菌作用.成都中医学院学报,1993,16(4):36-37.

[43] 周邦靖,张有菊.106 种中药对肺炎克雷伯氏菌抗菌作用的实验观察.成都中医学院学报,1998,21(2):47.

[44] 产美英,程慧娟,乐红霞,等.黄芪等 16 种中药对阴道加德纳菌的抗菌作用.蚌埠医学院学报,1995,20(4):222-223.

[45] 刘泽富,李柞宏.单味中药对流行性出血热病毒感染乳鼠的保护作用.中华传染病杂志,1993,11(2)：81-84.

[46] 欧阳录明,黄晓敏,吴兴无.中草药体外抗白色念珠菌的实验研究.中国中医药信息杂志,2000,7(3)：26-27.

[47] 陈爽.栽培虎杖中白藜芦醇苷提取分离及其抗衰老初探.长春:吉林大学,2012:1-52.

[48] 王桂芹,郑玉华,钱进芳.虎杖根茎中蒽醌类成分的体外抗氧化活性.植物资源与环境学报,2011,20(2)：43-48.

[49] 唐维.白藜芦醇在大鼠体内的药代动力学及其对CYP1A1酶活性的影响.武汉:华中科技大学,2011:1-36.

[50] 吕春艳,张兰桐,袁志芳,等.虎杖苷在大鼠体内的药动学特点和组织分布研究.中草药,2007,38(2)：235-238.

[51] 陈晓莉.虎杖片与辛伐他汀治疗高脂血症的比较.医药导报,2001,21(1):25.

[52] 曹文,胡学军.虎杖清热胶囊治疗上呼吸道感染30例总结.湖南中医杂志,2002,18(5):8-17.

[53] 郭亚丽.中西医结合治疗慢性盆腔炎96例.四川中医,2003,21(10):63.

[54] 丁显春,闵炳远,王毅.中西医结合治疗新生儿黄疸88例.国医论坛,2001,16(5):44.

115. 昆　布

【来源】海带科(昆布科)海带属植物昆布 *Laminaria japonica* Aresch. 及翅藻科昆布属植物黑昆布 *Ecklonia kurome* Okam. 的叶状体[1]。

【性味与归经】咸,寒。归肝、胃、肾经。

【功能与主治】消痰,软坚散结,利水消肿。治甲状腺肿瘤,肺癌等各种肿瘤、瘿瘤、瘰疬,睾丸肿痛,痰饮水肿[2]。

【化学成分】

1. 昆布　含有二苯骈二氧化合物(dibeizo-pdioxine)、昆布醇的二聚体 2-*O*-(2,4,6-三羟基苯基)-6,6′-二昆布醇[2-*O*-(2,4,6-trihydroxyphenyl-6,6′-bi laminitol)]、2-*O*-(2,4,6-三羟基苯基)-8,8′-二昆布醇[2-*O*-(2,4,6-trihydroxyphenyl-8,8′-bilaminitol)]、昆布醇(laminitol)、呋喃昆布醇A(oxole laminitol A)、岩藻多聚糖硫酸酯(fucan sulfate)、昆布岩藻多聚糖硫酸酯 B-Ⅰ,B-Ⅱ,C-Ⅰ,C-Ⅱ(fucan sulfate B-Ⅰ,B-Ⅱ,C-Ⅰ,C-Ⅱ)[3]、岩藻黄质(fucoxanthin)[4]、褐藻酸盐(alginate)、系褐藻酸(alginic acid)、岩藻依多糖(fucoidan)、海带淀粉(laminarin)、海带氨酸(laminine)、谷氨酸(glutamic acid)、天冬氨酸(aspartic acid)、脯氨酸(proline)、丙氨酸(alanine)、组氨酸(histidine)、色氨酸(tryptophane)、甲硫氨酸(methionine)、牛磺酸(taurine)、二十碳五烯酸(eicosapentaenoic acid)、棕榈酸(palmitic acid)、油酸(oleic acid)、亚油酸(linoleic acid)、γ-亚麻酸(γ-linolenic acid)、十八碳四烯酸(octadecatetraenoic acid)、花生四烯酸(arachidonic acid)、岩藻甾醇(fucosterol)、荜澄茄油烯醇(cubenol)、己醛(hexanal)、(E)-2-己烯醇[(E)-2-hexenol]、己醇(hexanol)、二甲苯(xylene)、1-辛烯-3-醇(1-octen-3-ol)、(E,E)-2,4-庚二烯醛[(E,E)-2,4-heptadienal]、丁基苯(butylbenzene)、(E)-2-辛烯醛[(E)-2-octenal]、(E)-2-辛烯醇[(E)-2-octenol]、(E,E)-2,4-辛二烯醛[(E,E)-2,4-octadienal]、(E,Z)-2,6-壬二烯醛[(E,Z)-2,6-nonadienal]、(E)-2-壬烯醛[(E)-2-nonenal]、α-松油醇(α-terpineol)、β-环柠檬醛(β-cyclocitral)、β-高环柠檬醛(β-homocyclocitral)、(E)-2-癸烯醇[(E)-2-decenol]、(E,E)-2,4-癸二烯醛[(E,E)-2,4-decadienal]、β-紫罗兰酮(β-ionone)、十五烷(pentadecane)、表荜澄茄油烯醇(epicubenol)、肉豆蔻酸(myristic acid)、ω-十六碳烯酸(ω-

hexadecenoic acid)、植物醇(phytol)、二丁基-2-苯并呋喃酮(dibutyl-2-coumaranone)、胡萝卜素(carotene)、维生素 B_1(vitamin B_1)、维生素 B_2(vitamin B_2)、维生素 C(vitamin C)、维生素 P(vitamin P)[5]。

2. 黑昆布　含褐藻酸(alginic acid)、褐藻酸钠(sodium alginate)、海带淀粉(laminarin)、甘露醇(mannitol)、维生素(vitamin)、卤化物(halide)、硫酸盐(sulfate)、磷酸盐(phosphate)、聚硫(polysulfide)、碘(iodine)、微量元素(trace elements)、聚硫酸岩藻多糖 B-Ⅰ(fucan sulfate B-Ⅰ)、聚硫酸岩藻多糖 B-Ⅱ(fucan sulfate B-Ⅱ)、聚硫酸岩藻多糖 C-Ⅰ(fucan sulfate C-Ⅰ)、聚硫酸岩藻多糖 C-Ⅱ(fucan sulfate C-Ⅱ)、鹅掌菜酚(eckol)、6,6′-双鹅掌菜酚(6,6′-bieckol)、8,8′-双鹅掌菜酚(8,8′-bieckol)、二鹅掌菜酚(dieckol)、间苯三酚岩藻鹅掌菜酚(phlorofucoeckol)A、2-O-间苯三酚基鹅掌菜酚(2-O-phloroeckol)、2-O-间苯三酚基二鹅掌菜酚(2-O-phlorodieckol)、2-O-间苯三酚基-6,6′-双鹅掌菜酚(2-O-phloro-6,6′-bieckol)[5]。

【药理作用】

1. 抗肿瘤作用

(1)海藻多糖的抗肿瘤作用:海藻多糖对 S180、H22 荷瘤小鼠肿瘤有明显的抑制作用,同时还发现海藻多糖的抗癌活性与剂量密切相关[6]。

海藻多糖高(100mg/kg)、中(50mg/kg)剂量组均可使 S180 肉瘤小鼠肿瘤细胞膜流动性明显升高($P<0.05$,$P<0.01$),而使 H22 小鼠肿瘤细胞膜流动性明显降低,且均具有剂量相关性[7]。

海藻多糖(20mg/kg)对 L615 小鼠的存活时间有显著的延长作用($P<0.05$),其生命延长率为 30.56%,与阳性对照药环磷酰胺(30mg/kg)接近,两者并无显著性差异。海藻多糖(20mg/kg)对 L615 小鼠全血脂质过氧化物(Lpo)含量有显著的降低作用($P<0.01$),同时对正常 615 小鼠血中的 Lpo 也有降低的作用[8]。

(2)昆布多糖的抗肿瘤作用:昆布多糖的抗肿瘤作用机制与直接杀伤肿瘤细胞、诱导细胞凋亡、抑制血管生成及调节机体免疫功能有关。海带多糖对小鼠 H22 实体瘤的抑瘤作用是通过细胞免疫和非特异性免疫而实现的,而对小鼠的体液免疫无明显作用。

昆布多糖可下调乳腺癌细胞、肝癌细胞 Bcl-2 蛋白的表达,并可降低氟尿嘧啶、MTX,丝裂霉素(mitomycine C,MMC)、ADM、CTX 的有效治疗剂量。此外,昆布多糖硫酸酯能够干扰肿瘤组织中的 bFGF 血管生成信号刺激作用,使肿瘤组织的血管生成受阻,肿瘤生长受到抑制;能够对抗化疗药物环磷酰胺引起的白细胞减少,具有升高白细胞作用。昆布多糖对 HL-60 细胞增殖有抑制作用,随昆布多糖硫酸酯浓度增加,实验孔的光密度(OD)降低,说明昆布多糖硫酸酯对 HL-60 细胞增殖的抑制程度与其浓度成正比,与对照组比较,差异有非常显著性($P<0.005$),并且 $71\mu g/ml$ 阿糖胞苷(cytosine arabinoside)与 $1.25\mu g/ml$ 昆布多糖有协同作用。昆布多糖作用 24 小时后,流式细胞仪(flow cytometer,FCM)显示有凋亡亚 G_1 峰出现,并且随昆布多糖浓度增加,HL-60 细胞凋亡率增加,其凋亡率分别为 7.53%,17.35% 和 35.8%[9]。昆布多糖对 HL-60 细胞内 $I\kappa B\alpha$、p65、CD_{11b} 定位和表达水平具有一定的影响[10]。

昆布多糖能抑制 BxPC-3 细胞增殖,抑制程度随昆布多糖浓度增加,昆布多糖抑制该 BxPC-3 细胞增殖、凋亡与影响 *Bcl-2*、*Bax* 基因表达有关[11]。

昆布多糖对肝癌细胞具有一定的影响。随着昆布多糖浓度增加,*Bcl-2* 基因蛋白表达

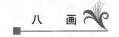

降低。

昆布多糖对 LoVo 细胞有一定的影响,随着多糖浓度的增加,细胞的生长抑制率逐渐升高,呈药物浓度依赖性,与空白对照组比较均具有统计学意义($P<0.01$)[12]。昆布多糖可以使 LoVo 细胞 DR4、DR5 蛋白表达量增加[13]。

昆布多糖对化疗药物治疗肝癌 IC_{50} 剂量有显著影响。昆布多糖可延长上述 5 种化疗药物对肝癌细胞有效作用时间 3～12 小时[14]。

昆布多糖硫酸酯对 LoVo 细胞有一定的影响,昆布多糖硫酸酯作用于 LoVo 细胞 72 小时,可抑制人结肠癌 LoVo 细胞的存活率。在相同浓度下,修饰后产物昆布多糖硫酸酯(昆布多糖硫酸酯-1、昆布多糖硫酸酯-2)对 LoVo 细胞的抑制作用均比未修饰过的昆布多糖抑制作用高[12]。

昆布多糖硫酸酯对移植前列腺癌细胞 RM-1 荷瘤小鼠有抑瘤作用,昆布多糖硫酸酯低、高剂量组抑瘤率分别为 25.0% 和 33.8%[15]。

(3)海嘧啶的抗肿瘤作用:海嘧啶可改变细胞形态,促使细胞间通讯的恢复,由此认为恢复细胞间通讯可能是海嘧啶抗肿瘤作用机制之一[8]。

2. 其他药理作用

(1)对内脏系统的影响

1)抗血管生成作用:昆布多糖的硫酸化程度越高,对碱性成纤维细胞生长因子的抑制作用越强,昆布多糖能抑制培养于基质膜材料-基质胶(Matrigel)上的内皮细胞形成管状结构,并且具有剂量依赖关系[8]。

2)调血脂作用:昆布多糖可使血浆中胆固醇含量减少 13%～17%,低密度脂蛋白降低 20%～25%,高密度脂蛋白含量增加 16%,使动脉粥样硬化指数减少,血浆中脂质过氧化物浓度降低[9]。

3)降血糖作用:昆布多糖有明显的降血糖作用,其作用有时效性、剂量性,而且高剂量组的降血糖效果与药物对照组在统计学上无明显差异[16]。

4)抗血小板聚集作用:海带中海藻多糖具有抑制血小板聚集的作用[17]。

5)抗凝血作用:褐藻多糖硫酸酯能够延长动物实验性出血时间并增加出血量,能显著抑制大鼠实验性动、静脉血栓的形成,并具有剂量依赖性[18]。

6)对肺间质纤维化的作用:海藻多糖对博来霉素诱导的大鼠肺间质纤维化有抑制作用[19]。

(2)抗病原微生物作用:不同浓度的昆布浸出液对红色毛癣菌、狗小孢子菌、石膏样毛癣菌、孢子丝菌、絮状表皮癣菌有一定的抑菌作用[20]。

(3)对免疫系统的影响:昆布多糖具有明显的增强体液免疫功能并能提高外周血 T 细胞的数量[8]。海藻多糖处理组小鼠胸腺细胞自发掺入 ^{3}H-TdR 值、脾细胞对 ConA 及 LPS 的增殖反应、脾混合淋巴细胞反应均较照射组明显增强($P<0.05$),且与海藻多糖的剂量增加呈正相关,海藻多糖对辐射所致的免疫功能损伤有明显的保护作用[21]。

(4)抗氧化作用:昆布的脂类提取物具有抗氧化活性,且其抗氧化能力的大小与不饱和脂肪酸有关[22]。

【临床应用】

1. 治疗肿瘤

(1)治疗胃癌:少林佛手昆布胶囊联合化疗治疗晚期胃癌,可显著改善症状、提高生存质量。将 46 例晚期胃癌患者随机分为两组,两组均用 FolFox4 方案(奥沙利铂＋氟尿嘧啶＋亚叶酸)化疗,治疗组加服少林佛手昆布胶囊 2 粒,每日 2 次。连续服用 30 天为 1 疗程,间隔 7 天,再进行第 2 疗程治疗。化疗方案、观察方法、疗程均同对照组。通过观察少林佛手昆布胶囊的抗肿瘤疗效,治疗组临床症状、生活质量、疗效优于对照组[23]。

(2)治疗子宫肌瘤:采用自拟海藻昆布汤治疗痰湿挟瘀型子宫肌瘤 34 例,用药 3 个疗程后痊愈 9 例,显效 9 例,有效 10 例,总有效率达 82.35%[24]。

2. 治疗其他疾病

(1)治疗高血压:高血压病患者 22 例,患者口服自制海带粉胶囊每日 12g,22 例高血压病患者治疗前后自身对照血压逐渐下降[25]。

(2)治疗静脉炎:将 184 例由不同原因引起的静脉炎患者分为两组,观察组采用 DTP 照射治疗配合局部海带贴敷法,对照组采用传统的硫酸镁湿敷法,结果发现观察组痊愈 66 例,有效 26 例,对照组痊愈 30 例,有效 50 例,观察组治疗效果明显优于对照组[26]。

将输液性静脉炎患者 122 例,随机分成治疗组和对照组。结果发现治疗组和对照组显效率分别为 93.8%、53.3%[27]。

(3)治疗病毒性无黄疸型肝炎:将 112 例患者随机分为两组,治疗组 56 例口服金竹汤加减,对照组 56 例仅用西药治疗。两组治疗前后肝功能比较,治疗组明显优于对照组,有显著性差异[28]。

(4)治疗脂肪肝:昆藻调脂胶囊对四组均有改善肝功能、改善脂肪肝 B 超影像、降低血脂等作用,其中疗效以痰湿瘀阻组为最佳($P<0.01$)[29]。昆藻调脂制剂应用于脂肪肝的治疗,经临床观察,总有效率达 95.6%[30]。

(5)治疗乳腺增生:逍遥散合桃红三物汤加味方口服治疗乳腺增生,治疗 2 疗程后,治愈 15 例,显效 27 例,有效 16 例,无效 2 例,总有效率为 96.7%[31]。

运用消结止痛膏外贴,治疗 3 月后,乳房肿块、疼痛等临床症状均有明显改善,治疗组临床症状改善优于对照组($P<0.01$)[32]。

(6)治疗便秘:用昆布 60g,治疗便秘 35 例,其中治愈 8 例,有效 24 例,无效 3 例[33]。

(7)治疗甲状腺疾病:昆布平衡营养液治疗地方性甲状腺肿 1548 例,结果疗效较优者 598 例,占 31.5%;效良者 1202 例,占 63.3%[34]。

(8)治疗孕妇碘缺乏:中药昆布、鳖甲对孕妇碘缺乏病有治疗作用,对 200 例碘缺乏孕妇进行试验,随机分为 2 组,实验组服用中药昆布、鳖甲补碘治疗,对照组服用维生素 C,补碘后实验组尿碘值与对照组相比差异有统计学意义($P<0.01$)[35]。

(9)治疗眼部疾病:应用昆布离子导入治疗视网膜震荡 48 例(52 只眼),男 34 例,女 14 例,平均 23.5 岁,治愈 37 只眼(71.1%),治愈时间 15～20 天,平均 18 天。显效 11 只眼(21.1%),总有效率 92.2%[36]。

【不良反应】长期食用昆布(每日摄入碘 10mg 以上),碘吸收量增多,能诱发甲状腺毒症[37]。

参考文献

[1] 国家中医药管理局《中华本草》编委会. 中华本草. 3 卷. 上海:上海科学技术出版社,1999:453-459.
[2] 季宇彬. 抗癌中药药理与应用. 哈尔滨:黑龙江科学技术出版社,1999:804-807.
[3] 朱立俏,何伟,袁万瑞. 昆布化学成分与药理作用研究进展. 食品与药品,2006,8(3):9-12.

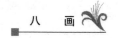

[4] 徐戎,张悦,王倩,等.昆布有效成分岩藻黄质对人体 7 种肿瘤细胞增殖与凋亡的影响.中药药理与临床, 2009,25(4):21-24.

[5] 南京中医药大学.中药大辞典.第 2 版.上海:上海科学技术出版社,2006:1884-1887.

[6] 季宇彬,高世勇,成秉辰.海藻多糖抗肿瘤作用的实验研究.哈尔滨商业大学学报,2001,17(4):11-12.

[7] 季宇彬,高世勇,孔琦.海藻多糖对肿瘤细胞膜流动性的影响.中草药,2002,33(5):435-437.

[8] 季宇彬.天然药物有效成分药理与应用.北京.科学出版社,2007:629,693-694.

[9] Chang-Mok. Effects of sea tangle(Laminaria japonica)extract and fucoidan components on lipid metabolism of stressed mouse. Journal of the Korean Fisheries Society,2000,32(2):124-127.

[10] 肖青,唐宗山,黄宗干,等.昆布多糖硫酸酯对急性髓性白血病 HL-60 细胞的调控.重庆医科大学学报, 2003,28(3):328-330.

[11] 肖青,董蒲江,胡妮妮,等.昆布多糖硫酸酯抑制 BxPC-3 细胞增殖的实验研究.重庆医学,2004,33(3): 417-418.

[12] 孟德友.昆布多糖硫酸酯抗肿瘤的构效关系初步研究.哈尔滨:哈尔滨商业大学,2012:42-43.

[13] 申奥.昆布多糖通过死亡受体-Caspasey 依赖通路诱导人结肠癌 LoVo 细胞掉网作用的研究.哈尔滨:哈尔滨商业大学,2011:21-44.

[14] 董浦江,姚榛祥.昆布多糖硫酸酯对化疗药物治疗肝癌细胞的增敏作用.现代医药卫生,2003,19(3): 255-257.

[15] 邹明畅,盛玉青,崔飞伦.昆布多糖硫酸酯对荷瘤小鼠前列腺癌的抑瘤作用.中国实验方剂学杂志,2011, 17(17):223-225.

[16] 孙炜,王慧铭.昆布多糖对实验性高血糖大鼠治疗作用的研究.浙江中西医结合杂志,2004,14(11): 667-669.

[17] 刘志峰,宫晓黎,魏淑贞.五种海藻多糖体外抗血小板聚集作用的观察.中国海洋药物杂志,2001,2(3): 36-38.

[18] 程忠玲,王松,朱鹤孙,等.褐藻多糖硫酸酯/甲基丙烯酸甲酯接枝聚合及抗凝血性能研究.精细化工, 2003,20(10):609-611.

[19] 秦华,李栋,曹广生.海藻多糖对博来霉素诱导的大鼠肺间质纤维化模型的干预作用研究.齐鲁药事, 2008,27(9):554-555.

[20] Romanos M T, Andrada-Serpa M J, Mourao P A, et al. A sulphated fucan from the Laminaria abyssalis inhibits the human T cell lymphotropic virus type 1-induced syncytium formation in HeLa cells. Antivir Chem Chemother,2002,13(4):219-222.

[21] 刘志辉,孟庆勇,刘秋英,等.海藻多糖对 γ 射线照射小鼠免疫功能的影响.中国公共卫生,2003,19(2): 171-172.

[22] 张全斌,于鹏展,周革非,等.海带褐藻多糖硫酸酯的抗氧化活性研究.中草药,2003,34(9):824-826.

[23] 王祥麒,释延琳,释延院.少林佛手昆布胶囊联合化疗治疗晚期胃癌 23 例.河南中医,2009,29(2):172.

[24] 贾文芳.海藻昆布汤治疗子宫肌瘤 34 例.现代中医药,2006,26(6):7.

[25] 胡颖缸,李向荣,冯磊.海带对高血压的降压作用观察.浙江中西医结合杂志,1997,7(5):266-267.

[26] 王二妮.海带局部贴敷配合 TDP 照射治疗静脉炎效果观察.临床研究,2009,6(26):37-38.

[27] 龚小玲.海带与马铃薯联合治疗静脉输液所致静脉炎的临床观察.中国民族民间医药,2010,19(5):150.

[28] 陈全荣.金竹汤治疗病毒性无黄疸型肝炎 56 例临床观察.国际医药卫生导报,2006,12(6):93-94.

[29] 杨艳娜,孔祥廉,王云庭.昆藻调脂胶囊对不同证型脂肪肝的临床观察.亚太传统医药,2012,8(1): 69-71.

[30] 黄每裕.昆布海藻制剂治疗脂肪肝机理探明.中国医药报,2007-2-13:B06.

[31] 王瑞芬.中药配合微波治疗乳腺增生病 60 例疗效观察.新中医,2009,41(6):48-49.

[32] 马拴全,蔡国良,许鹏光.消结止痛膏外贴治疗乳腺增生病 132 例.陕西中医,2008,29(3):271.

[33] 邓青林.便秘的中医中药治疗.现代诊断与治疗,1995,6(8):135-136.

[34] 王力田,闫秀芳,王月贵,等.昆布平衡营养液治疗碘缺乏病1898例.深圳中西医结合杂志,1997,7(2):41-42.

[35] 郭海芸,周迎东,宋巧丽.昆布、鳖甲治疗孕妇碘缺乏的研究.山西医药杂志,2011,40(3):230-232.

[36] 叶秀荣,周历,杜桂华.昆布离子导入治疗视网膜震荡48例临床观察.中国中医眼科杂志,1992,2(4):216-217.

[37] 王慧,周康,赵余庆.昆布的临床应用研究进展.亚太传统医药研究进展,2010,6(12):158-160.

116. 罗 裙 带

【来源】 石蒜科文殊兰属植物文殊兰 *Crinum asiaticum* L. var. *sinicum*（Roxb. ex Herb.）Baker 的叶[1]。

【性味与归经】 辛,凉。有毒。

【功能与主治】 清热解毒,散瘀止痛。主治热疮肿毒,头痛,痹痛麻木,跌打瘀肿,骨折,毒蛇咬伤。

【化学成分】 含有文殊兰碱(crinine)、文殊兰星碱(crinsine)、石蒜碱(lycorine)、鲍威文殊兰碱(powelline)、4-异丙酯-1-甲基-2-环己烯-1-醇(4-isopropyl ester-1-methyl-2-cyclohexene-1-ol)、石竹烯(caryophyllene)、2-十三烷酮(2-tridecanone)、7-甲基-Z-十四碳烯-1-乙酸酯(7-methyl-Z-tetradecene-1-acetoxy)、10,11-二羟-3,7,11-三甲基-2,6-十二碳烯乙酸酯(10,11-dihydroxy-3,7,11-trimethyl-2,6-dodecene acetate)、Z-5-甲基-6-二十一碳烯-11-酮(Z-5-methyl-6-heneicosene-11-ketone)、E-8-甲基-9-十四碳烯-1-乙酸酯(E-8-methyl-9-tetradecene-1-acetate)、2,4,6-三甲氧基苯乙酮(2,4,6-trimethoxyacetophenone)、棕榈酸甲酯(methyl palmitate)、N-棕榈酸(N-palmitic acid)、5-羟基-7-甲氧基-2-甲基-4H-1-苯并吡喃-4-酮反亚油酸甲酯(5-hydroxy-7-methoxy-2-methyl-4H-1-centchroman-4-one methyl linolelaidate)、反式-13-十八碳二烯酸(trans-13-octadecadienoic acid)、(Z,Z)-9,12-十八碳二烯酸[(Z,Z)-9,12-octadecadienoic acid]、2,6,10-三甲基十四烷(2,6,10-trimethyltetradecane)、22-二十三烯酸(22-tricosenoic acid)、棕榈酸-2-甲基丙酯(palmitic acid-2-isobutyl ester)、二十碳烷(eicosane)、十八酸癸酯(octadecanoic acid decanoate)、四十三烷(ritetracontane)、维生素E(vitamin E)、豆甾醇(stigmasterol)、β-谷甾醇(β-sitosterol)[2]。

【药理作用】

1. 抗肿瘤作用

(1)石蒜碱的抗肿瘤作用:石蒜碱无论体内或体外对多种动物肿瘤均有很强的抗肿瘤活性。体内实验表明,石蒜碱能抑制小鼠艾氏腹水癌细胞的无氧酵解,石蒜碱对大鼠W256的生长有明显抑制作用,而对小鼠肝癌、艾氏腹水癌皮下型、肉瘤S180的抑制作用不明显[3]。

石蒜碱对人白血病U937细胞有抗增殖及凋亡诱导作用,石蒜碱可明显抑制U937细胞增殖并诱导细胞凋亡,其细胞增殖的半数抑制浓度为2.42μmol/L[4]。石蒜碱能够在转录水平明显改变一些关键基因的表达,从而使细胞内网络调控的平衡被打破,最终导致细胞走向凋亡,利用基因芯片可以全面地研究在石蒜碱作用下HL-60细胞凋亡或增殖相关基因表达的改变[5]。石蒜碱诱导HL-60细胞凋亡的过程中上调了TNF-α的表达并促进Bid蛋白被剪切,激活线粒体凋亡途径;石蒜碱还降低 IκB 磷酸化水平并抑制了 NF-κB 进入细胞核行使其转录调节功能,石蒜碱还能明显下调 Survivin 的表达[6]。石蒜碱可降低人乳腺癌细胞 MCF-7 的存活率,其机制可能为触发了线粒体凋亡途径,石蒜碱处理乳腺癌 MCF-7 细胞后,细胞存活率大幅下降,并呈明显的剂量效应关系[7]。

(2)文殊兰叶提取物的抗肿瘤作用:文殊兰叶氯仿提取物在体外能有效地抑制非小细胞肺癌 NCI-H460 细胞生长[8]。

(3)石蒜碱脂质纳米乳的抗肿瘤作用:石蒜碱脂质纳米乳能抑制肿瘤细胞增殖,较原药具有更强的抗肿瘤活性[9]。

2. 其他药理作用

(1)对中枢神经系统的影响

1)镇静作用:石蒜碱能加速小鼠运动性防御性条件反射的形成[10]。

2)解热镇痛作用:小鼠腹腔注射石蒜碱 12mg/kg,能显著地增强吗啡和延胡索的镇痛效力[10]。

3)增强记忆作用:石蒜碱对亚硝酸钠类致缺氧剂所导致的小鼠学习、记忆巩固障碍的改善作用非常显著[11]。

(2)降压作用:石蒜碱对麻醉大鼠、麻醉猫、清醒正常血压大鼠和清醒肾血管性高血压大鼠均有迅速、显著而持久的剂量依赖性降压作用[12]。

(3)催吐作用:石蒜碱有明显的催吐作用[13]。

(4)抗炎作用:石蒜碱对兔甲醛性及大鼠蛋清性脚肿胀有明显的对抗作用[14]。

(5)抑菌作用:文殊兰粗提物及精油对芒果蒂腐病菌、水稻枯病菌、香蕉炭疽病菌、香蕉枯萎病菌、椰子灰斑病菌均有很好的抑菌活性[2]。

(6)对子宫平滑肌的作用:石蒜碱对豚鼠及兔离体子宫均有明显的兴奋作用[15]。

3. 毒性作用　石蒜碱小鼠皮下注射、灌服和腹腔注射的 LD50 分别为 145mg/kg、344mg/kg和 112.2mg/kg[14]。

【临床应用】治疗其他疾病:

1. 治疗无名肿毒　罗裙带加芒硝外敷为主治疗无名肿毒 20 例,取得了较满意的疗效[16]。

2. 治疗肌注引起的硬结　采用文殊兰草药外敷硬结 51 例,经过治疗后硬结消退 50 例,硬结变小 1 例[17]。

3. 治疗足外侧软组织损伤　患者足关节外侧距腓前韧带拉伤,用鲜药菊叶三七、垂盆草血三七等量混合捣烂,放在文殊兰叶面上,包扎伤处,两天后换药一次,一周后可痊愈[18]。

参 考 文 献

[1] 南京中医药大学. 中药大辞典. 第 2 版. 上海:上海科学技术出版社,2006:1911-1912.

[2] 符佳海,曹阳,骆焱平. 文殊兰精油的抑菌活性及 GC-MS 分析. 广东农业科学,2012,(19):95-97.

[3] 贾献慧,周铜水,郑颖,等. 石蒜科植物生物碱成分的药理学研究. 中医药学刊,2001,19(6):573-574.

[4] 刘小珊,蒋纪恺. 石蒜碱对人白血病 U937 细胞的凋亡诱导及作用机制. 山东医药,2008,48(2):35-37.

[5] 石碧炜. 石蒜碱通过上调 p21 基因表达抑制 HL-60 细胞增殖的分子机制初步研究. 长沙:中南大学,2007:1-32.

[6] 胡济梁. 石蒜碱诱导 HL-60 细胞凋亡的分子机制探讨. 长沙:中南大学,2008:1-26.

[7] 石碧炜. 石蒜碱对人乳腺癌细胞 MCF-7 存活率及线粒体膜电位的影响. 医学综述,2010,16(16):524-525.

[8] 陈建荣,杨扬,杨月. 文殊兰叶氯仿提取物诱导 NCI-H460 细胞凋亡的研究. 肿瘤防治研究,2011,38(6):

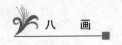

628-631.

[9] 郭扬明,杨立开,张轩邈,等. 石蒜碱脂质纳米乳的制备及抗肿瘤活性的初步研究. 华西药学杂志,2013,28(2):127-129.

[10] 秦昆明,李笑,徐昭,等. 石蒜碱及其衍生物的药理作用研究概况. 北京联合大学学报,2009,23(1):6-10.

[11] 邓春江,赵国举,任世兰,等. 二氢石蒜碱与加兰他敏对小鼠学习记忆损害的影响. 郧阳医学院学报,1996,15(2):61-63.

[12] 蒋诗琴,龙燕,龚培力. 二氢石蒜碱的降压及抗脑缺血作用. 郧阳医学院学报,2004, 23(2):122-123.

[13] 宋德芳,石子琪,辛贵忠,等. 石蒜科生物碱的药理作用研究进展. 中国新药杂技,2013,22(13):1519-1524.

[14] 贾献慧,周铜水,郑颖,等. 石蒜科植物生物碱成分的药理学研究. 中医药学刊,2001,19(6):573-574.

[15] 吴志平,陈雨,冯煦,等. 石蒜科药用植物生物碱的药理学研究. 中国野生植物资源,2008,27(5):26-31.

[16] 陈宁,苏锡基,梁大华,等. 罗裙带加芒硝外敷治疗无名肿毒. 中国民间疗法,2002,10(8):22-23.

[17] 吴琼梅,陈杰仪. 文殊兰外敷治疗肌注引起的硬结效果好. 海南卫生,1987,(2):53.

[18] 刘宗达. 足外侧软组织损伤治疗浅谈. 怀化学院学报,1985,(1):87-88.

117. 败 酱

【来源】 败酱科败酱属植物黄花败酱 *Patrinia scabiosaefolia* Fisch. 和白花败酱 *P. villosa* Juss. 的全草[1]。

【性味与归经】 苦、辛,微寒。归肺、大肠、肝经。

【功能与主治】 清热解毒,破瘀排脓。主治肠痈,肺痈,痢疾,带下,产后瘀滞腹痛,热毒痈肿。

【化学成分】 黄花败酱根、根茎含败酱皂苷(patrinoside)、A_1、B_1、C_1、D_1、E、F、G、H、J、K、L。根含黄花败酱皂苷(scabioside)A、B、C、D、E、F、G,齐墩果酸-3-O-α-L-吡喃阿拉伯糖苷(3-O-α-L-arabinopyranosyl oleanolic acid),常春藤皂苷元-3-O-α-L-吡喃阿拉伯糖苷(3-O-α-L-arabinopyranosyl hederagenin),常春藤皂苷元-2'-O-乙酰基-3-O-α-L-吡喃阿拉伯糖苷(2'-O-acetyl-3-O-α-L-arabinopyranosyl hederagenin),常春藤皂苷元-3-O-α-L-吡喃阿拉伯糖基-28-O-D-吡喃葡萄糖基(1→6)-β-D-吡喃葡萄糖苷[3-O-α-L-arabinopyranosyl hederagenin-28-O-β-D-glucopyranosyl(1→6)-β-D-glucopyranoside],常春藤皂苷元-2'-O-乙酰基-3-O-α-L-吡喃阿拉伯糖基-28-O-β-D-吡 喃 葡 萄 糖 基 (1 → 6)-β-D-吡 喃 葡 萄 糖 苷 [2'-O-acetyl-3-O-α-L-arabinopyranosyl hederagenin-28-O-β-D-glucopyranosyl(1→6)-β-D-glucopyranoside],齐墩果酸-3-O-β-D-吡喃葡萄糖基(1→3)-α-L-吡喃鼠李糖基(1→2)-α-L-吡喃阿拉伯糖苷[3-O-β-D-glucopyranosyl(1→3)-α-L-rhamnopyranosyl(1→2)-α-L-arabinopyranosyl oleanolic acid],齐墩果酸-3-O-β-D-吡喃葡萄糖基(1→3)-α-L-吡喃鼠李糖基(1→2)-α-L-吡喃阿拉伯糖基-28-O-β-D-吡喃葡萄糖基(1→6)-β-D-吡喃葡萄糖苷[3-O-β-D-glucopyranosyl(1→3)-α-L-rhamnopyranosyl(1→2)-α-L-arabinopyranosyl oleanolic acid-28-O-β-D-glucopyranosyl(1→6)-β-D-glucopyranoside],齐墩果酸-3-O-α-L-吡喃葡萄糖基(1→2)-α-L-吡喃阿拉伯糖苷[3-O-α-L-rhamnopyranosyl(1→2)-α-L-arabinopyranosyl oleanolic acid],常春藤皂苷元-3-O-α-L-吡喃鼠李糖基(1→2)-α-L-吡喃阿拉伯糖苷[3-O-α-L-rhamnopyranosyl(1→2)-α-L-arabinopyranoyl hederagenin],齐墩果酸(oleanolic acid),常春藤皂苷元(hederagenin),β-谷甾醇-β-D-吡喃葡萄糖苷(β-sitosterol-β-D-glucopyranoside),菜油甾醇-D-葡萄糖苷(campesterol-D-glucoside),东莨菪

素(scopoletin),马栗树皮素(esculotin)。种子含硫酸败酱皂苷(sulfapatrinoside)Ⅰ、Ⅱ,熊果酸-3-O-α-L-吡喃鼠李糖基(1→2)-α-L-吡喃阿拉伯糖苷 A-I[3-O-α-L-rhamnopyranosyl(1→2)-α-L-arabinopyranosyhursolic acid,patrinia-glycoside A-I],熊果酸-3-O-β-D-吡喃葡萄糖基(1→3)-α-L-吡喃阿拉伯糖苷[3-O-β-D-glucopyranosyl(1→3)-α-L-arabinopyranosylursolic acid],齐墩果酸-3-O-β-D-吡喃葡萄糖基(1→3)-α-L-吡喃阿拉伯糖苷[3-O-β-D-glucopyranosyl(1→3)-α-L-arabinopyranosyloleanolic acid],熊果酸 3-O-α-L-吡喃鼠李糖基(1→2)-(β-D-吡喃葡萄糖基(1→3))-α-L-吡喃阿拉伯糖苷[3-O-α-L-rhamnopyranosyl(1→2)-(β-D-glucopyranosyl(1→3))-α-L-arabinopyranoyursolic acid],齐墩果酸-3-O-α-L-吡喃鼠李糖基(1→2)-(β-D-吡喃葡萄糖基(1→3))-α-L-吡喃阿拉伯糖苷[3-O-α-L-rhmanopyranosyl(1→2)-(β-D-glucopyranosyl(1→3))-α-L-arabinopyranosyloleanolic acid],白花败酱根,根茎含白花败酱苷(villoside),马钱子苷(loganin),莫罗忍冬苷(morroniside)。全草含白花败酱醇(villosol)、白花败酱醇苷(villosolside)、齐墩果酸(oleanolic acid)、棕榈酸(palmitic acid)、肌醇(inositol)[1]、2α-羟基齐墩果酸(2α-hydroxy oleanolic acid)、2α-羟基乌苏酸(2α-hydroxy ursolic acid)、β-胡萝卜苷(β-daucosterol)、3,4-二羟基苯甲酸(3,4-dihydroxy benzoic acid)[2]、5-羟基-7,3,′4′-三甲氧基黄酮(5-hydroxy-7,3,′4′-trimethoxyflavone)、5-羟基-7,4′-二甲氧基黄酮(5-hydroxy-7,4′-dimethoxyflavone)、木犀草素(luteolin)、槲皮素(quercetin)、异荭草苷(isoorientin)、异牡荆苷(isovitexin)、8-C-葡萄糖基-7-甲氧基-4′,5-二羟基黄酮(8-C-glucosyl-7-methoxy-4′,5-dimethoxyflavone)[3]。

【药理作用】

1. 抗肿瘤作用

(1)白花败酱草总皂苷的抗肿瘤作用:白花败酱草总皂苷无论体内或是体外对多种动物肿瘤均有很强的抗肿瘤活性。体内实验证明,白花败酱草总皂苷低剂量组(50mg/kg)、高剂量组(100mg/kg)对 U14 荷瘤鼠肿瘤的抑制率分别为 35.11%、57.09%。败酱草皂苷可使肿瘤细胞主要受阻于 G_0/G_1 期,G_0/G_1 期阻滞使肿瘤细胞周期延长,S 期细胞减少使参与分裂的细胞数减少,进而使肿瘤细胞的增殖速度降低,达到抑制其生长繁殖的作用[4]。败酱草总皂苷具有抑制 U14 宫颈癌小鼠生长作用,抑瘤率达 54.6%;败酱草总皂苷能够显著提高腹水瘤小鼠的生命延长率,低剂量组效果更好;败酱草总皂苷能显著促进免疫器官(胸腺和脾脏)的生长(P<0.01)、显著提高抗氧化能力(P<0.05)[5]。

白花败酱草总皂苷对人宫颈癌 HeLa 细胞有抑制作用,研究表明,白花败酱草总皂苷在体外剂量依赖性地抑制 HeLa 细胞的增殖,IC_{50} 值为 59.2μg/ml,皂苷 0.15mg/ml 诱导 HeLa 细胞 48 小时后,细胞生长受到不同程度的抑制,出现胞体变圆,胞质起泡,染色质凝集深染等。并通过对凋亡关键酶 Caspase-3 的激活,实现其促进 HeLa 细胞凋亡的作用,达到抑制肿瘤细胞增殖的目的[6]。

(2)败酱草总黄酮的抗肿瘤作用:败酱草总黄酮能够有效抑制 U14 肿瘤的生长,显著提高 U14 肿瘤模型小鼠的生命延长率[7]。

(3)黄花败酱总皂苷的抗肿瘤作用:黄花败酱总皂苷有效成分有一定的体内抗肿瘤活性,对荷艾氏腹水癌的小鼠存活时间有一定的延长作用[8]。

(4)白花败酱草提取物的抗肿瘤作用:白花败酱草水提液具有抗 U14 宫颈癌的作用,高(15g/kg)、低剂量(10g/kg)败酱草水提液均可抑制 U14 宫颈癌细胞的生长,抑瘤率分别为 42.3%、41.75%[9]。

败酱草乙酸乙酯提取物 PHEBA，为极性较小的环烯醚萜酯类成分，体内、外均有抗肿瘤作用[10]。

白花败酱不同浓度乙醇提取液对肝癌细胞 SMMC-7721 有抑制作用，50％乙醇提取液浓度为 2mg/ml、4mg/ml、6mg/ml、8mg/ml、10mg/ml 时对肝癌细胞 SMMC-7721 抑制率为 5.23％、29.11％、40.78％、49.66％、57.12％[11]。

白花败酱草 80％乙醇树脂部位能够显著诱导人宫颈癌细胞 HeLa 和人乳腺癌细胞 MCF-7 细胞发生凋亡[12]。

(5)黄花败酱草提取物的抗肿瘤作用：黄花败酱草水提液具有一定的抑制小鼠 H22 肝癌血道转移的作用[13]。

黄花败酱根提取物体内对 S180 有抑制作用，对 S180 小鼠的抑制率为 40.6％。黄花败酱根甲醇洗脱物硅胶柱层析所得部分对 S180 小鼠的抑制率为 36.9％[14]。

2. 其他药理作用

(1)对中枢神经系统的影响

1)镇静作用：黄花败酱 95％乙醇提取液对小白鼠具有明显的镇静作用[15]。白花败酱草水提取液对小鼠自发活动有明显的抑制作用[16]，还可增加阈下剂量戊巴比妥钠的催眠时间和增加小鼠入睡动物数[17]。

2)镇痛作用：复方败酱草注射液有镇痛作用[18]。

(2)对内脏系统的影响

1)对心血管系统的影响：黄花败酱草可显著刺激骨髓的造血功能[19]。黄花败酱草的复方制剂，可明显改善动物的血液循环[20]。

2)保肝作用：败酱草有促进肝细胞再生、防止肝细胞变性、改善肝功能、抗肝炎病毒的作用[21]。白花败酱的果枝浸膏有促进肝细胞再生及抑制细胞变性作用[22]。

(3)抗病原微生物作用

1)抗菌作用：白花败酱及其制剂对金黄色葡萄球菌、白色葡萄球菌、伤寒杆菌、链球菌、枯草杆菌、大肠杆菌、变形杆菌等有抑制作用[22]。黄花败酱醇提取液的抑菌作用较弱[23]。败酱草的水提液对造成慢性前列腺炎的主要致病菌金黄色葡萄球菌和表皮葡萄球菌有较强的抑制作用[24]。黄花败酱草可以抑制能够产生 AmpC β-内酰胺酶的细菌的增殖[25]。

2)抗病毒作用：败酱草有效成分败酱草多糖，具有明显抑制呼吸道合胞病毒增殖的作用[26]。

(4)抗炎作用：黄花败酱、白花败酱制剂对多种感染性疾病有一定疗效，可用于治疗消化道炎症[27]。

(5)耐缺氧作用：白花败酱提取物能改善由脑缺氧、全身缺氧和心肌耗氧量增加引起的小鼠心肌缺氧症状，延长小鼠耐缺氧的存活时间[28]。

3. 毒性作用

(1)黄花败酱醇浸膏的毒性：黄花败酱醇浸膏对小鼠有轻度呼吸抑制、致泻作用[27]。

(2)黄花败酱根甲醇提取物的毒性：黄花败酱根甲醇提取物能使小鼠血清转氨酶升高，并有组织病理改变[27]。

(3)白花败酱的毒性：白花败酱过量可引起暂时性白细胞减少和头昏、恶心等症状[27]。

(4)黄花败酱精的毒性：黄花败酱精 200mg/kg 口服有多尿现象[27]。

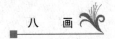

【临床应用】治疗其他疾病：

1. 治疗神经衰弱　用黄花败酱配剂、片剂及密封胶囊三种剂型治疗以失眠为主要症状的神经衰弱患者 406 例,其中显著好转者 144 例[29]。

2. 治疗结肠炎　败酱草复方在治疗结肠炎方面有明显疗效。将 72 例溃疡性结肠炎患者随机分为两组,治疗组 36 例,运用薏苡附子败酱散加味治疗,两个月后观察疗效,治疗组总有效率为 77.78%[30]。

3. 治疗鼻窦炎　苍耳子散加重败酱草用量治疗鼻窦炎,服药后,鼻涕量大减,质转稀,色转淡,鼻塞基本好转[31]。

4. 治疗慢性泪囊炎　龙胆泻肝汤加减方中重用败酱草治疗慢性泪囊炎 138 例,治愈 126 例[32]。

参考文献

[1] 南京中医药大学. 中药大辞典. 第 2 版. 上海:上海科学技术出版社,2006:1914-1916.

[2] 李延芳,李明慧,楼凤昌,等. 黄花败酱的化学成分研究. 中国药科大学学报,2002,33(2):101-103.

[3] 彭金咏,范国荣,吴玉田. 白花败酱草化学成分分析. 中国中药杂志,2006,31(2):128-130.

[4] 张涛,田黎明,王昭,等. 白花败酱草对 U14 荷瘤鼠肿瘤细胞周期和 PCNA 表达的影响. 黑龙江医药科学,2011,34(3):84-85.

[5] 张永强,耿果霞,李青旺,等. 败酱草总皂甙抗小鼠宫颈癌活性研究. 动物医学进展,2011,32(3):69-72.

[6] 张涛,田黎明,朱贵明,等. Caspase-3 参与白花败酱草皂苷诱导 Hela 细胞凋亡. 中国老年学杂志,2012,32(11):2321-2323.

[7] 杨晓蕾,李青旺,李健. 败酱草总黄酮抗宫颈癌活性的研究. 黑龙江畜牧兽医,2009,(10):106-107.

[8] 沈德凤,杨波,李进京. 黄花败酱总皂苷提取物抗肿瘤作用的实验研究. 黑龙江医药,2007,30(3):35.

[9] 陈磊,张涛,田黎明,等. 白花败酱草提取物对小鼠 U14 宫颈癌细胞的抑制作用. 中国老年学杂志,2010,30(8):1091-1093.

[10] 钱匆匆,杨波,王一奇,等. 败酱有效部位 PHEBA 抗肿瘤作用的研究. 浙江中医药大学学报,2013,37(1):99-102.

[11] 魏一萌,王帅,孟宪生,等. 基于 SMMC-7721 肝癌细胞生长抑制的两种败酱草药效比较及提取方法研究. 中国医药科学,2013,3(11):35-37.

[12] 宋婷,孙晖,路娟,等. 白花败酱草体外抗肿瘤活性部位筛选. 时珍国医国药,2012,23(10):2410-2412.

[13] 李玉基,张淑娜,李洁,等. 黄花败酱草对小鼠肝癌细胞血道转移的影响. 食品与药品,2013,15(4):248-250.

[14] 毛金军,王丽敏,张明远,等. 黄花败酱提取物抗肿瘤作用的实验观察. 黑龙江医药,2004,27(5):35.

[15] 徐泽民,黄朝辉,朱波,等. 黄花败酱镇静作用活性部位的研究. 浙江中西医结合杂志,2007,17(6):347-348.

[16] 陈燕萍,曾靖,叶和扬. 白花败酱草水提取液中枢抑制作用的研究. 中国药物与临床,2005,5(6):439-440.

[17] 钟星明,蒋绍祖,黄玉珊,等. 白花败酱草提取物对小鼠睡眠功能和自发活动的影响. 中国临床康复,2004,8(30):6688-6689.

[18] 康白,李华洲. 复方败酱注射液的初步药理研究. 中医药研究,1989,12(4):38-40.

[19] 王瑞俭,孙宝民. 黄花败酱的药理研究与临床应用. 长春中医学院学报,1997,13(62):46-47.

[20] 史凯凯,段徐华,杨静. 败酱复方对混合菌液所致大鼠慢性盆腔炎的治疗作用. 数理医药学杂志,2006,19(2):191-192.

[21] 蒋惠娣,黄夏琴. 九种护肝中药抗脂质过氧化作用的研究. 中药材,1997,20(12):624-627.

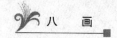

[22] 陈靖宇,陈建民.败酱属植物的研究概况.中草药,1994,25(2):101-105.

[23] 谭超,孙志良,周可炎,等.黄花败酱化学成分及镇静、抑菌作用研究.中兽医医药杂志,2003,22(4):3-5.

[24] 殷网虎.3 味中药对前列腺主要致病菌抑制作用的观察.实用中西医结合临床,2003,3(2):53-54.

[25] 刘东梅,毕建成,郄会卿,等.黄芩、黄连、乌梅、金银花、败酱草对产 AmpC β-内酰胺酶细菌的体外抑菌作用.河北中医,2008,30(6):654-655.

[26] 李珊珊,李洪源,朴英爱,等.败酱草抗病毒有效部位体外抑制呼吸道合胞病毒作用研究.中华流行病学杂志,2004,25(2):150-153.

[27] 万新,石晋丽,刘勇,等.败酱属植物化学成分与药理作用.国外医药植物药分册,2006,21(2):53-59.

[28] 杨庆春,张文忠,肖海,等.白花败酱提取物的耐缺氧作用.中国临床康复,2006,10(19):177-178.

[29] 罗和春,崔玉华,楼之芩.中药黄花败酱镇静安眠作用的临床观察与药理药化研究.北京中医杂志,1982,(3):30-33.

[30] 钱惠泉.薏苡附子败酱散加味治疗溃疡性结肠炎 36 例.河北中医,2005,27(3):196-197.

[31] 骆洪道.重用败酱草治疗鼻窦炎.中医杂志,2003,44(1):13.

[32] 娄增新,闫红青.重用败酱草联合 KTP 激光治疗慢性泪囊炎 138 例分析.中国误诊学杂志,2011,11(28):6947.

118. 知 母

【来源】百合科知母属植物知母 *Anemarrhena asphodeloides* Bunge. 的根茎[1]。

【性味与归经】苦、寒。归肺、胃、肾经。

【功能与主治】清热泻火,滋阴润燥。治疗温热病高热烦渴,肺热咳嗽,骨蒸潮热,遗精,盗汗,虚烦不眠,消渴。

【化学成分】根茎含有知母皂苷(timosaponin)AⅠ、AⅡ、AⅢ、AⅣ、BⅠ、BⅡ、BⅢ、BⅣ、BⅤ、BⅥ)及BⅦ,知母皂苷 C、D、E_1、E_2、F、G、H_1、H_2、I_1、I_2、N、O 及 Ⅰ a,知母多糖(anemaran)A、B、C、D,薤白皂苷 F(macrostemonoside F),菝葜皂苷元(sarsasapenin),单甲基-顺-扁柏树脂酚(monomethyl-cis-hinokiresinol),顺-扁柏树脂酚(cis-hinokiresinol),氧化-顺-扁柏树脂酚(oxy-cis-hinokiresinol),2,6,4′-三羟基-4-甲氧基二苯甲酮(2,6,4′-trihydroxy-4-methoxy-benzophenone),芒果苷(mangiferin),新芒果苷(neomangiferin),β 谷甾醇(β sitosterol),胡萝卜苷(daucosterol),去半乳糖替告皂苷(desgalactotigonin),F-吉托皂苷(F-gitonin),伪原知母皂苷 A-Ⅲ(pseudoproto timosaponin A-Ⅲ),异菝葜皂苷(smilageninoside),宝藿苷 I(baohuoside I),淫羊藿苷 I(icariside I),异芒果苷(isomangiferin),β-豆甾醇(β stigmasterol),3-O-葡萄糖苷(3-O-glucoside),对-羟基巴豆油酸(p-hydroxyphenyl crotonic acid),二十五烷酸乙烯酯(pentacosyl vinyl ester),二十九烷醇(nonacosanol),二十八烷酸混合物(mixture of octacosanoic acid),顺-异扁柏脂素(Z-1,3-二-4′-羟基苯基-1,4-戊二烯),烟酸(nicotinic acid),烟酰胺(nicotinamide),泛酸(pantothenic acid),芳香酸,棕榈酸(hexadecanoic acid),硬脂酸,鞣酸,黏液质[2],薯蓣皂苷元(diosgenin)[3],知母双糖(timobiose)[4],环(酪-亮)二肽[cyclo(tyr-leu)],N-对-香豆酰基酪胺(N-p-coumaroyltyramine),N-反式阿魏酰基酪胺(N-trans-feruloyltyramine),N-顺式阿魏酰基酪胺(N-cis-feruloyltyramine)[5]。

【药理作用】

1. 抗肿瘤作用

(1)菝葜皂苷元的抗肿瘤作用:菝葜皂苷元能明显抑制人肝癌细胞 HepG-2 的增殖,促进

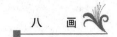

细胞凋亡,菝葜皂苷元对 HepG-2 细胞生长的抑制作用具有时间和剂量依赖性。菝葜皂苷元抗肿瘤作用与诱导细胞凋亡和 G_2/M 期细胞阻滞有关[6]。

(2)芒果苷的抗肿瘤作用:芒果苷对 P120ctn 酪氨酸磷酸化有抑制作用[7]。芒果苷对人肝癌细胞系 BEL-7404 有细胞毒作用[8]。

芒果苷使白血病 K562 细胞端粒酶活性下降,随药物浓度增加和作用时间的延长,其抑制作用增强[9]。芒果苷对白血病 K562 细胞周期分布及细胞周期素 A、细胞周期素表达有一定的影响[10]。芒果苷能显著抑制 K562 细胞端粒酶活性,其作用可能与诱导细胞凋亡有关[11]。

(3)知母皂苷 AⅢ 的抗肿瘤作用:知母皂苷 AⅢ 具有抗结肠癌作用,知母皂苷 AⅢ 可明显下调细胞调节蛋白 A 和 B1 的表达水平[12]。

知母皂苷 AⅢ 有抗乳腺癌作用,知母皂苷 AⅢ 能诱导人乳腺癌细胞 BT-474 以及相近的永生性乳房上皮细胞 MCF-10A 凋亡[12]。

(4)知母总皂苷的抗肿瘤作用:知母总皂苷能改善 $A\beta_{25-35}$ 对大鼠肾上腺嗜铬瘤细胞 PC12 细胞活力的影响[13]。

(5)知母根茎部分的抗肿瘤作用:知母根茎部分有细胞毒作用,知母根茎部分对人类 5 种肿瘤细胞(A549、SK-OV-3、SK-MEL-2)具有细胞毒作用[14]。

2. 其他药理作用

(1)对外周神经系统的影响:知母对 β 受体-cAMP 系统有调节作用,能降低 β 受体-cAMP 水平[15]。

(2)对中枢神经系统的影响

1)镇静催眠作用:百合知母汤、知母皂苷及百合知母总皂苷提取物有镇静催眠作用[16]。

2)抗癫痫作用:草果知母汤对癫痫大鼠有明显的抗惊厥作用,其抗痫疗效与苯巴比妥相似[17]。

3)抗抑郁作用:知母总皂苷在多种抑郁模型上具有一定的抗抑郁作用[18]。

4)抗老年痴呆:知母皂苷 B 能抗老年痴呆[19]。

(3)对内脏系统的影响

1)对心血管系统的影响:知母皂苷 AⅢ 有抗血栓作用[20]。知母皂苷有调控血管内皮细胞功能的作用[21]。

2)对消化系统的影响:知母总黄酮对溴酸钾诱发的小鼠肝损伤具有一定的保护作用[22]。

3)对呼吸系统的影响:芒果苷有预防哮喘发作的作用[23]。

(4)对内分泌系统的影响:知母皂苷具有一定的降糖作用[24]。

(5)抗病原微生物作用

1)抗细菌作用:盐麸制的知母其体外抗菌活性最强,菝葜皂苷元对知母的抗菌作用特异性较强[25]。

2)抗病毒作用:芒果苷具有较强的抗流感病毒 A 型的活性[26]。

3)抗真菌作用:知母提取物对皮肤浅部真菌感染有一定的作用[27]。

4)抗马铃薯晚疫病菌作用:知母提取物对马铃薯晚疫病具有显著的防治效果[28]。

(6)对免疫系统的影响:芒果苷具有滋阴作用[29]。桂枝芍药知母汤对重要的脏器胸腺、肾上腺抑制作用较其他治疗组小[30]。

(7)抗氧化作用:芒果苷·OH、$^1O_2$ 均有较强的清除和猝灭作用[31]。

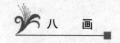

3. 毒性作用 知母提取物无明显毒性[32]。

【药代动力学】

1. 知母皂苷 BⅡ的药代动力学研究 比格犬口服知母皂苷 BⅡ后的绝对生物利用度为 $(0.72\pm0.29)\%$[33]。知母皂苷 BⅡ在大鼠体内的血药浓度个体差异大,个体峰时间及峰浓度变异很大,提示药物的吸收很不规则[34]。

2. 芒果苷的药代动力学研究 知母配伍黄柏后,芒果苷在大鼠体内的吸收随黄柏配伍比例的增加而减少,吸收速度减慢,半衰期未发生明显变化[35]。

【临床应用】治疗其他疾病:

1. 治疗高血压 以百合知母汤加减治疗更年期高血压,3 剂诸症平复,随症进退十余剂,血压降至正常[36]。

2. 治疗胃脘痛 以百合知母汤加味治疗胃阴虚,气结热滞的胃脘痛,连服 30 剂后,病理体征消失[36]。

3. 治疗肝性脑病 以百合知母汤、百合地黄汤加味治疗肝性脑病,1 周后检查肝功,各项指标均趋于好转[36]。

参考文献

[1] 南京中医药大学. 中药大辞典. 第 2 版. 上海:上海科学技术出版社,2006:1922-1925.

[2] 张玉晶. 中药知母的化学成分和质量控制研究. 沈阳:沈阳药科大学,2007:2-9.

[3] 李习平,石继连,胡还甫. 知母的研究概况. 岳阳职业技术学院学报,2010,25(1):90-93.

[4] 边际,徐绥绪,黄松,等. 知母化学成分的研究. 沈阳药科大学学报,1996,13(1):34-40.

[5] 沈莉,戴胜军,赵大洲. 知母中的生物碱. 中国中药杂志,2007,32(1):39-41.

[6] 张锐. 知母菝葜皂苷元的分离纯化以及体外诱导肝癌细胞 HepG-2 凋亡的研究. 杭州:浙江大学,2006:36-49.

[7] 农少云,农朝赞,潘莉莉,等. 芒果苷对连环蛋白 P120 磷酸化及肝癌细胞生物学行为的影响. 广西医科大学学报,2005,22(4):495-497.

[8] 黄华艺,农朝赞. 芒果武对肝癌细胞增殖的抑制和凋亡的诱导. 中华消化杂志,2002,22(6):341-343.

[9] 彭志刚,罗军,赖永榕,等. 芒果苷对 K562 细胞端粒酶活性和细胞周期的影响. 中药药理与临床,2007,23(1):13.

[10] 彭志刚,罗军,赖永榕,等. 芒果苷对白血病 K562 细胞周期分布及细胞周期素 A 细胞周期素 B1 表达的影响. 中华中医药杂志,2007,22(8):510-513.

[11] 程鹏,彭志刚,杨杰,等. 芒果苷对白血病 K562 细胞端粒酶活性和凋亡的影响. 中药材,2007,30(3):306-309.

[12] 尤杰,孙兆林,季宇彬. 知母皂苷 AⅢ药理活性及机制研究进展. 中国医药导报,2012,9(3):11-13.

[13] 王艳. 知母总皂苷对 $A\beta_{25-35}$ 诱导 PC12 细胞凋亡的影响及其机制的研究. 大连:辽宁中医药大学,2012:25-68.

[14] 杨丽蓉. 知母的化学成分及药理作用研究进展. 国外医学中医中药分册,2002,24(4):207-210.

[15] 刘洁,翁世艾,曹永舒,等. 知母对甲亢模型 β 受体-cAMP 系统的调节作用. 中药药理与临床,1996,(4):16-20.

[16] 李海龙,高淑怡,高英,等. 百合知母总皂苷镇静催眠的药效学研究. 北方药学,2012,9(10):34-35.

[17] 张丽萍,方卓,刘泰,等. 草果知母汤对癫痫大鼠行为和海马神经元显微结构的影响. 中国临床康复,2006,10(23):52-54.

[18] 任利翔,罗轶凡,宋少江,等. 知母总皂苷抗实验性抑郁作用的研究. 中药新药与临床药理,2007,18(1):

28-31.

[19] 钟雷,谭洁,欧阳石,等.知母皂苷B对大鼠海马注射β-AP(25～35)致tau蛋白磷酸化的影响.南方医科大学学报,2006,26(8):1106-1109.

[20] 李素燕,赵振虎,裴海云,等.知母皂苷AⅢ抗血栓作用研究.军事医学科学院院刊,2006,30(4):340-342.

[21] 李泽松,李德良,黄坚,等.心血管相关基因芯片的制备及其在知母皂苷作用机理研究中的应用.药学学报,2003,38(7):496-500.

[22] 李满妹,江涛,黄杰昌,等.知母总黄酮对溴酸钾诱发小鼠肝损伤的保护作用.中草药,2008,39(2):252-255.

[23] 丁劲松,李继红,刘晓玲.知母宁对豚鼠哮喘的预防作用及其对内皮素和一氧化氮的影响.中国中医药科技,2007,14(2):89-90.

[24] 李春梅,高永林,李敏,等.知母皂苷对小鼠血糖的影响.中药药理与临床,2005,21(4):22-23.

[25] 韩云霞,周燕,袁荣献.同炮制方法对知母体外抗菌活性的影响.药物研究,2008,17(2):25.

[26] 蒋杰,李明,向继洲.知母宁抗流感病毒作用研究.中国药师,2004,7(5):335-338.

[27] 巨艳红,甄清,李勇,等.知母提取物抗真菌作用实验研究.特产研究,2009,31(3):23-24,27.

[28] 王树桐,曹克强,胡同乐,等.知母提取物对马铃薯晚疫病菌的抑制作用及防病效果.植物病理学报,2006,36(3):267-272.

[29] 王凤芝,陶站华,王晓惠,等.中药知母对小鼠免疫功能的影响.黑龙江医药,2002,25(3):7-8.

[30] 陈用军.桂枝芍药知母汤抗炎及免疫调节作用机制的实验研究.武汉:湖北中医学院,2007:9-13.

[31] 张红雨,王芙媛,李明.知母宁清除活性氧作用的研究.辐射研究与辐射工艺学报,1997,15(4):224-228.

[32] 张陆军,王伟,邢东明,等.知母微粉的溶出及活性研究.中草药,2005,36(5):676-679.

[33] 蔡飞,朱宏辉,孙亮,等.知母皂苷B-Ⅱ在比格犬体内的药代动力学研究.中药新药与临床药理,2013,24(1):66-70.

[34] 王莉.知母皂苷B-Ⅱ在大鼠体内药代动力学研究.合肥:安徽医科大学,2010:13-76.

[35] 林爱华,徐福平,刘奕明,等.知母黄柏配伍对芒果苷大鼠体内药物动力学的影响.中国实验方剂学杂志,2011,17(13):113-116.

[36] 申秀丽,闻永举.百合知母汤临床应用概述.宜春学院学报,2008,30(2):111-113.

119. 金 线 莲

【来源】兰科开唇兰属植物金线莲 Anoectochilus roxburghii (Wall.)Lindl. 的全草[1]。

【性味与归经】甘、平。归肺、肝、肾、膀胱经。基本无毒。

【功能与主治】清热凉血、除湿解毒。治疗肺结核咯血、糖尿病、肾炎、膀胱炎、重症肌无力、遗精、风湿性及类风湿关节炎、小儿惊风、妇女白带以及毒蛇咬伤等。

【化学成分】金线莲中除氨基酸、微量元素和糖类含量高外,还有黄酮类、挥发油、甾体、三萜类等成分。黄酮类化合物有 8-对羟基苄基槲皮素(8-p-hydroxybenzyl-quercetin)、槲皮素-3-O-β-D-葡萄糖苷(quercetin-3-O-β-D-glucoside)、槲皮素-3'-O-β-D-葡萄糖苷(quercetin-3'-O-β-D-glucoside)、槲皮素-7-O-β-D-葡萄糖苷(quercetin-7-O-β-D-glucoside)、槲皮素-3-O-β-D-芸香糖苷(quercetin-3-O-β-D-rutinoside)、异鼠李素(isorhamnetin)、异鼠李素-3,4'-O-β-D-二葡萄糖苷(isorhamnetin-3,4'-O-β-D-diglucoside)、异鼠李素-3,7-O-β-D-二葡萄糖苷(isorhamnetin-3,7-O-β-D-diglucoside)、异鼠李素-7-O-β-D-二葡萄糖苷(isorhamnetin-7-O-β-D-diglucoside)、异鼠李素-3-O-β-D-芸香糖苷(isorhamnetin-3-O-β-D-rutinoside)、5,4'-二羟基-6,7,3'-三甲氧基黄酮(5,4'-dihydroxy-6,7,3'-trimethoxyflavone)、3,5-二羟基-3',4',7-三甲氧基黄酮(3,5-dihydroxy-3′,4′,7-trimethoxyflavone)。挥发油的主要成分为棕榈酸(palmitic acid)、顺-9,12-十八碳二烯酸(cis-9,12-octadecadienoic acid)、顺-9,12-十八碳二烯酸甲酯(cis-9,12-octadeca-dienoic acid methyl ester)、顺-9,12,15-十八碳三烯酸甲酯(cis-9,12,15-octadecatrienoic acid methyl ester)和顺-11,14,17-二十碳三烯酸甲酯(cis-11,14,17-eicosatrienoic acid methyl es-ter)。甾体类化合物 24-异丙烯基胆甾醇(24ε-isopropenylcholesterol)、开唇兰甾醇[26-meth-ylstigmasta-5,22,25(27)trien-3β-ol anoectosterol]、β-谷甾醇(β-sitosterol)、豆甾醇(stigmas-sterol)、菜油甾醇(campesterol)和羊毛甾醇(lanosterol)。三萜类成分 Sorghumol、木栓酮(friedelin)、琥珀酸(succinic acid)、香豆酸(p-coumaric acid)、阿魏酸(ferulic acid)、胡萝卜苷(daucosterol)、棕榈酸(palmitic acid)、齐墩果酸(oleanolic acid)、对羟基苯甲醛(p-hydroxy-benzaldehyde)。糖苷类金线莲苷(kinsenoside),生物碱类异石杉碱甲(isoselagine)[2-4]。

【药理作用】

1. 抗肿瘤作用

(1)金线莲苷的抗肿瘤作用:金线莲中主要成分金线莲苷(kinsenoside)10mmol/L 对人白血病细胞株 HL-60、肺癌细胞株 A549、肝癌细胞株 BEL-7402 的抑制率分别为 73.0%、74.6% 和 67.9%[5]。

(2)金线莲多糖和挥发油的抗肿瘤作用:金线莲多糖和挥发油具有良好的抗肿瘤作用。金线莲挥发油对人肺癌细胞 NCI-H446 有生长抑制作用,并呈浓度依赖性,对 NCI-H446 细胞作用 24 小时和 48 小时的 IC_{50} 分别为 $70.17\mu g/ml$ 和 $122.85\mu g/ml$[6]。台湾金线莲多糖对 SPC2-A1 肺腺癌细胞、Bcap-37 乳腺癌细胞和 HeLa 宫颈癌细胞具有细胞杀伤活性[7]。金线莲多糖对人前列腺癌细胞株 PC-3 的增殖具有显著的抑制作用,呈剂量和时间依赖性,作用 48 小时的 IC_{50} 为 509.24mg/L,荧光显微镜下可见给药后细胞出现核固缩、核分裂现象,部分细胞裂解、坏死;流式细胞仪检测结果显示,金线莲多糖作用后,随着药物浓度增加,细胞凋亡率尤其是晚期凋亡率增加明显;RT-PCR 结果表明金线莲多糖促进凋亡基因 Caspase-3 的表达[8]。

(3)金线莲提取物的抗肿瘤作用:金线莲提取物体内或体外对多种动物肿瘤均有较强的抗肿瘤活性。金线莲组织培养苗提取物(包括乙醇提取物、水提物、乙酸乙酯提取物和正丁醇提取物)体内抗肿瘤实验结果显示,金线莲水提物、乙醇提取物连续灌胃给药 7 天,可以显著抑制小鼠移植性肿瘤 S180 的生长,且对荷瘤小鼠的免疫器官没有影响,提示金线莲水提物、乙醇提取物具有良好的抗肿瘤作用,且不产生环磷酰胺样免疫抑制[9]。每天灌胃给予金线莲水提取物 50mg、10mg,荷瘤小鼠的抑瘤率可达到 58.9%、55.4%[10]。

金线莲组织培养苗提取物(包括乙醇提取物、水提物、乙酸乙酯提取物和正丁醇提取物)对人肝癌细胞 Hep3B、结肠癌细胞 COLO 205、肺癌细胞 A549、白血病细胞 HL-60、脑胶质瘤细胞 U87 均有较强的生长抑制作用[9]。金线莲萃取物可抑制白血病细胞 K562 生长的活性,给药前后肿瘤细胞蛋白质组差异具有显著性[11-12]。金线莲提取物能通过诱导乳腺癌细胞 MCF-7 凋亡抑制乳腺癌细胞生长[13]。

2. 其他药理作用

(1)对中枢神经系统的影响

1)镇静作用:比较 3 种不同来源(野生、人工栽培、组织培养)金线莲的水提物对小鼠自主活动的影响,相比于对照组,小鼠的活动次数均明显减少,3 种不同来源的金线莲都有一定的安定作用,与临床用于治疗小儿急惊风相吻合[14]。

2)镇痛作用:金线莲单体及提取物均具有良好的镇痛作用。金线莲中提取的生物碱对实验动物有强烈的镇痛作用,比吗啡强10～40倍,其主要成分是isoselagine,但伴随有"震颤"的毒性,无法应用于临床。金线莲的水提物、乙醇提取物、乙酸乙酯提取物和正丁醇提取物经热板法和醋酸扭体法证实均有明显的镇痛作用。乙醇提取物对小鼠醋酸所致疼痛的镇痛活性优于水提物,正丁醇提取物优于乙酸乙酯提取物。正丁醇提取物对热板所致疼痛的镇痛作用优于乙酸乙酯提取物[14]。

3)抗炎作用:金线莲的水提物对由二甲苯致炎的小鼠耳肿具有明显的抗炎作用[14]。

(2)对内脏系统的影响

1)对心血管系统的影响:金线莲具有强心、降血压的作用。金线莲提取物对肾血管性高血压大鼠模型具有良好的降压作用,其降压机制可能与降低血浆内皮素、血浆血管紧张素,NO升高有关[15]。静脉注射金线莲提取物单体有急性降压作用,且有良好的量效关系,降压过程中伴随着心率的同步减慢[16]。

金线莲提取物kinsenoside具有降血糖的作用。其机制可能与调节抗氧化酶、清除自由基和减少血清NO的含量有关。kinsenoside对受损的胰岛素β细胞有修复作用并提高其功能。kinsenoside的血管保护作用推测可能是与高糖环境下抑制氧化应激及降低NF-κB mRNA的表达有关[17-18]。金线莲组织培养苗提取物对四氧嘧啶致糖尿病小鼠及肾上腺素高血糖小鼠具有明显的降血糖作用。金线莲的降糖机制可能通过抑制肠道对葡萄糖的吸收,或通过直接影响糖代谢[19-21]。

2)保肝作用:金线莲显著降低CCl_4肝损伤小鼠血清中的ALT、AST水平,并能减少早期肝纤维化的发生,对肝损伤均具有显著的保护作用[22]。

3)利尿作用:台湾金线莲和高雄金线莲均有明显的利尿作用,且台湾金线莲作用较强[14]。

(3)抗病原微生物作用

1)抗细菌作用:金线莲水提物和乙醇提取物对供试的4种细菌(枯草芽胞杆菌、金黄色葡萄球菌、大肠杆菌、普通变形杆菌)均具有不同程度的抑制作用,最小抑菌浓度均不高于12.5mg/ml[23]。金线莲提取物对链球菌有较强抑制作用,对金黄色葡萄球菌、大肠杆菌和沙门菌表现为中敏;对普通变形杆菌的抑制作用不明显,最小抑菌浓度均不高于12.5g/L[24]。

2)抗病毒作用:金线莲水提取物具有显著的抗新城疫病毒效果[24]。金线莲对HBsAg的抑制高于对HBeAg的抑制,证实在体外有对抗HBV的活性[25]。

3)抗真菌作用:金线莲水提物和乙醇提取物对2种真菌(黑曲霉、啤酒酵母)具有不同程度的抑制作用,两种提取物抑制细菌的作用均大于真菌[23]。

(4)对免疫系统的影响:金线莲多糖能提高免疫抑制小鼠的体重及免疫器官指数,促进脾淋巴细胞的增殖[26]。

(5)改善骨质疏松:金线莲水提物可以改善卵巢切除小鼠造成的骨质疏松[27]。

(6)减肥作用:金线莲水提取物可明显抑制肥胖小鼠的体重、子宫旁脂肪组织重量以及肝脏中中性脂肪量的增加[28]。

(7)抗氧化作用:金线莲多糖对·OH和O_2^-·有清除作用[29]。金线莲具有一定的抗脂质氧化功能,能有效地减小LDL的氧化易感性,降低LDL的脂质过氧化程度[30]。

3. 毒性作用　金线莲水煎液灌胃对小鼠急性毒性很小,属于基本无毒,组织培养毒性略大于人工栽培,人工栽培毒性略大于野生的[14]。

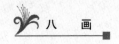

【临床应用】治疗其他疾病：

1. 治疗小儿多动症　金线莲口服液治疗小儿抽动秽语综合征 49 例，总有效率 91.8%[31]。

2. 治疗胃炎、胃溃疡　质子泵抑制剂联合金线莲对中医辨证为气滞证、郁热证、瘀血证的幽门螺杆菌感染的根治率高于阴虚证、虚寒证的根除率[32]。

3. 治疗乙肝　复方金线莲口服液联合恩替卡韦治疗慢性乙型肝炎有明显的协同作用，可明显改善肝功能，显著抑制 HBV-DNA 的复制，提高 ALT 复常率，短期疗效优于单用恩替卡韦($P<0.05$)，且未发现明显不良反应[33]。

4. 治疗糖尿病　复方金线莲胶囊对 2 型糖尿病具有明显的抗糖尿作用[34]。

5. 治疗高尿酸血症　金线莲胶囊治疗高龄老年人高尿酸血症 69 例，总有效率(91.43%)显著高于对照组(27.27%)，治疗组血尿酸水平大幅下降($P<0.01$)，且安全性和耐受性高[35]。

6. 治疗风湿性关节炎　金线莲治疗风湿性关节炎 65 例，其中 31 例痊愈，关节疼痛消失，活动自如；29 例好转，关节疼痛明显减轻；无效 5 例，总有效率 92.3%[36]。

7. 治疗手足口病　金线莲喷雾剂能很好地改善患儿口腔疼痛及缩短口腔疱疹/溃疡消退时间[37]。

【不良反应】复方金线莲口服液联合恩替卡韦治疗慢性乙型肝炎的过程中，2 组血常规、尿常规、肾功能均无改变。治疗组 2 例服药后胃脘部不适，对照组 1 例出现头痛，对症处理后症状皆缓解，能继续完成疗程。两组均无耐药现象发生[33]。金线莲胶囊治疗高龄老年人高尿酸血症，治疗组 2 例患者转氨酶轻度增高，未见其他不良反应[35]。

参 考 文 献

[1] 中国科学院中国植物志编委. 中国植物志(第 17 卷). 北京:科学出版社,2000:204.

[2] 何春年,王春兰,郭顺星,等. 福建金线莲的化学成分研究. 中国药学杂志,2005,40(8):581-583.

[3] He C N,Wang C L,Guo S X,et al. Study on chemical constituents of *Anoectochilus roxburghii*. J Chin Pharm,2005,40:581-583.

[4] 王晋成. 金线莲化学成分研究进展. 东南园艺,2014,(6):68-74.

[5] 蔡金艳,张锦文,唐菲,等. 金线莲主要成分 kinsenoside 的体外抗癌活性研究. 时珍国医国药,2010,21(10):2444-2445.

[6] 陈焰,陈新峰,阙万才,等. 金线莲挥发油成分的提取及其体外抗肿瘤作用研究. 中国药业,2012,21(6):21-22.

[7] 王常青,严成其,王勇,等. 台湾金线莲多糖的分离纯化及其体外抑瘤活性研究. 中国生化药物杂志,2008,29(2):93-96.

[8] 翁秀华,王长连,袁曦,等. 金线莲对人前列腺癌 PC-3 细胞增殖能力的影响. 中国医院药学杂志,2011,31(13):1083-1087.

[9] 林婷,杨静玉,王芳,等. 台湾金线莲组织培养苗提取物抗肿瘤、镇痛作用药效学研究. 中国药理通讯,2010,27(3):25-26.

[10] Tseng C C,Shang H F,Wang L F. Antitumor and immunostimulating effects of *Anoectochilus formosanus* Hayata. Phytomedicine,2006,13(5):366-370.

[11] 钟添华. 金线莲中甾醇及三萜类化合物提取分析及其抑制人慢性白血病粒细胞 K562 活性研究. 福州:福建医科大学,2007:41-47.

[12] 钟添华,黄丽英. 金线莲水提物给药前后肿瘤细胞蛋白质组的差异比较. 中国医院药学杂志,2011,31(8):623-626.

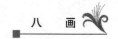
［13］Shyur L F,Chen C H,Lo C P. Induction of apoptosis in MCF-7 human breast cancer ceils by phytochemi-cals from *Anoectoehilus formosanus*. J Biomed Sci,2004,11(6):928-939.

［14］唐健,邓元荣,卓仪荣.金线莲的药理活性研究进展.海峡药学,2008,20(12):77-79.

［15］李葆华,陈以旺.金线莲提取物 ARL 对肾血管性高血压大鼠血压、血浆血管紧张素Ⅱ、一氧化氮和内皮素的影响.中国分子心脏病学杂志,2006,6(3):132-135.

［16］李葆华,陈以旺.金线莲提取物 RM 对肾血管性高血压大鼠血压、血浆血管紧张素Ⅱ的影响.心血管康复医学杂志,2006,15(6):552-554.

［17］Zhang Y H,Cai J Y,Ruan H L,et al. Antihyperglyrcemic activity of kinsenoside,a high yielding constitu-ent from *Anoectochilus roxburghii* in streptozotocin diabetic rats. J Ethnopharmacol,2007,114(2):141-145.

［18］Liu Z L,Liu Q,Xiao B,et al. The vascular protective properties of kinsenoside isolated from *Anoectochilus roxburghii* under high glucose condition. Fitoterapia,2013,86:163-170.

［19］宋哲平,金若敏,符胜光,等.金线莲组织培养苗降血糖作用的研究.上海中医药杂志,2007,41(1):74-75.

［20］陈卓,黄自强.金线莲及其提取物降血糖实验研究.福建医科大学学报,2000,34(4):350-352.

［21］Cui S C,Yu J,Zhang X H,et al. Antihyperglycemic and antioxidant activity of water extract from *Anoec-tochilus roxburghii* in experimental diabetes. Exp Toxicol Pathol,2013,65(5):485-488.

［22］黄立峰,卢若艳,苏志敏,等.福建金线莲提取物对 CCl_4 所致小鼠急慢性肝损伤的保护作用.解放军药学学报,2007,23(4):278-281.

［23］蔡文燕.金线莲提取物的抑菌作用研究.漳州师范学院学报(自然科学版),2008,21(3):76-78.

［24］何玉琴,林标声,邱龙新,等.金线莲提取物体外抑菌及抑制鸡新城疫病毒在 CEF 上的增殖.福建农林大学学报(自然科学版),2012,41(4):520-523.

［25］郑玲,张荔荔,孙墭.金线莲体外抗 HBV 表达的初步研究.海峡药学,2003,15(5):65-67.

［26］许丹妮,李健,马玉芳,等.金线莲多糖对免疫抑制小鼠脾淋巴细胞增殖及免疫器官的影响.中兽医医药杂志,2011,13(3):15-17.

［27］Shih C C,Wu Y W,Lin W C. Ameliorative effect of *Anoectochilus formosanus* extract on ostepeuia in ovariectomized rats. J Ethnopharmacol,2001,77(2-3):233-238.

［28］杜晓鸣.金线莲的研究.国外医学・中医中药分册,2000,24(4):246.

［29］林丽清,黄丽英,郑艳洁,等.金线莲多糖的提取及清除氧自由基作用的研究.福建中医学院学报,2006,16(5):37-39.

［30］张春妮,许国平,汪俊军,等.金线莲体外抑制 LDL 氧化的实验研究.医学研究生学报,2006,19(2):l17-119.

［31］肖诏讳.金线莲口服液治疗小儿抽动-秽语综合征 49 例.西北药学杂志,2005,20(2):81-82.

［32］颜耀斌.奥美拉唑联合金线莲治疗 Hp 感染 60 例临床观察.福建中医药,2008,39(2):11-12.

［33］刘政芳,李芹.复方金线莲口服液联合恩替卡韦治疗慢性乙型肝炎 30 例临床观察.福建中医药,2008,39(5):3-4.

［34］陈裕,许文江,黄自强,等.复方金线莲胶囊治疗 2 型糖尿病的初步研究.药学实践杂志,2000,5:358.

［35］陈学香,夏向南.金线莲胶囊治疗高龄老年人高尿酸血症 36 例疗效观察.中华保健医学杂志,2010,12(4):308-309.

［36］林敏忠.金线兰治疗风湿性关节炎 65 例.中国社区医师,2002,18(2):11.

［37］李芹,周文,刘路,等.金线莲喷雾剂治疗手足口病口腔疱疹临床观察.福建中医药,2012,43(3):9-10.

120. 金 荞 麦

【来源】蓼科荞麦属植物金荞麦 *Fagopyrum dibotrys* Hara 的干燥根茎[1]。

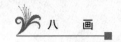

【性味与归经】微辛、涩,凉。归肺经。

【功能与主治】清热解毒,消肿利咽,祛风湿。适用于肺热咳嗽、咽喉肿痛、胃痛、消化不良、痢疾、伤风、风湿疼痛、跌打损伤、腰腿疼痛、疮痈肿毒、虫毒狂犬咬伤等。

【化学成分】威麦宁是从金荞麦干燥根茎中提取的一组缩合性单宁化合物,其主要成分为双聚原矢车菊苷元(dimeric procyanidin)、3,4-二羟基苯甲酸(3,4-dihydroxybenzoic acid)、没食子酸(gallic acid)、表儿茶素(epicatechin)、表儿茶素-3-O-没食子酸酯(epicatechin-3-O-gallate acid ester)、原矢车菊素 B-2(procyanidin B-2)、原矢车菊素 C-1(procyanidin C-1),其中原矢车菊素 B-2 为主要成分,含量为该活性部位的 0.19%。原儿茶酸(protocatechuic acid)、反式对羟基桂皮酸甲酯(trans-p-hydroxy cinnamic methyl ester)、3,4-二羟基苯甲酰胺(3,4-dihydroxy benzamide)、原儿茶酸甲酯(protocatechuic acid methyl ester)、diboside A、lapathoside A、木犀草素(luteolin)、槲皮素(quercitrin)、芸香苷(rutin)、车轴草醇(pratol)、木犀草素7,4′-二甲醚(luteolin-7,4′-dimethylether)、鼠李素(rhamnetin)、3,6,3′,4′-四羟基-7-甲氧基黄酮(3,6,3′,4′-tetrahydroxy-7-methoxyflavone)等。甾体类海柯皂苷元(hecogenin)、β-谷甾醇(β-sitosterol)、赤杨酮(glutinone)、赤杨醇(glutinol)、棕榈酸单甘油酯(glycerol monopalmitate)、正丁醇-β-D-吡喃型果糖苷(n-butyl-β-D-fructopyronoside)、大黄素(emodin)、β-胡萝卜苷(β-daucosterol),从金荞麦挥发油中还分离出十六酸、(Z,Z)-9,12-十八二烯酸、1,4,4a,5,6,7,8,8a-八氢-2,5,5,8a-四甲基-1-萘烯甲醇、樟脑、萘、正壬醛、芳樟醇等烃类化合物[2,3]。

【药理作用】

1. 抗肿瘤作用

(1)威麦宁的抗肿瘤作用:威麦宁对小鼠 Lewis 肺癌具有抑制作用,且具有剂量依赖性;降低肿瘤细胞 Cyclin D1 的表达,将肿瘤细胞阻滞于 G_0/G_1 期,使细胞不能进入 S 期进行 DNA 复制,从而抑制肿瘤的生长[4]。威麦宁能减少小鼠 Lewis 肺癌移植瘤肿瘤组织血管生成,从而抑制移植瘤的生长[5]。

金荞麦根茎中有效成分威麦宁浓度为 125g/ml 时,对癌细胞有明显杀伤作用,对胃腺癌 SGC-7901 细胞、鼻咽鳞癌 KB 细胞、肺腺癌 GLC 细胞、宫颈鳞癌 HeLa 细胞的杀伤率分别为78.2%、74.3%、92.1%、85.5%[1]。威麦宁对人肝癌 BEL-7402 细胞、胃癌 MGC-803 细胞、肺癌细胞株 PG、PAa、A549 及黑色素瘤细胞株 B16-BL6 等均有不同程度的抑制作用,并可明显加强化疗药物顺铂抑制肿瘤细胞体外增殖作用,可将 PG 和 PAa 细胞周期阻滞在 S 期[6]。

(2)金荞麦有效部位 Fr4 的抗肿瘤作用:金荞麦有效部位 Fr4 可抑制 S180 肉瘤、肝癌 H22 实体瘤的生长,抑瘤率为 41.4%～68.3%[7]。Fr4 在 400mg/kg 剂量时可明显抑制 C57/BL6 小鼠 Lewis 肺癌生长;可下调小鼠 Lewis 肺癌组织基质金属蛋白酶-9 的表达[8]。Fr4 在 60～240mg/L 能诱导 HL-60 细胞凋亡,其机制可能与端粒酶活力下降有关[9]。Fr4 和 CTX 联合应用对抑制移植瘤 S180、肝癌 H22 的生长能起到相加的作用,还可拮抗 CTX 造成的骨髓抑制[10]。

(3)金荞麦提取物的抗肿瘤作用:金荞麦提取物具有明显的抗肿瘤作用。100mg/L 能明显抑制 B16-BL6 细胞侵袭,200mg/L 剂量下能有效抑制 B16-BL6 黑色素瘤细胞在 C57/BL6 小鼠体内自发性肺转移[3]。

金荞麦对多种人癌细胞具有显著杀伤、抑制其干细胞生长增殖及抑制 DNA 合成的作用。其提取物金荞麦 E 对胃癌 SGC-7901 细胞、鼻咽癌 KB 细胞、肺腺癌 GLC 细胞、宫颈癌 HeLa 细胞等人癌细胞有明显的杀伤作用,随着药物质量浓度的增高,杀伤效应、抑制作用都明显增强。金荞麦 E 能明显抑制癌细胞内的核酸代谢,其抑制作用与同质量浓度的阳性对照氟尿嘧啶近似[3]。金荞麦提取物在 15～120g/ml 浓度范围内,对人肝癌 HepG-2 细胞、结肠癌 HCT-116 细胞、肺癌 H460 细胞、白血病 K562 细胞及骨骼 U2OS 来源的癌细胞可显著抑制其生长,其中肝癌细胞最为敏感,对子宫颈 HeLa 细胞及卵巢癌 OVCAR-3 细胞的生长有轻微抑制作用(GI_{50}＞120μg/ml)。金荞麦提取物能刺激乳癌 MCF-7 细胞的生长[11],显著抑制人胃癌细胞株 SGC-7901 及人肺癌细胞株 A549 增殖,促进其凋亡[12],并且能明显抑制肝癌细胞 HepG-2 的增殖,降低细胞侵袭能力,可能通过上调 nm23-H1 基因和下调 Tiam-1 基因的表达而发挥抗肿瘤侵袭作用[13]。金荞麦抗肿瘤提取物具有较好的抑制食管癌细胞增殖、促进凋亡作用,与刺梨提取物两者在体外有协同作用[14]。金荞麦抗肿瘤提取物剂量依赖性抑制肺癌 PG 细胞增殖(P＜0.05);在一定浓度范围内,显著抑制 PG 细胞-血管内皮相互黏附能力并有剂量依赖性(P＜0.01),抑制肿瘤细胞在血管壁着床可能是其抗肿瘤转移的作用机制之一[15]。金荞麦提取物具有抑制人脐静脉内皮细胞 ECV-304 细胞增殖和诱导凋亡的效用[16],抑制 WM-239 的增殖和迁移能力,减少 Src 蛋白的活化,降低 N-cadherin 胞内段磷酸化水平及 N-Cadherin 与 β-Catenin 的解离,从而阻止了瘤细胞的转移和浸润[17]。

2. 其他药理作用

(1)对内脏系统的影响

1)降血脂作用:荞麦种子总黄酮、叶总黄酮和荞麦花总黄酮具有抑制高脂血症大鼠血清胆固醇、甘油三酯、Apo-B 和 LDL-C 的升高,明显升高 HDL-C、Apo-A,降低动脉硬化指数及调节血脂代谢的作用[18-23]。

2)镇咳、祛痰作用:采用氨水引咳法、气管酚红排泌法研究表明,金荞麦浸膏具有镇咳、祛痰和抗炎作用[24]。

(2)对内分泌系统的影响:荞麦种子总黄酮可使糖尿病大鼠、小鼠空腹血糖降低,改善糖耐量[18,19]。荞麦种子提取物对糖尿病大鼠血浆、肾组织果糖胺的生成有明显抑制作用,对肾组织糖基化终产物产生的影响也如此,且呈显著量效关系,但对血浆非酶糖基化终产物产生抑制作用仅在高剂量时明显[25]。荞麦叶总黄酮能降低糖尿病大鼠的血清空腹血糖,改善糖耐量,具有降血糖作用[20-22]。荞麦花总黄酮也可降低糖尿病大鼠血糖含量[23,26,27]。

(3)抗病原微生物作用

1)抗细菌作用:金荞麦乙醇提取物乙酸乙酯的萃取部分对乙型溶血性链球菌、肺炎球菌有明显的抑制作用,对金黄色葡萄球菌、铜绿假单胞菌也有一定的抑制作用,对肺炎克雷伯杆菌和大肠埃希菌的抑制作用相对较弱,对肺炎球菌菌株所致的小鼠感染有明显的保护作用[28]。

2)抗真菌作用:金荞麦提取物对松赤枯病菌、玉米纹枯病菌、油菜菌核病菌、玉米弯孢杆菌、小麦赤霉病菌、绿色木霉都有明显的抑制作用,但对水稻稻瘟病菌、黑曲霉、柑橘绿霉、镰刀菌无抑制作用[29]。

(4)对免疫系统的影响:金荞麦具有增强小鼠机体免疫功能的作用[3]。金荞麦 E 灌胃能显著提高正常小鼠网状内皮系统的吞噬指数 K 及吞噬系数,减轻化疗时氟尿嘧啶和 CTX 诱导的小鼠网状内皮系统吞噬功能低下的不良反应。金荞麦含药血清对鸡脾淋巴细胞的增殖活性呈明显的量效及时效关系[30]。

金荞麦保护肺炎大鼠肺组织的损伤作用。明显降低克雷伯杆菌肺炎肺组织匀浆中 IL-1β 和 ICAM-1,金荞麦高剂量可明显降低肺组织匀浆中 IFN-γ 含量(P＜0.05),金荞麦高、中剂量可明显降低肺组织中 Toll 样受体(Toll-like receptor,TLR)2/4、髓样分化因子 88(myeloid

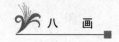

differentiation factor 88,MyD88)mRNA 和 IκB-α 的表达[31]。金荞麦能明显抑制肺炎大鼠心肌组织中 TNF-α 和 ICAM-1 的过度表达[32]，以减轻由其介导的心脏局部炎症反应，减轻心肌组织的损伤[32]。

(5)抗炎作用：金荞麦氯仿部位与水液部位对小鼠耳郭肿胀有明显的抑制作用；氯仿、正丁醇、水液部位能明显抑制大鼠 CMC 背囊中白细胞游走；氯仿部位对大鼠足跖肿胀有明显的抑制作用；氯仿、正丁醇和水液部位及水煎液能明显降低大鼠肿胀足跖炎性组织中的 PGE$_2$ 含量[33]。

(6)抗氧化作用：金荞麦中分离的 diboside A 和 lapathoside A 具有弱抗氧化作用[34]。荞麦种子总黄酮可明显降低糖尿病、高脂血症模型大鼠血清和肝组织中脂质过氧化产物 MDA 的含量，显著升高 SOD 的活性[19]。荞麦种子提取物和荞麦花叶总黄酮均能抑制硫酸亚铁/半胱氨酸激发的羟自由基和乙醇激发脂质过氧化产物超氧阴离子自由基引起的脂质过氧化产物 MDA 的生成，发挥抗脂质过氧化作用[35,36]。荞麦蛋白提取物和类黄酮提取物都有清除活性氧自由基的作用[37]。金荞麦 70% 乙醇提物具有体外抗脂质过氧化作用，其 IC$_{50}$ 为 0.324μg/ml[38]。

3. 毒性作用　金荞麦提取物连续 5 天口服给药小鼠 100mg/kg 后，动物体重及脾脏重量较对照组明显减轻，剂量加大到 500mg/kg，脾重减轻则更明显[3]。

【药代动力学研究】大鼠静脉注射及口服威麦宁胶囊中主要成分原花青素 B2，放射性核素标记结果显示大部分剂量通过尿液排泄，还有一部分的剂量经胆汁代谢，随粪便排出，说明有肠肝循环[39]。

【临床应用】

1. 治疗肿瘤

(1)威麦宁胶囊治疗肺癌：威麦宁胶囊主要用于肺癌的防治，可以增强人体的免疫力，提高患者的生存质量，与放化疗药配合使用，有较强的增效、减毒作用。单用威麦宁胶囊对肺癌患者咳嗽、咳痰、血痰、胸痛、发热等临床症状有明显改善作用，总有效率为 77.1%，并具有提高机体免疫功能(提高率 59.1%)和生存质量(提高率 52.1%)的作用，应用安全，无明显的毒副作用[40]。威麦宁胶囊配合化疗明显减少肺癌晚期患者的化疗毒副作用，表现在恶心、呕吐和白细胞减少等方面[41]。

(2)治疗消化道肿瘤：威麦宁联合化疗药治疗消化道恶性肿瘤缓解率为 44.1%，较单用化疗药缓解率(31.3%)有更好的疗效[42]。

2. 治疗其他疾病

(1)治疗急性咽炎：金荞麦胶囊治疗急性咽炎疗效显著，治疗组总有效率为 92.2%，优于对照组的 81.1%[43]。

(2)治疗溃疡性结肠炎：金荞麦片配合美沙拉嗪对溃疡性结肠炎有显著的治疗作用，总有效率治疗组为 90.63%，对照组为 81%[44]。

(3)治疗急慢性支气管炎：金荞麦单用或与抗生素联用在治疗急性支气管炎或小儿支气管炎等方面有显著疗效，与抗生素相比，其副作用显著降低[45,46]。

参考文献

[1] 国家药典委员会. 中华人民共和国药典. 一部. 北京：中国医药科技出版社,2010:203.
[2] Wang K J,Zhang Y J,Yang C R. Antioxidant phenolic constituents from *Fagopyrum dibotrys*. J Ethno-

pharmacol. 2005,99(2):259-264.

[3] 盛华刚,朱立俏,林桂涛.金荞麦的化学成分与药理作用研究进展.西北药学杂志,2011,26(2):156-158.

[4] 娄金丽,邱全瑛,林洪生,等.威麦宁对小鼠 Lewis 肺癌细胞周期的影响.中国病理生理杂志,2006,22(7):1344-1347.

[5] 吴学敏,金艳书,娄金丽,等.威麦宁抑制小鼠 Lewis 肺癌移植瘤的生长及其血管生成的实验研究.数理医药学杂志,2007,20(5):630-631.

[6] 娄金丽,林洪生,邱全瑛,等.威麦宁体外抗肿瘤作用的实验研究浅探.中医药学刊,2004,22(5):810-811.

[7] 陈晓锋,顾振纶,梁中琴.金荞麦 Fr4 对荷瘤小鼠的抗肿瘤作用研究.苏州医学院学报,2001,21(1):23-25.

[8] 陈晓锋,顾振纶,杨海华,等.金荞麦 Fr4 对小鼠 lewis 肺癌细胞 MMP-9、TIMP-1 蛋白表达的影响.苏州大学学报(医学版),2005,25(3):383-386.

[9] 陈晓锋,顾振纶,杨海华,等.金荞麦 Fr4 诱导 HL-60 细胞凋亡及对端粒酶活性的影响.中国药理学通报,2006,22(7):836-840.

[10] 陈洁梅,顾振纶,梁中琴,等.金荞麦 Fr4 抑瘤和拮抗环磷酰胺毒性的作用.中草药,2003,34(10):938-940.

[11] Chan Pui-Kwong.金荞麦体外抑制肿瘤细胞生长的研究.中西医结合学报,2003,1(2):128-131.

[12] 赵婷,李苏宜,崔玖洁,等.FR/CI 体外干预人胃癌细胞株 SGC-7901 及人肺癌细胞株 A549 生长.实用肿瘤杂志,2009,24(6):542-548.

[13] 刘福丹,昌艳青,叶开和,等.FR/MA 对 HepG2 肝癌细胞侵袭能力的影响.实用肿瘤杂志,2009,24(4):337-340.

[14] 张华,李苏宜,崔玖洁,等.刺梨和金荞麦提取物体外干预人食管癌细胞株 CaEs-17 增殖和凋亡.肿瘤学杂志,2010,16(1):35-39.

[15] 陈占红,李勇,王晓稼.FR/MA 抑制 PG-HUVEC 细胞黏附及黏附分子表达的研究.中华中医药学刊,2009,27(11):2374-2376.

[16] 崔玖洁,李苏宜,张华,等.刺梨和金荞麦提取物抑制内皮细胞生长和血管生成.肿瘤学杂志,2010,16(2):111-115.

[17] 陈红,邹志孟,许晓群,等.金荞麦提取物对 WM239 迁移的抑制作用及 WM239 与 Huvee 共培养体系 N-Cadherin 磷酸化的影响.细胞与分子免疫学杂志,2012,28(1):37-39.

[18] 韩淑英,吕华,朱丽莎,等.荞麦种子总黄酮降血脂、血糖及抗脂质过氧化作用的研究.中国药理学通报,2001,17(6):694-696.

[19] 刘淑梅,韩淑英,张宝忠,等.荞麦种子总黄酮对糖尿病高脂血症大鼠血脂、血糖及脂质过氧化的影响.中成药,2003,25(8):662-663.

[20] 韩淑英,朱丽莎,刘淑梅,等.荞麦叶总黄酮调血脂及抗脂质过氧化作用.中国煤炭工业医学杂志,2002,5(7):711-712.

[21] 刘淑梅,韩淑英,崔国金,等.甜荞麦叶总黄酮降糖、降脂作用及机制.第四军医大学学报,2003,24(19):1815-1817.

[22] 石峻,唐福美,常玉荣,等.荞麦叶总黄酮对糖尿病并高脂血症大鼠血糖、血脂及血液流变性的影响.微循环学杂志,2003,13(3):30-31.

[23] 韩淑英,刘淑梅,朱丽莎,等.荞麦花总黄酮对高脂血症大鼠血管活性物质和血液流变学的影响.西北药学杂志,2003,l8(2):64-66.

[24] 包鹏,张向荣,周晓棉,等.金荞麦提取物的药效学研究.中国现代中药,2009,11(7):36-37.

[25] 熊建新,吕华,朱丽莎,等.甜荞麦种子提取物对糖尿病大鼠血浆及肾组织糖基化终产物的影响—剂量依赖性效应.中国临床康复,2005,9(23):138-139.

[26] 韩淑英,张宝忠,朱丽莎,等.荞麦花总黄酮对实验性大鼠 2 型糖尿病高脂血症的防治作用.中国药理学通报,2000,19(4):477-478.

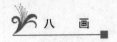

[27] 韩淑英,陈晓玉,王志路,等.荞麦花总黄酮对体内外蛋白质非酶糖基化的抑制作用.中国药理学通报,2004,20(11):1242-1244.

[28] 王立波,邵萌,高慧媛,等.金荞麦抗菌活性研究.中国微生态杂志,2005,17(5):330-331.

[29] 冯黎莎,付先龙,陈放,等.金荞麦提取物对植物病原菌的抑菌活性初探.四川大学学报,2006,43(3):688-691.

[30] 乔红杰,王贵平,李春玲.金荞麦根提取物对鸡脾淋巴细胞活性影响的血清药理学研究.动物医学进展,2010,31(3):44-48.

[31] 董六一,汪春彦,吴常青,等.金荞麦对克雷伯杆菌肺炎大鼠肺组织中 TLR2/4,MyD88 mRNA 和 IκB-α 表达的影响.中国中药杂志,2011,36(2):200-203.

[32] 汪春彦,吴常青,江勤,等.金荞麦对克雷伯杆菌肺炎大鼠心肌损伤中炎症细胞因子表达的影响.安徽医科大学学报,2011,46(1):44-48.

[33] 程友斌,潘洪林.金荞麦抗炎活性部位筛选研究.时珍国医国药,2009,20(9):2219-2220.

[34] Wang K J,Zhang Y J,Yang C R,et al. Antioxidant phenolic constituents from *Fagopyrum dibotrys*. J Ethnopharmocol,2005,99(2):259-264.

[35] 齐亚娟,林红梅,韩淑英.荞麦种子提取物对体内外抗脂质过氧化作用的实验研究.华北煤炭医学院学报,2004,6(4):450-451.

[36] 储金秀,韩淑英,刘淑梅,等.荞麦花叶总黄酮抗脂质过氧化作用的研究.上海中医药杂志,2004,38(1):45-47.

[37] 张美莉,赵广华,胡小松.荞麦蛋白和类黄酮提取物清除自由基的 ESR 研究.营养学报,2005,27(1):21-24.

[38] 王怡薇,梁日欣,杨滨,等.茶叶、槐米、金荞麦、红花醇提物的抗氧化活性的比较研究.中国实验方剂学杂志,2009,15(2):58-60.

[39] Stavroula S,Gary W,Florian V,et al. *In vivo* bioavailability,absorption,excretion,and pharmacokinetics of ¹⁴C procyanidin B2 in male rats. Drug Metab Dispos,2010,38(2):287-291.

[40] 林洪生,李攻戍.威麦宁胶囊治疗非小细胞肺癌的临床研究肿瘤研究与临床.肿瘤研究与临床,2003,15(6):368-370.

[41] 陆海波,姜慧杰,赵长宏,等.中药威麦宁改善晚期肺癌患者生活质量及免疫功能的作用.中国临床康复,2006,10(23):22-24.

[42] 杨国旺,王笑民,徐咏梅,等.威麦宁联合化疗治疗晚期消化道恶性肿瘤.肿瘤防治研究,2006,33(11):835-836.

[43] 王桂安,肖志辉,杜蕾,等.金荞麦胶囊治疗急性咽炎的疗效观察.中国医药指南,2013,11(3):622-623.

[44] 吴坚炯,王松坡,汪佩文.金荞麦辅助治疗溃疡性结肠炎疗效观察.中华现代中医药杂志,2010,6(4):249-250.

[45] 王红艳,苏秀霞,傅占江,等.金荞麦片治疗儿童慢性鼻-鼻窦炎疗效观察.临床合理用药杂志,2012,5(29):57.

[46] 李建华,冯丕敏,李婷,等.金荞麦片治疗急性支气管炎疗效观察.辽宁中医药大学学报,2007,9(6):120.

121. 金　银　花

【来源】忍冬科忍冬属植物忍冬 *Lonicera japonica* Thunb. ,红腺忍冬 *Lonicera hypoglauca* Miq. ,山银花 *Lonicera confusa* DC 或毛花柱忍冬 *Lonicera dasystyla* Rehd. 的干燥花蕾或带初开的花[1]。

【性味与归经】甘,寒。归肺、胃、心经。

【功能与主治】清热解毒,凉散风热。用于消化道肿瘤,皮肤癌,鼻咽癌,并治痈肿疔疮,瘰疬痔漏,喉痹,丹毒,热毒血痢,风热感冒,温病发热等。

【化学成分】

1. 挥发油类　香树烯(aromadendrene)、芳樟醇(linalool)、环氧芳樟醇(epoxylinalol)、香叶醇(geraniol)、辛醛(octanal)、蒎烯(pinene)、α-蒎烯(α-pinene)、β-蒎烯(β-pinene)、香叶烯(myrcene)、1,8-桉叶油素(1,8-cineole)、β-萜品烯(β-terpinene)、2-己烯醇(2-hexenol)、樟脑(comphora)、萜品醇(terpineol)、α-萜品醇(α-terpineol)、橙花醛(neral)、乙酸芳樟醇(linalyl acetate)、香叶醛(geranial)、香茅醇(citronellol)、乙酸萜品酯(terpinyl acetate)、丁香酚(eugenol)、β-桉叶醇(β-eudesmol)、乙酸香叶酯(geranyl acetate)、广藿香烯(patchoulene)、α-丁香烯(α-caryophyllene)、β-丁香烯(β-caryophyllene)、乙酸异龙脑酯(isobornyl acetate)、金合欢醇(farnesol)、橙花叔醇(nerolidol)、1-己烯(1-hexene)、顺-3-己烯醇-1(cis-3-hexene-1)、顺及反-2-甲基-2-乙烯基-5-(α-羟基异丙醛)四氢呋喃[cis,trans-2-methyl-2-ethenyl-5-(α-hydroxyisopropyl)tetrahydrofuran]、α-松油醇(α-terpineol)、苯甲醇(benzyl alcohol)、β-苯乙醇(β-benzyl ethyl alcohol)、香荆芥酚(carvacrol)、丁香油酚(eugenol)、二氢香苇醇(dihydrocarveol)、二十四碳酸甲酯(tetracosanoic acid methylester)、棕榈酸乙酯(palmitic acid ethylester)、1,1'-联二环己烷(1,1'-bicyclohexyl)[2-6]。

2. 黄酮类　木犀草素(luteolin)、木犀草素-7-O-α-D-葡萄糖苷(luteolin-7-O-α-D-glucoside)、木犀草素-7-O-α-D-半乳糖苷(luteolin-7-O-α-D-galactoside)、槲皮素-3-O-β-D-葡萄糖苷(quercetin-3-O-β-D-glucoside)、5-羟基-3',4',7-三甲氧基酮(5-hydroxy-3',4',7-trimethoxyketone)、金丝桃苷(hyperoside)、5-羟基-4',7-二甲氧基酮(5-hydroxy-4',7-dimethoxyketone)、5-羟基-3',4',5',7-四甲氧基酮(5-hydroxy-3',4',5',7-tetramethoxyketone)、槲皮素(quercetin)、忍冬苷(lonicerin)、芦丁(rutin)、苜蓿素(tricin)、金圣草素-7-O-新陈皮糖苷(tricin-7-O-neohesperidoside)、苜蓿素-7-O-新陈皮糖苷(tricin-7-O-neohesperidoside)、木犀草素-7-鼠李糖葡萄糖苷(luteolin-7-rhamnoglucoside)[7-11]。

3. 有机酸类　绿原酸(chlorogenic acid)、异绿原酸(isochlorogenic acid)、咖啡酸(caffeic acid)、棕榈酸(palmitic acid)、肉豆蔻酸(myristic acid)[12,13]。

4. 环烯醚萜类　马钱子苷(loganin)、7-异-马钱苷(7-epi-loganin)、断马钱子苷(secologanin)、獐牙菜苷(sweroside)、莫诺苷(morroniside)、断马钱子苷-7-甲酯(secologanoside-7-methylester)、金吉苷(kingiside)、脱水莫罗苷(dehydroxymorroniside)[14,15]。

【药理作用】

1. 抗肿瘤作用　金银花中的木犀草素能抑制小鼠肺腺癌 LLC 细胞的增殖作用[16]。木犀草素可以引起人肝癌 HepG-2 细胞凋亡[17]。研究发现,木犀草素能通过增加细胞内 ROS 水平来诱导肝癌细胞 Huh-7 细胞的凋亡[18]。木犀草素对大鼠肝癌细胞 CBRH7919 tk/GCV 系统具有诱导其凋亡的作用[19]。较高浓度的木犀草素能抑制肝癌细胞株 SK-Hep1[20]。

木犀草素能抑制人胃癌细胞 AGS 细胞增殖,同时还发现木犀草素联合顺铂比单独用顺铂处理的细胞凋亡率增加[21]。木犀草素对胃癌 SGC-7901 细胞有放疗增敏作用[22]。木犀草素在体外对人胃癌 BGC-823 细胞增殖有明显的抑制作用,且呈剂量依赖性[23]。

木犀草素具有抗食管癌 OE33 细胞作用,对食管癌 OE33 细胞的毒性呈现时间和剂量依耐性[24]。进一步研究发现,木犀草素是通过下调 p21^{waf1} 和 Cyclin B1 的表达将处理组细胞周期抑制在 G_2/M 期,其诱导凋亡可能是通过下调 PIG3 的水平,活化 Caspase-3 和 Caspase-9,

进而诱导 p53 依耐的线粒体凋亡途径[25]。

研究发现，木犀草素能减少结肠癌 HT-29 细胞中 DNA 的合成并呈现浓度依赖性[26]。木犀草素能抑制口腔鳞癌细胞 SCC-4 细胞的活性[27]。

木犀草素能显著增强顺铂诱导的人肺癌细胞 A549 细胞凋亡和细胞周期阻滞，二者联用组与木犀草素或顺铂单独作用组比较差异均有显著性[28]。

研究发现，木犀草素在诱导 K562 细胞凋亡过程中存在 Caspase-3 的活化，提示木犀草素可能通过激活 Caspase-3 诱导 K562 细胞凋亡[29]。木犀草素能显著地抑制 HL-60 细胞增殖，并呈时间-剂量效应[30]。

研究发现，木犀草素能通过抑制 IGF-1 而使前列腺癌 PC-3 和 DU145 细胞中 IGF-1R、Akt 活化，从而抑制了前列腺癌细胞的增殖[31]。木犀草素能抑制卵巢癌 OVCAR-3 细胞的增殖并呈剂量依耐性[32]。木犀草素在体外剂量依赖性地抑制卵巢癌细胞 HO-8910PM 的转移能力，这可能与木犀草素抑制 MMP-9 的分泌及下调 ERK2 表达有关[33]。

木犀草素可抑制表皮生长因子受体（epidermal growth factor receptor，EGFR）的自磷酸化作用，显著地抑制人表皮鳞癌 A431 细胞的增殖，并呈时间和剂量效应[34]。木犀草素对膀胱肿瘤 T24 细胞有通过诱导细胞凋亡的方式抑制细胞生长的作用关系[35]。

2. 其他药理作用

（1）对中枢神经系统的影响：金银花的口服液、水煎液及注射液有很好的解热退烧作用，其作用机制可能与其抑制胶原蛋白和弹性蛋白等作用有关[36]。

（2）对内脏系统的影响

1）对心血管系统的影响：金银花的混悬液、水煎液均具有明显的止血作用[37]。金银花提取液能够起到抑制血小板凝集的作用[38]。金银花提取物还可使高脂血症小鼠、大鼠血清及肝组织甘油三酯（triglyceride，TG）水平明显降低[39]。

2）对消化系统的影响：金银花浸提液能明显保护肝脏，并使肝脏坏死及点状坏死总和明显降低，具有显著的利胆作用[40]。

（3）对内分泌系统的影响：金银花能显著降低多种模型小鼠血清胆固醇及动脉粥样硬化指数，提高高密度脂蛋白-胆固醇含量，保护胰腺 β 细胞及有弱降糖作用[41]。

（4）抗病原微生物作用

1）抗细菌作用：金银花具有广谱的抗菌作用[42]。金银花低浓度的水煎液对感染金黄色葡萄球菌的小鼠具有保护作用[43]。金银花水提液对引起龋病的变形链球菌、黏性放线菌及引起牙周病的产黑色素类杆菌、牙龈炎杆菌及伴放线嗜血菌均显示了较强的抗菌活性[44]。

2）抗病毒作用：金银花具有明显的抗柯萨奇和埃柯病毒的作用[45]。金银花中绿原酸对常见的呼吸道病毒有较强的抑制作用[46]。

（5）对免疫系统的影响：金银花能够促进炎性细胞和白细胞的吞噬功能[47]。

（6）抗氧化、清除自由基作用：金银花有效成分进行水煮提取和超声波提取后观察其对自由基的清除作用，表明两种提取方法对 O_2^- 均有较强的清除作用，而对过氧化氢（H_2O_2）作用较弱[48]。可在一定程度上改善烫伤小鼠中性粒细胞释放 H_2O_2，使中性粒细胞合成和释放溶酶体酶的能力降低[49]。

（7）抗生育作用：将金银花的乙醇提取液对小鼠、狗、猴等多种动物实验，结果表明有明显的终止妊娠作用，尤其对小鼠、狗有显著的作用[50]。

3. 毒性作用　实验表明，金银花小鼠经口 $LD_{50}>15g/kg$。属于无毒级别，但是金银花的药性偏寒,对脾胃虚寒以及气虚疮疡脓清者忌服[51]。

【药代动力学研究】 大鼠血浆中,木犀草素的线性范围为 $20\sim1200\text{ng/ml}(r=0.9967)$,方法回收率大于 96%,最低检测限为 15ng/ml。大鼠灌胃木犀草素后,木犀草素的血药浓度-时间变化曲线符合二室模型,$t_{\max}$ 为 (0.732 ± 0.13) 小时,$C_{\max}$ 为 $(0.691\pm0.14)\text{mg/ml}$,$AUC$ 为每小时 $(0.435\pm0.12)\text{mg/ml}$[52]。

【临床应用】

1. 治疗肿瘤 龙葵、白花蛇舌草、银花各 40g,野菊花、麦冬、生地各 20g,山豆根、甘草各 15g,紫草、薏苡仁各 25g。水煎服,日 1 剂。江西省洪都机械厂职工医院用本方治疗 3 例肿瘤患者。1 例已存活 5 年,2 例存活 2 年,病情稳定[53]。

2. 治疗其他疾病

(1)治疗上呼吸道感染:采用银黄清口服液治疗上呼吸道感染有效率 98.5%;对照组有效率 88.8%,治疗组退热时间及症状体征消失或减轻明显优于对照组,住院时间明显缩短。表明该组方具有清热解毒、抗菌、抗病毒的作用[54]。

(2)治疗慢性咽炎:将 287 例慢性咽炎患者随机分为观察组(145 例)和对照组(142 例)。观察组采用由金银花、野菊花等中药加工精制成的金菊提取液行超声雾化吸入;对照组采用常规抗生素雾化液超声雾化吸入。结果显示,观察组总有效率显著优于对照组($P<0.05$);且两组显效时间比较,观察组显著短于对照组($P<0.05$)[55]。

(3)治疗肺炎:忍冬花冲剂,由金银忍冬、黄芩二位药制成,每包相当生药 11g。小儿 1 岁每服半包,日服 3 次,按年龄递增,治疗时停服它药。治疗小儿肺炎 100 例,结果痊愈(症状或体征全部消失,血常规及 X 线检查恢复正常)84 例占 84%;好转(咳嗽症状减轻,肺部啰音减轻,血常规及 X 线检查接近正常)16 例占 16%[56]。

参考文献

[1] 季宇彬. 抗癌中药药理与应用. 哈尔滨:黑龙江科学技术出版社,2004;741-742.

[2] 刘家欣,谷宜洁. 湘西金银花挥发油化学成分研究. 分析科学学报,1999,15(1):66-69.

[3] 张玲,彭广芳. 山东金银花挥发油化学成分的研究. 中国药学杂志,1995,30(11):651-653.

[4] 张玲,彭广芳,时延增,等. 山东金银花鲜花挥发油化学成分的研究. 中国现代应用药学,1998,15(1):18.

[5] 吉力,潘炯光,徐植灵. 忍冬花挥发油的 GC-MS 分析. 中国中药杂志,1990,15(11):40.

[6] 王天志,李永梅. 细毡毛忍冬花蕾挥发油成分研究. 中药材,1999,22(11):574.

[7] 高玉敏,王名洲,王建平,等. 金银花化学成分的研究. 中草药,1995,26(11):568-569.

[8] 黄丽瑛,吕植桢. 中药金银花化学成分的研究. 中草药,1996,27(11):645-647.

[9] 邢俊波,李会军,李萍,等. 忍冬花蕾化学成分研究. 中国新药杂志,2002,11(11):856-859.

[10] 黄雄,李松林,李萍. HPLC 法同时测定金银花中 8 种黄酮的含量. 药学学报,2005,40(3):285-288.

[11] 姜洪芳,张卫明,张玖. 忍冬叶黄酮类化合物的提取分离与结构鉴定. 安徽农业科学,2008,36(27):11795-11797.

[12] 刘祥兰,刘重芳,张英,等. 金银花中绿原酸提取工艺的比较和优化研究. 中成药,2000,22(6):402-404.

[13] 王天志,李永梅. 金银花的研究进展. 华西药学杂志,2000,15(4):292-298.

[14] Kakuda R, Imai M, Yaoita Y, et al. Secoiridoid glycosides from the flower buds of Lonicera japonica. Phytochemistry,2000,55(8):879-881.

[15] 李会军,李萍,王闽川,等. 金银花中一个新的裂环环烯醚萜苷. 中国天然药物,2003,1(3):132-133.

[16] KIM J H,LEE E O,LEE H J,et al. Caspase Activation and Extracellular Signal-Regulated Kinase/Akt Inhibition Were Involved in Luteolin-Induced Apoptosis in Lewis Lung Carcinoma Cells. Annny acad sci,

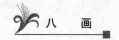
2006,(1090):147-160.

[17] Lee H J,Wang C J,Kuo H C,et al. Induction apoptosis of luteolin in human hepatoma HepG2 cells involving mitochondria translocation of Bax/Bak and activation of JNK. Toxicology and applied pharmacology, 2005,203(2):124-131.

[18] Yoo D R,Jang Y H,Jeon Y K,et al. Proteomic identification of anti-cancer proteins in luteolin-treated human hepatoma Huh-7 cells. Cancer letters,2009,282(1):48-54.

[19] 陈武,谭宇惠,杜标炎,等. 木犀草素对大鼠肝癌细胞 CBRH7919 的作用机制. 肇庆学院学报,2009,30 (5):74-78.

[20] Brusselman S K,Vrolix R,Verhoeven G,et al. Induction of cancer cell apoptosis by flavonoids is associated with their ability to inhibit fatty acid synthase activity. J Biol Chem,2005,280(7):5636.

[21] Wu B,Zhang Q,Shen W,et al. Anti-proliferative and chemosensitizing effects of luteolin on human gastric cancer AGS cell line. Molecular and cellular biochemistry,2008,313(1-2):125-132.

[22] Zhang Q,Wan L,Guo Y,et al. Radiosensitization effect of luteolin on human gastric cancer SGC-7901 cells. Journal of Biological Regulators and Homeostatic Agents,2009,23(2):71-78.

[23] 陆雪莹,李艳红,肖向文,等. 木犀草素抑制人胃癌 BGC-823 细胞增殖作用的研究. 现代中西医结合杂志, 2012,21(3):246-249.

[24] Zhang Q,Zhao X H,Wang Z J. Flavones and flavonols exert cytotoxic effects on a human oesophageal adenocarcinoma cell line(OE33)by causing G2/M arrest and inducing apoptosis. Food and Chemical Toxicology,2008,46(6):2042-2053.

[25] Zhang Q,Zhao X H,Wang Z J. Cytotoxicity of flavones and flavonols to a human esophageal squamous cell carcinoma cell line(KYSE-510)by induction of G2/M arrest and apoptosis. Toxicology in Vitro,2009, 23(5):797-807.

[26] Lim D Y,Jeong Y,Tyner A L,et al. Induction of cell cycle arrest and apoptosis in HT-29 human colon cancer cells by the dietary compound luteolin. American Journal of Physiology Gastrointestinal and Liver Physiology,2007,292(1):G66-G75.

[27] Yang S F,Yang W E,Chang H R,et al. Luteolin induces apoptosis in oral squamous cancer cells. Journal of Dental Research,2008,87(4):401-406.

[28] 李小林,徐玉英,孙向珏,等. 木犀草素增强顺铂诱导的人肺癌细胞 A549 凋亡作用. 中草药,2009,40(3): 431-433.

[29] 王旭光,陈根殷,杨展. 木犀草素对 K562 细胞 Caspase-3 活化的影响. 中国医院药学杂志,2008,28(19): 1653-1657.

[30] 蔡良真. 木犀草素对人白血病 HL-60 细胞内蛋白激酶 C 的抑制作用. 右江医学,2005,33(2):106-108.

[31] Fang J,Zhou Q,Shi X,et al. Luteolin inhibits insulin-like growth factor 1 receptor signaling in prostate cancer cells. Carcinogenesis,2006,28(3):713-723.

[32] Luo H,Jiang B H,King S M,et al. Inhibition of cell growth and VEGF expression in ovarian cancer cells by flavonoids. Nutrition and Cancer,2008,60(6):800-809.

[33] 肖大凯,覃燕梅,莫丽儿,等. 木犀草素对卵巢癌细胞株转移能力的影响. 中国病理生理杂志,2006,22 (6):1199-1202.

[34] Pettit G R,Hoard M S,Doubek D L,et al. Antineoplastic agents 338. The cancer cell growth inhibitory. Constituents of Terminalia arjuna(Combretaceae). Journal of Ethnopharmacology,1996,53(2):57-63.

[35] 李明,王健,陈国俊. 木犀草素对膀胱肿瘤 T24 细胞的影响. 山西医药杂志,2012,41(7):649-651.

[36] 罗中华,黄文华,刘敬,等. 中药对受损淋巴细胞功能的调理作用. 中华外科杂志,1995,33(9):571-573.

[37] 黄艳英,黄敏. 金银花炮制的实验研究. 中药材,1994,17(1):25-26.

[38] 樊宏伟,肖大伟,余黎,等. 金银花及其有机酸类化合物的体外抗血小板聚集作用. 中国医院药学杂志,

2006,26(2):145.

[39] 王强,陈东辉,邓文龙.金银花提取物对血脂与血糖的影响.中药药理与临床,2007,23(3):40-43.

[40] 葛冰,卢向阳,易克,等.金银花活性成分、药理作用及其应用.中国野生植物资源,2004,23(5):1.

[41] 潘竞锵,刘惠纯,刘广南,等.金银花能降低小鼠血糖血脂水平.广州医药,1998,29(3):59-63.

[42] 冯秀丽,许庆华,赵晓云,等.金银花及其复方的体外抑菌活性与体内抗炎作用.沈阳药科大学学报,2013,30(1):35-39.

[43] 刘杰.金银花提取物在小鼠体内抑菌及抗炎作用实验研究.中国现代医药杂志,2009,11(3):127-128.

[44] 孙延波,冯延民.金银花对口腔病原性微生物体外抑菌试验的研究.中国中药杂志,1996,21(4):242-243.

[45] 董杰德,陈晨华,仇素英,等.四种中草药抗柯萨奇及埃柯病毒的实验研究.山东中医学院学报,1993,17(4):46-48.

[46] 胡可杰,王跃红,王栋.金银花种绿原酸在体外抗病毒作用的实验研究.中医药信息,2010,27(3):27-28.

[47] 季雪峰.金银花的药理作用.安徽医药,2003,7(4):311-312.

[48] 陈晓麟,任彦荣.金银花水提取液抗氧化作用研究.时珍国医国药,2010,21(7):1652-1653.

[49] 石钺,石任兵.我国药用金银花资源、化学成分及药理研究进展.中国药学杂志,1999,34(11):724-727.

[50] 袁毅君,宋瑛.清热类中药的抗生育作用.天水师范学院学报,2001,21(5):28.

[51] 蔡永敏.最新中药药理与临床应用.北京:华夏出版社,1999:77-78.

[52] 陈秀杰,刘磊,朱文良,等.木犀草素在大鼠体内的药动学研究.药物分析杂志,2009,29(9):1462-1465.

[53] 刘春安,彭明.抗癌中草药大词典.武汉:湖北科学技术出版社,1994:641.

[54] 麦恒凤.银黄清口服液治疗呼吸道感染135例疗效观察.实用医技杂志,2006,13(16):2832-2832.

[55] 陈舒燕,蔡兰珠,陈雪权.金菊提取液雾化吸入治疗慢性咽炎效果观察.护理学杂志,2006,21(8):10-11.

[56] 焦玉成,卢志.金银忍冬冲剂治疗小儿肺炎100例疗效观察.黑龙江中医药,1986,8(5):38.

122. 乳 香

【来源】乳香为橄榄科植物卡氏乳香树 *Boswellia carterii* Birdw. 或鲍达乳香树 *Boswellia bhaw-dajiana* Birdw. 树皮渗出的胶状树脂[1]。

【性味与归经】辛、苦、温。归心、肝、脾经。微毒。

【功能与主治】活血行气、通经止痛、消肿生肌、调气活血、定痛、追毒之功效。主治气血凝滞、心腹疼痛、风湿痹痛、经闭痛经、跌打瘀痛、痈疽肿毒、痛经和产后瘀血等症。

【化学成分】乳香的化学成分有五环三萜、四环三萜和大环二萜类以及20余种挥发油类成分、阿拉伯糖、木糖等。从乳香中分得熊果烷型五环三萜16个,是从乳香中分得最多的一类三萜类化合物。此类化合物多是熊果酸的衍生物,取代基主要有乙酰氧基、羧基、羟基、羰基,还有羟甲基、甲氧基等。从乳香中分得的熊果烷型三萜有 β-乳香酸(β-boswellic acid)、乙酰基-β-乳香酸(acetyl-β-boswellic acid)、11-羰基-β-乳香酸(11-carbonyl-β-boswellic acid)、乙酰基-11-羰基-β-乳香酸(acetyl-11-carbonyl-β-boswellic acid)、3α-乙酰基-11-氧代-12-熊果烯-24-酸(3α-acetyl-11-oxo-12-bearberryene-24-acid)、乙酰基-11-羟基-β-乳香酸(acetyl-11-hydroxy-β-boswellic acid)、熊果-12-烯-3,23-二醇(bearberry-12-ene-3,23-diol)、熊果-12-烯-3,23-二醇,二醋酸酯(bearberry-12-ene-3,23-diol diacetate)、乙酰基-11α-甲氧基-β-乳香酸(acetyl-11α-methoxy-β-boswellic acid)、2α,3α-二羟基熊果-12-烯-24-酸(2α,3α-dihydroxy bearberry-12-ene-24-acid)、熊果-12-烯-23-酸(bearberry-12-ene-23-acid)、9,11-去氢-β-乳香酸(9,11-dehydro-β-boswellic acid)、3α-乙酰基-9,11-去氢-β-乳香酸(3α-acetyl-9,11-dehydro-β-boswellic acid)、α-

香树素(α-amyrin)、3β,20β-$18H\alpha$-马尿甾二醇[2]。从乳香中分得的齐墩果烷型三萜有α-乳香酸(α-boswellic acid)、乙酰基-α-乳香酸(acetyl-α-boswellic acid)、9,11-脱氢-α-乳香酸(9,11-dehydro-α-boswellic acid)、3-乙酰基-9,11-去氢-α-乳香酸(3-acetyl-9,11-dehydro-α-boswellic acid)[3]。从乳香中分得的羽扇豆烷型三萜有表羽扇豆醇(epilupeol)、表羽扇豆醇乙酸酯(epilupeol acetate)、羽扇-20(29)-烯-3α-乙酰氧基-24-酸(lupine-20(29)-ene-3α-acetoxy-24-acid)、3α-乙酰氧基-27-羟基羽扇烷-20(29)-烯-24-酸(3α-acetoxy-27-hydroxyalkyllupine-20(29)-ene-24-acid)、3α-羟基-羽扇-20(29)-烯-24-酸(3α-hydroxy-lupine-20(29)-ene-24-acid)[4]。从乳香中分离得到四环三萜类化合物大部分属于甘遂烷型四环三萜,主要有乙酰基-α-榄香醇酸(acetyl-α-elemolic acid)、3β-羟基甘遂-8,24-二烯-21-酸(3β-hydroxytirucall-8,24-dien-21-oic acid)、3α-羟基甘遂-8,24-二烯-21-酸(3α-hydroxytirucall-8,24-dien-21-oic acid)、3α-乙酰氧基甘遂-8,24-二烯-21-酸(3α-acetoxytirucall-8,24-dien-21-oic acid)、3-乙酰氧基甘遂酸、3α-羟基甘遂-7,24-二烯-21-酸(3α-hydroxytirucall-7,24-dien-21-oic acid)、3-酮基-甘遂-8,24-二烯-21-酸(3-keto-tirucall-8,24-dien-21-oic acid)、甘遂醇(tirucallol)、3-氧代甘遂-7,9(11),24-三烯-21-酸(3-oxo euphorbia-7,9(11),24-trien-21-acid)、3α-羟基甘遂-24-烯-21-酸(3α-hydroxy euphorbia-24-en-21-acid)、3,4-secours-12-en-3-oic acid[5]。从乳香中分离得到大环二萜类化合物多具有乙酰氧基、三元氧环,以及环内氧桥等,主要有西柏烯(cembrene)、西柏烯 C(cembrene C)、西柏烯 A(cembrene A)、serratol、sarcophytol M,3,7,11-cyclotetradecatrien-1-ol,4,8,12-trimethyl-1-(1-methylethyl)-acetate[6]、incensole、acetylincensole、incensole-oxide、acetylincensole-oxide、isoincensolol、isoincensole acetate、isoincensole-oxide、verticilla-4(20),7,11-triene[7]。乳香挥发油组分中,主要成分为醋酸辛酯(3-octyl acetate)和 verticiol;另外,还含有十一醇、橙花叔异丁酯、3,7,11-三甲基-1,6,10-十二碳三烯-3-醇甲酸酯、β-榄香烯、正辛醇、α-蒎烯、桉油精、醋酸冰片酯、3-蒈烯、芳樟醇、睾酮、1-甲基-4-(1-亚甲乙基)-环己烯[8]。

【药理作用】

1. 抗肿瘤作用

(1)乳香酸的抗肿瘤作用:乳香酸主要包含β-乳香酸、β-乙酰乳香酸、11-羰基-β-乳香酸、11-羰基-β-乙酰乳香酸,具有良好的抗肿瘤活性。乳香酸能抑制艾氏腹水瘤和艾氏实体瘤的生长,增加了荷瘤小鼠的存活率,通过下调 VEGF 和 CD-31 抑制血管生成,通过上调 Caspase-3 和 Bax 诱导细胞凋亡。乳香酸在低浓度即对恶性胶质瘤表现出细胞毒作用,在诱导肿瘤细胞凋亡时,Bax 和 Bcl-2 蛋白水平保持不变,通过 p53 依赖途径诱导 p21 表达[9]。乳香中的α-乳香酸、β-乳香酸均能抑制人乳腺癌细胞 MCF-7 和人白血病细胞 HL-60 的生长[2],且后者以剂量依赖方式抑制 HL-60 细胞 DNA、RNA 和蛋白质的合成[10]。

乳香中还含有乙酰乳香酸,为两个异构体α-乙酰乳香酸、β-乙酰乳香酸,两者均能抑制人乳腺癌 MCF-7 细胞的生长[2]。当乙酰乳香酸体外单次给药量为 12.5mg/ml 时,乙酰乳香酸能诱导骨髓非白血性白血病 HL-60、U937、ML-1 细胞的单核细胞凋亡;同时能导致 90%的细胞形态发生变化,80%～90%的细胞具有硝基蓝四氮唑还原作用,而且其诱导的专属性和非专属性酯酶也随着增加,且其抑制细胞生长的作用与剂量和时间相关,乙酰乳香酸为 20mg/ml 时,24 小时后能减少 HL-60 细胞 60%,3 天后基本上没有存活的细胞[11]。另外,乙酰乳香酸能诱导小鼠的 B16-F10 黑色素瘤,阻断细胞种群 G_1 期的生长,抑制拓扑异构酶Ⅱ的活性。乙酰乳香酸还能抑制 B16-F10 的迁移活性和诱导 HT-1080 细胞凋亡,同时可抑制 HT-1080 细胞的分泌物 MMPs。这些结果表明,乙酰乳香酸是一个潜在的有较大可能性阻断肿瘤入侵和转移的药物[12]。乙酰乳香酸对不同组织来源的恶性肿瘤细胞生长抑制,包括人上皮癌细胞 KB、人卵巢癌细胞 A2780、人乳腺癌 MCF-7 及人非小细胞肺癌细胞 A549,IC_{50} 从 $5.73\sim 16.44\mu mol/L$。对恶性神经胶质瘤细胞 T98G、LN-229、LN-18 和 LN-308 有生长抑制作用,并呈剂量依赖性关系[13]。

单体 11-羰基-β-乙酰乳香酸能抑制人乳腺癌细胞 MCF-7 和人白血病细胞 HL-60 的生长[2],11-羰基-β-乙酰乳香酸以剂量依赖方式抑制人白血病 HL-60 细胞 DNA,RNA 和蛋白质的合成,IC_{50} 值分别为 $0.6\mu mol/L$、$0.5\mu mol/L$、$4.1\mu mol/L$,11-羰基-β-乙酰乳香酸对 DNA 合成的抑制作用为不可逆[10]。11-羰基-β-乙酰乳香酸能通过诱导前列腺癌细胞的 $p21^{WAF1/CIP1}$ 和还原前列腺癌细胞的 Cyclin D1,引起细胞 G_1 期停滞,通过干扰前列腺癌细胞中 Sp1 的结合活性而产生抗雄激素受体作用[14],它还对 BEL-7402 细胞增殖有抑制作用,IC_{50} 为 $39.5\mu g/ml$[15]。

(2)乳香挥发油的抗肿瘤作用:乳香挥发油及其脂质体和 3-keto-tirueall-8,24-dien-21-oic acid 体外抑制人肝癌细胞株 SMMC-7721、人舌癌细胞系 Tca-8113、人慢性髓性白血病细胞系 K562、人乳腺癌细胞系 MCF-7、人宫颈癌细胞系 HeLa 增殖及诱导凋亡。乳香挥发油浓度为 $700\mu g/ml$、$70\mu g/ml$、$7\mu g/ml$,脂质体含挥发油浓度为 $143\mu g/ml$、$14.3\mu g/ml$、$1.43\mu g/ml$,对比实验,作用 72 小时时,能抑制人乳腺癌细胞系 MCF-7、人肝癌细胞株 SMMC-7721、人慢性髓性白血病细胞系 K562、人宫颈癌细胞系 HeLa、人舌癌细胞系 Tca-8113 的生长,并呈浓度依赖性。当乳香挥发油浓度为 $70\mu g/ml$,脂质体浓度为 $14.3\mu g/ml$,作用 72 小时后,荧光显微镜下观察到凋亡小体,电泳结果显示典型的 DNA 梯状条带。3-keto-tirueall-8,24-dien-21-oic acid 浓度为 $100\mu g/ml$、$10\mu g/ml$、$1\mu g/ml$,作用 72 小时时,能抑制人乳腺癌细胞系 MCF-7、人肝癌细胞株 SMMC-7721、人慢性髓性白血病细胞系 K562、人宫颈癌细胞系 HeLa、人舌癌细胞系 Tca-8113 的生长,并呈浓度依赖性。当 3-keto-tirueall-8,24-dien-21-oic acid 浓度为 $10\mu g/ml$ 时,处理 72 小时后,于荧光显微镜下观察到凋亡小体,电泳结果显示典型的 DNA 梯状条带。乳香挥发油在浓度为 $700\mu g/ml$ 时,对 SMMC-7721 细胞的抑制率最高 89.92%;对 Tca-8113 细胞的抑制率最低 71.85%,在浓度为 $70\mu g/ml$ 时,对 MCF-7 细胞的抑制率最高 54.71%,对 SMMC-7721 细胞的抑制率最低 30.76%;在浓度为 $7\mu g/ml$ 时,对 SMMC-7721 细胞的抑制率最高 15.38%;对 K562 细胞的抑制率最低 6.75%。乳香挥发油在浓度为 $700\mu g/ml$、$70\mu g/ml$、$7\mu g/ml$ 时,对 Tca-8113、HeLa、SMMC-7721、K562、MCF-7 的 IC_{50} 分别为 $178\mu g/ml$、$88\mu g/ml$、$79\mu g/ml$、$60\mu g/ml$、$56\mu g/ml$[16]。

(3)乳香的抗肿瘤作用:乳香中两个异构体的混合物 3α,24-dihydroxyurs-12-ene 和 3α,24-dihydroxyolean-12-ene 能通过在癌细胞中产生氧化应激诱导人白血病 HL-60 细胞的凋亡。它抑制细胞增殖的 IC_{50} 约为 $12mg/ml$,并导致细胞凋亡[17]。这两个异构体混合物还通过激活 p53/p21/PUMA 系统和破坏 PI3/Akt 机制诱导人宫颈癌 HeLa 和 SiHa 细胞凋亡[18]。3-羰基-甘遂烷-8,24-二烯-21-酸也是乳香的一个三萜成分,对 MCF-7、SMMC-7721、K562、HeLa 细胞有抑制增殖作用[15]。从乳香中分离出 7 个西松烷型二萜:incensole acetate、incensole、incensole oxide acetate、isoincensole acetate、incensole oxide、isoincensole oxide 和 isoincensolol,前两个化合物对人肝癌 BEL-7402 细胞 IC_{50} 分别为 $68.8\mu g/L$ 和 $39.2\mu g/L$,其他化合物的 IC_{50} 均大于 $80\mu g/L$,isoincensolol 对人肝癌 BEL-7402 细胞、人宫颈癌 HeLa 细胞,人结肠癌 SW-480 细胞的 IC_{50} 分别为 $201.4\mu g/L$、$233.2\mu g/L$、$190.3\mu g/L$[19]。incensole acetate 还具有抑制人白血病 HL-60 细胞生长作用,IC_{50} 值为 $(16.3\pm3.4)\mu mol/L$[20]。

2. 其他药理作用

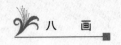

（1）对中枢神经系统的影响

1）镇痛作用：乳香能直接作用于神经末梢达到止痛目的，又能抑制毛细血管通透性，改善局部血液循环，促进病灶处渗出液的吸收，达到消肿止痛目的。乳香止痛有效成分为挥发油，且其主要有效成分为乙酸辛酯[21]。

2）改善记忆作用：β-乳香酸可促进海马神经元突触的生长和分支，显著提高神经轴突的生长、分支及微管蛋白聚合动力学，从而改善记忆力[22]。以β-乳香酸为主要成分的乳香胶树脂已经用来防止健忘。最近又有研究证实乳香可以预防由甲巯咪唑导致甲状腺功能减退引起的学习和记忆力减退的症状[23]。

（2）对消化系统的影响：乳香抗胃溃疡作用主要是通过降低胃内游离酸度、抗幽门螺杆菌和抗炎等作用从而发挥作用。研究表明乳香胶在体内和体外对幽门螺杆菌感染都有效[24]。乳香提取物组能使再生胃黏膜的厚度增加，囊状扩张腺体的数量减少，黏液高碘酸无色品红的含量增加，肉芽组织胶原的含量增加，炎症细胞浸润的数量减少[25]。

（3）抗菌作用：乳香对大肠杆菌、金黄色葡萄球菌、蜡状芽胞杆菌、铜绿假单胞菌、普通变形杆菌5种致病菌的最低抑菌浓度，得到研究表明乳香对大肠杆菌的抗性最强，对蜡状芽胞杆菌的抗性最弱。表明乳香具有广谱抗菌作用，但对不同致病菌的抗性作用存在一定的差异性[26]。

3. 毒性作用　动物分别在给药初期出现进食量减少、体重下降等中毒症状，而随给药时间的延长，动物逐渐耐受并自行恢复。各给药组与对照组比较，其血液学、血生化检测、脏器系数和病理组织学检查均无显著差异[27]。

【药代动力学】11-羰基-β-乙酰乳香酸在Caco-2和MDCK-MDRI细胞模型中的跨膜转运机制，利用HEK293-Oatp1B1两种细胞模型考察11-羰基-β-乙酰乳香酸的肝脏摄入机制。11-羰基-β-乳香酸的脱氢氧化和加氧去氢，这些代谢产物在胆汁中均以葡萄糖醛酸结合物的形式存在，粪的代谢产物中未找到11-羰基-β-乳香酸的脱氢氧化和加氧去氢的代谢产物，尿中未找到代谢产物[28]。

【临床应用】

1. 治疗肿瘤

（1）治疗急性非淋巴细胞白血病：采用乳香提取物与化疗药物联合治疗急性非淋巴细胞白血病，结果完全缓解率89.3%，总缓解率达94.6%，明显高于单用化疗药物的对照组（$P<0.01$），且患者生存期明显延长，生存率明显提高[29]。

（2）治疗神经胶质瘤：神经胶质瘤患者分成高、中、低剂量乳香提取物治疗组，高剂量组患者病灶周围的水肿减轻；中剂量组患者病灶周围的水肿也有不同程度减轻；而低剂量组患者病灶周围的水肿未见明显缓解。同时，高剂量组患者的临床症状亦有所改善[30]。

2. 治疗其他疾病

（1）治疗支气管哮喘：乳香酸提取物在印度被用来抑制白细胞三烯的生物合成。经双盲实验及安慰剂控制6周临床研究结果，用乳香治疗70%的病表组织病情改善，病症明显消失，嗜红细胞数量和红细胞沉降率（erythrocyte sedimentation rate，ESR）降低。在对照组中给予乳糖，只有27%的病人组织改善[27]。

（2）治疗克罗恩病：乳香提取物及乳香药材对治疗慢性结肠炎有很好的疗效。临床研究乳香提取物对不同原因下腹痛为特征的慢性结肠炎具有明显缓解作用，20例服用乳香酸的病人中14例病人症状缓解，缓解率为70%[27]。

（3）治疗风湿性关节炎：用印度乳香特制的浸膏治疗风湿性关节炎。每次口服每片含浸膏400mg 的片剂 3 片，每日 3 次，治疗 1～6 个月不等。明显减轻肿胀和疼痛，晨僵减少，患者总体健康情况改善[31]。

【不良反应】乳香临床应用中见于报道的不良反应主要表现为过敏反应，内服剂型表现为迟发型过敏反应，外敷剂型表现为接触性过敏反应，即患者在使用外用药或接触乳香后，在用药部位或接触部位及身体其他暴露部位均出现发热、发痒，继而出现丘疹或红肿、斑块、奇痒等症状[32]。

参考文献

[1] 国家药典委员会. 中华人民共和国药典. 一部. 北京：中国医药科技出版社，2010：207.

[2] 周金云，崔锐. 乳香的化学成分. 药学学报，2002,37(8):633-635.

[3] 王峰，华会明，王淑美. 乳香的化学成分. 中草药，2011,42(7):1293-1296.

[4] Atta-ur-Rahman, Naz H, Fadimatou, et al. Bioactive constituents from Boswellia papyrifera. J Nat Prod, 2005,68(2):189-193.

[5] Wang F, Li Z L, Cui H H, et al. Two new triterpenoidsfrom the resin of Boswellia carterii. J Asian Nat Prod Res,2011,13(3):193-197.

[6] 王峰，李占林，刘涛，等. 乳香中西松烷型二萜类化合物. 中国中药杂志，2009,34(19):2477-2480.

[7] 常允平，韩英梅，张俊艳. 乳香的化学成分和药理活性研究进展. 现代药物与临床，2012,27(1):52-59.

[8] 刘洪玲. 乳香挥发油化学成分的气相色谱-质谱分析. 时珍国医国药，2009,20(2):370-371.

[9] Glaser T, Winter S, Groscurth P, et al. Boswellic acids and malignant glioma: induction of apoptosis but no modulation of drug sensitivity. Br J Cancer,1999,80(5-6):756-765.

[10] Shao Y, Ho C T, Chin C K, et al. Inhibitory activity of boswellic acids from Boswellia serrata against human leukaemia HL-60 cells in culture. Planta Med,1998,64(4):328-331.

[11] Jing Y K, Nakajo S, Xia L J, et al. Boswellic acid acetate induces differentiation and apoptosis in leukemia cell lines. Leuk Res,1999,23(1):43-50.

[12] Zhao W Z, Frank E, Liu H Y, et al. Boswellic acid acetate induces differentiation and apoptosis in highly metastatic melanoma and fibrosarcoma cells. Cancer Detect Prev,2003,27(1):67-75.

[13] Glaser T, Winter S, Groscurth P, et al. Boswellic acids and malignant glioma: induction of apoptosis but no modulation of drug sensitivity. Brit J Caneer,1999,80(5-6):756-765.

[14] Yuan H Q, Kong F, Wang X L, et al. Inhibitory effect of acetyl-11-keto-β-boswellic acid on androgen receptor by interference of Sp1 binding activity in prostate cancer cells. Biochem Pharmacol,2008,75(11):2112-2121.

[15] 李福双，颜冬兰，刘让如，等. 乳香的化学成分. 中国天然药物，2010,8(1):25-27.

[16] 肖娟. 乳香挥发油抗肿瘤的作用机制研究. 长沙：中南大学，2007:7-34.

[17] Bhushan S, Kumar A, Malik F, et al. A triterpenediol from Boswellia serrata induces apoptosis through both the intrinsic and extrinsic apoptotic pathways in human leukemia HL-60 cells. Apoptosis,2007,12(10):1911-1926.

[18] Bhushan S, Malik F, Kumar A, et al. Activation of p53/p21/ PUMA alliance and disruption of PI-3/Akt in multimodal targeting of apoptotic signaling cascades in cervical cancer cells by a pentacyclic triterpenediol from Boswellia serrata. Mol Carcinogen,2009,48(12):1093-1108.

[19] 李福双，徐康平，袁寿洪，等. 乳香大环二萜类化学成分研究. 有机化学，2010,30(1):107-111.

[20] 王峰，李占林，刘涛，等. 乳香中西松烷型二萜类化合物. 中国中药杂志，2009,34(19):2477-2480.

[21] 郑杭生，冯年平，陈佳，等. 乳香没药的提取工艺及其提取物的镇痛作用. 中成药，2006,24(11):956-959.

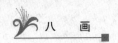

八　画

[22] Karima O，Riazi G，Yousefi R，et al. The enhancement effect of beta-boswellic acid on hippocampal neurites out growth and branching(an in vitro study). Neurol Sci,2010,31(3):315-320.

[23] Hosseini M,Hadjzadeh M A,Derakhshan M,et al. The beneficial effects of olibanum on memory deficit induced by hypothyroidism in adult rats tested in morris water maze. Arch Pharm Res，2010,33(3):463-468.

[24] 赵小勇,邹全明,郭刚,等.乳香胶治疗幽门螺杆菌感染的实验研究.中国药业,2006,15(14):6-7.

[25] 梅武轩,曾常春.乳香提取物对大鼠乙酸胃溃疡愈合质量的影响.中国中西医结合消化杂志,2004,12(4):34-37.

[26] 饶本强,李福荣,张海宾.乳香对几种病原微生物抗性作用的初步研究.信阳师范学院学报(自然科学版),2005,18(1):54-56.

[27] 李洁.乳香提取物制备工艺及质量控制研究.济南:山东大学,2013:126-131.

[28] 夏媛媛,慈小燕,蔡悠悠,等.11-羰基-β-乙酰乳香酸的吸收和代谢特性研究.第十届全国药物和化学异物代谢学术会议暨第三届国际 ISSX/CSSX 联合学术会议论文集.南京:中国药理学会药物代谢专业委员会,2012:200-201.

[29] 齐振华,谭柏林,钟美佐,等.乳香提取物与化疗药物联合治疗急性非淋巴细胞白血病临床研究.湖南中医学院学报,1999,19(3):37-38.

[30] 张晶,刘建平.乳香.中西医结合学报,2006,4(3):274.

[31] Etzel R. Special extract of Boswellia serrata(H15) in the treatment of rheumatoid arthritis. Phytomedicine,1996,3(1):91-94.

[32] 郭辉,张玲.乳香中化学成分和药理作用的研究进展.食品与药品,2007,9(5):50-52.

123. 鱼 腥 草

【来源】三白草科蕺菜属植物鱼腥草 *Houttuynia cordata* Thunb. 的新鲜全草或干燥地上部分[1]。

【性味与归经】微寒,苦。归肺经、膀胱经、大肠经。

【功能与主治】清热解毒、排脓消痈、利尿通淋。用于肺痈吐脓、痰热喘咳、热痢、痈肿疮毒、热淋。

【化学成分】全草含挥发油,其中有效成分为鱼腥草素(即癸酰乙醛,decanoyl acetaldehyde)、月桂醛(lauraldehyde)、2-十一烷酮(2-undecanone)、丁香烯(caryophyllene)、芳樟醇(linalool)、乙酸龙脑酯(bornyl acetate)、α-蒎烯(α-pinene)、莰烯(camphene)、月桂烯(myrcene) 和 d-柠檬烯(d-limonene)、甲基正壬基酮(methyl-n-nonyl-ketone)、癸醛(capric aldehyde)、癸酸(capric acid)。花、叶、果中均含有槲皮素(quercetin)、槲皮苷(quercitrin)、异槲皮苷(isoquercitrin)、瑞诺苷(reynoutrin)、金丝桃苷(hyperin)、阿福豆苷(afzelin)、芸香苷(rutin)。尚含有绿原酸(chlorogenic)、棕榈酸(palmitic)、亚油酸(linoleic acid)、油酸(oleic acid)、氯化钾、硫酸,以及 β-谷甾醇(β-sitosterol)和蕺菜碱(cordarine)[2,3]。

【药理作用】

1. 抗肿瘤作用

(1)鱼腥草素抗肿瘤作用:鱼腥草素和新鱼腥草素对小鼠艾氏腹水瘤有明显的抑制作用,对癌细胞有丝分裂最高抑制率为 45.7%。合成鱼腥草素还能提高小鼠单核-巨噬细胞的吞噬活性,对小鼠移植性肝肿瘤有一定抑制效果。新鱼腥草素对艾氏腹水癌的抑制效果可能与提高癌细胞中的 cAMP 水平有关[4]。鱼腥草素可抑制 Her-2/neu 过表达的人乳腺癌 MDA-MB-

453 细胞的增殖,剂量依赖性的抑制 Her2 的磷酸化,还可抑制 Her-2/neu 介导的信号转导通路下游分子 ERK1/2 和 AKT 的活化[5]。

(2)咖啡酸和柚皮苷抗肿瘤作用:鱼腥草甲醇提取物咖啡酸和柚皮苷对哺乳动物 DNA 拓扑异构酶 I 具有抑制作用,IC_{50} 分别为 0.15mmol/L、0.05mmol/L。咖啡酸可抑制人白血病 U937 细胞生长,而柚皮苷可刺激 U937 和正常纤维细胞 NIH3T3 的增殖。咖啡酸诱导的细胞凋亡与 ADP 聚合酶和 ProCaspase-3 有关,咖啡酸通过抑制细胞中拓扑异构酶 I 的活性用于肿瘤的化疗[6]。

(3)鱼腥草抗肿瘤作用:鱼腥草通过线粒体途径抑制人结肠癌、肺癌和白血病细胞的增殖,诱导细胞凋亡。细胞染色体聚集,活性氧升高,线粒体膜电位降低,细胞凋亡的线粒体途径中细胞色素 C(cytochrome C)、凋亡蛋白酶激活因子(apoptotic protease activating facter-1,Apaf-1)、Caspase-3 和 Caspase-9 水平上升,Bax/Bcl-2 比率升高[7,8]。鱼腥草可抑制人肺癌 A549 细胞的增殖,使细胞皱缩、变圆,提高 G_0/G_1 和亚 G_1 期细胞比例,DNA 片段化和聚集增强,Caspase-3 和 Caspase-8 活性增加,Fas/CD95 蛋白表达升高,与凋亡和 G_0/G_1 期相关的蛋白 Cyclin D1、Cyclin A、CDK4 表达降低,p27、Caspase-8 和 Caspase-3 表达升高。表明鱼腥草可通过 G_0/G_1 期阻滞和 Fas/CD95 途径诱导细胞凋亡[9]。

(4)鱼腥草提取物的抗肿瘤作用:鱼腥草全草发酵的乙醇提物对人白血病细胞 HL-60、Molt-4 细胞和外周血单核细胞(peripheral blood mononuclear cells,PBMCs)的细胞毒作用为 HL-60＞Molt-4＞PBMCs,比未发酵的醇提物活性强,并且凋亡细胞数多。发酵的醇提物比未发酵的醇提物在 HL-60 细胞中产生更多的自由基,而在 Molt-4 中则相反。鱼腥草发酵的醇提物可使 HL-60 和 Molt-4 中线粒体膜电位降低,Caspase-9 活性降低。表明鱼腥草醇提物通过氧化应激和线粒体途径诱导细胞凋亡,抑制人白血病细胞的增殖[10]。

2. 其他药理作用

(1)对中枢神经系统的影响

1)神经保护作用:鱼腥草水提物通过调节钙离子水平和抑制线粒体凋亡对 Aβ(25-35)引起的大鼠皮层细胞的神经毒性具有保护作用,抑制 Aβ(25-35)引起的细胞内钙离子水平的升高、活性氧的过度释放、线粒体膜电位的破坏和 Caspase-3 的活化[11]。

2)抗抑郁作用:鱼腥草黄酮对高浓度皮质酮损伤的 PC12 细胞有很明显的保护作用,最小有效浓度为 $1\mu mol/L$,细胞毒性等级为 1 级。在悬尾实验和强迫游泳实验中,鱼腥草黄酮均能显著缩短小鼠不动时间。鱼腥草黄酮具有优于同等浓度下阳性药物氯米帕明的抗抑郁作用,是一种新型的低毒性、高药效的天然抗抑郁药物[12]。

3)镇静作用:鱼腥草水溶液皮下注射有轻度的镇静、抗惊作用,能抑制小鼠的自发运动,延长环己巴比妥钠睡眠时间,对抗士的宁所致的惊厥[13]。

4)解热作用:鱼腥草注射液有明显的解热作用。鱼腥草注射液可通过抑制下丘脑中 cAMP 含量升高及促进腹中隔区精氨酸升压素(arginine-vasopressin,AVP)释放而发挥解热作用,并存在量效关系[14]。

(2)对内脏系统的影响

1)对心血管系统的影响:鱼腥草能显著降低大鼠血压、心肌质量指数,降低心肌 Ang Ⅱ、血管内皮素血浆醛固酮水平;明显减少心肌组织胶原容积分数和血管周围胶原面积,减少心肌间质 Ⅰ、Ⅲ型胶原含量,抑制心肌蛋白激酶 C 表达。说明鱼腥草具有抑制神经内分泌系统过度激活,防治心室重构的作用[15]。用鱼腥草提取物灌流蟾蜍肾或蛙蹼,能使毛细血管扩张,增加血流量及尿液分泌,具有利尿的作用。鱼腥草水溶液静注于犬可使其血压下降 40～50mmHg,并能抑制离体蟾蜍心脏[13]。

鱼腥草叶的水提物对高脂饮食诱导的肥胖小鼠还具有抗肥胖作用,可抑制玉米油诱导的小鼠甘油三酯水平的升高,还可分别抑制油酸和甘油诱导的血浆未酯化的脂肪酸和甘油水平的升高[16]。

2)对消化系统的影响:鱼腥草茶乙酸乙酯提取物对四氯化碳(CCl_4)诱导的小鼠急性肝氧化损伤具有保护作用。显著降低 CCl_4 所致肝损伤小鼠血清中 AST、ALT、ALP、总胆红素和 MDA 水平($P<0.001$),阻止 GSH、SOD、CAT 的升高[17]。

3)对呼吸系统的影响:鱼腥草油能明显拮抗慢反应物质对离体豚鼠回肠的作用,明显抑制致敏豚鼠离体回肠的过敏性收缩,拮抗组胺、乙酰胆碱对豚鼠回肠的收缩,并对豚鼠过敏性哮喘有明显的保护作用。腹腔注射对氨水喷雾所致的小鼠咳嗽有止咳作用,但无祛痰平喘作用。鱼腥草能明显拮抗乙酰胆碱对呼吸道平滑肌的作用[13]。

鱼腥草水提物对博来霉素诱导的大鼠肺纤维化具有保护作用,该作用与鱼腥草降低博来霉素所致的氧化损伤有关。鱼腥草显著降低 SOD、MDA、羟脯氨酸、IFN-γ 和 TNF-α 水平;显著增强博来霉素处理的大鼠肺形态学的改变[18]。鱼腥草蒸汽提取物可修复急性肺损伤大鼠模型和降低肺纤维化,且具有剂量效应[19]。

4)对肾脏的保护作用:鱼腥草素钠可减少膜性肾小球肾炎模型鼠尿蛋白分泌,减轻肾小球病理形态学改变。鱼腥草素钠剂量依赖性的降低 NF-κB 和单核细胞趋化蛋白(monocyte chemoattractant protein,MCP-1)的表达[20]。鱼腥草对糖尿病大鼠肾脏组织也具有保护作用,可明显抑制糖尿病模型大鼠肾小球肥大,降低尿 β2 微球蛋白、尿白蛋白排泄率和肌酐清除率,可能与降低肾组织中 TGF-β1 和胶原蛋白Ⅰ的表达($P<0.05$),升高骨形态发生蛋白-7(bone morphogenetic protein-7,BMP-7)的表达有关[21,22]。

(3)对内分泌系统的影响:鱼腥草蒸馏液可明显改善糖尿病大鼠胰岛素抵抗和尿白蛋白及尿蛋白的作用,可使糖尿病大鼠体内结缔组织生长因子水平降低,脂联素水平升高[23,24]。

(4)抗病原微生物作用

1)抗细菌作用:鱼腥草素对卡他莫拉菌、金黄色葡萄球菌、流感嗜血杆菌和肺炎链球菌有明显的抑制作用;对大肠杆菌、痢疾杆菌、变形菌属、白喉杆菌和分枝杆菌属有一定的抑制作用;对伤寒沙门菌和钩端螺旋体也有较强的抑制作用。合成鱼腥草素能明显延长感染结核菌的小鼠的生存时间。新鱼腥草素也有明显的抗菌活性。另外,鱼腥草素与甲氧苄啶配伍还有协同作用,抑菌效果显著增强[3,25]。

鱼腥草素钠对铜绿假单胞菌有一定的抗菌活性,能有效抑制铜绿假单胞菌生物被膜的形成[26]。鱼腥草素钠联用青霉素 G 对金黄色葡萄球菌联合药敏结果呈协同作用[27]。

鱼腥草挥发油对金黄色葡萄球菌和八叠球菌属有较强抑菌作用,对肺炎链球菌和乙型溶血性链球菌有一定抑菌作用,对其他革兰阴性菌作用不显著。鱼腥草提取液对大肠杆菌、金黄色葡萄球菌和枯草芽胞杆菌的最低抑菌浓度分别为 0.6%、0.8%、0.6%。鱼腥草鲜汁对金黄色葡萄球菌有显著抑制作用,对强毒人型结核分枝杆菌和堪萨斯分枝杆菌等有明显抑制作用[3]。鱼腥草多糖对大肠杆菌、金黄色葡萄球菌有一定的抑制作用,且通过超声波提取的多糖抑菌效果更好[28,29]。鱼腥草水提液与阿奇霉素有抗菌相加作用,并能抑制铜绿假单胞菌生物膜的形成[30]。鱼腥草注射液具有较强的广谱抗菌能力,对痢疾志贺菌和铜绿假单胞菌等有抑制作用。鱼腥草和甲氧苄啶(trimethoprim,TMP)对革兰阳性、阴性菌均有较强的抑制作用,联合应用时对大肠杆菌和巴氏杆菌作用明显增强,对沙门菌和链球菌作用不明显[31]。

2)抗病毒作用:鱼腥草对多种病毒均有抑制作用。鱼腥草素 A-E 具有抗单纯疱疹病毒 HSV 的活性[32]。鱼腥草水提物可抗 HIV 和 SARS 病毒,通过抑制 NF-κB 活性从而抑制 HSV-2 病毒。另外,鱼腥草水提物中分离的 quercetin、quercitrin 和 isoquercitrin 能显著阻止 HSV-2 的感染[33,34]。鱼腥草提取物对亚洲甲型病毒有抑制作用,非挥发部分提取物对经流感病毒 FM1 感染过的小鼠有明显保护作用。

鱼腥草具有抗流感病毒作用[35]。鱼腥草煎剂在体外对流感病毒亚洲京科 68-1 株病毒有抑制作用,并能延缓埃可 11 株病毒(ECHO11)的致细胞病变作用。鱼腥草抗流感病毒作用的有效成分为其挥发油,作用机制是通过干扰病毒包膜而杀灭流感病毒[36]。鱼腥草注射液亦具有明显降低甲型流感病毒 H1N1 感染小鼠死亡率,降低肺指数和抑制病毒肺内增殖的作用,可对抗病毒感染所致动物体质量降低。鱼腥草注射液可改善流感病毒引起的小鼠肺炎症状,降低 H1N1 感染小鼠的肺指数,在体内对 H1N1 流感病毒感染有较好的防治作用[37,38]。鱼腥草对流行性出血热病毒 EHFV 和肠病毒 EV71 也有一定抑制作用,明显减少空斑形成,抑制病毒蛋白表达、病毒 RNA 合成和病毒诱导的 Caspase-3 的表达,通过抑制病毒的复制从而影响 EV71 诱导的 Vero 细胞的凋亡程序[39]。

3)抗真菌作用:鱼腥草素对白念珠菌、假丝酵母菌、新型隐球菌、孢子丝菌、曲菌、着色霉菌、红色癣菌、叠瓦癣菌、石膏样小孢子菌、铁锈色小孢子菌、鲨癣菌等亦有明显抑制作用[25]。

(5)杀虫作用:鱼腥草叶具有驱虫作用。鱼腥草叶提取物显著降低感染绦虫病膜壳绦虫(*Hymenolepis diminuta*)的小白鼠每克粪便中虫卵数和动物中蠕虫的承载量($P<0.001$)[40]。鱼腥草煎剂在试管内对钩端螺旋体有较强的抑制作用,能使钩端螺旋体活动减弱死亡裂解,并能推迟人工感染钩端螺旋体的豚鼠的发病期[3]。

(6)对免疫系统的影响:鱼腥草煎剂与鱼腥草素均能增强白细胞的吞噬功能。合成鱼腥草素能提高慢性支气管炎患者白细胞的吞噬功能,能明显增加环磷酰胺所致免疫功能低下模型小鼠的脾脏指数、外周血淋巴细胞 ANAE 阳性百分率,增强单核-巨噬细胞吞噬功能、迟发型超敏反应强度及 ConA 诱导的脾脏 T 淋巴细胞增殖能力,对胸腺指数则无明显影响[41]。

鱼腥草水煎液对 6Gy X 线照射小鼠的白细胞减少有明显的保护作用,能提高照射小鼠的血清溶血素含量,增强巨噬细胞吞噬功能。鱼腥草能够显著提高外周血 T 淋巴细胞的比例,增强小鼠腹腔巨噬细胞的吞噬能力,促进绵羊红细胞免疫所致的 IgM 的生成,从而可以提高机体的特异性免疫功能[3]。鱼腥草醇提物可抑制胸腺活化调节趋化因子(thymus and activation regulated chemokine,TARC)诱导的迁移和 T 淋巴细胞的转移[42]。

(7)抗炎作用:鱼腥草对多种致炎剂引起的炎症渗出和组织水肿均有明显的抑制作用。鱼腥草素能显著抑制巴豆油、二甲苯所致小鼠耳肿胀和大鼠足肿胀程度、皮肤毛细血管通透性增加,对醋酸所致腹腔毛细血管通透性增高也有显著抑制作用。鱼腥草所含槲皮素、槲皮苷及异槲皮苷等黄酮类化合物亦有显著抗炎作用,能显著抑制炎症早期的毛细血管亢进[43]。

鱼腥草挥发油体内外对炎症模型动物具有抑制作用。体内,对二甲苯诱导的小鼠耳肿胀、甲醛诱导的足肿胀和角叉菜胶诱导的小鼠足肿胀具有显著抑制作用,可抑制前列腺素 PGE2 和丙二醛的产生;体外,鱼腥草挥发油可显著抑制 LPS 刺激的小鼠腹腔巨噬细胞中 NO 和 TNF-α 的产生,且具有剂量依赖性,下调 iNOS 和 TNF-α mRNA 的表达,减少 iNOS 和 TNF-α 蛋白的合成[44-46]。

鲜鱼腥草提取物对 LPS 致小鼠肺部炎症时支气管肺泡灌洗液(bronchoalveolar lavage

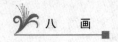

fluid,BALF)中白细胞数增高有抑制作用;炎症细胞浸润减少[47]。鱼腥草水提物剂量依赖性的抑制 NO 的产生和 TNF-α 的分泌[48]。鱼腥草超临界提取物对角叉菜胶诱导的大鼠足肿胀模型也具有抑制作用,通过降低 TNF-α、NO、PGE2 途径发挥抗炎作用[49]。鱼腥草醇提物对肥大细胞引起的炎症有效,通过抑制 NF-κB 活性降低细胞的趋化能力[50,51]。

(8)抗过敏作用:鱼腥草油能明显拮抗过敏性慢反应物质(slow reacting substance of ana-phylaxis,SRS-A)对豚鼠离体回肠和离体肺条的作用。静脉注射能拮抗 SRS-A,增加豚鼠肺溢流的作用,并能明显抑制致敏豚鼠回肠痉挛性收缩和对抗组胺,表现出良好的抗过敏作用[3]。鱼腥草水提物对小鼠被动皮肤过敏反应和 IgE 介导的大鼠肥大细胞 RBL-2H3 过敏反应具有抑制作用[52]。

(9)抗氧化作用:鱼腥草黄酮对 DPPH 自由基有很好的清除能力并有很强的抗氧化能力[53]。鱼腥草根、叶醇提物均表现出不同程度的抗氧化活性,且抗氧化活性与活性成分含量呈正相关[54]。鱼腥草蒸馏水、80%乙醇、石油醚和乙酸乙酯提取物对菜籽油和猪油均具有不同程度的抗氧化作用,80%乙醇提取物对菜籽油和猪油的抗氧化能力均表现最强;鱼腥草80%乙醇提取物分别与柠檬酸和 Vc 复配对菜籽油的抗氧化性有协同增效作用,且 Vc 的增效作用强于柠檬酸[55]。

鱼腥草水提物通过降低 MDA 水平抑制高饱和脂肪酸饮食诱导的小鼠肝脏和心脏的氧化损伤和炎症压力,保留了谷胱甘肽水平和谷胱甘肽过氧化物酶的活性,降低了 TNF-α、IL-1β 和 IL-6 的产生[48]。

(10)抗疲劳作用:鱼腥草黄酮显著延长小鼠负重游泳时间,清除血乳酸堆积或抑制血乳酸的产生,减缓机体运动后含氮物质的分解,增加运动小鼠肌肝糖原的储备,具有显著的抗疲劳活性[56]。

3. 毒性作用　鱼腥草毒性很低,小鼠皮下注射的 LD_{50} 是(1.6 ± 0.081)g/kg。对犬静脉滴注 38~47mg/kg 不致引起死亡,剂量增至 61~64mg/kg 则可引起死亡,解剖可见肺部有严重出血和血栓。人口服 80~160mg/kg,连服 30 天,未见明显不良反应[3]。鱼腥草甲醇提取物不会引起鼠伤寒沙门氏菌的回复突变和中国仓鼠卵巢 CHO 细胞的染色体畸变[57]。

【药代动力学研究】对 Beagle 犬一次性静脉注射新鱼腥草素钠 8mg/kg 后测得的相关数据经统计软件处理符合一室 W=1/cc 模型,新鱼腥草素钠在体内达峰时间较快(T_{max}=5.0 分钟),消除平均峰浓度为 4.982mg/L,半衰期为 8.67 分钟。表明该药发挥作用迅速,维持时间较短,代谢较彻底[58]。

利巴韦林鱼腥草素钠复方粉针剂在大鼠体内的隔室模型和药代动力学参数与利巴韦林原料药无显著差别,表明鱼腥草素钠不影响主药利巴韦林的药代动力学[59]。

【临床应用】

1. 治疗肿瘤　鱼腥草用于治疗肺癌、喉癌、鼻咽癌、甲状腺癌、乳腺癌、肝癌,有较好的辅助效果。临床采用鱼腥草注射液穴位注射治疗肺癌咯血,与常规药物比较,疗效显著。鱼腥草注射液或鱼腥草注射液加 2%普鲁卡因注射液直刺孔最穴治疗咯血患者 15 例,结果咯血完全停止 10 例,明显减少 3 例,无效 2 例[60]。

2. 治疗其他疾病

(1)治疗消化系统疾病:鱼腥草可用于治疗腹泻和病毒性肠炎,治疗总有效率(97.6%)较对照组(79.9%)明显增高[61]。鱼腥草加小剂量山莨菪碱治疗 32 例腹泻患儿,疗效显著,且毒副作用少[62]。鱼腥草注射液治疗病毒性肠炎 30 例,治疗总有效率为 80%[60]。

（2）治疗急性咽炎：鱼腥草雾化吸入治疗急性咽炎总有效率（95.3％）明显高于对照组（84.9％，$P<0.05$）；治疗组患者咽部疼痛、发热和咽部充血等临床症状消失时间明显快于对照组（$P<0.05$）[63]。

（3）治疗呼吸系统疾病：鱼腥草用于治疗儿童支气管肺炎、老年支气管肺炎、慢性支气管炎效果显著[64-66]。

（4）治疗泌尿系统疾病：鱼腥草注射液治疗小儿尿路感染，总有效率为97.06％[67]。鱼腥草治疗非淋菌性尿道炎治愈率高，安全无毒副作用[68]。

（5）治疗妇科疾病：鱼腥草注射液治疗盆腔炎总有效率为97.67％。鱼腥草注射液外洗联合多西环素治疗支原体宫颈炎疗效显著，且可降低复发率[69]。鱼腥草联合保妇康栓对合并HPV感染的CINⅠ及宫颈炎有治疗作用[70]。鱼腥草还可以用于治疗输卵管堵塞、子宫内膜炎等。

（6）治疗五官科疾病：鱼腥草滴眼液治疗流行性角膜结膜炎疗效明显优于0.1％阿昔洛韦滴眼液，且治疗时间明显缩短[71]。鱼腥草滴眼液不仅对于流行性角膜炎有明确的疗效，且对于单纯疱疹病毒性角膜炎、急性出血性结膜炎、新生儿泪囊炎以及干眼症等均有确切的疗效[72-74]。

（7）治疗皮肤科疾病：用鱼腥草治疗婴儿脂溢性皮炎、面部激素依赖性皮炎、瘾疹、成人水痘、寻常型或红皮型银屑病，效果好[60]。

（8）治疗带状疱疹及小儿手足口病：新鲜鱼腥草洗净捣碎外涂带状疱疹和红斑处，总有效率为95.0％[75]。复方鱼腥草口服液与利巴韦林联合治疗小儿手足口病，患儿的发热消退情况、皮疹消退情况明显优于对照组患儿[76]。

【不良反应】鱼腥草注射剂静脉滴注临床上不良反应主要表现为皮肤红肿、瘙痒、皮疹、恶寒、发热、寒战或胸闷、心悸、呼吸困难、肺水肿和过敏性休克等症状。鱼腥草注射液通常与头孢菌素、青霉素、大环内酯类联合应用，而与大环内酯类联合应用较鱼腥草注射液单独使用显示较高的不良反应率（$P<0.0001$），静脉注射的不良反应率要高于肌内注射[77]。

参考文献

［1］国家药典委员会.中华人民共和国药典.北京：中国医药科技出版社，2010：208.

［2］胡汝晓，肖冰梅，谭周进，等.鱼腥草的化学成分及其药理作用.中国药业，2008，17（8）：23-25.

［3］贺福元，邓凯文，唐昱，等.鱼腥草及其制剂的药理与免疫毒理作用研究进展.中国药理学与毒理学杂志，2009，23（4）：325-329.

［4］Can J S,Qin R H. The pharmacological action and clinical application of Houttuyninum. Mod J lntegr Chin Tradit West Med,2001,10(6):572-573.

［5］Zhou N N,Tang J,Chen W D,et al. Houttuyninum,an active constituent of Chinese herbal medicine,inhibits phosphorylation of HER2/neu receptor tyrosine kinase and the tumor growth of HER2/neu-overexpressing cancer cells. Life Sci, 2012,90(19-20):770-775.

［6］Jang S Y,Bae J S,Lee Y H,et al. Caffeic acid and quercitrin purified from *Houttuynia cordata* inhibit DNA topoisomerase I activity. Nat Prod Res, 2011,25(3):222-231.

［7］Lai K C,Chiu Y J,Tang Y J,et al. *Houttuynia cordata* Thunb extract inhibits cell growth and induces apoptosis in human primary colorectal cancer cells. Anticancer Res, 2010,30(9):3549-3556.

［8］Tang Y J,Yang J S,Lin C F,et al. *Houttuynia cordata* Thunb extract induces apoptosis through mitochondrial-dependent pathway in HT-29 human colon adenocarcinoma cells. Oncol Rep, 2009,22(5):1051-1056.

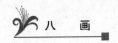

[9] Chen Y F, Yang J S, Chang W S, et al. *Houttuynia cordata* Thunb extract modulates G0/G1 arrest and Fas/CD95-mediated death receptor apoptotic cell death in human lung cancer A549 cells. J Biomed Sci, 2013,20(1):18-25.

[10] Banjerdpongchai R, Kongtawelert P. Ethanolic extract of fermented Thunb induces human leukemic HL-60 and Molt-4 cell apoptosis via oxidative stress and a mitochondrial pathway. Asian Pac J Cancer Prev, 2011,12(11):2871-2874.

[11] Park H, Oh M S. Houttuyniae Herba protects rat primary cortical cells from Aβ(25-35)-induced neurotoxicity via regulation of calcium influx and mitochondria-mediated apoptosis. Hum Exp Toxicol, 2012,31(7):698-709.

[12] 龚乃超,陈箐筠,刘枣,等. 鱼腥草黄酮抗抑郁活性的研究. 化学与生物工程,2009,26(3):41-44.

[13] 黄世琼,肖礼娥. 药用植物鱼腥草的研究进展. 现代医药卫生,2010,26(19):2953-2954.

[14] 王慧玲,崔伟,秦鑫,等. 鱼腥草对致热大鼠下丘脑 cAMP 和腹中隔区精氨酸加压素含量的影响. 中国临床药理学与治疗学,2007,12(1):78-81.

[15] 陈长勋,王樱. 鱼腥草、炮姜、附子抗大鼠压力超负荷心室重构作用的比较研究. 中成药,2009,31(1):24-30.

[16] Miyata M, Koyama T, Yazawa K. Water extract of Houttuynia cordata Thunb. leaves exerts anti-obesity effects by inhibiting fatty acid and glycerol absorption. J Nutr Sci Vitaminol(Tokyo),2010,56(2):150-156.

[17] Tian L, Shi X, Yu L, et al. Chemical composition and hepatoprotective effects of polyphenol-rich extract from *Houttuynia cordata* tea. J Agric Food Chem,2012,60(18):4641-4648.

[18] Ng L T, Yen F L, Liao C W, et al. Protective effect of *Houttuynia cordata* extract on bleomycin-induced pulmonary fibrosis in rats. Am J Chin Med,2007,35(3):465-475.

[19] Du S, Li H, Cui Y, et al. *Houttuynia cordata* inhibits lipopolysaccharide-induced rapid pulmonary fibrosis by up-regulating IFN-γ and inhibiting the TGF-β1/Smad pathway. Int Immunopharmacol,2012,13(3):331-340.

[20] Pan P, Wang Y J, Han L, et al. Effects of sodium houttuyfonate on expression of NF-κB and MCP-1 in membranous glomerulonephritis. J Ethnopharmacol,2010,131(1):203-209.

[21] Wang F, Lu F, Xu L. Effects of *Houttuynia cordata* thumb on expression of BMP-7 and TGF-beta1 in the renal tissues of diabetic rats. J Tradit Chin Med,2007,27(3):220-225.

[22] 王芳,陆付耳,徐丽君,等. 鱼腥草对糖尿病大鼠肾脏组织中 BMP-7 和 TGFβ1 表达的影响. 天津中医药,2006,23(4):334-337.

[23] 王海颖,修彦凤. 鱼腥草改善糖尿病模型大鼠尿白蛋白与胰岛素抵抗的实验研究. 中药新药与临床药理,2008,19(1):12-14.

[24] Wang H Y, Bao J L. Effect of *houttuynia cordata* aetherolea on adiponectin and connective tissue growth factor in a rat model of diabetes mellitus. J Tradit Chin Med,2012,32(1):58-62.

[25] 吴海芬,叶玉娣. 鱼腥草素抗菌活性的实验研究. 中国中医药科技,2012,19(5):418-419.

[26] 王艳,程惠娟,朱玲玲,等. 鱼腥草素钠对铜绿假单胞菌生物被膜的影响. 食品科学,2013,34(11):173-176.

[27] 孙志杰. 鱼腥草素钠联合青霉素 G 对金黄色葡萄球菌的体外抗菌作用研究. 中国医药指南,2012,10(29):25-27.

[28] 吴红森,王晓鹏,王磊,等. 鱼腥草多糖的抑菌作用. 中国野生植物资源,2012,31(5):24-26.

[29] 党桔洁,李文华,邱家章,等. 亚抑菌浓度鱼腥草醇提物对金黄色葡萄球菌 α 溶血素分泌的影响研究. 中国农学通报,2012,28(20):53-57.

[30] 程惠娟,汪长中,汪海波,等. 鱼腥草水提液对铜绿假单胞菌生物被膜的影响及与阿奇霉素的抗菌协同作

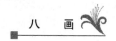
用. 时珍国医国药,2012,23(7):1600-1602.

[31] 臧莹安,李荣誉,陈春花. TMP 对鱼腥草抑菌效果的影响. 中兽医医药杂志,2002,(2):7-9.

[32] Chen S D,Gao H,Zhu Q C,et al. Houttuynoids A-E,anti-herpes simplex virus active flavonoids with novel skeletons from *Houttuynia cordata*. Org Lett，2012,14(7):1772-1775.

[33] Chen X,Wang Z,Yang Z,et al. *Houttuynia cordata* blocks HSV infection through inhibition of NF-κB activation. Antiviral Res，2011,92(2):341-345.

[34] Lau K M,Lee K M,Koon C M,et al. Immunomodulatory and anti-SARS activities of *Houttuynia cordata*. J Ethnopharmacol，2008,118(1):79-85.

[35] 莫冰,余克花. 板蓝根和鱼腥草抗流感病毒研究. 江西医学院学报,2008,48(4):44-46.

[36] 杨慧,李剑琦,杨斌,等. 鱼腥草抗甲 1 型流感病毒诱导细胞程序化死亡的初步研究. 江西医药,2006,41(12):960-961.

[37] Liu F Z,Shi H,Shi Y J,et al. Pharmacodynamic experiment of the antivirus effect of Houttuynia cordata injection on influenza virus in mice. Yao Xue Xue Bao,2010,45(3):399-402.

[38] 刘方舟,时瀚,时宇静,等. 鱼腥草注射液体内抗流感病毒药效学研究. 药学学报,2010,45(3):399-402.

[39] Lin T Y,Liu Y C,Jheng J R,et al. Anti-enterovirus 71 activity screening of chinese herbs with anti-infection and inflammation activities. Am J Chin Med，2009,37(1):143-158.

[40] Yadav A K,Temjenmongla. Anticestodal activity of *Houttuynia cordata* leaf extract against *Hymenolepis diminuta* in experimentally infected rats. J Parasit Dis，2011,35(2):190-194.

[41] 杜向群,陈敏燕,许颖. 鱼腥草成分、药理的研究进展. 江西中医药,2012,43(350):66-68.

[42] Lee J S,Kim I S,Kim J H. Suppressive effects of *Houttuynia cordata* Thunb(Saururaceae)extract on Th2 immune response. J Ethnopharmacol，2008,117(1):34-40.

[43] 顾静蓉,冯莉莉,罗建伟,等. 鱼腥草的药理作用及临床应用新进展. 海峡药学,2006,18(14):l21-123.

[44] Li W,Fan T,Zhang Y,et al. *Houttuynia cordata* Thunb. Volatile Oil Exhibited Anti-inflammatory Effects In Vivo and Inhibited Nitric Oxide and Tumor Necrosis Factor-α Production in LPS-stimulated Mouse Peritoneal Macrophages In Vitro. Phytother Res，2013,27(11):1629-1639.

[45] Park E,Kum S,Wang C,et al. Anti-inflammatory activity of herbal medicines:inhibition of nitric oxide production and tumor necrosis factor-alpha secretion in an activated macrophage-like cell line. Am J Chin Med，2005,33(3):415-424.

[46] Li W,Zhou P,Zhang Y,et al. *Houttuynia cordata*,a novel and selective COX-2 inhibitor with anti-inflammatory activity. J. Ethnopharmacol，2011,133(2):922-927.

[47] 洪佳璇,汪柏尧,高雅文,等. 鲜鱼腥草提取物对脂多糖所致小鼠肺部炎症的影响. 中国现代应用药学杂志,2008,25(5):376-378.

[48] Lin M C,Hsu P C,Yin M C. Protective effects of *Houttuynia cordata* aqueous extract in mice consuming a high saturated fat diet. Food Funct,2013,4(2):322-327.

[49] Kim D,Park D,Kyung J,et al. Anti-inflammatory effects of *Houttuynia cordata* supercritical extract in carrageenan-air pouch inflammation model. Lab Anim Res，2012,28(2):137-140.

[50] Kim I S,Kim J H,Kim J S,et al. The inhibitory effect of *Houttuynia cordata* extract on stem cell factor-induced HMC-1 cell migration. J Ethnopharmacol，2007,112(1):90-95.

[51] Lee H J,Seo H S,Kim G J,et al. *Houttuynia cordata* Thunb inhibits the production of pro-inflammatory cytokines through inhibition of the NFκB signaling pathway in HMC-1 human mast cells. Mol Med Rep，2013,8(3):731-736.

[52] Han E H,Park J H,Kim J Y,et al. *Houttuynia cordata* water extract suppresses anaphylactic reaction and IgE-mediated allergic response by inhibiting multiple steps of FcepsilonRI signaling in mast cells. Food Chem Toxicol,2009,47(7):1659-1666.

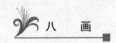
[53] 程荣花.鱼腥草总黄酮的提取及抗氧化能力的研究.中国中医药现代远程教育,2013,11(6):158-159.

[54] 季晓晖,李利华.鱼腥草根和叶醇提物抗氧化活性比较研究.食品研究与开发,2012,33(8):50-53.

[55] 李利华.鱼腥草提取物对油脂抗氧化作用研究.中国油脂,2013,38(5):72-74.

[56] 周桃英.鱼腥草黄酮对小鼠的抗疲劳作用.食品与生物技术学报,2012,31(2):195-198.

[57] Kang C K,Hah D S,Kim C H,et al. Evaluation of the genotoxicity of extracts of *Houttuynia cordata* Thunb. Am J Chin Med,2012,40(5):1019-1032.

[58] 李贵海,李宏建,孙付军,等.注射用新鱼腥草素钠 Beagle 犬体内药代动力学研究.中药药理与临床, 2007,23(2):23-25.

[59] 唐星,刘洋,何海冰,等.利巴韦林鱼腥草素钠粉针剂在大鼠体内的药代动力学.沈阳药科大学学报, 2004,21(3):161-164.

[60] 钟君.鱼腥草临床应用的研究概况.中医中药,2012,10(24):235-237.

[61] 雷震.新鱼腥草素钠注射液治疗小儿秋季腹泻的疗效观察.蚌埠医学院学报,2010,35(11):1127-1128.

[62] 冯永格,王玲玲.鱼腥草联合山莨菪碱治疗婴幼儿腹泻 32 例.白求恩军医学院学报,2008,6(1):44.

[63] 吴宏林,李兆龙.鱼腥草雾化吸入治疗急性咽炎的疗效观察.临床肺科杂志,2013,18(5):938-939.

[64] 骆志辉.复方鱼腥草合剂联合头孢丙烯治疗儿童支气管肺炎的临床观察.中外医学研究,2011,9(14): 44-45.

[65] 周鑫娟.复方鱼腥草颗粒在小儿急性支气管肺炎治疗中的临床观察.浙江中医药大学学报,2013,37(1): 32-34.

[66] 龚阿芳,李秀芬.慢性阻塞性肺病合并急性肺部感染静滴鱼腥草注射液治疗.黑龙江科技信息,2013, (12):157.

[67] 武敏霞,高萧枫,王增仙,等.鱼腥草注射液治疗 68 例小儿尿路感染临床观察.按摩与康复医学,2011,8 (23):85.

[68] 曾德建.中药、鱼腥草针剂、穴位注射配尿道灌洗治疗非淋菌性尿道炎 100 例效果.男科医学,2007,4 (11):36-38.

[69] 范妮娜.鱼腥草注射液外洗联合多西环素治疗支原体宫颈炎 32 例.中医药导报,2013,19(6):98-99.

[70] 施丽娜.鱼腥草联合保妇康栓治疗合并高危型 HPV 感染的 CIN I 及宫颈炎的临床观察.中国现代医生, 2013,51(16):128-129.

[71] 付智勇,洪惠,王艳玲.鱼腥草滴眼液治疗流行性角结膜炎疗效分析.实用医学杂志,2010,26(14):2673.

[72] 徐国英.鱼腥草治疗单纯疱疹病毒性角膜炎.中国医药指南,2012,10(24):15.

[73] 朱娟芳.鱼腥草滴眼液与氧氟沙星滴眼液治疗流行性角结膜炎的对比研究.海峡药学,2013,25(2): 144-145.

[74] 裴玉喜,刘若琼,李慧丽,等.鱼腥草滴眼液治疗新生儿泪囊炎.中医学报,2013,28(3):444-445.

[75] 祁长美.探讨新鲜鱼腥草外敷带状疱疹皮疹的疗效.内蒙古中医药,2013,(14):13.

[76] 王傲雪.探讨复方鱼腥草口服液联用利巴韦林对患儿手足口病改善情况的优势.中国现代药物应用, 2013,7(9):112-113.

[77] Wang L,Cui X,Cheng L,et al. Adverse events to Houttuynia injection:A systematic review. J Evid Based Med,2010,3(3):168-176.

124. 狗　甘　草

【来源】 豆科甘草属植物刺果甘草 *Glycyrrhiza pallidiflora* Maxim. 的果实[1]。

【性味】 甘、辛、微温。

【功能与主治】 催乳。主治乳汁缺少。

【化学成分】根、根茎中含有美迪紫檀素（medicarpin）、β-谷甾醇（β-sitosterol）[2]、十七烷（heptadecane）、2，6，10，15-四甲基-十七烷（2，6，10，15-tetramethyl-heptadecane）、5，5-二甲基-1-己烯（5，5-dimethyl-1-hexene）、2，3，7-三甲基-癸烷（2，3，7-trimethyl-decane）、十六烷酸甲酯（hexadecanoic acid，methylester）、邻苯二甲酸二丁酯（dibutyl phthalate）、3-环己基-十二烷（3-cyclohexyl-dodecane）、十六烷酸乙酯（hexadecanoic acid，ethylester）、二十烷（eicosane）、环二十烷（cycloeicosane）、5-甲基-二十一烷（5-methyl-heneicosane）、2，6，10，14-四甲基-十七烷（2，6，10，14-tetramethyl-heptadecane）、亚油酸乙酯（linoleic acid，ethylester）、1-环己基壬烯（1-cyclohexylnonene）、9，12，15-十八碳三烯酸乙酯（9，12，15-octadecatrienoic acid，ethylester）、十八酸乙酯（octadecanoic acid，ethylester）、三十二烷（dotriacontane）、E-3-十五烯-2-醇（E-3-pentadecene-2-ol）、2-甲基丙基-环己烷（2-methylpropyl-cyclohexane）、二十三烷（tricosane）、三氯二十二烷基-硅烷（trichlorodocosyl-silane）、3，5，2，4-三甲基-四十烷（3，5，2，4-trimethyl-tetracontane）、1-乙烷基-环十二醇（1-ethenyl-cyclododecanol）、2，6，10，14-四甲基-十六烷（2，6，10，14-tetramethyl-hexadecane）、二十八烷（octacosane）[3]、总黄酮（total flavonoid）[4]、刺果甘草酸（glypallidifloric acid）、后莫紫檀素（homopterocarpin）、大豆皂醇 B（soyasapogenol B）[5]、十六烷酸（hexadecanoic acid）、芒柄花素（formononetin）、异甘草素（isoliquiritigenin）[6]、刺果甘草查耳酮（glypallichalcone）、谷氨酸乙酰化物（N-acetyl-glutamic acid）[7]、5α-豆甾-3，6-二酮（5α-stigmastane-3，6-dione）、4′，7-二甲氧基异黄酮（4′，7-dimethoxyisoflavone）、白桦脂酸（betulinic acid）、异光甘草酚（isoglabrol）、10-甲氧基美迪紫檀素（10-methoxy-medicarpin）、9-甲氧基香豆雌酚（9-methoxycoumestrol）、芒柄花素（fonmononetin）、马其顿酸（macedonia acid）、胡萝卜苷（daucosterol）[8]。

【药理作用】

1. 抗肿瘤作用

（1）后莫紫檀素的抗肿瘤作用：后莫紫檀素无论体内或体外对多种癌症具有抗肿瘤作用，体内抑瘤实验表明，后莫紫檀素具有较强体内抗 Hep-A 肝癌作用[8]。经体外抗肿瘤细胞活性筛选，发现后莫紫檀素具有明显的抗 Hep-2 作用，能够抑制 Hep-2 细胞增殖[9,10]。后莫紫檀素能够诱导人白血病 HL-60 细胞凋亡或抑制 DNA 合成[11]。后莫紫檀素能够抑制 β-己糖胺酶的释放，进而抑制大鼠嗜碱性粒细胞 RBL-2H3 脱颗粒[12]。

（2）美迪紫檀素的抗肿瘤作用：美迪紫檀素对 Hep-2 细胞的增殖有抑制作用，美迪紫檀素与 Hep-2 细胞作用 24 小时后，在低浓度时（10^{-3} mmol/L）就能够影响细胞增殖[10]。

（3）异甘草素的抗肿瘤作用：异甘草素对癌细胞有抗增殖和诱导凋亡作用，异甘草素可使钙浓度增高和线粒体膜电位降低，诱导胃癌 MGC-803 细胞的凋亡。

异甘草素具有逆转肿瘤细胞恶性表型，使肿瘤细胞重新分化为正常细胞的能力，HL-60 细胞可向成熟粒系分化[13]。异甘草素可以显著抑制 HL-60 细胞内活性氧的生成[14]。异甘草素能够有效抑制血管新生[15]。

异甘草素可扰乱线粒体膜的电势，释放细胞色素 C 和 Smac/DIABLO，同时激活 Caspase-9 等，来诱导前列腺癌细胞 DU145 的凋亡。异甘草素可抑制 HRG-β 诱导 ErbB3 的酪氨酸磷酸化[13]。异甘草素对人前列腺癌细胞 PC-3 具有较好的体外增殖抑制作用[16]。

异甘草素浓度依赖性的（5 ～ 250μg/ml）抑制宫颈癌 SiHa 细胞增殖，抑制率为 75.03%[17]。异甘草素脂质体比游离的异甘草素对人宫颈癌 HeLa 和 SiHa 细胞具有更强的抑制作用[16]。

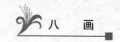

采用 Hoechst33258 染色法和琼脂凝胶电泳法,观察到细胞凋亡的典型现象:核浓集和核 DNA 的断裂,证实了异甘草素可诱导小鼠黑色素瘤细胞的凋亡,其作用机制是阻止葡萄糖的跨膜转运和促进 Bax 的表达。

异甘草素可以抑制致癌剂的致癌作用,对镉诱导细胞凋亡有保护作用[13]。

2. 其他药理作用

(1)对内脏系统的影响

1)对心血管系统的影响:异甘草素呈浓度及频率依赖性地抑制心肌细胞 L 型钙电流传导[18]。异甘草素抑制了心肌细胞内磷酸二酯酶的活性,导致心肌收缩力、L-型钙电流和细胞内钙浓度增加[19]。异甘草素可减轻缺血-再灌注对心脏的损伤[20]。

2)对肝损伤的影响:异甘草素对大鼠化学性肝损伤具有显著的保护作用[21]。

3)对呼吸系统的影响:异甘草素可能通过非竞争性钙拮抗作用松弛豚鼠气管平滑肌[22]。

(2)抗菌作用:后莫紫檀素具有抗真菌作用[23]。

(3)抗炎作用:异甘草素是一种醛糖还原酶抑制剂,通过抑制环氧合酶、脂氧合酶、过氧化物酶的活性,来抗血小板凝集,起到抗炎作用[13]。

(4)抗氧化作用:异甘草素能升高肝组织中降低 SOD 的活性,同时降低过氧化物终产物含量[21]。

参考文献

[1] 南京中医药大学. 中药大辞典. 第 2 版. 上海:上海科学技术出版社,2006:2022-2023.

[2] 梁军. 刺果甘草的提取及化学成分的研究. 齐齐哈尔医学院学报,2009,30(8):978-979.

[3] 张继,马君义,杨永利,等. 刺果甘草根化学成分的研究. 中国药学杂志,2002,37(12):902-904.

[4] 马君义,张 继,王一峰,等. 刺果甘草中黄酮类化合物的提取与分析. 植物资源与环境学报,2006,15(1):78-79.

[5] 阚毓铭,赵海宝,刘训红,等. 刺果甘草化学成分的研究. 中草药,1994,25(1):3-9.

[6] 李伟东,阚毓铭. 刺果甘草化学成分的研究. 南京中医药大学学报(自然科学版),2007,16(4):223-224.

[7] 蔡立宁,张如意,王邠,等. 刺果甘草化学成分的研究. 药学学报,1992,27(10):748-751.

[8] 石荣火. 刺果甘草化学成分及抗肿瘤活性研究. 南京:南京中医药大学,2001:2-33.

[9] 阚毓铭,朱荃,陈龙,等. 从刺果甘草中分离出的后莫紫檀素对 HEp-2 细胞的作用. 中国药学杂志,1994,29(10):608-609.

[10] 李伟东,阚毓铭,洪敏,等. 后莫紫檀素、美迪紫檀素对人肝癌细胞抑制作用的研究. 沈阳药科大学学报,2001,18(3):211-212.

[11] Militāo G C,Dantas I N,Pessoa C,et al. Induction of apoptosis by pterocarpans from Platymiscium floribundum in HL-60 human leukemia cells. Life Sci. 2006,78(20):2409-2417.

[12] Xu F,Matsuda H,Hata H,et al. Structures of new flavonoids and benzofuran-type stilbene and degranulation inhibitors of rat basophilic leukemia cells from the Brazilian herbal medicine Cissus sicyoides. Chem Pharm Bull,2009,57(10):1089-1095.

[13] 李德芳,王振华,罗锋,等. 异甘草素的药理作用研究. 时珍国医国药,2010,21(2):362-364.

[14] Li D,Wang Z,Chen H,et al. Isoliquiritigenin inducesmonocytic differentiation of HL-60 cells. Free Radical Biology and Medicine,2009,46(6):731-736.

[15] 王志强. 异甘草素抗肿瘤血管生成的作用研究. 兰州:兰州大学,2012:14-25.

[16] 钱庆庆,金辉,孙光春. 异甘草素抗肿瘤作用研究进展. 中国药师,2013,16(6):908-910.

[17] 李宏智. 甘草查耳酮类化合物的制备及体外抗宫颈癌活性研究. 乌鲁木齐:新疆医科大学,2010:30-36.

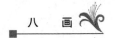

[18] 冯斯婷,唐其柱,易方方,等. 异甘草素对豚鼠心室肌细胞 L 型钙通道的影响. 武汉大学学报,2006,27 (1):28-31.

[19] Hsu Y L,Kuo P L,Lin C C. Isoliquiritigenin induces apoptosis and cell cycle arrest through p53-dependentpathway inHepG2 cells. Life Sci,2005,77(3):279-282.

[20] An W,Yang J,Ao Y. Metallothionein mediates cardioprotection of isoliquiritigenin against ischemia-reperfusion through JAK2/STAT3 activation. Acta PharmacolSin,2006,27(11):1431-1434.

[21] 章道华,程昊,熊玉,等. 异甘草素对大鼠急性化学性肝损伤的保护作用. 中国医院药学杂志,2008,28 (7):511-514.

[22] 刘斌,杨静. 异甘草素对豚鼠离体气管平滑肌收缩功能的影响. 中国药理学通报,2005,21(7):892.

[23] 季宇彬,张广美. 中药抗肿瘤有效成分药理与应用. 哈尔滨:黑龙江科学技术出版社,2004:286.

125. 狗 舌 草

【来源】菊科千里光属植物狗舌草 *Senecio kirilowii* Turcz. 的全草[1]。

【性味】苦、寒。有小毒。

【功能与主治】清热解毒,利尿,活血,杀虫。治疗肺脓肿,疖肿,尿路感染,肾炎水肿,口腔炎,跌打损伤,湿疹,疥疮,阴道滴虫。

【化学成分】全草含正二十六烷醇(scopoletin)、白桦脂酸(betulinic acid)、对羟基苯乙酮(4-hydroxyacetophenone)、东莨菪内酯(ceryl alcohol)[2]、千里光宁(senecionine)、千里光非灵(seneciphylline)、全缘千里光碱(integerrimine)、当归酰天芥菜定(O'-angeloyl-heliotridine)、天芥菜定(heliotridine)[3]、1,5,5-三甲基-6-亚甲基-环己烯(1,5,5-trimethyl-6-methylene-cyclohexene)、α-荜澄茄烯(α-cubebene)、[1s-(1α,3aα,3bβ,6aβ,6bα)]-十氢-3a-甲基-6-亚甲基-1-(1-甲基乙基)-环丁(1,2:3,4)二环戊烯(cyclobuta(1,2:3,4)dicyclopentene,decahydro-3a-methyl-6-methylene-1-(1-methylethyl)-,[1s-(1.α,3a.α,3b.β,6b.α)])、石竹烯(caryophyllene)、α-石竹烯(α-caryophyllene)、(E)-7,11-二甲基-3-亚甲基-1,6,10-十二碳三烯[1,6,10-dodecatriene,7,11-dimethyl-3-methylene-,(E)]、(Z)-7,11-二甲基-3-亚甲基-1,6,10-十二碳三烯[1,6,10-dodecatriene,7,11-dimethyl-3-methylene-,(Z)]、2,6-二甲基-6-(4-甲基-3-戊烯基)-二环(3,1,1)庚-2-烯[bicyclo(3,1,1)hept-2-ene,2,6-dimethyl-6-(4-methyl-3-pentenyl)]、α-金合欢烯(α-farnesene)、(一)-斯巴醇[(一)-spathulenol]、石竹烯氧化物(caryophyllene oxide)、4-亚甲基-1-甲基-2-(2-甲基-1-丙烯基-1-基)-1-乙烯基-环庚烷[cycloheptane,4-methylene-1-methyl-2-(2-methyl-1-propenyl-1-yl)-1-vinyl]、2-亚甲基-4,8,8-三甲基-4-乙烯基-二环(5,2,0)壬烷(bicyclo(5,2,0)nonane,2-methylene-4,8,8-trimethyl-4-vinyl)、[S-(Z)]-3,7,11-三甲基-1,6,10-十二烷烯-3-醇(1,6,10-dodecatrien-3-ol,3,7,11-trimethyl-,[S-(Z)]、1,2-苯二甲酸-2-甲基丙基丁酯(1,2-benzenedicarboxylic acid-butyl-2-methylpropylester)、6,10,14-甲基-2-十五酮(2-pentadecanone-6,10,14-trimethyl)、棕榈酸(n-hexadecanoic acid)、二十烷(eicosane)、十九烷(nonadecane)[4]。

【药理作用】

1. 抗肿瘤作用

(1)白桦脂酸的抗肿瘤作用:白桦脂酸具有一定的抗癌活性,白桦脂酸对人体肺癌细胞VA-13,人体肝癌细胞 HepG-2 均表现出一定的细胞毒活性[5]。

(2)当归酰天芥菜定的抗肿瘤作用:当归酰天芥菜定对白血病 L1210 细胞有一定的抑制

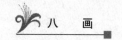

作用,在当归酰天芥菜定作用下,L1210 细胞生长曲线斜率和最大生长密度降低[6]。

(3)狗舌草黄酮类化合物的抗肿瘤作用:狗舌草总黄酮对 L1210 细胞生长、增殖有一定影响,对细胞周期有阻滞作用,狗舌草总黄酮呈浓度依赖性抑制 L1210 细胞生长,对 L1210 细胞的增殖具有显著抑制作用,流式细胞术结果表明 S 期细胞数目显著增加,引起 S～G₂期阻滞,从而阻断了细胞周期的正常发展[7]。狗舌草黄酮类化合物对 3 种肿瘤细胞的生长抑制率均随浓度升高而增高。不同浓度狗舌草黄酮类化合物对 HepG-2 的生长抑制率最小,均小于 50% 为不敏感。狗舌草黄酮类化合物对淋巴性白血病细胞 L1210 的生长抑制率分别为中度敏感和高度敏感[8]。

(4)狗舌草乙醇提取物的抗肿瘤作用:狗舌草 60% 乙醇提取物具有明显的体内抗淋巴性白血病效果,狗舌草 60% 乙醇提取物对 L1210 细胞荷瘤 DBA/2 小鼠生命延长率增加效果明显($P<0.01$)。

狗舌草 60% 乙醇提取物能够引起 LI210 细胞发生早期凋亡,在药物的作用下,L1210 细胞首先沿细胞膜表层形成若干个小泡,并逐渐增大,当其中某一个或几个小泡出现小孔,则细胞质随小孔溢出,同时细胞开始皱缩。待细胞质基本流尽以后,小孔关闭,核染色质断裂,沿核膜边集,并最终断裂、聚集成为数个颗粒、团块,核膜皱缩、崩解后,包裹染色体片段弥散于稀薄的胞质中。完整但失去细胞质支持的细胞膜,裹着基本未受损伤的细胞器,紧贴细胞核,构成凋亡小体。采用 AnnexinV-FITC/PI 双染法进行流式细胞术分析 L1210 细胞凋亡,狗舌草 60% 乙醇提取物能使 L1210 细胞发生典型的细胞凋亡,形成凋亡小体[9]。狗舌草 60% 乙醇提取物能够抑制 L1210 细胞活性,且该作用具有剂量依赖性,狗舌草 60% 乙醇提取物浓度在 100.0μg/ml 时,表现出较强的细胞毒性,使 L1210 细胞生长基本停滞[10]。狗舌草 600ml/L 乙醇提取物对淋巴细胞性白血病 L1210 细胞形态变化有一定的影响[11]。

狗舌草乙醇提取物对多发性骨髓瘤 U266 细胞有体外细胞毒作用,狗舌草乙醇提取物高浓度组(20mg/L)对 U266 细胞生长的抑制率达 90% 以上,且抑制率随药物浓度的加大而增加,各浓度组与未加药对照组相比差异有统计学意义,半数抑制质量浓度约为 3.2mg/L[12]。狗舌草乙醇提取物对多发性骨髓瘤 U266 细胞有细胞凋亡作用,狗舌草乙醇提取物作用 U266 细胞,电镜观察到细胞凋亡,DNA 琼脂糖凝胶电泳出现凋亡条带,狗舌草乙醇提取物影响 U266 细胞周期,G_0/G_1 期细胞减少,S 期、G_2/M 期细胞增加,凋亡细胞增加,用 Annexin V/PI 染色流式细胞仪检测,均显示细胞凋亡与狗舌草提取物有剂量依赖关系[13]。

2. 毒性作用

(1)狗舌草生物碱的毒性作用:狗舌草生物碱腹腔注射,注射剂量为 0.25ml/10g,给药后很快出现症状,狗舌草总生物碱 LD_{50} 为(74.52±6.08)mg/kg[14]。早花期和盛花期狗舌草中提取得到的双稠吡咯啶生物碱对 SD 大鼠均具有一定的肝毒性、肺毒性和中枢神经毒性[15]。

(2)狗舌草总黄酮的毒性作用:狗舌草总黄酮 LD_{50}(1392.52±94.62)mg/kg,属于中等毒性[16]。

(3)狗舌草 60% 乙醇提取物的毒性作用:狗舌草 60% 乙醇提取物冻干粉对雌性 BALB/c-C 小鼠腹腔注射的 LD_{50} 为(791.22±170.17)mg/kg[17]。狗舌草体积分数为 60% 的乙醇提取物冻干粉无致畸性[18]。

(4)狗舌草饲料的毒性作用:质量分数为 10% 的狗舌草饲料喂猪 144 天,肝脏出现巨肝细胞;肾脏近曲小管上皮细胞肿大,胞质内陷[19]。

【临床应用】

1. 治疗肿瘤　狗舌草配伍山慈菇、泽漆、猫爪草、肿节风、漏芦、(炙)僵蚕、露蜂房、鱼腥草、白花蛇舌草等,清热解毒,化痰祛瘀,散结消肿[20]。

　　2. 治疗其他疾病

　　(1)治疗三叉神经痛:应用安乃近、普鲁卡因和狗舌草碱混合液封闭,治疗 8 例第Ⅰ、Ⅱ支三叉神经痛患者,1 例在治疗后 3 个月疼痛发作才恢复,3 例经过 6 个月,3 例经过 1 年疼痛出现,1 例患者未来院复查[21]。

　　(2)治疗系统性红斑狼疮:狗舌草与紫草、漏芦配伍,治疗狼疮热毒证,包括系统性红斑狼疮,其常用量是 15～20g[20]。

　　(3)治疗皮肤瘙痒:狗舌草配伍肿节风、苍耳草等,以清热利湿、祛风止痒,治疗过敏引起的皮肤瘙痒症[20]。

参考文献

[1]　南京中医药大学.中药大辞典.第 2 版.上海:上海科学技术出版社,2006:2623.

[2]　白丽明,原伟伟,于海霞,等.狗舌草化学成分及其细胞毒活性研究.化工时刊,2012,26(10):28-30.

[3]　王建华,王跃虎,司红丽.狗舌草生物碱成分分析.西北农林科技大学学报,2004,32(1):93-95.

[4]　周顺玉,陈利军,马俊义.狗舌草挥发油化学成分 GC-MS 分析.湖北农业科学,2011,50(15):3194-3196.

[5]　白丽明,原伟伟,于海霞.狗舌草化学成分及其细胞毒活性研究.化工时刊,2012,26(10):28-30.

[6]　王跃虎.狗舌草生物碱及抗肿瘤活性成分研究.咸阳:西北农林科技大学,2003:41-45.

[7]　司红丽,王建娜,胡延春.等.狗舌草总黄酮对 L1210 细胞的体外作用研究.中兽医学杂志,2009,(增刊):234-238.

[8]　司红丽,王建娜,王跃虎,等.狗舌草黄酮类化合物对 3 种肿瘤细胞的药物敏感试验.药物生物技术,2003,10(4):229-231.

[9]　陈进军.狗舌草提取物对 L1210 细胞的作用及其毒性研究.咸阳:西北农林科技大学,2001:28-55.

[10]　陈进军,王建,史志诚.狗舌草提取物对 L1210 细胞的体外作用研究.农业生物技术科学,2003,19(6):29-32.

[11]　陈进军,王建华.狗舌草提取物诱导淋巴细胞性白血病 L1210 细胞分化的研究.中国兽医科技,2005,35(11):892-894.

[12]　徐俊卿,马智刚,张晓录,等.狗舌草提取物对多发性骨髓瘤 U266 细胞株细胞毒作用研究.中医药学报,2011,39(1):11-12.

[13]　智刚,张晓录,范小莉,等.狗舌草提取物对多发性骨髓瘤 U266 细胞株细胞凋亡的研究.中华中医药学刊,2010,28(6):1278-1280.

[14]　王跃虎,王建华,司红丽.狗舌草生物碱 LD_{50} 测定及毒性成分分析.饲料工业,2003,24(5):34-35.

[15]　陈进军,王建华,聂芳红.狗舌草中 PAs 对大鼠毒性的研究.中兽医医药杂志,1999,18(2):9-11.

[16]　司红丽,王建华,王跃虎.狗舌草总黄酮的提取及其毒性试验.畜牧与兽医,2003,35(7):9-10.

[17]　陈进军,孔庆波,王建华,等.狗舌草抗淋巴性白血病有效部位的急性毒性.动物医学进展,2004,25(2):88-89.

[18]　陈进军,王建华,史志诚.狗舌草提取物的长期和特殊毒性评价.毒理学杂志,2005,19(3):251-252.

[19]　陈进军,王建华,薛登民.猪狗舌草中毒的病理学研究.西北农业大学学报,1999,27(2):53-57.

[20]　王长松.周仲瑛习用冷癖草药选介.中医杂志,2011,52(24):2151-2152.

[21]　遇洁,宋宪民.应用安乃近、奴夫卡因和狗舌草碱混合液治疗三叉神经痛.国外医学口腔医学分册,1997,24(1):55-56.

126. 泽　漆

【来源】大戟科大戟属植物泽漆 *Euphorbia helioscopia* L. 的全草[1]。

【性味与归经】辛、苦、微寒。归肺、大肠、小肠经,有毒。

【功能与主治】利水消肿,化痰止咳,解毒杀虫。主治水气肿满,痰饮喘咳,疟疾,菌痢,瘰疬,结核性瘘管,骨髓炎。

【化学成分】含有泽漆内酯(helioscopinolide),泽漆环氧萜(euphohelionone),泽漆醇(helioscopiol),β-二氢岩藻甾醇(β-dihydrofucosterol),葡萄糖(glucose),果糖(fructose),麦芽糖(maltose),槲皮素(quercetin),泽漆新苷(heliosin),金丝桃苷(hyperin),没食子酸(gallic acid),琥珀酸(succinic acid),槲皮素-3,5-二-O-半乳糖苷(quercetin-3,5-di-O-D-galactoside),菜豆凝集素(phasin),丁酸(butyric acid),鞣云实精(corilagin),石榴叶鞣质(punicafolin),老鹳草鞣质(geraniin),杜英鞣质(elaeocarpusin),夫罗星鞣质(furosin),原诃子酸(terchebin),野梧桐鞣质灵(mauotusinin),鹅耳枥鞣质(carpinusin),泽漆平新鞣质(euphorscopin),泽漆灵新鞣质(euphorhelin),1-O-没食子酰-β-D-葡萄糖(1-O-galloyl-β-D-glucose),β-谷甾醇(β-sitosterol),羽扇豆醇(lupeol),乙酸羽扇豆醇酯(lupeol acetate),三十一烷(hen-triacontane),二十八烷(octacosane),间-羟苯基甘氨酸(m-hydroxyphenylglycine),3,5-二羟基苯甲酸(3,5-dihydroxybenzoic acid),泽漆三环萜 A(euphohelioscopin A),泽漆三环萜 B(euphohelioscopin B),大戟苷(euphornin),大戟苷 A、B、C、D、E、F、G、H、I、J、K,泽漆萜(euphoscopin)A、B、C、D、E、F、G、H、I、J、K、L,表泽漆萜(epieuphoscopin)A、B、C、D、E、F,泽漆双环氧萜(euphohelin)A、B、C、D、E,泽漆内酯(helioscopinolide)A、B、C,2α-羟基-泽漆内酯 B(2α-hydroxyl-helioscopinolide B),3-O-当归酰巨大戟二萜(3-O-angeloylingenane),19αH-羽扇豆醇(19αH-lupeol),β-桉油醇(β-eudesmol),泽漆鞣质(helioscopinin)A、B,泽漆新鞣质(helioscopin)A、B,原儿茶酸(protocatechuic acid),短叶苏木酚(brevifolin),1,2,3-三氧-没食子酰-葡萄糖苷(1,2,3-tri-O-galloyl-glucoside),山奈酚(kaempferol),槲皮素-3-β-葡萄糖苷(quercetin-3-β-glucose),槲皮素-3-β-半乳糖苷-2″-没食子酸盐(quercetin-3-β-D-galactoside-2″-gallate),槲皮素-5,3-二-D-半乳糖苷(quercetin-5,3-di-D-galactoside),甘草查耳酮 A(licochalcone A),甘草查耳酮 B(licochalcone B),光甘草酮(glabrone),2′,4,4′-三羟基查耳酮(2′,4,4′-trihydroxychalcone),4′,5,7-三羟基二氢黄酮(4′,5,7-trihydroxyflavone),刺甘草查耳酮(echinatin),月桂酸(lauric acid),肉豆蔻酸(nutmeg acid),棕榈酸(palmitic acid),硬脂酸(stearic acid),油酸(oleic acid),亚油酸(linoleic acid),花生酸(arachidic acid),二十八烷醇(octacosanol),二十七烷醇(heptacosanol)[1,2],连苯三酚(pyrogallol),没食子酸-4-O-(6′-O-没食子酰基)-β-D-葡萄糖[gallic acid-4-O-(6′-O-galloyl)-β-D-glucose],(一)-莽草酸-4-O-没食子酸酯[(一)-shikimic acid-4-O-gallate],(一)-莽草酸-5-O-没食子酸酯[(一)-shikimic acid-5-O-gallate],没食子酸甲酯(methyl gallate),1-O-没食子酰基-2,3-六羟基联苯二甲酰基-α-D-吡喃葡萄糖(1-O-galloyl-2,3-HHDP-α-D-glucopyranose),1,2,3,6-四氧-没食子酰基-β-D-吡喃葡萄糖(1,2,3,6-tetra-O-galloyl-β-D-glucopyranose),3″-O-没食子酰基-苯甲基-O-α-L-鼠李糖-(1→6)-β-D-葡萄糖苷[3″-O-galloyl-benzyl-O-α-L-rhamnopyranosyl-(1→6)-β-D-glucopyranoside],1,2,6-三氧-没食子酰基-β-D-吡喃葡萄糖(1,2,6-tri-O-galloyl-β-D-glucopyranose),3,4,6-三氧-没食子酰基-β-D-吡喃葡萄糖(3,4,6-tri-O-galloyl-β-D-glucopyranose),1,3,6-三氧-没食子

酰基-β-D-吡喃葡萄糖(1,3,6-tri-O-galloyl-β-D-glucopyranose),间二苯酚(resorcinol),槲皮素-3-O-β-D-葡萄糖苷-2"-没食子酸酯(quercetin-3-O-β-D-glucoside-2"-gallate),杨梅素-3-O-(2"-O-没食子酰基)-β-D-葡萄糖苷[myricetin-3-O-(2"-O-galloyl)-β-D-glucoside],山奈酚-3-O-β-D-葡萄糖-(1→2)-β-D-葡萄糖苷[kaempferol-3-O-β-D-glucose-(1→2)-β-D-glucoside],芦丁(rutin),山奈酚(kaempferol),2-氨基-3-(1-吲哚基)-N-甲基丙酰胺(2-amino-3-(1-indol)-N-methylpropanamide),7-羟基-6,8-二甲氧基香豆素(isofraxidin),4-(3-羟基苯基)-2-丁酮[4-(3-hydroxy-phenyl)-2-butanone],3"-O-没食子酰基-苯甲基-O-α-L-鼠李糖-(1→6)-β-D-葡萄糖苷(3"-O-gal-loyl-benzyl-O-α-L-rhamnopyranosyl-(1→6)-β-D-glucoside],3β,7β,15β-三羟基-2α氢,4α氢,9β氢,11β氢-千金二萜烷-5E,12E-双烯-14-酮-16-O-β-D-葡萄糖苷(3β,7β,15β-trihydroxy-2αH,4αH,9βH,11βH-lathyran-5E,12E-diene-14-one-16-O-β-D-glucoside)[3],12-去氧巴豆醇(12-deoxy-phorbol)[4]。

【药理作用】

1. 抗肿瘤作用

(1)杨梅素的抗肿瘤作用:杨梅素对三种肝癌细胞 BEL-7402、SMMC-7721 和 HepG-2 均有抑制作用,随着药物浓度的升高和作用时间的推移,杨梅素的抑制作用逐渐增强,且呈现剂量、时间依赖性关系。

杨梅素对肝癌细胞 BEL-7402 具有明显的细胞周期阻滞作用,使其阻滞在 S 期,且 G_1 期细胞明显减少,效应呈剂量-时间依赖性。RT-PCR 法检测证实,杨梅素作用后的肝癌细胞 BEL-7402 中,Bax、Cyt C、$Caspase$-3、$Caspase$-8、Fas 和 $FADD$ 基因的表达水平明显升高,而 Bcl-2、P53 和 NF-κB 的 mRNA 表达下降,Bax/Bcl-2 比值升高[5]。

(2)泽漆提取液的抗肿瘤作用:研究表明泽漆根水提液无论体内或体外对多种动物肿瘤均有很强的抗肿瘤活性。体内实验证明,泽漆根水提液对 S180 小鼠有明显的抑瘤作用,抑瘤率为 43.2%,对 H22 小鼠亦有明显的抑瘤作用[6]。体外实验证明,泽漆根水提液有直接细胞毒作用,并与时间、剂量呈正相关[7]。

泽漆氯仿萃取液对多种肿瘤细胞有较显著的体外增殖抑制作用,其中对肝癌 SMMC-7721 细胞的增殖抑制作用最强,对肺癌 A549 细胞增殖抑制作用最弱。

泽漆石油醚萃取液对肝癌 SMMC-7721、HepG-2、胃癌 SGC-7901、肺癌 A549 细胞的形态学和超微结构均有显著影响,经 400μg/ml 的泽漆石油醚萃取液作用 48 小后,普通倒置显微镜下观察,胃癌 SGC-7901、肝癌 HepG-2、SMMC-7721、肺癌 A549 细胞体积变小,失去固有形态,呈圆形或不规则形;细胞间连接减少[8]。

泽漆乙酸乙酯萃取物对多种肿瘤细胞具有明显的增殖抑制作用,其中对肝癌细胞 SMMC-7721 作用最为显著,泽漆乙酸乙酯萃取物作用 SMMC-7721 细胞后,其凋亡率与对照组相比有明显的增高[5]。

(3)复方泽漆散的抗肿瘤作用:复方泽漆散对小鼠 Lewis 肺癌具有明显疗效,其作用机制与降低 TGF-β_1 的表达有关,复方泽漆散能抑制小鼠体内 Lewis 肺癌[9]。

(4)泽漆汤的抗肿瘤作用:泽漆汤在体内具有明显的抗肿瘤作用,这一作用可能与其能下调肿瘤细胞的凋亡抑制蛋生存素的表达有关[10]。

2. 其他药理作用

(1)平喘止咳作用:从泽漆中提取的泽漆鞣质 A,可通过抑制白三烯 D_4 诱导的反应而发挥抗变态反应和平喘的作用[11]。槲皮素-3-双半乳糖苷具有止咳作用[12]。

(2)抗糖尿病作用:泽漆醇提物在体外培养的 INS-1 细胞实验中有促胰岛素分泌作用[13]。

(3)对植物病原微生物作用:

1)抗病毒作用:从泽漆组织中分离出的内生菌有较好的抗病毒活性[14]。

2)抑菌作用:泽漆乙酸乙酯粗提物对常见植物病原菌有抑制作用,泽漆粗提物只对小麦赤霉病菌、番茄早疫病菌、苹果炭疽病菌有较好的抑菌作用[15]。

3)对钉螺软体组织糖原的影响:泽漆乙醇提取物能够显著降低钉螺体内的糖原含量,具有较好的灭螺效果[16]。

4)对桃蚜虫的作用:泽漆乳浆及乙醇提取物对桃蚜虫有室内杀虫作用和拒食作用,且乳浆中对蚜虫致死物质的含量高于乙醇提取物[17]。

(4)抑制大鼠骨髓间充质干细胞成骨分化:泽漆主要活性成分大戟苷能抑制大鼠骨髓间充质干细胞的成骨分化,并一定程度地抑制其细胞增殖[18]。

(5)抑制蘑菇酪氨酸酶活性:体外实验研究发现,从泽漆中提取的可水解鞣质酸对蘑菇酪氨酸酶有抑制作用[19]。

3. 毒性作用　泽漆中的主要有毒物质为二萜酯类化合物,大戟型二萜酯不仅对皮肤有刺激作用,还有或多或少的肿瘤促进作用。泽漆的乳状汁液对皮肤、黏膜有很强的刺激性[2]。

【临床应用】

1. 治疗肿瘤

(1)治疗肝癌:鲜泽漆煎汤对治疗晚期肝癌,实验组 13 例,显效 6 例、有效 3 例[20]。

(2)治疗食管癌:用祖传秘方治疗原发性食管癌 218 例,治愈 108 例[21]。

(3)治疗鼻咽癌:用白毛苍耳汤和华蟾泽漆散治疗鼻咽癌 286 例,治愈率达 41.96%[22]。

2. 治疗其他疾病

(1)治疗损伤性血肿机化:损伤性血肿机化患者药用山羊血、花蕊石、牛角为主药,佐以牛蒡子、泽漆、白芥子等化痰之药,可使结块渐消平,疼痛缓解[23]。

(2)治疗腮腺炎:泽漆膏外敷治疗流行性腮腺炎 63 例,痊愈 54 例[24]。

(3)治疗乳糜尿:自拟泽漆萹蓄草薢汤治疗乳糜尿 80 例,痊愈 44 例,显效 19 例,有效 12 例,无效 5 例,总有效率为 93.75%[25]。

(4)治疗睾丸炎:泽漆膏外敷,4 小时换药 1 次,第二天睾丸肿痛大减,继续治疗 3 天告愈[26]。

(5)治疗急、慢性支气管炎:泽漆汤加减治疗 36 例急性支气管炎、20 例慢性支气管炎病人,治疗结果表明:21 例急性支气管炎达临床控制,9 例慢性支气管炎达临床控制[27]。用泽漆汤治疗痰饮泛肺之喘咳,效优[28]。

(6)治疗皮肤病:复方泽漆注射液治疗银屑病 21 例,显效 18 例[29]。

参考文献

[1] 南京中医药大学. 中药大辞典. 第 2 版. 上海:上海科学技术出版社,2006:2068-2070.

[2] 杨莉,陈海霞,高文远. 泽漆化学成分及药理作用研究进展. 中草药,2007,38(10):1585-1589.

[3] 高丽. 泽漆的化学成分研究. 石家庄:河北中医学院,2009:1-4.

[4] 胡小华,李国强,贾晓光. 泽漆的研究进展. 新疆中医药,2008,26(114):80-81.

[5] 王哲元. 泽漆抗肿瘤活性部位筛选及主要成分杨梅素的作用. 兰州:兰州大学,2012:28-50.

[6] 蔡鹰,陆瑜,梁秉文,等. 泽漆根体内抗肿瘤作用研究. 中药材,1999,22(11):579-581.

[7] 蔡鹰,王晶,梁秉文.泽漆根体外抗肿瘤实验研究.中药材,1999,22(2):85-87.

[8] 刘海鹏.泽漆的体外抗肿瘤作用及其生物活性组分研究.兰州:兰州大学,2011:3-71.

[9] 桑希生,吴红洁,曲永彬,等.复方泽漆散对肿瘤组织转化生长因子-β_1表达的影响.中医药信息,2004,21(3):68-70.

[10] 张永为,夏华峰,范丽萍,等.泽漆汤对小鼠 Lewis 肺癌抑制作用及 survivin 蛋白表达的影响.中华中医药学刊,2012,30(11):2489-2491.

[11] Park K H,Koh D,Lee S,et al. Anti-allergic and anti-asthmatic activity of helioscopinin-A,a polyphenol compound,isolated from Euphorbia helioscopia. J Microbiol Biotechnol,2001,11(1):138-142.

[12] Chen Y,Tang Z J,Jiang F X,et al. Studies on the active principles of Ze-Qi(Euphorbia helioscopia L.),a drug used for chronic bronchitis. Acta Pharm Sin,1979,14(2):91-95.

[13] Hussain Z,Waheed A,Qureshi R A,et al. The effect of medicinal plants of Islamabad and Murree region of Pakistan on insulin secretion from INS-1 cells. Phytother Res,2004,18(1):73-77.

[14] 李文华,李乐,吴云锋,等.泽漆内生菌的分离及抗病毒活性筛选.西北农业学报,2008,17(2):285-288.

[15] 陈学.泽漆粗提物对常见植物病原菌抑菌作用的初步研究.浙江农业科学,2005,(3):218-219.

[16] 张静,刘晨晨,周霞,等.泽漆乙醇提取物灭螺机理初步研究.中国血吸虫病防治杂志,2012,24(5):567-569.

[17] 程志平,苏智先,王劲,等.泽漆乳浆及乙醇提取物对桃蚜的生物活性研究.植物保护,2007,33(2):46-49.

[18] 杨蕾,王娟飞,李晓帆,等.大戟苷抑制大鼠骨髓间充质干细胞成骨分化.现代生物医学进展,2012,12(22):4201-4204.

[19] Kim J J,Lee J S,Kim S Y,et al. Inhibitory effect of hydro-lyzable tannins isolated from the Euphorbia helioscopiaon mushroom tyrosinase activityin vitro. Yakhak Hoechi,2001,45(2):214-219.

[20] 陈军,朱邦松,许虹波.鲜泽漆口服治疗晚期肝癌的临床观察.浙江中医药大学学报,2008,32(2):231.

[21] 马斌.治食道癌祖传方.农村百事通,1998,(7):56.

[22] 李银良,宋洪恩,张秀贞,等."白毛苍耳汤"及"华蟾泽漆散"治疗鼻咽癌 286 例疗效观察.中华实用中西医杂志,2005,18(7):886-887.

[23] 吴军豪,石铮,石鉴玉.血肿机化用药新探.上海中医药杂志,2000,34(12):32.

[24] 刘国强.泽漆膏外敷治疗腮腺炎 63 例.河南中医,2003,23(9):54.

[25] 许连珍,徐振华.自拟泽漆萹蓄草薢汤治疗乳糜尿 80 例观察.实用中医药杂志,1996,12(3):10.

[26] 刘国强.泽漆膏巧治睾丸炎.浙江中医杂志,2002,37(2):5.

[27] 石素华.止嗽散与泽漆汤加减治疗咳嗽病临床观察.黑龙江中医药,2002,(3):16-17.

[28] 陈锐.厚朴麻黄汤、泽漆汤临床新用.中国社区医师,2011-2-25:15 版.

[29] 姜厚德.复方泽漆注射液的制备及疗效.基层中药杂志,1996,10(3):56-57.

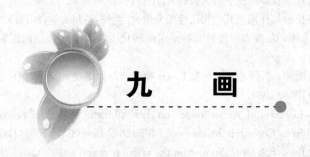

九　画

127. 珍 珠 菜

【来源】报春花科排草属植物珍珠菜 *Lysimachia clethroides* Duby 的根及全草。

【性味与归经】辛、微涩，平。归肝、脾经。

【功能与主治】活血调经，解毒消肿。用于月经不调，白带，小儿疳积，风湿性关节炎，跌打损伤，乳腺炎，蛇咬伤。

【化学成分】含紫云英苷（astragalin），异槲皮苷（isoquercitrin），山奈酚-3-*O*-芸香糖苷（kaempferol-3-*O*-rutinoside）和 山 奈 酚-3-*O*-（2，6-二-*O*-吡 喃 鼠 李 糖 基）吡 喃 葡 萄 糖 苷 ［kaempferol-3-*O*-(2,6-di-*O*-rhamnopyranosyl)glucopyranoside]，左旋表儿茶精（epicatechin），3-*O*-甲基槲皮素-7-*O*-[α-L-吡喃鼠李糖（1→2）吡喃葡萄糖苷]。根含多种皂苷，苷元是报春花皂苷元 A 和二氢药用樱草皂苷元 A（即山茶皂苷元 A）。报春花苷元的含量达 16%。种子含脂肪油 32.24%[1]。

【药理作用】

1. 抗肿瘤作用

（1）珍珠菜总黄酮的抗肿瘤作用：研究珍珠菜总黄酮对白血病 HL-60 细胞裸鼠皮下移植瘤的抑制作用。成功建立人白血病 HL-60 细胞皮下移植瘤模型（移植瘤体积约 100mm³）后的 30 只裸鼠均分为五组：A、B、C 组分别腹腔注射珍珠菜总黄酮 100mg/kg、200mg/kg、400mg/kg；D 组注射环磷酰胺 50mg/kg；E 组以生理盐水对照；每 2 天注射一次，21 天后测量移植瘤大小，采用免疫组化法检测移植瘤组织中细胞增殖抗原 Ki-67 和血管内皮细胞膜抗原 CD34 的表达水平。与 E 组比较 B 和 C 组移植瘤生长明显抑制，抑瘤率分别可达 51.32% 和 46.06%；免疫组化结果显示，B、C 组移植瘤中 Ki-67 和 CD34 的表达明显少于 E 组。珍珠菜总黄酮对白血病 HL-60 细胞裸鼠移植瘤具有较明显的抑制作用，可能与其抑制肿瘤细胞增殖和肿瘤新生血管形成相关[2]。通过体内抑瘤试验，考察了珍珠菜总黄酮苷对小鼠肝癌 H22 的影响；通过体外抑瘤试验，考察了珍珠菜总黄酮苷对人白血病 HL-60、K562 细胞增殖的影响。并同时考察了珍珠菜总黄酮苷对 H22 小鼠实体肿瘤组织 PCNA 表达的影响。珍珠菜总黄酮苷对 HL-60 及 K562 细胞有明显的增殖抑制作用，珍珠菜总黄酮苷 400mg/kg 对肝癌 H22 实体瘤有明显的抑制作用，抑瘤率 30% 以上，珍珠菜总黄酮苷可明显下调小鼠肝癌 H22 肿瘤组织中 PCNA 的阳性表达，其抑制强度亦呈剂量依赖性趋势。珍珠菜总黄酮苷为珍珠菜的抗肿瘤作用有效部位，在体内外均具有一定的抗肿瘤活性，其机制可能是通过下调肿瘤细胞 PCNA 的表达，干扰肿瘤细胞 DNA 的合成[3]。

（2）珍珠菜提取物的抗肿瘤作用：观察灌服珍珠菜提取物对小鼠肉瘤 S180 的抑制作用，用相同方法跟踪珍珠菜的抗肿瘤有效部位。用紫外分光光度法，观察了珍珠菜提取物对环磷酰胺造成骨髓抑制的保护作用；结果表明，珍珠菜浸膏（4000mg/kg）、石油醚部位（200mg/kg）、氯仿部位（200mg/kg）、乙酸乙酯（200mg/kg）部位、正丁醇部位（200mg/kg）及水溶性部位（200mg/kg）对小鼠肉瘤 S180 抑瘤率分别为 52.74%、16.51%、28.41%、42.17%、48.21%、25.24%；小鼠灌服环磷酰胺（25mg/kg）能引起骨髓抑制而使骨髓中 DNA 含量下降，如同时灌服珍珠菜浸膏（2000mg/kg）则可使小鼠骨髓 DNA 含量恢复至接近正常水平；因此，珍珠菜提取物对小鼠肉瘤 S180 有显著的抑制作用，且其抗肿瘤有效部位可能在乙酸乙酯及正丁醇部分。珍珠菜对环磷酰胺引起的骨髓抑制亦有一定的保护作用[4]。

实验研究了珍珠菜抗肿瘤有效部位对裸小鼠皮下宫颈癌 HeLa 移植瘤的抑制作用及其分子机制。建立人宫颈癌 HeLa 裸小鼠移植瘤模型，观察不同浓度的珍珠菜抗肿瘤有效部位对移植瘤生长的抑制作用，Western Blot 法检测 Bax、Bcl-2、p53、p21、EGFR 等蛋白的表达情况，免疫组化法检测移植瘤组织中血管内皮细胞膜抗原 CD34 的表达水平。结果与对照组相比，珍珠菜抗肿瘤有效部位对 HeLa 宫颈癌细胞移植瘤生长有明显的抑制作用，其中低、中剂量组效果尤为明显，抑瘤率分别可达 44.57% 和 48.32%（与对照组相比 $P<0.01$），且这两个剂量组的 Bcl-2、EGFR 蛋白的表达明显降低（$P<0.01$），而 p53、p21、Bax 蛋白的表达量则明显升高（$P<0.05$），免疫组化结果显示珍珠菜抗肿瘤有效部位能有效抑制血管内皮细胞膜抗原 CD34 的表达。低、中浓度的珍珠菜抗肿瘤有效部位对宫颈癌有明显的抑制作用，其抑瘤作用可能与诱导 p53 等凋亡相关蛋白表达及引起细胞周期阻滞有关，其中抑制血管生成及表皮生长因子 EGFR 的表达也起了部分作用[5]。

研究珍珠菜抗肿瘤有效部位对肝癌 Bel-7402 细胞裸鼠移植瘤的抑制作用及可能机制。制备肝癌 Bel-7402 细胞裸鼠移植瘤模型，裸鼠分别灌胃给予珍珠菜抗肿瘤有效部位 100mg/kg、200mg/kg、400mg/kg 每天 1 次，或腹腔注射给予氟尿嘧啶 20mg/kg，隔日 1 次，共 21 天。移植肿瘤细胞后每 3 天测量移植瘤体积并绘制生长曲线，末次给药后处死小鼠，剥离移植瘤组织称瘤质量并计算抑瘤率。应用 Western 印迹法检测移植瘤组织匀浆中凋亡相关蛋白 Bax 和 Bcl-2 蛋白表达，免疫组织化学法检测移植瘤组织中 CD34 表达，计数微血管密度。珍珠菜抗肿瘤有效部位可抑制裸鼠移植瘤的生长，给 21 天后，珍珠菜抗肿瘤有效部位 200mg/kg 组瘤质量为（1.5±0.5）g，较模型组（3.2±1.0）g 明显减轻（$P<0.01$），抑瘤率达 52.1%；移植瘤体积在给药 14 天后为（0.83±0.27）cm³，与模型组（1.74±0.76）cm³ 相比，明显减小（$P<0.05$）；给药 21 天后为（1.40±0.42）cm³，与模型组（2.90±0.89）cm³ 相比，明显减小（$P<0.05$）。珍珠菜抗肿瘤有效部位 200mg/kg 组 Bax/Bcl-2 比值（1.157±0.058）较模型组（0.253±0.008）显著升高（$P<0.01$），珍珠菜抗肿瘤有效部位 100mg/kg、400mg/kg 组无明显变化。珍珠菜抗肿瘤有效部位 100mg/kg、200mg/kg、400mg/kg 组血管生成均明显减少，其中珍珠菜抗肿瘤有效部位 200mg/kg 组微血管密度（13.5±1.0）mm⁻² 较模型组（42.3±2.5）mm⁻² 明显降低（$P<0.01$）。珍珠菜抗肿瘤有效部位对肝癌 Bel-7402 细胞裸鼠移植瘤具有明显抑制作用，可能与促进细胞凋亡和抑制血管生成有关[6]。

实验探讨了珍珠菜提取物诱导肿瘤细胞凋亡的作用。采用 AO-EB 双染法、Hoechst 染色法观察珍珠菜提取物给药后对人肝癌细胞株 SMMC-7721 肿瘤细胞形态学的影响；免疫荧光法检测珍珠菜提取物给药后 SMMC-7721 细胞内凋亡蛋白及其配基、肿瘤坏死因子相关凋亡诱导配体、可溶性死亡受体 5、抑制凋亡蛋白及调控蛋白胱氨酸蛋白酶的表达。Hochest 染色和 AO/EB 双染结果表明，100μg/ml 珍珠菜提取物可诱导 SMMC-7721 细胞发生凋亡，细胞凋亡的数目和形态改变随给药时间延长而变化明显；免疫荧光法检测结果表明，珍珠菜提取物可通过上调凋亡蛋白及其配基基因，上调诱导配体及可溶性死亡受体 5 表达，下调抑制凋亡蛋白表达，上调蛋白胱氨酸蛋白酶表达等途径诱导细胞凋亡。珍珠菜提取物可诱导 SMMC-7721 肿瘤细胞发生凋亡，具有良好的抗肿瘤效果[7]。

采用 MTT 法观察不同浓度珍珠菜提取物对人白血病 HL-60 及 K562 细胞的体外抑制作用。珍珠菜总黄酮提取物($210\mu g/ml$)、乙酸乙酯部位($180\mu g/ml$)、正丁醇部位($210\mu g/ml$)作用 48 小时对 HL-60 细胞的抑制率分别为 35.66%、45.85%、42.36%；IC_{50} 分别为 $92.85\mu g/ml$、$164.93\mu g/ml$、$402.61\mu g/ml$；对 K562 细胞抑制率为 59.94%、70.34%、77.98%；IC_{50} 分别为 $17.64\mu g/ml$、$52.53\mu g/ml$、$64.70\mu g/ml$。对 HL-60 及 K562 细胞增殖有明显的抑制作用。

2. 其他药理作用　抗氧化作用：珍珠菜还有明显的抗氧化作用[8]。

【临床应用】

1. 治疗肿瘤　珍珠菜虽然多用于抗肿瘤方面，但临床报道却不多。

2. 治疗其他疾病

(1)治疗乳腺疾病：治疗乳腺疾病的中药配方由中草药星宿菜、珍珠菜和海金沙配伍制成。临床应用结果表明，对治疗乳胀有效率为 98%。

(2)治疗月经病：治疗月经病的中药组合物由珍珠菜、益母草、当归、茅莓根、凤尾草、茜草等组分构成，对妇科月经不调、痛经、闭经等各种月经病证均有良好的疗效[9]。

参 考 文 献

[1] 国家中医药管理局《中华本草》编委会. 中华本草. 上海：上海科学技术出版社，1999：614-615.

[2] 杨能，龙林梅，张庆青，等. 珍珠菜总黄酮对白血病 HL-60 细胞裸鼠移植瘤的抑制作用. 江苏医药，2013，39(10)：1120-1123.

[3] 唐丽华，徐向毅，游本刚，等. 珍珠菜总黄酮苷的抗肿瘤作用及机制研究. 上海中医药杂志，2007，41(5)：74-76.

[4] 徐向毅，唐丽华，梁中琴，等. 珍珠菜提取物抗肿瘤作用的及初步研究. 中国野生植物资源，2003，22(2)：31-34.

[5] 张庆青，龙林海，王文娟，等. 珍珠菜抗肿瘤有效部位对宫颈癌裸小鼠移植瘤的抑制作用. 中国药理学通报，2012，28(2)：204-208.

[6] 王丽，虞莹，龙林海，等. 珍珠菜抗肿瘤有效部位 ZE4 对肝癌 Bel-7402 细胞裸鼠移植瘤的抑制作用. 中国药理学通报，2012，28(2)：204-208.

[7] 唐丽华，王祎茜，游本刚，等. 珍珠菜提取物 ZE4 对 SMMC-7721 肿瘤细胞凋亡的诱导作用. 上海中医药杂志，2010，44(3)：58-62.

[8] 李彩芳，宋艳丽，刘瑜新. 珍珠菜的抗氧化活性. 精细化工，2008，25(12)：1191-1193.

[9] 姚东云，刘淑彦，张静，等. 珍珠菜的药理作用和临床应用研究进展. 河北化工，2011，34(10)：21-22.

128. 茜　草

【来源】茜草科植物茜草 *Rubia cordifolia* L. 的干燥根及根茎。

【性味与归经】苦，寒。归肝、心经。

【功能与主治】凉血、止血、祛瘀、通经。治子宫癌、宫颈癌、脑肿瘤吐血、衄血、尿血、便血、血崩、血痢、崩漏、月经过多、小便淋痛带血、经闭腹痛、风湿痹痛、跌打损伤、瘀滞肿痛、黄疸、慢性气管炎、跌仆肿痛、腰痛、痛毒、疔肿[1]。

【化学成分】

1. 茜草根含蒽醌衍生物 茜草素(alizarin),羟基茜草素(purpurin),异茜草素(purpuroxanthine,xanthopurpurin),1-羟基-2-甲基蒽醌(1-hydroxy-2-methylanthraquinone),1,4-二羟基-6-甲基蒽醌(1,4-dihydroxy-6-methylanthraquinone),去甲虎刺醛(nordamnacantal),大黄素甲醚(physcion),1-羟基-2-甲氧基蒽醌(1-hydroxy-2-methoxyanthraquinone),1,4-二羟基-2-甲基-5-(或8)-甲氧基蒽醌[1,4-dihydroxy-2-methyl-5(or8)-methoxyanthraquinone],1,3-二甲氧基-2-羧基蒽醌(1,3-dimethoxy-2-carboxyanthraquinone),1,3-二羟基-2-甲基蒽醌(1,3-dihydroxy-2-methylanthraquinone,rubiadin),1,3-二羟基-2-乙氧基甲基蒽醌(1,3-dihydroxy-2-ethoxymethylanthraquinone),2-甲基-1,3,6-三羟基蒽醌(2-methyl-1,3,6-trihydroxyanthraquinone),1,4-二羟基-2-乙氧基羰基蒽醌(1,4-dihydroxy-2-carboethoxyanthraquinone),1-羟基-2-羧基-3-甲氧基蒽醌(1-hydroxy-2-carboxy-3-methoxyanthraquinone),1-羟基-2-甲基-6-(或7)-甲氧基蒽醌[1-hydroxy-2-methyl-6(or7)-methoxyanthraquinone],1,3-二羟基-2-甲氧基甲基蒽醌(1,3-dihydroxy-2-methoxymethylanthraquinone),1-甲氧基-2-甲氧基甲基-3-羟基蒽醌(1-methoxy-2-methoxymethyl-3-hydroxyanthraquinone),4-羟基-2-羧基蒽醌(4-hydroxy-2-carbexyanthraquinone),1,4-二羟基-2-羟甲基蒽醌(1,4-dihydroxy-2-hydroxymethylanthraquinone),1-羟基-2-羟甲基蒽醌(1-hydroxy-2-hydroxymethylanthraquinone),3-甲酯基-1-羟基蒽醌(3-carbomethoxy-1-hydroxyanthraquinone),1,4-二羟基-2-甲基蒽醌(1,4-dihydroxy-2-methylanthraquinone),乌楠醌(tectoquinone),1,2-二羟基蒽醌-2-O-β-D-木糖(1→6)-β-D-葡萄糖苷[1,2-dihydroxyanthraquinone-2-O-β-D-xylosyl(1→6)-β-D-glucoside,ruberythric acid],1,3,6-三羟基-2-甲基蒽醌-3-0-(6'-O-乙酰基)-α-鼠李糖-(1→2)-β-葡萄糖苷[1,3,6-trihydroxy-2-methylanthraquinone-3-0-(6'-O-acetyl)-α-rhamncoyl-(1→2)-β-glucoside],1,3,6-三羟基-甲基蒽醌-3-O-α-鼠李糖(1→2)-β-葡萄糖苷[1,3,6-trihydrox-2-methylanthraquinone-3-O-α-rhamnosyl-(1→2)-β-glucoside],1,3-二羟基-2-羟甲基蒽醌-3-O-木糖(1→6)-葡萄糖苷[1,3-dihydroxy-2-hydroxymethylanthraquinone-3-O-xylosyl(1→6)-glucoside,lucidinprimevoroside],1-乙酰氧基-6-羟基-2-甲基蒽醌-3-O-α-鼠李糖(1→4)-α-葡萄糖苷[1-acetoxyihydroxy-2-methylanthraquinone3-O-α-rhamnosyl(1→4)-α-glucoside],1,3,6-三羟基-2-甲基蒽醌-3-O-(6'-O-乙酰基)-β-D-葡萄糖苷[1,3,6-trihydroxy-2-methylanthraquinone-3-O-(6'-O-aceiyl)-β-D-glucoside],1,3,6-三羟基-2-甲基蒽醌-3-O-(3'-乙酰基)-α-鼠李糖(1→2)葡萄糖苷[1,3,6-trihydroxy-2-methylanthraquinone-3-O-(3'-O-acetyl)-α-rham-nosyl(1→2)glucoside]及异茜草素-3-O-β-D-葡萄糖苷(xanthop-urpurin-3-0-β-D-glucoside)。

2. 茜草根含萘醌衍生物 大叶茜草素(mollugin,rubimaillin),2-氨基甲酰基-3-甲氧基-1,4-萘醌(2-carbamoyl-3-methoxy-1,4-naphthoquinone),2-氨基甲酰基-3-羟基-1,4-萘醌(2-carbamoyl-3-hydroxy-1,4-naphthoquinone),去氢-α-拉杷醌(dehydro-α-lapachone),呋喃大叶茜草素(furomollugin),二氢大叶茜草素(dihydromollugin),茜草内酯(rubilactone),2'-甲氧基大叶茜草素(2'-methoxymollugin),2'-羟基大叶茜草素(2'-hydroxymollugin),1-甲氧基-2'-羟基二氢大叶茜草素(1'-methoxy-2'-hydroxydihydromollugin),1',2'-二羟基二氢大叶茜草素(1',2'-dihydroxydihydromollugin),2-羧甲基-3-异戊烯基-2,3-环氧-1,4-萘醌(2-carboxymethyl-3-prenyl-2,3-epoxy-1,4-naphthpeuinone),钩毛茜草聚萘醌(rubioncolin)。

3. 茜草根含萘氢醌衍生物　2-甲酯基-3-异戊烯基-1,4-萘氢醌-双-β-D-葡萄糖苷(2-carbo-methoxy-3-prenyl-1,4-naphthohydroqunone-di-β-D-glucoside),3-甲酯基-2-(3'-羟基)-异戊基-1,4-萘氢醌-1-0-β-D-葡萄糖苷[3-carbomethoxy-2-(3'-hydroxy)-isopentyl-1,4-naphthohydro-quinone1-O-β-D-glucoside]等。具抗癌作用的环己肽:RA(rubia akane)-Ⅰ、Ⅱ、Ⅲ、Ⅳ、Ⅴ、Ⅵ、Ⅶ、Ⅷ、Ⅸ、Ⅹ、Ⅺ、Ⅻ、ⅩⅢ、ⅩⅣ、ⅩⅤ、ⅩⅥ。

4. 茜草根含三萜化合物　黑果茜草萜(ru-biprasin)A、B,茜草阿波醇(rubiarbenol)D,齐墩果酸乙酸酯(oleanolic acid acetate),齐墩果醛乙酸酯(oleanolic aldehyde acetate);其他:6-甲氧基都桷子苷酸(6-methoxygenipeidic acid)东莨菪素(scopoletol,scopoletin),脂肪酸(fat-tyacids),β-谷甾醇(β-sitosterol)及胡萝卜苷(daucosterol)等。

5. 另有报道,茜草尚含1,3,6-三羟基-2-甲基蒽醌-3-O-木糖(1→2)-(6'-O-乙酰基)-葡萄糖苷[1,3,6-trihydroxy-2-methylanthraquinones-3-O-xylosyl(l→2)-(6'-O-acetyl)-glucoside],茜草萜三醇(rubiatriol)及右旋-异落叶松脂醇(isolariciresinol)[2]。

【药理作用】

1. 抗肿瘤作用

(1)蒽醌的抗肿瘤作用:探讨茜草提取物蒽醌单体对人肝癌 SMMC-7721 细胞的抑制作用及分子机制。将茜草蒽醌作用于体外培养的人肝癌 SMMC-7721 细胞,采用 MTT 法检测其对肝癌细胞生长的抑制作用,应用 TRAP-PAGE 银染半定量法和 RT-PCR 半定量法检测端粒酶活性及端粒酶亚单位即端粒酶相关蛋白1($TP1$)基因、端粒酶 RNA(hTR)基因、端粒酶催化亚单位($hTERT$)基因变化。茜草蒽醌能抑制肝癌细胞的生长,呈现与浓度、时间的依赖趋势;降低端粒酶活性,使 $hTERT$ 基因的表达量明显下降($P<0.05$),而 hTR、$TP1$ 基因的表达无显著变化($P>0.05$)。茜草蒽醌能显著抑制肝癌细胞的生长并抑制端粒酶活性,可能与其下调 $hTERT$ 基因的表达有关[3]。

探讨茜草提取物蒽醌单体对人肝癌 SMMC-7721 细胞的抗氧化作用。采用黄嘌呤氧化酶法检测超氧化物歧化酶活力,TAB法检测丙二醛活力。结果茜草蒽醌能增加人肝癌 SMMC-7721 细胞超氧化物歧化酶活力,降低丙二醛活力。结论茜草蒽醌具有抗氧化的作用,可能是蒽醌抗肿瘤的重要机制之一[4]。

探讨茜草提取物蒽醌单体对人肝癌 SMMC-7721 细胞增殖的抑制作用。采用 MTT 法、形态学、集落形成法,检测蒽醌对人肝癌细胞增殖的抑制结果。MTT 法显示各个浓度的蒽醌对人肝癌 SMMC-7721 细胞的增殖均有抑制作用,呈现出与药物浓度、作用时间的依赖性;生长曲线 S 型逐渐变得平坦;倒置显微镜下可见药物组细胞数减少,间隙增大,细胞间出现接触性抑制;集落形成率降低($P<0.01$),集落中细胞数减少。结论:茜草蒽醌对人肝癌 SMMC-7721 细胞生长具有抑制作用;蒽醌有可能成为抗肝癌新药,为抗癌新药的开发提供理论与实验依据[5]。

探讨茜草提取物蒽醌单体对人肝癌 SMMC-7721 细胞生长的抑制作用,诱导凋亡作用及对凋亡相关基因 Bcl-2 表达的影响,为肝癌的基因治疗提供有效靶点。采用 MTT 法检测生长的抑制作用;以形态学,DNA 凝胶电泳,流式细胞仪单染、双染检测细胞凋亡;以 RT-PCR 来分析蒽醌对 Bcl-2 mRNA 的影响。蒽醌能抑制肝癌细胞的生长;蒽醌处理肝癌细胞后,倒置显微镜和光镜下可见典型的凋亡细胞;DNA 琼脂糖凝胶电泳显示出典型的细胞凋亡梯形带,PI 单染表明细胞周期的 G_1 期前有异常二倍体细胞的凋亡峰,并将细胞周期阻滞在 G_1 期,膜联蛋白Ⅴ-FITC/PI 定量检测进一步证实了蒽醌诱导肝癌细胞凋亡的作用;RT-PCR 检测表明,蒽醌可使 Bcl-2 mRNA 表达水平下降。蒽醌能显著抑制肝癌细胞的生长,并诱导肝癌细胞凋亡,其分子机制可能与下调 *Bcl-2* 基因的表达有关[6]。

(2)茜草提取物的抗肿瘤作用:研究茜草醋酸乙酯提取物抗癌活性。采用 MTT 法测定体外抗癌活性,细胞株采用 LH1210 腹水癌细胞。茜草醋酸乙酯提取物显示了很强的抗癌活性[7]。茜草根甲醇提取物的氯仿部分可抑制人肝癌细胞 Hep3B 细胞分泌乙型肝炎表面抗原(HBsAg),而对细胞株的活性无影响,不显示细胞毒性[8]。RA 系列单体对肿瘤均有治疗作用,但强度不一,毒性不同,其中 RA-Ⅰ、Ⅱ、Ⅲ、Ⅳ、Ⅴ、Ⅵ、Ⅶ对 P388 白血病小鼠的生命延长率分别为 169.3%、142.2%、196.1%、126.7%、187.4%、173.6%[9]。通过动物实验还发现 RA-Ⅱ、Ⅶ对 L120/10 白血病、B16 黑色素瘤、结肠癌 38、艾氏癌和 Lewis 肺癌实体瘤也均有抗癌作用,其中 RA-Ⅶ对结肠癌 38 抑制作用优于丝裂霉素;对 MM-2 乳腺癌只有 RA-Ⅴ有效,但对 C1499 白血病、MH134 肝癌几乎都没有抗癌活性。RA-Ⅶ还能防止癌细胞转移,对淋巴结转移的 P338 瘤和高度转移的 B16 黑色素瘤的抑制效果与对照药阿霉素相当[10]。

2. 其他药理作用

(1)对内脏系统的影响

1)对心血管系统的影响:动物实验表明,茜草有轻度的止血作用[11-13]。

2)对呼吸系统的影响:小鼠灌胃茜草根煎剂,有明显的止咳、祛痰作用[15]。

(2)抗病原微生物作用

1)抗菌作用:茜草对金黄色葡萄球菌、白葡萄球菌和肺炎链球菌均有明显的抑制作用[16]。

2)抗病毒作用:从茜草根茎乙醇提取物大孔树脂 60% 活性部位分离得到的大叶茜草素具有良好的体外抑制艾滋病病毒活性[17]。

(3)对免疫系统的影响作用:研究表明茜草醇提取物对动物的多种急慢性炎症模型都有较强的抗炎作用,能明显降低小鼠血清溶血素水平[18-20]。

【药代动力学研究】研究大叶茜草素及羟基茜草素在大鼠各肠段中的吸收动力学特征。采用大鼠在体单向肠灌流模型对大叶茜草素和羟基茜草素在大鼠各肠段的吸收特性进行研究。用酚红标记法校正循环液体积。不同质量浓度的大叶茜草素(12.33mg/L、24.66mg/L、49.32mg/L)及羟基茜草素(8.455mg/L、16.91mg/L、33.82mg/L)在各肠段的吸收量顺浓度梯度,渗透系数呈上升趋势且均大于 0.2×10^{-4} cm/s,在相同浓度下大叶茜草素及羟基茜草素在各肠段吸收特征表现为相同趋势,依次为结肠>十二指肠>回肠>空肠,且有显著性差异($P<0.05$)[21]。

【临床应用】治疗其他疾病:

1. 治疗肾炎　用茜草双酯片治疗 40 例 IgA 肾病患者,经治疗镜下有效率为 82.15%,用以治疗 32 例慢性肾炎患者,与常规治疗组对比,治疗组治愈率明显优于对照组。

2. 治疗肝炎　重用茜草用来治疗肝炎在临床上亦取得了明显的效果。

【不良反应】小鼠灌服茜草煎剂 150g/kg,无死亡现象,剂量增加至 175g/kg,5 只动物只有 1 只死亡。茜草双酯一次给狗口服 10g/只,未见不良反应;1g/只连续 15 天,停药 30 天,处死动物未见病理改变。5.4g/只连续 90 天,亦未见毒副反应。如药物剂量增加到 9.69g/只,则出现明显的毒性反应,个别动物死亡,骨髓检查核分裂相增多,细胞形态无异常[22]。

参 考 文 献

[1] 季宇彬. 抗癌中药药理与应用. 哈尔滨:黑龙江科学技术出版社,2004:1168-1170.

[2] 李鹏,胡正海.茜草的生物学及化学成分与生物活性研究进展.中草药,2009,44(14):2009-2014.

[3] 王艳双,罗速.茜草蒽醌对 SMMC-27721 肝癌细胞的抑制作用及分子机制.山东医药,2009,49(48):36-38.

[4] 王艳双,罗速.茜草蒽醌对 SMMC-27721 肝癌细胞抗氧化作用.山东医药,2010,50(48):45-46.

[5] 王艳双,罗速.茜草蒽醌对 SMMC-27721 肝癌细胞增殖的抑制作用.北华大学学报,2009,10(5):407-410.

[6] 王艳双,罗速.茜草蒽醌对诱导 SMMC-27721 肝癌细胞凋亡及其分子机制的研究.中国中药杂志,2010,35(6):763-766.

[7] 姜哲,韩东哲,金光洙.茜草化学成分和抗癌活性研究.中国医院药学杂志,2012,32(14):1126-1128.

[8] 樊中心.茜草中的抗癌成分.国外医学,1997,19(4):3-5.

[9] 张琳.茜草的化学成分研究进展.现代中医药,2008,128(2):52-53.

[10] 杨胜利,刘发.茜草的药理作用及应用实例.中西医结合杂志,1995,8(8):588-589.

[11] 宋善俊.茜草对动物凝血过程的影响及作用机理.武汉医学院学报,1979,2:86-88.

[12] 中国医学科学院药物研究所等主编.中药志.北京:人民卫生出版社,1982:446-449.

[13] 宋书元,丁琳茂,陈鹰.茜草双酯对造血功能的影响及其毒性研究.中西医结合杂志,1985,(10):625-626.

[14] 苏秀玲,周运鹏.茜草的药理作用及研究应用.中医药研究,1991,(3):54-56.

[15] 吴耕书,张荔彦.五加皮、茜草、白芷对毒激素-L诱导的恶病质样表现抑制作用的实验研究.中国中医药科技,1997,4(1):13-15.

[16] 谢红,张涛.茜草的化学成分及生物活性研究进展.中国老年学杂志,2006,26(1):139-140.

[17] 康文艺,郅妙利,王金梅,等.RP-HPLC法测定茜草中大叶茜草素的含量.天然产物研究与开发,2008,20(2):295-297.

[18] 许兰芝,陈维宁,张薇,等.茜草醇提物的抗炎免疫作用.潍坊医学院学报,2002,24(1):1-3.

[19] 陈寅生,李武营.茜草中多糖成分的提取分离与抗辐射作用的实验研究.河南大学学报,2004,32(1):32-34.

[20] 王侃,陈星,单鸣秋,等.大叶茜草素及羟基茜草素在大鼠体肠吸收研究.中国中药杂志,2012,37(12):1855-1858.

[21] 王素贤,华会明,吴立军,等.中药茜草的研究进展.沈阳药学院学报,1990,45(4):304-308.

[22] 方晓艳,孙艳红,杨林莎,等.茜草的研究进展.河南中医药学刊,2002,17(5):78-80.

129. 荜 茇

【来源】胡椒科植物荜茇 *Piper Longum* L. 的干燥近成熟或成熟果穗。

【性味与归经】辛、热。归脾、胃、大肠经。

【功能与主治】温中散寒、下气止痛。治食管癌、肺癌、心绞痛、心腹冷痛、呕吐吞酸、胃寒腹泻、肠鸣泄泻、冷痢、头痛、偏头痛、鼻窦炎、龋齿痛、阴疝、鼻渊、外治牙痛。

【化学成分】荜茇果实含胡椒碱(piperine),棕榈酸(palmitic acid),四氢胡椒酸(tetrahydropiperic acid),十一碳-1-烯-3,4-甲撑二氧苯(l-undecylenyl-3,4-methylene-dioxybenzene),哌啶(piperine),N-异丁基癸二烯-2-反 4-酰胺(N-isobutyldeca-TCMLIBans-2-TCMLIBans-4-dienamide),芝麻素(sesamin),荜茇壬二烯哌啶(pipernonaline),荜茇十一碳三烯哌啶(piperun-decalidine),荜茇明宁碱(piperlonguminine),二氢荜茇明宁碱(di-hydropiperlonguminine),胡椒酰胺(pipercide),几内亚胡椒酰胺(guineensine),N-异丁基十八碳-2,4-二烯酰胺[N-isobutyloc-tadeca-2(E),4(E)-dienamide],N-异丁基二十碳-2,4-二烯酰胺[N-isobutyleicosa-2(E),4(E)-dienamide],N-异丁基二十碳-2,4,8-三烯酰胺[N-isobutyleicosa-2(E),4

(*E*),8(*Z*)-TCMLIBienamide],荜茇壬三烯哌啶(dehydropipernonaline)。茎含荜茇明碱(piplartine, piperlongumine)。种子中含长柄胡椒碱(sylvatine),双异桉脂素(diaeudesmin)][1]。

【药理作用】

1. 抗肿瘤作用

(1)胡椒碱的抗肿瘤作用:在黑色素瘤细胞模型上,胡椒碱可有效抑制核因子-κB(nuclear factor-κB,NF-κB)、c-Fos,cAMP 应答元件结合蛋白质(cAMP response element binding protein,CREB protein)、转录激活因子-2(activating transcription factor 2,ATF-2)以及致炎细胞因子基因表达,抑制基质金属蛋白的产生[2]。口服胡椒碱可以明显降低苯并芘诱导的肺癌小鼠体内脂质过氧化水平、蛋白羰基、核苷酸的含量以及多胺合成,其抑制作用机制是保护蛋白的损伤以及抑制细胞增殖[3]。胡椒碱还可抑制 B16F-10 黑色素瘤诱导的肺转移,明显减少肿瘤的形成,延长荷瘤小鼠存活期,提示胡椒碱有抗肿瘤转移的作用[4]。口服胡椒的醇提物和单体胡椒碱对腹水淋巴瘤和艾氏腹水癌细胞有明显的细胞毒作用,能抑制实体瘤的生长,延长艾氏腹水癌小鼠的生存期,还能显著增加 Balb/c 小鼠的白细胞数和血小板数[5]。

体外培养的人肝癌 HepG-2 细胞,采用 MTT 比色法检测不同浓度胡椒碱对体外培养的人肝癌 HepG-2 细胞和新分离的外周血白细胞的增殖抑制作用。Hoechst 33258 染色观察细胞凋亡形态,采用流式细胞术测定胡椒碱对人肝癌 HepG-2 细胞的凋亡。胡椒碱对人肝癌 HepG-2 细胞增殖的抑制率随着浓度的升高而增加,IC$_{50}$为(15.31±3.1)μmol/L,低于其对外周血白细胞的抑制浓度(64.52±5.3)μmol/L。Hoechst33258 染色后,胡椒碱处理癌细胞组表现出典型的细胞凋亡特征,流式细胞仪检测 20μmol/L 的胡椒碱处理人肝癌 HepG-2 细胞 24 小时后,细胞凋亡率由对照组的 2.89% 上升到了 21.76%。胡椒碱具有抑制人肝癌 HepG-2 细胞增殖和诱导凋亡的抗肿瘤活性,有应用于肝癌治疗的潜在价值[6]。

采用台盼蓝染色计数法绘制生长曲线和流式细胞术检测细胞周期及细胞凋亡,观察胡椒碱对 K562 细胞增殖的影响;通过观察细胞形态学变化、检测硝基蓝四氮唑还原能力、流式细胞术检测细胞表面标志 CD33 和 CD14 的变化,探讨胡椒碱 K562 细胞的诱导分化作用。20μmol/L 和 40μmol/L 胡椒碱可诱导 K562 细胞向巨噬细胞和单核系细胞分化。40μmol/L 胡椒碱作用 3 天,K562 细胞的还原阳性率由 8.5%±1.9% 上升到 76.7%±5.3%;20μmol/L 胡椒碱作用 3 天,流式细胞术结果显示细胞表面分化抗原 CD33 的平均荧光强度下降 42.05%(*P*<0.01),而 CD14 的平均荧光强度则升高了 1 倍(*P*<0.01);20μmol/L 以上浓度的胡椒碱对 K562 细胞的增殖具有抑制作用,其抑制作用随时间的延长或剂量的增加有增强的趋势。胡椒碱可诱导 K562 细胞向巨噬和单核系细胞分化[7]。

(2)芝麻素的抗肿瘤作用:通过抑瘤试验、延长生命试验、免疫试验及增效减毒试验进一步验证芝麻素的作用,为其进入临床提供实验依据。建立 S180 荷瘤小鼠移植瘤模型,随机分为荷瘤组、环磷酰胺 40mg/kg 组和芝麻素(1.0g/kg、0.5g/kg、0.25g/kg)组,连续给药 10 天,检测各组抑瘤率和生命延长率;建立 S180 荷瘤小鼠移植瘤模型,随机分为荷瘤组、芝麻素(0.5g/kg)组、芝麻素(0.25g/kg)组、环磷酰胺(10mg/kg)组、氟尿嘧啶(20mg/kg)组、芝麻素(0.5g/kg、0.25g/kg)+环磷酰胺(10mg/kg)组和芝麻素(0.5g/kg、0.25g/kg)+氟尿嘧啶(20mg/kg)组,分别连续给药 10 天,检测各组抑瘤率;建立 S180 荷瘤小鼠移植瘤模型,随机分为荷瘤组、环磷酰胺(40mg/kg)组、芝麻素(1.0g/kg、0.5g/kg、0.25g/kg)+环磷酰胺(40mg/kg)组,分别连续给药 10 天,检测各组小鼠外周血白细胞总数、细胞总数和抑瘤率。结果芝麻素 1.0g/kg 和 0.5g/kg 剂量能明显抑制小鼠移植性 S180 瘤体的生长,抑瘤率分别为 28.40%、25.80%;芝麻素(1.0g/kg、0.5g/kg、0.25g/kg)组对荷 S180 腹水瘤小鼠的平均生命延长率分别为 32.24%、24.18%、17.96%;芝麻素(0.5g/kg、0.25g/kg)+环磷酰胺(10mg/kg)组和芝麻素(0.5g/kg、0.25g/kg)+氟尿嘧啶(20mg/kg)组具有明显的抑瘤作用,抑瘤率(73.77%、71.92%和75.41%、73.15%)均大于两者合并用药后的理论相加效应值(71.72%、68.10%和74.96%、71.74%);芝麻素(1.0g/kg、0.5g/kg)组可使骨髓有核细胞数明显回升(均 $P<0.05$),各芝麻素组均可使外周血白细胞数有明显的回升,差异有统计学意义(均 $P<0.05$)。结论芝麻素具有抗肿瘤作用,与环磷酰胺或氟尿嘧啶联合应用于肿瘤治疗,具有明显的协同增效作用和减毒作用[8]。

用 MTT 法检测不同质量浓度的芝麻素对小鼠肝癌 H22 细胞体外增殖的影响;同时将移植 H22 瘤株的昆明种小鼠分成:模型组(生理盐水)、环磷酰胺(30mg/kg)组、芝麻素高、低剂量(150mg/kg、15mg/kg)组、观察芝麻素对荷瘤小鼠的抑瘤作用。芝麻素在体外对 H22 肝癌细胞的增殖有显著的抑制作用,以 8mg/ml、16mg/ml、32mg/ml 组在 48 小时的抑制率最显著;芝麻素在体内对 H22 肿瘤细胞的生长有明显的抑制作用,芝麻素低剂量组的小鼠皮下瘤质量较模型组低($P<0.05$),但仍比环磷酰胺组高($P<0.05$),芝麻素高剂量组和模型组比较无显著差异($P>0.05$)。芝麻素有明显抑制肝癌 H22 细胞增殖的作用[9]。

(3)荜茇提取物的抗肿瘤作用:研究表明,荜茇乙醇提取物隔日给药会显著抑制仓鼠分化性鳞状癌细胞增殖,发挥抗癌作用[10]。荜茇提取物可通过细胞介导免疫反应,使患有艾氏腹水瘤小鼠寿命分别延长 37.3% 和 58.8%,此外还能显著增加 Balb/c 小鼠的白细胞数和血小板数[11]。对苯并芘所致肺癌小鼠模型研究发现,口服荜茇中提取物可以增加解毒酶的含量,抑制 DNA 损伤,降低脱氧核糖核蛋白交联,通过调节蛋白结合糖水平而发挥抗癌作用[12]。

2. 其他药理作用

(1)对内脏系统的影响

1)对心血管系统的影响:降血脂和抗血小板聚集作用从荜茇乙醇提取物中分离得到的荜茇明宁碱、胡椒碱、荜茇壬二烯哌啶具有抗高血脂活性[13,14]。

2)对消化系统的影响:荜茇中主要有效成分胡椒碱(10mg/kg)灌胃给药,会对蓖麻油所致小鼠腹泻模型产生拮抗作用,还会对高浓度 K^+(80mmol/L)引发的持久性痉挛模型产生抗胃肠道痉挛作用,且上述两种作用均具有浓度依赖性,其作用机制可能与阻断钙通道有关[15]。

(2)对病原微生物的影响:荜茇具有广泛的抗菌消炎活性。荜茇乙醇等提取物能够作用于 TNF-α 引发的脐静脉内皮细胞间黏附因子的表达,从而发挥抗病毒活性,而荜茇中的芳香脂类化合物的抗病毒活性可能与碳链长度及桂皮酸酯中的 α,β-双键有关[16,17]。

(3)对免疫系统的影响:在 Balb/C 小鼠体内模型和人外周血单核细胞体外模型中,荜茇及胡椒酸具有免疫调节能力。

(4)抗氧化作用:荜茇甲醇提取物具有抗氧化活性及清除自由基能力[18]。

【药代动力学研究】建立大鼠灌胃荜茇提取溶液后血浆中胡椒碱的 HPLC 测定方法,进行大鼠药动学研究。大鼠灌胃给药(荜茇提取溶液)后,通过尾静脉取血获得血浆样品,以胡椒碱为指标,采取甲醇-水(77:23,$V:V$)为流动相,HypersilC18 柱(250mm×4.6mm,10μm)为固定相,紫外检测波长为 343nm 进行测定。采用药代动力学软件 DAS(ver2.0)处理,得到胡椒碱的药代动力学参数。胡椒碱 1.75～8.72g/ml 范围内呈良好的线性关系,胡椒碱三种浓度的平均回收率及相对标准偏差分别为 88.4%(3.5%)、90.4%(2.8%)、85.9%(5.2%)。胡椒碱在大鼠体内的药代动力学过程符合一室吸收模型,主要药动学参数:t_{max} 为 60 分钟,高、低剂量 $t_{1/2}$ 分别为 138.78 分钟和 125.87 分钟,C_{max} 分别为 0.46mg/L 和 0.27mg/L,$AUC_{(0-t)}$ 分别为 42.45mg·min/L 和 66.47mg·min/L,$AUMC_{(0-t)}$ 分别为 5355.17 和 7811.02[19]。

【临床应用】 治疗肿瘤:治疗纵隔肿瘤、肺癌。荜茇、丁香、缩砂仁、胡椒、乌梅肉、青皮、巴豆、木香、蝎梢各等份,上药的青皮同巴豆用浆水浸一宿,次日滤出,同炒至青皮焦,去巴豆。得所浸水淹乌梅肉,炒一熟饭,细研为膏,余药研末和匀为丸。如绿豆大。每服 50～70 丸。临睡前用生姜汤送下[20]。

参考文献

[1] 季宇彬. 抗癌中药药理与应用. 哈尔滨:黑龙江科学技术出版社,2004:1168-1170.

[2] Pradeep C R,Kuttan G. Piperine is a potent inhibitor of nuclearfactor-kappaB(NF-kappaB),c-Fos,CREB, ATF-2 and proinflammatory cytokine gene expression in B16F-10 melanoma cells. IntImmunopharmacol, 2004,14(4):1795-1796.

[3] Selvendiran K,Banu S M,Sakthisekaran D. Protective effect ofpiperine on benzo(a)pyrene-induced lung carcinogenesis in Swissalbino mice. Clin Chim Acta,2004,350(2):73-74.

[4] Pradeep C R,Kuttan G. Effect of piperine on the inhibition of lungmetastasis induced B16F-10 melanoma cells in mice. Clin Exp Metastasis,2002,19(8):703-704.

[5] Sunila E S,Kuttan G. Immunomodulatory and antitumor activity of Piper longum Linn and piperine. Ethnopharmacol, 2004,90(2):339-340.

[6] 郑斌,王欣,麻彤辉. 胡椒碱对人肝癌 HepG-2 细胞抗肿瘤活性的体外实验研究. 中国实验诊断学,2012, 16(2):218-221.

[7] 宋其芳,瞿燕春,郑红波,等. 胡椒碱诱导人红白血病细胞株 K562 的分化. 癌症,2008,27(6):571-574.

[8] 张东旭,范引科,郭淑云,等. 芝麻素抗肿瘤作用的研究. 中国医药导报,2013,29(10):101-104.

[9] 魏艳静,卞红磊,余文静,等. 芝麻素对肝癌 H22 细胞增殖 H22 荷瘤小鼠肿瘤生长的影响. 中草药,2008, 39(8):1222-1224.

[10] Senthil N. Chemopreventiveand antilipidperoxidative efficacy of Piper longum(Linn.)on,12-dimethylbenz (a)anthra-cene(DMBA)induced hamsterbuccal pouch carcinogenesis. J ApplSci,2007,7(7):1036-1042.

[11] Sunila E S,Kuttan G A. Effect of Piper longumand piperine in cell mediated immune response. Amala Res Bull,2005,25(3):188-195.

[12] Selvendiran K,Singh J,Prince V. In vivo effect ofpiperine on serum and tissue glycoprotein levels in benzo (a)pyrene induced lung carcinogenesis in Swissalbino mice. Pul Pharm Thera,2006,19(2):107-111.

[13] Taqvi S,Intasar H,Shah A J. Insight into the possiblemechanism of antidiarrheal and antispasmodic activities of piperine. Pharm Biol,2009,47(8):660-664.

[14] Park B S,son D J,Choi W S. Guineensine,an acyl-CoA:Cholesterol acyltransfer-ase inhibitor,from the fruits of Piper longum. Planta Med,2004,70(7):678-679.

[15] Lee S W,Rho M C,Nam J Y. Antiplatelet activities of newly synthesized derivatives of piperlongumine. Phytother Res,2008,22(9):1195-1199.

[16] Prasad A K,Kumar V,Arya P. Investigations toward new lead com-pounds from medicinally important plants. J MacromolSci Pure App Chem,2005,77(1):25-40.

[17] Kumar S,Arya P,Mukherjee C. Novel aromaticester from Piper longumand its analogues inhibit expression of celladhesion molecules on endothelial cells. Biochem,2005,48(44):15944-15952.

[18] Veeru P,Kishor M P,MEENAKSHI M. Screening of medicinalplant extracts for antioxidant activity. J Med Plants Res,2009,8(3):608-612.

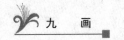

[19] 钟锋,顾健,李婧,等.荜茇中胡椒碱在大鼠体内的药动学研究.中药药理与临床,2010,26(2):34-37.
[20] 赵翠仙,王玉华,杨来秀,等.荜茇的药理作用及临床应用研究概况.北方药学,2006,3(3):32-33.

130. 草 豆 蔻

【来源】姜科植物草豆蔻 *Alpinia Katsumadai* Hayata 的干燥近成熟种子。

【性味与归经】辛、温。归脾、胃经。

【功能与主治】燥湿行气、温中止呕。用于寒湿内阻,脘腹胀满冷痛,嗳气呕逆,不思饮食[1]。

【化学成分】槲皮素(quercetin),山奈酚(kaempferol)、鼠李柠檬素(rhamnocitrin)、熊竹素(kumatakenin)、山姜素(alpinetin)、小豆蔻查耳酮(cardamonin)、生松黄烷酮(pinocembrin)、桤木酮(alnustone);二苯基庚烷类化合物:(5R)-反-1,7-二苯基-5-羟基-$\triangle^6$-庚烯-3-酮[(5R)-trans-1,7-diphenyl-5-hy-droxy-6-hepten-3-one]、(3S,5S)-反-1,7-二苯基-3,5-二羟基-$\triangle^1$-庚烯[(3S,5S)-trans-1,7-diphenyl-3,5-dihydroxy-1-heptene]、反-1,7-二苯基-5-羟基-$\triangle^1$-庚烯(trans-1,7-diphenyl-5-hydroxy-1-heptene)、反,反-1,7-二苯基-5-羟基-$\triangle^{4,6}$-庚二烯-3-酮(trans,trans-1,7-diphenyl-5-hydroxy-4,6-heptadien-3-one)、(3S,5R)-3,5-二羟基-1,7-二苯基庚烷[(3S,5R)-3,5-dihydroxylheptane]、反,反-1,7-二苯基-$\triangle^{4,6}$-庚二烯-3-酮(trans,trans-1,7-diphenyl-4,6-heptadien-3-one)。种子的挥发油中含有反-桂皮醛(trans-cinnamaldehyde)、反,反-金合欢醇(trans,trans-farnesol)、桉叶素(1,8-cineole)、α-律草烯(α-humulene)、芳樟醇(linalool)、樟脑(camphor)、4-松油醇(terpineol-4)、蒔萝艾菊酮(carvotanacetone)、乙酰龙脑酯(bornyl acetate)、乙酸牻牛儿酯(geranyl acetate)、桂皮酸甲酯(methyl cinnamate)、橙花叔醇(nerolidol)、樟烯(camphorene)、柠檬烯(limonene)、α-蒎烯(α-pinene)、β-蒎烯(β-pinene)、龙脑(borneol)。还含有微量元素(μg/g):铜(Cu)6.94、铁(Fe)54.7、锰(Mn)144[2]。

【药理作用】

1. 抗肿瘤作用

(1)桤木酮的抗肿瘤作用:将化合物桤木酮溶解于二甲基亚砜(dimethyl sulfoxide,DMSO)中,以 MTT 法测定其对 BEL-7402 和 LI-2 细胞增殖的抑制率。将处于对数生长期的 BEL-7402 或 L0-2 细胞 100μl/孔接种于 96 孔微量培养板内,7.5×10^3 细胞/孔,培养 24 小时后加入培养基稀释的化合物工作液,使得终浓度为 25μmol/L;每个浓度均为 3 个复孔,另设空白对照孔。细胞在 37℃、5%CO_2 条件下分别培养 48 小时后,去除培养基,磷酸盐缓冲液(phosphate buffered saline,PBS)洗 1 次后,加入新鲜培养基 100μl/孔,加 MTT 5mg/ml(用 0.9%NaCl 溶液盐水配制)20μl/孔;继续培养 4 小时后,去除孔中的培养基和 MTT,加入 DMSO 100μl/孔,立即用酶标仪测 OD570-630 值,计算细胞增殖抑制率。结果表明:在浓度为 25μmol/L 时,桤木酮对 BEL-7402 和 L0-2 细胞增殖的抑制率分别为 62.61% 和 68.86%[3]。

(2)草豆蔻总黄酮的抗肿瘤作用:草豆蔻中总黄酮的体外抗肿瘤活性。采用四甲基偶氮唑蓝法体外检测草豆蔻中总黄酮对多种肿瘤细胞株的生长抑制作用。草豆蔻中总黄酮对人胃癌细胞株 SGC-7901 有较强抑制作用,IC_{50} 为 3.48μg/ml;对人肝癌细胞株 HepG-2、人慢性粒细胞白血病细胞株 K562 和人肝癌细胞株 SMMC-7721 也有一定的抑制作用,IC$_{50}$分别为 32.30μg/ml、29.21μg/ml 和 16.38μg/ml。结论,草豆蔻中总黄酮具有抗肿瘤活性[4]。

(3)草豆蔻的抗肿瘤作用:采用 High-Content Screening(image-based)免疫荧光法对化合物进行 TNF 诱导人肺癌细胞 A549 的 NF-κB 的激活抑制实验,采用 MTT 法进行体外抗肿瘤活性检测。结果:草豆蔻乙酸乙酯提取物具有 NF-κB 激活抑制作用,IC$_{50}$值分别为 7.5μmol/L;对人白血病 K562 和肝癌 SMMC-7721 的 IC$_{50}$分别为 3.2mg/L、3.5mg/L;对肝癌 SMMC-7721 显示中等活性,IC$_{50}$为 18.3mg/L。结论:草豆蔻乙酸乙酯提取物具有一定 NF-κB 激活抑制作用[5]。

2. 其他药理作用

(1)抗病原微生物作用

1)抗细菌作用:以两倍稀释法测定了草豆蔻种子的抑菌效果。结果表明,对幽门螺杆菌的最低抑菌浓度达到 1.25μg/ml,与阳性药相比对幽门螺杆菌具有较强的抑菌活性;对金黄色葡萄球菌、大肠杆菌等菌株的最低抑菌浓度分别为 0.208~1.667mg/ml 和 0.112~1.995mg/ml,与阳性药相比具有较强的抑菌活性[6]。

2)抗病毒作用:研究草豆蔻抑制实验性脓毒症的有效成分,探讨其作用机制。表明是草豆蔻抗脓毒症的主要有效成分[7]。

(2)抗氧化作用:灌服草豆蔻总黄酮可有效提高衰老小鼠血浆超氧化物歧化酶活力,降低肝组织丙二醛含量。结论草豆蔻总黄酮具有较好的体内外抗氧化作用,这可能是其抗衰老的作用机制之一[8]。

【临床应用】治疗其他疾病:现代医学研究表明,草豆蔻浸出液可显著提高胃蛋白酶的活力,提取物具有明显的抗氧化作用,中成药复方草豆蔻酊、抗栓再造丸、散风活络丸、健胃片等均以草豆蔻为主要成分[9]。

参考文献

[1] 季宇彬. 抗癌中药药理与应用. 哈尔滨:黑龙江科学技术出版社,2004:1168-1170.
[2] 蒋永和,袁继承,沈志滨. 姜黄属植物化学成分的研究进展. 亚太传统医药,2009,5(2):124-127.
[3] 李元圆,杨莉,王长虹,等. 草豆蔻化学成分及体外抗肿瘤作用研究. 上海中医药大学学报,2010,24(1):72-75.
[4] 叶丽香,阮冠宇,李鹏. 草豆蔻中总黄酮体外抗肿瘤活性研究. 海峡药学,2012,24(6):263-264.
[5] 唐俊,李宁,戴好富,等. 草豆蔻种子化学成分及其 NF-B 的激活抑制作用与抗肿瘤活性. 中国中药杂志,2010,35(13):1710-1713.
[6] 黄文哲,戴小军,刘延庆,等. 草豆蔻中黄酮和双苯庚酮的抑菌活性. 植物资源与环境学报,2006,15(1):37-40.
[7] 杨健,戴岳,黄文哲. 草豆蔻抗脓毒症有效成分研究. 中药药理与临床,2008,24(3):54-57.
[8] 吴珍,陈永顺,王启斌. 草豆蔻总黄酮抗氧化活性研究. 医药导报,2011,30(11):1406-1409.
[9] 甘炳春. 草豆蔻的栽培与利用. 资源开发与市场,2005,21(2):144-145.

131. 茯　苓

【来源】多孔菌科真菌茯苓 *Poria cocos*(Schw.)wolf 的干燥菌核。

【性味与归经】甘、平、淡。归心、肺、脾、肾经。

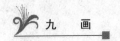

【功能与主治】渗湿利水、益脾和胃、宁心安神。治消化道肿瘤（温热型），膀胱癌、胃癌、肠癌、肺癌、小便不利、水肿胀满、痰饮咳逆、心悸、便溏泄泻、心神不安、惊悸、失眠、健忘、遗精、淋浊、脾虚、停饮不食、脘闷、三阴疟疾、发热不愈[1]。

【化学成分】三萜类：茯苓酸（pachymic acid）、16α-羟基齿孔酸（tumulosic acid）、3β-羟基-7.9(11)，24-羊毛甾三烯-21-酸[3β-hydroxylanosta-7.9(11)，24-TCMLIBien-21-oic acid]、茯苓酸甲酯（pachymic acid methyl ester）、16α-羟基齿孔酸甲酯（tumulosic acid methyl ester）、7，9(11)-去氢茯苓酸甲酯[7，9(11)-dehydropachymic acid methyl ester]、3β，16α-二羟基-7，9(11)，24(31)-羊毛甾三烯-21-酸甲酯[3β，16α-dihydroxylanosta-7，9(11)，24(31)-TCMLIBien-21-oic acid methyl ester]、多孔菌酸 C 甲酯（polypenic acid C methyl ester）、3-氢化松苓酸（TCMLIBametenloic acid）、齿孔酸（eburicoic acid）、去氢齿孔酸（dehydroeburicoic acid）、茯苓新酸（poricoic acid）A、B、C、D、DM、AM 及 7，9(11)去氢茯苓酸[7，9(11)-dehydropachymic acid]。多糖：茯苓聚糖（pachyman）、茯苓次聚糖（pachymaran）及高度(1,3)、(1,6)分支的 β-D-葡聚糖 H11（gluan H11）。其他尚含麦角甾醇（ergosterol）、辛酸（caprylic aid）、十一烷酸（undecanoic acid）、月桂酸（lauric acid）、十二碳酸酯（dodecenoic acid）、棕榈酸（palmitic acid）、十二碳烯酸酯（dodecenoate）、辛酸酸（caprylate）[2]。

【药理作用】

1. 抗肿瘤作用

(1)茯苓多糖的抗肿瘤作用：茯苓多糖是茯苓中的主要成分，其含量可达茯苓干重的84％。茯苓多糖是一种(1→3)键接的 β-D-葡聚糖。1970 年从茯苓中提取出茯苓多糖，经部分乙酰化水解后，其二糖衍生物的气相色谱相当于龙胆二糖，而 Smith 降解等方法进一步证明其结构为带有(1→6)支链的(1-3)-D-葡聚糖，它对 S180 肉瘤无抑制率。当以 Smith 降解的方法温和水解切除 β-(1→6)支链后，所得到的 β-(1→3)线性葡聚糖，即茯苓异多糖也称新茯苓多糖，具有明显的抗肿瘤活性。茯苓多糖抗肿瘤作用的可能机制一方面是直接细胞毒作用；另一方面是通过增强机体免疫功能激活免疫监视系统从而抑制肿瘤生长。

茯苓多糖 200mg/kg 连续 2 天灌胃给予小鼠，在第 14 天腹腔注射 100mg/kg 的环磷酰胺诱导免疫抑制模型，24 小时后处死小鼠分别取派氏结、肠系膜淋巴结和脾脏细胞，进行 CD3+、CD19+ 双色免疫荧光标记，上流式细胞仪检测。结果显示口服茯苓多糖可显著对抗环磷酰胺所引起的 CD3+ 细胞比例上升、CD19+ 细胞比例下降，且对派氏结、肠系膜淋巴结中 CD3+、CD19+ 细胞比例变化的作用较明显，对脾脏中 CD3+、CD19+ 细胞比例变化的作用较弱，显示茯苓多糖对机体免疫功能有增强作用，且对肠道免疫系统的作用强于外周免疫系统的作用，其机制可能是茯苓多糖口服到达肠腔后可以大分子的形式直接接触到肠道黏膜免疫系统的免疫细胞，羟甲基茯苓多糖与外周免疫系统相比作用直接而快捷[3]。还有研究证明羟甲基茯苓多糖可显著提高干扰素（interferon，IFN）水平，降低白介素-10（interleukin-10，IL-10）含量，从而纠正 Th1 细胞到 Th2 细胞的漂移，提高机体免疫力[4]。

茯苓多糖除直接抑制肿瘤细胞外，还具有免疫增强作用。茯苓多糖的免疫增强作用是通过细胞免疫和体液免疫两种途径来实现的，在体液免疫中，茯苓多糖能使免疫球蛋白 IgG 含量上升；在细胞免疫方面，茯苓多糖主要是通过激活 Mφ，增强吞噬细胞的吞噬功能，刺激 T 细胞的转化，并诱导 IL-1、IL-2 等细胞因子的生成[5-7]。目前采用的化学修饰方式有硫酸酯衍生化、羧甲基化、磷酸酯化、烷基化、氯烷基化、羟乙基化、羟丙基化、氨丙基化、苄基化、乙酰基化等。

（2）化学修饰的茯苓多糖的抗肿瘤活性

1）羧甲基茯苓多糖的抗肿瘤活性：羧甲基化能够提高茯苓多糖的水溶性和电负性，并能增强其生物活性。因此能显著地增强茯苓多糖的抗肿瘤活性。将茯苓菌丝摇瓶培养10天，分离发酵上清液，在上清液中加入3倍的95%乙醇，过夜，过滤得沉淀。沉淀相继用乙醇、丙酮、乙醚洗涤，用Sevag法除去沉淀中的蛋白质，得到茯苓粗多糖。在其中剧烈搅拌下加入高碘酸钠进行选择性氧化。调pH至3～4，适度酸解后，过滤，固体物用水洗涤，该固体物为茯苓次多糖。将茯苓次多糖加入到少量1%氢氧化钠水溶液中，碱溶后，加入异丙醇，快速搅拌下加入氯乙酸异丙醇溶液，在恒温50℃放置反应，当反应呈糊状时，即可停止。将上层异丙醇倾出来，下层加入稀醋酸溶液，剧烈搅拌，加入乙醇，过滤，固体物部分溶解于水中，用乙醇沉淀，过滤，干燥。得羧甲基茯苓多糖白色粉末状固体物。然后经实验证实羧甲基茯苓多糖可改善荷瘤小鼠的免疫功能，具有抗肿瘤作用，且功效与作用剂量间有一定的关系，在最佳剂量时活性最高[8]。通过实验显示羧甲基茯苓多糖25～500mg/kg腹腔注射对ICR/JCL小鼠肿瘤U-14的抑制率为75.5%～92.7%；羧甲基茯苓多糖5～50mg/kg静脉注射对昆明种小鼠S180肉瘤的抑制率为34.8%～61.0%；羧甲基茯苓多糖25～100mg/kg静脉注射对昆明种小鼠肝癌H22的抑制率为20.1%～36.7%；0.25%～0.5%的羧甲基茯苓多糖对小鼠艾氏腹水癌瘤细胞的抑制率为54.7%～61.7%。实验结果显示羧甲基茯苓多糖能明显增强荷瘤小鼠腹腔巨噬细胞的吞噬功能，明显增加小鼠脾抗体分泌细胞数以及特异的抗原结合细胞数，明显增强小鼠对牛血清白蛋白诱导的迟发型超敏反应，明显增强小鼠脾T细胞生长因子的生长，这可能是其增强免疫应答功能及抑瘤率的机制之一[9]。

羟甲基茯苓多糖对白血病小鼠癌细胞的凋亡作用。体内研究羟甲基茯苓多糖对P388小鼠白血病的抗癌效果表明，羟甲基茯苓多糖可下调Bcl-2 mRNA和蛋白的表达来诱导癌细胞的凋亡，但凋亡作用比化疗药物环磷酰胺作用弱，且羟甲基茯苓多糖与环磷酰胺联合应用后可加强下调Bcl-2基因诱导癌细胞的凋亡作用，从而延长荷瘤小鼠的生长时间[10]。茯苓素体外对小鼠白血病L1210细胞的DNA合成有明显的不可逆抑制作用，可显著抑制L1210细胞的核苷转运，抑制L1210 DNA合成补偿途径的各个环节，对胸苷激酶有一定的抑制作用，且茯苓素对抗癌药有一定的增效作用[11]

羟甲基茯苓多糖25～500mg/kg连续腹腔注射10天对肿瘤U-14的抑制率为75.5%～92.7%，25mg/kg连续腹腔注射10天对小鼠Lewis肺癌的抑制率为32.0%，且与氯化钠注射液对照组比较差异有统计学意义（P<0.01）。羟甲基茯苓多糖50～200mg/kg隔日灌胃或50～100mg/kg隔日静脉注射，12天后观察可见对小鼠S180肉瘤细胞及小鼠H22肝癌细胞生长有显著抑制作用并且羟甲基茯苓多糖0.1～50g/ml对体外培养的小鼠S180肉瘤细胞与H22肝癌细胞的增殖均有明显的抑制作用[12]。羟甲基茯苓多糖的抗肿瘤作用可能与增强机体免疫力，抑制肿瘤细胞DNA、RNA的合成，实现其对肿瘤细胞的直接损伤作用以及清除自由基作用有关。

研究发现羟甲基茯苓多糖能明显增强荷瘤小鼠腹腔巨噬细胞的吞噬功能，小鼠脾抗体分泌细胞数以及特异的抗原结合细胞数和小鼠对牛血清白蛋白诱导的迟发型超敏反应，同时诱发Tc细胞和NK细胞的活性，明显促进小鼠脾T细胞分泌IL-2。体外实验羟甲基茯苓多糖对小鼠脾混合淋巴细胞的增殖有促进作用，体内外实验均证明，羟甲基茯苓多糖能明显促进小鼠腹腔巨噬细胞分泌TNF-α[13]。

2）硫酸酯化茯苓多糖的抗肿瘤活性：自然界中许多生物体内都含有天然硫酸多糖，如动物体内提取出的肝素以及海藻中的红藻、褐藻中均含有丰富的硫酸酯多糖[14]。近年来的研究表明，硫酸酯化茯苓多糖除具有抗凝血作用外，还具有增强机体免疫功能、抗肿瘤、抗病毒等活性，能显著抑制 S180，特别是抗艾滋病病毒活性引起许多研究者的极大兴趣，使硫酸酯化多糖的研究成为多糖药物研究领域的一个新热点[15]。多糖硫酸酯衍生物的制备方法很多，常用的有氯磺酸-吡啶法、氯磺酸-二甲基甲酰胺法、哌啶-N-磺酸-二甲亚砜法、三氧化硫-吡啶法等。主要的化学反应为：溶于某一溶剂体系中的多糖与相应硫酸酯试剂在一定条件下反应，使糖环上的部分羟基接上硫酸基团[16]。用 0.9％NaCl 水溶液从茯苓的菌丝体中提取多糖，经硫酸酯化，获得硫酸酯化的茯苓多糖进行动物实验。组织学观察显示：茯苓多糖治疗组可见肿瘤细胞成片坏死区，亦可见核染色质浓缩、边聚、甚至是半月形，说明肿瘤细胞的坏死与凋亡同时存在。组织学观察还显示：经过化学修饰的茯苓多糖对肝、肾无明显的组织学损害；与阳性和阴性对照组比较，茯苓多糖治疗组小鼠的脾脏脾小节清晰，脾中央动脉周围淋巴鞘的淋巴细胞密集，表现出脾保护作用。此实验表明硫酸酯化的茯苓多糖对小鼠 S180 肿瘤细胞有杀伤和诱导凋亡的作用，并对机体免疫力有增强作用[17]。

3）磺酰化茯苓多糖的抗肿瘤活性：将新茯苓多糖溶于 100ml 二甲基亚砜中，加入 10ml 三乙胺和 10ml 氯磺酸，室温搅拌 2 小时用 NaOH 调 pH 至 7 左右，离心得上清液，透析，将透析内液干燥，得总磺酰化新茯苓多糖。将总磺酰化新茯苓多糖加到 DEAE-Sepharose CL-6B Cl⁻ 离子交换柱上，用氯化钠梯度洗脱。碳水化合物检测采用苯酚-硫酸法，0.8mol NaCl 洗下大量多糖，其他浓度的 NaCl 没有洗下或洗下很少多糖。将 0.8mol NaCl 洗下的多糖用 Sephadex G-100 分子筛柱精制，得到分子量分布范围很窄的磺酰化新茯苓多糖，然后取健康小鼠，每只右腹股沟皮下接种 S180 细胞 0.1ml，接种 24 小时后随机分组，给药组按 50mg/kg 腹腔注射磺酰化新茯苓多糖，对照组腹腔注射等量生理盐水，连续给药 5～10 天后，脱臼处死，称体重，解剖皮下瘤块称重，计算抑瘤率，结果显示磺酰化新茯苓多糖虽不能增强小鼠单核巨噬细胞的吞噬功能但有显著抗肿瘤作用[18]。

(3)茯苓复方对荷瘤小鼠的影响：桂枝茯苓丸可通过抑制突变型 p53 表达，影响肿瘤细胞增殖周期而发挥抑瘤作用，同时可抑制细胞黏附分子 CD44 的表达或活性，影响肿瘤细胞黏附、降解和迁移的过程而发挥抑瘤作用[19]。小半夏加茯苓汤可显著抑制小鼠 H22 实体瘤和 S180 肉瘤细胞的生长，并可通过提高 T 淋巴细胞的增殖活化能力及增加血清中 TNF-α 的含量发挥机体的抗肿瘤能力，可见小半夏加茯苓汤在抑制肿瘤生长的同时显示出显著的免疫调节作用[20]。

2. 其他药理作用

(1)对消化系统的影响：茯苓能减轻四氯化碳对鼠肝脏的损伤，使肝组织病理损伤减轻，血清谷丙转氨酶活性下降，还能使肝脏部分切除的大鼠肝再生能力提高，再生肝重和体重之比增加[21,22]。

(2)抗病毒作用：羟甲基茯苓多糖可抑制 HIV-1ⅢB 诱导感染 C8166 细胞培养上清 HIV-1 的 p24 抗原分泌，对体外 HIV 致感染 MT4 细胞死亡有显著的保护作用[23,24]。

(3)抗炎作用：茯苓总三萜灌胃给药对二甲苯诱导的小鼠耳郭肿胀，冰醋酸所致小鼠腹腔毛细血管渗出等急性炎症有明显的抑制作用，对角叉菜胶诱导的大鼠足爪肿胀以及棉球所引起的大鼠肉芽肿亚急性炎症也有较强的抑制作用[25]。

(4)抗氧化作用：茯苓皮三萜甲醇液对超氧阴离子自由基、羟自由基和过氧化氢等多种氧自由基均有不同程度的抑制作用[26]。

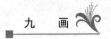
（5）利尿作用：茯苓可用于治疗寒热虚实各种水肿，而以脾虚饮停最佳[27,23]。

【临床应用】

1. 治疗肿瘤　新型羧甲基茯苓多糖注射液配合钴 60γ 射线及化疗药物治疗胃癌、鼻咽癌，可延缓病情，改善症状。

2. 治疗其他疾病

（1）治疗水肿：水肿患者用含茯苓 30％ 的饼干治疗 1 周，治疗期间停用其他利尿药，其利水消肿作用明显，其中器质性水肿的效果优于非特异性水肿。

（2）治疗腹泻及消化不良：以茯苓为主药治疗胃下垂合并胃炎及溃疡病者能增强平滑肌张力，改善症状。对婴幼儿秋冬季腹泻有显著疗效[28]。

参考文献

[1] 季宇彬. 抗癌中药药理与应用. 哈尔滨：黑龙江科学技术出版社，2004：898-890.

[2] 沈玉萍，李军，贾晓斌. 中药茯苓化学成分的研究进展. 南京中医药大学学报，2012，28(5)：297-300.

[3] 王静，胡明华，董燕，等. 茯苓多糖对免疫抑制小鼠黏膜淋巴组织及脾脏中 CD3+ 和 CD19+ 细胞变化的影响. 中国免疫学杂质，2011，27(4)：228-231.

[4] 刘媛媛，陈友香，候安继. 羟甲基茯苓多糖对小鼠 T 淋巴细胞分泌细胞因子的影响. 中药药理与临床，2006，22(4)：71-72.

[5] 余建国，姜正前，严晗光，等. 茯苓多糖对雏鸡细胞免疫活性的影响及其抗肿瘤作用. 中国兽医科技，2004，34(11)：70-71.

[6] 周立，张炜，许津. 茯苓素体内诱生肿瘤坏死因子的机制. 中国医学科学院学报，1997，9(6)：433-434.

[7] 张春杰，程相朝，吴庭才. 中药免疫增强剂对免疫活性细胞的影响. 山西农业大学学报，2002，9(4)：23-24.

[8] 纪芳，李鹏飞，徐胜元，等. 羧甲基茯苓多糖的制备及体内抗肿瘤作用的实验研究. 中国微生物学杂志，2003，15(6)：333-334.

[9] 陈春霞. 羧甲基茯苓多糖的抗肿瘤活性与免疫效应. 食用菌学报，2001，8(3)：39-44.

[10] 杨勇，杨宏新，闫晓红. 茯苓多糖抗小鼠白血病凋亡药理学研究. 肿瘤研究与临床，2005，17(2)：83-84.

[11] 周立，张玮，蔺惠颜，等. 茯苓素诱生肿瘤坏死因子的作用. 中国抗生素杂志，1994，19(5)：376-380.

[12] 陈春霞，赵大明，张秀军，等. 羟甲基茯苓多糖的抗肿瘤实验. 福建中医药，2002，28(3)：38-40.

[13] 徐春霞. 羟甲基茯苓多糖对小鼠免疫功能的影响. 食用菌，2002，4：39-40.

[14] Sasisekharan R，Shriver Z，Venkataraman G，et al. Roles of heperan sulphate glycosaminoglycans in cancer. NatureReviews/Cancer，2002，2：521-528.

[15] 金琦，曹静，王淑华. 大剂量茯苓的药理作用及临床应用概况. 浙江中医杂志，2003，38(9)：410-411.

[16] Liu G-G，Borjihan G，Baigude H，et al. Synthesis and anti-HIV activity of sulfated astragalus polysaccharide. Polymersfor Advanced Technologles，2003，14(7)：471-476.

[17] 谈新提，工艺峰，张俐娜，等. 化学修饰的茯苓多糖抗肿瘤效应的组织学观察. 武汉大学学报，2004，25(6)：652-656.

[18] 赵吉福，么雅娟，陈英杰，等. 磺酰化新茯苓多糖的制备及抗肿瘤作用. 沈阳药科大学学报，1996，13(2)：125-128.

[19] 张淑芬，王海娇，周明瑶，等. 桂枝茯苓丸对荷瘤 P53 及 CD44 的影响. 中医药信息，2011，(3)：60-62.

[20] 蔡琨，冯泳，何前松，等. 小半夏加茯苓汤抗 S180 肉瘤及免疫调节的研究. 贵阳中医学院学报，2011，33(4)：4-6.

[21] 周维，胡艳，张卫红. 羟甲基茯苓多糖对肝纤维化大鼠 TGFβ-Smad 信号转导的影响. 中国民族民间医药，2009，20：16-18.

[22] 李森，谢人明，孙文基. 茯苓、猪苓、黄芪利尿作用的比较. 中药材，2010，33(2)：264-267.

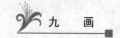

[23] 王海峰.茯苓的现代研究进展.社区医学杂志,2011,9(6):44-45.

[24] 强华贵,杨占秋.羟甲基茯苓多糖体外抗艾滋病毒作用研究.医学导报,2008,27(10):1156-1158.

[25] 高贵珍,焦庆才,李绪亮,等.茯苓多糖结构修饰及其与相互作用机理的研究.激光生物学报,2005,14(3):282-292.

[26] 程小明,桂元,沈思,等.茯苓皮三萜类物质抗氧化活性研究.食品科学,2011,9:27-30.

[27] 汪电雷,陈卫东,徐先祥.茯苓总三萜的抗炎作用研究.安徽医药,2009,13(9):1021-1022.

[28] 陈春霞.羟甲基茯苓多糖的保肝和催眠作用.食用菌,2003,(增刊)46-47.

132. 茶

【来源】山茶科植物山茶 *Camellia sinensis* O. ktze. 的叶根。

【性味与归经】叶:苦、甘、寒;子:苦、寒、有毒;根:苦、平。归心、肺、胃经。苦,寒。

【功能与主治】降暑祛暑,提神,消食,强心利尿,收敛止泻,抗菌消炎,防龋齿,生津止渴,抗辐射作用。治风热头痛,眼睛红肿,食积,肝炎,痢疾,肠炎,小便不利,心脏病水肿,酗酒。

【化学成分】茶叶含嘌呤类生物碱,以咖啡因(caffeine)为主,含量1%～5%,另有可可豆碱(theobromine)、茶碱(theophylline)、黄嘌呤(xanthine)。还含鞣质,绿茶中含缩合鞣质约10%～24%,红茶中约6%左右,其中没食子酸以左旋表没食子儿茶素没食子酸酯[(－)-epigallocatechin gallate]为主,并有左旋表没食子儿茶素[(－)-epigallocatechin]、表儿茶素没食子酸酯(epicatechin gallate)、左旋表儿茶素(epi-catechin)、左旋没食子儿茶素没食子酸酯[(－)gallocatechin gallate]、消旋儿茶素(catechin)、儿茶素没食子酸酯(catechin gallate)以及没食子酸(gallic acid)、茶黄素(theaflavin)、异茶黄素(isotheaflavin)。又含精油、绿茶中含β-及γ-庚烯醇(heptenol)、α-及β-庚烯醛(heptenal)、4-乙基愈创木酚(4-ethylguaiacol)、荜澄茄烯醇(cadinenol)、橙花叔醇(nerolidol)、α-及β-紫罗兰酮(ionone)、酞酸二丁酯(dibutyl phthalate)、3,7-二甲基辛-1,5,7-三烯-3-醇(3,7-dimethyl-1,5,7-octatriene-3-ol)、辛-3,5-二烯-2-酮(3,5-octadiene-2-one)、芳樟醇(linalool)、牻牛儿醇(geraniol)、顺式茉莉酮(cis-jasmone)、顺式及反式芳樟醇氧化物(linalooloxide)、吲哚(indole)、茶螺酮(theaspirone)、5,6-环氧紫罗兰酮、5,6-三甲环己酮(5,6-trimethylcyclohexanone)、2,6,6-三甲基-2-羟基环己酮(2,6,6-trimethyl-2-hydroxycyclohexanone)等;红茶中含α-及β-紫罗兰酮、顺式茉莉花素、茶螺酮、荜澄茄烯醇、牻牛儿醇、δ-荜澄茄烯(δ-cadinene)、α-衣兰油烯(α-muurolene)、糠醇(furfuryl alcohol)、甲基苯基甲醇(methylphenylcarbinol)、吡咯-2-甲醛(pyrrole-2-aldehyde)、吲哚、甲酸苄酯(benzyl formate)、甲酸苯乙酯(phenylethyl formate)、α-松油醇(α-terpineol)、顺式-2-己烯醇苯甲酸酯(cis-2-hexenyl benzoate)、3,7-二甲基辛-1,5,7-三烯-3-醇、癸-反2,反4-二烯醛(deca-trans2,trans4-dienal)、2-苯基-2-丁烯醛(2-phenyl-2-butenal)、酞酸二丁酯、正十六酸甲酯(methylhexadecanoate)、4-氧壬酸甲酯(4-oxo-methyl nonanoate)、2,3-环氧紫罗兰酮(2,3-epoxy-ionone)、二氢猕猴桃内酯、3-酮-β-紫罗兰酮(3-keto-β-ionone)等;黑茶中含丁醛(butyraldehyde)、异丁醛(isobutyraldehyde)、戊醛(valeraldehyde)、异戊醛(isovaleraldehyde)、己醛(caproaldehyde)、苯甲醛(benzaldehyde)、水杨醛(salicylaldehyde)、苯乙酮(acetophenone)、异戊醇(isoamyl alcohol)、乙醇(hexanol)、苯甲醇(benzyl alcohol)、苯乙醇(phenylethyl alcohol)、顺式及反式芳樟醇氧化物、顺式己-3-烯-1-醇(cis-3-hexenyl-1-ol)、乙酸乙酯(ethylacetate)、乙酸苄酯(benzyl acetate)、水杨酸甲酯(methyl salicylate)、芳樟醇、牻牛儿醇、β-紫罗兰

酮、α-松油醇、戊-1-烯-3-醇(l-penten-3-ol)、反式戊-2-烯-1-醇(trans-2-penten-l-ol)、龙脑(borneol)、乙酸龙脑酯(bornyl acetate)、戊醇(amyl alcohol)、甲酸异戊酯(isoamyl formate)、戊酸甲酯(methyl valerate)、乙酸戊酯(amyl acetate)、乙酸牻牛儿醇酯(geranyl acetate)、乙酸苯乙醇酯(phenylethyl acetate)等。另含黄酮类成分:牡荆素(vitexin)、肥皂草素(saponaretin)即是异牡荆素(isovitexin)、紫云英苷(astragalin)、槲皮素(quercetin)、异槲皮素(isoquercetin)、芸香苷(rutin)、槲皮素-3-鼠李糖二葡萄糖苷(quercetin-3-rhamnodiglucoside)、山柰酚-3-鼠李糖葡萄糖苷(kaempferol-3-rhamnoglucoside)山柰酚-3-鼠李糖二葡萄糖苷(kaempferol-3-rhamnodiglucoside)杨梅树皮素-3-葡萄糖苷(myricetin-3-glucoside)、6,8-二-C-β-吡喃葡萄糖基芹菜素(6,8-di-C-β-glu-copyranosyl apigenin)、芹菜素(apigenin)、山茶黄酮苷(camellianin)A及B等。还含茶氨酸(theanine)、茵芋苷(skimmin)、东莨菪素(scopoletin)、茶醇(theaaloohol)A即三十烷醇(triacontanol)、苯醇B即三十二烷醇(dotriacontanol)、α-菠菜甾醇(α-spinasterol)、豆甾-7-烯-3-醇(stigmasta-7-ene-3-ol)、α-菠菜甾醇龙胆二糖苷(α-spinasterolgen-tiobioside)、β-香树脂醇(β-amyrin)、维生素A、R2、C、胡萝卜素(carotene)等。又含多种三萜皂苷、水解后得山茶皂苷元(camelliagenin)A、玉蕊醇(barrigenol)R1、玉蕊皂苷元(barringtogenol)C、玉蕊醇(barrigenol)A1、桂皮酸(cinnamic acid)、当归酸(angelic acid)和阿拉伯糖(arabinose)、本糖(xylose)、半乳糖(galactose)、葡萄糖醛酸(glucuronic acid)等,其中称为茶叶皂苷(theafolisaponin)的,系由玉蕊皂苷元C、玉蕊醇R1、巴豆酸(crotonic acid)、桂皮酸、当归酸和阿拉伯糖、木糖、半乳糖、葡萄糖醛酸所组成[1]。

【药理作用】

1. 抗肿瘤作用

(1)咖啡因的抗肿瘤作用:从茶中提取的咖啡因可以有选择性地阻止三磷酸肌醇受体活动,从而抑制神经胶质细胞肿瘤生长。脑癌患者体内三磷酸肌醇受体子型1,4,5-三磷酸肌醇受体相当活跃。咖啡因可有效阻止这种受体的活动,产生抑制肿瘤生长、防止癌细胞扩散的效果[2]。

另外,咖啡因作为肿瘤化疗的生化调节剂,能增强某些化疗药物的细胞毒和诱导凋亡作用,如增强阿霉素对 CDF_1 雄性小鼠的抗肿瘤活性,增强顺铂诱导小鼠 EL-4 淋巴细胞的凋亡作用[3],增强顺铂杀伤人体肝癌细胞系[4]、宫颈癌细胞[5]等的作用;可阻止或降低某些化疗药物诱导细胞凋亡的作用,如阻止喜树碱诱导 HL-60 细胞凋亡,降低柔红霉素诱导 KG-1a 细胞凋亡[6];与某些影响精神的药物合用能明显加强 1,3-双(2-氯乙基)-1-亚硝基脲的抗小鼠淋巴样白血病 L1210 的作用,有对抗亚硝基化合物致小鼠肺腺癌的作用,对自发的乌拉坦诱发的肺癌有抑制作用。咖啡因可显著提高 LM3 原位移植肝癌的放疗敏感性。与单纯放疗组相比较,咖啡因+放疗组的磷酸化细胞周期依赖性激酶 CDC2-Tyr15-P 表达明显降低,细胞周期蛋白(Cyclin)B1 表达及 TUNEL 染色阳性细胞率显著增高,凋亡相关蛋白 Caspase-3 的表达情况与 TUNEL 染色结果相一致[7]。

(2)茶多糖的抗肿瘤作用:实验探讨了茶多糖抗肿瘤和增强免疫功能的作用。以肉瘤 S180 荷瘤小鼠为实验对象,通过给予不同剂量茶多糖,观察 S180 小鼠体重,脾细胞增殖能力和脾细胞培养上清中 IL-2 和 TNF-α 含量的变化。茶多糖能明显提高试验组荷瘤小鼠的抑瘤率,给予 200g/kg 和 400mg/kg 的茶多糖能明显促进小鼠脾细胞增殖、IL-2 及 TNF-α 的产生($P<0.05$),同时能提高血清中 IgG 的含量($P<0.05$)。茶多糖对肿瘤生长具有抑制作用,其抑瘤活性可能与其免疫增强作用有关[8]。

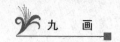
(3)茶多酚的抗肿瘤作用：茶多酚具有广泛的生物学作用，如中度选择性抗肿瘤活性。茶多酚在肿瘤预防和治疗中的作用靶点广泛，能抑制生长因子介导的信号通路，降低丝裂原活化的蛋白激酶和活化蛋白转录因子-1 的活性，阻断 NF-κB 信号通路，降低蛋白酶体活性，减低COX-2 过度表达，减弱肿瘤细胞二氢叶酸还原酶和端粒酶的活性，抑制 DNA 甲基化和基质金属蛋白酶的活性等。茶多酚能增加传统抗肿瘤药物或靶向抗肿瘤药物的抑瘤作用，能逆转肿瘤细胞对长春新碱、多柔比星、氟尿嘧啶等的耐药性，同时对顺铂引起的肾毒性、伊立替康导致的肠毒性以及博来霉素引起的基因毒性均具有减缓作用，茶多酚还可以通过免疫调节增加肿瘤疫苗的抗瘤作用。可见，茶多酚与抗肿瘤药物联用具有增效、减毒以及逆转耐药性的作用，可能作为生化调节剂应用于临床[9]。

(4)儿茶素的抗肿瘤作用：儿茶素的抗癌活性，主要与致癌物的代谢物或有害化合物相结合，抑制原致癌物的活化，减弱癌细胞增殖等方面，目前认为是儿茶素类化合物抗癌的机制[10]。

(5)茶提取物的抗肿瘤作用：通过研究金花茶醇提物对人低分化鼻咽癌 CNE-2 细胞增殖、周期的影响及其机制，结果表明金花茶醇提物能够抑制 CNE-2 细胞的增殖，其作用机制可能是使 CNE-2 细胞阻滞于 G_1 期从而抑制 CNE-2 细胞的生长[11]。通过观察不同浓度的茶对二乙基亚硝胺诱发的大鼠肝癌前病变及对肝癌细胞株 BEL-7404 和正常人肝细胞株 7702 的作用，结果表明茶对人肝癌细胞株 BEL-7404 的生长繁殖具有抑制作用，且呈一定的剂效关系；对正常人肝细胞无抑制作用[12]。应用二乙基亚硝胺致大鼠作用的短期体内实验模型，研究5%的茶叶和5%的茶浓缩液对二乙基亚硝胺致肝癌作用的影响，结果表明均有抑制二乙基亚硝胺致大鼠肝癌作用[13]。通过研究茶种子不同提取物对激素相关性肿瘤体外抑制作用，发现茶种子乙醇提取物的正丁醇部分和水溶性部分在体外对人宫颈癌 HeLa S3 细胞及人前列腺癌 PC3 细胞具有抑制作用，是其抗癌活性的有效部位[14]。通过研究茶种子不同极性部位对人单核细胞白血病细胞株 U937 细胞增殖的影响，结果发现，金花茶种子乙醇提取物、正丁醇部分和水溶部分对 U937 细胞增殖均有抑制作用[15]。

2. 其他药理作用

(1)抗氧化作用：金花茶提取液具有良好的抗氧化活性，且呈量效关系[16]。

(2)降血脂作用：金花茶多糖能降低高脂血脂症小鼠血清中的 TC、TG 和 LDL-C 水平，提高 HDL-C/TC 比值，表明金花茶多糖具有降血脂功能[17]。

(3)其他作用：金花茶叶的水提取、乙酸乙酯萃取物、凹脉金花茶种子的醇提物具有抗 IgE介导的 I 型过敏反应作用。金花茶对白色葡萄球菌、福氏痢疾杆菌、铜绿假单胞菌、乙型链球菌、白喉杆菌具有一定的作用[18]。

【临床应用】

1. 治疗肿瘤　肿瘤，尤其是恶性肿瘤也主要由心理、生活方式、创伤引发的，是典型的代谢性疾病。茶疗结合还原离子疗法、精油排毒等的效果(生存年限、生存质量)会好于手术、化疗与放疗。癌细胞是另类生命体，只有恢复有利于正常细胞的体内环境，才能真正治愈癌症[19]。

2. 治疗其他疾病

(1)治疗脂肪性肝炎、肥胖：发挥茶疗的精神调节作用、排毒作用，结合红外线理疗、生机疗法，取得了良好的效果。一部分人同时有脾胃虚证，在具体运用时，需要黑茶、绿茶、红茶联合应用。

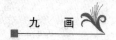

（2）治疗高血压与冠心病：茶疗可以发挥精神调节作用、利尿排毒作用,结合肠溶高浓度蒜素或大豆多肽、黄豆苷元、葛根素等,属于双黄酮衍生物原花青素有保护心血管和预防高血压的作用,其作用原理是提高血管弹力、降低毛细血管渗透压[20]。

参 考 文 献

[1] 季宇彬.抗癌中药药理与应用.哈尔滨:黑龙江科学技术出版社,2004:953-955.

[2] 季宇彬.天然药物有效成分药理与应用.北京:科学出版社,2007:256.

[3] 王艳萍,袁淑兰,陈晓禾,等.咖啡因与苯巴比妥联合对顺铂的体外抗癌增效作用.中国肺癌杂志,2001,4(3):181-183.

[4] 齐建国,桑建利,林海燕,等.中心体异常在咖啡因增强顺铂杀伤人肝癌细胞系中的作用.中国生物化学与分子生物学报,2001,20(5):675-680.

[5] 王艳萍,袁淑兰,陈晓禾,等.咖啡因与苯巴比妥联合增强顺铂对人宫颈癌细胞的体外抗癌效应.中国肿瘤临床,2003,30(11):802-804.

[6] 徐峰.绿茶在肿瘤化疗中的生化调节作用.国外医学肿瘤,2000,27(2):100-102.

[7] 刘忠山.咖啡因提高了同位移植 LM3 肝癌的放疗敏感性.长春:吉林大学,2010:31.

[8] 沈健,陈增良,沈香娣,等.茶多糖抗肿瘤及其增强免疫作用的研究.浙江预防医学,2007,19(8):10-12.

[9] 陈淑珍,甄永苏.茶多酚的分子作用靶点及其在抗肿瘤药物实验治疗中的作用.药学学报,2013,48(1):1-7.

[10] 熊立瑰,刘仲华,黄建安.茶儿茶素研究进展.茶叶通讯,2011,38(1):28-31.

[11] 田晓春,秦小明,林华娟.金花茶多糖理化性质的研究.中国食品学报,2011,11(8):47-52.

[12] 朱华,邹登峰,沈浩,等.金花茶醇提物对人低分化鼻咽癌 CNE-2 细胞增殖和周期的影响.山东医药,2011,51(27):19-21.

[13] 李翠云,段小娴,苏建家,等.金花茶对二乙基亚硝胺致大鼠肝癌前病变及肝癌细胞株作用的影响.广西医科大学学报,2007,24(5):660-663.

[14] 段小娴,唐小岚,苏建家,等.金花茶对二乙基亚硝胺致大鼠肝癌抑制作用研究.医学研究杂志,2006,35(6):14-16.

[15] 韩立春,史丽颖,于大永,等.金花茶种子对激素相关性肿瘤体外抑制作用的实验研究.时珍国医国药,2009,20(12):3146-3148.

[16] 韦霄,黄兴贤,蒋运生,等.3 种金花茶组植物提取物的抗氧化活性比较.中国中药杂志,2011,36(5):639-641.

[17] 黄永林,陈月圆,文永新,等.不同溶剂提取及初步纯化的金花茶叶提取物降血脂功能实验研究.时珍国医国药,2009,20(4):776-777.

[18] 刘炎玲,傅镜远.广西金花茶生物学功能作用的研究.健康必读,2011,(11):347-348.

[19] 俞益武.新茶疗的开发思路与对慢性病的调节作用.农业考古,2010,12(5):52-53.

[20] 候建军,覃红斌,胡泽华,等.野生藤茶的药理作用和临床应用研究进展.湖北民族学院学报,2002,19(4):36-38.

133. 胡 桃 仁

【来源】胡桃科植物胡桃 *Juglans regia* L. 的种仁。

【性味与归经】甘、温。归肺,肾经。

【功能与主治】补肾固精,温肺定喘,润肠。核桃皮对肺、卵巢、乳腺、甲状腺、宫颈等部位癌症有效。并治肾虚喘嗽、腰痛腿软、阳痿、遗精、小便频数、石淋、大便燥结。

【化学成分】胡桃仁含粗蛋白 22.18％,其中可溶性蛋白的组成以谷氨酸(glutamic acid)为主,其次为精氨酸(arginine)和天冬氨酸(aspartic acid)。粗脂类 64.23％,其中中性脂类占93.05％;中性脂类中三酰甘油 82.05％,甾醇酯 3.86％,游离脂肪酸 4.80％。总脂和中性脂类中脂肪酸组成主要为亚油酸(linoleic acid)64.48％～69.95％和油酸(oleic acid)13.89％～15.36％;三酰甘油所含脂肪酸主要为亚麻酸(linolenic acid)69.98％;甾醇酯非皂化部分主要为 β-谷甾醇(β-sitosterol),并有少量的菜油甾醇(campesterol),豆甾醇(stigmasterol),燕麦甾-5-烯醇(avenasterol),豆甾-7-烯醇(stigmasterol);糖类 13％;多种游离的必需氨基酸;异亮氨酸(isoleucine),亮氨酸(leucine),色氨酸(tryptophan),苯丙氨酸(phenylalanine),缬氨酸(valine),苏氨酸(threonine)及赖氨酸(lysine)等,其含量为总氨基酸的 47.50％。

果实含 1,4-萘醌(1,4-naphthoquinone),胡桃叶醌(juglone),4-羟基-1-萘基-β-D-吡喃葡萄糖苷(4-hydroxy-1-naphthyl-β-D-glucopyranoside),4,8-二羟基-1-萘基-β-D-吡喃葡萄糖苷(4,8-di-hydroxy-1-naphthyl-β-D-glucopyranoside),钾、钙、铁、锰、锌、铜、锶等多种微量元素,未成熟果实富含维生素 C(8349～12644mg/100g 干重)。果皮含水杨酸(salicylic acid),对-羟基苯甲酸(p-hydroxybenzoic acid),香草酸(vanillic acid),龙胆酸(gentisic acid),对-羟基苯基酸(p-hydroxyphenyllacticacid),没食子酸(gallicacid),对-香豆酸(p-coumaric acid),阿魏酸(ferulic acid),咖啡酸(caffeic acid),芥子酸(sinapic acid),原儿茶酸(protocatechuic acid),丁香酸(syringic acid)和绿原酸(chlorgeuic acid)。

未成熟果实外果皮含 α-氢化胡桃叶醌(α-hydrojuglone),β-氢化胡桃叶醌,α-氢化胡桃叶醌-4-β-D-吡喃葡萄糖苷(α-hydrojuglone-4-β-D-glucopyranoside),1,4-萘醌,2-甲基-1,4-萘醌(2-methyl-1,4-naphthoquinone),胡桃叶醌,5-羟基-2-甲基-1,4-萘醌(5-hydroxy-2-methyl-1,4-naphthoquinone),5-羟基-3-甲基-1,4-萘醌(5-hydroxy-3-methyl-1,4-naphthoquinone),2.3-二甲基-5-羟基-1,4-萘醌(2,3-dimethyl-5-hydroxy-1,4-naphthoquinone)及 2,3-二氢-5-羟基-1,4-萘醌(2,3-dihydro-5-hydroxy-1,4-naphtho-quinone)及 2,3-二氢-5-羟基-2-甲基-1,4-萘醌(2,3-dihydro-5-hydroxy-2-methyl-1,4-naphthoquinone)[1]。

【药理作用】

1. 抗肿瘤作用

(1)没食子酸的抗肿瘤作用:没食子酸有一定的限制血管生成的能力,进一步的研究发现,由于没食子酸与其他提取物之间的协同或者有效的促进作用可抑制肿瘤血管的生长,提示了一种天然且容易控制的给药方案[2]。对吗啉和亚硝酸钠引起的鼠肺腺瘤有强抑制作用,对人肝癌细胞株 BELE-7404、人胃癌细胞株 SGC-7901、小鼠肝癌细胞株 H22 和小鼠肉瘤细胞株S180 四种肿瘤细胞有抑制作用。没食子酸浓度超过 $20\mu g/ml$ 时,与细胞 dRLh-84 作用 6 小时后,细胞死亡。另外,研究表明从核桃树皮中提取的没食子酸对人白血病细胞株 K562 有一定的抑制作用,而且该化合物结构简单,分子量不大,如果对该化合物进行结构修饰,可能会找到具有较高活性的抗肿瘤药物[3]。另外,没食子酸对 SKOV-3 细胞株生长有明显抑制作用,且呈一定的浓度依赖性;IC_{50} 为 23.4$\mu g/ml$[4]。没食子酸可使前列腺癌 DU145 细胞阻滞于 S期,上调 Cip1/p21、Caspase-9、Caspase-3 等蛋白的表达[5]。近期发现,没食子酸可以通过触发Fas 以及线粒体凋亡通路而诱导细胞凋亡[6]。推测没食子酸抑制肿瘤生长涉及多种作用机制。

(2)胡桃醌的抗肿瘤作用:国内学者有研究报道,在胡桃醌不同剂量(0mol/L、12mol/L、25mol/L、50mol/L、100mol/L)作用细胞 36 小时后,应用 Western blot 检测 Bcl-2 蛋白水平的变化。结果表明,随着胡桃醌剂量的增加,Bcl-2 蛋白的表达呈递减趋势,呈剂量依赖性。高浓度胡桃醌可很好地抑制 Bcl-2 蛋白表达,使得凋亡现象明显。反之,低浓度胡桃醌作用细胞后其凋亡不明显。

有学者证实,胡桃醌可调节 Caspase 酶原的剪切,通过 Caspase 途径诱导细胞凋亡,Caspase 酶原的剪切呈剂量依赖性,细胞凋亡随剪切片段增多而逐渐明显。深入研究证实,利用分光光度法检测胡桃醌对 Caspase 活性的影响,结果表明,Caspase 活性呈剂量依赖性;从时间上来看在 24 小时 Caspase 的活性达到最高,随后呈下降趋势,并得出在 24 小时,细胞凋亡达到高峰,胡桃醌诱导的细胞凋亡应为早期凋亡的结论。

为了证明胡桃醌诱导的细胞凋亡是否通过 GSH 途径,通过 MTT 法对细胞增殖率进行实验,结果表明,胡桃醌与 GSH 同时作用细胞 36 小时后,细胞死亡率降低,并呈剂量依赖性。这说明,胡桃醌诱导细胞凋亡过程中,可能通过增加细胞内 ROS 的含量的途径诱导细胞凋亡。

胡桃醌抑制血管细胞生成。研究发现,在鸡胚培育的第 7 天给药,以观察胡桃醌对血管生长的影响。高剂量胡桃醌对给药部位的鸡胚绒毛尿囊膜(chick embryo chorioallantoic membrane,CAM)血管有明显的刺激作用,低剂量胡桃醌对给药部位的 CAM 血管有一定的抑制作用,而对照组却无相应作用。认为胡桃醌抑制血管新生的机制可能在于抑制内皮细胞的增殖和导致血管内皮细胞的凋亡[7]。

2. 其他药理作用

(1)对中枢神经系统的影响:研究发现核桃提取物在一定的剂量范围内可以提高发育期小鼠的神经递质,如 NO 的水平,具有改善小鼠学习与记忆的作用[8]。

(2)对生殖系统的影响:研究以枸杞子、核桃仁等原料制成的葆春精胶囊保健食品,能明显提高正常雄性小鼠的交配能力和精子数量。

(3)抗氧化作用:现代医学研究表明,核桃仁抗衰老作用可能与清除体内有害的自由基有关[9,10]。

【临床应用】

1. 治疗肿瘤　在我国东北民间广泛流传用山核桃树皮煮水喝治疗肿瘤和减轻肿瘤所致疼痛。在临床上亦有诸多应用。在河北省食管贲门癌高发区一涉县,用核桃楸树皮治疗食管贲门癌 120 例,对食管贲门癌早期、中期、晚期及术后患者的有效率分别为 76%、45%、17%、67%,综合有效率为 53%。对早中期食管贲门癌疗效显著,且在服用核桃楸树皮的过程中未发现任何副作用。北京军区总医院也将其广泛试用于多种肿瘤,认为其对食管癌、贲门癌等具有改善症状、减轻痛苦、增进食欲及镇痛、生血、保肝等作用,亦能使某些瘤体缩小或消失。河南安阳地区用其治疗食管癌、胃癌也取得了较好的疗效。哈尔滨医科大学附属第三医院结合胃癌的防治进行大量研究,证实核桃楸树皮糖膏可治疗多种消化道肿瘤,如胃癌、食管癌、结肠癌及肝癌等,具有改善血象及保肝消炎作用,并且有显著的镇痛作用[11]。

2. 治疗其他疾病

(1)对中枢神经系统的影响:核桃脂肪中含有 70.7% 的亚油酸和 12.4% 的亚麻酸,核桃中含有多种微量元素是大脑组织细胞结构脂肪的良好来源,特别是锌元素为组成脑垂体的关键成分之一。

(2)对生殖系统的影响:葆春精胶囊对于中老年人肾虚体弱和由各种原因引起的性功能减退,男性不育症状有一定的治疗价值[12]。

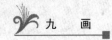

参考文献

[1] 季宇彬. 抗癌中药药理与应用. 哈尔滨:黑龙江科学技术出版社,2004:1168-1170.

[2] Zhi L,Schw J,Dong L,et al. Black raspberry extract and factions contain angiogenesis inhibitors. Journal of Agricultural and Food Chemistry,2005,53(10):3909-3915.

[3] 李肖玲,崔岚,祝德秋. 没食子酸生物学作用的研究进展. 中国药师,2004,7(10):767-769.

[4] 李文,侯华新,吴华慧,等. 没食子酸对卵巢癌 SKOV3 细胞的生长抑制作用及机制. 山东医药,2010,50(15):43-44.

[5] Veluri R,Rana P. Fractionation of grape seed extract and identification of gallic acid as one of the major active constituents causing growth inhibition and apoptotic death of DU145 human prostate carcinoma cells. Carcinogenesis,2006,27(7):1445-1453.

[6] Hsu C L,Lo W H,Yen G C. Gallic acid induces apoptosis in 3T3-L1 preadipocytes via a Fas-andmitochondrial-mediated pathway. J Agric Food Chem,2007,55(18):7359-7365.

[7] 杨森,周丽霞,陆莉,等. 胡桃醌抗肿瘤机制的研究进展. 吉林医药学院学报,2012,33(1):52-54.

[8] 孔凡真. 营养保健食品核桃. 中国食物与营养,2000,28(6):44-45.

[9] 孟浩,杭瑚. 核桃仁活性成分的提取及体外抗氧化活性的研究. 食品科学,2001,22(12):44-47.

[10] 陈勤,凤季芳. 西施口服液的制备工艺及营养成分分析. 基层中药杂志,1997,11(1):21-22.

[11] 孙桂君,苑淑莉. 青龙衣糖膏治疗浅表性胃炎疗效观察. 中医药学报,2002,30(3):16-17.

[12] 陈勤,陶夏平. 葆春精胶囊补肾壮阳的实验研究. 安徽大学学报,2004,28(3):66-69.

134. 荔 枝 草

【来源】唇形科鼠尾草属植物荔枝草 *Salvia plebeia* R. Br 的全草。

【性味与归经】苦、辛、凉。归肺、胃经。

【功能与主治】清热解毒,利尿消肿,凉血止血。用于扁桃体炎,肺结核咯血,支气管炎,腹水肿胀,肾炎水肿,崩漏,便血,血小板减少性紫癜;外用治痈肿,痔疮肿痛,乳腺炎,阴道炎。

【化学成分】全草含高车前苷(homoplantaginin)、粗毛豚草素(hispidulin)、原儿茶酸(3,4-dihydroxybenzoic acid)、楔叶泽兰素(eupafolin)即是尼泊尔黄酮素(nepidulin)、泽兰叶黄素(eupafolin)即是尼泊尔黄酮素(nepetin)、楔叶兰素-7-葡萄糖苷(eupafolin-7-glucoside)即是尼泊尔黄酮苷(nepitrin)、4-羟基苯基乳酸(4-hydroxyphenyllactic acid)、咖啡酸(caffeic acid)[1]。

【药理作用】

1. 抗肿瘤作用

(1)粗毛豚草素的抗肿瘤作用:粗毛豚草素为一种黄酮成分,该成分具有抗肿瘤作用[2,3]。粗毛豚草素在 $30\sim100\mu g/ml$ 剂量范围内对 Eea-109、KB、Cl-187 人肿瘤细胞体外试验均有抑制作用,且呈剂量依赖关系。体内试验表明,粗毛豚草素不同剂量对接种实体瘤 S180、肝癌 H22 细胞株的小鼠抑瘤率分别为 25.7%～67.7%和 33.8%～75.6%[4]。粗毛豚草素还能抑制人体鼻咽癌细胞的生长。已报道其对 DNA 合成有明显的抑制作用,其机制可能是 DNA 模板损伤型[5]。

(2)原儿茶酸的抗肿瘤作用:研究发现,原儿茶酸可作为许多化学致癌物的有效抑制剂。例如,二乙基亚硝基胺所致的肝癌,4-硝基喹啉-1-氧化物所致的口腔癌,dimethoxymethane 所致的结肠癌,N-甲基-亚硝基脲所致的胃癌,N-丁基-N-(4-羟基丁基)亚硝胺所致的膀胱癌等。

在原儿茶酸对 TPA 所致小鼠皮肤癌作用研究中,发现随着给药时机和给药剂量的不同,原儿茶酸可发挥不同的作用。TPA 处理前 30 分钟,0.016μmol/L 原儿茶酸预处理显著减少肿瘤的数量,而 1.6μmol/L 原儿茶酸预处理则明显增加肿瘤的数量;TPA 处理前 5 分钟,20μmol原儿茶酸预处理明显降低肿瘤的数量,而 TPA 处理前 3 小时,20μmol/L 原儿茶酸预处理则显著增加肿瘤的数量。进一步研究发现,单独应用 20μmol/L 原儿茶酸处理 3 小时能够增强小鼠皮肤的氧化应激(如谷胱甘肽的降低,H_2O_2 的升高等)[6]。原儿茶酸还可诱导人乳腺癌、肺癌、肝癌、胃癌、宫颈癌和前列腺癌等多种细胞的凋亡[7-10]。原儿茶酸可抑制小鼠 B16/F10 黑色素瘤细胞的转移和侵入,降低 MMP-2 的表达,升高 TIMP-2 活性,使 NF-κB 失活[11]。

(3)泽兰叶黄素的抗肿瘤作用:研究发现,泽兰叶黄素对体外培养的人胃腺癌 MK-1 细胞、人宫颈癌 HeLa 细胞和小鼠黑色素瘤 B16F10 细胞均显示增殖抑制作用,GI_{50} 分别为 12mg/ml、5mg/ml、5mg/ml。采用化学分析发现,其中含有泽兰叶黄素[12]。进一步研究发现,泽兰叶黄素可诱导 HeLa 细胞凋亡,并可激活 Caspase-3、Caspase-6、Caspase-7、Caspase-8、Caspase-9,降低线粒体膜电位,增加 Cyt-c 向胞浆质的释放。而 Caspase-8 是在细胞线粒体膜电位降低以及 Caspase-3、Caspase-9 激活后被激活的。同时,Caspase-3 抑制剂 Z-DEVD-FMK 以及 Bcl-2 过表达均可抑制泽兰叶黄素对 Caspase-8 的激活作用,提示泽兰叶黄素诱导 HeLa 细胞凋亡作用是通过 Caspase 依赖途径实现的,涉及 Bcl-2 依赖的线粒体膜电位降低所引发的 Caspases-3,Caspase-9,Caspase-8 的激活[13]。

2. 其他药理作用

(1)对呼吸系统的影响:实验对荔枝草进行了止咳及平喘方面的试验研究。结果发现,具有良好的祛痰作用,且有抗组胺作用,其机制可能作用于组胺受体[14]。

(2)抗病毒微生物作用

1)抗细菌作用:荔枝草水煎液对白色葡萄球菌、肺炎双球菌、甲型链球菌、金黄色葡萄球菌、痢疾杆菌、变形杆菌、铜绿假单胞菌有较好的抑制作用[15]。

2)抗病毒作用:荔枝草的全草粗提物对单纯疱疹病毒有体外抑制作用[16]。

(3)抗氧化作用:实验利用乙酸乙酯提取荔枝草,去溶剂,得原提物 3.0%,然后再分别用石油醚、乙醚、丙酮和乙醇依次溶解,各占原提物的 51.7%、32.6%、8.1%、3.7%。各组分均具有抗氧化活性,强度依次为:乙醚溶解部分＞原提物部分＞石油醚部分＞丙酮部分＞乙醇部分[17]。

【临床应用】

1. 治疗肿瘤　荔枝草含有多种黄酮类物质、挥发油、皂苷等有效成分,具有清热解毒、消痈肿、疗恶疮、止咯血的功效,故可用于肺癌的治疗。有报道珍珠草煎煮液治疗肺癌患者 16 例,取得了较满意的疗效[18]。

2. 治疗其他疾病　由于荔枝草的抑菌作用,能减少免疫复合物的形成,可用于急性肾炎血尿的治疗,且有效率高达 84.13%。另外荔枝草在治疗瘙痒性皮肤病以及痔疮方面也取得了较好的效果[19]。

参考文献

[1] 国家中医药管理局《中华本草》编委会. 中华本草. 上海:上海科学技术出版社,1999,6194-6195.

[2] 韩书亮. 大苞雪莲四种成分抗癌作用研究. 癌变·畸变·突变,1995,7(2):80-83.

[3] Seo J M,Kang H M,Son K H,et al. Antitumor activity of flavones isolated from Artemisia argyi. Planta

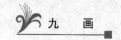

Med,2003;69(3):218-222.

[4] 谢文利,李宏捷,朱江. 粗毛豚草素的抗肿瘤活性研究. 中药药理与临床,2007,23(4):21-22.

[5] 季宇彬. 中药抗肿瘤有效成分药理与应用. 哈尔滨:黑龙江科学技术出版社,1998:281.

[6] Nakamura Y,Torikai K,Ohto Y,et al. A simple phenolic antioxidant protocatechuic acid enhances tumor promotion and oxidative stress in female ICR mouse skin:dose-and timing-dependent enhancement and involvement of bioactivation by tyrosinase. Carcinogenesis,2000,21(10):1899-1907.

[7] Yin M C,Lin C C,Wu H C,et al. Apoptotic effects of protocatechuic acid in human breast,lung,liver,cervix, and prostate cancer cells: potential mechanisms of action. J Agric Food Chem, 2009, 57 (14): 6468-6473.

[8] Kampa M,Alexaki V I,Notas G,et al. Antiproliferative and apoptotic effects of selective phenolic acids on T47D human breast cancer cells:potential mechanisms of action. Breast Cancer Res,2004,6(2):R63-74.

[9] Lin H H,Chen J H,Huang C C,et al. Apoptotic effect of 3,4-dihydroxybenzoic acid on human gastric carcinoma cells involving JNK/p38 MAPK signaling activation. Int J Cancer,2007,120(11):2306-2316.

[10] Yip E C,Chan A S,Pang H,et al. Protocatechuic acid induces cell death in HepG-2 hepatocellular carcinoma cells through a c-Jun N-terminal kinase-dependent mechanism. Cell Biol Toxicol, 2006, 22 (4): 293-302.

[11] Lin H H,Chen J H,Chou F P,et al. Protocatechuic acid inhibits cancer cell metastasis involving the down-regulation of Ras/Akt/NF-κB pathway and MMP-2 production by targeting RhoB activation. Br J Pharmacol,2011,162(1):237-254.

[12] Nagao T,Abe F,Kinjo J,et al. Antiproliferative constituents in plants 10. Flavones from the leaves of *Lantana montevidensis* Briq. and consideration of structure-activity relationship. Biol Pharm Bull,2002,25 (7):875-879.

[13] Chung KS,Choi JH,Baek NI,et al. Eupafolin,a flavonoid isolated from Artemisia princeps,induced apoptosis in human cervical adenocarcinoma HeLa cells. Mol Nutr Food Res,2010,54(9):1318-1328.

[14] 马瑜红,李玲,欧阳静萍,等. 荔枝草止咳祛痰平喘作用的实验研究. 医药论坛杂志,2008,29(7):22-24.

[15] 裴云萍,吴正红,方芸,等. 荔枝草及复方荔枝草提取液体外抑菌实验. 江苏药学与临床研究,2001,9(3): 6-7.

[16] 张梅,孙霞. 荔枝草治疗带状疱疹的临床研究. 中华医学实践杂志,2004,3(3):262-263.

[17] 翁新楚,谷利伟,董新伟,等. 荔枝草各组分的分离及其抗氧化活性的研究. 烟台大学学报,1998,11(4): 39-41.

[18] 李欣,隋秀竹. 蛤蟆草治疗肺癌的疗效观察. 中国民间疗法,2002,10(9):48-49.

[19] 张石磊. 中药荔枝草药理作用的研究进展. 甘肃畜牧兽医,2009,204(1):42-44.

135. 南 蛇 藤

【来源】卫矛科南蛇藤属植物南蛇藤 *Celastrus orbiculatus* Thunb.,其根、藤茎、果实等均可入药[1]。

【性味与归经】辛、温,苦。归肺、膀胱、大肠经。有毒。

【功能与主治】祛风除湿、通经止痛、活血解毒。主要用于治疗筋骨疼痛、腰腿痛、风湿性关节炎、闭经、痢疾、跌打损伤、痈肿疮疡等病症。

【化学成分】南蛇藤主要含有倍半萜和生物碱,还有三萜类、黄酮类、有机酸类、多元醇类、甾体类及鞣质,其中萜类、生物碱、黄酮类含量较高。从南蛇藤根中分离出南蛇藤素(celastrol),南蛇藤醇,雷公藤红素(tripterine)、扁蒴藤素(pristimerin)、12-羟基-8,11,13-松香烷三烯-7-酮(12-hydroxyl-8,11,13-abietanetriene-7-ketone)、β-香树醇酯(β-amyrin)和β-香树醇酯棕榈酸酯(β-amyrinpalmiate)。从南蛇藤茎的乙酸乙酯和乙醇提取物中分离的黄酮类化合物为(－)-表儿茶素、(＋)-儿茶素、(－)-epiafzelechin、3-苯甲酰基-5-β-D-葡萄糖、山奈酚(kaempferol)、槲皮素(quercetin)、异槲皮苷、山奈酚-7α-L-鼠李糖苷、山奈酚-3-β-D-葡萄糖-7α-L-鼠李糖苷、2,4,6-三甲氧基苯酚-1-O-β-D-葡萄糖苷、3-羟甲基呋喃葡萄糖苷(3-hydroxymethyl-β-D-glucofuranoside)、槲皮素-7-O-β-D-葡萄糖苷、大黄素-6-O-β-D-葡萄糖苷(emodin-6-O-β-D-glucoside)、3,4,5-三甲氧基苯酚-β-D-葡萄糖苷(3,4,5-trimethoxyphenyl-β-D-glucoside)、丁香酸葡萄糖苷(glucosyringic acid)、3,4-二甲氧基苯酚-(6-O-α-L-鼠李糖基)-β-D-葡萄糖苷[3,4-dimethoxyphenol-(6-O-α-L-rhamnosyl)-β-D-glucoside]、pumilaside A、3,4,5-三甲氧基苯酚-(6-O-α-L-鼠李糖基)-β-D-葡萄糖苷[3,4,5-trimethoxyphenol-(6-O-α-L-rhamnosyl)-β-D-glucoside]、(1S,2S,4R)-1,8-反式桉叶素-2-O-6-O-α-L-鼠李糖基-β-D-葡萄糖苷[(1S,2S,4R)-trans-1,8-cineole-2-O-6-O-α-L-rhamnosyl-β-D-glucoside]。还有棕榈酸(palmitic acid)、苯甲酸(benzoic acid)、对羟基苯甲酸(4-hydroxy benzaldehyde)、大子五层龙酸(salapermic acid)、水杨酸、香草酸(vanillic acid)、卫矛醇(dulcitol)、(5β,8α,9β,10α,16β)-16-hydroxykaurane-18-oic acid、β-胡萝卜苷(β-daucosterol)、β-谷甾醇、β-香树脂醇、β-香树脂醇棕榈酸酯、正三十烷醇乙酸酯(1-triacontanol acetate)、山海棠二萜内酯A[2-4]。

【药理作用】

1. 抗肿瘤作用

(1)南蛇藤素抗肿瘤作用:南蛇藤素对小鼠 S180 肉瘤生长有一定的抑制作用[5]。南蛇藤素对小鼠白血病细胞株 P388 和大鼠胶质瘤 C6 具有一定的抑制作用。

南蛇藤素对人肝癌 HepG-2、胃癌、结肠癌 HCT-8,鼻咽癌 KB 及其耐药株 KB-VIN,肺癌 A549,白血病细胞株 HL-60、前列腺癌 PC-3,卵巢癌 PTX10,宫颈癌 HeLa,黑色素瘤 A375-S2、胶质瘤 SHG-44 和 U251,神经胶质瘤 U87-MG,乳腺癌 MCF-7,人 T 淋巴细胞株 CEM-6T,人肥大细胞系 HMC-1 等细胞均具有杀伤能力[6-9]。研究证实,南蛇藤素抗肿瘤的作用机制很多。其芳香酮基上的 C_2 和 C_6 具有很强的亲核活性,可与蛋白酶体 β5 亚基上的苏氨酸 N 端的羟基形成共价键,从而抑制癌细胞的蛋白酶体糜蛋白样活性,诱导癌细胞凋亡、肿瘤坏死,是一种有效的天然蛋白酶抑制剂[10]。南蛇藤素能抑制 NF-κB 的活化,并阻止肿瘤坏死因子诱导的凋亡抑制因子(IAP1,IAP2,Bcl-2,Bcl-xL,C-FLIP)、增殖因子(Cyclin D1,COX-2)、浸润因子(MMP-9)等的表达,从而诱导肿瘤细胞凋亡[11]。诱导靶细胞 Fas 及 FasL 表达、继而启动相关胞内致死性信号转导通路,可能是南蛇藤素抗肿瘤作用的机制之一;抑制肿瘤细胞 NF-κB 信号通路可能是南蛇藤素抗肿瘤作用的另一作用机制[12]。南蛇藤素能显著抑制 K562 细胞增殖,通过活化 Caspase 途径诱导 K562 细胞凋亡。南蛇藤素诱导细胞凋亡过程中伴有 Akt 磷酸化水平的降低,参与 PI3K-Akt 抑制剂协同诱导 K562 细胞的凋亡[13]。南蛇藤素能够显著抑制抗前列腺癌 PCa 细胞的生长并诱导细胞凋亡,表明其具有抗前列腺癌作用。同时发现它能够降低 PCa 细胞中 SUMO 特异性蛋白酶 1(SUMO-specific protease 1,SENP1) mRNA水平,提示它可能通过 SENP1 相关信号通路达到抗前列腺癌作用[14]。南蛇藤素能降低 Bcl-2 及 XlAP 蛋白表达,促进了 Bax 及 Caspase-3 的表达以及 PARP 的剪切;南蛇藤素在诱导细胞周期调控蛋白 p21,p27 及 Cyclin B1 蛋白表达增加的同时抑制了 CDK2 蛋白的表达,从而影响 C6 胶质瘤细胞的凋亡及细胞周期阻滞[15]。南蛇藤素可抑制多发性骨髓瘤细胞株增殖,诱导其凋亡,此作用可能通过 Caspase-3 酶原活化途径而实现[16]。南蛇藤素浓度依赖性地

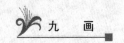

诱导人乳腺癌 MDA-MB-453 细胞发生凋亡,并且促进 Her-2 蛋白降解,并推测这可能与改变了 Her-2 蛋白在细胞中的定位有关[17]。南蛇藤素可明显抑制血管内皮细胞 ECV 的体外增殖,可抑制血管内皮细胞 ECV 的迁移和小管生成。南蛇藤素可抑制肿瘤血管的生成,其机制可能与下调 VEGF 和 bFGF 蛋白的表达相关[18,19]。

(2)扁蒴藤素抗肿瘤作用:扁蒴藤素可剂量、时间依赖性抑制人白血病 HL-60 细胞的生长[20,21]。

(3)南蛇藤总萜抗肿瘤作用:南蛇藤总萜可明显抑制荷肝癌 Hepal-6 小鼠移植瘤的生长,促进肿瘤细胞凋亡,下调移植瘤组织中 VEGF 和 bFGF 的表达[22,23]。南蛇藤总萜可以抑制肝癌 7721 细胞增殖,降低细胞的侵袭、黏附能力,其机制可能与下调 VEGF 和 MMP-2 的表达有关[24]。

(4)南蛇藤提取物抗肿瘤作用:南蛇藤乙酸乙酯、正丁醇提取物在 20mg/ml 时可明显抑制小鼠肉瘤 S180 和 Heps 移植性肝肿瘤的生长,与阴性对照组相比,有显著性差异($P<0.01$);并可提高小鼠血清 SOD 活性,降低 MDA 水平[25]。南蛇藤提取物含药血清能够有效地抑制小鼠肝癌 Hepal-6 细胞的增殖,并降低细胞 VEGF-C 的表达水平[26]。南蛇藤乙酸乙酯提取物(10mg/kg、20mg/kg、40mg/kg)有抑制小鼠肝癌 Hepal-6 肿瘤生长的作用,其机制可能与促进肿瘤细胞凋亡及抑制肿瘤血管生成有关[27]。南蛇藤可显著抑制小鼠肝癌 Hepal-6 肿瘤的生长,并诱导凋亡,抑制 VEGF mRNA 和蛋白质的表达,剂量依赖性的抑制原代培养的 HUVEC 细胞的生成。体内南蛇藤可明显减少 C57BL/6 小鼠实体瘤的体积和重量,降低肿瘤血管的发生[28]。南蛇藤(40mg/kg)对裸鼠原位人荧光蛋白肝癌移植瘤具有明显的抑制作用,疗效稍低于奥沙利铂。免疫组化和 RT-PCR 结果显示奥沙利铂和南蛇藤剂量组均显著抑制 VEGR 的表达[29,30]。

南蛇藤提取物能抑制 HepG-2 细胞增殖,呈剂量效应和时间效应关系,HepG-2 细胞停滞在 $G_0 \sim G_1$ 期,并产生细胞凋亡亚二倍峰,Caspase-3 活性增强[31]。南蛇藤提取物显著抑制人肝癌 HCCLM6 细胞的增殖,且具有剂量依赖性,通过线粒体途径诱导细胞凋亡,使 Bax 蛋白表达上调,Bcl-2 表达下调,细胞色素 C 释放,Caspase-3 活化和 PARP 聚合酶裂解。促进 MAPK 路径中 ERK、p38、JNK 蛋白激酶的活化,下调 Akt 磷酸化[32]。南蛇藤乙酸乙酯提取物含药血清能有效抑制人肝癌 SMMC-7721 细胞的增殖和迁移能力,并能促进细胞的同质黏附能力,抑制细胞与基底膜及与人脐静脉内皮细胞的异质黏附能力[33]。

不同浓度的南蛇藤乙酸乙酯和正丁醇提取物对人胃癌 SGC-7901 细胞和宫颈癌 HeLa 细胞的增殖均有一定的抑制作用,且呈剂量依赖性。诱导肿瘤细胞凋亡,p53 蛋白的表达增加[34,35]。南蛇藤乙酸乙酯提取物能够抑制鼠黑色素瘤 B16-BL6 细胞增殖,诱导其凋亡,呈剂量依赖性,并且与药物作用时间呈正相关[36]。

(5)逆转肿瘤多药耐药性:从南蛇藤根中分离出的倍半萜烯酯类和新的沉香呋喃类化合物,可逆转阿霉素和长春新碱耐药细胞株 KB-V1 的多重耐药性(multiple drug resistance,MDR),逆转机制可能与 C-1/C-2 或 C-1/C-15 位上取代基团的极性相关,极性越小越能增强与浆膜上的 P-gp 芳香残基的弱极性相互作用[37]。南蛇藤素对逆转 K562/A02 细胞的耐药性有一定的作用,其机制可能与下调 P-gp 表达有关[38]。

2. 其他药理作用

(1)对中枢神经系统的影响

1)神经保护作用:南蛇藤分离的(M)-bicelaphanol A 预处理可明显减轻 H_2O_2 诱导的人神

经母细胞瘤 SH-SY5Y 细胞的氧化损伤,使 ROS 水平降低,ATP 水平升高;明显升高 Akt 磷酸化水平,减轻线粒体功能障碍,活化 Akt 信号通路[39]。(M)-bicelaphanol A、(P)-bicelaphanol A 和 celaphanol A 对 H_2O_2 诱导的大鼠 PC-12 细胞也有显著的神经保护作用[40]。

2)镇静作用:南蛇藤果水煎剂具有镇静的作用[41]。

3)镇痛作用:南蛇藤甲醇、乙醇提取物能显著提高小鼠热板实验中的痛阈;减少醋酸致痛小鼠的扭体次数,其镇痛作用可能与阿片样受体的活化有关[42,43]。

(2)对心血管系统的影响

1)抗动脉硬化作用:南蛇藤素可能通过下调 *ApoE* 基因敲除小鼠主动脉壁中巨噬细胞移动抑制因子、MMP-9 表达,抑制炎症介质的释放,起到抑制动脉粥样硬化斑块形成和稳定斑块的作用[44,45]。南蛇藤素通过减少高脂饲养 *ApoE* 基因敲除小鼠粥样斑块内 CD40 配体的表达和巨噬细胞的聚集,抑制动脉粥样硬化斑块中炎症反应,而发挥稳定动脉粥样硬化斑块的作用[46]。

2)降血脂作用:南蛇藤总萜具有调节血脂、促进胆固醇转运到肝脏进行代谢、预防血管内皮损伤、改善肝细胞脂肪变性作用[47]。南蛇藤可降低高脂血症模型豚鼠血清中 TC、non-HDL-C、TG、ApoB100 和 ApoE 水平,升高血清 HDL-C 水平,上调 LDL 受体 LDL-R、SR-B1、CYP7A1 和 HMGCR mRNA 的表达;显著降低动脉管壁脂肪沉积,降低血浆中 CRP、IL-6 和 TNF-α 的水平,NO 水平升高,动脉管壁中 CD68 和活化的 NF-κB 65 蛋白的表达降低[48]。南蛇藤还可通过降低肝脂肪水平、抑制氧化损伤、降低肝中 NO 和 iNOS 水平有效地减轻高脂饮食诱导的豚鼠非酒精性脂肪肝。南蛇藤显著降低高脂饮食豚鼠血浆中 TC、游离胆固醇(free cholesterol,FC)、胆固醇酯(cholesterol ester,CE)和 TG 的水平,且呈剂量依赖性。上调胆固醇代谢中 CYP7A1 和 HMGCR mRNA 的表达,减轻氧化应激、降低 NO、iNOS 的水平[49]。

(3)抗菌作用:南蛇藤根皮提取物能抑制枯草杆菌、金黄色葡萄球菌、大肠杆菌,其中南蛇藤鞣质能明显抑制流感、副流感病毒[50]。南蛇藤乙酸乙酯提取物对幽门螺杆菌具有较强的体外抑菌活性[51]。南蛇藤果实的 3 种提取液对鳗弧菌、副溶血弧菌有不同程度的抑制作用,其中乙酸乙酯相提取液抑菌效果最佳,水相和乙醇相次之[52]。

(4)对免疫系统的影响:南蛇藤乙醇提取物可显著降低小鼠碳廓清指数($P<0.05$),对绵羊红细胞免疫小鼠溶血素抗体的生成有减少的趋势[53]。

(5)抗风湿性关节炎的作用:从南蛇藤根中分离的两种新成分 orbiculin H、orbiculin I 和已知的 6 种成分:南蛇藤素、celaphanol A、orbiculin A、orbiculin D、orbiculin E、orbiculin F,对被 NF-κB 转染的鼠巨噬细胞 264.7 和 NO 产物有抑制作用,其中南蛇藤素的抑制活性最强,它通过 NF-κB 途径抑制内皮细胞 L-1、VCAM-1、ICAM-1 等因子表达。在各种炎症性动物模型中,应用南蛇藤素可以降低血清的 IL-1、IL-2、IL-10、NO 水平[54,55]。南蛇藤乙醇提取物可减轻 Lewis 大鼠关节的损伤破坏程度,显著抑制佐剂性关节炎大鼠的原发和继发性炎症,阻止佐剂性关节炎大鼠的体重下降,减轻脾肿大和关节组织的病理损伤[56-58]。南蛇藤复方制剂治疗大鼠佐剂性关节炎有较好的效果,可能是通过降低血清 MMP-2、MMP-3、TNF-α 蛋白含量从而减轻或延缓关节损伤[59]。

(6)抗炎作用:扁蒴藤素在体内有明显的抗炎作用,肌注扁蒴藤素(1~4mg/kg)可明显抑制巴豆油致小鼠耳肿胀以及角叉菜胶致小鼠足肿胀,抗炎作用可能与其抑制 NO 生成、清除氧自由基、抗脂质过氧化、稳定溶酶体膜有关[60]。南蛇藤提取物能明显抑制二甲苯诱发的小鼠耳壳炎症、角叉菜胶诱发的小鼠足踝关节肿胀和醋酸导致小鼠腹腔毛细血管通透性的增加,以及大鼠棉球肉芽肿[42]。南蛇藤乙醇提取物对小鼠急性腹膜炎模型、小鼠背部气囊滑膜炎模型、大鼠足肿胀模型以及去双侧肾上腺大鼠足肿胀模型具有显著的抗炎作用,并推测其抗炎作用与兴奋下丘脑-垂体-肾上腺轴作用无关[61,62]。

(7)抗氧化作用:南蛇藤素抗氧化能力为维生素 E 的 15 倍。南蛇藤素可通过直接清除氧自由基而有效抑制线粒体内外的氧化反应,并可通过增加表面负电荷来避免对线粒体内膜造成损伤[63]。肌注扁蒴藤素($1\sim2mg/kg$)可有效抑制角叉菜胶所致腹膜炎模型大鼠腹腔白细胞、蛋白质渗出及 β-N-乙酰氨基葡萄糖苷酶释放,降低 NO 含量,抑制 MDA 生成,增强 SOD、CAT 活性[64]。

3. 毒性作用　南蛇藤醇提物的最大耐受量为 10.0g/kg,LD_{50} 为 38.17g/kg,95% 可信限为 $38.14\sim38.19$g/kg。在最大耐受量范围内灌胃给药对机体毒性较小,肝脏形态学和肝指数无明显变化。与对照组相比,5.0g/kg、10.0g/kg 组 ALT 升高显著($P<0.01$),10.0g/kg 组 AST 明显升高($P<0.01$)[65]。

【临床应用】

1. 治疗原发性血小板增多症　运用南蛇藤水煎剂成功治愈 1 例原发性血小板增多症患者[66]。

2. 治疗风湿、类风湿关节炎　运用南蛇藤水煎剂治疗风湿、类风湿关节炎 500 例,有效率均在 90% 以上[67]。南蛇藤煎剂治疗慢性风湿性关节炎 240 例,取得较好疗效,有效率达 95%[68]。

3. 治疗跟骨痛　运用南蛇藤治疗跟骨痛 56 例,有效率达 98.2%[69]。

4. 用作皮肤消毒剂　将南蛇藤制成 1:1 蒸馏液,代替 75% 酒精用作注射或新针时的皮肤消毒剂,经 5 万余人次的应用,无 1 例发生感染[70]。

参 考 文 献

[1] 郭荣群,黄晓玲,刘倩倩,等. 中药南蛇藤研究现状. 安徽农业科学,2009,37(20):9473-9475.

[2] 丁宗保,李强,佟丽,等. 南蛇藤提取物化学成分及药理作用研究进展. 中医药导报,2010,16(12):110-112.

[3] 昝珂,陈筱清,王强,等. 南蛇藤茎的化学成分研究. 中草药,2007,38(10):1455-1457.

[4] 张扬,许海燕,谭俊杰,等. 南蛇藤化学成分研究. 中国医药工业杂志,2010,41(11):823-826.

[5] 张丽娟,朱润庆,费雁,等. 南蛇藤素对肿瘤血管的抑制作用. 肿瘤防治研究,2005,32(11):719-720.

[6] Xu J,Guo Y Q,Li X,et al. Cytotoxic sesquiterpenoids from the ethanol extract of fruits of *Celastrus orbiculatus*. J Ethnopharmacol, 2008,117(1):175.

[7] Nagase M,Oto J,Sugiyarrm S,et al. Apoptosis induction in HL-60 cells and inhibition of topoisomerase II by triterpene Celastrol. Biosci Biotechnol Biochem,2003,6(7):1883-1887.

[8] 鲍一笑,张登海,张玲珍,等. 雷公藤红素诱导 CEM-6T 细胞凋亡的机制研究. 上海免疫学杂志,2003,23(3):187-189.

[9] 鲍一笑,张璐定,李莉,等. 雷公藤红素对 HMC-1 细胞凋亡相关基因表达的影响. 第二军医大学学报,2001,22(9):833-835.

[10] Yang H J,Chen D,Cindy Cui Q,et al. Celastrol,a triterpene extracted from the Chinese "Thunder of God Vine",is a potent proteasome inhibitor and suppresses human prostate cancer growth in nude mice. Cancer Res,2006,66(9):4758-4760.

[11] Sethi G, Ahn KS, Pander MK, et al. Celastrol, a novel triterpene potentiates TNF-induced apoptosis and suppresses invasion of tumor cells by inhibiting NF-kappaB-regulated gene products and TAK 1-mediated NF-kappaB activation. Blood, 2007, 109(7):2727-2735.

[12] 徐银海, 严杰. 雷公藤红素诱导人急性髓系白血病 HL-60 细胞凋亡及其机制研究. 浙江大学学报, 2008, 35(3):311-314.

[13] 王晓南, 吴青, 杨旭, 等. 雷公藤红素对白血病细胞 Akt 信号通路的影响及在细胞凋亡中的作用. 中国中西医结合杂志, 2011, 31(2):228-232.

[14] 周培, 乔小霞, 贺甜甜, 等. 雷公藤红素对人前列腺癌细胞凋亡及 SENP1 基因表达的影响. 现代肿瘤医学, 2011, 19(11):2153-2156.

[15] 边心超, 孟繁凯, 杨福伟, 等. 雷公藤红素对 C6 胶质瘤细胞凋亡及细胞周期阻滞的影响. 中华神经外科杂志, 2012, 28(3):291-294.

[16] 倪海雯, 乔小霞, 贺甜甜, 等. 雷公藤红素对多发性骨髓瘤细胞株 LP-1 凋亡的诱导作用. 安徽中医学院学报, 2012, 31(6):59-63.

[17] 闫燕艳, 符立梧. 雷公藤红素促进人类乳腺癌 MDA-MB-453 细胞 HER2 蛋白降解及诱导凋亡的机制. 中山大学学报(医学科学版), 2012, 33(4):471-475.

[18] 黄煜伦, 周幽心, 周岱, 等. 雷公藤红素抑制血管生成的实验研究. 中华肿瘤杂志, 2003, 25(5):429-432.

[19] 周幽心, 孙成法, 许期年, 等. 雷公藤红素抑制血管内皮细胞株增殖的体外研究. 实用癌症杂志, 2004, 19(6):564-566.

[20] 陈长瑞, 李文广, 吴勇杰, 等. 扁蒴藤素的抗氧化与抗肿瘤作用. 中药药理与临床, 2002, 18(5):20-21.

[21] Yang H J, Land I, Iwowar K R, et al. Pristimerin induces apoptosis by targeting the proteosome in prostatic cancer cells. J Cell Biochem, 2008, 10(3):234-239.

[22] 侯莹, 员林, 钱亚云, 等. 南蛇藤总萜抑制荷肝癌 HepA1-6 小鼠移植瘤的生长. 肿瘤, 2011, 31(11):999-1003.

[23] 侯莹, 聂春兰, 刘延庆. 南蛇藤总萜对 Hepa1-6 荷瘤小鼠 VEGF、CECs 的影响. 国际中医中药杂志, 2012, 34(4):324-326.

[24] 杨庆伟, 刘延庆, 刘丽, 等. 南蛇藤总萜提取物对肝癌 7721 细胞侵袭转移能力的影响. 中草药, 2009, 40(3):434-437.

[25] 张舰, 许运明, 王维民, 等. 南蛇藤提取物体内抗肿瘤作用的实验研究. 中国中药杂志, 2006, 31(18):1514-1516.

[26] 员林, 张华, 钱亚云, 等. 南蛇藤提取物含药血清对小鼠肝癌 Hepa1-6 细胞的增殖能力和 VEGF-c 表达水平的影响. 中国实验方剂学杂志, 2011, 17(11):157-160.

[27] 钱亚云, 侯莹, 张华, 等. 南蛇藤提取物对 Hepa1-6 荷瘤小鼠肝癌移植瘤及血管生成的影响. 中医杂志, 2011, 52(9):776-778.

[28] Qian Y Y, Zhang H, Hou Y, et al. *Celastrus orbiculatus* extract inhibits tumor angiogenesis by targeting vascular endothelial growth factor signaling pathway and shows potent antitumor activity in hepatocarcinomas *in Vitro* and *in Vivo*. Chin J Integr Med, 2012, 18(10):752-760.

[29] 汪茂荣, 张馨, 刘延庆. 南蛇藤乙酸乙酯提取物对荧光蛋白标记的 HepG2 细胞裸鼠移植瘤生长的抑制作用. 中华肝脏病杂志, 2012, 20(5):377-380.

[30] Wang M, Zhang X, Xiong X, et al. Efficacy of the Chinese traditional medicinal herb *Celastrus orbiculatus* Thunb on human hepatocellular carcinoma in an orthothopic fluorescent nude mouse model. Anticancer Res, 2012, 32(4):1213-1220.

[31] 熊熙, 汪茂荣. 南蛇藤乙酸乙酯提取物诱导 HepG2 细胞凋亡的实验研究. 实用肝脏病杂志, 2011, 14(4):249-252.

[32] Zhang H, Qian Y, Liu Y, et al. *Celastrus orbiculatus* extract induces mitochondrial-mediated apoptosis in

human hepatocellular carcinoma cells. J Tradit Chin Med,2012,32(4):621-626.

[33] 张华,员林,钱亚云,等.南蛇藤提取物含药血清对人肝癌 SMMC 7721 细胞增殖、迁移和黏附作用的影响.南京中医药大学学报,2011,27(1):44-48.

[34] 王维民,刘延庆,戴小军.南蛇藤提取物诱导 SGC-7901 胃癌细胞凋亡及其机制.中国生物制品学杂志,2010,23(2):154-156.

[35] 王维民,刘延庆,戴小军.南蛇藤提取物诱导宫颈癌 Hela 细胞凋亡.肿瘤学杂志,2009,15(11):985-987.

[36] 杨庆伟,刘延庆,戴小军,等.南蛇藤对鼠黑色素瘤 B16BL6 细胞增殖抑制及凋亡诱导作用研究.中药药理与临床,2008,24(3):61-63.

[37] Kim S E,Kim H S,Hong Y S,et al. Sesqueterpene esters from *Celastrus orbiculatus* and their structure-activity relationship on the modulation of multidrug resistance. J Nat Prod,1999,62(5):697-700.

[38] 胡婕,张茵,马保根.雷公藤红素逆转 K562/A02 细胞多药耐药的实验研究.实用癌症杂志,2011,26(3):226-229.

[39] Wang X J,Wang L Y,Fu Y,et al. Promising effects on ameliorating mitochondrial function and enhancing Akt signaling in SH-SY5Y cells by(M)-bicelaphanol A,a novel dimeric podocarpane type trinorditerpene isolated from *Celastrus orbiculatus*. Phytomedicine,2013,20(12):1064-1070.

[40] Wang L Y,Wu J,Yang Z,et al. (M)-and(P)-bicelaphanol A,dimeric trinorditerpenes with promising neuroprotective activity from *Celastrus orbiculatus*. J Nat Prod,2013,76(4):745-749.

[41] 罗垒,王元清,严建业.药用植物南蛇藤的应用及研究进展.中国中医药,2013,11(14):160-164.

[42] 唐丽香.福建穿山龙抗炎镇痛作用的实验研究.海峡药学,2000,12(3):38-40.

[43] Park H J,Cha D S,Jeon H. Antinociceptive and hypnotic properties of *Celastrus orbiculatus*. J Ethnopharmacol,2011,137(3):1240-1244.

[44] 李金平,程军,田卓,等.南蛇藤素对 ApoE 基因敲除小鼠主动脉壁 MIF 及 MMP-9 表达的影响.第三军医大学学报,2008,30(9):827-830.

[45] 程军,李金平,田卓,等.南蛇藤素对载脂蛋白 E 基因敲除小鼠主动脉壁 c 反应蛋白及组织因子表达的影响.中国动脉粥样硬化杂志,2008,16(5):341-344.

[46] 程军,李金平,田卓,等.南蛇藤素对 ApoE 基因敲除小鼠主动脉粥样硬化斑块内 CD40 配体表达、巨噬细胞和平滑肌细胞数量的影响.中国病理生理杂志,2009,25(3):601-603.

[47] 严艳,邱夏,刘国栋,等.南蛇藤总萜对高脂血症模型大鼠的试验研究.扬州大学学报(农业与生命科学版),2010,31(3):17-19.

[48] Zhang Y,Si Y,Yao S,et al. *Celastrus orbiculatus* Thunb. decreases athero-susceptibility in lipoproteins and the aorta of guinea pigs fed high fat diet. Lipids,2013,48(6):619-631.

[49] Zhang Y,Si Y,Zhai L,et al. *Celastrus orbiculatus* Thunb. ameliorates high-fat diet-induced non-alcoholic fatty liver disease in guinea pigs. Pharmazie,2013,68(10):850-854.

[50] 黄太康.现代本草纲目.北京:中国医药科技出版社,2001:1859-1860.

[51] 张舰,刘延庆,戴小军.南蛇藤组分对幽门螺杆菌的体外抑菌作用.河南中医,2008,28(12):23-25.

[52] 黄晓玲,刘倩倩,杨振美,等.南蛇藤果实提取液对弧菌的体外抑菌作用.北方园艺,2010,11:173-175.

[53] 杨蒙蒙,佟丽.南蛇藤乙醇提取物的免疫调节作用研究.中国药房,2010,21(31):2884-2885.

[54] 赵立珂,古洁若,余得恩.南蛇藤素和扁蒴藤素显著下调 HLA-B * 2705 启动子的活性.中国病理生理杂志,2009,25(10):2017-2021.

[55] Jin H Z,Hwang B Y,Kim H S,et al. Anti-inflammatory constituents *Celastrus orbiculatus* inhibit the NF-kappaB activition and NO production. J Nat Prod,2002,65(1):89-91.

[56] 肖长虹,顾为望,张嘉宁,等.南蛇藤提取物对类风湿关节炎滑膜增生和软骨侵蚀及降解作用的抑制.南方医科大学学报,2007,27(7):945-950.

[57] 佟丽,Kamal D M,陈育尧,等.南蛇藤提取物对 Lewis 大鼠佐剂性关节炎(AA)预防及治疗作用.中国免

疫学杂志,2008,24(5):421-423.

[58] 杨蒙蒙,佟丽,陈育尧.南蛇藤乙醇提取物对大鼠佐剂性关节炎的治疗作用实验研究.时珍国医国药,2008,19(12):2917-2918.

[59] 王德春,黄帅,项禹诚,等.南蛇藤复方制剂治疗大鼠佐剂性关节炎的研究.安徽医药,2012,16(11):1589-1591.

[60] 惠斌,吴勇杰,王鸿,等.扁蒴藤素对急性实验性炎症的作用及其机制研究.中国药理学通报,2003,19(6):656-659.

[61] 杨蒙蒙,佟丽,陈育尧.南蛇藤乙醇提取物抗炎镇痛作用的试验研究.中医药学刊,2005,23(1):51-52.

[62] 杨蒙蒙,佟丽,陈育尧.南蛇藤不同提取部位的抗炎作用试验研究.中药新药与临床药理,2004,15(4):341-243.

[63] 钟桂书,何渊明,廖勇梅,等.雷公藤、人参与芳维甲酸乙酯对培养光老化真皮成纤维细胞的影响.中国组织工程研究与临床康复,2010,14(2):266-270.

[64] Hwang B Y,Kin H S,Lee J H. Antioxidant benzoylated flavan-3-olglycoside from *Celastrus orbiculatus*. J Nat Prod,2001,64(1):82-84.

[65] 司艳红,周长香,郭云婷,等.南蛇藤醇提物毒性和安全性实验研究.泰山医学院学报,2013,34(6):405-407.

[66] 常玉荣,陈艳芳.一例原发性血小板增多症运用南蛇藤治疗的护理.桂林医学院学报,1997,10(4):542-543.

[67] 唐庆年,褐炳华.南蛇藤治疗风湿、类风湿性关节炎 500 例探讨.实用中药杂志,1998,14(3):20.

[68] 赵金华.南蛇藤煎剂治疗慢性风湿性关节炎 240 例.右江民族医学院学报,1999,21(2):326.

[69] 孟学文.南蛇藤治疗跟骨痛 56 例.中外健康文摘,2007,4(12):16.

[70] 包柏林.复方南蛇藤 1:3 服液的研究与临床疗效观察.华夏医学,1998,11(5):648.

136. 柘 树

【来源】桑科柘属植物柘树 *Cudrania tricuspidata*(Carr.)Bur. 的根、树皮或根皮(柘木白皮)、茎叶、果实等[1]。

【性味与归经】甘,温,无毒。归肝、脾经。

【功能与主治】化瘀止血、清肝明目、截疟。主治崩漏、飞丝入目、疟疾。

【化学成分】从柘树中分离得到的化学成分主要有氧杂蒽酮、黄酮、异黄酮、二苯酮,此外还有生物碱、木脂素、糖类等。分离出 30 余种氧杂蒽酮类化合物。黄酮类化合物为 6-异戊烯基-芹菜素(6-C-prenylapigenin)、8-异戊烯基-芹菜素(8-C-prenylapigein)、柚皮苷元(naringenin)、5,7,2′,4′-tetrahydroxy-flavanone、桂木生黄素(artocarpesin)、山奈酚(kaempferol)、柘树黄酮(cudraflavone)A、B、C、D,2,3-二氢山奈酚(2,3-dihydrokaempferol)、gericudranin A、gericudranin B、gericudranin C、槲皮素(quercetin)、香橙素(aromadendrin)、山奈酚-7-葡萄糖苷(kaempferol-7-glucoside)、山奈酚-3,7-二葡萄糖苷(kaempferol-3,7-diglucoside)、环桂木生黄素(cycloartocarpesin)、populnin、槲皮黄苷(quercimeritrin)、柘树二氢黄酮(cudraflavanone)A、刺桐叶碱(erythrinin)C、花旗松素(taxifolin)。异黄酮类有柘树异黄酮(cudraisoflavone)A、染料木素(genistein)、染料木素-5-甲醚(genistein-5-methylether)、香豌豆酚(orobol)、6-C-prenylorobol、gerontoisoflavone A、3′-O-methylorobol、gerontoisoflavone。还含有木脂素类丁香脂素、五味子素、联苯二辛烯类木脂素、gominsin A、H,β-谷甾醇、β-胡萝卜苷;脯氨酸、谷氨酸、精氨酸、丙氨酸、天冬氨酸;蔗糖、杂多糖,水苏碱、伞形花内酯、白藜芦醇、

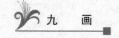

L-芳樟醇、石竹烯氧化物等[1]。

【药理作用】

1. 抗肿瘤作用

1)柘树黄酮抗肿瘤作用:柘树总黄酮和醇浸膏对小鼠 S180 及 U27 等瘤株的抑制率稳定在 30%～40%[1,2]。柘树黄酮对 B16 黑色素瘤小鼠移植瘤模型和 SKOV-3 卵巢癌裸鼠移植模型均有很好的抗肿瘤作用,高剂量组(250mg/kg)对肿瘤的抑制率分别为 50.54% 和 46.38%[3]。

从柘树中分离出的 5 个二氢黄酮醇类化合物(gericudranin A～E),对培养的人皮肤癌细胞(CRL1579、LOX-IMVI)、白血病细胞 MOLT-4F、结肠癌细胞 KM12 和肾癌细胞 UO-31 有细胞毒活性,其 ED_{50} 为 2.7～31.3μg/ml[1]。从柘树根皮中提取的黄酮类化合物 Cudraflavanone A 通过抑制 DNA 拓扑异构酶Ⅰ和蛋白激酶 C 的活性,从而诱导人白血病 U937 细胞凋亡。Cudraflavanone A 对 U937 的 IC_{50} 为 6μmol/L,抑制拓扑异构酶Ⅰ和蛋白激酶 C 的 IC_{50} 分别为 0.4mmol/L、150μmol/L,还可使 DNA 片段化[4]。柘树黄酮对人胃癌细胞 BGC-823、人肺癌细胞 A549 及小鼠淋巴细胞白血病细胞 L1210 较敏感,IC_{50} 分别为 6.11μg/ml、12.20μg/ml、12.73μg/ml,对其他 12 种细胞株的细胞毒作用较小。柘树黄酮与环磷酰胺、顺铂及氟尿嘧啶等化疗药物具有明显的协同作用[3]。柘树黄酮可引起人胃癌细胞凋亡,细胞凋亡率随着黄酮浓度的增高及作用时间的延长而增大,细胞凋亡的机制与 *Fas* 基因有关[5]。柘树黄酮对胃癌细胞 NKM 的大分子合成也有显著的影响[6]。从柘树根中分离出 8 个异戊二烯取代氧杂蒽酮,其中 4 个化合物对人的消化器官肿瘤细胞株(HCT-116、SMMC-7721、SGC-7901、BGC-823)有抑制作用,其 IC_{50} 值为 1.6～11.8μg/ml;3 个化合物对肿瘤细胞株(HCT-116、SMMC-7721、SGC-7901)有显著的细胞毒作用;3 个类黄酮成分没有明显的活性[7]。

2)柘树多糖的抗肿瘤作用:体内抑瘤实验发现 200mg/kg、400mg/kg、2000mg/kg 柘树多糖能明显抑制小鼠 S180 肿瘤的生长,抑制率分别为 55.2%、57.2%、44.7%[8]。

3)柘树提取物的抗肿瘤作用:柘木根水提液对 S180 荷瘤小鼠的肿瘤生长起到抑制作用。从柘树提取物中分离的乙酸乙酯部分对人白血病 HL-60 细胞有时效和量效的细胞毒活性,诱导细胞凋亡,使细胞 DNA 碎裂、形态改变、浓缩成碎片粒子[9]。

2. 其他药理作用

(1)对中枢神经系统的影响

1)对脑缺血再灌注的保护作用:柘树制剂对脑缺血再灌注损伤大鼠有保护作用[10]。

2)镇痛作用:柘树茎乙醇提取液灌胃给药对小鼠醋酸致痛扭体反应有极显著的抑制作用($P<0.01$),且能明显提高小鼠热板的痛阈值($P<0.05$)[11]。

(2)对内脏系统的影响

1)对心血管系统的影响:柘树水提物可使小鼠血浆中 NO 代谢物浓度和 NO/cGMP 比值明显下降,阻止 L-NAME 使收缩压持续升高并可使其恢复到正常水平;而且,还能够稳定血管的 NO/cGMP 值和血浆中 NO 代谢物浓度[12]。柘树根皮中提取的黄酮类化合物 cudraflavanone A 对血管成形术后动脉粥样硬化或再狭窄具有保护作用,通过 Akt 途径显著抑制 PDGG-BB 诱导的大鼠血管平滑肌细胞(vascular smooth muscle cells,VSMCs)的增殖,抑制 Akt 的活化,对 ERK1/2 和 PLCγ1 活性无影响[13]。cudraflavone B 抑制大鼠动脉血管平滑肌细胞的增殖和 DNA 合成,抑制[H]-thymidine 掺入到细胞 DNA 中,阻止细胞从 G_0/G_1 期向 S 期过渡,抑制 G_1～S 期 pRb 蛋白的过磷酸化,下调 Cyclins 和 CDKs 的表达,上调 p21 和 p27

蛋白的表达[14]。

2)保肝作用:柘树根皮中甲醇提取物分离出 3 个保肝药物 gerontoxanthone A、cudrafla-vone B、gericudranin E,保肝作用的 EC_{50} 为 125.9μmol/L±1.5μmol/L、37.39μmol/L±0.4μmol/L、39.87μmol/L±0.7μmol/L[15]。柘树根皮乙醇提取液的正丁醇、乙酸乙酯部分对 CCl_4 引起的急性肝损害具有明显的保肝作用,氯仿层则对半乳糖胺引起的肝损害改善作用显著[1]。

(3)抗病毒作用:柘树中提取的氧杂蒽酮对神经氨酸苷酶具有抑制作用[16]。柘树根的乙醇提取物有较好的抗结核作用[1]。

(4)对免疫系统的影响:柘树多糖和枸杞多糖对尾吊小鼠细胞免疫功能有一定的防护作用。柘树多糖能提高尾吊小鼠脾 T 淋巴细胞增殖及 IL-2 和 IFN-γ 分泌[17]。柘树多糖可增强小鼠 T、B 淋巴细胞的增殖活性,促进机体细胞和体液免疫应答;可显著增强小鼠腹腔巨噬细胞吞噬中性红的能力,进而增强非特异性免疫反应及免疫应答[18,19]。

(5)抗炎作用:柘树茎乙醇提取液对巴豆油引起的小鼠耳郭急性炎性肿胀和纸片埋藏引起的慢性肉芽肿均有极显著的抑制作用($P<0.01$)[11]。柘树茎 80% 甲醇水提物能够抑制 IFN-γ 和 LPS 激发 RAW264.7 巨噬细胞生成 NO,抑制 iNOS 和 COX-2 的活性,使 NF-κB 失活,减少 iNOS 的表达,降低 TNF-α、IL-1β 和 IL-6 的产生[20,21]。柘树可抑制尘螨诱发的过敏性皮炎样小鼠皮肤损伤的发展,减轻皮炎指数,抑制组织变化[22]。

(6)抗氧化作用:柘树提取物具有良好的清除自由基作用,其活性随浓度增大而增强[23]。柘树茎水提物的抗氧化作用比叶和根的水提物强。

【临床应用】

1. 治疗肿瘤　柘木糖浆作为胃癌化疗的辅助用药,治疗后生活质量得到明显提高(69.23%),临床症状有所改善(61.54%),对病人的细胞免疫功能有所保护,未发现严重不良反应[24]。柘木糖浆能明显地降低进展期胃肠道肿瘤手术后化疗病人的 CEA、CA50 和 CA199 等血清肿瘤标志物水平,且能减轻化疗药物对病人细胞免疫的抑制作用,改善病人的细胞免疫功能,使其在抗肿瘤效应中发挥着更重要的作用[25]。将柘木制成糖浆和注射剂,作为抗肿瘤辅助用药,用于治疗晚期消化道肿瘤,减轻化疗药物对免疫功能的抑制和损害,改善病人症状,提高患者的生活质量。已申请专利的抗癌中成药——生命之星,其原料药材中含有柘木。此中成药为纯中药制剂,未发现有严重的不良反应,对各种癌症均有较好的疗效,总有效率为 89.7%[1]。

2. 治疗骨折　以柘木为主要药材,做成外用膏剂,治疗稳定性骨折,效果显著[1]。

参 考 文 献

[1] 石磊. 柘树化学成分及药理作用的研究进展. 曲阜师范大学学报,2010,36(1):88-94.

[2] 张英慧,徐誉泰. 柘木根黄酮注射液对小鼠 S180 肿瘤的抑制作用. 佛山科学技术学院学报(自然科学版),2001,19(3):75-77.

[3] 张志,吴海健,皮恩浩,等. 柘树黄酮体内外抗肿瘤作用研究. 世界临床药物,2009,30(10):601-605.

[4] Rho Y H,Lee B W,Park K H,et al. Cudraflavanone A purified from *Cudrania tricuspidata* induces apoptotic cell death of human leukemia U937 cells,at least in part,through the inhibition of DNA topoisomerase I and protein kinase C activity. Anticancer Drugs, 2007,18(9):1023-1028.

[5] 张聪敏,萧丽. 对柘木黄酮引起细胞凋亡及其机制的初步研究. 漳州师范学院学报(自然科学版),2004,17(4):98-101.

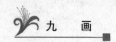

[6] 徐誉泰,张可炜.柘树黄酮对胃癌细胞株 NKM 大分子合成的影响.中医药学报,1998,26(5):47-48.

[7] Zou Y S,Hou A J,Zhu G F,et al. Cytotoxic isoprenylated xanthones from *Cudrania tricuspidata*. Biorg Med Chem,2004,12(8):1947-1953.

[8] 宫丽华,汪海霞,王先磊,等.柘木根多糖对小鼠腹腔巨噬细胞活性的影响及其抑瘤作用.山东中医药大学学报,2002,26(2):145-146.

[9] Seo W G,Pae H O,Oh G S,et al. Ethyl acetate extract of the stem bark of *Cudrania tricuspidata* induces apoptosis in human leukemia HL-60 cells. Am J Chin Med,2001,29(2):313,320.

[10] 孙琳,刘爱芬,李义召,等.脑缺血再灌注后热休克蛋白 70、c-fos 的表达及柘树制剂的神经保护作用.临床神经病学杂志,2005,18(5):354-356.

[11] 陈良儿,谢振家.柘树茎乙醇提取液的抗炎镇痛作用.南京军医学院学报,2002,24(1):11-13.

[12] Kang D G,Hur T Y,Lee G M,et al. Efects of *Cudrania tricuspidata* water extract on blood pressure and renal functions in NO-dependent hypertension. Life Sci,2002,70(22):2599-2609.

[13] Han H J,Kim T J,Jin Y R,et al. Cudraflavanone A,a flavonoid isolated from the root bark of *Cudrania tricuspidata*,inhibits vascular smooth muscle cell growth via an Akt-dependent pathway. Planta Med,2007,73(11):1163-1168.

[14] Kim T J,Han H J,Lim Y,et al. Antiproliferative action of cudraflavone B,isolated from *Cudrania tricuspidata*,through the downregulation of pRb phosphorylation in aortic smooth muscle cell proliferation signaling. J Cardiovasc Pharmacol,2009,53(4):341-348.

[15] An R B,Sohn D H,Kim Y C. Hepatoprotective compounds of the roots of *Cudrania tricuspidata* on tacrine-induced cytotoxicity in HepG2 cells. Biol Pharm Bull,2006,29(4):838-840.

[16] Ryu Y B,Curtis-Long M J,Lee J W,et al. Characteristic of neuraminidase inhibitory xanthones from *Cudrania tricuspidata*. Bioorg Med Chem,2009,17(7):2744-2750.

[17] 宋锦苹,张洪玉,曲丽娜,等.柘木多糖和枸杞多糖对尾吊小鼠免疫功能的防护效应.航天医学与医学工程,2007,20(6):402-405.

[18] 董国霞,陈靠山,石磊,等.柘树根多糖的体外免疫增强作用.现代免疫学,2005,25(3):247.

[19] Shi L,Fu Y. Isolation,purification,and immunomodulatory activity in vitro of three polysaccharides from roots of *Cudrania tricuspidata*. Acta Biochim Biophys Sin(Shanghai),2011,43(5):418-424.

[20] Yang G,Lee K,Lee M,et al. Inhibition of lipopolysaccharide-induced nitric oxide and prostaglandin E2 production by chloroform fraction of *Cudrania tricuspidata* in RAW 264.7 macrophages. BMC Complement Altern Med,2012,(12):250-256.

[21] Joo H Y,Lim K T. Glycoprotein isolated from *Cudrania tricuspidata* Bureau inhibits iNO and COX-2 expression through modulation of NF-κB in LPS-stimulated RAW 264.7cells. Environ Toxicol Pharmacol,2009,27(2):247-252.

[22] Lee H,Ha H,Lee J K,et al. The fruits of *Cudrania tricuspidata* suppress development of atopic dermatitis in NC/Nga mice. Phytother Res,2012,26(4):594-599.

[23] 张可炜,徐誉泰.银杏叶和柘树提取物的抗氧化作用.山东大学学报(自然科学版),2000,35(4):469-472.

[24] 丁红华,陈栋晖,等.柘木糖浆治疗胃癌疗效观察.中成药,2001,23(2):151-152.

[25] 杜卫东,沈达明,宋晓华,等.柘木糖浆对胃肠道肿瘤手术后化疗病人肿瘤标记物和细胞免疫的影响.临床医药杂志,2004,17(3):11-14.

137. 相 思 子

【来源】豆科植物相思子 *Abrus precatorius* L. 的种子。

【性味与归经】辛、甘、苦。入肾、脾、膀胱、心、小肠经。

【功能与主治】利水消肿、利湿退黄、解毒排脓、化痰、消食、下气、快膈、清热解毒、杀虫、抗癌。治胃癌、皮肤癌、风湿脚肿、咳嗽、麻疹、脸缘炎症、风痰发疟、闷热头痛、癣疥、痈疮湿疹、脱发、咽喉肿痛[1]。

【化学成分】相思子碱(abrine)、相思子灵(abraline)、下箴刺桐碱(hypaphorine)、N、N-二甲基色氨酸甲酯的甲阳离子(即下箴刺桐碱甲酯)(methyl ester of N、N-dimethyltryptophan methocation)、相思豆碱(precatorine)、胆碱(choline)、胡芦巴碱(trigonelline)、又含相思子毒蛋白(abrin)Ⅰ、Ⅱ、Ⅲ、相思子凝集素Ⅰ、Ⅱ(A.P.AⅠ、Ⅱ)、蓖麻毒蛋白(ricin)、相思子甾醇(abricin)、相思子甾酮知(abridin)、角鲨烯(squalene)、β-香树脂醇(β-amyrin)、环木菠萝烯酸(cycloartenol)、豆甾醇(stigmasterol)、β-谷甾醇(β-sitosterol)、胆甾醇(cholesterol)、菜油甾醇(campesterol)、5β-胆烷酸(5β-cholanic acid)、相思子酸(abrussic acid)、槐花二醇(sophoradiol)、槐花二醇-22-O-乙酸酯(sophoradiol-22-O-acetate)、常春藤皂苷元甲酯(hederagenin methyl ester)、槐花皂苷Ⅲ甲酯(kaikasaponin Ⅲ methyl ester)、相思子皂醇J(abrisapogenol J)、三甲基色氨酸(trimethyltryptophan)、相思子素(abrusin)、相思子素-2″-O-芹菜糖苷(abrusin-2″-O-apioside)、半乳糖(galactose)、阿拉伯糖(arabinose)、木糖(xylose)、多糖(polysaccharide)及黄酮类化合物、种子皮中含0.6%～0.8%没食子酸(gallic acid)、相思子苷(abranin)、木糖葡萄糖基飞燕草素(xyloglucosyl delphinidin)和对-香豆酰没食子酰基葡萄糖基飞燕草素(p-coumaroyl-galloyl-glucosyl-delphinidin)、种仁中还含有相思子黄酮(abrectorin)、去甲氧基矢车菊黄酮素-7-O-芸香糖苷(desmethoxycentaureidin-7-O-rutinoside)、木犀草素(luteolin)、荭草素(orientin)、异荭草素(isoorientin)、种子灰分中含铁(Fe)、铝(Al)、钙(Ca)、硅(Si)、镁(Mg)、硫酸盐(S_2O_4)及磷酸盐(P_3O_4)[2]。

【药理作用】

1. 抗肿瘤作用　相思子蛋白 P2 的抗肿瘤作用:研究相思子蛋白 P2 对小鼠黑色素瘤 B16 生长的抑制作用及作用机制。采用 MTT 法观察相思子蛋白 P2 对 B16 细胞增殖的抑制作用,流式细胞仪检测 B16 细胞周期和细胞凋亡的影响,JC-1 染色法检测相思子蛋白 P2 对 B16 细胞线粒体膜电位的影响;相思子蛋白 P2 50μg/kg、75μg/kg、100μg/kg 连续灌胃给药 10 天,观察对小鼠黑色素瘤 B16 移植性肿瘤生长的抑制作用。相思子蛋白 P2 对 B16 细胞具有显著的生长抑制作用,IC_{50} 为 $4.6×10^{-3}$ μg/ml,浓度为 1μg/ml 时抑制率可达 95.45%;流式细胞仪分析显示,相思子蛋白 P2 主要将细胞周期滞留在 S 期,阻断向 G_2/M 期发展,从而抑制肿瘤细胞增殖。相思子蛋白 P2 可明显诱导 B16 细胞凋亡。荧光显微镜检测结果显示相思子蛋白 P2 可显著降低 B16 细胞线粒体膜电位。相思子蛋白 P2 口服给药对小鼠 B16 移植性肿瘤生长有抑制作用,100μg/kg 抑瘤率达 53.75%,有明显剂量-效应依赖关系,且对胸腺和脾脏质量指数的影响较环磷酰胺小。相思子蛋白 P2 于体内外均可显著抑制 B16 细胞的生长,此作用与阻止肿瘤细胞增殖周期,降低线粒体膜电位,诱导细胞凋亡有关[3]。

研究相思子蛋白 P2 对肝癌细胞生长的抑制作用及机制。采用 MTT 法检测相思子蛋白 P2 对人肝癌 HepG-2 细胞增殖的抑制作用。流式细胞仪检测对 HepG-2 细胞周期和细胞凋亡的影响。TRAP-SYBR-Green 染色法检测相思子蛋白 P2 作用前后细胞端粒酶活性的改变。相思子蛋白 P2 50μg/kg、75μg/kg、100μg/kg 连续灌胃给药 10 天,观察对小鼠肝癌 H22 移植性肿瘤的生长抑制作用。小鼠口服给药急性毒性观察。相思子蛋白 P2 可明显抑制 HepG-2

细胞增殖,IC_{50} 值为 5.172×10^{-3} mg/L。在 $5 \times 10^{-5} \sim 1 \times 10^{-3}$ mg/L 剂量作用下,可引起 HepG-2 细胞凋亡。相思子蛋白 P2 主要将细胞周期滞留在 S 期,从而抑制肿瘤细胞增殖。同时可使细胞端粒酶活性明显降低,其下调端粒酶活性的作用随药物浓度的增加而明显增强。相思子蛋白 P2 对小鼠 H22 肝癌细胞生长有明显抑制作用,100μg/kg 抑瘤率达 62.47%,且对胸腺和脾脏指数的影响较环磷酰胺小。小鼠口服给药 LD_{50} 值为 6.77mg/kg。相思子蛋白 P2 体内外均可明显抑制肝癌细胞的生长,其抗肿瘤作用可能与下调细胞端粒酶活性、改变细胞周期分布,诱导细胞凋亡有关[4]。

研究相思子蛋白 P2 在小鼠体外和体内的抗肿瘤活性。采用 MTT 体外试验法检测相思子蛋白 P2 对体外多种人肿瘤细胞的生长抑制作用;体内抗肿瘤试验观察相思子蛋白 P2 对小鼠肿瘤的抑制作用及对体重,胸腺、脾脏指数的影响。结果显示相思子蛋白 P2 对人鼻咽癌细胞 CNE-2Z、人肺癌细胞 A-549、人口腔上皮细胞 KB、人胃癌细胞 BGC 均有较强的抑制作用。体内灌胃给予不同剂量的相思子蛋白 P2(0.05mg/kg、0.075mg/kg、0.1mg/kg),共 10 天,对小鼠肿瘤 Lewis、EMT6 均有较强的抑制作用,抑制率达 61.69%、49.6%,各给药组与空白对照组比较,差异均具有统计学意义($P < 0.01$),给药后小鼠体重及脏器指数与空白对照组比较稍低,但与阳性给药组比较对小鼠机体及免疫系统的损害小。相思子蛋白 P2 在体内体外均有较强的抗肿瘤作用[5]。

2. 其他药理作用　实验探讨了相思子碱的药理作用。相思子碱具有抗炎、免疫增强和抗肝损伤作用[6]。

3. 毒性作用　相思子蛋白是从豆科藤本植物相思子的种子中提取的一种剧毒性高分子蛋白毒素,其含量约占种子 2.8% ～3.0%。成年人摄入的致死剂量为 5.0～7.0μg/kg,其毒性强度是蓖麻毒素(小鼠 LD_{50} 3.0μg/kg)的 70 多倍,已被列为潜在的重要毒素战剂和生物恐怖病原物质之一[7]。

【药代动力学研究】相思子蛋白 P2 的药代动力学研究　研究相思子蛋白 P2 在小鼠体内的血药浓度和生物利用度,为发展相思子蛋白新型抗癌药打下基础。ICR 小鼠静脉(21μg/kg)和灌胃(87.5μg/kg、43.8μg/kg 和 21.9μg/kg)给予 ^{125}I-相思子蛋白 P2。给药后不同时间内取血,分离血浆,用放射性核素示踪法检测血浆中的放射性;然后采用三氯乙酸沉淀法检测沉淀中的放射性,PKS 软件分析房室模型和计算各种参数,并根据灌胃和静脉给药的药-时曲线下面积($AUC_{0\sim\infty}$)之比计算绝对生物利用度。相思子蛋白 P2 0.01～50μg/L 浓度范围内线性关系良好,样品在血浆中的回收率大于 85%,日内变异系数小于 5%。小鼠单次静脉注射 2.1μg/kg 相思子蛋白 P2 的药代动力学参数分别为吸收半衰期($T_{1/2Ka}$)0.46 小时、消除半衰期($t_{1/2Ke}$)8.63 小时、药-时曲线下面积($AUC_{0\sim\infty}$)为 16.84μg·h/L;小鼠单次灌胃给予剂量分别为 21.9μg/kg、43.8μg/kg、87.5μg/kg 的 ^{125}I 相思子蛋白 P2 后,吸收半衰期分别为 1.26 小时、1.15 小时、0.55 小时;消除半衰期分别为 46.21 小时、46.21 小时、46.19 小时,$AUC_{0\sim\infty}$ 分别为 41.42μgh/L、67.17μgh/L、119.27μgh/L。相思子蛋白 P2 的血药浓度数据拟合为二室模型,在低、中给药剂量范围内符合线性动力学规律。低、中、高剂量灌胃给药的绝对生物利用度分别为 24.6%、19.5%、16.7%[8]。

【临床应用】治疗肿瘤:用相思子蛋白的 A 链和针对人结肠癌抗原的 mAb(C27)组成免疫毒素 MAAC,不论在体外还是在体内 MAAC 都能特异性地杀伤人的结肠癌细胞 LS174T,而且 MAAC 毒性还表现出明显的选择性,对分泌癌胚抗原的人胚肾细胞的细胞毒性是不分泌该抗原的人胚肾细胞毒性的 16 倍。这对于术后恶性肿瘤转移的控制及微小转移灶的治疗很有意义。近来有文献报道,口服相思子蛋白对术后恶性肿瘤的转移也有抑制作用,相思子蛋白抑制小鼠癌转移的最小有效剂量为每天 1ng,最佳剂量为每天 2～5ng。随着对相思子研究的进一步深入,相思子资源将在医疗等领域得到更广泛的应用[9]。

参考文献

［1］季宇彬. 抗癌中药药理与应用. 哈尔滨:黑龙江科学技术出版社,2004:857-858.

［2］李良波,温秀萍,何翙,等. 相思子化学成分研究. 天然产物研究与开发,2012,24(10):1371-1373..

［3］秦丹丹,高南南,季宇彬. 相思子蛋白 P2 对 B16 黑色素瘤的抑制作用及机制研究. 中药药理与临床. 2011,27(6):22-26.

［4］秦丹丹,高南南,赵秀云,等. 相思子蛋白 P2 抗肝癌作用及对端粒酶活性影响. 中国药理学通报,2010,27 (12):1666-1671.

［5］赵秀云,季宇彬,高南南. 相思子毒素 P2 的体内外抗肿瘤作用研究. 黑龙江医药,2012,25(1):27-28.

［6］钟正贤,李燕婧,陈学芬. 相思子碱的药理作用研究. 中医药导报,2009,15(1):8-10.

［7］马惠海,罗胜军,王哲,等. 相思子毒素研究进展. 动物医学进展,2006,27(9):50-54.

［8］鹿晓晶,李丽琴,张瑞华,等. 125I-相思子毒素 P2 在小鼠体内的血药浓度及其生物利用度. 中国药理学通报,2010,26(12):1665-1669.

［9］李丽琴,郑晓军,陈乐贵,等. 相思子毒素的分子特点及其临床中的应用前景. 中国新药杂志,2002,11 (5):360-363.

138. 栀　　子

【来源】茜草科植物栀子 *Gardenia jasminoides* Ellis. 的干燥成熟果实。

【性味与归经】苦、寒。归心、肺、三焦经。

【功能与主治】泻火除烦,清热利尿,凉血解毒。用于治疗宫颈癌、肝癌、白血病、热病虚烦不眠、热病心烦、黄疸尿赤、血淋涩痛、血热吐衄、目赤肿痛、火毒疮疡、外治扭挫伤痛。焦栀子凉血止血。用于血热吐衄,尿血崩漏,另外也可治鼻咽癌、肺癌、舌癌、纵隔淋巴肉瘤、胃癌、膀胱癌、胆管腺癌、胆囊癌、黑色素瘤。

【化学成分】果实含环烯醚萜类成分:栀子苷(gardenoside)、都桷子苷(geniposide)、都桷子素龙胆双糖苷(genipin-1-gentiobioside)、山栀苷(shanzhiside)、栀子酮苷(gardo-side)、鸡屎藤苷甲酯(scandoside methyl ester)、都桷子苷酸(geniposidic acid)、去乙酰基车叶草苷酸 (deacetylasperulosidic acid)、去乙酰车叶草苷酸甲酯(methyl deacetylasperulosidate)、10-乙酰基都桷子苷(10-acetylgeniposide)、6″-对香豆酰基都桷子素龙胆双糖苷(6″-*p*-coumaroyl-genip-in-gentiobioside)。又含酸类成分:绿原酸(chlorogenic acid)、3,4-二-*O*-咖啡酰基奎宁酸(3,4-di-*O*-caffeoyl quinic acid)、3-*O*-咖啡酰基-4-*O*-芥子酰基奎宁酸 (3-*O*-caffeoyl-4-*O*-sinapoyl quinic acid)、3,5-二-*O*-咖啡酰基-4-*O*-(3-羟基-3-甲基)戊二酰基奎宁酸[3,5-di-*O*-caffeoyl-4-*O*-(3-hydroxy-3-methyl)glutaroylquinic acid]、3,4-二咖啡酰基-5-(3-羟基-3-甲基戊二酰基)奎宁酸[3,4-dicaffeoyl-5-(3-hydroxy-3-methyl glutaroyl)quinic acid]、藏红花酸(crocetin)、藏红花素(crocin)、熊果酸(ursolic acid)、藏红花素葡萄糖苷(crocin glucoside)等。还含黄酮类成分:芸香苷(rutin)以及 D-甘露醇(D-mannitol)、β-谷甾醇(β-sitosterol)、胆碱(choline)、二十九烷(nonacosane)、叶黄素(xanthophyll)等。果皮及种子中也含栀子苷、都桷子苷、都桷子苷酸、都桷子素龙胆双糖苷。花含三萜成分:栀子花酸(gradenlic acid)A、B 和栀子酸(gardenic acid)。

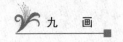

叶含栀子苷、都桷子苷、栀子醛(cerbinal)、二氢茉莉酮酸甲酯(methyl dihydrojasmonate)、柠檬烯(cinene)、芳樟醇(linalool)等。根茎含 D-甘露醇、齐墩果酸(oleanolic acid)、豆甾醇(stig-masterol)[1]。

【药理作用】

1. 抗肿瘤作用

(1)熊果酸的抗肿瘤作用:熊果酸对体外肝癌细胞培养具有非常显著的抑制率,能提高艾氏腹水癌小鼠的生命延长率。检测 $0\mu mol/L$、$10\mu mol/L$、$20\mu mol/L$、$30\mu mol/L$、$40\mu mol/L$ 熊果酸作用不同时间对 SGC-7901 细胞增殖的影响。结果表明,$20\sim40\mu mol/L$ 熊果酸可抑制 SGC-7901 细胞的增殖,并呈浓度和时间依赖性,作用 12 小时、24 小时、36 小时、48 小时的半数抑制浓度分别为 $(57.50\pm1.18)\mu mol/L$、$(4.28\pm2.05)\mu mol/L$、$(27.54\pm1.11)\mu mol/L$、$(24.83\pm1.02)\mu mol/L$;$20\sim40\mu mol/L$ 熊果酸作用 24 小时后,SGC-7901 细胞被阻滞于 G_0/G_1 期,细胞凋亡率分别为 $9.10\%\pm2.39\%$、$26.30\%\pm1.25\%$、$35.20\%\pm2.26\%$[2]。熊果酸能改善前列腺癌细胞对雄激素的反应性,对 LNCaP 和 DU145 两种前列腺癌细胞的生长呈剂量及时间依赖性抑制,$20\mu g/ml$ 浓度的熊果酸为有效抑制浓度,此浓度下 96 小时时抑制率近 50%(LNCaP)或大于 50%(DU145)[3]。

在抗妇科肿瘤方面,熊果酸能促进妇科肿瘤细胞子宫内膜癌细胞株、宫颈癌细胞株、卵巢癌细胞株、人绒癌 JAR 细胞株的凋亡[4]。探讨熊果酸对卵巢癌细胞株 SKOV3 及卵巢癌皮下移植瘤生长的抑制作用。结果表明,熊果酸对体外培养 SKOV3 细胞生长具有抑制作用,与顺铂联合应用使 SKOV3 细胞生长进一步受到抑制。体内实验表明,各治疗组肿瘤的生长明显受到抑制,而联合治疗组抗瘤作用进一步增强[5]。MTT 法测得熊果酸作用 B16 黑色素瘤细胞 12 小时、24 小时、48 小时的 IC_{50} 分别为 $58.05\mu mol/L$、$35.13\mu mol/L$、$12.17\mu mol/L$。熊果酸对 B16 细胞有较强的分化诱导作用,表现为熊果酸作用后,细胞形态发生明显变化,出现细胞核变小、规则,核质比变小,线粒体、粗面内质网等细胞器丰富等变化[6]。另外,熊果酸对小鼠 S180 肿瘤具有明显抑制生长作用,能抑制白血病细胞 HL-60、人红白血病细胞系细胞 K562 和人舌鳞肿瘤细胞 TSCCa 等细胞增殖,对 T 细胞淋巴瘤 Jurkat 具有明显的抗肿瘤活性。对白血病细胞 P388 和 L1210、人肺腺肿瘤细胞 A549 有显著的细胞毒作用,其 ED_{50} 均小于 $4mg/L$。熊果酸对肿瘤细胞 KB、人结肠肿瘤细胞 HCT-8、乳腺肿瘤细胞 MCF-7 和 CCRF-CEM 同样具有细胞毒作用[7]。

(2)栀子苷的抗肿瘤作用:栀子苷具有抗 B16 恶性黑色素瘤作用,可作为治疗恶性黑色素瘤的备选药物[8]。通过对阿霉素诱导 K562/ADM 细胞耐药模型研究发现,栀子苷可通过降低 K562/ADM 细胞 *mdr*-1 基因表达和提高 TopoⅡ的表达来逆转白血病细胞多药耐药[9]。栀子苷也可以预防肿瘤的发生,其机制可能是栀子苷提高 GST 和 GST-Px 活性,加速黄曲霉素 B1 的解毒代谢,使其毒性代谢产物黄曲霉毒素 M 产生减少,减少黄曲霉素 B1 诱导的 DNA 修补合成[10]。另有研究发现,栀子苷还可延长因光化学引起的肿瘤诱变时间[11]。

2. 其他药理作用

(1)对中枢神经系统的影响

1)镇静作用:栀子生品及各种炮制品(炒、焦、炭、烘、姜炙品等,下同)有较好的镇静作用[12]。

2)解热作用:栀子生品及各种炮制品,对发热有较好的解热作用[13]。

3)抗炎及对软组织损伤的作用:栀子乙酸乙酯提取物、90％甲醇提取物能明显抑制二甲苯引起的小鼠耳壳肿胀和甲醛引起的足跖肿胀,同时对小鼠、家兔软组织损伤均有显著的治疗作用[14]。

(2)对内脏系统的影响

1)对心血管系统的影响:对心脏功能的影响。离体鼠心灌流实验表明,栀子提取物能降低心肌收缩力[15]。

栀子具有降压作用。认为栀子的降血压作用部位在中枢,主要是加强延髓副交感中枢紧张度所致[16]。

栀子果实提取物在体外能增强纤维蛋白的溶解活性;对培养中牛动脉内皮细胞具有增殖作用[17]。

2)对消化系统的影响:栀子提取物对结扎总胆管的 AST 升高有明显的降低作用,能增加正常动物 Y 蛋白、Z 蛋白的量,但不能使由于结扎总胆管而减少的 Y 蛋白、Z 蛋白增加。实验初步认为,治疗急性黄疸性肝炎以生品为好[18]。

栀子具有利胆作用,栀子所含环烯醚萜类成分均有利胆作用,藏红花苷、藏红酸及格尼泊素均可使胆汁分泌量增加。京尼平苷是通过水解生成京尼平而发挥利胆作用的[19]。

对于离体肠管,京尼平对乙酰胆碱及毛果芸香碱所致的收缩呈弱拮抗作用。因此认为京尼平对胃的功能表现为抗胆碱性的抑制作用[20]。

观察栀子对大鼠实验性急性出血坏死性胰腺炎的防治作用。表明,栀子抗自由基产生与清除功能增强是防治急性胰腺炎的又一途径[21]。

(3)抗病毒微生物作用:栀子对金黄色葡萄球菌、溶血性链球菌、卡他球菌、霍乱杆菌、白喉杆菌、人型结核分枝杆菌等具有中等强度抗菌作用。

(4)对免疫系统的影响:当归栀子方对治疗贝赫切特综合征所表现的口腔黏膜病变和外生殖器溃疡有效,且抑制超敏性反应并对细胞免疫有抑制作用。

(5)对诱变剂诱变活性的影响:栀子及类缘物果实中含有的京尼平苷水解产物京尼平是迄今为止所研究的环烯醚萜苷中抑制诱变剂诱变活性最强的物质[22]。

3. 毒性作用 研究表明,栀子苷是栀子肝毒性的主要物质基础[23]。

【药代动力学研究】研究栀子苷经 4 种不同途径给药后在大鼠体内的药动学过程。分别灌胃(ig)、滴鼻(ns)、肌注(im)、尾静脉注射(iv)给予栀子苷 50mg/kg、8mg/kg、8mg/kg、8mg/kg,不同时间点眼眶取血。应用外标法和反相高效液相色谱法测定血浆中栀子苷的含量,应用 DAS 统计软件模拟计算,得出相应的药动学参数。灌胃及肌注给药符合一室模型,滴鼻给药符合二室模型,尾静脉注射给药符合三室模型。灌胃给药的 $t_{1/2}$,C_{max} 和 AUC 与其他方式相比,存在显著性差异。不同给药途径的绝对生物利用度分别为 $F(ig)=9.74\%$,$F(ns)=49.54\%$,$F(im)=72.69\%$。药动学参数及绝对生物利用度表明,栀子苷在 ig,ns,im 3 种给药途径的体内生物利用度为 im>ns>ig[24]。

【临床应用】

1. 治疗肿瘤 栀子苷治疗肿瘤:栀子苷能够抑制亚致死量强度的 X 射线的致癌变作用,能减少高强度有害的 X 射线对细胞的伤害。栀子苷预防肿瘤的机制可能是提高谷胱甘肽巯基转移酶活性,加速黄曲霉素 B1 的代谢使其毒性代谢产物黄曲霉毒素 M 产生减少。

2. 治疗其他疾病

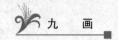

（1）治疗小儿发热：取生山栀 9g，研碎，然后浸入少量的 70％酒精或白酒中 30～60 分钟，取浸泡液与适量的面粉和匀，做成 4 个如 5 分镍币大小的面饼，临睡前贴压于患儿的涌泉穴（双），内关穴（双），外包纱布，再用胶布固定，次晨取下，以患儿皮肤呈青蓝色为佳。

（2）治疗食管炎和口疮：拟用栀子汤治疗食管炎伴口疮患者 1 名，服药 20 日后口疮治愈，食管炎自觉症状及腹痛消失。继续服用本方一段时间。胃内照相检查，示食管溃疡完全治愈[25]。

参 考 文 献

[1] 季宇彬. 抗癌中药药理与应用. 哈尔滨：黑龙江科学技术出版社，2004：1168-1170.

[2] 张奕颖，邓涛，胡志芳，等. 熊果酸抑制胃癌细胞 SGC-7901 增殖和诱导细胞凋亡的机制. 癌症，2006，25（4）：432-437.

[3] 闫天中. 前列腺癌雄激素非依赖的发生机制及熊果酸治疗作用的实验研究. 重庆：第三军医大学，2005，57.

[4] 孙雅楠，李桂荣. 熊果酸抗肿瘤机制及其在抗妇科恶性肿瘤中的研究进展. 中国综合临床，2010，26（8）：891-893.

[5] 于丽波，孙文洲，王晶，等. 熊果酸联合顺铂抑制卵巢癌生长的实验研究. 现代肿瘤医学，2009，17（8）：1410-1412.

[6] 向敏，王建梅，顾振纶. 熊果酸诱导 B16 黑色素瘤细胞分化作用的研究. 中国现代医学杂志，2008，18（16）：2315-2318.

[7] 司福亭，李婧婧，曾超，等. 熊果酸的抗肿瘤活性及作用机制研究进展. 化学与生物工程，2010，27（1）：9-12.

[8] 李雅琳，焦振山，张玉环，等. 栀子苷、黄芩苷、华蟾酥毒基对体外培养的 B16 恶性黑素瘤细胞细胞增殖的抑制作用. 中国中西医结合皮肤病学杂志，2007，6（4）：205-207.

[9] 乔高娟，李贵海，杨炜华. 中药提取物逆转 K562/ADM 细胞的耐药作用及其分子机制的探讨. 国际肿瘤学杂志，2009，36（6）：474-476.

[10] Wang S W，Lai C Y，Wang CJ. Inhibitory effect of geniposide on aflatoxin B1-induced DNA repair synthesis in primary cultured rat hepatocytes. Cancer Lett，1992，65（2）：133-137.

[11] Suzuki，Yasuhiro，Kondo. Antithromobotie effect of geniposide and genipin in the mouse thrombosis model. Plantamedica，2001，67（9）：807-810.

[12] 张学兰，孙秀梅，曲福生. 炮制对栀子部分药效的影响. 中药材，1994，17（4）：24-25.

[13] 张学兰，孙秀梅，牛序莉. 炮制对栀子部分成分及解热作用的影响. 中药材，1995，18（3）：136-137.

[14] 姚全胜，周国林，朱延勤，等. 栀子抗炎、治疗软组织损伤有效部位的筛选研究. 中国中药杂志，1991，16（8）：489-493.

[15] 阴健，郭力功. 中药现代研究及临床应用. 北京：学苑出版社，1993：471-472.

[16] 周邦清. 常用中药的抗菌作用及其测定方法. 重庆：科学技术出版社重庆分社，1987：188-189.

[17] 甘莘译. 栀子果实提取物对培养中血管内皮细胞的增殖作用. 中华血流学杂志，1990，11（9）：461-462.

[18] 张学兰，孙秀梅，刘玉荣. 栀子不同炮制品护肝作用比较研究. 中成药，1996，18（2）：18-19.

[19] 李月玺，王少杰，夏亚钦，等. 25 种中药对胆囊运动功能影响的 B 超观察. 中国中药杂志，1995，20（12）：754-756.

[20] 张学兰，孙秀梅，曲福生. 炮制对栀子部分药效的影响. 中药材，1994，17（4）：24-25.

[21] 贾玉杰，姜妙娜，裴德恺. 栀子对大鼠出血坏死性胰腺炎早期内脏血流的影响. 中国中药杂志，1993，18（7）：431-433.

[22] 郭霖，王桂云，王迪，等. 茜草科药用植物药理作用研究概述. 中医药信息，1994，11（1）：37-38.

[23] 刘国敏,郭素华,程维明.栀子的药理作用及其机制研究新进展.海峡药学,2008,20(11):8-11.
[24] 杨明,陈晓燕,张海燕,等.栀子苷4种不同给药途径的药动学研究.中国新药杂志,2010,19(9):746-754.
[25] 黄仕孙,吴曙粤.栀子的现代药理研究及临床应用概述.内科,2010,5(5):534-536.

139. 柠　　檬

【来源】芸香科柑橘属植物柠檬 *Citrus limon*(L.)Burm. f. 常绿小乔木[1]。

【性味与归经】平,酸、苦、凉,无毒。归脾、胃、肺经。

【功能与主治】止渴生津,化气和胃,祛湿安胎。主治咽痛口干,胃脘胀气,高血压,心肌梗死,不思饮食。

【化学成分】柠檬果皮含黄酮类化合物:芦丁(rutin)、柠檬素(diosmin)等;柠檬汁类黄酮化合物主要是黄酮糖苷(flavone glycoside)、橙皮苷(hesperidin)、圣草枸橼苷(eriocitrin)、黄酮糖苷香叶木苷(flavone glycoside diosmin);柠檬果肉中主要含有芳香类物质,如柠檬烯(limonene)、柠檬酸(citric acid)、苹果酸(malic acid)等。柠檬花、叶及果皮都含柠檬精油,是烯萜类的各种氧化衍生物,如醇、醛、酮、酯等类,其中以果皮含的右旋柠檬烯(d-limonene)最多,占油量中的90%,其次为柠檬油素(limettin)、甲基庚酮(methyl heptanone)、松油醇(terpineol)、γ-萜品烯(γ-terpinene)、β-蒎烯(β-pinene)、月桂烯(myrcene)、橙花醛(neral)和香叶醛(geranial)、香豆素(coumarin)等。种子含柠檬苦素(limonin)。柠檬还富含维生素C、糖类、钙、磷、铁、维生素 B_1、维生素 B_2、烟酸奎宁酸、柠檬酸、苹果酸、橙皮苷、柚皮苷、香豆精、高量钾元素和低量钠元素等[1]。

【药理作用】

1. 抗肿瘤作用

(1)柠檬油素的抗肿瘤作用:柠檬油素对7,12-二甲基苯并蒽所致大鼠乳腺瘤有较弱抑制作用。此外,柠檬油素对肺癌 PAa 细胞具有抑制作用,使肺癌 PAa 细胞形态发生明显变化,表现为凋亡小体增加、核分裂相减少,其可能通过抑制细胞 DNA 的合成发挥抗肿瘤作用。柠檬油素主要作用于 S 期和 G_2/M 期。其机制是在柠檬油素作用下细胞超微结构发生改变,使细胞微丝、微管明显减少,诱导微管解聚,使细胞停止分裂,从而达到抑制生长的目的[2]。

(2)柠檬苦素抗肿瘤作用:柠檬苦素体内外具有较强的抗癌作用。柠檬苦素和诺米林在苯并芘诱导的小鼠前期胃癌和肺癌中具有抑制肿瘤的活性,可以抑制由化学物质引起的肝癌、小肠癌、胃癌等癌症。多种类柠檬苦素在口腔癌模型试验中表现出较为明显的抑癌活性,如柠檬苦素、柠檬苦素 17-β-D 吡喃葡萄糖苷、诺米林、黄柏酮等。类柠檬苦素的抗癌作用部分原因是其可以引起谷胱甘肽-S-转移酶的变化。类柠檬苦素通过细胞周期循环的捕获和凋亡达到抑制肿瘤的效果[3,4]。

将类柠檬苦素(印楝素和印楝内酯)加入到叙利亚仓鼠的颊囊细胞中,研究发现,类柠檬苦素可以通过控制多种相关蛋白来诱导细胞周期循环捕获和凋亡。印楝素或印楝内酯上调了抑癌基因 $p53$,下调了 DNA 聚合酶 δ 的辅酶 PCNA 和谷胱甘肽转移酶,同时抑制并异位了 P50-P65 NF-κB 二聚体。印楝素或印楝内酯还可以通过线粒体途径来诱导细胞凋亡,如增加 Bax/Bcl-2 的比例,将线粒体中的细胞色素 c 释放到细胞质中以形成凋亡复合体。印楝素或印楝内酯还促进了生存蛋白向细胞核的转移,加强了其前凋亡信号的功能[5]。

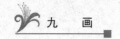

　　类柠檬苦素可以通过抑制原癌基因的活性和 DNA 氧化损伤、上调抗氧化剂和致癌物质解毒酶的表达，以及防止肿瘤细胞的扩散来达到抑制癌症的效果。类柠檬苦素可以降低癌活性标志基因（CYP1A1，CYP1B1）、癌细胞侵入相关基因（MMP-2，MMP-9）和血管生成相关基因（HIF-1α，VEGF）的表达。类柠檬苦素同时也抑制一相致癌物质激活酶的活性，以及诱导二相致癌物质清除酶的表达，这种早期对致癌物质的预防在化学防治癌症的研究中颇受青睐。另外，柠檬苦素对组蛋白去乙酰化酶-1（histone deacetylase-1，HDAC-1）的抑制，说明其可能在表观遗传学的层次上具有抑制癌症的效果[6]。

　　(3)右旋柠檬烯抗肿瘤作用：右旋柠檬烯在体内外具有显著的抗癌作用。动物实验证明右旋柠檬烯能抑制肝癌、肺腺瘤、乳腺癌、前胃肿瘤的发展。右旋柠檬烯通过增加细胞凋亡，减少癌症细胞 DNA 合成和鸟氨酸脱羧酶的活性来抑制胃癌的发展。右旋柠檬烯通过抑制细胞增殖、促进细胞凋亡以及阻塞致癌基因的表达抑制肝癌的形成[7]。在由 7,12-二甲基苯并蒽（DMBA）引发的以及 12-O-十四烷酰佛波醋酸酯-13（TPA）促进的小鼠皮肤肿瘤发展实验中，右旋柠檬烯可显著减少 TPA 诱发的小鼠皮肤肿瘤的水肿和增生，降低 COX-2 的表达和鸟氨酸脱羧酶的活性以及[^{3}H]胸腺嘧啶核苷掺入 DNA 的量（$P<0.01$）。在 Ⅱ 期皮肤肿瘤研究中，与 DMBA/TPA-处理过的鼠相比较，右旋柠檬烯显著降低了肿瘤负担（$P<0.05$）和肿瘤发生率[8]。

　　右旋柠檬烯可以引起人胃癌 MGC-803 细胞凋亡，且呈时间依赖性。右旋柠檬烯处理的细胞内 ROS 明显升高，Caspase-3 表达明显增加（$P<0.05$）[9]。右旋柠檬烯剂量依赖性的抑制结肠癌 LS174T 细胞的生存能力和诱导细胞凋亡，剂量依赖性的活化 Caspase-3、Caspase-9 和多聚 ADP-核糖聚合酶的分裂[10]。将右旋柠檬烯的挥发油制成乳剂，有剂量依赖性抑制结肠癌细胞增殖和诱导结肠癌细胞凋亡作用[11]。右旋柠檬烯能够诱导人白血病 HL-60 细胞凋亡，线粒体凋亡的激活可能是凋亡诱导的主要机制[12]。右旋柠檬烯可以引起细胞内活性氧的蓄积，线粒体膜电位的下降和 Caspase-8 活化。右旋柠檬烯诱导的 HL-60 细胞凋亡机制是通过活性氧非依赖的 Caspase-8 活化来实现的[13]。右旋柠檬烯提高紫杉萜抗前列腺癌细胞的抗肿瘤效果，对正常的前列腺上皮细胞没有毒性[14]。右旋柠檬烯对人膀胱癌 EJ 细胞具有显著的抑制作用，并呈一定的量效关系。能使 EJ 细胞停滞于 S 期，并能诱导细胞凋亡[15]。

　　2. 其他药理作用

　　(1)对中枢神经系统的影响

　　1)柠檬油素对中枢神经的影响：柠檬油素对小鼠中枢神经有显著抑制作用，对多种缺氧动物均有良好的保护效应，且能降低动物机体整体及组织耗氧量，这对机体是一种有益的应激效应，此种效应可有效的降低组织细胞的氧化过程。柠檬油素能抑制和降低电离辐射及化疗损伤的继发作用，从而降低射线和化疗对机体的损伤强度[2]。

　　2)柠檬苦素对中枢神经的影响：柠檬苦素类似物具有兴奋中枢神经的作用。类柠檬苦素对麻醉小鼠的催眠试验研究发现，类柠檬苦素可以延长 α-氯醛糖和乌拉坦导致的小鼠睡眠时间，其中诺米林具有明显的镇静作用。迷路和开阔法行为试验结果表明，从楝树叶中提取的类柠檬苦素有与地西泮相当的抗焦虑作用[3]。类柠檬苦素可以减弱谷氨酸盐引起的神经毒性，显著抑制谷氨酸盐诱导的 Ca^{2+} 增多，减少 NO 的过量生成以及细胞过氧化物的积累。同时，类柠檬苦素通过加强抗氧化防御系统降低氧化应激效果。类柠檬苦素可以恢复谷氨酸盐对线粒体膜电位的破坏[16]。

　　柠檬苦素还具有镇痛作用，可以显著降低小鼠甲醛试验中的疼痛效果，减少扭体次数[17]。

3)柠檬烯对中枢神经的影响:右旋柠檬烯具有镇静中枢神经的作用[18]。

(2)对内脏系统的影响

1)对心血管系统的影响

A. 柠檬油素对心血管系统的影响:柠檬油素对缺氧致死小鼠和常压缺氧小鼠有一定保护作用。柠檬油素能提高低压化学性缺氧小鼠的存活率,延长常压缺氧窒息及化学物所致组织缺氧小鼠的生存时间,增加离体鼠头的张口次数,且能降低整体小鼠及离体心肌的耗氧量[2]。柠檬油素还具有降血压作用。麻醉犬静脉注射柠檬油素 10mg/kg,血压降低 53.5%±15%,作用持续 20 分钟[2]。

B. 柠檬苦素对心血管系统的影响:柠檬苦素类似物具有明显的利尿、降低胆固醇、改善心脑血管循环、防止动脉粥样硬化等作用[19,20]。

2)对消化系统的影响:右旋柠檬烯具有抑制胃食管反流和促进胃肠健康蠕动、溶解胆结石等作用[18]。

(3)抗病原微生物作用

1)抗细菌作用:柠檬苦素具有一定的抑菌作用,对枯草芽胞杆菌和地衣芽胞杆菌有较强的抑制作用。柠檬苦素对细菌的抑制效果明显,抑菌的 pH 为酸性且热稳定性好[17]。

柠檬醛对革兰阳性与革兰阴性细菌均有非常好的抗菌活性[21,22]。柠檬醛具有较好的抗金黄色葡萄球菌的活性,而柠檬醛环氧衍生物的抗金黄色葡萄球菌活性与呋喃妥因相当,具有非常强烈的抗菌活性,在 5 种物质中活性最高[23]。柠檬醛对肠沙门菌、空肠弯曲菌、产单核细胞李斯特菌和幽门螺杆菌等也有较强的抑菌活性[24]。

2)抗病毒作用:柠檬苦素和诺米林能够抑制 HIV-1 病毒的复制,且具有剂量依赖性关系[25,26]。

3)抗真菌作用:柠檬苦素、柠檬苦素酸和柠檬苦素醇等类柠檬苦素对花生锈病菌 *Puccinia arachidis* 均有一定的抑制效果,其中,柠檬苦素的抑菌效果最强,诺米林酸最弱。柠檬苦素类似物对真菌的抑制效果明显,抑菌的 pH 为酸性且热稳定性好,系一较强的广谱性抗真菌药物[17]。柠檬醛对假丝酵母菌属有强烈的抑菌活性[27,28],对犬白念珠菌有较好的抑杀效果,其MIC 值为 31.25~62.5μg/ml。柠檬醛对意大利青霉菌、黑曲霉都有较好的抗菌活性[29]。

(4)驱虫作用:类柠檬苦素具有昆虫拒食作用。柠檬苦素、诺米林和黄柏酮等可有效地干扰棉铃虫和秋黏虫的生长。类柠檬苦素具有昆虫拒食和昆虫产卵抑制的特性,可以作为一种新型的杀虫剂和农药[30]。柠檬醛具有杀虫、驱避等作用。3.12μg/ml 柠檬醛在 24 小时内能使海兽胃线虫幼虫(*Anisakis simplex* S. 1. L3 larvae)的死亡率达到 100%[31]。在一种能干扰苹果小卷蛾正常交配的信息素中加入柠檬醛,制成混合制剂,该制剂能增强抑制小卷蛾交配的能力[32]。柠檬草精油具有良好的驱避埃及伊蚊的效果,而且 15% 的柠檬醛驱蚊效果类似于5% 的柠檬草精油,且柠檬醛显著的影响蚊子嗜血行为的激活和取向阶段[33,34]。

(5)抗炎作用:柠檬苦素显著抑制二甲苯致小鼠耳郭肿胀和角叉菜胶致大鼠足肿胀程度[3]。右旋柠檬烯具有抗炎作用,能减少 LPS-诱导的明显肺组织病理学改变,抑制支气管肺泡灌洗液(bronchoalveolar lavage fluid,BALF)中炎症细胞和促炎因子 TNF-α、IL-1β、IL-6 的表达[35]。柠檬醛与萘普生对老鼠的抗炎作用具有协同效应[36]。柠檬醛对巴豆油诱发的老鼠耳水肿具有强效抗炎活性[37]。

(6)抗氧化作用:柠檬苦素类具有较强的抗氧化活性和自由基清除能力,还能够防止低密度脂蛋白的氧化[38,39]。柠檬苦素和诺米林的抗氧化活性随柑橘组织和品种的不同而改变,柠檬苦素和诺米林的活性约是维生素 C 的 2.9～8.3 倍。柠檬苦素苷对超氧阴离子有清除作用[17]。

3. 毒性作用　D-柠檬烯对雄性、雌性小鼠的 LD_{50} 分别为 5.6g/kg、6.6g/kg 体重,对雄性、雌雄大鼠的 LD_{50} 分别为 4.4g/kg、5.1g/kg 体重[40]。

【药代动力学研究】

1. 柠檬苦素的药动学研究:大鼠静脉注射柠檬苦素后,血浆中药物浓度存在性别差异,雌性大鼠高于雄性大鼠。柠檬苦素灌胃和静脉注射药动学行为在大鼠体内均存在显著的性别差异[41]。

2. D-柠檬烯的药动学研究:大鼠口服和静注 D-柠檬烯后的浓度-时间曲线表明,它们极符合二室模型。静注后,药物以 $t_{1/2\alpha}$ 为 12.4 分钟在体内迅速分布,清除率较低,个体差异显著,$t_{1/2\beta}$ 为 280 分钟,20mg/L D-柠檬烯的血浆蛋白质结合率为 55.3%,药物在血浆和红细胞间的分配率为 1:1.19。实验结果表明,D-柠檬烯口服后被迅速吸收,并出现在血液中,平均 AUC,静注时为 5094μg·h/ml,口服时为 2190μg·h/ml,口服的生物利用度为 43.0%[42]。

【临床应用】

1. 治疗肿瘤　D-柠檬烯用于治疗多种癌症,如结肠癌、乳腺癌等效果显著[40]。柠檬苦素类化合物用于癌症的治疗,可以提高癌症病人的生活质量,降低癌症的死亡率[3]。

2. 治疗其他疾病

(1)治疗心血管疾病:柠檬苦素类化合物用于降低胆固醇[3]。

(2)治疗消化系统疾病:复方柠檬烯在临床上用于利胆、溶石、促进消化液分泌和排除肠内积气[40]。

(3)治疗糖尿病:柠檬辅助治疗糖尿病 25 例,有效 20 例,总有效率 80%。对合并症中高血压 12 例,高脂血症 12 例和心肌劳损 4 例均有明显改善、好转或血压、血脂接近正常。5 例有眼底病变者也随着糖尿病改善而有所减轻[43]。

(4)治疗先兆流产便秘:柠檬泡水饮用治疗先兆流产便秘的效果明显优于常规饮食治疗[44]。

参 考 文 献

[1] 刘义武,王碧. 柠檬营养成分与综合利用研究进展. 内江师范学院学报,2012,27(8):46-51.

[2] 季宇彬. 中药有效成分药理与应用. 北京:人民卫生出版社,2010,577-579.

[3] 夏菠,庞立,杨梦,等. 类柠檬苦素的生物活性研究进展. 农产品加工·学刊,2012,(2):44-47.

[4] Khan N,Afaq F,Mukhtar H. Cancer chemoprevention through dietary antioxidants:progress and promise. Antioxid Redox Signal,2008,10(3):475-510.

[5] Harish K G,Vidya P R,Vinothini. The neem limonoids azadirachtin and nimbolide inhibit cell proliferation and induce apoptosis in an animal model of oral oncogenesis. Invest New Drugs,2010,28(4):392-401.

[6] Priyadarsini R V,Manikandan P,Kumar G H. The neem limonoids azadirachtin and nimbolide inhibit hamster cheek pouch carcinogenesis by modulating xenobiotic-metabolizing enzymes,DNA damage,antioxidants,invasion and angiogenesis. Free Radic Res,2009,43(5):492-504.

[7] Sun J. D-Limonene:Safety and Clinical Applications. Ahem Med Rev,2007,12(3):259-264.

[8] Jamia H,Siddiqui M S,Athar M,et al. D-Limonene modulates inflammation,oxidative stress and Ras-ERK pathway to inhibit murine skin tumorigenesis. Hum Exp Toxicol,2012,31(8):798-811.

[9] 王玲,张秀珍. D-柠檬烯对人胃癌 MGC803 细胞株增殖和凋亡的影响. 生命科学仪器,2009,7(1):26-28.

[10] Jia S S, Xi G P, Zhang M, et al. Induction of apoptosis by D-limonene is mediated by inactivation of Akt in LS174T human colon cancer cells. Oncol Rep, 2013, 29(1): 349-354.

[11] Chidambara Murthy K N, Jayaprakasha G K, Patil B S. D-limonene rich volatile oil from blood oranges inhibits angiogenesis, metastasis and cell death in human colon cancer cells. Life Sci, 2012, 91(11-12): 429-439.

[12] 杨真, 纪军, 刁凤声. 右旋柠檬烯诱导人白血病细胞凋亡作用机制的初步探讨. 肿瘤, 2008, 28(11): 938-941.

[13] 王金香, 张玉祥. D-柠檬烯诱导白血病细胞凋亡的机制研究. 科技资讯, 2010, (5): 6-9.

[14] Rabi T, Bishayee A. D-Limonene sensitizes docetaxel-induced cytotoxicity in human prostate cancer cells: Generation of reactive oxygen species and induction of apoptosis. J Carcinog, 2009, (8): 1-9.

[15] 徐耀庭, 李劲松, 顾炜, 等. D-柠檬烯诱导人膀胱癌细胞周期阻滞及凋亡的研究. 中国医学工程, 2010, 18(3): 6-9.

[16] Yoon J S, Yang H, Kim S H. Limonoids from *Dictamnus dasycarpus* protect against glutamate-induced toxicity in primary cultured rat cortical cells. J Mol Neurosci, 2010, 42(1): 9-16.

[17] 董文博, 王雪莹, 杨洲. 柠檬苦素的性质及其生理功能的研究进展. 食品与发酵科技, 2012, 48(2): 1-4.

[18] 李思思, 王涛, 董志红, 等. 右旋柠檬烯的研究进展及其新型专利技术. 河南医学研究, 2013, 22(4): 636-638.

[19] Kurowska E M, Borradaile N M, Spence J D. Hypocholesterolemic effects of dietary citrus juices in rabbits. Nutr Res, 2000, 20(1): 121-129.

[20] Manners G D. Citrus limonoids: analysis, bioactivity, and biomedical prospects. J Agric Food Chem, 2007, 55(21): 8285-8294.

[21] 刘艳, 苏群, 陈尚钎, 等. 柠檬醛的生物活性研究进展. 江西林业科技, 2013, (1): 43-46.

[22] Somolinos M, Garcia D, Condon S, et al. Inactivation of *Escherichia coli* by citral. J Appl Microbiol, 2010, 108(6): 1928-1939.

[23] Saddiq A A, Khayyat S A. Chemical and antimicrobial studies of monoterpene: Citral. Pest Biochem Physiol, 2010, 98(1): 89-93.

[24] Friedman M, Henika P R, Mandrell R E. Bactericidal activities of plant essential oils and some of their isolated constituents against *Campylobacter jejuni*, *Escherichia coli*, *Listeria monoeytogenes*, and *Salmonella enteriea*. J Food Prot, 2002, 65(10): 1545-1560.

[25] Battinelli L, Mengoni F, Lichtner M. Effect of limonin and nomilin on HIV-1 replication on infected human mononuclear cells. Planta Med, 2003, 69(10): 910-913.

[26] Sunthitikawinsakul A, Kongkathip N, Kongkathip B. Anti-HIV-1 limonoid: first isolation from *Clausena excavate*. Phytother Res, 2003, 17(9): 1101-1103.

[27] Da Silva C, Guterres S S, Weisheimer V, et al. Antifungal activity of the lemongrass oil and citral against *Candida* spp. Braz J Infect Dis, 2008, 12(1): 63-66.

[28] Ferreira T M, Silva F, Teodoro G R, et al. Citral antifungal activity against *Candida* genus yeasts isolated from hospitalized patients. Revista do Instituto Adolfo Lutz, 2009, 68(1): 118-125.

[29] 朱敏, 章强强, 王侠生, 等. 23 种中草药及其 14 种单体抗马拉色菌体外药敏试验. 临床皮肤科杂志, 2003, 32(4): 193-195.

[30] Hafeez F, Akram W, Shaalan E. Mosquito larvicidal activity of citrus limonoids against *Aedes albopictus*. Parasitol Res, 2011, 109(1): 221-229.

[31] Hierro I, Valero A, Perez P, et al. Action of different monoterpenic compounds against *Anisakis simplex* s-l. L3 larvae. Phytomed, 2004, 11(1): 77-82.

[32] Kirehert J, Hapke C, Dickler E. Can additives to pheromone enhance their efficiency in mating disruption

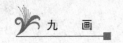

of *Codling moth*. Pheromones for Insect Control in Orchards and Vineyards &. IOBC wprs Bulletin,2001,
24(2):47-53.

[33] Oyedele A O,Gbolade A A,Sosan M B,et al. Formulation of an effective mosquito-repellent topical prod-
uct from lemongrass oil. Phytomed,2002,9(3):259-262.

[34] Hao H L,Wei J R,Dai J Q,et al. Host-seeking and blood-feeding behavior of *Aedes albopictus*(Diptera:
Culicidae)exposed to vapors of geraniol,citral,eitronellal,eugenol,or anisaldehyde. J Med Entomol,2008,
45(3):533-539.

[35] Chi G,Wei M,Xie X,et al. Suppression of MAPK and NF-κB pathways by limonene contributes to atten-
uation of hpopolysaccharide-induced inflammatory responses in acute lung injury. Inflammation,2013,36
(2):501-5ll.

[36] Ortiz M I,Gonzdlez-Garcfa M P,Ponce-Monter H A,et al. Synergistic effect of the interaction between
naproxen and citral on inammation in rats. Phytomed,2010,18(1):74-79.

[37] Lin C T,Chen C J,Lin T Y,et al. Anti-inammation activity of fruit essential oil from *Cinnamomum insu-
larimontanum Hayata*. Biores Tech,2008,99(18):8783-8787.

[38] Yu J,Wang L,Walzem R L,et al. Antioxidant activity of citrus limonoids,flavonoids,and couma-
rins. Agric Food Chem,2005(53):2009-2014.

[39] Poulose S M,Harris E D,Patil B S. Citrus limonoids induce apoptosis in human neuroblastoma cells and
have radical scavenging activity. J Nutr,2005,135(4):870-877.

[40] Sun. J D. D-Limonene:Safety and Clinical Applications. Alter Med,2007,12(3):259-264.

[41] 谢林,梁艳,刘晓东,等. 柠檬苦素在大鼠体内的药代动力学研究. 中国药理通讯,2004,21(3):43.

[42] 孔爱英. 用 GC-MS 法测定大鼠体内 d-柠檬烯的药代动力学. 国外医学. 药学分册,1999,26(3):187.

[43] 成秀莲. 柠檬治疗糖尿病 25 例疗效观察. 广东医学,2008,10(6):32-34.

[44] 施亦佳,金雅红,毛爱. 柠檬泡水饮用治疗先兆流产患者便秘的效果观察. 现代护理,2006,12(21):2015.

140. 树　舌

【来源】多孔菌科灵芝属真菌平盖灵芝 *Ganoderma applanatum*（Pers. Ex Wallr.）Pat 的
子实体[1]。

【性味与归经】苦,平。归心、脾、肝、肾经。

【功能与主治】抗癌,主治食管癌。

【化学成分】含麦角甾醇（ergosterol）、麦角甾-7,22-二烯-3-酮（ergosta-7,22-dien-3-one）、
麦角甾-7,22-二烯-3β-醇（ergosta-7,22-dien-3β-ol）、麦角甾-5,8,22-三烯-3β,15-二醇（ergosta-
5,8,22-trien-3β,15-diol）、麦角甾-7,22-三烯-3β-醇棕榈酸酯（ergosta-7,22-dien-3β-ylpalmi-
tate）、麦角甾醇过氧化物（ergosterol peroxide）、24-甲基胆甾烷-7,22-二烯-3β-醇（24-methyl-
cholesta-7,22-dien-3β-ol）、灵芝-22-烯酸（ganoderenic acid）A、F、G、灵芝-22-烯酸 H、I 甲酸
（methyl ganoderenic acid H,I）、7-表灵芝酸 A 甲酯（methyl-7-epiganoderate A）、呋喃灵芝酸
（furanoganoderic acid）、灵芝酸 A、P 甲酸（methyl ganoderate acid A、P）、树舌环氧酸（applan-
oxidic acid）A、B、C、D、赤杨烯酮（alnusenone）、无羁萜（friedelin）、无羁萜醇（friedelinol）、表无
羁萜醇（epifriedelinol）、D:B-弗瑞德齐墩果-5-烯-3-酮（D:B-friedoolean-5-en-3-one）（即是赤杨
烯酮）、色素葡萄糖 CF1、CF2、多糖和棕榈酸（palmitic acid）、亚油酸等脂肪酸[1]。

【药理作用】

1. 抗肿瘤作用　树舌多糖 GF 能提高荷瘤鼠外周血 CD4$^+$和 CD8$^+$ T 细胞的百分率,恢复

CD4$^+$/CD8$^+$T 细胞比值,通过增强 T 细胞免疫功能,达到抗肿瘤作用。树舌多糖 GF 能够活化巨噬细胞 MΦ 的吞噬率并使吞噬指数增加,活化的 MΦ 可选择性杀伤恶性细胞,其抗肿瘤作用主要归因于产生 TNF 而导致肿瘤细胞死亡,还可通过增强荷瘤动物机体非特异性免疫功能,抑制肿瘤生长。树舌多糖 GF 能显着提高荷瘤鼠血清 IL-2 水平,通过激活 CD4$^+$T 细胞,促进其释放 IL-2 而发挥细胞免疫功能,达到抗肿瘤的目的。树舌多糖 GF 能够增加脾脏重量,刺激脾细胞增殖且具有一定量效关系,经溶血空斑法检测出 GF 对产生 IgM 的抗体生成细胞数也有抑制作用[2-4]。

通过流式细胞仪对实体瘤制备成的细胞悬液分析,树舌多糖 GF 组与阴性对照组比较,凋亡峰明显增高,细胞凋亡率、S 期细胞数、G_2/M 细胞数均有显著差异,说明树舌多糖 GF 能够诱导细胞凋亡,并且能够使细胞阻滞于 S 期不进入 M 期[5]。

树舌多糖 GF 作用于人胃癌 SGC-7901 细胞 48h 后,癌细胞胞膜起泡、核固缩,有凋亡小体形成,对人胃癌细胞 SGC-7901 抑制率、凋亡率显著提高。说明树舌多糖 GF 可抑制人胃癌细胞 SGC-7901 活性,诱导其凋亡,对胃癌细胞 SGC-7901 增殖有显著的抑制作用[6]。

树舌多糖 GF 对荷瘤小鼠 H22 小鼠具有很强的抑瘤作用,能抑制 H22 细胞端粒酶的活性。用 ELISA 法检测端粒酶活性,结果表明,树舌多糖 GF 对肝癌 H22 小鼠抑瘤率可达42.25%,树舌多糖 GF 组合环磷酰胺组与阴性对照组相比较,端粒酶活性降低很多,具有显著差异($P<0.05$)[7]。

树舌多糖 GF 能使肝癌 H22 细胞 $p53$ 及 Rb 基因的表达上调。用 ELISA 法检测 $p53$ 基因及 Rb 基因用药前后表达的差异,结果显示,树舌多糖 GF 中 $p53$ 基因及 RB 基因的表达量均显著高于荷瘤组($P<0.01$)[8]。

树舌多糖 GF 可通过降低 C-myc mRNA 量及 C-myc 蛋白的表达,而抑制 HepA 瘤细胞的增殖。应用免疫组化和原位杂交方法检测小鼠 HepA 瘤细胞中 C-myc 基因的 mRNA 与蛋白表达情况,结果显示,与荷瘤组比较,树舌多糖组、猪苓多糖组中 C-myc 基因的 mRNA 与蛋白表达量均明显降低($P<0.01$),其中树舌多糖组与猪苓多糖组无显著性差异[9]。

树舌多糖可显著增强小鼠 HepA 瘤细胞血清 TNF-α 基因的转录水平而增加巨噬细胞释放血清 TNF-α。其作用机制是增强巨噬细胞识别功能,提高巨噬细胞的吞噬率和吞噬指数,并能通过增强 TNF 基因的转录而增加巨噬细胞释放血清 TNF,并增强血清 TNF 的活性[10]。

树舌多糖 GF 有阻碍小鼠 HepA 癌基因组 DNA 低甲基化的趋势,抑制癌基因的高表达,降低癌基因转化细胞的程度,促进细胞凋亡,使细胞周期阻滞于 S 期[11]。运用原位杂交法、SP 免疫组化染色技术及多媒体彩色病理图文分析系统测定 HepA 瘤细胞中 N-ras mRNA 量及 N-ras 蛋白的表达量,发现树舌多糖 GF 作用组中 N-ras mRNA 量及 N-ras 蛋白的表达量均显著低于荷瘤组。提示树舌多糖 GF 可能是通过抑制 N-ras 基因 mRNA 转录、N-ras 蛋白的表达等多重作用抑制 N-ras 基因发挥其癌基因的作用,从而达到抑制肿瘤细胞增殖,发挥其抗肿瘤的疗效[12]。

树舌多糖 GF 能使小鼠 HepA 瘤细胞中 C-myc 基因 mRNA 量和 C-myc 蛋白的表达量显著下降。说明抑制 C-myc 基因 mRNA 转录和 C-myc 蛋白表达是树舌多糖 GF 抑制肿瘤细胞增殖的一个作用途径。

用酶联免疫反应测定树舌多糖 GF 对作用小鼠 HepA 瘤前后 p53 多克隆抗体,检出结果显示,树舌多糖 GF 能使肿瘤组织中突变型 p53 含量明显减少,接近于空白对照组,这有两种可能:一种可能为树舌多糖 GF 直接作用于突变型 $p53$ 基因,使其表达减弱,使其产物量恢复

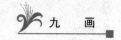

正常;第二种可能为树舌多糖 GF 作用于癌基因,通过癌基因间接影响 p53 基因表达,当使癌基因表达减弱时,p53 基因表达不再受其影响,恢复到正常表达状态[13]。

MDM-2 表达异常导致肿瘤发生的机制之一为抑制抑癌基因 p53 的功能,即 MDM-2 的基因产物能与野生型 p53 和突变型 p53 结合,并灭活野生型 p53。提示树舌多糖 GF 可以通过改变 MDM-2 的异常表达使 p53 蛋白得以释放,发挥正常抑制细胞转化的功能,从而抑制肿瘤的生长。树舌多糖 GF 能使在瘤组织中过量表达的 MDM-2 蛋白极显著的降低其表达[14,15]。

抑癌基因 Rb 在细胞核中以活化的脱磷酸化和失活的磷酸化形式存在,是 DNA 结合蛋白。活化的 Rb 蛋白对于细胞从 G_0/G_1 期进入 S 期有抑制作用,当 Rb 失活产生变异或不产生 Rb 蛋白,细胞会无限分裂,发生恶变。抑癌基因 p16 编码 p16 蛋白,是一种 CDK4 特异性相关蛋白,与 CDK4 形成特异性复合物抑制 D 型细胞周期蛋白依赖 CDK4 激酶活性。p16 的主要作用在于能够抑制 CDK4/CDK6 介导的 Rb 基因产物的磷酸化。当 p16 基因发生缺失、突变和转录与表达异常时,p16 蛋白合成障碍,不能抑制 Rb 蛋白的磷酸化,使细胞增殖失控恶变。实验表明,树舌多糖与不使用树舌多糖比较,小鼠 HepA 瘤细胞抑癌基因 p16、Rb 被激活,表达显著增强,共同作用可启动细胞周期的负反馈调节,从而阻止细胞从 G_1 期进入 S 期,抑制细胞增殖失控,起到抗肿瘤作用[16-18]。

SDS-PAGE 电泳图谱表明,树舌多糖 GF 可使分子量为 115kD 处条带恢复正常,提示树舌多糖 GF 可能作用于某抑癌基因表达的某个或某些环节,使此基因的表达增强。树舌多糖 GF 可使 HepA 瘤某些异常蛋白组分恢复正常,其不同分子量蛋白变化规律与相应基因活动具有平行性。通过 SDS-PAGE 电泳图谱的比较,正常组经分离得到 16 个蛋白质组分条带,肿瘤组得到 24 个蛋白质组分条带,树舌多糖组得到 18 个蛋白质组分条带。与正常组相比,肿瘤组有 3 个蛋白质组分条带表达下调,11 个蛋白质组分条带表达上调。树舌多糖 GF 注射液可以使肿瘤细胞 3 条表达下调的蛋白质组分条带和 8 条表达上调的蛋白质组分条带恢复至正常水平。可看出树舌多糖 GF 可使某些异常蛋白质组分恢复正常。进一步通过双向电泳 2D-PAGE 技术,对肿瘤组与树舌组的可溶性蛋白双向电泳图谱分析可发现:小鼠 HepA 瘤细胞的可溶性蛋白质组分表达状态与正常肝脏细胞有异,树舌多糖可以影响 HepA 瘤细胞多种可溶性蛋白的表达,对 HepA 瘤细胞可溶性蛋白质组有着质和量的影响;在可溶性蛋白的双向电泳中,运用 PDQuest 软件对扫描后的给药组和肿瘤组双向电泳凝胶进行处理,经斑点检测、匹配和量化,肿瘤组分离得到 101 个蛋白质点,树舌多糖 GF 组分离得到 85 个蛋白质点。仅在肿瘤组出现的蛋白质点有 54 个,仅在树舌多糖组出现的蛋白质点有 38 个,肿瘤组和树舌多糖组共有的蛋白质点中表达量相差两倍以上的点有 14 个。用斑点印迹法(Dot Blot)和 Western Blot 对其中一个清晰可辨的差异蛋白质点进行分析,证实了这个差异蛋白点是抑癌基因 PTEN 的产物。这提示着树舌多糖 GF 可显著增强 HepA 瘤细胞可溶性蛋白之一抑癌基因 PETN 的表达。在蛋白质组水平上,可以看出树舌多糖 GF 的抗作用肿瘤可能与其下调癌基因的表达和上调抑癌基因的表达有关[19,20]。

树舌多糖 GF 注射液在环磷酰胺抑制肿瘤的同时具有增效减毒的作用。树舌多糖 GF 与环磷酰胺联合使用时,根据抑瘤率计算出的 q 值为 0.92(大于 0.85 但小于 1.25,表明两药合用时有相加作用),提示树舌多糖 GF 能提高环磷酰胺的抑瘤结果。在减少环磷酰胺常规用量 50% 与树舌多糖 GF 合用时,瘤组织在形态学上修复性变化明显,癌组织疏松,大部分癌细胞坏死,结构模糊,核分裂相减少,并有脂肪充填,纤维组织增生等修复现象[21-23]。

2. 其他药理作用

（1）微生态调节作用：复方树舌液作为益生元对小鼠肠道菌群失调具有调节作用[24]。

（2）抗氧化作用：用树舌的深层发酵法获得胞外富锌多糖，胞外富锌多糖抗氧化活性与多糖浓度呈显著的量效关系[25]。树舌胞内多糖具有抗氧化方面的应用开发前景[26]。

（3）抗炎作用：树舌胞内多糖高、中、低剂量可显著抑制角叉菜胶致小鼠足肿胀，具有良好的抗炎作用[27]。

参考文献

[1] 南京中医药大学. 中药大辞典. 第 2 版. 上海：上海科学技术出版社，2005：2269-2270.

[2] 曹艳菲，宋高臣，刘欣，等. 树舌多糖 GF 抗肿瘤的研究进展. 牡丹江医学院学报，2007，28(3)：69-72.

[3] 于英君，刘丽波，何维. 树舌多糖 GF 免疫调节作用研究. 中医药信息，1999，2：64.

[4] 管宇，于英君. 树舌多糖 GF 注射液对 HepA 荷瘤鼠 T 细胞亚群白介素-2 及巨噬细胞吞噬功能的影响. 药物研究，2005，32(3)：31-32.

[5] 于英君，孙玺媛. 树舌多糖对 HepA 瘤小鼠癌细胞凋亡影响的初探. 中医药学报，2003，5：34.

[6] 潘洪明，张可勇，李荣辉. 树舌多糖 GF 对人胃癌细胞 SGC-7901 增殖影响. 齐齐哈尔医学院学报，2007，28(15)：1086-1087.

[7] 于英君，史海蛟，于水兰. 树舌多糖 GF 对荷瘤小鼠 H22 细胞端粒酶活性的影响. 中医药信息，2010，27(4)：35-36.

[8] 于英君，王丽娜，于水澜. 树舌多糖 GF 对小鼠肝癌 H22 细胞 P53 及 RB 基因的影响. 中医药学报，2011，39(5)：24-25.

[9] 宋高臣，曾惜秋，于水澜，等. 树舌多糖 GF 对 HepA 瘤细胞 C-myc 基因表达的影响. 中医药学报，2011，39(4)：36-38.

[10] 张庆梅，潘洪明，于英君. 树舌多糖 GF 对小鼠 HepA 瘤 TNF-α 含量的影响. 中医药学刊，2003，21(6)：913.

[11] 宋高臣，孙玺媛，于英君. 树舌多糖对小鼠 HepA 瘤基因组 DNA 甲基化影响的实验研究. 中国优生与遗传杂志，2005，13(1)：51-52.

[12] 杨晶凡，刘丽波，于英君. 树舌多糖对 HepA 瘤细胞 Ras 蛋白表达的影响. 中国药学刊，2003，21(11)：1831-1832.

[13] 孙力，杨晶凡，于英君. 树舌多糖对 HepA 瘤细胞 C-myc 蛋白表达的影响. 中国中医药科技，2004，11(3)：137.

[14] 张庆梅，于英君. 树舌多糖对 HepA 癌细胞 p53 基因表达的影响. 中医药学报，2002，2(30)：1.

[15] 于赫，于英君. 树舌多糖对 HepA 瘤细胞 MDM-2 基因表达的影响研究. 中医药学刊，2005，23(2)：283-284.

[16] 潘洪明. 树舌多糖对 HepA 瘤细胞 p16 基因表达的影响. 中医药学刊，2002，2(21)：1.

[17] 王玉，潘洪明，刘枫. 树舌多糖对 HepA 瘤小鼠骨髓细胞染色体 SCE 影响的研究. 中国优生与遗传杂志，2002，10(3)：42.

[18] 潘洪明. 树舌多糖对小鼠 HepA 癌细胞 Rb 基因表达的影响. 中医学学刊，2002，4(20)：4.

[19] 刘欣，李丽阳，曹艳菲，等. 树舌多糖 GF 注射液对小鼠 HepA 瘤细胞可溶性蛋白质组影响的实验研究. 中医药学报，2007，35(1)：25-26.

[20] 于水澜，宋高臣，于英君. 双向电泳法分析树舌多糖 GF 对小鼠 HepA 癌细胞可溶性蛋白质组表达的影响. 成都中医药大学学报，2009，32(1)：69-72.

[21] 于英君，李丽阳. 树舌多糖 GF 注射液对环磷酰胺增效减毒作用的实验研究. 齐齐哈尔医学院学报，2004，25(10)：25-27.

[22] 宋高臣,于英君.树舌多糖 GF 注射液与环磷酰胺联合抗肿瘤作用的实验研究.中医药信息,2004,21(6):25.

[23] 宋高臣,于英君,管宇,等.树舌多糖 GF 注射液对化疗药物增效减毒作用及其机制研究.中国老年学杂志,2005,25(4):424-425.

[24] 黄列,王春敏,代月,等.复方树舌液对肠道微生态失调小鼠的调节作用.中国微生态学杂志,2010,22(6):518-519.

[25] 李正鹏,吴萍,孙玉军,等.树舌胞外富锌多糖体外抗氧化活性研究.热带作物学报,2012,33(5):890-893.

[26] 李正鹏,吴萍,吴苏青.树舌胞内多糖抗氧化活性的研究.食品工业科技,2010,31(6):108-110.

[27] 张凌凌,潘景芝,张文婷,等.树舌胞内粗多糖的提取及其抗炎活性研究.菌物研究,2010,8(2):85-89,102.

141. 厚　朴

【来源】 木兰科植物厚朴 *Magnolia officinalis* Rehd. et Wils 及凹叶厚朴 *Magnolia officinalis* Rehd. et Wils. var. *biloba* Rehd. et Wils 干燥干皮、根皮及枝皮[1]。

【性味与归经】 温,辛、苦;归脾、胃、肺、大肠经。

【功能与主治】 燥湿消痰、下气除满。用于湿滞伤中、脘痞吐泻、食积气滞、腹胀便秘、胸满喘咳。

【化学成分】 厚朴含厚朴酚(magnolol)、异厚朴酚(isomagnolol)、和厚朴酚(honokiol)、四氢厚朴酚(tetrahydromagnolol)、龙脑基厚朴酚(bornylmagnolol)、辣薄荷基厚朴酚(piperitylmagnolol)、辣薄荷基和厚朴酚(piperitylhonokiol)、二辣薄荷基厚朴酚(dipiperitylmagnolol)、厚朴三醇(magnatriol)、厚朴醛(magnal-dehyde)B、C、D、E,厚朴木脂素(magnolignan)A、B、C、D、E、F、G、H、I,丁香脂素(syringaresinol)、丁香脂素 4′-*O*-β-葡萄吡喃糖苷(syringapeside 4′-*O*-β-D-glucopyranoside)、6′-*O*-甲基和厚朴酚(6′-*O*-methylhonokiol)、8,9-二羟基二氢和厚朴酚(8,9-dihydroxydihydrohonokiol)、8,9-二羟基-7-甲氧基二氢和厚朴酚(8,9-dihydroxy-7-methoxydi-hydrohonkiol)。厚朴根皮中含厚朴酚、和厚朴酚、松脂酚二甲醚(pinoresinol dimethylether)、鹅掌楸脂素-β-二甲醚(lirioresinol-β-dimethylether)及望春花素(magnolin)。凹叶厚朴含厚朴酚、四氢厚朴酚、异厚朴酚、β桉叶醇和生物碱。挥发油成分主要有 α-蒎烯(α-pinene)、β-蒎烯(β-pinene)、α-松油烯(α-terpineol)、α-葎草烯(α-humulene)、β桉叶醇(β-eudesmol)、荜澄茄醇(cadinol)、愈创醇(guaiol)、对聚伞花素(*p*-cymene)、1,4-桉叶素(1,4-cineol)、丁香烯(caryophellene)、芳樟醇(linalool)、4-松油烯醇(4-terpinehol)、蓝桉醇(globulol)和 α-柠檬烯(α-limonene)和香附烯等 20 多种成分。厚朴中含有木兰箭毒碱(magnocurarine)、*N*-降荷叶碱(asimilobine)、鹅掌楸定(lirinidine)、罗默碱(roemerine)、番荔枝碱(anonaine)、观音莲明碱(lysicamine)、鹅掌楸碱(liriodenine)、瑞枯灵(reticuline)、异萨苏林(isosalsoline)、N-甲基异萨苏林(*N*-methylisosalsoline)等多种异喹啉生物碱[2]。

【药理作用】

1. 抗肿瘤作用

1)厚朴酚抗肿瘤作用:厚朴酚能够抑制肿瘤促进剂诱导的 EB 病毒早期抗原的活化;厚朴酚对体内二期致癌试验引起的小鼠皮肤肿瘤有明显的抑制作用。厚朴酚 $3 \sim 10 \mu mol/L$ 能抑制人肝癌 HepG-2 细胞和结肠癌 COLO-205 细胞增殖,并诱导凋亡[3]。厚朴酚 $10 \sim 40 \mu mol/L$

时可抑制人鳞状肺癌 CH27 细胞的增殖,80~100μmol/L 时可诱导其死亡[4]。厚朴酚可抑制非小细胞肺癌(A549、H441、H520)细胞的增殖,提高 DNA 片段化,降低线粒体膜电位,但对正常人支气管上皮细胞(human bronchial epithelial cells,HBECs)无细胞毒作用。厚朴酚激发凋亡前信号蛋白 Bid、Bax 和细胞色素 c 的释放,但未激活 Caspase-3、Caspase-8 和 Caspase-9,表明厚朴酚通过 Caspase 途径诱导非小细胞肺癌凋亡。厚朴酚抑制 A549 细胞中 P13K/Akt 和 ERK1/2 活性,上调 p38 和 JNK 活性。厚朴酚主要通过细胞自噬途径而非凋亡途径诱导人非小细胞肺癌 H460 细胞的死亡[5]。厚朴酚可抑制人前髓细胞白血病 HL-60 和 Jurkat T 白血病细胞的增殖[6]。厚朴酚抑制人乳腺癌 MCF-7 细胞增殖并诱导凋亡,使细胞阻滞在 G_2/M 期,提高活性氧水平,降低线粒体膜电位,使细胞色素 C 和凋亡诱导因子从线粒体释放到细胞质,上调 Bax、p21 和 p53 表达,下调 Bcl-2、Cyclin B1 和 CDK1 的表达[7]。厚朴酚能体外抑制人视网膜母细胞瘤 HXO-RB44 细胞的增殖,是通过将细胞阻滞在 S 期而发挥抑制作用[3]。厚朴酚还具有抗血管生成作用,用人脐静脉内皮细胞(HUVECs)研究厚朴酚抗血管生成作用,厚朴酚可抑制 VEGF 诱导的 Ras 活化,抑制 ERK、P13K/Akt 和 p38 的活性,对 src 和 FAK 无影响[8]。

α-檀香醇、厚朴酚及和厚朴酚对紫外线诱导的小鼠皮肤癌具有化学预防作用,与对照组、α-檀香醇、厚朴酚、和厚朴酚单独组相比,α-檀香醇、厚朴酚及和厚朴酚联合预处理可显著降低 SKH-1 小鼠肿瘤多样性、细胞活力和增殖,提高人皮肤癌 A431 细胞的凋亡率[9]。

2)和厚朴酚抗肿瘤作用:和厚朴酚在体内、体外具有显著的抗肿瘤作用。和厚朴酚显著降低血浆中抵抗素水平,升高血浆中脂联素水平[10]。和厚朴酚能有效地抑制小鼠黑色素瘤 B16 细胞增殖,且其抑制作用具有时间和浓度依赖性;药物作用后的 B16 细胞呈现凋亡形态并出现凋亡小体,和厚朴酚对 B16 细胞内黑色素合成也呈现抑制作用但不明显[11]。

和厚朴酚可抑制细胞增殖,并诱导细胞凋亡。和厚朴酚能抑制人肝癌 HepG-2 细胞[12]、结肠癌 SW-480 细胞[13]、白血病 U937 细胞[14]、宫颈癌 HeLa 细胞[15]、乳腺癌 MCF-7 细胞[16]、黑色素瘤 A375 细胞[17]、非霍奇金淋巴瘤 Raji[18]、骨髓瘤 SP2/0 细胞[19]等多种肿瘤细胞的增殖并诱导凋亡,其作用机制可能通过激活 Caspase 途径发生凋亡,使 Bax、Bad 表达上调,使细胞发生周期阻滞或与调节 NF-κB/IκB 表达有关。和厚朴酚剂量依赖性的减少胶质母细胞瘤 DBTRG-05MG 细胞活力,显著降低 Rb 蛋白的表达,使 ADP-核糖聚合酶裂解,Bcl-xL 蛋白表达降低从而诱导细胞凋亡[20]。和厚朴酚抑制人恶性胶质瘤 U87MG 细胞增殖并诱导凋亡,剂量依赖性的抑制 TNF-α 诱导的人脑微血管内皮细胞(brain microvascular endothelial cells,BMECs)中 VCAM-1 的表达和人恶性胶质瘤 U87MG 细胞向 BMECs 的黏附,通过 BMEC 人工基底膜覆盖的碳酸脂膜阻滞 U87MG 的侵入,抑制 BMECs 细胞中 TNF-α 引起的血管内皮钙黏蛋白(vascular endothelial cadherin,VE-cadherin)磷酸化和膜通透性的升高。和厚朴酚减少 U87MG 细胞中间质标志物 Snail、N-cadherin 和 β-catenin 的表达,提高上皮标志物 E-cadherin 的表达[21]。

和厚朴酚在体内和体外均被发现可以抑制肿瘤新生血管生成,抑制肿瘤生长。和厚朴酚在 4~8mg/L 浓度下可明显抑制内皮细胞增殖,在较低浓度下可以抑制 Akt 的磷酸化,较高浓度下抑制 p44/42 MAPK 信号通路和 Akt、MAPK 的上游分子 c-Src,优先抑制 PI3K 信号通路。和厚朴酚呈剂量依赖性地抑制 VEGF 介导的血管内皮生长因子受体 2/血管内皮生长因子受体 2 酪氨酸激酶自身磷酸化,且抑制 Racl 的激活,从而抑制肿瘤血管形成[22]。

和厚朴酚可促进肿瘤细胞分化,和厚朴酚与低剂量全反式维 A 酸或维生素 D 联合作用可

以提高 G_0/G_1 期 HL-60 细胞群体,增加 p27kipl 的表达,从而提高维 A 酸与维生素 D 诱导人白血病细胞 HL-60 分化的作用;其依赖 MEK 信号通路的激活,p38-MAPK 和 JNK 信号转导通路也起到一定的调节作用[23]。和厚朴酚单独对人胃癌 MGC-803 细胞、肺腺癌 SPC-A-1 细胞、结肠癌 HT-29 细胞和鼻咽癌 CNE-2 细胞有较强的抑制肿瘤生长的作用,与青蒿素联合应用对上述细胞均可产生协同或相加作用[24-26]。和厚朴酚与奥沙利铂联合增强其对人结肠癌 HT-29 细胞的增殖抑制,提高奥沙利铂对 HT-29 细胞的凋亡率,降低 PGE2 和 VEGF 分泌水平,抑制 COX-2 和 VEGF 蛋白表达和 Akt、ERK1/2、NF-κB p65 的磷酸化,和厚朴酚使 Caspase-3 表达上调。和厚朴酚的联合应用可降低奥沙利铂的剂量,从而减轻其毒副作用[27]。和厚朴酚与硼替佐米均可诱导人多发性骨髓瘤 KM3 细胞凋亡,抑制 KM3 细胞的增殖,两者联合作用能显著提高 KM3 细胞的凋亡率,增强抑制 KM3 细胞的生长[28]。

　　2. 其他药理作用

　　(1)对中枢神经系统的影响

　　1)神经保护作用:厚朴酚与和厚朴酚具有神经保护作用,能对抗 MPTP 和 6-羟基多巴胺诱导的帕金森病模型小鼠的神经损伤,其机制可能是厚朴酚抑制细胞内 ROS 的产生和 Caspase-3 的激活,影响细胞内 Bcl-2/Bax 蛋白的表达;和厚朴酚能营养神经元,促进多巴胺能神经元存活、分化和生长,从而部分恢复多巴胺的合成和代谢[29-31]。

　　2)抗焦虑作用:和厚朴酚具有抗焦虑作用,并且没有地西泮样不良反应。小鼠灌胃 0.49mg/kg 厚朴酚可产生抗焦虑作用,灌胃 0.19mg/kg 和厚朴酚可产生显著的抗焦虑作用,其强度为紫朴汤的 5000 倍,并且没有安定样副作用[32]。

　　3)抗抑郁作用:厚朴酚与和厚朴酚有强烈的抗抑郁作用,其可通过减少 5-HIAA/5-HT 比值,抑制肾上腺皮质醇分泌及正调节 AC-cAMP 通路实现[33]。

　　4)对脑缺血/再灌注损伤的保护作用:厚朴酚与和厚朴酚对大鼠脑缺血病灶有保护作用。厚朴酚能剂量依赖性地延长小鼠缺氧缺血的存活时间,改善大鼠脑缺血造成的行为缺陷,缩小大脑梗死范围,提高脑组织中 SOD 和 LDH 活性,减少 ROS 和 MDA 的生成,抑制 Caspase-3 的活性;厚朴酚还能改善脑缺血造成的大鼠神经细胞的损伤,减少组织坏死[32,34]。和厚朴酚对全脑缺血有保护作用,抑制神经细胞 MPTP 开放和 PARP-1 的活性[35]。

　　5)神经肌肉松弛作用:厚朴酚与和厚朴酚具有明显而持久的中枢神经肌肉松弛作用。厚朴酚与和厚朴酚可抑制自发的子宫收缩以及子宫收缩兴奋剂与高 K^+ 和 Ca^{2+} 通道活化剂诱导的子宫收缩,还可剂量依赖性地抑制卡巴胆碱及高 K^+ 诱导的支气管平滑肌收缩[32]。

　　6)抗吗啡戒断反应:腹腔注射厚朴酚与和厚朴酚 80mg/kg 可明显抑制大鼠吗啡戒断反应,两者效应相当,并呈量效关系,此效应与脑内 β-内啡肽的增加有关[3]。

　　(2)对内脏系统的影响

　　1)对心血管系统的影响:厚朴酚对大鼠离体心脏有明显的保护作用,抑制细胞外钙内流,具有钙通道阻断剂的特性,降低心肌细胞收缩性,减慢心率[36]。厚朴酚可明显抑制心室纤维颤动和死亡的发生,抑制缺血和再灌注诱导的心室心律失常,并减少缺血再灌注损伤引起的梗死范围。厚朴酚静脉滴注可防止心肌顿抑[3]。和厚朴酚还有抑制血小板凝集功能,延长血栓形成时间。

　　厚朴酚与和厚朴酚具有抗组胺作用和降胆固醇作用。厚朴酚对脓毒性休克具有一定的改善作用,可改善出血性休克和复苏后细胞素反应。厚朴酚具有降胆固醇作用,可明显抑制低密度脂蛋白氧化物的产生及动脉粥样硬化的形成[3]。

和厚朴酚对 SD 大鼠离体胸主动脉血管环具有舒张作用,能剂量依赖地缓慢舒张高钾、去氧肾上腺素引起的去内皮血管环收缩[37]。和厚朴酚还可抑制 TNF-α 诱导的大鼠主动脉平滑肌 RASMC 细胞的增殖,使细胞阻滞在 G_0/G_1 期,下调 Cyclin D1、Cyclin E、CDK2 和 CDK4 的表达,细胞色素 c 释放到胞质中,膜电位消失,Bcl-2 表达降低,Bax 表达升高;降低 TNF-α 诱导的 p38 的磷酸化[38]。

2)对消化系统的影响:厚朴酚对 Shay 幽门结扎、水浸应激性胃溃疡均有抑制效果,并对组胺所致十二指肠痉挛有一定的抑制作用。厚朴酚对应激性胃出血有预防作用。和厚朴酚具有抗腹泻作用[32]。

3)保肝作用:和厚朴酚对 CCl_4 和 ConA 诱导的急性肝损伤模型小鼠有明显的保护作用,明显减轻急性肝炎小鼠的肝组织损伤和炎性细胞浸润,防止肝纤维化及肝硬化。其机制可能与增强肝组织抗氧化能力有关,使 SOD、GSH-Px、GR 和 CAT 表达升高,TNF-α 和 NF-κB mRNA 表达下降[39,40]。

(3)抗病原微生物作用

1)抗细菌作用:厚朴酚与和厚朴酚具有广谱抗菌作用,对革兰阳性菌、革兰阴性菌有较强的抑制作用,对金黄色葡萄球菌、链球菌、大肠杆菌抑菌浓度在 $10\mu g/ml$ 以内[3]。厚朴酚与和厚朴酚对疮疱丙酸杆菌和颗粒丙酸杆菌也具有强的抗菌活性,其 MIC 分别为 $9\mu g/ml$ 和 $3\sim4\mu g/ml$。厚朴酚对革兰阳性菌、耐酸性菌有显著的抗菌活性。厚朴酚的抗枯草杆菌、金黄色葡萄球菌活性比硫酸链霉素高[32]。

和厚朴酚还具有十分显著的抗龋齿菌的作用,对伴放线杆菌、牙龈卟啉单胞菌、中间拟杆菌、藤黄微球菌和枯草杆菌的 MIC 均为 $25\mu g/ml$,对变异链球菌的 MIC 均为 $6.3\sim10\mu g/ml$。厚朴酚的抗龋作用十分显著,对龋齿牙的最低抑菌浓度为 $6.3\mu g/ml$,其抗菌活性强于典型的抗菌生物碱小檗碱(MIC 为 $50\mu g/ml$)[41]。

2)抗真菌作用:厚朴酚与和厚朴酚具有明显的抗真菌作用,其对须癣毛癣菌、石膏状小孢霉、絮状表皮癣菌、黑曲霉、新型隐球菌、白念珠菌的最小抑菌浓度均为 $25\sim100mg/L$[3]。厚朴酚对类酵母菌和丝状真菌有显著的抗真菌活性。

3)抗病毒作用:厚朴酚与和厚朴酚具有明显的抗病毒作用[42]。

(4)对眼的影响:和厚朴酚剂量依赖性拮抗过氧化氢对人晶状体上皮细胞的增殖抑制作用以及凋亡诱导作用,抑制 Caspase-3、Caspase-9 的表达和活性,促进 Bcl-2 的表达[43]。

(5)抗炎作用:厚朴酚与和厚朴酚可抑制脂多糖活化的巨噬细胞中一氧化氮(NO)产物的生成。厚朴酚的抗炎作用可能与其抑制花生四烯酸的两条代谢途径脂氧化酶和环氧化酶通路有关[3]。厚朴酚还可降低炎症部位周围毛细血管壁通透性,抑制白细胞游走及纤维组织增生[32]。和厚朴酚通过抑制胞内 PI3K/Akt 信号转导通路介导对单核/巨噬细胞(U937/RAW264.7 细胞)、淋巴细胞(脾脏淋巴细胞及 CTLL-2 细胞)的抗炎作用[10]。

(6)抗氧化作用:和厚朴酚具有抗氧化作用,对肿瘤促进剂(PMA 或 fMLP)诱导的嗜中性粒细胞产生的活性氧簇产物有抑制作用。厚朴酚的抗脂质过氧化作用比 α-生育酚高 1000 倍,可通过抑制精子中脂质过氧化作用保护精子活力;厚朴酚与和厚朴酚的自由基清除作用均小于 α-生育酚[3]。

3. 毒性作用　厚朴没有毒性,但具有一定刺激性,姜制后可缓和其刺激性作用,樟帮特色姜制法比药典姜制法能更好地降低生厚朴刺激性作用[44]。

【药代动力学研究】厚朴酚静脉给药,在大鼠脑、肝、肺、肠、肾、肌肉、心等组织器官均有分布。和厚朴酚脂溶性强，不受血脑屏障限制，可很快分布到大脑，且达到很高的浓度[45]。厚朴酚与和厚朴酚在大鼠体内代谢符合一级消除动力学二室开放模型，进入体内后主要滞留于胃肠中，其他主要分布于肝、肺、肾组织中，以粪排出为主，尿和胆汁排出量仅约5%。厚朴酚与和厚朴酚吸收较差，进入循环后以肝代谢和肾排泄为主[46]。

【临床研究】治疗其他疾病：

1. 治疗抑郁症　半夏厚朴汤合并西酞普兰可有效、快速治疗产后抑郁症患者的抑郁及焦虑症状，疗效优于单用西酞普兰[47]。

2. 治疗消化系统疾病　小柴胡汤合半夏厚朴汤加减治疗梅核气35例，总有效率为85.7%[48]。半夏厚朴汤加味治疗慢性咽炎69例，总有效率为92.8%[49]。

3. 治疗呼吸系统疾病　半夏厚朴汤联合孟鲁司特治疗咳嗽变异性哮喘，总有效率84%[50]。

4. 治疗肝病　半夏厚朴汤对于肝癌术后、肝炎、肝硬化、慢性乙肝患者作用显著[51]。

5. 治疗胃病　半夏厚朴汤加味治疗慢性萎缩性胃炎。治疗组总有效率88.2%，与对照组比较有极显著性差异（$P<0.05$）[52]。半夏泻心汤合半夏厚朴汤加减治疗胃缓32例，总有效率93.75%[53]。

6. 治疗气滞证　厚朴排气合剂治疗腹部非胃肠吻合术后早期肠麻痹（气滞证）疗效显著，未见明显不良反应[54]。

参考文献

[1] 国家药典委员会.中华人民共和国药典.一部.北京：中国医药科技出版社，2010：235.

[2] 吕雪斌,罗安东,糊家敏,等.厚朴药材研究进展.安徽农业科学，2011，39(16)：9614-9615.

[3] 王立青,江荣高,陈蕙芳.厚朴酚与和厚朴酚药理作用的研究进展.中草药，2005，36(10)：1591-1594.

[4] Yang S E,Hsieh M T,Tsai T H,et a1. Effect or mechanism of magnolol-induced apoptosis in human lung squamous carcinoma CH27 cells. Br J Pharmacol,2003,138(1):193-201.

[5] Tsai J R,Chong I W,Chen Y H,et al. Magnolol induces apoptosis via Caspase-independent pathways in non-small cell lung cancer cells. Arch Pharm Res, 2013,37(4):548-557.

[6] Zhong W B,Wang C Y,Ho K J,et a1. Magnolol induces apoptosis in human leukemia cells via cytochrome release and Caspase activation. Anticancer Drugs,2003,14(3):211-217.

[7] Zhou Y,Bi Y,Yang C,et al. Magnolol induces apoptosis in MCF-7 human breast cancer cells through G2/M phase arrest and Caspase-independent pathway. Pharmazie, 2013,8(9):755-762.

[8] Kim K M,Kim N S,Kim J,et al. Magnolol suppresses vascular endothelial growth factor-induced angiogenesis by inhibiting ras-dependent mitogen-activated protein kinase and phosphatidylinositol 3-kinase/akt signaling pathways. Nutr Cancer, 2013,65(8):1245-1253.

[9] Chilampalli C,Zhang X,Kaushik R S,et al. Chemopreventive effects of combination of honokiol and magnolol with α-santalol on skin cancer developments. Drug Discov Ther, 2013,7(3):109-115.

[10] Kim Y J,Choi M S,Cha B Y,et al. Long-term supplementation of honokiol and magnolol ameliorates body fat accumulation,insulin resistance,and adipose inflammation in high-fat fed mice. Mol Nutr Food Res, 2013,57(11):1988-1998.

[11] 喻丽红,张超,谭茵.和厚朴酚对小鼠黑色素瘤B16细胞增殖以及黑色素合成的影响.广东医学，2012，33(4)：439-441.

[12] 张玉碧,张辉,吕林华,等.和厚朴酚对人肝癌HepG2细胞增殖及NF-κB mRNA表达的影响.齐齐哈尔医学院学报，2012，33(12)：1562-1563.

[13] 谭茵,莫立乾,蔡玉婷,等.和厚朴酚对结肠癌细胞生长影响及 Caspase 凋亡途径相关蛋白的表达研究. 实用医学杂志,2011,27(14):2509-2512.

[14] 薛芳,成志勇,杨琳.和厚朴酚对人白血病细胞系 U937 细胞增殖和凋亡的影响.中山大学学报:医学科学版,2009,30(4):408-412.

[15] 谢雷,秦斌,张晓坤,等.和厚朴酚调控 P38 信号通路诱导人宫颈癌 Hela 细胞凋亡的实验研究.时珍国医国药,2012,23(12):2958-2960.

[16] 崔婧.和厚朴酚联合 TRAIL 对人乳腺癌细胞株 MCF-7 效应的实验研究.医学信息,2011,24(7):3321-3322.

[17] 陆茂,叶俊儒,彭科,等.和厚朴酚对人黑色素瘤 A375 细胞增殖和凋亡的影响.四川医学,2010,31(6):710-712.

[18] 陈伟,林冠文,张青.和厚朴酚诱导人非霍奇金淋巴瘤 Raji 细胞凋亡及其可能机制.南方医科大学学报,2011,31(11):1918-1921.

[19] 焦宗久.和厚朴酚对 SP2/0 骨髓瘤细胞的作用观察及其机制的初步探讨.河北医药,2009,31(22):3065-3068.

[20] Chang K H,Yan M D,Yao C J,et al. Honokiol-induced apoptosis and autophagy in glioblastoma multi-forme cells. Oncol Lett, 2013,6(5):1435-1438.

[21] Joo Y N,Eun S Y,Park S W,et al. Honokiol inhibits U87MG human glioblastoma cell invasion through endothelial cells by regulating membrane permeability and the epithelial-mesenchymal transition. Int J Oncol, 2014,44(1):187-194.

[22] Xian H B,Francesca C,Masuko U F,et al. Honokiol,a small molecular weight natural product,inhibits angiogenesis *in vitro* and tumor growth *in vivo*. J Biol Chem,2003,278(37):35501-35507.

[23] Fong W F,Tse A K,Poon K H,et al. Magnolol and honokiol enhance HL-60 human leukemia cell differentiation induced by 1,25-dihydroxyvitamin D3 and retinoic acid. Int J Biochem Cell Biol,2005,37(2):427-441.

[24] 王春玲,赖小平,吴安国.和厚朴酚与青蒿素体外抗人胃癌 MGC-803 细胞的作用研究.时珍国医国药,2012,23(2):407-410.

[25] 王春玲,赖小平,吴安国.和厚朴酚联合青蒿素体外抗肿瘤的实验研究.中国药学杂志,2011,46(21):1639-1642.

[26] 王春玲,赖小平,吴安国.和厚朴酚联合青蒿素对 CNE-2 细胞增殖和凋亡的作用.中国实验方剂学杂志,2011,17(20):157-161.

[27] Hua H,Chen W,Shen L,et al. Honokiol augments the anti-cancer effects of oxaliplatin in colon cancer cells. Acta Biochim Biophys Sin(Shanghai), 2013,45(9):773-779.

[28] 李珊,李丽珍,宋强,等.和厚朴酚联合硼替佐米对骨髓瘤 KM3 细胞增殖和凋亡的作用.山东大学学报(医学版),2010,48(12):32-36.

[29] 徐莹唐,锁勤,王静,等.和厚朴酚在帕金森病小鼠模型中的神经保护作用.解放军医学杂志,2008,33(8):891-982.

[30] 鄢印根,林泉峰,徐焱,等.厚朴酚对 MPTP 诱导 PC12 细胞凋亡的抑制作用.中国实验方剂学杂志,2011,17(18):223-225.

[31] 叶锡勇,赵宏,程畅河,等.厚朴酚对抗 6-OHDA 诱导 PC12 细胞损伤的作用机理研究.中成药,2009,31(8):1168-1171.

[32] 季宇彬.中药有效成分药理与应用.北京:人民卫生出版社,2011:250-252,261-262.

[33] Xu Q,Yi L T,Pan Y,et al. Antidepressant-like effects of the mixture of honokiol and magnolol from the barks of Magnolia officinalis in stressed rodents. Prog Neuropsychopharmacol Biol Psychiatry,2008,32(3):715-725.

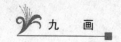

[34] 孙罗琼,崔岚. 厚朴酚与和厚朴酚对脑缺血-再灌注损伤作用的研究进展. 医药导报,2008,27(1):69-71.

[35] 杨爽,刘晓岩,胡振宇,等. 和厚朴酚通过抑制脑 MPTP 开放和调节 PARP-1 活性保护全脑缺血的作用研究. 中国药理学通报,2012,28(2):218-221.

[36] 于宝琪,刘晓绛,罗希,等. 厚朴酚对大鼠离体心脏的作用. 广州医学院学报,2009,37(5):14-16.

[37] 张根水,赵磊,罗柳金,等. 和厚朴酚对 SD 大鼠离体胸主动脉环的作用. 广东药学院学报,2013,29(2):163-166.

[38] Fan S,Li X,Lin J,et al. Honokiol Inhibits Tumor Necrosis Factor-α-Stimulated Rat Aortic Smooth Muscle Cell Proliferation via Caspase-and Mitochondrial-Dependent Apoptosis. Inflammation,2014,37(1):17-26.

[39] 夏西超,华春秀,姜晓,等. 和厚朴酚对急性肝损伤模型小鼠抗氧化作用研究. 时珍国医国药,2013,24(2):361-362.

[40] 伟忠民. 和厚朴酚对小鼠急性肝炎的保护作用研究. 中国药房,2011,22(7):600-602.

[41] 殷其蕾,刘勇,詹先王,等. 厚朴提取物对于 4 种常见口腔致病菌生长和黏附的作用. 中国药学杂志,2011,46(17):1356-1361.

[42] Amblard F,Govindarajan B,Letkove B,et al. Synthesis,cytotoxicity,and antiviral activities of new neolignans related to honokiol and magnolol. Bioorg Med Chem Lett,2007,17(16):4428-4431.

[43] 王叶萍,李学琴,钱韵,等. 和厚朴酚对过氧化氢诱导人晶状体上皮细胞凋亡的保护作用. 浙江中医杂志,2011,46(3):209-211.

[44] 钟凌云,兰智慧,祝婧,等. 姜制前后厚朴毒性及刺激性作用研究. 中成药,2013,35(8):1782-1785.

[45] 贾晖,陈世忠. 静脉注射和厚朴酚的药代动力学及组织分布研究. 北京大学学报(医学版),2003,35(3):328.

[46] 袁成,梁爱军,曾林,等. 厚朴酚与和厚朴酚在大鼠体内的药代动力学. 解放军药学学报,2003,19(4):258.

[47] 洪丽霞,陈麟,张艳. 半夏厚朴汤合并西酞普兰对产后抑郁症疗效的对照研究. 精神医学杂志,2012,25(1):45-47.

[48] 朱雪琼,朱建龙,朱雪梅,等. 小柴胡汤合半夏厚朴汤加减治疗梅核气 35 例. 辽宁中医药大学学报,2008,10(9):69.

[49] 麻日明. 半夏厚朴汤加味治疗慢性咽炎 69 例. 山西中医,2008,24(10):14-15.

[50] 江丽平. 半夏厚朴汤联合孟鲁司特治疗咳嗽变异性哮喘疗效观察. 山东中医药大学学报,2011,35(6):503-504.

[51] 王文鸽,刘四清. 半夏厚朴汤在肝病中的应用. 辽宁中医药大学学报,2008,10(6):178.

[52] 王万卿,王岩,王晟. 半夏厚朴汤加味治疗慢性萎缩性胃炎 68 例疗效观察. 四川中医,2006,24(8):60.

[53] 曾华云,何秉政. 半夏泻心汤合半夏厚朴汤加减治疗胃缓 32 例. 光明中医,2006,21(6):48-49.

[54] 金保亮,许京锋. 厚朴排气合剂治疗早期肠麻痹的临床研究. 中药新药与临床药理,2005,16(5):383-384.

142. 砒　石

【来源】矿物砷华 arsenolite 的矿石。目前多为毒砂(arsenopyrite)、雄黄等含砷矿石的加工制品。

【性味与归经】辛、酸,大热、大苦、大毒。归胃、肺、大肠、脾经。

【功能与主治】劫痰截疟,杀虫,蚀恶肉。治寒痰哮喘,疟疾,休息痢,痔疮,瘰疬,走马牙疳,癣疮,溃疡腐肉不脱。

【化学成分】砒石主要成分为三氧化二砷或亚砷酐（arsenous oxide，arsenous acid anhydride，As_2O_3），白色，八面体状结晶，尚含硫、铁等杂质。商品分红砒和白砒两种，白砒为较纯的氧化砷（As_2O_3），红砒尚含少量硫化砷（As_2S_3），药用以红砒为主。三氧化二砷加高热可以升华，故精制比较容易；升华物普通为砒霜，成分仍为 As_2O_3。三氧化二砷溶于水、碱、碳酸、酸及乙醇；常含有 S^{2+}、Fe^{3+} 等杂质而成红色，市售红砒石多含 As^{3+}、S^{2+}、少量 Fe^{3+}。毒砂含 Fe 34.3%，As 40%，S 19.7%，常含钴，兼或含镍、锑等离子，极少数矿中含有金[1]。

【药理作用】

1. 三氧化二砷的抗肿瘤作用　阻滞细胞周期是 As_2O_3 抑制肿瘤生长的重要机制之一。As_2O_3 通过影响细胞周期，抑制其增殖、迁移，阻滞 K562 细胞 G_1 期细胞向 S 期细胞转化进程，造成 G_1 期细胞增多，S 期细胞减少，从而使得 G_2/M 期细胞相对增多。G_2/M 期细胞增多是细胞受损的普遍反应[2]，也是细胞凋亡的一种表现。$As_2O_3 < 5\mu mol/L$ 能够使 G_1 期和 G_2/M 期细胞增加，S 期细胞减少。实验等应用 As_2O_3 诱导人肝癌 SMMC-7721 细胞凋亡的实验中也获得了同样的结果[3]。并且研究发现，As_2O_3 可通过调节细胞 G_2 及 G_2/M 期转换的一些关键调控蛋白，如 Cyclin B 的表达，使细胞生长停滞在 G_2/M 期。Cyclin D 类蛋白是和细胞周期密切相关的蛋白，在 $2\mu mol/L$ As_2O_3 作用下，胆囊癌 Cyclin D 蛋白表达明显受抑制，且 Cyclin D mRNA 翻译明显受抑，且 As_2O_3 是通过抑制 Cyclin D 启动子的表达而抑制其表达[4]。

研究表明，As_2O_3 对其他恶性血液病及实体瘤细胞具有明显的抑制生长及促进凋亡作用，但促进凋亡的机制不明，目前仍然处于起步阶段。现在已知报道 As_2O_3 作用于肿瘤细胞并诱导凋亡的机制主要为原浆毒作用，降低线粒体跨膜电位，下调 Bcl-2 和降低 Bcl-2/Bax 比值及活化 Caspase 等[5]。

有实验证实，As_2O_3 的作用随着 Caspase-3 的活化和 Bcl-2/Bax 比值的下调而增强，且具有时效性，据此推测，As_2O_3 可能通过下调 Bcl-2/Bax 基因的表达，使线粒体膜 PT 通道开放，释放 Cyt-C、AIF、钙离子等凋亡激发因子，与凋亡蛋白酶激活因子（apoptotic protease activating facter-1，Apaf-1）结合后激发外源性 Caspase 凋亡通路，活化 Caspase-3，使细胞走向凋亡。针对 Bcl-2 蛋白的抗凋亡药物靶标设计，已经成为诱导肿瘤细胞凋亡或提高肿瘤细胞对化疗敏感性的一种新策略问题[6]。

As_2O_3 具有诱导 K562 细胞产生凋亡的活性，可以明显下调 Bcl-2 和突变型 p53 蛋白的表达，其机制可能通过抑制 Bcl-2 基因以及突变型 p53 基因表达与蛋白合成水平，从而导致凋亡发生。As_2O_3 可诱导 K562 细胞产生不完全分化，组蛋白去乙酰化酶抑制剂能够抑制组蛋白乙酰化酶活性，阻断由于去乙酰化紊乱而导致的基因表达受抑制而诱导肿瘤细胞分化。推测组蛋白去乙酰化酶抑制剂能够和 As_2O_3 协同抑制慢性粒细胞白血病细胞株 K562 细胞的增殖。有研究发现，As_2O_3 对白血病细胞 NB4 细胞有剂量依赖性双向效应，高浓度可诱导细胞凋亡，低浓度长时间作用可诱导细胞部分分化，在其小剂量时，As_2O_3 可通过降解融合蛋白 PML/RARa，使得前骨髓细胞克服它们的成熟障碍继续分化下去。也有研究说明 As_2O_3 能有效降低细胞中 Bcl-2 的表达，这可能也是 As_2O_3 诱导白血病的另外的机制。研究表明低浓度的 As_2O_3 与环腺苷酸类似物 8-CPT-cAMP 和 8-CI-cAMP 之间在诱导急性早幼粒细胞白血病（acute promyelocytic leukemia，APL）细胞分化方面有显著的协同作用，提示其诱导细胞分化的机制可能与环磷酸腺苷蛋白激酶路径的激活有关[7]。

有新研究发现，As_2O_3 能促进肿瘤血管内皮细胞的凋亡，干扰内皮细胞和肿瘤细胞之间相互促进的环式作用，从而诱导内皮细胞凋亡，抑制肿瘤的新生血管生成，抑制肿瘤血管内皮细胞生长的机制与其影响凋亡相关蛋白有关。As_2O_3 可抑制内皮细胞高表达的 Bcl-2，而 Bcl-2 蛋白表达减少，使得肿瘤血管处于缺氧环境，减少了连续的营养供应，使肿瘤生长受限，诱导 Bax 构象改变，从而促进内皮细胞凋亡，血管平滑肌细胞的凋亡率增高，最终使得肿瘤细胞凋亡，其凋亡率可高达 30%。Western 印迹结果显示，As_2O_3 作用后的 Bcl-2 蛋白表达及内皮细胞的凋亡且具有时间、浓度和效应依赖性的特点。另外许多其他基因的异常表达和调控也参与了 As_2O_3 诱导的血管平滑肌细胞凋亡，如 $p53$、C-myc、Fas 及其相关基因[8]。

As_2O_3 对肿瘤血管生成的调控因子也有重要作用。As_2O_3 可以作用于血管内皮细胞生长因子，可以通过抑制肿瘤细胞内 VEGF 的 mRNA 及血管内皮细胞生长因子蛋白的表达而抑制肿瘤细胞的血管内皮细胞生长因子表达，随着 As_2O_3 浓度的增加，血管内皮细胞生长因子表达更低，呈现剂量依赖性。As_2O_3 可以抑制裸鼠肝细胞癌移植瘤的生长，并且抑制瘤细胞中 VEGF 蛋白表达。对实体瘤的生长呈同样结果，用 As_2O_3 治疗实体瘤，在肿瘤组织生长缓慢，血管密度减少的同时，肿瘤细胞的血管内皮细胞生长因子的表达下降，血管密度减低。而转录因子 HIF-1 调控血管内皮细胞生长因子的表达，而 HIF-1 的活性主要取决于 HIF-1α 蛋白的稳定性，活性氧的增加可迅速降解 HIF-1α 蛋白，As_2O_3 可通过诱导肿瘤细胞产生活性氧，活性氧作为第 2 信使激活下游的信号通路，抑制细胞增殖并诱导细胞发生凋亡[9]。

研究发现，白血病患者经过 As_2O_3 治疗后，获得临床血液及骨髓细胞学缓解，同时端粒酶活性较原来明显降低。研究提示，As_2O_3 抑制白血病及实体瘤细胞增殖和诱导凋亡过程中端粒酶活动度下调，并且阻滞细胞周期在 G_2/M 期，细胞周期蛋白和凋亡相关蛋白表达改变等，有资料证实，K562 细胞需要较大剂量的 As_2O_3 才能出现生长抑制，As_2O_3 治疗急性白血病实际上下调端粒酶的活性，即 As_2O_3 调节端粒酶活性是其抗肿瘤的重要途径。

2. 毒性作用　As_2O_3 属剧毒药，在应用中不可避免地会产生某些不良反应，主要有心功能紊乱，血糖血钾过低，呼吸衰竭，脑梗死，脑出血，此外还有白细胞增多、皮肤干痒着色、咽干、恶心、呕吐、腹泻、末梢神经反应、骨关节疼痛、颜面水肿、肝功能损害等。As_2O_3 治疗剂量静脉滴注对人体的不良反应划分为 4 级，即砷吸收、轻度不良反应、慢性轻度中毒、慢性中度中毒，未见急性中毒。不良反应中多为轻度、可逆的，无需停药，只需对症处理。偶有慢性重度中毒者，需要观察血象、肝功能、心电图的变化。长期用药者尤其是有严重肝肾功能不全者须作心电监护，减少累积量。应用含硫基的还原型谷胱甘肽可阻断砷剂的毒副作用[10]。

【药代动力学研究】 大鼠口服不同剂量雄黄后砷的药动学及毒代动力学规律研究。氢化物发生-原子荧光光谱测定大鼠单次灌胃 3.5mg/g 和 7mg/g 雄黄后不同时间的血及组织中砷含量，拟合药动学模型，计算药动学参数。大鼠单次口服雄黄后砷的药动学特征符合一室模型，3.5mg/g 和 7mg/g 两个剂量组主要药动学和毒代动力学参数分别为：$t_{1/2}$：15.87 小时和 16.87 小时；C_{max}：$3.74 \times 10^2 \mu g/L$ 和 $6.89 \times 10^2 \mu g/L$；AUC_{0-6}：$9.86 \times 10^3 \mu g \cdot h/L$ 和 $1.69 \times 10^4 \mu g \cdot h/L$。砷在各组织均有分布，以肝、肾中含量最高。大鼠口服不同剂量雄黄后砷在大鼠血中的药动学过程基本一致，在体内可造成蓄积[11]。

【临床应用】

1. 治疗肿瘤

(1)治疗血液系统肿瘤：研究显示，As_2O_3 可抑制难治性多发性骨髓瘤的细胞增殖，As_2O_3 对 9 例进展期难治性多发性骨髓瘤患者进行治疗，有效率 22%。美国国立癌症研究所也通过了 As_2O_3 用于治疗多发性骨髓瘤的 I／II 期临床研究，并证实了 As_2O_3 的有效性。

(2)治疗生殖系统肿瘤：研究报道 As_2O_3 能诱导人卵巢癌细胞凋亡，具有抑制细胞增殖和转移的能力。研究中指出 As_2O_3 对宫颈癌细胞的凋亡有着积极的意义。

(3)治疗其他肿瘤:目前,对于 As_2O_3 临床用于淋巴瘤治疗的相关研究比较活跃,对 As_2O_3 增加淋巴瘤细胞凋亡的机制也做了探讨。As_2O_3 在膀胱癌等肿瘤的治疗中也显示出积极作用[12]。

2. 治疗其他疾病

(1)治疗癣疮、瘰疬、牙疳、痔疮、溃疡腐肉不脱:该品外用有攻毒杀虫、蚀疮去腐作用。

(2)治疗寒痰哮喘:该品辛,大热,内服能祛寒劫痰平喘[13]。

参 考 文 献

[1] 季宇彬. 抗癌中药药理与应用. 哈尔滨:黑龙江科学技术出版社,2004:905-908.

[2] Park W H,Seol J G,Huun J M,et al. Arsenic trioxide-mediated growth inhibition in MC/CAR myelom a cells via cell cycle arrest in association with induction of cyclin-dependent kinase inhibitor,P21 and apoptosis. Cancer Research,2000,60(2):3065-3071.

[3] Park J W,Choi Y J,Jang M A,et al. Arenic trioxide induces G2/M growth arrest and apoptosis after Caspase-3 activation and bcl-2 phosphory lation in promonocytic U937 cell. Biops Res Commun,2004,286 (4):726-734.

[4] Shilo S,Aronis A,Komarnitsky R,et al. Selenite sensitizes mitochondrial permeability transition pore opening in vitro and invivo:a possible mechanism for chemo-protection. Biochem J,2003,370(Pt 1):283-290.

[5] Joza N. Essential role of the mitochondrial apoptosis-inducing factor in programmed cell death. Nature, 2001,410(6828):549-554.

[6] Miller W H. Mole regular targets of a resenic trioxide in malignant cells. Oncologist,2002,7:14-19.

[7] Tan B,Huang J F,Wei Q,et al. Anti-hepatoma effect of arsenic trioxide onexperimental liver cancer induced by 2-acetam idofluorene in rats. World J Gastioenterol,2005,11(38):5938-5943.

[8] Liu B,Pan S,Dong X,et al. Opposing effects of arsenic trioxide on hepatocellular carcinomas in mice. Cancer Sci,2006,97(7):675.

[9] Li X Q,Ding X Z,Adrian T E. Arsenic trioxide induces apop tosis in pancreatic cancer cells via changes in cell cycle,Caspase activation,and GADD expression. Pancreas,2003,27(2):174-179.

[10] Li X Q,Ding X Z,Adrian T E. Arsenic trioxide induces apop tosis in pancreatic cancer cells via changes in cell cycle,Caspase activation,and GADD expression. Pancreas,2003,27(2):174-179.

[11] 白建刚,李汉生. 三氧化二砷抗肿瘤研究进展. 中国药事,2008,22(12):1105-1108.

[12] 白冰,李秀芳,杨堃. 大鼠口服雄黄后砷的药物动力学与毒代动力学研究. 中国药师,2010,13(5):626-629.

[13] 朴今花,姜振宇. 三氧化二砷抗实体瘤作用及其机理的研究现状. 深圳中西医结合杂志,2007,17(6):390-392.

143. 鸦 胆 子

【来源】苦木科植物鸦胆子 *Brucea javanica* (L.)Merr. 的干燥成熟果实[1]。

【性味与归经】苦,寒。归大肠、肝经。有小毒。

【功能与主治】清热解读,杀虫,截疟,蚀疣。主治热毒血痢,冷痢,休息痢,疟疾,痔疮,痈肿,阴痒,白带,瘊疣,鸡眼,毒蛇咬伤[2]。

【化学成分】果实含鸦胆子苷(yadanzioside)A~P、鸦胆子苦素(bruceine)A~I、鸦胆子苦内酯(yadanziolide)A～D、去氢鸦胆子苦素 A、B，二氢鸦胆子苦素 A、鸦胆亭(bruceantin)、鸦胆亭醇(bruceantinol)、鸦胆子酮酸(bruceaketolic acid)、鸦胆子苦苷 A、B(bruceoside)、鸦胆子双内脂(javanicin)、金丝桃苷(hyperin)。种子含 α-和 β-香树脂醇(amyrin)、蒲公英赛醇(taraxerol)、羽扇豆醇(lupcol)、7,24-甘遂-烯-3β 醇(tirucalla-7,24-dien-3β-ol)、24-亚甲基环木菠萝烷醇(24-methylenecycloartanol)。种仁油含油酸、亚油酸、硬脂酸、棕榈酸等。鸦胆子还含鸦胆子苦苷(bruceoside)D、E、F、木脂体(lignan)、鸦胆子苦醇(brusatol)、去氢鸦胆子苦素醇(dehydrobrusatol)、去氢鸦胆亭醇(dehydrobruceantinol)、黄花菜木脂素(cleomiseosin)A[3]。

【药理作用】

1. 抗肿瘤作用

(1)鸦胆亭的抗肿瘤作用：鸦胆亭对淋巴细胞白血病 P388、Lewis 肺癌、淋巴样白血病 L1210 和 B16 黑色素瘤等均有抑制活性。能不可逆地抑制人宫颈癌 HeLa 细胞及兔网状细胞的蛋白合成，能抑制培养的 PS 细胞的 RNA 和蛋白质合成[4,5]。鸦胆亭诱导非白血性白血病细胞、淋巴瘤、骨髓瘤细胞分化，同时 C-myc 被下调。鸦胆亭能诱导 HL-60 和 RPMI-8226 细胞凋亡，Caspase 和线粒体途径参与了这个过程[6,7]。鸦胆亭在没有明显毒性的情况下(2.5～5mg/kg)对移植的 RPMI-8226 有诱导退化的作用，细胞凋亡率达到 37%[8]。

(2)鸦胆子苦醇的抗肿瘤作用：鸦胆子苦醇对淋巴细胞白血病 P388 细胞有抑制作用，对 P388 淋巴细胞白血病细胞的 RNA 聚合酶、DNA 聚合酶、双氢叶酸还原酶、磷酸核糖焦磷酸氨基转移酶和组织蛋白酶有显著的抑制作用。鸦胆子苦醇能够诱导白血病细胞 HL-60 发生分化[9,10]。鸦胆子苦醇处理后，可诱导 HL-60、K562 分化，使 C-myc 蛋白表达下调，导致细胞发生终末分化[11]。

(3)鸦胆子苦素 D 的抗肿瘤作用：通过激活氧化还原敏感的 p38-MAPK 途径并抑制抗凋亡因子 NF-κB 介导人胰腺癌细胞 PANC-1 凋亡[12]。

(4)鸦胆子油的抗肿瘤作用：鸦胆子油对肺癌、肝癌、肾癌、前列腺癌、卵巢癌等都有较明显的抑制作用。鸦胆子油乳单独使用时抗耐药作用不明显。鸦胆子油乳浓度为 0.025g/L 时能在一定程度上逆转 K562/A02、MCF-7/ADM 和 KB/VCR 等细胞的耐药性[13]。鸦胆子油可作用于细胞膜上的 P-糖蛋白而产生逆转耐药的作用，使其他抗癌药物的活性增强[14]。

鸦胆子油乳诱导 U937 细胞凋亡作用与激活 Caspase-3 有关[15]。鸦胆子油可诱导人肝癌 SMMC-7721 细胞阻滞于 G_0/G_1 期，并诱导发生凋亡，抑制 p53 和 Bcl-2 的表达是其主要作用机制[16]。鸦胆子油乳体外对胃癌细胞 BGC-823 增殖也有显著的抑制作用，其机制是诱导 BGC-823 细胞发生 G_0/G_1 期阻滞，并通过上调 p53 的表达而诱导细胞凋亡[17]；鸦胆子油还可通过激活细胞核的 NF-κB 信号通路诱导膀胱癌细胞系 J82 细胞及人早幼粒白血病细胞系 HL-60 细胞的凋亡[18]。提示鸦胆子油乳低浓度诱导细胞凋亡，高浓度主要诱导肿瘤细胞坏死[19]。鸦胆子油乳可诱导 SiHa 细胞发生凋亡[20]。

鸦胆子油在体外可显著抑制人肝癌 SMMC-7721 细胞的增殖，可将肝癌细胞阻滞于 G_0/G_1 期[21]。发现鸦胆子油乳可阻止 GRC-1 和 RLC-310 细胞由 G_0/G_1 期向 S 期转化，抑制 DNA 合成。光镜和电镜下可见 GRC-1 和 RLC-310 细胞生长受到抑制，细胞膜、线粒体膜、内质网膜及核膜等膜性系统受到破坏，细胞变性坏死[22]。鸦胆子油乳还可显著抑制人宫颈癌 HeLa 细胞的增殖并诱导其凋亡，作用 48 小时的抑制率均超过 60%，72 小时的抑制率均超过 80%；鸦胆子油乳可通过将细胞阻滞于 S 期和诱导细胞凋亡有效抑制宫颈癌 HeLa 细胞的增殖[23]。

鸦胆子油乳体外可显著抑制人膀胱癌细胞系 BIU-87 细胞的生长,并呈一定的剂量依赖性[24,25]。

鸦胆子油乳作用于人肺癌 A549 细胞 48 小时后,可使 A549 细胞 VEGF 分泌显著减少;表明降低 A549 细胞 VEGF 的分泌和表达可能是鸦胆子油乳抗肿瘤的主要机制之一[26]。

100g/L 鸦胆子油乳及 0.4g/L 丝裂霉素对膀胱癌模型 ICR 小鼠进行膀胱灌注。光镜及电镜下可见灌注后两组组织细胞异型性不明显,移行上皮表面癌变征象明显减轻,移行上皮层次减少,鸦胆子油乳细胞质内可见空泡,鸦油乳及丝裂霉素抗癌作用效果相似[27]。鸦胆子油乳可使人卵巢癌 CAOV3 细胞超微结构发生显著变化,细胞主要呈现微绒毛及突起明显减少、伪足消失、线粒体空泡化、核染色质凝集、出现凋亡小体等中晚期细胞凋亡现象,提示鸦胆子油乳可诱导卵巢癌细胞凋亡,降低癌细胞侵袭和转移能力[28]。

2. 其他药理作用

(1)对内脏系统的影响

1)对心血管系统的影响:鸦胆子具有降低颅内压作用。鸦胆子油具有较强的拮抗硝普钠引起的颅内压增高作用,而对家兔正常颅内压及血压影响不大[29]。同时,鸦胆子具有抗血栓形成作用及降血脂作用[30,31]。

2)对消化系统的影响:鸦胆子油具有明确的抗胃溃疡作用[31]。鸦胆子油乳剂对大鼠胃溃疡具有明显的保护作用,其机制与增加大鼠血清和胃组织中 NO 含量和 NOS 活性进而减轻胃黏膜的损伤有关[32]。鸦胆子油乳对四种胃溃疡动物模型(应激型、阿司匹林型、幽门结扎型和慢性醋酸型胃溃疡动物模型)均有显著疗效[33]。鸦胆子油乳颗粒剂能增加胃黏液分泌,抑制慢性炎性细胞浸润,显著降低炎症反应和溃疡指数,增强胃黏膜的防御功能[34]。

(2)抗病原微生物作用:体外实验表明,鸦胆子油对幽门螺杆菌、金黄色葡萄球菌、白念珠菌、大肠杆菌、铜绿假单胞菌、淋球菌、溶血性链球菌以及阴道滴虫有较强的抑制作用[35,36]。

(3)对子宫内膜的影响:鸦胆子油对大鼠增生过长子宫内膜中血小板反应素-1(Thrombospondin-1,TSP-1)的表达明显影响($P>0.05$),提示鸦胆子油对大鼠增生过长子宫内膜有祛除作用[37,38]。鸦胆子油可靶向作用大鼠增殖型子宫内膜,破坏腺上皮细胞组织结构,致腺上皮细胞 VEGF 表达降低,进而影响内膜血管形成[39]。

3. 毒性作用

(1)鸦胆亭的毒性:雄性和雌性小鼠静脉注射的 LD_{50} 分别为 1.95mg/kg 和 2.58mg/kg[29]。

(2)鸦胆子油的毒性作用:主要有轻微发热、腹泻、腹痛、头痛、双下肢无力;小部分患者有较强的心血管系统和呼吸系统反应;久用可致静脉炎或血栓形成等;偶致严重心律失常死亡和严重过敏性休克等。

【药代动力学研究】鸦胆子油的药代动力学研究:大鼠灌胃给药鸦胆子油微乳后血浆中油酸和亚油酸的动力学符合二室模型[40]。在脾、肝、肺、心、肾、大脑、肠、胃及淋巴等组织器官中浓度较高,可迅速透过血脑屏障进入脑内及肿瘤组织内[41]。

【临床应用】

1. 治疗肿瘤　鸦胆子油对肺癌、肝癌、前列腺癌、膀胱癌、食管癌、恶性脑胶质瘤、喉乳头状瘤、癌性胸腔和腹腔积液均有较好的疗效。

(1)治疗肺癌:鸦胆子油乳注射液配合化疗对中晚期非小细胞肺癌的总有效率为 56.0%,高于单纯化疗的有效率(52.0%)[42]。吉西他滨联合鸦胆子油乳对老年晚期非小细胞肺癌患者治疗有效[43-45]。

（2）治疗肝癌：鸦胆子油和 TACE 联合应用在实体瘤疗效、生活质量、疾病进程时间等方面疗效显著优于单纯 TACE 化疗组疗效，未见严重毒副作用[46,47]。采用鸦胆子和化疗药物的双重治疗组可使晚期肝癌患者的平均生存时间提高到 21.47 个月，并提高患者生活质量[48-52]。

（3）治疗前列腺癌：鸦胆子油乳联合内分泌治疗中晚期前列腺癌疗效优于单纯内分泌治疗[53,54]。

（4）治疗膀胱癌：鸦胆子油乳膀胱灌注治疗的 85 例患者复发 11 例，复发率为 12.94%，显著低于灌注丝裂霉素组的 34.31%显著降低（$P<0.001$），且副作用小[55,56]。

（5）治疗食管癌：食管癌放射治疗加鸦胆子油乳化疗的临床疗效较好，同时鸦胆子油乳尚有降低放射治疗引起的血象下降副作用。鸦胆子油乳口服与体部伽玛刀联合治疗晚期食管癌，有较好的临床药用价值，提高晚期食管癌的局部控制率[58,59]。

（6）治疗恶性脑胶质瘤：鸦胆子油可作为恶性脑胶质瘤的辅助治疗药物[60]。

（7）治疗喉乳头状瘤：手术切除结合液氮冷冻及鸦胆子油涂抹的治疗方法对治疗儿童复发性喉乳头状瘤 46 例病人具有较好的疗效[61]。微波配合鸦胆子油可治疗成人喉乳头状瘤[62]。

2. 治疗其他疾病

（1）治疗胸腔和腹腔积液：鸦胆子油能有效地控制癌性胸腔积液，改善患者生存质量，延长其生存时间，而且方便安全[63-66]。

（2）治疗尖锐湿疣：二氧化碳（CO_2）激光机联合鸦胆子油乳及卡介菌多糖核酸注射液治疗尖锐湿疣安全有效，可降低复发率[67]。

（3）治疗银屑病：鸦胆子油乳液 DMSO 溶液外涂可改善豚鼠耳部银屑病样模型的病理变化，与浓度高低成正相关[68]。

【不良反应】不良反应有轻微发热、荨麻疹、腹泻、恶心、呕吐、头晕、肢麻、发作性昏睡等，对血管有轻微刺激作用，小部分病人有较强的心血管系统和呼吸系统反应[69]。

参考文献

[1] 国家药典委员会. 中华人民共和国药典. 一部. 北京：中国医药科技出版社，2010：238.

[2] 南京中医药大学. 中药大辞典. 下册. 上海：上海科学技术出版社，2005：2305-2308.

[3] 宋立人. 现代中药学大辞典. 下册. 北京：人民卫生出版社，2000：1531-1534.

[4] 季宇彬. 中药抗肿瘤有效成分药理与应用. 哈尔滨：黑龙江科学技术出版社，2004：75-76.

[5] Pan L，Chin Y W，Chai H B，et al. Bioactivity-guided isolation of cytotoxic constituents of Brucea javanica collected in Vietnam. Bioorg Med Chem，2009，17(6)：2219-2224.

[6] Kinghorn A D，Su B N，Jang D S，et al. Natural inhibitors of carcinogenesis. Planta Med，2004，70(8)：691-705.

[7] Cuendet M，Pezzuto J M. Antitumor activity of bruceantin：an old drug with new promise. J Nat Prod，2004，67(2)：269-272.

[8] Cuendet M，Christov K，Lantvit D D，et al. Multiple myeloma regression mediated by bruceantin. Clin Cancer Res，2004，10(3)：1170-1179.

[9] Mata-Greenwood E，Daeuble J F，Grieco PA，et al. Novel esters of glaucarubolone as inducers of terminal differentiation of promyelocytic HL-60 cells and inhibitors of 7, 12-dimethylbenz[a]anthracene-induced preneoplastic lesion formation in mouse mammary organ culture. J Nat Prod，2001，64(12)：1509-1513.

[10] Cuendet M，Gills J J，Pezzuto J M. Brusatol-induced HL-60 cell differentiation involves NF-kappa B activation. Cancer Lett，2004，206(1)：43-50.

[11] Mata-Greenwood E, Cuendet M, Sher D, et al. Brusatol-mediated induction of leukemic cell differentiation and G(1)arrest is associated with down-regulation of c-myc. Leukemia, 2002, 16(11):2275-2284.

[12] Lau S T, Lin Z X, Leung P S. Role of reactive oxygen species in brucein D-mediated p38-mitogen-activated protein kinase and nuclear factor-kappaB signalling pathways in human pancreatic adenocarcinoma cells. Br J Cancer, 2010, 102(3):583-593.

[13] 汤涛,蒙凌华,陈陵际,等.鸦胆子油乳具有多药耐药逆转和拓扑异构酶Ⅱ抑制作用.中国药理学通报, 2001, 17(5):534-539.

[14] 陈丹,陈萍,祝敏,等.鸦胆子油乳对人卵巢癌耐药细胞 A2780/DDP 的耐药逆转作用.中国中医急症, 2009, 18(4):598-601.

[15] 李英,许立功,李颖,等.鸦胆子油乳通过 caspase-3 途径诱导 U937 细胞凋亡.临床血液学杂志, 2004, 17(3):154-156.

[16] 马力,张月宁.鸦胆子油乳诱导肝癌细胞凋亡及对相关基因表达的影响.世界华人消化杂志, 2004, 12(3):559-562.

[17] 张月宁,马力,王录洁.鸦胆子油乳抑制胃癌细胞增殖及其机制的研究.中华实用现代医学, 2003, 3(16):282-283.

[18] Cuendet M, Gills J J, Pezzuto J M. Brusatol-induced HL-60 cell differentiation involves NF-kappa B activation. Cancer Lett, 2004, 206(1):43-50.

[19] 李晓武,王禾,秦卫军,等.鸦胆子油乳对膀胱癌细胞系 BIU-87 坏死与凋亡的影响.中国康复理论与实践, 2004, 10(3):163-165.

[20] 王晓娜,马力,安春丽,等.鸦胆子油乳对宫颈癌 SiHa 细胞的抑制.中国肿瘤生物治疗杂志, 2009, 16(5):495-497.

[21] 田眷桃,韩利艳.鸦胆子油对肝癌细胞 SMMC-7721 增殖的抑制作用.现代肿瘤医学, 2010, 18(4):655-657.

[22] 吕峰,王禾,秦卫军,等.鸦胆子油乳诱导膀胱癌细胞 J82 凋亡及其机制约初步研究.中国康复理论与实践, 2004, 10(3):163-164.

[23] 尹香菊,栾和芝,安春丽,等.鸦胆子油乳对宫颈癌 Hela 细胞的抑制作用及其作用机制.中国肿瘤生物治疗杂志, 2008, 15(4):393-395.

[24] 刘悦,王禾,符庆吉.鸦胆子油乳对人膀胱癌细胞系的作用.临床泌尿外科杂志, 2001, 16(2):86-88.

[25] 崔勇志,张玲华,陆景田.中药鸦胆子油乳剂对人卵巢癌细胞株 CAOV3 的毒性作用.中国医科大学学报, 1997, 26(1):82.

[26] 徐翔,许东航,江波,等.鸦胆子油乳对人肺癌 A549 细胞血管内皮生长因子表达的影响.中国中药杂志, 2008, 33(21):2517-2519.

[27] 王禾,张波,武国军,等.鸦胆子小鼠膀胱灌注在抗膀胱癌中的作用.第四军医大学学报, 2001, 22(20):1888-1890.

[28] 孙忠慧.鸦胆子油静脉乳剂对卵巢癌细胞株 CAOV3 作用的实验研究.现代中西医结合杂志, 2009, 18(14):1591-1593.

[29] 杨丹,于景翠,姜玉梅,等.高脂血症沙鼠某些脂酶活性的变化及鸦胆子油乳剂降脂作用的研究.中医药信息, 1994, 11(5):46-48.

[30] 朱敬松,宋静,冯广森,等.鸦胆子油动脉栓塞的动物实验研究.医药论坛杂志, 2004, 25(23):54-56.

[31] 丘明明,王受武,韦荣芳,等.鸦胆子治疗尖锐湿疣活性成分的提取分离.广西中医学院学报, 1999, 16(4):82.

[32] 吴彬,李岩.鸦胆子油乳剂抗无水乙醇型大鼠胃溃疡作用及其作用机制的研究.第二十次全国中西医结合消化系统疾病与学术会议暨消化疾病诊治进展学习班论文汇编, 2008:1.

[33] 张澍田,于中麟,王宝恩,等.植物油乳治疗胃溃疡的实验与临床研究.中华消化杂志, 1997, 17(1):23.

[34] 袁佩英.鸦胆子乳剂治疗消化道溃疡的临床分析.中国新药杂志,1993,2(2):43-44.

[35] 袁佩英.鸦胆子乳剂抑制幽门螺杆菌的临床研究.山西中医,1992,8(6):20-25.

[36] 马汉铭,杜平华.中药材鸦胆子对幽门螺杆菌体外抗菌作用的研究.数理医药学杂志,2002,15(2):158.

[37] 于晓光,张淑杰,薛德江,等.高脂血症沙鼠组织中某些酶活性的变化及药物降脂作用的研究.哈尔滨医科大学学报,1997,31(1):12.

[38] 贺丰杰,陈静,杜心洁.鸦胆子油对大鼠增生过长子宫内膜碱性成纤维细胞生长因子和血小板反应素-1表达的影响.现代中西医结合杂志,2008,17(26):4062-4064.

[39] 贺丰杰,杜心洁,朱丽红,等.鸦胆子油对大鼠增生型子宫内膜血管内皮生长因子表达的影响.现代中西医结合杂志,2009,18(3):245-247.

[40] 项琪,周莉玲,张卉,等.鸦胆子油微乳在大鼠体内的药动学研究.中药材,2007,30(9):1113-1135.

[41] 汪秋红,李金才.鸦胆子油提取制剂及临床应用.黑龙江医学,2002,26(10):762.

[42] 杜敏,史明.化疗联合鸦胆子油乳注射液治疗中晚期非小细胞肺癌疗效观察.肿瘤基础与临床,2006,19(2):151-153.

[43] 谭煌英,李园,朱世杰,等.吉西他滨联合鸦胆子油乳治疗25例老年晚期非小细胞肺癌.中国肿瘤,2007,16(6):474-476.

[44] 张素芳,孟昭琳,常万里.鸦胆子油乳剂联合吉西他滨对老年晚期肺癌患者免疫功能的影响.中国医药指南,2008,6(20):172-174.

[45] 袁国荣,卢丽琴,薛骞,等.鸦胆子油乳结合支气管动脉灌注化疗治疗局部晚期非小细胞肺癌的临床观察.中国现代应用药学杂志,2005,22(3):257-259.

[46] 丁新梅,武长军,王鹤鹏.TACE联合鸦胆子油乳注射液治疗原发性肝癌的疗效观察.中国误诊学杂志,2008,8(14):3314-3315.

[47] 李心忠,姜松岭,王亚,等.鸦胆子油乳肝动脉灌注联合碘油栓塞治疗原发性肝癌的临床观察.肿瘤基础与临床,2010,23(2):146-148.

[48] 张霞,李晓梅,姜松芬,等.TACE与TAPVE鸦胆子油栓塞化疗治疗晚期肝癌的临床观察.中国伤残医学,2010,18(1):23-25.

[49] 王斌,田华琴,梁贵文,等.肝积方联合鸦胆子油乳介入治疗对中晚期原发性肝癌患者生活质量的影响.中国中西医结合杂志,2009,29(3):257-259.

[50] 韦波,刘远文,蒋玉洁,等.鸦胆子油-碘油"夹馅"栓塞化疗、乙醇癌灶内注射联合免疫因子介入治疗中晚期肝癌.广西医科大学学报,1999,16(3):18-20.

[51] 吴树强,贾勇士,吕世良.鸦胆子油乳肝动脉灌注治疗转移性肝癌.中国肿瘤,2004,13(8):524-526.

[52] 田华琴,李宏良,梁贵文,等.鸦胆子油乳介入治疗不同年龄段原发性中晚期肝癌疗效分析.光明中医,2008,23(12):1888-1890.

[53] 张育军,雒向宁.鸦胆子油乳联合内分泌治疗中晚期前列腺癌.现代中西医结合杂,2010,19(12):1464-1466.

[54] 郝淑芳,林举择.莪术油及鸦胆子油介入治疗良性前列腺增生症的临床观察.现代医院,2007,7(10):37-39.

[55] 田丰,王禾,秦卫军,等.TUR-Bt术后膀胱内灌注鸦胆子油乳预防浅表性膀胱癌复发.中国康复理论与实践,2005,11(6):475-477.

[56] 王立国,王禾,武国军,等.鸦胆子油乳灌注预防膀胱癌术后复发.第四军医大学学报,2003,24(11):1032-1034.

[57] 梁平,梁静英,苏贞栋,等.食管癌放疗加鸦胆子油乳化疗的临床观察.右江民族医学院学报,2002,24(1):33-35.

[58] 叶斌,董桂云,虞喜豪,等.鸦胆子乳油口服配合体部伽玛刀治疗晚期食管癌的临床分析.中国医学创新,2009,6(20):52-54.

[59] 马建光,郝翠霞,齐立星,等.鸦胆子油加放疗治疗中晚期食管癌临床观察.中国实用医刊,2008,35(22):30-32.

[60] 吴树强,贾勇士,吕世良,等.鸦胆子油乳联合放疗对恶性脑神经胶质瘤的疗效观察.中国中药杂志,2006,31(15):1282-1284.

[61] 罗国庆,张月飞,谭继全.联合疗法治疗儿童复发性喉乳头状瘤46例临床观察.中国中西医结合耳鼻咽喉科杂志,2008,16(3):211-213.

[62] 胡若男,韩淑芳,胡明霞.微波配合鸦胆子油治疗成人喉乳头状瘤的护理.护理学杂志,2009,24(14):41-43.

[63] 刘云霞,杨洁文,姚勇伟.胸腔置管引流并腔内鸦胆子油乳注射治疗癌性胸水疗效分析.实用中医药杂志,2005,21(1):4-6.

[64] 付相建,付尚志,杨光华,等.导管持续引流联合鸦胆子油乳、顺铂治疗恶性胸腔积液的疗效观察.临床军医杂志,2009,37(5):818-820.

[65] 潘德键,周锡建,李相勇,等.腹腔置管引流联合羟基喜树碱、鸦胆子油序贯给药治疗恶性腹腔积液.现代中西医结合杂志,2007,16(28):4101-4103.

[66] 王恩,龙鑫.胸腔内灌注鸦胆子油乳剂与顺铂治疗肺癌导致恶性胸腔积液疗效比较.中国医药,2010,5(6):513-515.

[67] 倪浩,石年,王建.CO_2激光联合鸦胆子油乳及斯奇康治疗尖锐湿疣的临床观察.实用中西医结合临床,2008,8(1):28-30.

[68] 于腾,邱莹,孙扬.鸦胆子油乳液作用豚鼠耳部银屑病样病理改变实验研究.济宁医学院学报,2009,32(1):35-37.

[69] 路广秀,范洁宇,马瑞莲.鸦胆子临床新用及研究进展.内蒙古医学院学报,2012,34(5):423-427.

144. 钩　吻

【来源】马钱科植物胡蔓藤 *Gelsemium elegans* Benth. 的全株[1]。

【性味与归经】辛,苦,温,有毒。归心、肺、大肠、小肠四经。

【功能与主治】破积拔毒,祛瘀止痛,杀虫止痒,镇痛,镇静。用于治疗疥癞,湿疹,瘰疬,痈肿,疔疮,跌打损伤,风湿痹痛,神经痛等。

【化学成分】根中含有钩吻酸(gelsemic acid)、钩吻碱子(koumine)、钩吻碱(gelsemine)、钩吻碱寅(kouminicine)、钩吻碱卯(kouminidine)、常绿钩吻碱(sempervirine)、钩吻碱丁(koumicine)、钩吻碱戊(koumidine)、胡蔓藤碱甲(humantenmine)、胡蔓藤碱乙(humantenine)、胡蔓藤碱丙(humantendine)、胡蔓藤碱丁(humantenirine)、阿枯米定碱(akuammidine)、16-表伏康树卡平碱(16-epivoacarpine)、19-羟基二氢-1-甲氧基钩吻碱(19-hydroxy-l-dihydrogelsevirine)、二氢钩吻碱子(dihydrokoumine)。茎中含有钩吻碱子和常绿钩吻碱。叶中含有钩吻碱子、钩吻碱丑、钩吻碱丁和钩吻碱辰(kounidine)。全株含有钩吻碱、*N*-去甲氧基兰金断肠草碱(*N*-desmethoxyrankinidine)、11-羟基胡蔓藤碱乙(11-hydroxyhumantenine)、11-甲氧基胡蔓藤碱乙(11-methoxyhumantenine)、胡蔓藤碱乙、葫蔓藤碱丁、钩吻麦定碱(gelsamydine)、钩吻精碱(gelselegine)、20-羟基二氢兰金断肠草碱(20-hydroxydihydrorankinidine)、*N*-去甲氧基胡蔓藤碱乙(*N*-desmethoxyhumantenine)、15-羟基胡蔓藤碱乙(15-hydroxyhumantenine)、钩吻模合宁碱(gelsemoxonine)、钩吻内酰胺(gelsemamide)、11-甲氧基钩吻内酰胺(11-methoxygelsemamide)、19(*R*)-羟基二氢钩吻绿碱[19(*R*)-hydroxydihydrogelsevirine]及1-甲氧基钩吻绿碱[1]。

【药理作用】

1. 抗肿瘤作用

(1)钩吻素子抗肿瘤作用:钩吻素子在体内及体外均具有较强的抗肿瘤作用。体内试验结果表明钩吻素子对 H22 荷瘤小鼠有显著抑瘤作用[2]。体外实验结果表明钩吻素子作用于 G_1 期,使肿瘤细胞不能顺利地通过 G_1 期中的特殊限制点,成为暂不增殖细胞(即 G_0 细胞),或永远停留在 G_1 期成为不再增殖细胞,进而阻止了肿瘤细胞由 G_1 期向 S 期转化及其 DNA 合成,最后导致肿瘤细胞凋亡[3]。钩吻素子对四种消化系统肿瘤有不同程度的体外抑制作用[4,5]。

钩吻素子对神经胶质瘤的抑制作用:钩吻素子对肿瘤细胞 DNA 合成期及 G_2-M 期阻滞,抑制人神经胶质瘤细胞株 U251 细胞的生长,诱导肿瘤细胞凋亡[6,7]。

(2)钩吻素乙的抗肿瘤作用:MTT 法评价结果显示钩吻素乙对 HepG-2 细胞具有较强的增殖抑制作用,且其抑制活性呈时间和剂量双重依赖。钩吻素乙可诱导细胞 S 期阻滞,使 G_2/M 期细胞减少,抑制细胞有丝分裂,从而发挥其抗肿瘤细胞增殖的作用。钩吻素乙诱导 HepG-2 细胞凋亡与其激活 Caspase-8 和 Caspase-9 进而活化 Caspase-3 有密切关系[8,9]。

(3)钩吻中非生物碱抗肿瘤作用:钩吻非生物碱组分对小鼠肝癌 H22 生长具有明显的抑制作用,胸腺指数明显高于未用药荷瘤组[10]。

2. 其他药理作用

(1)对神经系统的影响:1-甲氧基钩吻碱具有显著对抗小鼠神经病理性疼痛作用与炎性疼痛作用。其用于治疗慢性疼痛的治疗指数远大于钩吻总生物碱[11-15]。

(2)对心血管系统的影响:钩吻总碱对蟾蜍和小白鼠的心率有减慢作用[16,17],其作用可能是对受体产生抑制或阻断作用而抑制肾上腺素引起的过速型心律失常[18,19]。同时钩吻总碱具有显著的降压作用[20]。钩吻总碱对受照大鼠具有造血保护作用[21]。钩吻对机体造血干/祖细胞有刺激增殖作用,可能与促进造血干/祖细胞增殖和分化或拮抗放疗对骨髓的毒性作用有关[22,23]。健康小鼠腹腔注射钩吻碱,随着钩吻碱剂量增加,心室颤动阳性率下降[24]。

(3)对免疫系统的影响:钩吻乙醇粗提物可显著提高环磷酰胺免疫抑制小鼠的腹腔巨噬细胞吞噬功能,抗山羊红细胞抗体的功能及小鼠体内淋巴细胞转化率[25]。钩吻粗提物对小鼠脾细胞增殖反应有明确的抑制作用[26]。钩吻素子能显著抑制小鼠 CD4$^+$ T 淋巴细胞增殖反应,这与钩吻素子抑制小鼠 CD4$^+$ T 细胞 IL-22 的分泌相关[27,28]。

(4)对眼的影响:钩吻在大剂量时可引起散瞳作用[29]。

(5)对皮肤的影响:钩吻的水提取物制成口服液及注射剂治疗神经性皮炎和银屑病,尤其是注射剂对神经性皮炎疗效显著[30],并且能抑制紫外线照射所致的突变[31,32]。

3. 毒性作用

(1)钩吻素乙的毒性作用　小鼠一次腹腔注射钩吻素乙的 LD_{50} 为 0.185mg/kg,皮下或腹腔注射 LD_{50} 为 0.1～0.3mg/kg[33]。

(2)钩吻总碱的毒性作用　中毒症状主要是兴奋、阵发性惊厥、呼吸困难、最后呼吸衰竭而死亡。大鼠腹腔注射钩吻总碱的 LD_{50} 为 1.2～1.5mg/kg。小鼠一次尾静脉注射钩吻总碱溶液的 LD_{50} 为 3.60mg/kg[34]。钩吻总碱每天静脉给药 1 次,给药剂量 0.8mg/kg,连续给药 90 天,大鼠均不同程度出现步态不稳、身体拉长、眼球突出、阵发性痉挛等症状,肝、肾有颗粒变性以及脂肪变性等形态学改变[35]。

【药代动力学研究】用高效液相色谱法研究钩吻素甲的体内外代谢过程表明,钩吻素甲在大鼠体内代谢样品,体外肝微粒体代谢样品有相同的代谢产物的吸收峰,可以认为钩吻素甲在体内和体外的代谢作用具有相似性。

【临床应用】

1. 治疗肿瘤　钩吻总碱治疗肝癌总有效率达 60%,其治疗后的存活期超过 2 年[36,37]。钩吻粗提物对人卵巢癌细胞、人乳腺癌细胞和人宫颈癌细胞有一定的抑制作用[38]。

2. 治疗其他疾病　治疗疼痛:以钩吻碱为原料的注射液,对神经痛、外伤性疼痛以及癌痛等多种疼痛均有良好疗效。其止疼起效时间较快,一般 15~30 分钟见效,维持时间约 4~8 小时[39]。

【不良反应】 由于钩吻生物碱治疗剂量与中毒剂量相近,因此易出现不良反应。钩吻中毒临床表现特点为恶心、呕吐、腹痛、流涎等消化道症状。同时患者还可出现眩晕、四肢弛缓无力、视力下降、复视、吞咽困难等神经肌肉症状。此外,尚有眼睑下垂、瞳孔散大等类阿托品样表现,易误诊为阿托品中毒[14]。

参考文献

[1] 国家中医药管理局《中华本草》编委会. 中华本草. 上海:上海科学技术出版社,1999:5530.

[2] 蔡晶,雷林生,迟德彪. 钩吻素子对小鼠 H22 实体瘤抑制作用的实验研究. 南方医科大学学报,2009,29(9):1851-1852.

[3] 迟德彪,雷林生,金宏,等. 钩吻素子体外诱导人结肠腺癌 LoVo 细胞凋亡的实验研究. 第一军医大学学报,2003,23(9):911-913.

[4] 王锋鹏. 生物碱化学. 北京:北京化学工业出版社,2008:293-340.

[5] 黄静,苏燕评,俞昌喜,等. 钩吻生物碱化合物体外抗消化系统肿瘤的活性. 海峡药学,2010,22(3):197-199.

[6] Choy G,Liu J W,Chandra D,et al. Cell survival signaling during apoptosis imp lications in drug Rsistance and anti2cancer therapeutic developments. Prog Drug Res,2005,63:115-145.

[7] 王万山,薛侠,王达安,等. 钩吻素子对神经胶质瘤细胞 U251 生长抑制及诱导凋亡作用. 第四军医大学学报,2009,30(24):2914-2917.

[8] 陆健敏,齐子荣,刘国廉,等. 钩吻碱注射液对肿瘤细胞增殖能力的影响. 癌症,1990,9(6):472-476.

[9] Cryns V,Yuan J. Protease to die for. Genes Dev,1998,12(11):1551-1570.

[10] 赵明宏,郭涛,王敏伟,等. 钩吻中非生物碱不同组分体内、外抗肿瘤作用比较研究. 中国药房,2006,17(23):1776-1778.

[11] 任引津. 实用急性中毒全书. 北京:人民卫生出版社,2003.

[12] 黄志毅,刘铭,沈洁,等. 1-甲氧基钩吻碱抗慢性疼痛作用. 中草药,2010,41(12):2034-2037.

[13] 谭建权,邱成之,郑林忠. 钩吻碱的镇痛作用和无依赖性. 中药药理与临床,1988,4(1):24-15.

[14] 周名璐,黄聪,杨小平. 钩吻总碱的镇痛、镇静及安全性. 中成药,1998,20(1):35-37.

[15] 徐克意,谭建权,沈甫明. 钩吻总碱抗炎作用研究. 中药药理与临床,1991,7(1):27-29.

[16] 黎秀叶,黄仲林. 钩吻总碱Ⅰ对蟾蜍和大白鼠心电图的影响. 右江民族医学院学报,1989,11(2):12-14.

[17] 黄仲林,黎秀叶. 钩吻总碱Ⅰ对氯仿-肾上腺素引起大白鼠心律失常的作用探讨. 右江民族医学院学报,1994,16(1):4-7.

[18] 黄仲林,黎秀叶. 钩吻总碱Ⅰ对豚鼠肺支气管平滑肌的作用分析. 右江民族医学院学报,1989,11(2):9-11.

[19] 罗开国,皇甫秀英,陈忠良,等. 钩吻碱抗心律失常作用的研究. 河南师范大学学报,1995,23(1):108-110.

[20] 黄仲林,黎秀叶. 钩吻总碱Ⅱ对狗血压的作用分析. 右江民族医学院学报,1995,17(1):1-3.

[21] 王友顺,高英立,刘上云,等. 钩吻总碱对照射大白鼠血液系统的作用. 海军医专学报,1988,10(1):1-3.

[22] 王坤,肖艳芬,余晓玲,等.钩吻对小鼠急性辐射损伤的保护作用.中华放射医学与防护杂志,2002,22(2):111-113.

[23] 张兰兰,林敬明,吴忠.钩吻化学成分与药理研究进展.中药材,2003,26(6):451-453.

[24] 罗开国,皇甫秀英,陈忠良,等.钩吻碱抗心律失常作用的研究.河南师范大学学报,1995,23(1):108-109.

[25] 周利元,王坤,黄兰青,等.钩吻对小鼠免疫功能的影响.中国实验临床免疫学杂志,1992,4(4):14-15.

[26] 雷林生,孙莉莎,杨淑琴,等.钩吻碱类提取物对小鼠脾细胞增殖反应的影响.第一军医大学学报,1996,16(2):74-75.

[27] 孙莉莎,雷林生,方放治,等.钩吻素子对小鼠脾细胞增殖反应及体液免疫反应的抑制作用.中药药理与临床,1999,15(6):10-12.

[28] 王志睿,黄昌全,张忠义,等.钩吻素子对免疫磁珠分离纯化的小鼠 CD4$^+$T 细胞体外增殖的影响.第一军医大学学报,2005,25(5):562-564.

[29] 王友顺.盐酸钩吻眼药水散瞳与调节麻痹作用的临床观察.中药药理与临床,1990,6(1):628-629.

[30] Calarasu C. Pharmaceutials containing diphenhydramine andechinacea and eupatorium and gelsemium and lachesis extracts for the treatment of psoriasis and neurodermatitis. Chemical Abstracts,1989,110:412.

[31] 王志睿,黄昌全,张兰兰,等.钩吻生物碱治疗银屑病的研究现状与展望.中药材,2003,26(12):892-893.

[32] 季宇彬.天然药物有效成分药理与应用.北京:科学出版社,2007,243.

[33] 易金娥,袁慧.钩吻毒素的研究进展.湖南环境生物职业技术学院学报,2002,8(4):26-30.

[34] 周跃平,徐伟,陈先瑜.葫蔓藤碱甲的毒性及呼吸抑制作用.中国药理学与毒理学杂志,1995,9(1):69-72.

[35] 赵振金,周其锦,高英立,等.大鼠钩吻碱毒性试验——病理形态学观察.实验动物与动物实验,1990,1:20-21.

[36] 广西医学院肿瘤研究小组.钩吻治疗原发性肝癌 525 例临床分析.广西卫生,1974,(3):20.

[37] 杨克政,黄菊,吴英德,等.钩吻治疗原发性肝癌存活两年以上 8 例报告.广西医学院学报,1981,(3):66.

[38] Bhattacharyya S S,Mandal S K,Biswas R,et al. in vitro studies demonstrate anticancer activity of analkaloid of the plant Gelsemium sempervirens. Exp Biol Med,2008,233(12):1591-1601.

[39] 高英立.钩吻的初步研究与探讨.海军医学,1983,1(3):50.

145. 香　加　皮

【来源】为萝摩科杠柳属植物杠柳 *Periploca sepium* Bge. 的干燥根皮[1]。

【性味与归经】味苦、辛,性微温。归肝、肾、心经。有毒。

【功能与主治】祛风湿,强筋骨。用于风寒湿痹,腰膝酸软,心悸气短,下肢浮肿,小便不利。

【化学成分】根皮含杠柳毒苷(periplocin),北五加皮苷 A、B、C、D、E、F、H$_1$、H$_2$、J、K、L、M、N、O,杠柳苷(periploside)A、B、C,杠柳加拿大麻糖苷(periplocymarin)等甾类糖苷化合物以及 5-孕甾烯-3β,20(R)-二醇-3-单乙酸酯[5-pregnene-3β,20,(R-diol-3-monoacetate)]、21-*O*-甲基-5-孕甾烯-3β,14β,17β,20,21-五醇(21-*O*-methyl-5-pregnene-3β,14β,17β,20,21-pentol)、21-*O*-甲基孕甾二烯-3β,17β,20,21-四醇(21-*O*-methyl-5,14-pregna-diene-3β,17β,20,21-tetrol)、21-*O*-甲基-5-孕甾烯-3β,14β,17β,21-四醇-20-酮(21-*O*-methyl-5-pregnene-3β,14β,17β,21-tetrol-20-one)A 等游离孕烯醇类化合物。此外,还含北五加皮寡糖(periplocae oligosaccharide)C$_1$、C$_2$、F$_1$、F$_2$,4-甲氧基-水杨醛(4-methoxysalic-ylaldehyde)及 β-谷甾醇(β-sitlsterol)

等成分[2]。

【药理作用】

1. 抗肿瘤作用

(1)杠柳苷的抗肿瘤作用:杠柳苷对小鼠 H22 皮下移植瘤具有显著的抑制作用,其作用机制与阻滞细胞周期和诱导肿瘤细胞凋亡有关[3]。杠柳苷使 SMMC-7721 细胞周期停滞在 G_2/M 期,并能够抑制 Stat3、Stat5 信号转导通路,进而抑制细胞的增殖并诱导其凋亡[4,5]。杠柳苷可通过降低 CDK4 蛋白的表达,减少 CDK4 在 G_0/G_1 期与 Cyclin D 结合形成的复合物,从而阻止了 TE-13 肿瘤细胞的增殖[6]。杠柳苷通过阻滞人胃癌细胞 BGC-823 于 G_2/M 期及诱导细胞凋亡发挥抗肿瘤作用[7]。杠柳苷可抑制结肠癌细胞 SW480 在小鼠体内的增殖,其作用机制与 Wnt/β-catenin 信号分子的表达下调有关[8,9]。杠柳苷可使人乳腺癌 MCF-7、BT-549、MDA-MB-231 细胞发生 G_0/G_1 期阻滞,从而抑制肿瘤细胞生长[10]。

(2)宝藿苷 I 抗肿瘤作用:宝藿苷 I 可明显抑制 Eca-109 细胞增殖,且随药物浓度增加和时间延长抑制作用增强,细胞周期被阻滞在 G_0/G_1 期[11]。

2. 其他药理作用

(1)对中枢神经系统的影响:香加皮水蒸气蒸馏所得杠柳脑皮下注射可引起小鼠运动兴奋,对声和光刺激的反应性增强,杠柳脑及杠柳酊有缩短蟾蜍脊髓反射潜伏期的作用[12]。

(2)对内脏系统的影响

1)对心血管系统的影响:杠柳毒苷脱去一分子葡萄糖生成的杠柳次苷具有比杠柳毒苷更强的强心作用[13]。杠柳毒苷能提高 CHF 模型大鼠 Ca^{2+}-腺苷三磷酸 mRNA 表达,降低心肌受磷蛋白 mRNA 表达,改善心肌受磷蛋白/Ca^{2+}-ATP 酶比值[14]。

2)对消化系统的影响:杠柳苷 A 具有预防刀豆球蛋白 A 诱导的小鼠肝炎的作用,其机制与抑制自然杀伤 T 细胞(NKT)有关[15]。

(3)对免疫系统的影响:杠柳苷 A 能够显著地减轻实验性自身免疫性脑脊髓炎的发生率及严重程度[16]。孕甾烷苷成分具有抑制 T 淋巴细胞增殖的作用[17]。香加皮水提取物可以提高小鼠淋巴细胞的免疫功能,从而发挥抗肿瘤作用[18]。

(4)抗炎作用:杠柳苷元对体外培养肥大细胞的组胺释放有显著的抑制作用,并呈显著的剂量依赖关系[19]。

3. 毒性作用 杠柳毒苷的毒副作用与毒毛旋花子苷相似,中毒后血压先升而后下降,心收缩力增强,继而减弱,心律不齐,最后心肌纤颤而死亡。香加皮不同组分对小鼠急性毒性实验结果显示,肢体麻痹、腹泻、抽搐、呼吸抑制是香加皮不同组分导致的主要的急性毒性症状。其中香加皮水提物以及醇提物在给药 48 小时后可引起小鼠死亡。指出香加皮不同组分毒性大小顺序依次为醇提组分、水提组分、全组分[20]。

【药代动力学研究】 小鼠单次腹腔注射给予最大耐受量的香加皮水提物,应用高效液相色谱法测定给药后不同时间点血浆及心脏组织中杠柳毒苷及苷元的浓度。结果显示小鼠给药后,血浆中杠柳毒苷及杠柳毒苷苷元均出现多峰,其中杠柳毒苷在 0～45 分钟时间段为吸收相,符合零级动力学,拟合方程为 $C=0.320t$,在 45 分钟和 120 分钟出现两个高峰,120～720 分钟时间段符合二室模型,$t_{1/2\alpha}=1.694$ 分钟,$t_{1/2\beta}=344.049$ 分钟。给药后 12 小时内心脏组织中杠柳毒苷及杠柳毒苷苷元的含量相对稳定,没有显著降低。因此,可以确定杠柳毒苷及苷元在体内存在肝肠循环,且苷元吸收较快,杠柳毒苷及苷元在心脏内有一定的蓄积[21]。

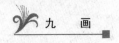

【临床应用】

(1)用于慢性充血性心力衰竭和心脏性水肿:香加皮含有杠柳毒苷,具强心利尿的作用,其苷元化学结构和毒毛旋花子苷元相似,其强心作用具有作用迅速、持续时间短(约 24 小时)、无蓄积作用等特点,用于抗心衰特别是对难治性心衰较地高辛有明显优势。香加皮合剂、复方生脉饮、强心饮、芪加冲剂、心衰灵等抗心衰中药方剂都含有香加皮。

(2)祛风湿作用:香加皮具有镇痛,祛风湿的功效。香加皮常用于风寒湿痹证。因其具有毒性,处方中以外用为主,中成药中的应用也较多,在正式公布的国家中成药标准品种中处方组成含香加皮的不少于 25 种,大部分为外用药,以膏剂为主,少量酊剂,如活血止痛膏、金不换膏、追风膏等,另有祛风湿骨痛酒、祛风胜湿酒等酒剂,还有部分口服固体制剂,如舒筋活血片。

【不良反应】香加皮的临床不良反应较多。主要涉及消化道系统,如恶心、呕吐、腹泻等,以及心血管系统,如心率减慢、期前收缩、房室传导阻滞等心律失常的表现。在剂量较大时可诱发心肌梗死并发心衰等严重不良反应[22]。

参 考 文 献

[1] 国家中医药管理局《中华本草》编委会. 中华本草. 上海:上海科学技术出版社,1999:5717-5718.

[2] 张援虎,王锋鹏. 杠柳属植物化学成分研究进展. 天然产物研究与开发,2003,15(2):157-161.

[3] 张静,杨光,单保恩,等. 杠柳苷对 H22 荷瘤小鼠的抑瘤作用及其机制研究. 中草药,2010,(8):1307-1311.

[4] 赵振军,左连富,单保恩,等. 香加皮杠柳苷抑制 Stat5 信号通路诱导 SMMC-7721 细胞凋亡的实验研究. 临床检验杂志,2008,26(1):46-48.

[5] 赵连梅,单保恩,艾军,等. 香加皮杠柳苷对人食管癌细胞 TE-13 生长抑制作用. 肿瘤,2008,28(3):203-206.

[6] 张丽杰,鹿刚,张引娟,等. 香加皮提取物杠柳苷抑制 SMMC-7721 细胞 Stat3 信号通路诱导细胞凋亡的研究. 第三军医大学学报,2008,30(15):1448-1451.

[7] 单保恩,李俊新,张静. 香加皮水提取物诱导人胃癌细胞 BGC-823 凋亡及其作用机制. 中草药,2005,36(8):1184-1188.

[8] 邓王萍,崔亚君,杨敏. 香加皮的研究进展. 上海中医药大学学报,2012,26(3):111-115.

[9] 杜彦艳,刘鑫,单保恩. 香加皮杠柳苷通过抑制 Wnt/β-catenin 信号通路诱导结肠癌细胞 SW480 凋亡. 癌症(英文版),2009,5:456-460.

[10] 刘丽娟,李健,毕志明. 中药香加皮的抗肿瘤作用研究进展. 中医学报,2013,28(3):317-319.

[11] 王丽芳,单保恩,刘丽华,等. 香加皮单体成分宝藿苷 I 对食管癌细胞增殖及凋亡的影响. 肿瘤,2009,29(2):123-126.

[12] 张辉云,贺清华,童珊珊,等. 香加皮活性成分及其药理作用研究进展. 药学进展,2013,37(9):449-453.

[13] 罗建蓉,钱金栿. 杠柳属植物研究进展. 大理学院学报(综合版),2006,5(8):54-58.

[14] 马立,王怡. 杠柳毒苷对慢性心力衰竭大鼠心急 PLB 和 SERCA mRNA 表达的影响. 江苏中医药,2009,41(3):71-72

[15] Wan J,Zhu Y N,Feng J Q,et al. Periplocoside A,a pregnane glycoside from Periploca sepium Bge,prevents concanavalin A-induced mice hepatitis through inhibiting NKT-derived inflammatory cytokine productions. Int Immunopharmacol,2008,8(9):1248-1256.

[16] Zhang J,Ni J,Chen Z H,et al. Periplocoside A prevents experimental autoimmune encephalomyelitis by suppressing IL-17 production and inhibits differentiation of Th17 cells. Acta Pharmacol Sin,2009,30(8):1144-1152.

[17] Feng J,Zhang R J,Zhou Y,et al. Immunosuppressive pregnane glycosides from Periploca sepium and

Periploca forrestii. Phytochemistry,2008,69(15):2716-2723.

[18] 王利萍,刘建利. 香加皮的化学成分和药理作用研究进展. 中草药,2009,3:493-496.
[19] 顾卫,赵力建,赵爱国. 杠柳苷元对肥大细胞脱颗粒及释放组胺影响的研究. 中国药房,2008,19(3):166-168.
[20] 毕波,周昆,胡利民. 香加皮及其主要毒性成分的研究进展. 毒理学杂志,2010,1:73-75.
[21] 马志会,张静,周昆,等. 香加皮最大耐受量给药小鼠体内杠柳毒苷及苷元的代谢. 中药新药与临床药理,2010,21(4):400-402.
[22] 阎雪梅. 香加皮的化学成分药理作用及临床应用研究进展. 天津药学,2011,23(5):48-52.

146. 鬼 针 草

【来源】菊科植物鬼针草 *Bidens pilosa* Linn 的全草。

【性味与归经】苦、温、平、无毒。归肺、胃、大肠、胆经。

【功能与主治】清热,解毒,散瘀,消肿,祛风活血。治疗恶性淋巴瘤、骨肉瘤、疟疾、腹泻、痢疾、肝炎、咽喉肿痛、跌打损伤、蛇虫咬伤等。

【化学成分】从鬼针草中分离得到大量黄酮、萜类、香豆素类、甾醇类、脂类、生物碱等化合物。黄酮类成分主要有金丝桃苷(hyperoside)、奥卡宁(okanin)、异奥卡宁-7-*O*-葡萄糖苷(isookanin-7-*O*-β-D-glucopyranoside)、海生菊苷(maritimetin)、6,7,3′,4′-四羟基橙酮(6,7,3′ 4′-tetrahydroxy aurone)、木犀草素(luteolin)、豆甾醇-3-*O*-葡萄糖苷(stigmasterol-3-*O*-glucopyranoside)、芦丁(rutin)、3,4-二羟基苯甲酸乙酯(ethyl 3,4-dihydroxybenzoate)等[1,2]。

【药理作用】

1. 抗肿瘤作用　鬼针草煎液对 S180 荷瘤小鼠进行灌胃给药,具有明显肿瘤抑瘤作用,其作用机制与增加 S180 荷瘤小鼠血清 IL-2、TNF-α 的含量有关[3]。鬼针草醇提取物对 U14 小鼠肿瘤的生长存在明显抑制作用,且能通过提高小鼠机体异性免疫功能增强抗肿瘤效果[4]。采用 MTT 活细胞检测法发现,鬼针草 5 种提取成分对体外培养的 2 种不同的白血病细胞 HL-60 和人组织淋巴瘤细胞 V937 均有不同程度的抑制作用,其中聚炔苷混晶和鬼针聚炔苷活性最强,尤其对 V937 的 $IC_{50} \leqslant 60 \mu g/ml$。另外采用细胞毒性检测法表明鬼针草水提物对白血病细胞 L1210、U937、K562 和 Raji 也均有不同程度的抑制作用[5,6]。用鬼针草的不同极性溶剂萃取部位对肝癌 HepG-2 和白血病细胞 K562 增殖的抑制作用进行研究。表明,氯仿和石油醚萃取部位的抗癌作用最强[7]。鬼针草提取物对 HeLa 细胞、A549 细胞增殖及细胞周期的影响表明,鬼针草提取物能抑制 HeLa 细胞、A549 细胞的体外增殖并呈剂量依赖性,IC_{50} 分别为 $10.34 \mu g/ml$、$8.31 \mu g/ml$。Hochest 染色证实鬼针草提取物能诱导肿瘤细胞凋亡,而流式细胞术分析证实鬼针草提取物能将肿瘤细胞阻滞在 G_0/G_1 期[8]。

2. 其他药理作用

(1)对内脏系统的影响

1)对心血管系统的影响:大白鼠口服鬼针草生药 20g/kg,有降低胆固醇和 β-脂蛋白的作用,并对血栓的形成有明显的抑制作用[9,10]。

2)对消化系统的影响:对急性肝损伤的保护作用,还能显著抑制 CCl_4 导致的脂质过氧化反应,并且增强抗氧化酶(超氧化物歧化酶和谷胱甘肽过氧化物酶)的作用。而且可以抑制经过 CCl_4 处理小鼠的氧化亚氮产生和 NF-κB 活化[11,12]。提示鬼针草可能通过抑制 HSC 的活化、诱导活化的 HSC 凋亡逆转肝纤维化[13,14]。鬼针草治疗肝纤维化的作用可能与其下调 TGF-β1 的表达，进而抑制 HSC 活化有关[15-17]。

（2）对内分泌系统的影响：鬼针草具有明显的降血糖作用。鬼针草 95％乙醇提取物的乙酸乙酯及正丁醇萃取物能降低正常小鼠的血糖，并且乙酸乙酯萃取物具有降低四氧嘧啶高血糖小鼠血糖的作用[18]。

【毒性作用】鬼针草无毒[19]。

【临床应用】治疗其他疾病：

1. 治疗阑尾炎　鬼针草单味药 30g，煎服，治疗阑尾炎 35 例，亚急性 21 例。结果痊愈 25 例，有效 8 例，无效 2 例[20]。

2. 治疗慢性前列腺炎　20％～40％鬼针草液采用直流电透入法，20 分钟/次，每日一次，7～14 天为 1 疗程，治疗 106 例慢性前列腺炎患者，结果痊愈 26 例，其余有不同程度好转[20]。

【不良反应】鬼针草未见不良反应相关报道。

参考文献

[1] 赵燕,赵莹,王绪成.鬼针草的化学成分和药理作用研究进展.中国药房,2007,18(15):1189-1190.

[2] 黄敏珠,陈海生,刘建国,等.中药鬼针草化学成分的研究.第二军医大学学报,2006,27(8):888-891.

[3] 李巧兰,杨素婷,李志刚,等.鬼针草煎液对 S180 荷瘤小鼠抑瘤率及 IL-2、TNF-α 影响的研究.陕西中医学院学报,2011,34(3):39-41.

[4] 冯涛,李青旺,李健,等.鬼针草 90％醇提物对 U14 荷瘤小鼠的抑瘤效应.安徽农业科学,2007,35(4):1037-1039.

[5] 王建平,秦红岩,张惠云,等.鬼针草提取物对白血病细胞的体外抑制作用.中药材,1997,20(5):247-249.

[6] Chang J S,Chiang L C,Chen C C,et al. Antileukemic activity of Bidens pilosa L var minor(Blume)Sherff and Houttuynia cordata Thunb. Am J Chin Med. 2001,29(2):303-305.

[7] 林丽清,林新华,黄丽英,等.鬼针草提取物的体外抗肿瘤活性研究.福建医科大学学报,2010,44(2):83-84.

[8] 付达华,刘志礼,刘军仕.鬼针草提取物对 Hela 细胞及 A549 细胞增殖及细胞周期的影响.江西医学院学报,2009,49(12):50-53.

[9] 黄川锋,马瑜红,周新,等.鬼针草提取物对实验性高血脂症大鼠血脂和 NO 及 NOS 的影响.中国现代药物应用,2009,17:14-16.

[10] 李玲,刘旭杰,郝洪.鬼针草降压作用与肾上腺素受体的关系.第四军医大学学报,2004,25(23):F002.

[11] Zhong M M, Chen F H, Yuan L P, et al. Protective effect of total flavonoids from Bidens bipinnata L. against carbon tetrachloride—induced liver injury in mice. J Pharm Pharmaeol,2007,59(7):1017-1025.

[12] 程新艳.鬼针草总黄酮对 D-GalN 致急性肝损伤小鼠的保护作用.中国实验方剂学杂志,2013,19(14):268-271.

[13] 陈飞虎,袁丽萍,钟明媚,等.鬼针草总黄酮抗大鼠肝纤维化的实验研究.中国临床药理学与治疗学,2006,11(12):1369-1374.

[14] 闰波,陈毛虎,吴繁荣,等.鬼针草总黄酮对肝纤维化大鼠治疗作用及机制探讨.中国药理学通报,2008,24(12):1640-1645.

[15] 吴繁荣,陈飞虎,胡伟,等.鬼针草总黄酮抗大鼠免疫性肝纤维化作用及部分机制研究.中国药理学通报,2008,24(6):753-756.

[16] 陈飞虎,吕元庆,沈际佳,等.鬼针草总黄酮治疗血吸虫病肝纤维化的实验研究.中国临床药理学与治疗

学,2007,12(9):1023-1027.

[17] 吕元庆,陈飞虎,沈际佳,等.鬼针草总黄酮对小鼠 13 本血吸虫病肝纤维化 a-SMA、TGFl31 及胶原代谢的影响.安徽医科大学学报,2009,44(1):80-84.

[18] 李帅,匡海学,毕明刚,等.鬼针草提取物对 2 型糖尿病小鼠降血糖作用的研究.中医药学报,2003,31(5):37-38.

[19] 夏勤.鬼针草肠溶胶囊急性毒性实验.时珍国医国药,2007,18(9):2206.

[20] 陈川.鬼针草的临床应用.临床合理用药杂志,2013,6(6):28.

147. 鬼 箭 羽

【来源】卫矛科卫矛属植物卫矛 *Euonymus alatus*(Thunb.)Sieb. 的具翅状物枝条或翅状附属物[1]。

【性味与归经】苦、辛,寒。归肝、脾经。

【功能与主治】破血通经,解毒消肿,杀虫。主治癥瘕结块、心腹疼痛,闭经、痛经、崩中漏下、产后瘀滞腹痛、恶露不下、产后无乳,疝气、历节痹痛、疮肿,跌打伤痛、虫积腹痛、烫火伤,毒蛇咬伤,风湿痛,干咳感冒等。

【化学成分】枝条含对羟基苯甲酸(*p*-hydroxybenzoic acid)、3-甲氧基-4-二羟基苯甲酸(3-methoxy-4-dihydroxy-benzoic acid)、芹菜素(pelargidenone)、蒙花苷(linarin)、柚皮苷(naringin)、3,5-二甲氧基-4-二羟基苯甲酸(3,5-dimethoxy-4-dihydroxy-benzoic acid)、儿茶素(catechin)、原儿茶酸(protocatechuic acid)[2]、芦丁(rutin)[3]、毒尖药木苷元 A-3-*O*-α-L 吡喃鼠李糖苷(acovenosigenin A-3-*O*-α-L-rhamnopyranoside)、卫矛强心二糖苷 A(euonymoside A)、卫矛强心三糖苷 A(euonymusoside A)、鬼箭羽碱(alatamine)、雷公藤碱(wilfordine)、卫矛碱(euonymine)、卫矛羰碱(evonine)、新卫矛羰碱(neoevonine)、4-豆甾烯-3-酮(stigmast-4-en-3-one)[4]。水提液中含草酰乙酸(oxaloacetic acid)[5]。

【药理作用】

1. 抗肿瘤作用

(1)1,2,5,6-二脱水卫矛醇抗肿瘤作用:1,2,5,6-二脱水卫矛醇对体内 W250、L1210 等 10 种瘤株及体外培养 S180 细胞均有不同程度的活性;对 L1210 的治疗指数为 5.4;与阿糖胞苷和甲氨蝶呤合用有一定的协同作用[6]。

(2)卫矛强心二糖苷 A、毒尖药木苷元 A-3-*O*-α-L-吡喃鼠李糖苷、卫矛强心三糖苷 A 抗肿瘤作用:从鬼箭羽木材中分离出 3 个强心苷,卫矛强心二糖苷 A、毒尖药木苷元 A-3-*O*-α-L-吡喃鼠李糖苷、卫矛强心三糖苷 A,对赘生细胞有强大的细胞毒活性[7]。

(3)鬼箭羽其他单体的抗肿瘤作用:从鬼箭羽中分离得到咖啡酸及其衍生物咖啡酸苯乙酯。发现咖啡酸和咖啡酸苯乙酯可以抑制裸鼠体内 HepG-2 肿瘤的异种抑制移植。皮下和口服给予咖啡酸和咖啡酸苯乙酯可大大减少肝转移[8,9]。

(4)鬼箭羽有效部位的抗肿瘤作用:鬼箭羽茎的甲醇提取物、正己烷和乙酸乙酯部分表现出微弱的细胞毒活性(IC$_{50}$>100g/ml)。正丁醇(IC$_{50}$=65g/ml)和氯仿(IC$_{50}$=85g/ml)部分表现出强烈细胞毒活性。鬼箭羽的正丁醇部位在相对较低的细胞毒作用下可高度抑制 MMP-9[8-9],在 100g/ml 时抑制活性>90%[10]。鬼箭羽作为一个促氧化剂,经由线粒体途径诱导 Caspase-3 的活化和细胞凋亡[11,12]。

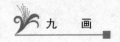

2. 其他药理作用

(1)对心血管系统的影响:鬼箭羽对大鼠离体心脏冠脉流量、心肌收缩幅度与心率无明显影响[13]。鬼箭羽具有降血压作用,同时具有改善微循环的作用[14]。

(2)对内分泌系统的影响:鬼箭羽提取物具有显著降低糖尿病小鼠高血糖的作用,可以改善糖尿病小鼠由于高血糖引起的糖代谢紊乱[13,15]。

(3)对免疫系统的影响:鬼箭羽可改善甲状腺局部症状和降低血清抗甲状腺自身抗体[16-18]。鬼箭羽黄烷成分是抑制迟发型变态反应及迟发型超敏反应(delayed type hypersensitivity,DTH)的有效成分[19,20]。

(4)抑菌抗炎作用:鬼箭羽提取液对金黄色葡萄球菌和大肠杆菌均有抑制作用,而对铜绿假单胞菌无效。

(5)保护肾小管上皮细胞:鬼箭羽提取物对肾小管上皮细胞具有保护作用,可能有预防和减轻糖尿病肾病并发症的作用[13]。具有防治肾小球硬化的作用[16]。

3. 毒性作用

(1)二脱水卫矛醇的毒性作用:二脱水卫矛醇小鼠一次腹腔注射的 LD_{50} 为(9.9±0.6)mg/kg[6];治疗剂量对细胞无明显的致突变、致癌作用。

(2)鬼箭羽有效成分的毒性作用:卫矛叶水提酒沉剂小鼠灌胃的 LD_{50} 为(158.4±14.4)mg/kg[21]。

【临床应用】

1. 治疗肿瘤　应用复方珍箭液(珍珠菜、鬼箭羽、水蛭、薏苡仁、苦参)治疗晚期胃癌94例,实体瘤疗效,总有效率为67.0%,明显优于平消片组;中医证候疗效比较,有效率为86.2%,复方珍箭液可提高患者的生存率和自然杀伤细胞活性。实验研究表明该方对小鼠移植性肿瘤,如胃癌、宫颈癌、肺癌、艾氏腹水癌,均有一定抑瘤率。同时对小鼠巨噬细胞吞噬功能、NK细胞活性、CD3+、CD4+ T细胞功能均有明显提高作用。与环磷酰胺合用有协同作用,并能降低环磷酰胺对骨髓和消化道的毒副作用,且安全无明显毒性,是治疗胃癌较好的药物[24,25]。

2. 治疗其他疾病

(1)治疗慢性活动性肝炎:鬼箭羽6g,水煎服,经治疗1~2月后,显效14例,好转6例,无效1例。18例检测 HBsAg,阴性14例[22]。

(2)治疗肝硬化腹水:扶正消膨汤,日1剂,水煎服,治疗6个月,总有效率90.7%[23]。

(3)治疗支气管哮喘:用蠲哮汤治疗哮喘急性发作30例,每日1剂,分3次煎服,连服7天,缓解后改常规煎服法,结果临床总有效率93.33%[26]。

(4)治疗糖尿病:以地骨皮30g,鬼箭羽45g,桔梗15g,威灵仙、姜黄、牛蒡子各10g为基本方,日1剂,水煎服,总有效率84.4%[27]。

(5)治疗慢性胆囊炎:用二胡箭针汤,治疗70例,总有效率92.85%[28]。

(6)治疗甲状腺结节:用消瘿冲剂治疗2~8个月,结果治愈24例,显效36例,有效38例,无效17例,总有效率85.2%[29]。

(7)治疗脑外伤性癫痫:含鬼箭羽中药复方,日1剂,水煎服,治疗46例,总有效率89.1%[30]。

(8)治疗硬皮病:含鬼箭羽中药复方,治疗16例,总有效率为94%[31]。

(9)治疗银屑病:含鬼箭羽中药复方,对该病总有效率可达91%[32]。

(10)治疗过敏性疾病:用鬼箭羽300g、甘草200g,分5天煎水,内服、外洗治疗因染发引起的过敏疗效明显[33]。

(11)治疗类风湿关节炎:用卫矛醇针剂和片剂治疗 25 例,总有效率平均为 65％,化验指标中恢复率平均为 51.1％[34]。

【不良反应】孕妇及虚弱患者忌服[5]。少数患者服后有轻度腹部不适、腹泻等[4]。

参 考 文 献

[1] 南京中医药大学. 中药大辞典. 第 2 版. 上海:上海科学技术出版社,2006:2369-2371.

[2] 巴寅颖,石任兵,刘倩颖,等. 鬼箭羽化学成分研究. 北京中医药大学学报,2012,35(7):480-483.

[3] 陈云华,龚慕辛,旭然,等. 鬼箭羽的降糖有效部位的化学成分研究. 中国实验方剂学杂志,2010,16(7):42-43.

[4] 宋立人. 现代中药学大辞典. 下册. 北京:人民卫生出版社,2000:1566-1567.

[5] 李经纬. 中医大辞典. 北京:人民卫生出版社,1992:1112.

[6] 樊亦军. 1,2:5,6-二去水卫矛醇抗肿瘤作用及毒性. 华西药学杂志,1987,2(3):161.

[7] Kitanaka S,Takido M,Mizoue K,et al. Cytotoxic cardenolides from woods of Euonymus alata. Chemical & Pharmaceutical Bulletin,1996,44(3):615-617.

[8] Cha B Y,Park C J,Lee D G,et al. Inhibitory effect of methanol extract of Euonymus alatus on matrix metalloproteinase-9. Journal of Ethnopharmacology,2003,85(1):163-167.

[9] Chung T W,Moon S K,Chang Y C,et al. Novel and therapeutic effect of caffeic acid and caffeic acid phenethyl ester on hepatocarcinoma cells:complete regression of hepatoma growth and metastasis by dual mechanism. FASEB Journal,2004,18(14):1670-1681.

[10] Seo U K,Lee Y J,Kim J K,et al. Large-scale and effective screening of Korean medicinal plants for inhibitory activity on matrix metalloproteinase-9. Journal of Ethnopharmacology,2005,97(1):101-106.

[11] Kim C H,Kim D I,Kwon C N,et al. Euonymus alatus(Thunb.)Sieb induces apoptosis via mitochondrial pathway as prooxidant in human uterine leiomyomal smooth muscle cells. International Journal of Gynecological Cancer:Official Journal of the International Gynecological Cancer Society,2006,16(2):843-848.

[12] 朴忠云,盖国忠. 盖国忠教授治疗消渴病验案. 吉林中医药,2007,27(5):39.

[13] 田永明,杨洪涛. 中药鬼箭羽的现代研究进展. 吉林中医药,2010,30(10):906-907.

[14] 彭利,鲍宜桂,李忠业. 复方鬼箭羽汤改善高血压病胰岛素抵抗和微循环的临床研究. 山西中医,2007,(7):677-679.

[15] 郎素梅,朱凡妮,余伯阳,等. 中药鬼箭羽降糖有效部位的药效学和化学研究. 中国药科大学学报,2003,34(2):128-131.

[16] 张丽芬,赵进喜. 中药鬼箭羽研究近况. 中国中药杂志,2005,30(24):1895-1898.

[17] 华川,陈如泉. 芪箭消瘿汤对自身免疫性甲状腺炎小鼠甲状腺超微结构的影响. 现代中西医结合杂志,2003,12(16):1705.

[18] 王秋娟,杨海燕,朱丹妮. 鬼箭羽提取物对肾小管上皮细胞的作用. 中国药理通讯,2004,21(3):16.

[19] 黄德斌,余昭芬. 鬼箭羽三种提取物对氧自由基作用的影响. 湖北民族学院学报:医学版,2006,(2):1.

[20] 黄德斌. 鬼见羽 70％醇提取物对速发型和迟发型变态反应抑制作用的实验研究. 中国药理学报,2003,19(6):586.

[21] 哈尔滨医科大学药理教研组. 卫矛药理作用的初步研究. 新医药学杂志,1977,(4):28.

[22] 刘玉梅,相翠玉. 鬼箭羽临床应用. 中国医药导报,2007,4(21):3-4.

[23] 金实,赵新敏. 扶正消臌汤治疗肝硬化腹水 65 例疗效观察. 江苏中医,1992,13(4):153.

[24] 张晓莉. 沈仲圭老中医治疗子宫肌瘤的经验. 安徽中医学院学报,1988,7(2):19.

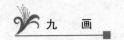

[25] 邵静.复方珍箭液治疗晚期胃癌的临床观察.中医杂志,1998,39(8):479.

[26] 杨玉萍,徐友妹,洪广祥.蠲哮汤对哮喘患者血栓素 B2/6-酮-前列腺素 F1α、超氧化物歧化酶作用的同步观察.江西中医学院学报,1996,8(4):28.

[27] 姚祖培,陈建新,李福如.鬼箭羽化学、药理及临床应用概况.中国中医药信息杂志,2000,7(12):31-33.

[28] 黄美珍.二胡箭针汤合芍甘汤治疗慢性胆囊炎 70 例.云南中医中药杂志,1996,17(4):60-61.

[29] 曹羽,倪孝儒,华玲真.消瘿冲剂治疗甲状腺结节 115 例临床观察.中医杂志,1992,33(11):28-29.

[30] 殷海波,冯兴华.逐瘀化痰开窍法治疗脑外伤性癫痫 46 例.北京中医,1994,(1):26-27.

[31] 郑占才,黄敬彦.温阳活血法治疗硬皮病 16 例.中国医药学报,1990,5(6):46-47.

[32] 司在和.消银丸治疗银屑病 100 例疗效观察.浙江中医杂志,1992,27(12):545.

[33] 吴天碧.鬼箭羽治疗染发过敏.江西中医药,1999,30(5):58.

[34] 祝玉隆,沈家声.卫矛醇针剂和片剂治疗类风湿性关节炎 25 例小结.中草药通讯,1979,10(12):26.

148. 姜　黄

【来源】姜科姜黄属植物姜黄 *Curcuma longa* L. 的干燥根茎[1]。

【性味与归经】辛、苦,温。归脾、肝经。

【功能与主治】行气破瘀,通经止痛。主治胸腹胀痛,肩臂痹痛,月经不调,闭经,跌打损伤。

【化学成分】倍半萜类成分大多为姜黄中的挥发性成分,具有芳香气味。从姜黄中分离得到的倍半萜类成分多达 20 多种,主要化学结构类型有吉马烷型:姜黄二酮(curdione)、大根香叶烷(germacrane);愈创木烷型:莪术烯醇(curcumenol)、原莪术烯醇(procurcumenol);长松针烷型:莪术双环烯酮(curcumenone);桉烷型:大牻牛儿酮-13 醛(germacrone-13-al);没药烷型:姜黄酮醇(turmeronol)B、4-羟基甜没药-2,10-二烯-9-酮(4-hydroxybisabola-2,10-diene-9-one)。姜黄素类化合物为姜黄中的酚酸类成分,姜黄素(curcumin)、脱甲氧基姜黄素(demethoxycurcumin)、双脱甲氧基姜黄素(bisdemethoxycurcumin)为其主要成分,占到该类成分的90%以上[2]。

【药理作用】

1. 抗肿瘤作用　姜黄素体内具有较强的抑制肿瘤增殖的作用。姜黄素对 S180 肉瘤有显著抑制作用,其作用机制可能与升高血清 IL-2 和 IL-12 水平,提高肉瘤小鼠的脾脏及胸腺指数,调节小鼠免疫功能有关[3]。姜黄素对二乙氨基亚硝胺诱导性小鼠肝癌病变具有防治作用,姜黄素与山药联合使用疗效更佳[4]。姜黄素能抑制 Lewis 肺癌小鼠肿瘤生长,其作用机制可能与上调 Smad7 蛋白表达,下调 Smad3 蛋白表达,降低转化生长因子-β1(transforming growth factor-β1,TGF-β1)的过度表达有关[5]。姜黄素对小鼠 S180 肉瘤血管形成有明显抑制作用,降低 VEGF、bFGF 的表达可能是其抑制肿瘤血管形成的主要机制之一,另一机制可能是降低 Ang-2 和 HIF-1α 的表达[6]。姜黄素可以增强乳腺癌裸鼠移植瘤的放射敏感性,可能是通过下调 VEGF、MMP-9、HIF-1α 蛋白的表达发挥作用[7]。

姜黄素联合舒尼替尼抑制人肾癌细胞系 786-0 裸鼠移植瘤作用明显强于单独应用舒尼替尼或姜黄素[8]。姜黄素增强奥沙利铂对结肠癌裸鼠皮下移植瘤的抑制和诱导凋亡作用[9]。姜黄素与二十二碳六烯酸联合对 DMBA 诱导的小鼠乳腺癌增殖有协同抑制作用[10]。

姜黄素体外对多种肿瘤细胞具有细胞毒作用,可以抑制肿瘤细胞生长和诱导其凋亡。姜黄素能抑制人口腔表皮样癌细胞 KB、食管癌 Eca-109、胃腺癌 BGC-823 和 Ec-9706 细胞、肝癌

SMMC-7721、结肠癌 HCT-116、胰腺癌 HAG-1、喉癌 Hep-2 等细胞的增殖并诱导凋亡,使 Bax 蛋白表达上调、Bcl-2 蛋白下调、激活 Caspase-3 的表达[11-15]。

姜黄素联合长春新碱可以显著抑制 HepG-2 细胞生长和细胞集落形成能力。诱导细胞凋亡,膜电位减低,使 G_2/M 期阻滞显著增加,肺耐药蛋白(lung resistance protein,LRP)、多药耐药性 1(multiple drug resistance,MDR1)mRNA 的表达显著降低,p21 mRNA 的表达显著升高($P<0.05$)[16]。姜黄素和奥沙利铂联合用药后,可能通过诱导 PARP、Caspase-3 和 Caspase-8 的裂解,进而抑制肠癌 RKO 细胞增殖和诱导细胞凋亡[17]。紫杉醇与姜黄素联合化疗有减毒增效作用[18]。

姜黄素对呼吸系统肿瘤具有显著的抑制效应。姜黄素可诱导人肺癌细胞 SPC-A₁ 凋亡,其作用机制可能与凋亡相关蛋白 Survivin mRNA 表达降低有关[19]。姜黄素可抑制人肺癌 A549 细胞增殖,诱导细胞凋亡,抑制 A549 细胞胞质内 β-catenin 蛋白进入胞核,阻断 Wnt 信号转导通路,进而抑制下游靶基因 C-myc 的表达,阻止肺癌 A549 细胞由 G_1 期进入 S 期。与顺铂联合应用具有相加或协同作用[20]。姜黄素与吉非替尼、奥沙利铂联用可以显著抑制肺腺癌 A549 细胞的增殖,其抑制侵袭转移的机制可能是通过下调 CD147 蛋白表达实现的[21]。姜黄素和阿霉素联用可以增强 HL-60 细胞对阿霉素的敏感性,下调 Survivin 和 XIAP 表达[22]。姜黄素部分逆转阿霉素诱导的 HL-60/ADR 细胞的多药耐药,下调 Bcl-2 的表达。

姜黄素可有效抑制体外培养的人原髓细胞白血病 HL-60 细胞增殖,其诱导 HL-60 细胞凋亡的途径可能是通过线粒体介导的。姜黄素可诱导 K562 细胞发生自噬,自噬特异性蛋白 LC3 表达增加和细胞线粒体膜电位下降可能是姜黄素诱导 K562 细胞自噬的重要途径[23]。姜黄素可抑制人宫颈癌 HeLa、卵巢癌 Caov3 细胞增殖并诱导其凋亡。其机制可能与上调 Cyt-C、Caspase-9 和 p53 的表达及下调凋亡抑制因子(inhibitor of apoptosis proteins,IAPs)家族中最有效的 Caspases 抑制剂 XIAP 的表达,抑制 COX-2 表达、降低 PGE₂ 释放水平有关[24]。姜黄素能够显著抑制卵巢癌耐药细胞株 COC1/DDP 增殖,并能增强该细胞系对顺铂的敏感性,其机制可能与降低 Bcl-2、Survivin 基因的表达,增加 Caspase-3 基因的表达有关[25]。姜黄素、紫杉醇均可抑制人子宫内膜癌细胞的增殖、诱导细胞凋亡、上调细胞 Caspase-3 表达,呈剂量依赖性,且两者联用具有协同作用[26]。姜黄素和多西他赛可能通过下调 Bcl-2,上调 Bax 的表达协同诱导人前列腺癌 PC-3 细胞的凋亡[27]。

姜黄素可显著抑制人脑胶质瘤 SHG-44 细胞的增殖,G_0/G_1 期阻滞,下调 Bcl-2 表达,上调 Caspase-3、Caspase-8 的表达,具有显著抑制肿瘤细胞增殖及促凋亡的作用[6]。姜黄素对体外培养的胶质瘤 U251 细胞有显著的诱导分化作用,其机制可能与抑制异常激活的 ERK 信号通路有关[28]。

姜黄素能有效抑制人膀胱癌 T24 和 BIU87 细胞增殖,诱导细胞凋亡,其机制可能与下调 NF-κB 和 IGF-1 通路,抑制 Survivin 的转录和蛋白活性表达有关[29]。姜黄素可增加阿霉素对膀胱肿瘤多药耐药瘤株 BIU-87/ADR 的细胞毒性,其机制可能是通过抑制 P-gp 的药物外排作用有效逆转多药耐药[30]。姜黄素对人肾癌 ACHN 细胞具有放射增敏作用,其作用机制可能与其抑制 ACHN 细胞 NF-κB 表达,下调 Bcl-2/Bax 比例,抑制 DNA 损伤修复,改变 ACHN 细胞周期分布有关[31]。

姜黄素还是一种新型的光敏剂,能有效的杀伤和抑制人乳腺癌 MCF-7 细胞的生长。光照对姜黄素抑制人乳腺癌 MCF-7 细胞生长及诱导凋亡具有增敏作用,姜黄素有作为肿瘤光动力学治疗新型光敏剂的可能[32]。姜黄素可通过提高细胞线粒体膜电位和抗氧化酶活性降低

Ca^{2+} 含量、氧化物含量及凋亡相关诱导因子蛋白表达,减弱 Cyt-c 和 Caspase-3 的级联反应,具有对 UVB 损伤人表皮癌 HaCaT 细胞的保护作用[33]。

2. 其他药理作用

(1)对外周神经系统的影响:姜黄素能减轻神经病理性痛,减轻坐骨神经结扎大鼠机械性痛觉过敏和热痛觉过敏。其机制可能与降低 Fos 蛋白的合成和低脊髓背角的 p-ERK、p-CREB 阳性神经元的表达有关[6]。

(2)对中枢神经系统的影响

1)抗癫痫作用:姜黄素具有抗癫痫作用。姜黄素可以减轻大鼠海马 CA3 区神经元的损害,影响 AMPA/KA 受体介导大鼠海马神经元钙内流[34]。

2)抗抑郁作用:姜黄素具有抗抑郁样作用,可能通过调节下丘脑-垂体-肾上腺轴以及免疫系统功能,在慢性应激大鼠模型中显示出抗抑郁活性[6]。

3)改善学习记忆能力:姜黄素具有抗阿尔茨海默病(Alzheimer disease,AD)模型痴呆作用,改善 AD 大鼠的学习记忆能力,与促进胆碱能神经系统功能的恢复、清除自由基、减轻由氧化应激所致的神经细胞损伤有关[35,36]。姜黄素对铝、毛果芸香碱、冈田酸所致的大鼠认知功能障碍和氧化损伤有保护作用[37,38]。

4)神经保护作用:姜黄素可以改善放线菌素 D/ TNF-α 引起的大鼠海马神经元损伤,可能是通过降低细胞内 Ca^{2+} 浓度,维持胞内钙稳态而发挥作用[39]。

(3)对内脏系统的影响

1)对心脑血管系统的影响:姜黄素对大鼠局灶性脑缺血再灌注损伤具有良好的神经保护作用,能够减少 Caspase-3 的表达,抑制缺血神经元的凋亡,改善大鼠全脑缺血/再灌注后的神经行为学功能[40,41]。

姜黄素具有抗动脉硬化作用。姜黄素能降低血脂和血浆不对称二甲基精氨酸(asymmetric dimethylarginine,ADMA)水平,促进粥样硬化兔骨髓血内皮祖细胞(endothelial progenitor cells,EPCs)活力,提高血浆 NO 及动脉壁 cNOS 活性,减少内膜斑块形成,具有保护血管内皮和抗动脉粥样硬化作用[42]。姜黄素具有明显的降低肝脏和血清脂质的作用,该作用可能与提高血浆脂蛋白代谢相关酶的活性有关[6]。姜黄素可降低非酒精性脂肪肝病模型家兔血脂、肝脏脂质合成与聚积,对非酒精性脂肪肝有治疗作用。姜黄素使血浆 TG、TC、LDL-C 显著降低($P<0.01$),HDL-C 显著升高,胰岛素抵抗指数显著降低,PPAR-γ 蛋白表达显著升高(均 $P<0.05$),肝脂肪变性明显好转[43]。

姜黄素能改善阿霉素引起的大鼠心脏重构和心功能改变[44],改善兔慢性心力衰竭模型的心功能,其机制可能与增加肌浆网 Ca^{2+}-ATP 酶的表达有关。姜黄素还具有抗心律失常作用[6]。

2)对消化系统的影响:姜黄素对肝损伤具有保护作用。姜黄素对四氯化碳(CCl_4)、铬酸钾、乙醇所致大鼠、小鼠急性肝损伤和人 L-02 肝损伤有显著的保护作用,能够减轻脂质过氧化程度,降低 MDA 含量,并提高肝细胞抗氧化的能力,使 SOD 与 GSH-Px 活性升高,发挥对肝细胞的保护作用[45,46]。

姜黄素具有抗肝纤维化作用。姜黄素能减轻 CCl_4 诱导的大鼠肝细胞坏死,抑制纤维组织增生,改善肝组织结构,显著降低肝纤维化大鼠血清 ALT、AST、ALP 的水平,抑制 α-SMA、TGF-β1 在肝内的表达,促进 Caspase-3 的表达[47]。

姜黄素对胃溃疡有良好的防治作用,可有效减轻应激状态下或吲哚美辛诱导的大鼠胃溃疡模型的胃黏膜损伤,抑制壁细胞 H^+,K^+-ATP 酶活性,减少胃酸分泌,降低 ICAM-1、TNFα水平,明显减轻组织学损伤[48,49]。口服姜黄素可显著减轻顺铂、甲氨蝶呤对鼠的胃肠动力和肠黏膜的损伤[50,51]。

3)对呼吸系统的影响:姜黄素对大鼠油酸型急性肺损伤具有保护作用,可显著抑制动态肺顺应性降低,改善大鼠肺功能,降低肺指数、湿/干重比和肺渗透性,降低 TNF-α 和 IL-6 的水平,提高 IL-10 的含量,减轻肺组织病理学损伤。姜黄素对急性肺栓塞大鼠有抗氧化损伤作用,并能上调肺组织血红素氧合酶-1(heme oxygenase-1,HO-1)表达,升高 SOD、GSH-Px、CAT 活性,降低 MDA 含量[52]。

姜黄素可抑制高氧、博来霉素所致新生大鼠的肺泡炎和肺纤维化,其作用机制可能与抑制 TGF-β₁、促进 IL-10 表达有关[53]。姜黄素能抑制硅沉着病肺纤维化进程。姜黄素能减轻肺缺血/再灌注损伤,其机制可能与抑制 JNK 信号通路的过度活化有关[54]。姜黄素不仅可显著抑制哮喘小鼠的气道炎症反应,还可明显减轻气道重构的程度,可能通过抑制 TGF-β₁ mRNA 表达来实现的。

4)对肾脏保护作用:姜黄素可明显改善糖尿病大鼠肾脏病理改变,减轻肾脏肥大和高滤过状态,降低尿清蛋白,对糖尿病大鼠肾脏具有保护作用,其机制可能与下调骨桥蛋白 HO-1 mRNA 表达从而抑制 NF-κB/p65 的核转导有关[55]。

姜黄素预处理对大鼠肾脏缺血再灌注损伤有预防作用,其机制可能与姜黄素减轻肾脏缺血再灌注大鼠肾脏氧化应激水平及抑制 TLR4 的表达有关[56]。姜黄素能防治高脂血症所致的肾脏损害,降低高脂血症大鼠 TC、TG、LDL-C 的水平,减少肾皮质免疫组化 LN、FN 产生和 α-SMA 的过度表达[57]。姜黄素能够改善单侧输尿管梗阻(unilateral ureteral obstruction,UUO)所致的肾脏损伤,显著减少大鼠肾间质转化生长因子 β1(transforming growth factor-β1,TGF-β1)和结缔组织生长因子(connective tissue growth factor,CTGF)的表达(P<0.01),抑制肾间质的纤维化[58]。

5)对生殖系统的影响:姜黄素能明显抑制子宫内膜异位症异位内膜细胞的体外生长,上调 Caspase-3 基因蛋白的表达、诱导细胞凋亡[6]。姜黄素对小鼠、大鼠睾丸受环磷酰胺和 X 线辐射损伤具有保护作用,其作用机制可能与姜黄素清除氧自由基,抗氧化作用有关[59]。

(4)对内分泌系统的影响:姜黄素具有降低血糖、调节血脂、改善胰岛素抵抗的作用。姜黄素通过减轻胰腺组织脂肪沉积,使胰岛素淋巴回流畅通,抑制胰岛细胞的凋亡,而有效缓解肥胖引起的胰岛素抵抗和瘦素抵抗[60]。

(5)抗病原微生物作用

1)抗细菌作用:姜黄素体外可抑制淋球菌的活性,最小抑菌浓度是 100mg/ml[61],通过抑制转肽酶 A 的活性从而抑制变异链球菌生物膜的形成[62]。

2)抗病毒作用:姜黄素有抗 HIV 活性,可抑制 HIV 的复制,姜黄素分子优先结合 HIV 整合酶和蛋白酶的活性中心,抑制整合酶 Tat 的活性[63]。

3)抗真菌作用:姜黄素抑制华南毛蕨曲霉的生长和黄曲霉毒素早期、晚期生物合成中主要基因的表达[64],抑制白念珠菌细胞壁的合成[65]。

(6)对免疫系统的影响:姜黄素可以抑制 T、B 淋巴细胞和巨噬细胞的活化和增殖,抑制抗体的产生及淋巴因子的分泌。姜黄素可以抑制 LPS 或 ConA 诱导的巨噬细胞、单核细胞、内皮细胞和骨髓细胞的 TNF-α 表达[66,67]。姜黄素能增强小鼠腹腔巨噬细胞的吞噬功能,增加 NK 细胞的细胞毒性[6]。

(7)对眼的影响:姜黄素可以抑制视网膜新生血管的生成,抑制糖尿病大鼠视网膜 VEGF

的表达[68]。姜黄素对大鼠、兔角膜碱烧伤具有保护作用,降低角膜新生血管中性粒细胞(polymorphonuclear leukocyte,PMN)增生和血管内皮生长因子 VEGF 的表达[69]。

(8)对骨的影响:姜黄素能够抑制软骨细胞的增殖,抑制软骨细胞释放 MMP-13 和 IL-6,减轻炎症反应,保护软骨细胞,延缓软骨退变[70]。

(9)对皮肤的影响:姜黄素具有一定的体外抗增生性瘢痕作用[71]。

(10)抗炎作用:姜黄素对大鼠小肠炎具有保护作用,其机制可能与改善肠黏膜的通透性,减少脂质过氧化及增加清除氧自由基的能力有关。姜黄素可以减轻佐剂关节炎大鼠炎症反应,消除肿胀,减少滑膜组织炎性细胞浸润,抑制滑膜细胞 NF-κB 的活性,降低炎性细胞因子的表达,从而治疗类风湿关节炎[6]。

(11)抗氧化作用:姜黄素具有较强的抑制脂质过氧化和清除超氧化物、过氧化物的性能,保护 DNA,防止基因发生突变[72,73]。

3. 毒性作用

(1)急、慢性毒性作用:姜黄素鼠伤寒沙门菌/哺乳动物微粒体酶试验、小鼠骨髓细胞微核试验、小鼠精子畸形试验三项遗传毒性试验均为阴性,未见潜在的致突变、致微核及致畸作用,无明显亚慢性毒性损害作用[74]。

(2)光毒性作用:姜黄素($0.68\sim13.5\mu mol/L$)对伤寒沙门菌和大肠埃希菌有光毒性作用。在有氧的条件下,革兰阳性菌比革兰阴性菌更敏感,其机制可能是姜黄素的光化学作用产生单线态氧,通过能量转移或电子传递途径引起了氧依赖性光毒性作用[6]。

【药代动力学研究】

1. 姜黄素药代动力学研究　大鼠口服 1g/kg 姜黄素,约 75% 自粪便中排出,而尿中只有少量的姜黄素[75]。大鼠口服 100mg/kg 姜黄素,服药 1 小时血浆中结合态的姜黄素浓度达到峰值。口服姜黄素从鼠的消化道吸收,在血液循环中是以葡糖醛酸、葡糖醛酸-硫酸结合态存在的,未检测到四氢姜黄素和其结合物,血浆中的主要代谢物是姜黄素-葡糖醛酸,姜黄素-葡糖醛酸-硫酸结合物。姜黄素在肠吸收过程中被转化,转化产物(比姜黄素极性小,且无色)进入浆膜[6]。

动物实验、人体志愿者和肿瘤患者的临床试验均已发现,口服姜黄素后表现出明显首过消除和部分肠道吸收,呈现较低的全身生物利用率。每天口服 3.6g,肿瘤患者结直肠内可以检测到姜黄素。从肠和肝微粒体中鉴别出姜黄素-葡糖醛酸,在人和鼠肠、肝细胞液的姜黄素代谢物中发现了姜黄素硫酸结合物,四氢姜黄素和六氢姜黄素。肠的姜黄素结合程度是人>鼠,而肝的姜黄素结合程度则是人<鼠。人肠和肝组织胞液的姜黄素还原能力分别超过相应鼠组织 18 倍和 5 倍。姜黄素在胃肠道经过结合、还原代谢,人比鼠在肠组织的代谢更多,显示出姜黄素代谢的种属差异性[76]。

2. 姜黄素衍生物药代动力学研究　姜黄素衍生物 FM0807 在小鼠体内的代谢过程符合开放性二室模型。FM0807 静脉给药迅速代谢为姜黄素,维持有效血药浓度 50 分钟,FM0807灌胃后,姜黄素药-时曲线呈双峰,可能存在肝肠循环[77]。

【临床应用】

1. 治疗肿瘤

(1)治疗肝癌:肝动脉化疗栓塞术联合姜黄素治疗中、晚期肝癌的临床疗效优于肝动脉化疗栓塞术治疗方法,患者肿瘤缩小、甲胎蛋白降低,其疗效可能是降低肝癌患者血清 VEGF 水平来抗肿瘤血管形成,进而抑制复发和转移[78]。

（2）治疗乳腺癌：目前，姜黄素用于乳腺癌等各种癌症的Ⅰ、Ⅱ期临床试验[79,80]。

（3）治疗骨髓瘤：姜黄素联合小剂量美法仑＋泼尼松(melphalan＋prednisone,MP)方案治疗老年多发性骨髓瘤25例，总有效率84％，明显高于对照组（总有效率52％）($P<0.01$)[81]。

2. 治疗其他疾病

（1）治疗脑出血：姜黄素可显著消退脑出血患者的脑水肿，升高血浆中SOD活性[6]。

（2）治疗阿尔茨海默病：姜黄素和盐酸多奈哌齐片联合治疗，对阿尔茨海默病患者认知、行为能力有显著改善作用[82]。

（3）治疗消化系统疾病：姜黄素联合奥美拉唑治疗Barrett食管186例，有效率72.72％[83]。

（4）治疗皮肤病：应用姜黄素治疗银屑病30例，效果明显，治疗期间无明显不良反应，且姜黄素能显著抑制银屑病皮损组织NF-κB mRNA的表达[84]。

3. **不良反应**　志愿者口服姜黄素500～12000mg，30％出现头痛、腹泻等不适。对14例晚期和转移性乳腺癌患者进行Ⅰ期临床试验，给予8000mg/d姜黄素后有8例出现肝脏等器官的损伤。姜黄素还具有皮肤毒性，表现为边界清晰的水肿性红斑、丘疹和（或）水疱，常伴有瘙痒症状[6]。

参考文献

[1] 国家药典委员会. 中华人民共和国药典. 北京:中国医药科技出版社,2010:247.

[2] 李锐,肖燕,和心依,等. 中药姜黄化学成分、生物活性及体内代谢研究进展. 西华大学学报(自然科学版),2013,32(3):98-104.

[3] 张育光,吴声振,刘远亮,等. 姜黄素对S180肉瘤小鼠的抗肿瘤作用及对血清IL-2和IL-12水平影响的研究. 今日药学,2011,21(12):736-738.

[4] 焦艺博,刘晓婷,毛文超,等. 姜黄素对二乙胺基亚硝胺诱发小鼠肝癌前病变的预防作用. 中国药师,2012,15(9):1218-1222.

[5] 杨维泓,姚庆华,徐玉芬,等. 姜黄素对Lewis肺癌小鼠TGF-β1、Smad3、Smad7表达的影响. 浙江中西医结合杂志,2012,22(4):259-261.

[6] 季宇彬. 中药有效成分药理与应用. 北京:人民卫生出版社,2011:361-390.

[7] 王辉,牛国梁,张树友,等. 姜黄素对人乳腺癌MDA-MB-231细胞裸鼠移植瘤放射增敏的作用. 中国癌症杂志,2012,22(5):342-346.

[8] 田大伟,陈业刚,刘鹏,等. 姜黄素联合舒尼替尼治疗人786-0肾癌裸鼠移植瘤. 中国中西医结合外科杂志,2012,18(5):469-472.

[9] 胡万乐,郑建录,刘长宝. 姜黄素增强奥沙利铂对结肠癌裸鼠皮下移植瘤的抑制和诱导凋亡作用. 中国中西医结合外科杂志,2013,19(2):149-152.

[10] Siddiqui R A,Harvey K A,Walker C,et al. Characterization of synergistic anti-cancer effects of docosa-hexaenoic acid and curcumin on DMBA-induced mammary tumorigenesis in mice. BMC Cancer,2013,(13):418-433.

[11] 吴丽琼,孙正,张辛燕,等. 姜黄素和乳香酸对人口腔表皮样癌KB细胞中花生四烯酸代谢通路COX-2和5-LOX的作用. 口腔生物医学,2011,2(2):57-61.

[12] 武欣,李坤,张林西. 姜黄素诱导食管癌Eca-109细胞凋亡机制的研究. 时珍国医国药,2013,24(7):1589-1591.

[13] 樊华,俞军. 姜黄素对人胃腺癌细胞株BGC-823生长抑制及诱导凋亡的作用. 临床肿瘤学杂志,2012,17(5):408-411.

[14] 单路娟,邱阳,郭慧淑,等.姜黄素对肝癌细胞株 SMMC7721 凋亡的研究.大连医科大学学报,2009,31(2):142-144.

[15] 王倩,赵刚.姜黄素对结肠癌 HCT-116 细胞生长的抑制作用.湖北中医药大学学报,2012,14(1):18-20.

[16] 张伟,王玲,徐培渝,等.姜黄素联合低浓度长春新碱抑制肝癌细胞系生长的实验研究.癌变.畸变.突变,2012,24(4):270-274.

[17] 张璐璐,谭欣,孙虓,等.姜黄素联合奥沙利铂对肠癌 RKO 细胞增殖的抑制和凋亡的诱导.世界华人消化杂志,2013,21(24):2429-2433.

[18] 曹彦洋,刘伟琦.姜黄素对人喉癌 Hep-2 细胞放疗敏感性的实验研究.中医临床研究,2013,5(16):3-6.

[19] Kaushik G,Kaushik T,Yadav S K,et al. Curcumin sensitizes lung adenocarcinoma cells to apoptosis via intracellular redox status mediated pathway. Indian J Exp Biol,2012,50(12):853-861.

[20] Xiao K,Jiang J,Guan C,et al. Curcumin induces autophagy via activating the MAPK signaling pathway in lung adenocarcinoma cells. J Pharmacol Sci,2013,123(2):102-109.

[21] 张楠,刘皈阳,董宁.姜黄素联合吉非替尼对人肺腺癌细胞 A549/H1975 增殖影响的研究.中国药物应用与监测,2013,10(3):142-146.

[22] 王磊,柯红,王一羽,等.联合应用阿霉素和姜黄素增强人白血病细胞株 HL-60 对阿霉素的敏感性.时珍国医国药,2009,20(2):418-420.

[23] 魏小娟,赖菁,刘成成,等.姜黄素对耐格列卫人慢性粒细胞白血病细胞凋亡的诱导作用.广东医学,2012,33(11):1543-1545.

[24] 姜智慧,陆晓媛,周健.姜黄素对人宫颈癌细胞株 Hela 细胞增殖的作用的研究以及 p53 表达的影响.中国医学创新,2013,10(12):9-12.

[25] Saxena V,Hussain M D. Polymeric mixed micelles for delivery of curcumin to multidrug resistant ovarian cancer. J Biomed Nanotechnol,2013,9(7):1146-1154.

[26] 杨晓霞,李美蓉.姜黄素与紫杉醇联用对人子宫内膜癌细胞增殖的影响及其机制研究.中国当代医药,2013,20(17):21-23.

[27] 马强,王德林,赵修民,等.姜黄素联合多烯紫杉醇诱导 PC-3 细胞凋亡的实验研究.重庆医学,2012,41(7):637-639.

[28] 方俊杰,杨卫忠,陈春美.姜黄素诱导人脑胶质瘤细胞 U251 分化的实验研究.中国组织化学与细胞化学杂志,2009,8(4):372-374.

[29] 何剑,林棋.姜黄素抑制人膀胱癌 BIU87 细胞的增殖并诱导其调亡.现代实用医学,2011,23(5):556-558.

[30] 苏宇,李倩,武建辉,等.姜黄素联合阿霉素对膀胱癌 T24 生长抑制的协同作用.北华大学学报(自然科学版),2013,14(4):423-425.

[31] 李刚,王子明,种铁.姜黄素对人肾癌 ACHN 细胞放射的增敏作用及其机制.西安交通大学学报(医学版),2011,32(3):299-302.

[32] Liu D,Chen Z. The effect of curcumin on breast cancer cells. J Breast Cancer,2013,16(2):133-137.

[33] Tsai K D,Lin J C,Yang S M,et al. Curcumin Protects against UVB-Induced Skin Cancers in SKH-1 Hairless Mouse:Analysis of Early Molecular Markers in Carcinogenesis. Evid Based Complement Alternat Med,2012,(2012):593952-593957.

[34] Du P,Tang H Y,Li X,et al. Anticonvulsive and antioxidant effects of curcumin on pilocarpine-induced seizures in rats. Chin Med J(Engl),2012,125(11):1975-1979.

[35] 李娟,聂晶,张敏.姜黄素对阿尔茨海默病(AD)模型大鼠的抗痴呆作用研究.医学研究杂志,2013,42(6):173-176.

[36] 张向荣,赵志英,张春燕.姜黄素对 AD 大鼠学习记忆的改善及其与脑组织 NO、SOD、MDA 和 ChAT 的关系.医学研究杂志,2012,41(9):82-86.

［37］Ahmad M. Protective effects of curcumin against lithium-pilocarpine induced status epilepticus,cognitive dysfunction and oxidative stress in young rats. Saudi J Biol Sci,2013,20(2):155-162.

［38］Rajasekar N,Dwivedi S,Tota S K,et al. Neuroprotective effect of curcumin on okadaic acid induced memory impairment in mice. Eur J Pharmacol,2013,715(1-3):381-394.

［39］王智,薛荣亮,赵红霞,等.姜黄素对大鼠神经元凋亡和神经行为学的影响.实用医院临床杂志,2012,9(6):34-37.

［40］杨克红,刘浩,吴华璞,等.姜黄素预处理对大鼠脑缺血/再灌注损伤的保护作用.中国药理学通报,2013,29(10):1432-1436.

［41］周瑞,徐春红,李军,等.姜黄素对缺血/再灌注大鼠海马神经细胞凋亡及 NR2A、NR2B 表达的影响.中国药理学通报,2008,24(10):1314-1318.

［42］陈骁,林以诺,张怀勤.姜黄素对动脉粥样硬化家兔内皮祖细胞的影响.心脑血管病防治,2013,13(4):279-282.

［43］周玲玲,林琼琼,周伶俐,等.姜黄素对非酒精性脂肪肝家兔血脂及肝组织 PPAR-γ 水平的影响.浙江中西医结合杂志,2012,22(1):7-10.

［44］卢均坤,刘洋,吕维娟.姜黄素对阿霉素诱导的大鼠心脏重构及心功能改变的研究.心血管康复医学杂志,2013,22(4):316-320.

［45］胡静,陈新祥,胡剑峰,等.姜黄素对乙醇诱导的人 L-02 肝细胞氧化损伤的保护作用研究.医学理论与实践,2013,26(1):3-4.

［46］García-Niño W R,Tapia E,Zazueta C,et al. Curcumin pretreatment prevents potassium dichromate-induced hepatotoxicity,oxidative stress,decreased respiratory complex I activity,and membrane permeability transition pore opening. Evid Based Complement Alternat Med,2013,2013(3):424692-424711.

［47］何航,徐宏平,华海婴.姜黄素对四氯化碳诱导肝纤维化大鼠肝组织 TGF-β₁ 及 Caspase-3 表达的影响.第四军医大学学报,2009,30(2):100-103.

［48］Morsy M A,El-Moselhy M A. Mechanisms of the protective effects of curcumin against indomethacin-induced gastric ulcer in rats. Pharmacol,2013,91(5-6):267-274.

［49］王晓玲,于小玲,周燕.姜黄素对顺铂所致的小鼠胃肠道动力损伤的影响.医学信息,2012,25(12):263-264.

［50］罗燕,黄清松,陈东波.姜黄素对大鼠慢性萎缩性胃炎的药效学研究.江西中医学院学报,2012,24(4):58-60.

［51］陈周峰,黄智铭.姜黄素对甲氨蝶呤诱导的大鼠肠病模型的小肠黏膜保护作用研究.海峡药学,2012,24(10):42-43.

［52］霍华治,苏春永,马小刚.姜黄素对急性肺栓塞大鼠细胞凋亡的影响.临床合理用药杂志,2012,5(32):1-3.

［53］邱慧,俞小卫,韦国桢.姜黄素对博莱霉素诱导大鼠肺纤维化的保护作用.中国医药导报,2012,9(31):23-24.

［54］赵珊,马迎春,刘亚坤,等.姜黄素通过抑制内质网应激和 JNK 通路过度活化减轻小鼠肺缺血再灌注损伤.中国病理生理杂志,2013,29(2):308-313.

［55］田华,张松峰,尤丽菊,等.姜黄素对糖尿病肾病大鼠肾脏炎症损伤的保护作用.细胞与分子免疫学杂志,2013,29(11):1166-1168.

［56］王磊,刘修恒,陈晖,等.姜黄素对大鼠肾脏缺血再灌注损伤后核因子-κB 表达的影响.中国医药导报,2013,10(19):31-33.

［57］李慧,王永钧,柴可夫,等.姜黄素对高脂血症大鼠肾脏免疫组化的影响.中国中医急症,2009,18(5):774-776.

［58］张彬,王全胜,朱锐,等.姜黄素抑制大鼠肾间质纤维化的研究.安徽中医学院学报,2008,27(2):30-32.

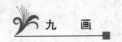
[59] 龚琴琴,张昌军,董毅飞,等.姜黄素对环磷酰胺所致的小鼠睾丸组织氧化损伤的保护作用.中国男科学杂志,2013,27(3):10-13.

[60] 杨成志,狄灵,于燕,等.姜黄素对单纯性肥胖大鼠胰岛素抵抗的影响.中国全科医学,2009,12(14):1293-1295.

[61] 夏承来,黄汉辉,何之广.姜黄素体外抑制淋球菌活性的研究.中国医药科学,2012,2(8):21-22.

[62] Hu P,Huang P,Chen M W. Curcumin reduces *Streptococcus mutans* biofilm formation by inhibiting sortase A activity. Arch Oral Biol,2013,58(10):1343-1348.

[63] Vajragupta O,Boonchoong P,Morris GM,et al. Active site binding modes of curcumin in HIV-1 protease and integrase. Bioorg Med Chem Lett,2005,5(14):3364-3368.

[64] Jahanshiri Z,Shams-Ghahfarokhi M,Allameh A,et al. Effect of Curcumin on *Aspergillus parasiticus* Growth and Expression of Major Genes Involved in the Early and Late Stages of Aflatoxin Biosynthesis. Iran J Public Health,2012,41(6):72-79.

[65] Kumar A,Dhamgaye S,Maurya I K,et al. Curcumin Targets Cell Wall Integrity via Calcineurin-Mediated Signaling in *Candida albicans*. Antimicrob Agents Chemother,2014,58(1):167-175.

[66] 李新建,刘晓城.姜黄素调节小鼠免疫功能的实验研究.中国组织化学与细胞化学杂志,2005,14(2):132-136.

[67] Yadav V S,Mishra K P,Singh D P,et al. Immunomodulatory effects of curcumin. Immunopharmacol Immunotoxicol,2005,27(3):485-491.

[68] Mrudula T,Suryanarayana P,Srinivas P N,et al. Effect of curcumin on hyperglycemia-induced vascular endothelial growth factor expression in streptozotocin-induced diabetic rat retina. Biochem Biophys Res Commun,2007,361(2):528-532.

[69] 胡静,李立.姜黄素对大鼠角膜碱烧伤的作用.激光杂志,2008,29(3):97-98.

[70] 陈琼,赵明才,陈悦,等.姜黄素对骨关节炎软骨细胞增殖及分泌 MMP-13,IL-6 的影响.现代中西医结合杂志,2013,22(5):459-461.

[71] 胡晓龙,胡大海,计鹏,等.姜黄素对体外培养的增生性瘢痕成纤维细胞的生物学作用.第四军医大学学报,2009,30(1):76-78.

[72] Ak T,Gulciu I. Antioxidant and radical scavenging properties of curcumin. Chem Biol Interact,2008,174(1):27-37.

[73] 王春战,景华.姜黄素抗炎抗氧化作用的研究进展.医学研究生学报,2012,25(6):658-660.

[74] 李然,刘晓红,孔天,等.姜黄素的安全性毒理学评价.卫生研究,2011,40(6):747-749.

[75] 王旗,王夔.姜黄素的代谢研究.中国药理学通报,2003,19(10):1097-1101.

[76] Ireson CR,Jones DJL,Orr S,et al. Metabolism of the cancer chemopreventive agent curcumin in human and rat intestine. Cancer Epidemiol Biomarkers Prev,2002,11(1):105-111.

[77] 叶丽香,黄秀旺,许建华.姜黄素衍生物 FM0807 在不同给药方式下的小鼠体内药代动力学特性.福建中医药大学学报,2012,22(3):29-32.

[78] 孙军,李岩.肝动脉化疗栓塞术联合姜黄素治疗中晚期肝癌的疗效及其机制探讨.中国医师杂志,2010,12(3):423-425.

[79] 陈健,张华,张颂文,等.姜黄素治疗乳腺癌的研究进展.中华乳腺病杂志,2013,7(2):39-43.

[80] Bayet-Robert M,Kwiatkowski F,Leheurteur M,et al. Phase I dose escalation trial of docetaxel plus curcumin in patients with advanced and metastatic breast cancer. Cancer Biol Ther,2010,9(1):8-14.

[81] 刘玉章,周健,符粤文,等.姜黄素联合小剂量 MP 方案一线治疗老年多发性骨髓瘤.中国医药指南,2011,9(21):335-336.

[82] 尹红蕾,王运良,乔立艳,等.姜黄素和安理申联合治疗老年性痴呆研究.中国实用神经疾病杂志,2012,15(17):13-15.

[83] 吴传亮,李明捷.不同剂量姜黄素联合奥美拉唑治疗 Barrett 食管临床研究.河南职工医学院学报,2012,24(5):591-592.

[84] 张颖鹏,刘志刚,任诗峰,等.姜黄素治疗银屑病临床疗效观察及对 NF-kappaB 活化的影响.江西医药,2012,47(11):944-946.

149. 迷 迭 香

【来源】唇形科迷迭香属植物迷迭香 *Rosmarinus officinalis* L. 的全草。

【性味与归经】苦,寒。归肺、脾、肝经。有小毒。

【功能与主治】消除胃气胀、增强记忆力、提神醒脑、减轻头痛症状、对伤风、腹胀、肥胖、早期脱发等亦有功效。改善语言、视觉、听力方面的障碍,增强注意力,治疗风湿痛,强化肝脏功能,降低血糖,有助于动脉硬化的治疗,助麻痹的四肢恢复活力。

【化学成分】全草含橙皮苷(hesperidin)、香叶木苷(diosmin)、滨蓟黄苷(cirsimarin)、结合卵果蕨苷(phegopolin)、楔叶泽兰素-3'-O-葡萄糖苷(eupafolin-3'-O-glucoside)、楔叶泽兰素-4'-O-葡萄糖苷(eupafolin-4'-O-glucoside)、高车前苷(homoplantaginin)、尼泊尔黄酮苷(nepetrin)、芹菜素-7-葡萄糖苷(apigetrin)、木犀草素-3'-O-葡萄糖醛酸苷(luteolin-3'-O-glucuronide)、木犀草素-7-葡萄糖苷(luteolin-7-glucoside)、5-羟基-4,7-二甲氧基黄酮(5-hydroxy-4,7-dimethoxyflavone)、4',5-二羟基-7-甲氧基黄酮(4',5-dihydroxy-7-methoxyflavone)、鼠尾草苦内酯(carnosol)、迷迭香碱(rosmaricine)、异迷迭香碱(isorosmaricine)、表-α-香树脂醇(epi-α-amyrin)、α-香树脂醇(α-amyrin)、β-香树脂醇(β-amyrin)、白桦脂醇(betulin)、β-谷甾醇(β-sitosterol)、芫花素(genkwanin)、迷迭香酚(rosmanol)、7-乙氧基迷迭香酚(7-ethoxyrosmanol)、熊果酸(ursolic acid)、19α-羟基熊果酸(19α-hydroxyursolic acid)、2β-羟基齐墩果酸(2β-hydroxyoleanolic acid)、白桦脂酸(betulinic acid)、迷迭香酸(rosmarinic acid)、鼠尾草酸(carnosic acid)。此外尚含唇形草鞣质酸(labiatic acid)。

根含紫杉双醌(tarodione)、7α-羟基总状土木香醌(7α-hydroxyroyleanone)、隐丹参酮(cryptotanshinone)。

枝、叶中含有抗菌作用的挥发油 0.48%～0.52%,其中含 α-蒎烯(α-pinene)、樟烯(camphene)、1,8-桉叶素(1,8-cineole)、龙脑(borneol)、樟脑(camphor)、α-和 β-松油醇(terpineol)、松油烯-4-醇(terpinen-4-ol)、马鞭烯醇(verbenol)、乙酸龙脑酯(bornyl acetate)等[1]。

【药理作用】

1. 抗肿瘤作用

(1)迷迭香酸的抗肿瘤作用:迷迭香酸有弱的抗小鼠接种 S180 肉瘤的作用。迷迭香酸可通过拮抗活化蛋白-1(activator protein-1,AP-1)的活化,抑制 *COX*-2 基因的表达,这也可能是迷迭香酸抗肿瘤作用的机制之一[4-6]。

(2)熊果酸的抗肿瘤作用:熊果酸具有抗致癌、抗促癌、诱导 F9 畸胎瘤细胞分化和抗血管生成作用,能抑制肿瘤生长、抗始发突变、抗促癌、抗氧化、诱导癌细胞分化和抗血管生成;对多种肿瘤细胞显示细胞毒作用,并可以对抗致癌物苯并芘、黄曲霉毒素 B1 诱发的基因突变[7]。

(3)迷迭香精油的抗肿瘤作用:迷迭香精油抗肝癌作用,凋亡相关基因 *Bcl*-2 和 *Bax* 在迷迭香精油诱导肝癌 HepG-2 细胞凋亡后表达的变化。随着对细胞凋亡信号转导通路的明确,Bcl-2 和 Bax 对肝癌细胞凋亡的调控作用及其机制也将会更加清楚[8]。迷迭香精油对体外培养 HeLa 细胞生长的抑制作用是通过凋亡而实现的[9]。

2. 其他药理作用

(1)对神经系统的作用:研究发现迷迭香酸具有抗抑郁作用,其促齿状回细胞增殖作用是其发挥抗抑郁作用的机制之一[10]。

研究表明,迷迭香酸能明显减少强迫游泳小鼠实验不安定期[11]。迷迭香酸可抑制肥大细胞中组胺的释放,迷迭香酸和咖啡酸抗类似抑郁的作用还可能与它们对信号传导中第二信使的直接调节作用有关[12]。两种物质都能降低小鼠在恐惧应激反应下的防御性冷淡行为,抑制应激条件下的变态或异常行为的产生[13]。

迷迭香酸具有抗神经退行性疾病作用,迷迭香酸能抑制乙酰胆碱酯酶的活性[14]。迷迭香酸可拮抗 β-淀粉样蛋白(amyloid β-protein,Aβ)对 PC12 细胞的毒性,发挥神经保护作用[15]。迷迭香酸有拮抗谷氨酸诱导 PC12 细胞凋亡的作用,作用机制亦涉及 Bax 和 $Bcl-xl$ 基因表达的调节[16]。

实验证明迷迭香精油可通过嗅觉传导通路改善小鼠学习记忆功能,进一步的神经形态学研究发现其机制可能与海马 CA1 区神经递质 AchE、Glu 的改变有关[17]。

(2)对内脏系统的影响

1)对心血管系统的影响:迷迭香酸有抗血小板聚集活性[18],能抑制大鼠血栓形成,促进纤维蛋白溶解[19]。

迷迭香酸可抑制人脐静脉内皮细胞的增殖、迁移、黏附、血管形成等血管发生过程;同时降低细胞内 ROS 水平,抑制 H_2O_2 诱导的血管内皮生长因子表达及 IL-8 释放[20]。迷迭香酸可剂量依赖性地抑制 VEGF 诱导的人视网膜微血管内皮细胞增殖和血管形成过程,其机制与迷迭香酸促进 p21[WAF1] 的表达,使细胞周期停滞于 G_2/M 期有关[21]。

2)对消化系统的影响:迷迭香酸体内外试验均表明迷迭香酸有抗纤维化作用[22]。

(3)对抗病原微生物作用

1)抗菌作用:迷迭香酸对枯草杆菌、藤黄微球菌、大肠杆菌、金黄色葡萄球菌及立枯丝核菌等细菌有明显的抑制作用。

2)抗病毒作用:迷迭香酸可能是它们发挥抗疱疹病毒作用的主要活性成分[23]。迷迭香酸可作为潜在治疗手段缓解日本脑炎引发的神经系统并发症[24]。

3)抗真菌作用:实验研究了迷迭香酸对不同植物病原真菌菌丝生长和孢子萌发的抑制活性。试验结果表明,迷迭香酸对供试的 8 种植物病原真菌菌丝生长均有抑制作用[25,26]。

(4)对免疫系统的影响:迷迭香酸作为 Lck SH$_2$ 抑制剂,可用于对自体免疫性疾病、器官移植排斥反应等免疫病变的治疗[27]。迷迭香酸与 CD154 单克隆抗体联合作用于接受胰岛移植的糖尿病小鼠,可延长移植体存活,表明迷迭香酸与 CD154 单抗对小鼠胰岛移植后的移植物存活有协同作用[28]。

(5)抗氧化作用:迷迭香酸可显著提高 D-半乳糖诱导的衰老小鼠血清和脑中的 SOD、GSH-Px 活性,降低 MDA 含量和三酰甘油水平,明显延长小鼠常压耐缺氧时间[29,30]。

(6)抗炎作用:迷迭香酸抗炎作用机制可能与抑制 PKC-NF-κB 信号通路相关[2]。

【药代动力学研究】大鼠静脉注射丹参提取物(迷迭香酸含量≥10.1%)后,迷迭香酸可迅速分布至肾、肺、脾、心、肝、脑等组织,随后再次迅速释放至血浆[31]。迷迭香酸在肾脏中的含量明显高于其他组织,在脑中分布最少,表明迷迭香酸不易透过血脑屏障。Caco-2 单层细胞吸收模型对迷迭香酸的经上皮吸收进行了研究,发现迷迭香酸主要以细胞旁扩散的形式实现跨膜转运[32]。迷迭香酸不易被 Caco-2 细胞的黏膜酯酶水解,而是主要被肠道微生物代谢为香豆酸及羟基苯丙酸,这些代谢产物可经单羧酸转运体介导实现跨膜转运。P-糖蛋白及多药耐药相关蛋白等外排蛋白对迷迭香酸的跨膜转运无影响。

迷迭香酸对大鼠灌胃给药后,可在血浆检测到迷迭香酸、甲基化迷迭香酸、香豆酸;尿液中则含有迷迭香酸、甲基化迷迭香酸、咖啡酸、阿魏酸、香豆酸。这些物质主要以硫酸化/葡醛酸化的形式存在。83%的代谢产物在给药后 8~18 小时内排出体外。表明在大鼠体内,迷迭香酸可被吸收并被代谢成结合态和/或甲基化的形式,大部分的迷迭香酸则主要在消化道下游发生酯键水解和脱羟基过程,生成的咖啡酸、香豆酸在肝脏、肾脏发生硫酸化/甲基化,缓慢从尿液排出体外。血浆中的迷迭香酸和甲基化迷迭香酸主要以结合态形式存在,尿液中则有 34%的迷迭香酸和 47%的甲基化迷迭香酸以游离态形式排出,可能是大鼠肾脏的葡萄糖醛酸酶作用的结果[33,34]。

参考文献

[1] 国家中医药管理局《中华本草》编委会. 中华本草. 上海科学技术出版社,1999,6177-6178.

[2] Lee J S,Jung E S,Kim Y J,et al. Rosmarinic acid as a downstream inhibitor of IKK-β in TNF-α induced upregulation of CCL11 and CCR3. Br J P harma col,2006,148(3):366-375.

[3] Moon D O,Kim M O,Lee J D,et al. Rosmarinic acid sensitizes cell death through suppression of TNF-α-induced NF-kB activation and ROS generation in human leukemia U937 cells. Cancer Lett,2010,288(2):183-191.

[4] Scheckel K A,Degner S C,Romagnolo D F,et al. Rosmarinic acid antagonizes activator protein-1-dependent activation of cyclooxygenase-2 expression in human cancer and nonmalignant cell lines. J Nu tr,2008,138(11):2098-2105.

[5] 周丹,刘艾林,杜冠华,等. 迷迭香酸的药理学研究进展. 中国新药杂志,2011,20(7):594-598.

[6] Huang Z S,Zhang J T. Antioxidant properties of three water solubility components from salvia miltiorrhiza. Acta Pharm Sin,1992,27:96-100.

[7] 毕良武,李大伟,赵振东,等. 迷迭香资源的综合开发利用综述. 生物质化学工程,2011,45(3):55.

[8] 魏凤香,刘君星,王琳,等. 迷迭香精油诱导肝癌 HepG2 细胞凋亡后 bcl-2 和 bax 基因表达变化的研究. 中药材,2008,31(6):877-879.

[9] 魏凤香,李美玉,王琳,等. 迷迭香精油诱导宫颈癌 Hela 细胞凋亡的实验研究. 中山大学学报,2008,29(3S):23-25.

[10] Ito N,Yabe T,Gamo Y,et al. Rosmarinic acid from Perillae Herba produces an antidepressant-like effect in mice through cell proliferation in the hippocampus. Biol Pharm Bull,2008,31(7):1376-1380.

[11] Takeda H,Tsuji M,Matsumiya T,et al. Identification of rosmarinic acid as a novel antidepressive substance in the leaves of Perilla frutescens Britton var. acuta Kudo(Perillae Herba). Japanese Journal of Psychopharmacology,2002,22(1):15-22.

[12] Takeda H,Tsuji M,Inazu M,et al. Rosmarinic acid and caffeic acid produce antidepressive like effect in the forced swimming test in mice. Eur J Pharmacol,2002,449:261-267.

[13] Takeda,Hiroshi T,Minoru M,et al. Rosmarinic acid and caffeic acid reduce the defensive freezing behavior of mice exposed to conditioned fear stress. Psychopharmacology,2002,164:233.

[14] Falé P L,Borges C,Madeira P J A,et al. Rosmarinic acid,scutellarein 4′-methylether 7-O-glucuronide and (16S)-coleon E are the main compounds responsible for the antiacetyl cholinesterase and antioxidant activity in herbal tea of Plectranthus barbatus(falsoboldo). Food Chem,2009,114(3):798-805.

[15] Iuvone T,De F D,Esposito G,et al. The spice sage and its active ingredient rosmarinic acid protect PC12

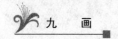九 画

cells from amyloid-β peptide-induced neurotoxicity. J Pharmacol Exp Ther,2006,317(3):1143-1149.

[16] Lee H J,Cho H S,Park E,et al. Rosmarinic acid protects human dopaminergic neuronal cells against hydrogen peroxide-induced apoptosis. Toxicology,2008,250(2-3):109-115.

[17] 李家霞,刘云峰,李光武,等. 吸入不同浓度薰衣草精油对高血压患者血压的影响. 安徽医药,2011,15(11):1418-1421.

[18] Liu Y X,Ji Z Z. Progress in the pharmacological research on rosmarinic acid. World Phar Plant Drug Fascicule,1993,8:248-251.

[19] Zou Z W,Xu L N,Tian J Y. Antithrombotic and antiplatelet effects of rosmarinic acid. Acta Pharm Sin,1993,28:241-245.

[20] Huang S S,Zheng R L. Rosmarinic acid inhibits angiogenesis and its mechanism ofaction in vitro. Cancer Lett,2006,239(2):271-280.

[21] Kim JH,Lee BJ,Kim JH,et al. Rosmarinic acid suppresses retinal neovascularization via cell cycle arrest with increase of p21(WAF1)expression. Eur J Pharmacol,2009,615(1-3):150-154.

[22] 黄幼霞,黄荣桂,郑兴中. 迷迭香酸药理作用的研究进展. 海峡药学,2010,22(5):17-19.

[23] Neusa L F,Sara R M M,Pedro L F,et al. The inhibitory effect of Plectranthus barbatus and Plectranthus ecklonii leaves on the viability,glucosyltransferase activity and biofilm formation of Streptococcus sobrinus and Streptococcus mutans. Food Chem,2010,119(2):664-668.

[24] Dubois M,Bailly F,Mbemba G,et al. Reaction of rosmarinic acid with nitrite ions in acidic conditions:discovery of nitro and dinitrorosmarinic acids as new anti-HIV-1 agents. J Med Chem,2008,51(8):2575-2579.

[25] Reichling J,Nolkemper S,Stintzing FC,et al. Impact of ethanolic lamiaceae extracts on herpesvirus infectivity in cell culture. Forsch Komplementmed,2008,15(6):313-320.

[26] Swarup V,Ghosh J,Ghosh S,et al. Antiviral and anti-inflammatory effects of rosmarinic acid in an experimental murine model of Japanese encephalitis. Antimicrob Agents Chemother,2007,51(9):3367-3370.

[27] 郭道森,杜桂彩,李丽,等. 迷迭香酸对几种植物病原真菌的抗菌活性. 微生物学通报,2004,31(4):71-76.

[28] 赵杰,倪秀红. 迷迭香精油对几种植物病原菌的抑菌活性研究. 试验研究,2009,(9):33-35.

[29] Park S H,Oh H S,Kamg M A,et al. The structure-activity relationship of the series of non-peptide small antagonists for p56lck SH2 domain. Bioorg Med Chem,2007,15(11):3938-3950.

[30] Jung D Y,Kim E Y,Joo S Y,et al. Prolonged survival of islet allografts in mice treated with rosmarinic acid and anti-CD154 antibody. Exp Mol Med,2008,40(1):1-10.

[31] Qiao S,LiW,Tsubouchi R,et al. Rosmarinic acid inhibits the formation of reactive oxygen and nitrogen species in RAW264.7 macrophages. Free Radic Res,2005,39(9):995-1003.

[32] 赵云涛,陈绍红,廖艳,等. 迷迭香酸对羟自由基所致小鼠肝线粒体损伤的保护作用. 氨基酸和生物资源,2008,30(4):26-28.

[33] Li X,Yu C,Lu Y,et al. Pharmacokinetics,tissue distribution,metabolism,and excretion of depside salts from Salvia miltiorrhiza in rats. Drug Metab Dispos,2007,35(2):234-239.

[34] Konishi Y,Kobayashi S. Transepithelial transport of rosmarinic acid in intestinal Caco-2 cell monolayers. Biosci Biotechnol Biochem,2005,69(3):583-591.

150. 穿 山 龙

【来源】薯蓣科植物穿龙薯蓣 *Dioscorea nipponica* Makino 的根茎。

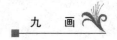

【性味与归经】味甘、苦,性温．归肝,肾、肺经。

【功能与主治】有祛风除湿,舒经活络,活血止痛,止咳平喘的作用。用于风湿痹病,关节麻木,咳嗽气喘[1]。

【化学成分】

穿山龙含薯蓣皂苷(dioscin)、纤细薯蓣皂苷(gracillin)、穗菝葜甾苷(asperin)、25-D-螺甾-3,5-二烯(25-D-spirosta-3,5-diene)及对羟基苄基酒石酸(piscidic acid)[2]。

【药理作用】

1. 抗肿瘤作用

(1)薯蓣皂苷的抗肿瘤作用:薯蓣皂苷可以通过抑制瘤细胞分裂、增殖,诱导瘤细胞分化、凋亡,增强抑癌基因表达等途径来抑制肿瘤生长,从而延缓肿瘤的进展速度,提高肿瘤患者的生存率和生活质量。研究证明,应用薯蓣皂苷元 200mg/kg、100mg/kg、50mg/kg 灌胃或 100mg/kg、50mg/kg、25mg/kg 腹腔注射对 3 种小鼠移植肿瘤肉瘤 S180,肝癌腹水型 HepA,小鼠宫颈癌 U14 均有明显的抑制作用,其抑瘤率约在 30%～50%。而在离体条件下,薯蓣皂苷元浓度在 0.1～100μg/ml 时,对小鼠肺上皮癌细胞 L929,人宫颈癌细胞 HeLa,人乳腺癌细胞 MCF-7 肿瘤细胞具有明显的抑制作用,在浓度为 100μg/ml 时,肿瘤生长抑制率分别达到 85.4%、98.7% 和 83.2%[3]。

研究证明薯蓣皂苷对 MGC-803、HeLa、A375-S2、MCE-7 等 10 种人肿瘤细胞株有抑制其增殖的作用,且具有一定的选择性。随着薯蓣皂苷元浓度的增加和作用时间的延长,细胞凋亡的 DNA 碎片呈规律性地增加,表明薯蓣皂苷元可能诱导 MGC-803 细胞凋亡,通过诱导凋亡抑制肿瘤细胞生长[4]。

按 Mosmann 氏 MTT 比色法略加改进,观察薯蓣皂苷对指数生长期的白血病细胞的抑制率,并设长春新碱为对照组。实验结果显示,薯蓣皂苷 24.0μg/ml 对 HL-60、MO7e、K562 细胞的抑制率分别为 99.6%、85.7%、79.4%。这一结果可以说明,薯蓣皂苷可明显抑制白血病细胞增殖,并对白血病细胞类型无明显选择性,其对白血病细胞的抑制作用与长春新碱比较,有明显优势[5]。

研究认为,薯蓣皂苷元能够提高 U-2OS 细胞 *P27* 基因 mRNA 水平,下调 *Cyclin D*1、*Cyclin E*、*CDK2* 和 *CDK6* 基因 mRNA 水平,抑制 Cyclin E/CDK2 复合物和 Cyclin D/CDK6 复合物的转录活性,阻止分裂中的 U-2OS 细胞通过 R 点进入 S 期,通过影响细胞周期调控蛋白的表达,诱导 U-2OS 细胞周期阻滞于 G_1 期,抑制细胞的分裂、增殖而起到抗肿瘤的作用[6]。

合成薯蓣皂苷类似物并初步研究其抗肿瘤活性。方法采用直接苷化法合成薯蓣皂苷类似物,并用 MTT 法筛选其体外抗癌活性。结果用简单高效的方法合成了化合物,并通过 ¹HN-MR、¹³CNMR、ESI-Q-TOF-MS 和单晶衍射证实其结构。结论通过 MTT 法发现化合物对乳腺癌细胞 MDA-MB231 有一定的抑制作用[7]。

薯蓣皂苷元具有显著的抗肿瘤作用,尤其是诱导瘤细胞凋亡作用显著。薯蓣皂苷元可以下调多种 STAT3 所调控的基因产物,抑制肿瘤细胞的繁殖及协同紫杉醇与阿霉素诱导细胞凋亡作用,上述结果表明薯蓣皂苷元是一种新的 STAT3 激活途径阻滞剂,在肝细胞癌及其他癌症方面有一定的治疗潜力。

还有研究人员证实,应用沉降场分级分离法监测薯蓣皂苷元作用下的肿瘤细胞的发展和凋亡过程,证明薯蓣皂苷元能够诱导 K562 凋亡。根据细胞凋亡率进行洗脱分离校正,在一个细胞环境内,沉降场分级分离法可以监控诱导反应及生物动力学,并发现 HE 细胞分化和凋亡与过度表达的环氧化酶-2 和凝血恶烷合酶相关。研究发现薯蓣皂苷元作用于人骨肉瘤 1547 细胞 12 小时后,细胞周期阻滞于 G_1 且伴随着 S 期下降,同时诱导细胞凋亡。研究表明在人结肠癌 HT-29 细胞上,薯蓣皂苷元通过抑制抗凋亡蛋白 Bcl-2 的表达和增加促凋亡蛋白 Caspase-3 活性而诱导细胞凋亡。研究发现薯蓣皂苷元是通过抑制 β-羟-β-甲基戊二酸单酰辅酶 A 还原酶的表达及介导凋亡来抑制 HCT-116 人类癌细胞的克隆,从而推测其对癌症细胞的生长抑制和促凋亡活性可能涉及胆固醇的内环境调节。研究发现薯蓣皂苷元在乳腺癌细胞中是以 Akt 介导的促存活信号为靶标的。此外,薯蓣皂苷元还可以通过 p53 活化,释放凋亡诱导因子和调节 Caspase-3 等途径发挥抗肿瘤细胞增殖活性。上述结果提示,薯蓣皂苷元主要通过调节 Akt、SH-PTP2、MAPK 等通路,引起 p53 活化、COX、Fas、STAT3 等表达,发挥诱导肿瘤细胞凋亡或抑制肿瘤细胞增殖活性[8]。

阐明薯蓣皂苷元衍生物的体外抗肿瘤活性的构效关系,基于 Bcl-2 蛋白小分子抑制剂的三维药效团模型的各药效点的特点,本研究利用 Autodock4.2 将薯蓣皂苷元衍生物和 Bcl-2 进行了大量对接及分析,选择性的合成了 31 个化合物,采用 MTT 法测定了这些化合物对 A375、A549、HepG-2 和 K562 等 4 个肿瘤细胞株的体外抗肿瘤活性。初步的构效关系研究表明,薯蓣皂苷元失 F 环的 26-位脂肪酸酯、芳香酸酯类衍生物几乎没有活性;薯蓣皂苷元三氮唑溴盐类衍生物均具有较好的体外抗肿瘤活性,且三氮唑上连有较大的疏水基团的衍生物活性更好;薯蓣皂苷元及其失 F 环的杂环类、薯蓣皂苷元失 F 环氨基酸酯类衍生物能形成较强氢键、偶极作用的衍生物的活性更好[9]。

(2)穿山龙提取物的抗肿瘤作用:观察穿山龙粗提物是否具有抗癌活性,为穿山龙有效组方或单体成分抗肿瘤应用基础研究奠定基础。采用细胞体外培育技术,以 Mosmann 法略加改进的 MTT 实验检测药物细胞毒效应。穿山龙粗提物对人口腔上皮鳞癌 KB 细胞株有明显的细胞毒作用,IC_{50} 为$(4.13\pm0.40)\mu g/ml$,对其相应的多药耐药株 KBV200 细胞也很敏感,IC_{50} 为$(4.20\pm0.63)\mu g/ml$,且不表现交叉耐药。穿山龙粗提物具有明显的抗肿瘤作用[10]。

观察穿山龙提取物联合哈尔满碱对人肝癌细胞 HepG-2 增殖抑制作用及诱导凋亡的机制。采用 MTT 法检测药物对细胞的生长抑制作用,应用等效曲线-相互指数法评价两药的相互作用,倒置显微镜观察细胞形态学变化,流式细胞仪检测细胞凋亡率,Western 印迹法检测凋亡蛋白 ProCaspase-3 的表达。穿山龙提取物与哈尔满碱质量浓度比为 2∶1 时,I(相互指数)$=0.768<1$,联合用药具有协同作用;质量浓度比为 1∶2 时,$I=1.041\approx1.0$,联合用药具有相加作用。流式细胞仪法检测联合用药 48 小时、72 小时细胞凋亡率与单独用药相比分别增加了 10.44%、50.06%,差异具有统计学意义($P<0.05$)。Western 印迹法检测联合用药诱导 HepG-2 细胞凋亡的机制之一可能与 ProCaspase-3 蛋白的表达有关。结论穿山龙提取物联合哈尔满碱在体外有明显的协同抗肿瘤的作用,其可能的机制是影响 ProCaspase-3 蛋白的表达[11]。

2. 其他药理作用

(1)对内脏系统的影响

1)对心血管系统的影响:总皂苷 10mg/kg 即能使兔血胆固醇水平从 29.04mmol/L 降低到 8.06～8.32mmol/L,还可减慢心率,增强心肌收缩力,增加每日尿量,降低 β/α 脂蛋白的比率,改善冠脉循环,降低动脉血压,尤其适用于轻、中度动脉粥样硬化。

2)对呼吸系统的影响:小鼠氨水引咳法证明,口服总皂苷、水溶性或水不溶性皂苷、分子筛 1 号和腹腔注射煎剂,都有明显的镇咳作用,薯蓣皂苷元无效。

(2)对免疫系统的影响:穿山龙水煎剂及其有效成分薯蓣皂毒苷有抑制致敏豚鼠肺碎片介质释放作用,认为有抗变态反应作用[12]。

【临床应用】

1. 治疗肿瘤　用穿山龙 250g,在 2000ml 60 度的白酒中浸泡半月,治疗一肩周炎患者,结果对肩周炎疗效不大,但患者臀部 20 余年的鸡蛋大的脂肪瘤竟意外地变软、缩小,连服 3 个月,瘤体全部消失,在此期间患者未服其他药物。

2. 治疗其他疾病

(1)治疗类风湿性关节炎:穿山龙注射液(1g/ml,2ml)肌注治疗类风湿性关节炎 45 例,显效率 40%,好转率 43.3%,总有效率 83.3%,无明显副作用,近期疗效较好。

(2)治疗冠心病心绞痛:经临床证明,对冠心病心绞痛有显著疗效。

(3)治疗慢性支气管炎:穿山龙饮片水煎剂治疗 37 例,总有效率为 86%,穿山龙片治疗 142 例,有效 73 例,占 61%,显效以上 47 例,占 33%[13]。

参 考 文 献

[1] 季宇彬.抗癌中药药理与应用.哈尔滨:黑龙江科学技术出版社,2004:957-958.

[2] 刘克健,张天.穿山龙化学成分与分离纯化技术研究进展.广州化工,2013,41(10):21-22.

[3] 王丽娟,王岩,陈声武,等.薯蓣皂苷元体内、外的抗肿瘤作用.中国中药杂志,2002,27(10):777-779.

[4] 宋宇,梁长青,何忠梅.薯蓣皂苷元体外抗肿瘤作用的研究.中国肿瘤,2004,13(10):651-653.

[5] 高志捷,陈信义,刘江涛,等.薯蓣皂苷体外抑制白血病细胞增殖研究.中国中医基础医学杂志,2003,9(8):17-19.

[6] 洪振强,林建华,张俐.薯蓣皂苷元对人骨肉瘤 U-2OS 细胞周期调控蛋白表达的影响.福建中医药,2009,40(5):46-48.

[7] 张瑞,郭秀蓉,何杨,等.薯蓣皂苷类似物的合成及其初步抗肿瘤活性研究.华西药学杂志,2013,28(3):229-231.

[8] 盛芳园,何忠梅,陈凯,等.薯蓣皂苷元的提取分离、检测方法及药理作用研究进展.时珍国医国药,2013,24(4):914-917.

[9] 蒋红平,吴亚克,郑微,等.薯蓣皂苷元衍生物抗肿瘤的构效关系研究.药学学报,2011,46(5):539-547.

[10] 刘江涛,陈信义,王玉芝,等.穿山龙粗提物抗肿瘤体外实验研究.中国中医药信息杂志,2004,11(3):206-207.

[11] 焦健,王铁杰,王钰,等.穿山龙提取物联合哈尔满碱对肝癌 HepG2 细胞增殖及凋亡的影响.沈阳药科大学学报,2012,29(10):782-787.

[12] 姚丽,刘树民.中药穿山龙新的药理作用及其有效部位的实验研究.中华中医药学刊,2010,28(9):1979-1981.

[13] 柳全文,田景振,李民.穿山龙的成分、药理及临床应用研究概况.山东中医杂志,1998,17(1):29-30.

151. 穿 心 莲

【来源】 爵床科植物穿心莲 *Andrographis paniculata* (Burm. f.) Nees 的干燥地上部分。

【性味与归经】 苦、寒。归心、肝、大肠、膀胱经。

【功能与主治】 清热解毒、凉血、消肿。用于感冒发热,咽喉肿痛,口舌生疮,顿咳劳嗽、泄泻痢疾、热淋涩痛、毒蛇咬伤[1]。

【化学成分】 叶含二萜内酯化合物:穿心莲甲素即去氧穿心莲内酯(deoxyandrographolide)0.1％以上,穿心莲乙素即穿心莲内酯(andrographolide)1.5％以上,穿心莲丙素即新穿心莲内酯(neoandrographolide)0.2％以上;及高穿心莲内酯(homoandrographolide),潘尼内酯(panicolide)。还含穿心莲烷(andrographan),穿心莲酮(andrographon),穿心莲甾醇(andrographosterin),β-谷甾醇-D-葡萄糖苷等。根据含穿心莲内酯外,还含 5-羟基-7,8,2″,3″-四甲氧基黄酮(mono-O-methylwithtin)、5-羟基-7,8,2″-三甲氧基黄酮(andrographin)、5,2″-二羟基-7,8-二甲氧基黄酮(panicolin)、芹菜素-7,4″-二甲醚(apigenin-7,4″-dimethyl ether)、α-谷甾醇和 KH_2PO_4 等。全草尚含 14-去氧-11-氧化穿心莲内酯(14-deoxy-11-oxoandrographolide)、14-去氧-11,12-二去氢穿心莲内酯(14-deoxy-11,12-didehydroandrographolide)。另据初步分析,还含甾醇皂苷、糖类及缩合鞣质等酚类物质。又从叶、嫩枝、胚轴、根和胚芽所得的愈合组织,经培养分离,得三种倍半萜内酯化合物:榄核莲内酯 A、B 和 C(paniculides A、B、C)[2]。

【药理作用】

1. 抗肿瘤作用

(1)穿心莲内酯的抗肿瘤作用:研究发现,穿心莲内酯衍生物显著抑制人食管癌 EC-9706 细胞增殖和克隆形成,阻滞细胞周期 G_0/G_1 期,并通过下调 Bcl-2,激活 Caspase-3、Caspase-9 诱导 EC-9706 细胞凋亡[3]。穿心莲内酯对乳腺癌 MCF-7 细胞、食管癌 EC-9706 细胞、结肠癌 HCT-8 和 HCT-116 细胞、前列腺癌 PC-3 等肿瘤细胞,均有抗肿瘤活性[4]。

近年来对穿心莲内酯的研究主要致力于化学修饰与其抗肿瘤方面的药理研究,以穿心莲内酯为底物合成了脱水穿心莲内酯、14-去氧穿心莲内酯、穿心莲内酯衍生物和穿心莲酸等一系列化合物,对其进行抗肿瘤构效关系的研究发现,穿心莲二萜内酯类化合物的五元内酯环是抗肿瘤的必需活性基团;该类化合物的抗肿瘤作用可能与内酯环部分(包括 C_{11} 和 C_{12})双键的个数及位置和 14-位羟基存在一定关系,具有环外 12,13-位双键和 14-位羟基的抗肿瘤活性较强,异穿心莲内酯的四氢呋喃环有增强抗肿瘤活性之作用,因而在体内外均显示了非常显著的抗肿瘤活性;此外,异穿心莲内酯对小鼠迟发型变态反应和炭粒廓清指数均无影响,提示其对机体免疫功能损害小,可作为一类新的穿心莲抗肿瘤制剂进一步研发[5]。

以穿心莲内酯为先导物,合成了一系列结构为 12-N-取代-14-脱氧穿心莲内酯的衍生物,初步评价了这些衍生物的体外抗肿瘤活性,筛选出活性显著高于穿心莲内酯的化合物 4d 并对其以人肝癌 HepG-2 细胞为体外模型、小鼠 H22 和 S180 皮下移植性肿瘤为体内模型,进一步观察其药效,发现化合物 4d 在体外和体内均具有显著的抗肿瘤作用;通过 Annexin V/PI 双染分析检测出加药后 HepG-2 细胞的凋亡率明显增加;进一步研究表明,化合物 4d 能够使 HepG-2 细胞中 p53 和 Bax 表达增加,同时使 Bcl-2 表达减少,化合物 4d 具有显著的体内外抗肿瘤作用[6]。

在穿心莲内酯的 12 位引入 N-酰基氨甲基,合成一系列衍生物,并研究其抗肿瘤活性,结果表明在穿心莲内酯的 12 位引入(磺)酰胺并不合适,对提高其抗肿瘤活性没有帮助,仅对甲苯磺酰胺 5b 显示中等的活性,但弱于底物穿心莲内酯[7]。因此,设计合成的穿心莲内酯衍生物提高抗肿瘤活性的有效基团不在于 12 位的 N-乙酰基氨基亚甲基,而是 3、19 位连接的基团;另外,在 12 位引入取代苯胺苄胺和脲嘧啶却相应提高了衍生物的抗肿瘤活性,比较以上结果,提示 12 位引入较长亲水基团可能会导致抗肿瘤活性降低,对 12 位的改造宜引入较短且刚性弱的烷基链[8]。

穿心莲内酯对人急性早幼粒白血病细胞 HL-60 具有抑制作用,可通过线粒体途径诱导肿瘤细胞凋亡。穿心莲内酯还可降低人胃癌 BGC-823 和 SGC-7901 细胞与人体内皮细胞的黏附力[9]。穿心莲内酯能抑制多种肿瘤细胞系的增殖,实验认为其可能是通过诱导周期抑制蛋白P27和降低CDK4的表达,使周期阻滞于G_0/G_1期[10]。穿心莲内酯具有诱导人宫颈癌、肝癌、乳腺癌凋亡的作用,其凋亡机制可能是穿心莲内酯首先激活死亡受体途径的Caspase-8,继而启动线粒体凋亡途径,Bid裂解,Bax构象改变,线粒体释放细胞色素C,Caspase-9和Caspase-3逐级活化。认为Bcl-2家族(Bid、Bax)是Caspase-8和线粒体途径之间的重要调节者,其激活了下游的Caspase,最后诱导肿瘤细胞凋亡[11]。

过去穿心莲内酯的药理作用研究侧重于抗菌消炎方面。近年来,随着研究的不断深入,对穿心莲内酯更多的药理活性逐渐被认识。目前穿心莲内酯在抗肿瘤、提高免疫方面的作用已引起了广泛的重视,并展示出了诱人的抗肿瘤效果。今后,应加强穿心莲内酯及其衍生物抗肿瘤作用及机制方面的研究,以便开发出高效低毒的抗肿瘤新药。以穿心莲内酯或其衍生物为主要成分的莲必治、穿琥宁等成品药物已在临床作为抗炎症、抗病毒药物广泛应用,但对肿瘤的作用目前尚处于探索中[12]。

(2)穿心莲的抗肿瘤作用:以抑制细胞增殖为检测指标,用人体癌细胞株为供试体,对穿心莲提取物的抗癌活性进行检测,发现该药对乳腺癌细胞株MCF-7、肝癌细胞株HepG-2、肠癌细胞株HT-29、SW-620和LS-180均对不同程度的增殖周期有抑制作用,其中,对肝癌细胞株HepG-2增殖抑制作用较为明显,且作用强度随药物浓度增加而增强[13]。

研究发现,穿心莲甲醇提取物抑制HT-29的GI_{50}是$10\mu g/ml$,石油醚和二氯甲烷提取物的CI_{50}分别为$46\mu g/ml$和$10\mu g/ml$,水溶性提取物不抑制HT-29的增殖。$2.5\mu g/ml$的甲醇提取物使外周血淋巴细胞增殖18%,三个馏分中,二氯甲烷馏分显著促进外周血淋巴细胞增殖52%,石油醚提取物和水提取物分别增殖18%和4%。进一步对分离到的3个内酯化合物进行了8个肿瘤细胞系的抑制活性评价,发现穿心莲内酯抗肿瘤活性最强,二氯甲烷次之,而石油醚最弱[14]。

2. 其他药理作用

(1)穿心莲解热作用:150mg/kg、300mg/kg脱氧穿心莲内酯磷酰化钠对干酵母所致的大鼠发热及内毒素所致的家兔发热均有良好的解热作用[15]。

(2)心血管系统作用:穿心莲内酯在人脐静脉内皮细胞中通过激活Akt-BAD通路发挥其抗凋亡作用,因而可作为一种抗动脉粥样硬化的治疗剂[16]。

(3)降压作用:穿心莲注射液能刺激血管内皮细胞增加一氧化氮(NO)的释放量,从而激活可溶性鸟苷酸环化酶而扩张血管是降血压的机制[17]。

(4)抗心肌缺血再灌注损伤作用:穿心莲具有减轻心肌缺血再灌注损伤的作用,其机制与减轻氧自由基损害有关[18]。

(5)抗血小板聚集作用:穿心莲提取物对ADP诱导的血小板聚集反应有显著抑制作用,并能降低血黏度,增强纤溶性,扩张血管,促进血栓溶解,对冠心病有良好的治疗作用[19]。

(6)对消化系统疾病的影响

1)保肝作用:穿心莲内酯可显著增加肝细胞的存活率,完全对抗对乙酰氨基酚对血清中和分离肝细胞中某些酶的毒性,比水飞蓟素更有效。

2)利胆作用:穿心莲内酯可使胆汁分泌恢复正常,从而减轻胆汁淤积,调节细胞内即血清中酶的水平,其活性比水飞蓟素强。

(7)降血糖作用:研究发现,口服不同剂量的穿心莲乙醇提取物(100mg/kg,200mg/kg,400mg/kg),不仅有抗高血糖作用,还能产生氧化应激反应[20]。

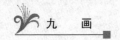

(8)抗生育作用:穿心莲内酯对男性精子的形成也有影响,通过阻止生精管细胞的胞质分裂而影响生精过程。三月龄的 Wistar 大鼠服用穿心莲 48 天后,精子数减少,精子运动能力降低,输精管上皮完全破坏[21]。

(9)抗炎作用:穿心莲的有效成分穿心莲甲、乙、丙、丁素均有不同程度的抗炎作用,能抑制急性炎症早期的毛细血管通透性和阻断渗出[22]。同时,穿心莲内酯通过抑制 NF-κB 与 DNA 连接发挥抗炎作用,进而降低炎症蛋白如 COX-2 的表达[23]。

(10)抗病毒作用:研究表明,穿心莲内酯滴眼液对单纯疱疹病毒Ⅰ型、腺病毒Ⅰ型有灭活作用,5mg/kg 的穿琥宁注射液能明显抑制甲$_1$、甲$_3$型流感病毒诱导犬传代细胞的细胞凋亡[24,25]。

(11)调节免疫系统作用:通过研究穿心莲内酯刺激小白鼠机体腹腔巨噬细胞表明,穿心莲内酯有提高机体免疫力作用。进一步的研究表明可能有促进 T 淋巴细胞表面受体吸附红细胞作用,从而提高 T 淋巴细胞的免疫功能[26,27]。

【药代动力学研究】建立大鼠血浆中穿心莲内酯类衍生物含量的高效液相色谱测定方法。色谱柱为 ODSC$_{18}$(250mm×4.6mm,5μm),流动相为乙腈-水(23:77,V/V),流速为 1.2ml/min,柱温为 25℃,检测波长为 208nm,进样量为 20μl,内标物为芦荟苷。大鼠分别经灌胃和尾静脉注射给予穿心莲内酯类衍生物后,测定不同时间血药浓度。采用 3P87 软件计算药动学参数。大鼠分别经灌胃和尾静脉注射给予穿心莲内酯类衍生物后,$t_{1/2\alpha}$分别为(1.47±0.15)小时、(0.45±0.03)小时,$t_{1/2\beta}$分别为(5.82±0.29)小时、(2.51±0.13)小时,V/F 分别为(1.32±0.12)L、(0.38±0.04)L,$AUC_{0\sim24小时}$分别为(567.51±28.55)μg·h/ml、(243.58±12.17)μg·h/ml,Cl/F分别为(0.53±0.03)L/(h·kg)、(0.16±0.02)L/(h·kg)。灌胃穿心莲内酯类衍生物后,t_{max}为 2 小时,C_{max}为 132.33μg/ml。结论:本方法操作简便、准确、灵敏度高、重复性好,可用于穿心莲内酯类衍生物血药浓度的监测及其药动学研究[28]。

【临床应用】

1. 治疗肿瘤　莲必治注射液(亚硫酸氢钠穿心莲内酯注射液)治疗 21 例,经各类辅助检查及病理检查确诊的肿瘤病人。治疗前后对比,生活质量有了明显提高,体力状态大部分病例有所好转,患者临床表现有所改观,特别是炎症表现如发热、咽痛、咳嗽等,经治疗一个疗程基本消失,进一步证明莲必治清热解毒、抗菌消炎的效果肯定。用莲必治注射液对 100 例经病理检查确诊的恶性肿瘤患者进行治疗。结果表明穿心莲注射液综合治疗肿瘤,能使患者生活质量明显提高,肿瘤患者体力增强、疼痛缓解、体重增加、食欲改善,与对照组相比,有显著性差异($P<0.05$)。综合生活质量指标评分,莲必治注射液治疗后较治疗前明显提高($P<0.05$),也明显高于对照组($P<0.05$)。

2. 治疗其他疾病

(1)治疗各种炎症:采用穿琥宁注射液联合抗生素治疗小儿肺炎 90 例。治疗组总有效率 98.9%,临床疗效良好。

(2)治疗心血管疾病:经过临床 60 例实验观察,表明穿心莲提取物对 ADP 诱导的血小板聚集反应有显著抑制作用($P<0.001$),并能降低血黏度,增强纤溶活力[29]。

参考文献

[1] 季宇彬. 抗癌中药药理与应用. 哈尔滨:黑龙江科学技术出版社,2004:958-963.
[2] 宋艳玲. 穿心莲化学成分和药理作用的研究进展. 中国现代药物应用,2013,14(7):238-239.

[3] 戴桂馥,赵进,王庆瑞,等.穿心莲内酯诱导人食管癌 EC9706 细胞凋亡机制研究中国药理学通报.2009,25(2):173-176.

[4] JadaS R. Semisynthesis and cytotoxic activities of andrographolideanalogues. J Enzyme Inhib Med Chem,2006,21(2):144-155.

[5] 韩光,杜钢军,许启泰.穿心莲二萜内酯类化合物的合成及抗肿瘤构效关系研究.中国药学杂志,2008,43(10):790-794.

[6] 范倩倩,王秋娟.穿心莲内酯衍生物合成及抗肿瘤作用.中国药科大学学报,2010,41(4):326-332.

[7] 徐冲,王峥涛.12-[N-酰基氨甲基]-14-去氧穿心莲内酯衍生物的合成及抗肿瘤活性.中国药科大学学报,2011,36(6):504-510.

[8] 王新杨,徐浩,吴晓明,等.异穿心莲内酯衍生物的合成及其抗肿瘤活性.中国药科大学学报,2005,36(6):504-510.

[9] Jiang C G. Andrographolide inhibitis the adhesion of gastriccancer to endothelial cells by blocking E-selecting expressiong. Anticancer Res,2007,27(4):2439-2447.

[10] Rajagopal S. Kumar RA, Deevi DS, et al. Andrographolide a potential cancer therapeutic agent isolated from Andrographis paniculata. ExpTher On,2003,3(3):147-158.

[11] Zhou J, Zhang S, Ong C N. Critical role of pro-apoptotic Bcl-2 family members in andrographolide-induced apoptosis in human cancer cells. Biochem Pharmaco,2006,72(2):132-144.

[12] 徐立春,陈志琳,孙振华,等.莲必治注射液治疗恶性肿瘤的临床观察.江苏临床医学杂志,2000,4(4):277-279.

[13] 李玉祥,陈永萱.中草药抗癌的体外实验.中国药科大学学报,1999,30(1):37-42.

[14] 杨琼,李曙光,董建华.穿心莲内酯及其衍生物的抗肿瘤作用及机制.山东医药,2009,49(12):108-109.

[15] 徐志勇,刘启德,张银卿,等.穿心莲片的药理作用积极性毒性试验研究.广州中医药大学学报,2005,22(5):401-404.

[16] Chen J H,Lee A R. Andrographolide suppress endothelial cell apoptosis via activation of phosphatidyl inositol-3 kinase/Aktpathway. Biochem Pharmacol,2004,67(7):1337-1345.

[17] Zhang X F,Tan B K. Antidiabetic property of ethanolic extract of Andrographis paniculata in streptozocin diabetic rats. Acta Pharmacol Sin,2000,21(12):1157-1164.

[18] 郭志凌,赵月花,付梁武,等.穿心莲有效成分的抗心肌缺血再灌注损伤作用.中国循环杂志,1995,11(10):683-684.

[19] 黄振清,张瑶珍.穿心莲提取物 F0134 抗红细胞氧化损伤的实验研究.同济医科大学学报,1999,28(4):332-334.

[20] 李荣,肖顺汉.穿心莲的药理作用研究进展.四川生理学科学杂志,2008,30(3):131-133.

[21] 王浴生,邓文龙,薛春生,等.中药药理与应用.北京:人民卫生出版社,1998:866-869.

[22] 陈国祥,陈斌.穿心莲胶囊的抗炎作用研究.现代中西医结合杂志,2001,11(10):1004-1005.

[23] 张霞,吴迪,王家泰,等.穿心莲破坏内毒素作用的体外实验研究.中国中西医结合急救杂志,2000,7(4):212-214.

[24] Hidalgo M A,Romero A. Andrographolide interferes with binding of nuclear factor-kappaB to DNA in HL-60 derived neutrophilic cell. Br J Pharmacol. 2005,144(5):680-686.

[25] 吴俊.穿琥宁注射液治疗小儿急性呼吸系统感染 200 例疗效观察.中西医结合实用临床急救,1997,10(4):447-448.

[26] 刘俊,唐庆九,王峥涛,等.新穿心莲内酯对小鼠巨噬细胞呼吸爆发及淋巴细胞增殖的影响.中国新药与临床杂志,2005,24(3):206-209.

[27] 陈爱葵,黄清松.穿心莲对小白鼠腹腔巨噬细胞功能影响的研究.中国中医药信息杂志,1998,8(5):23-24.

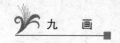

[28] 刘蕾,张瑜,韩光.等. HPLC 法测定大鼠血浆中穿心莲内酯类衍生物的含量及其药动学研究.中国药房,2013,24(11):967-968.

[29] 龚如东,陈改敏.穿心莲临床应用.科技创新导报,2009,32(11):246-247.

152. 骆驼蓬子

【来源】蒺藜科植物骆驼蓬 *Peganum harmala* L. 的种子。

【性味与归经】苦、温、有毒。

【功能与主治】镇咳,平喘,祛风湿。治疗消化道癌,咳嗽,小便不利,四肢麻木及关节酸痛。

【化学成分】骆驼蓬子中含有 β-咔啉和喹唑酮类生物碱成分。主要有去氢骆驼蓬碱(harmine)、哈尔满(harman)、哈尔醇(harmol)、路因碱(ruine)、骆驼蓬碱(harmaline)、去甲骆驼蓬碱(harmalol)、异哈尔明碱(isoharmine)、四氢哈尔明碱(tetrahydroharmine)、鸭嘴花酮碱(vasicinone)、骆驼蓬醇碱(peganol)、脱氧鸭嘴花酮碱(deoxyvasicinone)、去氧鸭嘴花碱(deoxypeganine)。另外,骆驼蓬子中还含有丙酸(propylic acid)、2,3-香豆酮(2,3-dihydrobenzofuran)以及异香草醛(isovanillin)等[1,2]。

【药理作用】

1. 抗肿瘤作用

(1)去氢骆驼蓬碱的抗肿瘤作用:对去氢骆驼蓬碱进行的人白血病细胞 K562 生长的体外抑制作用的初步研究结果显示,不同浓度的去氢骆驼蓬碱对 K562 细胞作用 72 小时后,计数结果表明,在较低浓度时(0.2μg/ml)就影响细胞增殖,随着药物浓度增加,抑制作用也逐渐加强,IC_{50} 为 3.40μg/ml,并且随剂量的增加细胞损伤加重,表明去氢骆驼蓬碱对 K562 有明显的抑制和杀灭作用,活性指数超过环磷酰胺[3]。

(2)骆驼蓬碱的抗肿瘤作用:骆驼蓬碱在浓度为 60mg/kg、30mg/kg 时对 S180 荷瘤小鼠体内抑瘤率可达到 29.5%~46.3%,在相同剂量条件下对肝癌 H22 荷瘤小鼠的抑瘤率可达到 31.2%~48.4%。骆驼蓬碱对艾氏腹水癌未见显著疗效。体外评价骆驼蓬碱对 HeLa 细胞、肉瘤 S180 腹水细胞的毒性试验结果表明,对 HeLa 细胞,骆驼蓬碱浓度为 100μg/ml 时,平均细胞生长抑制率为 90.12%±1.8%,而在 50μg/ml 时为 83.41%±2.14%;对肉瘤 S180 腹水细胞,骆驼蓬碱浓度为 100μg/ml 时,平均细胞生长抑制率为 92.3%±1.8%,50μg/ml 时为 85.7%±2.86%。骆驼蓬碱对艾氏腹水癌细胞的细胞毒作用较弱,当浓度为 100μg/ml 时,平均细胞生长抑制率为 28.5%±6.3%,50μg/ml 时为 12.3%±5.2%[4]。

(3)骆驼蓬总碱抗肿瘤作用:骆驼蓬总生物碱为抗肿瘤的有效成分。骆驼蓬总碱对 6 种体外培养人癌细胞有强力细胞毒作用,对 3 种杂种鼠移植性肿瘤和 3 种人癌裸鼠移植物有明显抑瘤作用,与顺铂和阿霉素有协同作用;实验表明,总碱没有骨髓抑制的毒副作用[5]。对小鼠肝癌、淋巴肉瘤 S180、网状细胞肉瘤 L2 等瘤株均有抑制作用,试验期间动物体重增加,提示抗癌成分无明显毒性;在体外处理人体宫颈癌(HeLa)细胞,能明显地影响其生长[3]。

2. 其他药理作用

(1)对中枢神经系统的作用:骆驼蓬子中生物碱类成分如骆驼蓬碱、去氢骆驼蓬碱、去甲骆驼蓬碱及哈尔醇等对人及动物的中枢神经系统可产生广泛的影响,它们对人体均有致幻作用。

骆驼蓬碱对皮质及运动中枢、脊髓等有兴奋作用,可引起幻觉、震颤、阵发性惊厥等,也能兴奋脑桥,引起某些特异动作及四肢僵硬;去甲骆驼蓬碱的作用似在皮质下中枢,大剂量服用可引起全身战栗和阵发性惊厥,有短时间的运动麻痹或呼吸麻痹,可兴奋中枢神经系统[6],去氢骆驼蓬碱引起的震颤与脑内5-羟色胺受体有关,它是受体的抑制剂[7];骆驼蓬碱是肾上腺素的竞争性抑制剂,它与肾上腺素受体结合后抑制肾上腺素刺激G蛋白结合的活性,骆驼蓬碱引起的动物震颤可被地西泮取消,可能与苯二氮䓬受体有关[8];骆驼蓬碱的致颤作用与脑内特异性色胺受体有关[9]。

(2)对内脏系统作用的影响

1)对心血管系统的作用:去氢骆驼蓬碱、骆驼蓬碱以及去甲骆驼蓬碱对提前用脱羟肾上腺素和氯化钾收缩的大鼠的离体胸部大动脉表现血管弛豫活性,其中去氢骆驼蓬碱的弛豫活性最大[10]。研究表明,骆驼蓬碱和去氢骆驼蓬碱的血管弛豫效应是由于它们作用于释放NO的内皮细胞而引起的,在血管平滑肌上抑制了由受体连接和阀门依靠的Ca^{2+}通道引起的收缩,而去甲骆驼蓬碱的血管弛豫效应不依赖于内皮层细胞[11]。

2)对呼吸系统的影响:鸭嘴花酮碱对支气管具有弱的松弛及抗组胺作用,其松弛作用是肾上腺素的1/2000,抗组胺作用为肾上腺素的1/3800;整体实验表明鸭嘴花酮碱无支气管扩张作用,当浓度增加时反而具有收缩作用[12]。

(3)抗病原微生物作用:骆驼蓬子乙醇提取液对植物病原菌有显著的抑菌活性。如大肠杆菌、金黄色葡萄球菌、假单胞菌、沙门菌、志贺菌等[13]。

(4)对免疫系统的作用:去氢骆驼蓬碱对小鼠免疫功能有明显的影响。去氢骆驼蓬碱对体液免疫过程中致敏B细胞的产生和抗体的形成均有抑制作用。β-咔波林类生物碱有抑制DNA拓扑异构酶Ⅰ(DNA topoisomeraseⅠ)的作用,对topoisomeraseⅠ的抑制强弱顺序为去氢骆驼蓬碱、哈尔满、骆驼蓬碱[14]。

(5)消炎、止痛作用:骆驼蓬生物碱还有明显的消炎、止痛作用。止痛有效成分为骆驼蓬碱(有效剂量为30mg/kg)[15]。骆驼蓬总碱对阿司匹林及吲哚美辛所致的小鼠胃黏膜损伤有明显的保护作用[16,17]。

(6)防辐射作用:用骆驼蓬碱、去氢骆驼蓬碱、哈尔醇、去甲骆驼蓬碱处理^{60}Co线照射后的小鼠,结果表明,它们均有显著的辐射防护作用[18]。

3. 毒性作用　骆驼蓬全株有毒,可引起严重中毒,主要包括神经感觉症状、幻觉、体温稍有升高及心血管系统失调[19]。人过量服用骆驼蓬都能产生幻觉、神经系统症状、轻微的体温升高以及心血管系统的紊乱等症状,但这种症状在短时间内可自行消除[19]。

【药代动力学研究】采用高效液相色谱法评价骆驼蓬碱在家兔体内药代动力学,结果显示骆驼蓬碱在家兔体内药时曲线符合一室模型,其平均消除半衰期为(26.5±16.2)分钟[20]。盐酸去氢骆驼蓬碱在十二指肠、空肠、回肠及结肠中均能较好的吸收[21]。

【临床应用】

1. 治疗肿瘤　骆驼蓬总碱治疗消化道肿瘤21例,有效率为50%以上[22,23]。

2. 治疗其他疾病　治疗皮肤病:用骆驼蓬总碱片治疗69例银屑病患者,每日服5片,2个月后,总有效率81.83%,无明显不良反应。

【不良反应】骆驼蓬总碱毒副作用较多。主要表现为胃肠道不良反应症状,如恶心、呕吐、胃部灼烧感等。另外还有心悸、头晕等症状。部分症状停药后可消失。

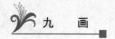

参 考 文 献

[1] 樊峥嵘,姚新生.骆驼蓬属植物成分及药理研究进展.沈阳药学院学报,1992,9(2):144-151.

[2] 俞腾飞,朱惠珍.骆驼蓬的研究概况.国外医药植物药分册,1992,7(3):104-107.

[3] 段金廒,周汉荣,赵守训,等.多裂骆驼蓬化学成分研究 I 种子生物碱类成分及其抗肿瘤活性.中国药科大学学报,1998,29(1):21-23.

[4] 李英辉,张晶,何中秋,等.骆驼蓬碱抗癌作用的研究.辽宁药物与临床,2000,3(3):106-107.

[5] 潘启超,杨小平,李春杰,等.骆驼蓬总碱药理作用的研究.中山医科大学学报,1997,18(3):165-167.

[6] 邢建国,管慧.盐酸去氢骆驼蓬碱软膏的处理筛选.中成药,2001,23(5):316-318.

[7] Shukla V K, Garg S K, Kulkarni S K. Modification by clonidine of harmine-induced tremors in mice-involvement of serotoninergic system. Archives Internationales Pharmacodynamie Therapie, 1986, 282(1): 50-57.

[8] Saleem A, Engsrom M, Wurster S. Intraction of folk medicinal plant with human a2-adrenoceptor subtypes. Med Plant Pakistan, 2002, 57C: 332-338.

[9] Lutes J, Lorden J F, Beales M, et al. Tolerance to the tremorofenic effects of harmaline: Evidence for altered olivocerebellar function. Neuropharmacology, 1988, 27: 849-855.

[10] Shi C C, Liao J F, Chen C F. Comparative study on the vasorelaxant effects of three harmala alkaloids in vitro. Pharmacol, 2001, 85: 299-305.

[11] Shi C C, Liao J F, Chen C F. Spasmolytic effects of three harmala alkaloids on guinea-Pig isolated trache. Pharmacology and Toxicology, 2001, 89: 259-264.

[12] 聂珍贵,梁翠茵,高春艳,等.骆驼蓬总生物碱对豚鼠离体气管平滑肌收缩功能的影响.华西药学杂志,2004,19(4):266-268.

[13] Prashanth D, John S. Antibacterial activity of *Peganum harmala*. Fitoterapia, 1999, 70(4): 438-439.

[14] Sobhani A M, Ebrahimi S A, Mahmoudian M. An in vitro evaluation of human DNA topoisomerase I inhibition by Peganum harmala L. seeds extract and its β-carboline alkaloids. J Pharm Pharmaceut Sci, 2002, 5(1): 19-23.

[15] Hamid R M, Ali G, Mehrdad I. Antinociceptive effects of *Peganum harmala* L. alkaloid extract on mouse formalin test. J Pharm Pharmceut Sci, 2004, 7(1): 65-69.

[16] 马骥,王勋陵.骆驼蓬属种子氨基酸组成及其系统学意义.中国沙漠,1995,15(4):399-403.

[17] 陈蔚如,张海丽,张岩,等.去氢骆驼蓬碱在小鼠的抗炎镇痛及止痒作用.天津医药,2004,32(11):681-683.

[18] 利国威,梁培根,应百平,等.骆驼蓬碱的辐射防护作用.中华放射医学与防护杂志,1993,13:252-255.

[19] Elbahri, L. Chemli R. *Peganum hamala* L.-a Poisonous Plant of North-Africa. Veterinary and Human Toxicology, 1991, 33(3): 276-277.

[20] 潘启超,陈建兴.骆驼蓬碱的高效液相层析分析法及在兔的药物代谢动力学初步研究.癌症,1987,6(6):402-405.

[21] 王长虹,孙殿甲.盐酸去氢骆驼蓬碱大鼠肠吸收动力学的研究.中国现代应用药学杂志,2003,20(6):474-478.

[22] 李春杰,刘得玺,潘启超,等.骆驼蓬抗癌化学成分的分离鉴定和药理实验研究.新疆医学院学报,1987,10(1):27-31.

[23] 齐海,马特,王仁裕,等.骆驼蓬混合生物碱治疗食管磷癌 57 例临床病理观察.中华胸心血管外科杂志,1991,7(1):37-38.

153. 绞 股 蓝

【来源】葫芦科植物绞股蓝 *Gynostemma pentaphyllum* (Thunb.) Makino 的根茎或全草。

【性味与归经】苦、寒。归心、肝、脾、肺经。

【功能与主治】消炎解毒、止咳祛痰、治白细胞减少症、胃癌、直肠癌、子宫癌、口腔癌、食管癌、肝癌、肺癌、舌癌、甲状腺癌、皮肤癌、慢性气管炎。

【化学成分】绞股蓝糖苷 TN-1 和 TN-2;绞股蓝苷 I→LⅩⅩⅨ共 79 个,其中Ⅲ、Ⅳ、Ⅷ、Ⅶ级结构和人参皂苷-Rb_1、Rb_3、Rd、F_2 的相同;$6''$-丙二酰基人参皂苷-Rb_1 和 Rd,$6''$-丙二酰基绞股蓝苷 V 等。这些皂苷的苷元有:人参二醇,2α-羟基人参二醇,(20R, 25S)-12β,25-环氧-20,26-环达玛烷-2α,3β-二醇,绞股蓝苷元 Ⅱ 即是(20R)-21,24-环-3β,25-二羟基-23(24)-达玛烯-21-酮。还含甾醇类成分:5,24-葫芦二烯醇,24,24-二甲基-5α-胆甾-8-烯-3β-醇,(24R)-5α-豆甾-7-烯-22-炔-3β-醇,24,24-二甲基-5α-胆甾-7-烯-22-炔-3β-醇,24,24-二甲基-5α-胆甾-7,25-二烯-22-炔-3β-醇,菠菜甾醇,α-菠菜甾醇,24,24-二甲基-5α-胆甾-7-烯-3β-醇,(22E)-24,24-二甲基-5α-胆甾-7,22-二烯-3β-醇,24,24-二甲基-5α-胆甾-7,25-二烯-3β-醇,14α-甲基-5α-麦角甾-9(11),24(28)-二烯-3β-醇,24,24-二甲基-5α-胆甾-3β-醇,24α-乙基-5α-胆甾-3β-醇,14α-甲基-5α-麦角甾-9(11)-烯-3β-醇的(24R)和(24S)的差向异构体,4α,14α-二甲基-5α-麦角甾-7,9(11),24(28)-三烯-3β-醇,异岩藻甾醇,β-谷甾醇等。又含黄酮类成分:芸香苷,商陆苷,商陆黄素;丙二酸,维生素 C;天冬氨酸,苏氨酸,丝氨酸,谷氨酸等 17 种氨基酸和铁、锌、铜、锰、镍等 18 种元素。另含甜味成分:叶甜素[1]。

【药理作用】

1. 抗肿瘤作用

(1)绞股蓝多糖的抗肿瘤作用:通过建立小鼠移植瘤模型,采用荷瘤小鼠抑瘤率检测绞股蓝多糖对小鼠肉瘤 S180 的体内抗肿瘤作用;采用 MTT 法检测绞股蓝多糖对体外培养的肿瘤细胞增殖的抑制作用。此外,采用比色法测定了绞股蓝多糖对巨噬细胞吞噬率和产生细胞因子一氧化氮(NO)的影响;采用 ELISA 法测定了绞股蓝多糖对巨噬细胞产生 IL-1β 和 TNF-α 的影响。绞股蓝多糖可明显抑制移植性动物肿瘤 S180 的生长,并呈明显的剂量依赖关系;经绞股蓝多糖刺激后,小鼠巨噬细胞对中性红的吞噬功能明显增强,并能显著刺激巨噬细胞分泌 NO、TNF-α 和 IL-1β。为绞股蓝多糖的进一步开发提供了实验数据[2]。

在动物试验中,研究人员发现绞股蓝多糖混合物能有效地抑制肿瘤细胞的生长。动物体内试验进一步证明,绞股蓝多糖对于 Apc min/＋的小鼠模型具有抑制肠道息肉发生的化疗预防效果和减少息肉数量的治疗效果[3]。

采用流式细胞仪检测绞股蓝多糖对人 Huh-7 细胞凋亡的影响,Western Blot 分析绞股蓝多糖作用人 Huh-7 细胞发生凋亡,而人纤维细胞凋亡率为 12%。Western blot 结果显示绞股蓝多糖作用后人 Huh-7 细胞中 Bcl-2 表达明显降低,而 Bax 表达明显上调。绞股蓝多糖可诱导人 Huh-7 细胞凋亡,其作用机制是通过下调 Bcl-2 和上调 Bax 的表达而发挥作用[4]。

绞股蓝皂苷对体外培养的肝癌、子宫癌、肺癌、黑色素肉瘤等癌细胞的增殖有显著的抑制作用,而对正常细胞的增殖则无不良影响。体内实验表明,每天灌胃绞股蓝皂苷 50mg/kg,连续灌胃 7 天,可明显抑制小鼠移植性肉瘤 S180 细胞的生长;每天灌胃绞股蓝皂苷 50mg/kg,连续灌胃 10 天,能明显延长腹水癌小鼠的存活时间。此外,对环磷酰胺所致小鼠低白细胞有

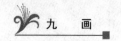

明显保护作用[5]。

绞股蓝皂苷的抗癌作用原理，除了对癌细胞有直接杀灭作用外，还证明了皂苷能明显提高小鼠空斑形成细胞和血凝抗体效价，明显增强小鼠的迟发超敏反应，从而提高带瘤动物的免疫力[6]。

（2）绞股蓝的抗肿瘤作用：有人以姐妹染色体互换为指标研究了绞股蓝的抗癌作用，结果发现绞股蓝提取液可使诱变剂环磷酰胺所致的姐妹染色体互换频率增高明显下降。又通过绞股蓝提取液对人体直肠腺癌细胞系 HCE-8693 的体外抗癌作用的研究发现，绞股蓝提取液使大肠癌细胞 DNA 合成降低，核分裂数减少，细胞变性坏死。研究证明，抗癌作用成分有绞股蓝皂苷 XV～XXI、XXVI、XXVII、XXVIII、XXXVII、LV 等，在这绞股蓝构效关系中发现 R^1、R^4＝HA 或糖基；R^2＝Me，CHO 或 CH_2OH；R^3R＝H 或 OH，R^5＝ME，CH_2OH 或 CH_2O-糖基之皂苷具有抑制肿瘤细胞作用[7]。

对 Lewis 肺癌荷瘤小鼠进行绞股蓝提取液给药，结果发现其脾淋巴细胞数目与外周血及脾自然杀伤细胞均明显升高，说明绞股蓝提取液的抗肿瘤作用与其能增强机体的免疫功能有关[8]。

2. 其他药理作用

（1）对内脏系统的影响

1）对肝脏的影响：绞股蓝在肝脏疾病中的应用也得到了广泛推广[9-11]。

2）对心血管系统的影响：复方绞股蓝胶囊对实验性高脂血症小鼠的降血脂作用和机理[12-14]。

（2）对内分泌系统的影响：有动物和临床研究表明，绞股蓝有较强的降血糖作用，在治疗糖尿病中应用较广[15-17]。

（3）对免疫系统的影响：已有的研究表明绞股蓝可明显增强非特异性免疫功能[18-20]。

（4）抗氧化、抗衰老作用：绞股蓝提取液明显提高了老龄小鼠血液中超氧化物歧化酶活性，增强了老龄小鼠血液中抑制 OH 能力，从而恢复老年机体自由基代谢的平衡[21]。

【临床应用】

1. 治疗肿瘤　采用绞股蓝皂苷冲剂治疗 19 例恶性肿瘤术后患者（如结肠癌、卵巢癌、乳腺癌等），1 个月后检测淋巴细胞转化率（LTT）、免疫球蛋白的状况，结果发现，KS 质量由 68.2 上升至 76.1，LTT 明显上升（$P<0.001$）；并且观察到 IgG 和 IgM 明显下降，表明绞股蓝皂苷冲剂对于肿瘤的良好疗效是通过调节机体的免疫功能进行的[22]。

2. 治疗其他疾病

（1）治疗肝脏疾病：用舒肝降脂煎（含绞股蓝、黄芪等）治疗脂肪肝 54 例，总有效率为 85.18％，治疗后血脂明显下降，肝功能明显好转，肝脏 B 超检查显示肝脾肿大、回声衰减得到改善，肝内小血管逐渐清晰[23-26]。

（2）治疗高脂血症：健脾调脂饮（含黄精、绞股蓝等）治疗原发性高脂血症 45 例，总有效率为 95.60％[27-28]。

参考文献

[1] 季宇彬.抗癌中药药理与应用.哈尔滨：黑龙江科学技术出版社，2004：971-978.
[2] 杜小燕，侯颖，覃华，等.绞股蓝多糖的抗肿瘤作用及其机制研究.科技技术与工程，2009，20（9）：5968-5972.

[3] Hsiao W L W, Tai W C S, Mo Z Y, et al. Anticancer activities and the drug targets of botanical saponins from a medicinal herb, Gynostemma pentaphyllum. J Acupunct Tuina Sci, 2008, (6): 271-272.

[4] 杨明辉, 郭晓兰, 袁国华, 等. 绞股蓝总皂苷对肝细胞瘤细胞凋亡的诱导作用. 世界科学技术-中医药现代化, 2006, 8(4): 53-56.

[5] 陈钰. 植物药绞股兰在日本的研究概况. 浙江医药, 1986, (4): 33-34.

[6] 王玉琴, 张秋菊, 徐世明, 等. 绞股蓝总皂苷的抗肿瘤作用. 中西医结合杂志, 1988, 8(5): 286-287.

[7] 齐刚. 绞股蓝研究新进展. 中草药, 1995, 26(7): 377-378.

[8] 刘侠, 汪平君, 许伏新. 绞股蓝总皂苷抑制小鼠 Lewis 肺癌生长与提高免疫力研究. 安徽中医学院学报, 2001, 20(1): 43-44.

[9] 孙晓娜, 赵长普, 孙俊波, 等. 绞股蓝胶囊甘利欣胶囊治疗脂肪肝. 医药论坛杂志, 2005, 26(20): 16-17.

[10] 陈儿香, 张建国, 张莉, 等. 绞股蓝总皂苷保肝作用实验研究. 中国药业, 2007, 16(13): 7-8.

[11] 万丽, 万兴旺, 胡晋红. 绞股蓝总皂苷对免疫性肝纤维大鼠肝功能和肝纤维化的影像. 第二军医大学学报, 2003, 24(12): 1319-1320.

[12] 王树桂, 潘莹. 复方绞股蓝胶囊对高脂血症小鼠血脂的影响. 广西中医药, 2005, 15(6): 46-47.

[13] 黄雪萍. 绞股蓝总苷与辛伐他汀治疗原发性高脂血症的疗效比较. 中国药业, 2006, 15(6): 46-47.

[14] 黄萍, 陈竞龙, 张雷, 等. 绞股蓝皂苷对 2 型糖尿病肾病的血脂、微量白蛋白尿的影响. 中国现代医学杂志, 2007, 17(2): 206-207.

[15] 魏守蓉, 薛存宽, 何学斌, 等. 绞股蓝多糖降血糖作用的实验研究. 中国老年学杂志, 2005, 25(4): 418-420.

[16] 冯金辉, 程合福, 史培圣. 复方绞股蓝降糖胶囊治疗 2 型糖尿病临床研究. 中华实用中西医杂志, 2001, 14(1): 2283-2284.

[17] 王俊棠, 刘修芹, 李刚, 等. 绞股蓝治疗糖尿病和高血压临床观察. 中西医结合实用临床急救杂志, 1998, 6(5): 256-257.

[18] 段炳南, 陈庆林. 绞股蓝总皂苷对小鼠腹腔巨噬细胞内酶活性及吞噬功能的影响. 江西医学院学报, 2007, 47(3): 38-39.

[19] 张海燕, 郭强, 温伟业. 绞股蓝总皂苷对小鼠免疫功能的影响. 中国兽医学杂志, 2006, 10(2): 13-15.

[20] 周俐, 叶开和, 任先达. 绞股蓝总苷对免疫低下小鼠非特异性免疫功能的影响. 中国基层医药, 2006, 13(6): 979-980.

[21] 刘青青, 吴景东. 绞股蓝提取液对自然衰老影响的实验研究. 辽宁中医药大学学报, 2008, 10(6): 203-205.

[22] 姜彬慧, 杨万春, 赵余庆. 绞股蓝抗肿瘤作用研究现状. 中草药, 2003, 26(9): 683-686.

[23] 黄朝. 舒肝降脂煎治疗脂肪肝的临床观察观察. 上海中医药杂志, 2003, 37(9): 10-11.

[24] 庞增, 冯宝霞, 何瑞毅. 凯茜莱联合绞股蓝治疗脂肪性肝炎的临床研究. 中医药学刊, 2005, 23(7): 1343-1344.

[25] 梁贯洲, 孙俐丽. 苋蓝合剂治疗慢性乙型肝炎的临床效果. 实用医药杂志, 2002, 19(8): 615-616.

[26] 蔡春江, 裴林, 李佃贵, 等. 解毒化浊法治疗慢性乙型肝炎 658 例. 陕西中医, 2002, 23(7): 593-594.

[27] 杜长欣, 陈宗民, 刘菲. 健脾调脂饮治疗原发性高脂血症 45 例疗效观察. 四川中医, 2006, 27(6): 56-57.

[28] 任贵英. 绞股蓝总苷治疗高脂血症 80 例疗效观察. 四川医学, 2006, 27(6): 606-607.

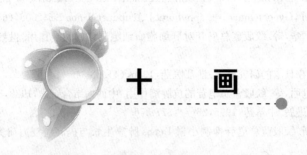

十 画

154. 莱 菔 子

【来源】十字花科植物萝卜 *Raphanus sativus* L. 的成熟种子

【性味归经】性平,味辛、甘;归肺、脾、胃经;无毒。

【功能与主治】消食除胀,降气化痰。主治食积气滞,脘腹胀满,嗳气,下痢后重,咳嗽痰多,喘促胸满。

【化学成分】含脂肪油、挥发油。挥发油内有甲硫醇(methyl mercaptan)等。脂肪油中含多量芥酸(erucic acid)、亚油酸、亚麻酸、芥子酸甘油酯(glycerol sinapate)。莱菔素(raphanin),分离得 β-谷甾醇(β-sitosterol)。

【药理作用】

1. 抗肿瘤作用　莱菔子有一定的抗肿瘤作用。莱菔子的甲醇提取物 4-甲硫基-丁酰基衍生物可对 4 种人肿瘤细胞系 A549,SK-OV-3,SK-MEL-2,HCT-15 有一定的抗肿瘤细胞增殖作用,其中对 HCT-15 的作用最强,其 IC_{50} 为 $8.49\sim23.97\mu mol/L$[1]。莱菔子还可以通过阻断化学致癌物的方式达到抗肿瘤作用。在大鼠肝细胞中,莱菔子可以抑制细胞色素(cytochrome,CYP)CYP1A1 和 CYP2B1/2 的活性;在人肝癌细胞中得到了相似的结果,莱菔硫烷(sulforaphane,SFN)通过下调细胞色素 CYP3A4 的 mRNA 水平抑制其活性[2-10]。流式细胞仪检测 SFN 对 HepG-2 细胞凋亡率的影响,Western Blot 方法检测细胞内 p38 及 p-p38 蛋白表达。结果表明 SFN 可明显诱导 HepG-2 细胞凋亡,$10\mu mol/L$、$20\mu mol/L$、$40\mu mol/L$ 的 SFN 作用于细胞 48 小时后,对 HepG-2 细胞的抑制率分别达到 27.42%、46.53%、58.92%;$10\mu mol/L$、$20\mu mol/L$、$40\mu mol/L$ 的 SFN 可上调 HepG-2 细胞内 p-p38 蛋白的表达,而对 p38 的表达无明显影响。其抗肿瘤作用可能与阻断 p38 MAPK 途径有关[11]。采用 SRB 法检测 SFN 对细胞增殖的影响;荧光染色法观察细胞形态;流式细胞仪测定细胞周期;酶标仪检测 ALP 及 LDH 活性变化。实验表明,SFN 可明显抑制 SGC-7901 细胞增殖;作用 48 小时后细胞周期出现 G_0/G_1 期阻滞的特征性动力学改变;细胞内 ALP 和 LDH 活性随给药剂量的增加而显著降低($P<0.01$)。可能具有诱导 SGC-7901 细胞分化的作用[12]。

2. 其他药理作用

(1)对心血管系统的影响:莱菔子能降低血管阻力,并能使心脏搏动指数降低。莱菔子注射剂按 1.0ml/kg 静脉注射麻醉犬,可使体动脉收缩压、舒张压、体动脉平均压分别降低 10.9mmHg、13.9mmHg、15.2mmHg,肺动脉收缩压、肺动脉舒张压、肺动脉平均压分别降低 4.6mmHg、4.3mmHg、3.9mmHg。莱菔子注射液静脉注射后,使体血管阻力、肺血管阻力明显减低,体血管阻力从(4583.5 ± 632.45)dyn·s/cm 降至(3976.7 ± 339.86)dyn·s/cm,肺血管阻力从(530.5±6.821)dyn·s/cm 降至(411.8±80.98)dyn·s/cm。用药后的左心室搏动指数和右心室搏动指数明显降低,左心室搏动指数用药前后分别为 40.12±2.83 和 33.2±3.88;右心室搏动指数为 5.34±0.74 和 4.03±0.52[13]。莱菔子水提物具有明显的降压作用。对于麻醉兔、猫及犬,静脉注射时均可引起动物血压下降。莱菔子注射液 0.3~1.2ml/kg 剂量静脉注射,能明显降低实验性肺动脉高压及体动脉压,其降压强度与酚妥拉明基本相等,在增大莱菔子剂量时只延长降压时间。采用持续微量静脉注射能抑制急性缺氧导致的肺动脉高压,同时减少降低体动脉压的副作用。

(2)抗病原微生物的作用:莱菔子水提物对葡萄球菌和大肠杆菌等有显著的抑制作用,水浸剂对同心性毛癣菌、许兰黄癣菌、奥杜盎小孢子菌、铁锈色小芽孢癣菌、羊毛状小芽孢癣菌及星形奴卡菌也有不同程度的抑制作用。莱菔素 1mg/ml 浓度在体外对多种细菌有明显的抑制作用,对葡萄球菌、痢疾杆菌、伤寒杆菌和大肠杆菌的 MIC 分别为 40μg/ml、125μg/ml、125μg/ml、200μg/ml[14]。

(3)解毒作用:莱菔素于体外与细菌外毒素混合后有明显的解毒作用,稀释为 1∶200 时能中和 5 个致死量的破伤风毒素,1∶500 可中和 4 个致死量的白喉毒素,稀释至 1∶1600 时尚能降低白喉毒素的皮肤坏死作用。

参 考 文 献

[1] Kim K H,Moon E,Kim S Y,et al. 4-Methylthio-butanyl derivatives from the seeds of Raphanus sativus and their biological evaluation on anti-inflammatory and antitumor activities. J Ethnopharmacol,2014,151(1):503-508.

[2] Maheo K,Morel F,Langouet S,et al. Inhibition of cytochromes p-450 and induction of glutathione s-transferases by sulforaphane in primary human and rat hepatocytes. Cancer Res,1997,(57):3649-3652.

[3] Barcelo S,Gardiner J M,Gescher A,et al. CYP2E1-mediated mechanism of anti-genotoxicity of the broccoli constituent sulforaphane. Carcinogenesis,1996,(17):277-282.

[4] Traka M,Gasper A V,Smith J A,et al. Transcriptome Analysis of human colon CaCo-2 cells exposed to sulforaphane. Nutrition,2005,(135):1865-1872.

[5] Lee J S,Surh Y J. Nrf2 as a novel molecular target for chemoprevention. Cancer Lett,2005,224(2):171-184.

[6] Zhang Y,Talalay P,Cho C G,et al. GH. A major inducer of anticarcinogenic protective enzymes from broccoli:isolation and elucidation of structure. Proc Natl Acad Sci USA,1992,(89):2399-2403.

[7] Brooks J D,Paton V G,Vidanes G. Potent induction of phase 2 enzymes in human prostate cells by sulforaphane. Cancer Epidemiol Biomarkers Prev,2001,10:949-954.

[8] Bacon J R,Williamson G,Garner R C,et al. Sulforaphane and quercetin modulate PhIP-DNA adduct formation in human HepG2 cells and hepatocytes. Carcinogenesis,2003,24:1903-1911.

[9] Jiang Z Q,Chen C,Yang B,et al. Differential responses from seven mammalian cell lines to the treatments of detoxifying enzyme inducers. Life Sci,2003,72:2243-2253.

[10] Matusheskiand N V,Jeffery E H. Comparison of the bioactivity of two glucoraphanin hydrolysis products found in broccoli,sulforaphane and sulforaphane nitrile. J Agric Food Chem,2001,(49):5743-5749.

[11] 孙胜男,邹翔,高鹏. 莱菔硫烷诱导人肝癌 HepG-2 细胞凋亡的 p38MAPK 途径研究. 药物评价研究,2009,32(1):29-30.

[12] 胡丹,邹翔,季宇彬. 莱菔硫烷对 SGC-7901 细胞周期及 ALP、LDH 活性的影响. 药品评价,2008,5(9):397-399.

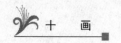

[13]陈万青,张思维,郑荣寿,等.中国2009年恶性肿瘤发病和死亡分析.中国肿瘤,2013,22(1):2-12.

[14]国家中医药管理局中华本草编委会.中华本草.上海:上海科学技术出版社,1999:729-730.

155. 桔 梗

【来源】桔梗科植物桔梗 *Platycodon grandiflorus* (Jacq.)A. DC. 的干燥根。

【性味归经】苦、辛,平。归肺经。

【功能与主治】宣肺,利咽,祛痰,排脓。用于咳嗽痰多,胸闷不畅,咽痛,音哑,肺痈吐脓,疮疡脓成不溃。

【化学成分】桔梗皂苷(platycodin)A、C、D、D2、D3,去芹菜糖基桔梗皂苷(deapio platyco-din)D、D3,2-O-乙酰基桔梗皂苷(2-O-acetylplaty-codin)D2,3-O-乙酰基桔梗皂苷(3-O-acetyl platycodin)D2,远志皂苷(polygalacin)D、D2,2-O-乙酰基远志皂苷(2-O-acetyl polygalacin)D、D2,3-O-乙酰基远志皂苷(3-O-acetyl polygalacin)D、D2,桔梗苷酸-A 甲酯(methyl platy-conate-A),2-O-甲基桔梗苷酸-A 甲酯(methyl-2-O-methyl platyconate-A),桔梗苷酸-A 内酯(platyconic acid-A lactone),其中主成分是桔梗皂苷 D,桔梗皂苷 A 又叫做 2-O-乙酰基桔梗皂苷 D,桔梗皂苷 C 又叫做 3-O-乙酰基桔梗皂苷 D。多种混合皂苷经完全水解所产生的皂苷元有:桔梗皂苷元(platycodigenin),远志酸(polygalacic acid)以及少量的桔梗酸(platycogenic acid)A、B、C;如混合皂苷进行部分水解,则得到 8 种次皂苷(pros-aponin),它们在分离过程中是以甲酯形式分得的:3-O-β-D-吡喃葡萄糖基远志酸甲酯(methyl 3-O-β-D-glucpyranosyl po-lygala-cate,3-O-β-昆布二糖基远志酸甲酯(methyl 3-O-β-laminaribiosyl polygala-cate),3-O-β-D-吡喃葡萄糖基桔梗皂苷元甲酯(3-O-β-D-glucopyranosyl platycodigenin methyl ester),3-O-β-龙胆二糖基桔梗皂苷元甲酯(3-O-β-gluctinobiosyl platycodigenin methyl ester),3-O-β-D-吡喃葡萄糖基桔梗酸 A 内酯甲酯(3-O-β-D-glucopyranosyl platycodigenin A lactone methyl es-ter),3-O-β-D-吡喃葡萄糖基桔梗酸 A 二甲酯(dimethyl 3-O-β-D-glucopyranosyl platycogenate A),2-O-甲基-3-O-β-D-吡喃葡萄糖基桔梗酸 A 二甲酯(dimethyl 2-O-methyl-3-O-methyl-3-O-β-D-glucopyranosyl platycogenate A)。根还含白桦脂醇(betulin),α-菠菜菜甾醇(α-spinaster-ol),α-菠菜甾醇-β-D-葡萄糖苷(α-spinasterol-β-D-glucoside)。

【药理作用】

1. 抗肿瘤作用　桔梗有一定的抗肿瘤作用。桔梗具有诱导 A549、MCF-7、U937、THP-1、K562、B16-F10、SKOV3、HT-1080、HaCaT、HT-29 肿瘤细胞凋亡的作用。这种活性主要是通过线粒体介导途径及死亡受体介导途径激活 Caspase 级联反应,从而导致肿瘤细胞的凋亡。桔梗总皂苷能够增加促凋亡蛋白 Bax 的表达,抑制抗凋亡蛋白 Bcl-2 的表达,激活启动子 Caspase-8、Caspase-9 及效应器 Caspase-3,诱导细胞凋亡。桔梗皂苷 D 能够活化转录因子 Egr-1,促进 ROS 的生成,引起线粒体膜电位 MMP 降低以及 Caspase-3 激活,上调 Bax 的表达,下调 Bcl-2 的表达,激活 Caspase-9,激活 NF-κB,上调 Fas 受体与 Fas 配体的表达,还可促进 Cyt-c 的释放,激活 Caspase-8 和 Caspase-9,通过线粒体介导途径诱导癌细胞凋亡[1-5]。桔梗皂苷 D 可通过降低 C-myc、Sp1 蛋白水平以及 DNA 结合活性,减少 Akt 的活化,从而减少 hTERT 的磷酸化以及核迁移,发挥细胞毒作用。桔梗提取物也能够降低 hTERT 的表达,抑制端粒酶活性[6-8]。桔梗水提取物的皂苷衍生物能够抑制 ROS 的生成及 NF-κB 的激活,减少 MMP-9 与 MT1-MMP 的生成,并抑制 MMP-2 与 MMP-9 的活化,从而阻碍肿瘤细胞的浸润与转移。桔梗皂苷 D 可剂量依赖抑制前列腺癌细胞生长,不同剂量桔梗皂苷 D 处理后,随桔梗皂苷 D 剂量增加,PC3 细胞 G_2 期细胞上升,与 DMSO 对照组差异有统计学意义,细胞周期阻滞于 G_0/G_1 期。不同剂量桔梗皂苷 D 处理 24 小时后,随桔梗皂苷 D 剂量增加,细胞凋亡率上升。桔梗皂苷 D 抑制前列腺癌生长存在 p53 依赖及 p53 非依赖机制,且转录因子 FoxO3a 及 MDM2 的机制可能参与其中。桔梗皂苷 D 阻滞肿瘤细胞周期的作用与减少 Cdk2/Cyclin B1 的表达、抑制 p21 的表达及提高 CDK2 蛋白的表达有关[9-10]。

2. 其他药理作用

（1）对内脏系统的影响

1）对心血管系统的影响:大鼠以粗制桔梗皂苷静脉注射,可见暂时性血压下降,心率减慢和呼吸抑制。对离体豚鼠心耳,高浓度时呈负性肌力作用。麻醉犬动脉注入 20～800mg/kg 粗桔梗皂苷,能降低冠状动脉和四肢血管的阻力,增加血流量,其强度可与罂粟碱相比[11]。

2）对消化系统的影响:桔梗有一定的抑制胃液分泌和抗溃疡作用。大鼠十二指肠注入 25mg/kg 粗制桔梗皂苷,可防止消化性溃疡形成,其作用与皮下注射 l0mg/kg 阿托品相当,但 100mg/kg 灌胃对应激性溃疡形成的预防作用比皮下注射阿托品 10mg/kg 弱两倍,对大鼠醋酸所致的溃疡模型,粗制桔梗皂苷可使溃疡系数明显减少,且每日 25mg/kg 组的疗效比甘草提取物 FM100 每日 200mg/kg 组为高[12]。

3）对呼吸系统的影响:桔梗有一定的祛痰与镇咳作用。麻醉犬口服 1g/kg,能显著增加呼吸道黏液的分泌量,其强度可与氯化铵相比。对麻醉猫亦有明显的祛痰作用[13]。

（2）对内分泌系统的影响:桔梗有一定的降血糖作用。兔灌胃桔梗水或醇提取物 200mg/kg 可使血糖下降,水提取物的降血糖曲线与灌胃 25～50mg/kg 甲苯磺丁脲相似。水提物及醇提物 500mg/kg 连续灌胃 4 天,对实验性四氧嘧啶糖尿病兔亦有降血糖作用,降低的肝糖原在用药后也见恢复,且能抑制食物性血糖上升,醇提取物的作用较水提取物强[14,15]。

（3）抗炎作用:粗桔梗皂苷有抗炎作用,给大鼠灌服 1/10～1/5 半数致死量的剂量对后肢角叉菜胶性脚肿与醋酸性肿胀有一定的抗炎效果。给大鼠每日 1 次灌胃小于 1/10 半数致死量的剂量,对大鼠棉球肉芽肿也有显著抑制作用,且对大鼠佐剂性关节炎也有效,还能降低过敏反应及小鼠的毛细血管通透性[16]。

参 考 文 献

[1] Kim J Y,Park K W,Moon K D,et al. Induction of apoptosis inHT-29 colon cancer cells by crude saponin from PlatycodiRadix. Food Chem Toxicol,2008,46(12):3753-3758.

[2] Shin D Y,Kim G Y,Li W,et al. Implication of intracellular ROSformation,Caspase-3 activation and Egr-1induction in platy-codon D-induced apoptosis of U937 human leukemia cells. Biomed Pharmacother,2009,63(2):86-94.

[3] Yu J S,Kim A K. Platycodin D induces apoptosis in MCF-7 hu-man breast cancer cells. J Med Food,2010,13(2):298-305.

[4] Ahn K S,Hahn B S,Kwack K,et al. Platycodin D-induced apop-tosis through nuclear factor-κB activation in immortalized ker-atinocytes. Eur J Pharmacol,2006,537(1-3):1-11.

[5] Hu Q,Pan R,Wang L,et al. Platycodon grandiflorum inducesapoptosis in SKOV3 human ovarian cancer cells through mito-chondrial-dependent pathway. Am J Chin Med,2009,38(2):373-386.

[6] Kim M O,Moon D O,Choi Y H,et al. Platycodin D induces apop-tosis and decreases telomerase activity in human leukemia cells. Cancer Lett,2008,261(1):98-107.

［7］ Park D I，Lee J H，Moon S K，et al. Induction of apoptosis and in-hibition of telomerase activity by aqueous extract from Platy-codon grandiflorum in human lung carcinoma cells. Pharmacol Res，2005，51（5）：437-443.

［8］ Lee K J，Kim J Y，Choi J H，et al. Inhibition of tumor invasion and metastasis by aqueous extract of the radix of Platycodon grandi-florum. Food Chem Toxicol，2006，44（11）：1890-1896.

［9］ Lee K J，Hwang S J，Choi J H，et al. Saponins derived from the roots of Platycodon grandiflorum inhibit HT-1080 cell invasion and MMPs activities：regulation of NF-κB activation via ROS signal pathway. Cancer Lett，2008，268（2）：233-243.

［10］ Kim M O，Moon D O，Choi Y H，et al. Platycodin D induces mitot-ic arrest in vitro，leading to endoreduplication，inhibition of proliferation and apoptosis in leukemia cells. Int J Cancer，2008，122（12）：2674-2681.

［11］ Lee K J，Shin D W，Chung Y C，et al. Chemo preventive effect of saponins derived from roots of Platycodon grandiflorum on 4-(methylnitrosamino)-l-(3-pyridyl)-1-butanone-induced lung tumorigenesis in A/J mice. Arch Pharm Res，2006，29（8）：651-656.

［12］ Kim Y S，Kim J S，Choi S U，et al. Isolation of a newsaponin and cytotoxic effect of saponins from the root of Platycodon grandiflorum on human tumor cell lines. Planta Med，2005，71（6）：566-568.

［13］ 李凌军，刘振华，陈赟，等. 桔梗的化学成分研究. 中国中药杂志，2006，31（18）：1506-1509.

［14］ 张莲姬，南昌希，张丽霞，等. 桔梗多糖的提取及其抗氧化作用. 食品与机械，2008，24（3）：60-63.

［15］ Hu Q，Pan R，Wang L，et al. Platycodon grandiflloruminduces apoptosis in SKOV3 human ovarian cancer cellsthrough mitochondrial-dependent pathway. Am J Chin Med，2010，38（2）：373-386.

［16］ Park D I，Lee J H，Moon S K，et al. Induction of apoptosis and inhibition of telomerase activity by aqueous ex-tract from Platycodon grandiflorum in human lung carcinoma cells. Pharmacol Res，2005，51（5）：437-443.

156. 桃 仁

【来源】为蔷薇科植物桃 *Prunus persica* （L.）Batsch 或山桃 *Prunus davidiana* （Carr.）Franch. 的干燥成熟种子[1]。

【性味与归经】苦、甘、平。归心、肝、大肠经。

【功能与主治】破血行瘀，润肠通便。治脑肿瘤、骨瘤、鼻咽癌、闭经、痛经、风痹、疟疾、瘀血肿痛等。

【化学成分】桃仁中含多种黄酮及其糖苷类成分。主要有（＋）-儿茶酚［（＋）-catechin］、柚皮素（naringenin）、洋李苷（prunin）、山奈酚（kaempferol）、山奈素葡萄糖苷（kaempferide glucoside）、二氢山奈酚（dihydro-kaempfer-ol）、槲皮素葡萄糖苷（quercetin glucoside）等。还含有多种脂质体成分如三酰甘油酯（triacylglycerol）、1,2-二脂酰基甘油醇（1,2-diacylglyc-erol）。还含有多种磷脂，其中磷脂酰胆碱（phosphatidyl choline）、磷脂酰乙醇胺（phos-phatidyl ethanolamine）、磷脂酰丝氨酸（phosphatidyl serine）。还含有苦杏仁苷（amygdalin）和野樱苷（prunasin）。挥发性成分如苯甲醛（benzaldehyde）、1-甲乙基肼（1-methyl-hydrazine）、1-甲基-1-丙基肼（1-methyl-1-propyl hydrazine）、3-甲基-2-戊酮（3-methyl-2-pentanone）等多种成分。甾体及其糖苷，主要为 24-亚甲基环水龙骨醇（24-methylenecylo-artanol）、柠檬甾二烯醇（citrostadienol）、7-脱氢燕麦甾醇（7-dehydroavenasterol）等。桃仁中具有丰富的氨基酸和蛋白质成分，如丝氨酸（serine）、苏氨酸（threonine）、甘氨酸（glycine)、谷氨酸(glutamic acid)等 16 种常见氨基酸和 γ-氨基丁酸(γ-aminobutyric acid)、L-色氨酸(tryptophane)[2]。

【药理作用】

1. 抗肿瘤作用

(1)苦杏仁苷的抗肿瘤作用:苦杏仁苷加 β-葡萄糖苷酶作用于大肠癌 LoVo 细胞株 24 小时后,可显著诱导 LoVo 细胞株凋亡[3]。苦杏仁苷的细胞毒性被抗 CEA 单抗-β-葡萄糖苷酶偶联物作用后增加约 40 倍,此细胞毒作用具有细胞选择性,细胞存活率随 LoVo 细胞比例的增加而降低[4,5]。

苦杏仁苷可以诱导前列腺癌细胞 DU145 和 LNCaP 凋亡[6]。苦杏仁苷可以通过下调人结肠癌细胞 SNU-C4 的细胞周期相关基因达到抗癌作用[7]。

(2)桃仁总蛋白抗肿瘤作用:桃仁总蛋白能促进 IL-2、IL-4 的分泌,调节 $CD4^+/CD8^+$ 细胞的比值;抑制体内肉瘤的生长,诱导肿瘤细胞凋亡[8]。

2. 其他作用

(1)对内脏系统的影响

1)对心血管系统的影响:静注 500g/L 桃仁提取液能立即增加麻醉家兔脑血流量,降低脑血管阻力[9]。桃仁的水提醇沉制剂以 20mg/kg 给药量直接注入狗股动脉中,有显著增加血流量和降低血管阻力的作用[10]。

桃仁对腺苷二磷酸诱导的血小板聚集有显著抑制作用[11]。桃仁的乙酸乙酯部分比生理盐水对照组延长血浆凝固时间 $30\%\sim50\%$[12]。

2)对消化系统的影响:苦杏仁苷能够抑制小鼠束缚-冷冻应激性胃溃疡,促进大鼠醋酸烧灼溃疡愈合,减少幽门结扎所致胃溃疡的溃疡面积,降低胃蛋白酶活性[13]。苦杏仁苷对大鼠慢性胃炎及慢性萎缩性胃炎也有缓解作用[14]。在对兔血吸虫病性肝纤维化和四氯化碳所致大鼠肝纤维化[15]治疗过程中,苦杏仁苷可以增加肝血流量、提高胶原酶活性[16],促进 I、III 和 VI 型胶原的降解[17],并能影响 IV 型胶原和板层素的代谢,从而干扰血窦毛细血管化的形成[18]来达到治疗目的。苦杏仁苷还可抑制活化大鼠贮脂细胞的增殖和产生胶原[19]。

3)对呼吸系统的影响:苦杏仁苷呈剂量依赖方式促进早产鼠 AEC II 细胞增殖[20]。苦杏仁苷对高氧肺损伤起一定的保护作用[21]。

(2)对内分泌系统的影响:苦杏仁苷在预防及逆转肾间质纤维化中具有重要作用[22]。可明显降低大鼠肾脏纤维化程度[23]。

(3)抗病原微生物作用:100% 和 50% 桃仁甲醇提取物在 $1000\mu g/ml$ 时有抑制鸟结核分枝杆菌发育生长的作用[24]。

(4)对免疫系统的影响:苦杏仁苷可通过增强巨噬细胞的吞噬能力来调节免疫功能[25,26]。

(5)抗炎作用:注射苦杏仁苷可显著缓解角叉菜胶和甲醛诱导的大鼠关节疼痛,并抑制脊髓中 c-Fos、TNF-α 和 IL-1β 的表达[27-29]。苦杏仁苷还可以通过抑制脂多糖诱导的小鼠 BV2 细胞 COX-2 和 iNOS mRNA 表达来抑制前列腺素 E_2 合成及一氧化氮(NO)的产生[30]。桃仁有非常明显的抑制醋酸扭体反应的作用[31]。

3. 毒性作用　大鼠口服苦杏仁苷的 LD_{50} 为 880mg/kg,但是如果以 600mg/kg 苦杏仁苷结合 β-葡萄糖苷酶口服给药后,大鼠全部死亡[32]。

【药代动力学研究】家兔快速静脉注射苦杏仁苷 500mg/kg,1 分钟后血药浓度达 2.36g/

L,血药浓度先迅速下降,后呈缓慢下降的趋势。两端时相均清楚,苦杏仁苷在体内代谢过程符合二室模型。苦杏仁苷在体内消除速度较快,不易引起蓄积。苦杏仁苷主要以原形药通过尿液排出体外[33]。

有研究表明,口服苦杏仁苷后在通过口腔和胃肠道时被消化酶降解为野樱皮苷,野樱皮苷在 Caco-2 细胞培养体系中被 β-葡萄糖苷酶降解为扁桃腈,而后羟化为羟基扁桃腈[34]。

【不良反应】服用过量杏仁,在体内分解出氢氰酸而导致中毒,表现有眩晕、头痛、呼吸急促、呕吐、心悸、发绀、昏迷、惊厥等,如急救不当,可导致死亡。

参考文献

[1] 季宇彬.天然药物有效成分药理与应用.北京:科学出版社,2007:15-17.

[2] 林小明.桃仁化学成分和药理作用研究进展.蛇志,2007,19(2):130-132.

[3] 连彦军,陈道达,黄韬,等.β-葡萄糖苷酶激活苦杏仁苷诱导 LoVo 细胞凋亡及活性对 Bax 与 Bcl-2 基因表达和 Caspase-3 的影响.肿瘤防治杂志,2005,12(6):413-416.

[4] 连彦军,陈道达,许天文,等.抗-CEA 单抗-β-葡萄糖苷酶偶联物特异性激活苦杏仁苷对 LoVo 细胞的细胞毒作用研究.中国普外基础与临床杂志,2005,12(2):138-141.

[5] 连彦军,陈道达,郑勇斌,等.抗-CEA 单抗-β-葡萄糖苷酶偶联物的制备及体外激活苦杏仁苷靶向杀伤 LoVo 细胞的实验研究.中国肿瘤生物治疗杂志,2004,11(4):239-243.

[6] Chang H K,Shin M S,Yang H Y,et al. Amygdalin induces apoptosis through regulation of Bax and Bcl-2 expressions in human DU145 and LNCaP prostate cancer cells. Biol Pharm Bull,2006,29(8):1597-1602.

[7] Park H J,Yoon S H,Han L S,et al. Amygdalin inhibits genes related to cell cycle in SNU-C4 human colon cancer cells. World J Gastroenterol,2005,11(33):5156-5161.

[8] 许惠玉,运晨霞,王雅贤.核桃总蛋白对荷瘤鼠 T 淋巴细胞亚群及细胞凋亡的影响.齐齐哈尔医学院学报,2004,25(5):485-487.

[9] 徐列明,刘成,刘平.扁桃甙对大鼠肝贮脂细胞增殖和产生胶原的影响.新消化病学杂志,1997,5(2):84-85.

[10] 常立文,祝华平,李文斌,等.苦杏仁甙对高氧暴露早产鼠肺泡Ⅱ型细胞的保护作用.中华儿科杂志,2005,43(2):118-123.

[11] 屈燧林,方勤,陈高翔,等.汉防己甲素、川芎嗪和苦杏仁苷对人肾成纤维细胞的影响.中华肾脏病杂志,2000,16(3):186-189.

[12] 连彦军,陈道达,许天文,等.抗-CEA 单抗-β-葡萄糖苷酶偶联物特异性激活苦杏仁苷对 LoVo 细胞的细胞毒作用研究.中国普外基础与临床杂志,2005,12(2):138-141.

[13] 蔡莹,李运曼,钟流.苦杏仁苷对实验性胃溃疡的作用.中国药科大学学报,2003,34(3):254-256.

[14] 邓嘉元,李运曼,鲁林琳.苦杏仁甙对大鼠慢性胃炎的药效学研究.中国药科大学学报,2002,33(1):45-47.

[15] 徐列明,刘平,刘成,等.扶正祛瘀治疗实验性肝纤维化的病理与胶原代谢的研究.北京:学苑出版社,1990,243.

[16] 刘平,徐列明,沈松法,等.桃仁提取物合人工虫草菌丝抗肝纤维化研究Ⅴ.对实验性大鼠肝纤维化的防治作用.上海中医学院学报,1990,4(2):41-43.

[17] 徐列明,刘平,刘成,等.桃仁提取物抗实验性肝纤维化的作用观察.中国中药杂志,1994,19(8):491-494.

[18] 徐列明,刘平,刘成,等.桃仁提取物抗肝窦毛细血管化的实验研究.肝脏病杂志,1993,1(2):73-76.

[19] 徐列明,刘平,刘成.扁桃甙对大鼠肝贮脂细胞增殖和产生胶原的影响.新消化病学杂志,1997,5(2):84-85.

［20］常立文,祝华平,李文斌,等.苦杏仁苷对高氧暴露早产鼠肺泡Ⅱ型细胞的保护作用.中华儿科杂志, 2005,43(2):118-123.

［21］祝华平,常立文,李文斌,等.苦杏仁苷对高氧暴露早产鼠肺泡Ⅱ型细胞表面活性物质蛋白 A、B、C mR- NA 表达的影响.中华围产医学杂志,2004,7(4):238-241.

［22］屈燧林,方勤,陈高翔,等.汉防己甲素、川芎嗪和苦杏仁苷对人肾成纤维细胞的影响.中华肾脏病杂志, 2000,16(3):186-189.

［23］盛明雄.苦杏仁苷免疫活性和抗肾脏纤维化作用的实验研究.福建:福建医科大学,2005,23-42.

［24］庄司顺三.桃仁的化学、药理和生物化学.国外医学・中医中药分册,1987,9(4):31-36.

［25］李春华,赵素莲,吴玉秀,等.苦杏仁苷对单核吞噬细胞吞噬功能的影响.山西医学院学报,1991,22(1): 1-4.

［26］方伟蓉,李运曼,钟林霖.苦杏仁苷对佐剂性炎症影响的实验研究.中国临床药理学与治疗学,2004,9 (3):289-293.

［27］朱友平,苏中武,李承枯.苦杏仁苷的镇痛作用和无身体依赖性.中国中药杂志,1994,19(2):105-108.

［28］Hwang H J,Lee H J,Kim C J,et al. Inhibitory effect of amygdalin on lipopolysaccharide-inducible TNF- alpha and IL-1beta mRNA expression and carrageenan-induced rat arthritis. J Microbiol Biotechnol,2008, 18(10):1641-1647.

［29］Hwang H J,Kim P,Kim C J,et al. Antinociceptive effect of amygdalin isolated from Prunus armeniaca on formalin-induced pain in rats. Biol Pharm Bull,2008,31(8):1559-1564.

［30］Yang H Y,Chang H K,Lee J W,et al. Amygdalin suppresses lipopolysaccharide-induced expressions of cyclooxygenase-2 and inducible nitric oxide synthase in mouse BV2 microglial cells. Neurol Res,2007,29 Suppl 1:S59-64.

［31］中国医学科学院药物研究所.中草药现代研究(3).北京:北京医科大学、中国协和医科大学联合出版社, 1997,415.

［32］Adewusi S R,Oke O L. On the metabolism of amygdalin. 1. The LD_{50} and biochemical changes in rats. Can J Physiol Pharmacol,1985,63(9):1080-1083.

［33］金泰日,张洛成,朴香兰,等.2,4-二硝基苯肼法测定苦杏仁苷及其药物代谢动力学的研究.延边医学院 学报,1989,12(2):89-93.

［34］Shim S M,Kwon H. Metabolites of amygdalin under simulated human digestive fluids. Int J Food Sci Nu- tr,2010,6.

157. 桃　耳　七

【来源】为小檗科鬼臼 *Podophyllum emodi* Wall. var. *Chinese* Sprague 的根及根茎[1]。

【性味与归经】苦、温。入肝、胃、肺经。

【功能与主治】活血解毒、散寒、治疗宫颈癌、风湿疼痛、咳喘、胃痛、跌打损伤。

【化学成分】桃耳七主要含有木脂素类、黄酮类、皂苷、多糖及鞣质等化学成分。木脂素类成分主要为鬼臼毒素(podophyllotoxin),其次含 α-盾叶鬼臼素(α-peltatin)、β-盾叶鬼臼素(β- peltatin)、4'-去甲鬼臼毒素(4'-demethyldeoxypodophyllotoxin)、去氧鬼臼毒素(deoxypodo- phyllotoxin)、4'-去甲去氧鬼臼毒素(4'-demethyldeoxypodophyllotoxin)、异鬼臼苦酮(isopi- cropodophyllone)、4'-去甲异鬼臼苦酮(4'-demethylisopicropodophyllone)、锡金鬼臼毒素(sik- kimotoxin)、山荷叶素(diphyllin)等。黄酮类成分主要为槲皮素(quercetin)和山奈酚 (kaempferol)及其苷等成分[2]。

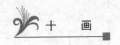

【药理作用】

1. 抗肿瘤作用

(1)鬼臼毒素的抗肿瘤作用:鬼臼毒素能快速有效地诱导 K562 细胞发生凋亡[3]。鬼臼毒素对人胃癌细胞 SGC-7901 细胞生长抑制呈时间与剂量依赖性关系,明显降低 SGC-7901 细胞平板克隆,显著诱导 SGC-7901 细胞凋亡,并使 SGC-7901 细胞阻滞于 G_2/M 期[4]。

(2)去氧鬼臼毒素的抗肿瘤作用:去氧鬼臼毒素包合物静脉注射可明显抑制 S180、H460 裸鼠异种移植肿瘤的生长,且治疗过程中小鼠体重无明显下降[5]。去氧鬼臼毒素能够通过细胞周期抑制和细胞凋亡途径抑制宫颈癌细胞 HeLa 细胞。能够激活 Caspase-3 和 Caspase-7,表明 Caspase 通路与其诱导细胞凋亡相关[6,7]。

(3)桃耳七提取物抗肿瘤作用:桃耳七根及根茎的乙醇提取物对多种肿瘤细胞有抑制作用,包括急性白血病、转移淋巴瘤、腺瘤和黑色素瘤[8-10]。鬼臼毒素属于细胞周期特异性药物[11]。

2. 其他药理作用

(1)对中枢神经系统的影响:加入脱氧鬼臼毒素后大鼠背根神经节神经元膜电位呈去极化改变,差异均有显著性。

(2)对呼吸系统的影响:去氧鬼臼毒素可以减少支气管肺泡灌洗液中的渗入嗜酸性粒细胞数量,并呈剂量依赖关系[12]。

(3)抗病原微生物作用

1)抗菌作用:鬼臼毒素对油菜菌核、脱氧鬼臼毒素对辣椒疫霉病菌活性最好。

2)抗病毒作用:鬼臼毒素可用来治疗尖锐湿疣。

(4)对免疫系统的影响:鬼臼毒素其衍生物可抑制小鼠中迟发型超敏反应,减轻小鼠脾和胸腺重量[11]。

(5)抗炎作用:去氧鬼臼毒素能够抑制细胞内黏附分子-1 的活性,并起到抗炎作用[13]。

3. 毒性作用　鬼臼毒素毒性较强,具有神经毒性及血液毒性[14,15],可导致肝功能异常、厌食、恶心、呕吐、腹痛腹泻,这与抑制蛋白质合成和有丝分裂过程有关[16]。

鬼臼毒素注射液注入动物体内,能引起中枢神经系统抑制状态的表现:即抽搐,继而嗜睡、昏迷、瞳孔散大、呼吸麻痹、心脏停搏致死亡[17]。

【药代动力学研究】 0.5%脂质体鬼臼毒素混悬液与 0.5%鬼臼毒素酊剂外用后,比较鬼臼毒素的血药浓度,结果表明 0.5%鬼臼毒素酊剂鬼臼毒素的血药浓度上升较快,在涂药 2 小时后血药浓度达到峰值;0.5%脂质体鬼臼毒素混悬液鬼臼毒素血药浓度上升缓慢,在涂药 8 小时后血药浓度才达到峰值;0.5%脂质体鬼臼毒素混悬液涂药后鬼臼毒素的血药峰值浓度明显低于 0.5%鬼臼毒素酊剂。鬼臼毒素的 *AUC* 结果显示:鬼臼毒素酊剂是脂质体制剂的 2.3 倍,说明脂质体鬼臼毒素混悬液外用的全身吸收较鬼臼毒素酊剂少[18]。

【临床应用】

1. 治疗肿瘤　试治 1 例阴茎癌,获得近期痊愈,肿瘤全部消失;几例皮肤癌用药后肿瘤亦见缩小变平[19]。

2. 治疗其他疾病

(1)治疗气管炎:以止咳、祛痰作用较好,平喘作用较差[19]。

(2)治疗皮肤病:对局限性斑块状银屑病患者外用 0.25%、0.5%、1%鬼臼毒素酊进行自身配对双盲对照治疗 6 周。0.5%、1%鬼臼毒素酊的疗效优于 0.25%鬼臼毒素酊($P<0.05$),0.5%与 1%鬼臼毒素酊在用药 6 周的疗效无明显差异($P>0.05$)[20]。

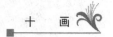

（3）治疗尖锐湿疣：桃耳七的醇溶液制成制剂，用于治疗尖锐湿疣 30 例，总有效率可达到 93.3%。

【不良反应】外用和误服可引起严重系统性毒性作用，通常是可逆的，但亦有致死的，口服本品 300mg 即可致死。大面积外涂、过量涂搽、较长时间涂用可发生严重毒性反应。本品涂在松脆、出血或新近活检的部位或将本品涂在病变部位周围的正常皮肤或黏膜，可增加系统中毒的危险。外用可发生肾衰竭和肝脏中毒（血清乳酸脱氢酶、AST 和碱性磷酸酶增高）。神经系统反应发生较迟，持续时间较长，脑中毒可表现为精神错乱和反射减低或消失。系统性中毒的初起症状有腹痛或胃部疼痛、手脚不灵活、恶心、呕吐、腹泻，严重者或日久可致白细胞及血小板减少。系统中毒的延缓症状有自主神经紊乱，如排尿困难、尿痛、头晕或头轻感（特别是从坐位或卧位起立时）、心率加快、呼吸困难、嗜睡、麻痹性肠梗阻（便秘、恶心、呕吐、胃痛）、周围神经病变（麻木、刺痛、疼痛或手足软弱）、抽搐。本品可有交叉过敏反应。鬼臼毒素是一种细胞毒性药物，外用鬼臼毒素酊后会出现局部刺激反应。

参考文献

[1] 南京中医药大学. 中药大辞典. 第 2 版. 上海：上海科学技术出版社，2006：288.

[2] 杨璐璐，秦兴卫，杨倩. 桃耳七的研究现状及开发利用. 解放军药学学报，2000，16(1)：51-52.

[3] 金伟，李亚莉，姜民，等. 鬼臼毒素对人 K562 白血病细胞的作用研究. 中医药信息，2001，18(6)：48-52.

[4] 张杰，周春山，刘韶，等. 鬼臼毒素抗胃癌细胞株 SGC7901 作用的实验研究. 中南大学学报（医学版），2008，33(8)：718-723.

[5] 朱雄，吴葆金，罗厚蔚，等. 去氧鬼臼毒素-磺丁基醚-b-环糊精包合物的制备及抗肿瘤作用. 中国药科大学学报，2010，41(5)：447-450.

[6] 孙芹，许鹏，胡凡，等. 脱氧鬼臼毒素对大鼠背根神经节神经元膜电位的影响及其与钠通道的关系. 中国卫生检验杂志，2009，19(11)：2503-2508.

[7] Jin M H，Moon T C，Lee E，et al. The naturally occurring flavolignan, deoxypodophyllotoxin, inhibits lipopolysaccharide-induced iNOS expression through the NF-κB activation in RAW264.7 macrophage cells. Biological & Pharmaceutical Bulletin，2008，37(7)：1312.

[8] 中国医学科学院药物研究所等. 中药志（第一册）. 北京：人民卫生出版社，1979：246-249.

[9] 王达伟，郭夫心，马学毅，等. 桃耳七的抗肿瘤作用. 中药材，1997，20(11)：571.

[10] 王达伟. 桃耳七提取物鬼臼树脂和鬼臼脂素对小鼠移植性肿瘤作用的实验观察. 兰州医学院学报，1984，12(4)：15-17.

[11] 粟晓黎，林瑞超，王兆基，等. 毒性中药鬼臼质量标准研究. 中成药，2006，28(3)：342-346.

[12] 刘艳青，张守刚，程洁，等. 鬼臼毒素类物质生物活性的研究. 医学研究生学报，2006，19(3)：205-210.

[13] Jin M H，Lee E，Yang J H，et al. Deoxypodophyllotoxin Inhibits the Expression of Intercellular Adhesion Molecule-1 Induced by Tumor Necrosis Factor-α in Murine Lung Epithelial Cells. Biological & Pharmaceutical Bulletin，2010，33(11)：1248.

[14] Chang L W，Yang C M，Chen C F，et al. Experimentalpodophyllotoxin(Bajiaolian)poisoning：I Effects on thenervous system. Biomed Environ Sci，1992，5(4)：283-292.

[15] Gamelin L，Harry P，Gamelin E，et al. Podophyllotoxinkinetics in plasma by liquid chromatography. Toxicol Lett，1998，95(Suppl 1)：73-74.

[16] Chang L W，Yang C M，Chen C F，et al. Experimentalpodophyllotoxin(Bajiaolian)poisoning II. Effects on the liver, intestine, kidney, pancreas and testis. Biomed Environ Sci，1992，5(4)：293-302.

[17] 应春燕，钟成. 八角莲中毒机理探讨. 广东药学，1997，12(3)：43.

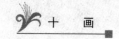

[18] 张三泉,曾抗,江彬彬,等.大鼠外用脂质体鬼白毒素后血液中鬼白毒素浓度观察.第一军医大学学报, 2002,22(9):782-783.

[19] 夏提古丽·阿不力孜,贾晓光,熊元君,等.八角莲的研究进展.新疆中医药,2010,28(3):69-72.

[20] 钱伯文.抗癌中草药的临床应用.上海:上海翻译出版公司,1987:6.

158. 夏 枯 草

【来源】唇形科夏枯草属植物夏枯草 *Prunella vulgaris* L. 的果穗[1]。

【性味与归经】苦、辛,寒。归肝、胆经。

【功能与主治】清肝明目,散结解毒。主治目赤羞明,目珠疼痛,头痛眩晕,耳鸣,瘰疬瘿瘤,乳痈疖腮,痈疮肿毒,急、慢性肝炎,高血压病。

【化学成分】果穗含熊果酸(ursolic acid)、齐墩果酸(oleanolic acid)、β-香树脂醇(β-amyrin),全草含酸性多糖——夏枯草多糖(prunellin)、$2\alpha,3\alpha,24$-三羟基乌苏烷-12,20(30)-二烯-28-酸($2\alpha,3\alpha,24$-trihydroxyurs-12,20(30)-dien-28-oic acid)、$2\alpha,3\alpha,24$-三羟基齐墩果烷-12-烯-28-酸($2\alpha,3\alpha,24$-trihydroxyolean-12-en-28-oic acid)、$2\alpha,3\alpha,24$ 三羟基乌苏烷-12-烯-28-酸($2\alpha,3\beta,24$-trihydroxyursa-12-en-28-oic acid)、$2\alpha,3\beta$-二羟基齐墩果烷-12-烯-28-酸($2\alpha,3\beta$-dihydroxyolean-12-en-28-oic acid)、$2\alpha,3\beta$-二羟基乌苏烷-12-烯-28-酸($2\alpha,3\beta$-dihydroxyursa-12-en-28-oic acid)、齐墩果烷-12-烯-28-醛-3β羟基(3β-hydroxyolean-12-en-28-al)、乌苏烷-12-烯-28-醛-3β羟基(3β-hydroxyurs-12-en-28-al)、齐墩果烷-12-烯-$3\beta,28$-二羟基($3\beta,28$-dihydroxyolean-12-en)、乌苏烷-12-烯-$3\beta,28$-二羟基($3\beta,28$-dihydroxyurs-12-en)、夏枯草皂苷(vulgarsaponin)A、B、$2\alpha,3\alpha$-二羟基乌苏-12-烯-28-酸($2\alpha,3\alpha$-dihydroxyurs-12-en-28-oic acid)、报春色素-3,5-二葡萄糖苷(hirsutidin-3,5-diglucoside)、锦葵花素-3,5-二葡萄糖苷(malvidin-3,5-diglucoside)、芍药素-3,5-二葡糖苷(paeonidin-3,5-diglucoside)、山奈酚(kaempferol)及挥发油,花蜜含丰富的蔗糖达 $15.88\%\sim30.12\%$[2,3]。

【药理作用】

1. 抗肿瘤作用

(1)熊果酸的抗肿瘤作用:熊果酸对小鼠 S180 肿瘤具有明显抑制生长作用,熊果酸还可以诱导肿瘤细胞组 DNA 的分裂,从而阻碍肿瘤细胞 DNA 及 RNA 的合成[4]。夏枯草中所含的熊果酸及其衍生物对 P388、L1210 和人体肺肿瘤细胞 A2549 均有显著细胞毒作用[5]。熊果酸能促进妇科肿瘤细胞子宫内膜癌细胞株、宫颈癌细胞株、卵巢癌细胞株、人绒癌 JAR 细胞株的凋亡[6-8]。另外,熊果酸能抑制白血病细胞 HL-60、人红白血病细胞系细胞 K562 和人舌鳞肿瘤细胞 TSCCA 等细胞增殖,对 T 细胞淋巴瘤 Jurkat 具有明显的抗肿瘤活性。对白血病细胞 P388 和 L1210、人肺腺肿瘤细胞 A549 有显著的细胞毒作用[9]。

熊果酸对体外肝癌细胞培养具有非常显著的抑制率,能提高艾氏腹水癌小鼠的生命延长率。将 SGC-7901 细胞阻滞于 G_0/G_1 期[10]。熊果酸能改善前列腺癌细胞对雄激素的反应性,对 LNCaP 和 DU145 两种前列腺癌细胞的生长呈剂量及时间依赖性抑制[11]。

(2)齐墩果酸的抗肿瘤作用:夏枯草活性成分齐墩果酸可通过下调 Bax 和 Bad 表达,上调 Bcl-2 表达,来诱导肺腺癌细胞凋亡[12]。齐墩果酸具有抗人肺癌细胞 PGCL3 增殖、侵袭和诱导细胞凋亡的作用[13]。

齐墩果酸具有促进淋巴细胞增殖和动物巨噬细胞吞噬功能,促进迟发型超敏反应的效应,并与 IL-2 具有协同作用,口服齐墩果酸 5 天可明显增强正常小鼠巨噬细胞的吞噬功能,但对溶血素含量并无显著影响[14]。

(3)夏枯草有效部位的抗肿瘤作用:夏枯草含有众多的抗肿瘤活性成分,对多种肿瘤都有良好的抑制效果,其作用是通过多种机制协同实现的。夏枯草有效部位的抗肿瘤机制主要有抗增殖作用,作用于细胞周期,促进细胞凋亡,抗氧化、抗自由基作用等[15-19]。夏枯草提取物在体外对小鼠 T 淋巴细胞白血病细胞株 EL-4 的生长有显著的抑制作用。通过显微镜以及 HE 染色等手段发现细胞皱缩变形、凋亡小体等典型的凋亡细胞形态特征[20]。夏枯草多糖具有抗肺腺癌活性。夏枯草可以明显抑制人的 B 淋巴瘤白血病细胞系 Raji 细胞生长,且这种抑制作用可能是通过抑制 Akt 信号转导通路来实现的。夏枯草在一定时间内均可上调人结肠癌 SW-480 细胞 FasL mRNA 的表达,而且这种上调作用在一定范围内呈剂量依赖性,可使结肠癌细胞的侵袭能力增强。另外,在夏枯草组方研究中,除了诱导细胞凋亡和抑制肿瘤细胞增殖作用外,直接杀伤肿瘤细胞也是夏枯草抗肿瘤的途径之一。有体外癌细胞凋亡实验提示,单味药夏枯草经水煎醇提法制成夏枯草注射液能诱导 SGC-7901 癌细胞的凋亡[21-28]。夏枯草注射液能有效地促进胸腔纤维化形成,抑制胸腔积液再生[29]。应用夏枯草注射液胸腔内注射治疗支气管肺癌胸腔积液患者 78 例,结果疗效优于榄香烯,明显优于顺铂和依托泊苷(etoposide,VP-16)化疗组($P<0.01$),且夏枯草组副作用明显小于榄香烯和化疗组($P<0.05$)[30]。

2. 其他药理作用

(1)对中枢神经系统的影响:熊果酸具有明显的安定与降温作用,能明显降低大鼠的正常体温,减少小鼠活动,可协同戊巴比妥的睡眠作用和对抗戊四唑的惊厥作用。熊果酸的镇静催眠作用与 GABA 在皮质区和海马区的升高、谷氨酸(glutamic acid,Glu)在皮质区和海马区的降低有紧密的关系,并与缩胆囊素(cholecystokinin,CCK)在皮质区的升高、P 物质(substance P,SP)在海马区的升高和血管活性肠肽(vasoactive intestinal peptide,VIP)在下丘脑的升高有关[31]。

(2)对内脏系统的影响

1)对心血管系统的影响:熊果酸能抑制损伤血管内膜新生和中膜中血管平滑肌的迁移和增殖,降低增殖细胞核抗原的表达,抑制血管 β-微管蛋白和弹性蛋白等细胞骨架蛋白的结构破坏[32]。

齐墩果酸能加快血小板细胞的流动性,减弱血小板之间的碰撞,使之不易粘连和聚集,更不易在血管内膜沉积,从而减缓和防止血栓形成,改善血小板的功能[33]。齐墩果酸通过降低过氧化脂质,保护 PGI_2 合成酶,抑制 TXA_2 的生成及活性,升高 PGI_2/TXA_2 比值,抑制平滑肌细胞增生,减少泡沫细胞形成,从而明显抑制粥样硬化斑块的形成,阻止粥样硬化的发生发展[34-37]。

长期食用高齐墩果酸含量食物的大鼠可以通过增强烯醇酶表达来增强内皮组织 NO 介导的主动脉环的舒张[38,39]。对于肾上腺素模拟病态下的家兔血压失常,夏枯草煎剂可以使血压下降[40,41]。夏枯草醇提物可降低正常小鼠和四氧嘧啶糖尿病模型小鼠血糖水平,其机制可能与促进胰岛素分泌或增加组织对糖的转化利用有关[42]。

2)对消化系统的影响:经熊果酸治疗,肝细胞变性、坏死均较对照组明显减轻,大部分恢复正常[43]。熊果酸可明显改善肝纤维化大鼠肝功能,并呈剂量依赖性;不同剂量熊果酸作用 4 周后能显著增加 SOD 表达,降低 MDA 表达;在病理学形态方面,熊果酸治疗组使肝组织结构

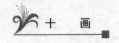

不同程度改善[44-46]。

齐墩果酸具有抗胃溃疡作用，齐墩果酸能促进醋酸引发的慢性胃损害的修复。通过动物实验测得用齐墩果酸治疗醋酸诱导的胃损伤，给药后受损区域明显减少[47,48]。

（3）抗菌作用：齐墩果酸为广谱抗菌成分，对金黄色葡萄球菌、溶血性链球菌、大肠杆菌、福氏痢疾杆菌、伤寒杆菌、猪霍乱沙门菌等具有不同的抑制作用[49-52]。

（4）对免疫系统的影响：熊果酸可以显著抑制 ConA 介导的小鼠 T 细胞的活化和增殖[53]。

齐墩果酸可显著抑制大鼠被动皮肤过敏反应和反向被动 Arthus 反应，齐墩果酸明显减轻豚鼠 Forssman 皮肤血管炎及大鼠主动 Arthus 反应，并显著抑制绵羊红细胞（sheep red blood cell, SRBC）或 2, 4-二硝基氯苯（2, 4-dinitrochlorobenzene, DNOB）所致小鼠迟发型超敏反应[54]。

夏枯草是一种免疫抑制剂，表现出对特异性免疫功能有相当强的抑制作用。研究表明，由夏枯草和红糖组成的夏枯草胶囊可上调外周血 T 淋巴细胞亚群值，其调节免疫作用可能是治疗溃疡性结肠炎的作用机制之一[55,56]。

3. 毒性作用　动物实验证明，齐墩果酸在治疗剂量下未发现任何毒副作用，夏枯草活性成分降糖素小鼠一次口服 10g/kg 无死亡，大鼠、犬亚急性毒性试验表明该成分对血象、肝、肾功能及主要脏器无损害。

【药代动力学研究】齐墩果酸在小肠中吸收良好，没有特定吸收部位；不同浓度对齐墩果酸在大鼠全肠道的吸收无显著影响，在 20.0～70.2mg/L 剂量与药物的吸收呈一级吸收动力学特征，吸收机制为被动扩散[57]。

【临床应用】

1. 治疗肿瘤

（1）治疗晚期胃癌、大肠癌：采用夏枯草注射液为主治疗中晚期胃、大肠癌属脾胃湿热证或大肠湿热证患者 30 例，疗效作用优于平消胶囊[58-60]。

（2）治疗鼻咽癌：含夏枯草中药复方可对鼻咽癌等有明确的临床疗效[61-65]。

（3）治疗肿瘤经放疗化疗的并发症：应用含夏枯草中药复方治疗各种恶性肿瘤，患者外周血象在不同程度上均明显上升，减轻和减少了因放化疗引起的骨髓造血功能抑制等并发症的发生[66]。

（4）治疗甲状腺癌、甲状腺瘤、单纯性甲状腺肿[67]。

2. 治疗其他疾病　治疗炎症：齐墩果酸用于支气管炎、肺炎、急性扁桃体炎、牙周炎、喉头炎、淋巴结炎、菌痢、急性胃肠炎、泌尿系统感染，对控制烧伤感染患者的败血症及肺炎合并支气管炎有一定疗效[68,69]。

【不良反应】有齐墩果酸致药疹 2 例的报道。齐墩果酸片治疗急慢性肝炎共 418 例，慢性肝炎大部分服药半年以上，期间个别患者诉上腹部不适，少数患者剂量达 300mg/d 时，胃有灼热感及食欲减退，7 例女性患者出现痤疮样皮疹，减量后即消失。

参考文献

[1] 国家药典委员会. 中华人民共和国药典. 一部. 北京：中国医药科技出版社, 2010：263.

[2] 南京中医药大学. 中药大辞典. 下册. 上海：上海科学技术出版社, 2005：2561-2563.

[3] 宋立人, 洪恂, 丁绪亮, 等. 现代中药学大辞典. 下册. 北京：人民卫生出版社, 2000：1698-1701.

[4] 孟歌, 张可杰, 张明智. 夏枯草的化学成分和抗癌活性研究. 西北药学杂志, 2007, 22(4)：211-213.

［5］付晓瑞,李继昌,张明智.夏枯草近代研究进展概述.中医研究,2005,18(6)60-62.

［6］孙雅楠,李桂荣.熊果酸抗肿瘤机制及其在抗妇科恶性肿瘤中的研究进展.中国综合临床,2010,26(8)：891-893.

［7］于丽波,孙文洲,王晶,等.熊果酸联合顺铂抑制卵巢癌生长的实验研究.现代肿瘤医学,2009,17(8)：1410-1412.

［8］向敏,王建梅,顾振纶.熊果酸诱导B16黑色素瘤细胞分化作用的研究.中国现代医学杂志,2008,18(16)：2315-2318.

［9］司福亭,李婧婧,曾超,等.熊果酸的抗肿瘤活性及作用机制研究进展.化学与生物工程,2010,27(1)：9-12.

［10］张奕颖,邓涛,胡志芳,等.熊果酸抑制胃癌细胞SGC7901增殖和诱导细胞凋亡的机制.癌症,2006,25(4):432-437.

［11］闫天中.前列腺癌雄激素非依赖的发生机制及熊果酸治疗作用的实验研究.重庆:第三军医大学,2005:57.

［12］Feng L,Yeung W,Xu Y H,et al. Oleanolic acid from Prunella Vulgaris L. induces SPC-A-1 cell line apoptosis via regulation of Bax,Bad and Bcl-2 expression. Asian Pac J Cancer Prev,2011,12(2):403-408.

［13］张东方,黄炜,黄济群,等.齐墩果酸抗人肺癌细胞增殖、侵袭和诱导细胞凋亡的研究.肿瘤防治研究,2003,30(3):180-183.

［14］Somoval L O,Nadar I A,Rammanan I P,et al. Cardiovascular. Anti-hyperlipidemic and antioxidant effects of oleanolic and ursolic acids in experimental hypertension. Phytomedicine,2003,10:115-121.

［15］张可杰,张明智,王庆端,等.夏枯草对Raji细胞生长和凋亡相关基因蛋白表达的影响.中药材,2006,29(11):1207-1210.

［16］张明智,张可杰,王庆端,等.夏枯草对淋巴瘤细胞增殖的影响.医药论坛杂志,2007,28(1):54-55.

［17］甄永苏.抗肿瘤药物研究与开发.北京:化学工业出版社,2004:7.

［18］马丽萍,赵培荣,田爱琴,等.夏枯草对ECa109细胞的影响.肿瘤基础与临床,2006,119(13):199-200.

［19］王琨,董惠芳,章晓鹰,等.夏枯草对SGC-7901细胞的影响.上海医学检验杂志,2000,15(5):305-307.

［20］郑晓坷.夏枯草提取物体外诱导EL-4细胞凋亡.河南:郑州大学,2006:10-18.

［21］刘宏胜.白藜芦醇抗肿瘤作用机制的研究进展.中草药,2007,38(2):312-314.

［22］Liu F,Ng T B. Antioxidative and free radical scanenging activtties of selected medical herbs. Antioxidant Activity in Medicinal Herbs,2000,66(8):725-735.

［23］封亮,贾晓斌,陈彦,等.夏枯草化学成分及抗肿瘤机制研究进展.中华中医药杂志,2008,23(5)：428-434.

［24］邓子煜,徐先祥,张小鸿,等.夏枯草药理学研究进展.安徽医学,2012,33(7):937-939.

［25］师秀琴,吕新全.夏枯草抑制人淋巴瘤细胞增殖的机制.中国药师,2009,12(8):1038-1040.

［26］陈畅辉,付强,雷彦刚.中药夏枯草对结肠癌细胞FasL基因表达和侵袭能力的影响.现代肿瘤医学,2009,17(6):1034.

［27］张美英.夏枯草、莪术、仙鹤草配伍抗肿瘤理论与实验研究.山东中医药大学,2004:19-22.

［28］王琨,董惠芳,章晓鹰,等.夏枯草对SGC27901细胞的影响.上海医学检验杂志,2000,15(5):305-306.

［29］徐中伟,周荣耀,王文海,等.夏枯草注射液对胸腔纤维化形成的机理研究.上海中医药,2001,15(2)：49-51.

［30］周荣耀,徐中伟,倪爱娣,等.夏枯草注射液治疗肺癌胸水的临床和实验研究.浙江中西医结合杂志,2001,11(1):528.

［31］刘珊珊.槲皮苷和熊果酸对睡眠内源性物质影响的研究.黑龙江:黑龙江中医药大学,2008:41.

［32］向敏,王建梅,凌婧,等.熊果酸抗肿瘤和抗心血管疾病作用的研究进展.中国野生植物资源,2009:28(6):7-10.

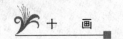

[33] 王立新,韩广轩,刘文庸,等.齐墩果酸的化学及药理研究.药学实践杂志,2001,19(2):104-107.

[34] 黄婉,杨耀芳.女贞子及其有效成分的药理及临床研究进展.现代中西医结合杂志,2003,12(7):772-774.

[35] 刘玉兰,王慧姝.齐墩果酸对血小板功能的影响.沈阳药学院学报,1993,10(4):275-278.

[36] 戴岳.齐墩果酸的抗炎作用.中国药理学与毒理学杂志,1989,3(2):96-99.

[37] Somova L I,Shode F O,Mipando M. Antihypertensive,antiatherosclerotic and antioxidant activity of triterpenoids isolated from Olea europaea, subspecies africana leaves. Journal of Ethnopharmacology,2003,(84):299-305.

[38] Rodriguez-Rodriguez R, Herrera M D. Pomace Olive Oil Improves Endothelial Function in Spontaneously Hypertensive Rats by Increasing Endothelial Nitric Oxide Synthase Expression. A J H,2007,7(20):728-734.

[39] Somova L,Shode F O,Ramnanan P,et al. Cardiotonic and antidysrhythmic effects of oleanolic and ursolic acids,methyl maslinate and uvaol. Phytomedicine,2004,11:121-129.

[40] 何晓燕,赵淑梅,宫汝淳.夏枯草对家兔降压作用机理的研究.通化师范学院学报,2002,23(5):100.

[41] 王海波,张芝玉,苏中武,等.夏枯草总甙对麻醉大鼠急性心肌梗死的保护作用及降血压作用.中草药,1994,25(6):302.

[42] 薛明,冯怡,徐德生.夏枯草化学成分及药理作用的研究概况.江苏中医药,2005,26(5):55-56.

[43] 马学惠,赵元昌,尹镭,等.乌苏酸对实验性肝损伤的防治作用.药学学报,1986,21(5):332-335.

[44] 戴颖,朱萱.熊果酸抗实验性大鼠肝纤维化作用机制的研究.江西医药,2008,43(5):414-417.

[45] Jeong H G. Inhibition of Cytochrome P450 2E1:Exression by Oleanolic Acid:Hepato-protective Effects Against Carbon Tetra-chloride-Induced Hepatic Injury. Toxicol Lett,1999,105:3,215.

[46] 冀春萱.齐墩果酸对急性实验性肝损伤的防治作用.山西医药杂志,1980,12(6):5.

[47] Rodriguez J A, Astudillo L, Schmeda-Hirschmann G. Oleanolic acid promotes healing of acetic acid-induced chronic gastric lesions in rats. Pharmacological Research,2003,(48):291-294.

[48] Sanchez M. Gastroprotective and ulcer-healing activity of oleanolic acid derivatives:In vitro-in vivo relationships. Life Sciences,2006,(79):1349-1356.

[49] Kozaio K,Suzuki J,Okada M,et al. Effect of Oleanolic Acid cyclodextrin Inclusion Comp-ounds on Dental Caries by in Vitro Experiment and Rat-caries Model. Microbios,1999,97:388,179.

[50] 徐仲仙,周菁齐,徐声林.近年夏枯草化学成分和生物活性研究概况.中成药,1996,18(11):42.

[51] 盛丽,高农,张晓非.19味中药对淋球菌流行株的敏感性研究.中国中医药信息杂志,2003,10(4):48.

[52] 肖丽英,黄焯坡.23种中草药对耐药金葡菌的敏感性探讨.时珍国医国药,2001,12(10):878.

[53] 曾光,梁清华,吴汉军,等.熊果酸对刀豆蛋白 A 诱导小鼠 T 细胞增殖与激活的影响.湖南中医药大学学报,2008,28(2):16-18.

[54] 田丽婷,马龙,堵年生,等.齐墩果酸的药理作用研究概况.中国中药杂志,2002,27(12):884-886.

[55] 郑昱,乔成栋,苑伟,等.夏枯草胶囊对溃疡性结肠炎大鼠外周血 T 淋巴细胞亚群表达的影响.中国中西医结合消化杂志,2004,12(1):10.

[56] 马德恩,王竹梅.夏枯草的抗炎作用及对免疫器官影响的研究.山西医学杂志,1983,12(2):67.

[57] 郭歆,曹伟程,泽能,等.齐墩果酸大肠吸收动力学.中南药学,2007,6(5):216-219.

[58] 区戎英.齐墩果酸治疗病毒性肝炎.广州医药,1981,(3):41.

[59] 王文海,周荣耀,倪爱娣,等.夏枯草注射液为主治疗中晚期胃、大肠癌30例临床观察.山西中医,2003,19(3):24.

[60] 林慧,梅全喜.夏枯草抗肿瘤的生物活性及临床运用研究进展.中华中医药学刊,2010,28(8):1717-1718.

[61] 常敏毅.实用抗癌验方.北京:中国医药科技出版社,1993:12.

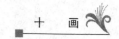

[62] 周岱翰. 中医肿瘤学. 广州：广东高等教育出版社,2007:11.

[63] 潘敏求. 中华肿瘤治疗大全. 石家庄：河北科学技术出版社,1996:208.

[64] 刘伟盛. 肿瘤科专病中医临床诊治. 北京：人民卫生出版社,2000:7.

[65] 李忠. 临床中医肿瘤学. 沈阳：辽宁科学技术出版社,2002:76.

[66] 庞声航. 抗肿瘤白莲Ⅰ号方. 广西中医药,2008,31(4):34.

[67] 王致远. 食疗一方：自制膏食可抗癌. 家庭医学,2006,12:46.

[68] 沈尔安. 夏枯草降压抗癌立新功. 开卷有益(求医问药),2004,10:40.

[69] 李丽庆. 齐墩果酸治疗恶性肿瘤病人的临床Ⅱ期研究. 中国肿瘤临床,1992,(6):412.

159. 柴　胡

【来源】伞形科植物柴胡 *Bupleurum chinense* DC. 或狭叶柴胡 *Bupleurum scorzonerifolium* Willd. 的干燥根。

【性味与归经】味苦、辛,微寒。入肝、胆经。

【功能与主治】透表泄热,疏肝解郁,升举阳气。主治感冒发热,寒热往来,胃及十二指肠溃疡,疟疾,胁胀痛,月经不调等。

【化学成分】柴胡中主要含有皂苷类成分,包括柴胡皂苷 a,b,c,d(saikosaponin a,b,c,d)、柴胡皂苷 b_2(saikosaponin b_2)、3″-O-乙酰基柴胡皂苷(3″-O-acetyl-saikosaponin)、6″-O-乙酰基柴胡皂苷(6″-O-acetyl-saikosaponin)、柴胡皂苷 e(saikosaponin e)、柴胡皂苷 f(saikosaponin f)。此外还有柴胡毒素(bupleurotoxin)、槲皮素(quercetin)、山奈酚(kaempferol)、山奈酚-3,7-二鼠李糖苷(kaempferol-3,7-dirhamnoside)、山奈酚-7-鼠李糖苷(kaempferol-7-rhamnoside)、脱肠草素(hemiarin)、莨菪亭(scopoletin)、蒿属香豆素(scoparone)、白柠檬素(citropten)、白蜡树亭(fraxetin)、七叶亭(aesculetin)、7-甲氧基-香豆素(7-methoxy-coumarin)、7,8,9-三甲氧基-香豆素(7,8,9-trimethoxy-coumarin)、2-甲基环戊酮(2-methyl cyclopentaone)、反式-石竹烯(trans-caryophyllene)、甲苯酚(methyl phenol)、乙苯酚(ethyl phenol)、百里酚(thymol)、γ-庚酸内酯(γ-heptalactone)、γ-辛酸内酯(γ-decalactone)、玛索依内酯(messoia lactone)、香草醛乙酸酯(vanillin acetate),阿拉伯糖(arabinose),核糖(ribose)[1,2]。

【药理作用】

1. 抗肿瘤作用

(1)柴胡皂苷 d 的抗肿瘤作用:研究证实柴胡皂苷 d 在白血病、肝癌、肺癌等肿瘤细胞可通过不同机制诱导凋亡[3]。柴胡皂苷 a 可抑制肝、胰腺肿瘤细胞的生长和 DNA 的合成[4]。柴胡皂苷 d 灌胃或腹腔注射对小鼠艾氏腹水癌有抑制肿瘤生长作用[5]。柴胡皂苷 d 可致使 HCT116 细胞的 14 种凋亡基因表达显著上调[6]。柴胡皂苷 d 可上调 HL60 细胞糖皮质激素受体 mRNA 表达,并抑制细胞生长[7]。柴胡皂苷 d 可通过多环节、多位点途径调节基因,继而调控细胞的凋亡。COX-2 为一种诱导型环氧合酶,同肝癌的发生和发展密切相关。柴胡皂苷 d(2.5~15.0mg/L)可以降低人肝癌 SMMC-7721 细胞中 COX-2 蛋白及 mRNA 的水平,抑制 PGE_2 的释放,抑制 SMMC-7721 细胞的增殖,诱导凋亡[8,9]。

(2)柴胡总皂苷的抗肿瘤作用:柴胡总皂苷对人胃腺癌 MK-1 细胞生长有显著抑制作用[10],可以降低抗实体肿瘤细胞分子黏附而达到显著抑制肿瘤的作用[11]。柴胡总皂苷能诱导人肺癌细胞 A549 凋亡而抑制其增殖,并使细胞阻滞于 G_1 期,柴胡总皂苷能明显增加 p53

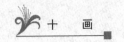

和 p21/WAF1 蛋白的表达,还能提高 Fas 及其 mFasL(膜绑定 Fas 配体)、sFasL(可溶性 Fas 配体)两个配体的表达[12,13]。

2. 其他药理作用

(1)对中枢神经系统的影响

1)抗惊厥作用:柴胡皂苷和柴胡挥发油均有抗惊厥作用[14]。柴胡皂苷 a 可能是柴胡皂苷中抗惊厥作用的主要化学成分[15,16]。

2)解热镇痛作用:小鼠灌胃柴胡煎剂 10g/kg(生药剂量)亦具有镇痛作用,其镇痛作用可被阿托品灌胃 25mg/kg 或纳洛酮皮下注射 0.26mg/kg 部分拮抗[24,25]。

(2)对内脏系统的影响

1)对心血管系统的影响:柴胡总皂苷对犬能引起短暂的降压反应,心率减慢;对兔亦有降压作用[17]。

2)对消化系统的影响:柴胡皂苷可以抑制胆碱酯酶,发挥拟胆碱样作用,进而对消化系统和神经系统发挥调节作用[18]。柴胡皂苷可以降低细胞色素 P450 活性,保护肝细胞坏死,促进蛋白合成,增加肝糖原,促进肝细胞再生[19]。柴胡对急性肝脏缺血性损伤具有保护作用。可明显抑制乙型肝炎向肝纤维化的转化[20]。

(3)抗病原微生物作用:柴胡皂苷对大肠杆菌、伤寒杆菌、副伤寒疫苗或酵母液等所引起的动物实验发热均有明显解热作用,而且还能使正常动物的体温降低[21]。

(4)对免疫系统的影响:柴胡皂苷 d 可明显促进脾细胞 DNA 合成及 IL-2 的产生和 IL-2 受体表达,从而促进脾细胞的生长[22]。柴胡总皂苷通过刺激 T、B 淋巴细胞参与机体免疫调节,增强机体非特异性和特异性免疫反应[23]。

(5)抗炎作用:柴胡皂苷是其抗炎的有效成分。实验证明柴胡皂苷能抑制组织胺或 5-羟色胺引起的血管通透性增高,并能抑制由右旋糖酐、5-羟色胺、巴豆油及醋酸引起的鼠足肿胀[26]。

【药代动力学研究】

1. 柴胡皂苷 d 的药代动力研究　通过研究人肠道菌对柴胡皂苷的生物转化,经了解能水解柴胡皂苷的肠道菌分别为肠道真杆菌和双歧杆菌。其能水解柴胡皂苷,并从真杆菌分离到 2 种与水解柴胡皂苷相关的酶,β-D-葡萄糖苷酶及 β-D-岩藻糖苷酶。证实了柴胡皂苷 a,b,c,d 在肠道内被其转化成了前柴胡苷元 f,a,d,g。

2. 柴胡皂苷 a 的药代动力研究　采用液相色谱-电喷雾离子化-质谱联用法测定给药后的大鼠血药浓度。结果表明大鼠单剂量静注柴胡皂苷 a 5mg/kg 后,血药浓度-时间曲线符合二室模型。

【临床应用】

1. 治疗肿瘤　小柴胡汤加藏红花能改善原发性肝癌晚期患者症状和延长生命,其中对癌性疼痛和发热效果明显[27]。小柴胡还具有预防或延缓肝硬化患者发展为肝癌的作用[28,29]。小柴胡汤对消除术后副反应及并发症有显著疗效,对促进病人术后机体的恢复起到积极的作用[30,31]。小柴胡片对预防肝癌术后复发和第二肝癌的发生有较好的作用[32]。加味小柴胡汤对癌症患者化疗药物性肝功能损伤有明显的防治作用[33]。

2. 治疗其他疾病

(1)治疗感冒、发热:用柴胡注射液静滴配伍其他药治疗风寒型感冒[34]、小儿感冒发热[35]、急性胁痛腹痛[36]、流行性腮腺炎[37,38],均有很好的治疗效果。小柴胡汤对 25 例 H1N1

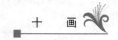

流感病毒患者进行治疗并取得了满意的效果[39]。通过早期应用柴胡滴丸联合藿香正气滴丸的方法对 SARS 患者进行治疗,可明显减轻患者肺脏损伤,减轻白细胞依赖性炎症反应及激素用量[40]。

(2)治疗消化系统疾病:柴胡的多个复方也广泛用于治疗消化系统疾病[41]。

(3)治疗妇科疾病:临床上常用的小柴胡汤、柴胡舒肝散、逍遥散、补中益气汤等,均在治疗妇科疾病方面有独到的疗效[42]。

(4)治疗泌尿系统疾病:老年尿路感染,慢性肾功能衰竭[43]。

(5)治疗外科疾病:以柴胡注射液外敷,采用穴位注射板蓝根注射液结合柴胡注射液外敷,及采用柴胡注射液联合干扰素软膏进行扁平疣的治疗,均取得显著效果[44]。

(6)治疗五官科疾病:柴胡注射液在眼科疾病的应用主要有球膜炎、单纯疱疹病毒性角膜炎、流行性结膜炎和干眼症等[45-48]。以复方丹参注射液、柴胡注射液 1∶1 治疗慢性单纯性鼻炎,90 例患者均有不同程度的改善作用[49]。

【不良反应】柴胡注射液的不良反应如下。

1. 过敏性休克 发生反应时间最快者在注射过程中即出现休克症状,最慢在注射后 1.5 小时出现休克症状,大多在 5 分钟内发病。表现为头晕、心慌、呼吸急促、面色苍白、四肢厥冷、血压下降等。

2. 呼吸道反应 常规剂量注射后,在 5 分钟内出现气短、胸闷、心慌、口唇紫绀、哮喘、呼吸困难等症状。

3. 心血管系统反应 可引起心率减慢,阵发性心动过速,还有的引起心动过速伴心律不齐。

4. 皮肤反应 表现为皮肤潮红、瘙痒、红色丘疹、荨麻疹、固定性药疹[50]。

参 考 文 献

[1] 刘永春,丛培臣. 柴胡的化学成分及药理作用研究概况. 黑龙江医药,2006,19(3):216-218.

[2] 史青,聂淑琴,黄璐琦. 柴胡属植物化学成分及药理研究新进展. 中国实验方剂学杂志,2002,8(5):53-56.

[3] 王艳丽,和水祥,罗金燕. 柴胡皂苷抗肿瘤机制研究进展. 中西医结合学报,2006,4(1):98-100.

[4] 谢东浩,蔡宝昌,安益强,等. 柴胡皂苷类化学成分及药理作用研究进展. 南京中医药大学学报,2007,23(1):63-65.

[5] 夏薇,崔新羽. 柴胡皂苷 d 对 K562 细胞增殖的抑制作用. 华北大学学报,2002,3(2):113.

[6] 刘莹,王国丽,卢敏,等. 柴胡皂苷 d 诱导的结肠癌细胞 HCT116 部分凋亡基因的表达. 医学临床研究,2011,28(1):1-4.

[7] 步世忠,许金康,孙继虎,等. 柴胡皂苷 d 上调人急性早幼粒白血病细胞糖皮质激素受体 mRNA 对细胞生长的影响. 中国中西医结合杂志,2000,20(5):350-352.

[8] 王艳丽,和水祥,罗金燕,等. 柴胡皂苷 d 对肝癌 SMMC-7721 细胞增值抑制作用. 西安交通大学学报,2006,27(6):572-574.

[9] 和水祥,罗金燕,赵刚,等. 柴胡皂苷 d 对肝癌 SMMC-7721 细胞环氧合酶-2 表达的影响. 中华肝脏病杂志,2006,14(9):712-714.

[10] Fujioka T,Yoshida K,Fujii H,et al. Antiproliferative constituents from Umbelliferae plants VI. New ursane-type saikosaponin analogs from the fruits of Bupleurum rotundifolium. Chem Pharm Bul,l 2003,51(4):365-369.

[11] Ahn B Z,Yoon Y D,Lee Y H,et al. Inhibitory effect of bupleuri radix saponins on adhesion of some solid tumor cells and relation to hemolytic action:screening of 232 herbal drugs for anti-cell adhesion. Planta

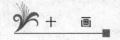

Med,1998,64(3):220-224.

[12] Hsu Y L,Kuo P L,Lin C C. The proliferative inhibition and apoptoticmechanism of saikosaponin D in human non-small cell lung cancer A549 cells. Life Sci,2004,75(10):1231-1242.

[13] Hsu Y L,Kuo P L,Weng T C,et al. The antiproliferative activity of saponin-enriched fraction from Bupleurum Kaoi is through Fas-dependent apoptotic pathway in human non-small cell lung cancer A549 Cells. BiolPharm Bull,2004,27(7):1112-1115.

[14] 刘燕,廖卫平. 柴胡萃取成分抗惊厥作用的实验研究. 新中医,2001,33(9):76.

[15] 谢炜,鲍勇,于礼建. 柴胡总皂苷及柴胡皂苷 a、c、d 对 MES 惊厥小鼠的影响. 中药药理与临床,2006,22(1):39-40.

[16] 于礼建,谢炜,谭红香. 柴胡皂苷对戊四氮致痛大鼠的作用. 中药药理与临床,2006,22(2):22-24.

[17] 李仁国. 柴胡有效成分及药理作用分析. 陕西中医,2013,34(6):750-751.

[18] 王萍,陈青莲. 柴胡炮制品对小白鼠全血胆碱酯酶活力的影响. 中药材,2000,23(4):219.

[19] 李琰. 柴胡药理作用的研究进展. 河北医学,2010,16(5):633-635.

[20] 牛向荣. 柴胡药理作用研究概述. 中国药师,2009,12(9):1310-1312.

[21] 王胜春,赵慧平. 柴胡的清热与抗病毒作用. 时珍国医国药,1998,9(5):418～418.

[22] 杨志刚,陈阿琴,孙红祥,等. 柴胡皂苷药理作用研究进展. 中国兽药杂志,2005,39(5):27-30.

[23] Yen M H,Lin C C,Yen C M. The immuno modulatory effect of saiko-saponin derivatives and the root extract of Bupleurum kaoiin mice. Phytother Res,1995,9(4):351-358.

[24] 薛燕,白金叶. 柴胡解热成分的比较研究. 中药药理与临床,2003,19(1):11.

[25] 薛燕. 柴胡的解热作用药效学研究. 中医药学刊,2003,21(1l):1897.

[26] 田义新,孟祥颖,孙柏超,等. 柴胡药理作用的研究现状. 吉林农业大学学报,1997,19(增刊):33-36.

[27] 常敏毅. 小柴胡汤加味治疗原发性肝癌 15 例. 实用中医药杂志,1995,11(1):1.

[28] 李春元. 小柴胡汤对肝硬化转变为肝癌的预防作用. 日本医学介绍,1989,10(2):574.

[29] 山本佑夫. 小柴胡汤抑制肝硬化发生肝癌的效果. 国外医学中医中药分册,1989,11(l):47.

[30] 叶安娜,秀成,罗鹏飞. 小柴胡汤在肝癌介入治疗后的应用. 新中医,1992,(1l):31.

[31] 李子奈,黄水源. 加味小柴胡汤在肝癌术后的应用. 福建中医药,1993,24(1):21.

[32] 李世杰,李潞,易成. 小柴胡片对肝癌术后的预防作用的临床观察. 成都中医药大学学报,2002,25(4):16-18.

[33] 沈红梅,黄杰. 加味小柴胡汤对癌症化疗患者肝功能保护作用的临床观察. 云南中医中药杂志,2005,26(6):15.

[34] 刘红艳. 柴胡注射液静滴治疗风寒型感冒 200 例临床观察. 现代中西医结合杂志,2006,15(11):1471-1472.

[35] 戴利华. 柴胡注射液耳穴位注射治疗小儿感冒发热 84 例. 河南中医药学刊,1995,10(2):45-46.

[36] 于秀梅,谷右天. 柴胡注射液治疗急性胁痛、腹痛两则. 中国中医急症,2007,16(6):748.

[37] 徐良瑾. 柴胡注射液治流行性腮腺炎 30 例. 江西中医药,1997,28(2):17.

[38] 高志强,王建华. 中成药治疗流行性腮腺炎. 河南中医,2002,22(02):4.

[39] 沈惠娜. 柴胡注射液的临床应用研究概况. 海峡药学,2012,24(2):150-153.

[40] 李海,卢诚震,唐克诚,等. 柴胡滴丸联合藿香正气滴丸治疗 SARS 的临床观察. 中国中西医结合杂志,2004,4(24):321-324.

[41] 金兰. 柴胡的临床应用. 中国保健营养,2013,23(6):3354.

[42] 沈惠娜. 柴胡注射液的临床应用研究概况. 海峡药学,2012,24(2):150-153.

[43] 全红,李秀英. 小柴胡汤治疗慢性肾功能衰竭疗效观察. 中国中医药信息杂志,2010,17(9):80.

[44] 严宇仙. 柴胡疏肝散加减治疗不孕症. 浙江中西医结合杂志,2003,13(8):509.

[45] 冯小菁. 柴胡注射液治疗单纯疱疹病毒性角膜炎. 湖北中医杂志,2001,23(10):36.

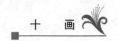
[46] 朱俊珍,黄长发.柴胡注射液治疗单纯疱疹病毒型角膜炎的临床观察.江西中医药,1994,25(S2):40.

[47] 张晓亮,刘伍振.中西医结合治疗流行性结膜炎127例.河南中医药学刊,2000,15(6):36.

[48] 李洁.中药喷雾治疗干眼症30例.上海中医药杂志,2003,37(4):38-39.

[49] 海棠.中药封闭治疗慢性单纯性鼻炎90例.内蒙古中医药,2005,S1:27.

[50] 胡勤策,季静岳,胡明灿.43例柴胡注射液不良反应分析.中国中医药信息杂志,2001,5(8):38-39.

160. 党　参

【来源】桔梗科植物党参 *Codonopsis pilosula* (Franch.)Nannf. 、素花党参 *Codonopsis pilosula* Nannf. var. *modesta*（Nannf. ）L. T. Shen 或川党参 *Codonopsis tangshen* Oliv. 的干燥根[1]。

【性味与归经】甘,平。归脾、肺经。

【功能与主治】健脾补肺,益气生津。主治脾胃虚弱,食少便溏,四肢无力,肺虚喘咳,气短自汗,气血两亏诸证。

【化学成分】党参根中含有多种糖类成分:果糖、菊糖及多糖等。尚含有丁香苷(syringin)、正己基-β-D-吡喃葡萄糖苷(n-hexyl-β-D-glucopyranoside)、乙基-α-D-呋喃果糖苷(ethyl-α-D-fructofuranoside)及党参苷(tangshenoside)等多种苷类物质。根中还含有胆碱(choline)、黑麦草碱(loline)、脲基甲酸正丁酯(n-butyl allophanate)、焦谷氨酸-N-果糖苷(pyroglutamic acid N-fructoside)、烟酸(nicotinic acid)、5-羟基-2-吡啶甲醇(5-hydroxy-2-pyridine methanol)等生物碱及含氮类成分。还含有蒲公英赛醇(taraxerol)、乙醇蒲公英甾醇酯(taraxeryl acetate)、无羁萜(friedelin)、α-波菜甾醇(α-spinasterol)、α-波菜甾醇-β-D-葡萄糖苷(α-spinasterol-β-D-glucoside)、丁香醛(syringaldehyde)、香草酸(vanillic acid)、2-呋喃羧酸(2-furan carboxylic acid)、苍术内酯(atractylenolide)Ⅱ及Ⅲ、5-羟甲基糠醛(5-hydroxymethyl-2-furaldehyde)、白芷内酯(angelicin)、补骨脂素(psoralen)[2,3]。

【药理作用】

1. 抗肿瘤作用　党参多糖具有明确的体内抗肿瘤活性。对 S180 荷瘤小鼠有明显的抑制作用,最大抑制率超过 30%。党参多糖抗肿瘤机制与其清除体内自由基有关[4,5]。党参多糖能显著提高溶血性血虚小鼠的外周血红蛋白含量,使其恢复至正常水平。党参多糖能显著增加小鼠内源性脾结节数[6,7]。党参多糖具有增强小鼠腹腔巨噬细胞吞噬功能的作用[8]。采用体外鸡脾淋巴细胞增殖试验和体外诱导白细胞介素 2 产生试验,观察了党参多糖对鸡免疫功能的影响,结果显示党参多糖可明显增强鸡脾淋巴细胞增殖[9,10]。党参多糖与疫苗配合使用,可使鸡血清 ND 抗体效价显著高于对照组,显示了明显的免疫增强作用,提高了疫苗的免疫效力,使抗体产生早、上升速度快、高峰持续时间长[11]。

2. 其他药理作用

(1)对中枢神经系统的影响:党参水煎液具有减少小鼠自发活动,延长巴比妥类的睡眠时间等镇静作用。党参水提物、醇提物、正丁醇提物口服或腹腔注射能拮抗樟柳碱、东莨菪碱造成的记忆获得障碍以及由亚硝酸钠、环乙酰亚胺造成的记忆获得障碍,其改善记忆作用可能与胆碱能神经系统有关[12]。

(2)对内脏系统的影响

1)对心血管系统的影响:党参水浸液和醇浸液具有明显的降压作用。党参提取液可以扩

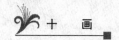

张周围血管,提高心排血量和脑、下肢及内脏的血液量从而不增加心率,降低血压[13]。

2)对内分泌系统的影响:党参增强应激能力可能与兴奋和调节下丘脑-垂体-肾上腺皮质系统有关。党参有效成分皂苷及糖类能部分拮抗地塞米松引起的血浆皮质酮下降,能显著降低四氧嘧啶诱导的糖尿病小鼠血糖和血清胰岛素水平,提高糖尿病小鼠血清超氧化物歧化酶的活性,可对氢化可的松琥珀酸钠诱导的小鼠胰岛素抵抗有显著的改善作用[14]。

(3)对免疫系统的影响:党参制剂给小鼠静注后,巨噬细胞数量明显增多,细胞体积增大,伪足增多,吞噬能力增强。细胞内的 DNA、RNA、糖类、AGP 酶、ATP 酶、酸性酯酶、琥珀酸脱氢酶等活性均显著增强[15]。

(4)抗衰老作用:党参多糖具有抗衰老作用,具有体外清除 O^2 的功能[16,17]。

3. 毒性作用　党参注射液小鼠腹腔注射 LD_{50} 为 $(79.21\pm3.60)g/kg$。给大鼠每日皮下注射 0.5g/只,连续 13 天,无异常反应[18]。

【临床应用】

1. 治疗肿瘤　党参多糖的抗肿瘤作用的试验表明其对 ConA 诱导的脾细胞增殖有促进作用[19]。联合用药时,作用更明显。体内单用白细胞介素-2 或与党参多糖两者联合用药时有抗肿瘤协同作用[20]。黄芪党参蘑菇煎剂是多种多糖复合物,为水溶性的葡聚糖,属于免疫增强剂,参与到免疫多环节,有双向免疫调节的作用,能增强患者对化疗的敏感性、耐受性,减低毒副反应[21]。

2. 治疗其他疾病

(1)治疗室性期前收缩:用三参汤(党参、丹参、苦参各 30g)治疗心脏疾病,结果心功能Ⅰ、Ⅱ级者总有效率 78.0%,心功能Ⅲ、Ⅳ级者总有效率 42.9%。室性期前收缩≤Ⅲ级者总有效率 75.9%,室性期前收缩>Ⅲ级者总有效率 53.9%。

(2)治疗月经过多、产后恶露不尽:党参 20g,用 400ml 水文火煎 40 分钟,取药汁 150～200ml,兑入阿胶 10g,顿服,每日 1 次,治疗月经过多、产后恶露不尽 68 例。用本药后全部有效。

【不良反应】党参不良反应较少。对实证、热证不能单独使用。不能代替人参治虚脱危重病证。

参考文献

[1] 国家药典委员会.中华人民共和国药典.一部.北京:中国医药科技出版社.2010:264-265.

[2] 南京中医药大学.中药大辞典.下册.上海:上海科学技术出版社,2005:2575-2579.

[3] 宋立人,洪恂,丁绪亮,等.现代中药学大辞典.下册.北京:人民卫生出版社,2000:1707-1710.

[4] 韩春姬,李铉万,李莲姬,等.轮叶党参多糖对 S_{180} 小鼠肉瘤的抑制作用.延边大学医学院学报,2000,23(12):249-250.

[5] 韩春姬,李莲姬,朴奎善,等.轮叶党参对老年小鼠益智及抗氧化的作用.中药材,1999,22(3):136-138.

[6] 徐惠波,孙晓波,原立范,等.轮叶党参多糖对单核-巨噬细胞系统吞噬功能的影响.吉林医药工业,1988,(3):20-22.

[7] 陈克克,王喆之.党参多糖的研究进展.现代生物医学进展,2007,7(4):635-637.

[8] 唐清秀,程国权,张晓文.党参精及党参多糖对 $C_{57}BL/6$ 小鼠免疫功能的影响.地方病通报,1996,11(S1):8.

[9] 曹丽,罗崇念,卞庆亚,等.党参多糖对鸡 IL-2 活性和淋巴细胞增殖反应的促进作用.中国兽医杂志,2004,(1):3-4.

[10] 杨光,李发胜,刘辉,等.党参多糖对小鼠免疫功能的影响.中药药理与临床,2005,21(4):39.

[11] 周建强,潘琦,王涛,等.党参多糖对免疫雏鸡抗体效价和淋巴细胞增殖的影响.江苏农业科学,2010,(3):263-264.

[12] 宋晓燕.党参的研究进展.内蒙古中医药,2011,30(8):112-113.

[13] 张晓君,祝晨,胡黎.党参多糖对小鼠免疫和造血功能的影响.中药新药与临床药理,2003,14(3):174-176.

[14] 傅盼盼,洪铁,杨振.党参多糖对糖尿病小鼠胰岛素抵抗的改善作用.时珍国医国药,2008,19(10):2414-2416.

[15] 王洁,邓长泉,石磊,等.党参的现代研究进展.中国医药指南,2011,9(31):279-281.

[16] 韩春姬,李莲姬,朴奎善.轮叶党参水提取液抗突变作用及其机理研究.预防医学文献信息,1998,4(3):204-205.

[17] 熊元君,陈敏.新疆党参多糖对SOD、MDA的影响.新疆中医药,2000,18(3):13.

[18] 许爱霞,张振明,葛斌,等.党参多糖抗衰老作用机制的实验研究.中国现代应用药学杂志,2006,23(8):729-731.

[19] 杨瑾,袁德培,陈龙全,等.党参多糖类成分抗肿瘤活性的研究进展.湖北民族学院学报医学版,2011,28(3):67-68.

[20] 季宇彬,肖凤,汲晨锋.多糖抗肿瘤研究进展.上海医药,2007,28(7):309-311.

[21] 李富宏,水彦芳.党参研究进展.兰州医学院学报,2004,30(3):99,101.

161. 积 雪 草

【来源】伞形科积雪草 *Centella asiatica* (L.)Urban 的干燥全草或带根全草。

【性味归经】苦、辛,寒。归肝、脾、肾经。

【功能与主治】清热利湿,解毒消肿。用于湿热黄疸,中暑腹泻,砂淋血淋,痈肿疮毒,跌打损伤。

【化学成分】含多种 α-香树脂醇型的三萜成分,其中有积雪草苷(asiaticoside)、参枯尼苷(thankuniside)、异参枯尼苷(isothankuniside),羟基积雪草苷(madecas-soside),玻热模苷(brahmoside)、玻热米苷(brahminoside)和玻热米酸(brahmic acid)等,以及马达积雪草酸(madasiatic acid)。此外,尚含内消旋肌醇(meso-inositol)、积雪草糖(centellose)、蜡、胡萝卜烃类(carotenoids)、叶绿素,以及山柰酚、槲皮素和葡萄糖、鼠李糖的黄酮苷。全草主要含三萜酸和三萜皂苷。三萜有积雪草酸(asiatic acid)、羟基积雪草酸(brahmic acid)、异羟基积雪草酸(isobrahmic acid)及桦皮酸(be-tulinic acid)等。三萜皂苷有积雪草苷(asiaticoside,madecas-sol)、羟基积雪草苷(madecassoside)、落得打三糖苷(brahmoside)及落得打四糖苷(brahmino-side),又谓含参枯苷(thankuniside)及异参枯苷(isothankuniside)。另含山柰素和槲皮素及其苷、积雪草碱(hydrocotyline)、内消旋肌醇(inositol)、积雪草低聚糖(centellose)、谷甾醇、维生素C、胡萝卜素、绿色挥发油及树脂状物质。

【药理作用】

1. 抗肿瘤作用 积雪草有一定的抗肿瘤作用。积雪草苷对体外培养的 L929 细胞和 CNE 细胞的增殖有抑制作用,对移植 S180 细胞的增殖也有抑制作用,同时能提高 S180 小鼠的存活时间[1];积雪草苷对 B16 细胞的生长有丝分裂过程有明显抑制作用,能够诱导细胞凋亡或死亡,提示积雪草苷有抗黑色素瘤细胞生长作用[2]。积雪草纯化物体外对肿瘤细胞增殖有抑制作用,并显示一定的剂量依赖关系。口服积雪草提取物或经层析法获得的积雪草纯化物,能抑制小鼠腹水瘤的生长并延长这些耐受小鼠的寿命,而且对人体正常的淋巴细胞没有毒副作用[3]。积雪草中提取的五环三萜类化合物作用于 RPMI 8226 细胞,积雪草可显著抑制细胞增殖并有一定的时间和剂量依赖性,并可导致细胞周期停滞在 G_2/M 期[4]。积雪草苷可诱导肿瘤细胞凋亡并与长春新碱有一定的协同作用,有作为生化调节剂的可能[5]。积雪草苷对宫颈癌 HeLa 细胞有显著的生长抑制作用并有浓度和时间依赖性;其机理可能通过抑制生存素(survivin)表达,促进 Caspase-3 表达而在诱导宫颈癌细胞凋亡过程中发挥重要作用。以人肝癌细胞株 SMMC-7721 和 HepG-2、人髓系白血病细胞株 U937、人胃癌细胞株 SGC-7901 作为实验瘤株,MTT 法检测积雪草总苷对这些肿瘤细胞增殖的影响,筛选出对积雪草总苷敏感的细胞株,流式细胞仪检测积雪草总苷对敏感肿瘤细胞周期和凋亡的影响。免疫印迹法检测积雪草总苷对敏感肿瘤细胞 NF-κB 表达的影响。常规分离健康人外周血获得外周血单个核淋巴细胞(peripheral blood mononuclear cell,PBMC),用植物血凝素刺激其活化,MTT 法检测积雪草总苷对 PBMC 增殖的影响。采用一次性腹腔注射环磷酰胺制备小鼠免疫低下模型,从免疫器官指数、腹腔巨噬细胞吞噬作用、血清溶血素等角度,考察积雪草总苷的免疫调节作用。采用一次性全身照射 ^{60}Co-γ 射线制备小鼠免疫低下模型,检测血清中超氧化物歧化酶(SOD)的含量、免疫器官指数、腹腔巨噬细胞吞噬作用、血清溶血素、脾淋巴细胞转化、IL-2等,以考察积雪草总苷的免疫调节作用。结果表明:积雪草总苷在体外能显著抑制 HepG-2 的增殖,但对 SGC-7901、SMMC-7721、U937 细胞无明显抑制作用;积雪草总苷 100.0μg/ml 能够将 HepG-2 细胞周期明显阻滞于 G_0/G_1 期并诱导其发生凋亡、抑制 NF-κB 蛋白的表达。积雪草总苷在体外对 PBMC 增殖无明显抑制作用。积雪草总苷可显著升高环磷酰胺致免疫功能低下小鼠的胸腺指数、巨噬细胞吞噬能力及血清溶血素水平。积雪草总苷可提升 γ 射线致免疫功能低下小鼠的免疫器官指数,增强巨噬细胞吞噬能力、血清溶血素水平及脾淋巴细胞转化能力。积雪草总苷 50.0mg/kg 剂量下还能升高小鼠血清 SOD 和 IL-2 的含量。积雪草总苷有明显的抗肿瘤作用,其机制可能与诱导细胞凋亡及增强机体免疫功能有关[6]。

2. 其他药理作用

(1)镇痛及抗炎作用:积雪草氯仿和甲醇提取物作用于瑞士白化小鼠,通过尾部剪裁,甩尾,尾巴浸泡和扭体法试验。抗炎测定用甲醇提取物作用在角叉菜胶诱导的爪水肿的 Wistar 大白鼠上进行。实验结果表明,积雪草在这些实验模型中有显著镇痛和抗炎活性[7]。

(2)美容作用:积雪草是有效提高治疗小伤口,肥厚性伤口以及烧伤、银屑病和硬皮病康复的有效药。作用的机制涉及促进成纤维细胞增殖和增加胶原蛋白和纤连蛋白胞内含量的合成,也改善新形成的皮肤拉伸强度,以及抑制增生性瘢痕或瘢痕疙瘩的炎症阶段。研究结果表明,它可以在老化皮肤,脂肪的治疗中使用[8]。

【临床应用】治疗其他疾病:

1. 治外感暑热、鼻咽 《四川中药志》谓本品"祛风散寒,治肺热咳嗽"。据报道,用积雪草糖浆 30ml/日 1 次,小儿酌减,连服 3 天、停 7 天为一疗程,共服 3 个疗程,预防感冒、慢性气管炎共 973 人,效果良好[9]。

2. 处理流行性脑脊髓膜炎 据抑菌试验,本品对金黄色葡萄球菌、溶血性链球菌、各型痢疾杆菌、伤寒杆菌均有抑制作用。有报道以积雪草煎剂 10ml/日 3 次,5 岁以下儿童减半,连服 3 天。处理流行性脑脊髓膜炎带菌者 30 例,服药后细菌转阴率 80%[9]。

3. 传染性肝炎 用鲜积雪草 120g(小儿减半),水煎成 250ml,趁热加冰糖 60g,分 2 次空腹服,7 天为一疗程,治疗 10 例,效佳。贵阳医学院附院以清肝饮(积雪草、银花、茵陈、龙胆草)治疗 103 例,治愈率 95.1%。范氏用积雪草合剂(积雪草、黄芥、金丝草、茅根、茵陈)治疗的 107 例,治愈 80 例,好转 27 例[9]。

4. 石淋、血淋 《闽东本草》治小便不通:"鲜积雪草一两,捣烂贴肚脐,小便通即去药。"陈氏以鲜积雪草 250g,捣烂,酒炒,纱布包脐,日 2 次,配合内服消水圣愈汤、五皮饮等治疗急性肾炎水肿,效果好。有报道取鲜积雪草 1000g,捣取汁 400ml 左右,一天服完,连服 7～10 天,治急慢性肾炎、肾盂肾炎尿毒症、氮质血症 11 例,对缓解尿毒症有较好疗效。尚有用积雪草、大黄、槐花各 30g,煎水 150～200ml 作保留灌肠,配合内服中药,治慢性肾炎尿毒症获效[9]。

参考文献

[1] 桑红,倪容之,沈献平,等. 积雪苷对黑素瘤细胞生长影响的实验研究. 中华肤科杂志,2004,37(2):71-73.

[2] 黄云虹,张胜华,甄瑞贤,等. 积雪草苷诱导肿瘤细胞凋亡及增强长春新碱的抗肿作用. 癌症,2004,23(12):1599-1601.

[3] Babu T D,Kuttan G,Padikkala J. Cytotoxic and antitumour properties of certain taxa of Umbelliferae with special refernce to *Centella asiatica* (L.)Urban. Journal of Ethnophar macology,1995,48(1):53-54.

[4] Zhang J,Ai L,Lv T,et al. Asiatic acid,a triterpene,inhibits cell proliferation through regulating the expression of focal adhesion kinase in multiple myeloma cells. Oncol Lett,2013,6(6):1762-1766.

[5] 孙盛梅,李佩玲,吴雅冬,等. 积雪草苷诱导人宫颈癌 Hela 细胞凋亡及其机制的探讨. 黑龙江医药科学,2007,30(2):42-44.

[6] 周燏. 积雪草总苷抗肿瘤作用及机制研究. 苏州:苏州大学,2008:41-45.

[7] Saha S,Guria T,Singha T,et al. Evaluation of Analgesic and Anti-Inflammatory Activity of Chloroform and Methanol Extracts of *Centella asiatica* Linn. ISRN Pharmacol,2013:789613

[8] Bylka W,Znajdek-Awiżeń P,Studzińska-Sroka E,et al. Centella asiatica in cosmetology. Postepy Dermatol Alergol,2013,30(1):46-49.

[9] 国家中医药管理局《中华本草》编委会. 中华本草. 第五卷. 上海:上海科学技术出版社,1999:921-923.

162. 射 干

【来源】鸢尾科植物射干 *Belamcanda chinensis* (L.)DC. 的干燥根茎[1]。

【性味与归经】味苦、性寒。归肺经。

【功能与主治】清热解毒,消痰,利咽。用于热毒痰火郁结,咽喉肿痛,痰涎壅盛,咳嗽气喘。

【化学成分】根及根茎含异黄酮类成分:鸢尾苷元(irigenin),鸢尾黄酮(tectorigenin),鸢尾黄酮苷(tectoridin),射干异黄酮(belamcanidin),甲基尼泊尔鸢尾黄酮(methylirisoridon),鸢尾黄酮新苷元(iristectoriginin)A、B,洋鸢尾素(irisflorentin),野鸢尾苷(iridin),5-去甲洋鸢尾素(noririsflorentin),异丹叶大黄素(isorhapontigenin),芒果苷,鸢尾苷-5-O-(6''-O-香草酸)β-D-葡萄糖苷[irigenin-5-O-(6''-O-vanillin acid)β-D-glucosode],2,3-二氢鸢尾苷元(2,3-dihydroirigenin),6''-O-香草酰鸢尾苷元(6''-O-vanilloyliridin),6''-O-羟基苯甲酰野鸢尾苷(6''-O-phydrobenzoyliridin),5,6,7,3'-四羟基-4'-甲氧基黄酮(5,6,7,3'-tetrahydro-4'-methoxyflavone),3',4',5,7-四羟基-8-甲氧基异黄酮(3',4',5,7-tetrahydro-8-methoxyisoflavone)等。三萜类成分:茶叶花宁(apocynin),射干酮(belamcandone)A、B、C、D,射干醛(belamcandal),28-去乙酰基射干醛(28-deacetylbelamcandal),异德国鸢尾醛(isoiridogermanal),16-O-乙酰基异

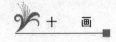

德国鸢尾醛(16-*O*-acetylisoiridogermanal)，3-*O*-癸酰基-16-*O*-乙酰基异德国鸢尾醛(3-*O*-de-canoyl-16-*O*-acetylisoiri-dogermanal)，3-*O*-四癸酰基-16-*O*-乙酰基异德国鸢尾醛(3-*O*-tetrade-canoyl-16-*O*-acetylisoiridogermanal)等[1]。

【药理作用】

1. 抗肿瘤作用

(1)芒果苷的抗肿瘤作用：芒果苷能提高正常和肿瘤老鼠体内或体外脾脏细胞、腹膜巨噬细胞的肿瘤细胞毒性。对生有肿瘤的小鼠脾脏细胞可增大对肿瘤细胞的杀伤力。芒果苷对人肝癌细胞系 BEL-7404 有明确的细胞毒作用，以芒果苷处理人肝癌细胞系 BEL-7404 后，显微镜下可见细胞间隙轻微增大、胞质颗粒增粗、细胞透明度减低、细胞萎缩及细胞碎裂等现象，当芒果苷浓度达到 $200\mu mol/L$ 时，细胞则停止生长并死亡[2]。芒果苷对 P120ctn 酪氨酸磷酸化有抑制作用，肝癌细胞经芒果苷刺激后，P120ctn 发生酪氨酸磷酸化，细胞黏附能力降低、迁移能力增强，经芒果苷处理后，P120ctn 酪氨酸磷酸化程度减轻并使细胞恶性形态有所改善[3]。

芒果苷对白血病 K562 细胞周期分布及细胞周期素 A、细胞周期素表达有一定的影响，芒果苷阻滞白血病 K562 细胞周期于 G_2/M 期，明显上调 K562 细胞 Cyclin A 和 Cyclin B1 mR-NA 表达水平[4,5]。

(2)鸢尾黄酮抗肿瘤作用：给荷 Lewis 肺癌小鼠皮下注射鸢尾黄酮 30mg/kg，20 天，肿瘤的抑制率为 30.8%。给荷 S180 肉瘤小鼠腹腔注射 30mg/kg，10 天，其抑制率为 44.2%[6]。皮下接种前列腺癌 LNCaP 细胞的裸鼠饲喂含鸢尾黄酮的饲料，能明显降低肿瘤的发生率和肿瘤生长[7]。鸢尾黄酮对正常细胞有保护作用，但对肿瘤细胞有明显毒性作用[8]。$50\sim 100\mu mol/L$ 鸢尾黄酮还能抑制前列腺癌细胞 RWPE-1、LNCaP 和 PC-3 的增殖，使细胞周期停止在 G_1 期并诱导 p21[WAF1] 或 p27 蛋白表达[9]。

(3)射干有效部位抗肿瘤作用：射干提取物对 S180 荷瘤小鼠具有明确的抑制作用，其中射干水提物的抑制作用最强。射干提取物对 S180 荷瘤小鼠免疫指标的研究表明，环磷酰胺组小鼠脾脏和胸腺指数与模型组比较有所降低，呈显著性差异[10]。

2. 其他药理作用

(1)对中枢神经系统的影响

1)芒果苷在体内外模型中都具有神经保护的功能。芒果苷在减弱氧化应激导致细胞死亡的同时，减少了海马区神经元的丢失和自由基的增殖，使小鼠前脑的局部缺血迅速消失[11]。

2)镇痛作用：芒果苷诱发痛觉缺失并非依赖于阿片受体，其镇痛作用显著，对外周神经影响轻微[12]。

3)解热作用：芒果苷对内毒素致热有明显解热作用，且与剂量成正相关，对热损伤起到较好的保护作用[13]。

(2)对内脏系统的影响

对消化系统的影响：芒果苷具有明确的保肝作用。芒果苷能够清除 1,1-二苯基-2-三硝基苯肼(1,1,-Diphenyl-2-picrylhydrazyl radical 2,2-Diphenyl-1-(2,4,6-trinitrophenyl) hydra-zyl，DPPH)分子，能有效拮抗四氯化碳诱导的大鼠血浆谷草转氨酶、谷丙转氨酶的升高。同时，芒果苷可对模拟高原急性低氧造成大鼠肝损伤具有保护作用。在大鼠肝溶酶体体外温孵试验中发现，芒果苷有稳定溶酶体膜的作用，且对溶酶体酸性磷酸酶活力起到抑制作用。芒果苷还具有较强的利胆作用，可促进胆汁排放。给予实验动物芒果苷后，30 分钟、60 分钟、90 分

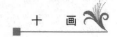

钟的胆汁流量与基础胆汁流量比较有显著的统计学意义[14]。

（3）对内分泌系统的影响：芒果苷及其糖苷具有降糖的活性。根茎水提物能降低 2 型糖尿病模型小鼠血糖,有降低血清胰岛素水平的趋势[15]。

（4）抗病原微生物作用

1)抗细菌作用：射干提取物对革兰阳性菌的作用比较强,而对革兰阴性菌的作用相对较低。射干提取物可显著降低金黄色葡萄球菌酵母悬液引起的小鼠死亡率,与细菌阴性对照组比较具有显著的差异（P<0.01）,较体外抗菌试验结果更好地反映了药物的抗感染作用[16]。

2)抗病毒作用：芒果苷具有体外抗Ⅰ型单纯疱疹病毒作用,空斑减少率为 56.8%,其抗病毒作用归因于它抑制细胞内病毒复制的能力[17]。在观察芒果苷对鸭乙型肝炎病毒感染模型的抑制作用研究中,结果显示,芒果苷 100mg/kg、200mg/kg 在给药期间对 DNA 有明显抑制作用,且在停药后未见明显反跳现象[18]。

（5）对免疫系统的影响：芒果苷对表现为噬菌细胞过度激活的免疫病原性疾病,芒果苷能对抗氢化可的松引起的小鼠脾、胸腺萎缩,显著增加氢化可的松免疫抑制小鼠的碳粒廓清率,使小鼠血清溶血素 IgM、IgG 生成增加[19,20]。

（6）抗氧化作用：在鼠肝微粒体中,芒果苷可快速地清除 DPPH 基团,而且抑制脂质过氧化反应[21]。芒果苷对线粒体通透性改变的作用是一种 Ca^{2+} 依赖型作用,其与细胞的凋亡密切相关,芒果苷的作用可使线粒体膜电位消失,细胞内 Ca^{2+} 释放减少,抑制膜的脂质过氧化反应,从而有效保护细胞[22]。

（7）抗炎作用：通过口服给予芒果苷 50～200mg/kg 可以减轻由花生四烯酸引起的耳水肿[23,24]。

【药代动力学研究】鸢尾黄酮磺酸钠肌内注射的药代动力学结果显示,鸢尾黄酮磺酸钠注射液体内过程符合二室开放模型,具有线性动力学特征[25]。

【临床应用】治疗其他疾病：

1. 治疗呼吸系统疾病　口服射干抗病毒注射液治疗急性上呼吸道感染临床效果显著,以射干等为主药的清咽退热汤治疗小儿急性化脓性扁桃体炎,疗效显著,可以缩短病程及提高治愈率[26]。

2. 治疗耳带状疱疹　射干抗病毒注射液联合利巴韦林可用于耳带状疱疹的治疗,具有疗程短、见效快等特点,且未出现不良反应,无耐药性[27]。

【不良反应】射干不良反应较少,偶见服用射干口服液后出现的全身肌肉强直等症状。另有临床资料显示射干抗病毒注射液可引起皮肤过敏等症状[28,29]。

参 考 文 献

[1] 季宇彬.天然药物有效成分药理与应用.北京：科学出版社,2007：344.

[2] 黄华艺,农朝赞.芒果甙对肝癌细胞增殖的抑制和凋亡的诱导.中华消化杂志,2002,22(6)：341-343.

[3] 农少云,农朝赞,潘莉莉,等.芒果苷对连环蛋白 P120 磷酸化及肝癌细胞生物学行为的影响.广西医科大学学报,2005,22(4)：495-497.

[4] 彭志刚,罗军,赖永榕,等.芒果苷对白血病 K562 细胞周期分布及细胞周期素 A 细胞周期素 B_1 表达的影响.中华中医药杂志,2007,22(8)：510-513.

[5] 程鹏,彭志刚,杨杰,等.芒果苷对白血病 K562 细胞端粒酶活性和凋亡的影响.中药材,2007,30(3)：306-309.

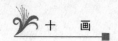

［6］杜继增，李庆芬，陈晓光. 川西獐牙菜对低张性低氧肝损伤的保护作用. 药学学报，1983，18(3)：174.

［7］Miura T，Ichiki H，Hashimoto I，et al. Antidiabetic activity of a xanthone compound，mangiferin. Phytomedicine，2001，8(2)：85-87.

［8］刘雪萍，蒋伟哲，黄兴振，等. 芒果叶提取物体外抗菌作用研究. 药物研究，2007，16(9)：12-13.

［9］Yoosook C，Bunyapraphatanra N，Boonyakial Y，et al. Anti-berpea simplex virus activity of crude water extracta of Thai medicinal plants. Phytomedicine，2000，6(16)：411-419.

［10］陈靖，吴成举，柴纪严. 射干提取物体内抗肿瘤作用研究. 北方药学，2013，10(5)：72.

［11］Gottlieb M，Leal-Campanario R，Campos-Esparza M R，et al. Neuroprotection by two polyphenols following excitotoxicity and experimental ischemia. Neurobiology of Disease，2006，23(2)：374.

［12］Dar A，Faizi S，Naqvi S，et al. Analgesic and antioxidant activity of Mangiferin and its derivatives：the structure activity relationship. Biol Pharm Bul，2005，28(4)：596.

［13］邓家刚，郑作文，杨柯. 芒果苷对内毒素致热家兔体温的影响. 中国实验方剂学杂志，2006，12(2)：72-73.

［14］杜继增，李庆芬，陈晓光. 川西獐牙菜对低张性低氧肝损伤的保护作用. 药学学报，1983，18(3)：174.

［15］Miura T，Ichiki H，Hashimoto I，et al. Antidiabetic activity of a xanthone compound，mangiferin. Phytomedicine，2001，8(2)：85-87.

［16］秦文艳，赵金明，齐越，等. 射干提取物体内体外抑菌作用的研究. 中国实验方剂学杂志，2011，17(4)：147-150.

［17］Yoosook C，Bunyapraphatanra N，Boonyakial Y，et al. Anti-berpea simplex virus activity of crude water extracts of Thai medicinal plants. Phytomedicine，2000，6(16)：411-419.

［18］邓家刚，杨柯，郑作文，等. 芒果苷在鸭体内抑制鸭乙型肝炎病毒感染的实验研究. 广西中医学院学报，2007，20(1)：123.

［19］秦怀洲，王木梁，赵振伟，等. 芒果苷对小鼠免疫功能影响的初步研究. 中国临床药理学与治疗学，2007，12(8)：931-934.

［20］邓家刚，杨柯，阎莉，等. 芒果苷对免疫抑制小鼠 T 淋巴细胞增殖的影响. 中药药理与临床，2007，23(5)：64-65.

［21］Sanchez C M，Re L，Giuliani A，et al. Protective effects of Mangifera indica L. extract，mangiferin and selected antioxidants against TPA-induced biomolecules oxidation and peritoneal macrophage activation in mice. Pharmacol Res，2000，42(6)：565-573.

［22］吴泽芳，熊朝敏. 射干与白射干、川射干(鸢尾)的药理作用比较. 中药药理与临床，1990，6(6)：28-30.

［23］季宇彬. 中药抗炎免疫有效成分药理与应用. 北京：人民卫生出版社，2007：236.

［24］邓家刚，郑作文，曾春晖. 芒果苷的药效学实验研究. 中医药学刊，2002，20(6)：802.

［25］杨万军，张伟东，王莹，等. 射干麻黄配伍对射干异黄酮类成分在大鼠体内药代动力学的影响. 中成药，2012，34(11)：2094-2099.

［26］何雯，李檬，张英. 中西医结合治疗小儿急性化脓性扁桃体炎 38 例. 中国儿科杂志，2009，5(1)：29.

［27］李斌峰，张学云，管志江，等. 射干抗病毒注射液联合病毒唑治疗耳带状疱疹临床观察. 青岛医药卫生，2007，39(1)：15.

［28］高继兰，陈述. 射干抗病毒注射液引起皮肤过敏 1 例. 齐鲁药事，2006，25(8)：805.

［29］李昌军. 射干中毒致全身肌肉强直 1 例. 新医学，2005，36(10)：906.

163. 狼　　毒

【来源】 瑞香科植物瑞香狼毒 *Stellera chamaejasme* L.［*Passerina chamaejasme* Fisch.］的根。

【性味归经】味苦、辛,性平。归肺经,有大毒。

【功能与主治】泻水逐饮;破积杀虫。水肿腹胀;痰食虫积;心腹疼痛;癥瘕积聚;结核;疥癣。

【化学成分】根含二萜、黄酮、木脂素、香豆精类成分。二萜类:格尼迪木灵(gnidimacrin),河朔荛花素(simplexin),瑞香狼毒任(stelleramacrin)A、B,18-去-(苯甲酰氧基)-28-去氧格尼迪木任(pimelea factor P2),12-乙酰氧基赫雷毒素(subtoxin A),赫雷毒素(huratoxin)。黄酮类:狼毒素(chamaejasmine)A、B、C,异狼毒素(isochamaejasmine),7-甲氧基狼毒素(7-methoxychamaejasmine),新狼毒素(neochamaejasmine)A、B,狼毒色酮(chamaechromone)及二氢山奈酚(dihydrokaempferol)。木脂体:鹅掌楸树脂酚B(lirioresinol B),松脂酚(pinoresinol)穗罗汉松脂酚(matairesinol)。挥发油:有27种成分,已确定12种,主要为3,7,17-三甲基十二碳-反-2,顺-6,10-三烯酸(3,7,17-trimethyl-trans-2,cis-6,10-dodecatrienol),10,13-十八碳二烯酸甲酯(methyl-10,13-octadecadienoic acid),正十三烷(n-tridecane),正十二烷(n-dodecane),2,6-二甲基庚烷(2,6-dimethylheptane)及肉桂醇(cinnamic alcohol)等。狼毒还含茴芹香豆精(pimpinellin),异香柑内酯(isobergapten),异茴芹香豆精(isopimpinellin),牛防风素(sphondin)及蔗糖(sucrose)。

【药理作用】

1. 抗肿瘤作用　狼毒大戟干燥饮片的水和醇提取物,对小鼠移植性 Heps 肝癌、Lewis 肺癌生长有一定的抑制作用[1]。肿瘤生长抑制率均在30%~63.37%。还对 S180、实体艾氏腹水癌 EAC、大鼠瓦克癌 W256、Lewis 肺癌等均有显著抑制作用[2]。狼毒对 H22 细胞也有一定的抑制作用[3]。大戟注射液作用于 L615 白血病小鼠后,给药组的小鼠生存期明显延长,最高一组的生命延长率达到71.42%[4]。狼毒大戟还能诱导 L615 白血病小鼠 T 淋巴细胞凋亡。给药组及肿瘤组 DNA 均显示典型的凋亡梯形电泳带,且给药组强于肿瘤组,说明诱导肿瘤细胞凋亡是狼毒抗癌机制之一[5]。狼毒大戟还能减缓 L615 白血病细胞对中枢神经的浸润作用[6,7]。狼毒大戟的水提液对人鼻咽癌 CNE2 细胞有较强的抑制作用[8]。对体外培养的 CNE2 细胞抑制率为21.43%,高浓度时抑制率达到97.62%。狼毒还对 SGC-7901、QRH-7701、BEL-7402、U937、HeLa、HL-60 细胞有一定的抑制作用[9-12]。

2. 其他药理作用　抗菌、抗病毒作用:狼毒大戟醇提液对罗氏培养基上生长良好的强毒型人结核杆菌(H37RV)的抑菌作用最强,MIC 为 1/3200mg/ml,但狼毒大戟蒸馏液和挥发油体内、体外均无明显的抗结核杆菌作用[13]。

3. 毒性作用　复方狼毒注射液静脉滴注或复方狼毒片常见副作用有恶心、呕吐、头晕、轻度腹泻,未发现对肝、肾及神经方面的毒性表现[14,15]。狼毒大戟制成煎剂或丸剂,病人服水剂30 分钟后即出现胃不适,口腔咽部发麻,头昏恶心,或腹泻、腹痛,停药后 3~24 小时,可自行好转;丸剂均有腹泻症状,对久热伤津、咽干舌燥、声哑、呕吐、恶心者不宜用。

【临床应用】

1. 治疗肿瘤　狼毒用于治疗胃癌、肝癌、肺癌、甲状腺乳头状腺癌等 25 例,治后症状减轻,少数病例可见肿瘤缩小。复方狼毒注射液静脉滴注或复方狼毒片内服,用于治疗20 例晚期胃癌,在术前用药可以缓解症状,术后用药可以稳定病情,有止痛、增进食欲等作用。

2. 治疗其他疾病

(1)治疗皮肤病:狼毒药液煎煮浓缩后涂于患处,每日或隔日 1 次。或制成片剂,一疗程为

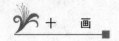

十　画

20～30 天，个别延长至 35 天，总剂量 7～12g。

（2）治疗慢性气管炎：取狼毒大戟制成煎剂或丸剂，治疗 299 例，观察 10 天，显效 52 例（17.39%），好转 170 例（56.36%）；具有较好的平喘、化痰及镇咳、消炎作用，尤以平喘作用显著；多数服药后一两天自觉出气省劲，痰易略出，5 天后咳嗽次数和痰量减少，食欲明显增加，但副作用较大。

参考文献

[1] 杨宝印,贾宝山,高国栋. 大戟狼毒对小鼠移植性肿瘤的影响. 中西医结合杂志,2003,4(1):33-34.

[2] 刘桂芳. 狼毒大戟抗癌活性成分二萜内酯的分离鉴定. 中药通报,2002,13(5):291-292.

[3] 王敏,贾正平,马骏,等. 瑞香狼毒总黄酮提取物的抗肿瘤作用. 中国中药杂志,2005,30(8):603-606.

[4] 于勇,卢佃华,姚苹等. 狼毒大戟治疗白血病时的毒性作用研究. 中国药学杂志,2002,37,(12):958-959.

[5] 李杰,张静. 中药狼毒抗癌作用研究进展. 中医研究,1996,9(5):44-45.

[6] 崔建国,曾陇梅,苏镜娱,等. 多羟基甾醇的合成及其结构与抗肿瘤细胞活性关系研究. 高等学校化学学报,2000,21(9):1399-1404.

[7] 赵奎君,徐国钧,金蓉鸾. 狼毒类中药对结核杆菌抗菌作用的比较. 中国药科大学学报,2007,26(2):122-124.

[8] 刘文粢,何风雷,阮子镛,等. 狼毒大戟二萜内酯对人癌细胞体外抑制作用的研究. 中药材,2000,23(10):623-625.

[9] 杨洪武,王峥,郑学民. 狼毒大戟活性成分体外抑瘤研究. 辽宁中医杂志,2002,29(1):53-54.

[10] 尚溪瀛,文成英,刘丽波. 大戟注射液对 L615 白血病小鼠体内药物实验及 DNA 含量的检测. 中医药学报,2004,2:76-77.

[11] 崔晞,姚苹,刘萍,等. 狼毒诱导白血病肿瘤细胞的凋亡. 山东医科大学学学报,2002,40(1):37-39.

[12] Wang B, Wang R, Jia Z, et al. The antitumor activities of the extracts from Stellera chamaejasmel L. in vitro by means of systematic solvent extraction. Zhong Yao Cai,2004,27(5):355-357.

[13] 黄雁,陆宝君,丁有雄,等. 植物药的发展概况. 韩山师范学院学报,2006,27(6):79-88.

[14] 郝小江. 植物化学与天然新药研究之管见. 贵州科学,2000,18(1):26-30.

[15] 祁振声,程伟民. 狼毒与间茹及草间茹的本草考证. 河北林果研究,2002,17(3):222-223.

164. 高 良 姜

【来源】 姜科植物高良姜 Alpinia officinarum Hance. 根茎。

【性味与归经】 辛，热；归脾、胃经，无毒。

【功能与主治】 温胃散寒，消食止痛。用于脘腹冷痛，胃寒呕吐，嗳气吞酸。

【化学成分】 根茎含多种二苯基庚烷类化合物：姜黄素（curcumin）、二氢姜黄素（dihydrocurcumin）、六氢姜黄素（hexahydrocurcumin）、八氢姜黄素（octahydrocurcumin）、还含黄酮类化合物：高良姜素（galangin）、槲皮素（quercetin）、山柰酚（kaempferol）、山柰素（kaempferide）、异鼠李素（isorhamnetin）、槲皮素-5-甲醚（quercetin-5-methylether）、高良姜素-3-甲醚（galangin-3-methylether）、还可能含有鼠李柠檬素（rhamnocitrin）及 7-羟基-3,5-二甲氧基黄酮（7-hydroxy-3,5-dimethoxy flavone）。又含挥发油，内有：桉叶素（1,8-cineole）、丁香油酚（eugenol）、蒎烯（pinene）、荜澄茄烯（cadinene）、桂皮酸甲酯（methyl cinnamate）。根尚含 β-谷甾醇-β-葡萄糖苷（β-sitosterol-β-glucoside）、豆甾醇葡萄糖苷（stigmasterol-β-glucoside）、菜油甾醇葡萄糖苷（campestrol-β-glucoside）[1,2]。

【药理作用】

1. 抗肿瘤作用　高良姜有一定的抗肿瘤作用。可诱导 HepG-2 细胞、Hep-3B 细胞、PLC/PRF/5 细胞、BEL-7402 细胞、AML-M5 细胞发生凋亡[3-5]。高良姜诱导细胞凋亡的途径可能是通过线粒体旁路。高良姜对 BEL-7402 细胞 IC_{50} 为 30.15mg/L，BEL-7402 细胞生长曲线表明，高良姜浓度增高，生长率明显下降。BEL-7402 细胞凋亡可在 20～80mg/L 高良姜处理后 24 小时出现。凋亡细胞主要表现为核染色质固缩，荧光染色增强。试验发现，高良姜阻断 BEL-7402 细胞于 G_1 期，线粒体膜电位降低。Caspase-3、Caspase-6 和 Caspase-9 被激活，呈时间依赖性改变。高良姜处理 BEL-7402 细胞 6 小时 Caspase-9 活性最高，而 Caspase-6 活性在 12 小时达峰值，Caspase-3 活性峰值时间出现在 18 小时[6]。高良姜对人食管鳞癌 KYSE-510 细胞也具有很强的生长抑制作用，可诱导 KYSE-510 细胞分化。推测 p21WAF1、细胞周期蛋白 B1 和 *Cyclin D1* 等基因可能是高良姜实现细胞分化诱导作用的靶基因[7]。该类化合物通过多种作用机制对肿瘤细胞产生明显的细胞毒活性，主要通过诱导肿瘤细胞细胞核的萎缩和破碎，同时作用于细胞凋亡蛋白 Caspase-3 和细胞凋亡蛋白 Caspase-9 实现。

2. 其他药理作用

(1)对中枢神经系统的影响：高良姜有镇痛作用。有学者通过小鼠镇痛药效指标模型，对高良姜不同化学部位（即水提液、醇提液、挥发油、水提醋酸乙酯萃取物、醇提醋酸乙酯萃取物）进行了筛选，结果显示各部位均具有镇痛作用，而且醇提物的活性强于水提物。高良姜对甲醛所致小鼠疼痛有抑制作用，但作用不如吗啡；对醋酸所致小鼠疼痛具有明显的抑制作用，但作用也不如吗啡。药理药效学追踪试验证明，高良姜素是镇痛的主要有效成分之一[8]。

(2)对消化系统的影响

1)止呕作用：高良姜具有明显的止呕作用。高良姜能明显延长硫酸铜所致家鸽呕吐潜伏期和减少呕吐次数，其作用与甲氧氯普胺相似；高良姜对正常家兔离体肠管运动具有明显的抑制作用[9]。

2)抗胃溃疡作用：100mg/kg 高良姜对大鼠幽门结扎型胃溃疡，50mg/kg 和 200mg/kg 高良姜对小鼠酒精型胃溃疡均有明显防治作用，但高良姜对大鼠吲哚美辛型胃溃疡无明显药效[10]。

(3)抗病原微生物作用

1)抗细菌作用：研究发现，高良姜与庆大霉素联合使用对耐甲氧西林金黄色葡萄球菌具有协同作用[11]。蜂胶中所含的高良姜能抑制金黄色葡萄球菌、链球菌、沙门菌、变形杆菌、炭疽杆菌、腊杆菌、出血性败血性巴氏杆菌、产气荚膜杆菌、枯草杆菌、单核细胞增多性李司忒菌、丹毒丝菌属、马棒状杆菌、大肠杆菌等 20 余种细菌[12]。对革兰阳性细菌的抗菌作用较革兰阴性细菌为强[13]。

2)抗病毒作用：研究发现，蜂胶中分离得到的高良姜具有很强的体外抗单纯性疱疹病毒的作用[14]。

(4)抗炎作用：高良姜具有抗炎活性[14]。高良姜可抑制 COX-1 和 COX-2，其抑制作用强于阳性对照药阿司匹林。高良姜还具有抑制透明质酸及脂质过氧化的作用[15]。

(5)抗突变、抗致畸作用：高良姜在化学防护抗突变、抗致畸方面呈现出显著的作用。高良姜具有很强的抗苯并芘导致的小鼠核粒体畸变的能力[16]。高良姜对博来霉素引起的小鼠脾淋巴细胞染色体失常具有抗致畸作用[17]，在体内、外实验中，高良姜对淋巴细胞染色体失常的抑制作用呈现量效关系，并且高良姜本身无致畸作用。高良姜还可抑制丝裂霉素的直接致畸作用[18]。高良姜是可抑制 P 型苯硫酸酯转化酶引起的硫酸化的黄酮类成分之一,在临床上可望成为预防或治疗硫酸化引致基因突变的一种化学防护药物[19]。另有实验发现[20],高良姜对甲基亚硝基脲(methylnitrosourea,MNU)引致的鼠伤寒沙门菌 TA 100 的突变有抑制作用;而在小鼠试验中,发现高良姜可对抗 MNU 对小鼠骨髓细胞中的多色性红细胞核仁的致畸作用。同时,这两种实验表明高良姜本身无致突变和致畸作用。在一项考查 14 种天然黄酮类化合物的试验中,发现高良姜具有相当强的抑制氧氟沙星引起 Euglena gracilis 的漂白(诱变性)能力[21]。

【药代动力学研究】对家兔分别灌胃良附微乳和良附丸后用 HPLC 法测定不同时间血浆样品中高良姜的浓度,计算主要药动学参数。结果发现,良附微乳在家兔体内药动学符合一级单室开放模型,t_{peak} 为 0.75 小时,C_{max} 为 38.46μg/L,AUC 为 129.42μg · h/L,$t_{1/2Ke}$ 为 1.47 小时;而良附丸中高良姜的血药浓度未能检测出[22]。

【临床应用】治疗其他疾病 治疗肠易激综合征。高良姜具有抑制小肠推进亢进、解痉、止痛、止泻的作用,可以综合缓解肠易激综合征的各种症状。

参考文献

[1] 吕玮,蒋伶活. 高良姜的化学成分及药理作用. 中国药业,2006,15(3):19-21.

[2] 卜宪章,肖桂武,古练权,等. 高良姜化学成分研究. 中药材,2000,23(2):84-86.

[3] Su L,Chen X,Wu J,et al. Galangin inhibits proliferation of hepatocellular carcinoma cells by inducing endoplasmic reticulum stress. Food Chem Toxicol,2013,62:810-816.

[4] Zhang H,Li N,Wu J,et al. Galangin inhibits proliferation of HepG2 cells by activating AMPK via increasing the AMP/TAN ratio in a LKB1-independent manner. Eur J Pharmacol,2013,718 (1-3):235-244.

[5] Omoregie S N,Omoruyi F O,Wright V F,et al. Antiproliferative activities of lesser galangal (Alpinia officinarum Hance Jam1),turmeric (Curcuma longa L.),and ginger (Zingiber officinale Rosc.) against acute monocytic leukemia. J Med Food,2013,16(7):647-655.

[6] 罗辉,马超,汪亚君,等. 高良姜素诱导肝癌 BEL-7402 细胞凋亡的研究. 中药材,2008,31(8):1204-1207.

[7] 王竹君,张强,赵新淮. 高良姜素对人食管鳞癌 KYSE-510 细胞的抑制作用. 中国生物化学与分子生物学报,2009,25(6):563-569.

[8] Zhu M,Lew K T,Leung P. Protective effect of a plant formula on ethanol-induced gastric lesions in rats. Phytother Res,2002,16:276.

[9] 吴清和,荣向路,黄萍,等. 高良姜素的药效学研究. 中药材,2000,23(11):699-701.

[10] 李芳. 高良姜中高良姜素对动物实验性胃溃疡的防治作用. 扬州:扬州大学,2006:32-33.

[11] Lee Y S,Kang O H,Choi J G,et al. Synergistic effects of the combination of galangin with gentamicin against methicillin-resistant Staphylococcus aureus. J Microbiol,2008,46 (3):283-288.

[12] 林志彬. 蜂胶的药理作用和临床作用. 药学通报,1982,17(4):34.

[13] Amoros M,Simoes C M,Girre L,et al. Synergistic effect of flavones and flavonoids against herpes simplex virus type 1 in cell culture. Comparison with the antiviral activity of propolis. J Nat Prod,1992,55(12):1732-1740.

[14] Krol W,Scheller S,Czuba Z,et al. Inhibition of neutrophils′ chemiluminescence by ethanol extract of propolis(EEP) and its phenolic components. J Ethnopharmacol,1996,55(1):19-25.

[15] 内部友纪. 高良姜与生姜提取物生物活性的比较. 国外医学中医中药分册,2003,25(2):107.

[16] Heo M Y,Yu K S,Kim K H,et al. Anticlastogenic effect of flavonoids against mutagen induced micronuclei in mice. Mutat Res,1992,284(2):243-249.

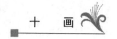
［17］Heo M Y,Lee S J,Kwon C H,et al. Anticlastogenic effects of galangin against bleomycin induced chromosomal aberrations in mouse spleen lymphocytes. Mutat Res,1994,311(2):225-229.

［18］Heo M Y,Jea L H,Jung S S,et al. Anticlastogenic effects of galangin against mitomycin C-induced micronuclei in reticulocytes of mice. Mutat Res,1996,360(1):37-41.

［19］Eaton E A,Walle U K,Lewis A J,et al. Flavonoids,potent inhibitors of the human P-form phenolsulfotransferase. Potential role in drug metabolism and chemoprevention. Drug Metab Dispos,1996,24(2):232-237.

［20］Sohn S J,Huh I H,Au W W,et al. Antigenotoxicity of galangin against N-methyl-N-nitrosourea. Mutat Res,1998,402(1-2):231-236.

［21］Krizkova L,Nagy M,Polonyi J,et al. The effect of flavonoids on ofloxacin induced mutagenicity in Euglena gracilis. Mutat Res,1998,416(1-2):85-92.

［22］杜先华,牛欣,徐荣廷,等. 良附微乳和良附丸中高良姜素药代动力学比较. 北京中医药大学学报,2008,31(4):269-272.

165. 益 母 草

【来源】唇形科植物益母草 *Leonurus japonicus* Houtt. 的新鲜或干燥地上部分。

【性味归经】味辛、苦;性微温。入心、肝、膀胱经。

【功能与主治】活血,祛瘀,调经,消水。治月经不调,胎漏难产,胞衣不下,产后血晕,瘀血腹痛,崩中漏下,尿血,泻血,痈肿疮疡。

【化学成分】全草含益母草碱(leonurine)、水苏碱(stachydrine)、前益母草素(prehispanolone)、益母草素(hispanolone)、鼬瓣花二萜(gale-opsin)、前益母草二萜(preleoheterin)及益母草二萜(leoheterin)。细叶益母草:全草含益母草碱、4-胍基-1-丁醇(4-guanidino-1-butanol)、4-胍基-丁酸(4-guanidino-butyric acid)、精氨酸(arginine)、益母草碱亚硝酸盐(leonurine nitrite)。还含细叶益母草萜(leosibirin)、异细叶益母草萜(isoleosibirin)及细叶益母草萜内酯(leosibiricin)。叶含水苏碱。

【药理作用】

1. 抗肿瘤作用 益母草有一定的抗肿瘤作用。益母草水提物具有一定的抗癌活性,在对MCF-7 细胞的 IC_{50} 范围为 8~40mg/ml。益母草 70％的乙醇提取物也能通过一定的细胞毒性和细胞周期阻滞的机制来抑制乳腺癌细胞的增殖[1]。肝癌、胰腺癌、白血病等都有较好疗效,经合理配伍还可以用于治疗膀胱癌、脑肿瘤、多发性骨髓癌及子宫肌瘤等其他良恶性肿瘤[2,3]。益母草水提物及醇提物在体外对人子宫颈癌 HeLa 细胞增殖有显著的抑制作用,且益母草水提物的体外抑瘤效果优于益母草醇提物。采用 MTT 法观察益母草水提物及醇提物对人子宫颈癌的作用,并观察两者对小鼠体内 S180 肉瘤的抑制作用。结果:$108\mu g/ml$、$180\mu g/ml$ 和 $300\mu g/ml$ 的益母草水提物及益母草醇提物可显著抑制人子宫颈癌 HeLa 细胞的增殖,250mg/kg 及 750mg/kg 的益母草水提物及益母草醇提物对 S180 小鼠肉瘤的生长无抑制作用。结果表明,益母草水提物及益母草醇提物对人子宫颈癌具有一定的体外抗肿瘤活性[4,5]。

2. 其他药理作用

(1)对中枢神经系统的影响:益母草有直接兴奋作用,麻醉猫静脉注射益母草碱后,呼吸频率及振幅均呈显著增加,但在大剂量时,呼吸则由兴奋转入抑制,且变为微弱而不规则[6,7]。益母草碱皮下注射有中枢抑制作用,最小致死量(minimum lethal dose,MLD)为 0.4~0.6g/

kg。兔静脉注射益母草碱 1mg/kg 有抑制作用[8]。

（2）抗菌作用：益母草有一定的抗菌作用。益母草油中最显著成分植胺，植醇，石竹烯氧化物，β-石竹烯表现出抗各种革兰阳性菌的抗菌活性，特别是 β-石竹烯具有广谱活性对革兰阳性菌[9]。

（3）抗炎作用：益母草有一定的抗炎作用。治疗中心性视网膜脉络膜炎和急性肾小球性肾炎。益母草中的 15，16-环氧-3α-hydroxylabda-8，13（6），14-三烯-7-酮表现出对 LPS 刺激的 RAW264.7 巨噬细胞的抑制效果。以上研究表明益母草有一定的抗炎作用[10]。

【临床应用】治疗其他疾病：

1. 治疗急性肾小球肾炎　取干益母草（全草）150～200g，或鲜草 300～400g 加水 700ml，文火煎至 300ml，分 2～3 次温服。小儿酌减。观察 80 例，均治愈。治愈日期最快 5 天，最长者 36 天。愈后随访半年至 5 年，未见复发病例。另有报告治疗急性肾炎 4 例，经 6～26 天亦完全治愈；慢性 9 例结合温补脾肾的中药治疗，亦取得不同程度效果。实践证明，益母草利尿消肿作用显著，对急性肾炎的疗效较满意[11]。

2. 用于产褥期　益母草煎剂或益母草膏有收缩子宫作用，与麦角流浸膏相比，从产褥期子宫底下降水平及恶露情况来看，其作用基本相同。益母草制剂收缩子宫的作用发生很慢，服药后 1 小时宫缩力加强者占 16.4％，服药后 2 小时宫缩加强者占 25％。煎剂是用干益母草 500g，加水煎成 100ml，日服 3 次，每次 20ml，产后连服 3 日；益母草膏（新鲜益母草 500g，加糖 200g 收膏）每日约服 65g[11]。

3. 治疗中心性视网膜脉络膜炎　取益母草全草干品 200g，加水 1000ml，暴火煎 30 分钟取头剂；药渣再加水 500～700ml，煎 30 分钟。两次煎液混合，分早晚两次空腹服。一般 15 天左右见效。治疗 24 例，均有不同程度的疗效[11]。

参 考 文 献

[1] Tao J，Zhang P，Liu G，et al. Cytotoxicity of Chinese motherwort(YiMuCao)aqueous ethanol extract is non-apoptotic and estrogen receptor independent on human breast cancer cells. J Ethnopharmacol，2009，122 (2):234-239.

[2] 张明庆，龚惠明. 抗肿瘤中草药的临床应用. 北京：人民卫生出版社，1998；120-124.

[3] 黄自丽，黄修燕，郑起，等. 中药抗肿瘤作用及其作用机制研究进展. 医学综述，2010，16(3)：386-389.

[4] 马敏，李俛成. 中医中药在肿瘤内科治疗中的作用. 现代中西医结合杂志，2005，14(12)：1604-1605.

[5] 洪丽生，刘长节. 益母草临床应用简介. 中国乡村医药杂志，2006，13(6)：35-36

[6] Tao J，Zhang P，Liu G，et al. Cytotoxicity of Chinese motherwort(YiMu-Cao)aqueous ethanol extract is non-apoptotic and estrogen receptor independent on human breast cancer cells. J Ethnopharmacol，2009，122(2):234-235.

[7] 宋霏. 益母草提取物抗癌研究. 实用中西医结合临床，2006，10(4)：82-83.

[8] Skehan P，Storeng R，Scudiero D，et al. New colorimeteric cytotoxicity assay for anti-cancer-drug screening. J Natl Cancer Inst，1990(82)：1107-1108.

[9] Xiong L，Peng C，Zhou QM，et al. Chemical composition and antibacterial activity of essential oils from different parts of Leonurus japonicus Houtt. Molecules，2013，18(1)：963-973.

[10] Khan S，Shehzad O，Jin HG，et al. Anti-inflammatory mechanism of 15，16-epoxy-3α-hydroxylabda-8，13 (16)，14-trien-7-one via inhibition of LPS-induced multicellular signaling pathways. J Nat Prod，2012，75 (1)：67-71.

[11] 国家药典委员会. 中华人民共和国药典. 中国医药科技出版社，2010：272-273.

166. 海　马

【来源】海马为海龙科动物,克氏海马 *Hippocampus Kelloggi* Jordan et Snyder、刺海马 *Hippocampus histrix* Kaup、大海马 *Hippocampus kuda* Bleeker、斑海马 *Hippocampus trimaculatus* Leach 的全体。

【性味与归经】甘,温。归肝、肾经。无毒。

【功能与主治】温肾壮阳,散结消肿。用于阳痿,遗尿,肾虚作喘,癥瘕积聚,跌打损伤;外治痈肿疔疮。有一定的抗肿瘤作用,并有抗疲劳、抗衰老、镇痛、镇静、性激素样作用等功效。

【化学成分】海马含有谷氨酸(glutamic acid)、精氨酸(arginine)、天冬氨酸(aspartic acid)、甘氨酸(glycine)、脯氨酸(proline)、丙氨酸(alanine)、亮氨酸(leucine)等 20 多种氨基酸;还含有硬脂酸(stearic acid)、胆甾醇(cholesterol)。皮肤黄色素为-γ-胡萝卜素(γ-carotene)、红色素为虾青素(astaxanthin)、虾红素(astacene)、黑色为黑色素(melanin)。牛磺酸(taurine)。还含有大量无机元素。

【药理作用】

1. 抗肿瘤作用　海马粗提物的黄酒悬液 2mg/kg、4mg/kg、6mg/kg 对接种 S180 的小鼠灌胃后,瘤重较肿瘤对照组显著降低,抑瘤率分别为 13.6%、34.4%、40%。胸腺和脾脏指数较肿瘤对照组显著提高,结果说明海马粗提物可抑制小鼠 S180 的发生和生长,且具有剂量依赖性。并且海马可显著提高免疫器官指数,海马对免疫功能的促进作用可能与其抗肿瘤作用有关。另外,海马水提取物具有促进正常人体外周血淋巴细胞转化作用,抑制人癌细胞株作用;且海马乙醇提取物能抑制乳腺癌和腹腔肿瘤,这均与增强机体免疫功能有关。以 BALB/c 小鼠顺铂(cisplatin,DDP)、环磷酰胺(cyclophosphamide,CTX)腹腔注射及 ^{60}Co-γ 照射后形成的免疫抑制模型为研究对象,运用 3H-TDR 掺入法、MTT 法、流式细胞术、骨髓细胞琼脂糖凝胶电泳(DNA ladder)及免疫组化、光、电镜技术等方法。检测了模型鼠 T、B 细胞功能、IL-2 水平及骨髓细胞增殖度的影响。实验结果表明,海马生髓丸可以明显增强放化疗抑制鼠的 T 淋巴细胞转化功能,调节 T 细胞亚群 $CD4^+/CD8^+$ 的异常,增强外周血 IL-2 的水平,对受抑制的骨髓造血干细胞帮助恢复其造血功能,使骨髓细胞增殖度得以改善。说明海马生髓丸具有增强机体免疫功能的作用。在此基础上,以 S180 荷瘤小鼠、SKOV3 卵巢癌模型鼠为研究对象,进行海马生髓丸抗肿瘤的实验研究,通过对移植瘤的抑瘤率,光、电镜技术及细胞凋亡调控基因 *p53*、*Bcl-2* 等免疫组化的研究,表明海马生髓丸具有一定的抗肿瘤作用,可以抑制 S180 荷瘤鼠的肿瘤生长,明显增强 SKOV3 卵巢癌模型鼠 DDP 的杀伤肿瘤作用,对肿瘤细胞的凋亡具有明显促进作用。本文从细胞及分子水平阐述海马生髓丸的免疫调节作用,探索妇科肿瘤领域抑瘤、减毒增效的机制及免疫损伤与肿瘤的内在联系,为临床应用海马生髓丸奠定了理论和实验基础[1-3]。

2. 其他药理作用

(1)对中枢神经系统的影响:海马的乙醇提取物作用与小鼠醋酸扭体法镇痛实验,证明海马提取物对小鼠注射醋酸引起的疼痛扭体反应有明显的抑制作用,证明海马有一定的镇痛作用[4]。海马提取物对 L-谷氨酸导致的大鼠神经元钙内流的抑制作用明显证明其有一定的镇静作用[5]。海马提取物能显著促进大鼠缺血再灌注损伤(ischemia-reperfusion injury,I/R)后的神经功能恢复,在 I/R 后 72 小时最明显,同时还能显著缩小 I/R 后脑梗死的体积并显著降

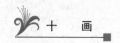

低脑水肿,在 I/R 后 24 小时最明显,说明海马提取物对受损后的脑组织有一定的修复及保护作用[6]。

(2)对心血管系统的影响:研究表明海马提取物能抑制大鼠实验性的颈、脑动脉血栓的形成,证明海马具有明显的抗血栓作用[7]。

(3)对内分泌系统的影响:海马的乙醇提取物可诱发和延长雌性小鼠的动情期,增加子宫与卵巢的重量,表现为雌激素样作用,又能使雄鼠前列腺、精囊、肛提肌的重量明显增加,表现为雄激素作用,对去势鼠也可出现动情期[8,9]。海马胶囊能明显提高雄性大鼠的交配能力,可明显增强其性功能[10]。海马胶囊可使大剂量氢化可的松造成的肾阳虚模型小鼠体重下降减少,自主活动增多,游泳时间延长,并能显著缩短小鼠阴茎勃起潜伏期;使去势大鼠的包皮系数、前列腺精液囊系数、肛提肌系数提高,并能显著缩短大鼠阴茎勃起潜伏期;可使正常雄鼠的交配能力增强[11]。海马胶囊作用于去睾丸大鼠造成肾虚证动物模型,能提高去睾丸造成的肾虚大鼠负重游泳的存活时间、血清睾酮水平,使肾虚大鼠的生殖器官质量有明显提高。以上实验表明海马有明显提高肾虚动物的雄性激素样生理功能[12]。

(4)抗菌作用:海马中所含的抗菌肽对几种革兰阳性和革兰阴性细菌菌株表现出抗菌活性[13]。

(5)抗衰老作用:研究表明海马能增加小鼠的耐氧性,降低单胺氧化酶的活性,降低过氧化脂质在体内的水平,海马水、醇提取物可增强小鼠的记忆能力,增加小鼠血中的 SOD 含量,促进血液流变学改变和改善微循环的作用,显示出抗衰老活性[14,15]。

(6)抗疲劳作用:海马乙醇提取物可以延长负重小鼠的游泳时间。海马还能够提高机体运动能力,延缓疲劳发生和加速疲劳恢复[16]。

(7)治疗实验性前列腺增生作用:在小鼠 BPH 模型中,海马胶囊可降低前列腺腹叶和背叶的重量;降低血清酰基载体蛋白质(acyl carrier protein,ACP)和血清的锌水平,在大鼠 BPH 模型中,海马胶囊能降低大鼠的前列腺腹叶和精囊腺重量;升高前列腺组织 NO。证明海马有一定的治疗实验性前列腺增生作用[17]。

参 考 文 献

[1] 李文琪,倪庆桂,赵振金,等.海马对小鼠 S180 实体肿瘤的抑制作用.安徽医学,1999,20(6):6-7.

[2] 国家药典委员会.中华人民共和国药典.北京:化学工业出版社,2005:206-207.

[3] 张民庆.龚惠民.抗肿瘤中药的临床应用.北京:人民卫生出版社,1998:402-403.

[4] 朱爱民.海马乙醇提取物药理作用的研究.中国药事,2005,19(1):23-24.

[5] 张朝晖,徐国均,徐珞珊,等.五种海马提取物对 L-谷氨酸致大鼠神经元钙内流的拮抗作用.中国海洋药物,1994,52(4):6-7.

[6] 冯星,巫志峰,杨柳,等.中药海马提取物对实验性脑缺血再灌注损伤的药理作用.湖南师范大学学报医学版,2005,2(1).1-2.

[7] 许东辉,许实波.斑海马提取物抗血栓药理研究.中药材,1995,18(11):573-574.

[8] 张前进.海龙海马的化学成分和药理活性.陕西中医,2004,25(4):363.

[9] 陈维宁,许兰之,高尔,等.海马提取物的药理实验研究.潍坊医学院学报,1995,17(2):105-106.

[10] 许东辉,梅雪婷,李秉记,等.海马胶囊提高大鼠性功能的药理作用.中药材,2003,26(11):807-807.

[11] 梅雪婷,许东晖,林子力,等.海马胶囊对肾虚大鼠的扶正固本作用.中草药,2005,36(3):409-410.

[12] 陆茵,陈文星,华永庆,等.海马壮阳软胶囊温肾壮阳的实验药理学研究.南京中医药大学学报自然科学

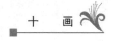

版,2001,17(2):99-100.

[13] Sun D,Wu S,Jing C,et al. Identification,synthesis and characterization of a novel antimicrobial peptide HKPLP derived from Hippocampus kuda Bleeker. J Antibiot(Tokyo),2012,65(3):117-121.

[14] 张朝晖,徐国均,徐珞珊,等.海龙科药用动物的理化分析.中药材,1997,20(3):140-141.

[15] 严家彬,马润娇,于立坚.海马的药用价值.中国海洋药物,2002,6:48-49.

[16] 朱爱民.海马乙醇提取物药理作用的研究.中国药事,2005,19(1):23-24.

[17] 孟学强,许东辉,梅雪婷,等.海马胶囊治疗实验性前列腺增生的研究.中国药学杂志,2005,40(3):190-191.

167. 海　龙

【来源】 海龙为海龙科动物刁海龙 *Solenognathus hardwickii* Gray、拟海龙 *Syngnathoides biaculeatus* Bloch 或尖海龙 *Syngnathus acus* Linnaeus 的干燥体。

【性味与归经】 甘、温。归肝、肾经。无毒。

【功能与主治】 温肾壮阳,散结消肿。用于阳痿遗精,癥瘕积聚,瘰疬痰核,跌仆损伤;外治痈肿疔疮。

【化学成分】 尖海龙含胆甾醇(cholesterol)-胆甾烯-3-酮(cholesten-3-one),*N*-苯基-*β*-苯胺(*N*-phenyl-*β*-phenylamine)。脂溶性部分含有大量的游离脂肪酸,主要有肉豆蔻酸(myristic acid),棕榈酸(palmitic acid)和硬脂酸(stearic acid)。

【药理作用】

1. 抗肿瘤作用　海龙的乙醇提取物作用于小鼠移植性肝癌,其抑制率为 50.75%[1]。海龙水提物对肺鳞癌、人大肠癌 HCT8、人宫颈癌细胞 HeLa、均有一定的抑制作用[2]。尖海龙的 95% 乙醇提取物对人口腔表皮样癌细胞 KB 细胞的生长具有抑制作用,并呈量效关系;粗吻海龙的脂溶性非皂化物对人肺腺癌细胞 PAA、乳腺癌细胞 Bcap-37、人宫颈癌细胞 HeLa、人慢性髓细胞性白血病细胞 K562、人口腔表皮样癌细胞 KB,具有一定程度的抑制作用,并有明显的量效关系[3];实验证明,海龙提取物具有促进人淋巴细胞转化的功能而且对癌细胞有一定的抑制作用。海龙提取物还可促使肿瘤细胞溶解,且药物剂量越大,细胞溶解率越高[4,5]。分离得到了粗吻海龙水溶性蛋白组分(HCP),应用 MTT 法检测其细胞毒效应。经研究发现:经 0.008mg/ml、0.04mg/ml、0.2mg/ml、1mg/ml、5mg/ml 梯度浓度 HCP 处理 48 小时后,L1210、CCRF-CEM、A549、LoVo 细胞的生长均被抑制,且呈现良好的量效关系,说明 HCP 具有明显的抗肿瘤活性。其次,应用流式细胞术等技术观察粗吻海龙粗蛋白对 A549 肿瘤细胞凋亡过程的诱导。HCP 作用 24 小时后,荧光显微镜观察到,A549 细胞核皱缩,呈强致密荧光;A549 细胞 DNA 琼脂糖电泳图上出现梯形条带,流式细胞仪直方图出现亚二倍体峰。结果均显示 HCP 对 A549 细胞作用表现出凋亡细胞特征性的改变。最后,采用活性追踪的方法,对 HCP 进行了进一步纯化。通过硫酸铵盐析、DEAE-Sepharose Fast Flow 阴离子交换层析、Superdex 75 prep grade 凝胶过滤层析,采用 MTT 染色法观察各组分的抗肿瘤活性,从 HCP 中得到了活性蛋白 S1。并通过 SDS-PAGE 电泳、等电聚焦、RP-HPLC 等实验对其性质进行了研究。实验表明 S1 的分子量为 58.3kD,等电点为 4.4,对 L1210、CCRF-CEM、A549 细胞作用 IC_{50} 分别为(0.44±0.04)mg/ml、(0.28±0.09)mg/ml、(0.32±0.06)mg/ml,为粗吻海龙抗肿瘤的主要成分。粗吻海龙具有较明显的体外抗肿瘤活性,粗吻海龙的脂溶性非皂化物不仅具有抑制 KB 细胞生长的作用,且具有不同程度抑制人癌细胞株 HeLa、Bcap-37、

K562、PAA 生长的作用。尖海龙醇提脂溶性部分也能抑制 KB 细胞的生长。而拟海龙的各提取物未见有明显的抑制肿瘤细胞生长的作用。粗吻海龙的脂溶性非皂化物对不同肿瘤细胞系的细胞毒活性具有选择性。对 5 种肿瘤细胞 KB、HeLa、Bcap-37、K562、PAA 中 KB 细胞最为敏感,其次为 Bcap-37 细胞[6]。

2. 其他药理作用

(1)对内分泌系统的影响:在 30ml 洛氏液中加入 50％海龙浸剂 0.5～1.0ml 或 20％浸剂 1.0～2.0ml,该制剂作用于家兔、大鼠、小鼠等实验动物的离体子宫后,可使之兴奋并加强收缩。20％海龙浸剂 2.0ml/kg 给家兔静脉注射,对家兔子宫有兴奋作用,以上实验证明海龙有一定的兴奋子宫作用。海龙提取物还可以抑制由环磷酰胺引起的小鼠精子数降低和精子活率下降,还可以增加小鼠的前列腺重量[7]。

(2)对免疫系统的影响:用 20％的海龙胶以 0.5ml 每只的剂量给小鼠灌胃,灌胃后小鼠的胸腺重量、白细胞数量明显增加。拟海龙水提取物对正常人的外周血淋巴细胞具有增殖作用,最佳药物量反应集中在 10～20μl/孔之间[8]。

(3)延缓衰老作用:海龙可以降低过氧化脂质体在体内的水平,并增加小鼠的耐缺氧性作用,证明海龙具有一定的延缓衰老作用[9]。

(4)抗疲劳作用:尖海龙总脂肪和酶水解液作用于小鼠后,能显著延长小鼠游泳时间,降低运动导致的血乳酸含量上升,使小鼠的肝糖原、肌糖原储备上升[10]。证明尖海龙的总脂肪和酶水解液都具有抗疲劳作用。海龙还能延长小鼠在常压下耐缺氧的时间[7]。

(5)对骨质疏松症的防治作用:粗吻海龙水、醇提取液对成年雌性去势大鼠所致骨质疏松症的作用,实验表明,粗吻海龙水提取液灌胃组的骨钙含量、骨灰重、骨断裂力均显著高于模型对照组。证明了粗吻海龙提取液对去势大鼠造成的骨质疏松症有一定的治疗作用[11]。

【临床应用】治疗阿尔茨海默病:实验表明由海龙、海马、白花蛇等制成的海龙健脑胶囊可治疗阿尔茨海默病。目前公认确能提高血氧分压、促进脑组织对氧利用的阿米三嗪萝巴新片与海龙健脑胶囊作对照,有效率为 66.7％和 71.3％。患者经用简短精神症状检查表、长谷川痴呆量表积分检查,治疗前后有高度显著性差异,治疗组在改善临床症状和增强智力方面优于对照组,且未发现任何不良反应[12]。

参考文献

[1] 张前进.海龙海马的化学成分和药理活性.陕西中医,2004,25(4):363-364.
[2] Li S M,Wu X D,Zeng S,et al. Study on anticancer activity of Syngnathus in vitro. Zhong Guo Zhong Yao Za Zhi,2001 26(3):198-200.
[3] 李士敏,吴筱丹,曾苏,等.海龙体外抗肿瘤活性研究.中国中药杂志,2001,26(3):193-194.
[4] 施锐,张友会,王忠革.拟海龙提取物的实验研究.中国海洋药物,1993,12(2):4-5.
[5] 张朝晖,倪庆桂,吴立云,等.粗吻海龙抗肿瘤作用的研究.中国海洋药物,1998,17(4):10-11.
[6] 李士敏,吴筱丹,曾苏.海龙体外抗肿瘤活性研究.中国中药杂志,2001,26(3):198-200.
[7] 高辉,潘溪庆,杨友森.海龙雌激素样药理作用的研究.海洋药物,1982,1(3):24-25.
[8] 赵鲁青,李升刚,曹瑞祥.复方海龙口服液的药效学研究.中国海洋药物,1998,17(2):49-50.
[9] 余敏,吴兰如.海洋生物抗衰老作用简报.现代应用药学,1988,5(4):9-10.
[10] 胡建英,李八方.海洋生药尖海龙的抗疲劳作用研究.中国海洋药物,2002,21(4):48-49.
[11] 王锦,赵昕,李阳,等.粗吻海龙对去势大鼠骨质疏松作用的研究.中国药师,2003,6(10):601-602.

[12] 门艳丽,曹金梅.海龙健脑胶囊治疗老年性痴呆 148 例.中医研究,2002,15(4):30-31.

168. 海 参

【来源】棘皮动物门刺参科刺参 *Stichopus japonicus* Selenka 或其他种海参的全体。

【性味归经】甘,咸,温。归心、肾经。无毒。

【功能与主治】滋阴,补血,健阳,润燥,养胎,利产。抗凝血、抗血栓、抗肿瘤、免疫调节、促进纤维蛋白溶解、抑制肿瘤新生血管的形成、抑菌等作用。

【化学成分】含甾醇、三萜醇,海参毒素,海参的主要抗肿瘤活性成分为海参多糖和海参皂苷,还富含有其他营养成分及各类脂肪酸,及其他的糖蛋白、活性肽、神经节苷酯、活性钙等活性成分[1]。

【药理作用】

1. 抗肿瘤作用 海参具有一定的抗肿瘤作用,其主要抗肿瘤活性成分为海参多糖及海参皂苷。研究表明:海参对人胃癌 MKN-45 细胞、人结直肠癌 HCT-116 细胞、P388 淋巴瘤和人肺癌 A549 细胞 L1210、KB 细胞具有显著的体外抗肿瘤活性[2]。海参提取物对肝癌腹水型肿瘤细胞 Hca-F 具有明显的抗肿瘤活性,其肿瘤抑制率为 73.56%[3-4]。小鼠 S180 肉瘤及 Lewis 肺癌在同剂量 120mg/kg 时,显示高于 40% 的抗肿瘤活性。供试样品对小鼠 S180 肉瘤的敏感性高于 Lewis 肺癌[5]。有机萃取液表现出最高的对 A549 细胞的细胞毒作用,IC_{50} 分别为 15.5μg/ml 和 4.0μg/ml[6]。应用鸡胚尿囊膜模型实验发现海参的抗肿瘤作用效果与阳性氢化可的松一样,浓度达到 100g/ml 时有效抑制率达到 63%。其作用机制为抑制肿瘤新生血管形成的活性,从而达到抗肿瘤的目的[7,8]。海参脑苷脂及其长链碱可抑制 HepG-2、S180、95D、Caco-2 和 HGC-27 等多种肿瘤细胞的增殖活性,且有明显的时间和剂量效应关系,表现出广泛的抗肿瘤活性,其中长链碱的体外抗肿瘤活性显著优于海参脑苷脂。建立 S180 腹水瘤小鼠模型,并通过灌胃和腹腔注射两种给药方式在体内水平验证海参脑苷脂及其长链碱的抗肿瘤作用。结果发现,灌胃或腹腔注射长链碱均可显著延长 S180 腹水瘤小鼠的生存时间,表现出良好的体内抗肿瘤作用。但海参脑苷脂只有通过灌胃方式才可表现出显著的抗肿瘤活性,且抗肿瘤效果与长链碱相当,推测该活性与脑苷脂在肠道中经消化吸收后被分解为长链碱相关。该研究结果提示海参脑苷脂抗肿瘤作用的主要活性单元是其长链碱。通过体外抗肿瘤实验以及体内建立 S180 肉瘤小鼠和腹水瘤小鼠两个动物模型,观察并比较了海参和海星脑苷脂抗肿瘤作用效果并探究其作用机制。结果发现,海参脑苷脂的体外抗肿瘤活性不如海星脑苷脂,但体内抗肿瘤活性却优于海星脑苷脂,可能与两种脑苷脂的脂肪酸和长链碱组成迥异以及经体内代谢后产物的活性差异相关。海参和海星脑苷脂可通过诱导肿瘤细胞凋亡抑制肿瘤细胞的增殖活性,并能通过提高机体的免疫功能和抗氧化能力以及通过线粒体信号通路启动肿瘤细胞凋亡等途径抑制肉瘤的生长、腹水量及腹水瘤细胞的存活并延长腹水小鼠生存时间。癌症恶病质是恶性肿瘤病患中常见的多因素导致的浪费型代谢综合征,主要表现为极度消瘦,体内脂肪和肌肉组织大量分解,是导致癌症病患生活质量严重降低和高死亡率的主要原因之一。用 S180 腹水瘤小鼠模拟癌症恶病质模型,比较研究了海参和海星脑苷脂改善癌症恶病质作用,并在细胞因子和分子水平上阐明其作用机制。实验结果发现,海参和海星脑苷脂均表现出良好的改善癌症恶病质功效,均可显著延缓癌症恶病质小鼠体重下降,抑制脂肪和肌肉组织分解。对其机制研究表明,海参和海星脑苷脂可通过以下几条途径改善癌症恶病质:可以抑制促恶病质细胞因子 TNF-α、IL-1 和 IL-6 的分泌;可以抑制脂肪组织脂肪分解酶脂肪甘油三酯脂肪酶(adipose triglyceride lipase,ATGL)和激素敏感脂肪酶(hormone-sensitive lipase,HSL)及脂肪动员因子 / 锌-α2-糖蛋白(zinc-α2-glycoprotein,ZAG)的表达,抑制脂解;可以促进脂肪细胞分化、葡萄糖和脂肪酸转运及摄取,上调脂肪组织中 SREBP-1c 调控的脂肪合成基因的表达,促进脂肪合成;还可以抑制脂肪利用相关基因 *UCP2* 和 *PGC*-1α 的 mRNA 表达。有研究报道,海星磷脂富含二十碳五烯酸(eicosapentaenoic acid,EPA)和二十二碳六烯酸(docosahexaenoic acid,DHA)等多不饱和脂肪酸,且表现出良好的抗肿瘤活性。最后,本文从多棘海盘车中提取磷脂并与海星脑苷脂复配,比较研究了海星脑苷脂及其磷脂复配后与脑苷脂、磷脂单独使用时体外和体内抗肿瘤活性的差异。实验结果表明,海星脑苷脂及其磷脂复配后抗肿瘤活性要显著优于海星脑苷脂、磷脂单独使用[9]。海参多糖能增强机体的细胞免疫力,可改善机体免疫功能低下的状况。通过对小鼠免疫调节实验发现:给药后小鼠免疫器官脾脏的重量明显增加,机体对血中碳粒的吞噬速度明显加快,明显提高机体的吞噬功能,具有较强的免疫作用,可用于抗肿瘤的辅助治疗。海参中的酸性黏多糖,具有广谱抗肿瘤作用。小鼠经腹腔或静脉注射海参提取物,对转移性肿瘤有显著抑瘤作用[10]。

2. 其他药理作用

(1)对心血管系统的影响

1)对动脉粥样硬化的作用:动脉平滑肌细胞增殖是动脉粥样硬化的病理基础,海参对抗平滑肌增殖及对抗粥样硬化形成和预防动脉管腔狭窄和血栓形成有重要意义[11]。

2)降血脂作用:经研究发现,海参黏多糖作用于服用胆固醇的小鼠,总胆固醇和 LDL-C 显著降低,HDL-C 则有了显著的增加[12]。海参能显著促进高脂血症大鼠的血清一氧化氮的生成,提高 SOD、GSH-Px 活性,降低 MDA 水平,改善过氧化水平,保护血管内皮的功能[13]。海参能明显降低模型大鼠血清中总胆固醇,LDL-C 含量和动脉粥样硬化指数,提高 HDL-C 和 NO 含量[14]。海参能显著促进高脂血症大鼠血清 NO 的生成,降低 MDA 水平和提高 SOD、GSH-Px 活性,显著改善机体的过氧化水平,保护血管内皮的功能[13]。海参多糖作用于服用胆固醇的小鼠后,总胆固醇和 LDL-C 会降低,以上研究可证明海参具有一定的降血脂及抗动脉粥样硬化的功能[15]。给已服胆固醇的小鼠服用海参多糖后,总胆固醇和 LDL-C 会降低,因而表明海参中的黏多糖在防止动脉粥样硬化疾病方面有着良好的研究前景[16,17]。

3)降血压作用:研究表明海参能使陈旧性心肌梗死和脑血栓恢复期有所改善,因此能够起到降低血压等功效。海参肽能抑制血管紧张素转化酶活性,通过抑制血管紧张素转化酶的活性来达到降血压的功能,而这种降压作用对正常血压没有影响,对正常人体无害,是一种安全有效的降血压产品原料[18]。

4)抗血栓作用:刺参的主要有效成分刺参酸性黏多糖在外源凝血过程中抑制最大凝血酶活性的生成和加速凝血酶活性的衰减。岩藻糖化硫酸软骨素通过延缓或抑制凝血酶的生成达到效果。刺参酸性黏多糖不仅有抗凝血酶作用,还可以促进纤维蛋白原溶解[19]。海参皂苷的溶血活性与其结构密切相关,研究发现海参糖胺聚糖能够缩短血凝块的溶解时间[20]。

(2)抗真菌作用:水溶性海参皂苷对裂殖酵母菌和白念珠菌均具有显著的抗菌活性[21]。黑乳海参皂苷(nobiliside A)对 7 种临床常见真菌有体外抗真菌活性[22]。

(3)对免疫系统的影响:海参多糖能提高机体的细胞免疫功能,对使用抗癌药物引起的机体免疫功能低下有明显改善。用海参多糖对小白鼠做体液免疫功能试验中,发现海参多糖能提高小鼠腹腔巨噬细胞吞噬和明显增加小鼠淋巴细胞产生抗体的功能,说明其有提高细胞免疫和体液免疫的功能,增强防病抗病能力[23]。

(4)对急性脑缺血死亡的影响:取 ICR 小鼠 120 只,雌雄各半,随机分为空白组、阳性对照组和 0~9 个给药组。用生理盐水配制药物至各组所需浓度并灌胃。给药组:多糖浓度 30g/L,0.02ml/g。阳性对照组:尼莫地平 10g/L,0.02ml/g。空白组:等体积生理盐水。给药 4 天,每天一次。第 4 天给药 1 小时以后,用乙醚吸入麻醉,固定,沿颈中线剪开颈部皮肤,分离出两侧颈总动脉及迷走神经,结扎,剪断,开始计时,记录死亡时间。结果表明相对分子质量越小,糙海参多糖的抑制脑缺血的效果越好[24]。

(5)对伤口愈合的影响:在小鼠背部皮肤制造定位圆形伤口,实验组用海参多糖每天灌胃 0.5ml,对照组用自来水每天灌胃 0.5ml。实验结果表明海参能够一定程度上促进伤口的愈合[25]。

【临床应用】由海参制成的刺参多糖钾,可增强免疫功能,可抑制生长期的肿瘤细胞且作用明显,栓塞性疾病的治疗也有一定的疗效[26]。

参 考 文 献

[1] Basri D F,Wahab K A. Fatty acid composition of five species of holothurians from tropical waters. Malaysian J Sci,2003,22(2):49-54.

[2] 闫冰,李玲,易杨华,等.糙海参中三萜皂苷活性成分的研究.第二军医大学学报,2005,26(6):626-631.

[3] Hua Y Y,Jian D,Ling L,et al. Holothuria nobilis Selenka-originated nobilisideA and monoacetylated derivatives for use as antitumor agent. CODEN:CNXXEVCN1740185 A,2006-03-01.

[4] 苏秀榕,娄永江,常亚青,等.海参的营养成分及海参多糖的抗肿瘤活性的研究.营养学报,2003,25(2):181-182.

[5] 邹峥嵘,易杨华,姚新生,等.二色桌片参皂苷 intercedensid-eA 的抗真菌和抗肿瘤活性.中国药理学通报,2005,21(6):761-762.

[6] Althunibat O Y,Ridzwan B H,Taher M,et al. Antioxidant and cytotoxic properties of two sea cucumbers, Holothuria edulis lesson and Stichopus horrens Selenka. Acta Biol Hung,2013,64(1):10-20.

[7] 吴萍茹,陈粤,方金瑞,等.二色桌片参的化学成分的研究Ⅳ—二色桌片参糖蛋白的分离性质及抗肿瘤活性的研究.中国海洋药物,2000,19(5):4-6.

[8] Collin P D. Inhibition of angiogenesis by sea cucumber fractions containing sulfated polysaccharides. US 5985330 A,1999-11-16.

[9] 杜磊.海参和海星脑苷脂抗肿瘤及改善癌症恶病质作用的研究.济南:中国海洋大学,2012:78-79.

[10] Kelly M S. Echinoderms:their culture and bioactive compounds. Progress in Molecular and Subcellular Biology,2005,39(Echinodermata):139-165.

[11] 闫冰,李玲,易杨华.海参多糖的生物活性研究概况.药学实践杂志,2004,22(2):101-103.

[12] Jacqueline T B,Delphine C,Maximiliano Z,et al. A Fucosylated Chondroitin Sulfate From Echinoderm Modulates in Vitro Fibroblast Growth Factor 2-Dependent Angiogenesis. Molecular Cancer Research,2002,1:96-102.

[13] 王静凤,逄龙,王玉明,等.两种海参对实验性高脂血症大鼠治疗作用的比较研究.中国海洋大学学报,2007,37(4):597-600.

[14] 徐杰,王静凤,逄龙,等.墨西哥海参和菲律宾刺参的化学成分和降血脂作用比较.中国海洋大学学报,2007,37(5):723-727.

[15] Liu H H,Ko W C,Hu M L. Hypolipidemic effect of glycosaminoglycans from the sea cucumber Metriaty-

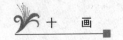

la scabra in rats fed a cholesterol-supplemented diet. J Agric Food Chem,2002,50(12):3602-3606.

[16] 徐杰,王静凤,逄龙,等.墨西哥海参和菲律宾刺参的化学成分和降血脂作用比较.中国海洋大学学报, 2007,37(5):723-727.

[17] Liu H H,Ko WC,Hu M L. Hypolipidemic effect of glycosaminoglycans from the sea cucumber Metriatyla scabra in rats fed a cholesterol-supplemented diet. J Agric Food Chem,2002,50(12):3602-3606.

[18] 赵兴坤.海参肽的功能特性及其应用.中国食物与营养,2003,(12):31-33.

[19] 陈涛,王茂剑,张健,等.海参多糖研究进展.食品工业科技,2010,31(7):375-378.

[20] 沈卫章,周荣富,王学锋,等.玉足海参糖胺聚糖抗血形成的研究.中华血液学杂志,2006,27(9): 579-583.

[21] 袁文鹏,丛日山,杨秀霞,等.水溶性海参皂苷的分离纯化及其抗真菌活性研究.2007,42(5):69-78.

[22] 巫军,易杨华,吴厚铭,等.黑乳海参皂苷 nobiliside A 的体外抗真菌及抗肿瘤活性.中国药理学通报, 2007,23(1):139-140.

[23] 蔡彬新,吴成业.海参多糖的分离纯化方法及其主要生物活性.福建水产,2008,9(3):70-74.

[24] 季宇彬.天然药物有效成分药理与应用.北京:科学出版社,2007:627-628.

[25] 迟玉森,庄桂东,黄福祥.海参多糖对小白鼠伤口愈合的影响.食品科学,2005,26(7):211-214.

[26] 颜海燕,陈新蕾,王一农.几种海洋动物的药用及其在临床上的应用.浙江海洋学院学报,1999,18(1): 67-68.

169. 海　带

【来源】海带科植物海带 *Laminaria japonica* Arsch. 的叶状体。

【性味归经】咸,寒;归肝、胃、肾经;无毒。

【功能与主治】软坚散结,消痰,利水。用于瘿瘤,瘰疬,睾丸肿痛,痰饮水肿。

【化学成分】海带富含多糖类成分藻胶酸和昆布素、甘露醇、无机盐。干品中 20%～35% 是无机物,水溶性盐中含氧化钾可到 40%、碘 0.27%～0.72%、钙约 1.06%、钴约 22%,又含胡萝卜素、维生素 B_2、维生素 C、蛋白质、脯氨酸等氨基酸。昆布含藻胶酸 25.6%、粗蛋白 9.97%、甘露醇 7.21%、灰分 26.03%、钾 4.92%、碘 0.28%。裙带菜含碘、溴、钙约 1.8%、藻胶酸、1,4-噻嗪烷-3-羧酸 S-氧化物、维生素、丙氨酸、甘氨酸、脯氨酸、别异亮氨酸等氨基酸、有机酸约 1.6%。从甲醇油提物中还分离出亚麻酸甲酯、植物醇、棕榈酸、岩藻甾醇、大褐马尾藻甾醇、无羁萜、黑麦草内酯、甘露醇。

【药理作用】

1. 抗肿瘤作用　海带有一定的抗肿瘤作用,海带的抗肿瘤成分主要是海带多糖。接种 S180 的 ICR 小鼠,海带多糖对 S180 抑瘤率 35% 以上,并且能增加小鼠的脾脏重量。海带粗多糖能明显促进正常和 S180 小鼠的过氧化物酶活性并能显著抑制 S180 的生长,抑制率分别为 44.1% 和 37.7%[1]。海带多糖对 Lewis 肺癌、胃癌 NKM-45、Heps 肿瘤、Mcf-7、食管癌细胞 TE-13、人结肠癌细胞 LoVo、红白血病细胞 K562、B16 黑色素瘤细胞、卵巢癌细胞 SK-OV、宫颈癌等多种肿瘤及癌细胞均具有抑制作用。其作用机制与增加巨噬细胞数量、促进巨噬细胞活性、抑制肿瘤生长、转移、增殖,并促进癌细胞凋亡有关[2-5]。昆布多糖能刺激 MCF-7 细胞,使 *Nls* 基因及蛋白表达上调,细胞的摄碘能力增强,与 *Nls* 基因及蛋白表达上调有关。维A 酸可刺激 MCF-7 细胞的 *Nls* 基因表达增强及增加细胞毒性,还通过抑制细胞周期进程和诱导凋亡在诸多肿瘤的治疗中发挥独特的作用。昆布多糖可使大肠癌细胞的恶性表型发生变化,使其侵袭转移能力受到抑制,其原理可能是通过上调转化生长因子-β(transforming growth factor-β,TGF-β)在肿瘤细胞中的表达,从而促进肿瘤细胞的凋亡而实现的。昆布多糖刺激乳腺癌细胞 MCF-7 的 *Nls* 基因表达及蛋白表达增强及摄碘率增加的机制可能与诱导细胞分化有关,或与乳腺癌细胞的恶性表型发生变化有关,或上调 TGF-β 的表达,从而促进乳腺癌细胞的凋亡[6-9]。以 MTT 法分别测定了 KP 粗提物对人肺腺癌 A549 细胞、鼠白血病 P388 细胞、人肝癌 BEL-7402 细胞和人宫颈癌 HeLa 细胞的抗肿瘤活性;在 $100\mu g/ml$ 时,对 A549、P388、BEL-7402、HeLa 细胞的抑制率分别为 $27.40\% \pm 4.71\%$,$43.44\% \pm 1.86\%$,$30.20\% \pm 1.16\%$,$29.68\% \pm 2.61\%$。镜检发现细胞形态都发生不同程度的变化。肿瘤细胞的生长抑制活性量效关系表明 KP 对 P388 的 IC_{50} 为 $120\mu g/ml$,对 BEL-7402 的 IC_{50} 大于 $200\mu g/ml$,细胞毒作用呈剂量和时间依赖性,对 P388 的抑制活性要高于对 BEL-7402 的抑制活性。海带多酚的分离纯化及其各部分活性检测:利用有机溶剂萃取分离、AB-8 大孔树脂吸附分离、Sephade-xLH-20 凝胶层析等技术对 KP 进行分离纯化,最后得到 4 个峰组分,分别为 A1、A2、B1、B2,并筛选出了具有较高活性的多酚组分。各组分肿瘤抑制活性大小依次为:A2>A1>B2>B1,浓度为 $70.42\mu g/ml$ 时,组分 A2 对 BEL-7402 和 P388 的抑制率分别为 $61.96\% \pm 7.02\%$,$40.47\% \pm 8.70\%$。海带多酚的抗肿瘤活性和抗菌活性机制初步探讨:以显微镜观察药物处理前后细胞的形态变化,考察了多酚对自由基、致癌物的清除能力;以流式细胞术分析了多酚对肿瘤细胞的凋亡率及对细胞增殖周期的影响,并测定了菌体系统的紫外吸收变化。结果表明:KP 处理 P388 和 BEL-7402 细胞 48 小时后,镜检细胞形态发生较大变化,与正常对照组差异显著;在 $100\mu g/ml$ 的浓度下,KP 具有一定的清除自由基和致癌物的活性,对·OH、O_2^-·、NO_2^- 清除率分别为 $75.37\% \pm 5.68\%$、$55.48\% \pm 4.35\%$、$50.51\% \pm 6.46\%$。流式细胞术表明多酚对 P388 肿瘤细胞的凋亡率及细胞增殖周期存在影响,其中 A2 组分凋亡峰极为显著。加入多酚的菌悬液 280nm 处的吸光度均明显增高,且对革兰阴性菌更为明显[10]。

2. 其他药理作用

(1)对心血管系统的影响:海带可预防动脉粥样硬化。海带多糖可显著降低实验动物的血清总胆固醇、甘油三酯、低密度脂蛋白及肝脏指数,显著升高 HDL/TC 值,同时明显减少高血脂实验动物动脉内膜粥样硬化斑块面积和内膜病变程度。海带多糖对动脉粥样硬化有预防作用,其机制可能与其调节血脂,抗氧化作用有关[11]。海带提取物有一定的降压作用。12.5mg/kg、25mg/kg、50mg/kg 的岩藻聚糖硫酸酯低聚糖能显著地降低肾血管性高血压大鼠的动脉血压。50mg/kg 组的降压效果与 14mg/kg 的卡托普利相当。抑制 AngⅡ生成可能是其降压机制之一[12]。

(2)对病原微生物的影响:海带硫酸多糖类物质是有膜病毒的高效抑制剂。不同浓度的海带浸出液对红色毛癣菌、狗小孢子菌、石膏样毛癣菌、孢子丝菌、絮状表皮癣菌有一定的抑菌作用。海带多糖具有抗 RNA 及 DNA 病毒的作用,对脊髓灰质炎病毒Ⅲ型、柯萨奇 B3 和 A16 型病毒、腺病毒Ⅲ型、埃可病毒Ⅲ型有明显的抑制作用。海带多糖还有一定的抗 HIV 病毒的作用[13-15]。

(3)对免疫系统的影响:海带多糖有一定的免疫调节作用。海带多糖灌胃正常小鼠和环磷酰胺致免疫抑制小鼠,采用 MTT 法测定 T 淋巴细胞增殖能力,乳酸脱氢酶法测定自然杀伤细胞(natural killer cell,NK 细胞)活性。海带多糖能够显著增强正常小鼠和免疫抑制小鼠的 T 淋巴细胞增殖能力,并能提高 NK 细胞活性。海带岩藻聚糖不同级分可提高体外培养肉鸡腹腔巨噬细胞的免疫功能,其中级分Ⅲ和级分Ⅳ促进巨噬细胞免疫功能的作用最强[16,17]。

(4)抗炎作用:海带多糖能够降低阿霉素肾病模型大鼠的外周血淋巴细胞及肾组织类肝素酶(heparanase)的表达,减弱炎症趋化因子 IL-6 和 IL-8 的表达,对肾病大鼠具有明显的抗炎性损伤治疗作用[18]。

(5)抗突变作用:海带多糖能明显抑制环磷酰胺诱发的小鼠体细胞的遗传损伤,对环磷酰胺诱发的小鼠染色体突变有拮抗作用[19]。此外,研究还表明,海带岩藻半乳聚糖硫酸酯对环磷酰胺引起的小鼠外周血白细胞的减少以及骨髓有核细胞 DNA 量的降低有明显的抑制作用[20]。

【临床应用】治疗其他疾病:

1. 防治碘缺乏病:海带临床主要用于防治碘缺乏病,治疗缺碘性甲状腺肿。碘又为甲状腺主要成分,故可纠正缺碘而引起的甲状腺功能不足,同时也可暂时抑制甲状腺功能亢进之新陈代谢率,使其减轻症状。用量:每天 30～50g 研粉冲服,每次 5～10g[21]。

2. 用于人流或引产术前的扩张宫颈:海带提取物用于人流或引产术前的扩张宫颈。共106 例,其中海带提取物组 14 例,米索前列醇 45 例,阴道用米索前列醇 47 例[22]。海带提取物组与米索前列醇组无差异。

3. 治疗高血压:海带根可治疗高血压。在接受治疗的 158 人中,显效为 86 人,而且患者的血脂也下降了,胆固醇下降者占 58%,甘油三酯下降者占 50.3%[23]。

参 考 文 献

[1] 张英慧,曲爱琴,宋剑秋,等. 海带多糖 FGS 对小鼠巨噬细胞毒活性的影响. 免疫学杂志,2002,18(5):403-405.

[2] 廖建民,沈子龙,张瑾. 海带多糖中不同组分降血脂及抗肿瘤作用的研究. 中国药科大学学报,2002,33(1):55-57.

[3] Yu L,Ding Y Q,Liang L,et al. Inhibition of growth and metastasis of human colorectal carcinoma cells by laminarin. Chin J Clin Rehabil,2003,7(26):3588-3589.

[4] 孙冬岩,林虹,史玉霞. 海带硫酸多糖对人宫颈癌细胞株增殖和凋亡的影响. 实用医学杂志,2005,21(12):1241-1243.

[5] 徐中林,孙卫东,姜振芳. 海带多糖 FGS 体内外抗癌作用的研究. 曲阜师范大学学报:自然科学版,2006,(2):103-106.

[6] Kogai T,Sehultz J,Johnson LS,et al. Retinoic acid induces sodium/iodide symporter gene expression and radioiodide uptake in the MCF-7 breast cancer cell line. Proc Natl Acad Sci USA,2000,97(15):8519-8524.

[7] Yu L,Qing D,Li L,et al. Inhibition of growth and metastasis of human colorectal careinoma cells by laminarin. 中国临床康复杂志,2003,7(26):3588-3589.

[8] Nogueira C R,Brentani M M J. Triiodothyronine mimics the effects of estrogen in breast cancer cell lines. Steroid Bioehem Molec Biol,1996,59(3):271-279.

[9] Teas J,Hurley T G,Hebert J R,et al. Dietary seaweed modifies estrogen and Phytoestrogen metabolism in healthy postmenopausal women. J Nutr,2009,139(5):939-944.

[10] 杨会成. 海带(Laminaria japonica Aresch)多酚的提取、分离及其抗肿瘤、抗菌活性研究. 济南:中国海洋大学,2008:82-83.

[11] 黄荣,王玉琴. 海带多糖对实验性大鼠动脉粥样硬化的预防作用. 南通大学学报(医学版),2008,28(5):351-353.

[12] 付雪艳,薛长湖,宁岩,等. 岩藻聚糖硫酸酯低聚糖降压作用的初步研究. 中国海洋大学学报,2004,34(4):560-564.

[13] 李凡,田同春,石艳春,等. 褐藻糖胶体外抗病毒作用研究. 白求恩医科大学学报,1995,21(3):255-256.

[14] Beress A,Wassermann O,Tahhan S,et al. A new procedure for the isolation of ant-i HIV compounds(po-ly-saccharides and polyphenols)from the marine alga Fucusvesiculosus. J Nat Prod,1993,56(4):478-479.

[15] Romanos M T,Andrada-Serpa M J,Mourao P A,et al. A sulphated fucan from the Laminaria abyssalis in-hibits the human T cell lymphotropic virus type 1-induced syncy-tium formation in HeLa cells. Antivir Chem Chemother,2002,13(4):219-220.

[16] 王庭欣,夏立娅,吴广臣,等. 海带多糖对小鼠 T 淋巴细胞及 NK 细胞活性的影响. 河北大学学报(自然科学版),2008,28(6):656-658.

[17] 萨仁娜,佟建明,何春年,等. 海带岩藻聚糖及其级分对体外培养肉鸡巨噬细胞免疫功能的影响. 中国农业科学杂志,2008,41(5):1482-1488.

[18] 余荣杰,赵洪雯,李敛,等. 海带多糖对大鼠阿霉素肾病的抗炎症性损伤治疗作用. 重庆医学,2008,37(8):800-802.

[19] 王庭欣,秦淑贞,赵文,等. 海带多糖对环磷酰胺诱发小鼠骨髓细胞微核率的抑制作用. 癌变·畸变·突变,1999,11(2):106-107.

[20] 张英慧,王琪琳,王海仁. 海带岩藻半乳聚糖硫酸酯对小鼠白细胞减少症的影响. 中国免疫学杂志,2002,18(5):365-366.

[21] 冯秀荣,王荔. 海带防治碘缺乏病的作用. 中国农村医学,1995,23(5):57-58.

[22] 张竹梅. 用米索前列醇口服或阴道用药与昆布比较其宫颈扩张效果. 国外医学计划生育分册,2000,19(2):116-117.

[23] 窦国祥. 海带新用. 中医杂志,1996,37(1):60-61.

170. 海　藻

【来源】本品为马尾藻科植物海蒿子 Sargassum pallidum(Turn.)C. Ag. 或羊栖菜 Sargassum fusiforme(Harv.)Setch. 的干燥藻体。

【性味归经】味苦、咸,性寒。归肺、脾、肾、肝、胃经,无毒。

【功能与主治】软坚,消痰,利水,退肿。甲状腺肿大,项下淋巴结结核。散结气痈肿,腹内积块、胀痛、腹中空鸣。主治瘰疬、瘿瘤、积聚、水肿、脚气、睾丸肿痛、疝。

【化学成分】羊栖菜含褐藻酸(alginic acid)15.32%～32.18%、甘露醇(mannitol)2.21%～7.87%、碘 32.2%～84.2%、氧化钾(potassium oxide)3.23%～11.67%、总灰分 19.72%～37.53%、羊栖菜多糖 A(SFPP)、羊栖菜多糖 B(SFPPR)、羊栖菜多糖 C(SFPPRR)及褐藻淀粉即海带淀粉(laminarin)。海蒿子含褐藻酸、甘露醇、碘、钾、粗蛋白、灰分、马尾藻多糖(sargassan)、还含以脑磷脂(cephalin)为主的磷脂类化合物。羊栖菜含藻胶酸(亦名海藻酸、褐藻酸、alginic acid)20.8%、粗蛋白 7.95%、甘露醇 10.25%、灰分 37.19%、钾 12.82%、碘 0.03%。海蒿子含藻胶酸 19.0%、粗蛋白 9.69%、甘露醇 9.07%、灰分 30.65%、钾 5.99%、碘 0.017%。亦含马尾藻多糖(sargassan)、其组成中含 D-半乳糖、D-甘露糖、D-木糖、L-岩藻糖、D-葡萄糖醛酸和多肽[1]。

【药理作用】

1. 抗肿瘤作用　腹腔注射褐藻酸钠于接种 S180 的小鼠抑制率为 36.30%。海藻中提取的两种多糖,羊栖菜多糖 B 对小鼠 S180 和艾氏腹水癌 EAC 的抑瘤率分别为 48.8%和 38.5%;羊栖菜多糖 C 为 28.8%和 12%[2]。通过建立 H22 实体瘤和 H22 腹水瘤小鼠模型,以抑瘤率、胸腺指数、脾脏指数、T、B 淋巴细胞数量为测定指标,发现马尾藻多糖有显著的抑瘤作用,抑瘤效果最好给药剂量为 100mg/kg,抑瘤率可达到 61.31%。螺旋藻多糖能显著抑制肝癌 BEL-7404 的细胞增殖。裙带菜多糖对人肝癌细胞 HepG-2 有极强的抑制作用。空白对照组相比多糖给药组均有很强的抗肿瘤作用,400mg/kg 组抑瘤率最大,为 69.13%,与阳性药对照组相近。使细胞 Caspase-3 的活化增强可能是其抑制肝癌细胞增殖的原因[3-6]。MTT 法观察不同浓度海藻硫酸多糖蛋白复合物(PSPPC)对 SMMC-7721 肝癌细胞体外增殖作用,结果表明 SMMC-7721 肝癌细胞增殖受到抑制,并且具有时间和剂量的依赖性。流式细胞术检测发现,0.4mg/ml、2.0mg/ml 和 10.0mg/ml PSPPC 作用 SMMC-7721 肝癌细胞 48 小时后均可使 G_0/G_1 期细胞增多,S 期和 G_2/M 期细胞减少,细胞阻滞于 $G_1 \rightarrow S$ 期,阻止细胞进行有丝分裂,从而抑制细胞的增殖。PSPPC 体内抑瘤实验结果显示:低剂量组与高剂量组 PSPPC 的抑瘤率分别为:30.48% 和 33.38%,PSPPC 组与阴性对照组相比差异显著($P < 0.01$)。小鼠肿瘤组织切片后 HE 染色结果显示:PSPPC 作用 H22 荷瘤小鼠后,镜下可见 H22 肿瘤细胞大片坏死,且坏死区周围可见凋亡小体存在。PSPPC 在体外具有很强的清除超氧阴离子自由基和羟基自由基的作用。PSPPC 能诱导 SMMC-7721 细胞发生凋亡。经 PSPPC 处理后,SMMC-7721 细胞内凋亡相关蛋白 ProCaspase-3 有不同程度的表达降低;DNA 凝胶电泳法检测到 DNA ladder 现象;Annexin V 法检测到 0.4mg/ml、2.0mg/ml 和 10.0mg/ml PSPPC 处理 48 小时后的 SMMC-7721 细胞出现了早期凋亡现象,凋亡细胞百分率分别为 11.13%,26.05% 和 29.56%,PSPPC 处理组与对照组比较有显著性差异($P < 0.01$)。经 PSPPC 处理后,荷瘤小鼠免疫功能低下状态得到改善。PSPPC 能够一定程度的增强 NK 细胞杀伤活性,并且能够提高淋巴细胞增殖功能。海藻硫酸多糖蛋白复合物在一定程度上是复杂的复合物,有效纯化、分析海藻硫酸多糖蛋白复合物的生物活性十分必要。经有效纯化处理后可使其有效成分含量明显提高。游离杂蛋白含量显著降低的同时保护了多糖分子上结合的多肽或蛋白质分子,从而提高了有效成分的生物活性。体外抗肿瘤实验发现,PSPPC 对 SMMC-7721 肝癌细胞的体外增殖具有明显的抑制作用。建立了 H22 荷瘤小鼠模型,通过腹腔注射给药 PSPPC,结果表明 PSPPC 具有一定的抑瘤作用。体外实验证明,PSPPC 能够在一定程度上清除超氧阴离子自由基和羟基自由基,说明 PSPPC 能够直接发挥体外抗氧化作用。体内实验结果显示,PSPPC 具有一定的体内抗氧化作用,能够调节抗氧化酶的活性,抑制脂质过氧化产物的生成等。PSPPC 同时可影响肿瘤细胞中凋亡相关蛋白的表达,诱导肿瘤细胞凋亡,PSPPC 诱导 SMMC-7721 肝癌细胞凋亡的机制可能是通过 Caspase-3 的活化来实现的。PSPPC 还可以改善肿瘤所致的小鼠免疫功能低下状态。PSPPC 抗肿瘤作用的几种可能机制为:诱导肿瘤细胞凋亡;调节机体抗氧化酶活性;直接清除活性氧自由基;提高机体自身的免疫功能[7]。

2. 其他药理作用

(1)对心血管系统的作用:褐藻酸钠有降低血清胆固醇的作用。取 2 组小鼠,每组 10 只。给药组腹腔注射 100mg/kg 褐藻酸钠,连续 7 天。第 6 天腹腔注射 75% 蛋黄乳液 0.5ml,20 小时后取血,测定血清胆固醇含量。结果对照组胆固醇含量为 (49.11 ± 56.23)mg/100ml,给药组为 (311.21 ± 30.87)mg/100ml,下降率为 36.50%($P < 0.001$)。表明褐藻酸钠具有明显降低血清胆固醇的作用[8]。

(2)抗病毒作用:海藻多糖对 I 型单纯疱疹病毒在同时治疗、管外给药途径的最低有效剂量分别为 <25mg/ml(抑制病毒对数为 2.45),<50μg/ml(2.50),<100μg/ml(2.25)。按 6 种不同剂量(25μg/ml,50μg/ml,100μg/ml,250μg/ml,500μg/ml,1000μg/ml)的平场对数值来

初步评价 4 种给药途径的疗效时,同时给药途径(3.36)优于治疗途径(3.29),治疗给药途径优于管外给药途径(2.37),管外给药途径优于预防途径(0.72)[9]。

(3)对免疫系统的影响:褐藻酸钠有增强体液免疫的功能作用。取体重 18~22g 小鼠 20 只,分 2 组。给药组腹腔注射 100mg/kg 褐藻酸钠,对照组用等量生理盐水。连续给药 8 天。对照组与给药组半数溶血值(half value of hemolysin,HC_{50})分别为 7.913 ± 1.335,29.29 ± 4.236($P < 0.001$),HC_{50} 为对照组的 3.70 倍,表明褐藻酸钠具有增强体液免疫的功能[10,11]。

(4)抗辐射作用:取体重 18~22g 昆明种小鼠 40 只,分 2 组。给药组腹腔注射 100mg/kg 褐藻酸钠,连续给药 7 天,第 8 天给药后 1 小时,以 0.2064c/kg 总剂量进行^{60}Co γ 射线照射 23 分钟,观察 30 天后发现褐藻酸钠对^{60}Co 射线照射所致的损伤有一定的保护作用,并能降低死亡率并延长存活时间[12]。

(5)抗内毒素作用:海藻中提取的粗多糖水溶液加等容乙醇沉淀物、多糖 B(SFPPR)和多糖 C(SFPPRR)对抗小鼠内毒素中毒效果,剂量每只鼠 30mg。SFPP、SFPPR、SFPPRR 和对照组的存活率分别为 6/10、9/10、3/10、和 0/10[13]。

参考文献

[1] Ye H,Zhou C,Li W,et al. Structural elucidation of polysaccharide fractions from brown seaweed Sargassum pallidum. Carbohydr Polym,2013,97(2):659-664.

[2] 梁世忠,李兴芳,陈静,等. 马尾藻多糖的抗肿瘤作用及其免疫功能的研究. 海洋科学,2009,33(3):49-51.

[3] Takashi K,Toshihiro Y,Noriko M,et al. Inhibitory effects of laminaran and low moleeular alginate against the Putrefaetive compounds Produced by iniestinal mieroflora in vitro and in rats. Food Chemistry,2005 (9):745-749.

[4] 廖建民,沈子龙,张瑾,等. 海带多糖中不同组分降血脂及抗肿瘤作用的研究. 中国医科大学学报,2002,33 (1):55-57.

[5] 汤桂芳,邝晓聪,庞辉,等. 螺旋藻多糖对肝癌细胞增殖及 Caspase-3 表达的影响. 广西医科大学学报,2008,25(6):874-875.

[6] 王雪,邹向阳,郭莲英,等. 裙带菜多糖抗肿瘤作用的研究. 大连医科大学学报,2006,28(2):99-101.

[7] 嵇蓉. 纯化后海藻硫酸多糖蛋白复合物抗肿瘤作用研究. 北京:中国人民解放军军事医学科学院,2008:67-70.

[8] 刘淑红,高尚社. 国医大师周仲英教授辨治脂肪肝验案赏析. 光明中医,2011,26(7):1319-1321.

[9] 陈永惠. 加减桃红四物汤治疗精癃. 内蒙古中医药,2010,3:20-21.

[10] 孙百福,孙涛,孙君. 分形治疗法. 中外医疗,2011,(18):184-186.

[11] 麦保红. 海带食疗方 15 则. 内蒙古林业,2011,(6):39-40.

[12] 杜燕. 二香消囊汤治疗卵巢囊肿 152 例临床分析. 中国社区医师(医学专业),2011,18(13):182-183.

[13] 王建民. 中医药治疗胆结石的体会. 求医问药(下半月),2011,9(3):107-108.

171. 浮 萍

【来源】浮萍科植物紫萍 *Spirodela polyrrhiza* (L.)Schleid. 的干燥全草。

【性味归经】味辛,寒,入肺经。

【功能与主治】发汗,祛风,行水,清热,解毒。治时行热痛,斑疹不透,风热瘾疹,皮肤瘙痒,水肿,经闭,疮癣,丹毒,烫伤。

【化学成分】含荭草素(orientin)、木犀草素-7-单糖苷(luteolin-7-monoglucoside)、牡荆素

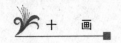

(vitexin)、芹菜素-7-单糖苷(malonylcyanidin-3-monoglucoside)、β-胡萝卜素(β-carotene)、叶黄素(lutein)、环氧叶黄素(epoxyluteine)、紫黄质(violaxanthin)及新黄质(neoxanthin)。还含脂类 8%及蛋白质 24.4%,脂类所含脂肪酸主要为亚麻酸(linolenic acid)、棕榈酸(palmitic acid)及亚油酸(linoleic acid)、蛋白质中亮氨酸(leucine)、天冬氨酸(aspartic acid)、谷氨酸(glutamic acid)含量占 9.05%～9.79%,必需氨基酸指数(essential amino acid index)为 52.2～52.7。

【药理作用】

1. 抗肿瘤作用 浮萍总黄酮对人肝癌细胞 SMMC-7721 增殖有明显的抑制作用[1-4]。浮萍总黄酮在一定浓度范围内对体外培养的 HL-7702 细胞生长有抑制作用,也存在时间依赖性和浓度依赖[5-7]。值得注意的是,在浮萍总黄酮最初作用于 HL-7702 细胞的 24 小时,当浮萍总黄酮的浓度低于 100μg/ml 时,浮萍总黄酮对 HL-7702 细胞增殖的抑制作用是非常微弱的,甚至在浮萍总黄酮作用浓度为 50μg/ml 时,浮萍总黄酮对 HL-7702 细胞的增殖有一定的促进作用。提示浮萍总黄酮在浓度较低的情况下可能具有促进人正常肝细胞 HL-7702 增殖的作用,这可能与黄酮的抗氧化作用有关。浮萍总黄酮是中药紫萍的主要活性部位,具有抗癌、抗氧化、保肝等多种生理活性。有研究表明,黄酮对肿瘤坏死因子诱导的人体肝细胞和大鼠肝细胞的凋亡有抑制作用。也有报道指出,黄酮在抑制体外培养的人肝癌和卵巢癌细胞增殖方面有一定的作用,提示黄酮对肝癌可能具有一定的抑制作用,其抗肿瘤机制可能同诱导肝癌细胞凋亡有关。浮萍总黄酮是否具有诱导肝癌细胞分化能力以及对肝癌细胞增殖、凋亡相关蛋白表达的影响,探讨浮萍总黄酮诱导肝癌细胞凋亡的作用机制。用 MTT 法分别测定浮萍总黄酮对人肝癌 SMMC-7721 细胞和人正常肝细胞 HL-7702 的生长抑制情况。结果显示:浮萍总黄酮对体外培养的 SMMC-7721 细胞的生长有明显的抑制作用,同时对 HL-7702 细胞生长也有一定的抑制作用,且均呈时间、浓度依赖性。但浮萍总黄酮对 SMMC-7721 细胞增殖的抑制作用要强于对 HL-7702 细胞增殖的影响。用比色法测定浮萍总黄酮对 SMMC-7721 细胞学特性的影响,结果显示,浮萍总黄酮能够降低 SMMC-7721 细胞中多种代谢酶的活性,对细胞中的分化指标酶的活性无显著抑制作用。用流式细胞仪结合 PI 和 Annexin V 染料染色分析浮萍总黄酮对 SMMC-7721 细胞周期的影响及诱导凋亡的情况。浮萍总黄酮能使 SMMC-7721 细胞周期阻滞于 G_2/M 期和 S 期,使细胞不能正常进入 G_0/G_1 期,从而诱导 SMMC-7721 细胞凋亡,在 200μg/ml 的浓度下作用 48 小时后细胞凋亡率达到了 59.32%。用流式细胞仪结合荧光(FITC)标记抗体,量化分析浮萍总黄酮对实验细胞癌相关蛋白 Bcl-2 和 p53 蛋白表达的影响。结果表明:浮萍总黄酮能下调 Bcl-2 的表达,同时上调 p53 的表达[8-15]。

2. 其他药理作用

(1)对中枢神经系统作用:浮萍有一定的解热作用。青萍煎剂及浸剂 2g/kg,经口给予因注射伤寒混合疫苗而发热的家兔,证明有微弱的解热作用[16]。

(2)对心血管系统的作用:浮萍对心血管有一定的收缩作用。青萍水浸膏对奎宁引起衰竭的蛙心有强心作用,钙可增强之,大剂量使心脏停止于舒张期;并能收缩血管使血压上升[17]。

参 考 文 献

[1] Hoang H,Yu N,Toyama T,et al. Accelerated degradation of a variety of aromatic compounds by Spirodela polyrrhiza-bacterial associations and contribution of root exudates released from S. polyrrhiza. J Environ Sci (China),2010;22(4):494-499.

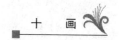

[2] Qiao X,He W N,Xiang C,et al. Qualitative and quantitative analyses of flavonoids in Spirodela polyrrhiza by high-performance liquid chromatography coupled with mass spectrometry. Phytochem Anal,2011,22 (6):475-483.

[3] 季宇彬. 抗癌中药药理与应用. 哈尔滨:黑龙江科学技术出版社,2004:1047-1048.

[4] 郑虎占. 中药现代研究与应用(第六卷). 北京:人民卫生出版社,1996:5821-5824.

[5] 凌云,万峰,洪菁,等. 中药浮萍的微量元素分析. 微量元素与健康研究,1999,16(2):43-44.

[6] 凌云,万峰,郑俊华. 浮萍甾醇类和脂类化学成分研究. 中药材,1998,21(11):565-566.

[7] 凌云,何板作,鲍燕燕,等. 浮萍的化学成分研究. 中草药,1999,2:88-90.

[8] 郑虎占. 中药现代研究与应用(第六卷). 北京:人民卫生出版社,1996:5821-5824.

[9] 肖东,顾振纶,朱寿彭,等. 槲皮素下调人白血病 HL-60 细胞 bcl-2 基因表达. 中国药理学报,1998,19(6):551-553.

[10] 章劲夫,曹承华,张天祥. 木黄酮诱导 T24 细胞凋亡和 bcl-2 基因表达的研究. 上海医学,2003,26(增刊):5-7.

[11] 马吉祥,苏军英,李会庆,等. 大豆异黄酮诱导胃癌细胞凋亡作用研究. 中国公共卫生,2003,19(4):434-436.

[12] 李忌,陈俊杰,高小平,等. 抗氧化剂槲皮素诱导人白血病 HL-60 细胞凋亡作用. 中华血液学杂志,2000,21(6):319-320.

[13] 斯拉甫,艾斯卡尔,伊力哈木江,等. 一枝蒿总黄酮类调节人肝癌细胞凋亡基因 p53,Fas 和 bcl-2 的表达. 中国生物化学与分子生物学报,2001,17(4):226-229.

[14] 袁淑兰,土艳萍,李良平,等. 叶酸诱导肝癌细胞凋亡及其分子机制的研究. 四川大学学报(自然科学版),2000,37(增刊):259-263.

[15] 刘连新,周津,土秀琴,等. 凋亡相关基因在肝癌及正常肝组织表达的概况. 中华肿瘤杂志,2001,23(4):273-277.

[16] 李贵新,张玲,王芸,等. 淫羊藿诱导肿瘤细胞凋亡及其机制的研究. 中国肿瘤生物治疗杂志,1999,23(02):235-236.

[17] 黄青,张洪岩,张本,等. 刺五加化学药理研究的新进展. 中草药,1999,12(3):234-236.

172. 桑　叶

【来源】桑科植物桑 *Morus alba* L. 的干燥叶[1]。

【性味与归经】甘、苦、寒。归肺、肝经。

【功能与主治】疏散风热、清肺润燥、清肝明目。用于风热感冒、肺热燥咳、头晕头痛、目赤昏花。

【化学成分】桑叶中含有多种黄酮及其苷类成分,如异槲皮苷、黄芩苷、东莨菪苷、长春花糖苷Ⅱ、苯甲基-D-吡喃葡萄糖苷。桑叶中还含有 β-谷甾醇、菜油甾醇、β-谷甾醇-β-D-葡萄糖苷、蚊麻脂醇、内消旋肌醇、昆虫变态激素牛膝甾酮等甾醇类成分。桑叶中含有挥发性成分,愈创木酚、丁香油酚、延胡索酸[2]。还含有生物碱类成分 1-脱氧野尻霉素[3]。

【药理作用】

1. 抗肿瘤作用　桑叶中的黄酮类物质槲皮素-3-O-β-D-吡喃葡萄糖苷和槲皮素-3,7-二氧-β-D-吡喃葡萄糖苷对人早幼粒白血病细胞系(HL-60)的生长表现出显著的抑制效应,其中后者还诱导了 HL-60 细胞系的分化[4]。

此外,从桑叶中分离得到的生物碱类成分 1-脱氧野尻霉素具有较强的抗肿瘤作用。Tsu-

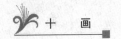
lomu、Tsuruoka 等以小鼠建 β-16 肺黑色细胞肿瘤模型,指出 1-脱氧野尻霉素是野尻霉素的结构类似物,它对肿瘤转移的抑制率是 80.5%,并阐明了抗肿瘤转移活性与抗糖苷酶和抗 β-葡萄糖苷酸酶活性的可能关系[2]。

2. 其他药理作用

(1)对中枢神经系统的影响:桑叶有促进神经细胞生长因子的作用,还具有稳定神经系统功能的作用,可缓解老人更年期情绪激动,并可增加体内超氧化物歧化酶活性,阻止体内超氧化物生成。

(2)对内脏系统的影响

1)对心血管系统的影响:桑叶总黄酮能够通过增加一氧化氮含量防止心肌损伤。桑叶总黄酮可增加超氧化物歧化酶活性,降低 MDA 含量,恢复两者的平衡。桑叶总黄酮可增强机体抗脂质过氧化作用和清除自由基的能力,从而有效保护心肌细胞膜的正常结构和功能[5]。

桑叶具有抑制血清脂质增加和抑制动脉粥样硬化形成的作用。桑叶总黄酮还可以降低血液黏度、改善心脏及肝脏功能。桑叶的利水作用又可以排走细胞中多余的水分,同时将血液中过剩的中性脂肪和胆固醇排清[6]。

2)对消化系统的影响:桑叶提取物能降低肠平滑肌张力,能降低大鼠的胃运动功能,并能解除氯化钡引起的小肠平滑肌痉挛[7]。

(3)对内分泌系统的影响:桑叶能使皮质激素的合成分泌增加,肾上腺皮质分泌的醛固酮是维持机体水盐代谢的主要激素,人体衰老时醛固酮分泌减少,桑叶可促进醛固酮的分泌,从而改善内分泌系统的功能。

桑叶具有明显的降低血糖的作用,其中生物碱和多糖是桑叶中主要的降血糖活性成分[8]。桑叶多糖可提高糖尿病小鼠的耐糖能力和糖的储存能力,增加肝糖原含量而降低肝葡萄糖含量;促进正常小鼠胰岛 β 细胞分泌胰岛素的作用,在血糖水平下降的同时,明显提高了胰岛素水平。其降血糖机理是通过促进胰岛 β 细胞分泌胰岛素而发挥作用[9]。

桑叶总黄酮也能够抑制双糖酶活性,从而具有显著的降血糖作用。用正常小鼠糖耐量试验研究了桑叶黄酮的降血糖作用,发现桑叶黄酮具有明显的降血糖作用,可提高正常大鼠胰岛素水平[10,11]。

(4)抗病原微生物作用

1)抗细菌作用:桑叶明确的具有抑菌作用。作用机制是由于桑叶中酚类物质破坏了细胞壁及细胞膜的完整性,从而抑制细菌微生物的生长。

2)抗病毒作用:在抗病毒方面,1-脱氧野尻霉素有显著的抗反转录酶病毒活性作用,随 1-脱氧野尻霉素剂量的增加,其抑制力增强,桑叶中 1-脱氧野尻霉素及其衍生物对糖蛋白加工均有较强的抑制作用。

3. 毒性作用　10%桑叶注射液小鼠 1 次腹腔注射以相当于人用量的 60 倍连续给小鼠腹腔注射 21 天,对肝、肾、肺等无损害。若给予更大剂量,则使上述脏器发生变性和出血。

【药代动力学研究】1-脱氧野尻霉素在人体内的停留时间短,无毒性积累。并且,1-脱氧野尻霉素无需通过肝脏进行分解。它是以原形的形式排出体外,无代谢副产物。

【临床应用】治疗其他疾病:

1. 治疗外感风热、头痛、咳嗽等症　桑叶善于散风热而泄肺热,对外感风热、头痛、咳嗽等,常与菊花、银花、薄荷、前胡、桔梗等配合应用。

2. 治疗目赤肿痛等症　桑叶不仅可用于风热引起的目赤羞明,且可清肝火,对肝火上炎

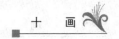

的目赤肿痛,可与菊花、决明子、车前子等配合应用。

3. 治疗下肢象皮肿　采用10％桑叶注射液肌内注射,临床观察各期病例,显著有效占42.3％;无效者仅占0.3％。

【不良反应】过量服用中毒后,会出现恶心、腹痛、腹胀、大便呈果酱样、皮疹、胸闷不适,伴有烦躁不安、四肢发凉,严重时因出血性肠炎导致血压下降、脱水、休克而死。

参考文献

[1] 李杰,王福文,胡志力. 桑叶总黄酮对力竭性运动诱发心肌损伤的保护作用. 山东中医药大学学报,2007, 31(5):432-433.

[2] 欧阳臻,陈均. 桑叶的化学成分及其药理作用研究进展. 江苏大学学报,2003,24(6):39-43.

[3] 王芳,励建荣. 桑叶的化学成分、生理功能及应用研究进展. 食品科学,2005,26(增刊):111-116.

[4] Kim S Y. Two Flavonoids from leaves of Morus alba induce differentiation of the human promyelocytic leukemia(HL-60)cell line. Biol Pharm Bull,2000,23(4):451-455.

[5] 薛淑萍,张立伟. 桑叶总黄酮清除自由基作用研究. 山西师范大学学报:自然科学版,2009,23(4):66-68.

[6] 苏芳华. 桑叶的化学成分及临床应用研究进展. 中国医药导报,2010,7(14):9-12.

[7] 金丰秋,金其荣. 新型功能性饮品-桑茶. 江苏食品与发酵,1999,(4):30-32.

[8] 杨海霞,朱祥瑞. 1-脱氧野尻霉素(DNJ)的研究进展. 蚕业通报,2003,34(1):6-10.

[9] 杨海霞,朱祥瑞,陆洪省. 桑叶保健制品开发利用研究进展. 科技通报,2003,19(1):72-76.

[10] 原爱红,黄哲,马骏,等. 桑叶黄酮的提取及其降糖作用的研究. 中草药,2004,35(11):1242-1243.

[11] Yu L Y,Li X R,Fang X. Inhibitory effect of total flavonoids from mulberry tree leaf on small intestine disaccharidases in diabetic rats. Chin J Endocrinol Metab,2002,18(4):313-315.

173. 桑 寄 生

【来源】桑寄生科植物桑寄生 *Taxillus chinensis*(DC.)Danser 的干燥带叶茎枝。

【性味归经】苦、甘,平。归肝、肾经。

【功能与主治】补肝肾,强筋骨,祛风湿,安胎元。用于风湿痹痛,腰膝酸软,筋骨无力,崩漏经多,妊娠漏血,胎动不安,高血压。

【化学成分】桑寄生带叶茎枝含槲皮素(quercetin)及萹蓄苷(avicularin)。白桦脂酸(betulicacid)、胡萝卜苷(daucosterol)等。桑寄生含黄酮类物质,主要为广寄生苷(avicularin),即槲皮素-3-阿拉伯糖苷、槲皮素(quercetin)及槲皮苷(quercitrin)。

【药理作用】

1. 抗肿瘤作用　桑寄生有一定的抗肿瘤作用。其提取物作为促进细胞分裂免疫刺激剂以控制和调整免疫系统。用 CM-sepharose 分离出的桑寄生大分子物质,具有抑制肝肿瘤细胞 BEL-7402 生长作用。红花桑寄生总黄酮提取物(NISpex)对 CA46 细胞增殖有显著的抑制作用并可诱导其凋亡,作用48小时的 IC_{50} 为 1.72pg/ml,细胞凋亡率随药物浓度升高而升高;NISpex 能有效上调 CA46 细胞 Bax、Caspase-3 蛋白表达,下调 NF-κB、p65、Bcl-2、PARP 蛋白表达;Nispex 诱导 CA46 细胞凋亡可能是通过对 NF-κB 信号通路的抑制来实现的。NISpex 体内外均具有抗白血病作用,可增强阿柔比星的抗肿瘤效果,还可抑制肿瘤细胞中异常激活的 NF-κB 活性。Nispex 对所检测的9种人源肿瘤细胞株均有显著的抑制增殖和诱导凋亡的作用,对原代慢性粒细胞白血病细胞也有较好的抑制作用,桑寄生不同部位的作用差异,其中乙酸乙酯、三氯甲烷及正丁醇部位显示出较强的活性;水提物、乙醚部位作用较小;而石油醚部位对细胞的影响极小。流式细胞仪检测结果显示,桑寄生有效部位作用于 K562、HL-60 细胞,可诱使细胞早期凋亡及细胞内线粒体膜电位的降低,实验组与空白组比较 $P<0.05$,差异显著。含药血清实验结果显示桑寄生含药血清可抑制白血病 K562 细胞的增殖并诱导其早期凋亡,并呈明显剂量依赖性关系,与空白兔血清组比较 $P<0.05$,差异显著。结论研究提示桑寄生通过抑制白血病细胞增殖、诱导凋亡,而具有抗白血病的活性,其凋亡机制中可能包括有线粒体膜电位降低,使胞内环境发生改变,而致白血病细胞死亡。桑寄生凝集素对肝癌 BEL-274 细胞和胃癌 MGC-2823 细胞有抑制作用,采用硫酸铵分级沉淀和酸化的 Sepharose-4B 亲和层析分离得到桑寄生凝集素;通过 A-PAGE 和 SDS-PAGE 电泳分析,确定所得凝集素组分和亚基情况;通过 MTT 法对所得到的凝集素进行体外抗肿瘤活性研究。研究结果表明:桑寄生凝集素包含两种组分,共含有四个亚基,亚基分子量分别为 36.8kD、33.4kD、31.3kD 和 29.3kD;凝集素具有抗肿瘤效果,对肝癌 BEL-7402 细胞和胃癌 MGC-823 细胞的 IC_{50} 分别为 24.2μg/ml 和 20.9μg/ml。桑寄生凝集素对肝癌和胃癌细胞有明显的抑制作用,随着药物质量浓度的增加,抑制率逐渐增强[1-8]。

2. 其他药理作用

(1)对心血管系统的影响:蒿蓄苷对麻醉犬虽有降压作用,但持续时间很短,且易产生急速耐受性。桑寄生(冲剂)有舒张冠状血管的作用,并能对抗垂体后叶素,对心肌收缩力则为先抑制后增加[9]。

(2)抗病毒作用:桑寄生煎剂在体外培养猴肾单层上皮细胞中,对脊髓灰质炎病毒和其他肠道病毒有显著的抑制作用,脊髓灰质炎病毒与药物直接接触一小时内,即被抑制,可能是直接灭活作用[10,11]。

(3)利尿作用:麻醉犬以蒿蓄苷,即广寄生苷 0.5mg/kg 静脉注射,可引起利尿作用,增加剂量时作用更显著[12]。

【临床应用】治疗其他疾病:

1. 治疗冠心病心绞痛　将桑寄生制成冲剂,每包相当于生药 1.3 两。日服 2 次,每次半包,少数病例每次 1 包。观察 64 例,疗程 4 周至 5 个月不等。治疗期间,有高血压者继续服降压药,原用复方硝酸甘油者,仍继续服用。结果心绞痛症状改善的有效率为 76%,其中显效(心绞痛程度减轻二级)率占 24%;心电图改善有效率为 44%,显效者占 25%。

2. 治疗冻伤　取桑寄生 1 斤,加蒸馏水 10 斤,煮沸 3 分钟,过滤,滤液用文火熬制成膏。Ⅰ 度冻伤用桑寄生膏 2.5g,加入蒸馏水 35ml,酒精 8ml,白陶土 4.5g,混合后涂敷患处(不能用于溃疡面);Ⅱ、Ⅲ 度冻伤用桑寄生膏 3g,加入甘油 10g,单软膏 35g,氧化锌 2g,调匀敷于局部。药物配制时须按处方顺序。

参 考 文 献

[1] 张林甦,刘山莉. 中药桑寄生(Loranthaceae)抗肿瘤毒蛋白的分离及部分性质初步研究. 天然产物研究与开发,2006,12(18):43-46.

[2] 肖义军,刘奋,陈元仲,等. 红花桑寄生总黄酮提取物诱导淋巴瘤细胞株 CA46 凋亡及其分子机制研究. 天然产物研究与开发,2008,20:797-802.

[3] 肖义军,陈元仲,陈炳华,等. Nispex 体内外抑制白血病细胞 HL-60 的生长. 中国癌症杂志,2007,17(6):461-465.

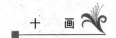
［4］肖义军,陈元仲,陈炳华,等.红花桑寄生总黄酮提取物增强多柔比星抗白血病效果及其相关机制研究.天然产物研究与开发,2008,20(3):334-341.

［5］肖义军,陈元仲,陈炳华,等.不同寄主红花桑寄生总黄酮提取物抗白血一病细胞株 HL260 的体外研究.中国中药杂志,2008,33(4):427-431.

［6］潘鑫,刘山莉.中药桑寄生凝集素的分离及体外抗肿瘤活性的研究.天然产物研究与开发,2006,11(18):210-213.

［7］Stein G M,Sehaller Q P,Fuller U,et al. Characterisation of granulocyte stimulation by thionins from European mistletoe and from wheat. Biochim Biophys Acta,1999,1426(l):801-802.

［8］Bussing A,Wagner M,Wagner B. Induction of mitochondrial Apo2. 7 molecules and generation of reactive oxygen-intermediates in cultured lymphocytes by the toxic proteins from Viscum album L. CancerLetters,1999,13,9(l):79-88.

［9］王俊,王国基,颜辉,等.槲寄生的化学成分及药理作用研究进展.时珍国医国药,2005,16(4):300-303.

［10］王艳芳,王新华,朱宇同.槲皮素药理作用研究进展.天然产物研究与开发,2003,15(2):171-173.

［11］张林甦,刘山莉.中药桑寄生(Lorathlorace)抗肿瘤毒蛋白的分离及部分性质初步研究.天然产物研究与开发,2006,18(1):43-46.

［12］荣风年,刘薇,汤春生.丁酸钠对子宫内膜癌抑制作用的裸鼠体内实验研究.肿瘤防治杂志,2005,12(4):261-263.

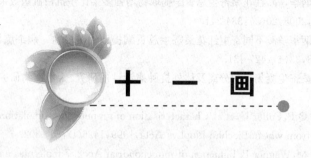

十一画

174. 菝葜

【来源】百合科菝葜属植物菝葜 *Smilax china* L. 的根茎[1]。

【性味与归经】甘,微苦,性平。归肾、肝经。

【功能与主治】祛风利湿、解毒消痈。治疗风湿痹痛、淋浊、带下、泄泻、痢疾、痈肿疮毒、顽癣、烧烫伤等。

【化学成分】根含菝葜素(smilaxin)、异内杞苷(isoengeletin)、齐墩果酸(oleanolic acid)、山奈素(kaempferide)、二氢山奈素(dihydrokaempferide)、β-谷甾醇(β-sitosterol)、β-谷甾醇葡萄糖苷(β-sitosterolglucoside)、薯蓣皂苷的原皂苷元 A(prosapogenin A of dioscin)、薯蓣皂苷(dioscin)、纤细薯蓣皂苷(gracillin)、甲基原纤细薯蓣皂苷(methylprotogracillin)、甲基原薯蓣皂苷(methylprotodioscin)、新替告皂苷元-3-*O*-α-L-吡喃鼠李糖-(1→6)-β-D-吡喃葡萄糖苷(neotigogenin-3-*O*-α-L-rhamnopyranosyl-(1→6)-β-D-glucopyranoside)、新替告皂苷元-3-*O*-β-D-吡喃葡萄糖-(1→4)-*O*-[α-L-吡喃鼠李糖-(1→6)]-β-D-吡喃葡萄糖苷{neotigogenin-3-*O*-β-D-glucopyranosyl-(1→4)-*O*-[α-L-rhamnopyranosyl)-(1→6)-]-β-D-glucopyranoside}、伪原薯蓣皂苷(pseudoprotodioscin)、异娜草皂苷元-3-*O*-α-L-吡喃鼠李糖-(1→2)-*O*-[α-L-吡喃鼠李糖-(1→4)]-β-D-吡喃葡萄糖苷{isonarthogenin-3-*O*-α-L-rhamnopyranosyl-(1→2)-*O*-[α-L-rhamnopyranosyl-(1→4)]-β-D-glucopyranoside}、薯蓣皂苷元(diosgenin)[1,2]。

【药理作用】

1. 抗肿瘤作用

(1)单体成分的抗肿瘤作用:山奈酚-7-*O*-β-D-葡萄糖苷在体内外具有广谱抗肿瘤活性。体内实验证明,通过建立 C57BL/6 小鼠 Lewis 肺癌模型,观察到中剂量组 40mg/kg 对肿瘤的抑制率即达到 34.2%,高浓度用药组 60mg/kg 抑瘤活率为 54.5%。体外实验研究表明,山奈酚-7-*O*-β-D-葡萄糖苷对多种肿瘤细胞具有生长抑制作用。其对人白血病细胞 K562,人胆囊癌细胞 GBC-SD,人结肠癌细胞 LoVo,人子宫颈癌细胞 HeLa,人表皮癌细胞 A431 五种肿瘤细胞的 EC_{50} 值分别为(3.9±0.2)μg/ml、(6.5±0.5)μg/ml、(5.1±0.3)μg/ml、(3.9±0.2)μg/ml、(14.8±1.4)μg/ml[3]。山奈酚-7-*O*-β-D-葡萄糖苷对胃癌 MKN-45 细胞的 IC_{50} 为 73μg/ml,对肝癌 BEL-7402 细胞的 IC_{50} 为 95μg/ml,对肺癌 95D 细胞的 IC_{50} 为 85μg/ml,对白血病细胞 HL-60 细胞的 IC_{50} 为 43μg/ml,对黑色素瘤 A375 细胞的 IC_{50} 为 110μg/ml[4]。山奈酚-7-*O*-β-D-葡萄糖苷对白血病细胞 HL-60 和黑色素瘤 A375 细胞具有诱导凋亡作用,可将细胞周期阻滞于 G_1 期[5]。

其抑制肿瘤细胞增殖的机制:山奈酚-7-*O*-β-D-葡萄糖苷以不依赖于 p53 的方式通过调节

Cyclin B1,CDK1 的转录水平,减少 Cyclin B1-CDK1 复合物的含量,将细胞阻滞在 G_2 期;通过抑制 NF-κB 核转位,下调 Bcl-2 蛋白的表达并呈剂量依赖性,上调 Bax 的表达,使得 Bcl-2/Bax 的比值降低,诱导细胞凋亡[6]。

(2)正丁醇提取物的抗肿瘤作用:金刚藤正丁醇提取物可以浓度和时间依赖性的方式抑制体外培养的人胃腺癌 SGC-7901 细胞的增殖和迁移。不同浓度($25\mu g/ml$、$50\mu g/ml$、$100\mu g/ml$)的金刚藤正丁醇提取物对人胃腺癌 SGC-7901 细胞的增殖均有明显的抑制作用,且呈时间、剂量依赖性;金刚藤正丁醇提取物可降低人胃腺癌 SGC-7901 细胞的迁移能力,且呈时间、剂量依赖性。随着金刚藤正丁醇提取物浓度的增加及培养时间的延长,人胃腺癌 SGC-7901 细胞迁移率由 78.1% 下降至 58.4%[7]。

菝葜正丁醇提取物对人卵巢癌 A2780 细胞的 IC_{50} 为 $47.5\mu g/ml$,菝葜正丁醇提取物既可呈剂量依赖性,也可呈时间依赖性抑制 A2780 细胞活性。流式细胞术分析显示,菝葜正丁醇提取物将 A2780 细胞周期阻滞在 G_2/M 期并诱导细胞凋亡。细胞迁移实验显示菝葜正丁醇提取物干预后,细胞的迁移能力减弱。Western Blot 分析发现,药物可能通过抑制 Akt 的活性阻滞 NF-κB 的核转录,从而使 NF-κB 的活性受到抑制,进而抑制其下游因子 Bcl-2、Bcl-xL、XIAP,cIAP-1,ICAM-1,VEGF 和 Cyclin D1。实验结果还显示,菝葜正丁醇提取物可活化 Capase-3、PARP 和 Bax 因子[8]。

(3)乙酸乙酯提取物的抗肿瘤作用:菝葜乙酸乙酯提取物可以在体内外有效抑制肿瘤细胞的增殖。体内实验证明,菝葜乙酸乙酯提取物高、中、低剂量组均对小鼠 S180 肉瘤肿瘤产生显著性的抑制,且在剂量范围内呈良好的量效关系。体外实验研究表明,乙酸乙酯提取物对小鼠肉瘤 S180、肝癌 H22、艾氏腹水癌细胞 EAC 及人肝癌细胞 HepG-2 细胞株的 IC_{50} 分别为 (0.521 ± 0.272)g/L、(0.801 ± 0.333)g/L、(0.512 ± 0.217)g/L、(0.608 ± 0.268)g/L[9]。用荧光显微镜和琼脂糖凝胶电泳观察菝葜乙酸乙酯提取物的作用机制是通过其对细胞的直接杀伤作用和诱导细胞的凋亡得以实现[10]。

(4)水提取物的抗肿瘤作用:体外实验表明,菝葜水提取物含药血清能抑制人肝癌 SMMC-7721 细胞增殖和诱导凋亡作用。采用 MTT 检测,30% 含药血清组与对照组比较有显著差异。流式细胞仪周期分析结果显示,含药血清处理 24 小时,明显降低 G_0/G_1 期细胞比例,增加 S 期细胞比例。荧光定量 PCR 技术检测结果表明 30% 含药血清组能显著降低 POLD1 mRNA 的表达[11]。

2. 其他药理作用

(1)对心脑血管系统的影响:菝葜具有一定的活血化瘀作用,其作用表现在抑制血小板聚集和内源性凝血。在体外血小板聚集功能测定中,经 1:8 稀释后,菝葜水煎液对所测指标(血小板 1min 内聚集率、5min 内最大聚集率和血小板第一步聚集速度)都有所降低[12]。

(2)对内分泌系统的影响:菝葜具有抑制血糖作用。菝葜中所含的柚皮素能显著降低四氧嘧啶糖尿病小鼠的血糖含量,同时具有醛糖还原酶和 α-葡萄糖苷酶抑制作用的活性。菝葜提取物也能显著降低糖尿病小鼠的血糖,明显增加肝糖元含量,但对正常小鼠的血糖值无明显影响[13]。

(3)抑菌作用:菝葜大孔吸附树脂部位对金黄色葡萄球菌、乙型链球菌、大肠杆菌和铜绿假单胞菌的最低抑菌浓度分别为 2.82%、0.36%、5.63%、1.41mg/ml[14]。菝葜水煎液 6% 浓度,醇浸液 3% 浓度,平板法试验对炭疽杆菌有抑菌作用[15]。

(4)对免疫系统的影响:菝葜水提醇沉提取物、膜分离物和乙酸乙酯提取物各剂量均能不同程度地影响小鼠免疫器官脾和胸腺的重量。菝葜各提取物在中、高剂量时能显著(100μg/ml水提物例外)增强大鼠腹腔巨噬细胞吞噬能力。菝葜各提取物均能显著增强巨噬细胞中溶菌酶活性,能不同程度地增强巨噬细胞中酸性磷酸酶活性和乳酸脱氢酶活性,中剂量(10μg/ml)时其增强作用尤为显著,均达30%以上,膜分离物达50%以上[16]。

(5)抗炎作用:菝葜醋酸乙酯提取物对急性、早期炎症具有很好的抗炎作用。在生药50~100g/kg剂量范围内,提取物能显著抑制大鼠蛋清性足跖肿胀和甲醛诱导的小鼠足肿胀。菝葜醋酸乙酯提取物不同剂量均显示了不同程度抑制琼脂诱导的小鼠肉芽肿形成,其中高剂量的抑制作用较为显著,进一步表明菝葜对炎症晚期(慢性炎症)也有一定的抑制作用[17]。

【临床应用】

1. 治疗肿瘤 由菝葜等组成的复方菝葜颗粒治疗中晚期非小细胞肺癌具有一定的临床疗效。共观察30例患者,口服复方菝葜颗粒,每次20g,每天2次,连服2个月为1疗程。治疗后一年生存率明显高于化疗组,为73.3%,总有效率83.3%。改善患者症状,提高生存质量,延长患者生存期[18]。

由菝葜等组成的复方菝葜口服液对原发性支气管肺癌肿瘤病灶具有较高的缓解作用,能改善症状,延长生存期,提高患者生活质量。复方菝葜口服液治疗原发性支气管肺癌51例,每次20ml,每日3次,1个月为1疗程。可连续服用多个疗程。部分缓解者3例(占64.7%),稳定13例(占25.5%),进展6例(占9.8%)。4年生存率为6.9%;3年生存率为29.4%;2年生存率为70.6%;1年生存率为90%;平均生存期20.2个月[19]。

由菝葜等组成的灵葜四君颗粒对化疗有增效减毒作用,对术后患者机体免疫功能有保护和促进作用,并能防治化疗引起的骨髓抑制,降低血液黏度。治疗组40例,有效率为85.0%。化疗后生存质量改善,外周血白细胞和红细胞数稳定,NK细胞活性、CD3、CD4阳性T细胞数和CD4/CD8比值升高[20]。

2. 治疗其他疾病

(1)治疗盆腔炎:金刚藤片治疗慢性盆腔炎湿热瘀结证临床疗效较好。金刚藤片,每片含生药7.5g,口服每次4片,每日3次。共观察85例慢性盆腔炎(湿热瘀结证)患者,总显效率65.1%,总有效率88.4%;治疗后明显改善盆腔体征,使异常升高的血沉恢复正常,B超检查异常征象(附件炎性包块、输卵管积液或增粗)有一定的改善作用[21]。

(2)治疗银屑病:菝葜虎杖治银汤治疗银屑病21例疗效满意,总有效率85.7%。治疗疗程短,一般在治疗后的7~10天左右皮疹瘙痒明显减轻,1~2周皮损颜色变淡,鳞屑变薄,随之面积逐渐缩小。大多患者在6~8周左右获得缓解[22]。

【不良反应】金刚藤糖浆在治疗妇科炎症500例观察中,仅有1例出现皮肤瘙痒,轻微皮疹,另有3例因原有胃病,服本药后出现胃区不适、反酸等症状,其余患者未发现明显不良反应[23]。

参 考 文 献

[1] 宋立人.现代中药学大辞典.北京:人民卫生出版社,2001:1848.

[2] 徐燕,王海燕,蒋家月,等.菝葜中的甾体皂苷及其细胞毒活性.中国实验方剂学杂志,2011,17(11):92-96.

[3] 徐文.金刚藤抗肿瘤活性的药理药效学研究.上海:华东理工大学,2008:60-61.

[4] 徐淑珍.菝葜化学成分及其资源品质研究.武汉:湖北中医学院,2006:50-52.

[5] Li Y L, Gan G P, Zhang H Z, et al. A flavonoid glycoside isolated from Smilax china L. rhizome in vitro anticancer effects on human cancer cell lines. J Ethnopharmacol, 2007, 113(1): 115-124.

[6] Xu W, Liu J W, Li C L, et al. Kaempferol-7-O-β-D-glucoside(KG) isolated from Smilax china L. rhizome induces G₂/M phase arrest and apoptosis on HeLa cells in a p53-independent manner. Cancer Letters, 2008, 264(2): 229-240.

[7] 赵健, 宋明明, 卢妍, 等. 金刚藤正丁醇提取物对胃腺癌 SGC-7901 细胞增殖和迁移的影响. 肿瘤药学, 2013, 3(1): 30-34.

[8] 胡丽玲. 菝葜提取物抗卵巢癌的多重效应及其分子机制. 武汉: 华中科技大学, 2011: 43-50.

[9] 王涛, 王鹏. 菝葜乙酸乙酯提取物抗癌活性的实验研究. 肿瘤基础与临床, 2007, 20(3): 234-236.

[10] 王涛, 杨华山. 菝葜乙酸乙酯提取物抗癌机制研究. 肿瘤基础与临床, 2007, 20(2): 129-131.

[11] Cao B, Zhang Z, Zhang Y, et al. Effect of Smilax china L. -containing serum on the expression of POLD1 mRNA in human hepatocarcinoma SMMC-7721 cells. Exp Ther Med, 2013, 6(4): 1070-1076.

[12] 吕永宁, 陈东生, 徐楚鸿. 菝葜活血化瘀药理作用. 中国医院药学杂志, 2002, 22(9): 538-540.

[13] 沈忠明, 丁勇, 施堃, 等. 菝葜降血糖活性成分及对相关酶的抑制作用. 中药材, 2008, 31(11): 1717-1720.

[14] 周璐敏, 阮金兰, 官福兰, 等. 菝葜大孔吸附树脂部位的抗炎和抑菌作用研究. 中国药师, 2008, 11(4): 402-404.

[15] 邓家刚, 陈壮. 金刚藤活性成分与药效学及临床应用研究. 河南中医学院学报, 2005, 20(3): 23-24.

[16] 舒孝顺. 菝葜提取工艺的改进及药理学研究. 武汉: 华中科技大学, 2005: 64-71.

[17] 舒孝顺, 高中洪, 杨祥良. 菝葜醋酸乙酯提取物对大鼠和小鼠的抗炎作用. 中国中药杂志, 2006, 31(3): 239-243.

[18] 李广诚, 董克礼, 朱宏. 复方菝葜颗粒治疗中晚期非小细胞肺癌的临床研究. 中国医学工程, 2007, 15(3): 269-270.

[19] 徐琳兰, 董克礼, 吴岳. 复方菝葜口服液治疗原发性支气管肺癌 51 例. 湖南中医药导报, 1995, 1(3): 12-16.

[20] 胡少明, 董慧, 涂胜豪, 等. 灵葜四君颗粒联合化疗治疗胃癌的临床研究. 中国中西医结合消化杂志, 2004, 12(4): 195-197.

[21] 魏绍斌, 谢平. 金刚藤片治疗慢性盆腔炎临床观察. 中药药理与临床, 2002, 18(5): 46-47.

[22] 徐萍. 菝葜虎杖治银汤治疗寻常型银屑病临床研究. 国医论坛, 2003, 18(3): 18-19.

[23] 王慧琴. "金刚藤糖浆"治疗妇科炎症 500 例观察. 甘肃科技, 2000, 16(1): 56-57.

175. 菱 角

【来源】菱科菱属植物菱 *Trapa bispinosa* Roxb.、乌菱 *T. bicornis* Osbeck. 无冠菱 *T. korshinskyi* V. vassil. 格菱 *T. komarovii* V. vassil. 的果实[1]。

【性味与归经】甘, 凉。归脾、胃经。

【功能与主治】健脾益胃, 除烦止渴, 解毒。治疗脾虚泄泻、暑热烦渴、消渴、关节酸痛和肢体麻木等。

【化学成分】菱中含有麦角甾四烯-4, 6, 8(14), 22-3-酮[4, 6, 8(14), 22-ergostatetraen-3-one]、22-二氢-4-豆甾烯-3, 6-二酮(22-dihydro-stigmast-4-en-3, 6-dione)、β-谷甾醇(β-sitosterol)、3, 4, 5-三羟基苯甲酸(3, 4, 5-trihydroxybenzoic acid)、3, 4, 5-三羟基苯甲酸二聚体(3, 4, 5-trihydroxybenzoic acid dimmer)、邻苯二甲酸二丁酯(dibutyl phthalate)。乌菱中含乌菱鞣质(bicornin)、玫瑰鞣质(rugosin)D、喜树鞣质(camptothin)B、新唢呐草素(tellimagrandin)Ⅰ、Ⅱ、长梗马兜铃素(pedunculagin)、1, 6-二-*O*-没食子酰-β-D-葡萄糖(1, 6-di-*O*-galloyl-β-D-glucose)、2,3-二-*O*-没食子酰-*β*-D-葡萄糖(2,3-di-*O*-galloyl-*β*-D-glucose)、1,2,3-三-*O*-没食子酰-*β*-D-葡萄糖(1,2,3-tri-*O*-galloyl-*β*-D-glucose)、1,2,6-三-*O*-没食子酰-*β*-D-葡萄糖(1,2,6-tri-*O*-galloyl-*β*-D-glucose)、1,2,3,6-四-*O*-没食子酰-*β*-D-葡萄糖(1,2,3,6-tetra-*O*-galloyl-*β*-D-glucose)、6-*O*-二没食子酰-1,2,3-三-*O*-没食子酰-*β*-D-葡萄糖(6-*O*-di-galloyl-1,2,3-tri-*O*-galloyl-*β*-D-glucose)[1-4]。

【药理作用】

1. 抗肿瘤作用

(1)单体成分的抗肿瘤作用:3,4,5-三羟基苯甲酸二聚体对人肝癌 SMMC-7721 细胞具有生长抑制作用。不同剂量(3.125mg/L、6.250mg/L、12.500mg/L 和 25.000mg/L)的 3,4,5-三羟基苯甲酸二聚体处理人肝癌 SMMC-7721 细胞后,流式细胞术检测表明其细胞凋亡百分数非常明显增加,6.250mg/L 菱角纯化物所致细胞凋亡百分数约为 3.125mg/L 的 2 倍,并随其剂量增加细胞凋亡不再增加,表明 6.250mg/L 菱角纯化物即可达到最大的抑制人肝癌细胞的效果。3,4,5-三羟基苯甲酸二聚体可使 G_2+M 期细胞百分数增高,S 期细胞百分数降低,DNA 合成减少,提示其对肿瘤生长的抑制作用可能通过 G_2+M 期阻滞引起细胞凋亡实现的[5]。

3,4,5-三羟基苯甲酸二聚体对人早幼粒细胞性白血病细胞株 HL-60 细胞具有抑制作用及诱导凋亡作用。3,4,5-三羟基苯甲酸二聚体对 HL-60 细胞的增殖有较强的抑制作用,并呈明显的量效和时效关系。可增加 HL-60 细胞内活性氧水平,通过流式细胞仪检测到三羟基苯甲酸二聚体作用 48 小时后的 HL-60 细胞线粒体膜电位明显降低,Western Blot 检测到 HL-60 细胞胞质中细胞色素 C 蛋白水平增高,Caspase-3、Caspase-9 活性亦显著增加。这些结果表明,三羟基苯甲酸二聚体可能通过促进细胞色素 C 的释放,激活 Caspase-9、Caspase-3 的线粒体通路介导 HL-60 细胞凋亡[6]。

3,4,5-三羟基苯甲酸二聚体对人宫颈癌 HeLa 细胞生长有明显抑制的作用,IC_{50} 为 10.9mg/L。用流式细胞仪分析该化合物的 3 个剂量组(6.250mg/L、12.500mg/L 和 25.000mg/L)处理 HeLa 细胞 30 小时后的结果显示,其对细胞凋亡率的影响呈一定的剂量效应关系,各受试药物组流式细胞仪分析谱图均出现凋亡峰,且随着受试药物的浓度增加,峰面积逐渐变大,细胞凋亡数量增加[7]。

没食子酸对人肝癌细胞 SMMC-7721 的增殖及转移均有明显的抑制作用。对人肝癌细胞 SMMC-7721 的增殖抑制作用明显,IC_{50} 为 11.0μg/ml。作用 24 小时后,发生 G_2/M 期阻滞且可促进细胞的凋亡,呈现一定的剂量效应关系。可对人肝癌 SMMC-7721 细胞转移能力产生影响,抑制其黏附、迁移及侵袭运动的发生,阻止肿瘤细胞向远处转移[2]。

(2)有效部位的抗肿瘤作用:菱角挥发油对肿瘤细胞的生长增殖具有较明显的抑制作用。体外实验 MTT 结果表明,菱角超临界提取挥发油对肝癌细胞 SMMC-7721 增殖具有明显抑制作用,四个时间点(24 小时、48 小时、72 小时、96 小时)的 IC_{50} 分别为 25.88μg/ml、10.3μg/ml、8.46μg/ml 和 5.09μg/ml[8]。

菱角挥发油作用 24 小时对人子宫颈癌细胞 HeLa 细胞具有较强的抑制增殖作用,IC_{50} 为 228.39μg/ml。菱角挥发油对 HeLa 细胞的增殖作用呈剂量效应关系,随着给药浓度的增大,对肿瘤细胞增大的抑制作用逐渐增大。HeLa 细胞经菱角挥发油 50μg/ml 作用 24 小时后,DNA 电泳凝胶上可见清晰的梯状条带,说明在核小体连接处的 DNA 能被挥发油随机切断,形成寡聚核小体,细胞凋亡[4]。

菱角粗多糖对人子宫颈癌细胞 HeLa 和人脑胶质瘤细胞 U251 细胞的增殖有抑制作用，并且呈现良好的量效关系，作用 24 小时的最高抑制率均在 70％以上。菱角粗多糖作用后细胞胞质内颗粒增多、增粗，细胞膜边缘变粗糙。流式细胞术的结果表明，菱角粗多糖（糖含量 39.25％）的浓度为 500μg/ml 时可引起 U251 细胞凋亡，凋亡百分率为 50.18％[9]。

菱角粗多糖对人乳腺癌细胞 MCF-7 细胞的生长具有一定的抑制作用，并且呈现剂量依赖性。750μg/ml 的粗多糖对 MCF-7 抑制率为 27.98％±2.23％，与对照组顺铂无显著性差异，抑制率随浓度的降低而降低[10]。

2. 其他药理作用

(1)抑菌作用：菱角挥发性成分在体外对金黄色葡萄球菌，大肠杆菌和白念珠菌有不同程度的抑菌作用，而且在一定范围内随着菱角挥发性成分浓度的增加，抑菌环直径也随之增大[11]。

(2)对免疫系统的影响：菱角提取物有增强机体免疫功能作用，能促进荷瘤小鼠脾脏淋巴细胞对 ConA 的增殖反应，菱角提取物对荷瘤小鼠脾淋巴细胞的增殖率为 98.5％。可使小鼠腹腔巨噬细胞吞噬功能增强，吞噬率、吞噬指数均具显著性[12]。

3. 毒性作用　在急性毒性实验中，给予小鼠口服没食子酸 5g/kg，没有出现毒性和死亡的任何体征；在亚急性试验中，给予小鼠口服 1g/kg 的没食子酸未显著改变血液学参数，且各种生化参数如血清 ALT，血清 AST 和许多血清组成如蛋白质、胆固醇、尿素和胆红素等都没有明显改变，表明没食子酸没有蓄积毒性[4]。

【临床应用】

1. 治疗肿瘤　菱角 60g，薏苡仁、紫藤、诃子各 9g，水煎服。经过医学临床验证，该组方对食管癌、乳腺癌、子宫颈癌有综合治疗作用[10]。

菱角壳 60～90g，薏苡仁 30g，煎汤代茶饮，连服数月，对食管癌、乳腺癌、子宫癌有辅助治疗作用[13]。

2. 治疗其他疾病　菱角 60g，薏苡仁 30g，水煎服，治疗消化性溃疡，胃癌初起[1]。

参考文献

[1] 南京中医药大学. 中药大辞典. 上海：上海科学技术出版社，2006：2799-2800.

[2] 哈卿. 菱角提取物对人肝癌 SMMC-7721 细胞增殖及转移能力的影响. 长春：吉林大学，2010：24，66-69.

[3] 牛凤兰，尹建元，董威严，等. 菱角中抗肿瘤活性成分的分离、提纯及结构鉴定. 高等学校化学学报，2005，26(5)：852-855.

[4] 董卿. 菱角中抗肿瘤活性成分的分离及体外抑瘤作用的初步研究. 长春：吉林大学，2007：6，24-25，44-45.

[5] 吕喆，龚守良，牛凤兰，等. 菱角纯化物三羟基苯甲酸二聚体对肝癌 SMMC-7721 细胞凋亡及细胞周期进程的影响. 吉林大学学报(医学版)，2006，32(5)：788-790.

[6] 赵文静，牛凤兰. 三羟基苯甲酸二聚体诱导 HL-60 细胞凋亡的作用. 药学学报，2009，44(1)：42-47.

[7] Niu F L，Wang X D，Wang Y L，et al. Trihydroxybenzoic Acid Dimer-induced Apoptosis Effects in vitro. Chemical Research in Chinese Universities，2005，21(4)：463-467.

[8] 牛凤兰. 菱角挥发油在制备抑瘤药物中的应用. 中国专利：CN 101264111A，2008-09-17.

[9] 牛凤兰，董卿，巩宏伟，等. 菱角粗多糖对肿瘤细胞抑制作用. 中国公共卫生，2009，25(8)：1005-1006.

[10] 任思堂. 含多糖菱角水提物的体外抗癌研究. 天津：天津大学，2007：5，55-56.

[11] 吴强，赵书欣，牛凤兰，等. 菱角挥发性成分体外抑菌作用的研究. 中国实验诊断学，2011，15(8)：1273-1277.

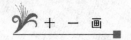

[12] 牛凤兰,董威严,乔凤娟. 菱角提取物对荷瘤小鼠免疫功能的影响.食品科学,2006,27(7):233-235.

[13] 曹祈东.菱角的药用小方.民族医药报,2001,8(31):2.

176. 黄 芩

【来源】唇形科黄芩属植物黄芩 Scutellaria baicalensis Georgi 的干燥根[1,2]。

【性味与归经】苦,寒。归肺、胆、脾、大肠、小肠经[1]。

【功能与主治】清热燥湿,泻火解毒,止血,安胎。用于湿温,暑湿,胸闷呕恶,湿热痞满,泻痢,黄疸,肺热咳嗽,高热烦渴,血热吐衄,痈肿疮毒,胎动不安[1,2]。

【化学成分】根含黄酮类化合物:黄芩素(baicalein)、黄芩新素(neobaicalein)即黄芩黄酮(skullcapflavone)Ⅱ、黄芩苷(baicalin)、汉黄芩素(wogonin)、汉黄芩苷(wogonoside)、木蝴蝶素(oroxylin,oroxylin)A、7-甲氧基黄芩素(7-meth-oxybaicalein)、黄芩黄酮Ⅰ(skullcapflavone Ⅰ)、二氢木蝴蝶素 A(dihydrooroxylin A)、白杨素(chrysin)、5,8,2′-三羟基-7-甲氧基黄酮(5,8,2′-trihydroxy-7-methoxy-falvone)、5,8,2′-三羟基-6,7-二甲氧基黄酮(5,8,2′-trihydroxy-6,7-dimethoxy-flavone)、5,7,4′-三羟基-6-甲氧基黄烷酮(5,7,4′-trihydroxy-6-methoxy-flava-none)、3,5,7,2′,6′-五羟基黄烷酮(3,5,7,2′,6′-pentahydroxy-flavanone)、汉黄芩素 5-β-D-葡萄糖苷(wogonin-5-β-D-glucoside)、2-(3-羟基-4-甲氧基苯基)-乙基-1-O-α-L-鼠李糖基(1→3)-β-D-(4-阿魏酰基)-葡萄糖苷[2-(3-hydroxy-4-methoxyphenyl)-ethyl-1-O-α-L-rhamnosyl(1→3)-β-D-(4-feruloyl)-glucoside]、白杨素-8-C-β-D-葡萄糖苷(chrysin-8-C-β-D-glucoside)、白杨素-6-C-β-D-葡萄糖苷-8-C-α-L-阿拉伯糖苷(chrysin-6-C-β-D-glucoside-8-C-α-L-arabinoside)、白杨素-6-C-α-L-阿拉伯糖苷-8-C-β-D-葡萄糖苷(chrysin-6-C-α-L-arabinoside-8-C-β-D-gluco-side)、(2S)-5,7,2′,6′-四羟基黄烷酮[(2S)-5,7,2′,6′-tetrahydroxy-flavanone]、5,7,2′,6′-四羟基黄烷酮(5,7,2′,6′-tetrahydroxy-flavanone)、5,8-二羟基-6,7-二甲氧基黄酮(5,8-dihydroxy-6,7-dimethoxy-flavone)、5,7,4′-三羟基-8-甲氧基黄酮(5,7,4′-trihydroxy-8-methoxy-flavone)、木蝴蝶素 A-7-O-葡萄糖醛酸苷(oroxylin A-7-O-glucuronide)、5,7,2′-三羟基-6-甲氧基黄酮(5,7,2′-tri-hydroxy-6-methoxy-flavone)、5,2′-二羟基-6,7,8-三甲氧基黄酮(5,2′-dihydroxy-6,7,8-Trimethoxy-flavone)、5-羟基-7,8-二甲氧基黄酮(5-hydroxy-7,8-dimethoxy-flavone)、去甲汉黄芩素(norwogonin)、二氢黄芩素(dihydrobaicalein)、5,7,2′-三羟基黄酮(5,7,2′-trihydroxy-flavone)、5,7,2′-三羟基-8,6′-二甲氧基黄酮(5,7,2′-trihydroxy-8,6′-dimethoxy-flavone)、5,7,2′,5′-四羟基-8,6′-二甲氧基黄酮(5,7,2′,5′-tetrahydroxy-8,6′-dimethoxy-flavone)即黏毛黄芩素Ⅲ(viscidulin Ⅲ)、5,2′,5′-三羟基-6,7,8-三甲氧基黄酮(5,2′,5′-trihydroxy-6,7,8-trimethoxy-flavone)、黄芩素-7-O-β-D-吡喃葡萄糖苷(baicalein-7-O-β-D-glucopyranoside)、5,7,2′-三羟基-8-甲氧基黄酮(5,7,2′-trihydroxy-8-methoxy-flavone)即韧黄芩素(tenaxin)Ⅱ、5,2′,6′-三羟基-7,8,-二甲氧基黄酮(5,2′,6′-trihydroxy-7,8-dimethoxy-flavone)即黏毛黄芩素(viscidulin)Ⅱ、5,7,2′-三羟基-6′-甲氧基黄酮(5,7,2′-trihydroxy-6′-methoxy-flavone)、5,7,2′,3′-四羟基黄酮(5,7,2′,3′-tetrahydroxy-flavone)、3,5,7,2′,6′-五羟基黄酮(3,5,7,2′,6′-pentahydroxy-flavone)即黏毛黄芩素(viscidulin)Ⅰ、(2S)-7,2′,6′-三羟基-5-甲氧基黄烷酮[(2S)-7,2′,6′-trihydroxy-5-methoxy-flavanone]、2,6,2′,4′-四羟基-6′-甲氧基查耳酮、(2,6,2′,4′-tetrahydroxy-6′-methoxy-chalcone)、5,2′,6′-三羟基-6,7,8-三甲氧基黄酮-2′-O-葡萄糖苷(5,2′,6′-trihydroxy-6,7,8-trimethoxy-flavone-2′-O-glucoside)、5,2′,

6'-三羟基-6,7-二甲氧基黄酮-2'-O-葡萄糖苷(5,2',6'-trihydroxy-6,7-dimethoxy-flavone2'-O-glucoside)、5,7,2',5'-四羟基黄酮(5,7,2',5'-tetrahydroxy-flavone)、左旋圣草素(eriodictyol)、半枝莲素(rivularin)及黏毛黄芩素Ⅲ-2'-O-β-D-吡喃葡萄糖苷(viscidulin Ⅲ-2'-O-β-D-glucopyranoside)等。另外还含β谷甾醇(β-sitosterol)、菜油甾醇(campesterol)及豆甾醇(stigmasterol)[2]。

【药理作用】

1. 抗肿瘤作用

(1)黄芩苷的抗肿瘤作用:黄芩苷能诱导结肠癌 SW-1116 细胞凋亡,凋亡率与剂量呈正相关。随着药物浓度及作用时间的变化,G_1 期细胞比例逐渐增高,并出现典型的凋亡峰。表明黄芩苷能诱导结肠癌细胞凋亡,并明显抑制癌细胞增殖,具有抗肿瘤作用[3]。

(2)黄芩黄酮的抗肿瘤作用:黄芩黄酮通过调节花生四烯酸系统的代谢,诱导细胞凋亡,抑制新生血管生成等作用途径来发挥其抗肿瘤的作用[4]。

(3)汉黄芩素的抗肿瘤作用:汉黄芩素诱导肿瘤细胞凋亡,调节端粒酶活性发挥抗肿瘤作用,体内外实验表明,汉黄芩素不仅具有抗氧化活性,还具有抑制肿瘤细胞生长的作用。50～250μg/ml 汉黄芩素可抑制卵巢癌 A2780 细胞增殖并诱导细胞凋亡[5]。

对细胞端粒酶活性的抑制是汉黄芩素诱导 HL-60 细胞凋亡的一个重要机制[6]。随着药物浓度的增加,端粒酶活性呈下降趋势,但对端粒酶的长度无明显影响[7]。

(4)黄芩总黄酮的抗肿瘤作用:黄芩茎叶总黄酮对 LA795 瘤株的体内增殖具有明显抑制作用,虽低于阳性对照药环磷酰胺,但环磷酰胺抗肿瘤作用毒副作用强。而黄芩茎叶总黄酮抗肿瘤活性的毒副作用极低[8]。

2. 其他药理作用

(1)对中枢神经系统的影响:黄芩煎剂 4g/kg 腹腔注射,可使小鼠防御性条件反射阳性反射时间延长,而对非条件反射及分化无影响,说明黄芩可加强皮层抑制过程[9]。

(2)心血管系统的影响:在体外,100μg/ml 汉黄芩素、黄芩素、黄芩苷均可抑制去甲肾上腺素对大鼠离体脂肪组织的促进脂肪分解作用[2]。

黄芩苷对再灌注损伤的心肌有保护作用,其机制与抗自由基引起的脂质过氧化反应有关[10]。另外有研究发现黄芩苷可缩小糖尿病大鼠脑缺血再灌注损伤的脑梗死体积,减轻白细胞浸润程度,其保护作用是通过抗炎途径来实现的,并与抑制细胞间黏附分子-1 的表达有关[11]。

(3)抗病毒作用:黄芩苷对体外培养的 T 细胞株 CEM 无细胞毒性,而对感染 HIV 病毒的 CEM 细胞则表现出明显的细胞毒性[2]。

(4)抗真菌作用:黄芩煎剂在体外对犬小芽孢菌、堇色毛癣菌、许兰黄癣菌及其蒙古变种、足趾发癣菌、共心性毛癣菌及铁锈色毛癣菌均有抑制作用[12]。对葡萄球菌、溶血链球菌、白喉杆菌、伤寒杆菌和霍乱弧菌有较强的抑菌作用,对肺炎链球菌、痢疾杆菌、大肠杆菌、副伤寒杆菌、变形杆菌、铜绿假单胞菌也有抑菌作用[13]。

(5)对免疫系统的影响:黄芩苷体内实验发现,其对小鼠腹腔巨噬细胞具有双向调节作用,低剂量可显著增加巨噬细胞吞噬中性红和溶菌酶含量,高剂量则起抑制作用。能明显改善缺血性心力衰竭的细胞免疫功能异常,推测黄芩苷的免疫调节作用可能是保护缺血性心力衰竭的重要机制[2]。

3. **毒性作用** 黄芩苷具有弱胚胎毒性[14]。

【药代动力学研究】黄芩苷经胃肠道吸收缓慢,口服后 1 小时左右入血,主要经肠道菌丛和肝微粒体转化成黄芩素,后者在空肠段快速吸收入血,并重新转化为黄芩苷。在脑浆中黄芩苷的代谢速率又较血浆慢,半衰期要长 14%[15]。

黄芩苷的药代动力学研究,黄芩苷半衰期($t_{1/2}$)＝35.517 分钟,消除半衰期($t_{1/2\beta}$)＝6931.472 分钟,V_1/F＝4.038L/kg,Cl/F＝0.166L/(kg·min)[9]。

【临床应用】

1. 治疗肿瘤　体内外研究表明其能够抑制肿瘤细胞增殖,诱导细胞周期阻滞及细胞凋亡,通过抑制 COX-2 的活性而抑制 PGE2 的合成;另外可增强免疫调节作用等[16]。

采用肺复方(白参、黄芪、枸杞、女贞子、川贝、麦冬、桔梗、黄芩、百合、莪术、田三七粉、白花蛇舌草等)治疗晚期非小细胞肺癌 30 例,具有补气养阴,活血散结的功效,可缓解老年中晚期肺癌患者的主要临床症状,改善生活质量,稳定瘤体[17]。

2. 治疗其他疾病

(1)治疗内脏系统疾病

1)治疗心血管病:经过较长时期服用,仍能发挥继续降压作用,无明显副作用[2]。

2)治疗消化系统疾病:治疗组用药 5 天,溃疡愈合 56 处,愈合率 94.9%,对照组用药 5 天,溃疡愈合 24 处,愈合率 41.4%,7 天愈合 29 处,愈合率 50%。两组比较差异显著($P<$0.05)[2]。

3)治疗呼吸道感染:临床治疗 35 例呼吸道感染,治愈 2 例,显效 16 例。对单纯型疗效较好。

(2)治疗免疫系统疾病:治疗慢性肝炎 150 例,显效 76 例,好转 34 例,无效 40 例,有效率为 73.3%。

【不良反应】文献报道的双黄连制剂不良反应以各种变态反应居多,且表现形式多样。方世平等报道静脉应用双黄连粉针剂致不良反应 155 例次中,变态反应占 76.8%(119/155)。皮肤过敏和全身变态反应中以过敏性休克对机体的危害最大。双黄连制剂所致呼吸系统不良反应可以表现为哮喘、咳嗽等,严重者可发生过敏性肺炎、喉头水肿、肺水肿甚至呼吸衰竭,其机制可能与机体对药物某种成分过敏或药物纯度不够有关。

双黄连制剂的不良反应以注射剂常见,且以静脉给药出现较多,可能与注射剂吸收快或静脉输入药物半抗原物质与血浆蛋白结合有关,故应尽量避免静脉给药[18]。

参考文献

[1] 国家药典委员会. 中华人民共和国药典(2010 年版一部). 中国医药科技出版社,2010:282-283.

[2] 赵国平,戴慎,陈仁寿. 中药大辞典. 第 2 版. 上海:上海科学技术出版社,2005:2805-2807.

[3] 王英俊,付莉,华海婴. 黄芩苷诱导结肠癌细胞株 SW-1116 凋亡的研究. 中医研究,2007,20(6):22-23.

[4] 汤立建,赵良才,李庆林,等. 黄芩黄酮类成分抗肿瘤作用及机制研究进展. 中国中药杂志,2007,32(1):21-23.

[5] 黎丹戎,侯华新,张玮,等. 汉黄芩素诱导人卵巢癌细胞 A2780 凋亡及对细胞端粒酶活性的影响. 癌症,2003,22(8):801-805.

[6] 王旭光,陈根殷,方琦. 汉黄芩素对 HL-60 细胞端粒酶活性的影响. 四川医学,2004,25(8):854-855.

[7] 张汉英. 汉黄芩素对卵巢癌 SKOV3 细胞移植瘤中端粒长度、端粒酶活性的影响及凋亡相关性研究. 南宁:广西医科大学,2006:2.

[8] 聂鑫. 黄芩苷粗品化学成分的研究. 广州:南方医科大学,2008.

[9] 杨萍.清开灵注射液中黄芩苷和栀子苷的药代动力学研究.武汉:湖北中医药大学,2012.

[10] 李晓蓉,黑爱莲,鲍立嵘,等.黄芩甙对缺血再灌注大鼠心肌损伤的保护作用.首都医科大学学报,2001,22(2):107-109.

[11] 王文安,蔡定芳,吕传真.黄芩甙对糖尿病大鼠脑缺血-再灌注损伤的影响.中国中西医结合急救杂志,2002,9(2):111-113.

[12] 国家中医药管理局《中华本草》编委会.中华本草.上海:上海科学技术出版社,1999:6206-6207.

[13] 陈桂红,吴铁,黄清松,等.黄芩、黄柏提取液与抗-MRSAIgY体外抑菌活性的比较研究.宜春学院学报,2009,31(2):70-72.

[14] 张崴,宋殿荣,王雅楠,等.基于胚胎干细胞实验模型评价黄芩苷的胚胎毒性.中国药理学与毒理学杂志,2012,26(6):864-869.

[15] 秦三海,刘华钢.黄芩苷的体内药代动力学研究进展.广西中医学院学报,2003,6(4):72-74.

[16] 王晶华,吴兆华.黄芩抗肿瘤作用的研究进展.医药导报,2009,28(12):1568-1570.

[17] 潘敏求,李琳霈,蒋益兰,等.肺复方配合化疗治疗老年中晚期非小细胞肺癌疗效观察.陕西中医,2010,31(4):389-390.

[18] 许艳华.静脉应用双黄连制剂的不良反应.临床误诊误治,2005,18(1):59-60.

177. 黄　芪

【来源】 豆科植物蒙古黄芪 *Astragalus membranaceus*（Fisch.）Bge. var. *mongholicus* (Bge.)Hsiao 或膜荚黄芪 *A. membranaceus*(Fisch.)Bge. 的干燥根[1]。

【性味与归经】 甘,温。归肺、脾经。

【功能与主治】 益气升阳,固表止汗,利水消肿,托毒生肌。主治一切气虚血亏之证。如脾虚泄泻,肺虚咳嗽,脱肛,子宫下垂,自汗,盗汗,水肿,血痹,痈疽难溃或久溃不敛。

【化学成分】 蒙古黄芪中含皂苷类:黄芪皂苷 Ⅰ、Ⅱ、Ⅳ 及胡萝卜苷。黄酮类:芒柄花黄素、毛蕊异黄酮、9,10-二甲氧基紫檀烷-3-O-β-D-葡萄糖苷(9,10-dimethoxy-pterocarpan-3-O-β-D-glucoside)、2′-羟基-3′,4′-二甲氧基异黄烷-7-O-β-D-葡萄糖苷(2′-hydroxy-3′,4′-dimethoxy-isoflavane-7-O-β-D-glucoside)、3′-羟基-4′-甲氧基异黄酮-7-O-β-D-葡萄糖苷(3′-hydroxy-4′-methoxyisoflavone-7-O-β-D-glucoside)、L-3-羟基-9-甲氧基紫檀烷。尚含天冬酰胺(aspar-amide)、刀豆氨酸(canavanine)、脯氨酸(proline)、γ-氨基丁酸(γ-aminobutyric acid)等 21 种氨基酸;铁、锰、锌、铷等 14 种微量元素;黄芪多糖(astraglan)Ⅰ、Ⅱ、Ⅲ 及葡聚糖 AG-1、AG-2 和杂多糖 AH-1、AH-2 等。此外,蒙古黄芪还含有 β-谷甾醇、蔗糖、亚油酸(linoleic acid)、亚麻酸(linolenic acid)、甜菜碱(betaine)、烟酸、烟酰胺、淀粉酶等。

膜荚黄芪根中分离出黄芪苷(astragaloside)Ⅰ、Ⅱ;胡萝卜苷(daucosterol)、β-谷甾醇(β-sitosterol)、棕榈酸(palmitic acid)、蔗糖(sucrose);膜荚黄芪皂苷(astragalus saponin)A、B、C,膜荚黄芪皂苷 A 经氧化降解得到膜荚黄芪苷元(astramembrangenin)。亦分离出 2′,4′-二羟基-5,6-二甲氧基异黄烷(2′,4′-dihydroxy-5,6-dimethoxyisoflavane)、熊竹素(kumatakenin)、胆碱(choline)、甜菜碱(betaine)、叶酸(folic acid)、毛蕊异黄酮(calycosin)、芒柄花黄素(formononetin)及黄芪苷(astragaloside)Ⅰ、Ⅱ、Ⅲ、Ⅳ,其苷元为三萜环黄芪醇(cycloastragenol)。抗菌成分 L-3-羟基-9-甲氧基紫檀烷(L-3-hydroxy-9-methoxypterocar-pan)。此外,膜荚黄芪根中尚含有葡萄糖醛酸(glucuronic acid)、黏液质、氨基酸、苦味素等。

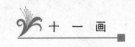

【药理作用】

1. 抗肿瘤作用　用黄芪多糖作用于体外培养的大鼠胶质瘤细胞株 C6,肿瘤细胞存活率明显下降。可降低细胞内 STAT3 蛋白及 mRNA 的表达[2]。

黄芪多糖和顺铂合用对小鼠 H_{22} 肝癌移植瘤的生长具有协同抑制作用,并能降低顺铂毒副作用,提高生存质量[3]。黄芪多糖对骨髓抑制具有预防作用,对维持白细胞稳定具有较好疗效,可作为化疗常规辅助用药[4]。采用二乙基亚硝胺诱发大鼠肝癌模型,黄芪多糖干预治疗可以减轻肝损害,降低肝癌标志物 GST-P 的表达。抑癌作用可能与抑制肝癌组织 TGF-β1 的表达有关[5]。黄芪多糖与紫杉醇联合使用具有协同抗肿瘤作用[6]。研究认为黄芪多糖无直接抗肿瘤作用,其抗肿瘤作用是通过促进 TNF-α 和 IFN-γ 的产生而实现的[7]。

黄芪多糖能增强 IL-2/LAK 抗肿瘤作用[8]。提示黄芪多糖是通过调节整体细胞免疫功能来增强 IL-2/LAK 而发挥抗肿瘤作用的,可以作为一种有效的生物反应调节剂或免疫增强剂来应用。黄芪多糖能够促进巨噬细胞合成 NO,并能显著增强小鼠腹腔巨噬细胞对黑色素瘤细胞的杀伤作用,提示黄芪多糖能增强小鼠腹腔巨噬细胞的免疫作用,可能是其抗肿瘤作用的机制之一[9]。黄芪多糖能够抑制 HL260 细胞的增殖,降低 HL260 细胞的端粒酶活性,提示黄芪多糖降低 HL260 细胞端粒酶活性,可能是其诱导 HL260 细胞凋亡的机制之一[9]。

2. 其他药理作用

(1)对中枢神经系统的影响

1)抗衰老作用:抗衰老作用与其提高机体免疫功能,清除自由基及抗脂质过氧化有关[10]。

2)抗氧化作用:黄芪多糖可能是通过增强 SOD 活性,促进氧自由基清除发挥抗氧化作用[9]。

3)抗缺氧作用:黄芪多糖能够明显减少全身耗氧及增加组织耐缺氧能力[9]。

(2)对内脏系统的影响

1)对心脏的保护作用:黄芪多糖能缩小心肌梗死面积,减轻心肌损伤,对急性心肌梗死犬心有保护作用。能够减轻心肌缺血再灌注损伤时的炎症反应[11]。对心肌细胞具有保护作用,能够通过提高缝隙连接的通讯功能,从而改善糖尿病大鼠心肌损伤后心肌细胞形态和超微结构的改变,减少糖尿病心肌病的发生[12]。也有实验表明黄芪多糖可改善糖尿病心肌病变仓鼠心肌胶原沉积[13]。通过影响 PPAR-α 表达部分改善糖尿病仓鼠心肌脂代谢紊乱[14]。抑制糖尿病心肌中胃促胰酶依赖性 AngⅡ 的生成,起到对糖尿病心肌病变的保护作用[15]。另外还可以抑制糖尿病仓鼠心肌胃促胰酶依赖性 AngⅡ 生成,从而保护心肌[16]。

2)抗心律失常的作用:对氯化钡导致的心律失常有明显的对抗作用。

3)对心肌力学和血流动力学的作用:通过抑制心肌细胞膜的 Na^+-K^+ 交换,使细胞内 Na^+ 浓度增加,进而影响心肌细胞内 Na^+-Ca^{2+} 交换机制使心肌细胞内 Ca^{2+} 增加,导致心肌收缩力增强[9]。可通过促进内皮细胞表面 ICAM-1 的表达而促进中性粒细胞与内皮细胞的黏附,促进伤口愈合中的炎症反应,是黄芪托毒生肌作用的生物学基础之一[17]。

4)预防动脉硬化的作用:对动脉粥样硬化有明显的预防和治疗作用,与其抗氧化、免疫调节、保护血管内皮细胞有关[9]。

5)对肠道的保护作用:能够抑制 LPS 刺激 IEC-6 细胞分泌 ICAM-1,对 LPS 所致的肠道损伤具有保护作用[18]。对 LPS 损伤的小肠上皮细胞具有保护作用[19]。可引起大鼠肠黏膜微血管内皮细胞 NO 分泌量的升高[9]。另外还具有利胆作用,通过增加三磷酸结合盒腺苷转运

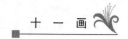

体 A1 的表达而促进胆固醇流出[20]。

6)对肾脏的保护作用:通过抑制 IL-6 的分泌而抑制系膜增生,从而保护肾脏[9]。能抑制 NF-κB mRNA、TGF-β₁ mRNA 的过度表达,从而延缓糖尿病肾病的进展[21]。

7)对呼吸系统的作用:对哮喘小鼠有一定的治疗作用,机制与影响 IFN-γ、IL-4 分泌水平有关[22]。

(3)对代谢的影响

1)对糖代谢的影响:具有双向调节血糖作用[9],可改善肥胖大鼠胰岛素敏感性,增加胰岛素抵抗(insulin resistance,IR)大鼠葡萄糖输注率[23]。其降低 2 型糖尿病大鼠血糖与降低肝组织内质网应激蛋白 CHOP 表达有关[24]。另外,黄芪多糖还可降低血糖,增强机体对胰岛素敏感性,对 2 型糖尿病小鼠早期肾脏病理改变具有良好的治疗作用[25]。能纠正非肥胖性糖尿病(non-obese diabetic,NOD)小鼠 Th1 型细胞/细胞因子的免疫失衡状态,预防 1 型糖尿病的发生[26],预防或延缓 NOD 小鼠 1 型糖尿病的发病[27]。可通过降低肾脏髓质水通道蛋白 2(aquaporin 2,AQP2)mRNA 的表达,增加尿量及改善肾髓质超微结构达到治疗糖尿病大鼠早期多尿的症状[28]。通过提高糖尿病大鼠肾组织中胰岛素受体(insulin receptor,InsR)、胰岛素受体底物-1(Insulin receptor substrate-1,IRS-1)、PI3K 水平,增加组织对胰岛素的敏感性,改善胰岛素信号转导[29]。

2)对脂类代谢的影响:可明显改善高脂饮食诱导的胰岛素抵抗及肝脏脂肪变性,其机制与减少糖原合成酶激酶-3β(glycogen synthase kinase-3β,GSK-3β)表达及增加胰岛素刺激后 SER9-GSK-3β 水平有关[30]。

(4)对抗病原微生物的作用

1)抗细菌作用:黄芪多糖是黄芪中抗细菌黏附的有效成分[31]。另外,对大肠杆菌标准株 ATCC25922、临床分离的大肠杆菌 LYC、临床分离的沙门菌 XM 和葡萄球菌标准菌株 ATCC25923 等 4 种菌株均有不同程度的抑制作用[32]。

2)抗病毒作用:能够增强宿主的体液免疫和细胞免疫来保护宿主抵抗胞内菌的感染[33]。还对马立克氏病毒[34],法氏囊病毒[35],猪圆环病毒[36]等具有抑制作用。

(5)对免疫系统的影响

1)对树突细胞的作用:能促进小鼠骨髓来源的树突细胞(dendritic cell,DC)表型及功能的成熟[37]。增强对树突细胞的抗原呈递功能,诱导 DC 提高细胞因子诱导的杀伤细胞对肿瘤细胞的杀伤活性[38]。

能纠正 NOD 小鼠 Th1 型细胞/细胞因子的免疫失衡状态,预防 1 型糖尿病的发生[39]。对坐骨神经华勒变性大鼠细胞免疫功能有调节作用[40]。

2)对巨噬细胞的作用:能够提高巨噬细胞对结核分枝杆菌的吞噬作用[9]。抑制巨噬细胞的分泌功能[41]。

3)对淋巴细胞和血管内皮细胞的黏附作用的影响:通过提高细胞表面黏附分子的表达而促进淋巴细胞与内皮细胞的黏附,从而促进淋巴细胞再循环,是黄芪多糖发挥免疫增强作用的机制之一[42]。

4)对外伤动物免疫系统的作用:创伤后小鼠细胞免疫功能明显紊乱,而黄芪多糖体内应用可有效恢复其免疫功能[43]。在体内能够逆转小鼠因烧伤所致的细胞免疫功能低下,对治疗烧伤、预防感染具有重要意义。这一作用是依赖于巨噬细胞完成的[9]。

(6)对眼的保护:糖尿病大鼠早期视网膜 Muller 细胞 Kir2.1 蛋白表达下降,而黄芪多糖

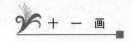

对于逆转这一早期的改变能起到一定作用,从而发挥降低糖尿病视网膜病变发病率的作用[44]。

(7)治疗关节炎:黄芪多糖关节腔注射治疗大鼠关节炎,可促进退变软骨的修复[45]。

(8)对造血系统的作用:体外能促进红系和粒系祖细胞的生成,但与浓度不成正比。对刺激粒细胞生成的作用更强[9]。

(9)其他:对辐射后小鼠的体重、白细胞数目及肝细胞结构都有明显的保护作用。短期低浓度黄芪多糖能促进诱导培养的骨髓间充质干细胞代谢和蛋白质的合成,有利于细胞的增殖和向成骨分化[46]。另外具有促进 DC 成熟的作用[46]。

【临床应用】对原发性肝癌有明显的治疗作用,并可提高化疗药物的疗效[47]。注射用黄芪多糖可显著提高原发性肝癌患者的单纯肝动脉栓塞化疗的效果,提高患者生活质量,延长生存时间,是治疗原发性肝癌的有效药物[48]。

注射用黄芪多糖联合三维适形放疗可以降低老年非小细胞肺癌患者的放射副作用,提高机体免疫水平[49]。注射用黄芪多糖能提高化疗的有效率,同时可使患者卡式(Karnofsky,KPS)评分提高,改善患者生活质量,并可提高患者的免疫功能、化疗耐受性,减轻不良反应,顺利完成治疗周期,延长生存期[50]。

参考文献

[1] 闫巧娟,韩鲁佳,江正强,等. 黄芪多糖的分子量分布. 食品科学,2004,25(8):27-29.

[2] 孙聪,韩业超,洪敏,等. 黄芪多糖抑制大鼠神经胶质瘤细胞增殖的实验研究. 中国老年学杂志,2009,29(1):41-43.

[3] 黄宏思,黄卫彤,韦鹏涯,等. 黄芪多糖联合顺铂治疗 H_{22} 肝癌的实验研究. 广西医科大学学报,2009,1,19-21.

[4] 方晓松,周翚. 黄芪多糖对肝癌介入术化疗药物致骨髓抑制的保护作用研究. 重庆医学,2009,38(12):1486-1488.

[5] 党双锁,张正国,袁利超,等. 大黄素和黄芪多糖对大鼠实验性肝癌的抑制作用. 西安交通大学学报(医学版),2006,27(3):250-253.

[6] 黄宏思,黄衍强,韦鹏涯. 黄芪多糖协同紫杉醇对肿瘤细胞的杀伤作用. 右江民族医学院学报,2010,32(1):3-5.

[7] 许杜娟,陈敏珠. 黄芪多糖的抑瘤作用及其机制. 中国医院药学杂志,2005,25(10):923-924.

[8] 季宇彬. 天然药物有效成分药理与应用. 北京:科学出版社,2007,657-660.

[9] 刘兵荣,张勇,王欣娥,等. 实验性脑出血后血肿周围细胞凋亡及黄芪多糖的干预作用. 南京医科大学学报(自然科学版),2007,27(2):153-157,210.

[10] 葛斌,许爱霞,杨社华. 黄芪多糖抗衰老作用机制的研究. 中国医院药学杂志,2004,24(10):610-612.

[11] 朱海燕,陈立新,朱陵群. 黄芪多糖对人心脏微血管内皮细胞缺氧再复氧损伤后核因子-κB 表达的影响. 辽宁中医杂志,2008,35(1):7-9.

[12] 李志杰. 糖尿病心肌损伤 connezin43 的改变及黄芪多糖对心肌细胞的保护作用. 上海:上海中医药大学,2009,3-5.

[13] 丛丽,李益明,俞茂华,等. 黄芪多糖对糖尿病心肌病变仓鼠心肌胶原表达的影响. 中国临床康复,2006,10(7):64-66.

[14] 陈蔚,陈雯洁,夏燕萍,等. 黄芪多糖对糖尿病仓鼠脂代谢紊乱及心肌 PPAR-α 表达的影响. 复旦学报(医学版),2010,37(2):194-215.

[15] 陈蔚,俞茂华,叶红英. 黄芪多糖保护糖尿病心肌的初步研究. 复旦学报(医学版),2007,34(4):541-

544,548.

[16] 陈蔚,陈雯洁.黄芪多糖对糖尿病仓鼠心肌超微结构和胃促胰酶及血管紧张素转化酶表达的影响.中国糖尿病杂志,2009,17(10):758-760.

[17] 郝钰,邱全瑛.黄芪多糖促进中性粒细胞与血管内皮细胞黏附及相关黏附分子表达.中国中西医结合杂志,2004,24(5):427-430.

[18] 袁媛,戚拥军,许玲芬,等.黄芪多糖对内毒素刺激体外培养肠上皮细胞间黏附分子-1 的调节作用.中国中西医结合急救杂志,2008,15(2):114-116.

[19] 袁媛,孙梅.黄芪多糖对 LPS 损伤小肠上皮细胞的保护作用.世界华人消化杂志,2008,16(1):15-19.

[20] 杨志红,龚伟,陈凤玲,等.黄芪多糖对 THP-1 巨噬细胞源性泡沫细胞胆固醇流出的影响.中国病理生理杂志,2008,24(10):2029-2032.

[21] 吴朝妍,张莹雯.黄芪多糖对肾阳虚型糖尿病大鼠肾组织 NF-κB、TGF-β1 的影响.武汉大学学报(医学版),2006,27(3):381-384,388.

[22] 宋泽庆,林璘,朱艳芬.黄芪多糖对哮喘小鼠特异性免疫治疗的增强作用.中国免疫学杂志,2010,26(2):132-135.

[23] 翁孝刚,梁辉,王涛,等.黄芪多糖对高脂喂养肥胖大鼠胰岛素敏感性的影响.西安交通大学学报(医学版),2009,30(5):31-634.

[24] 胡琛琛,毕会民.黄芪多糖对 2 型糖尿病大鼠肝脏 CHOP 表达的影响.微循环学杂志,2010,20(1):1-3,12,76,78.

[25] 郭鹏,欧阳静萍,毛先晴,等.黄芪多糖对 2 型糖尿病 KKAy 小鼠早期肾脏病理改变的影响.武汉大学学报(医学版),2007,28(1):74-76,92,133.

[26] 陈蔚,李益明,俞茂华,等.黄芪多糖对糖尿病鼠 T 细胞亚群的免疫调节作用.中国现代医学杂志,2007,17(1):28-31,35.

[27] 陈蔚,刘芳,俞茂华,等.黄芪多糖对 NOD 小鼠 1 型糖尿病的预防作用.复旦学报(医学版),2001,28(1):57-60.

[28] 康白,毛淑梅,李承德,等.黄芪多糖对糖尿病大鼠早期多尿的保护作用.中国药理学通报,2009,25(11):1470-1473.

[29] 周云枫,吴勇,欧阳静萍.黄芪多糖对 2 型糖尿病大鼠肾组织胰岛素信号转导的影响.武汉大学学报(医学版),2005,26(2):139-142,132.

[30] 毛先晴,欧阳静萍.黄芪多糖对饮食诱导小鼠肝脏胰岛素抵抗的预防作用.中国病理生理杂志,2007,23(11):2222-2225.

[31] 余丹凤,孔繁智,朱婉萍,等.黄芪多糖抗呼吸道绿脓杆菌感染的实验研究.中国中西医结合急救杂志,2007,14(2):64,76-79.

[32] 刘永录,于瑞,张国祖,等.pH 值对碱法提取黄芪多糖收率的影响及黄芪多糖体外抑菌作用研究.河南农业科学,2010,(5):117-119.

[33] 项杰,王育斌,徐涛,等.黄芪多糖在宿主抵抗李斯特菌中的作用.武汉大学学报(医学版),2007,28(6):741-743.

[34] 孟宪荣,李庆章,曲琪环,等.黄芪多糖和香菇多糖对马立克氏病强毒感染雏鸡巨噬细胞活性和白细胞介素-1 体外诱生活性的影响.中国兽医杂志,2002,38(7):33-34.

[35] 姜新发,吴晶娥,沈志华.干扰素与黄芪多糖对鸡传染性囊病治疗效果.当代畜牧,2008,08:10-12.

[36] 靳月生,姚学军,赵志荣,等.黄芪多糖治疗猪圆环病毒病的效果.北京农业,2008,10:16-17.

[37] 邵鹏,赵鲁杭.黄芪多糖对树突状细胞表型及功能成熟的影响.中华微生物学和免疫学杂志,2006,26(7):637-640.

[38] 张嵩,牟晓燕,王红梅,等.黄芪多糖诱导的树突状细胞增强 CIK 细胞的杀伤作用.中国免疫学杂志,2009,25(2):140-142.

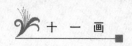

[39] 陈蔚,李益明,俞茂华,等.黄芪多糖对糖尿病鼠T细胞亚群的免疫调节作用.中国现代医学杂志,2007,17(1):28-31,35.

[40] 桑秋凌,刘飙,魏壮,等.黄芪多糖对坐骨神经华勒变性大鼠细胞免疫功能的作用研究.中国免疫学杂志,2008,24(2):147-148,152.

[41] 路景涛,杨雁,陈敏珠.黄芪多糖对细菌脂多糖诱导大鼠腹腔巨噬细胞释放TNFα、NO及IL-1的影响.安徽医科大学学报,2004,39(2)139-141.

[42] 郝钰,邱全瑛,吴君,等.黄芪多糖对淋巴细胞与血管内皮细胞黏附的影响及分子机制.中国免疫学杂志,2000,16(3):206.

[43] 曾广仙,刘俊英,熊金蓉,等.黄芪多糖调节创伤应激小鼠免疫功能的研究.中华微生物学和免疫学杂志,2004,24(12):942.

[44] 李玉红,柯敏,张分队.黄芪多糖对2型糖尿病早期大鼠视网膜Muller细胞Kir2.1表达的影响.武汉大学学报(医学版),2008,29(2):177-180.

[45] 胡爱心,陈廖斌,汪晖,等.黄芪多糖对大鼠骨关节炎的影响.武汉大学学报(医学版),2008,29(2):157-161,285.

[46] 许春姣,蒉新春,郭峰,等.黄芪多糖对犬骨髓基质干细胞增殖及超微结构的影响.华西口腔医学杂志,2007,25(5):432-436.

[47] 方晓松,周鼙.注射用黄芪多糖治疗原发性肝癌的疗效观察.重庆医学,2009,38(8):935,938.

[48] 马莹,李润琴,贾建伟,等.注射用黄芪多糖联合肝动脉栓塞化疗治疗原发性肝癌疗效观察.中草药,2008,39(12):1856-1858.

[49] 秦海燕,牛道立,蒋昌斌,等.注射用黄芪多糖联合三维适形放疗治疗老年肺癌临床观察.中国肿瘤临床,2009,36(24):1401-1402.

[50] 李小江,贾英杰,孙一予.注射用黄芪多糖联合化疗治疗晚期非小细胞肺癌临床疗效观察.中国肿瘤临床,2008,35(16):919-921.

178. 黄　连

【来源】毛茛科植物黄连 *Coptis chinensis* Franch. 三角叶黄连 *Coptis deltoidea* C. Y. Cheng et Hsiao 或云连 *Coptis teeta* Wall. 的干燥根茎。

【性味与归经】苦,寒。归心、肝、胃、大肠经。

【功能与主治】清热泻火,燥湿解毒。主治热病邪入心经之高热,烦躁,谵妄或热盛破血妄行之吐衄,湿热胸痞,泄泻痢疾,心火亢盛之心烦失眠,胃热呕吐,消谷善饥,肝火目赤肿痛以及热毒疮疡,疔毒走黄,牙龈肿痛,口舌生疮,聤耳,痔血,湿疹,烫伤。

【化学成分】根茎含有生物碱类:小檗碱(berberine)、黄连碱(coptisine)、表小檗碱(epiberberine)、小檗红碱(berberrubine)、掌叶防己碱(palmatine)、非洲防己碱(columbamine)、药根碱(jatrorrhizine)、甲基黄连碱(worenine)、木兰花碱(magnoflorine)、又含阿魏酸(ferulic acid)、黄柏酮(obakunone)、黄柏内酯(obakulactone)。

【药理作用】

1. 抗肿瘤作用

(1)对人宫颈癌 HeLa 细胞的影响:小檗碱对 HeLa 细胞有明显增殖抑制作用。具有抑制 HeLa 细胞生长,诱导 HeLa 细胞凋亡的作用[1]。

(2)对人鼻咽癌 CNE-2 细胞的影响:小檗碱对人鼻咽癌细胞株 CNE-2 有生长抑制作用[2],可抑制 CNE-2 细胞端粒酶活性,随小檗碱浓度增大,端粒酶活性抑制增强[3]。

(3)对人白血病 K562 细胞分化及凋亡的影响:小檗碱对 K562 细胞的生长有抑制作用,与阿糖胞苷(cytosine arabinoside,Ara-C)联用存在一定的协同效应。能有效地抑制 K562 细胞的增殖,其作用是通过诱导 K562 细胞发生 G_0/G_1 期和(或)G_2 期阻滞并进一步诱导其凋亡和分化实现的[4]。

(4)对人胃癌细胞的影响:小檗碱能抑制胃癌 MGC-803 细胞的生长。8mg/L、4mg/L、2mg/L、1mg/L 小檗碱 72 小时的抑制率分别为 100%、80.4%、51.5%、8.5%。小檗碱作用细胞后,细胞表现出较为典型的细胞凋亡形态,细胞核固缩,染色质凝集断裂,颗粒含量增加等。随小檗碱浓度增加和作用时间延长,细胞凋亡率增加,表明小檗碱体外能抑制胃癌 MGC-803、BGC-823 细胞增殖和诱导细胞凋亡[5,6]。

(5)对肺癌细胞的影响:小檗碱能够抑制 PG 细胞增殖,对 PG 细胞细胞周期具有阻滞作用,40mg/L 的小檗碱能引起 PG 细胞凋亡。小檗碱作用 6 小时、12 小时只有在终浓度大于或等于 10mg/L 时开始产生氧自由基,低浓度的小檗碱作用 24 小时后能够诱导氧自由基的产生,表明小檗碱对 PG 细胞增殖具有抑制作用,可能与调节细胞内活性氧自由基产生从而影响细胞周期进程有关[7]。另有研究采用 MTT 法检测不同浓度($2.5\sim40$mg/L)的小檗碱对 HU-VECs 增殖的影响。各剂量组的小檗碱均能使 PG 细胞表面的 CD44s 分子表达增高($P<0.05$ 或 $P<0.01$)。小檗碱作用 PG 细胞 24 小时后能够抑制 PG 细胞膜的流动性,且随药物浓度的升高这种抑制作用增强,表明小檗碱对 PG 细胞与 HUVECs 的黏附具有抑制作用,可能与小檗碱增加 PG 细胞表面黏附分子表达、降低其细胞膜流动性有关[8]。

(6)对人乳腺癌细胞的影响:小檗碱呈量效和时效关系抑制 MDA-MB-231 细胞生长,其诱导 MDA-MB-231 细胞凋亡的效应较罗格列酮更为显著[9]。

(7)对人白血病细胞的影响:小檗碱可增加 TRAIL 对 Molt-4 细胞的生长抑制率,且呈时间和剂量依赖性($P<0.05$),流式细胞术可以检测到凋亡,光镜细胞形态观察可见凋亡特异性形态改变。Western blot 结果显示,单独用 TRAIL 组及 TRAIL 联合小檗碱用药组 Caspase-3、Caspase-8 活化程度随 TRAIL 质量浓度依次增加,联合用药组活化作用更强。单独用 TRAIL 组 NF-κB/P65 表达随剂量增加而增加,联合小檗碱用药组 NF-κB/P65 表达与单独用 TRAIL 组相比则明显受抑制。这表明小檗碱可协同 TRAIL 诱导 Molt-4 细胞凋亡,小檗碱协同 TRAIL 诱导 Molt-4 细胞凋亡的分子机制涉及抑制 NF-κB/P65 表达和 Caspase-3、Caspase-8 剪切活化[10]。

(8)对抗肿瘤新生血管形成的影响:小檗碱能明显抑制 bFGF 活化的脐静脉内皮细胞增殖,使细胞在 G_0/G_1 期的比例明显增多,使细胞核浓缩甚至裂解成碎块,同时使细胞内钙增多,并诱导活化脐静脉内皮细胞发生细胞凋亡。表明小檗碱可能通过将 bFGF 活化使细胞周期阻滞在 G_0/G_1 期,抑制增殖、诱导细胞发生凋亡等机制,阻止新生血管形成,发挥其抗肿瘤作用[11]。

2. 其他药理作用

(1)对外周神经递质的影响

1)对乙酰胆碱的影响:在整体动物和离体器官上,小檗碱对乙酰胆碱具有剂量依赖性双向调节作用。在整体动物上,小剂量增强乙酰胆碱或电刺激迷走神经外周端引起的血压下降,大剂量则削弱此种反应。此外,小檗碱还能显著增强乙酰胆碱对蛙腹直肌的作用[12]。

2)受体阻断作用:四氢原小檗碱同类物对肾上腺素受体有拮抗作用。

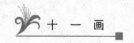

小檗碱能竞争性拮抗去氧肾上腺素所致大鼠肛尾肌和兔主动脉的收缩反应,表明小檗碱具有阻滞 α-肾上腺素受体的作用。但亦有推测,它可能对 $β_1$ 受体有特异性兴奋作用[13]。

(2)对中枢神经系统的影响

1)镇静作用:小檗碱能降低小鼠直肠温度和自发运动,并延长环己巴比妥、戊巴比妥睡眠时间,其左旋品作用较强[14]。

治疗量的小檗碱可使呼吸兴奋,可能是直接兴奋呼吸中枢或化学感受器,也可能是继发于血压降低的反射性兴奋或该品在肺组织内沉积的局部刺激所引起的。大剂量小檗碱可使呼吸中枢麻痹,并出现共济失调、运动抑制及肌肉软弱。而用小鼠进行一般行为观察(旋转棍实验、爬杆实验、牵引实验、规避实验等),未见中枢抑制作用。

2)对脑出血的保护:5mg/kg、10mg/kg、20mg/kg 小檗碱腹腔注射,可显著延长双侧颈总动脉结扎致脑缺血小鼠的存活时间。小檗碱对缺血脑组织有保护作用,其机制与其抗氧自由基损伤有关。四氢原小檗碱对大鼠全脑缺血再灌注损伤有保护作用,对短暂全脑缺血损伤有一定的保护作用[15]。

3)抗炎:小檗碱能抑制急、慢性炎症,对迟发型超敏反应、实验性溃疡性结肠炎及实验性自身免疫性肾小管间质肾炎有明显抑制作用。小檗碱对肠道黏膜细胞分泌亢进,对化学因子导致胃黏膜损伤和实验性胃溃疡也有保护作用[16]。

(3)对内脏系统的影响

1)对心血管系统的作用:①对心肌收缩力及心脏功能的影响:离体动物心脏研究表明,小檗碱在 $0.1\sim300\mu mol/L$ 范围内,对豚鼠乳头肌和右心房表现为剂量依赖性正性肌力作用。整体动物实验显示,小檗碱对正常动物具有强心作用。动物心衰模型研究也同样证实,小檗碱具有正性肌力作用,能改善心衰动物的心功能。小檗碱的正性肌力作用可能主要是由于促进了胞内钙库的释放而非外钙内流[17]。②对心律失常的影响:小檗碱抗心律失常机制研究,用电压钳技术观察延迟激活钾离子流的变化,表明其对延迟激活钾通道有阻断作用,这是其延长心肌细胞动作电位时程及发挥抗心律失常作用的重要机制之一。小檗碱可延长心室肌细胞动作电位时程,小檗碱对心肌 Ca^{2+} 内流有双向调节作用,尤其在高 Ca^{2+} 条件下,降低 Ca^{2+} 内流可能是其抗心律失常作用机制之一[18]。用急性酶解法分离大鼠心室肌细胞,应用膜片钳全细胞记录技术,观察不同浓度的小檗碱对外向钾电流的影响,尤其对犬、大鼠及人类等含心室肌细胞膜短暂外向钾电流(I_{to})较大的种属,由于减少 I_{to} 而使动作电位时程(action potential duration,APD)延长,从而发挥抗快速性心律失常作用[19]。③对动脉粥样硬化形成的干预作用:小檗碱具有与辛伐他汀相似的预防颈动脉粥样硬化形成的作用[20]。④小檗碱对小鼠耐缺氧作用的影响:在断头喘息的实验中,脑血液供应中断,但脑中原有的血和营养物质尚能使脑功能维持一段时间,表现在小白鼠规律地喘息,而实验数据反映出小檗碱能明显延长小白鼠的喘息时间,即能使脑耗能减少,对断头脑缺氧具有保护作用[21]。⑤扩张血管:小檗碱对高 K^+ 收缩的冠状动脉有明显的松弛作用。小檗碱还能松弛去甲肾上腺素、高钾和钙剂引起的兔主动脉、肠系膜动脉和肾动脉收缩,其作用原理同维拉帕米相似,为非竞争性钙拮抗剂[22]。⑥对心肌缺血的保护作用:结果显示,小檗碱对心肌缺血再灌注具有明显保护作用,小檗碱抗心肌再灌注损伤作用可能与其降低心肌细胞凋亡有关[23]。另有研究用单相动作电位记录技术显示了小檗碱对急性缺血家兔心肌具有保护作用[24]。⑦对兔红细胞膜流动性的影响:小檗碱能剂量依赖性地降低细胞膜荧光偏振 P 值,说明小檗碱能显著提高兔血红细胞膜的流动性,使细胞膜局部微黏度降低。因此,对血红细胞膜流动性的提高可能是小檗碱发挥心血管药理作用的机制之一,也是小檗碱药理作用研究新发现的又一机制[25]。⑧对 L-甲状腺素诱发大鼠心肌肥厚的保护作用:小檗碱对甲状腺造模大鼠心肌肥厚有改善作用,对心重指数有降低趋势,能够降低组织中胶原蛋白的含量,说明小檗碱可以减轻肥厚心肌组织的纤维化[26]。

2)抗血小板聚集的作用:小檗碱对 ADP、花生四烯酸(arachidonic acid,AA)、胶原及钙离子载体 A23187 诱发的血小板聚集和 ATP 释放均有不同程度的抑制作用。小檗碱对低浓度 A23187 诱导的胞外钙内流具有明显的抑制作用,对家兔静止血小板 cAMP 含量无明显影响[13]。应用放射免疫测定法,发现小檗碱有抑制 AA 自血小板膜磷脂释放和代谢作用。由于心、脑血管中血小板血栓形成与血管内皮下胶原纤维的暴露密切相关,因此在这些疾病的防治上可能有重要作用[27]。

小檗碱对小鼠实验性血栓的形成有影响,其抑制凝块收缩的机制是由于直接抑制了 Ca^{2+} 内流所致[28]。

(4)对消化系统的影响

1)抗胃溃疡:小檗碱大剂量治疗组比模型组小鼠溃疡指数下降,与法莫替丁作用相当,胃组织中 NO、NOS 含量明显升高,且与胃组织中 NO、NOS 含量有关[29]。NO 除了可以直接舒张血管,对抗内皮素(endothelin,ET)的缩血管作用,还能够保护胃黏膜[30,31];同时,NO/cGMP 途径还能直接保护胃壁细胞免受乙醇诱导的细胞毒作用,减少由 Ca^{2+} 介导的胃蛋白分泌[32]。

2)对胃肠道平滑肌的影响:小檗碱对于高钙克氏液中处于强烈收缩状态下大鼠离体小肠及胃平滑肌的收缩均有抑制作用,并呈现剂量依赖性[33]。

3)对肝损伤的保护作用:小檗碱可能通过稳定肝细胞膜正常结构,加强组织修复,清除自由基,抑制脂质过氧化而减轻肝细胞损害。小檗碱具有防治 LPS 性肝损伤的作用[34]。

4)对脂肪肝的影响:游离脂肪酸(free fatty acid,FFA)的增多和脂肪性肝炎、肝纤维化的发生有关。小檗碱能减轻高脂饮食所致的大鼠非酒精性脂肪性肝病,其机制与降低血脂,抑制脂质在肝脏内的蓄积,提高肝脏抗氧化能力有关[35]。

(5)对呼吸系统的影响

1)对肺动脉平滑肌细胞增殖的影响:小檗碱可明显降低血管紧张素 II 诱导的肺动脉平滑肌细胞的增殖能力,使肺动脉平滑肌细胞的 G_0/G_1 期比例显著升高($P<0.05$),分裂增殖指数显著下降($P<0.05$),且对肺动脉平滑肌细胞释放 LDH 无影响。表明小檗碱能抑制血管紧张素 II 诱导的肺动脉平滑肌细胞增殖,且与细胞毒性作用无关[36]。

2)对肺损伤的保护作用:小檗碱能明显减轻内毒素诱导的急性肺损伤,减少中性粒细胞浸润,减轻肺水肿,其机制是通过抑制磷酸化胞浆型磷脂酶 A_2($cPLA_2$)磷酸化,减少其活化,从而减少 AA 代谢产物的产生及炎症介质的释放,减轻脂质过氧化而发挥作用[37]。

(6)对糖尿病的影响

1)降血糖作用:小檗碱有明显的降血糖作用[38]。能够修复损伤的胰腺[39]。

2)对糖尿病大鼠肾脏的保护作用:小檗碱能延缓糖尿病大鼠早期肾脏结构和功能损害的进程,其机制与小檗碱抑制糖尿病大鼠肾组织 iNOS 蛋白的表达从而抑制 NO 的产生有关[40]。

3)对胰岛 β 细胞修复的促进作用:小檗碱对葡萄糖在 Caco-2 细胞上的摄取也有一定的抑制作用[41]。

4)对高脂血症伴胰岛素抵抗大鼠糖脂代谢的影响:小檗碱通过降低血 FFA 而改善胰岛素

抵抗(insulin resistance,IR),其调脂功效与升高血脂蛋白脂酶(lipoprotein lipase,LPL)活性有关[42]。

5)改善胰岛素抵抗作用:小檗碱具有改善胰岛素抵抗的作用,其机制与提高肝脏 GK 活性有关[43,44]。

(7)抗病原微生物作用:小檗碱对多种致病微生物均有不同程度的抑制作用,但小檗碱体外抗菌活性比一般抗生素要弱[45]。

小檗碱或小檗碱联合诺氟沙星针对性地治疗腹泻型肠易激综合征有较好的疗效[46]。

小檗碱治疗腹泻的机制之一为刺激肠黏膜微血管内皮细胞分泌 NO,介导微血管舒张反应,从而改善局部微循环[47]。对结肠上皮细胞基底膜 K^+ 通道的作用可能是其治疗分泌性腹泻的机制之一[48]。

(8)对免疫功能的作用

1)对淋巴细胞的影响:小檗碱可以诱导体外培养的小鼠淋巴细胞发生凋亡[49]。

2)对二硝基氟苯诱导的小鼠 DTH 的影响:小檗碱对二硝基氟苯诱导的小鼠 DTH 具有明显的抑制作用[50]。

(9)其他作用

1)对人脐静脉内皮细胞增殖与凋亡的作用:20mg/L 小檗碱与脐静脉内皮细胞共同孵育48 小时时,能够显著降低细胞核增殖细胞核抗原(proliferating cell nuclear antigen,PCNA)的表达($P<0.01$),并可见凋亡细胞数增多、线粒体膜电位明显降低($P<0.01$)[51]。

2)对组织代谢的影响:小檗碱能降低小鼠肝、脑匀浆的氧耗,且其作用强度与剂量相平行。小檗碱还能抑制马肝的醇脱氢酶及同工酶的活性,能以单分子插入小牛胸腺的 DNA 双螺旋中形成复合物。能诱导酵母突变,产生线粒体呼吸功能不足的小菌落,这也是因小檗碱插入质粒环状 DNA,从而抑制 DNA 的合成、复制和转录所致[52]。

3)对离体阴茎海绵体 NO-cGMP 信号通路的调控:小檗碱治疗勃起功能障碍的作用机制与其对 NO-cGMP 信号通路的调控作用有关,增加 eNOS 的 mRNA 表达,提高阴茎海绵体平滑肌中 cGMP 的浓度,从而舒张海绵体,增强阴茎勃起功能。小檗碱能显著提高海绵体组织中 cGMP 浓度($P<0.01$),促进 cGMP 生成的 EC_{50} 为 $1.32\mu mol/L$[53]。

3. 毒性作用　大鼠、小鼠、豚鼠、兔静脉注射小檗碱的最小致死量在 $27.5\sim250mg/kg$ 之间,腹腔或皮下注射不能明显减轻其毒性。小鼠腹腔注射的 LD_{50} 为 205mg/kg。四氢原小檗碱给小鼠灌胃、皮下及静脉注射的 LD_{50} 分别为 940mg/kg、790mg/kg、100mg/kg,长期用药未见蓄积作用及病理变化[1]。

【药代动力学研究】

1. 药物在体内的吸收　传统观念上认为,小檗碱口服吸收差。曾报道 Beagle 狗口服小檗碱剂量为 45mg/kg 时,经 HPLC 测定,血药浓度在临床检测灵敏度下限之下($10\mu g/L$)[54]。黄连粉的纳米化和超微化对小檗碱的吸收有影响[55]。

临床上小檗碱具有抗心律失常和治疗心功能不全的作用[56]。近年来,发现谷维素具有抗心律失常的作用[57],两者联合用药效果更佳。小檗碱单用及合用谷维素在兔和人体内的药代动力学结果表明,无论在兔还是人体,小檗碱单制剂组和复方制剂组口服后均有吸收,谷维素能增加小檗碱口服吸收程度[58]。

2. 在体内的分布　小檗碱在小鼠体内吸收快、分布广泛。黄连粉中的其他成分有可能促进其中小檗碱的吸收,在生物效应方面也可能有一定的协同作用。兔灌胃 24 小时后,小檗碱主要在肾脏、肝脏分布,心脏中残留量甚微[59]。

3. 药物在体内的代谢　胆汁引流实验表明,小檗碱中绝大部分的小檗碱来自胆汁。引流胆汁后,大鼠静脉给药,在小肠中仍能检测到小檗碱,推测这一部分小檗碱来自于血浆中的小檗碱,其转运方向是从侧底膜向顶侧膜转运至小肠中[60]。

4. 药物在体内的排泄　人口服小檗碱后,累积尿药排泄量仅为总量的0.013%,说明人体口服吸收差[61]。

【临床应用】

1. 神经衰弱　小檗碱治疗神经衰弱所致的失眠,疗效较好[62]。

2. 心律失常　对多种原因引起的室性和室上性心律失常均有较好的疗效[63]。

3. 高血压　小檗碱治疗原发性高血压、急性肾炎及先兆子痫的高血压症共19例,对急性肾炎伴有心绞痛、冠脉循环功能不全或支气管炎的高血压患者有双重疗效[63]。

4. 抗血小板聚集　小檗碱可有效降低血小板的聚集率,有效率达95%,与应用双嘧达莫合并阿司匹林有几乎相同的疗效[63]。

5. 外科局部感染　小檗碱磷酸盐(精制)加凡士林调配成浓度为3%软膏,涂于皮肤患处,每日3次,治疗皮肤霉菌病,短者1周可愈,长者30天可愈。

参考文献

[1] 来丽娜,赵娜,郭春花,等.小檗碱对HeLa细胞凋亡及其凋亡相关蛋白表达的影响.中草药,2008,39(2):244-247.

[2] 罗彪,韦启后,梁瑾,等.小檗碱对人鼻咽癌细胞生长的抑制作用.右江医学,2006,24(4):373-374.

[3] 罗彪,韦启后,梁瑾,等.小檗碱对人鼻咽癌CNE-2细胞端粒酶活性的影响.陕西医学杂志,2007,36(10):1281-1283.

[4] 金琳,廖红娟,张美英,等.小檗碱对K562细胞分化及凋亡的影响.中药材,2009,32(3):384-388.

[5] 谭宇蕙,陈冠林,郭淑杰,等.小檗碱对人胃癌MGC-803细胞生长抑制及诱导凋亡的作用.中国药理学通报,2001,17(1):40-43.

[6] 李国英,杨林西,王玉平.小檗碱对人胃癌细胞株BGC-823诱导凋亡的研究.中药药理与临床,2005,21(1):16-19.

[7] 蒋艳,王毅,郝钰,等.小檗碱对人高转移肺癌系(PG)细胞增殖的影响及机制研究.中国病理生理杂志,2005,21(11):2170-2173.

[8] 胡剑江,方蕾,邢军,等.小檗碱对人高转移肺癌细胞与脐静脉内皮细胞黏附的影响.中国病理生理杂志,2009,25(6):1076-1080.

[9] 章涛,李苌清,杨俊卿,等.小檗碱抑制人乳腺癌MDA-MB-231细胞增殖及其与过氧化物酶体增殖物激活受体γ的关系.中草药,2009,40(2):244-247.

[10] 张小玲,胡群,宋艳清,等.小檗碱增强TRAIL诱导白血病细胞凋亡.中国医院药学杂志,2007,27(1):27-30.

[11] 娄金丽,邱全瑛,郝钰,等.小檗碱抗肿瘤新生血管形成作用机制的研究.中国免疫学杂志,2006,3(3):235-237.

[12] 季宇彬.中药有效成分药理与应用.哈尔滨:黑龙江科学技术出版社,2004:69,77.

[13] 宋红萍,陈冠容.小檗碱的药理作用及临床新用.中国社区医师,2007,2(23):21-22.

[14] 季宇彬,张翠.中药抗衰老有效成分药理与应用.哈尔滨:黑龙江科学技术出版社,2004:63.

[15] 季宇彬.天然药物有效成分药理与应用.北京:科学出版社,2007:80,82.

[16] 叶宝娜,郝满良,刘萍,等.小檗碱的抗炎作用.中国畜牧兽医,2007,34(5):52-53.

[17] 张晓丹,任宏敏,刘琳,等.小檗碱抗心力衰竭作用研究概况.药学专论,2007,16(24):19-20.

[18] 王瑞国,方泰惠.小檗碱心血管药理研究述评.中药药理与临床,2007,23(5):239-241.

[19] 王芳,赵刚,程岚,等.小檗碱对大鼠心室肌细胞短暂外向钾电流的影响.中国心脏起搏与心电生理杂志,2006,20(4):341-343.

[20] 何国厚,刘勇,艾志兵,等.小檗碱对兔颈动脉粥样硬化形成的干预作用.神经损伤与功能重建,2006,1(1):42-44.

[21] 钟有添,蒋绍祖,单热爱,等.小檗碱对小鼠耐缺氧作用的影响.中国临床康复,2004,36(8):8246-8247.

[22] 季宇彬.中药活血化瘀有效成分药理与应用.哈尔滨:黑龙江科学技术出版社,2004:72.

[23] 熊茂来,魏蕾.小檗碱对大鼠心肌缺血再灌注损伤的保护作用.湖北民族学院学报(医学版),2009,26(1):8-10.

[24] 张晓丹,任宏敏,刘琳,等.小檗碱抗心力衰竭作用研究概况.药学专论,2007,16(24):19-20.

[25] 杨勇,叶小利,李学刚.小檗碱对兔红细胞膜流动性及膜蛋白荧光的影响.第四军医大学学报,2009,30(17):1627-1629.

[26] 沈丹,吕娟丽,孙慧萍.小檗碱对L-甲状腺素诱发大鼠心肌肥厚的保护作用.武警后勤学院学报:医学版,2008,17(9):735-738.

[27] 郝乘仪,李妍,张秀荣.小檗碱药理作用研究进展.吉林医药学院学报,2008,29(5):295-297.

[28] 房辉,汪晖.小檗碱作用的研究进展.时珍国医国药,2006,17(3):421-423.

[29] 潘龙瑞,明章银,蓝星莲,等.小檗碱对胃溃疡小鼠胃黏膜血管活性物质的影响.时珍国医国药,2007,18(4):771-772.

[30] Li Y,Wang W P,Wang H Y,et al. Intragastric administration of heparin enhances gastric ulcer healing through a nitric oxide-dependent mechanism in rats. Eur J Pharmacol,2000,399:205.

[31] Yu X E,Luo Q N. Protective effects of exogenous nitric oxide on acid ethanol induced gastric ulcer in guinea pig. World Chin J Digestol,2000,8:224.

[32] J imenez D,Martin MJ,Pozo D,et al. Mechanisms involved in protection afforded by L-arginine in ibuprofen-induced gastric damage:role of nitric oxide and prostaglandins. Dig Dis Sci,2002,47:44.

[33] 徐志立,唐泽耀,林原.小檗碱对平滑肌肌球蛋白功能及胃肠平滑肌收缩性的影响.现代生物医学进展,2009,9(17):3216-3219.

[34] 李梅爱,王华东,陆大祥,等.小檗碱预防脂多糖性肝损伤的机制研究.中国病理生理杂志,2006,22(5):987-991.

[35] 詹莉,张丹,敖英,等.小檗碱对高脂饲料所致大鼠非酒精性脂肪肝的保护作用.武汉大学学报(医学版),2010,31(1):65-68.

[36] 陈少萍,陈少慈.小檗碱对肺动脉平滑肌细胞增殖的影响.汕头大学医学院学报,2008,21(2):78-82.

[37] 张昊晴,邹鹏,王华东,等.小檗碱抗小鼠脂多糖性肺损伤的作用机制.中国病理生理杂志,2007,43(3):455-459.

[38] 张彦,陈靖,王超凡.小檗碱降血糖作用的实验研究.中国民族民间医药,2008,12(3):24-26.

[39] 张玲玲,黄澜,徐艳峰,等.小檗碱对2型糖尿病ICR小鼠模型的治疗作用.中国比较医学杂志,2010,20(1):23-29.

[40] 李凝,陆付耳,董慧,等.小檗碱对糖尿病大鼠早期肾脏高滤过状态的干预作用.中国比较医学杂志,2007,17(4):192-197.

[41] 陈洪源,明智强,谢佳乐,等.小檗碱降血糖机制的研究进展.食品与药品,2008,10(3):69-71.

[42] 何明坤,陆付耳,王开富,等.小檗碱对高脂血症伴胰岛素抵抗大鼠糖脂代谢的影响.中国医院药学杂志,2004,24(7):389-391.

[43] 郑宏庭,邓华聪,兰丽珍,等."胰岛代理细胞"的构建:在HepG-2细胞中获得胰岛素分泌.世界华人消化杂志,2004,12:2103-2106.

[44] 欧阳礼枝,陆付耳,刘文军,等.小檗碱对胰岛素抵抗大鼠肝脏葡萄糖激酶及其调节蛋白的影响.世界华人消化杂志,2007,15(8):885-889.

[45] 杨勇,雷志英,吴方评,等.小檗碱的抗菌作用研究进展.现代生物医学进展,2010,10(9):1783-1785.

[46] 王燕斌,唐晓山,杨昭徐,等.盐酸小檗碱治疗肠易激综合征的疗效观察.首都医科大学学报,2002,23(2):151-152.

[47] 索占伟,胡格,段慧琴,等.小檗碱对大鼠肠黏膜微血管内皮细胞分泌一氧化氮的影响.中国中西医结合杂志,2007,27(9):832-834.

[48] 尹琬凌,吴杰,王萍,等.小檗碱对大鼠结肠上皮细胞钙依赖性钾通道的影响.胃肠病学和肝病学杂志,2009,18(11):1022-1024.

[49] 杜丽蕊,何贤辉,徐丽慧,等.小檗碱对小鼠淋巴细胞体外增殖和细胞周期的影响.中医中药与免疫,2004,10(6):687-692.

[50] 杜丽蕊,何贤辉,徐丽慧,等.小檗碱对DNFB诱导的小鼠迟发型超敏反应的影响.细胞与分子免疫学杂志,2005,21(4):35-37.

[51] 郝钰,徐泊文,郑宏,等.小檗碱对人脐静脉内皮细胞增殖与凋亡的作用.中国病理生理杂志,2005,21(6):1124-1127.

[52] 崔学军.小檗碱的药理学研究进展及临床新用途.时珍国医国药,2006,17(7):1311-1312.

[53] 谭艳,汤强,胡本容,等.小檗碱对离体阴茎海绵体NO₂cGMP信号通路的调控.中国药理学通报,2005,21(4):45-47.

[54] 盛美萍,孙洪,王宏.盐酸小檗碱在Beagle狗静脉注射和口服药动学研究.中国药理学通报,1993,9(1):64-67.

[55] 丁志平,林力,郑晓鹤,等.不同粒径黄连粉在大鼠体内药代动力学的研究.中医药学刊,2004,20(5):835.

[56] 黄伟民,王以庆,任建英,等.黄连素治疗室性快速心律失常.中华心血管病杂志,1990,18(3):155-156.

[57] 牟爱民,张守爱.大剂量谷维素治疗心律失常46例分析.临床荟萃,1996,11(3):135.

[58] 李宝馨,杨宝峰,郝晓敏,等.黄连素单用及合用谷维素在家兔及健康志愿者体内的药代动力学研究.中国药学杂志,2000,35(1):33-35.

[59] 吴宇娟,李兰芳,孟俊华.小檗碱的药代动力学研究概况.数理医药学杂志,2008,21(2):217-219.

[60] 王明玮,王雪莉,邢东明,等.小檗碱在大鼠小肠及胆汁中药代动力学研究.中国实验方剂学杂志,2010,16(1):46-50.

[61] 瞿勤妹,张明发.小檗碱的药动学.中国医学生物技术应用杂志,2002,5(4):31-35.

[62] 张利生.小檗碱临床用途.中国药物与临床,2004,4(1):78.

[63] 张希恩,杨磊.小檗碱的临床新用途.人民军医,2003,46(12):730-732.

179. 黄 柏

【来源】芸香科黄檗属植物黄檗或黄皮树 *Phellodendron chinense* Schneid. 的干燥树皮[1,2]。

【性味与归经】苦,寒。归肾、膀胱、大肠经[1]。

【功能与主治】清热燥湿,滋阴降火。用于痈疽疮毒,湿热痢疾,呕吐吞酸,黄疸尿赤,带下阴痒,湿疹湿疮,心火亢盛,心烦不寐,心悸不宁,血热吐衄,皮肤湿疹,目赤肿痛,耳道流脓,黄疸,目赤,牙痛,消渴,盗汗,梦遗,瘘躄,口疮[1,3]。

【化学成分】黄柏含多种生物碱,是主要的药效成分之一,还见有柠檬苷素、酚酸类、萜类、木脂素类、甾醇、苷类[2],其成熟果实中还含有酚类、醛类、脂肪油、挥发油等[4]。黄柏[5]树皮含小檗碱(berberine)约 1.6%，并含少量药根碱(jatrorrhizine)，黄柏碱(phellodendrine)，木兰花碱(magnoflorine)，掌叶防己碱(palmatine)，白栝楼碱(candicine)，蝙蝠葛任碱(menisperine)，胍(guanidine)；另含柠檬苦素(limonin)即黄柏内酯(obaculactone)，黄柏酮(obacunone)，β-谷甾醇(β-sitosterol)，菜油甾醇(campesterol)，豆甾醇(stigmasterol)，7-脱氢豆甾醇(7-dehydro-stigmasterol)，白鲜交酯[6](dictamnolide)，黄柏酮酸(obacunonic acid)，青萤光酸(lumicaeruleic acid)，24-亚甲基环木菠萝醇(24-methylene cycloartanol)，γ-羟基丁烯内酯衍生物 Ⅰ、Ⅱ (γ-hydroxy butenolide derivatives Ⅰ、Ⅱ)，牛奶树醇-B(hispiol B)，小檗红碱(berberrubine)[3]和黏液质等[4,7]，其黏液质为植物幽醇与亚油酸结合而成的酯类。酚酸成分包括三萜类(四环三萜、五环三萜等)，木脂素类成分、香豆素类成分[2]和少量黄藤素[7-9]。川黄柏中小檗碱含量较低，约 0.6%~2.5%，还含有反,反-2,4-N-异丁基十四碳二烯酰胺(2E,4E)-N-isobutyltetradecadienamide)、反,反,顺-2,4,8-N-异丁基十四碳三烯酰胺(2E,4E,8Z)-N-isobutyltetradecatrienamide)、反,反-2,4-N-异丁基十五碳二烯酰胺(2E,4E)-N-isobutylpentadecadienamide)，约 10%的黄酮类物质[4]，含有月桂烯(myrcene)、柠檬烯(limonene)、β-榄香烯(β-elemene)、β-香茅醇(β-citronellol)等挥发油类成分，主要为柠檬烯[9-12]。

【药理作用】

1. 抗肿瘤作用

(1)单体成分的抗肿瘤作用：研究发现川黄柏中的豆甾醇、β-谷甾醇、小檗碱和黄柏内酯对人胃癌 MGC-803、人肝癌 HepG-2、人肺癌 NIC-46、人宫颈癌细胞株、人肾癌 7860、人结肠癌 LoVo 均具有抑制作用，其中对人胃癌 MGC-803、宫颈癌细胞株的抑制效果最好，但对鼻咽癌 CNE-1、CNE-2 细胞增殖具有促进作用，豆甾醇、β-谷甾醇对人乳腺癌 MCF-7 细胞株也有促进作用[12]。

(2)黄柏甲醇提取物的抗肿瘤作用：川黄柏甲醇提取物对 1-甲基-4-苯基吡啶离子 MPP+诱导的大鼠肾上腺髓质嗜铬细胞瘤分化细胞株 PC-12 细胞神经元凋亡有保护作用。PC-12 细胞神经元凋亡伴有凋亡蛋白与抗凋亡蛋白比率 Bax/Bcl-2 的增加、细胞色素 C 向细胞质释放以及细胞凋亡蛋白酶激活。川黄柏甲醇提取物能抑制 Bax 的表达上调和 Bcl-2 的表达下调，抑制细胞色素 C 向细胞质释放，减缓细胞凋亡蛋白酶的激活和多聚 ADP-核糖聚合酶的降解[13]。

(3)黄柏的抗肿瘤作用：在 480nm 和 650nm 光照下研究黄柏对癌细胞的光敏作用，以 BGC-823 人胃癌细胞为实验材料，发现黄柏加药照光组对癌细胞生长、癌细胞噻唑蓝代谢活力均有光敏抑制效应，对染色体并无光敏致粘连畸变作用，但能延缓 S 期细胞周期过程，表明黄柏对于 BGC-823 人胃癌细胞具有光敏抑制效应[14]。

2. 其他药理作用

(1)对中枢神经系统的影响：黄柏中的化学成分黄柏酮、柠檬苦素、小檗碱能使家兔的离体肠管张力及振幅增强、松弛、收缩增强[15]。黄柏碱对中枢神经也有抑制作用，能减弱小鼠自发活动和各种反射[16]。

(2)对内脏系统的影响

1)对心血管系统的影响：黄柏所含的药根碱通过调节钙离子内流来发挥其增强心肌的正性阶梯和抗心律失常作用[17]。小檗碱、黄柏碱及黄藤素都有不同程度的降压作用[6]。黄柏碱静注于兔、猫和犬均可引起降压，并能增强肾上腺素和去甲肾上腺素的升压反应，抑制人工窒息及刺激迷走神经向中端之升压反应，抑制刺激节前纤维而引起的猫瞬膜收缩[3]。

研究发现 $1\mu mol/L$ 小檗碱对 $30mmol/L$ KCl 引起的豚鼠心肌细胞外钙内流有抑制作用 ($P<0.01$),而 $100\mu mol/L$ 小檗碱对细胞内钙库释放有强烈激动作用($P<0.01$),表明低浓度小檗碱能抑制电压依赖性钙通道,而高浓度时能激动细胞内钙库释放[18]。犬静脉注射黄柏胶囊中的小檗碱后,血压明显降低,作用可持续 2 小时以上,且不产生快速耐受现象[19]。小檗碱通过直接抑制了 Ca^{2+} 内流而显著抑制血小板凝块收缩的作用[20]。

2) 对消化系统的影响:不含小檗碱类生物碱的黄柏水溶液成分对胃溃疡有抑制作用。这种黄柏水溶性成分具有抑制胃液分泌的作用,其对正常状态小鼠胃黏膜的 SOD 活性及大鼠胃黏膜血流量等没有影响,但可以抑制水浸拘束应激小鼠 SOD 活性的降低,以及给予吲哚美辛所致大鼠胃黏膜 PGE_2 的减少,并使正常小鼠的胃黏膜 PGE_2 增加[21,22]。

(3)对内分泌系统的影响:黄柏中的小檗碱可促进家兔的胰腺分泌[15]。小檗碱和黄柏提取物有降血糖作用,灌服盐酸小檗碱和黄柏提取液的糖尿病小鼠都表现出血糖降低[23]。黄柏提取物对 ERK2 及磷脂酰肌醇 3-激酶(PI_3-激酶)活性及对糖原合成的影响,可使糖原的含量比对照组增加 1.8 倍,可见其丁醇提取物可促进肝糖原合成,调节血糖浓度[24]。另外小檗碱具有明显的降血糖作用[25]。

(4)抗病原生物作用

1)抗细菌作用:抑制了肿瘤坏死因子-α、白介素-1β、白介素-6 和环氧化酶-2 炎症因子 mRNA的表达[26]。

黄柏的抗菌作用多表现为小檗碱的抗菌活性,黄柏的水煎液或醇浸剂对金黄色葡萄球菌、炭疽杆菌、肺炎球菌、白喉杆菌、痢疾杆菌、破伤风杆菌、脑膜炎球菌、溶血性链球菌等有较强的抑制作用[27]。研究发现黄柏叶中的黄酮苷化合物对金黄色葡萄球菌、柠檬色葡萄球菌及枯草杆菌也有抑制作用[28]。

2)抗病毒作用:对单纯疱疹病毒(HSV-1)、脊髓灰质炎病毒和麻疹病毒具有不同程度的抑制作用。[29]。

(5)对免疫系统的影响:黄柏碱能够抑制细胞免疫反应[30]。吕燕宁等[31]发现黄柏可抑制二硝基氟苯诱导的小鼠迟发型超敏反应,降低血清 γ-干扰素水平,抑制体内白介素-1、肿瘤坏死因子-α、白介素-2 等细胞炎症因子的产生,从而抑制免疫反应,减轻炎症损伤。植入肿瘤细胞的小鼠服用黄柏多糖后,胸苷酸合成酶和胸苷激酶的活性降低,血液循环系统中白细胞和腹膜渗出液细胞的数量明显增加[32]。

(6)对耳的影响:复方黄柏液每天 $3g/kg$ 皮下注射对二甲苯诱发的小鼠耳郭炎症有明显的抑制作用[30]。

(7)滋阴作用:从甲状腺素水平和能量代谢两方面初步探讨,发现川黄柏生品和盐炙品具有滋阴作用[33]。

(8)抗氧化作用:黄柏水提物和醇提取物可清除次黄嘌呤-黄嘌呤氧化酶系统产生超氧阴离子和 Fenton 反应生成的羟自由基[34]。

(9)抗炎作用:对健康豚鼠做化腐生肌实验,发现黄柏对金黄色葡萄球菌感染的破损皮肤有明显抗炎作用[35]。

3. 毒性作用 黄柏煎剂小鼠腹腔注射的 LD_{50} 为 $2.7g/kg$,黄柏碱小鼠腹腔注射的 LD_{50} 为 $69.5mg/kg$,昔罗匹林为 $71.5mg/kg$[6]。

【药代动力学研究】盐酸小檗碱在昆明小鼠体内吸收迅速,口服给药 1.62 小时达到峰值,该药吸收快、分布快,初期血药浓度下降较为迅速,但末段(给药后 10 小时)缓慢。

【临床应用】目前临床上并未将川黄柏和关黄柏分开，大多数混用。对砂石阻滞胆道引起的黄疸有较好的治疗[36]效果，黄柏配伍黄芩、苦参、甘草、地肤子，可治疗慢性湿疹[37]。黄柏配伍苦参、白术、槟榔等，可清肠解毒、调气行血，用于治疗细菌性痢疾，黄柏地黄丸(由黄柏、地黄、知母、山萸肉、茯苓、泽泻、山药、丹皮组成)可治疗阴虚火旺所致的骨蒸低热、盗汗、遗精等症[38]。

【不良反应】曾报道 1 例因内服黄柏而发生皮肤过敏反应，脱敏治疗治愈后再用黄柏煎液行皮肤划痕试验，呈强阳性反应[6]。

参考文献

[1] 国家药典委员会.中华人民共和国药典(2010 年版一部).中国医药科技出版社,2010:286-287.

[2] 张冠英,董瑞娟,廉莲.川黄柏、关黄柏的化学成分及药理活性研究进展.沈阳药科大学学报,2012,29(10):812-821.

[3] 赵国平,戴慎,陈仁寿.中药大辞典.第 2 版.上海:上海科学技术出版社,2005:2820-2825.

[4] 王瑾.黄柏的质量评价研究.沈阳:沈阳药科大学,2004.

[5] 国家中医药管理局中华本草委员会.中华本草.上海:上海科学技术出版社,1999:949-951.

[6] 都日娜,乌日娜.黄柏的研究进展.中国民族医药杂志,2008,(3):75-76.

[7] 乔书瑞.黄柏剥皮再生解剖学及剥皮再生技术研究.重庆:四川农业大学,2005.

[8] 刘寿山.中药研究摘要.北京:科学出版社,1963:608-614.

[9] 王衡奇,秦民坚,等.黄柏的化学成分及药理学研究进展.中国野生植物资源,2001,20(4):6-8

[10] 朱志明,赖潇潇,苏慕霞.不同产地黄柏及关黄柏有效成分的含量测定.临床医学工程,2011,(1):106-108.

[11] 郭书好,周明辉,李素梅.川黄柏果挥发油化学成分研究.暨南大学学报:自然科学与医学版,1998,19(3):61-63.

[12] 张少梅.广西产川黄柏和巴豆中抗癌活性成分的初步研究.桂林:广西师范大学,2008:24-27.

[13] Jung H W,Jin G Z,Kim S Y, et al. Neuroprotective effect of methanol exylphorboltract of Phellodendri Cortex against 1-methyl-4-phenylpyridinium(MPP＋)-induced apoptosis in PC-12 cells. Cell Biology International,2009,33(9):957-963.

[14] 廖静,鄂征,宁涛,等.药黄柏的光敏抗癌作用研究.首都医科大学学报,1999,20(3):153-155.

[15] 李峰,贾彦竹.黄柏的临床药理作用.中医药临床杂志,2004,16(2):191.

[16] 秦彦杰.黄檗主要药用成分的分布规律研究.哈尔滨:东北林业大学,2005.

[17] 熊程亿,方达超.药根碱对离体豚鼠心房的作用.中国药理学与毒理学杂志,1989,3(4):255-257.

[18] 董德利,孙建平,罗大力,等.小檗碱对豚鼠心室肌细胞胞浆内游离钙离子浓度的影响.中国药理学与毒理杂志,2000,14(2):128-130.

[19] 王德全,胡俊英.黄柏胶囊抗炎疗效临床分析.中华实用中西医杂志,2004,17(6):839.

[20] 储钟禄,黄才国,赖福生.小檗碱抗富含血小板血浆凝块收缩的作用及其机制.中国药理学通报,1994,10(2):114-116.

[21] 同心.消化系统疾病的汉方治疗:黄柏提取物的抗溃疡效果.国外医学·中医中药分册,1996,18(5):34-35.

[22] 上川浩.黄柏提取物的抗溃疡效果.国外医学·中医中药分册,1994,16(1):29.

[23] Meskheli M B,Antelava N A,Bakuridze A D,et al. Antidiabetic activity of berberin and extract,obtained from the bark of Phellodendron lavalei,introduced in subtropic regions of Georgia,in streptozotocin induced diabetic rats. Georgian Med News,2011,(191):53-60.

[24] 李宗友.黄柏和辽宁木忽木的丁醇提取物刺激 PI3 激酶和 ERK2 引起的 HepH2 细胞中糖原含量的增

加. 国外医学·中医中药分册,1999,21(3):44.

[25] Kim S J,Kim Y Y,Ko K H,et al. Butanol extract of 1∶1 mixture of Phellodendron Cortex and Aralia Cortex stimulates PI3-kinase and ERK2 with increase of glycogen levels in HepG2 cells. Phytotherapy Research,1998,(12):255-260.

[26] Xian Y F, Mao Q Q, Ip S P, et al. Comparison on the anti-inflammatory effect of Cortex Phellodendri Chinensis and Cortex Phellodendri Amurensis in 12-O-tetradecanoyl-phorbol-13-acetate-induced ear edema in mice. Journal of Ethnopharmacology,2011,137(3):1425-1430,PMID:21875660.

[27] 吴嘉瑞,张冰,张光敏,等. 黄柏药理作用研究进展. 北京中医药大学学报,2009,5(11):160-162.

[28] 郭志坚,郭书好,何康明,等. 黄柏叶中黄酮醇甙含量测定及其抑菌实验. 暨南大学学报:自然科学版,2002,23(5):64.

[29] 蔡宝昌,潘扬,吴皓,等. 国外天然药物抗病毒研究简况. 国外医学·中药分册,1997,19(3):48.

[30] 侯小涛,戴航,周江煜. 黄柏的药理研究进展. 时珍国医国药,2007,18(2):498-500.

[31] 吕燕宁,邱全瑛. 黄柏对小鼠 DTH 及其体内几种细胞因子的影响. 北京中医药大学学报,1999,22(6):48-50.

[32] Park S D,Lai Y S,Kim C H. Immunopontentiating and antitumor activities of the purified Polysaccharides from Phellodendron chinese Schneid. Life Sciences,2004,75(22):2621-2632.

[33] 祁东利. 黄柏炮制原理及质量标准研究. 辽宁中医药大学,2010.

[34] 孔令东,杨澄,仇熙,等. 黄柏炮制品清除氧自由基和抗脂质过氧化作用. 中国中药杂志,2001,26(4):245.

[35] 赵鲁青,增瑞祥. 复方黄柏冷敷剂的药理学研究. 中国药事,1995,9(4):236-238.

[36] 张义虎,孙静. 黄柏的临床应用总述. 中医学创新,2010,7(3):182-183.

[37] 卢志玉,周广英. 黄柏洗剂治疗湿疹 156 例. 中国民间疗法,2004,12(12):14-15.

[38] 宋捍东. 黄柏的临床应用. 中国民间疗法,2004,12(10):42-43.

180. 蛇 莓

【来源】蔷薇科蛇莓属植物蛇莓 *Duchesnea indica*(Andr.)Focke. 的全草[1]。

【性味与归经】甘、苦,寒。归肺、肝、大肠经。有小毒。

【功能与主治】清热解毒,凉血消肿。治疗感冒发热、咽喉肿痛、口疮、痢疾、黄疸、痈肿疔疮和水火烫伤等。

【化学成分】甲氧基去氢胆甾醇(methoxydehydrochlesterol)、低聚缩合鞣质(lower condensed tannin)、并没食子鞣质(ellagitannin)、没食子酸(gallic acid)、熊果酸(ursolic acid)、委陵菜酸(tormentic acid)、野蔷薇芍药糖酯(rosamultin)、刺梨苷(kajiichigoside)F、6-甲氧基柚皮素(6-methoxy naringenin)、杜鹃素(farrerol)、β-谷甾醇(β-sitosterol)、硬脂酸(stearic acid)、白桦苷(betuloside)、蛇莓并没食子苷(duchesellagiside)A、蛇莓并没食子苷(duchesellagiside)B、山奈酚-3-O-芸香糖苷(kaempferol-3-O-rutinoside)、山奈酚-3-O-刺槐二糖苷(kaempferol-3-O-robinobioside)、咖啡酸甲酯(methyl caffeate)、原儿茶酸(protocatechuic acid)、赤勺素(pedunculagin)、短叶苏木酚酸(brevifolin carboxylic acid)、短叶苏木酚酸甲酯(methyl brevifolincarboxylate)、短叶苏木酚(brevifolin)、乌苏酸(ursolic acid)、齐墩果酸(oleanic acid)、β-谷甾醇(β-sitosterol)、蔷薇酸(euscaphic acid)、对羟基桂皮酸(*p*-hydroxycinnamic acid)、芹菜素(apigenin)、山奈酚(kaempferol)、2α-羟基乌苏酸(2α-hydroxy ursolic acid)、2α-羟基齐墩果酸(2α-hydroxy oleanolic acid)、翻白叶苷 A(potengriffioside A)、紫云英苷(kaempferol-3-O-β-D-

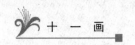

glucoside)、异槲皮苷(isoquercitrin)、邻苯二甲酸二丁酯(dibutyl phthalate)、富马酸(fumarate)、邻甲基苯甲酸(2-methylbenzoic acid)、2-O-甲基-α-D-呋喃果糖苷(2-O-methyl-α-D-fructofuranoside)[1-3]。

【药理作用】

1. 抗肿瘤作用

(1)单体成分的抗肿瘤作用:蛇莓中所含的齐墩果酸有良好的体外抗肿瘤作用。用 MTT 法检测其对人肝癌 SMMC-7721 细胞的抑制作用,在作用 24 小时时,40μg/ml 和 80μg/ml 的抑制率分别为 50.06% 和 88.97%。40μg/ml 的齐墩果酸作用 48 小时,抑制率则为 90.81%,说明齐墩果酸对人肝癌 SMMC-7721 细胞的抑制作用具有时间和浓度依赖性[4]。

2α-羟基齐墩果酸具有选择性细胞毒作用。用 MTT 法测定其体外细胞毒活性,结果表明同等剂量(30μg/ml)对人宫颈癌细胞 HeLa 细胞的抑制率为 79.26%,对肺腺癌细胞 A549 的抑制率为 10.77%,2α-羟基齐墩果酸对 HeLa 细胞具有较高的抑制率[5]。

(2)总成分的抗肿瘤作用:蛇莓总酚对多种肿瘤细胞具有抑制增殖作用。采用 MTT 比色法,测得蛇莓总酚对肝癌 BEL-7402、肝癌 HepG-2、鼻咽癌 CNE、肺癌 L78 的 IC_{50} 分别为 (29.00$\pm$3.01)μg/ml、(63.18$\pm$2.14)μg/ml、(63.24$\pm$3.01)μg/ml、(22.50$\pm$4.05)μg/ml[6]。

蛇莓总酚既可直接作用于肿瘤细胞,也可以通过提高机体细胞与体液免疫应答的水平而发挥体内抗肿瘤作用。体内实验采用小鼠宫颈癌 U14 移植瘤模型,结果表明蛇莓总酚 0.5g/kg 和 1g/kg 的抑瘤率分别达到 27% 和 63%,同时蛇莓总酚可增强 T 细胞增殖和 B 细胞抗体分泌。体外实验采用 MTT 法测定蛇莓总酚对人卵巢癌细胞 SKOV-3、人宫颈癌细胞 HeLa 的生长抑制率。SKOV-3 和 HeLa 细胞对蛇莓总酚表现出较高的敏感性,但其增殖抑制作用未呈现时间依赖性,SKOV-3 细胞 24 小时、48 小时、72 小时的 IC_{50} 分别为 85.03mg/L、83.48mg/L、80.68mg/L;HeLa 细胞 24 小时、48 小时、72 小时的 IC_{50} 分别为 93.93mg/L、96.35mg/L、89.83mg/L[7]。

蛇莓总酚对 SKOV-3 和 HeLa 细胞周期有明显的影响,20~320μg/ml 蛇莓总酚处理细胞 48 小时后,可使 S 期细胞数量显著增加,伴随 G_0/G_1 期细胞数量下降,G_2 期细胞数没有明显的改变,并且当药物浓度为 20~160μg/ml,这一作用呈现剂量依赖性关系。同时下调周期相关蛋白 Cyclin E、Cyclin D1、Cyclin A、CDK2 表达[8]。

蛇莓总酚可以剂量和时间依赖性显著抑制宫颈癌细胞增殖。蛇莓总酚能够诱导肿瘤细胞凋亡,其机制与上调促凋亡因子 Bax,下调抑凋亡因子 Bcl-2,增加 Bax/Bcl-2 比例,促进 Bax 蛋白转位至线粒体,细胞色素 C 释放,激活线粒体依赖的 Caspase 通路有关[9]。

(3)有效部位的抗肿瘤作用:蛇莓水提物对鼠肺癌 LLC、胰腺癌 Panc02 和乳腺癌 MC-NeuA 细胞的生长有较好的抑制作用,其 IC_{50} 分别为 217μg/ml、206μg/ml 和 311μg/ml[10]。

蛇莓水提物可以抑制结肠癌 RKO 细胞悬浮生长,在 200~600μg/ml 范围内呈剂量依赖性。蛇莓水提物作用后悬浮生长 RKO 细胞吸收 EthD-1 散发红色荧光,部分细胞可见核碎裂,呈现凋亡形态改变,表明蛇莓水提物可以促使 RKO 细胞失巢凋亡,同时活化 RKO 细胞 Caspase-3,提升 RKO 细胞内 ROS 水平[11]。

2. 其他药理作用

(1)对中枢神经系统的影响:蛇莓醇提物(10~50g/kg)和水提物(50g/kg)灌胃后,对小鼠中枢神经系统具有明显的抑制作用,包括能减弱自主活动,增强阈下催眠剂量戊巴比妥钠作用和对抗最大电休克惊厥。醇提物的作用强于水提物[12]。

(2)抗菌作用:蛇莓水提物对金黄色葡萄球菌、大肠杆菌、沙门菌、藤黄微球菌、铜绿假单胞菌5种标准菌株具有中度至高度的体外抗菌活性。二倍稀释法测定蛇莓水提物对这5种菌株的 MIC 分别为 1.56mg/ml、25mg/ml、6.25mg/ml、3.13mg/ml、25mg/ml,MBC 值分别为 3.13mg/ml、50mg/ml、12.5mg/ml、6.25mg/ml、50mg/ml[13]。

(3)抗氧化作用:鞣花酸和短叶苏木酚羧酸均具有很强的清除 DPPH 自由基的能力,IC_{50} 分别为 $88.72\mu mol/L$ 和 $131.67\mu mol/L$。同时还具有很强的将 Fe^{3+} 还原为 Fe^{2+} 的能力,其作用呈现剂量-效应依赖关系;并且它们都能保护由过氧化氢诱导的红细胞溶血,IC_{50} 分别为 $28.15\mu mol/L$ 和 $80.55\mu mol/L$[14]。

3. 毒性作用 本品毒性小,动物实验显示,对小鼠心、肝、肾无明显损害。小鼠尾静脉注射三匹风(蛇莓)注射剂 0.3ml,观察 48 小时,无步态不稳、呼吸困难等现象,安全系数为 250[15]。

【临床应用】

1. 治疗肿瘤 蛇莓 15g,龙葵 30g,白英 30g,海金沙 9g,土茯苓 30g,灯心草 9g,威灵仙 9g,白花蛇舌草 30g,治疗 21 例膀胱癌,肿瘤消失 4 例,肿瘤缩小或由多发变为单个 6 例,5 年生存率为 90.5%[16]。

蛇莓等药组成的抑瘤宁处方治疗晚期恶性肿瘤有一定的疗效。共治疗晚期食管癌、贲门胃底癌、肝癌、胰腺癌 96 例,疗效判定无完全缓解病例,有效率 33.33%(32/96),受益率 68.75%(66/96)。其中治疗食管癌、贲门胃底癌共 79 例,有效率 40.51%,受益率 74.68%;肝癌 10 例,治疗后症状改善,受益率 40.00%。胰腺癌 7 例,受益率 42.86%[17]。

2. 治疗其他疾病

(1)治疗肝炎:蛇莓等药组成的方剂治疗 132 例肝炎病人,每日 1 剂,水煎服,每日 3 次,3 个月为一疗程。通过服用该处方,原升高的 IgM 值下降,补体 C_3 值有大幅度升高。当免疫功能恢复正常或补体 C_3 高于正常,则 HBsAg、HbeAg 的转阴率也显著提高[18]。

蛇莓等药组成的疏肝解毒汤治疗 98 例乙型肝炎患者,治疗 3 个月后,治疗组 HBeAg 阴转 90 例,HBV DNA 阴转 88 例;治疗 12 个月后,治疗组 HBeAg 阴转率 90.82%,HBV DNA 阴转率 87.76%,HBsAg 阴转率 12.24%,阴转 21 例,抗 HBs 阳转率 12.24%,阳转 12 例。肝区痛、纳差、乏力、腹胀等症状在治疗 6 个月后都有好转[19]。

(2)治疗白喉:352 例白喉患者单用蛇莓治疗,775 例加用青霉素等抗菌药物,其退热、脱膜、细菌转阴时间及病死率与白喉抗毒血清合并青霉素组无明显差异,352 例蛇莓治疗患者疗效显著[16]。

(3)治疗带状疱疹:蛇莓鲜草 15g 加少许食盐捣烂取汁服用,结合蛇莓鲜草加少量食盐或大米捣烂取汁外涂,治疗 125 例带状疱疹患者,7 天内疗效在 95% 以上。鲜蛇莓叶捣烂取汁内服或直接外敷,用于带状疱疹的治疗,治愈 100 例病患[13]。

参考文献

[1] 许文东,林厚文,邱峰,等. 蛇莓的化学成分. 沈阳药科大学学报,2007,24(7):402-406.

[2] 苗青,包海燕,朴淑娟,等. 蛇莓乙酸乙酯萃取物的化学成分. 第二军医大学学报,2008,29(11):1366-1370.

[3] 董国超. 蛇莓活性成分的分离及研究. 哈尔滨:哈尔滨工业大学,2011:39.

[4] 吴英俊,王超男,刘洁婷,等. 蛇莓中齐墩果酸对肝癌细胞 SMMC-7721 的抑制作用. 中国生化药物杂志,2011,32(4):306-308.

[5] 吴培楠,段宏泉,姚智,等. 蛇莓中具有抗癌活性的三萜类成分. 中草药,2007,38(9):1311-1313.

[6] 刘新民,常琪,唐劲天,等. 蛇莓酚性提取物、其制备方法及应用. 中国专利:CN 101120970A,2008-02-13.

[7] 彭博,胡秦,王立为,等. 蛇莓总酚的抗肿瘤作用及免疫学机制的初步探讨. 中国药理学通报,2007,23(8):1007-1009.

[8] 彭博. 天龙合剂及蛇莓总酚抗肿瘤作用研究. 北京:中国协和医科大学,2008:90-91.

[9] Peng B,Hu Q,Liu X,et al. Duchesnea phenolic fraction inhibits in vitro and in vivo growth of cervical cancer through induction of apoptosis and cell cycle arrest. Exp Biol Med,2009,234(1):74-83.

[10] Shoemaker M,Hamilton B,Dairkee S H,et al. In vitro anticancer activity of twelve Chinese medicinal herbs. Phytotherapy Research,2005,19(7):649-651.

[11] 胡兵,沈克平,史秀峰,等. 蛇莓对人结肠癌 RKO 细胞失巢凋亡作用的实验研究. 世界中西医结合杂志,2013,8(1):69-72.

[12] 王予祺,常琪,唐劲天. 蛇莓化学成分和药理作用的研究进展. 世界科学技术-中医药现代化,2007,9(2):107-110.

[13] 黄玲. 蛇莓体外抗菌及体内调节免疫作用的研究. 成都:四川农业大学,2012:20-21,3.

[14] 王予祺. 蛇莓酚性成分及其抗氧化活性的研究. 北京:中国协和医科大学,2008:80.

[15] 徐智勇. 中药蛇莓的化学成分与药理研究进展. 中医药导报,2006,12(11):80-82.

[16] 吴培楠. 中药蛇莓抗肿瘤活性成分研究. 天津:天津大学,2005:41,42.

[17] 王瑞林,王留兴,樊青霞. 抑瘤宁治疗晚期恶性肿瘤 96 例疗效观察. 肿瘤基础与临床,2012,25(1):21-23.

[18] 王海英,张翠. 蛇莓的药用研究进展. 上海医药,2009,30(2):67-69.

[19] 马素云,赵晓威. 98 例乙型肝炎疏肝解毒汤治疗观察. 中国现代药物应用,2007,1(1):66-67.

181. 蛇 床 子

【来源】伞形科蛇床属植物蛇床 Cnidium monnieri (L.)Cuss. 的果实[1]。

【性味与归经】辛、苦,温。归肝、肾经。有小毒。

【功能与主治】温肾壮阳,燥湿杀虫,祛风止痒。治疗肾阳衰弱所致的男子阳痿、女子宫寒不孕、湿痹腰痛、寒湿带下、湿疹疥癣等。

【化学成分】香柑内酯(bergapten)、欧前胡素(imperatorin)、蛇床子素(osthole)、蛇床明素(cnidimine)、欧山芹素(oroselone)、蛇床酚(cnidimol)A、香叶木素(diosmetin)、对香豆酸(p-coumaric acid)、台湾蛇床子素(cniforin)A、O-乙酰基哥伦比亚苷元(O-acetyl-columbianetin)、花椒毒酚(xanthotoxol)、花椒毒素(xanthotoxin)、5-甲酰基花椒毒酚(5-formyl-xanthotoxol)、异虎耳草素(isopimpinellin)、哥伦比亚内酯(columbianadin)、2′-乙酰白芷素(2′-acetyl-angelicin)、β-谷甾醇(β-sitosterol)、棕榈酸(palmitic acid)、α-蒎烯(α-pinene)、β-蒎烯(β-pinene)、莰烯(camphene)、环葑烯(cydofenchene)、α-松油烯(α-terpinene)、月桂烯(myrcene)、柠檬烯(limonene)、异龙脑(isoborneol)、醋酸龙脑酯(bornyl acetate)、反式-β-金合欢烯(trans-β-farnesene)、β-甜没药烯(β-bisabolene)[1,2]。

【药理作用】

1. 抗肿瘤作用

(1)蛇床子素的抗肿瘤作用:蛇床子素对人胶质瘤 U251 细胞具有抗增殖作用。蛇床子素对 U251 细胞增殖的抑制作用随时间延长与剂量增加而递增。同时蛇床子素对 U251 细胞具有诱导凋亡的作用。蛇床子素处理会显著抑制 U251 细胞 p-Akt 的表达,而对总 Akt(t-Akt)的表达没有影响。这就提示蛇床子素可以显著抑制人胶质瘤 U251 细胞 PI3K/Akt 信号通路的活化,从而诱导细胞凋亡而抑制 U251 细胞增殖[3]。

蛇床子素具有抑制肝癌细胞增殖和诱导凋亡的作用。对肝癌细胞 SMMC-7721、Hepal-6 和 HepG-2 的 IC_{50} 分别为 $161.9\mu mol$、$137.0\mu mol$ 和 $161.4\mu mol$,均具有剂量依赖性。当蛇床子素给药的剂量为 $123.0\mu mol$ 时,SMMC-7721 和 Hepal-6 细胞均呈现出 G_2 期阻滞,SMMC-7721 细胞的 G_2 期细胞百分比从 3.50% 增加至 12.18%,Hepal-6 细胞从 3.92% 增加到 12.99%。用不同浓度的蛇床子素($0\mu mol$,$41.0\mu mol$,$84.0\mu mol$,$123.0\mu mol$,$164.0\mu mol$ 和 $205.0\mu mol$)处理 SMMC-7721 和 Hepal-6 细胞 48 小时,凋亡的 SMMC-7721 细胞从总量约 10% 上升至 70%,凋亡的 Hepal-6 细胞上升至 60%。蛇床子素的抗肿瘤机制与抑制 NF-κB 活性有关[4]。

蛇床子素对人肺鳞癌和肺腺癌具有抑制作用。建立 BALB/C 裸鼠的人肺腺癌和肺鳞癌模型,给予蛇床子素,剂量为 $1.5\mu g/(g \cdot d)$,蛇床子素对肺鳞癌的抑癌率为 69.5%,对肺腺癌的抑癌率为 50.0%,对小鼠血清中的肺癌标志物 DR-70 水平也有显著降低作用[5]。

蛇床子素对人前列腺癌 DU145 细胞的增殖具有抑制作用。随着浓度的增大和作用时间的延长,蛇床子素对 DU145 细胞的增殖有明显的抑制作用,这种抑制效应呈现明显的时间剂量依赖性($P<0.05$)。蛇床子素可诱导 DU145 细胞凋亡,随着蛇床子素浓度的增加,早期凋亡和晚期凋亡细胞的比例都逐渐增加,并呈剂量依赖性[6]。

蛇床子素具有抗乳腺癌细胞 MCF-7 增殖、侵袭和诱导凋亡的作用。用 $100\mu mol/L$ 的蛇床子素处理 MCF-7 细胞 36 小时,抑制率为 36%;作用 48 小时,抑制率为 69%;并使细胞发生 G_1 期阻滞[7]。蛇床子素可以通过抑制 MMP-2 表达,抑制乳腺癌细胞 MCF-7 的侵袭[8]。进一步研究发现,蛇床子素通过抑制 c-Met/Akt/mTOR 通路,发挥其抑制乳腺癌 MCF-7 细胞侵袭及转移的作用[9]。

(2)有效部位的抗肿瘤作用:蛇床子水提取液对小鼠 S180 肉瘤具有抑瘤作用。实验结果表明生药剂量为 $0.04mg/(g \cdot bw \cdot d)$、$0.21mg/(g \cdot bw \cdot d)$、$0.42mg/(g \cdot bw \cdot d)$ 组,平均瘤重低于肿瘤对照组,抑瘤率依次为 34.2%,63.6% 和 33.2%($P<0.05$);对小鼠的生命延长率依次为 53.0%、58.3% 和 47.0%($P<0.01$)。抑瘤效果显著,并有明显的生命延长,以 $0.21mg/(g \cdot bw \cdot d)$ 组疗效最佳,存在剂量选择性。并且肿瘤的病理组织学观察表明,各剂量组的肿瘤组织坏死较不给药组明显,坏死呈岛状并有融合[10]。

2. 其他药理作用

(1)对中枢神经系统的影响

1)蛇床子素的神经保护作用:通过蛇床子素的干预,可以明显降低 Caspase-3 的表达和进一步提高 Homer1a 的表达,减少损伤后的神经元凋亡,改变 Bax/Bcl-2 的比值,发挥神经保护作用[11]。

2)镇静作用:蛇床子素能显著增强阈下催眠剂量戊巴比妥钠对小鼠的催眠作用,且呈剂量相关性[12]。蛇床子醇提物、总香豆素具有明显的镇静催眠作用,以醇提物作用较强。蛇床子水提物和挥发油未见明显的镇静催眠作用[13]。

3)改善学习记忆功能的作用:研究发现,蛇床子素能明显改善氯化铝($AlCl_3$)所致被动回避性记忆障碍,对 $AlCl_3$ 致急性衰老模型小鼠记忆障碍有保护作用[14]。

蛇床子素具有改善阿尔茨海默病(Alzheimer disease,AD)大鼠学习记忆障碍的作用。增强海马神经元的突触可塑性,逆转 AD 大鼠海马高频刺激诱导长时程增强(long-term potentiation,LTP)的抑制,从细胞突触水平表明蛇床子素具有改善 AD 大鼠学习记忆障碍的作用[15]。

此外,用醋酸氢化可的松造成大鼠肾阳虚模型,经蛇床子素和蛇床子总香豆素治疗后,能明显增强学习和记忆能力[16]。

(2)对内脏系统的作用:

1)对心血管系统的影响

A. 扩张血管作用:静脉注射较大剂量时,动脉收缩期血压、舒张期血压和平均血压均逐渐下降。提示蛇床子素具有降压扩血管,降低心脏前后负荷,减轻心脏负担,减少心脏耗氧量等作用[17]。

B. 抗心律失常的作用:蛇床子素有抗心律失常作用。静脉注射蛇床子素 50mg/kg 能明显延长肾上腺素诱发的家兔心律失常的发生时间,并缩短心律失常的持续时间[18]。

C. 抗血栓作用:蛇床子素具有抗血栓作用。蛇床子素在体外具有抑制 ADP、凝血酶、花生四烯酸诱导的血小板聚集作用,其中对凝血酶诱导的聚集抑制作用较强[19]。蛇床子素能提高纤溶激酶的活性水平,增加纤维蛋白酶的纤溶活性,利于血栓的溶解[20]。

D. 降血脂作用:蛇床子素具有明显的降血脂作用,尤其对高脂血症大鼠的作用更为明显。采用高脂血症模型大鼠,10mg/kg 和 20mg/kg 组对血清低密度脂蛋白胆固醇和低密度脂蛋白胆固醇/高密度脂蛋白胆固醇比值具有降低作用[21]。

E. 改善缺血再灌注损伤的作用:蛇床子素对脑缺血再灌注损伤有保护作用。蛇床子素能改善大鼠脑缺血再灌注后神经功能行为缺陷评分,减轻脑水肿和降低脑梗死范围,降低脑组织中髓过氧化物酶(myeloperoxidase, MPO)的活性和 IL-8 的量,增强 Na^+, K^+-ATPase 和 Ca^{2+}-ATPase 活性[22]。研究还发现,蛇床子素在 25mg/kg 剂量时表现出最大保护效果,其 Caspase-3 表达水平显著降低[23]。在缺血再灌注的脑损伤中,蛇床子素预处理后明显提高了 GSH 的水平,还显著降低了 MDA 的含量[24]。

同样,利用大鼠大脑中动脉栓塞模型,发现在缺血前 5 天给予蛇床子素(25.0mg/kg、12.5mg/kg)后可减少大鼠脑梗死体积,降低再灌后 72 小时内海马内谷氨酸含量[25]。

蛇床子素处理后可减轻兔急性心肌缺血再灌注损伤,对缺血再灌注损伤的心肌有保护作用。其可能机制包括:提高心肌组织 SOD 活性,降低 MDA 含量,提高心肌肌浆网的 Ca^{2+}-ATPase 活性[26]。

2)对肝脏的保护作用:蛇床子素对高脂性脂肪肝大鼠具有治疗作用。蛇床子素 5～20mg/kg 治疗 6 周后,高脂性脂肪肝大鼠的血清 TC、TG、LDL-C、FFA 和肝重系数以及肝组织中 TC 和 TG 含量显著降低[27]。还有研究发现,蛇床子素对 CCl_4 所致小鼠肝损伤具有保护作用,表现为血清 ALT、AST 活力和肝脏 MDA 含量下降,同时其肝脏病变较模型组为轻[28]。

(3)对呼吸系统的影响:口服蛇床子总香豆素对豚鼠支气管平滑肌痉挛具有较强的解痉作用。其作用可能是通过兴奋支气管平滑肌上的 β 受体从而激活靶细胞膜上腺苷酸环化酶,使细胞内 cAMP 浓度增加而实现的[29]。

(4)对内分泌系统的影响

1)促性腺激素样作用:蛇床子素具有雄激素样作用和促性腺激素样作用。采用幼年去势雄性大鼠连续灌胃蛇床子素(150mg/kg)20 天,可升高血清睾酮、黄体生成素和促卵泡激素含量[30]。在对去卵巢大鼠的研究中发现,应用蛇床子素可以降低大鼠子宫的萎缩,减少脾和胸腺的重量以及减少骨质疏松等作用[31]。

2)促进成骨作用:蛇床子素对成骨细胞功能具有调节作用。蛇床子素能抑制成骨细胞自发地或在炎性细胞因子及 LPS 刺激下产生 NO、IL-1、IL-6、IL-6 mRNA 的表达,减少了对破骨细胞前体细胞生长分化的刺激作用[32]。蛇床子素对新生大鼠颅骨成骨细胞中骨保护素（osteoprotegerin，OPG）、NF-κB 受体激活蛋白配体（receptor activator of NF-κB ligand，RANKL）mRNA 表达具有一定的影响，通过 OPG-RANKL-RANK 系统影响骨重建[33]。蛇床子素可剂量依赖地促进 UMR-106 成骨样细胞的增殖，刺激 UMR-106 细胞的碱性磷酸酶活性，提示其可能具有直接促进成骨细胞增殖、分化作用[34]。

（5）抗病原微生物作用：蛇床子的水提取液对金黄色葡萄球菌、耐药金黄色葡萄球菌、变形杆菌和铜绿假单胞菌均有抑制作用[35]。

（6）对免疫系统的影响：蛇床子素对小鼠迟发型超敏反应有明显的抑制作用。蛇床子素能增强小鼠网状内皮细胞的吞噬功能，腹腔连续 4 天给予 0.2mg/kg 的蛇床子素能显著增加碳廓清指数（$P<0.05$）及吞噬指数（$P<0.01$）。蛇床子素可以增强肾阳虚小鼠的免疫功能[11]。

（7）抗炎作用：蛇床子素对急性和慢性炎症模型均有抗炎作用。蛇床子素对二甲苯所致小鼠耳壳肿胀和醋酸引起的小鼠腹腔毛细血管通透性增高均有明显的抑制作用[36]。蛇床子素在 $12.5\sim100\mu mol/L$ 浓度范围内可明显抑制 LPS 诱导小鼠巨噬细胞 RAW264.7 释放炎症介质 TNF-α、IL-6、NO，并呈现良好的剂量依赖关系[37]。

（8）抗氧化作用：不同浓度的蛇床子素对大鼠离体组织心、肝、肾、脑的脂质过氧化均具有较强的抑制作用，且呈量效关系[38]。蛇床子素对 $O^{-2}\cdot$、$\cdot OH$、DPPH· 均有一定清除作用，在一定范围内，其清除能力与浓度呈依赖关系，清除效果随蛇床子素质量浓度的增大而增强[39]。

3. 毒性作用 蛇床子素对昆明小鼠具有一定的毒性，对小鼠的半数致死量为 3.45g/kg，95% 的可信限为 3.03～4.03g/kg[40]。蛇床子醇提物小鼠灌胃给药半数致死量 17.45g 原生药/kg，为临床剂量的 116 倍[41]。

【药代动力学研究】药代动力学处理结果表明，兔静脉注射蛇床子素后的药代动力学过程用开放的二室模型描述较为合理。$t_{1/2\alpha}$ 为 5.81 分钟，分布速率常数 α 为 0.12/min，说明蛇床子素在兔体内分布较快[42]。

【临床应用】

1. 治疗肿瘤 由蛇床子等组成的扶正抗癌方联合化疗治疗中晚期非小细胞肺癌治疗可延长Ⅲ、Ⅳ期一般情况较差的患者生存期，提高生存率。1 年累积生存率分别为 76.71%，中位生存期为 433 天，中位疾病进展时间为 295 天，与西医对照组比较延长了 79 天。不同分期的非小细胞肺癌的生存期比较，Ⅲ和Ⅳ期的中位生存期分别为 492 天和 376 天，Ⅲ期患者的生存期比Ⅳ期患者长[43]。

2. 治疗其他疾病

（1）治疗阴道炎：用蛇床子及其制剂在治疗阴道炎上取得了良好的效果，如：妇洁洗剂、蛇床子洗剂、蛇床子栓等。用加味蛇床子洗剂 125ml 加温水 250ml 熏洗外阴阴道，共治疗 89 例，总有效率 86.5%[44]。

（2）治疗湿疹：蛇床子素软膏治疗婴儿湿疹安全、有效。提取蛇床子素制成 10% 软膏，局部外用治疗婴儿湿疹 38 例，每日 3 次，疗程 3 周，痊愈率为 60.5%，总痊愈显效率为 84.2%[45]。采用复方蛇床子洗液外洗（蛇床子、苦参、黄连等）治疗 60 例湿疹患者，总有效利率为 55.0%[46]。

（3）治疗寻常型银屑病：蛇床子素贴剂治疗寻常型银屑病，取得了较好的疗效。外用蛇床子素贴剂（含 5% 蛇床子素），治疗 296 例的临床总有效率为 79.72%[47]。由蛇床子等组成的

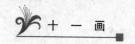

十一画

"治银汤"治疗寻常型银屑病 50 例,疗效满意,治愈 47 例,显效 3 例,大部分 5 剂见效,20 剂痊愈[48]。

参考文献

[1] 南京中医药大学. 中药大辞典. 上海:上海科学技术出版社,2006:3004-3005.

[2] 周则卫,刘培勋. 蛇床子化学成分及抗肿瘤活性的研究进展. 中国中药杂志,2005,30(17):1309-1313.

[3] 王洁,安静,顾云利,等. 蛇床子素对人胶质瘤 U251 细胞抗增殖作用的研究. 现代生物医学进展,2013,13(11):2065-2067.

[4] Zhang L,Jiang G,Yao F,et al. Growth inhibition and apoptosis induced by osthole,a natural coumarin,in hepatocellularcarcinoma. PLoS One,2012,7(5):e37865.

[5] 周俊,程维兴,许永华,等. 蛇床子素对肺腺癌、肺鳞癌生长抑制作用的实验研究. 癌变·畸变·突变,2002,14(4):231-233.

[6] 张毅,佟笑竹,徐小嫚,等. 蛇床子素体外对人前列腺癌 DU145 细胞增殖的抑制作用及机制. 实用药物与临床,2013,16(2):96-98.

[7] 杨大朋,王海啸,彭延延,等. 蛇床子素对人乳腺癌细胞增殖、细胞周期及凋亡的影响. 南京师大学报(自然科学版),2010,33(2):76-80.

[8] Yang D,Gu T,Wang T,et al. Effects of osthole on migration and invasion in breast cancer cells. Biosci Biotechnol Biochem,2010,74(7):1430-1434.

[9] Hung C M,Kuo D H,Chou C H,et al. Osthole suppresses hepatocyte growth factor(HGF)-induced epithelial-mesenchymal transition via repression of the c-Met /Akt /mTOR pathway in human breast cancer cells. J Agric Food Chem,2011,59(17):9683-9690.

[10] 周俊,殷学军,王瑞,等. 蛇床子水提取液对小鼠 S180 肉瘤的抑制作用. 癌变·畸变·突变,2001,13(3):160-163.

[11] 李栋. 蛇床子素的神经保护作用研究. 西安:第四军医大学,2011:21-31,10.

[12] 季宇彬. 中药有效成分药理与应用. 北京:人民卫生出版社,2011,716-717.

[13] 贺娟,冯玛莉,刘霞,等. 蛇床子提取物的镇静催眠作用. 山西中医,2007,23(5):61-62.

[14] 沈丽霞,金乐群,张丹参,等. 蛇床子素对 AlCl₃ 致急性衰老模型小鼠记忆障碍的保护作用. 药学学报,2002,37(3):178.

[15] 董晓华. 蛇床子素对 AD 大鼠学习记忆的影响及机制研究. 石家庄:河北医科大学,2012:3-5.

[16] 黎为能,谢金鲜. 蛇床子素药理作用的研究进展. 时珍国医国药,2005,16(6):530-531.

[17] 刘建新,连其深. 蛇床子素的药理学研究进展. 时珍国医国药,2005,16(12):1235-1237.

[18] 沈丽霞,金乐群,张丹参,等. 蛇床子素的抗实验性心律失常作用. 张家口医学院学报,2001,18(1):9.

[19] 陈蓉. 蛇床子素抗血栓作用及其机制研究. 苏州:苏州大学,2005:36-37.

[20] 周俐,刘建新,周青,等. 蛇床子素抗凝血作用. 中药药理与临床,2006,22(3):42-43.

[21] 宋芳,谢涛,鲍君杰. 蛇床子素对大鼠的降血脂作用. 苏州大学学报(医学版),2006,26(4):579-581.

[22] 何蒨,连其深,刘建新. 蛇床子素对大鼠局灶性脑缺血再灌注损伤的保护作用. 中草药,2009,40(1):86-89.

[23] 刘文博,霍军丽,费舟. 蛇床子素在缺血再灌注脑损伤模型中的脑保护作用. 中华神经外科疾病研究杂志,2009,8(2):118-121.

[24] 晁晓东. 缺血再灌注脑损伤后蛇床子素的作用及机制研究. 西安:第四军医大学,2011:57-58.

[25] 董晓华,张丹参,张力,等. 蛇床子素对脑缺血/再灌注大鼠海马 LTP 及氨基酸含量的影响. 中国药理学通报,2011,27(9):1267-1271.

[26] 马同强. 蛇床子素后处理对兔心肌缺血再灌注损伤的保护作用及其机制. 太原:山西医科大学,2008:

9-12.

[27] 张岩. 蛇床子素对大鼠高脂性脂肪肝的治疗作用及其机制研究. 苏州：苏州大学，2007：51.

[28] 刘建新，周俐，周青. 蛇床子素对小鼠实验性肝损伤的保护作用. 中药药理与临床，2006，22(2)：21-22.

[29] 张晓晖，徐敏. 蛇床子香豆素的药理研究进展. 广西中医药，2005，28(1)：5-8.

[30] 袁娟丽，谢金鲜，李爱媛，等. 蛇床子素对去势大鼠雄激素水平和一氧化氮合酶的影响. 中药材，2004，27 (7)：405.

[31] Li X X, Hara I, Matsumiya T. Effects of Osthole on postmenopausal osteoporosis using ovariectomized rats comparison to the effects of estradiol. Biol Pharm Bull 2002,25(6):738-742。

[32] 张巧艳，秦路平，田野苹，等. 蛇床子素对新生大鼠颅盖骨成骨细胞功能的调节作用. 中国药理学通报，2003,9(4):384.

[33] 王艳，潘永梅. 蛇床子素对新生大鼠颅骨成骨细胞中 OPG、RANKL mRNA 表达的影响. 山西中医学院学报，2008,9(3):12-14.

[34] 李灵芝，倪宁，张永亮. 蛇床子素对成骨样细胞 UMR106 增殖和分化的影响. 中国临床康复，2006,10 (9):93-95.

[35] 王永辉，李艳彦，周然. 蛇床子化学成分及药理作用研究概况. 山西中医，2003,19(3):54-56.

[36] 胡杰，陈刚. 蛇床子素抗炎镇痛作用的实验研究. 湖南中医杂志，2007,3(1):47-49.

[37] 于鹏霞，喻婉莹，阚伟娟，等. 蛇床子素的抗炎作用及其机制. 时珍国医国药，2012,23(4):866-868.

[38] 王书华，安芳，张丹参，等. 蛇床子素抗氧化作用的实验研究. 中成药，2004,27(4):488.

[39] 谭晓虹，田嘉铭，赵江垒，等. 蛇床子素体外抗氧化活性研究. 中成药，2013,33(5):1070-1072.

[40] 黎为能，肖刚，卢笛，等. 蛇床子素对小鼠的半数致死量测定. 现代医药卫生，2013,29(10):1444-144.

[41] 华桦，赵军宁，鄢良春，等. 蛇床子毒性效应谱及剂量-反应关系研究. 中药药理与临床，2012,28(5)：134-137.

[42] 安芳，王书华，张丹参. 蛇床子素在兔体内药物代谢动力学. 药学学报，2003,38(8):571-573.

[43] 刘海. 扶正抗癌方联合化疗治疗中晚期非小细胞肺癌的生存分析. 成都：成都中医药大学，2009:34-35.

[44] 凌雅静，刘锦丽，刘艳平，等. 加味蛇床子洗剂为主对复发性外阴阴道念珠菌病巩固治疗的疗效观察. 河北中医药学报，2012,27(2):11-12.

[45] 柯昌毅，薛茂，夏雨. 蛇床子素软膏治疗婴儿湿疹 38 例. 中国药业，2003,12(5):67.

[46] 郭汉香，廖镜云. 复方蛇床子洗液治疗湿疹 60 例观察. 实用中医药杂志，2006,22(6):365-366.

[47] 王金海，王可，苑振亭，等. 蛇床子素贴剂治疗寻常型银屑病 296 例疗效观察. 2009,16(3):69-70.

[48] 张鹏. 自拟治银汤治疗寻常型银屑病 50 例. 皮肤病与性病，2003,25(4):29.

182. 啤 酒 花

【来源】桑科葎草属植物啤酒花 *Humulus lupulus* L. 的雌花序[1]。

【性味与归经】苦，凉。归肝、胃经。

【功能与主治】健胃消食，镇静安神，止咳祛痰，清热利尿。治疗消化不良、肺结核、咳嗽、失眠和热淋等。

【化学成分】花的苞片腺体含树脂：葎草酮（humulone）、异葎草酮 A、B(isohumulone A、B)、类葎草酮(cohumulone)、加葎草酮(adhumulone)、蛇麻酮(lupulone)、合蛇麻酮(colupulone)、加蛇麻酮(adlupulone)。花中含葎草二烯酮(humuladieone)、葎草烯酮-Ⅱ(humulenone-Ⅱ)、α-去二氢荜澄茄烯(α-corocalene)、γ-去二氢菖蒲烯(γ-calacorene)、紫云英苷(astragalin)、异槲皮苷(isoquercitrin)、芸香苷(rutin)、山奈酚(kaempferol)、槲皮素(quercetin)、异黄腐酚(isoxanthohumol)、黄腐酚(xanthohumol)、黄腐醇Ⅰ(xanthohumol Ⅰ)，挥发油成

分主要为月桂烯(myrcene)、芳樟醇(linalool)、牻牛儿醇(geraniol)、葎草烯(humulene)、蛇麻素(luplin)、丁香烯(caryophyllene)、丁香烯氧化物(caryophyllene oxide)、葎草烯醇(humulenol)、葎草烯环氧化物(humulene epoxide)[1,2]。

【药理作用】

1. 抗肿瘤作用

(1)黄腐酚的抗肿瘤作用:黄腐酚具有显著的抗癌作用,其作用机制是以下三种方式:抑制诱导前致癌物向致癌物转变的酶的活性、抑制致癌剂解毒酶的催化活性和抑制癌细胞增殖。近年研究显示,黄腐酚可以在癌细胞生长不同阶段抑制其生长:在癌细胞启动阶段,黄腐酚可以调节与致癌物质有关酶的活性,清除活性氧自由基,清除一氧化氮产物从而抑制癌细胞生长;在癌细胞生长阶段,黄腐酚可以调节环氧合酶-1 和环氧合酶-2 的活性来抑制癌细胞的生长;在癌细胞繁殖阶段,黄腐酚可以控制癌细胞 DNA 合成抑制癌细胞的增长[3]。

黄腐酚在浓度为 $10\mu mol/L$ 时,对细胞色素 P450 酶具有强烈的抑制作用,并且黄腐酚对其的抑制作用优于不含异戊二烯基的黄酮,表明黄腐酚的异戊二烯基及其取代位置对细胞色素 P450 酶起到了抑制作用,降低了癌症的发生率[4]。在体外实验中,实验结果表明黄腐酚对醌还原酶有强烈的激发作用。醌还原酶可使多种醌与苯醌(致癌物质)最终降解成无致癌作用的物质或易从体内排出的物质[5]。在随后的研究中,证明黄腐酚是醌还原酶的单功能诱导剂,可以激发苯醌还原酶的活性[6]。

在黄腐酚对乳腺癌细胞 MCF-7 和卵巢癌细胞 A-2780 的体外抗增殖实验中,结果表明黄腐酚对几种癌细胞的生长都有明显的抑制作用。黄腐酚抑制癌细胞增殖的机制就在于它抑制了癌细胞 DNA 的合成,使其无法复制和表达[5]。黄腐酚可以降低 Notch1 的表达,诱导卵巢癌细胞凋亡[7]。黄腐酚能够抑制乳腺癌 MDA-MB-231 细胞,下调凋亡相关基因 *Bcl-2* 的表达,从而诱发细胞凋亡[8]。

黄腐酚对 HT-1080 人体纤维肉瘤具有抑制作用,并且对它的抑制作用可以在组织缺氧条件下得到大大的提高。对该抑制机制还有待进一步的研究[9]。

(2)黄腐醇 I 的抗肿瘤作用:黄腐醇 I 具有抗肿瘤活性。经 $100\mu g/ml$ 黄腐醇 I 处理 24 小时后的人慢性髓性白血病癌细胞 K562 细胞,细胞形态有明显的改变,且绝大多数细胞也呈现出典型的坏死性细胞形态特征,其 IC_{50} 为 $62.0\mu g/ml$[10]。

(3)葎草酮的抗肿瘤作用:作为啤酒花 α-酸的主要成分之一,葎草酮有显著的抗肿瘤作用[11]。有研究表明葎草酮对化学方法诱导的小鼠皮肤癌有较好疗效,作用机制与影响环氧化酶活性及基因表达有关[12]。葎草酮对人胃癌细胞 SGC-7901 具有较好的抑制作用。葎草酮能显著抑制 N-乙酰基转移酶 1(N-acetyltransferase 1,NAT1)的活性,并且这种抑制作用和剂量、时间成正向依赖关系。葎草酮通过抑制 NAT1 的活性和基因表达两个方面减少芳香胺类化合物代谢为乙酰化的芳香胺类致癌物的量,从而抑制肿瘤的进一步发展[13]。

利用 HPLC 法测定 NAT1 酶的代谢产物乙酸化对氨基苯甲酸(Ac-paba)的量,用以反映葎草酮对人胃癌细胞 SGC-790l 及人肝癌细胞 HepG-2 中 NAT1 酶的活性影响。数据显示,葎草酮能够显著抑制 SGC-7901 和 HepG-2 细胞中 Ac-paba 的生成量[14]。

(4)异葎草酮的抗肿瘤作用:异葎草酮有明显的体外抗肿瘤作用。MTT 法测得异葎草酮对 SGC-7901 和 HepG-2 IC_{50} 分别为 $13.4\mu g/ml$ 和 $11.58\mu g/ml$,而且这种抑制作用与诱导肿瘤细胞凋亡有关。在凋亡早期,异葎草酮可能改变了线粒体渗透转运孔,导致线粒体膜电位下降,启动线粒体调控的凋亡通路,诱导 SGC-7901 和 HepG-2 细胞凋亡[15]。

（5）蛇麻酮的抗肿瘤作用：啤酒花中的树脂类成分蛇麻酮对肿瘤细胞有较强的抑制作用。MTT 法测得蛇麻酮对 SGC-7901 和 HepG-2 IC_{50} 分别为 $0.29\mu g/ml$ 和 $0.79\mu g/ml$，说明其对 SGC-7901 和 HepG-2 都有明显的细胞毒性作用[16]。蛇麻酮作用于 SGC-7901 和 HepG-2 细胞 48 小时后，肿瘤细胞均有明显凋亡峰出现。蛇麻酮可以将肿瘤细胞 SGC-7901 和 HepG-2 的细胞周期阻滞在 G_0/G_1 和 S 细胞期，升高细胞凋亡指数。蛇麻酮能通过引起肿瘤细胞内钙库 Ca^{2+} 的释放而升高肿瘤细胞内 Ca^{2+} 浓度，从而达到诱导肿瘤细胞凋亡而抗肿瘤的作用[17]。

（6）有效部位的抗肿瘤作用：啤酒花茎叶的乙酸乙酯和乙醇部位具有体外抗肿瘤活性。乙酸乙酯提取部位对人肺腺癌细胞 A549 和肝癌细胞 HepG-2 细胞的 IC_{50} 分别为 98.38mg/L 和 168.87mg/L，乙醇提取部位对 A549 和 HepG-2 细胞生长具有明显的剂量依赖性抑制作用[18]。

2. 其他药理作用

（1）对心血管系统的影响：黄腐酚可以降低胆固醇，预防动脉硬化。以 HepG-2 为模型系统，黄腐酚可通过降低二酰基甘油酰基转移酶的活性、抑制二酰基甘油酰基转移酶-1 的信使 RNA 的表达来抑制三酸甘油酯在微粒体膜上的合成[19]。

（2）对内分泌系统的影响

1）雌激素样作用：啤酒花有雌激素样作用是由于它竞争性结合雌激素受体，诱导碱性磷脂酶的活性，提高培养的子宫内膜细胞黄体酮受体的 mRNA[20]。通过雌激素受体观察实验，观察到黄腐酚可使 MCF-7 细胞腺中黄体酮受体增加，有效调节更年期妇女体内雌激素的分泌量[21]。啤酒花水提取物在体内能诱导去卵巢大鼠子宫的增长说明其在体内具有雌激素样作用，血清雌激素水平也均有不同程度的提高，雄激素水平下降[22]。

2）降血糖作用：啤酒花异 α-酸类成分具有降低血糖，抑制糖尿病发生的作用。异葎草酮可阻止肥胖和 II 型糖尿病的发生，激活 PPAR-α 和 PPAR-γ 的活性，增加对胰岛素的灵敏度[23]。

（3）抗病原微生物作用

1）抗细菌作用：大量研究表明，啤酒花成分对绝大多数革兰阳性菌具有很好的抑制作用。啤酒花所含的蛇麻酮、葎草酮、黄腐酚及其他黄酮类化学成分，对结核分枝杆菌、金黄色葡萄球菌、枯草杆菌等有抑制作用[24]。

2）抗病毒作用：黄腐酚对牛病毒性腹泻病毒、单纯疱疹病毒 I 型和 II 型有较强的抗病毒活性。此外，对巨细胞病毒也有抗病毒作用[25]。在没有细胞毒性的浓度下，黄腐酚能有效抑制 HIV-1 诱导淋巴细胞 C8166 产生的细胞病理效应、HIV-1 p24 抗原和 HIV-1 反转录酶，EC_{50} 分别为 0.82mg/L、1.28mg/L、0.50mg/L[26]。

（4）抗氧化作用：黄腐酚浓度在 $5\mu mol/L$ 时对 Cu^{2+} 诱导的人体低密度脂蛋白的氧化有明显抑制作用。在浓度为 25mmol/L 时对 Fe^{2+} 的抗坏血酸盐或三丁基过氧化物诱导的试验鼠肝脏微粒体中的脂质过氧化有明显的抑制作用[27]。

3. 毒性作用　葎草酮对猫有二硝基酚样作用，静脉注射 3mg/kg 后，可使氧耗量立即增加 1 倍，并出现呼吸急促，随之体温升高，并可因体温过度升高（45℃）而致死[28]。

【药代动力学研究】大鼠静脉给药后，测得 C_{max} 为 $(2.9\pm0.1)mg/L$，$AUC_{(0-96)}$ 为 $(2.5\pm0.3)mg \cdot h/L$[29]。在大鼠体内代谢研究中，黄腐酚主要以原形（大约 89%）排出体外，此外还有 22 个代谢产物[30]。在大鼠肝或人肝微粒体体外实验中，黄腐酚的主要代谢途径为葡萄糖醛酸化、羟基化及分子内环氧化等[31]。

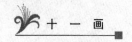

【临床应用】

1. 治疗肿瘤

(1)黄腐酚预防肿瘤:黄腐酚是一种用途广泛的癌症化学预防剂,有预防癌症的作用[32]。对治疗乳腺癌、前列腺癌、结肠癌和卵巢癌有较好的辅助作用。

(2)葎草酮治疗肿瘤:葎草酮单独使用时对白血病 U937 细胞具有抑制作用。将葎草酮和维生素 D_3 混合使用治疗白血病的效果超过单独使用维生素 D_3,两者具有协同作用[33]。

2. 治疗其他疾病

(1)治疗神经衰弱:30 例患有轻、中度失眠及非器质性病变的失眠患者,睡前服用含有 500mg 缬草提取物及 120mg 啤酒花提取物的草药组方,结果患者入睡前的等待时间缩短了,睡眠质量得以改善[34]。

(2)治疗结核病:以纯蛇麻酮治疗 7 例结核病有一定效果。蛇麻酮曾作为抗结核病药收载于 1977 年《中国药典》。应用啤酒花治疗结核病 15 例,治疗 2 周后,不规则低热、纳差、乏力、盗汗等结核中毒症状明显缓解[35]。

【不良反应】 蛇麻酮毒性很小,每日 5g,连续服用 8 周以上,除见胃肠道刺激等外,未见有其他严重副作用,对肝、肾等重要脏器也无不良影响[36]。

采用啤酒花浸膏对 NHI 小鼠(SPF 级)进行灌胃给药,当剂量为 2.150g/kg 时小鼠活动减少,呆卧,对外界刺激反应迟钝,呼吸急促,3 小时内全部死亡。其余各组有不同程度的中毒表现,属低毒级物质。

参 考 文 献

[1] 宋立人. 现代中药学大辞典. 北京:人民卫生出版社,2001:2035-2038.

[2] 国家中医药管理局《中华本草》编委会. 中华本草. 卷二. 上海:上海科学技术出版社,1999:737-745.

[3] Gerhauser C,Heiss E. Cancer chemopreventive activity of xanthohumol-a natural product deprived from hop. Mol Cancer Ther,2002,1(11):959-969.

[4] Henderson MC,Miranda CL,Stevens JF,et al. In vitro Inhibition of human P450 enzymes by prenylated flavonoids from hops, Humulus lupulus. Xenobiotica,2000,30(3):235-251.

[5] 杨小兰,田艳花,师成滨,等. 啤酒花中黄腐酚的生理活性作用的研究进展. 食品科学,2007,28(7):526-530.

[6] Miranda C L,Aponso G L,Stevens J F,et al. Prenylated chalcones and flavanones as inducer of quinone reductase in mouse Hepa lclc7 cells. Cancer letter,2000,149(1):21-29.

[7] Drenzek J G,Seiler N L,Jaskula-Sztul R,et al. Xanthohumol decreases Notch1 expression and cell growth by cell cycle arrest and induction of apoptosis in epithelial ovarian cancer cell lines. Gynecol Oncol,2011,122(2):396-401.

[8] Kim SY,Lee I S,Moon A. 2-Hydroxychalcone and xanthohumol inhibit invasion of triple negative breast cancer cells. Chem Biol Interact, 2013,203(3):565-72.

[9] Goto K,Asai T,Hara S,et al. Enhanced antitumor activity of xanthohumol,a diacylglycerol acyltransferase inhibitor,under hypoxia. Cancer Letters,2005,219(2):215-222.

[10] 李隽. 啤酒花化学成分及其抗肿瘤活性研究. 天津:天津大学,2007:50-51.

[11] 李隽,崔承彬,蔡兵,等. 啤酒花黄酮的研究进展. 中草药,2008,39(7):1110-1114.

[12] Yamamoto K,Wang J,Yamamoto S,et al. Suppression of cyclooxygenase-2 gene transcription by humulon. Adv Exp Med Biol,2002,507:73-77.

[13] 高世勇,郎朗,邹翔,等. 葎草酮对人胃癌细胞 SGC-7901N-乙酰基转移酶 1 活性及基因表达的抑制作用.

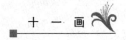
中草药,2010,41(5):761-766.

[14] 季宇彬,马强,郎朗.葎草酮对肿瘤细胞 NAT1 酶的活性作用研究.中国药学会应用药理专业委员会第三届学术会议,北京,2008:140-146.

[15] 李明泽,田松,于蕾,等.啤酒花中异葎草酮体外抗肿瘤作用及机制研究.哈尔滨商业大学学报(自然科学版),2007,23(1):9-14.

[16] 季宇彬,李明泽,邹翔.啤酒花中蛇麻酮诱导细胞凋亡及机制研究.哈尔滨商业大学学报(自然科学版),2007,23(2):129-133.

[17] 宋辉,邹翔,孙桂超,等.蛇麻酮通过 Fas/FasL 途径诱导人肝癌 HepG-2 细胞凋亡机制研究.中草药,2009,40(增刊):202-205.

[18] 方威,熊晶,邢莹莹,等.啤酒花茎叶不同提取部位的体外抗肿瘤活性研究及其化学成分鉴定.药学进展,2009,33(10):458-462.

[19] Casaschi A,Maiyoh G K,Rubio B K,et al. The Chacone Xanthohumol Inhibits Triglyceride and Apolipoprotein B Secretion in HepG2 Cells. J Nutr,2004,134(6):1340-1346.

[20] Chadwick L R,Pauli G F,Farnsworth N R. The pharmacognosy of Humulus lupulus L. (hops) with an emphasis on estrogenic properties. Phytomedicine,2006,13(1):119-131.

[21] Overk C R,Yao P,Chadwick L R,et al. Comparison of the in vitro estrogenic activities of compounds from Hops(Humulus lupulus) and Red Clover(Trifolium pretense). Agric Food Chem,2005,53(16):6246-6253.

[22] 辛晓玲,李玉泽,汪江碧.啤酒花提取物对卵巢去势大鼠雌激素水平的影响.实用医学杂志,2010,26(3):377-378.

[23] Yajima H,Ikeshima E,Shiraki M,et al. Isohumulones,bitter acids derived from hops,activate both peroxisome proliferator-activated receptor alpha and gamma and reduce insulin resistance. J Biol Chem,2004,279(32):33456-33462.

[24] Natarajan P,Katta S,Andrei I,et al. Positive antibacterial co-action between hop(Humulus lupulus) constituents and selected antibiotics. Phytomedicine,2008,15(3):194-201.

[25] Buckwold V E,Wilson R J H,Nalca A,et al. Antiviral activity of hop constituents against a series of DNA and RNA viruses. Antiviral Res,2004,61(1):57-62.

[26] Wang Q,Ding Z H,Liu J K,et al. Xanthohumol,a novel anti-HIV-1 agent purified from hops Humulus lupulus. Antiviral Res,2004,64(3):189-194.

[27] Miranda C L,St evens J F,Ivanov V,et al. Antioxidant and prooxidant actions of prenylated and nonprenylated chalcones and flavanones in vitro. J Agric Food Chem,2000,48(9):3876-3884.

[28] 季宇彬.中药有效成分药理与应用.北京:人民卫生出版社,2011:482-483,724-725.

[29] Legette L,Ma L,Reed R L. Pharmacokinetics of xanthohumol and metabolites in rats after oral and intravenous administration. Mol Nutr Food Res,2012,56(3):466-74.

[30] Nookandeh A,Frank N,Steiner F,et al. Xanthohumol metabolites in faeces of rats. Phytochemistry,2004,65(5):561-570.

[31] Nikolic D,Li Y M,Chadwick L R,et al. Metabolism of xanthohumol and isoxanthohumol,prenylated flavonoids from hops(Humulus lupulus L.),by human liver microsomes. J Mass Spectrom,2005,40(3):289-299.

[32] Stevens J F,Page J E. Xanthohumol and related prenylflavonoids from hops and beer:to your good health!. Phytochemistry,2004,65(10):1317-1330.

[33] Honma Y,Tobe H,Makishima M,et al. Induction of differentiation of myelogenous leukemia cells by humulone,a bitter in the hop. Leukemia Research,1998,22(7):605-610.

[34] Füssel A,Wolf A,Brattström A. Effect of a fixed valerian-Hop extract combination(Ze 91019)on sleep

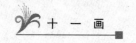

十一画

polygraphy in patients with non-organic insomnia:a pilot study. Eur J Med Res，2000,5(9):385-390.

［35］应雀森,潘勤,张娟.啤酒花的化学成分、药理作用与临床应用.国外医药·植物药分册,2008,23(4):139-142.

［36］季宇彬,张广美.中药抗肿瘤有效成分药理与应用.哈尔滨:黑龙江科学技术出版社,2004:156.

183. 银　耳

【来源】银耳科银耳属植物银耳 *Tremella fuciformis* Berk. 的子实体[1]。

【性味与归经】甘、淡,平。归肺、胃经。

【功能与主治】滋阴生津,润肺养胃。治疗虚劳咳嗽、肺燥干咳、津少口渴和病后体虚等。

【化学成分】子实体中含有银耳多糖(tremella poly saccharides)、麦角甾醇(ergosterol)、麦角甾-5,7-二烯-3β-醇(ergosta-5,7-dien-3β-ol)、麦角甾-7-烯-3β-醇(ergosta-7-en-3β-ol)、十一烷酸(undecanoic acid)、正十二烷酸(n-dedecanoic acid)、十三烷酸(tridecanoic acid)、正十四烷酸(n-tetradecanoic acid)、十五烷酸(pentadecanoic acid)、正十六烷酸(n-hexadecanoic acid)、正十八烷酸(n-octadecanoic acid)、十六碳-9-烯酸(hexadec-9-enoic acid)、十八碳-9-烯酸(octa-dec-9-enoic acid)、十八碳-9,12-二烯酸(octadeca-9,12-dienoic acid)、磷脂酰甘油(phos-phatidyl glycerol)、磷脂酰乙醇胺(phosphatidyl ethanolamine)、磷脂酰丝氨酸(phosphatidyl ser-ine)、磷脂酰胆碱(phosphatidyl choline)、磷脂酰肌醇(phosphatidyl inositol)。葡菌丝中含萨尼丹宁(sanitanin)A、B、C、D[1]。

【药理作用】

1. 抗肿瘤作用

(1)总成分的抗肿瘤作用:小鼠体内抗肿瘤实验结果表明,纯化后的银耳孢子多糖(重均分子量为 68 000)对 H22 肝癌具有一定的抑制作用,6mg/kg 剂量时,对 H22 肝癌的抑制率为72.3%。基因表达谱研究结果显示,其抗肿瘤作用机制是多靶点、多因素作用的结果,既与癌症相关基因,又与免疫调节、信号转导等基因有关。银耳孢子多糖处理后,钙信号分子基因 *CALM2* 下调,JAK-STAT 通路基因、应激/热休克通路基因下调,p53 上游信号/p53 调节基因 *CSNK1A* 下调,G_1 期基因 *RBL2*、*CRK3* 上调[2]。

银耳孢糖 25mg/kg、50mg/kg 和 100mg/kg 对小鼠体内移植性肝癌 H22 的抑瘤率分别为17.8%、27.6%和 34.9%。50mg/kg 和 100mg/kg 剂量组能使 NK 细胞的杀伤活性、小鼠免疫器官的重量明显提高。三个剂量组均能明显提高小鼠静脉注射胶体碳粒的廓清速率,表明银耳孢糖对小鼠网状内皮吞噬功能具有明显的激活及增强作用[3]。

银耳多糖对肝癌 HepG-2 细胞具有抑制体外增殖作用,并可诱导 HepG-2 细胞凋亡。采用 MTT 法测得银耳多糖的 IC_{50} 为 $10\mu g/ml$,并具有浓度依赖性,$40\mu g/ml$ 银耳多糖作用 48 小时的最高抑制率可达 77.5%。由 DNA 电泳分析发现,经银耳多糖作用 24 小时和 48 小时后,出现明显的 DNA Ladder 现象。其作用机制是多糖处理后 Bcl-2 和 Survivin 转录水平显著降低,进而激活 Caspase 而实现细胞凋亡[4,5]。

体内实验证明,银耳孢多糖对荷瘤小鼠大肠癌 CMT-93 细胞有明显抑制作用。银耳孢多糖低、中、高剂量组 5mg/(kg·d)、10mg/(kg·d)、20mg/(kg·d),明显降低了肿瘤的瘤重,各剂量组抑瘤率分别为 21.72%、36.20%和 40.27%。银耳孢多糖能明显降低了肿瘤中 VEGF-C mRNA 的表达,各剂量组分别降低了 21.33%、54.67%和 62.67%;明显降低了肿瘤中

VEGF-C 蛋白和 survivin 的表达面积和积分光密度,且均具有量效关系[6]。

银耳孢糖对小鼠体内移植性肉瘤 S180 有一定的对抗作用,25mg/kg、50mg/kg 和 100mg/kg 对小鼠肉瘤 S180 的抑瘤率分别为 32.8%、36.1% 和 44.0%[3]。

(2)银耳多糖合用的抗肿瘤作用:在体内银耳孢糖与环磷酰胺联合使用时对小鼠肝癌 H22 肿瘤具有明显的抑制作用。银耳孢糖(25mg/kg、50mg/kg、100mg/kg)可抑制小鼠肝癌 H22 肿瘤的生长,抑瘤率分别为 37.7%、42.6% 和 54.3%,具有明显的剂量依赖性。与环磷酰胺联合使用时,抑瘤率明显大于单独使用银耳孢糖或环磷酰胺时的抑瘤率。当银耳孢糖(50mg/kg)与环磷酰胺(5mg/kg、10mg/kg、20mg/kg)合用时,抑瘤率分别为 58.2%、70.5% 和 76.0%;同时应用银耳孢糖对环磷酰胺所致动物体重增长减慢有缓解作用,表明其具有增效减毒作用[7]。

银耳孢糖与氟尿嘧啶合用对小鼠肝癌 H22 生长具有抑制作用,两者合用后对小鼠肝癌 H22 的抑瘤率均明显大于单独使用同剂量银耳孢糖或氟尿嘧啶各组,银耳孢糖 50mg/kg+氟尿嘧啶 5mg/kg、银耳孢糖 50mg/kg+氟尿嘧啶 10mg/kg 和银耳孢糖 50mg/kg+氟尿嘧啶 20mg/kg 的抑瘤率分别为 42.3%、58.4% 和 69.8%。银耳孢糖与氟尿嘧啶合用对肉瘤 S180 生长具有抑制作用,各组对小鼠肉瘤 S180 的抑瘤率分别为 41.7%、50.1% 和 68.8%,均明显大于单独给药组[8]。

不同浓度的银耳孢子多糖对小鼠自发恶性淋巴瘤均有一定的抑制作用,并且和 γ 射线合用有一定的协同增效作用。银耳孢子多糖在 12mg/kg 剂量对淋巴瘤的抑制作用明显,抑瘤率为 61.3%,6mg/kg 剂量时抑制肿瘤的效果好于 24mg/kg 剂量。6mg/kg 剂量时与 γ 射线合用对肿瘤的抑制率为 72.6%[9]。

2. 其他药理作用

(1)对心血管系统的影响:银耳多糖能抑制 H_2O_2 诱导体外培养的乳鼠心肌细胞凋亡的发生,对心肌细胞具有保护作用。银耳多糖能够抑制心肌细胞凋亡的过度发生,最终保护了心肌细胞。利用流式细胞术得出凋亡指数,给药组凋亡指数比氧化损伤组降低了 48.1%[10]。

银耳多糖对因饲喂高脂饲料引起的高脂血症动物有降脂效应。分别以 1%、2% 和 4% 的银耳多糖掺入高脂饲料中喂养小鼠和大鼠,4 周后受试动物的血浆甘油三酯和胆固醇,均有明显下降[11]。

银耳多糖可降低 3T3-L1 脂肪细胞的两种特异转录因子 PPAR-γ 和增强子结合蛋白 α 及瘦素的 mRNA 表达水平,减少中性脂类及甘油三酯的积累[12]。

(2)对免疫系统的影响:银耳多糖具有免疫增强作用。银耳多糖能促进体外培养的小鼠脾脏淋巴细胞蛋白激酶的活性明显升高。银耳多糖的免疫增强作用与淋巴细胞的信号传导系统密切相关[13]。

银耳多糖可促进小鼠脾细胞中细胞因子 IL-2、IL-6 和 TNF-α mRNA 的表达量,并且具有一定的剂量反应关系和时效关系,最适剂量为 200mg/kg,给药 9 天,表达量最高[14]。

对于 D-半乳糖所致的衰老小鼠,银耳多糖同样可以提高其免疫功能。每天按 800mg/kg、400mg/kg、200mg/kg 银耳多糖干预可使小鼠淋巴增殖转化率比衰老模型组升高 94.18%、47.62% 和 29.63%[15]。

银耳多糖能有效地降低 2 型糖尿病模型大鼠的血糖。采用小剂量腹腔注射链脲佐菌素的方法建立 2 型糖尿病大鼠模型,三个剂量组均可降低 2 型糖尿病模型大鼠的血糖水平,并可明显增加大鼠体重,改善糖尿病大鼠的消瘦情况[16]。

(3)抗衰老作用:银耳多糖可通过调控细胞周期负调控因子 p21 的转录和表达而发挥抗衰老的作用。体内实验表明,银耳多糖能使 D-半乳糖所致衰老小鼠体内的 $p21$ 基因转录和 p21 蛋白表达降低,促进细胞增殖,从而达到抗衰老的目的[17]。

3. 毒性作用　银耳孢子多糖急性毒性实验取健康的昆明种小鼠 20 只,雌雄各半,腹腔注射 2000mg/kg 银耳孢子多糖,14 天内,小鼠饮食、活动正常,无 1 例死亡。解剖,取心、肝、脾、胸腺、肾上腺、肾,未见病理变化。说明该药物无明显毒性[2]。

【药代动力学研究】口服给药后,银耳多糖在 120 分钟时血药浓度达到高峰。静脉给药后,肝、肾、脾摄取能力最高,肺和心也有较强的摄取能力,但在脑、脊髓、睾丸中的分布量极低。银耳多糖在血中清除的速率较慢,绝大部分由肾脏排出体外[18]。

【临床应用】

1. 辅助治疗肿瘤

(1)治疗肿瘤化疗后白细胞减少:口服银耳多糖,每日 2g,分 2 次服,连续用药 30 天,肿瘤患者放、化疗引起白细胞减少者 29 例及其他白细胞减少患者 29 例。升白细胞的总有效率为 70.7%,显效 11 例,有效 30 例,无效 17 例,其中肿瘤放、化疗组的总有效率为 86.2%[19]。

(2)治疗肿瘤化疗后肝损伤:银耳孢糖肠溶胶囊可以防治血液肿瘤患者化疗后出现的急慢性肝损伤。45 例血液科肿瘤患者,预防组化疗时合用银耳孢糖肠溶胶囊 1.25g,口服,每天 2 次,共 2 周,ALT、总胆红素(total bilirubin,TBIL)异常发生率显著低于对照组,有效地防治了急慢性肝损伤,从而不影响化疗方案的实施[20]。

2. 治疗其他疾病

(1)治疗慢性气管炎:银耳糖浆治疗慢性气管炎疗效满意。共治疗慢性气管炎 102 例,患者口服银耳糖浆每次 30ml,每日 3 次,连续服用 50 天为一个疗程。单纯型气管炎 81 例,临床控制 25 例,显效 36 例,好转 11 例;喘息型气管炎 21 例,临床控制 2 例,显效 6 例,好转 7 例[19]。

(2)治疗白细胞减少:银耳孢糖肠溶胶囊可以治疗干扰素所致白细胞减少症。共治疗患者 31 例,银耳孢糖肠溶胶囊 4 粒,每天 3 次,口服;疗程为 10 天,治疗后可明显升高外周血白细胞、中性粒细胞及淋巴细胞;总有效率 58.1%,显效 6 例,有效 12 例,无效 13 例[21]。

(3)治疗十二指肠溃疡:银耳多糖治疗十二指肠溃疡具有一定的疗效。共治疗 62 例患者,银耳多糖用开水冲成稀糊状,每次 10g,三餐前及晚睡前各服一次,6 周为一疗程,银耳多糖对改善患者诸多的消化道症状有显著效果,临床近期有效率为 98.6%,近期愈合率为 79.03%[22]。

参 考 文 献

[1] 南京中医药大学.中药大辞典.上海:上海科学技术出版社,2006:3024-3025.

[2] 徐文清.银耳孢子多糖结构表征、生物活性及抗肿瘤作用机制研究.天津:天津大学,2006:56-57,75-76.

[3] 徐华丽,于晓风,曲绍春,等.银耳孢糖对小鼠体内移植性肿瘤及免疫功能的影响.中国现代应用药学杂志,2008,25(2):93-95.

[4] 吕俊,李璐,毕富勇.银耳多糖抑制肝癌 HepG2 细胞体外增殖机制的实验研究.中国肿瘤,2009,18(5):413-415.

[5] 李璐,毕富勇,吕俊.银耳多糖诱导肝癌 HepG2 细胞凋亡的研究.实用医学杂志,2009,25(7):1033-1035.

[6] 解方为,欧阳学农,彭永海,等.银耳孢多糖对小鼠大肠癌的抑制作用及机理研究.中药药理与临床,2009,25(2):54-56.

［7］马恩龙,李艳春,伍佳,等.银耳孢糖的抗肿瘤作用.沈阳药科大学学报,2007,24(7):426-428.

［8］李艳春,马恩龙,王小龙,等.银耳孢糖合用氟尿嘧啶对肉瘤 S180 和肝癌 H22 小鼠的抗肿瘤作用.中国医院药学杂志,2008,28(3):209-211.

［9］徐文清,高文远,沈秀,等.银耳孢子多糖抑制肿瘤及放射增效作用的研究.中国生化药物杂志,2006,27(6):351-354.

［10］曲丹.银耳多糖抗心肌细胞凋亡作用的实验研究.第二军医大学硕士学位论,2007:22-26.

［11］侯建明,陈刚,蓝进.银耳多糖对脂类代谢影响的实验报告.中国疗养医学,2008,17(4):234-236.

［12］Jeong H J,Yoon S J,Pyun Y R. Polysaccharides from Edible Mushroom Hinmogi(Tremella fuciformis) Inhibit Differentiation of 3T3-L1 Adipocytes by Reducing mRNA Expression of PPARγ, C/EBPα, and Leptin. Food Science and Biotechnology,2008,17(2):267-273.

［13］胡庭俊,梁纪兰,程富胜,等.银耳多糖对小鼠脾脏淋巴细胞蛋白激酶 C 活性的影响.中草药,2005,36(1):81-83.

［14］陈飞飞,蔡东联.银耳多糖的主要生物学效用研究进展.中西医结合学报,2008,6(8):862-865.

［15］李燕,刘晓丽,裴素萍,等.银耳多糖对实验性衰老模型小鼠免疫功能的影响.中国临床营养杂志,2005,13(4):228-231.

［16］田春雨,薄海美,李继安.银耳多糖对实验性 2 型糖尿病大鼠血糖及血脂的影响.辽宁中医杂志,2011,38(5):986-987.

［17］李燕.银耳多糖的抗衰老作用及其机制研究.上海:第二军医大学,2004:95-99.

［18］高其品,陈慧群,王坤,等.银耳多糖在大鼠体内的吸收、分布和排除.中国药学杂志,2002,37(3):205-208.

［19］南京中医药大学.中药大辞典.上海:上海科学技术出版社,2006:3024-3025.

［20］郭智,谭晓华.银耳孢糖肠溶胶囊在防治血液肿瘤化疗后引起急慢性肝损伤的疗效.传染病信息,2005,18(增刊):71.

［21］王艳,孙梅花,李小琴.银耳孢糖肠溶胶囊治疗干扰素所致白细胞减少症的临床观察.河北医药,2011,33(3):411.

［22］侯建明,翁维权.银耳多糖治疗十二指肠溃疡 124 例疗效观察.中国疗养医学,2008,17(10):613-614.

184. 猫 人 参

【来源】猕猴桃科猕猴桃属植物对萼猕猴桃 Actinidia valvata Dunn. 的根[1]。

【性味与归经】甘、淡,凉。归肝经。

【功能与主治】清热解毒,利湿散结。治疗上呼吸道感染、麻风病和痈肿疮疖等。

【化学成分】根中含 $2\alpha,3\alpha,24$-三羟基-12-烯-28-乌苏酸($2\alpha,3\alpha,24$-trihydroxyurs-12-en-28-oic acid)、$2\beta,3\beta,23$-三羟基-12-烯-28-乌苏酸($2\beta,3\beta,23$-trihydroxyurs-12-en-28-oic acid)、$2\alpha,3\beta,19,23$-四羟基-12-烯-28-乌苏酸($2\alpha,3\beta,19,23$-tetrahydroxyurs-12-en-28-oic acid)、$2\alpha,3\beta,24$-三羟基-12-烯-28-乌苏酸($2\alpha,3\beta,24$-trihydroxyurs-12-en-28-oic acid)、$2\alpha,3\alpha,23,24$-四羟基-12-烯-28-乌苏酸($2\alpha,3\alpha,23,24$-tetrahydroxyurs-12-en-28-oic acid)、$2\alpha,3\alpha,24$-三羟基-12-烯-28-齐墩果酸($2\alpha,3\alpha,24$-trihydroxyolean-12-en-28-oic acid)、3β-(反式-p-香豆素酰基)-$2\alpha,24$-二羟基-12-烯-28-乌苏酸［3β-(trans-p-coumaroyloxy)-$2\alpha,24$-dihydroxyurs-12-en-28-oic acid］、3β-(反式-p-香豆素酰基)-$2\alpha,23$-二羟基-12-烯-28-乌苏酸［3β-(trans-p-coumaroyloxy)-$2\alpha,23$-dihydroxyurs-12-en-28-oic acid］、30-O-β-D-吡喃葡萄糖基-$2\alpha,3\alpha,24$-三羟基乌苏-12,18-二烯-28-酸 O-β-D-吡喃葡糖酯（30-O-β-D-glucopyranosyloxy-$2\alpha,3\alpha,24$-trihydroxyurs-12,18-

diene-28-oic acid O-β-D-glucopyranosyl ester)、2α,3β,3,30-四羟基乌苏-12,18-二烯-28-酸 O-β-D-吡喃葡糖酯(2α,3β,3,30-tetrahydroxyurs-12,18-diene-28-oic acid O-β-D-glucopyranosyl ester)、积雪草酸(asiatic acid)、科罗索酸(corosolic acid)、熊果酸(ursolic acid)、β-谷甾醇(β-sitosterol)、胡萝卜苷(daucosterol)[2-4]。

【药理作用】

1. 抗肿瘤作用

(1)单体成分的抗肿瘤作用:科罗索酸对肝癌细胞 SMMC-7721 具有增殖抑制作用。$35\mu mol$ 科罗索酸作用于 SMMC-7721 细胞 24 小时、36 小时后细胞凋亡率分别为 47.12% 和 62.25%,引起细胞线粒体膜电位下降从而使细胞色素 c 由线粒体内释放入胞质中,上调 Bax/bcl-2 的比例并促使细胞凋亡[5]。

科罗索酸可诱导人宫颈腺癌 HeLa 细胞凋亡。科罗索酸可以明显抑制细胞存活率,24 小时、48 小时及 72 小时的 IC_{50} 分别为 $45\mu mol/L$、$34\mu mol/L$、$28\mu mol/L$,呈剂量、时间依赖性;并发现科罗索酸通过上调 Bax 的表达而增加 Bax/Bcl-2 的比率,同时激活 HeLa 细胞 Caspase-3 的活性,表明科罗索酸诱导 HeLa 细胞凋亡与 Caspases 活化及线粒体途径相关[6]。

30-O-β-D-吡喃葡萄糖基-2α,3α,24-三羟基乌苏-12,18-二烯-28-酸 O-β-D-吡喃葡糖酯对人肝癌细胞 BEL-7402 和 SMMC-7721 具有一定的细胞毒活性,IC_{50} 分别为 $92.2\mu g/ml$ 和 $58.1\mu g/ml$[4]。

2α,3β,3,30-四羟基乌苏-12,18-二烯-28-酸 O-β-D-吡喃葡糖酯对人肝癌细胞 BEL-7402 具有中等的细胞毒活性,采用 MTT 比色法测得 IC_{50} 为 $89.7\mu g/ml$[4]。

(2)有效部位的抗肿瘤作用:体内实验表明总皂苷能够抑制肝癌细胞 H22 体内转移,高剂量组 $1g/(kg \cdot d)$ 抑瘤率达到 53.2%,低剂量组 $0.51g/(kg \cdot d)$ 抑瘤率为 43.5%。其作用机制之一可能是抗血管生成,抑制瘤内血管内皮生长因子、碱性成纤维细胞生长因子的表达,促进转移瘤灶的坏死[7,8]。

体外实验表明猫人参总皂苷对人肝癌细胞 BEL-7402 和小鼠肝癌细胞 H22 具有增殖抑制作用。其作用机制是将 BEL-7402 细胞周期阻滞在 S 期,从而减少细胞有丝分裂,抑制细胞增殖,可影响 H22 细胞周期的正常移行,导致 G_0/G_1 期和 G_2/M 期细胞发生聚集[9]。

猫人参总皂苷能够有效抑制肝癌细胞 BEL-7402 和 MHCC-97-H 的增殖、迁移、黏附、侵袭及趋化能力。划痕实验表明猫人参总皂苷对这两种细胞的迁移呈现一定的抑制作用,效果随着药物浓度的增加而加强。浓度为 $400\mu g/ml$、$200\mu g/ml$、$100\mu g/ml$、$50\mu g/ml$ 的猫人参总皂苷对 BEL-7402 和 MHCC-97-H 细胞 24 小时的黏附均呈现一定的抑制效果,其中在 $200\mu g/ml$ 时其黏附抑制率达到最大。猫人参总皂苷对两种细胞的侵袭能力有浓度依赖性抑制效果,对 BEL-7402 细胞侵袭能力的抑制作用强于 MHCC-97-H 细胞。对两细胞的趋化运动有抑制作用,效果与浓度相关,相同药物浓度下猫人参总皂苷对 BEL-7402 细胞趋化运动抑制率较高于 MHCC-97-H 细胞[7,10]。

蒽醌类有效部位和皂苷类有效部位的抗肿瘤作用机制与影响细胞周期、诱导细胞凋亡有关。体外实验表明两个有效部位对白血病细胞 K562 的作用较强,IC_{50} 分别达到 $20.80\mu g/ml$ 和 $39.31\mu g/ml$,细胞明显被阻滞于 G_2/M 期,而进入 S 期及 G_0/G_1 期的细胞则大大减少[11]。

(3)猫人参注射液的抗肿瘤作用:体内抗肿瘤实验也表明猫人参注射液对小鼠移植性肝癌 H22 具有抗肿瘤作用。猫人参注射液 $100g/kg$、$50g/kg$、$25g/kg$ 连续尾静脉注射 10 天后,对小鼠皮下移植性 H22 肝癌的抑瘤率分别为 62.16%、35.14%、17.13%,有较明显的剂量依赖性[12]。

猫人参注射液在体外对不同肝癌细胞株有一定的抑制作用。250mg/ml 浓度猫人参注射液对小鼠肝癌细胞株 H22、大鼠肝癌细胞株 CBRH-7919、人肝癌细胞株 SMMC-7721 在 72 小时均有抑制作用,抑制率分别 63.68%、41.51%、32.92%,且对 H22 肝癌细胞株较敏感,对小鼠 H22 肝癌细胞的生长抑制作用存在较明显的时效关系[13]。

2. 其他药理作用

(1)对消化系统的影响:熊果酸具有抗肝损伤作用。熊果酸对于 CCl_4 诱导的抗氧化酶改变有保护作用。熊果酸能明显减低 CCl_4 诱导的小鼠血清丙氨酸和天冬氨酸的升高,同时也能逆转超氧化物歧化酶、过氧化氢酶、谷胱甘肽还原酶及谷胱甘肽过氧化物酶的活性,以及保持谷胱甘肽体内水平[14]。

猫人参总皂苷对 CCl_4 引起的小鼠急性肝损伤具有保护作用。实验结果证明,猫人参总皂苷能抑制 CCl_4 产生的自由基造成的脂质过氧化反应,SOD、CAT、GR 和 GPx 活性得到恢复,Bak、Bax mRNA 的表达水平显著降低,上调 Bcl-2 mRNA 的表达,显著降低 Caspase-3 和 Caspase-8 活性[15]。

(2)抗氧化作用:熊果酸具有较强的抗氧化性,在 $20\mu g/ml$ 时对超氧阴离子和羟自由基的清除率即可达到 88.42% 和 86.35%。熊果酸对超氧阴离子的清除作用弱于同浓度下的维生素 C,对羟自由基的清除作用强于同浓度下的甘露醇[16]。

【临床应用】

1. 治疗肿瘤　由猫人参等组成的扶正平肝消瘤汤治疗 135 例中晚期原发性肝癌获得了比较满意的疗效。组方加水浸泡 30 分钟以上,煎 2 次,每次煎约 40 分钟左右,每日 1 剂,酌情分 2~4 次温服。持续服用,间歇停药不超过 4 天。半年生存率为 85%,一年生存率为 64.4%,二年生存率为 30%。生存期最长的达 8 年,大于二年生存期中现仍存活者有 23 人,其中 3 例痊愈(肿块消失,无不适症状及阳性体征)[17]。用猫人参汤及榄香烯治疗 15 例消化道肿瘤患者,取得一定疗效。有 3 例经治疗 1 个月后肿瘤大小明显缩小>25%,2 例经治疗甲胎蛋白明显下降,患者生活质量均有提高[18]。

2. 治疗其他疾病　治疗慢性丙型肝炎:清肝冲剂由猫人参等组成,具有改善肝功能、减轻肝脏损害、抑制病毒复制的作用。共治疗 127 例慢性丙型肝炎,治疗半年时肝功能中 ALT、AST 复常率分别为 60% 和 52.9%;ALT、AST 均值显著下降,且呈时间依赖关系,停药后未见反跳[19]。

参 考 文 献

[1] 南京中医药大学. 中药大辞典. 上海:上海科学技术出版社,2006:3078-3079.

[2] 袁珂,朱建鑫,张耀,等. 猫人参化学成分研究. 中草药,2008,39(4):505-507.

[3] 徐一新,项昭保,陈晓晶,等. 中药猫人参中的抗肿瘤活性成分. 第二军医大学学报,2011,32(7):749-753.

[4] Qu L P,Zheng G Y,Su Y H,et al. New Triterpenoids with Cytotoxic Activity from Actinidia ValvataInt. J Mol Sci,2012,13:14865-14870.

[5] 李海艳. 科罗索酸对 SMMC-7721 细胞生长抑制作用的研究与其作用机制的探讨. 上海:第二军医大学,2011:22-27.

[6] 徐燕丰,李凯,辛海亮,等. 科罗索酸上调 Bax 表达诱导宫颈癌细胞凋亡. 中国新药与临床研究,2012,31(4):220-223.

[7] 郑国银. 猫人参总皂苷抑制肝癌生长和转移的实验研究. 上海:第二军医大学,2008:27-30.

[8] 易婷娇,徐燕丰,郑国银,等.猫人参总皂苷对小鼠皮下移植瘤的抑制作用.中华中医药学刊,2009,27(8):1642-1643.

[9] 易婷娇.猫人参总皂苷对小鼠肝癌皮下移植瘤的抑制作用和对肝癌细胞周期的影响.上海:第二军医大学,2009:28-30.

[10] Zheng G Y,Xin H L,Li B,et al. Total saponin from root of Actinidia Valvata Dunn prevents the metastasis of human hepatocellular carcinoma cells. Chinese Journal of Integrative Medicine 2012,18(3):197-202.

[11] 张亚妮.猫人参抗肿瘤有效部位的筛选及相关实验研究.上海:第二军医大学,2005:20-25.

[12] 万旭英,张晨,凌昌全,等.猫人参注射液抗肝癌作用和对免疫功能的影响.浙江中医学院学报,2004,28(4):56-59.

[13] 万旭英,张亚妮,张晨.猫人参注射液体外抗肝癌实验研究.浙江中医学院学报,2004,28(2):45-47.

[14] 熊斌,雷志勇,陈虹.熊果酸药理学的研究进展.国外医学药学分册,2004,31(3):133-135.

[15] Qu L P,Xin H L,Zheng G Y,et al. Hepatoprotective Activity of the Total Saponins from Actinidia valvata Dunn Root against Carbon Tetrachloride-Induced Liver Damage in Mice. Evid Based Complement Alternat Med,2012,2012:1-13.

[16] 卢静,张博超,姜玮,等.熊果酸抗氧化性能的研究.食品工业科技,2009,30(4):126-127.

[17] 单泽松,周斌,赵越.扶正平肝消瘤汤治疗中晚期肝癌 135 例.浙江中医药大学学报,2007,31(1):77-78.

[18] 夏锦培.猫人参汤联合榄香烯治疗晚期消化道肿瘤临床体会.深圳中西医结合杂志,1997,7(4):29-30.

[19] 孙学华,高月求,王灵台,等.清肝冲剂治疗慢性丙型肝炎的研究.上海中医药杂志,2003,37(5):20-22.

185. 猫 爪 草

【来源】毛茛科毛茛属植物小毛茛 Ranunculus ternatus Thunb. 的块根或全草[1]。

【性味与归经】辛、甘,温。归肺、肝经。有小毒。

【功能与主治】化痰,散结,解毒。治疗肺结核、疔疮和牙痛等。

【化学成分】块根中含小毛茛内酯(ternatolide)、棕榈酸乙酯(ethyl palmitate)、肉豆蔻酸十八烷基酯(myristic acid octadecyl ester)、菜油甾醇(campesterol)、豆甾醇(stigmasterol)、β-谷甾醇(β-sitosterol)、谷甾醇吡喃葡萄糖苷(sitosterol glucopyranoside)、豆甾醇-3-O-β-D-吡喃葡萄糖苷(stigmasterol-3-O-β-D-glucopyranoside)、琥珀酸甲酯(methyl hydrogen succinate)、琥珀酸乙酯(succinic acid monoethylester)、猫爪草甲素(ternatolide A)、花生酸(eicosanoic acid)、棕榈酸(palmitic acid)、5-羟甲基糠醛(5-hydroxymethyl furfural)、十六碳酸(hexadecanoic acid)[1-3]。

【药理作用】

1. 抗肿瘤作用

(1)单体成分的抗肿瘤作用:小毛茛乙酸乙酯部位中十六碳酸有明显的抑瘤活性,且在浓度 0.25～1mg/ml 范围内发挥最佳效果。对人肺癌细胞株 A549 的抑制率在浓度 0.25～1mg/ml 时为 89%～97%。对人白血病细胞株 HL-60 的抑制率在浓度 0.25～1mg/ml 时均达到 95%以上[4]。

(2)总成分的抗肿瘤作用:猫爪草皂苷具有抗肿瘤作用。在体内实验上,采用荷瘤 BALB/C 小鼠,发现猫爪草皂苷对小鼠结肠癌 CT-26 有明显抑制作用,同时发现猫爪草皂苷能控制瘤重,增加荷瘤小鼠 NK 细胞活性及其脾指数和胸腺指数。体外实验结果表明,猫爪草皂苷能抑制人结肠癌细胞 LoVo 细胞的增殖。猫爪草皂苷能阻滞 G_1 期细胞向 S 期移行,使 G_1 期细胞数量增多,S期、G_2/M期细胞下降。猫爪草皂苷可以下调 Bcl-2,Bcl-2/Bax 表达比例下降,细胞内线粒体膜电位降低,同时升高 Ca^{2+},最终激活下游的 Caspase-3,从而导致肿瘤细胞的凋亡[5]。

猫爪草总皂苷抑制人乳腺癌 MCF-7 细胞生长和集落形成,呈量-效关系;DNA Ladder、FCM 显示其可有效诱导细胞凋亡;猫爪草皂苷灌胃给药(生药 2.96g/kg、5.93g/kg、11.86g/kg)明显升高雌性小鼠脾指数和淋巴细胞转化率,增加 NK 细胞活性[6]。100mg/L 猫爪草总皂苷作用 MCF-7 细胞 48 小时后可明显促进 *Mfn2* 基因的表达,由此可见,高浓度的猫爪草皂苷抑制 MCF-7 细胞增殖及诱导其凋亡的机制可能是通过促进 *Mfn2* 基因的表达来发挥作用[7]。

猫爪草多糖多为峰位分子量 1000 以下的低聚糖,并通过诱生肿瘤坏死因子作用的药理实验证实,体内外均具有明显的诱生 TNF 的作用。30μg/ml、60μg/ml、90μg/ml、120μg/ml 四个剂量组的 TNF 活性分别是 27.04%、47.33%、65.92% 和 45.48%,其中 90μg/ml 为最佳剂量,过高或过低都会影响实验结果[8]。

(3)有效部位的抗肿瘤作用:猫爪草提取物能够有效地抑制人肺腺癌细胞 A549 和人非小细胞肺癌细胞 NCI-H460 的增殖。100μg/ml 的猫爪草提取物对 A549 和人非小细胞肺癌细胞 NCI-H460 的抑制率分别为(67.5±1.0)% 和(43.1±1.0)%。猫爪草提取物能将 A549 细胞有效地阻滞在 G_0/G_1 期,减少其进入有丝分裂 S 期,且随着剂量的增加作用增强[9]。

小毛茛乙酸乙酯部位具有良好的体内抗肿瘤作用。高、中剂量组对小鼠肝癌 H22 抑瘤率分别为 55.51%、45.10%,对肉瘤 S180 的抑瘤率分别为 43.27%、35.06%,均呈明显的量效关系。中、低剂量组对 H22 小鼠生命延长率分别为 56.91%、45.09%,生存时间明显延长;高剂量组不能使生存时间增长。高、中剂量组对 H22、S180 瘤体动物既有明显的抗肿瘤作用又有一定的毒副作用[4]。

2. 其他药理作用

(1)抗菌作用:猫爪草有效成分小毛茛内酯,可能诱导周围血管颗粒裂解肽基因高水平表达,杀灭胞内致病菌结核分枝杆菌(*M. tuberculosis*,MTB),并呈剂量依赖性。小毛茛内酯可能通过促进颗粒裂解肽 mRNA 表达,增强机体细胞毒性 T 淋巴细胞杀菌能力,从而达到抗结核休眠菌的作用[10]。

猫爪草的煎剂、生药粉末及醇提液在试管内对强毒人型结核菌 $H_{37}Rv$ 均有不同程度的抑制作用,其抑菌浓度分别为 1∶10,1∶10,1∶1000,且抑菌作用较异烟肼稍强[11]。

(2)抗炎作用:复方猫爪草水提物生药 2.96g/kg、5.93g/kg、11.86g/kg 对二甲苯所致小鼠耳肿胀有显著抑制作用,对醋酸引起的小鼠腹腔毛细血管通透性增加有显著抑制作用,提示复方猫爪草水提物的抗急性炎症作用显著,可能通过抑制毛细血管扩张,降低通透性,使渗出液减少而起作用[12]。

3. 毒性作用　猫爪草水提物小鼠灌胃给药的最大耐受量为 132g 生药/kg 以上,相当于成人(50kg)日剂量 0.456g 生药/kg 的 289 倍,提示该药急性毒性低,口服给药安全[11]。

【药代动力学研究】静脉注射猫爪草脂肪酸(十六碳酸含量 85.0% 以上)后的血中动力学行为可用单室模型进行描述,半衰期 $t_{1/2}$ 为 9.87 小时,药物浓度时间曲线下面积 AUC 为 24.003μg·h/L。十六碳酸在肺组织中的浓度明显高于其他组织中药物的浓度,其次为肝[8]。

【临床应用】

1. 治疗肿瘤　由猫爪草等组成的益肺方联合化疗方案治疗中晚期非小细胞肺癌具有提

高近期疗效、缓解临床症状、稳定瘤体、防止转移、减轻骨髓抑制损伤等作用。共治疗 30 例,总有效率为 33.3%,与对照组比较瘤体缩小有显著性差异[13]。

由猫爪草等组成的双猫草合剂治疗恶性肿瘤 60 例,疗效满意。口服双猫草合剂 150ml 或用双猫草冲剂 20g,1 日 2 次,同时加用抗癌药物静滴,治疗 6 个月,总有效率 60%[14]。

2. 治疗其他疾病

(1)治疗咽炎:猫爪草与麦冬合用,开水浸泡当茶饮,每日 1 剂,10 天为一疗程,治疗急慢性咽炎 34 例,总有效率为 94.1%。目前治疗急慢性咽炎的尚有复方猫爪草喉片制剂[8]。

(2)治疗结核:猫爪草胶囊联合常规抗结核药,对颈淋巴结核有明显的治疗效果,临床疗效明显优于单用抗结核药。共治疗 53 例,临床治愈率达 94.3%,与对照组有显著性差异[15]。

猫爪草胶囊加基本化疗方案治疗初发肺结核疗效满意。采用标准化疗方案加用猫爪草胶囊 2.12g,一日 3 次,3 个月为一疗程,共 2 个疗程。共治疗 86 例,痰菌阴转、病灶吸收、空洞闭合率均较单用化疗药大大改观[16]。

参考文献

[1] 吴晓. 猫爪草多糖和有机酸部位的初步研究. 南京:南京中医药大学,2007:4-5.

[2] 熊英,邓可众,高文远. 中药猫爪草化学成分的研究. 中国中药杂志,2008,33(8):909-911.

[3] 田景奎,吴丽敏,王爱武. 猫爪草化学成分的研究Ⅰ. 中国药学杂志,2004,39(9):661-662.

[4] 崔秀君. 小毛茛抗肿瘤有效部位化学成分的研究. 济南:山东中医药大学,2005:12-24.

[5] 周清安. 猫爪草皂苷对大肠癌增殖和凋亡的影响及其机制研究. 南京:南京中医药大学,2009:72-73.

[6] 尹春萍,樊龙昌,张立冬,等. 猫爪草皂苷抑制乳腺癌的机制研究. 中国医院药学杂志,2008,28(2):93-96.

[7] 孟祥虎,刘博,尹春萍,等. mfn2 基因在猫爪草皂苷、红三叶异黄酮治疗乳腺癌中的作用机制研究. 中国药师,2011,14(9):1243-1246.

[8] 王爱武. 中药猫爪草抗肿瘤有效部位的研究. 济南:山东中医药大学,2005:10,109-112,76-85.

[9] 童哗玲,杨锋戴,戴关海,等. 一种猫爪草提取物在制备抗肺癌的药物中的应用. 中国专利:CN 102805768 A,2012-12-05.

[10] 詹莉,戴华成,杨治平,等. 小毛茛内酯影响耐药结核患者外周血淋巴细胞 SHSP 和 GLS 表达的研究. 中国中药杂志,2002,27(9):677-679.

[11] 王爱武,田景奎,袁久荣,等. 中药猫爪草的研究概况与展望. 中国药业,2005,14(1):25-27.

[12] 杨嘉,沈秀明,吴钢,等. 复方猫爪草水提物抗炎作用与急性毒性的探讨. 中草药,2000,31(10):768-769.

[13] 杜华福. 益肺方联合化疗治疗中晚期非小细胞肺癌临床研究. 广州:广州中医药大学,2012:43-48.

[14] 刘兆云,廖家群,李文军,等. 双猫草合剂治疗恶性肿瘤 60 例观察. 新疆中医药,2000,18(1):15-16.

[15] 黄海,张腊荣. 猫爪草联合抗结核药物治疗颈淋巴结结核疗效观察. 湖北中医杂志,2012,34(5):5-6.

[16] 张玉明. 猫爪草胶囊加基本化疗方案治疗初发肺结核. 临床肺科杂志,2002,7(4):85.

186. 商　陆

【来源】商陆科商陆属植物商陆 *Phytolacca acinosa* Roxb. 或垂序商陆 *Phytolacca americana* L. 的干燥根[1]。

【性味与归经】苦,寒。归肺、肾、大肠经。有毒。

【功能与主治】行水通便,解毒散结。治疗血小板减少性紫癜、急慢性肾炎、肾水肿、银屑病、慢性气管炎等。

【化学成分】商陆根中含有美商陆皂苷 E、B、D、G(phytolaccoside E、B、D、G)、商陆皂苷乙、丁、辛(esculentoside B、D、H)、异美商陆酸 A(isophytolaccagenic acid A)、加利果酸(jaligonic acid)、去羟加利果酸(esculentic acid)、γ-氨基丁酸(γ-aminobutyric acid)、α-菠菜甾醇(α-spinasterol)、邻苯二甲酸二丁酯(dibutylphthalate)、棕榈酸乙酯(ethyl palmitate)、棕榈酸(palmitic acid)。垂序商陆根中含有美商陆皂苷 A、B、D、E、G、F、D_2(phytolaccoside A、B、D、E、G、F、D_2)、美商陆皂苷元(phytolaccagenin)、美商陆酸(phytolaccagenic acid)、齐墩果酸(oleanolic acid)、黄美味草醇(xanthomicrol)、组胺(histamine)、美商陆抗病毒蛋白(pokeweed antiviral protein,PAP)、美商陆毒素(phytolaccatoxin)[2-4]。

【药理作用】

1. 抗肿瘤作用

(1)美商陆抗病毒蛋白的抗肿瘤作用:美商陆抗病毒蛋白具有体外抗肿瘤活性。该研究发现 PAP 在体外 20~100mg/L 浓度范围内均能抑制人神经胶质瘤细胞 U251 细胞生长,且随作用浓度增加,抑制作用增强,同时该研究还提示 40mg/L 的 PAP 作用 U251 细胞后,随作用时间增加,抑制作用增强。PAP 处理 U251 细胞 36 小时可见典型的凋亡细胞形态学改变。流式细胞仪检测结果也表明药物 PAP 能诱导 U251 细胞凋亡,并且 G_0+G_1 期的 U251 细胞明显增多,说明 PAP 可以将 U251 细胞阻滞于 G_0+G_1 期。该实验结果表明,PAP 对人神经胶质瘤细胞株 U251 体外增殖具有明显抑制作用,可能是通过诱导 U251 细胞凋亡实现的[5]。

(2)商陆皂苷辛的抗肿瘤作用:商陆皂苷辛(12.5~200mg/L)可剂量依赖性地诱导硫代乙醇酸钠培养基诱导的小鼠腹腔巨噬细胞以及卡西霉素启动激活的巨噬细胞分泌 TNF。时效关系研究发现:脂多糖诱导的 TNF 分泌于 6 小时左右达峰,而商陆皂苷辛诱导的 TNF 分泌随时间延长而逐渐增多,于 24 小时左右达峰[4]。

(3)商陆皂苷乙的抗肿瘤作用:商陆皂苷乙具有体外抗肿瘤作用。用 MTT 法测定其对人胃癌细胞 MGC-803 和用 XTT 法测定其对人早幼粒白细胞 HL-60 的细胞毒作用,发现该化合物对 MGC-803 和 HL-60 两种细胞都有一定的体外抗肿瘤活性。同时对其构效关系进行了研究,发现糖链在这类化合物发挥体外抗肿瘤活性中起到了决定作用[6]。

(4)商陆多糖的抗肿瘤作用:商陆多糖Ⅰ具有体内抗移植性肿瘤的活性。商陆多糖Ⅰ腹腔注射 10~20mg/kg 可显著抑制小鼠肉瘤 S180 的生长,显著促进脾脏增生,增强小鼠腹腔巨噬细胞细胞毒作用及诱生 TNF 和 IL-1。小鼠每隔 4 天腹腔注射商陆多糖Ⅰ80~160mg/kg 两次,可使腹腔巨噬细胞对 S180 和 L927 肿瘤细胞的免疫细胞毒作用增强。其增强巨噬细胞的细胞毒作用与 IL-1 密切相关[7]。

2. 其他药理作用

(1)对内脏系统的影响

1)对消化系统的影响:商陆皂苷具有明显的抗溃疡作用。商陆皂苷剂量为 180mg/kg 时,可以一定程度上防治大鼠幽门结扎型、醋酸型和小鼠利血平型溃疡[8]。

小鼠灌胃美洲商陆皂苷 E 50mg/kg,对肠道碳末推进有显著抑制作用;100mg/kg 对应激性溃疡有明显抑制作用,但 200mg/kg 时则可诱发或加重胃溃疡[9]。

2)对呼吸系统的影响:商陆的生物碱部分镇咳作用显著,小鼠灌胃商陆生物碱部分 2g/kg,观察到明显的镇咳作用。商陆煎剂、酊剂、水浸剂、乙醇浸膏、三氯甲烷提取物均有祛痰作用[9]。

3)对泌尿系统的影响:商陆正丁醇部位、商陆及其炮制品在大鼠代谢笼法利尿实验中均表现出利尿作用。商陆利尿作用缓和,发挥作用时间长,且与药物剂量有关,小剂量有利尿作用,大剂量反而使尿量减少[10]。

美商陆抗病毒蛋白能显著改善 IgG 加速型肾毒血清的生化指标,使血清白蛋白增高,血清尿素氮、血清总胆固醇、腹腔吞噬细胞和外周白细胞减少,表明美商陆抗病毒蛋白具有抗肾炎作用[9]。

(2)抗病原微生物作用

1)抗细菌作用:商陆正丁醇提取物、煎剂均具有明显的抗菌作用。实验证明商陆不同极性的提取物对大肠杆菌、金黄色葡萄球菌、巨大芽胞杆菌和副溶血弧菌有一定的抑制性能,且抑菌活性最强的物质大都存在于水和正丁醇这种极性较大的溶剂提取物中[11]。

2)抗病毒作用:美商陆抗病毒蛋白是一种广谱的抗病毒蛋白。可抑制艾滋病毒、单纯疱疹病毒、脊髓灰质炎病毒和流感病毒等多种病毒的复制。除了可使核糖体失活,达到抑制蛋白的合成或抗病毒作用外,还可以直接作用于病毒的核酸从而抑制病毒复制[12]。

(3)对免疫系统的影响:商陆皂苷辛能诱生干扰素从而影响机体免疫功能。商陆皂苷辛在 $10\sim100\mu g/ml$ 浓度范围内能增强 ConA 诱导的小鼠脾淋巴细胞 IL-3 和 IL-6 活性,伴随 mRNA 水平的上升。表明它具有免疫增强作用和提高造血功能[13]。

(4)抗炎作用:商陆皂苷甲对多种实验性急慢性炎症和自身免疫性疾病具有显著的作用。商陆皂苷甲能抑制巨噬细胞产生 NO、金属蛋白酶和促进转化生长因子 β 产生,能抑制 *PPIA* 和 *FKBIA* 基因表达[14]。商陆皂苷甲浓度为 $1.0\sim10.0\mu g/ml$ 时,呈剂量依赖性地明显抑制银屑病患者外周血单个核细胞释放 TNF-α 以减轻炎症病理反应,从而阻止病程[15]。

3. 毒性作用　商陆水浸剂、煎剂、酊剂小鼠灌胃,LD_{50} 分别为 26.0g/kg、28.0g/kg、46.5g/kg;腹腔注射 LD_{50} 分别为 1.05g/kg、1.3g/kg、5.3g/kg。给予较大剂量,小鼠出现活动降低,中毒死亡多在给药后 3 小时内[16]。

【药代动力学研究】SD 大鼠灌胃商陆皂苷甲 15mg/kg 后,45 分钟后血药浓度达到峰值,消除半衰期为 (6.10 ± 0.63) 小时,C_{max} 为 (218.80 ± 38.33) ng/ml。给药 24 小时后,体内原形药物浓度很低,已低于 C_{max} 的 1/20[17]。

【临床应用】

1. 治疗肿瘤　将商陆皂苷、商陆多糖、商陆毒蛋白及其他提取物混合,制得胶囊,具有抗肿瘤、抗菌、抗真菌等作用。该胶囊可促进脾细胞 DNA 和蛋白质合成,和脾细胞产生 IFN-γ;能诱生巨噬细胞激活因子、IL-3、TGF-β、TNF-α[18]。

商陆等药材组成的瘿瘤丸治疗甲状腺瘤患者 100 例,口服 10g 每次,每日 3 次,结果完全治愈 8 例,显效 32 例,有效 44 例,总有效率 94%,治疗 3 个月后肿块明显缩小,临床疗效确切[19]。

2. 治疗其他疾病

(1)治疗腹水:取 $1.5\sim2g$ 商陆末和鲜姜泥加适量水调药作饼,敷于脐部,治疗肝硬化腹水,有较好的疗效。患者尿量明显增加,其尿量每日在 $1500\sim2000ml$。连续使用一周腹水消退[20]。

(2)治疗乳腺增生:口服商陆片剂(每片相当于生药 0.5g),每次服 6 片,每日 3 次,治疗乳腺增生 253 例,总有效率为 94.86%。结果表明,商陆对乳腺增生病疗效显著,其疗效明显优于睾丸糖衣片[6]。

【不良反应】生食商陆 $5\sim20g$ 可出现急性中毒反应。大剂量商陆对交感神经、胃肠黏膜、呼吸及血管运动中枢有刺激兴奋作用:①消化系统反应:如恶心、呕吐、腹痛、腹泻等症状,甚至呕血、便血。②神经系统反应：头痛、头晕、胸闷、呼吸困难、烦躁不安、言语不清等症状。③心血管系统反应：心悸、血压升高、心动过速、心律失常等症状[21]。

参考文献

[1] 宋立人.现代中药学大辞典.北京：人民卫生出版社,2001:2035-2038.

[2] 国家中医药管理局《中华本草》编委会.中华本草.2卷.上海：上海科学技术出版社,1999:737-745.

[3] 贾金萍,秦雪梅,李青山.商陆化学成分和药理作用的研究进展.山西医科大学学报,2003,34(1):89-92.

[4] 赖道万.商陆总皂苷及其总苷元的化学成分研究.西安：西北大学,2008:10-14.

[5] 向莉,李书剑,张杰文,等.美洲商陆抗病毒蛋白对人神经胶质瘤细胞U251细胞增殖和凋亡的影响.郑州大学学报(医学版),2011,46(5):742-744.

[6] 刘接卿.商陆有效成分的提取分离及其体外抗肿瘤活性的研究.长春：吉林大学,2006:37.

[7] 谢学建,张俊慧,马爱华.商陆多糖研究进展.时珍国医国药,1999,10(1):68-70.

[8] 刘春宇,吴文倩.商陆皂苷的抗胃溃疡作用.中国野生植物资源,1998,17(4):54-56.

[9] 李一飞,姚广涛.商陆药理作用及毒性研究进展.中国实验方剂学杂志,2011,17(13):248-251.

[10] 贾金萍.中药商陆利尿活性部位的初步研究.太原：山西医科大学,2003:24.

[11] 赵国栋,王立宽,段静,等.商陆不同极性、根和茎提取物的抑菌性能分析.基因组学与应用生物学,2010,29(4):717-720.

[12] Yong W H,Chun X G,Yan F P. Inhibition of hepatitis B virus replication by pokeweed antiviral protein in vitro. World J Gastroenterol,2008,14(10):1592-1597.

[13] 曹颖瑛,郑钦岳,姜远英,等.商陆皂甙辛对小鼠脾脏细胞产生IL-3和IL-6的影响.上海免疫学杂志,2002,22(5):334-336.

[14] 王硕丰.商陆皂苷甲抗炎免疫调节作用分子机制的研究.上海：第二军医大学,2008:30.

[15] 邓俐,张堂德,杜江.商陆皂苷甲对银屑病患者外周血单个核细胞产生α肿瘤坏死因子和可溶性白介素2受体的影响.临床皮肤科杂志,2004,33(7):407-409.

[16] 李啸红,杨柳,李朝平,等.商陆遗传毒性研究.中药药理与临床,2003,19(2):27-28.

[17] 关晓多,戴锦娜,赵龙山,等.LC-IT-MS/MS法测定大鼠体内商陆皂苷甲浓度及其药动学研究.中国新药杂志,2013,22(5):520-523.

[18] 辛耀禄.一种治疗艾滋病和肿瘤的胶囊及其制备方法.中国专利：CN1371725,2002-10-2.

[19] 向丽萍,肖毅良.瘿瘤丸治疗甲状腺腺瘤的临床观察.湖南中医学院学报,2001,21(1):33-34.

[20] 吴永峰.商陆末敷脐治疗肝硬化腹水.中医外治杂志1996,5(5):45.

[21] 张金华.急性商陆中毒12例临床治疗观察.吉林医学,2011,32(4):734-735.

187. 旋 覆 花

【来源】菊科旋覆花属植物旋覆花 Inula japonica Thunb. 或欧亚旋覆花 Inula britannica L. 的头状花序[1]。

【性味与归经】苦、辛、咸,微温。归肺、胃、肝经。有小毒。

【功能与主治】化痰平喘,降气止呕,宣肺利水。治疗喘咳痰多,胸膈痞满,呕吐嗳气等。

【化学成分】旋覆花的花含旋覆花次内酯(inulicin)、去乙酰旋覆花次内酯(deacetyl inulicin)、大花旋覆花内酯(britannilactone)、1-氧-乙酰大花旋覆花内酯(1-O-acetylbritannilactone)、1,6-O,O-二乙酰基大花旋覆花内酯(1,6-O,O-diacetylbritannilactone)、氧化大花旋覆花内酯(oxobritannilactone)、泽兰内酯(eupatolide)、双旋覆花内酯甲(japonicone A)、丁香酸

(syringic acid)、木犀草素(luteolin)、槲皮素(quercetin)、杜鹃黄素(azaleatin)、红车轴草素(pratensein)、金圣草素(chrysoeriol)、山奈酚(kaempferol)、蒲公英甾醇(taraxasterol)、蒲公英甾醇乙酸酯(taraxasteryl acetate)、胡萝卜苷(daucosterol)、肉豆蔻酸(myristic acid)。欧亚旋覆花还含天人菊内酯(gaillardin)、咖啡酸(caffeic acid)、绿原酸(chlorogenic acid)、异鼠李素(isorhamnetin)、芹菜素(apigenin)、菠叶素(spinacetin)[1-4]。

【药理作用】

1. 抗肿瘤作用

(1)1-氧-乙酰大花旋覆花内酯的抗肿瘤作用：1-氧-乙酰大花旋覆花内酯有很强的抗肿瘤活性。采用体外细胞培养法,实验结果显示其对于人肝癌细胞株 HLE 增殖有强的抑制活性,$100\mu mol$、$10\mu mol$ 和 $1\mu mol$ 各浓度组对 HLE 细胞的生存率分别为 46.33%、77.62%、92.01%[5]。

1-氧-乙酰大花旋覆花内酯对人黑色素瘤细胞株 HMV-1 有显著的抑制活性。$100\mu mol$、$10\mu mol$ 和 $1\mu mol$ 各浓度组对肿瘤细胞的生存率分别为 27.91%、52.98%、69.82%,具有较强的抑制活性[5]。

1-氧-乙酰大花旋覆花内酯对人子宫内膜癌细胞 HEC-1 增殖也具有强的抑制活性,$100\mu mol$、$10\mu mol$ 和 $1\mu mol$ 各浓度组对人子宫内膜癌细胞的生存率分别为 55.25%、86.63% 和 88.51%,呈现较好的剂量依赖关系,并且与顺铂相比,有较强的抑制活性[5]。

(2)二乙酰基大花旋覆花内酯的抗肿瘤作用：二乙酰基大花旋覆花内酯对人急性髓性白血病细胞 HL-60 有诱导凋亡作用,使细胞周期阻滞于 S 期,其凋亡机制是激活 Caspase-8、Caspase-9 和 Caspase-3[6]。二乙酰基大花旋覆花内酯能够促进乳腺癌、卵巢癌和前列腺癌细胞中抗凋亡蛋白 Bcl-2 的磷酸化崩解,并能诱导细胞周期中 G_2/M 期停滞,从而产生促凋亡作用[7]。

(3)双旋覆花内酯甲的抗肿瘤作用：双旋覆花内酯甲具有显著的抗肿瘤功效。作为天然 NF-κB 抑制剂可以显著抑制淋巴瘤细胞生长和转移。通过淋巴瘤小鼠皮下移植瘤和血液播散两种模型,发现该化合物可以显著抑制肿瘤细胞的生长和血液播散及脊椎、股骨和卵巢等部位的转移。双旋覆花内酯甲可以选择性杀伤淋巴瘤 Burkitt 细胞,阻断细胞内部 TNFα-TAK1-IKK-NF-κB 级联信号通路,抑制 TAK1/TAB1 复合物的形成和激活,阻止 NF-κB 的激活和入核,下调其下游靶蛋白的表达,如参与细胞生长和周期进展的 Cyclin D1、C-myc 以及参与细胞凋亡过程的靶基因 *Bcl-2*、*Bcl-xL*、*XIAP* 和 *TRAF2* 等的表达,进而诱导细胞 G_2/M 周期阻滞,促进凋亡[8]。

(4)旋覆花素的抗肿瘤作用：旋覆花素在体外具有一定的抗肿瘤作用且有一定的选择性。对小鼠肝癌 H22 细胞株、人肺腺癌 A549 细胞株、人卵巢癌 SK-OV3 细胞株、小鼠肉瘤 S180 细胞株作用强,而且,旋覆花素对这四种细胞的生长抑制作用随剂量的增加而增高,有剂量依赖关系[9]。

(5)木犀草素的抗肿瘤作用：木犀草素具有多靶点抗肿瘤作用,其对多种肿瘤细胞的增殖具有不同程度的抑制作用,机制包括抑制肿瘤细胞增殖,停止细胞生长周期,促进细胞凋亡,抑制拓扑异构酶Ⅰ、Ⅱ活性[10,11],抑制血管内皮细胞生长,减少肿瘤组织血管生成[12]。

木犀草素可抑制人肺癌 A549 细胞的细胞增殖,并呈剂量-效应关系。木犀草素处理组 A549 细胞线粒体膜电位明显降低,且线粒体凋亡途径相关蛋白表达明显改变,提示木犀草素通过线粒体通路引起细胞凋亡[13]。

木犀草素可诱导人乳腺癌 MCF-7 细胞发生凋亡,并可将 MCF-7 细胞周期阻滞于 S 期。木犀草素主要是通过抑制 IGF-1 介导的 PI3K-Akt 信号转导通路来抑制乳腺癌 MCF-7 细胞的生长,促进其凋亡。木犀草素通过干预 IGF-1 通路发挥的抗乳腺癌作用与 ERα 蛋白表达有关[14]。木犀草素可显著降低乳腺癌细胞 MDA-MB-453 的增殖活力;进一步研究显示,木犀草素可显著降低乳腺癌细胞 miR-21 的表达,而胞内 miR-21 表达水平的上调可显著降低木犀草素对乳腺癌细胞的凋亡诱导作用和细胞毒性[15]。

木犀草素可作为细胞凋亡增敏剂,当与化疗药物联用时,能增强肿瘤细胞对化疗药物的敏感性。木犀草素可抑制乳腺癌细胞的生长,并可增敏阿霉素对乳腺癌细胞的凋亡诱导作用[16]。木犀草素也可通过抑制 PKC 的活性和降解凋亡蛋白的 XIAP,促进 Caspase-8 的活性和 Caspase-3 成熟,产生对肿瘤坏死因子相关凋亡诱导配体(TRAIL)诱导的凋亡增敏作用[17],这可能是木犀草素一个独特的新功能,同时表明木犀草素联合 TRAIL 在癌症治疗中具有潜在的应用前景。

(6)泽兰内酯的抗肿瘤作用:泽兰内酯具有明显的细胞毒作用。泽兰内酯显示了较强的抑制人宫颈癌 HeLa 细胞增殖的作用,IC_{50} 仅为 $14.47\mu mol/L$,泽兰内酯可上调凋亡相关蛋白 p53 表达,上调 Bax 表达,下调 Bcl-2 表达,使 Bcl-2/Bax 比值降低,诱导 HeLa 细胞凋亡[18]。

泽兰内酯是一种很有价值的克服 TRAIL 耐受的药物。研究发现,泽兰内酯可使人乳腺癌细胞对 TRAIL 诱导的凋亡更加敏感。亚中毒剂量的泽兰内酯可提升 TRAIL 对 MCF-7、MDA-MB-231 和 MDA-MB-453 等乳腺癌细胞的细胞毒作用,而两者单独应用作用较弱。泽兰内酯可通过抑制 AKT 磷酸化而下调 c-FLIP 的表达,进而增大 TRAIL 诱导的人乳腺癌细胞凋亡[19]。

2. 其他药理作用

(1)对中枢神经系统的影响:旋覆花素显著抑制 β-淀粉样蛋白(amyloid β-protein, Aβ)诱导的阿尔茨海默病模型大鼠脑海马组织炎症基因 iNOS、COX-2 表达,抑制海马炎症反应。改善 Aβ 诱导的阿尔茨海默病模型大鼠的空间学习记忆障碍[20]。

(2)对内脏系统的影响

1)对肝脏的保护作用:蒲公英甾醇乙酸酯对 CCl_4 引起的小鼠肝损伤有一定保护作用,可降低肝脏转氨酶水平,并且有效抑制肝细胞死亡[21]。欧亚旋覆花能改善 LPS 诱导的经痤疮丙酸杆菌引起的小鼠肝损伤,减少肝损伤小鼠脾脏细胞因子数量的波动,其肝保护作用可能与调节 Th1/Th2 比例有关[22]。

2)对呼吸系统的影响:旋覆花素小鼠口服给药具有显著的镇咳活性。旋覆花素高剂量组 500mg/kg、中剂量组 200mg/kg、低剂量组 50mg/kg 均能使小鼠咳嗽潜伏期延长[23]。旋覆花黄酮对组胺引起的豚鼠支气管痉挛性哮喘有明显的保护作用,对组胺引起的豚鼠离体气管痉挛亦有对抗作用[24]。

(3)对内分泌系统的影响:旋覆花多糖具有显著降血糖作用。实验表明旋覆花多糖对 1 型糖尿病小鼠和实验性 2 型糖尿病大鼠均有显著降血糖活性,同时对糖尿病引起的血脂紊乱也有一定改善作用[25]。

旋覆花的水提物灌胃给予四氧嘧啶糖尿病小鼠,能显著降低糖尿病小鼠血糖和血浆甘油三酯及低密度脂蛋白-胆固醇的水平,提高血浆胰岛素含量,改善糖尿病小鼠对葡萄糖的耐受能力[26]。

(4)抗病原微生物作用:木犀草素对食品中 4 种常见供试菌——金黄色葡萄球菌、枯草芽胞杆菌、啤酒酵母菌和大肠杆菌具有高效抗菌活性,且随浓度增加而增强[27]。经研究表明,木犀草素对肺炎链球菌、铜绿假单胞菌及一些病毒也有一定的抑制作用[28,29]。旋覆花煎剂对金黄色葡萄球菌、炭疽杆菌和福氏痢疾杆菌Ⅱ株有明显的抑制作用[24]。

(5)抗炎活性:1-氧-乙酰大花旋覆花内酯对单核/巨噬细胞和血管内皮细胞均具有明显的抗炎作用。通过抑制 NF-κB 与相应作用位点结合,降低 COX-2 和 iNOS 基因表达的活性以及前列腺素 E_2(prostaglandin,PGE_2)和一氧化氮的合成,发挥其抗炎作用[30]。在大鼠血管平滑肌细胞中,也观察到 1-氧-乙酰大花旋覆花内酯类似的抗炎机制[31]。以离体培养的血管为研究对象,在器官水平上,观察到 1-氧-乙酰大花旋覆花内酯对 LPS 诱导引起的离体培养血管炎症具有明显的抗炎作用,其作用机制与下调 iNOS、COX-2、ICAM-1 和 VCAM-1 基因表达有关[32]。

木犀草素是一种活性很强的肥大细胞释放抑制剂,可抑制肥大细胞脱颗粒和组胺、PGs 及细胞因子等炎性介质的释放[33],表现出抗炎和抗变态反应的生物活性。对其他炎性细胞,如中性粒细胞、单核细胞、成纤维细胞和淋巴细胞也表现出广泛的免疫调节作用[34],抑制细胞跨膜信号传递或炎性介质的转录调控可能是其作用机制之一。

3. 毒性作用　小鼠灌胃旋覆花水煎剂的 LD_{50} 大于 50g/kg,毒性较低。小鼠灌胃旋覆花次内酯的 LD_{50} 为 1330mg/kg,腹腔注射的 LD_{50} 为 476mg/kg[24]。

【药代动力学研究】大鼠灌胃木犀草素后,木犀草素的血药浓度-时间变化曲线符合二室模型,t_{max} 为(0.732±0.13)小时,木犀草素在大鼠体内吸收分布较快,显效快;C_{max} 为(0.691±0.14)mg/ml,AUC 为(0.435±0.12)mg·h/ml。木犀草素的消除相半衰期为 7.107 小时,表明木犀草素在大鼠体内呈中速消除[35]。

【临床应用】

1. 治疗肿瘤

(1)1-氧-乙酰大花旋覆花内酯治疗肿瘤:1-氧-乙酰大花旋覆花内酯联合应用塞来昔布治疗乳腺癌,可以降低塞来昔布的用药剂量及引起的心血管副作用。联合用药的疗效与 1-氧-乙酰大花旋覆花内酯促进 COX-2 表达的细胞凋亡机制相关,而对 COX-2 敲除的细胞无影响。联合用药降低了肿瘤细胞的 Cyclin D1、Cyclin E、CDK2 和 CDK6 的表达,而上调 p21 的水平,从而导致肿瘤细胞停滞在 G_0/G_1 期[36]。

(2)含旋覆花的复方治疗肿瘤:由旋覆花等组成的参蛇消瘤方治疗 62 例晚期肿瘤患者,能改善症状、提高患者生存质量、延长患者生存期[37]。用旋覆代赭汤加味治疗中、晚期食管癌 19 例,取得了较好的疗效,痊愈为 9 例,有效 7 例,无效 3 例,总有效率达到 84.2%。改善患者临床症状、提高生活质量、延长生存期方面有较好的疗效[38]。

2. 治疗慢性支气管炎　用半合成木犀草素治疗 385 例慢性支气管炎,总有效率为 91.6%,显效以上为 51.8%～93.3%。采用双盲试验,分别口服木犀草素胶囊和口服淀粉胶囊组进行对照,结果服药组总有效率为 3.48%,显控率为 22.58%,两组相比,差异非常显著,用药组疗效明显高于对照组[39]。

【不良反应】曾有报道 2 例旋覆花引起的接触性过敏性皮炎。误服过量旋覆花发现有消化道刺激症状[40]。

参考文献

[1] 宋立人. 现代中药学大辞典. 北京:人民卫生出版社,2001:2010-2011.

[2] 邓双炳,菅晓勇,任启生,等.旋覆花化学成分研究.中国现代应用药学,2011,28(4):330-334.

[3] 耿红梅,张俊英,张嫡群.欧亚旋覆花化学成分的研究.中成药,2008,30(8):1188-1189.

[4] Li X,Yang X,Liu Y,et al. Japonicone A suppresses growth of Burkitt lymphoma cells through its effect on NF-κB. Clin Cancer Res,2013,19(11):2917-2928.

[5] 苏晓会.续随子种子和旋覆花的化学成分研究.石家庄:河北医科大学,2008:121-122.

[6] Pan M H,Chiou Y S,Cheng A C. Involvement of MAPK,Bcl-2 family,cytochrome c,and caspases in induction of apoptosis by 1,6-O,O-diacetylbritannilactone in human leukemia cells. Mol Nutr Food Res,2007,51(2):229-238.

[7] Rafi M M,Bai N S,Chi T H. A sesquiterpenelactone from Inula britannica induces anti-tumor effects dependent on Bcl-2 phosphorylation. Anticancer Res,2005,25(1A):313-318.

[8] Li X,Yang X,Liu Y. Japonicone A suppresses growth of Burkitt lymphoma cells through its effect on NF-κB. Clin Cancer Res,2013,19(11):2917-2928.

[9] 魏海清,李军霞,王永利.旋覆花素体外抗肿瘤作用研究.河北医药,2011,33(13):1938-1940.

[10] Chowdhury A R,Sharma S,Manadal S,et al. Luteolin,an emerging anticancer flavonoid,poisons eukaryotic DNA topoisomerase I. Biochem J,2002,366(2):653-661.

[11] Lee H J,Wang C J,Kuo H C,et al. Induction apoptosis of luteolin in human hepatoma HepG-2 cells involving mitochondria translocation of Bax/Bak and activation of JNK. Toxicol Appl Pharmacol,2005,203(2):124-131.

[12] 张芳芳,沈汉明,朱心强,等.木犀草素抗肿瘤作用的研究进展.浙江大学学报(医学版),2006,35(5):573-577.

[13] 陈庆.木犀草素通过线粒体凋亡通路诱导肺癌细胞凋亡.广州:暨南大学,2012:24-26.

[14] 尚斐.木犀草素体外抗乳腺癌作用与IGF-1通路和ERα的关系.长春:辽宁师范大学,2011:36-37.

[15] 王丽娟,王静.木犀草素抑制microRNA-21的表达诱导乳腺癌细胞凋亡.重庆医学,2013,42(12):1374-1376.

[16] Du G J,Song Z H,Lin H H,et al. Luteolin as a glycolysis inhibitor offers superior efficacy and lesser toxicity of doxorubicin in breast cancer cells. Biochem and Biophys Res Commun,2008,372(3):497-502.

[17] Shi R X,Ong C N,Shen H M. Protein kinase C inhibition and x-linked inhibitor of apoptosis protein degradation contribute to the sensitization effect of luteolin on tumor necrosis factor-related apoptosis-inducing ligand-induced apoptosis in cancer cells. Cancer Res,2005,65(17):7815-7823.

[18] 曹增超.泽兰内酯对人宫颈癌细胞增殖的影响及其机制探讨.石家庄:河北医科大学,2011:38-40.

[19] Lee J,Hwangbo C,Lee J J,et al. The sesquiterpene lactone eupatolide sensitizes breast cancer cells to TRAIL through down-regulation of c-FLIP expression. Oncol Rep,2010,23(1):229-237.

[20] 王英杰.旋覆花素对阿尔茨海默病的干预及其机制的实验研究.石家庄:河北医科大学,2008:1-6.

[21] 张馨予,王喆星,单俊杰.旋覆花属植物化学成分及生物活性的研究进展.国际药学研究杂志,2008,35(6):433-440.

[22] Song Q H,Kobayashi T,Iijima K,et al. Hepatoprotective effects of Inula britannica on hepatic injury in mice. Phytother Res, 2000,14(3):180-6.

[23] 王建华,侯艳鹏,蔡少青,等.旋覆花素镇咳祛痰作用的实验研究.中国中医药研究促进会专业委员会成立大会暨"全国中药关键技术研讨会",南昌,2003:153-155.

[24] 南京中医药大学.中药大辞典.上海:上海科学技术出版社,2006:3125.

[25] 赵修南,刁玉林,武春密,等.旋覆花多糖对糖尿病动物的降血糖活性研究.中国药学大会暨第十届中国药师周论文集,天津,2010:426-433.

[26] Shan J J,Yang M,Ren J W. Anti-diabetic and hypolipidemic effects of aqueous-extract from the flower of Inula japonica in alloxan-induced diabetic mice. Biol Pharm Bull, 2006,29(3):455-459.

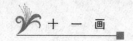

十 一 画

[27] 汪秋安. 天然食品保鲜剂及其应用. 江苏食品与发酵,2000,3:36.

[28] Angeliki X,Andreas P,Anotonis M,et al. Luteolin inhibits an endotoxin-stmulated phosphorylation cascade and proinflammatory cytokine production in macrophages. J Pharmacol Exp Ther,2001,296(1):181-187.

[29] 何丽娜,何素冰,杨军. 木犀草素体外抗柯萨奇 B3 病毒的作用. 中国现代应用药学杂志,2000,17(5):362-365.

[30] Han M,Wen J K,Zheng B,et al. Acetylbritanilatone suppresses NO and PGE2 synthesis in RAW 264.7 macrophages through the inhibition of iNOS and COX-2 gene expression. Life Sci,2004,75(6):675-684.

[31] Liu Y P,Wen J K,Zheng B,et al. Acetylbritannilactone suppresses lipopolysaccharide-induced vascular smooth muscle cell inflammatory response. Eur J Pharmacol,2007,577(1-3):28-34.

[32] 张佳. 旋覆花内酯对 LPS 诱导的离体培养血管炎症因子表达的影响. 石家庄:河北医科大学,2007:43-45.

[33] Kimata M,Inagaki N,Nagai H. Effects of luteolin and other flavonoids on IgE-mediated allergic reactions. Planta Med,2000,66(1):25-29.

[34] Kim J A,Kim D K,Kang O H,et al. Inhibitory effect of luteolin on TNF-alpha-induced IL-8 production in human colon epithelial cells. Int Immunopharmacol,2005,5(1):209.

[35] 陈秀杰,刘磊,朱文良,等. 木犀草素在大鼠体内的药动学研究. 药物分析杂志,2009,29(9):1462-1465.

[36] Liu B,Wen J K,Li B H. Celecoxib and acetylbritannilactone interact synergistically to suppress breast cancer cell growth via COX-2-dependent and-independent mechanisms. Cell Death Dis, 2011,2(7):e185.

[37] 吴金平,王立金,周艳伟,等. 参蛇消瘤方治疗晚期恶性肿瘤的临床观察. 现代中西医结合杂志,2011,20(33):4207-4208.

[38] 马长德,张超云. 旋覆代赭汤加味治疗中晚期食管癌 19 例. 中医临床研究,2011,19(3):53-54.

[39] 季宇彬. 中药有效成分药理与应用. 北京:人民卫生出版社,2011:559-563.

[40] 徐玲,王璐瑜,李学英. 旋覆花过量引起不良反应 1 例. 中国民间疗法,2006,14(1):40-41.

188. 淫 羊 藿

【来源】小檗科淫羊藿属植物淫羊藿 *Epimedium brevicornum* Maxim. 箭叶淫羊藿 *E. sagittatum*(Sieb. et Zucc.)Maxim. 朝鲜淫羊藿 *E. koreanum* Nakai. 的茎、叶[1]。

【性味与归经】辛、甘,温。归肝、肾经。

【功能与主治】补肾壮阳,强筋健骨,祛风除湿。治疗阳痿、高血压病、神经衰弱和冠心病等。

【化学成分】淫羊藿含有淫羊藿苷(icariin),淫羊藿次苷(icariside)Ⅰ,宝藿苷(baohuoside)Ⅰ、Ⅱ、大花淫羊藿苷(ikarisoside)F,淫羊藿素(icaritin)。箭叶淫羊藿中含淫羊藿苷(icariin)A_1、B_2、B_6、B_9、D_3、E_6、E_7、H_1,淫羊藿苷元(icarisidin)B_1,淫羊藿醇(icariol)A_1、A_2,槲皮素(quercetin),淫羊藿定(epimedin)A、B、C,箭叶素(sagittatin)A、B,箭叶苷(sagittatoside)A、B、C,淫羊藿素-3-O-α-鼠李糖苷(icaritin-3-O-α-rhamnoside),脱水淫羊藿素-3-O-α-鼠李糖苷(anhydroicaritin-3-O-α-rhamnoside),赤式及苏式狄利格醇(dilignol),5,5′二甲氧基狄利格醇(5,5′-dimethoxydilignol),赤式及苏式狄利格醇鼠李糖苷(dilignol rhamnosid)。朝鲜淫羊藿中含朝鲜淫羊藿属苷(epimedokoreanodide)Ⅰ、Ⅱ、朝藿苷(caohuoside)B、朝藿苷丙(korepimedoside)C[1,2]。

【药理作用】

1. 抗肿瘤作用

(1)淫羊藿素的抗肿瘤作用:淫羊藿素对多种肿瘤细胞具有明显的抑制增殖和诱导凋亡作用。经过淫羊藿素处理后,肿瘤细胞中的 JAK2/STAT3 通路受抑制,淫羊藿素通过作用于 JAK2/STAT3 这个通路而实现了对 HepG-2 细胞增殖的抑制作用。同时能够有效降低 *Cyclin A* 和 *CDK2* 基因的 mRNA 水平将细胞抑制在 S 期[3]。

一定浓度的淫羊藿素对人鼻咽癌细胞 CNE-2 有抑制增殖和诱导凋亡作用,并呈时间浓度依赖性。淫羊藿素能使大部分细胞阻滞于放射敏感的 G_2/M 期,具有一定的放射增敏作用[4]。

淫羊藿素对小鼠 T 细胞淋巴瘤细胞株 EL-4 细胞株增殖具有明显抑制作用并诱导其凋亡。其机制是下调 *Bcl-2*、*p21* 基因的 mRNA 表达,激活 Caspase-3、Caspase-9 蛋白[5]。

淫羊藿素可以持续诱导 ERK1/2 的激活和抑制子宫内膜癌 HEC-1A 细胞的生长,对子宫内膜癌有一定治疗意义[6]。不同浓度的淫羊藿素作用于人乳腺癌细胞株雌激素受体阳性(ER+)的 MDA-MB-453 和雌激素受体阴性(ER-)的 MCF-7 细胞株,两种细胞株的增殖均有明显抑制,细胞周期阻滞于 G_2/M 期[7]。淫羊藿素可通过降低前列腺癌细胞线粒体的跨膜电势,减少 pRb、Cyclin D1 及 CDK4 蛋白的磷酸化使前列腺癌细胞阻滞于 G_1 期从而产生抑制前列腺癌细胞增殖的作用[8]。

在一定浓度范围内淫羊藿素对人骨肉瘤细胞 MG-63 有明显增殖抑制和诱导凋亡作用,且作用呈时间和剂量依赖性。诱导凋亡与 Caspase-9、Caspase-8、Caspase-3 的活性增加有相关性,$32\mu mol/L$ 的淫羊藿素作用于人骨肉瘤 MG-63 细胞 24 小时,其 Caspase-3、Caspase-8、Caspase-9 的活性有明显增强[9]。

(2)淫羊藿苷的抗肿瘤作用:淫羊藿苷具有诱导肿瘤细胞凋亡的作用。不同浓度的淫羊藿苷均明显抑制肝癌细胞株 SMMC-7721 细胞的增殖,并呈明显的时间与浓度依赖性;淫羊藿苷呈浓度依赖性诱导 SMMC-7721 细胞发生 G_0/G_1 期阻滞和凋亡,下调 SMMC-7721 细胞PCNA蛋白和 *Bcl-2* 蛋白,上调 Bax 蛋白的表达[10]。另有研究表明,淫羊藿苷通过 ROS/JNK 依赖性的线粒体通路诱导 SMMC-7721 细胞凋亡,使线粒体膜电位丧失,细胞色素 C 和 ROS 释放,Bax/Bcl-2 比率上升,激活 Caspases 级联反应及 JNK 的磷酸化[11]。淫羊藿苷能抑制急性早幼粒细胞白血病细胞株 NB4 细胞增殖,并呈剂量和时间依赖性,可将 NB4 细胞周期阻滞于 G_1 期,Bax 蛋白表达上调,Bcl-2 蛋白表达下调,其诱导凋亡机制和线粒体途径有关[12]。通过激活线粒体途径和下调 *piwil4* 基因表达,淫羊藿苷可以引起小鼠睾丸间质细胞瘤 MLTC-1 细胞凋亡[13]。

淫羊藿苷具有诱导分化的作用。淫羊藿苷可显著抑制白血病细胞 HL-60 中端粒酶活性,对白血病细胞有诱导分化和抗增殖作用,且与全反式维 A 酸(all-trans-retinoic acid,ATRA)合用可产生明显的协同效应[14]。端粒酶活性的下降与细胞表面粒细胞分化抗原 CD11b 的表达呈负相关,诱导 HL-60 细胞向粒细胞方向分化;改变 HL-60 细胞周期各时相的分布,表现为 G_0/G_1 期细胞逐渐增多,S 期细胞逐渐减少;上调分化相关基因 *p21*、下调增殖相关基因 *C-myc* 的 mRNA 和蛋白质表达[15,16]。

淫羊藿苷具有抑制肿瘤血管形成的作用。淫羊藿苷体内外对人肝癌 HepG-2 细胞及裸鼠移植瘤的生长具有显著的抑制作用。免疫组化结果显示,淫羊藿苷可降低 CD31 和 Ki67 的表达[17]。

淫羊藿苷具有抑制肿瘤细胞侵袭的作用。淫羊藿苷可以抑制肿瘤细胞黏附性,并使细胞运动性和侵袭力下降。淫羊藿苷通过下调 CD44V6、LN-R、CK18、Tiam-1、C-myc 的表达,同时上调 Nm23 的 mRNA 水平,促进微管聚合及纺锤体形成,从而遏制细胞的运动能力和侵袭

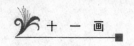

转移[18-20]。

(3)淫羊藿多糖的抗肿瘤作用:淫羊藿多糖 12.5mg/kg、25.0mg/kg、50.0mg/kg 连续皮下注射 8 天。结果显示,淫羊藿多糖可显著提高小鼠因荷瘤所导致的胸腺指数下降,溶血素形成减少,溶血空斑值降低及迟发性超敏反应低下,对荷瘤鼠的脾指数也显著升高。表明淫羊藿多糖可显著提高荷瘤小鼠的免疫功能,具有抗肿瘤作用[21,22]。

(4)淫羊藿总黄酮的抗肿瘤作用:淫羊藿总黄酮能显著增加荷瘤小鼠巨噬细胞吞噬功能、淋巴细胞转化率和脾体比值,能显著增加红细胞 C3b 受体花环率并降低红细胞免疫复合物花环率。因此,淫羊藿总黄酮可能通过增加荷瘤小鼠的细胞免疫功能和红细胞免疫功能,达到抑制肿瘤细胞生长的作用[23]。

2. 其他药理作用

(1)对中枢神经系统的影响

1)改善学习记忆能力:淫羊藿苷能够抑制 IL-6 的表达,从而抑制阿尔茨海默病模型的炎症反应,改善 AD 模型大鼠的学习记忆能力[24]。另外,淫羊藿苷通过降低海马中 TNF-α、IL-1β 和 COX-2 的表达,提高 LPS 引起的脑功能紊乱大鼠的空间学习和记忆能力[25]。淫羊藿苷给药后,大鼠大脑皮层以及海马中 SOD 及 AChE 活性升高,MDA 和 NO 含量降低[26-28]。

大鼠海马 CAI 区微量注射冈田酸,建立老年痴呆大鼠模型,灌胃淫羊藿总黄酮。结果显示淫羊藿总黄酮组与老年痴呆模型组相比大鼠认知能力改善,Bcl-2 蛋白表达明显增加,Bax 蛋白表达明显减少[29]。

2)对脑/神经的保护作用:淫羊藿苷通过稳定细胞内钙离子的平衡,抑制 T 蛋白的过磷酸化,提高 CAT、Prx1、Sirt1 的活性,对 $A\beta_{25-35}$ 和 H_2O_2 诱导的大鼠神经细胞毒性具有保护作用[30-32]。淫羊藿苷对 Fe^{2+}/Vit C 氧自由基损伤的大鼠脑线粒体呼吸链也具有保护作用,可显著抑制线粒体肿胀,减少 MDA 含量,提高呼吸链复合体酶 Ⅱ~Ⅳ 的活性[33]。淫羊藿苷能够增强叠氮钠模型大鼠脑内线粒体活性,抑制 Aβ 产生,增强神经营养因子表达[34]。

淫羊藿总黄酮可明显对抗 MPTP 对小鼠黑质纹状体系统多巴胺能神经元的毒性作用,淫羊藿总黄酮对 MES23.5 细胞具有保护作用,可增加纹状体内多巴胺的含量[35]。

3)对甘氨酸及其受体的影响:淫羊藿总黄酮呈浓度依赖性地抑制甘氨酸激活的全细胞电流,使甘氨酸的浓度-效应曲线平行右移,但没有改变甘氨酸受体的离子选择性[36]。

4)镇静催眠作用:侧脑室注射淫羊藿总黄酮可引起大鼠慢波睡眠时间和总睡眠时间增多,觉醒时间减少;其机制可能是通过影响 GABAA 受体而起作用的[37]。

(2)对心血管系统的影响

1)抗心绞痛作用:淫羊藿苷能明显抑制心肌收缩力,降低心肌耗氧量,同时降低外周阻力,减轻心脏后负荷[38]。

2)抗心律失常的作用:淫羊藿苷能明显抑制心肌细胞上 L-型钙电流(ICa-L),可以减少钙离子内流,以减轻细胞内钙超载,对心肌有一定保护作用。这可能是其抗心律失常的重要机制之一[39]。淫羊藿叶水提取液具有明显的抗心律失常作用,可能与抑制 Na^+、Ca^{2+} 内流有关,而与阻断 β-肾上腺素受体无关[40]。

3)对心血管损伤细胞的保护作用:淫羊藿苷对 ISO 诱导原代培养大鼠心肌细胞损伤具有明显的保护作用,并且该作用与淫羊藿苷对线粒体的保护作用密切相关[41,42]。

4)影响血液流变学作用:淫羊藿总黄酮可通过改善血液流变学、降低血液黏度、防止血液凝固、改善冠脉循环，降低心肌耗氧量，缩小心肌梗死面积，对缺血心肌有一定的保护作用[43]。

淫羊藿总黄酮注射液可减慢正常麻醉开胸犬心率，升高收缩压，短暂降低舒张压，增加心输出量、冠脉流量、心脏指数、左室做功指数，降低总外周阻力、冠脉阻力和左室内压最大变化速率[44]。

（3）对内分泌系统的影响

1）对雌性生殖系统的影响：淫羊藿苷对卵泡颗粒细胞分泌雌二醇有直接刺激作用，可明显促进大鼠卵巢和子宫发育[45]。淫羊藿苷还能提高雌性大鼠血清中 FSH 和 LH 的水平，该作用与淫羊藿苷直接刺激垂体细胞促进促性腺激素（GTH）分泌有关[46]。

2）对雄性生殖系统的影响：淫羊藿苷具有促进精子生成和改善性行为的作用。淫羊藿苷对阴茎勃起的作用机制与抑制磷酸二酯酶的活性，激活 NO-cGMP 通路，提高海绵体内 cGMP浓度，从而增强阴茎海绵体平滑肌松弛作用有关[47,48]。另外，对于 D-半乳糖所致的亚急性衰老大鼠模型，淫羊藿苷通过提高其血清 SOD 活性和雄激素水平，抑制生殖细胞衰老基因 $p16$ 的表达来延缓性腺衰老[49]。

（4）对免疫系统的影响：淫羊藿苷使小鼠免疫器官胸腺、脾脏质量升高，提高小鼠腹腔巨噬细胞的吞噬功能，并能使受到环磷酰胺损伤以及电离辐射的小鼠腹腔巨噬细胞的吞噬功能恢复至正常水平，提高 IL-2 的水平[50]。淫羊藿苷能显著促进 Con A 诱导的小鼠体外脾淋巴细胞增殖和 IL-2 生成，促进小鼠脾淋巴细胞产生 CSF 样活性[51]。

（5）对骨的作用：淫羊藿苷具有促进人成骨细胞增殖和分化的作用，且呈时间效应，对分化早期成骨细胞内 ALP 活性具有明显抑制作用，对分化晚期成骨细胞内 ALP 活性具有促进作用[52]。淫羊藿苷促进间充质干细胞株 C3H10T1/2 向成骨细胞分化，其作用可能与激活 p38和抑制 ERK 蛋白的表达有关[53]。淫羊藿苷还可提高卵巢切除大鼠的骨密度、最大载荷和抗弯刚度，降低血清抗酒石酸酸性磷酸酶（tartrate resistant acid phosphatase，TRACP）和骨碱性磷酸酶（BALP）的活性，增强去卵巢骨质疏松大鼠抗外力冲击的能力[54]。淫洋藿总黄酮通过促进大鼠骨Ⅰ型胶原蛋白的合成，抑制其水解吸收从而提高大鼠骨密度，改善骨质量，而达到防治骨质疏松的目的[55]。淫洋藿总黄酮可以促成骨细胞增殖和分化，增加成骨细胞的数量，同时通过增加成骨细胞骨保护素（osteoprotegerin，OPG）的表达来抑制破骨细胞的分化和成熟，从而抑制骨吸收[56-59]。

3. 毒性作用　小鼠急性毒性实验研究表明，小鼠腹腔注射淫羊藿总黄酮最大耐受量相当于 60kg 人临床日用量的 1440 倍，因此，淫羊藿总黄酮急性毒性很小[60]。Wistar 大鼠腹腔注射淫羊藿总黄酮 1.0g/kg、2.0g/kg、4.0g/kg，每天 1 次，连续 12 周。结果显示，淫羊藿总黄酮无明显的长期毒性[61]。

淫羊藿水提取物对雄、雌性 ICR 种小鼠的急性经口 LD_{50} 均大于 80g/kg，属无毒物。通过小鼠骨髓微核试验和 Ames 试验，证实了淫羊藿对体细胞无诱变性和致突变性[62]。

【药代动力学研究】

1. 淫羊藿素的药代动力学研究　大鼠静脉注射淫羊藿素后，平均消除半衰期（$t_{1/2}$）为0.43 小时，体内大部分（约 68%）的淫羊藿素以结合形式从胆汁排泄，以原形药物排泄的仅占 0.15%[63]。

2. 淫羊藿苷的药代动力学研究　大鼠静脉注射淫羊藿苷 10mg/kg 后，$t_{1/2}$ 为（0.562±0.200）小时，$AUC_{0\sim\infty}$ 为（8.73±2.23）μg·h/ml，Vz 为（1.037±0.631）L/kg，并通过胆汁排泄[64]。

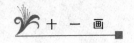

【临床应用】

1. 治疗肿瘤　大剂量淫羊藿按体表面积给药联合去甲斑蝥素口服治疗晚期原发性肝癌，淫羊藿按患者体表面积每天 $30g/m^2$ 煎服。远期疗效 6 个月、12 个月、18 个月、24 个月生存率分别为 64.3％、39.3％、28.6％、21.4％[65]。

由淫羊藿等组成的康艾扶正片可提高肿瘤治疗疗效。70 例恶性肿瘤患者在全身放化疗开始时服用，一次 2 片，一日 3 次。近期疗效 64.29％；患者生存质量 90.00％；减毒作用 85.71％[66]。

2. 治疗其他疾病

(1)治疗神经衰弱：用单体淫羊藿苷、总黄酮苷、淫羊藿浸膏片治疗神经衰弱 228 例。结果：淫羊藿苷组 27 例，总有效率为 89.66％；总黄酮苷片组 61 例，总有效率为 93.44％；浸膏片组 138 例，总有效率为 89.85％[67]。

(2)治疗慢性气管炎：取淫羊藿茎、叶适量(干品)，以其总量的 80％煎取浓汁，20％研粉，两者混合为丸。观察 1066 例，1 疗程的有效率为 74.6％，近期控制和显效率 22.1％。其中镇咳有效率为 86.8％，祛痰有效率为 87.9％，平喘有效率为 73.8％[68]。

(3)治疗骨质疏松：以单味淫羊藿(淫羊藿 25g)煎剂口服，50ml 每次，每日 2 次，连服 6 个月。其总有效率(包括显效和有效)为 91.67％，患者骨密度和血清性激素水平有上升趋势，IL-6 含量明显下降[69]。

参 考 文 献

[1] 孟宁,孔凯,李师翁.淫羊藿属植物化学成分及药理活性研究进展.西北植物学报,2010,30(5):1063-1073.

[2] 韩惠,单淇,周福军,等.箭叶淫羊藿中化学成分及其体外抗肿瘤活性研究.现代药物与临床,2013,28(3):269-273.

[3] 黄佳彬.淫羊藿素抑制肝癌 HepG2 细胞增殖机制初步研究.武汉:华中科技大学,2012:49-50.

[4] 张烨.淫羊藿素对人鼻咽癌细胞 CNE-2 抑制增殖、诱导凋亡及放射增敏作用的实验研究.长沙:中南大学,2012:32-33.

[5] 范双翼,余英豪.淫羊藿素体外抗淋巴瘤细胞增殖效应.中国比较医学杂志,2011,21(6):7-11.

[6] Tong J S,Zhang Q H,Huang X,et al. Icaritin causes sustained ERKl/2 activation and induces apoptosis in human endometrial cancer cells. PLoS One,2011,6(3):el6781.

[7] Guo Y,Zhang X,Meng J,et al. An anticancer agent icaritin induces sustained activation of the extracellular signal-regulated kinase(ERK) pathway and inhibits growth of breast cancer cells. European Journal of Pharmacology,2011,658:114-122.

[8] Huang X,Zhu D,Lou Y. A novel anticancer agent,icaritin,induced cell growth inhibition,G1 arrest and mitochondrial transmembrane potential drop in human prostate carcinoma PC-3cells. Eur J Pharmacol,2007,564(1):26-36.

[9] 陆鹏.淫羊藿素对人骨肉瘤细胞作用的实验研究.长沙:中南大学,2012:11-14.

[10] 朱燕辉,黄丽霞,石崇军.淫羊藿苷对肝癌细胞株 SMMC-7721 增殖与凋亡的影响.中国普通外科杂志,2012,21(8):968-972.

[11] Li S,Dong P,Wang J,et al. Icariin,a natural flavonol glycoside,induces apoptosis in human hepatoma SMMC-7721 cells via a ROS/JNK-dependent mitochondrial pathway. Cancer Lett,2010,298(2):222-230.

[12] 宋飞.淫羊藿苷对 NB4 白血病细胞株抑制增殖和诱导凋亡作用及机制研究.长春:吉林大学,2012:20-28.

[13] 王琦.淫羊藿苷诱导 MLTC-1 凋亡及其机制研究.重庆:重庆医科大学,2011:43-44.

[14] 葛林阜,董政军,姜国胜,等.淫羊藿苷对急性早幼粒白血病细胞端粒酶活性的影响.中国肿瘤生物治疗杂志,2002,9(1):36-38.

[15] 张玲,王芸,毛海婷,等.淫羊藿苷抑制肿瘤细胞端粒酶活性及其调节机制的研究.中国免疫学杂志,2002,18(3):191-196.

[16] 葛林阜,董政军,姜国胜,等.淫羊藿苷对耐药与非耐药 HL-60 细胞增殖分化的作用.中国实用医学杂志,2001,3(18):9-11.

[17] Yang J X,Fichtner I,Becker M,et al. Anti-proliferative efficacy of icariin on HepG-2 hepatoma and its possible mechanism of action. Am J Chin Med,2009,37(6):1153-1165.

[18] 毛海婷,张玲,王芸,等.淫羊藿苷和 PJA 对高转移性人肺癌细胞体外侵袭转移能力抑制的研究.中国免疫学杂志,2001,17(1):8-10.

[19] Wang Y,Dong H,Zhu M,et al. Icariin exerts negative effects on human gastric cancer cell invasion and migration by vasodilator-stimulated phosphoprotein via Rac1 pathway. Eur J Pharmacol,2010,635(1-3):40-48.

[20] 毛海婷,张玲,王芸,等.淫羊藿苷和济南假单胞菌制剂调控 PG 细胞转移相关基因的表达.肿瘤,2000,20(1):13-15.

[21] 王刚,徐颖.淫羊藿多糖对荷瘤小鼠免疫功能的影响.武警医学院学报,2003,12(3):193-196.

[22] 徐颖,牟孝硕,王刚,等.淫羊藿多糖对免疫功能低下小鼠免疫功能的影响.沈阳药科大学学报,2000,17(6):434-437.

[23] 黄秀兰,亚伟,王伟.淫羊藿黄酮类化合物药理研究进展.中成药,2005,27(6):719-721.

[24] 甄瑾,李润今,王梅玲.淫羊藿苷对阿尔茨海默病模型大鼠记忆能力及其海马内 GFAP、TNF-α、IL-6 表达的影响.中西医结合心脑血管病杂志,2013,11(2):192-194.

[25] Guo J,Li F,Wu Q,et al. Protective effects of icariin on brain dysfunction induced by lipopolysaccharide in rats. Phytomedicine,2010,17(12):950-955.

[26] 徐瑞霞,吴芹,龚其海.淫羊藿苷防治血管性老年痴呆的实验研究.四川生理科学杂志,2004,26(4):174-176.

[27] He X L,Zhou W Q,Bi M G,et al. Neuroprotective effects of icariin on memory impairment and neurochemical deficits in senescence-accelerated mouse prone 8(SAMP8)mice. Brain Res,2010,1334:73-83.

[28] Xu R X,Wu Q,Luo Y,et al. Protective effects of icariin on cognitive deficits induced by chronic cerebral hypoperfusion in rats. Clin Exp Pharmacol Physiol,2009,36(8):810-815.

[29] 蔡淑君,杨丽娟,许勇,等.淫羊藿总黄酮对痴呆模型大鼠学习记忆功能及 Bcl-2、Bax 蛋白表达的影响.中国现代医学杂志,2008,18(23):3429-3432.

[30] Li L,Tsai H J,Li L,et al. Icariin inhibits the increased inward calcium currents induced by amyloid-beta (25-35)peptide in CA1 pyramidal neurons of neonatal rat hippocampal slice. Am J Chin Med,2010,38(1):113-125.

[31] Zeng K W,Ko H,Yang H O,et al. Icariin attenuates β-amyloid-induced neurotoxicity by inhibition of tau protein hyperphosphorylation in PC12 cells. Neuropharmacol,2010,59(6):542-550.

[32] Zhang L,Huang S,Chen Y,et al. Icariin Inhibits Hydrogen Peroxide-Mediated Cytotoxicity by Up-regulating Sirtuin Type 1-Dependent Catalase and Peroxiredoxin. Basic Clin Pharmacol Toxicol,2010,107(5):899-905.

[33] 李梨,吴芹,周岐新,等.淫羊藿苷对氧自由基所致大鼠脑线粒体损伤的保护作用.中国药理学与毒理学杂志,2005,19(5):333-337.

[34] 张如意,张丽,艾厚喜,等.淫羊藿苷对线粒体损伤模型大鼠脑内 β-淀粉样蛋白和神经营养因子的影响.中国中药杂志,2013,38(9):1285-1289.

[35] 吴林,薛丹丹,杨晶,等.淫羊藿总黄酮对帕金森病模型小鼠多巴胺能神经元保护作用.青岛大学医学院学报,2013,49(1):4-6.

[36] 程新萍,朱峰,周可青.淫羊藿总黄酮抑制大鼠脊髓背角神经元甘氨酸激活的全细胞电流.中国药理学通报,2007,23(2):199-123.

[37] 付立波,王学斌,刘凤莲.淫羊藿总黄酮对大鼠睡眠-觉醒影响的观察.中国老年学杂志,2009,29(22):2923-2924.

[38] 李娌,王学美.淫羊藿苷药理作用研究进展.中国中药杂志,2008,33(23):2727-2731.

[39] 汪晶晶,唐其柱,王腾,等.淫羊藿苷对兔心室肌细胞 L_型钙电流的影响.武汉大学学报,2007,28(3):282-286.

[40] 曾靖,黄玉珊,黄贤华,等.箭叶淫羊藿叶水提取液抗心律失常作用的研究.赣南医学院学报,2002,22(1):12-14.

[41] 吉瑞瑞,李付英,张雪静,等.淫羊藿苷对缺氧诱导血管内皮细胞损伤的保护作用.中国中西医结合杂志,2005,25(6):525-530.

[42] Wang Y K, Huang Z Q. Protective effects of icariin on human umbilical vein endothelial cell injury induced by H_2O_2 in vitro. Pharmacol Res,2005,52(2):174-182.

[43] 黄秀兰,王伟,周亚伟.淫羊藿总黄酮注射液对犬实验性心肌梗死的治疗作用.中国药学杂志,2006,41(3):185-188.

[44] 黄秀兰,王伟,周亚伟.淫羊藿总黄酮注射液对正常麻醉开胸犬血流动力学的影响.解放军药学学报,2006,22(1):25-29.

[45] 张森,王新,伊鹏霏,等.淫羊藿苷对性成熟雌性大鼠卵巢、子宫发育的影响.中兽医医药杂志,2007,26(2):15-18.

[46] 张森,于海峰,李晓艳,等.淫羊藿苷对大鼠腺垂体细胞合成分泌 CTH 的影响.中兽医医药杂志,2007,26(1):17-19.

[47] 付杰,乔梁,金泰乙,等.淫羊藿苷对家兔阴茎海绵体 cGMP 浓度的效果.中国药理学通报,2002,18(4):430-433.

[48] Xin Z C, Kim E K, Lin C S, et al. Effects of icariin on cGMP-specific PDE5 and cAMP-specific PDE4 activities. Asian J Androl,2003,5:15-18.

[49] 章振保,田生平,杨镜秋,等.淫羊藿苷与睾酮治疗亚急性衰老雄性大鼠的实验研究.中国男科学杂志,2006,20(8):13-18.

[50] 毕可红,张玉昆,葛林阜,等.淫羊藿苷对受照小鼠免疫与造血功能的影响.中国辐射卫生杂志,2001,10(2):104.

[51] 肖幸丰,王志强,楼宜嘉.淫羊藿苷伍用三七总皂苷对小鼠免疫功能的调节作用.中草药,2006,37(6):888-891.

[52] 王俊勤,胡有谷,郑洪军,等.淫羊藿甙对体外培养成骨细胞增殖和分化的影响.中国临床康复,2002,6(9):1307-1308.

[53] 毛项颖,卞琴,沈自尹.淫羊藿苷介导 MAPK 信号通路促进间充质干细胞株 C3H10T1/2 成骨分化的体外研究.中西医结合学报,2012,10(11):1272-1278.

[54] 鲍加荣,杨继文,李树峰,等.淫羊藿苷对去卵巢大鼠骨质疏松症的影响.卫生研究,2005,34(2):191-193.

[55] 朱志刚,宋利格,张秀珍.淫羊藿总黄酮对去卵巢大鼠骨组织 I 型胶原代谢及组织蛋白酶 K 表达的影响.中华内分泌代谢杂志,2006,22(3):213-217.

[56] 谢雁鸣,秦林枝,于向东,等.骨碎补、淫羊藿、菟丝子总黄酮对成骨细胞体外培养影响的比较研究.中国中医药信息杂志,2005,12(7):22-24.

[57] 韩立民,刘波,徐彭.淫羊藿总黄酮对成骨细胞增殖的影响.上海中医药杂志,2003,37(6):55-57.

[58] 刘思金,贾桂英,薛延,等.淫羊藿总黄酮对体外培养的人成骨样细胞增殖和骨形成功能的影响.中国新药杂志,2003,12(6):432-435.

[59] 刘亦恒,臧洪敏,张海英,等.淫羊藿总黄酮对成骨细胞中 OPG 和 RANKL mRNA 基因表达影响的实验研究.中药材,2005,28(12):1076-1078.

[60] 李冬梅,尹晓飞,蔡大伟.淫羊藿总黄酮急性毒性试验研究.中国药师,2007,10(10):1011-1012.

[61] 李冬梅,尹晓飞,刘晋华,等.淫羊藿总黄酮的长期毒性研究.中国实验方剂杂志,2008,14(7):60-62.

[62] 隋海霞,徐海滨.淫羊藿水提取物的食用安全性研究.癌变畸变突变,2006,18(6):439-442.

[63] 常琪,王庚南,李妍,等.淫羊藿素在大鼠体内的吸收与排泄.中国药学会 2011 年中国药学大会暨第 11 届中国药师周论文集,山东烟台,2011:1-4.

[64] Cheng S,Qiu F,Wang S,et al. HPLC analysis and pharmacokinetics of icariin in rats. J Sep Sci,2007,30(9):1307-1312.

[65] 江锋,蔡汝醇,辛颖.大剂量淫羊藿联合去甲斑蝥素治疗原发性肝癌的临床研究.实用中西医结合临床,2011,11(11):49-51.

[66] 张桂菊,陈海霞.康艾扶正片对恶性肿瘤治疗作用的疗效观察.当代医学,2011,17(15):140-141.

[67] 宋立人.现代中药学大辞典.北京:人民卫生出版社,2001:2045-2046.

[68] 南京中医药大学.中药大辞典.上海:上海科学技术出版社,2006:3152-3153.

[69] 白秀美.单味淫羊藿治疗骨质疏松症的临床研究.广东:南方医科大学,2009:82-83.

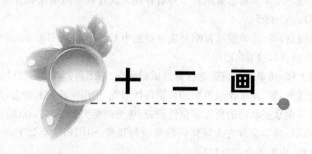

十 二 画

189. 斑 蝥

【来源】芫青科斑芫菁属动物南方大斑蝥 *Mylabris phalerata* Pallas 或黄黑小斑蝥 *M. cichorii* Linnaeus 的全虫。

【性味与归经】辛,寒。入大肠、小肠、肝、肾经,有大毒。

【功能与主治】破血逐瘀,散结消癥,攻毒蚀疮。用于癥瘕,经闭,顽癣,瘰疬,赘疣,痈疽不溃,恶疮死肌。

【化学成分】

1. 南方大斑蝥　含萜类成分:斑蝥素(cantharidin),羟基斑蝥素(hydroxycantharidin);脂肪及树脂,蚁酸(formic acid),色素等。全虫体含磷、镁、钙,微量的铁、铝、锌、铬、锰、镉、锶、铜等元素。

2. 黄黑小斑蝥(台湾产者)　含斑蝥素。

【药理作用】

1. 抗肿瘤作用　斑蝥素能引起小鼠腹腔积液肝癌细胞明显萎缩、退化,胞质多空泡等形态学改变。斑蝥素对鼠腹水型肝癌和网织细胞肉瘤均有一定抑制作用,其疗效与接种量有关。体外实验发现斑蝥素能抑制人宫颈癌 HeLa 细胞、人食管癌、贲门癌、胃癌、乳腺癌、纤维瘤、霍奇金病、肝癌、肺癌及脾肉瘤细胞的代谢。斑蝥素的抗肿瘤机制主要是抑制细胞的蛋白质和核酸[1]的合成,降低癌毒激素水平及影响癌细胞的核酸代谢[2]。另有研究表明,斑蝥素通过抑制蛋白磷酸酶活性促进细胞凋亡[3,4]。对人喉癌细胞 Hep-2 的抑制作用明显,IC$_{50}$ 为 2.88μmol/L。斑蝥素对人胃癌 BGC-823 细胞具有一定的抑制作用,IC$_{50}$ 为 54.85μmol/L[5,6]。

2. 其他药理作用

(1)对肝脏的保护作用:去甲斑蝥素小剂量和中等剂量能有效地保护 CCl$_4$ 所致的肝损害和 ALT 的升高,而大剂量可产生肝损害和 ALT 的升高[2]。

(2)对内分泌系统的影响

1)抑制类固醇激素作用:斑蝥素能抑制类固醇激素合成急性调节蛋白水平,从而抑制类固醇激素的合成[7]。

2)促雌性激素样作用:雌兔灌服斑蝥素,每只 1～20mg,20～45 天可见尿中雌性激素与黄体酮增加,剂量加大作用增强[8]。

(3)抗病原微生物作用

1)抗细菌作用:喂食脂溶性斑蝥素 0.6～1.0mg 可以治疗"急性型"新城鸡瘟,治愈率高达 90%以上。不经治疗的病鸡及水溶性斑蝥素治疗的病鸡死亡率达 90%～100%[8]。

2)抗真菌作用:通过对植物病原菌的抑菌活性研究,发现500mg/L的斑蝥素溶液对所测的9种植物病原细菌均无抑制作用,对水稻纹枯病菌、棉花立枯病菌、苹果炭疽病菌的生长抑制作用较强[9]。

3)对害虫的杀伤作用:对黏虫的触杀毒力较高[10,11]。斑蝥素通过对肠壁细胞的直接损伤影响到消化酶的分泌,从而导致酶活性受到影响[12]。

(4)对免疫系统的影响

1)抑制淋巴细胞作用:去甲斑蝥素的抑制作用是有选择地作用于激活的淋巴细胞[13]。

2)升白细胞作用:在斑蝥素动物实验中,骨髓检查可见白细胞增生活跃。

3. **毒性作用**　斑蝥素对皮肤、黏膜有强烈的刺激作用,能引起局部发黄或起疱。通常不涉及皮肤深层,对黏膜或皮肤创口作用较为剧烈,较难痊愈[8]。斑蝥素为剧毒,对毛细血管壁有损伤作用。斑蝥素使用不当或用量过大,均可导致机体中毒和死亡[14]。据报道,斑蝥素还有致癌作用[2]。

【药代动力学研究】分布以胆汁、肠胃内容物为最高,肝、肾、肿瘤组织次之。排泄以泌尿系统为主[2]。

【临床应用】

1. 治疗肿瘤

(1)治疗原发性肝癌:以斑蝥素为主要成分的复方斑蝥素片(每片含斑蝥素0.25mg,并含有白及粉、氢氧化铝、三硅酸镁等)对肝癌具有较好的治疗作用。

(2)治疗其他肿瘤:对直肠癌、结肠癌也有一定疗效。对胃癌、食管癌也初见疗效,且无明显毒副反应[8]。

2. 治疗其他疾病

(1)治疗肝炎和肝硬化:从临床观察看,斑蝥素钠具有改善肝功能、降酶作用,提高细胞免疫的功能[1]。

(2)治疗湿疣:观察发现治疗斑蝥素女性生殖道尖锐湿疣治愈率达94.32%,且复发率低,无明显副作用[2]。

(3)治疗斑秃:脱落头发全部生长,分布均匀,20个月后随访未再脱发[6]。

(4)其他应用:治疗狂犬病、皮肤病毒、壮阳[15]。

【不良反应】对皮肤、黏膜的不良反应,主要表现在消化道和泌尿系统方面[1]。

参 考 文 献

[1] 季宇彬,张广美. 中药抗肿瘤有效成分药理与应用. 哈尔滨:黑龙江科学技术出版社,2004:98-102.

[2] 季宇彬. 天然药物有效成分药理与应用. 北京:科学出版社,2007:106-109.

[3] Chu L,Norota I,Ishii K,et al. Inhibitory action of the phosphatase inhibitor cantharidin on the endothelin-1-induced and the carbachol-induced negative inotropic effect in the canine ventricular myocardium. Cardiovasc Pharm acol,2003,41(1):89-92.

[4] 周玥,张学景,蔡于琛,等. 蛋白磷酸酶1和2A抑制剂的研究进展. 中国药学杂志,2007,42(5):324-328.

[5] 李晓飞,侯晓晖,陈祥盛. 芫菁斑蝥素对喉癌细胞和胃癌细胞的抑制作用. 昆虫学报,2009,52(9):946-951.

[6] 张丽娟. 斑蝥酒外擦治疗斑秃. 农村医药报,2006-3-21(4).

[7] 曾文南,卢懿. 斑蝥素及其衍生物的合成与活性研究进展. 有机化学,2006,26(5):579-591.

[8] 季宇彬. 中药有效成分药理与应用. 哈尔滨:黑龙江科学技术出版社,2004:100-104.

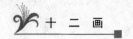

十 二 画

[9] 云月力,徐冠军.斑蝥素对植物病原菌抑制作用的研究.湖北大学学报,2003,25(4):342-345.

[10] 魏列新,梁巧兰,沈慧敏等.1.5%斑蝥素 AS 对粘虫的生物活性.农药,2007,46(4):272-273.

[11] 亢菊侠,胡祖庆,康克功.斑蝥素对粘虫胃毒机理的初步研究.杨凌职业技术学院学报,2005,4(1):4-5.

[12] 张雅林,周越,张志勇.斑蝥素对粘虫和小菜蛾幼虫中肠组织的影响.昆虫学报,2003,46(3):272-274.

[13] 尹璇,陈志伟.斑蝥素及其药理作用研究进展,生命科学仪器,2009,7:3-6.

[14] 李蕴辉,李帆平,程文斌.斑蝥素中毒检验 1 例.刑事技术,2008,(2):76-77.

[15] 李晓飞,陈祥盛,国兴明.昆虫斑蝥素的研究与利用.山地农业生物学报,2004,23(2):169-175.

190. 喜 树

【来源】珙桐科旱莲属植物喜树 *Camptotheca acuminata* Decne. 的果实、根、树皮、树枝及叶[1]。

【性味与归经】苦,寒。归肺、脾、肝经。有小毒。

【功能与主治】清热解毒,活血消肿。治疗胃癌、肝癌、直肠癌、白血病、宫颈癌、膀胱癌等多种恶性肿瘤,也可治疗白癜风、银屑病和腺性膀胱炎等。

【化学成分】全株含有喜树碱(camptothecine)。根中尚含喜树次碱即印度鸭脚碱(venoterpine),3,3′,4-三氧甲基鞣花酸(3,3′,4-tri-O-methyl-ellagic acid)及谷甾醇。干木中还含 10-羟喜树碱(10-hydroxycamptothecine),甲氧基喜树碱(methoxycamptothecine)。果实中还含有 10-羟喜树碱、去氧喜树碱(deoxycamptothecine)、喜树次碱、白桦酸(betulinic acid)和喜果苷即长春苷内酰胺(vincoside-lactam)、肌醇(inositol)、3′-甲氧基-3,4-O,O-亚甲基鞣花酸-4′-O-β-D-吡喃葡萄糖苷 (3′-O-methyl-3,4-O,O-methylene-ellagic acid-4′-O-β-D-glucopyranoside)、2-氧-1,2-二氢喹啉-4-酸(2-oxo-1,2-dihydro-quinoline-4-carboxylic acid)、马钱子苷酸(loganic acid)、4-甲基-1,2-环己烷二甲醇(4-methyl-1,2-cyclohexanedimethanol)、异长春花苷内酰胺(strictosamide)、獐芽菜苦素(sweroside)、乙酰胺(acetamide)、氯原酸(chlorogenic acid)、strictosidinic acid、1-咖啡酰基奎宁酸(1-caffeoylquinic acid)[1,2]。

【药理作用】

1. 抗肿瘤作用

(1)喜树碱的抗肿瘤作用:喜树碱对多种动物肿瘤均有很强的抗肿瘤活性。体内实验证明,腹腔注射喜树碱可使白血病 L1210、L5178、K1946、P388 小鼠的生存时间延长一倍以上,亦可延长白血病 L615 和腹水型肝癌小鼠的生存时间,还可以明显抑制多种实体肿瘤,如小鼠 Lewis 肺癌、黑色素瘤 B16、脑瘤 B22、艾氏腹水癌实体型及大鼠 W256 癌肉瘤、吉田肉瘤、小鼠肉瘤 S180 等。体外实验证明,喜树碱对白血病 L1210 和 Don 细胞有明显的抑制作用,其 LD_{50} 分别为 $1.36×10^{-4}\mu mol/ml$ 和 $3.4×10^{-4}\mu mol/ml$,对 HeLa 细胞和其他肿瘤细胞均有一定抑制作用[1,3]。

喜树碱能使癌细胞发生变性、坏死、核固缩、浓染、染色质凝聚、胞质多空泡、巨细胞等形态学改变。还能使癌细胞和宿主肝细胞的超微结构发生以下变化:核质密度下降,线粒体肿胀与开放,内质网系和高尔基复合体扩张,囊泡性结构与脂滴明显增加和变性,最终导致癌细胞溶解破坏而促进细胞死亡。喜树碱主要作用于细胞的 DNA 合成期(S 期),可使 S 期的细胞致死,对 DNA 合成前期(G_1 期)和后期(G_2 期)亦有作用,但不如 S 期细胞明显,并可延缓 G_2 期进入核分裂期(M 期)。较高浓度时(10mg/ml)可抑制核的有丝分裂,对休止期(G_0 期)细胞没有作用。喜树碱对多核苷酸的抑制大于对蛋白质的抑制,它首先抑制癌细胞的 DNA 聚合酶,继而影响 DNA 的生物合成,亦可直接破坏 DNA 或首先与 DNA 结合,使 DNA 易受内切酶的攻击,进而使 RNA 和蛋白质合成受阻,杀伤癌细胞。有实验证明,喜树碱 1mg/kg 体外培养可抑制 HeLa 细胞和 L5178 等细胞的 DNA 和 RNA 合成[3]。研究还表明,喜树碱能特异性地减少结肠癌 SW-480 细胞一氧化氮(NO)的生成量,降低 iNOS mRNA 和蛋白质的表达[4]。喜树碱还可以选择性地抑制拓扑异构酶Ⅰ(topoisomeraseⅠ,TopoⅠ),造成 DNA 链的断裂损伤,使 DNA 产生降解等多种生化效应,最终导致癌细胞死亡。缺氧诱导因子-1 能够促进肿瘤恶化、浸润及转移。近年研究显示,喜树碱及其衍生物还可抑制缺氧诱导因子-1(HIF-1)蛋白翻译进而调控 HIF-1 活性,并被作为 HIF-1 非选择性化学抑制剂提出[5]。

(2)10-羟喜树碱的抗肿瘤作用:10-羟喜树碱是从喜树中提取的一种天然生物碱,具有显著的抗肿瘤作用,还是一类具有选择性抑制 DNA TopoⅠ的抗癌药物。它能抑制 TopoⅠ将 DNA 重新接合,从而控制 DNA 复制,阻断 RNA 合成,干扰细胞分裂周期,以及使染色体 DNA 产生断裂、降解等多种效应,在机体多种调控蛋白的协同作用下,最终导致肿瘤细胞死亡[3]。

体内试验表明,10-羟喜树碱对 H22 肝癌模型小鼠的肿瘤生长具有抑制作用。10-羟喜树碱中剂量化疗组对小鼠肝肾功能有一定的保护作用,而高剂量化疗组对小鼠肝肾功能有不可逆的损伤[6]。10-羟喜树碱可明显抑制肿瘤组织中 VEGF 的表达水平和微血管密度,推测其抗肿瘤作用可能与对血管生成抑制作用有关[7]。10-羟喜树碱对小鼠白血病 L1210 有良好的活性,0.044mg/kg 可延长小鼠生存时间 129%,7.4mg/kg 可对瓦克癌瘤的抑制率达到 84%[3]。另有研究报道,10-羟喜树碱对小鼠黑色素瘤肺转移模型具有抑制作用[8]。

体外实验研究表明,10-羟喜树碱能诱导人肝癌细胞 SMMC-7721 细胞凋亡,其效果与剂量和时间密切相关。当 10-羟喜树碱终浓度>2.0μmol/L 时,部分 SMMC-7721 细胞出现典型凋亡特征,当 10-羟喜树碱浓度>50μmol/L 时,大量凋亡细胞出现坏死[9]。

10-羟喜树碱具有抗人肺癌细胞增殖、侵袭和诱导凋亡的作用。实验结果显示 0.25μmol/L 和 0.50μmol/L 10-羟喜树碱分别使 PGCL3 细胞增殖下降 65.9% 和 73.2%。对细胞侵袭、运动、黏附及组织蛋白酶 B 分泌均有明显的抑制作用,并使 PGCL3 细胞凋亡率显著升高。10-羟喜树碱有抗 PGCL3 人肺癌细胞增殖和侵袭作用,并有诱导凋亡的作用,其抗侵袭机制是对侵袭的多个基本环节起抑制作用[10]。另有报道,10-羟喜树碱可以明显抑制人肺癌 A549 细胞增殖,诱导其凋亡,并下调 Bcl-2 基因表达,提示 Bcl-2 基因下调参与了 10-羟喜树碱对 A549 细胞的抑制作用,10-羟喜树碱可抑制癌基因的表达并改变其细胞周期调控,对肿瘤细胞凋亡起到诱导作用[11]。

10-羟喜树碱能够诱导人白血病 K562 细胞凋亡,作用 48 小时的最佳浓度为 8.0μg/ml,可影响 K562 细胞增殖周期中的 S 期,即 DNA 合成期,细胞在此期停滞,诱导其发生凋亡[12]。

10-羟喜树碱可在体外抑制人乳腺癌 MCF-7 细胞增殖,并通过 Caspase-3 途径诱导细胞凋亡,达到抑制肿瘤细胞生长的作用。与对照组比较,50μmol/L、100μmol/L 及 200μmol/L 10-羟喜树碱对细胞增殖均有抑制作用,其抑制率呈浓度依赖性增加。荧光显微镜观察显示,100μmol/L、200μmol/L 10-羟喜树碱处理组中可见典型的凋亡形态学改变。与对照组比较,各 10-羟喜树碱处理组中 MCF-7 细胞 Caspase-3 mRNA 表达水平均升高,并呈浓度依赖性升高趋势[13]。10-羟喜树碱体外对前列腺癌 PC-3M 细胞具有细胞毒作用,能有效抑制细胞生长,抑制率与作用时间、药物浓度呈正相关,其半数抑制浓度随药物作用时间延长而降低,并可以诱导其凋亡,凋亡率随着药物浓度增加而明显增加[14]。

10-羟喜树碱对黑色素瘤 B16-F10 细胞具有细胞毒性作用,可以诱导凋亡,并使细胞周期阻滞在 S 期[8]。

10-羟喜树碱可以诱导人膀胱癌 T24 细胞凋亡,且具有浓度依赖性,说明诱导肿瘤细胞凋亡可能为其抗肿瘤作用机制之一,对比正常 T24 细胞与药物作用后细胞还发现细胞的周期分布发生了明显改变,S 期、G_2/M 期细胞数量明显减少,提示 10-羟喜树碱主要作用于 T24 细胞的 S 期,本实验还发现 10-羟喜树碱作用后细胞受损,LDH、SOD 及谷胱甘肽还原酶(glutathione reductase,GR)减少和(或)失活造成能量代谢障碍、细胞抗氧化能力减弱,结合总抗氧化能力(total antioxidation,T-AOC)、GSH、MDA 及活性氧检测结果表明,在 10-羟喜树碱作用后细胞活性氧的生成量增加而抗氧化保护机制不足,造成活性氧的代谢平衡失调,使活性氧产生堆积,导致细胞凋亡。说明氧化应激参与了 10-羟喜树碱诱导的 T24 细胞凋亡[15]。

(3)$3'$-甲基-$3,4$-O,O 亚甲基鞣花酸-$4'$-O-β D-吡喃葡萄糖苷的抗肿瘤作用:$3'$-甲基-$3,4$-O,O 亚甲基鞣花酸-$4'$-O-β D-吡喃葡萄糖苷对 DNA Topo I 有强的抑制作用,且优于 10-羟喜树碱和喜树碱,提示该化合物可能具有更好的抗肿瘤活性[2]。

2. 其他药理作用

(1)对内脏系统的影响

1)对心血管系统的影响:喜树碱抑制血小板衍生生长因子-BB 诱导的大鼠主动脉血管平滑肌细胞增殖,诱导细胞周期阻滞在 G_0/G_1 期,使 G_0/G_1 期调节蛋白表达下降,包括细胞周期蛋白依赖性激酶(CDK)、Cyclin D1 和 PCNA,并抑制 PI3K/Akt 信号通路[16]。

2)对呼吸系统的影响:10-羟喜树碱在体外通过抑制细胞增殖和促进细胞凋亡来抑制人胚肺成纤维细胞 HFL1 的生长,可能是一种潜在的抗肺纤维化的药物[17,18]。

10-羟喜树碱还对肝纤维化具有一定的抑制作用。10-羟喜树碱对四氯化碳诱导的肝纤维化大鼠模型具有防治作用,作用机制可能为:①抑制 α-SMA 及蛋白的表达,抑制肝星状细胞活化增殖,上调 Bax/Bcl-2 mRNA 比值,诱导肝星状细胞凋亡,还可以减少细胞外基质 I、III 型胶原的表达;②下调 TGF-β_1 的表达、下调 Smad3、上调 Smad7 基因及蛋白的表达从而阻断 TGF-β_1/Smad 信号通路转导,达到延缓肝纤维化发生、发展的目的。10-羟喜树碱也可以抑制血小板衍生因子刺激的大鼠肝星状细胞的增殖和 I、III 型胶原 mRNA 的表达,抑制作用与 ERK1/2 信号通路有关[19-21]。

(2)抗病毒作用:喜树碱对小鼠成纤维细胞 NIH/3T3 中 Toll 样受体 3(Toll-like receptor-3,TLR3)具有激动作用,使 TLR3 表达量增加,并且干扰素-β(interferon-β,IFN-β)表达也增加,提示喜树碱通过增加 TLR3 的表达发挥抗病毒作用[22]。

(3)对免疫系统的影响:喜树碱可明显抑制 ConA 刺激的 T 淋巴细胞的活化、增殖,同时使淋巴细胞阻滞于 G_0/G_1 期[23]。肺腺癌细胞株 SPC-A1 中加入喜树碱 24 小时后,细胞增殖明显被抑制,同时 CDA1 mRNA 及蛋白表达增多,此时 p53、p21 的表达也增多($P < 0.05$),而 Cyclin D1 的表达出现减少。加入喜树碱诱导后肺腺癌细胞株 SPC-A1 中 CDA1 表达增加[24]。10-羟喜树碱对移植物急性排斥反应的抑制作用具有明显的量效关系[25]。

(4)抑制瘢痕作用:10-羟喜树碱可通过抑制人增生性瘢痕成纤维细胞胶原蛋白的合成及促进瘢痕成纤维细胞 Smad7 的表达,来发挥抑制瘢痕形成的作用[26]。另有报道,10-羟喜树碱对人增生性瘢痕成纤维细胞 TGF-β/Smad 信号转导通路中信号介导子 P-Smad3 mRNA 及蛋白表达有明显的抑制作用,能够抑制兔耳瘢痕的增生,使瘢痕颜色变浅,体积减小,质地变软,胶原少而齐整,机制为减少 PCNA、Bcl-2 和增加 Cx43 的表达,从而减少成纤维细胞增殖,促进其凋亡,增加细胞间缝隙连接通讯[27]。进一步研究表明,10-羟喜树碱可能通过减少人增生性瘢痕成纤维细胞 IκBα 蛋白和 mRNA 表达,从而促进 NF-κB p65 蛋白和 mRNA 表达,影响瘢痕形成[28]。

(5)对眼部的影响:10-羟喜树碱对猪视网膜色素上皮细胞的抑制作用呈剂量-时间依赖性。终浓度为 1.5mg/L 的 10-羟喜树碱对猪视网膜色素上皮细胞的增殖具有明显的抑制作用,且细胞毒性小。10-羟喜树碱能有效抑制人眼 Tenon 囊成纤维细胞的增殖、迁移。10-羟喜树碱在体外可诱导青光眼滤过手术球结膜下瘢痕组织成纤维细胞发生凋亡,且具有浓度依赖性,该凋亡可能通过 Caspase-3 和 Caspase-9 途径来实现[29-31]。

(6)对胰 α-淀粉酶的影响:喜树碱对胰 α-淀粉酶有明显的抑制作用,其抑制类型为反竞争性抑制[32]。

3. 毒性作用

(1)喜树碱的毒性作用:小鼠一次腹腔注射喜树碱的 LD_{50} 为 68.4~83.6mg/kg。小鼠一次静脉注射喜树碱钠盐的 LD_{50} 为 57.3mg/kg,灌胃的 LD_{50} 为 153.2mg/kg,腹腔注射的 LD_{50} 为 8.81mg/kg[3]。

(2)10-羟喜树碱的毒性作用:10-羟喜树碱经小鼠腹腔注射 LD_{50} 为 104mg/kg。10-羟喜树碱的不良反应主要发生在胃肠道和造血系统,多数表现为恶心、呕吐,经对症治疗可缓解,还表现为骨髓抑制,如白细胞和血小板下降,停药后逐渐恢复。对心脏、肝、肾无明显影响,并具增进食欲功能,与其他化疗药物联合用药可减少其他化疗药物的不良反应[3]。

【药代动力学研究】

1. 喜树碱的药代动力学研究　用荧光法和酵母法研究喜树碱及其钠盐的体内过程表明,小鼠一次腹腔注射喜树碱后,15 分钟血中浓度达最高峰,其半衰期为 27 分钟,人一次静脉注射喜树碱后呈双指数下降曲线。大、小鼠腹腔注射喜树碱后,药物迅速分布于消化道、肝、肾、骨髓、脾等组织,脑中未能检测出喜树碱。在胃肠组织中药物浓度下降缓慢,可能存在药物的肠肝循环,喜树碱在体内各组织中多以原药形式存在。将 ^{14}C 标记喜树碱注入小鼠体内,2 小时内,膀胱尿液中含有较高的放射活性,并且对膀胱黏膜有刺激作用。用薄膜超滤法研究证明喜树碱能与多种动物血中 α-球蛋白和 β 脂蛋白结合,对牛血清中 α-球蛋白的结合率最高。喜树碱能透过 Visking 纤维素膜,与人血清蛋白有较强的结合力。当喜树碱的浓度为 $1×10^{-5}$~$2×10^{-5}$mol/L,人血清蛋白浓度为 $5×10^{-6}$~$1×10^{-4}$mol/L 时,结合常数为 $9.58×10^{4}$mol/L,并且喜树碱在人血清蛋白分子上有唯一的结合部位,经荧光法测知,该结合部位在人血清蛋白分子的 U 部位[3]。

2. 10-羟喜树碱的药代动力学研究　建立 10-羟喜树碱内酯环形式的 HPLC-荧光检测法研究 10-羟喜树碱注射液在小鼠体内的药动学特征,小鼠尾静脉注射和腹腔注射后不同时间点进行眼眶静脉取血,测定血浆中 10-羟喜树碱内酯环的血药浓度,结果显示 10-羟喜树碱内酯环形式可与血浆中的其他成分较好的分离,10-羟喜树碱两种给药方式在小鼠体内的药动学特征基本相似[33]。

【临床应用】

1. 治疗肿瘤

(1)喜树碱治疗肿瘤:喜树碱对胃癌、直肠癌等消化道肿瘤有较好的疗效。喜树碱钠盐注射液(10mg 加生理盐水 20ml)静脉注射或静脉滴注,成人每日 1 次 10mg 或间日 1 次 20mg,

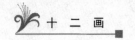

总剂量为100mg,最大达30mg。治疗胃癌、肠癌和直肠癌600余例,总有效率为60％左右[3]。奥沙利铂联合喜树碱治疗老年胃癌32例,总有效率50.0％[34]。

(2)10-羟喜树碱治疗肿瘤:10-羟喜树碱临床治疗各种恶性肿瘤253例,有效率达49.8％,其中原发性癌肿有效率为46.7％,胃癌47％,头颈部肿瘤为64.3％,对白血病、膀胱癌也有一定疗效。毒副作用较小,是比较安全有效的抗癌药物[3]。

有报道称体外药敏试验显示,10-羟喜树碱对胃癌抑制率为33％[35]。以10-羟喜树碱为主的二联及多联治疗胃肠道肿瘤中,共1881例患者,结果显示10-羟喜树碱可以显著提高近期大肠癌化疗疗效和胃癌化疗疗效。现有研究资料显示10-羟喜树碱可以提高胃肠道肿瘤化疗近期临床疗效,但会增加血液系统严重毒性反应发生率[36]。以10-羟喜树碱为主联合化疗治疗晚期消化道恶性肿瘤,治疗组近期有效20例,显效10例,总有效率30％,是治疗晚期消化道肿瘤比较安全有效的药物[37]。10-羟喜树碱联合奥沙利铂治疗晚期胃癌27例,完全缓解2例,部分缓解9例,总有效率40.7％[38]。10-羟喜树碱、甲酰四氢叶酸钙和5-氟尿嘧啶(5-FU)治疗晚期胃癌21例,有效率为61.90％,疗效有明显提高,而其毒副作用与对照组相比无明显增加[39]。临床上,也经常应用10-羟喜树碱和其他化疗药物联合用药治疗肝癌患者。有研究对41例原发性肝癌患者在常规化疗药物基础上加用10-羟喜树碱后,完全缓解率为21.95％,部分缓解率为36.59％,总有效率为58.54％;而常规化疗药物组完全缓解率为19.51％,部分缓解率为21.95％,总有效率为41.46％,说明加用10-羟喜树碱能够明显提高疗效[40]。有报道称5-FU与10-羟喜树碱合用有相加或协同作用,为两者的联用奠定了理论基础。10-羟喜树碱治疗原发性肝癌,联合5-FU,取得较好疗效[41]。10-羟喜树碱配合导管肝动脉化疗栓塞术,对于原发性肝癌晚期治疗中取得了较好的临床疗效[42]。采用10-羟喜树碱与5-FU及亚叶酸钙(calcium folinate,CF)联合治疗大肠癌,取得了较好效果,这说明5-FU与10-羟喜树碱有相加或协同作用,它们合用可提高疗效,且无严重化疗相关不良反应[43]。采用10-羟喜树碱联合卡培他滨方案治疗经CF/5-FU方案化疗失败的晚期大肠癌患者42例,取得了较好的近期疗效,有效率达到52.4％。因此,10-羟喜树碱联合卡培他滨可以作为晚期大肠癌的二线治疗方案,尤其适用于CF/5-FU方案治疗失败后的晚期大肠癌患者[44]。采用以10-羟喜树碱为主的联合方案治疗晚期大肠癌20例,并与其他方案对照,发现在无条件进行体外肿瘤细胞药敏试验的情况下,以10-羟喜树碱为主的联合方案治疗晚期大肠癌疗效显著,患者耐受良好,值得推广应用[45]。羟喜树碱联合卡培他滨治疗复发转移结直肠癌,其中49例可评价客观疗效,平均化疗2.8个周期,有效率为24.5％,疾病控制率为69.4％,疗效较好,而且不良反应轻[46]。

10-羟喜树碱联合α-干扰素治疗新诊断和早期不能行造血干细胞移植的慢性髓细胞白血病慢性期患者,尤其是年老、体弱、耐受力差的患者,可作为一线治疗方案选择[47]。10-羟喜树碱联合放疗治疗晚期宫颈癌,能提高晚期宫颈癌患者近期疗效,且不增加不良反应[48]。

采用10-羟喜树碱腔内注射治疗27例恶性胸(腹)腔积液患者,结果完全缓解9例,部分缓解13例,无效5例,有效率为81.5％。这种方法局部治疗耐受性好,无明显毒副反应[49]。研究表明,术中、术后应用10-羟喜树碱膀胱灌注预防膀胱癌术后复发安全有效[50]。另有研究表明,对膀胱肿瘤患者行10-羟喜树碱膀胱灌注治疗可抑制肿瘤免疫逃逸,提高机体免疫力[51]。

2. 治疗其他疾病

(1)治疗皮肤病:用喜树碱软膏联合0.05％卤米松乳膏治疗寻常型白癜风患者效果满意[52]。喜树碱软膏结合中药熏蒸治疗点滴状银屑病56例,临床治愈25例(44.6％),显效17例(33.4％),有效11例(19.6％),无效3例(5.4％),总有效率94.6％[53]。

（2）治疗腺性膀胱炎：经尿道电切加羟喜树碱灌注治疗腺性膀胱炎 47 例，所有患者术后尿频、尿急、尿痛、腰骶部疼痛不适、血尿等症状消失[54]。

【不良反应】喜树碱注射液总量在 100mg 以上者，不良反应主要表现在三个方面。①消化系统反应：喜树碱可引起食欲不振、恶心、呕吐、胃肠炎等症状。个别严重的患者可引起顽固性腹泻，导致水、电解质紊乱、肠麻痹而死亡。患者一旦出现水泻必须立即停药。②造血系统反应：喜树碱可抑制骨髓，使白细胞、血小板和血红蛋白下降。③泌尿系统反应：喜树碱可引起出血性膀胱炎，出现尿频、尿痛及血尿等。喜树碱还可引起口腔黏膜感染和脱发等[3]。

参 考 文 献

[1] 季宇彬. 抗癌中药药理与应用. 哈尔滨：黑龙江科学技术出版社，2004：1168-1170.

[2] 黄石麟，孙莲莉，章燕珍，等. 喜树的化学成分和生物活性研究概况. 中国药学杂志，2013，48（13）：1048-1051.

[3] 季宇彬. 中药有效成分药理与应用. 北京：人民卫生出版社，2011：614-617.

[4] 沈香娣，仇容，沈培强，等. 喜树碱对结肠癌细胞 SW480 诱导性一氧化氮合成的影响. 中国中医药科技，2009，16（4）：280-282.

[5] 张宁. 喜树碱类化合物调控缺氧诱导因子-1 的研究进展. 国际肿瘤学杂志，2008，35（10）：729-731.

[6] 胡巍，张尚锁，方芸. 羟基喜树碱对 H_{22} 肝癌模型小鼠药效学的研究. 现代中药研究与实践，2011，25（2）：40-43.

[7] 钱晓萍，刘宝瑞，殷华芳. 小剂量羟基喜树碱抗鼠 H_{22} 移植瘤血管生成的体内实验研究. 中国癌症杂志，2010，20（1）：31-35.

[8] Hu W, Zhang C, Fang Y, et al. Anticancer properties of 10-hydroxycamptothecin in a murine melanoma pulmonary metastasis model in vitro and in vivo. Toxicol In Vitro, 2011, 25(2): 513-520.

[9] 王晓颖，王尔慧. 10-羟基喜树碱诱导人肝癌细胞 SMMC-7721 凋亡的探讨. 江苏医药，2002，28（7）：509-510.

[10] 黄炜，黄济群，张东方. 10-羟基喜树碱抗人肺癌细胞增殖、侵袭和诱导凋亡的研究. 中华实验外科杂志，2004，21（2）：156-157.

[11] 宋海星，胡洪华. 羟基喜树碱抑制肺癌 A549 细胞的体外增殖并下调 Bcl-2 基因的表达. 南方医科大学学报，2012，32（9）：1341-1345.

[12] 邵淑丽，吴敏，武广慧. 羟基喜树碱对人白血病 K562 细胞增殖和凋亡的影响. 安徽农业科学，2010，38（9）：4546-4549.

[13] 陈菲，王瑜梅. 羟基喜树碱对人乳腺癌 MCF-7 细胞增殖及凋亡的影响. 中国医药导报，2011，8（10）：17-19.

[14] 金光虎，陈爽，杨丽，等. 羟基喜树碱对人前列腺癌 PC-3m 细胞凋亡的影响. 中国实验诊断学，2010，14（1）：12-13.

[15] 兰海河，石家齐，陈方敏，等. 羟基喜树碱诱导膀胱癌 T24 细胞凋亡的研究. 现代泌尿生殖肿瘤杂志，2010，2（2）：94-97.

[16] Park E S, Kang S I, Yoo K D, et al. Camptothecin inhibits platelet-derived growth factor-BB-induced proliferation of rat aortic vascular smooth muscle cells through inhibition of PI3K/Akt signaling pathway. Exp Cell Res, 2013, 319(7): 982-991.

[17] 姜瑞姣，郑洁，刘良倚，等. 羟基喜树碱对人胚肺成纤维细胞增殖与凋亡的影响. 实用医学杂志，2011，27（24）：4364-4366.

[18] 郑洁，姜瑞姣，李琳，等. 羟基喜树碱对人胚肺成纤维细胞 HFL1 生长的影响. 上海中医药杂志，2011，45（11）：80-83.

[19] 邵佳亮.羟基喜树碱对大鼠肝纤维化防治作用及部分机制的研究.南昌:南昌大学,2011:33.

[20] 万赞燕.羟基喜树碱对肝纤维化大鼠Ⅰ、Ⅲ型胶原、TGFβ1 表达及 TGFβ1/Smad 信号通路的影响.南昌:南昌大学,2012:26.

[21] 殷亮.羟基喜树碱对 PDGF 刺激的大鼠肝星状细胞胶原基因表达及 ERK 信号通路的影响.南昌:南昌大学,2011:28.

[22] 刘学,张馨月,吴秀萍,等.喜树碱对 NIH/3T3 细胞 TLR3 表达及活化的影响.中国预防兽医学报,2012,34(8):611-614.

[23] 江颖娟,曾耀英,肇静娴,等.喜树碱对小鼠 T 淋巴细胞活化、增殖以及细胞周期的影响.中国病理生理杂志,2008,24(6):1178-1182.

[24] 汪为民,韩淑华,林勇,等.喜树碱对肺癌细胞株中 CDA1 表达变化的影响.实用临床医药杂志,2009,13(4):11-14.

[25] 莫春柏,石炳毅,蔡明.10-羟基喜树碱对异基因大鼠心脏移植物急性排斥反应的抑制作用.中华器官移植杂志,2002,23(6):347-349.

[26] 李莉.羟基喜树碱对人增生性瘢痕成纤维细胞胶原蛋白合成及 Smad7 表达的影响.南昌:南昌大学,2010:1-23.

[27] 余冬平.羟基喜树碱对人增生性瘢痕成纤维细胞 P-Smad3 表达影响和兔耳增生性瘢痕作用的实验研究.南昌:南昌大学,2011:30.

[28] 袁源.羟基喜树碱对人增生性瘢痕成纤维细胞 NF-κB 的表达影响.南昌:南昌大学,2012:1-2.

[29] 王聪,吴雅臻,魏文斌.羟基喜树碱对猪视网膜色素上皮细胞增殖抑制作用的实验研究.中国中医眼科杂志,2011,21(3):135-138.

[30] 范莲,袁志兰,陈琴,等.羟基喜树碱抑制人眼 Tenon 囊成纤维细胞增殖的实验研究.现代生物医学进展,2011,11(16):3067-3070.

[31] 汤伟,钱朝旭,袁志兰.羟基喜树碱对青光眼滤过术后球结膜下成纤维细胞凋亡的影响及其机制研究.眼科,2012,21(4):273-277.

[32] 苏波,贾旭,冷晓莲,等.喜树碱对胰 α-淀粉酶部分性质的影响.天然产物研究与开发,2007,19:452-454,469.

[33] 刘恒平,张晶晶.羟基喜树碱注射液两种给药方式在小鼠体内的药代动力学研究.黑龙江医药,2008,21(6):17-20.

[34] 宁四海,李高峰,黄跃胜,等.奥沙利铂联合喜树碱治疗老年胃癌 32 例.中国老年学杂志,2010,30(11):1572-1574.

[35] 周立新,王碧瑶,沈卫星,等.10-羟基喜树碱体外抗癌药敏的试验研究.中国肿瘤临床,2000,27(9):717-719.

[36] 刘祺,龚凡杰,李永国,等.10-羟基喜树碱治疗胃肠道肿瘤近期疗效及安全性的 Meta 分析.中国循证医学杂志,2006,6(2):124-130.

[37] 蔡浩敏,张海盛,米正华.羟基喜树碱联合化疗治疗晚期消化道恶性肿瘤疗效观察.现代医药卫生,2012,28(1):21-22.

[38] 黄卫兵,朱敏.羟基喜树碱联合 mFOLFOX6 治疗晚期胃癌.现代肿瘤医学,2010,18(3):530-532.

[39] 靳桂红,李本全,李发强,等.羟喜树碱联合化疗治疗晚期胃癌 21 例疗效观察.中国煤炭工业医学杂志,2011,14(5):693-694.

[40] 乔健,杨卫卫,孙晓东.10-羟基喜树碱为主治疗原发性肝癌 60 例疗效观察.陕西肿瘤医学,2001,9(4):267.

[41] 蒋艳,姜孝新,伍小平,等.羟基喜树碱在原发性肝癌晚期治疗中的临床价值.时珍国医国药,2012,23(7):1831-1832.

[42] 况建荣,王道梅,燕平,等.羟基喜树碱为主行肝动脉栓塞治疗原发性肝癌的疗效观察.中国综合临床,

2002,18(6):546.

[43] 段家华,王继红,霍丹.羟基喜树碱联合 5FU/CF 治疗晚期大肠癌临床研究.中国现代医学杂志,2005,15(19):2999-3000.

[44] 宋华勇,杨义明.羟基喜树碱联合卡培他滨治疗晚期直肠癌临床观察.临床荟萃,2006,21(6):425-426.

[45] 徐德亮,涂水平.以羟基喜树碱为主联合治疗晚期大肠癌.胃肠病学和肝病学杂志,2001,10(1):161-162.

[46] 蔡蔚,蒋磊,陈斌.羟基喜树碱联合卡培他滨治疗复发转移结直肠癌的临床观察.临床肿瘤学杂志,2012,17(3):259-262.

[47] 李燕,田秋生,魏玉静.羟基喜树碱联合 α-干扰素治疗慢性粒细胞白血病.中原医刊,2007,34(1):90.

[48] 邹鸽,王达飞.羟基喜树碱联合放疗治疗晚期宫颈癌的疗效观察.现代医药卫生,2012,28(1):23-24.

[49] 潘勤,王继荣.10-羟基喜树碱腔内注射治疗恶性胸腹水.齐鲁医药杂志,1999,6(1):42-43.

[50] 罗宏,李元,刘南,等.羟基喜树碱预防膀胱癌复发的临床研究.临床泌尿外科杂志,2005,20(12):757-759.

[51] 刘尚文,王养民,乔够梅,等.羟基喜树碱和吡柔比星膀胱灌注对膀胱癌患者免疫力的影响比较.实用医学杂志,2006,22(1):70-72.

[52] 王乖娟,侯新江,刘卫兵.喜树碱软膏联合 0.05% 卤米松乳膏治疗寻常型白癜风疗效观察.现代中西医结合杂志,2009,18(30):3719-3720.

[53] 吴祖兰 聂巧峰 黄时燕,等.中药熏蒸结合喜树碱软膏治疗点滴状银屑病 56 例.四川中医,2010,28(1):106-107.

[54] 甘启忠.经尿道电切加羟基喜树碱灌注治疗腺性膀胱炎 47 例临床分析.吉林医学,2012,33(10):2162.

191. 棉 花 根

【来源】锦葵科植物草棉 *Gossypium herbaceum* L.、陆地棉 *G. hirsutum* L.、海岛棉 *G. barbadense* L. 和树棉 *G. arboreum* L. 的根或根皮[1]。

【性味与归经】味甘,性温。归肺经[1]。

【功能与主治】止咳平喘,通经止痛。主治咳嗽,气喘,月经不调,崩漏[1]。

【化学成分】草棉的根皮含棉酚(gossypol)、黄酮(flavonoid)、香草乙酮(acetovanillone)、甜菜碱(betaine)、甾醇(sterol)、水杨酸[2](salicylic acid)、根含皂苷(saponin)、苯酚成分(phenol)[3]。陆地棉的根皮含棉酚、棉酚紫(gossypurpurin)、精氨酸(arginine)、天冬酰胺(asparagine)、甜菜碱、草酸(oxalic acid)、水杨酸、油酸(oleic acid)、棕榈酸(palmitic acid)及少量挥发油、挥发油中含糠醛(furfural)、香草乙酮[1]。

【药理作用】

1. 棉酚的抗肿瘤作用 用棉酚以 30mg/kg 的剂量对中枢神经系统动物模型进行处理,每周 5 天,共 4 周,肿瘤的平均瘤重是对照组的 50%[4]。棉酚能够使睾丸的睾酮水平明显下降[5]。左旋棉酚单剂量 15mg/kg 能减少移植胰腺癌的小鼠中肿瘤 ATP 含量和血流,使肿瘤 ATP/Pi 下降 50%,血流下降 60%。

体外实验表明棉酚对起源于淋巴及粒细胞、肾上腺、乳腺、宫颈、直肠和中枢神经系统的多种肿瘤细胞株均有明显的增殖抑制活性[6,7]。

棉酚能够诱导人肺泡癌细胞系 A549 凋亡,主要经由 Fas/FasL 旁路,破坏线粒体膜的完整性,释放细胞色素 c 等促凋亡因子,从而激活 Caspase 诱导细胞凋亡[8,9]。

棉酚能够通过抑制蛋白激酶 C(PKC)的活性从而影响蛋白激酶 C 依赖的信号通路诱导人

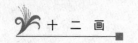

急性早幼粒细胞白血病系 HL-60 细胞凋亡的发生[10]。

棉酚可引起人结肠癌 HT-29 细胞 Bcl-xl,Bag-1,Mcl-1 蛋白表达下调,经荧光偏振分析法证实棉酚能够抑制抑凋亡蛋白 Bcl-xl 等与促凋亡蛋白形成异二聚体[11]。

2. 其他药理作用

(1)对外周神经系统的影响:对离体豚鼠回肠均有显著的兴奋作用。

(2)对内分泌系统的影响:棉根提取物可引起小鼠胸腺萎缩,肾上腺重量增加,具有增强或改善肾上腺皮质功能的作用。棉子饼能妨碍甲状腺素在肠中的吸收及肝肠循环,因而有抗甲状腺的作用。

(3)抗病原微生物作用

1)抗细菌作用:棉根皮煎剂、提取物树脂部分及棉酚,对某些细菌有轻度抑制作用。体外实验棉根皮煎剂及其各种提取物对肺炎球菌、溶血性链球菌、卡他球菌、流感杆菌等都有一定的抑制作用。

2)抗病毒作用:棉酚及其衍生物对Ⅰ型人类免疫缺陷病毒和Ⅱ型单纯疱疹病毒的生物活性有一定对抗作用[12,13]。棉酚及其衍生物以 LDH 为分子靶标,具有一定的抗疟原虫及牛巴贝虫作用[14]。

(4)对免疫系统的影响:棉酚具有潜在的免疫调节作用[15]。

(5)对内分泌系统的影响:低剂量棉酚甲基睾丸酮和炔雌醇联合用药作为男性避孕药,在24 周内没有影响到用药大鼠生精干细胞的生存和分化功能[16]。

3. 毒性作用

(1)棉花根的毒性作用:棉花根溶液能迅速引起动物睾酮、肝、肾、肌肉组织的损害。

(2)棉子的毒性作用:棉子饼内的棉酚由于和蛋白结合,因而毒性不大,可用高压加热、用铁盐氧化或沉淀等方法使之无害。棉酚用强碱处理后毒性较小,对大鼠腹腔注射的最小致死量为 60～75mg/kg。

【药代动力学研究】

棉酚口服后仅部分被肾和小肠上皮吸收,吸收后其主要代谢场所是肝脏,大部分经胆汁分泌。

【临床应用】治疗肿瘤:Catherine 等[17]用棉酚治疗 20 例晚期转移性乳腺癌患者[17],进行临床Ⅰ、Ⅱ期试验,用于评估和验证其体外抑制作用,试验棉酚每日口服的总剂量为 30～50mg,其结果与体外实验的结果相符。

醋酸棉酚治疗子宫肌瘤与安宫黄体酮治疗子宫肌瘤对照,27 例神经胶质瘤复发患者口服棉酚 20mg/d,2 例部分有效,1 例无变化[18]。

【不良反应】棉酚可以导致低钾血症。棉酚可致生精上皮萎缩。部分损害时仍有可能恢复生育力,但若全部受损则不能恢复,而造成永久性不育,肌无力、食欲减退、恶心、呕吐等胃肠道反应以及心悸及肝功能轻度改变;可引起绝经的更年期症状出现,闭经、性欲减退、潮热、皮肤瘙痒、出汗等[19]。

参 考 文 献

[1] 国家中医药管理局《中华本草》编委会. 中华本草. 上海:上海科学技术出版社,1999:346-347.

[2] 南京药学院,药学资料,1971,(3):38

[3] 中国医学科学院药物研究所. 中草药有效成分的研究(第一分册). 北京:人民卫生出版社,1972:429

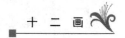

[4] Coyle T,Levante S,Shetler M,et al. In vitro and in vivo cytotoxicity of gossypol against central nervous system tumor cell lines. J Neurooncol,1994;19(1);25-35.

[5] Shidaifat F,Canatan H,Kulp S K,et al. Inhibition of human prostate cancer cells growth by gossypol is associated with stimulation of transforming growth factor-beta. Cancer Lett,1996;107(1);37-44.

[6] Gilbert N E,O'Reilly J E,Chang C J,et al. Antiproliferative activity of gossypol and gossypolone on human breast cancer cells. Life Sci,1995;57(1);61-67.

[7] 胡承阅,蒋婵华. 已知棉酚的生物学活性及作用机理. 国外医学计划生育分册,1997,16(2);68-72.

[8] Chang J S,Hsu Y L,Kuo P L,et al. Upregulation ofFas/Fasligand-mediated apoptosis by gossypol in an immortalized human alveolar lung cancer cell line. Clin Exp Pharmacol Physio,l2004,31(10);716-722.

[9] Oliver C L,Miranda M B,Shangary S,et al. (-)-Gossypol acts directly on themitochondria to overcome Bcl-2-and Bcl-X(L)-mediated apoptosis resistance. MolCancer Ther,2005,4(1);23-31,PMID;15657350.

[10] Balci A,Sahin F I,Ekmekci A. Gossypol induced apoptosis in the human promyelocytic leukemia cell line HL 60. Tohoku J Exp Med,1999,189(1);51-57.

[11] Zhang M,Liu H,Guo R,et al. Molecular mechanism of gossypol induced cell growth inhibition and cell death of HT-29 human colon carcinoma cells. Biochem Pharmacol,2003,66(1);93-103,PMID;12818369.

[12] Radloff R J,Deck L M,Royer R E,et al. Antiviral activities of gossypol and its derivatives against herpes simplex virus type Ⅱ. Pharmacol Res Commun,1986,18(11);1063-1073.

[13] Lin T S,Schinazi R,Griffith B P,et al. Selective inhibition of human immunodeficiency virus type 1 replication by the(−)but not the(＋)enantiomer of gossypol. Antimicrob Agents Chemother,1989,33(12); 2149-2151.

[14] Razakantoanina V,Nguyen Kim P P,Jaureguiberry G. Antimalarial activity of new gossypol derivatives. Parasitol Res,2000,86(8);665-668.

[15] 何贤辉,曾耀英,李振,等. 棉酚对多克隆激活剂活化人 T 淋巴细胞的抑制作用. 中国病理生理杂志, 2001,17(6);510-514.

[16] 崔光辉,钱晓菁,许增禄,等. 低剂量棉酚甲基睾丸酮和炔雌醇联合用药作为男性避孕药的安全性检测. 解剖学报,2007,38(6);713-717.

[17] Catherine V P,Andrew D S,Marcus M R,et al. Oral gossypol in the treatment of patients with refractory metastatic breast cancer;A phase Ⅰ/Ⅱ clinical trial. Breast Cancer Research and Treatment,2001,66 (3);239-248.

[18] 陈静坤,金毓翠,李慧芳,等. 棉酚治疗子宫肌瘤的临床观察. 上海第二医科大学学报,1997,17(1); 37-39.

[19] Dodou K,Anderson R J,Small D A,et al. Investigations on gossypol past and present developments. Expert Opin. Investig. Drugs,2005,14(11);1419-1434.

192. 雄　　黄

【来源】硫化物类矿物雄黄族雄黄,主含二硫化二砷(As_2S_2),采挖后,除去杂质[1]。

【性味与归经】辛,温。归肝、大肠经。有毒。

【功能与主治】解毒杀虫,燥湿祛痰,截疟。治疗肺癌、肝癌、胃癌、白血病、卵巢癌、皮肤鳞状细胞癌以及食管癌等多种恶性肿瘤。临床还用于治疗痈肿疔疮、蛇虫咬伤、虫积腹痛、惊痫和疟疾等[1]。

【化学成分】雄黄的主要化学成分是二硫化二砷(As_2S_2),另外还含有少量三氧化二砷(As_2O_3)及五氧化二砷(As_2O_5)。雄黄中的主要元素为砷和硫,其中砷与硫的重量百分比为

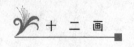
十 二 画

1.27∶1[1]。

【药理作用】

1. 抗肿瘤作用 雄黄具有较强抗肿瘤活性。体内实验表明,纯化雄黄可抑制小鼠 S180 肉瘤的生长。实验建立移植瘤小鼠 S180 肉瘤模型,不同剂量给药后,发现纯化雄黄可抑制小鼠 S180 肉瘤的生长,高、中、低剂量组抑瘤率分别为 39.1%、29.2%和 21.1%,对胸腺指数和脾脏指数无明显影响,表明纯化雄黄在体内有一定的肿瘤抑制作用[2]。此外,纳米雄黄对小鼠艾氏腹水癌和小鼠肝癌 H22 的生长都有一定影响,并且 50mg/kg 纳米雄黄剂量组与 100mg/kg 原料雄黄剂量组的抑瘤率相当[3]。

体外实验表明,雄黄能诱导并杀伤多种肿瘤细胞。雄黄纳米脂质体体外抗肝癌 HepG-2 细胞结果显示,给药处理 24 小时后,细胞增殖率为 74.375%,48 小时后降至 55.375%。倒置显微镜观察细胞形态,空白组细胞生长良好,给药组细胞生长明显受到抑制,细胞数量较少,部分细胞变圆、回缩,细胞出现漂浮现象[4]。雄黄体外对人胃癌 MGC-823 细胞也有一定作用,可通过上调细胞内钙离子浓度,致使线粒体膜电位下降,膜通透性遭到破坏,并上调 Bad mR-NA 的表达来诱导细胞凋亡,这可能与线粒体通路有关[5]。

运用流式细胞仪检测 P-糖蛋白和乳腺癌耐药蛋白表达、Caspase-3 活性及群体细胞中肿瘤干细胞(cancer stem cells,CSC)含量。检测经药物作用后,Caspase-3 表达量增高,CSC 的相对含量有所增高,而 P-蛋白和乳腺癌耐药蛋白表达变化不明显[6],说明雄黄引发 Caspase 联级反应且不易产生耐药性。

雄黄对血液肿瘤均有一定效果,其具有抑制白血病细胞生长、诱导细胞分化和促进肿瘤细胞凋亡的作用[7],对白血病的疗效明显[8]。其可降解融合蛋白早幼粒细胞白血病基因/维 A 酸受体基因,使早幼粒细胞白血病基因复位。此外,实验应用基因芯片检测雄黄作用于 NB4 细胞前后基因表达的调控,发现雄黄可能通过上调 ATP 酶蛋白酶体 26S 亚基 2(PSMC2)和非 ATP 酶蛋白酶体 26S 亚基 1(PSMD1)这两条基因激活蛋白酶体复合物,从而引起 NB4 细胞中早幼粒细胞白血病基因/维 A 酸受体基因融合蛋白的降解,恢复核体的正常分布,而诱导 NB4 细胞的凋亡和分化。此外,雄黄主要通过作用于凋亡调控基因 *Bcl-2*、*Bax*,促进细胞分化,下调 *Survivin* 表达、突变基因 *p53* 表达,下调端粒酶活性等来诱导细胞凋亡[9]。

研究雄黄对卵巢癌细胞株 COC1 的抑制增殖及诱导凋亡作用。用不同浓度的雄黄溶液作用于人卵巢癌细胞株 COC1,于不同时间点收集细胞。结果显示,不同浓度雄黄溶液对 COC1 细胞有不同程度的生长抑制作用,具有浓度和时间依赖性,并有明显周期特异性生长抑制作用。诱导肿瘤细胞发生 G_1 期阻滞是雄黄抑制卵巢癌细胞生长作用的可能机制之一[10]。

实验发现纳米雄黄具有诱导皮肤鳞癌 A431 细胞凋亡和抑制细胞增殖作用,且随着纳米雄黄剂量的增加作用增强,与顺铂联合应用有协同作用,纳米雄黄剂量增加可促进 Caspase-3 的表达,降低 Survivin 的表达。纳米雄黄可通过诱导肿瘤细胞凋亡来发挥抗肿瘤作用,作用机制可能与上调 Caspase-3 的表达和下调 Survivin 的表达有关[11]。

2. 其他药理作用

(1)抗病原微生物作用

1)抗细菌作用:实验对雄黄体外抑菌效果进行了研究,发现 0.125%的雄黄对金黄色葡萄球菌就有一定的抑制作用,浓度为 0.25%时有非常明显的抑制作用,0.5%的雄黄对金黄色葡萄球菌的抑制率在 75%以上[12]。

2)抗病毒作用:雄黄对病毒的 DNA 连接酶,DNA 引物酶,DNA 聚合酶以及 RNA 反转录酶等酶均有强效的灭活作用。一定量的雄黄可使病毒复制全部停止,有效地清除人体血液中的病毒[13]。

(2)对免疫系统的影响:实验雄黄对白细胞及网状内皮系统的吞噬功能影响进行了研究。结果表明,雄黄对白细胞总数及中性粒细胞百分率无明显影响,但能明显刺激非特异性免疫功能,这表明雄黄的抑制作用除直接作用外,还通过提高机体的防御能力来实现[12]。

3. 毒性作用 采用 SD 大鼠随机分为对照组和雄黄每天 5mg/kg、10mg/kg、20mg/kg、80mg/kg、160mg/kg 剂量组,每日灌胃给药 1 次,连续 3 个月,于给药后 1、2、3 个月和停药 1 个月后测定相应指标。结果在雄黄中 As_2S_2 质量分数为 90%,可溶性砷为 1.696mg/g 情况下,给小鼠单次灌胃给药的 LD_{50} 为 20.5g/kg。而给大鼠反复灌胃给药时,雄黄超过一定剂量用药达到 2 个月或以上时,可造成肾脏和肝脏病理损害,其中肾脏显示更为敏感。大鼠灌胃雄黄 1、2、3 个月有一定毒性剂量[14]。

【药代动力学研究】实验首先制备纳米级雄黄粉体,以小鼠为研究对象研究纳米雄黄与传统水飞雄黄中砷在小鼠体内的药动学行为差异。结果显示,纳米雄黄在峰时间、峰浓度、AUC 等方面优于传统雄黄组。纳米雄黄组与传统水飞雄黄组相比,砷吸收快,消除慢,药物在体内维持时间长,其药动学特性发生明显变化,吸收速率增大而消除速率降低[15]。

实验还对大鼠口服不同剂量雄黄后砷的药动学规律进行了探讨。结果显示,大鼠各组织均有砷分布,以肝、肾中含量最高,不同口服剂量雄黄后砷在大鼠血中的药动学过程基本一致,在体内可造成积蓄[16]。

【临床应用】

1. 治疗肿瘤

(1)治疗白血病:实验观察雄黄对耐维 A 酸的急性早幼粒细胞白血病的治疗效果,通过对比应用雄黄治疗 20 例前后结果发现,完全缓释 17 例,部分缓释 1 例,总有效率 90%[17]。临床单用雄黄治疗急性早幼粒细胞白血病 38 例,治疗后 8 例部分或完全耐药的病人完全缓解,30 例于完全缓解期接受雄黄治疗的病例,除 3 例退出治疗外,其余 27 例均持续完全缓解[18]。

(2)治疗多发性骨髓瘤:临床应用雄黄治疗多发性骨髓瘤,其中患者 8 例,男 5 例,女 3 例,诊断时已属Ⅲ期,中位年龄 56 岁。经治疗后,8 例患者完全缓解 5 例,未缓解 3 例,经 3~30 个月随访,5 例缓解者无 1 例复发[19]。

2. 治疗其他疾病

(1)治疗带状疱疹:雄黄 30g,枯矾 30g,血余炭 30g,冰片 4g。此法治疗带状疱疹 30 例,皆痊愈,平均治愈时间 5 天[20]。

(2)治疗小儿腮腺炎:雄黄、枯矾、黄柏各 50g,同时常规使用利巴韦林、盐酸吗啉胍等抗病毒药物,配合对症处理。治疗患者 116 例,痊愈 74 例,显效 26 例,有效 16 例,无效 0 例[21]。

(3)治疗腋臭:腋窝部备皮,局部消毒,然后用雄黄 20g,加聚维酮碘液。治疗患者 48 例。敷药治疗后,所有病例腋窝部皮肤的表皮均逐渐角化、脱落,经治疗 1 个疗程,36 例腋臭消失,10 例明显好转,2 例无效,总有效率为 95.8%[22]。

(4)治疗疥疮:雄黄 25g,硫磺 50g,月石 15g,百部 30g,苦参 20g,川椒 15g。治疗患者 120 例,治疗效果显示 120 例患者,痊愈 90 例,好转 28 例,无效 2 例,总有效率 98.33%[23]。

(5)治疗化脓性指头炎:雄黄 5g,烟油 3g,地肤草炭粉 115g,百草霜 115g,鸡蛋 1 个。一般用药 1 次即可见效,2~4 次可获愈,总有效率达 95.5%[24]。

【不良反应】①中枢神经系统反应:可出现头昏、头痛、全身乏力、昏迷、惊厥以至死亡。②心血管系统反应:可出现心慌、胸闷、发绀,血压下降,最终可引起心力衰竭等。③消化系统反应:可出现恶心、呕吐、腹痛、腹泻、口腔黏膜充血、水肿或糜烂出血,剧烈呕吐等症状。④泌尿系统反应:出现少尿、无尿、颜面水肿、腹水、高血钾、二氧化碳结合力降低等现象[2]。

参考文献

[1] 南京中医药大学. 中药大辞典. 第 2 版. 上海:上海科学技术出版社,2006:3263-3265.

[2] 王娟锐,王建刚,李艳. 纯化雄黄体内外抗肿瘤作用. 中国新药杂志,2008,17(12):1030-1033.

[3] 徐凌云,曾繁典,叶寒青,等. 纳米雄黄抗肿瘤作用及在荷瘤小鼠组织中的分布. 中国新药杂志,2006,15(21):1845-1849.

[4] 王子好,王丽,张东生. 体外抗肿瘤细胞作用的研究. 东南大学学报(医学版),2009,28(30):175-179.

[5] 戴支凯,黄姣娥. 雄黄诱导人胃癌 MGC-823 细胞凋亡. 时珍国医国药,2012,23(2):493-495.

[6] 杨玥,陈静,易娟,等. 纳米雄黄对肺癌 A549 细胞及其肿瘤干细胞的凋亡诱导作用. 中药药理与临床,2010,26(6):36-39.

[7] Qi J,He P,Chen W,et al. Comparative proteome study of apoptosis induced by As4S4 in retinoid acid resistant human acute promyelocytic leukemia NB4-R1 cells. Leuk Res,2010,34(11):1506-1516.

[8] Chou W C,Dang C V. Acute promyelocytic leukemia:recent advances in therapy and molecular basis of response to arsenic therapies. Curr Opin Hematol,2005,12(1):1-6.

[9] 陈建霞,黄望香,高清平. 雄黄诱导白血病细胞凋亡及其 bcl-2 蛋白表达的研究. 齐齐哈尔医学院学报,2006,27(4):396-397.

[10] 马淑云,高尚风,魏琳,等. 雄黄抑制卵巢癌细胞株 COC$_1$ 增殖和诱导凋亡的体外研究. 现代肿瘤医学,2013,21(3):492-495.

[11] 齐元富,李慧杰,聂奔. 纳米雄黄对人皮肤鳞状细胞癌 A431 细胞株增殖抑制及诱导凋亡作用的研究. 中国实验方剂学杂志,2013,19(4):187-191.

[12] 康永,李先荣,程霞,等. 雄黄药理作用的实验研究及其毒性观察. 时珍国医国药,1998,9(4):322-323.

[13] 丁新侃. 朱砂和雄黄抗病毒药理作用新认识. 临床合理用药,2012,5(7A):8-9.

[14] 梁爱华,李春英,王金华,等. 雄黄的毒性研究. 中国中药杂志,2011,36(14):1889-1894.

[15] 隋淼,陈建明,裘荣刚,等. 小鼠经口给予纳米雄黄后砷的药动学特点. 中国新药杂志,2009,18(10):924-926.

[16] 白冰,李秀芳,宋亚娟,等. 大鼠口服雄黄后砷的药物动力学与毒代动力学研究. 中国药师,2010,13(5):626-629.

[17] 关键平,袁炜,杨浩,等. 雄黄治疗维甲酸耐药急性早幼粒细胞白血病临床研究. 陕西肿瘤医学,2002,10(4):281-282.

[18] Lu D P,Qiu J Y,Chen S S,et al. Effects of treatment of AML-M3(APL)and their remission maintenance with realgar:a pilot clinical and laboratory atudy on 38 latients. Blood,1997,90(suppl):1849,1997.

[19] 王梦昌,杨丽红,刘陕西,等. 雄黄诱导多发性骨髓瘤细胞凋亡的实验研究及临床应用. 陕西医学杂志,2002,31(1):38-39.

[20] 于福生,杜卫华. 雄黄散治疗带状疱疹. 山东中医杂志,1996,15(4):185.

[21] 刘晓华. 雄黄的临床应用及其毒副反应. 中医药信息,2003,20(1):20-21.

[22] 龚卫东,孙飞翔. 雄黄碘伏液治疗腋臭 48 例. 中国中西医结合杂志,1995,15(5):312-313.

[23] 张智. 雄黄百苦膏治疗疥疮 120 例. 中医外治杂志,2007,16(4):27.

[24] 杨功渠. 雄黄烟他霜治疗脓性指头炎 112 例疗效观察. 中国民间疗法,2000,8(3):21.

193. 紫　　草

【来源】紫草科植物紫草 *Lithospermum erythrorhizon* Sieb. et Zucc,新疆紫草 *Arnebia euchroma*（Royle）Johnst. 或内蒙紫草 *Arnebia guttata* Bunge 的干燥根[1]。

【性味与归经】苦,寒。归心、肝经[2]。

【功能与主治】凉血活血,解毒透疹。主治吐血,衄血,尿血,紫癜,斑疹,麻疹,黄疸,痈疽,烫伤[3]。

【化学成分】

1. 软紫草　根含有效成分为萘醌类色素:紫草素（shikonin）、去氧紫草素（deoxyshikonin）、乙酰紫草素（acetylshikonin）、β-羟基异戊酰紫草素（β-hydroxyisovalerylshikonin）、β,β-二甲丙烯酰紫草素（β,β-dimethylacrylshikonin）、脱水阿卡宁（anhydroalkannin）、2,3-二甲基戊烯酰紫草素（teracryl shikonin）、β,β-二甲丙烯酰阿卡宁（β,β-dimethylacrylalkannin）、β-乙酰氧基异戊酰阿卡宁（β-acetoxyisovalerylalkannin）、β-羟基异戊酰阿卡宁（β-hydroxyisovalerylalkannin）、乙酰阿卡宁（acetylalkannin）、1-甲氧基乙酰紫草素（1-methoxyacetylshikonin）、紫草酸（lithospermic acid）B、迷迭香酸（rosmarinic acid）、2-α-羟基熊果酸（2-α-hydroxy-ursolic acid）、委陵菜酸（tormentic acid）等。还含酚性的苯型及苯醌型单萜类成分:软紫草萜酮（arnebinone）、软紫草萜醇（arnebinol）、软紫草呋喃萜酮（arnebifuranone）、紫草呋喃萜（shikonofuran）B 及 C、去-O-甲基毛色二孢素（des-O-methyllasiodiplodin）。

2. 紫草　根含萘醌类色素:紫草素、乙酰紫草素、β-羟基异戊酰紫草素、去氧紫草素、异戊酰紫草素（isovalerylshikonin）、α-甲基-正-丁酰紫草素（α-methyl-n-butyrylshikonin）、异丁酰紫草素（isobutyrylshikonin）、β,β-二甲丙烯酰紫草素、β-羟基异戊酰紫草素、2,3-二甲基丙烯酰紫草素、紫草定（lithospermidin）A 及 B、脱水阿卡宁（anhydroalkannin）。还含蒽醌（anthraquinone）I、咖啡酸（caffeic acid）与十八烷醇（stearyl alcohol）、二十烷醇（1-eicosanol）、二十二烷醇（1-docosanol）及二十四烷醇（1-tetracosanol）所形成的酯类混合物。

3. 黄花软紫草　根含紫草素、乙酰紫草素、β,β-二甲丙烯酸紫草素、β-乙酰氧基异戊酰阿卡宁、β-羟基异戊酰阿卡宁、去氧紫草素、β-羟基异戊酰紫草素。

【药理作用】

1. 抗肿瘤作用

（1）β,β-二甲基丙烯酰紫草素的抗肿瘤作用:β,β-二甲基丙烯酰紫草素体内试验对大鼠 W256、小鼠 S$_{180}$ 有抑制作用[1],对 H$_{22}$ 荷瘤小鼠也显示明显的抗瘤作用,并且细胞增殖抑制率随着给药浓度的增加而增大[4]。体外对 W256、S$_{180}$、Lewis 肺癌细胞均有不同程度的抑制作用;对人肝癌细胞株 SMMC-7721 有较强的抑制作用。

（2）乙酰紫草素的抗肿瘤作用:乙酰紫草素对肝癌 H$_{22}$、Lewis 肺癌[5]和 S$_{180}$ 肉瘤有一定的抑制作用。但对小鼠免疫器官未见明显抑制[5]。

体外实验研究表明,乙酰紫草素注射液对人胃癌细胞 SGC-7901 有较强的抑制作用,生长曲线提示乙酰紫草素的抑制作用呈明显时效和量效关系[6]。经乙酰紫草素处理的细胞发生凋亡,Bcl-2 的表达下调,Bax 的表达上调[7]。

乙酰紫草素能够抑制人乳腺癌 MCF-7 细胞株的细胞增长并呈剂量依赖性,其诱导肿瘤细胞凋亡作用主要是通过激活促凋亡 Bcl-2 家族和 Caspase-3 蛋白实现的[8]。

（3）紫草素的抗肿瘤作用：紫草素对 NF-κB 的持续性激活具有阻断作用从而发挥其抗肿瘤的作用，作用机制可能是当细胞受到刺激后，NF-κB 被激活，诱导磷酸化 I-κBa 蛋白降解，转为入核与靶基因启动子/增强子上的 κB 位点结合，从而调节许多靶基因的表达（VEGF，*Bcl*-2 等），参与癌细胞的生长、转移、血管生成及凋亡，因而有效地抑制 NF-κB 的活性[9]。应用 Western 印迹方法对紫草素作用前后 Tca-8113 细胞的 Bcl-2 和 Bax 表达进行了定量检测，结果表明，紫草素作用后，Bcl-2 蛋白的表达量明显降低，结合 *Bcl*-2 基因上含有较多的 κB 位点[10]，紫草素诱导口腔鳞癌细胞的凋亡作用，至少部分通过抑制 NF-κB 信号通路活性来实现，Bcl 家族及 Caspase 家族中的 Bcl-2 和 Caspase-3、Caspase-8、Caspase-9 作为 NF-κB 信号通路的下游效应分子，参与了紫草素诱导 Tca-8113 细胞的凋亡[11]。

体内研究表明，紫草素对小鼠灌胃可完全抑制 S_{180} 腹水细胞的生长，对实验动物的生命延长率为 92.5%。甲基丙烯酰紫草素可显著下调肿瘤组织中 NF-κB 蛋白的表达，提示甲基丙烯酰紫草素可通过抑制肿瘤细胞增殖、诱导细胞凋亡发挥抗肝癌作用。

体外研究结果表明，紫草素对胶质瘤 C6 细胞、人舌鳞癌 Tca-8113、人黑色素瘤 A375-S2 细胞[12]、乳腺癌 MCF-7 细胞和人宫颈癌 HeLa 细胞具有明显的杀伤和抑制作用，并呈一定的量效关系。

新疆紫草素不同剂量均能不同程度抑制人肝癌细胞系增殖。对 SMMC-7721 肿瘤细胞的杀伤作用中新疆紫草素组的杀伤活性分别为 47.2%、31.9%、24.8%。新疆紫草素组对荷瘤小鼠的抑瘤率分别为 66.32%、53.30%、50.02%[13]。

紫草素诱导 HeLa 细胞凋亡机制的研究中发现对 HeLa 细胞的作用与其降低细胞 RNA 含量以及改变癌细胞超微结构有关。其机制可能与其激活 Caspase-3 和 Caspase-8 而启动经典的 Caspase 途径有关[14]。

紫草素可显著抑制人绒毛膜癌 JEG-3 细胞增殖，通过启动 Caspase-3 途径诱导 JEG-3 细胞凋亡。此外，紫草素还可诱导人宫颈癌 HeLa-3 细胞和卵巢肿瘤 OVCAR-3 细胞发生凋亡，IC_{50} 小于 3μg/ml[13]。

紫草素诱导 A375-S2 细胞凋亡的信号转导途径中多种基因、蛋白酶以及各种激酶参与了凋亡的调控。紫草素诱发了 ERK 激酶的激活，磷酸化的 ERK 激活了 p53，继而诱导了细胞周期的阻滞和细胞凋亡；同时，紫草素也可能通过 DNA 损伤途径上调了 p53 蛋白的表达，从而影响了细胞周期和凋亡进程。ERK 的激活介导了 JNK 激酶的激活，从其他的途径上促进细胞凋亡。另有研究发现，紫草素可诱导 p53 的积累，并阻滞细胞周期从 S 期到 G2/M 期的转变，这可能是紫草素抑制细胞生长的主要原因。

紫草素诱导的细胞坏死在 Nec-1 存在的条件下可被恢复为凋亡[14]。紫草素可显著抑制人结肠癌 COLO-205 细胞和人白血病 HL-60 细胞增殖，IC_{50} 分别为 3.12μmol/L 和 5.5μmol/L；而对人结肠癌 HT-29 细胞抑制作用相对较弱，IC_{50} 为 14.8μmol/L。进一步研究发现，紫草素可通过降低线粒体膜电位，促进活性氧簇、Cyt-C 向胞质的释放并进一步激活 Caspase-9、Caspase-3 诱导 COLO-205 细胞发生凋亡，上调 p27、p53 的表达，下调 Bcl-2 和 Bcl-xL 蛋白的表达可能是紫草素诱导凋亡的主要机制[13]。紫草素可降低人上皮癌细胞内 EGFR 及其下游信号分子 ERK1/2 和 PTK 的磷酸化水平，同时升高 JNK1/2 的磷酸化水平。另有研究发现，紫草素衍生物 3-HIVS 可引起人白血病 HL-60 细胞 ERK1/2 先升高后降低，并使 JNK1/2 和 p38 激酶活性显著升高，JNK1/2 活性升高达原来的 14 倍[15]。

紫草素主要作用于 C6 细胞和 Tca-8113 细胞的细胞质，引起细胞坏死；紫草素可将 MCF-

7细胞阻滞于S期,并诱导其发生细胞凋亡。

(4)欧紫草素的抗肿瘤作用:5~10mg/kg的欧紫草素可完全抑制腹水性肉瘤S_{180}细胞的生长;剂量达到10mg/kg时,欧紫草素对荷瘤小鼠的生命延长率为92.5%[16]。对小鼠Lewis肺癌、H_{22}肝癌、宫颈癌U14、S37也有不同程度的抑制作用[1]。

新疆紫草(有效成分为欧紫草素)可诱导人大肠癌细胞凋亡,主要表现为肿瘤细胞的细胞核DNA呈梯状降解,流式细胞仪检测可见明显的亚二倍体峰,估计其可能通过抑制DNA拓扑异构酶Ⅰ来介导细胞凋亡[17]。

欧紫草素衍生物(紫草素萘茜类衍生物)对胃癌MGC-803细胞、肺癌GLC-82细胞、鼻咽癌CNE-2细胞、口底癌KB细胞和肝癌HepG-2细胞等多种肿瘤细胞有抑制作用。欧紫草素衍生物还可抑制CNE-2细胞裸鼠移植瘤的血管生成,阻滞细胞由S期向G_2/M期转化,使细胞生长增殖停滞于S期,诱导CNE-2细胞发生凋亡[17]。

(5)紫草多糖抗肿瘤作用:紫草多糖(200mg/kg)对S_{180}荷瘤小鼠的抑瘤率达43.05%。说明紫草多糖通过影响荷瘤小鼠红细胞膜流动性和带3蛋白恢复红细胞的正常功能发挥其抗肿瘤作用[18]。

紫草多糖对HepG2和人肺腺癌细胞SPC-A1肿瘤细胞都有抑制作用,但相同浓度下对两种肿瘤细胞的抑制效果不同,推测紫草多糖的肿瘤杀伤作用可能是由于改变了肿瘤细胞膜的生化特性,从而起到直接抑制肿瘤细胞生长的效果[19]。

2. 其他药理作用

(1)对内脏系统的影响:紫草煎剂小剂量兴奋心脏,大剂量则抑制,最后停止于舒张期;对蟾蜍内脏血管、后肢血管及离体兔耳血管均无明显影响。这些作用不受酚妥拉明和普萘洛尔影响[20]。

(2)抗病原微生物作用:紫草素具有抗病原微生物的效果,欧紫草素对金黄色葡萄球菌、表皮葡萄球菌、白念珠菌有抑制作用[21]。β,β-二甲基丙烯酰紫草素对肺炎链球菌、金黄色葡萄球菌209P及枯草杆菌等均有抑制作用。

(3)对免疫系统的影响:紫草多糖可通过增加淋巴细胞内Ca^{2+}浓度从而使淋巴细胞活化和增殖,起到增强免疫的作用[21]。

(4)对解热、镇痛、镇静作用:紫草煎剂口服对家兔实验性发热有明显的解热作用。紫草素及乙酰紫草素能显著延长雌性小鼠环己巴比妥钠的睡眠时间,而对雄性小鼠无明显影响。乙醚提取物对大鼠也有同样的性别差异[22]。

(5)抗生育抗早孕作用:新疆紫草对小白鼠有明显抗生育作用($P<0.01$),紫草素能够作用于脑垂体,抑制LH和FSH的合成。

(6)对皮肤疾病的作用:软紫草醇提取物具有明显的体内治疗皮肤疾病的效果,紫草醇提取物灌胃使正常鼠尾病理性角化恢复正常。

(7)对平滑肌的作用:紫草煎剂对家兔离体子宫及小肠平滑肌有不恒定的兴奋作用,子宫以妊娠者较敏感。

(8)抗炎作用:欧紫草素可通过抑制细胞间黏附分子(ICAM-1)的表达,促进细胞中$CD11b^+$的表达对机体发挥抗炎作用[23]。

(9)抗氧化作用:体外抗氧化实验显示紫草多糖对血红素氧合酶(heme oxygenase,HO)、DPPH、超氧阴离子、脂质过氧化及红细胞溶血有清除或抑制作用。

3. 毒性作用　欧紫草素具有一定的毒性,中毒症状主要有呕吐、腹泻、震颤、呼吸抑制等。

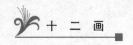

【临床应用】

1. 治疗肿瘤　目前正在试用于临床治疗胃癌和肝癌，具体评价有待研究。

2. 治疗肝炎　0.1%紫草素注射液可治疗急性和慢性肝炎。

3. 治疗鼻炎　有研究采用单味紫草或其他药配伍内服治疗慢性鼻炎 73 例，有效率为 86%。

4. 外用药　紫草素在皮肤科可用于治疗扁平疣、银屑病、局部应用治疗烧伤和促进创伤愈合。

参考文献

[1] 季宇彬,张广美.中药抗肿瘤有效成分药理与应用.哈尔滨:黑龙江科学技术出版社,2004,186-187.

[2] 国家药典委员会.中华人民共和国药典.一部 北京:中国医药科技出版社,2010:320.

[3] 南京中医药大学.中药大辞典上下册.上海:上海科学技术出版社,2006:3271-3273.

[4] 郑小卫,何蕊伶,邵振俊,等.甲基丙烯酰紫草素对肝癌的抑制作用研究.中药药理与临床,2008,24(06): 20-22.

[5] 赵颖,郑小卫,邵振俊,等.乙酰紫草素对小鼠肝癌移植性肿瘤的抑制作用初步研究.四川生理科学杂志, 2008,30(3):120-121.

[6] Zeng Y,Liu G,Zhou L M. Inhibitory effect of acetylshikonin on human gastric carcinoma cell line SGC-7901 in vitro and in vivo. World J Gastroenterol, 2009,15(15):1816-1820.

[7] 邵振俊,伍怡颖,郑小卫,等.甲基丙烯酰紫草素的抗肿瘤作用及其机制的研究.华西药学杂志,2009, (03):241-243.

[8] Adams J M,Cory S. The Bcl-2 protein family:arbiters of cell survival. Science 1998,281(5381):1322.

[9] 阮敏,严明,杨雯君,等.NF-κB 信号通路在紫草素诱导 Tca8113 细胞凋亡中的作用机制.上海口腔医学, 2010,(01):66-71.

[10] Kim S H,Kang J C,Yoon T J,et al. Antitumor activities of a newly synthesized shikonin derivative,2-hy-im-DMNQ-S-33. Cancer Lett,2001,172(2):171-175.

[11] 张阳,王英丽,齐红,等.新疆紫草素抗肝癌的实验研究.实用肿瘤学杂志,2006,20(04):294-295.

[12] 吴振,吴立军,田代真一,等.紫草素通过线粒体途径诱导 A375-S2 细胞凋亡.中国中药杂志,2004,29 (12):55-59.

[13] 黄巍巍,孟松树,潘芹,等.紫草素诱导人绒毛膜癌 JEG-3 细胞凋亡机制的研究.癌变・畸变・突变, 2009,21(6):426-430.

[14] 王英丽,张阳,刘力华.紫草素诱导生殖系肿瘤细胞凋亡的研究.中国妇幼保健,2007,22(25):3585-3587.

[15] 吴振.紫草素诱导肿瘤细胞凋亡作用机制的研究.沈阳:沈阳药科大学,2004.

[16] 孙培杰.紫草的药理作用与临床应用研究进展.中医药信息,2002,19(4):19.

[17] 侯美珍,韦红群,潘英明.紫草不同溶剂提取物抑菌活性研究.食品工业科技,2006,27(11):52-57.

[18] 刘婷,陈韩飞,赵文彬.紫草多糖的体外抗氧化活性研究.时珍国医国药,2010,21(1):97-99.

[19] 季宇彬.天然药物有效成分药理与应用.北京:科学出版社,2007:853.

[20] 黎玉红,周晓荣.新疆紫草的研究进展.新疆中医药,2002,20(4):75-77.

[21] 罗学娅,李明辉,吕莉.中药紫草与康复医学相关的药理作用.中国临床康复,2004,8(24):5146.

[22] 张卓琦,曹希传,朱文玲.紫草素抑制血管平滑肌细胞及巨噬细胞肿瘤坏死因子-α 启动子活性.中国病理生理杂志,2007,23(7):1378-1381.

[23] 从日芬.中药紫草的临床应用及研究进展.中国社区医师,2005,1(12):32.

194. 紫　菜

【来源】红毛藻科紫菜属植物坛紫菜 *Porphyra haitanensis* TJ Chang et BF Zheng,条斑紫菜 *P. Yezoensis* Ueda 等的藻体[1]。

【性味与归经】苦,寒。归肺、脾、肝经。有小毒。

【功能与主治】清热凉血,活血解毒,透疹消斑。用于血热毒盛,斑疹紫黑,麻疹不透,疮疡,湿疹,水火烫伤。

【化学成分】

1. 坛紫菜　含蛋白质、糖、脂肪、胡萝卜素、维生素 B_1、维生素 B_2、维生素 C、烟酸及钙、磷、铁、碘等,并含 α-蒎烯(α-pinene)、α-柠檬烯(α-limonene)、异松油烯(terpinolene)、牻牛儿醇(geraniol)、葛缕酮、糠醛(furfural)、缬草酸(valeric acid)、硫辛酸(lipoic acid)、胆碱(choline)、磷脂(phosphatide)、甘油酸酯(glycerol ester)、二十碳四烯酸(arachidonic acid)及叶黄素(lutein)、玉蜀黍黄素(zeaxanthin)、藻红蛋白(phycoerythrin)、藻青素(cyanophycin)、3,6-脱水-L-吡喃半乳糖(3,6-dehydration-L-galactopyranose)、6-甲氧基-D-吡喃半乳糖(6-methoxyl-D-galacropyranose),还含有别藻青素、氨基酸,其中以谷氨酸、丙氨酸和天冬氨酸为主。

2. 条斑紫菜　含 18 种氨基酸,其中以丙氨酸、谷氨酸、天冬氨酸含量最高,其他尚有亮氨酸、缬氨酸、赖氨酸、苏氨酸等。此外,还含有胆甾醇半乳糖苷(cholesterol galactoside)、胆甾醇甘露糖苷(cholesterol mannoside)、棕榈酰胆甾醇半乳糖苷(palmityl cholesterol galactoside)、棕榈酰胆甾醇甘露糖苷(palmityl cholesterol mannoside)、R-藻红蛋白及胡萝卜素(carotene)、维生素 B_1、维生素 B_2、维生素 C、烟酸、蛋白质及钙、磷、铁等。另外还含有紫菜聚糖(porphyran)、半乳聚糖(galactan)。

3. 甘紫菜　含脂多糖(lipopolysaccharide)、维生素 B_{12}、砷(As)、维生素 B_2、烟酸、硫辛碱、胆碱、丙氨酸、谷氨酸、天冬氨酸等氨基酸、β胡萝卜素、α-胡萝卜素、叶黄素、玉蜀黍黄质、藻红蛋白、藻青蛋白(phycocyan)、α-蒎烯、d-柠檬烯、异松油烯、牻牛儿醇(geraniol)、葛缕酮、糠醛、缬草酸、甲酸、乙酸、丙酸及脂类等[2]。

【药理作用】

1. 抗肿瘤作用

(1)紫菜多糖的抗肿瘤作用:紫菜多糖的抗肿瘤作用与免疫调节作用相关,可以通过增强免疫功能来达到抗肿瘤目的。通过激活巨噬细胞、T 淋巴细胞、B 淋巴细胞、自然杀伤细胞、细胞毒 T 细胞和淋巴因子激活的杀伤细胞等免疫细胞,来促进细胞因子生成,使补体活化[3],来达到抗肿瘤作用,这也与其影响细胞代谢、抑制肿瘤细胞周期和抑制肿瘤组织中超氧化物歧化酶活力有关。紫菜多糖同时通过促进各种免疫细胞活化和成熟,并诱导巨噬细胞、中性粒细胞从而产生肿瘤坏死因子,发挥对肿瘤的杀伤作用。紫菜多糖对卡铂等化疗药物具有增效作用,又因对白细胞有提高作用而具有保护机体免疫力,降低化疗毒副作用的能力[4]。紫菜多糖还可以抑制白血病细胞 K562 的生长。

体外抗肿瘤实验研究条斑紫菜多糖诱导肿瘤细胞 72 小时后,对卵巢癌 HO-8910、乳腺癌 MCF-7 肿瘤细胞均有抑制作用,呈剂量依赖效应。条斑紫菜多糖可以阻滞卵巢癌 HO-8910、乳腺癌 MCF-7 肿瘤细胞的细胞周期于 G_0/G_1 期或 G_2/M 期[5,6]。而且在相同诱导浓度下,条斑紫菜多糖对人乳腺癌细胞 MCF-7 有较强的抑制作用,能上调 *Bcl-2* 基因的表达,降低 *Fas*

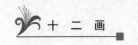

基因的表达,说明其促调亡的机制可能与激活 Fas、抑制 Bcl-2 表达有关[7]。而且条斑紫菜中的成分还可以抑制人端粒末端转移酶,有抗癌作用。

(2)紫菜蛋白的抗肿瘤作用:实验认为藻红蛋白通过发生光敏反应对肿瘤细胞产生强的杀伤作用,来达到抑制肿瘤生长的目的。藻红蛋白对人胃癌细胞 SGC 进行 48 小时抑制作用研究,结果表明,在实验剂量范围内,随 R-藻红蛋白浓度的增加而抑瘤作用增大。藻红蛋白抑制肝癌 BEL-7402 细胞实验中,藻红蛋白浓度为 $240\mu g/ml$ 时对细胞有最大的抑制率,为其作用 72 小时后的 20%,并且在各个时间梯度的作用下,每个浓度的蛋白对 BEL-7402 细胞的抑制作用相当[8]。

藻红蛋白对人宫颈癌 HeLa 细胞的生长有显著的抑制作用,并呈现剂量依赖性,藻红蛋白能将 HeLa 细胞周期阻滞在 G_2/M 期,抑制细胞增殖并诱导细胞调亡[9]。另有研究结果表明,藻红蛋白可通过诱导 MCF-7 细胞衰老达到抗肿瘤作用。

(3)甘紫菜甲醇提取物的抗肿瘤作用:在鼠伤寒沙门菌试验中,甘紫菜甲醇提取物可以减少 Trp-P-1 诱导的 umu C 基因表达,能够抑制 BALB/C 3T3 成纤维细胞依赖的鸟氨酸脱羧酶的诱导作用。甘紫菜预防二乙基亚硝胺对大鼠肝的致癌作用。含甘紫菜的饲料喂饲大鼠,延迟 7,12-二甲基苯蒽诱导的乳房肿瘤的出现时间,降低 1,2-二甲肼诱导的肠癌发生率。

2. 其他药理作用

(1)对内脏系统的影响

1)对血液的影响:紫菜多糖具有明显的凝血效果,主要通过内源性凝血途径影响家兔凝血功能[10]。

2)对消化系统的影响:实验研究表明紫菜多糖对急性酒精灌胃后的小鼠胃黏膜具有保护作用,且呈现剂量依赖性[11]。

(2)抗病毒作用:紫菜多糖具有抗甲型流感病毒的效果,紫菜的中性多糖和酸性多糖具有抗甲 I 型流感病毒的药物作用[12]。

(3)对免疫系统的影响

1)免疫抑制的作用:条斑紫菜中提取到的紫菜多糖对免疫系统主要具有负向的调节作用,紫菜多糖有可能开发成为免疫抑制剂用于临床免疫治疗[13]。

2)增强免疫的作用:紫菜多糖能增加小鼠脾细胞分泌 γ-干扰素,能促进小鼠脾细胞分泌 TNF-α、NO,说明适宜浓度的紫菜多糖具有增加小鼠免疫功能的作用[14]。

(4)抗疲劳作用:紫菜多糖具有体内抗疲劳效果,是有效的免疫调节剂,具有很好的抗氧化作用[15]。

(5)抗氧化作用:紫菜多糖能显著增强小鼠总抗氧化能力、SOD 和 GSH-Px 活性,并呈现剂量依赖性,显示紫菜多糖具有显著的体内抗氧化活性[16]。

(6)降血脂作用:紫菜多糖对蛋黄乳剂所引起的高胆固醇血症形成有预防作用。紫菜多肽可提高体内抗氧化酶活力,降低自由基及丙二醇水平,抑制脂质过氧化反应,可预防高脂血症的发生[17]。

【临床应用】

1. 治疗乙型肝炎 以紫菜为主药,配叶下珠、黄芪等,制成紫珠口服液,有抑制乙型肝炎病毒复制,增强机体免疫功能,降低血清转氨酶等作用[18]。

2. 治疗甲状腺肿大 食用紫菜能预防和治疗甲状腺肿大,缓解甲亢。也可把紫菜加入海藻玉壶汤治疗甲状腺肿大[18]。

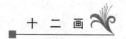

3. 治疗高脂血症　长期食用紫菜,有降低血清胆固醇、甘油三酯,预防动脉硬化作用。

4. 治疗高血压　紫菜能改善内皮素与 NO 间的平衡,改善高血压患者受损的血管内皮细胞功能,舒张血管,从而使血压降低。

5. 治疗水肿　紫菜有清热利水功效,常用于肾性水肿,有利水消肿作用,可与其他利水药同用以促进机体免疫功能和水肿的消退[19]。

6. 治疗咽喉炎　紫菜有清热利咽作用,可治疗咽喉炎[19]。

参 考 文 献

[1] 季宇彬. 抗癌中药药理与应用. 哈尔滨:黑龙江科学技术出版社,2004:1168-1170.

[2] 南京中医药大学. 中药大辞典. 上海:上海科学技术出版社,2006:3314-3315.

[3] 周存山,马海乐. 条斑紫菜含量测定及其部分理化性质研究. 食品科学,2006,27(2):3 8-41.

[4] 朱晓君. 条斑紫菜多糖的提取纯化及其体外抗肿瘤活性研究. 南京:南京农业大学,2008.

[5] 张陆曦,徐红丽,周赟,等. 条斑紫菜多糖 PY-D2 对 4 种人肿瘤细胞株生长的影响. 生物技术通讯,2007,18(4):608-611.

[6] 顾佳雯,张陆曦,徐丽红,等. 条斑紫菜多糖的分离纯化与抗肿瘤活性. 中国生物工程杂志,2007,27(7):50-54.

[7] 张杰,杨旭东,申梅淑. 条斑紫菜多糖对人乳腺癌 MCF-7 细胞凋亡的影响. 中国食物与营养,2010,(3):68-70.

[8] 陈美珍,葛安山,崔鹏举,等. 龙须菜藻红蛋白对 Hela 细胞增殖抑制及其机制的研究. 食品科学,2007,28(9):549-552.

[9] 季宇彬,刘日嘉,高世勇. 藻红蛋白诱导人乳腺癌 MCF-7 细胞衰老研究. 药物评价研究,2009,(1):13-18.

[10] 梁桂恒,黄媛恒,梁志锋,等. 紫菜多糖对急性酒精性胃黏膜损伤小鼠胃组织 PGE2 及 NO 的影响. 甘肃中医学院学报,2012,29(2):7-8.

[11] 肖美添,杨军玲,林海英,等. 紫菜多糖的提取及抗流感病毒活性研究. 福州大学学报,2003,31(5):631-635.

[12] 张伟云,刘宇峰,陈颢,等. 紫菜多糖 PY4 对免疫细胞增殖的影响. 中国药科大学学报,2001,32(1):57-59.

[13] 李胜军,吕昌龙,单凤平,等. 紫菜多糖对小鼠 TNF-α、NO 的诱生作用. 微生物学杂志,2007,27(3):47-48.

[14] 梁桂宁,连芳,张慧芹. 紫菜多糖对家兔凝血功能影响的研究. 广西医科大学学报,2008,25(5):741-742.

[15] Zhang Q, Li N, Zhou G, et al. In vivo antioxidant activity of polysaccharide fraction from Porphyra haitanesis(Rhodephyta)in aging mice. Pharmacol Res,2003,48(2):151-155.

[16] Zhang Q, Li N, Liu X, et al. The structure of a sulfated galactan from Porphyra haitanensis and its in vivo antioxidant activity. Carbohydr Res,2004,339(1):105-111.

[17] 吴圣良. 紫珠口服液对 45 例 HBV-M 转化的疗效观察. 中国中药杂志 1995;20(9)XIV567.

[18] 吴圣良. 紫菜的临床效用和开发. 中国中药杂志,1996,(09):57-58.

[19] 唐玉平,李鹏高,邢晓然. 等. 膳食补充条斑紫菜对高血压患者血管内皮功能的影响. 首都医科大学学报,2008,29(04):475-478.

195. 蛤　　蚧

【来源】壁虎科动物蛤蚧 *Gekko gecko* Linnaeus 的干燥体[1]。

【性味与归经】咸,平。归肺、肾经[1]。

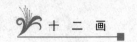

【功能与主治】补肝肾,益精血,润肠燥。用于精血亏虚,头晕眼花,耳鸣耳聋,须发早白,病后脱发,肠燥便秘[2]。

【化学成分】蛤蚧含肌肽(carnosine)、胆碱(choline)、肉碱(carnitine)、鸟嘌呤(guanine)、蛋白质(protein)、胆固醇(cholesterol);甘氨酸、脯氨酸、谷氨酸等 14 种氨基酸;钙、磷、锌等 18 种元素;5 种磷脂成分,即磷脂酰乙醇胺(phosphatidylethanolamine)、神经鞘磷脂(sphingomyelin)、磷脂酰胆碱(phosphatidylcholine)、磷脂酸(phosphatidic acid)、溶血磷脂酰胆碱(lysoph-osphatidylcholine)以及亚油酸(linoleic acid)、棕榈酸(palmitic acid)、油酸(oleic acid)、亚麻酸(linolenic acid)、棕榈油酸(palmitoleic acid)、硬脂酸(stearic acid)、花生酸(arachidic acid)、花生四烯酸(arachidonic acid)等 9 种脂肪酸[1]。

【药理作用】

1. 抗肿瘤作用 蛤蚧提取物或其有效成分可通过诱导肿瘤细胞凋亡、抑制肿瘤新生血管形成以及激活免疫调节等途径抑制肿瘤的生长。

蛤蚧蛋白的抗肿瘤作用:蛤蚧对 S_{180} 肿瘤有明显的生长抑制作用,对荷肉瘤小鼠免疫系统功能有提升作用[3]。蛤蚧肽单独治疗荷瘤小鼠时,可以提高 S_{180} 荷瘤小鼠的腹腔巨噬细胞杀瘤活性。蛤蚧肽对肝癌细胞、Hepa1-6 荷瘤小鼠的腹腔巨噬细胞吞噬功能,以及它们的脾淋巴细胞增殖能力和 NK 细胞活性均有提高;蛤蚧肽与环磷酰胺(CTX)联合应用时,能够使受 CTX 抑制的上述免疫指标得到改善,并能显著提高 CTX 抑瘤率[4]。

经提取、分离得到三组蛤蚧蛋白组分,对 HepG2 细胞和 K562 细胞都具有生长抑制作用,以 3~20kD 的蛤蚧蛋白组分生长抑制作用最强,可通过调高 Bax 基因表达起到诱导 HepG2 细胞凋亡和坏死作用,通过调高 Bax 基因、降低 Bcl-2 基因表达,降低 Bcl-2/Bax 比值诱导 K562 细胞凋亡作用。体外实验表明,3~20kD 的蛤蚧蛋白组分能够抑制肿瘤细胞的生长[5,6]。

2. 其他药理作用

(1)对内分泌系统的影响

1)对性激素样作用影响:皮下注射蛤蚧体或尾注射液可使实验动物前列腺、精囊、子宫、卵巢重量增加,并可使阴道口开放时间提前,而呈现出雄、雌双相性激素样作用。

2)对应激作用影响:蛤蚧提取物对小鼠应急刺激具有明显的保护作用。

3)对血糖影响:蛤蚧身或尾的 60%乙醇提取物对四氧嘧啶造成的高血糖动物有明显的降血糖作用,尤其蛤蚧尾的作用更显著[7]。

(2)对免疫系统的影响:蛤蚧乙醇提取物增强诱生小鼠体内干扰素作用[4]。

(3)平喘作用:蛤蚧体和尾的乙醇提取物肌内注射增强豚鼠对抗氯化乙酰胆碱的致喘作用,但是,水煎剂无效[8]。

(4)抗炎作用:大鼠腹腔注射蛤蚧乙醇提取物水溶性及脂溶性部分,对甲醛所致大鼠踝关节肿胀和二甲苯所致小鼠耳部的炎症肿胀及冰醋酸所致腹腔毛细血管通透性增加均有抑制作用[9,10]。

(5)延缓衰老作用:蛤蚧醇提取物可延长果蝇平均寿命及半数死亡时间,提高果蝇飞翔活力及耐寒力[10]。

3. 毒性作用 蛤蚧头、身、足、尾各混悬液灌胃对小鼠毒性很低。小鼠出现躁动不安、四处走窜、轻微抽搐,但未见死亡[11]。

【临床应用】

1. 治疗肿瘤 具有明显的免疫增强功能,还可以对抗由环磷酰胺引起的小鼠脾淋巴细胞增殖指数、NK 细胞和腹腔巨噬细胞杀瘤活性下降,淋巴细胞增殖能力和 NK 细胞活性得到改善。

2. 治疗其他疾病 目前有关蛤蚧的临床应用大部分都是关于其平喘的药理作用,它是防治哮喘等呼吸道疾病的重要药物,而且一般都是复方的研究治疗。

参考文献

[1] 南京中医药大学. 中药大辞典. 上海:上海科学技术出版社,2006:3321-3322.

[2] 国家药典委员会. 中华人民共和国药典. 北京:中国医药科技出版社,2010:323-324.

[3] 尤琪韩,世愈,黄明莉. 蛤蚧对 S_{180} 荷肉瘤小鼠的抑瘤作用及对免疫系统的影响. 哈尔滨医科大学学报,2005,39(5):402-404.

[4] 席玮. 蛤蚧肽的免疫调节及抗肿瘤作用实验研究. 南宁:广西医科大学,2011:63-71.

[5] 李蕾. 蛤蚧蛋白分离提取及其抗肿瘤分子机制研究. 南宁:广西医科大学,2011:30-46.

[6] 李蕾,杨帆,匡志鹏,等. 蛤蚧蛋白组分对肝癌 HepG-2 细胞生长抑制作用的研究. 中国癌症防治杂志,2011,3(1):15-19.

[7] 郭建民. 现代中药炮制手册. 北京:中国中医药出版社,2002:875-876.

[8] 周烨,易蕡. 蛤蚧的药理作用及其治疗哮喘的作用机制研究综述. 广西中医学院学报,2011,14(4):79-80.

[9] 朱华,王孝勋. 蛤蚧的研究进展. 中药材,2002,25(4):295-297.

[10] 龚千锋. 中药炮制学. 北京:中国中医药出版社,2003:254-255.

[11] 龚千峰,余润民,王文凯,等. 蛤蚧不同部位的药理作用. 中药材,1998,(4):195-196.

196. 蛴 螬

【来源】鳃金龟科昆虫朝鲜黑金龟子 *Holotrichia diomphalia* Bates 及同属近缘昆虫的干燥幼虫[1]。

【性味与归经】咸,微温。归肝经。有毒。

【功能与主治】破血祛瘀,散结通乳,明目。治疗肺癌、胃癌、肝癌、宫颈癌、乳腺癌、白血病、喉癌、卵巢癌等多种恶性肿瘤。也可治疗跌损瘀痛、痛风、破伤风、喉痹、目翳、丹毒、痈疽、痔漏。

【化学成分】蛴螬中含有氨基酸、多肽或蛋白质、糖类、生物碱、有机酸类、甾体化合物等多种化学成分。蛴螬还含有脂肪、外细胞糖酶,蔗糖酶等多种酶。此外,蛴螬中含有多种对人体健康有益的矿物元素和维生素,Cu、Mn 含量非常丰富,Ca、Mg、Cr、Fe、Zn 和 B 族维生素的含量较高,K/Na 的比值也很高[1,2]。

【药理作用】

1. 抗肿瘤作用 蛴螬提取物具有一定抗肿瘤作用。实验用一定量的生理盐水和蛴螬提取液对接种 S180 肉瘤细胞的小鼠灌胃给药连续 10 天后,进行瘤重和光镜观察。发现 0.66g/kg、1.32g/kg、2.64g/kg 的蛴螬提取液对 S180 肉瘤生长抑制率分别为 16%、29%、68%。高剂量组的抑制率和镜检淋巴细胞浸润坏死均高于对照组。由此看出蛴螬提取物对小鼠 S180 肉瘤有抑制作用并呈剂量依赖性[3]。实验进一步探讨蛴螬提取物对小鼠肝癌 H22 的抑制作用。给药组按低、中、高三种蛴螬提取液剂量组进行灌胃,连续灌胃 10 天。结果显示,蛴螬提取液对小鼠肝癌 H22 细胞有明显的抑制作用,低、中、高三剂量组的抑制率分别为 15.2%、25.9% 和 54.0%。高剂量组的镜检淋巴细胞和淋巴结样组织浸润及坏死多于对照组。超微结构观察发现细胞内线粒体嵴断裂,肿胀空化脂滴,可见凋亡细胞或凋亡小体。以上结果均说明蟾蜍提取物能诱导小鼠 H22 肝癌细胞凋亡[4]。韩国学者用蟾蜍乙醇提取物对小鼠腹膜巨噬细胞进行了体外试验,采用多种剂量的乙醇提取物作用于巨噬细胞 20 天,发现蟾蜍乙醇提取物对巨噬细胞具有诱导杀灭肿瘤,增加肿瘤坏死因子产量的作用[5]。

蟾蜍提取物在体外对人胃癌 MGC-803 细胞株有显著抗增殖及诱导凋亡作用。光镜结果表明,蟾蜍作用于细胞 24 小时后,可见胞核固缩、胞核碎裂、凋亡小体形成等凋亡形态学变化;经 AO/EB 荧光染色观察结果表明,当终浓度为 4mg/ml 的蟾蜍作用于胃癌 MGC-803 细胞 24 小时后,其凋亡率为 86.3%,破膜率为 41.9%。用药前后凋亡相关蛋白 Bcl-2、Bax 均有显著性改变,与空白对照组比较,Bcl-2 蛋白表达下降,Bax 蛋白表达上升,Bcl-2 蛋白与 Bax 蛋白比例下降。其诱导肿瘤细胞凋亡的可能机制与凋亡相关蛋白 Bcl-2、Bax 的表达比例改变有关[6]。实验还进行了蟾蜍联用羟基喜树碱体外对人 MGC-803 胃癌细胞株的抗增殖及药物敏感性的研究,发现蟾蜍联用羟基喜树碱在体外对人 MGC-803 胃癌细胞株有显著性抗增殖作用,提示蟾蜍可与其他药物联用治疗肿瘤[7]。

实验发现,蟾蜍能诱导人肺癌 A549 细胞凋亡。其凋亡机制可能是通过上调 p21,下调 Cyclin D1,使细胞阻滞于 S 期,同时上调 Bax,激活 Caspase 家族来诱导 A549 细胞凋亡[8-11]。

蟾蜍能显著抑制人宫颈癌 HeLa 细胞生长,蟾蜍湿品醋酸乙酯、氯仿和石油醚 3 种粗提物中石油醚的抑制效果最好[12]。蟾蜍粗提物可以诱导 HeLa 细胞发生凋亡,并且 G_0/G_1 期细胞比例显著增加,而 S 期和 G_2/M 期细胞比例则明显下降,将细胞阻滞在 G_0/G_1 期。蟾蜍粗提物作用后 Bcl-2、p53 蛋白随提取物浓度表达均下降,Bax、Fas 蛋白表达上升。说明蟾蜍粗提物诱导凋亡作用机制可能与细胞周期发生 G_0/G_1 期阻滞有关;并且通过下调 Bcl-2、p53 蛋白表达,上调 Bax、Fas 蛋白表达,经由细胞凋亡的死亡受体通路和线粒体通路完成凋亡的启动和执行[13]。

蟾蜍提取物对人乳腺癌 MCF-7 细胞凋亡有一定影响。蟾蜍提取物在体外对人乳腺癌 MCF-7 细胞株有明显的抑制增殖作用,实验组与对照组相比其生长抑制率有显著差异。阴性对照组细胞生长良好,给药组细胞出现典型凋亡特征。实验组内细胞蛋白出现 Bcl-2 表达下调,Fas、Caspase-3、Caspase-9 表达均上调。说明蟾蜍提取物对人乳腺癌 MCF-7 细胞株凋亡通路的影响机制可能是通过下调 Bcl-2,上调 Fas、Caspase-3、Caspase-9 的蛋白表达而起作用,是经由细胞凋亡的线粒体途径和死亡受体途径来完成凋亡的启动和执行[14]。

2. 其他药理作用

(1)对内脏系统的影响

1)对心血管系统的影响:蟾蜍水浸液 1∶10000 浓度对兔冠状血管、离体兔耳血管、蟾蜍肺血管皆有收缩作用。1∶1000 浓度能兴奋离体心脏,浓度更高则导致舒张期停止。1∶1000 以上能收缩蟾蜍内脏血管。大剂量有利尿作用,对血压无影响。

2)对消化系统的影响:实验对蟾蜍保肝作用进行研究。用蟾蜍单味药作用于由氯仿和 β-D-氨基半乳糖诱导的急性损伤肝细胞,降低了小鼠体内血浆中转氨酶的活性。研究者还发现肝硬化模型小鼠经过 4 周的蟾蜍给药治疗后,同时降低了血浆中丙氨酸转氨酶、天冬氨酸转氨酶以及碱性磷酸酶的活性和肝脏中羟脯氨酸的含量,使模型小鼠肝脏切片的组织学外观得到了改善,在一定程度上降低肝细胞损害[15]。

(2)抗病原微生物作用:AMP 是具有抗菌活性短肽的总称,具有广谱抗菌活性。蟾蜍体内含有多种 AMP。实验[16]从体内注射大肠杆菌的蟾蜍血淋巴中纯化得到抗菌肽 holotricin

2,实验表明这种蛋白能抑制革兰阴性菌的生长。次年又从蛴螬体内得到了抗菌肽 holotricin 1 和 holotricin 3,holotricin 1 对革兰阳性菌有很强的抗菌活性。

(3)对眼的影响:据研究表明,蛴螬提取物可以减轻兔视网膜静脉阻塞模型后视网膜各层细胞受到的损害,减轻由于缺氧而诱导的 iNOS 表达,降低 NO 过量生成,有效保护视网膜视神经细胞[17,18]。

【临床应用】

1. 治疗肿瘤

(1)治疗肺癌:由熟大黄、蛴螬、水蛭等 12 味中药组成的大黄䗪虫丸临床用于治疗肺癌 62 例,显效 4 例,有效 34 例。稳定 3 个月以上者 29 例,有 14 例生存 1 年以上,4 例生存 2 年以上,2 例生存 3 年以上[19]。

(2)治疗白血病:大黄䗪虫丸配合化疗治疗慢性粒细胞白血病 16 例,与单纯化疗的 20 例比较,结合组完全缓解 8 例,部分缓解 4 例,总有效率 87.5%,优于单纯化疗组[20]。此外,大黄䗪虫丸治还用于临床治疗脑垂体瘤及肝癌,且对上述二者均有一定疗效[21]。

2. 治疗其他疾病

(1)治疗脑卒中:应用含有蛴螬的血肿消口服液临床治疗脑卒中,发现此方药能明显促进血肿吸收,降低颅内压,促进神经功能恢复。另外还能明显减少脑卒中后呃逆、中枢性发热、出血后吸收热及应激性消化道出血的发生[22]。

(2)治疗肝硬化:用组方之一为蛴螬的软肝丸治疗血吸虫病肝硬化。所治疗的 102 例中,总有效率为 90.2%。50 例痊愈患者肝脏形态恢复正常,42 例患者好转,软肝丸对晚期伴有难治性腹水者疗效不够理想[23]。

(3)治疗哮喘:用蛴螬等多味中药外敷涌泉穴治疗小儿支气管哮喘 72 例,经治疗后 72 例全部缓解。其中用药 1 次完全缓解者 36 例,2 次完全缓解者 24 例,3 次完全缓解者 12 例。全部病例均随访,3 年以上未见复发[24]。

(4)治疗破伤风:蛴螬在治疗破伤风方面疗效显著。治疗破伤风 14 例,痊愈 11 例,死亡 3 例。有效病例均在 15～30 分钟张口自如,喉痉挛消失或减轻,口腔分泌物显著减少,能吞咽食物和药物。

(5)治疗口疮:蛴螬与其他药物配合使用,治疗口疮。经治疗 1～3 天痊愈 21 例,4～5 天痊愈 32 例,5～7 天痊愈 7 例,无效 3 例,治愈率 95%[25]。

参 考 文 献

[1] 南京中医药大学. 中药大辞典. 第 2 版. 上海:上海科学技术出版社,2006:3324-3325.

[2] 张庆镐,朴奎善,李基俊,等. 蛴螬矿物元素和维生素含量分析. 微量元素与健康研究,2002,19(1):30.

[3] 李基俊,孙抒,杨万山,等. 蛴螬提取物对小鼠 S_{180} 肉瘤的抑制作用. 中华医学写作杂志,2003,10 (15):1356.

[4] 杨万山,李基俊,孙抒,等. 蛴螬提取物对小鼠肝癌 H22 的抑制作用. 四川中医,2006,24(11):9-10.

[5] Kang N S,Park S Y,Lee K R,et al. Modulation of macrophage function activity by ethanolic extract of larvae of Holotrichia diomphalia. Journal of Ethno pharmacology,2002,79(1):89.

[6] 金哲,孙抒,李基俊,等. 蛴螬提取物体外对人 MGC-803 胃癌细胞株凋亡相关基因作用的研究. 中国中医药科技,2004,11(2):90-92.

[7] 孙百研,孙抒,金哲,等. 蛴螬联用羟基喜树碱体外对人 MGC-803 胃癌细胞株抗增殖及药物敏感性的研究. 中华临床医学实践杂志,2003,2(10):913.

[8] 崔春爱,孙抒,杨万山.蛴螬提取物对人肺癌 A549 细胞诱导凋亡作用的形态学观察.山东医药,2008,48 (27):7-8.

[9] 徐京男,孙抒,崔春爱.蛴螬提取物对人肺癌 A549 细胞 Bax 和 p21 蛋白表达的影响.山东医药,2012,52 (28):1-2.

[10] 崔春爱,李莉,杨万山,等.蛴螬提取物诱导人肺癌 A549 细胞凋亡的机制研究.辽宁中医杂志,2009,36 (8):1317-1318.

[11] 崔春爱,孙抒.蛴螬提取物对人肺癌 A549 细胞 Caspase 蛋白表达的影响.广东医学,2011,32(23): 3040-3041.

[12] 宋莲莲,孙抒,刘树森,等.蛴螬粗提物对人宫颈癌 Hela 细胞抑制作用的形态学观察.时珍国医国药, 2006,17(5):673-675.

[13] 李香丹,孙抒,宋莲莲,等.蛴螬粗提物对人宫颈癌 HeLa 细胞诱导凋亡作用及其机制.肿瘤防治研究, 2008,35(7):491-494.

[14] 金华,孙抒,于柏艳,等.蛴螬提取物对 MCF-7 人乳腺癌细胞株凋亡的影响.中国病理生理杂志,2008,24 (1):93-96.

[15] Oh W Y,Pyo S,Lee K R,et al. Effect of Holotrichia diomphalia larvae on liver fibrosis and hepatotoxicity in rats. Journal of Ethnopharmacology,2003,87(2-3):175.

[16] Lee S Y, Moon H J,Kurata S,et al. Purification and molecular cloning of cDNA for an inducible antibacterial protein of larvae of a coleopteran insect, Holotrichia diomphalia. J Biochem(Tokyo),1994,115 (1):82.

[17] 张波涛,彭清华,叶群如,等.蛴螬对兔视网膜静脉阻塞模型 iNOS 表达的干预研究.湖南中医药大学学报,2008,28(1):25-28.

[18] 叶群如,彭清华,张波涛.蛴螬对实验性视网膜静脉阻塞兔 HSP70 表达的影响及意义.中国中医眼科杂志,2008,18(5):261-263.

[19] 沈丕安,张培芝,徐勤.62 例原发性肺癌的中医治疗.上海中医药杂志,1982,(7):9-10.

[20] 陈兆孝.大黄䗪虫丸治疗慢性粒细胞性白血病的临床观察.中医临床与保健,1989,1(3):3-4.

[21] 唐丽.大黄䗪虫丸治验.天津中医,1988,(6):38.

[22] 王爱凤,秦玉花,王惠茹,等.血肿消口服液治疗中风病的临床疗效观察.山东中医杂志,2003,22 (9):534.

[23] 傅昌格,陈宗权,洪祥云,等.软肝丸治疗血吸虫病肝硬化的临床研究.湖北中医杂志,2003,25(1):6.

[24] 杜全成.中药穴位外敷治小儿哮喘 72 例.国医论坛,1993,(6):26.

[25] 赵成春,赵全荣,张文敏,等.蛴螬茧矾散治疗口疮 63 例.中医外治杂志,1996,(4):47.

197. 番 红 花

【来源】鸢尾科番红花属番红花 Crocus sativus L. 的柱头[1]。

【性味与归经】甘,平。归心、肝经。无毒。

【功能与主治】活血祛瘀,散郁开结。主治痛经,经闭,月经不调,产后恶露不净,腹中包块疼痛,跌仆损伤,忧郁痞闷,惊悸,温病发斑,麻疹。

【化学成分】柱头含挥发油成分 30 多个。还含色素类:藏红花苷(crocin)、藏红花酸(crocetin)、杧果苷-6'-O-藏红花酰基 1'-O-β-D-葡萄糖苷脂(mangi-crocin);甾醇类:菜油甾醇(campesterol)、豆甾醇(stigmasterol)、β-谷甾醇(β-sitosterol);三萜类:熊果酸(ursolic acid)、齐墩果酸(oleanolic acid);脂肪酸类:棕榈酸(palmitic acid)、棕榈油酸(palmitoleic acid)、油酸、亚油酸、亚麻酸(linolenic acid);类胡萝卜素类:八氢番茄烃(phytoene)、六氢番茄烃(phytofluene)、β-胡萝卜素(β-carotene)、玉米黄质(zeaxanthin)。又含藏红花苦素(picrocrocin)、藏红花醛(safranal)。花被含黄酮类:山柰酚(kaempferol)、紫云英苷(astragalin)、槲皮素-3-对香豆酰葡萄糖苷(helichrysoside)、山柰酚-3-O-β-D-吡喃葡萄糖基(1→2)-6-乙酰吡喃葡萄糖苷[kaempferol-3-O-β-D-glucopyranosyl(1→2)-β-D-6-acetyl-glucopyra-noside]、山柰酚-3-O-β-D-吡喃葡萄糖基(1→2)-吡喃葡萄糖基[kaempferol-3-O-β-D-gluco-pyranosyl(1→2)-β-D-gluco-pyranoside]、山柰酚-3-β-D-吡喃葡萄糖基(1→2)-吡喃葡萄糖基[kaempferol-3-β-D-glucopyr-anosyl(1→2)-β-D-glucopyranoside]、二十九烷(nonacosane)。

【药理作用】

1. 抗肿瘤作用　体外实验研究发现藏红花素对人肺腺癌 A549 细胞、SPC-A1 细胞有显著的增殖抑制作用,使细胞周期阻滞在 G_0/G_1 期,并诱导细胞凋亡[2],这与其调控 p53、Bax 和 Bcl-2 基因的表达有关[3]。另外,藏红花素能明显抑制人卵巢癌 HO-8910 细胞的生长,使其被阻滞于 G_0/G_1 期,并可能通过上调 p53、Fas/APO-1 蛋白表达水平,进而激活 Caspase-3 调控的凋亡途径,从而促进人卵巢癌 HO-8910 细胞凋亡[4]。

2. 其他药理作用

(1)对内脏系统的影响

1)对心肌肥厚的影响:番红花酸能显著降低模型大鼠的心脏系数及左心室系数,并能显著提高心肌组织 Na^+,K^+-ATP 酶和 Ca^{2+},Mg^{2+}-ATP 酶的活力,同时降低心肌组织羟脯氨酸水平[5]。

2)对心肌细胞损伤的保护作用:番红花酸可抑制 H_2O_2 引起的心肌细胞凋亡并具有剂量依赖性,且此作用与上调心肌细胞内 Bcl-2 蛋白表达、下调 Caspase-3 蛋白表达有关[6]。

3)抗动脉粥样硬化作用:番红花酸能显著增加高血脂家兔血清 NO 水平,改善血管舒张功能,其机制与提高血管壁 eNOS 活性和基因表达水平有关[7]。

4)利胆作用:番红花酸能使胆汁分泌量增加。

5)对糖尿病血管病变的保护作用:番红花酸对糖尿病胰岛素抵抗具有明显的改善作用[8]。

(2)抗氧化作用:采用次黄嘌呤/黄嘌呤氧化酶反应体系产生 O_2^-,观察西红花酸对 O_2^- 的清除作用,同时采用大鼠灌胃给予西红花酸的方法,观察其对血清 TAC 及 SOD、GPX 等抗氧化酶活性、血清氧化易感性的影响,发现西红花酸能显著提高大鼠血清抗氧化能力[9]。

3. 毒性作用　小鼠皮下注射番红花酸钠的致死量为 5g/kg。

【药代动力学研究】藏红花素在家兔的主要药代动力学参数 t_{max}、C_{max}、$t_{1/2}$ 和 AUC 分别为 87.0min、3.74μg/ml、140.4min 和 768μg·min/ml。

【临床应用】应用于补阳还五汤中,治疗缺血性脑中风及其后遗症有显著的疗效[10]。

【不良反应】中毒后表现为血性呕吐、剧烈胃痛、胃肠出血、肠绞痛、腹泻带血、血尿、癃闭、意识不清、惊厥、谵妄、昏迷、脉搏细弱而速。

参考文献

[1] 南京中医药大学.中药大辞典.第 2 版.上海:上海科学技术出版社.2005:5143-5145.

[2] 张珞,于正洪,侍述景,等.藏红花素逆转人肺腺癌细胞 A549 恶性生物表型的分子机制研究.医学研究生学报,2013,26(2):137-141.

[3] 王新星,于正洪,侍述璟,等.藏红花素对人肺腺癌 SPC-A1 细胞的增殖抑制作用及机制研究.临床肿瘤学杂志,2013,18(4):295-299.

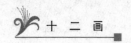

[4] 夏丹,孟琴,杨晓庆.藏红花素诱导卵巢癌 HO-8910 细胞凋亡的体外实验.临床与实验病理学杂志,2013,29(5):535-539.

[5] Shen X C,Qian Z Y. Effect of crocetin on ATPase and hydroxyproline in myocardial hyper-trophy rat induced by overload pressure. Chin Tradit Herb Drugs,2003,34(6):534-537.

[6] Yu W P,Xu G L,Shen C X,et al. Effects of crocetin on the apoptosis and the changes of its related regulating proteins caspase-3 and bcl-2 induced by H₂O₂ in myocardial cells. Chin J Pathophysiol,2006,22(1):54-57.

[7] Tang F T,Qian Z Y,Zheng S G. Effect of crocetin on relaxation function of thoracic aorta isolated from hyperlipidemic rabbit and its mechanism. Chin J Arterioscler,2005,13(6):721-724.

[8] Xi L,Qian Z Y,Shen X C,et al. Crocetin prevents dexa-methasone-induced insulin resistance in rats. Planta Med,2005,71:1-6.

[9] 石磊.西红花酸体内外抗氧化作用的研究.中国医药指南,2012,10(15):118-120.

[10] 杨寅,孙艳芳.西红花应用于补阳还五汤治疗中风后遗症的临床体会.医学信息旬刊,2011,24(7):4271-4271.

198. 猴 头 菌

【来源】齿菌科头菌属真菌猴头菌、珊瑚状猴头菌 *Hericium erinaceus*(Bull. ex Fr.)的子实体[1]。

【性味与归经】甘,平。归脾、胃经。

【功能与主治】健脾养胃,安神,抗癌。主治体虚乏力,消化不良,失眠,胃与十二指肠溃疡,慢性胃炎,消化道肿瘤。

【化学成分】猴头菌子实体中含猴头菌酮(hericenone)A、B、C、D、E、F、G、H,猴头菌碱(hericerin),(9R,10S,12Z)-9,10-二羟基-8-氧代-12-十八碳烯酸[(9R,10S,12Z)]-9,10-dihydroxy-8-oxo-12-octadecenoic acid],3-羟基-4-(3,7-二甲基-5-氧代-2,6-辛二烯基)-5-甲氧基-苯并[1,2-c]呋喃-2-酮[3-hydroxy-4-(3,7-dimethyl-5-oxo-2,6-octadienyl)-5-methoxybenzo[1,2-c]furan-2-one],植物凝集素(lectin)。

干燥子实体含蛋白质,脂质,纤维及葡聚糖。还含甾醇类:麦角甾醇(ergosterol),3β-O-吡喃葡萄糖基麦角甾-5,7,22-三烯(3β-O-glucopyranosylergosta-5,7,22-triene),3β,5α,6β-三羟基麦角甾-7,22,二烯(3β,5α,6β-trihydroxyergosta-7,22-diene)即啤酒甾醇(cerevisterol),3β-O-吡喃葡萄糖基-5α,6β-二羟基麦角甾-7,22,二烯(3-βO-glucopyranosyl-5α,6β-dihydroxyergosta-7-22-diene),3β,5α,9α-三羟基麦角甾-7-22-二烯-6-酮(3β,5α,9α-trihydroxyergosta-7-22-diene-6-one),麦角甾醇过氧化物(ergosterol peroxide),即 3β-羟基-5,8-表二氧基麦角甾-6-22-二烯(3β-hydroxy-5,8-epidioxyergosta-6,22-diene),3β-O-吡喃葡萄糖基-5,8-表二氧基麦角甾-6-22-二烯(3βO-glucopyranosyl-5,8-epidioxyergosta-6,22-diene)。

菌丝体培养物含有猴头菌吡喃酮(erinapyrone)A、B,4-氯-3,5-二甲氧基甲苯(4-chloro-3,5-dimethoxytoluene),4-氯-3,5-二甲氧基苯甲醛(4-chloro-3,5-dimethocybenzaldehyde),4-氯-3,5-二甲氧基苯甲酸-O-阿拉伯糖醇酯(4-chloro-3,5-dimethoxybenzoic acid-O-arabitol ester),4-氯-3,5-二甲氧基苯甲酸甲酯(4-chloro-3,5-dimethoxybenzoic acid-methyl ester),4-氯-3,5-二甲氧基苯甲酸(4-chloro-3,5-dimethoxybenzoic acid),猴菇菌素(herierin)Ⅲ、Ⅳ。此外含 3-O-葡萄糖醛基齐墩果酸-28-葡萄糖酯苷,3-O-(3′-阿拉伯糖基)-葡萄糖醛基齐墩果酸-28-葡萄

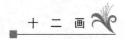

糖酯苷,3-O-(2'-葡萄糖基)-葡萄糖醛基齐墩果酸-28-葡萄糖酯苷,3-O-[(2'-葡萄糖基)-(3'-阿拉伯糖基)]-葡萄糖醛基齐墩果酸-28-葡萄糖酯苷,菌丝和子实体中含有多糖。

【药理作用】

1. 抗肿瘤作用 将 H_{22} 瘤株接种于小鼠,制备移植性实体瘤模型。猴头菌多糖能够显著提高胸腺指数,提高血中肿瘤坏死因子-α 和白介素-2 的水平,降低实体瘤组织的血管内皮因子水平,不同程度的提高白蛋白水平。抑瘤机制与调节免疫功能和抑制肿瘤组织血管生成有关[2]。

将猴头菇多糖按 100mg/kg、200mg/kg、400mg/kg 剂量连续灌胃 9 天,可显著抑制 S_{180} 肉瘤的生长,提高荷瘤小鼠胸腺和脾重,增强正常小鼠抗体形成细胞溶解绵羊红细胞能力,迟发型变态反应能力、NK 细胞活性[3]。

2. 其他药理作用

(1)对心血管系统的影响

1)降血脂:猴头多糖能明显降低高血糖实验动物的血糖浓度,且能明显降低血清中甘油三酯和总胆固醇的含量[4]。

2)对胃黏膜的保护作用:猴菇多糖可降低胃黏膜癌前病变 Bcl-2 蛋白表达,对胃癌癌前病变有逆转作用[5]。

(2)对免疫系统的影响:猴头多糖能明显提高 NK 细胞的活性,促进 T 细胞介导的迟发型超敏反应的发生,增强巨噬细胞的吞噬功能[6]。

(3)抗病毒作用:猴头菇多糖对呼肠孤病毒感染雏番鸭组织引起的病变及细胞凋亡具有治疗作用。

(4)抗辐射作用:观察猴菇多糖对受 6.25~8.5 Gy γ 射线照射小鼠的辐射防护作用,发现猴头菇多糖对受照射小鼠有明显的防护作用[7]。

(5)抗衰老作用:猴头多糖能清除自由基,从而起到抗衰老作用[8]。

(6)抗突变作用:猴头多糖具有抗突变作用[8]。

【临床应用】猴菇多糖治疗胃癌癌前病变患者,治疗 6 月后,20 例慢性萎缩性胃炎伴肠上皮化生组中 12 例肠上皮化生消失,20 例慢性萎缩性胃炎伴异型增生组中 8 例异型增生消失。

参 考 文 献

[1] 南京中医药大学. 中药大辞典. 第 2 版. 上海:上海科学技术出版社 .2005:3376-3378.

[2] 彭瀛,宋晓琳,沈明花. 猴头菌多糖对小鼠 H_{22} 肝癌移植瘤的抑制作用. 食品科学,2012,33(9):244-247.

[3] 聂继盛,祝寿芬. 猴头多糖抗肿瘤及对免疫功能的影响. 山西医药杂志,2003,32(2):107-109.

[4] 小定,荣建华,吴谋成. 真菌多糖生物活性研究进展. 食用菌学报,2002,9(4):50-58.

[5] 樊伟伟,黄惠华. 猴头菇多糖研究进展. 食品科学,2008,29(1):355-357.

[6] 杨焱,周昌艳,王晨光,等. 猴头菌多糖调节机体免疫功能的研究. 食用菌学报,2000,7(1):19-20.

[7] 刘曙晨,张慧娟,骆传环,等. 猴头菇多糖的抗辐射作用实验研究. 中华放射医学与防护杂志,1999,19(5):328-329.

[8] 卢耀环,李长蛎,周于奋. 猴头菇对小鼠抗疲劳作用的实验研究. 生理学报,1996,1:98-101.

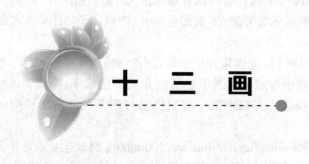

十 三 画

199. 墓 头 回

【来源】 败酱科败酱属植物异叶败酱 *Patrinia heterophylla* Bunge. 或糙叶败酱 *P. scabra* Bunge. 的根茎和根[1]。

【性味与归经】 苦、微酸涩,凉。归肝、心经。

【功能与主治】 清热解毒,止血,止带,截疟。用于治疗肝癌、大肠癌、宫颈癌、白血病等多种恶性肿瘤,也可用于治疗子宫糜烂,早期宫颈癌,白带,崩漏,疟疾。

【化学成分】 败酱科植物已发现多种化学成分,萜类、黄酮类、β-谷甾醇(β-sitosterol)和异戊烯为各属所共有,其中败酱属主要含有以齐墩果酸苷元和常春藤苷元组成的三萜皂苷、环烯醚萜苷和黄酮类化合物等。异叶败酱含有金丝桃苷(hyperin)、异槲皮苷(isoquercitrin)等黄酮类化合物。异叶败酱挥发油中主要含有异戊酸(isovaleric acid)、α-蒎烯(α-pinene)、β-蒎烯(β-pinene)、α-松油醇(α-terpineol)、δ-榄香烯(δ-elemene)等多种倍半萜和少数半萜醇,尚含有醛类、醇类、酮类等含氧化合物及单萜化合物。糙叶败酱挥发油中主要含有(-)β-石竹烯[(-)β-caryophyllene]、α-葎草烯(α-humulene)、石竹烯氧化物等多种成分[1,2]。

【药理作用】

1. 抗肿瘤作用

(1)墓头回多糖衍生物的抗肿瘤作用:从墓头回中得到活性成分,其结构为常春藤皂苷元-3-O-多糖衍生物,活性成分定名为 M12。实验发现 M12 不仅可以抑制肿瘤细胞本身的快速增殖,而且可以通过抑制肿瘤血管的增生而起到抑制肿瘤增长和转移的作用。实验对小鼠原位 H22 肝癌进行研究,发现 M12 在一定程度上能抑制小鼠原位 H22 肝癌的生长。作用机制与 M12 刺激产生大量的 TNF-α、IFN-γ 直接或间接杀伤肿瘤有关。

实验发现,M12 作用人肝癌 BEL-7402 细胞后,多种与细胞凋亡相关的蛋白表达出现变化。M12 可以通过多种途径发挥抗肿瘤作用,如影响细胞周期从而影响细胞有丝分裂、影响细胞微管破坏细胞结构、激发免疫系统、抑制肿瘤血管生成等[3]。

(2)墓头回木质素类化合物抗肿瘤作用:实验对墓头回进行提取分离,并得到 3 个木质素类化合物,经鉴定其分别为 nortrachelogenin(Ⅰ)、(＋)-pinoresinol(Ⅱ)、(＋)-lariciresinol(Ⅲ)。MTT 法检测以上 3 个化合物体外对人前列腺癌 PC-3 细胞、人胃癌 SGC 细胞和人白血病 NB-4 细胞作用发现,其中化合物(Ⅱ)、(Ⅲ)对 PC-3、SGC、NB-4 细胞具较强的抑制作用,化合物(Ⅰ)对 SGC 细胞有较强的抑制作用[4]。

(3)墓头回提取液抗肿瘤作用:体内实验表明,墓头回对艾氏腹水型腹水癌有明显抑制作用,给药组小鼠平均生存时间较对照组第一次实验结果延长 5.7 天(53％),第二次实验结果延长 3.2 天(21%),腹水量及瘤细胞数较对照组明显减少。腹腔注射给药组小鼠第一次实验结果肿瘤抑制率达 82%,第二次实验结果肿瘤抑制率达 78%,皮下注射给药组肿瘤抑制率达 64%。墓头回局部注射治疗可致使局部肿瘤逐渐变硬变干从根部脱落,溃疡面经逐渐修复而治愈[5]。实验观察墓头回对小鼠 S180 生长影响。结果显示,给墓头回的两组对 S180 生长有明显抑制作用,其腹水量和腹水内瘤细胞数明显少于对照组,而死瘤细胞数多于对照组[6]。墓头回提取液能明显抑制 U14 移植瘤瘤体血管形成,降低 VEGF、bFGF 的表达,从而延长腹水瘤小鼠生命[7-9]。实验还发现中药墓头回中所含的皂苷(MS)、多糖(MP、JP)、萜类(MT)等成分的 4 种提取物样品,对移植性肿瘤肝癌和艾氏腹水癌小鼠进行了体内抗肿瘤实验。结果表明,4 种样品对肝癌和艾氏癌均具一定的抑制作用,其中 MS 对肝癌的作用较强,MT 对艾氏癌的作用较强。小鼠胸腺和脾脏重量略有增加,表明墓头回具有提高小鼠非特异性免疫功能的作用[10]。

体外实验表明,墓头回对 K562 细胞增殖具有明显的抑制作用,且在一定的剂量范围内其抑制作用具有明显的剂量依赖性。墓头回作用于 K562 细胞后,给药组细胞出现明显凋亡形态。流式细胞仪检测细胞凋亡率为 17.15%±1.24%,较对照组细胞凋亡率 2.05%±0.53% 增高。其作用机制主要与凋亡相关蛋白 Bcl-2 表达降低,Bax 表达升高有关[11]。

实验发现墓头回对人白血病 HL-60 细胞也有较强的抑制作用。随着墓头回浓度升高,作用时间增长,抑制越为明显。作用机制研究显示,墓头回通过提高吞噬功能,诱导 HL-60 细胞向巨噬细胞分化来发挥抗肿瘤作用[12]。

2. 其他药理作用

(1)对中枢神经系统的影响:异叶败酱和糙叶败酱根和根茎中的挥发油有中枢镇静作用,动物实验和临床观察证明其酊剂和醇浸剂能延长戊巴比妥钠对小鼠的睡眠时间,有明显的镇静和催眠效应[13]。

(2)对内脏系统的影响:墓头回对大鼠、家兔体外创伤性出血有明显止血作用,与云南白药强度相当。将其醇提物灌胃或腹腔注射,能显著缩短小鼠、大鼠断尾性出血时间,其醇提物灌胃还能有效防治大、小鼠因氟尿嘧啶引起的血小板下降,能显著降低小鼠毛细血管通透性[13]。此外研究表明,墓头回还是一种造血祖细胞促进剂[14]。

(3)抗病原微生物作用:纸碟法抗菌试验证明,墓头回提取物对金黄色葡萄球菌、大肠杆菌、枯草杆菌均有不同程度抑制作用[15],以墓头回为君药制成的复方墓头回胶囊体外抑菌试验表明,在浓度为 0.0078～0.125g/ml 时,其对伤寒沙门杆菌、福氏志贺菌、淋球菌等有较好的抑制作用[16]。

(4)对免疫系统的影响:实验发现败酱草对酯多糖刺激下库普弗细胞分泌前列腺素 E_2 有明显增强作用[17]。糙叶败酱的乙醇提取物能显著增强 B 淋巴细胞增殖[18]。

3. 毒性作用 在我国关于墓头回毒理活性的研究较少,用 50% 墓头回水提物给小鼠腹腔用药的试验测得 $LD_{50}±95%$ 可信限结果为 $(0.6±0.02)ml/10g$。在急毒实验中,给狗腹腔注射上述溶液 3ml/kg 及 6ml/kg,共 7 天,出现食欲减退及口渴症状,血液及生化检查未见明显异常[19]。

【临床应用】

1. 治疗肿瘤

(1)治疗大肠癌:临床观察墓头回总苷片治疗大肠癌,132 例大肠癌患者随机分为化疗组、中药组、化疗＋中药组。化疗组为醛氢叶酸(CF)、5-FU,中药组为单纯服用墓头回总苷片,化疗＋中药组为化疗之日起服用墓头回总苷片。生活质量结果显示,化疗＋中药组增加、稳定、下降分别为 17 例、26 例、13 例,中药组为 18 例、14 例、2 例,化疗组为 5 例、14 例、23 例。1、2、3 年生存率显示,化疗＋中药组 82%、76%、69%,中药组 62%、48%、30%,化疗组 64%、52%、36%。免疫结果显示,化疗组免疫抑制较重,化疗＋中药组抑制相对较轻,而中药组则较治疗前有明显提高[20]。

(2)治疗白血病:中西医结合治疗急性单核细胞白血病。患者被诊断为急性单核细胞白血病,合并肛周脓肿。骨髓象显示,增生极度活跃,红系增生明显受抑制,单核细胞明显增生,原单核细胞 0.26,幼单核细胞 0.34,过氧化物酶染色阳性。化疗治疗并服用天蓝苜蓿、墓头回、龙葵、虎杖等中药,检查骨髓增生活跃,单核细胞 0.02,幼稚单核 0.06,达部分缓解。之后继续服用天蓝苜蓿、龙葵、墓头回、黄芪等中药,复查血象、骨髓象达完全缓解[21]。

(3)治疗恶性淋巴瘤:以太子参、漏芦、墓头回、薏苡仁等中药组成的吴氏消瘤散治疗恶性淋巴瘤 62 例。经治疗,完全缓解 10 例,部分缓解 43 例,稳定 7 例,病灶增大或出现新病灶 2 例。长期服药后生存 3 年以上 53 例,生存 5 以上 28 例,生存 8 年以上 2 例。5 年生存率为 45.2%[22]。

2. 治疗其他疾病

(1)治疗特发性血小板减少性紫癜:临床用墓头回治疗特发性血小板减少性紫癜 5 例,其中显效者 3 例,好转者 1 例,无效者 1 例[23]。

(2)治疗小儿肺炎:以墓头回、土茯苓、白花蛇舌草、黄芩等中药组成墓头回汤治疗小儿肺炎 102 例,结果显示,102 例患者中,痊愈 68 例,好转 31 例,无效 3 例,总有效率 97%[24]。

(3)治疗妇科疾病:复方墓头回胶囊治疗外阴炎、阴道炎、宫颈糜烂等妇科疾病,对 77 例患者临床疗效观察发现,阴道炎一疗程治愈率为 80.5%,总有效率为 97.4%。宫颈糜烂两个疗程治愈率为 65.5%,总有效率为 94.8%[25]。

参考文献

[1] 南京中医药大学. 中药大辞典. 第 2 版. 上海:上海科学技术出版社,2006:3405-3407.
[2] 梁赟,曹醒婷,冯旭. 墓头回挥发油成分的鉴定. 中草药,1995,26(4):174.
[3] 李思成. "墓头回"活性成分抑制肿瘤血管生成的实验研究. 成都:成都中医药大学,2003:98-110.
[4] 陈雪园,杨波,陈津,等. 墓头回木脂素类化学成分及细胞毒活性研究. 中华中医药学刊,2013,31(10):2168-2170.
[5] 天津市南开医院病理室. 中药墓头回提取物的抗癌作用研究(动物实验部分). 天津医药,1973,(2):27-34.
[6] 王荫棠,王学江,燕玉霞,等. 墓头回对小白鼠 S_{180}(腹水型)生长影响的初步观察. 兰州医学院学报,1988,(1):11-14.
[7] 蒋秋燕,钟璐,方刚,等. 墓头回提取液抑制小鼠宫颈癌 U14 生长的实验研究. 广西医科大学学报,2009,26(1):77-78.
[8] 蒋秋燕,方刚,苏莉鸣,等. 墓头回提取液对小鼠移植瘤 U14 瘤体内微血管密度 VEGF 和 bFGF 表达的影响. 中国临床新医学,2009,2(1):4-7.
[9] 钟璐,蒋秋燕. 墓头回提取液对荷 U14 宫颈癌小鼠血清 VEGF 的影响. 辽宁中医药大学学报,2010,12(4):84-86.
[10] 王萍,王兰. 中药墓头回提取物抗肿瘤活性的实验研究. 中兽医医药杂志,1997,(3):7-9.
[11] 程卫东,李立. 墓头回提取物诱导 K562 细胞凋亡的实验研究. 北京中医药大学学报,2007,30(1):51-57.

[12] 万增智,杨文华,史哲新,等.墓头回对 HL-60 细胞诱导分化作用的实验研究.中国中医科技,1999,6(6):415.

[13] 陈靖宇,陈建民.败酱属植物的研究概况.中草药,1994,25(2):101-104.

[14] 赵丽,李兴玉,马海珍.墓头回诱导脐血基质细胞形成及分泌 GM-CSF 的试验研究.中草药,2001,32(1):56-58.

[15] 国家中医药管理局《中华本草》编委会.中华本草.上海:上海科学技术出版社,1999:567-570.

[16] 张元杏,王惠芬,黄泽蕊,等.墓头回治疗肿瘤的小鼠实验研究.中国中西医结合杂志,1984,4(2):109.

[17] 李培凡.败酱草对内毒素刺激下巨噬细胞分泌细胞因子影响的作用机制.新中医,2001,33(2):75-76.

[18] 顾正兵,陈新建,杨根金,等.糙叶败酱免疫调节活性成分的研究.中药材,2002,25(3):78-80.

[19] 程卫东,李立.墓头回的研究进展.甘肃中医,2006,19(10):39-41.

[20] 王怀璋,王迎红,陈金秀,等.墓头回总甙片治疗大肠癌的临床观察.中国肿瘤临床与康复,2001,8(1):37-39.

[21] 夏小军,张鑫智.中西医结合治疗急性单核细胞白血病缓解 7 年 1 例.中国中西医结合杂志,1999,19(10):598.

[22] 吴昆仑,张晓天,吴眉,等.吴氏消瘤散治疗恶性淋巴瘤 62 例.中医杂志,2010,51(S2):200-201.

[23] 王军仓,刘一民,雷玉珍,等.脚汗草治疗特发性血小板减少性紫癜 5 例.中医杂志,1986,(5):67.

[24] 张民肃.墓头回汤治疗小儿肺炎 102 例疗效观察.湖北中医杂志,2003,25(8):32.

[25] 徐瑞华,苏引.复方墓头回胶囊临床疗效观察.实用医技杂志,1995,2(4):246-248.

200. 蓖 麻 子

【来源】大戟科蓖麻属植物蓖麻 *Ricinus communis* L. 的干燥成熟种子[1]。

【性味与归经】甘、辛、平。归大肠、肺经。有毒。

【功能与主治】泻下通滞,消肿拔毒。治疗肝癌、胃癌、大肠癌、宫颈癌、白血病等多种恶性肿瘤。也可用于治疗大便燥结,痈疽肿毒,喉痹,瘰疬等症。

【化学成分】种子含脂肪油 40%～50%,油饼含蓖麻碱(ricinine)、蓖麻毒蛋白(ricin)及脂肪酶(lipase)。含脂肪油(蓖麻油),油中含顺蓖麻酸(ricinoleic acid)、亚油酸(linoleic acid)、油酸(oleic acid)等,并含蓖麻毒蛋白 D(ricin D)、酸性毒蛋白(acid ricin)、碱性毒蛋白(basic ricin)、蓖麻碱(ricinine)、芹菜苷元(apigenin)、绿原酸(chlorogenic acid)、芸香苷(rutin)等[1]。

【药理作用】

1. 抗肿瘤作用

(1)蓖麻毒蛋白的抗肿瘤作用:体内实验表明,蓖麻毒蛋白对小鼠艾氏腹水癌、腹水肝癌、宫颈癌 U14、肉瘤 S180 及白血病等动物移植性肿瘤均有一定治疗作用。结果显示,在接种后1～3 天内腹腔注射 7.5mg/kg,能够完全抑制艾氏腹水癌细胞生长,使小鼠的生存时间得到显著延长。1 次腹腔注射蓖麻毒蛋白 25mg/kg,48 小时后可使癌细胞减少 90%;96 小时后几乎所有的癌细胞形态发生改变,如细胞膨胀,核心出现空泡及丝分裂停止,胞质暗染,周围亦出现不规则的空泡等[2]。

体外实验发现蓖麻毒蛋白对多种肿瘤细胞株和变异细胞株均十分敏感,在一定剂量范围内可以抑制淋巴腺瘤 SI、BW5147、MBC2、EL2、骨髓瘤 P3、C1、RBS5、S117、S194、J588、MOPC315/P 和骨髓样白血病 C1498 的生长[2]。

蓖麻毒蛋白可以抑制多种癌细胞的蛋白质、DNA、RNA 的合成,但实验发现,蓖麻毒蛋白对 RNA 的合成较弱,而对蛋白质的合成抑制显著[3]。二氢蓖麻毒蛋白对家兔的无细胞系统蛋白质合成有强烈的抑制作用,证明了它不是影响癌细胞的糖代谢或氨基酸的摄取[2],而是强烈地抑制真核生物核蛋白体的蛋白质合成[3]。具有针对 B 细胞类抗原特异反应性 MAb-737 蓖麻毒蛋白通过二硫键连接成免疫毒素蓖麻毒蛋白-737。当乳糖浓度为 0.1mol/L 时,此免疫毒素选择性地强力杀伤含 B 细胞抗原的 Burkitt 淋巴瘤细胞系,IC_{50} 为 5×10^{-11} mol/L[4]。在相同的条件下,以不含靶抗原的对照细胞 K562 杀伤效果不明显,IC_{50} 为 1×10^{-9} mol/L,与前者相比,毒性降低显著,大约低 500 倍。游离毒蛋白 IC_{50} 为 5×10^{-8} mol/L,比免疫毒素毒性低 1000 倍[2]。

蓖麻毒蛋白具有两个肽链,由 S-S 键相连。发生作用前有一个裂解过程,裂解后释放出 A 链和 B 链,A 链称之为效应链;B 链称之为结合链。两条链对蓖麻毒蛋白的抗肿瘤作用发挥重要作用。B 链可以与细胞表面的碳水化合物受体结合,把游离的 A 链或者整个毒蛋白分子通过质膜带入胞质,与核蛋白体 60S 亚基发生作用,抑制氨基酰 t-RNA 与核蛋白体的酶结合,使核酸的延伸因子减少,从而使核酸失活,抑制蛋白质合成,并导致细胞死亡[3]。

A 链对肿瘤细胞的作用:实验采用[³H]-亮氨酸掺入及噻唑蓝活细胞两种方法观察了胃癌单克隆抗体(McAb)-蓖麻毒蛋白 A 链对人胃癌细胞株 KATOⅢ(靶细胞)及正常人胚肺细胞 SL-7(非靶细胞)的杀伤情况。24 小时反应后结果显示交联物对肿瘤靶细胞显示选择性杀伤作用,在 1.0×10^{-9} mol/L 水平对靶细胞蛋白质合成抑制率达 71%,对非靶细胞无抑制作用。说明 McAb 对蓖麻毒蛋白 A 链具有较好的导向能力[1]。实验发现经纯化得到单甲氧基聚乙二醇(Methoxy Polyethylene Glycol,mPEG)偶联的蓖麻毒蛋白的免疫原性和毒性均明显下降。偶联前蓖麻毒蛋白 A 链的 LD_{50} 为 2.45mg/kg,而 mPEG 修饰的蓖麻毒蛋白的 LD_{50} 为 3.67mg/kg。结论聚乙二醇能遮蔽蓖麻毒蛋白,使其免疫原性和毒性有很大的降低[5]。免疫毒素是较为理想的一类肿瘤定向治疗药物。实验将多克隆抗甲胎蛋白抗体与蓖麻毒蛋白 A 链偶联成免疫毒素 aAEP-RTA,发现其对大鼠腹水型肝癌 AH68 细胞具有较强的特异性体外细胞毒效应[1]。另据报道,从江西野生蓖麻籽中提取了两种植物毒蛋白 ricinⅠ、ricinⅡ。用制备的抗大肠癌单克隆抗体 Hb₃ 作为导向载体,与蓖麻毒蛋白 A 肽链交联,制备杂交分子 Hb₃-RTA。初步细胞毒试验显示,交联物 Hb₃-RTA 对大肠癌细胞 HRT-18 具有较强杀伤作用,而对正常人淋巴细胞杀伤作用较小[2]。

B 链对肿瘤细胞的作用:另据报道 B 链半乳糖结合位点封闭的蓖麻毒蛋白-胃癌单克隆抗体 MGb₂ 结合物对肿瘤靶细胞具有较强的选择性杀伤作用,当浓度为 1.0×10^{-1} mol/L 时,对人胃癌细胞 KATOⅢ 的杀伤率为 46%,杀伤率较 MGb₂-蓖麻毒蛋白 A 链结合物(12%)提高显著,而对非靶细胞作用很弱,在 1.0×10^{-9} mol/L 水平对正常人胚肺细胞 SL-7 杀伤率仅为 42%,无需半乳糖拮抗[1]。将蓖麻毒蛋白和阿霉素偶联到一个抗人膀胱癌单克隆抗体分子上,构建了第一个具有"双弹头"的抗肿瘤导向药物。这个双弹头免疫毒素在 0.1mol/L 半乳糖存在下,对无关癌细胞无杀伤作用。该药中 ricin B 链具有细胞结合活性,因此不适于体内应用。但在体外,用 0.1mol/ml 的半乳糖封闭其 B 链的细胞结合点后,具有高度特异的强靶细胞杀伤活性[2]。

(2)蓖麻子的抗肿瘤作用:实验对炮制前后蓖麻子对人肺癌裸小鼠移植瘤模型的抑瘤效果进行考察。结果显示,炮制后蓖麻子毒性减低,给药组和对照组相比,瘤重显著降低,抑瘤率随给药剂量增加而显著升高。此结果表明,炮制后的蓖麻子在保留抗癌作用的同时,毒性降低,为临床口服蓖麻子抗癌治疗提供了实验依据[6]。

2. 其他药理作用

(1)对中枢神经系统的影响:蓖麻子中的蓖麻碱具有中枢神经兴奋作用,低剂量具有一定的改善记忆效果,较大剂量时致惊厥。可用作制备动物癫痫模型工具药,也有可能成为改善记忆的药物[7]。实验发现蓖麻子炮制品具有镇痛作用,其可减少醋酸致小鼠扭体次数,热板反应发现蓖麻子还可延长小鼠舔足时间。说明蓖麻子炮制品具有镇痛作用,炒蓖麻子镇痛作用较好[8]。

(2)对内脏系统的影响

1)对心血管系统的影响:蓖麻子中的蓖麻毒蛋白能降低黎芦碱和尼古丁的 Bezold-Jarisch 反射作用[2]。而麻醉猫注射 $250\sim500mg/kg$ 时,血压立即上升,脉搏、呼吸加快和潮气量增加。当注射剂量增至 $30mg/kg$ 时,血压降至零,心搏停止于舒张期,出现潮式呼吸而死亡[1]。

2)对消化系统的影响:蓖麻油口服后在小肠脂肪酶的作用下分解为蓖麻油酸和甘油,蓖麻油酸皂化为蓖麻油酸钠能刺激肠道,引起肠蠕动增加,同时蓖麻油还能润滑肠道,起到泻下通滞作用[9]。此外,蓖麻叶对半乳糖胺诱发的肝损害也有一定的保护效果[10]。

(3)抗病原微生物作用:实验研究显示,单克隆抗体结合蓖麻毒蛋白亚单位能杀死 99% 以上潜伏人类免疫缺陷症病毒的细胞[11]。实验还发现重组的 AIDS 病毒受体蛋白与蓖麻毒蛋白 A 链偶联可杀伤人 AIDS 病毒感染的人细胞[12]。

(4)对免疫系统的影响:蓖麻毒蛋白具有很强的抗原性,以各种途径进入人体或各种哺乳动物体内可产生抗体和过敏反应,如种植蓖麻的农民血液中存在这种抗体,除此之外,还可以使体内非特异抗体升高,抑制巨噬细胞等参与免疫功能的细胞[1]。

(5)引产作用:蓖麻油中含有丰富的不饱和脂肪酸—蓖麻油酸,在高温下蓖麻油酸与蛋黄卵磷脂形成花生四烯酸,在体内转化成为前列腺素,前列腺素使子宫平滑肌收缩和宫颈扩张,同时通过交感-脊髓-中枢神经-丘脑下部使垂体释放催产素进而又加强子宫收缩,发挥诱导和促进宫缩的作用而达到引产的目的[13]。

(6)抗生育作用:许多国家如印度、韩国等使用蓖麻子进行避孕。研究蓖麻提取物小鼠的短期与长期抗生育实验,发现蓖麻蛋白及其蓖麻油的混合物在抗早孕及抗着床效果显著,并能显著增强小鼠子宫内部收缩有效减少着床概率[14]。

(7)杀虫作用:从粗蓖麻子分离出的蓖麻毒蛋白杀灭南方根结线虫效果较好[15]。蓖麻毒蛋白对菜青虫胃毒活性不明显,对蚜虫、菜青虫触杀具有一定活性。这可能与昆虫消化系统不易于吸收大分子蛋白有关以及蓖麻毒蛋白不易通过昆虫体壁进入体内有关[16,17]。

3. 毒性作用　实验测定生蓖麻子及炮制蓖麻子对小鼠 LD_{50}。结果显示,生蓖麻子毒性测定:LD_{50} 为 $4557mg/kg$。炮制蓖麻子毒性测定:$LD_{50} > 10\,000mg/kg$。说明炮制后可降低蓖麻子毒性[6]。

蓖麻碱属于剧毒生物碱,对家禽的毒性作用较强。实验发现当蓖麻碱在饲料中含量超过 0.01% 时则抑制鸡的生长,含量超过 0.1% 时鸡发生麻痹中毒死亡。雏鸡蓖麻碱的 LD_{50} 为 $11.24mg/kg$[18]。小鼠 LD_{50} 为 $25mg/kg$[19]。

【药代动力学研究】蓖麻毒蛋白在体内不易被各种酶水解,故维持较久,而一经水解就很快排出。小鼠腹腔注射和静脉注射 ^{125}I-蓖麻毒蛋白后,5 小时内在各组织和器官内均保持较高的浓度,最高为脾,依次为肾、心、肝和胸腺,然后迅速下降,经 $10\sim12$ 小时肝脏中消失,其他器官组织经 $10\sim30$ 小时消失。主要由尿排出,排泄量在 $5\sim7$ 小时达到高峰[2]。

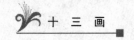

【临床应用】

1. 治疗肿瘤　据报道,蓖麻毒蛋白治疗头颈部肿瘤有一定疗效。治疗 6 例,临床治愈 2 例(腺、鳞癌各 1 例),显效 22 例(腺、鳞癌各 1 例),无效 2 例。由此可见蓖麻毒蛋白无论对腺癌还是鳞癌都能见效[1]。

2. 治疗其他疾病

(1)治疗面瘫:由生马钱子、蓖麻子等组成的三子膏治疗面瘫 17 例,结果显示 17 例全部显效[20]。临床还采用蓖麻仁捣拌马钱子末成膏外敷下关穴治疗面瘫,取得较好疗效[21]。

(2)治疗胃下垂:由蓖麻子仁、升麻粉组成的"升胃饼"外敷治疗胃下垂 268 例。治疗结果显示,治疗痊愈 105 例,显效 70 例,好转 78 例,无效 15 例[22]。

(3)治疗关节炎、关节疼痛:蓖麻子、鲜荠菜外用治疗骨关节疼痛 60 例。结果显示,有效 51 例(85%),显效 6 例(10%),无效 3 例(5%),总有效率 95%[23]。

(4)治疗子宫脱垂:应用蓖麻子治疗子宫脱垂 19 例。外敷为主治疗子宫脱垂,治愈 12 例,占 63.2%,好转 7 例,占 36.8%[24]。

(5)治疗鸡眼:蓖麻子治疗鸡眼。结果显示,160 个鸡眼中,1 次治愈 94 个,2 次治愈 52 个,3 次治愈 14 个[25]。

【不良反应】蓖麻毒蛋白是蓖麻毒素中毒性最强的一种。人在通过消化、呼吸或注射等方式接触蓖麻毒素导致中毒,临床中毒的主要表现为,普遍性细胞中毒性器官损伤,使之发生水肿、出血和坏死等,可引起湿疹、荨麻疹、发冷、发烧,也可引起中毒性肝病、肾病及出血性胃肠炎,严重可因呼吸和血管运动中枢麻痹而死亡。[2]

参 考 文 献

[1] 南京中医药大学. 中药大辞典. 第 2 版. 上海:上海科学技术出版社,2006:3407-3409.

[2] 季宇彬. 中药有效成分药理与应用. 哈尔滨:黑龙江科学技术出版社,2004:565-569.

[3] Lord J M,Roberts L M,Robertus J D. Ricin:structure,mode of action,and some current applications. FASEB,1994,8(2):201-208.

[4] 辛耀禄. 一种治疗艾滋病和肿瘤的胶囊及其制备方法. 中国专利:CN1371725,2002-10-2.

[5] 黎维勇,方凯,宋波,等. 聚乙二醇修饰的蓖麻毒蛋白 A 链免疫原性与毒性的研究. 中国药学杂志,2005,40(13):1026-1028.

[6] 陈百先,丁元生,陈陵际. 蓖麻子炮制品抗肺癌作用的实验研究. 中国中药杂志,1994,19(12):726-727.

[7] 刘骁,李端. 蓖麻碱的生物活性研究与应用开发前景. 中国药理学与毒理学杂志,2006,20(1):76-78.

[8] 胡延,杨光义,叶方,等. 蓖麻子不同炮制品抗炎镇痛作用比较. 中国医院药学杂志,2011,31(12):1828-1829.

[9] 刘丽芬,柴天川,崔文华. 引产餐醇提取物对大鼠子宫的影响. 时珍国医国药,2008,19(4):820-821.

[10] Tripathi B K,Srivastava S,Rastogi R,et al. Hepatoprotection by 3-bromo-6-(4-chlorophenyl)-4-methyl-thio-2H-pyran-2-one against experimentally induced liver injury in rats. Acta Pham,2003,53(2):91-100.

[11] 陈敏,史久华. 免疫毒素能找到并杀死潜伏的 HIV. 国外医学预防诊断治疗用生物制品分册,2000,(1):46.

[12] 阎力,李焕. 基因技术公司的 CD4 与蓖麻毒蛋白连接杀伤被 AIDS 病毒感染的细胞. 国外医学药学分册,1989,(2):113.

[13] 王润弟. 蓖麻油煎鸡蛋引产与催产素引产的临床分析. 基层医学论坛,2010,14(6):497-498.

[14] 张越华,郭晓昭,甘明哲. 蓖麻提取物对鼠抗生育作用的实验研究. 四川动物,2006,25(1):176-179.

[15] 金汝城,贾超,杨晓华,等. 蓖麻毒蛋白的分离纯化及其对南方根结线虫杀灭效果的研究. 中国医药生物

技术,2008,3(4):293-296.

[16] Maruniak J E,Fiesler S E,Mcguire P M. Susceptibility of Insect Cells and Ribosomes to Ricin. Comparative Biochemistry and Physiology,1990,96:543-548.

[17] 赵丹. 蓖麻毒蛋白的提纯及杀虫效果研究. 长沙:湖南农业大学,2005:31-33.

[18] Zhao Q Y,Gui R,Na R S. Progress in the studies on detoxification of castor bean meal. Feed Industry, 2002,23(11):35-39.

[19] Ferraz A C,Angelucci M E,Batista I R,et al. Pharmacological evaluation of ricinine,a central nervous system stimulant isolated from Ricinus comm unis. Pharmacol Biochem Behav,1999,63(3):367-375.

[20] 樊长林. 三子膏治疗面瘫 17 例. 中原医刊,1988,(4):21-22.

[21] 徐文汇. 蓖麻仁捣拌马钱子末外敷下关穴治疗面瘫. 江苏中医,1999,20(7):41.

[22] 徐锦山. 外治法治疗 268 例胃下垂的疗效观察. 上海中医药杂志,1987,(8):8-9.

[23] 尹文芹. 蓖麻子、鲜荠荠菜外用治疗骨关节疼痛. 中医外治杂志,2005,14(2):56.

[24] 方受福. 蓖麻子治疗子宫脱垂十九例. 福建中医药,1960,(5):19-20.

[25] 李造坤,李俊伟. 蓖麻子外敷治疗鸡眼. 中国民间疗法,1994,(3):39.

201. 蒲 公 英

【来源】菊科蒲公英属植物蒲公英 *Taraxacum mongolicum* Hand.-Mazz.、碱地蒲公英 *Taraxacum borealisinense* Kitam. 或同属数种植物的干燥全草[1]。

【性味与归经】苦、甘,寒。归肝、胃经。

【功能与主治】具清热解毒,消肿散结,利尿通淋之功效。治疗肝癌、大肠癌以及白血病等恶性肿瘤,也可用于治疗疔疮肿毒、乳痈、瘰疬、目赤、咽痛、肺痈、肠痈、湿热黄疸、热淋涩痛等症。

【化学成分】蒲公英含有黄酮类、萜类、酚酸类等成分,其中黄酮类成分主要有木犀草素(luteolin)、槲皮素(quercetin)、木犀草素-7-O-β-D-葡萄糖苷(luteolin-7-O-β-D-glucoside)、芹菜素(apigenin)等。萜类成分主要有蒲公英赛醇(taraxerol)、伪蒲公英甾醇(φ-taraxasterol)、蒲公英甾醇(taraxasterol)和 β-香树脂醇(β-amyrin)等。酚酸类成分主要有对羟基苯甲酸(p-hydroxybenzoic acid)、原儿茶酸(protocatechuic acid)、香荚兰酸(vanillic acid)、咖啡酸(caffeic acid)、阿魏酸(ferulic acid)等。色素类成分主要有菊黄素(chrysanthemaxanthin)、毛茛黄素(flavoxanthin)、新叶黄素(neoxanthin)、叶黄素(lutein)、堇菜黄素(violaxanthin)、蒲公英黄素(taraxanthin)等。植物甾醇类主要成分有 β-谷甾醇(β-sitosterol)、豆甾-7-醇(stigmast-7-ol)、豆甾醇(stigmasterol)等。香豆素类主要成分有东莨菪素(scopoletin)和七叶内酯(esculetin)等[1]。

【药理作用】

1. 抗肿瘤作用　研究蒲公英提取物对荷胶质瘤裸小鼠的治疗效果及作用机制。结果显示与对照组比较,大剂量组小鼠处死前肿瘤体积为(293.51±18.28)mm³,显著缩小。大剂量组胶质瘤细胞 VEGF 和 VEGFR 表达阳性和强阳性比例为 28.91%±2.62% 和 37.32%±3.36%,小剂量组阳性和强阳性比例为 83.56%±2.84% 和 65.10%±5.08%。对照组阳性和强阳性比例为 77.28%±2.25% 和 71.10%±3.81%。以上结果说明蒲公英提取物对胶质瘤有明显抑制作用,其作用机制可能与抑制胶质瘤 VEGF 及 VEGFR 表达抗血管生成作用有关[1]。实验还对蒲公英抗突变作用和对细胞增殖的影响进行研究。结果显示环磷酰胺单独作用时,能抑制小鼠骨髓淋巴细胞的增殖,与蒲公英联合作用时,有丝分裂指数明显比阳性对照组提高。蒲公英低、中、高剂量组均能明显地抑制由环磷酰胺引起的染色体畸变率,同时对环磷酰胺诱发的微核率也有明显的抑制效应,蒲公英水煎液不会导致小鼠骨髓淋巴细胞的染色体畸变和微核率增加。说明蒲公英本身没有致突变性,能抑制环磷酰胺(CP)诱发的染色体畸变和微核率,促进细胞的增殖能力,可用于肿瘤治疗[2]。采用肝癌移植瘤模型观察不同浓度蒲公英提取物对体内肿瘤生长的抑制作用。结果显示,0.6g/kg、1.2g/kg蒲公英提取物可提高荷瘤小鼠的胸腺指数,3.6g/kg蒲公英提取物能明显抑制体内瘤块的生长,抑制率达37.07%[3]。此外,蒲公英对荷瘤小鼠重量抑制与空白对照组比较有显著差异,其抑瘤率为23%[4]。

蒲公英提取物能诱导胃癌MKN-45细胞凋亡。实验对胃癌MKN-45细胞中的p53、Ki67两种蛋白的表达进行研究,结果对照组(生理盐水组)和蒲公英三个浓度剂量组(750mg/ml、1500mg/ml、3000mg/ml)4组中p53的表达分别为100%、60%、80%和60%,所有含药组合并后其p53阳性表达率与对照组之间具有显著性差异,4组中的Ki67阳性表达率均高于对照组,分别为87%、96%、97%、92%,但目前尚未发现它们之间具有显著性差异。说明蒲公英可能有降低胃癌细胞p53阳性表达的作用[5]。

实验探讨蒲公英提取物对人肝癌SMMC-7721细胞增殖作用的影响。不同浓度的蒲公英提取物作用人肝癌SMMC-7721细胞24小时、48小时、72小时后,最高抑制率分别为71.56%、88.22%、91.36%。IC_{50}分别为1.320mg/ml、0.708mg/ml、0.553mg/ml。蒲公英提取物对肝癌细胞SMMC-7721增殖影响的形态学变化,对照组在不同作用时间下,背景清晰,形态规则,细胞密度逐渐增高。而实验组随着蒲公英提取物浓度增加,细胞变少,细胞肿胀或皱缩变圆,悬浮细胞增多,随着作用时间的延长,存活细胞更少,视野内悬浮细胞更多,背景上细胞碎片明显增加[3]。此外,蒲公英提取液对人肝癌HepG-2细胞也有明显的抑制作用,其抗肿瘤作用主要是通过提高巨噬细胞吞噬功能和IL-2活性引起的[4]。

蒲公英提取液对大肠癌LoVo细胞的增殖具有显著的抑制作用,终浓度为2.5mg/ml的蒲公英提取液对人大肠癌LoVo细胞的抑制率为30.33%[4]。

2. 其他药理作用

(1)对内脏系统的影响

1)对心血管系统的影响:蒲公英根的乙醇提取物具有抗血栓形成作用。研究发现提取物以剂量相关的方式抑制ADP诱导的血小板凝集。蒲公英根乙醇提取物分为高相对分子质量和低相对分子质量两种混合物,以原药材0.04g/ml的提取物处理富集血小板的人血浆,含低相对分子质量的多聚糖部位对血小板凝集的抑制率为91%,而富含三萜类和类固醇的部位则显示80%的抑制率[6]。

2)对消化系统的影响:蒲公英提取物对小鼠胃黏膜损伤具有恢复作用[7]。蒲公英或党参、川芎、蒲公英配伍的复方煎剂,均能明显减轻应激所致的大鼠胃黏膜损伤,使溃疡发生率和溃疡指数明显下降,配伍后作用加强[8]。此外,蒲公英对大鼠急性肝损伤有保护作用,蒲公英可拮抗内毒素所致的肝细胞溶酶体和线粒体的损伤,解除抗生素作用后所释放的内毒素导致的毒性作用,故可保肝[9]。

3)对内分泌系统的影响:蒲公英具有抗高血糖作用。体外测试观察到药用蒲公英提取物有促进胰岛素分泌的活性[10]。实验证明了含9.7%蒲公英苦素的药用蒲公英具有抗高血糖的功效[11]。此外,用药用蒲公英叶提取物处理链脲佐菌素诱导的糖尿病小鼠后,肝MDA和血清葡萄糖浓度显著降低[12]。

（2）抗病原微生物

1）抗菌作用：蒲公英具有广谱抑菌活性，其对金黄色葡萄球菌、表皮葡萄球菌等以及一系列癣菌和各种皮肤真菌均有不同程度的抑制作用。现代研究亦表明，蒲公英与野生蒲公英浸出液滤纸片对金黄色葡萄球菌、变形杆菌、甲型链球菌、乙型链球菌均有明显的体外抑菌作用[13]。不同浓度的四倍体蒲公英浸出液滤纸片对金黄色葡萄球菌、铜绿假单胞菌、大肠杆菌、副伤寒杆菌亦有较好的抑菌作用[14]。

2）抗病毒作用：蒲公英煎剂或水提物，能延缓 $ECHO_{11}$ 及疱疹病毒引起的病变，但对流感京科 68-1 株、副流感仙台株、腺病毒 3 型及鼻病毒 17 型等呼吸道病毒均无抑制作用[15]。

（3）对免疫系统的影响：蒲公英有提高及改善小鼠细胞免疫和非特异性免疫功能的作用，对环磷酰胺所造成的小鼠免疫功能损害有明显的恢复和保护作用[16]。

（4）抗衰老作用：许多资料显示，衰老与神经递质的活性密切相关。实验给予衰老模型组的小鼠蒲公英水煎剂，可明显降低模型中脑单胺氧化酶活性，提高去甲肾上腺素、多巴胺和 5-羟色胺含量，表明蒲公英水煎剂具有抗衰老作用[17]。

（5）通乳作用：实验还发现蒲公英叶有疏通乳腺管之阻塞、促进乳汁分泌的作用[18]。

【临床应用】

1. 治疗肿瘤　应用由蒲公英、丁毒豆、丹参等中药组成的抗癌汤治疗恶性肿瘤 115 例，胃癌组共 55 例，显效 7 例，有效 36 例，无效 12 例。肺癌组共 36 例，显效 10 例，有效 12 例，无效 14 例。肝癌组共 18 例，显效 5 例，有效 9 例，无效 4 例。淋巴癌组共 6 例，显效 2 例，有效 2 例，无效 2 例[19]。

应用由天葵子、蒲公英、地丁、双花等中药组成的中药汤剂治疗癌症 16 例。经 4 个周期的治疗，16 例患者病情均有不同程度改善，其中 3 例坚持服药两年后肿块消失，2 例正在继续治疗，均趋病愈[20]。

2. 治疗其他疾病

（1）治疗慢性胃炎、胃脘痛：以蒲公英为主组成的方药治疗胃脘痛 138 例，治愈 114 例，未治愈 24 例，治愈率为 82.6%[21]。

（2）治疗肠梗阻：临床使用西医常规方法治疗，在此基础上予十二味蒲公英糖浆进行治疗。治疗 38 例，治愈 35 例，好转 3 例[22]。

（3）治疗消化性溃疡：蒲公英 20g，用开水浸泡 30 分钟代茶饮，第 2 天换新药，1 个月为 1 疗程。治疗消化性溃疡 91 例，治愈 51 例，治愈率为 56%，好转 35 例，好转率 38.4%，无效 5 例，占 5.6%[23]。

（4）治疗急性上呼吸道感染：应用复方蒲公英注射液治疗急性上呼吸道感染患者 60 例。60 例患者中，治愈 30 例，显效 14 例，有效 10 例，无效 6 例，总有效率 90%[24]。

（5）治疗乳腺炎：采用自拟蒲公英地丁汤治疗哺乳期急性乳腺炎 96 例。基本组成为蒲公英、紫花地丁、王不留行等，治疗组 96 例，痊愈 61 例，好转 29 例，无效 6 例，总有效率 93.8%[25]。

（6）治疗眼疾：蒲公英熏蒸辅助治疗病毒性角膜炎。治疗组 40 例中，治愈 37 例，好转 3 例，无效 0 例，治愈率 92.5%[26]。

参考文献

[1] 南京中医药大学.中药大辞典.第 2 版.上海:上海科学技术出版社,2006:3425-3429.

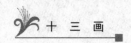

[2] 朱蔚云,庞竹林,梁敏仪,等.蒲公英对环磷酰胺致小鼠骨髓细胞突变作用的抑制研究.癌变·畸变·突变,2003,15(3):164-167.

[3] 吴小丽.蒲公英提取物抗肿瘤作用的初步研究.南京:南京医科大学,2005:21-37.

[4] 沈敬华,杨丽敏,张林娜,等.五种中药提取物抗肿瘤作用的研究.内蒙古医学院学报,2005,27(4):300-302.

[5] 詹锋,刘晓颖,荣卡彬,等.蒲公英提取物对 MKN-45 胃癌细胞株 P53 和 Ki67 表达的影响.现代医院,2012,12(5):20-21.

[6] Neef H,Cilli F,Declerck P J,et al.Platelet anti-aggregating activity of Taraxacum officinale Weber. Phytother Res,1996,(10):138-140.

[7] 权伍荣.蒲公英提取物对小鼠胃粘膜损伤的恢复作用.延边大学农学学报,2008,30(4):276-279.

[8] 黄玲,黄萍,王建华,等.党参、川芎、蒲公英及其配伍抗溃疡与抗胃粘膜损伤作用与机制研究 I-党参、川芎、蒲公英与其配伍抗大鼠实验性胃溃疡与胃粘膜损伤作用观察.中药药理与临床,1991,7(3):828.

[9] 吴艳玲,朴惠善.蒲公英的药理研究进展.时珍国医国药,2004,15(8):519-520.

[10] Hussain Z,Waheed A,Qureshi R A,et al. The effect of medicinal plants of Islamabad and Muree region of Pakistan on insulin secretion from INS-1 cells. Phytother Res,2004,18(1):73-77.

[11] Petlevski R,Hadzija M,Slijepcevic M,et al. Effect of 'antidiabetis' herbal preparation on serum glucose and fructosamine in NOD mice. J Ethnopharmacol,2001,75(2-3):181-184.

[12] Cho S Y,Park J Y,Park E M,et al. Alternation of hepatic antioxidant enzyme activities and lipid profile in strep tozotocin-induced diabetic rats by supplementation of dandelion water extract. Clin Chim Acta,2002,317(1-2):109-117.

[13] 吕俊华,邱世翠,张连同,等.蒲公英体外抑菌作用研究.时珍国医国药,2002,13(4):215-216.

[14] 李立顺,时维静,关鸣,等.四倍体蒲公英活性成分比较及体外抑菌作用研究.中国实验方剂学杂志,2008,14(6):55-58.

[15] 锦州市结合防治院.中药及中药生物碱对结合菌抑制作用杀菌作用实验观察.辽宁中医杂志,1960,(7):26.

[16] 俞红,李锦兰.蒲公英对小鼠免疫功能的影响.贵阳医学院学报,1997,22(2):137-139.

[17] 隋洪玉,赵晓莲,齐淑芳,等.蒲公英对衰老模型小鼠脑组织单胺氧化酶及单胺类神经递质含量的影响.中成药,2007,29(8):1223-1224.

[18] 向开础.蒲公英配方临床应用.实用医学杂志,1987,3(1):31-34.

[19] 孙凤芝,张雷,廖邦卿,等.抗癌汤治疗恶性肿瘤 115 例疗效评定.长春中医学院学报,1999,15(2):23.

[20] 褚耀军,苏爱香,郭亦鹏.中西医结合治疗癌症 16 例.内蒙古中医药,2013,(16):60.

[21] 段蓬勃.蒲公英治疗胃脘痛疗效观察.中西医结合与祖国医学,2008,12(28):818.

[22] 王朝圣,徐茂奇.十二味蒲公英糖浆治疗老年人肠梗阻 38 例临床观察.河北中医,2013,35(8):1146-1147.

[23] 马凤文.蒲公英冲剂治疗消化性溃疡.中医药学报,1991,(1):41-42.

[24] 许兴全,张建.复方蒲公英治疗急性上呼吸道感染 60 例.现代医药卫生,2006,22(21):3336.

[25] 赵筱丽.蒲公英地丁汤治疗哺乳期急性乳腺炎 96 例.浙江中医杂志,2008,43(10):586.

[26] 杨相泽,黄芳,王新红.蒲公英熏蒸辅助治疗病毒性角膜炎.中国现在药物应用,2012,6(4):95-96.

202. 槐　耳

【来源】 多孔菌科栓菌属真菌槐栓菌 *Trametes robiniophila* Murr. 子实体[1]。

【性味与归经】 苦、辛,平。归肝、脾、大肠经。无毒。

【功能与主治】 能治五痔脱肛，下血疗心痛，妇女阴中疮痛。治疗肝癌、胃癌、肺癌、大肠癌、胰腺癌、膀胱癌、乳腺癌、白血病等多种恶性肿瘤，也可治疗痤疮、便血、脱肛、崩漏、冠心病、乙肝等。

【化学成分】 主要活性成分是多糖蛋白（PS-T），它是一种棕褐色粉末，没有明显熔点，280℃时变黑，易溶于水，微溶于低浓度乙醇，其水溶液 pH 为 5～6，无旋光性；其成分组成为 6 种单糖，即 L-岩藻糖、L-阿拉伯糖、L-木糖、D-甘露糖、D-半乳糖、D-葡萄糖组成的杂多糖，其多糖含量为 41.53%，氨基酸总量 12.93%，水分 8.72%，相对分子量为 30 000，其中多糖键糖苷构型为 β 型[1]。

【药理作用】

1. 抗肿瘤作用

（1）槐耳多糖蛋白的抗肿瘤作用：槐耳多糖蛋白能有效抑制小鼠 S180 肉瘤生长。小鼠肉瘤 S180 抑瘤试验结果显示，其抑瘤率达 40%～47%，说明槐耳多糖蛋白具有抗癌活性，是槐耳有效作用部位。

槐耳多糖蛋白对非小细胞肺癌患者 Th1/Th2 细胞免疫反应状态的调节有一定影响。采用 ELISA 法检测其干预淋巴细胞培养后上清液中 Th1 型细胞因子 IFN-γ 和 Th2 型细胞因子 IL-4 表达水平的改变，并检测干预淋巴细胞培养后 Th1 型细胞和 Th2 型细胞的比例改变。结果显示，肺癌患者的 Th1/Th2 细胞免疫平衡偏向以 Th2 细胞免疫占优势的免疫应答，槐耳多糖蛋白能逆转 Th1/Th2 的异常漂移，槐耳多糖蛋白联合绿茶中的表没食子儿茶素没食子酸酯（Epigallocatechin gallate，EGCG）对纠正非小细胞肺癌患者 Th1/Th2 异常漂移有相加作用[2]。说明槐耳多糖蛋白联合 EGCG 辅助治疗可改善Ⅲ～Ⅳ期病人 T 细胞的免疫功能，可作为非小细胞肺癌治疗措施之一[3,4]。

槐耳多糖蛋白可影响食管癌患者肿瘤细胞凋亡及免疫功能。患者口服活性物质主要为槐耳多糖蛋白的槐耳颗粒后，发现患者食管癌细胞的凋亡率为 7.1%±2.9%。患者体内免疫指标如 Ag-NORs、$CD4^+$、$CD8^+$、$CD4^+/CD8^+$ 均有一定提高。口服槐耳颗粒可以引起食管癌患者肿瘤细胞的凋亡增加，对患者的免疫功能具有一定的调节作用[5,6]。

（2）槐耳清膏的抗肿瘤作用：体内实验研究发现，槐耳清膏对荷瘤小鼠有一定作用。给药组小鼠的移植瘤质量显著低于对照组，瘤组织中 Bcl-2 阳性率显著低于对照组，Bax 阳性率显著升高，高于对照组[7]。应用二乙基亚硝胺制备大鼠肝癌模型，观察槐耳清膏对 PTEN 和 IL-2R 阳性细胞的影响。结果发现，槐耳清膏能增加肝内 IL-2R 阳性细胞数，增强体内细胞免疫功能，同时槐耳清膏还能抑制抑癌基因 *PTEN* 的缺失从而发挥抗癌作用[8]。此外，槐耳清膏还可通过抑制肿瘤血管生成，并降低 p53 和 Bcl-2 表达来达到治疗肝癌的目的[9,10]。

探讨槐耳清膏体外抗肿瘤作用。发现槐耳清膏能抑制并诱导 HepG-2 细胞凋亡。其作用机制与细胞 DNA 的合成能力下降有关[11,12]。此外，经槐耳清膏作用 24 小时后，能明显抑制肝癌细胞的黏附、运动及侵袭能力，故可以阻抑肝癌细胞的转移[13]。同时，发现槐耳清膏还能增强 MHCC-97H 细胞内 p53、Bax 蛋白的表达，降低 Bcl-2 蛋白的表达来诱导细胞凋亡[14]。

研究槐耳清膏对人胃癌 SGC-7901 细胞增殖抑制和凋亡诱导的作用及其作用机制。MTT 法检测显示，槐耳清膏对胃癌 SGC-7901 细胞有增殖抑制作用。RT-PCR 结果显示，槐耳清膏组胃癌 SGC-7901 细胞 Survivin mRNA 表达下调。初步推断槐耳清膏诱发胃癌细胞凋亡与其对 *Survivin* 基因表达的抑制有关[15]。

实验发现,经槐耳清膏作用后的人直肠癌 HR-8348 细胞内 Bcl-2、Bcl-X$_L$、Bak、p53 蛋白表达较空白对照组明显增强,Bax 变化不明显,其主要通过增加 Bak/Bcl-2 和 Bak/Bcl-X$_L$ 比值来诱导细胞凋亡[16]。

槐耳清膏能抑制 VEGF 诱导血管生成,有离体实验研究发现[17],槐耳清膏能不同程度地抑制 VEGF 诱导血管生成过程中的关键环节,提示槐耳清膏可能通过影响 VEGF 诱导血管内皮细胞的增殖和分化而具有潜在的抗血管生成作用。实验[18]发现槐耳清膏对人大细胞肺癌 L-9981 细胞株不仅具有抑制高转移潜能的增殖作用,且能抑制其体外侵袭力。其机制可能是通过上调该细胞株中基质金属蛋白酶抑制剂、内皮抑素、基质金属蛋白酶、E-钙黏附素、β-连环素的 mRNA 表达水平,下调细胞黏附分子 CD44v6 和 VEGF 的 mRNA 表达水平,即通过调控血管生成相关基因 mRNA 的表达而减弱肿瘤细胞的侵袭力,起到抑制肿瘤的作用。此外,槐耳清膏可以抑制人肺腺癌细胞 H1299 体外生长并提高其对阿霉素、顺铂等化疗药的敏感性,且这种作用不依赖于 p53 基因[19]。槐耳清膏除自身有凋亡作用外,还可以逆转人肺腺癌细胞对顺铂的耐药作用,提高顺铂对 A549/DDP 化疗的敏感性[20]。

槐耳清膏对人乳腺癌细胞系 SUM-159 细胞的克隆形成和成球能力具有明显的抑制作用。不同浓度的槐耳清膏作用于 SUM-159 细胞,发现随着浓度的增加,克隆形成的菌落数目逐渐减少。成球数目和大小也逐渐降低。此外,非细胞毒性剂量槐耳颗粒具有逆转 MCF-7/A 细胞耐药性的作用,逆转机制和其耐药基因 MDR-1 的 mRNA 以及相应的 P-gp、MRP 蛋白的表达水平下调相关,提示槐耳颗粒是一种有潜力的耐药逆转剂[21]。

2. 其他药理作用

(1)对内脏系统的影响

1)对心血管系统的影响:实验研究发现,槐耳对造血细胞具有一定的作用。槐耳能促进小鼠脾细胞 DNA 的合成,提高血清中血红蛋白的含量,对造血细胞有促进的作用。

2)对消化系统的影响:研究发现,槐耳清膏对小鼠血清干扰素诱生作用非常明显。对鸭肝炎病毒在用药后使鸭血清 HBV-DNA 水平显著下降[22]。此外,槐耳对治疗慢性乙肝以及抑制肝硬化具有一定的作用。

(2)对免疫系统的影响:槐耳浸膏及槐耳多糖蛋白能通过促进巨噬细胞功能、调节细胞因子、促进细胞免疫功能及提高体液免疫作用等方面来影响机体的免疫系统。经槐耳多糖蛋白作用后的小鼠,其血清中溶菌酶活性明显增加[23]。槐耳多糖蛋白能明显诱生 α、γ 干扰素,对 α 干扰素促进 NK 细胞活性有协同的作用,后者又可产生 IFN-γ、IL-2 等。IL-2 可刺激淋巴细胞增殖活化。活化的巨噬细胞也可产生 IFN-α、IL-1 等细胞因子。在这些细胞因子的协同作用下增强 T 细胞、巨噬细胞、NK 细胞的免疫功能。槐耳多糖蛋白对脐血活性花环(EaRF)及移植物抗宿主反应(GVHR)有增强作用。另外,在干扰素尤其是 IFN-γ 的协同作用下可使 NK 细胞活性增强[22]。实验用槐耳多糖给小鼠腹腔注射,10 天后取血测定淋巴细胞转化率均高于生理盐水对照组[24]。此外,动物实验表明槐耳多糖蛋白可明显提高机体产生抗体的水平。在特异性抗体的作用下,可增加吞噬细胞的调理吞噬作用[23]。

(3)抗衰老作用:黑木耳多糖能明显增强果蝇飞翔能力、小鼠游泳耐力;能使小鼠心肌组织脂褐质含量明显下降,能使小鼠脑和肝中 SOD 活力增加,并能明显延长果蝇寿命[22]。

3. 毒性作用 动物急性毒性试验表明,清膏对小鼠的最大给药剂量相当于人临床剂量的 126.6 倍。大鼠按 95 倍灌胃,均未能测出 LD$_{50}$。长期毒性试验,各组动物都未发生异常,也未发现由药物引起的病理性改变。特殊毒理如诱变试验及细胞遗传毒性-微核及染色体畸变试验等均为阴性反应[25]。

【临床应用】

1. 治疗肿瘤

(1)治疗肝癌：应用槐耳冲剂治疗原发性肝癌 26 例，获得一定疗效。肝区疼痛缓解率 74％，乏力缓解率 79％，腹胀缓解率 69％，腹水减少或消退占 42％。治疗前后经检查，提示肝内肿瘤略微缩小或稳定者占 79％[26]。

(2)治疗胃癌：槐耳颗粒治疗老年晚期胃癌 47 例。口服槐耳颗粒后，癌灶稳定率为 78.7％，症状缓解率为 63.6％～82.9％，29.8％的患者生存期超过 2 年。患者机体免疫功能增强，仅 3 例出现腹泻[27]。

(3)治疗肺癌：槐耳颗粒联合多西他赛治疗老年非小细胞肺癌。结果显示，其有效率为 61.5％，并可提高疗效，改善患者的生活质量及免疫状态，降低化疗对患者的不良反应[28]。

(4)治疗胰腺癌：吉西他滨化疗结合槐耳综合治疗进展期无法切除胰腺癌患者 43 例，1 年生存率为 25.76％，其对化疗血液系统反应、免疫功能及生存质量等方面有显著疗效[29]。

(5)治疗白血病：槐耳颗粒剂治疗慢性粒细胞白血病 30 例。经治疗，完全缓解率 36.67％，部分缓解率 43.33％，总有效率达 80％[30]。

(6)治疗甲状腺癌：观察槐耳颗粒在甲状腺癌术后辅助治疗中的作用。30 例患者术后一年均服用优甲乐和槐耳颗粒。颈部淋巴结缩小 20 例，颈淋巴结消失 10 例。未发现槐耳颗粒对血象和肝功能有负面影响[31]。

(7)治疗乳腺癌：槐耳颗粒治疗乳腺癌 24 例，生存治疗改善显示，显效 8 例，有效 12 例，无效 4 例，有效率 83.3％。生存超过 24 个月者 7 例，占 29.16％[32]。

2. 治疗其他疾病

(1)治疗冠心病和动脉硬化：以毛木耳为原料生产的"活血降脂颗粒"治疗高脂血症 143 例，病人临床症状均有明显减轻或消失，心电图正常 46 例，好转 9 例，服药后血脂达正常水平 122 例，13 例明显降低，总有效率 94.5％，且无明显副作用[33]。

(2)治疗乙肝：槐耳颗粒剂临床试用于 HBeAg 阳性慢性乙肝患者 60 例，其阴转率达 33％[25]。

(3)治疗慢性咽炎：以槐耳、硼砂、急性子、广木香等组成的槐硼急香糖治疗慢性咽炎。患者经用上方治疗 1 周，症状大减，治疗 2 周痊愈，治疗效果显著[34]。

参 考 文 献

[1] 南京中医药大学. 中药大辞典. 第 2 版. 上海：上海科学技术出版社，2006：3438-3439.

[2] 庄毅. 药用真菌新型固体发酵工程与槐芪菌质研制. 中国药学杂志，2004，39(3)：175-178.

[3] 刘杰，田志刚. 人肿瘤细胞中 Th2 细胞因子的强势表达. 中华肿瘤杂志，1998，20(2)，175-178.

[4] 游佳，胡成平，顾其华，等. EGCG 和金克槐耳对非小细胞肺癌患者 Th1/Th2 细胞的免疫调节作用. 中国肺癌杂志，2009，12(6)：543-548.

[5] 程邦昌，陈克能，梅强，等. 食管癌患者外周血 T 淋巴细胞亚群、肿瘤坏死因子的改变及其相关因素研究. 中华实验外科杂志，1998，15(3)：226-228.

[6] 李保庆，李勇，王其彰，等. 槐耳颗粒对食管癌细胞凋亡及免疫功能的影响. 中国肿瘤，2003，12(12)：752-753.

[7] 刘学军，杜娟. 槐耳清膏对荷瘤小鼠瘤细胞 Bcl-2、Bax 表达的影响. 安徽中医学院学报，2010，29(4)：60-61.

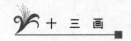

[8] 陆鹏,陈莉,陆正鑫.实验性肝癌中比较槐耳与 IL-2 对 PTEN 和 IL-2R 阳性细胞的影响.现代中西医结合杂志,2004,13(5):1982-1985.

[9] 任建庄,郑传胜,冯敢生,等.槐耳清膏联合化疗栓塞对兔 VX2 肝癌凋亡及其相关蛋白表达的影响.临床放射学杂志,2009,28(8):1154-1157.

[10] 任建庄,郑传胜,冯敢生,等.槐耳清膏联合化疗栓塞对兔 VX2 肝癌肝功能、VEGF 及 MVD 的影响.世界华人消化杂志,2009,17(5):449-453.

[11] 任建庄,郑传胜,冯敢生,等.槐耳清膏体外抑制肝癌细胞生长的实验研究.临床放射学杂志,2008,27(12):1778-1781.

[12] 金小顺,耿小平,朱立新,等.槐耳清膏体外诱导人肝癌细胞凋亡的实验研究.肝胆外科杂志,2007,15(2):148-151.

[13] 李立新,叶胜龙,王艳红,等.槐耳浸膏对人肝癌高转移细胞系转移的抑制作用研究.中国肿瘤,2006,15(4):265-268.

[14] 张光军,郑起,袁周,等.槐耳清膏体外诱导人肝癌细胞 MHCC97H 凋亡.肿瘤学杂志,2010,16(4):281-284.

[15] 吴志慧,蒋建伟,曹明溶.槐耳清膏诱导胃癌 SGC-7901 细胞凋亡的实验研究.上海交通大学学报(医学版),2009,29(4):370-373.

[16] 程若川,汤礼贵,兰丽琴.槐耳清膏诱导人直肠癌 HR8348 细胞凋亡的实验研究.中国肿瘤,2003,12(2):122-124.

[17] 许戈良,英卫东,马金良,等.槐耳清膏体外抑制血管生成的实验研究.中国药理学通报,2003,19(12):1410-1412.

[18] 张芷旋,范羽,周清华,等.槐耳清膏对人高转移大细胞肺癌细胞 L9981 血管生成相关基因表达的影响.中国肺癌杂志,2006,9(2):137-142.

[19] 何勇,胡义杰,范士志,等.槐耳清膏对人肺腺癌细胞 H1299 化疗敏感性的影响.中国肿瘤,2008,17(12):1053-1056.

[20] 黄涛,孔庆志,卢宏达,等.槐耳清膏对耐顺铂人肺腺癌细胞系 A549^{DDP} 逆转的实验研究.中国药师,2002,5(9):517-521.

[21] 李戎,谢莎,张莉,等.槐耳颗粒逆转人乳腺癌细胞 MCF-7 耐药的初步机制.中国实用医药,2009,4(17):1-3.

[22] 顾承美,丁尔辛.金克槐耳治疗肝癌.上海中医药杂志,1994,(7):14.

[23] 李立新,叶胜龙,王艳红,等.槐耳浸膏的实验研究及临床应用进展.中国肿瘤,2007,16(2):111-113.

[24] keuehi H, He P M, Mooil L Y. Redutive effects of hot-Water extract from woody ear On food intake and blood glucose concenration in genetieally diabetie KK-Ay mice. J Nutr sci & Vitaminol,2004,50(4):300-304.

[25] 庄毅.抗癌新药槐耳冲剂的研究.中国药学杂志,1998,33(5):273-275.

[26] 戴妙庆,杨剑兵.槐耳冲剂治疗原发性肝癌 26 例临床报告.上海中医药杂志,1994,(12):40.

[27] 唐求,詹喜炎,柳己海,等.槐耳颗粒治疗老年晚期胃癌 47 例疗效观察.中国肿瘤,2006,15(2):137-138.

[28] 王红梅,刘士欣,廖国清,等.槐耳颗粒联合多西他赛治疗老年非小细胞肺癌的临床研究.中国医院用药评价分析,2011,11(4):356-358.

[29] 李凯,陶京,许州,等.吉西他滨联和槐耳治疗无法切除胰腺癌的临床疗效.临床外科杂志,2007,15(4):240-242.

[30] 邱仲川.金克对慢性粒细胞性白血病细胞因子的影响.中国肿瘤,2000,(12):622.

[31] 杨倩,唐中华,徐峰.槐耳颗粒 30 例甲状腺癌术后辅助治疗应用.肿瘤学杂志,2009,15(7):683-684.

[32] 吴英宝.金克槐耳颗粒治疗Ⅳ期乳腺癌 24 例.江西中医药,2009,40(4):50-51.

[33] 赵因,张悦.毛木耳的药理作用及其临床应用.基层中药杂志,2001,15(1):49-52.

[34] 张仁安,田之文.槐硼急香糖治疗慢性咽炎.时珍国药研究,1993,4(2):38.

203. 槐 花

【来源】为豆科槐属植物槐 *Sophora japonica* L. 的干燥花及花蕾[1]。

【性味与归经】苦,微寒。归肝、大肠经。

【功能与主治】凉血止血,清肝明目。治疗肝癌、胃癌、结肠癌、肾癌、宫颈癌、前列腺癌、白血病等多种恶性肿瘤。也可用于便血,痔血,血痢,崩漏,吐血。临床应用治疗脑梗死、脑缺血、高血压、肾病、痔疮等。

【化学成分】槐花中含有多种物质,其中三萜皂苷类包括赤豆皂苷(azukisaponin)Ⅰ、Ⅱ、Ⅴ,大豆皂苷(soyasaponin)Ⅰ、Ⅲ,槐花皂苷(kaikasaponin)Ⅰ、Ⅱ、Ⅲ。还含黄酮类:槲皮素(quercetin),芸香苷(rutin),异鼠李素(isorhamnetin),异鼠李素-3-芸香糖苷(isorhamnetin-3-rutinoside),山奈酚-3-芸香糖苷(kaempferol-3-rutinoside)。又含白桦脂醇(betulin),槐花二醇(sophoradiol)。花油中含月桂酸(lauric acid),十二碳烯酸(dodecenoic acid),肉豆蔻酸(myristic acid),十四碳烯酸(tetradecenoic acid),十四碳二烯酸(tetradecadienoic acid),棕榈酸(palmitic acid),十六碳烯酸(hexadecenoic acid),硬脂酸(stearic acid),十八碳二烯酸(octadecadienoic acid),十八碳三烯酸(octadecatrienoic acid),花生酸(arachidic acid)等脂肪酸和 β-谷甾醇(β-sitosterol)。槐花其他成分还包括染料木素、鞣质、叶绿素、色素等成分[1]。

【药理作用】

1. 抗肿瘤作用

(1)槲皮素的抗肿瘤作用:槲皮素通过抑制细胞增殖和对血管新生相关信号通路的复杂作用而对肿瘤表现出化学预防作用。连续 14 天给予健康男性添加槲皮素的黑加仑饮料,其外周血的 *TIMP*-1 基因转录水平和血浆蛋白水平明显降低[2]。近期研究表明,食用槲皮素可有效降低化学致癌物的致癌作用,特别是对结肠癌和肺癌的抑制作用最为显著。进一步研究发现,槲皮素苷元可以与一些受体相互作用,特别是一些芳香烃受体。这些芳香烃受体在特定化学致癌物诱导的癌症发生过程中发挥重要作用。槲皮素还可调节 MEK/ERK 和 Nrf2/Keap1 等与致癌作用和炎症过程相关的信号传导通路,从而达到预防肿瘤的作用[1]。

研究表明,槲皮素可抑制包括结肠癌、肝癌、胃癌、宫颈癌、乳腺癌、前列腺癌、卵巢癌、膀胱癌、食管癌、肺癌、视网膜细胞瘤和胰腺癌等多种肿瘤细胞的增殖。

槲皮素对人肝癌 HepG-2 细胞的增殖同样具有显著的抑制作用,随着浓度的增加,凋亡和坏死细胞数量均增加,细胞凋亡率为 13.2%。进一步研究发现,槲皮素可上调凋亡相关基因 *Fas* 的转录水平,提示槲皮素诱导 HepG-2 细胞凋亡与 Fas 途径的激活有关[3]。此外,槲皮素可通过抑制多药耐药基因(multidrug resistance,MDR_1) mRNA 的表达而抑制 P-gp 的表达,提高细胞内抗癌药物浓度,改善化疗效果。

另有研究表明,槲皮素可剂量依赖地抑制人胃癌的恶性增殖,并可诱导细胞凋亡,其机制可能与其调控 STAT3-Survivin 途径,下调 *Survivin* 基因表达有关[4]。实验研究槲皮素对人胃癌 MGC-803 细胞中瘦素(Leptin)、瘦素受体(Leptin receptor)表达及 JAK-STAT 传导通路的影响。结果显示,槲皮素处理 MGC-803 细胞后 Leptin、Leptin receptor、P-STAT3 蛋白水平降低,Leptin、Leptin receptor mRNA 水平减少。瘦素和 P-STAT3 蛋白之间呈直线相关关系,瘦素受体和 P-STAT3 蛋白之间也呈直线相关关系。细胞周期阻滞于 G_2/M 期,凋亡率明显增加。以上结果说明,槲皮素可能通过 JAK-STAT 途径有效的下调胃癌中瘦素、瘦素受体和 P-STAT3 表达而发挥抑制细胞增殖和诱导细胞凋亡的作用[5]。

在对人结肠癌 RKO 细胞的研究中发现,槲皮素可上调 RKO 细胞 p53 蛋白的表达,同时槲皮素还可上调 RKO 细胞和 EC-109 细胞 Gadd45a mRNA 和蛋白表达水平。因此推测,槲皮素可能是通过上调 p53 基因表达使 Gadd45a 表达增高,抑制肿瘤的发生发展[6]。此外,槲皮素可抑制结肠癌 LoVo 细胞的增殖,促进 LoVo 细胞凋亡,引起 LoVo 细胞周期阻滞,抑制 CEA 的表达,提示槲皮素可以作为抑制结肠癌细胞生长的一个辅助性药物[7]。

槲皮素抑制肺腺癌 A549 细胞增殖的作用明显,可将肺腺癌 A549 细胞周期阻滞于 G_0/G_1 期,并通过下调 A549 细胞 Survivin 和 Bcl-2 蛋白的表达直接激活 Caspase-3 而诱导 A549 细胞凋亡[8,9]。此外,实验还发现经槲皮素处理后的 A549 细胞 hTERT mRNA 表达降低,端粒酶活性受到显著抑制,端粒稳定性被破坏[10]。

槲皮素在体外能明显提高柔红霉素对 K562/ADM 耐药株的敏感性,并能下调 MDR1 基因及其膜蛋白产物 P-gp 的表达,恢复柔红霉素在亚细胞水平的异常分布,回归其作用靶点——细胞核,从而逆转多药耐药[11]。

实验发现,槲皮素对人乳腺癌 MCF-7 细胞生长有显著抑制作用,同时可诱导 MCF-7 细胞发生自噬和凋亡。在槲皮素给药前用 3-甲基腺嘌呤阻断自噬或用氯喹碱化溶酶体,槲皮素对 MCF-7 的细胞毒性作用增强。碱化溶酶体后,槲皮素可使 MCF-7 细胞的凋亡峰提前。溶酶体组织蛋白酶抑制剂 E64d 能降低槲皮素对 MCF-7 细胞的生长抑制。说明槲皮素能明显抑制 MCF-7 细胞的生长,并诱导其发生自噬和凋亡,自噬在早期起保护作用,另一方面溶酶体组织蛋白酶可能参与了槲皮素诱导的 MCF-7 细胞死亡,溶酶体可能是 MCF-7 细胞发生自噬和凋亡的枢纽[12]。

(2)芦丁的抗肿瘤作用:实验表明,对肝癌细胞株抑制效果明显,不同浓度的芦丁对肝肿瘤细胞抑制增殖作用的效果不同,具有明显的浓度依赖性。不同浓度的芦丁处理肝癌细胞 24 小时后可出现明显的细胞凋亡效应,在一定剂量范围内处理人肝癌细胞株 HepG-2 细胞,细胞周期发生变化,芦丁作用在 G_1/S 期,并且能阻滞 G_1 期细胞向 S 期移行。

从癌细胞体外实验中可看出芦丁具有抗肿瘤作用,其作用机制是抑制肿瘤细胞生长和诱导细胞凋亡。研究发现,芦丁在降低大肠的癌前病变、诱导凋亡作用方面发挥重要意义。此外,芦丁能抑制人白血病 K562 细胞增殖并诱导细胞凋亡。用体外细胞培养^{3}H-TDR 掺入法,芦丁对腹水型肝癌细胞平均抑制率为 23.8%[13]。

(3)染料木素抗肿瘤作用:染料木素可以增加吉西他滨体内和体外的抗胰腺癌肿瘤活性。对人类乳腺癌细胞进行了研究,发现转移的蔓延而非原发性肿瘤负荷是乳腺癌转移的主要原因,术后饮食介入染料木素可以减少常位乳腺癌模型转移。染料木素抗肿瘤作用机制有如下两点:

1)抑制细胞周期:通过在 HeLa 细胞试验中证明,染料木素通过下调 TopoⅡα 及 Sp1 mRNA 表达,上调 Sp3 mRNA 表达促进细胞凋亡,并使细胞停滞于 G_2/M 期[14]。此外,染料木素还可引起宫颈癌 SiHa 细胞 G_2/M 期周期阻滞[15]。

2)诱导肿瘤细胞凋亡:喂食雌性小鼠含有染料木素的食物能增加乳房上皮细胞凋亡,提高抑癌基因 PTEN 水平,增加 p21、Bax、Bok 等促凋亡基因的表达。在体外试验中,染料木素分别作用于转染 PTEN siRNA 与没经过转染的人乳癌细胞 MCF-7 发现,经过转染的 MCF-7 细胞凋亡数明显下降,p21、Bok 的基因表达也明显下调。这说明染料木素是通过诱导肿瘤抑制因子 PTEN 的表达来促进乳房表皮细胞凋亡的[16]。

2. 其他药理作用

(1)对中枢神经系统的影响:芦丁对中枢神经的影响。芦丁对脑缺血再灌注损伤有显著的保护作用,其机制与抗自由基和 NO 有关。芦丁还可显著提高脑缺血小鼠的存活率,改善神经元和胶质细胞的形态学变化。此外,芦丁还具有镇痛、改善衰老小鼠神经元等作用。

(2)对内脏系统的影响

1)对心血管系统的影响:槲皮素对心血管系统的影响。槲皮素可保护由心肌缺血再灌注引发的损伤,对防治冠心病、心绞痛有非常重要的意义。这种保护作用同线粒体功能的改善密切相关,有助于防治冠心病[17]。此外,槲皮素还具有降压、抗血栓等作用。此外,芦丁具有血管舒张作用,改善心肌缺血再灌注损伤;槐花煎液具有减慢心率、降低血压、减弱心肌收缩力、降低心肌耗氧量的作用。

2)对消化系统的影响:槲皮素对肝脏的保护作用。槲皮素可减轻肝细胞的病理损害,如改善肝细胞空泡样变性、线粒体肿胀、粗面内质网扩张等肝损伤达到保肝的作用。芦丁对消化系统的影响。解痉作用:用 X 线研究证明,芦丁能降低大鼠的胃运动功能,并能解除氯化钡引起的小肠平滑肌痉挛。此外,芦丁还具有一定的抗溃疡作用[18]。

3)对呼吸系统的影响:槲皮素具有抗肺感染作用。有研究采用 IL-lβ 构建人肺泡上皮细胞炎症模型,研究槲皮素对人肺泡上皮 A549 细胞中的 ICAM-1 表达的影响。结果表明,槲皮素可通过抑制 IL-lβ 剂量依赖地下调 ICAM-1 mRNA 和蛋白表达水平,进而发挥抗肺部感染的作用。

4)对内分泌系统的影响:研究表明,槲皮素能促进胰岛再生,增加胰岛素的释放。因此,槲皮素可通过降血糖的途径来降低冠心病的发病率及病死率,改善冠心病的预后[19]。染料木素雌激素样作用:研究发现,染料木素低剂量时表现出对生殖系统的弱雌激素样作用,而高剂量则对生殖系统起抑制作用,表现双相调节的特点[20]。

(3)抗病原微生物作用

1)抗细菌作用:槲皮素具有广谱抗菌性,并且对革兰阴性菌的抗菌作用强于革兰阳性菌。研究表明,槲皮素对金黄色葡萄球菌的抗菌效果最好,对胶质芽孢杆菌抗菌效果次之;对大肠杆菌、苏云金杆菌等也有较为明显的抗菌效果,但对人苍白杆菌无抗菌效果[21]。

2)抗病毒作用:芦丁的抗病毒作用。研究发现,芦丁能够降低流感小鼠的肺指数,具有明显的抗流感病毒作用。此外,槐花水煎剂对堇色毛癣菌、许兰毛癣菌、奥杜盎小芽孢癣菌、羊毛状小芽孢癣菌、星形奴卡菌等皮肤真菌有不同程度的抑制作用[18]。

(4)对免疫系统的影响:研究发现,槲皮素在一定剂量下显著增强 ConA 诱导的小鼠脾淋巴细胞增殖能力,显著升高小鼠血清溶血素含量,显著增强抗体生成细胞能力,提示槲皮素具有增强免疫功能的作用[22]。

(5)对肾脏的保护作用:芦丁对肾脏的作用。实验考察了体外具有较强醛糖还原酶活性的芦丁对大鼠糖尿病肾病的防治作用,发现芦丁可改善四氧嘧啶大鼠糖尿病肾病,其机制可能与抑制醛糖还原酶和消除氧自由基有关[18]。

(6)抗氧化作用:芦丁抗自由基作用。芦丁为黄酮类化合物,是清除自由基的强氧化剂,它可终止自由基的连锁反应,抑制生物膜上多不饱和脂肪酸的过氧化作用,清除脂质过氧化产物,保护生物膜及亚细胞结构的完整性。

3. 毒性作用

(1)槲皮素的毒性作用:槲皮素 $LD_{50} > 10g/kg$。Ames 试验鼠伤寒沙门菌突变型各菌株在加与不加肝微粒体多氯联苯诱导剂情况下,经过2次试验结果显示,各槲皮素剂量组动物未见细胞毒性作用。

(2)染料木素毒性作用:染料木素对哺乳动物细胞具有诱导细胞变异、突变的可能性和潜在的致癌作用。一般生殖毒性表明,染料木素每天480mg/kg引起亲代雄性大鼠精子活动度下降,同时使雌鼠妊娠期体重增长明显低于其他组。此外,孕鼠在围生期和哺乳期给予高剂量即480mg/kg的受检样品,引起子代死亡率明显增高,生理发育滞后[23]。

【药代动力学研究】

1. 槲皮素药代动力学研究　有研究比较犬灌服醋柳黄酮及其配伍制剂后槲皮素的药代动力学特征发现,槲皮素血浆浓度、时间曲线均符合一室开放模型。此外,有研究提示槲皮素可以通过小肠上皮细胞吸收进入体内[24]。

2. 芦丁药代动力学研究　芦丁在糖尿病肾病大鼠体内过程发生了显著的变化,推测可能是在糖尿病肾病状态下,大鼠肝药酶体系发生了改变导致芦丁代谢减慢;同时,大鼠的肾功能遭到损伤,可能为芦丁排泄速度减慢的原因之一[25]。

3. 染料木素药代动力学研究　染料木素在水及不同pH水溶液中溶解度$<18\mu g/ml$,不同浓度的羟丙基-β-环糊精使它的溶解度显著提高。体内试验结果表明,增溶后的染料木素较增溶前的染料木素体内活性有显著性差异,增溶促渗后的染料木素较仅增溶的染料木素体内活性有显著性差异[26]。

【临床应用】

1. 治疗急性脑梗死　曲克芦丁治疗急性脑梗死120例。治疗结果显示,基本痊愈27例,显著进步66例,进步15例,无变化12例,无恶化及死亡病例,总有效率达90%[27]。

2. 治疗急性缺血性脑卒中　曲克芦丁氯化钠注射液治疗急性缺血性脑卒中120例。治疗结果显示,基本痊愈42例,显效36例,有效35例,无效7例,总有效率为94.17%[28]。

3. 治疗高血压　以黄芪、槐花、山药、牛膝等组成的双降汤配合西药治疗老年糖尿病合并高血压43例。治疗后,显效25例,有效16例,无效4例,总有效率91.10%,疗效显著[29]。

4. 治疗结肠炎　健脾灵加苦参槐花汤治疗溃疡性结肠炎260例。本组经口服健脾灵加苦参槐花汤保留灌肠的综合治疗,治愈98例,有效146例,无效16例[30]。

5. 治疗肾病　以槐花、大黄、桂枝组成的槐花大黄汤灌肠治疗慢性肾功能不全14例。本组14例中,显效11例,有效2例,无效1例,有效率为92.86%[31]。

【不良反应】食用槐花后轻者会引起恶心、呕吐、胃肠不适、发热、皮肤痒痛、丘状皮疹、脸手水肿、面部及颈部有水疱和块状糜烂等症状,重者可能出现中毒性肾炎、中毒性肝炎及中毒性脑病等症状。

参 考 文 献

[1] 南京中医药大学. 中药大辞典. 第2版. 上海:上海科学技术出版社,2006:3439-3441

[2] Morrow D M,Fitzsimmons P E,Chopra M,et al. Dietary supplementation with the anti-tumour promoter quercetin:its effects on matrix metalloproteinase gene regulation. Mutation Research, 2001, 480-481: 269-276.

[3] 杨利丽,潘智芳,刘红英,等. 银杏叶槲皮素对人肝癌HepG-2细胞增殖与凋亡的影响. 潍坊医学院学报, 2009,31(2):111-113.

[4] 席大勇,卢启明. STAT3-SURVIVIN途径介导槲皮素调控胃癌细胞增殖和凋亡. 第四军医大学学报, 2008,29(13):1210-1212.

[5] 秦燕,何丽娅,陈勇,等.槲皮素对人胃癌 MGC-803 细胞中瘦素、瘦素受体表达及 JAK-STAT 通路的影响.细胞与分子免疫学杂志,2012,28(1):12-16.

[6] 王冲,谭赛男,陆彩玲,等.槲皮素对结肠癌的抑癌机制研究.山西医科大学学报,2009,40(6):504-507.

[7] 安昌勇,谢刚,汤为学,等.槲皮素对结肠癌 LOVO 细胞增殖侵袭能力及癌胚抗原 CEA 表达的影响.中国临床药理学与治疗学,2013,18(1):24-29.

[8] 谭君,祝连彩,王伯初.Survivin 和 Bcl-2 调节槲皮素诱导的 A549 细胞凋亡.中国药理学通报,2008,24(9):1220-1224.

[9] 闻春生,应斌武,张永刚.槲皮素对肺腺癌细胞株 A549 细胞中凋亡相关因子 caspase-3 表达的影响.中国肺癌杂志,2008,11(2):194-197.

[10] 王箭,张鹏辉,涂植光.槲皮素对肺腺癌 A549 细胞生长的影响.第三军医大学学报,2007,29(19):1852-1854.

[11] 蔡讯,陈芳源,韩洁英,等.槲皮素逆转白血病细胞株 K562/ADM 多药耐药的研究.肿瘤,2004,24(4):354-357.

[12] 朱茉莉,华文敏,梁中琴.槲皮素诱导 MCF-7 细胞死亡机制中自噬与凋亡的相关性.中国药学杂志,2010,45(6):434-439.

[13] 韩书亮.大苞雪莲四种成分抗癌作用研究.癌变·畸形·突变,1995,7(2):80-83.

[14] Zhou N J. Genistein inhibition of topoisomerase II α expression participated by sp1 and sp3 in HeLa cell. Int J Mol Sci,2009,10(7):3255-3268.

[15] 李莉,王薇,廖书杰,等.染料木素对人宫颈癌 Siha 细胞增殖凋亡和周期的影响.医药导报,2011,30(9):1147-1150.

[16] Dave B,Eason R,Till S R,et al. The soy isoflavone genistein promotes apoptosis in mammary epithelial cells by inducing the tumor suppressor PTEN. Carcinogenesis,2005,26(10):1793-1803.

[17] Brookes P S,Digerness S B,Parks D A,et al. Mitochondrial function in response to cardiac ischemia-reperfusion after oral treatment with quercetin. Free Radic Biol Med,2002,32(11):1220-1228.

[18] 孙国禄,赵强,董晓宁,等.槐花化学成分及药理作用.中国兽医医药杂志,2010,28(6):24-27.

[19] Vessal M,Hemmati M,Vasei M. Antidiabetic effects of quercetin in streptozocin-induced diabetic rats. Comp Biochem Physiol C Toxicol Pharmacol,2003,135C(3):357-364.

[20] 黄艳红,辛晓燕,陈亚琼,等.染料木素与 17β 雌二醇对去势大鼠生殖系统的影响.第四军医大学学报,2004,25(6):551-553.

[21] 秦晓蓉,张铭,高绪娜,等.槲皮素抗菌活性的研究.化学与生物工程,2009,(4):55-57.

[22] 叶会呈,文惠玲.槲皮素对小鼠免疫功能影响研究.中国医药导刊,2008,10(4):611-613.

[23] 许建宁,王全凯,崔涛,等.染料木素对大鼠生殖毒性的实验研究(Ⅲ)围产期毒性.中草药,2004,35(11):1279-1282.

[24] 王海玲,刘宁,刘志强,等.利用 Caco-2 细胞模型模拟槲皮素和芦丁在小肠的吸收.吉林大学学报,2007,33(1):33-36.

[25] 黄尚荣.药用芦丁化学成分提取方法及其药理学研究进展.现代农业科技,2009,23,100-103.

[26] 阮丽萍,余伯阳,朱丹妮.染料木素的小肠吸收与体内活性相关性的研究.中国天然药物,2006,4(4):278-281.

[27] 孙宝翔,邵艳平.曲克芦丁治疗急性脑梗死 120 例临床疗效观察.基层医学论坛,2007,11(7):663.

[28] 刘俊芳,刘彩虹,王丽.曲克芦丁氯化钠注射液治疗急性缺血性脑卒中 120 例疗效观察.山东医药,2005,45(11):55.

[29] 吴莹.双降汤配合西药治疗老年糖尿病合并高血压 43 例.陕西中医,2013,34(8):963-965.

[30] 周丽娟.健脾灵加苦参槐花汤治疗溃疡性结肠炎 260 例的护理.中国误诊学杂志,2011,11(33):8272.

[31] 匡黎明,何铁山,陈汉昆.槐花大黄汤灌肠治疗慢性肾功能不全 14 例.湖南中医杂志,1996,12(5):33-34.

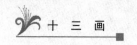

204. 雷公藤

【来源】卫矛科雷公藤属植物雷公藤 *Tripterygium wilfordii* Hook. f. 的根[26]。

【性味与归经】苦、辛,凉。归肝、肾经。有大毒。

【功能与主治】祛风除湿,活血通络,消肿止痛。治疗胃癌、肝癌、肺癌、淋巴癌、结肠癌、宫颈癌、前列腺癌、白血病等多种恶性肿瘤。临床上还可用于治疗皮肤病、肾病以及类风湿关节炎等。

【化学成分】雷公藤中主要化学成分为生物碱、二萜、三萜、倍半萜、多糖和木质素类化合物。雷公藤生物碱类主要成分为雷公藤碱(wilfordine)、雷公藤次碱(wilforine)、雷公藤宁碱(wilfornine)、雷公藤碱己(wilformine)、雷公藤新碱(euonine)等。二萜类主要成分为雷公藤甲素(triptolide)、雷公藤乙素(tripdiolide)、雷公藤内酯酮(triptonide)、雷公藤氯内酯醇(trip-chlorolide)、雷醇内酯(triptolidenol)、雷酚内酯(triptophenolide)、雷酚新内酯(neotriptophenolide)、雷酚酮内酯(triptonolide)、雷酚内酯甲醚(triptophenolide methylether)、雷酚萜醇(triptonoterpenol)、雷酚二萜酸(triptonoditerpenic acid)等。三萜类主要成分为雷公藤内酯甲(wilforlide A)、雷公藤三萜酸(triptotriterpenic acid)、雷公藤酮(triptonine)、雷公藤红素(tripterine)等。倍半萜类主要成分雷藤素(wilfornide)、雷公藤类酯(triptogelin)、丁香脂素(syringaresinol)等。其他类物质还包括卫矛醇(dulcitol)、卫矛碱(euonymine)、富马酸(fumaric acid)、谷甾醇(sitosterol)、胡萝卜苷(daucosterol)、多糖、葡萄糖以及挥发性成分等[26]。

【药理作用】

1. 抗肿瘤作用

(1)雷公藤红素的抗肿瘤作用:雷公藤红素的抗癌活性是其所有生物药理活性中最显著的。体外实验表明,雷公藤红素能明显抑制荷 SHG-44 胶质瘤裸鼠的移植瘤生长,通过下调 bFGF 的蛋白表达,抑制肿瘤血管生成,下调 Cyclin D1、PCNA 的蛋白表达,对肿瘤细胞周期进行调控[1]。雷公藤红素已被证明能有效地抑制裸鼠前列腺癌增生,作为一种新型的蛋白酶体抑制剂,可通过控制癌细胞的蛋白酶体进而诱发癌细胞凋亡,有效率达到 65%～93%[2]。此外,腺相关病毒介导的重组血管抑素联合应用雷公藤红素治疗大鼠颅内 C6 胶质瘤。结果显示,联合治疗组的抑瘤率为 46.69%±1.29%,治疗后,肿瘤体积、血管密度和凋亡指数均与对照组有显著差异,说明两者联合应用具有协同作用[3]。

体外实验表明,雷公藤红素能抑制多种肿瘤细胞增殖。雷公藤红素通过抑制 Hep3B 细胞中 HIF-1α 蛋白质的表达水平,来下调肝癌细胞中 VEGF mRNA 的表达并有效抑制了 HIF-1α 蛋白的 DNA 结合能力来发挥作用[4]。

雷公藤红素可将 HCT-116 细胞阻滞于 G_0/G_1 期,并且可上调细胞内 p27、Bax 蛋白表达[5]。此外,雷公藤红素与 5-氟尿嘧啶联用在人结肠癌 HCT-116 细胞中增殖的相互作用,证实了两者联合应用时具有较好的协同作用,且药物效应与给药顺序无关[6]。

以非小细胞肺癌细胞株 H1299 为研究对象,发现雷公藤红素可通过 Caspase 途径诱导细胞凋亡,具体机制与细胞内 ROS 的积累和 NF-κB 的活性抑制有关[7]。在非小细胞肺癌 A549 细胞中,雷公藤红素增加了 Fas/FasL 的表达,这表明雷公藤红素经由 Caspase 依赖途径诱导细胞凋亡。同时,雷公藤红素可阻断 Akt 的活化,并增加 Bax/Bcl-2 的比率,从而通过增强 A549 细胞凋亡的敏感性而加速其凋亡[8]。

白血病是高度依赖 NF-κB 的恶性肿瘤,NF-κB 与肿瘤的发生和转移以及肿瘤细胞的增殖、凋亡、耐药相关,现已证实 NF-κB 家族是 Notch 信号通路的一个靶基因。实验发现雷公藤红素能明显抑制人髓系白血病 U937 细胞增殖,并通过下调 Notch 1 信号通路以及 NF-κB 蛋白表达诱导细胞凋亡[9]。雷公藤红素对人白血病 K562 细胞有一定作用,其作用机制与下调 P-gp 表达有关[10]。

实验发现雷公藤红素能诱导人乳腺癌 MDA-MB-453 凋亡,细胞内 Caspase-3 蛋白发生变化,并且促进 Her-2 蛋白降解[11]。同时,雷公藤红素还能将细胞阻滞于 G_0/G_1 期,并上调 p27,下调 Cyclin D1 蛋白[12]。

(2)雷公藤内酯醇的抗肿瘤作用:体外实验表明,雷公藤内酯醇对小鼠 L1210 及 P388 有效剂量为 0.1mg/kg、0.25mg/kg 时对 L615 小鼠白血病有明显疗效,生存期延长率分别达 159.8% 及 87.8% 以上,并可使部分动物长期存活,对长期存活动物再用 L615 脾细胞攻击,每月 2 次,连续 3 天,动物仍长期存活而不发病。雷公藤内酯对小鼠 S37、肝癌及大鼠 W256 实体型亦有一定疗效,其瘤重抑制率分别为 38%、47.67% 及 50%[13]。

体外实验发现,雷公藤内酯醇可上调 p53 野生型胃癌细胞 AGS 和 MKN-45 的 p53 表达,引起细胞凋亡和细胞周期阻滞在 G_0/G_1 期。用反义寡核苷酸降低 p53 表达水平后,上述效应被抑制。而雷公藤内酯醇不能引起 p53 突变的 MKN-28 胃癌细胞凋亡[14]。此外,应用核苷掺入技术及电镜观察首次证实雷公藤内酯醇对人胃癌细胞株 FGC-85 的杀伤作用。用药早期,细胞数、分裂指数及 DNA、RNA 合成无明显变化,但出现核仁脱粒及核仁破碎等变化。晚期,电镜观察发现细胞以凋落方式死亡,药物主要作用于间期细胞,其杀伤机构的始动环节可能与核酸代谢障碍无关[15]。

雷公藤内酯醇能显著抑制 SMMC-7721 细胞中 DNA 甲基转移酶 1(DNA methyltransferase 1,DNMT1)、DNMT3a、DNMT3b mRNA 的表达,雷公藤作用后 *p53* 基因的高甲基化被逆转,并增强 SMMC-7721 细胞中的 p53 蛋白的表达[16]。雷公藤内酯醇对人肝癌 HepG-2 细胞也有显著效果,并发现雷公藤可以通过活化 Caspase-3、Caspase-9 的线粒体途径诱导细胞凋亡,而与 Caspase-8 的死亡受体途径无关[17]。

通过体外实验观察雷公藤内酯醇对人胰腺癌 PANC-1 细胞生长和凋亡的抑制作用,并分析其对 TLR4、VEGF 的表达和肿瘤血管生成的影响。结果显示,雷公藤内酯醇能够抑制人胰腺癌 PANC-1 细胞,并促进 PANC-1 细胞凋亡,其机制可能与雷公藤内酯醇(Triptolide,TPL)抑制 TLR4、VEGF 表达及肿瘤血管生成有关[18]。雷公藤内酯醇还可抑制胰腺癌 SW-1990 细胞增殖,并诱导其凋亡。雷公藤内酯醇通过抑制 SW-1990 细胞中的 5-脂氧合酶(5-lipoxygenase,5-LOX)蛋白的表达,并下调 *C-myc*、*ETS2*、*TGIF*、*RTP801* 等基因来发挥抗肿瘤作用[19]。

观察雷公藤内酯醇对多发性骨髓瘤 RPMI-8226 细胞增殖和周期的影响。结果显示,雷公藤内酯醇能明显抑制 RPMI-8226 细胞增殖,并将细胞阻滞于 G_0/G_1 期,经雷公藤内酯醇干预后周期调节蛋白 p21wap1/cip1 和 p27kip1 的 mRNA 和蛋白表达水平明显上调。说明雷公藤内酯醇抑制作用是通过调控 p21wap1/cip1 和 p27kip1 的表达,从而阻止细胞周期 G_0/G_1 期过渡实现的[20]。此外,雷公藤内酯醇对宫颈癌、前列腺癌、胶质瘤均有较强的抗肿瘤作用。

(3)雷公藤羟内酯的抗肿瘤作用:雷公藤羟内酯具有一定的抗肿瘤活性,对 L-1210 和 P388 白血病瘤株有明显作用,临床试用治疗白血病有一定的疗效。此外,体外对人鼻咽癌 KB 细胞具有一定的细胞毒作用[21]。

(4)雷公藤提取液的抗肿瘤作用:实验探究雷公藤提取液对荷 S180 肉瘤小鼠的抑瘤作用

和机制。建立小鼠 S180 腋下实体瘤模型,小鼠体内注射雷公藤提取液。结果显示,雷公藤提取液能显著抑制肿瘤的生长,其抑瘤率为 45.89%,并明显降低 IL-2 活性。说明雷公藤提取液有明显的抗肿瘤作用[22]。此外,实验还发现雷公藤提取液可使荷 S180 肉瘤小鼠血中 MDA 降低而 SOD 水平升高,提示雷公藤提取液的抗肿瘤作用可能与其提高 SOD 活性,降低自由基水平有关[23]。

2. 其他药理作用

(1)对中枢神经系统的影响:雷公藤红素具有神经保护作用。其中雷公藤红素能逆转全长变异亨廷顿神经元细胞显型,有望用于亨廷顿病的治疗。此外,雷公藤红素在治疗神经退行性疾病帕金森病(Parkinson's disease,PD)、阿尔茨海默病(Alzheimer disease,AD)、肌萎缩侧索硬化(amyotrophic lateral sclerosis,ALS)等以及在改善记忆和学习能力等方面有一定效果。

(2)对内脏系统的影响

1)对心血管系统的影响:雷公藤具有抗动脉粥样硬化作用。实验研究证明雷公藤红素具有抗动脉粥样硬化活性,其作用机制可能是与减少粥样斑块中组织因子的产生而发挥抗动脉粥样的作用等有关[24]。

2)对呼吸系统的影响:雷公藤内酯具有减轻哮喘作用。支气管哮喘是由嗜酸性粒细胞、T 淋巴细胞等参与的一种气道慢性炎症性疾病。实验发现,雷公藤内酯能抑制哮喘豚鼠肺组织 IL-5、粒细胞-巨噬细胞集落刺激因子(granulocyte-macrophage colony-stimulating factor,GM-CSF)mRNA 表达,这可能是雷公藤内酯减轻哮喘气道炎症,降低气道高反应性,缓解临床症状的重要机制[25]。

(3)对免疫系统的影响:雷公藤提取物因具有免疫抑制作用而作为抗炎类药物,随后被广泛用于类风湿关节炎、慢性肾炎、红斑狼疮等与免疫有关疾病的治疗。雷公藤能全面作用于淋巴细胞而抑制免疫,对体液免疫的作用较显著。雷公藤红素是雷公藤中主要的活性成分。

(4)抗生育作用:雷公藤红素对豚鼠体外精子受精能力有抑制作用,结果表明,其对豚鼠精子前向运动、获能、顶体反应和穿透去透明带仓鼠卵均有比乙酸棉酚更明显的抑制作用[26]。

(5)抗炎作用:实验证实,雷公藤红素对三硝基苯磺酸诱导的大鼠结肠炎具有显著保护作用,抑制促炎细胞因子的产生可能是其主要作用机制之一[27]。

(6)抗氧化活性:对雷公藤红素进行了大鼠的心、肝、肾自发性 MDA 生成的体外抗脂质过氧化作用的研究,其对铁离子和维生素 C 诱导的大鼠心、肝、肾组织匀浆 MDA 生成有明显抑制作用,具有清除-OH,抗脂质过氧化作用[28]。

3. 毒性作用　雷公藤所含的二萜类、三萜类以及生物碱类等成分均有一定的毒性,其中二萜类毒性最大,三萜类其次,生物碱类最小。二萜类主要引起中毒性肝炎或慢性肝损伤,同时还可以对心、胃肠系统、生殖系统等产生影响。

【药代动力学】

1. 雷公藤红素　雷公藤甲素在大鼠各肠段均有较好的吸收,吸收效果按十二指肠、结肠、空肠和回肠的顺序依次降低,但无特殊吸收部位,符合零级吸收速率,可能为被动扩散[29]。

2. 雷公藤内酯醇　雷公藤内酯口服和静脉注射后,在体内的分布和消除速度大体相似,均以肝中浓度为最高,依次为脾、肺、肾、肠、心和脑,体内消除较缓慢,以原药排泄为主,也有部分代谢物[30]。

3. 雷公藤内酯酮　大鼠静脉注射雷公藤内酯酮后,在大鼠体内分布广泛,其中以肺和肝药物浓度最高,心、肾、脾和肌肉次之,睾丸、胃肠道和脑中最低。静脉注射雷公藤内酯酮后,经

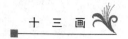

尿和胆汁排泄的原形药物较少[31]。

【临床应用】

1. 治疗肿瘤

(1)治疗肺癌：由雷公藤、白花蛇、党参、黄芪等组成的消瘤煎系列药物配合西药治疗肺癌90 例。经治疗后，显效 32 例，有效 55 例，无效 3 例，总有效率达 90%[32]。

(2)治疗其他肿瘤：雷公藤外用治疗癌痛。其中肝癌 2 例，胃癌 3 例，食管癌 2 例，子宫癌2 例。结果显示雷公藤镇痛效果较好[33]。

2. 治疗其他疾病

(1)治疗皮肤病：皮质醇加雷公藤治疗过敏性紫癜 38 例。治疗 5 天后关节症状消退者13/30 例，皮疹消退者 5/38 例[34]。

(2)治疗类风湿关节炎：据报道，雷公藤对类风湿关节炎的总有效率达 87.3%～95.3%，治疗可采用雷公藤苷，每次 5～10mg，每天 3 次，具有较好的疗效[35]。

(3)治疗子宫内膜异位症：雷公藤治疗子宫内膜异位症。共 40 例患者，经治疗，无效 1 例，有效 13 例，显效 26 例，月经状况改善，有效 19 例，显效 21 例，无效 0 例。总有效率为 97.5%[36]。

(4)治疗肾病：据报道，雷公藤生药对肾小球肾炎总有效率为 62.5%～73.5%，总苷的总有效率为 85%～97.6%[37]。

【不良反应】 雷公藤的不良反应很多，分为以下几个方面。①神经系统：主要表现为头昏、乏力、嗜睡等。②造血系统：主要表现为白细胞、红细胞、血小板减少等。③消化系统：多表现为恶心、呕吐、腹痛、腹泻等。④生殖系统：对于女性主要表现为月经减少、闭经等。对于男性可有死精子症及少精子症等。⑤肾脏：主要表现为急性肾衰竭，可出现少尿、血尿等。⑥皮肤黏膜：主要表现有皮疹、口腔黏膜糜烂和皮肤色素沉着等。⑦其他：此外，还可能有脱发、手足小关节痛等[21]。

参 考 文 献

[1] 黄煜伦,周幽心,姜华,等.雷公藤红素抑制可移植性人脑胶质瘤生长相关分子.江苏医药,2007,33(1)：37-39.

[2] Yang H J,Chen D. Celastrol,a triterpene extracted from the Chinese"thunder of god vine,"is a potent proteasome inhibitor and suppresses human prostate cancer growth in nudemice. Cancer Research,2006,66(9):4758-4765.

[3] 王冠,周洁,冯珂珂,等.腺相关病毒介导重组血管抑素联合雷公藤红素对大鼠颅内 C6 胶质瘤的抗血管生成作用.肿瘤,2011,31(10):875-880.

[4] 李晶埈.雷公藤红素对人肝癌细胞 Hep3B 中 HIF-1α 表达的影响.延边大学学报(自然科学版),2011,37(2):171-175.

[5] 罗伟,陈卫昌.雷公藤红素对结肠癌细胞株 HCT-116 生长的影响及其作用机制.苏州大学学报(医学版),2009,29(5):874-877.

[6] 罗伟,陈卫昌.雷公藤红素联合 5-氟尿嘧啶在人结肠癌细胞中的相互作用.中国现代医药杂志,2008,10(12):4-7.

[7] 陈国柱,徐元基,杜芝燕,等.雷公藤红素对非小细胞肺癌细胞株 H1299 增殖与凋亡的影响.生物技术通讯,2008,19(6):826-829.

[8] Mou H,Zheng Y,Zhao P,et al. Celastrol induces apoptosis in non-small-cell lung cancer A549 cells

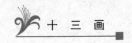

through activation of mitochondria-and Fas/FasLmediated pathways. Toxicology in Vitro, 2011, 25(5): 1027-1032.

[9] 王晓南,吴青,杨旭,等. 雷公藤红素对 U937 细胞 Notch 1、NF-κB 信号蛋白通路的调控作用. 癌症, 2010, 29(4): 422-428.

[10] 胡婕,张茵,马保根. 雷公藤红素逆转 K562/A02 细胞多药耐药的实验研究. 实用癌症杂志, 2011, 26(3): 226-229.

[11] 闫燕艳,符立梧. 雷公藤红素促进人类乳腺癌 MDA-MB-453 细胞 HER2 蛋白降解及诱导凋亡的机制. 中山大学学报(医学科学版), 2012, 33(4): 471-475.

[12] 闫燕艳,马存根,白建平,等. 雷公藤红素诱导 HER2/neu 过表达人类乳腺癌 MDA-MB-453 细胞周期阻滞及其机制. 中药药理与临床, 2012, 28(6): 39-41.

[13] Kupchan S M, Court W A, Dailey R G Jr, et al. Triptolide and tripdiolide, novel antileukemic diterpenoid triepoxides from Tripterygium wilfordii. J Am Chem Soc, 1972, 94(20): 7194-7195.

[14] Jiang X H, Wong B C, Lin M C, et al. Functional p53 is required for triptolide-induced apoptosis and AP-1 and nuclear factor-kappaB activation in gastric cancer cells. Oncogene, 2001, 20(55): 8009-8018.

[15] 郭仁威,梁平,张子伯,等. 雷公藤内酯对人胃癌细胞株 FGC85 杀伤作用的光镜和电镜观察. 福建医学院学报, 1990, 24(3): 197-201.

[16] 吴瑛,刘芳,郭文渊,等. 雷公藤内酯醇下调 P53 基因甲基化抑制肝癌 SMMC-7721 细胞的增殖. 中国肿瘤生物治疗杂志, 2011, 18(3): 270-274.

[17] 王连青,刘剑,钱文斌,等. 雷公藤内酯醇对肝癌细胞株 HepG2 的影响及作用机制. 肿瘤学杂志, 2013, 19(12): 959-963.

[18] 孙运良,马建霞,吴红玉,等. 雷公藤内酯醇对人胰腺癌 PANC-1 细胞的抑制作用及其可能的机制. 中国肿瘤生物治疗杂志, 2013, 20(4): 432-437.

[19] 周国雄,丁晓凌,黄介飞,等. 雷公藤内酯醇对胰腺癌细胞株 SW1990 基因表达谱的影响. 中国肿瘤临床, 2006, 33(3): 145-147.

[20] 刘媛,陈燕,赵菲,等. 雷公藤内酯醇对多发性骨髓瘤 RPMI 8226 细胞周期及 P21wap1/cip1 和 P27kip1 表达的影响. 中草药, 2010, 41(11): 1819-1823.

[21] 洪伟,李键,吴承祯,等. 雷公藤栽培及利用研究综述. 福建林学院学报, 2007, 27(1): 92-96.

[22] 齐晓娟,刘志敏,赵红晔. 雷公藤提取液对荷 S180 小鼠的抑瘤作用及其对 IL-2 活性的影响. 中医药学报, 2004, 32(4): 53-54.

[23] 齐晓娟,刘志敏,赵红晔,等. 雷公藤提取液对荷 S180 肉瘤小鼠血中丙二醛和超氧化物歧化酶的影响. 中国中医药信息杂志, 2005, 12(6): 35-36.

[24] 程军,李金平,田卓,等. 南蛇藤素对载脂蛋白 E 基因敲除小鼠主动脉壁 C 反应蛋白及组织因子表达的影响. 中国动脉硬化杂志, 2008, 16(5): 341-344.

[25] 郭晓明,郭爱云,樊丽荣,等. 雷公藤甲素对哮喘豚鼠肺组织表达 IL-5、GM-CSF mRNA 的作用. 中国医师杂志, 2000, 2(11): 651-657.

[26] 南京中医药大学. 中药大辞典. 第 2 版. 上海: 上海科学技术出版社, 2006: 3459-3465.

[27] 周鋆,吴叔明,陈晓宇,等. 雷公藤红素对三硝基苯磺酸诱导的大鼠结肠炎的保护作用. 胃肠病学, 2007, 12(3): 144-147.

[28] 王鸿,田暄,刘珍伶,等. 降碳醌甲基三萜抗脂质过氧化生物活性的研究. 分析实验室, 2001, 20(11)增刊: 373-374.

[29] 薛璟,贾晓斌,谭晓斌,等. 雷公藤甲素大鼠在体肠吸收特性研究. 中草药, 2010, 41(1): 86-89.

[30] 季宇彬. 中药活血化瘀有效成分药理与应用. 哈尔滨: 黑龙江科学技术出版社, 2004: 292-295.

[31] 岗艳云,张正行,张胜强,等. 雷公藤内酯酮在大鼠体内的药代动力学和体内处置研究. 药学学报, 1996, 31(12): 901-905.

[32] 刘继红,张树贤,罗占君,等.消瘤煎配合西药治疗肺癌 90 例疗效观察.河北中医,1998,2(3):150.

[33] 南应旺.雷公藤外用镇痛的临床疗效观察.中国中西医结合杂志,1992,(3):159.

[34] 杨荣芳.皮质醇加雷公藤治疗过敏性紫癜 38 例.蚌埠医学院学报,1996,21(4):263-264.

[35] 郭静波,薛刚,李淑兰,等.复方雷公藤酒剂治疗类风湿性关节炎的临床观察.河北中医,2003,37(4):
170-172.

[36] 顾江红,何嘉琳,汪明德,等.雷公藤治疗子宫内膜异位症 40 例临床观察.中国中医科技,2003,10(5):
301-302.

[37] 王冬阳.口服雷公藤煎剂致急性肾功能衰竭.江西医药,2002,37(4):274-275.

205. 蛹 草

【来源】麦角菌科虫草属蛹虫草真菌 *Cordyceps militaris* L. Link 寄生于鳞翅目、鞘翅目及双翅目等昆虫的蛹、成虫或幼虫上所形成的菌虫复合体[1]。

【性味与归经】甘,平。归肺、肾经。

【功能与主治】补虚损,益精气,保肺益肾,止血化痰。治疗胃癌、肝癌、肺癌、大肠癌、鼻咽癌、宫颈癌、白血病等多种恶性肿瘤,也可以用于治疗肺炎、肾虚、腰痛等。

【化学成分】蛹虫草含有多种化学成分。核苷类主要为腺苷(adenosine)、虫草素(cordycepin)、尿苷(uridine)等。糖醇、甾醇类主要为虫草酸(cordycepic acid)、麦角甾醇(ergosterol)、β-谷甾醇(β-sitosterol)等。多糖类主要为鼠李糖-木糖-甘露糖-葡萄糖-半乳糖、鼠李糖-葡萄糖-半乳糖等。除此之外,蛹虫草还包括人体必需的氨基酸、维生素、无机盐、有机酸和SOD 等[1]。

【药理作用】

1. 抗肿瘤作用

(1)虫草素的抗肿瘤作用:虫草素是从蛹虫草提取的有效活性成分,具有显著的抗肿瘤作用。根据目前的研究状况,虫草素的抗肿瘤机制主要是通过抑制肿瘤细胞 RNA、DNA 的合成以及对信号通路的调节从而发挥抗肿瘤作用[1]。

体内实验表明,虫草素对 H22 肝癌模型小鼠的肿瘤生长具有抑制作用,对小鼠免疫器官指数均有一定程度的增加[2]。实验还发现,用虫草素皮下注射接种了艾氏腹水癌的小鼠,可明显延长小鼠生存时间[3]。此外,虫草素能抑制肺癌小鼠的肿瘤生长及肺转移,降低 Lewis 肺癌小鼠肿瘤 VEGF、微血管密度(microvessel density,MVD)的表达[4]。

体外实验表明,虫草素对多种肿瘤细胞均有显著的抑制作用,并能诱导细胞凋亡。在对 Novikoff 肝癌细胞的研究中发现,虫草素可以阻碍 45S rRNA 前体的合成,其浓度与 hnRNA 的合成相对抗,其活性形式 3′-脱氧腺苷-5-三磷酸盐对主要负责 hnRNA 合成的 RNA 聚合酶 Ⅱ 比对主要负责 rRNA 前体合成的 RNA 聚合酶 Ⅰ 敏感[5]。此外,实验发现虫草素对人 HepG-2 细胞也有一定作用。作用机制与改变细胞周期,下调端粒酶活性、NF-κB 的表达有关[6]。

虫草素对人胰腺癌 BxPc-3、BxPc-LN5 细胞有生长抑制作用。实验采用 MTT 法对虫草素诱导的人胰腺癌 BxPc-3、BxPc-LN5 细胞进行检测。结果显示,虫草素对这两种细胞均有抑制效果,且在一定范围内,细胞毒性呈剂量和时间依赖关系[7]。

在分析虫草素抗末端脱氧核苷酸转移酶(terminal deoxynucleotidyl transferase,TdT)白血病的机制发现,3-dATP 不是 3′-dA 抗白血病的主要原因,而 TdT 的活性才是主要原因,并且发现虫草素对 3-dA 的细胞毒性作用不敏感。其他研究发现,虫草素对 TdT 白血病细胞的凋亡诱导与提高蛋白激酶 A(protein kinase A,PKA)活性密切相关[8],并且经虫草素处理小鼠白血病 L1210 细胞,可显著抑制 RNA 的甲基化[5]。还有资料显示,虫草素对人 K562 细胞具有抑制作用,虫草素与氟尿嘧啶合用能使耐受化疗药的 K562 细胞对凋亡更敏感[9],这使其可能成为临床治疗化疗药物耐受性疾病的辅助用药。

通过对子宫颈癌传代细胞的研究表明,虫草素可以使完全核糖体和核糖体的前体水平显著降低,18S 核糖体的前体可以从 45S 核糖体中分裂,但 32S 核糖体的前体不能从中产生;tRNA 的合成也被降低,核不均一 RNA 的合成没有受到影响,但胞质不均一 RNA 的合成轻微减少;虫草素还能抑制人子宫颈癌传代细胞的 mRNA 转录,但对 hnRNA 和转运至胞质没有影响。

经过研究发现,以黑素细胞刺激激素处理 s-91 鼠黑色素瘤细胞 6 天,可引起酪氨酸激酶活性升高 90 倍,此酶信号传导途径的紊乱可以促使肿瘤的发生与发展,虫草素可以通过抑制此酶的活性,进而抑制肿瘤的形成[5]。另外,虫草素可在肿瘤增殖过程中抑制血管新生而呈现其抗癌作用[10],还可以通过激发肿瘤细胞中腺嘌呤核苷 A3 受体,从而抑制小鼠 B16-Blti 黑色素瘤细胞的生长[11]。

实验发现,虫草素还能抑制人乳腺癌 MDA-MB-231 细胞生长。虫草素能上调乳腺癌 MDA-MB-231 细胞中 TMSG-1 mRNA 与蛋白,从而发挥潜在的抗肿瘤细胞转移的作用[12]。

(2)虫草多糖的抗肿瘤作用:虫草多糖具有抗肿瘤活性,大多数抗肿瘤作用是非直接杀伤癌细胞,即通过刺激人体非特异性防御机能,在癌症病人经放疗、化疗机体免疫力受损的情况下,与放疗、化疗配合治疗可达到治愈疾病的目的。近年来,通过研究虫草多糖抑制肿瘤基因、降低微核率和诱导肿瘤细胞分化,发现虫草多糖还可以通过多种途径抑制肿瘤细胞生长。

虫草多糖对 B16 黑色素瘤荷瘤小鼠的肿瘤有一定抑制能力。实验通过测定癌基因 C-myc、C-fos 和 VEGF 的表达,表明虫草多糖在某种程度上可抑制肿瘤细胞的生长,并有潜力被开发成抗癌佐剂[13]。虫草多糖皮下治疗小鼠艾氏腹水瘤和小鼠纤维肉瘤 Meth A,可使小鼠中位生存期延长到 60 天和 50 天,对照组分别为 19 天和 16 天,同时发现,虫草多糖治疗荷瘤宿主,结果显示与环磷酰胺联合应用比单用环磷酰胺或虫草多糖有效[14]。

在慢性粒细胞白血病恶性克隆的研究中,将虫草多糖与树突状细胞(dendritic cell,DC)共培养后,CD86 和 HLA-DR 的表达提高,增强了 T 细胞对肿瘤抗原的识别能力,同时 IL-12 水平升高,增强了 DC 的抗原呈递功能。从而发挥抗肿瘤作用[15]。

在某些病理情况下无论何种原因使活性氧代谢产物过量,即可引起生物膜多不饱和脂肪酸发生脂质过氧化反应,产生具有致癌和促进肿瘤生长的毒性物质丙二醛。研究发现,虫草多糖处理肾上腺髓质瘤 PC12 细胞对由于过氧化氢(H_2O_2)所造成的损害具有保护作用,一定浓度的虫草多糖可延长 PC12 细胞成活率达 60% 以上,可使由 H_2O_2 所诱导的丙二醛水平显著降低,并显著降低谷胱苷肽过氧化物酶和 SOD 活性的变化[16]。

(3)麦角甾醇的抗肿瘤作用:有研究表明麦角甾醇过氧化物糖基化形式以 10g/L 的浓度可有效抑制 K562、WM-1341、HL-60 和 RPMI-8226 等肿瘤细胞的增殖,抑制率为 10%~40%[17]。

(4)蛹草提取物的抗肿瘤作用:蛹虫草具有显著的抗肿瘤作用。体外实验表明,蚕蛹虫草水煎剂具有明显抑制小白鼠 S180 瘤块生长,延长荷瘤小鼠寿命,降低小鼠荷瘤率的作用[18]。此外,人工蛹虫草子实体对荷肝癌 H22 小鼠也具有抑瘤作用。

实验研究人工培养的蛹虫草菌丝体对人胰腺癌 PANC-1 细胞株增殖的活性,并探讨其作用机制。结果表明,蛹虫草菌丝体对 PANC-1 细胞有一定的增殖抑制作用。蛹虫草菌丝体能通过诱导细胞自噬而非凋亡途径,呈浓度依赖地降低胰腺癌 PANC-1 细胞的存活率。癌基因 STAT3 的总蛋白和磷酸化水平均明显降低。蛹虫草菌丝体处理后 PANC-1 细胞促存活蛋白 Mcl-1 和 Survivin 的表达水平明显降低。说明人工培养的蛹虫草菌丝体具有显著体外抗胰腺癌细胞增殖活性[19]。

研究表明,喉癌细胞对蚕蛹虫草及与其作对比的冬虫夏草都很敏感,且蚕蛹虫草对癌细胞的杀伤具有浓度和时间依赖性。从克隆形成试验结果来看,两种药物作用的喉癌克隆形成率随药物浓度的增加有明显下降[20]。

2. 其他药理作用

(1)对中枢神经系统的影响:蛹虫草含有 8 种维生素,具有调节神经系统的作用,对自主神经系统具有外周抗胆碱作用,能降低副交感神经兴奋性,使蛹虫草具有镇静作用,并且对心悸、失眠有较好的治疗作用。此外,虫草素对小鼠记忆获得障碍具有改善作用。

(2)对内脏系统的影响

1)对心血管系统的影响:虫草素有抑制血管内皮平滑肌细胞增殖、抗缺血再灌注损伤、抗血小板聚集等作用。此外,还发现虫草素能明显增加犬冠脉血流量,降低冠脉、脑及外围血管阻力。

2)对消化系统的影响:虫草多糖对肝脏的保护作用主要包括保护化学性肝损伤、免疫性肝损伤及肝纤维化等。其主要是通过抗脂质过氧化、改善人体细胞和体液免疫功能,以及增强肝细胞的吞噬能力而发挥作用[14]。

3)对呼吸系统的影响:研究结果和临床实验证明,蛹虫草对肺虚咳嗽、急慢性支气管炎、哮喘等有较好的疗效,蛹虫草提取物可通过调节机体组织的免疫功能,缓解由于内毒素或类似物质造成的肺部炎症,对肺有一定的保护作用[21]。

4)对内分泌系统的影响:虫草多糖具有降血糖的作用。虫草多糖对多种糖尿病模型动物均有显著作用。主要降血糖机制包括:刺激胰岛素分泌、抑制肝葡萄糖输出、促进肝脏葡萄糖代谢酶活力和降低葡萄糖转运蛋白含量等[14]。

(3)抗病原微生物作用

1)抗细菌作用:虫草素具有广谱抗菌的作用,它能抑制链球菌、鼻疽杆菌、炭疽杆菌、猪出血性败血症杆菌及葡萄球菌等病原菌的生长[22]。

2)抗真菌作用:虫草素具有非常强的抗真菌活性。虫草素对石膏样小芽孢癣菌、羊毛状小芽孢癣菌、须疮癣菌等皮肤致病性真菌以及枯草杆菌也有抑制作用[22]。

3)抗病毒作用:虫草素有抗疱疹病毒 DeJulian-Ortiz 和抑制脑炎病毒的功能,对人体免疫缺陷型病毒 HIV-1 的侵染及其反转录酶的活性亦有抑制作用[23]。

(4)对免疫系统的影响:虫草素能够极大地提高人外周血液单核细胞 IL-10 的分泌和 IL-10 mRNA 的表达,同时,虫草素对诱导产生 IL-2 的植物血凝素和外周血液单核细胞扩增都有抑制作用[24]。虫草多糖还能引起 T 细胞、NK 细胞、单核细胞和巨噬细胞的活化、增殖,并分泌各种淋巴因子[25,26]。

(5)抗衰老作用:研究人员在对虫草素其他的生物活性进行深入探索时,发现其能增加肝脏中 SOD 的活性,抑制膜油脂中超氧化合物的形成,增强大脑中一元胺氧化酶的活性,表明虫草素具有抗衰老作用[27]。

(6)对生殖系统的影响:蛹虫草能增加睾丸的生精与内分泌功能,并能修复腺嘌呤引起的睾丸功能障碍,使大鼠血清睾酮含量增加,同时使其体重及皮腺、精囊和前列腺的重量显著增加,增强去势大鼠的重量,有明显的雄性激素样作用[28]。

(7)对肾脏系统的影响:研究发现虫草多糖对多种原因引起的肾损伤均具有保护作用,能增加肾血流量、改善肾功能、修复肾小管和纠正代谢紊乱[14]。

3. 毒性作用

(1)蛹草的毒性作用:大鼠 30 天喂养实验各项指标均未见明显毒性反应,其最大无副作用剂量为 4.0g/kg 体重,充分说明蛹虫草是安全的[29]。

(2)虫草多糖口服液的毒性作用:实验对虫草多糖口服液的急性及亚慢性毒性进行研究。结果显示,小鼠急性毒性 LD_{50} 大于 10 000mg/kg。虫草多糖口服液无明显的毒性并有降低小鼠精子畸形率的趋势[30]。

【临床应用】

1. 治疗肿瘤

(1)虫草多糖及麦角甾醇治疗肿瘤:富含虫草多糖、麦角甾醇等物质的灵芝孢子粉治疗癌症 94 例。使用灵芝孢子粉治疗后,精神状态改善有效率 92.55%。胃肠功能改善有效率 91.49%。放化疗反应改善有效率 88.30%。白细胞数上升有效率 93.61%[31]。

(2)蛹虫草治疗肿瘤:使用蛹虫草治疗癌症 49 例。治疗结果显示,有效 13 例,显效 23 例,无效 13 例,总有效率为 73.5%[32]。

(3)富硒蛹虫草胶囊治疗肿瘤:服用富硒蛹虫草胶囊,化疗后白细胞恢复情况、血小板数恢复情况、减轻临床症状及提高患者生存质量方面,治疗组要明显好于对照组[33]。

2. 治疗其他疾病

(1)治疗慢性支气管炎:蛹虫草菌粉胶囊治疗慢性支气管炎 65 例。临床观察结果表明,蛹虫草菌粉胶囊治疗效果良好,临床控制率 50.8%,显效率 9.2%,好转率 32.3%,总有效率 92.3%[34]。

(2)治疗老年性痴呆:蛹虫草治疗老年性痴呆。临床疗效显示显效率为 25.72%,总有效率为 57.14%,治疗老年性痴呆效果较好[35]。

(3)治疗肾病:蛹虫草菌粉胶囊辅助治疗糖尿病肾病。经 4 周治疗后,治疗 24 例显效 8 例,有效 13 例,无效 3 例,总有效率 87.5%,治疗效果显著[36]。

参 考 文 献

[1] 南京中医药大学. 中药大辞典. 第 2 版. 上海:上海科学技术出版社,2006:3493-3494.

[2] 雷坤. 虫草素引起肿瘤细胞凋亡以及抑制增殖作用的研究. 福州:福建师范大学,2012:53-61.

[3] Kim H G,Shrestha B,Lira S Y,et al. Cordycepin inhibits lipopolysaccharide induced inflammation by the suppression of NF-kappa Be through Akt and p38 inhibition in RAW 264. 7 macrophage cells. Eur J Pharmacol,2006,545(2-3):192-194.

[4] 高飞,王智森,李继潇. 虫草素对 Lewis 小鼠肿瘤生长转移及 VEGF、MVD 表达的影响. 第十五届中国科协年会第 26 分会场:政产学研协同创新与民生科技产业发展研讨会论文集. 贵阳:中国科学技术协会、贵州省人民政府,2013:1-5.

[5] 纪朋艳,罗速,崔新颖,等. 中药蛹虫草的抗肿瘤活性及机制研究. 北华大学学报,2005,6(4):324-326.

[6] 丁向萍. 复方虫草制剂和虫草素对肝癌细胞 HepG-2 抗肿瘤机制研究. 兰州:兰州大学,2007:24-34.

[7] 许文彦,龙江,唐亮,等. 虫草素对胰腺癌 BxPc-3、BxPc3-LN5 细胞株增殖抑制作用的研究. 中国医药科

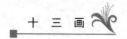
学,2011,1(7):14-16.

[8] 李婧,姜汉英.虫草素的体内代谢特点及药理作用.国外医学-中医中药分册,2005,27(5):283-284.

[9] las G C,Courtis N,Havredaki M. K562 cell sensitization to 5-fu. Orouraeil or interferon alpha induced apoptosis via cordycepin of 3-deoxyadenosine:fine control of cell apoptosis via poly(A)polymer-ase up regulation. Int J Biol Markers,2004,19(1):58-60.

[10] 吉川纪子.虫草素抑制血管新生的作用.国际中医中药杂志,2006,28(3):171-172.

[11] 李刚,朱华李,毛先兵,等.蛹虫草中虫草素分离纯化工艺研究进展.重庆中草药研究,2006,(1):51-53.

[12] 谢明,谭玉林,曹喻灵,等.虫草素对 MDA-MB-231 细胞增殖的影响与 TMSG-1 表达的研究.中国现代医学杂志,2013,23(15):32-36.

[13] Yang J Y,Zhang W Y,Shi P H,et al . Effects of exopolysaccharide fraction(EPSF)from a cultivated Cordyceps sinensis fungus on c-Myc, c-Fos, and VEGF expression in B16 melanoma-bearing mice. Pathology Research and Practice,2005,201(11):745-750.

[14] 宋江峰,刘春泉,李大静,等.北冬虫夏草多糖活性研究进展.江苏农业科学,2006,(4):145-147.

[15] 童向民,陆国华,马成坚,等.虫草多糖对慢性粒细胞白血病来源的树突细胞发育的影响.中华血液学杂志,2007,28(3):208-210.

[16] Li S P,Zhao K J,Ji Z N,et al. A polysaccharide isolated from Cordyceps ordyceps sinensis,a traditional Chinese medicine,protects PC12 cells against hydrogen peroxide-induced injury. Life Sci,2003,73(19):2503-2513.

[17] Bok J W,Lermer L,Chilton J,et al. Antitumor Sterols from the Mycelia of Cordyceps Sinensis. Phytochemistry,1999,51(7):891-898.

[18] 刘洁,陈正,杨旭,等.蚕蛹虫草抗肿瘤作用的研究.白求恩医科大学学报,1992,18(5):423-425.

[19] 曹鹏,张真真,蔡雪婷,等.蛹虫草菌丝体与冬虫夏草抑制人胰腺癌 PANC-1 细胞株增殖作用的比较研究.中南医学科学杂志,2012,40(1):6-10.

[20] 刘凤安,郑效.蚕蛹虫草与冬虫夏草抗癌作用对比研究.白求恩医科大学学报,1995,21(1):39-40.

[21] 戴瑛,张斌,周勇,等.蛹虫草提取物对内毒素引起小鼠急性肺损伤的保护作用.中国临床药理与治疗学,2004,9(4):386-388.

[22] 蔡友华,刘学铭.虫草素的研究与开发进展.中草药,2007,38(8):1269-1273.

[23] Nakamura K,Yoshikawa N,Yamaguchi Y,et al. Antitumor effect of cordycepin(3deoxyadenosine)on mouse melanoma and Lung carcinoma cells involves adenosine A3 receptor stimulation. Anticancer Res,2006,26(IA):43-45.

[24] Zhou X,Meyer C U,Schmidtke P,et al. Effect of cordycepin on inter-leukin-10 production of human peripheral blood mononuclear cells. Eur J Pharmacol,2002,453(2-3):309-311.

[25] 刘杰麟,刘若英.戴氏虫草胞外水溶性多糖在体外对细胞免疫及细胞因子的影响.中国药学杂志,2001,36(11):738-741.

[26] Kuo M C,Chang C Y,Cheng T L,et al. Immunomodulatory effect of exo-polysaccharides from submerged cultured Cordyceps sinensis:enhancement of cytokine synthesis, CD11b expression, and phagocytosis. Applied Microbiology and Biotechnology,2007,75(4):769-775.

[27] 王本祥.现代中药药理学.天津:天津科学技术出版社,1996:1250.

[28] 刘洁,杨旭,陈亚,等.蚕蛹虫草镇静及性激素作用的研究.白求恩医科大学学报,1994,20(1):14-16.

[29] 王建芳,杨春清.蛹虫草有效成分及药理作用研究进展.中医药信息,2005,22(5):30-32.

[30] 聂木海,张全新,诸茂盛,等.虫草多糖口服液的急性及亚慢性毒性实验研究.现代预防医学,2005,32(9):1062-1063.

[31] 余艺.灵芝孢子粉治疗癌肿 94 例.辽宁中医学院学报,2000,2(1):16-17.

[32] 杨企震,郭用庄.蛹虫草治疗癌症疗效初探.中成药,1995,17(5):22-23.

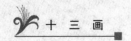
[33] 陈金林.富硒蛹虫草胶囊对肿瘤、免疫功能的观察.北方药学,2012,9(5):66-67.

[34] 张英平,朱铁英.蛹虫草菌粉胶囊治疗慢性支气管炎虚寒症65例临床观察报告.中国社区医师(综合版),2006,8(7):46.

[35] 沈均,陶荣芬.蛹虫草治疗老年性痴呆疗效观察.现代中西医结合杂志,1999,8(12):1958-1959.

[36] 赵奕虹.蛹虫草菌粉胶囊辅助治疗糖尿病肾病临床观察.中国社区医师(医学专业),2013,15(2):188.

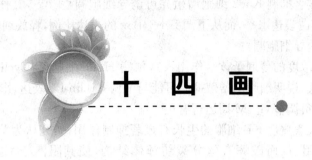

十 四 画

206. 蔓 荆 子

【来源】马鞭草科牡荆属植物单叶蔓荆 *Vitex trifolia* L. var. *simplicifolia* Cham. 和蔓荆 *Vitex trifolia* L. 的干燥成熟果实[1]。

【性味与归经】辛、苦,微寒。归膀胱、肝、胃经。

【功能与主治】疏散风热、清利头目。治疗肺癌、白血病、宫颈癌、脑肿瘤、鼻咽癌和眼睑癌等多种肿瘤细胞,也可治疗风热感冒头痛,齿龈肿痛,目赤多泪,头晕目眩等症[2-4],特别是在治疗以头痛为主的多种疼痛方面疗效显著。

【化学成分】蔓荆子含有多种化学成分,包括双萜类物质、黄酮类物质、挥发油以及其他类物质[5]。单叶蔓荆的化学成分中,果实和叶含挥发油,及微量生物碱和维生素 A,果实中含牡荆子黄酮(vitexicarpin),即紫花牡荆素(casticin),又称作蔓荆子黄素(vitexicarpin)。蔓荆中,果实含少量蔓荆子碱(vitricin)及脂肪油,主要成分是肉豆蔻酸(myristic acid),棕榈酸(palmitic acid),硬脂酸(stearic acid),棕榈油酸(palmitoleic acid),油酸(oleic acid)和亚油酸(linoleic acid)及少量石蜡(paraffin),γ-生育酚(γ-tocopherol),β-谷甾醇(β-sitosterol)[5]。

【药理作用】

1. 抗肿瘤作用　中药蔓荆子具有较显著的抗肿瘤效果,能诱导多种肿瘤细胞凋亡。经研究发现,蔓荆子中含有的蔓荆子黄素,此外,还有一些黄酮类物质为发挥抗肿瘤作用的有效成分。

(1)蔓荆子黄素的抗肿瘤作用:蔓荆子黄素,是一种从蔓荆子中提取的具有广泛药理活性的多甲基黄酮化合物[6],在对正常细胞影响较小的情况下,可通过多种途径诱导多种肿瘤细胞凋亡[7]。

蔓荆子黄素对胃癌细胞 SGC-7901、BGC-823 和 MGC-823 细胞均有一定抑制作用,其通过下调凋亡抑制蛋白,上调死亡受体 5(death receptor 5,DR5)表达的内质网途径来增强 TRAIL 诱导的细胞凋亡。实验表明,蔓荆子黄素能明显提高 DR5 受体的表达,但是对 DR4 受体没有影响。同时 DR5 的表达还与 CHOP(C/EBP homologous protein)有着密切关系。如果 CHOP 在细胞内的表达量少,会使蔓荆子黄素引起 DR5 受体表达和 ROS 表达量下降。除此之外,蔓荆子黄素还能使如 Bcl-2 和 XIAP 等凋亡抑制蛋白表达下降[8]。

蔓荆子黄素通过作用肿瘤细胞微管蛋白,使细胞发生周期阻滞,从而诱导细胞凋亡。有实验证明,蔓荆子黄素能有效的抑制肺癌 A549 细胞增殖,以作用于微管的长春新碱作为对照药物,它可以使细胞周期阻断在 M 期,同时也使 A549 细胞发生细胞凋亡,而实验发现蔓荆子黄素对 A549 细胞的作用与长春新碱十分类似,两者均使细胞阻断在 M 期而发生细胞凋亡[9]。

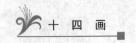

蔓荆子黄素可显著抑制 K562 细胞增殖并可诱导细胞凋亡[10,11]，其作用机制是蔓荆子黄素通过下调 Bcl-2 蛋白表达水平，而从下调 Bcl-2/Bax 的表达比例，释放细胞色素 C，Caspase-3 裂解的线粒体途径诱导细胞凋亡[12,13]。

实验发现，不同浓度的蔓荆子黄素作用人宫颈癌 HeLa 细胞后，Cyclin B1 表达水平随药物浓度的升高而降低，说明细胞的增殖抑制可能与下调 Cyclin B1 表达，影响 Cyclin B1/CDC2 复合物的生成，以及负调节 G_2/M 期运行有关[14]。

蔓荆子黄素对人表皮癌 KB 细胞的生长有显著抑制作用，研究认为紫花牡荆素具有抑制微管蛋白的聚合作用，从而破坏有丝分裂纺锤体结构，使其阻滞于 G_2/M 期来诱导细胞凋亡[15]。

蔓荆子黄素对人乳腺癌 Hs578T 和 MCF-7 细胞有一定影响，MTT 法检测结果显示，当蔓荆子黄素作用于上述两种细胞 72 小时后，其 IC_{50} 分别为 $0.25\mu mol/L$ 和 $0.53\mu mol/L$。运用 TUNEL 法结果显示，随给药剂量增加，凋亡细胞数越多。实验用较高浓度的蔓荆子黄素处理 Hs578T 细胞，发现在 Hs578T 细胞中的 c-myc 和 Bcl-2 蛋白表达量较少，p21 的蛋白表达量显著下降[16]。此外，蔓荆子黄素通过作用于多个靶标分子来启动细胞周期 G_2/M 期阻滞来诱导 MCF-7 细胞凋亡。G_2/M 期阻滞药物蔓荆子黄素与微管结合干扰纺锤体形成，导致 G_2/M 期阻滞。而微管蛋白的破坏会诱导 p21 的形成，从而抑制 CDK1 活性，阻滞细胞于 G_2/M 期。同时蔓荆子黄素对 Cyclin A 的直接下调作用参与了 CDK1 活性抑制，使蔓荆子黄素不依赖 p53 而发挥抑制增殖活性[17]。实验还发现，蔓荆子黄素能诱导乳腺癌 MDA-MB-231 凋亡，给药 48 小时，PI 染色流式细胞仪结果显示，MDA-MB-231 细胞凋亡率显著增加。实验通过 Western Blot 检测发现，蔓荆子黄素以浓度依赖方式下调 FOXM1 和 Survivin 表达，其诱导 MDA-MB-231 细胞凋亡作用涉及抑制 FoxM1(Forkhead box protein M1)信号转导通路，因此，FoxM1 是蔓荆子黄素干预乳腺癌细胞生存和凋亡的潜在分子靶标，蔓荆子黄素介导 FoxM1 下调使得 Survivin 下降从而诱导细胞凋亡[18]。

(2)蔓荆子中其他黄酮类物质的抗肿瘤作用：蔓荆子中其他黄酮类物质，如桃皮素(persi-cogenin)，青蒿亭(artemetin)，木犀草素(luteolin)和金圣草醇 D(chrysosplenol-D)能够抑制哺乳动物癌细胞增殖，有实验表明，从蔓荆子中分离得到的黄酮类物质可将 tsFT210 细胞阻滞于 G_0/G_1 和 G_2/M 期来诱导细胞凋亡，同时还可将人白血病 K562 细胞阻滞于 G_2/M 期来诱导细胞凋亡[19]。

2. 其他药理作用

(1)对中枢神经系统的影响：蔓荆子具有明显的解热、镇痛作用。探讨蔓荆子不同炮制品对大鼠的解热作用[20]，结果表明蔓荆子生品及炮制品均有明显的解热作用，但以微炒品的解热作用最强。药理研究表明紫花牡荆素、木犀草素等黄酮类化合物是蔓荆子镇痛的主要活性成分[21]。

(2)对内脏系统的影响

1)对心血管系统的影响：蔓荆子具有明显的降压作用。有学者给猫注射蔓荆子醇浸液能引起动物血压明显下降。实验对单叶蔓荆子降血压作用进行了研究，结果表明其降压作用与兴奋副交感神经系统有关[22]。此外，蔓荆子叶的蒸馏提取物中主要含挥发油及少量生物碱，具有增进外周及内脏微循环作用。

2)对呼吸系统的影响：蔓荆子具有平喘作用。药理试验表明蔓荆子提取物能够抑制 IgE 依赖的组胺从 RBL-2H3 细胞中释放，从而抑制组胺释放的活性，具有平喘作用[23]。

（3）抗病原微生物作用：蔓荆子水煎剂体外实验对枯草杆菌、金黄色葡萄球菌、变形杆菌、蜡样芽胞杆菌等多种细菌均有不同程度的抗菌作用。三叶蔓荆叶提取物的抗菌活性，结果表明正己烷提取物有较强的抗半裸镰刀菌活性，石油醚和乙醇提取物对革兰阳性和革兰阴性菌具有中等强度的抑制作用[24]。

（4）对免疫系统的影响：研究表明蔓荆子所含的具有碳2,3双键的黄酮类化合物具有抑制T、B淋巴细胞的增殖作用，因而可以用于治疗免疫性炎症疾病[25]。

（5）对眼的影响：蔓荆子能预防由晶状体醛糖还原酶为主要诱因引起的白内障及由多羟基化合物引发的糖尿病并发症如坐骨神经痛、肾病及视网膜病变等作用[26]。

（6）抗炎作用：蔓荆子具有明显的体内抗炎作用。研究发现，紫花牡荆素对二甲苯所致小鼠耳郭肿胀、鸡蛋清所致大鼠足肿胀以及醋酸所致小鼠毛细血管通透性增加均有明显的抑制作用。说明蔓荆子具有体内抗炎作用，紫花牡荆素为蔓荆子抗炎作用的有效成分[27]。

【临床应用】

1. 治疗肿瘤　由丹参、当归、蔓荆子、昆布、海藻、川芎等中药组成的自拟消瘤丸治疗脑干肿瘤13例。经过治疗后，痊愈3例，好转9例，无效1例。效果显著[28]。

2. 治疗其他疾病

（1）治疗三叉神经痛：蔓荆子治疗三叉神经痛，共42例，男15例，女27例，治疗7天痊愈者31例，占73.8%[29]。

（2）治疗血管性头痛：蔓荆子、菊花、钩藤、川芎各15g，薄荷、甘草各6g，白芷10g，细辛3～6g，随证加减。治疗93例，治愈67例，占72.1%，有效23例，占24.7%，无效3例。总有效率为96.8%[30]。

（3）治疗胃炎：蔓荆子治疗胃炎，治疗组共24例，痊愈20例，好转2例，无效2例，有效率91.7%[31]。

（4）治疗急性鼻窦炎：蔓荆子、白芷、杭菊花、白僵蚕、辛夷花、苍耳子、石膏、杏仁各10g，麻黄、黄芩各6g，细辛、甘草各3g。每日1剂，水煎分2次，温服，小儿药量酌减。治疗108例，治愈92例，有效16例[32]。

（5）治疗慢性化脓性中耳炎：蔓荆子、升麻、前胡等配合红棉散治疗中耳炎。结果显示，所有病例治疗期间全部有效，治愈98例，好转12例，所有病例随访6月，复发2例，占1.8%[33]。

（6）治疗乳腺炎：将蔓荆子200～300g炒黄后研末，酒调成糊状，使用时将药敷于患处，治疗乳腺炎19例。治疗结果显示，痊愈17例，显效2例，全部有效[34]。

参 考 文 献

[1] 国家药典委员会.中华人民共和国药典.一部.北京：中国医药科技出版社，2010：340-341.

[2] 郭长强，王立春，孙蓉.蔓荆子研究综述.吉林中医药，1994，5：42.

[3] 孙秀娣，牧人，周有尚.中国胃癌死亡率20年变化情况分析及其发展趋势预测.中华肿瘤杂志，2004，26（1）：4-9.

[4] Abreu P A，Dellamora-Ortiz G，Leao-Ferreira L R，et al.DNA methylation：a promising target for the twenty-first century.Expert Opin Ther Targets，2008，12(8)：1035-1047.

[5] 牟宗慧，彭艳丽，刘红燕，等.近10年蔓荆子研究进展.食品与药品，2007，10(9)：57-59.

[6] 曾宪仪，方乍浦，吴永忠，等.蔓荆子化学成分研究.中国中药杂志，1996，21(3)：167-168，191.

[7] Haidara K，Zamir L，Shi Q W，et al.The flavonoid Casticin has multiple mechanisms of tumor cytotoxity action.Cancer Lett，2006，242(2)：180-190.

[8] Zhou Y,Tian L,Quan M,et al. Casticin potentiates TRAIL-induced apoptosis of gastric cancer cells through endoplasmic reticulum stress. PLoS One,2013,8(3):58855.

[9] 雷光焰,张曦,宋永春. Vitexicarpin 诱导肺癌 A549 细胞凋亡和对细胞周期作用的研究. 中国肿瘤临床,2009,36(9):511-522.

[10] Momparler R L,Bovenzi V. DNA methylation and cancer. J Cell Physiol,2000,183(2):145-154.

[11] Meiers I,Shanks J H,Bostwick D G. Glutathione S-transferase pi(GSTP1)hypermethylation in prostate cancer:review 2007. Pathology,2007,39(3):299-304.

[12] 王海燕,蔡兵,崔承彬,等. 蔓荆子活性成分 vitexicarpin 诱导 K562 细胞凋亡的机制. 药学学报,2005,40(1):27-31.

[13] Shen J K,Du H P,Yang M,et al. Casticin induces leukemic cell death through apoptosis and mitotic catastrophe. Ann Hematol,2009,88(8):743-752.

[14] 谢晶,白军,盛习锋,等. 紫花牡荆素体外抑制人宫颈癌 HeLa 细胞增殖的研究. 中国癌症杂志,2010,20(6):406-410.

[15] Kobayakawa J,Nishimori F S,Mofiyasu M,et al. G$_2$-M arrest and antimitotie activity mediated by castiein,a flavonoid isolated from Viticis Fructus. Cancer Lett,2004,208(1):59-64.

[16] Weisskopf M,Schaffner W,Jundt G,et al. A Vitex agnus-castus extract inhibits cell growth and induces apoptosis in prostate epithelial cell lines. Planta Med,2005,71(10):910-916.

[17] Haidara K,Zamir L,Shi Q W,et al. The flavonoid casticin has muhiple mechanisms of tumor cytotoxicity action. Cancer Lett,2006,242(2):180-190.

[18] 刘莉萍,欧阳取长,曹建国,等. 紫花牡荆素抑制 FOXM1 诱导乳腺癌细胞凋亡的研究. 中国癌症杂志,2012,22(12):898-902.

[19] Li W X,Cui C B,Cai B,et al. Flavonoids from Vitex trifolia L. inhibit cell cycle progression at G2/M phase and induce apoptosis in mammalian cancer cells. J Asian Nat Prod Res,2005,7(4):615-626.

[20] 隋在云,王爱洁. 蔓荆子解热作用的实验研究. 中药药理与临床,2007,23(5):138-139.

[21] Watanabe K,Takada Y,Matsuo N,et al. Rotundia,a new naturalmosquito repellent from the leaves of Vitex rotundifolia fJl. Biosci Biotechnol Biochem,1995,59(10):1979-1980.

[22] Ohyama K,Akaike T,Imai M,et al. Humangastric signet ring carcinoma(KATO-Ⅲ)cell apoptosis induced bv Vitex agnus-castus fruit extract through intracellular oxidative stress. Int J Biochem Cell Biol,2005,37(7):1496-1510.

[23] lkawati Z,Wahyuono S,Maeyama K. Screening if several Indonesian medicinal plants for their inhibitory effect on histamine release from RBL-2H3 cells. J Ethnopharm Aeol,2001,75(2-3):249-256.

[24] Hossain M M,Paul N,Sohrab M H,et al. Antibacterial activity of Vitex trifolia. Fitoterapia,2001,72(6):695-697.

[25] 郑宵蓓,陈科力,尹文仲,等. 鄂西高产半夏脂溶性成分的 GC-MS 分析. 中药材,2007,30(6):665-667.

[26] Zanatta L,Sousa E,Cazarolli L H,et al. Effect of crude extract and fractions from Vitex megapotamica leaves on hyperglycemia in alloxan-diabetic rats. J Ethnopharmaco,2007,109(1):151-155.

[27] 林珊,张宏,韩婷,等. 紫花牡荆素体内抗炎作用的研究. 中西医结合学报,2007,5(5):573-576.

[28] 周昌安,王明义. 自拟消瘤丸治疗脑干肿瘤 13 例临床观察. 山西中医,1992,(6):28.

[29] 刘永业. 蔓荆子治疗三叉神经痛有良效. 中医杂志,2000,41(12):712.

[30] 李克隆. 蔓荆子汤剂治疗血管性头痛 93 例. 北京中医杂志,1992,27(8):63.

[31] 黄永刚,文国刚. 蔓荆子是治疗胃炎的良药. 中医杂志,2000,41(12):712.

[32] 张冬生. 鼻窦消炎汤治疗急性鼻窦炎 108 例. 福建中医药,1991,22(6):35.

[33] 郭萍,王庚美. 蔓荆子汤合红棉散治疗慢性化脓性中耳炎 110 例. 河北中医,2003,25(7):508.

[34] 向爱兰. 蔓荆子治疗急性乳腺炎 19 例. 湖南中医杂志,1999,(3):48.

207. 辣　椒

【来源】 茄科辣椒属植物辣椒 *Capsicum annuum* L. 的果实[1]。

【性味与归经】 辛，热。归脾、胃、大肠经。有小毒。

【功能与主治】 温中散寒，下气消食。治疗脘腹胀痛、胃寒气滞。对肺癌、大肠癌、乳腺癌、皮肤癌、肝癌、髓系白血病等细胞有抑制其增殖及诱导其凋亡的作用。

【化学成分】 辣椒果实含辣椒碱类成分，主要有辣椒碱(capsaicin)、二氢辣椒碱(dihydro-capsaicin)、去甲双氢辣椒碱(nordihydrocapsaicin)、高辣椒碱(homocapsaicin)、高二氢辣椒碱(homodihydrocapsaicin)、壬酰香草胺(nonyl vanillylamide)、辛酰香草酰胺(decoyl vanillylamide)。也含有多种挥发性羧酸，如异丁酸(isobutyric acid)、异戊酸(isovaleric acid)、正戊酸(*n*-valeric acid)、巴豆油酸(crotonic acid)、顺式-2-甲基丁烯酸(tiglic acid)、庚酸(enanthic acid)、癸酸(capric acid)、异癸酸(isodecanoic acid)、丙酮酸(pyruvic acid)、辛酸(caprylic acid)、月桂酸(lauric acid)等。同时还含有 β-胡萝卜素(β-carotene)、隐黄质(cryptoxanthin)、玉米黄质(zeaxanthin)、辣椒红素(capsanthin)、辣椒玉红素(capsorubin)、紫黄质(violaxanthin)、茄碱(solanine)、茄啶(solanidine)、柠檬酸(citric acid)、酒石酸(tartaric acid)、苹果酸(malic acid)等。种子中含茄碱、茄啶，还含有 4α-甲基-5α-胆甾-8(14)-烯-3β-醇[4α-methyl-5α-cholest-8(4)-en-3β-ol]、环木菠萝烷醇(cycloartanol)、环木菠萝烯醇(cycloartenol)、24-亚甲基环木菠萝烷醇(24-methylenecycloartanol)及羽扇豆醇(lupeol)等[1]。

【药理作用】

1. 抗肿瘤作用

(1)辣椒碱的抗肿瘤作用：随着对辣椒碱药理作用研究的不断深入，其抗癌作用也逐渐被人们所关注。近年来，不乏关于预防治疗皮肤癌[2]、肝癌[3]等多种癌症的报道，多方证实辣椒碱具有防癌抗癌作用，其作用机制一是可以直接加速癌细胞的凋亡，另外还可以降低人体内抗细胞凋亡物质的浓度。

辣椒碱在一定程度上能够起到抗肺癌的作用[4]。通过人类髓系白血病细胞作为研究材料发现，辣椒碱能与位于线粒体内膜的蛋白抑制素 2，也称抗增殖蛋白 2(prohibitin 2，PHB2)结合，并诱导其转移到细胞核，调控一些基因的转录表达，如 *RB*、*p53* 和雄性激素受体来调剂细胞的凋亡。PHB 通常与线粒体的形态及细胞凋亡有直接关系[5]。

在大肠癌的研究中发现，辣椒碱能降低大肠癌细胞系中的 Colo320DM 和 LoVo 细胞的细胞活性，并呈明显的剂量依赖性[6]。胰腺癌是一种最常见的侵略性恶性肿瘤，在美国癌症有关的死亡率排名中列第四位[7]。辣椒碱已被证实的抑制人类癌细胞的不同机制，包括 NF-κB 的失活和产生氧自由基[8-13]。研究发现，辣椒碱能在不影响正常人胰腺的前提下，通过诱导胰腺癌细胞凋亡抑制人胰腺癌细胞系 AsPC-1 和 BxPC-3 的增殖[14]。在乳腺癌细胞系 MCF-7 细胞中发现，辣椒碱能剂量依赖性的诱导细胞凋亡来抑制 MCF-7 细胞生长增殖[15]。

肿瘤细胞转移仍然是癌症患者中的主要死亡原因，预防肿瘤转移是治疗癌症患者的主要目标之一[16]。研究发现，辣椒碱在无细胞毒性的前提下能显著的抑制黑色素瘤细胞的迁移[17]。磷酸肌醇 3 激酶能通过激活下游因子 Akt[18,19]，并引起 B16-F10 细胞迁移的升高，辣椒碱就是通过阻断这一过程来起到抑制黑色素瘤细胞迁移的作用。Rac1 作为参与了 PI3K 的由几个生长因子刺激的下游效应途径，被认为参与肿瘤细胞迁移、侵袭和转移[20]，而辣椒碱具有很强诱导 B16-F10 细胞凋亡的活性是通过下调 Bcl-2 实现的[21]。辣椒碱能抑制 Bcl-2 的活性,推测 Bcl-2 的活性降低可能抑制 PI3-K/Rac1 信号,从而达到降低黑色素瘤细胞迁移的作用,但 PI3-K/Akt/Rac1 之间的具体关系还有待进一步研究[17,22]。

实验研究了其导致鼠爪部肿瘤的恶化作用,指出辣椒碱使感觉神经对 P-物质的分泌达到了最高值,并将产生胺、组胺,使 5-HT 的柱状细胞激活[23]。有学者研究在 Ca^{2+} 存在条件下辣椒碱对 DNA 的氧化破坏作用,从而定性、定量研究了辣椒碱致癌、诱发基因突变的机制[24]。

(2)辣椒素的抗肿瘤作用:辣椒素具有抑制多种肿瘤细胞生长和增殖的作用[25]。辣椒素对人胰腺癌 AsPC-1 和 BxPC-3 细胞具有抑制生长和诱导凋亡的作用[26],并呈剂量依赖性。体内研究结果表明[27],将前列腺癌 PC-3 细胞移植给裸鼠后,皮下注射给予辣椒素或辣椒素受体阻断剂可抑制癌细胞的生长,并诱导其凋亡。

研究表明,辣椒素可抑制小鼠由致癌物苯并芘引起的一系列改变、包括体重、肺质量、肿瘤发生率[28]。研究还表明,辣椒素也可抑制由苯并芘引起的脂类、脂蛋白类和脂代谢酶类在组织和血浆中的水平变化,使这些变化恢复到接近正常水平[29]。在免疫缺陷小鼠体内研究发现,小鼠可阻止乳腺癌细胞迁移,并会使 MDA-MB231 乳腺细胞的大小缩小 50%,并未观察到明显的药物不良反应[30]。

辣椒素对人体小细胞肺癌有抑制作用,其对人体小细胞肺癌细胞表现出稳定的抗增殖活性,能抑制人体内 H69 人类小细胞肺癌肿瘤。辣椒素的抗增殖作用与 E2F-应答增生基因表达减少有关。转录因子 E2F4 介导辣椒素的抗增殖活性,其使 E2F4 在 E2F-应答增生启动子上发生聚集反应,从而抑制细胞增殖[31]。

用 MTT 法和流式细胞术进行体内试验检测结果表明[32],辣椒素可显著抑制宫颈癌 He-La 细胞生长,也没有发现明显的不良反应。辣椒素与 DDP 联合应用可明显抑制 HeLa-229 细胞的繁殖,细胞存活率显著降低,还可增强宫颈癌细胞对化学治疗药物的敏感性[33]。采用细胞计数 kit-8(CCK-8)试剂盒观察辣椒素对膀胱癌 RT4 细胞生长的影响,发现 $100\mu mol/L$ 辣椒素可明显抑制膀胱癌 RT4 细胞生长[34]。

辣椒素与氟尿嘧啶联合应用可明显抑制 Ecal09 和 EC-9706 细胞的增殖,与单独使用辣椒素或氟尿嘧啶组相比较,细胞存活率显著降低;细胞存活率均随氟尿嘧啶质量浓度的增加而下降,但在同一质量浓度,辣椒素与氟尿嘧啶联合应用可明显提高食管鳞癌细胞对化学治疗药物的敏感性[35]。研究表明,辣椒属植物与十字花科植物分离精制的化学成分合用,对肝癌、前列腺癌细胞生长有选择性抑制作用,最终导致癌细胞凋亡[36]。有研究证实,辣椒中辣椒素类物质能破坏癌细胞线粒体,使其断裂或死亡而不会伤害周围组织[37]。

2. 其他药理作用

(1)对神经系统的影响:有报道称辣椒碱具有神经保护的作用,通过建立蒙古沙鼠短暂性脑缺血模型[38],用辣椒碱的不同浓度处理小鼠,使用脑电图总功率检测等方法,发现辣椒碱具有保护神经的作用。

(2)对内脏系统的影响

1)对心血管系统的作用:辣椒中含有大量的类胡萝卜素、酚类、辣椒素及其衍生物,均具有较强的抗氧化活性[39,40],其可防止胆固醇在高温条件下氧化产生有毒有害物质,从而预防心脏疾病的发生。

辣椒的辣味可刺激人舌的味觉感受器[41],引起脊髓神经末梢大量释放 P 物质,进而引起交感神经节前神经元兴奋,使血浆儿茶酚胺增多,出现血压上升、心率加快等心血管兴奋效应,且呈剂量依赖性。大鼠实验证实,脑干注射微量辣椒素,对血压、心率、血管张力和肾交感神经放电有增强作用;对豚鼠心房具有直接的兴奋作用[42]。

2)对消化系统的影响:研究表明,辣椒素具有保护人和动物胃黏膜的作用。辣椒的轻微刺激对大鼠胃黏膜具有适应性细胞保护作用[43]。促进胃肠蠕动,减少肠梗阻的发生[44];辣椒还可通过使肠内菌群失调而影响盲肠环境和人体健康,从而抑制血脂升高。

3)对呼吸系统的影响:研究表明用辣椒素预处理能显著降低鼠对氯气的烦躁感觉和鼻阻塞反应[45]。有研究发现,每日补充辣椒素能显著地改善呼吸反应,尤其是对呼吸有困难的老年人[46]。在辣椒素不过敏的非传染性患者鼻内使用辣椒素喷雾,发现辣椒素能长期显著降低感冒症状,用药9个月后还能显著降低干冷空气对鼻的影响[47]。

(3)对内分泌系统的影响:研究发现辣椒素组比对照组饮食效果有了显著增加,但体重没有提高,空腹的腹肌重量提高了1.2%,并在鸡的胰腺和肠壁发现了脂肪酶的活性有所增加,表明辣椒素有一定的减肥效果[48]。

(4)抗病原微生物作用:研究表明[49],辣椒中的胡萝卜素类物质和辣椒醇显示出极强的抗幽门螺杆菌和逆转多药耐药性的活性。其种子的磷酸缓冲液提取物对于白念珠菌及其变种显示出很强的杀真菌作用,可增加酵母质粒膜的透化作用,抑制酵母培养基的酸化。其中的辣椒苷E、F和G具有很强的抗酵母菌活性,并且其活性与母核上所连接的糖链有紧密关系[50]。据报道,辣椒的乙醇提取液对细菌、真菌均表现出一定的抑菌作用,对葡萄假丝酵母的抑菌效果最明显。辣椒碱能够抑制食品中主要细菌和真菌,如大肠杆菌、金黄色葡萄球菌等[51]。

(5)对皮肤的作用:辣椒的辛辣成分辣椒素能激活辣椒素受体TRPV1,刺激毛发发育,调节毛囊生长因子,同时控制毛发生长紊乱。辣椒碱对痤疮的治疗有着较好的疗效[52]。

3. 毒性作用　辣椒素类物质对小鼠的毒性作用[53]:辣椒素油溶液按 $6.08\mu g/kg$、$27.14\mu g/kg$、$46.23\mu g/kg$、$200.41\mu g/kg$、$461.08\mu g/kg$ 5个剂量连续灌胃7天,试验剂量分别相当于人类日常摄入量的1.25、5、10、50、100倍。通过观察小鼠的胃切片发现摄入辣椒素类物质含量较高的食物会对胃产生一定的影响,但辣椒素类物质对体内各器官尤其是胃的影响因个体差异而显现出不同。

【药代动力学研究】目前,辣椒碱制剂主要给药方式为局部皮肤给药,主要剂型包括软膏、凝胶、贴剂等,但辣椒碱主要高浓度集中在骨骼而非大脑和脊髓中,半衰期较短[54],因此限制了辣椒碱的应用。采用复乳法制备辣椒碱多囊脂质体,辣椒碱溶液相比,辣椒碱多囊脂质体药-时曲线下面积 AUG_{0-t} 显著增大,半衰期显著延长,平均滞留时间的 MRT_{0-t} 也有所延长,峰浓度显著降低。表明复乳法可成功将脂溶性药物辣椒碱载入多囊脂质体中,且大鼠体内的药动学研究显示其有明显的缓释特征[55]。建立HPLC-荧光法测定家兔血浆中辣椒碱含量,结果显示辣椒碱纳米乳与溶液的药代动力学参数经 t 检验无显著性差异($P>0.05$)[56]。

【临床应用】

1. 治疗肿瘤　辣椒碱受体TRPV6可以导致胃癌细胞凋亡,用辣椒碱分别处理胃癌细胞和正常上皮细胞,结果表明辣椒碱均能促使两种细胞死亡,但癌细胞死亡得更为明显。在辣椒碱处理后发现了大量的TRPV6受体,这表明,辣椒碱通过TRPV6受体作用于胃癌细胞可能是癌症治疗的新途径[57]。

辣椒素与盐酸伊立替康联合应用,可明显抑制人结肠癌细胞SW-480的增殖,降低细胞活力;辣椒素组细胞的存活率随着浓度的增高而下降,盐酸伊立替康组随浓度增减并未发生变化,但是同一浓度辣椒素与盐酸伊立替康联合使用可明显促进SW-480细胞的凋亡[58]。

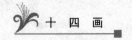

2. 治疗其他疾病

(1)治疗带状疱疹后遗神经痛：32 例严重顽固性神经痛患者[59]，病程为 12 个月或更长，其中 6 例疼痛持续 5 年以上。外用辣椒素霜或安慰剂每天 4 次，共 6 周。结果显示，辣椒素治疗组 77％的患者疼痛减轻，而安慰组 12.5％在用药部位产生烧灼感和刺痛感，但随着时间的延长和反复用药而减轻和消失。

(2)治疗糖尿病性神经痛：一项多中心、双盲对照研究发现，在疼痛局部使用 0.075％辣椒素乳剂治疗，每日 4 次，8 周后 252 例糖尿病性神经痛患者有效果。治疗组疼痛缓解率为 69.5％；疼痛强度减轻为 38.1％；疼痛缓解改善为 58.4％[60]。

(3)预防老年人吸入性肺炎：20 例平均年龄为 76 岁的动脉硬化或脑血栓形成患者，经鼻管向咽中注射 1ml 造影液诱发吞咽反射。通过颏下肌电图的变化和肉眼观察喉运动确认吞咽动作。并以注射至发生吞咽反射的潜伏期进行评价。结果表明接受赋形剂者的吞咽反射潜伏期明显长于接受辣椒素者[61]。

(4)治疗银屑病：辣椒素霜对慢性单纯性苔藓(包括结节性瘙痒)、银屑病、烧伤后瘙痒及血液渗出有关的瘙痒有一定的止痒作用。197 例伴有瘙痒的银屑病患者进行了 6 周外用辣椒素和安慰剂双盲对照试验，辣椒素治疗组有 82％的患者皮损消退或者显著改善，而安慰剂组为 33％[62]。

【不良反应】大剂量使用辣椒素可引起传入神经 C 纤维变性。对新生期 Wistar 大鼠大剂量使用辣椒素，可使部分体积较小的神经元细胞死亡，使动物永久性痛觉丧失[63]。辣椒素作用于皮肤外周神经末梢，产生灼痛感，并引起局部区域充血，甚至神经源性炎症反应。辣椒素可刺激黏膜引起喷嚏、鼻出血、咳嗽、黏液分泌、流泪、支气管收缩、呼吸困难等症状。但随着用药次数增加，将逐渐减轻或消失[64]。

辣椒碱霜外用次数，每日至少 3～4 次。使用辣椒碱霜的部位可出现皮肤烧灼、刺痛感及潮红。这种反应可随着辣椒碱霜的反复使用而减轻，常在 72～96 小时内消失。如果引起的烧灼感特别显著或不能耐受，则可预先使用 5％利多卡因软膏以防止或减轻烧灼感，治疗后疼痛和瘙痒一般在 14～18 天缓解。治疗时间的长短与患者的年龄、疾病性质、严重程度和病程长短有关[65]。

参 考 文 献

[1] 赵国光,戴慎,陈寿山. 中药大辞典. 上海:上海科学技术出版社,2005:3619-3621.

[2] Han S S,Keum Y S,Seo H J,et al. Capsaicin suppresses phorbol ester-induced activation of NF-κB/Rel and AP-1 transcription factors in mouse epidermis. Cancer Lett,2001,164:119-126.

[3] Jung M Y,Kang H J,Moon A. Capsaicin-induced apoptosis in SK-Hep-1 hepatocarcinoma cells involves Bcl-2 downregulation and caspase-3 activation. Cancer Lett,2001,165:139-145.

[4] Anandakumar P,Kamaraj S,Jagan S,et al. Capsaicin alleviates the imbalance in xenobiotic metabolizing enzymes and tumor markers during experimental lung tumorigenes. Mol Cell Biochem,2009,331:135-143.

[5] Kuramori C,Azuma M,Kume K,et al. Capsaicin binds to prohibit in 2 and displaces it from the mitochondria to the nucleus. Biochem Biophys Res Commun,2009,379(2):519-525.

[6] Yang K M,Pyo J O,Kim G Y,et al. Capsaicin induces apoptosis by generating reactive oxygen species and disrupting mitochondrial trans membrane potential in human colon cancer cell lines. Cell Mol Biol Lett,2009,14(3):497-510.

[7] Polednak A P. Projected numbers of cancers diagnosed in the US elderly population, 1990 through

2030. Am J Public Health,1994,84(8):1313-1316.

[8] Hail N,Lotan R. Examining the role of mitochondrial respiration in vanilloid-induced apoptosis. J Natl Cancer Inst,2002,94(17):1281-1292.

[9] Ito K,Nakazato T,Yamato K,et al. Induction of apoptosis in leukemic cells by homovanillic acid derivative capsaicin through oxidative stress implication of phosphory lation of p53 at Ser-15 residue by reactive oxygen species. Cancer Res,2004,64(3):1071-1078.

[10] Kang H J,Soh Y,Kim M S,et al. Roles of JNK-1 and p38 in selective induction of apoptosis by capsaicin in ras-transformed human breast epithelial cells. Int J Cancer,2003,103(4):475-482.

[11] Lee Y S,Kang Y S,Lee JS,et al. Involvement of NADPH oxidase-mediated generation of reactive oxygen species in the apoptotic cell death by capsaicin in HepG-2 human hepatoma cells. Free Radic Res,2004,38 (4):405-412.

[12] Min J K,Han K Y,Kim E C,et al. Capsaicin inhibits in vitro and in vivo angiogenesis. Cancer Res,2004, 64(2):644-651.

[13] Surh Y J. More than spice:capsaicin in hot chili pepper makes tumor cells commit suicide. J Natl Cancer Inst,2002,94(17):1263-1265.

[14] Zhang R,Humphreys I,Sahu R P,et al. In vitro and in vivo induction of apoptosis by capsaicin in pancreatic cancer cells is mediated through ROS generation and mitochondrial death pathway. Apoptosis,2008, 13(12):1465-1478.

[15] Chou C C,Wu Y C,Wang Y F,et al. Capsaicin-induced apoptosis in human breast cancer MCF-7 cells through caspase-independent pathway. Oncol Rep,2009,21(3):665-671.

[16] Kohn E C,Liotta L A. Molecular insights into cancer invasion:strategies for prevention and intervention. Cancer Res,1995,55(9):1856-1862.

[17] Shin D H,Kim O H,Jun H S,et al. Inhibitory effect of capsaicin on B16-F10 melanoma cell migration via the phosphatidylinositol 3-kinase/Akt/Rac1 signal pathway. Exp Mol Med,2008,40(5):486-494.

[18] Krasilnikov M A. Phosphatidylinositol-3 kinase dependent pathways:the role in control of cell growth, survival,and malignant transformation. Bio-chemistry(Mosc),2000,65(1):59-67.

[19] Qian Y,Corum L,Meng Q,et al. PI3K induced act in filament remodeling through Akt and p70S6K1:implication of essential role in cell migration. Am J Physiol Cell Physiol,2004,286(1):C153-163.

[20] Price L S,Collard J G. Regulation of the cytoskeleton by Rho-family GTPases:implications for tumour cell invasion. Semin Cancer Biol,2001,11(2):167-173.

[21] Jun H S,Park T,Lee C K,et al. Capsaicin induced apoptosis of B16-F10 melanoma cells through down-regulation of Bcl-2. Food Chem Toxicol,2007,45(5):708-715.

[22] 党元野,陈修平,张庆文,等. 辣椒碱的药理作用研究进展. 中药药理与临床,2009,25(4):84-87.

[23] Costa S K P,Esquisatto L C M,Camargo E. et al. Comparative effect of phoneutria nigriventer spider venom and capsaicin on the rat paw edema. Life Sci,2001,1573-1585.

[24] Singh S,Asad S F,Ahmad A,et al. Oxidative DNA damage by capsaicin and dihydrocapsaicin in the presence of Cu(Ⅱ). Cancer Lett,2001,169:139-146.

[25] 郑龙辉,陆红佳,刘雄. 辣椒素生理功能研究进展. 食品科学,2011,32(3):262-265.

[26] Zhang R,Humphreys I,Sahu R P,et al. In vitro and in vivo induction of apoptosis by capsaicin in pancreatic cancer cells is mediated through ROS generation and mitochondrial death pathway. Apoptosis,2008, 13(12):1465-1478.

[27] Sánchez A M,Sánchez M G,Malagarie-Gazenave S,et al. Induction of apoptosis in prostate tumor PC-3 cells and inhibition of xenograft prostate tumor growth by the vanilloid capsaicin. Apoptosis,2006,11(1): 89-99.

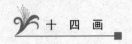

[28] Huang S P, Chen J C, Wu C C, et al. Capsaicin-induced apoptosis in human hepatoma HepG2 cells. Anticancer Research, 2009, 29(1):165-174.

[29] Anandakumar P, Kamaraj S, Krishnan G, et al. Chemopreventive task of capsaicin against benzo(a)pyrene-induced lung cancer in Swiss albino mice. Basictoxico Clin Toxicol, 2009, 104(5):360-365.

[30] Thoennissen N H, Kelly J O, Lu D, et al. Capsaicin causes cell-cycle arrest and apoptosis in ER-positive and negative breast cancer cells and apoptosis in ER-positive and negative breast cancer cells by modulating the EGFR/HER-2 pathway. Oncogene, 2010, 29:285-296.

[31] 廖新明,李兴红,陈志芬. 辣椒素对人结肠癌 SW-480 生长及 Bcl-2/Bax 表达的影响. 实用医院临床杂志, 2007, (4):39-41.

[32] 谭隽,胡玉兰,杨中华. 辣椒素对宫颈癌 HeLa 细胞增殖影响的研究. 广西医科大学学报, 2010, 27(2):213-215.

[33] 田卫红,田芳,张振宇. 辣椒素联合 DDP 对宫颈癌 HeLa229 细胞增殖及侵袭力的影响. 肿瘤基础与临床, 2009, 22(3):195-197.

[34] 黎勤,王行环,杨中华,等. 辣椒素诱导人膀胱癌 RT4 细胞细胞周期阻滞的实验观察. 中华医学杂志, 2010, 90(18):1230-1233.

[35] 田芳,张晓燕,田卫红. 辣椒素联合 5-Fu 抑制食管鳞癌细胞的增殖及侵袭. 肿瘤基础与临床, 2008, 21(4):280-282.

[36] 陈惠芳. 十字花科植物语辣椒属植物合用治疗癌症. 国外医药-植物药分册, 2007, 22(2):84.

[37] Athanasiou A, Smith P A, Vakilpour S. Vanilloid receptor agonists and antagonists are mitochondrial inhibitors: How vanilloids cause non-wanilloid receptor mediated cell death. Biophys Res Commun, 2007, 354(1):50.

[38] Pegorini S, Braida D, Verzoni C, et al. Capsaicin exhibits neuroprotecive effects in a model of transient global cerebral ischemia in Mongolian gerbils. Br J Pharmacol, 2005, 144(5):727-735.

[39] Perucka I, Materska M. Phenylalanim ammo-nialyase and antioxidant activities of lipophilic fraction of fresh pepper fruits Capsicum annum L. Innov Food Sci Emerg Techn, 2001, 2(3):189.

[40] Ochi T, Takaishi Y, Kogure K, et al. Antioxidant activity of a new capsaicin derivative from Capsicum annuum. J Na Prod, 2003, 66(8):1094.

[41] Beruetein JE. 辣椒素与 P 物质 1. 国外医学-皮肤病学分册, 1993, 19(3):160.

[42] Osullivan S E, Kendall D A, Randall M D. Heterogeneity in the mechanisms of vasorelaxation to anandamide in resistance and conduitratmesenteric arteries. Br J Pharm, 2004, 142(3):435.

[43] Sathyanarayna M N, Source M I. Capsaicin and gastric ulcers. Food Sci Nutr, 2006, 46(4):275.

[44] Zittel T T, Meile T, Jehle E C, et al. INtraperitoneal capsaicin treatment reducespostoperative gastric ileus in awake rats. Langenbecks Arch Surg, 2001, 386(3):204.

[45] Morris J B, Wilkie W S, Shusterman D J. Acute Respiratory Responses of the Mouse to Chlorine. Toxicological Sciences, 2005, 83(2):380-387.

[46] Takae E, Hidenori T, Satoru E, et al. Capsaicin Troche for Swallowing Dys function in Older People. Journal of the American Geriatrics. Society, 2005, 53(5):824-828.

[47] Van Rijswijk J B, Boeke E L, Keizer J M, et al. Intranasal capsaicin reduces nasal hyper reactivity in idiopathic rhinitis: a double-blind randomized application regimen study. Allergy, 2003, 58(8):754-761.

[48] Jamroz D, Wiliczkiewicz A, Wertelecki T, et al. Brainadipose tissue cross talk. Proceedings of the Nutrition societ, 2005, 64(1):53-64.

[49] Marino S D, Nicola B, Fulvio G, et al. New constituents of sweet Capsicum annuum L. fruits and evaluation of their biological activity. J Agr Food Chem, 2006, 54(20):7508.

[50] Diz M S, Carvalho A O, Rodrigues R, et al. Antimicrobial peptides from chilli pepper seeds causes yeast

plasma membrane permeabilization and inhibits the acidification of the medium by yeast cells. Biochem Biophys Acta,2006,17(3):1323.

[51] 曹晓,朱显峰.辣椒提取液的抑菌活性分析.食品科技,2007,11:110.

[52] Bodo E,Biro T,Telek A,et al. A hot new twist to hair biology involvement of vanilloid receptor-1(VR1/TRPV1)siginaling in human hair growth control. American Path,2005,166(4):985.

[53] 杨莹,夏延斌.辣椒素类物质对小鼠的急性毒性研究.食品科技,2009,34(11):200-203.

[54] Long X Y,Luo J B,Yan Z H,et al. Preparation and in vitro & in vivo evaluations of topically applied capsaicin transfersomes. Pharmac Sinica,2006,41(5):461-466.

[55] 郑雪,陈丽宇,任春娟,等.辣椒碱多囊脂质体的制备及在大鼠体内的药动学研究.华西药学杂志,2011,26(5):401-404.

[56] 张鹏威,苏文琴,张莉,等.家兔静脉注射辣椒碱纳米乳及溶液的药动学比较研究.中国实验方剂学杂志,2010,16(18):106-108.

[57] Chow J,Norng M,Zhang J,et al. TRPV6 Mediates capsaicin-induced apoptosis in gastric cancer cells-Mechanisms behind a possible new "hot" cancer treatment. Biochimica et Biophysica Acta,2007,1773(4):565-576.

[58] 关蕾,俞志高,刘长宝.辣椒素联合盐酸伊立替康诱导结肠癌细胞凋亡的机制研究.中华中医药学刊,2011,29(8):1879-1882.

[59] 阎雪梅.辣椒素研究概况.国外医药植物药分册,1997,12(2):61-64.

[60] 李春霖.痛性糖尿病神经病变的辣椒辣素治疗.国外医学内分泌分册,1995,15(1):28-30.

[61] Beruetein J E. 辣椒素与 P 物质.国外医学皮肤病学分册,1993,19(3):160-163.

[62] 顾有守.辣椒辣素在皮肤科临床的应用.临床皮肤科杂志,1993,(6):320-322.

[63] Mc Carthy M,Kent C,Mayhew T M. Effects of neonatal capsaicin administration on the numbers and volumes of neurons in left and right T 10 dorsal root ganglia in the rat. J Neurocytol,1999,28(2):161-169.

[64] Caterina M J,Leffler A,Malmberg A B,et al. Imparied nociception and pain sensation in mice lacking the capsaicin receptor. Sci,2000,288(5464):306-313.

[65] 邹华娇.9%辣椒碱·烟碱微乳剂防治菜青虫和菜蚜效果试验.植物保护,2002,28(1):45-47.

208. 漏　芦

【来源】菊科漏芦属植物祁州漏芦 *Rhaponticum uniflorum*(L.)DC. 的干燥根[16]。

【性味与归经】苦,寒。归胃经。

【功能与主治】清热解毒,消痈,下乳,舒筋通脉。治疗肝癌、肺癌、乳腺癌、白血病等多种恶性肿瘤。也可用于治疗乳痈肿痛,痈疽发背,瘰疬疮毒,乳汁不通,湿痹拘挛等症。

【化学成分】漏芦含有多种化学成分,按结构类型可分为以下几种。植物蜕皮激素:牛膝甾酮(inokosterone)、漏芦甾酮(rhapontisterone)、土克甾酮(turkesterone)、蜕皮甾酮-3-*O*-β-D-葡萄糖苷(ecdysterone-3-*O*-β-D-glucopyranoside)、蜕皮甾酮-25-*O*-β-D-葡萄糖苷(ecdysterone-25-*O*-β-D-glucopyranoside)、筋骨草素 C(ajugasterone C)等。黄酮类化合物:槲皮素(quercetin)、6-甲氧基山奈酚-3-*O*-β-D-吡喃半乳糖苷(6-methoxykaempferol-3-*O*-β-D-galactopyranoside)、夏至矢车菊内酯(centaurepensin)等。萜类:乌索酸(ursolic acid)、3-*O*-19α-羟基乌索-12-烯-28-酸(3-*O*-19α-hydroxyurs-12-en-28-oic acid)、坡模醇酸(pomolic acid)等。噻吩类:牛蒡酸(arctic acid)、牛蒡子醛(arctinal)、牛蒡子醇-b(arctinol-b)和漏芦噻烯醇(rhaponthienylenol)等。酸类:原儿茶酸(protocatechuic acid)、没食子酸(gallic acid)、正二十四烷酸

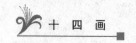

（*n*-tetracosanoic acid）、棕榈酸（palmitic acid）等。其他类：β-谷甾醇（β-sitosterol）、胡萝卜苷（daucosterol）、麦芽糖（maltose）等[16]。

【药理作用】

1. 抗肿瘤作用 经研究发现，中药漏芦具有较强的抗肿瘤活性。体外实验表明，祁州漏芦水提物对小鼠 H22 移植瘤的生长有一定抑制作用。实验首先建立小鼠皮下 H22 移植瘤模型，每天不同剂量给药后处死动物，计算抑瘤率、胸腺指数和脾指数，并检测血清 TNF-α 和 IL-2，比色法检测血清总抗氧化活力和丙二醛含量。结果显示，与模型组相比，漏芦组能显著减小移植瘤瘤重，提高抑瘤率，其高、中、低剂量组抑瘤率分别为 38.05%、34.98%、26.95%。同时，明显升高荷瘤小鼠的脾指数，增高血清 IL-2 和降低 TNF-α，增高血清总抗氧化活力和降低 MDA 水平。说明祁州漏芦对 H22 移植瘤具有明显的抑制作用，其作用可能与其增高机体免疫机能和抗氧化能力有关[1]。实验发现漏芦具有一定的抑瘤作用，当漏芦与化疗药（环磷酰胺、盐酸维拉帕米等）合用时，具有协同作用，可显著提高抑瘤率，并可保护荷瘤鼠的免疫器官，提高荷瘤鼠的免疫功能，延长生存时间[2]。

体外实验发现，漏芦水提液对人肝癌 HepG-2 细胞具有一定的细胞毒性。当给药浓度达到 500μg/ml 时，开始出现细胞毒性，细胞存活率下降。而随着给药浓度增加，细胞存活率下降越为明显。当给药浓度在 10～250μg/ml 范围时，漏芦对 HepG-2 没有细胞毒性[3]。许多化学致癌物需经细胞色素 P1A（cytochrome，CYP1A）代谢活化后才能发挥致癌作用。而 CYP1A1 主要代谢多环芳香烃等多种致癌剂的氧化，多环芳烃类一般无活性，经 CYP1A1 催化氧化而诱发癌变。因此，CYP1A1 酶的活性成为决定多环芳烃致癌的关键。实验以大鼠原代肝细胞为研究对象，经不同浓度的漏芦提取液处理 48 小时后，测定药物作用前后 CYP1A1 酶活性及酶基因 mRNA 表达的相对水平变化。结果显示，漏芦作用后，CYP1A1 酶活性及相应 mRNA 的表达呈浓度依赖性抑制。药物在 15.6mg/ml、31.2mg/ml、62.4mg/ml 对 CYP1A1 酶活性的抑制率分别为 18.1%、46.9%、55.1%，对 CYP1A1 mRNA 表达水平的抑制率分别为 14.8%、18.1%、31.0%。以上结果说明漏芦浓度依赖性抑制 CYP1A1 酶活性，在转录水平下调大鼠肝细胞 CYP1A1 的表达，提示漏芦在化学治疗肿瘤方面有一定作用[4]。

漏芦粗提物能诱导慢性粒细胞白血病病变株 K562 细胞凋亡。实验采用 MTT 法检测不同浓度漏芦粗提物对 K562 细胞的细胞毒作用；双染法检测漏芦提取物对 K562 细胞诱导凋亡的作用；Western Blot 检测凋亡信号转导机制。结果显示，漏芦粗提物能抑制 K562 细胞生长并诱导其发生凋亡，IC_{50} 为 4.98μg/ml。其中 Bax、cleaved PARP、cleaved Caspase-3 蛋白表达上升，Bcl-2 蛋白表达下降。以上结果说明漏芦提取物能通过线粒体途径诱导 K562 细胞凋亡[5]。

实验对人乳腺癌 MCF-7 细胞及人乳腺癌耐多柔比星（adriamycin，ADM）MCF-7/ADR 细胞进行研究，发现漏芦抽提剂各剂量含药血清组对 MCF-7/ADR 细胞具有较轻的杀伤作用，而与 ADM 合用，可明显增强 ADM 对 MCF-7/ADR 细胞的杀伤作用，细胞死亡率 96 小时平均为 ADM 的 1.72 倍，这一结果与耐药逆转剂维拉帕米（verapamil，VRP）作用结果相似（ADM＋VRP 组为 ADM 组的 1.78 倍）。表明漏芦抽提剂含药血清与 ADM 合用，可明显增强 ADM 对乳腺癌耐药细胞株的杀伤作用，在逆转肿瘤多药耐药方面可能具有良好的应用前景[2,6]。实验进一步研究发现，漏芦抽提剂可诱导耐药肿瘤细胞株凋亡，阻断肿瘤细胞有丝分裂，使其停滞于 G_2/M 期[2]。而以漏芦抽提剂灌胃制备含药血清进行了体外培养 MCF-7/ADR 细胞 P170 蛋白表达水平实验研究发现，漏芦抽提剂在大剂量时可发挥直接抑瘤抗癌作用,小剂量时可发挥突出的逆转耐药作用,有助于让耐药细胞株对化疗药重获敏感[7]。

2. 其他药理作用

(1)对中枢神经系统的影响:漏芦提取物具有镇痛作用。实验发现漏芦能减少冰醋酸所致小鼠的扭体次数,具有一定的镇痛作用[8]。漏芦提取物还具有益智作用,此作用可能与其增强中枢胆碱能神经系统功能以及其对缺血缺氧状态下的脑细胞有保护作用有关[9]。

(2)对内脏系统的影响

1)对心血管系统的影响:漏芦具有抗动脉粥样硬化作用。祁州漏芦水煎剂能明显减轻鹌鹑动脉粥样硬化时动脉形态病变的发生率及病变程度[10]。此外,血清药漏芦对 oxLDL 诱导 U937 细胞表面 CD36 具有抑制作用,同时还能抑制 PPAR-γ 的表达,从而发挥抗动脉粥样硬化作用[11-13]。

2)对消化系统的影响:漏芦具有保肝护肾作用。漏芦乙醇提取物能显著降低因 CCl₄ 所致急性肝损伤大鼠血清 AST、ALT 的升高,对急性肝损伤血清 SOD、谷胱甘肽-过氧化物酶的活性有明显的升高作用及降低 MDA 的含量,保肝机制与其对抗自由基脂质过氧化密切相关[14,15]。此外,通过研究发现,漏芦对梗阻性黄疸大鼠肝损伤的形态学有一定的改善作用[16]。

3)对内分泌系统的影响:祁州漏芦在成人原发性肾病综合征中的降脂作用进行研究。漏芦水提物降低总胆固醇、甘油三酯、低密度脂蛋白含量,表明漏芦有显著的降脂作用,可以改善肾病综合征病人的脂质代谢紊乱[17]。

(3)对免疫系统的影响:漏芦多糖可提高绵羊红细胞抗体生成水平和卵清抗体生成水平,IL-2、IFN-γ 激发水平。说明漏芦多糖对正常小鼠机体免疫有增强作用[18]。

(4)抗衰老作用:实验发现漏芦提取物有增加小鼠血清中 SOD 活性和降低过氧化脂质含量的趋势,说明漏芦对清除体内自由基、抗衰老有一定作用[19]。

(5)抗炎、耐缺氧及抗疲劳作用:实验发现漏芦水提物对二甲苯所致小鼠耳壳肿胀有抑制作用,能延长缺氧情况下的存活时间,小鼠游泳 45 分钟后肝糖原的含量明显增加,乳酸含量明显减少。说明漏芦具有一定的抗炎、耐缺氧及抗疲劳作用[8]。

3. 毒性作用　运用 MTT 法考察中药漏芦黄酮对体外培养成骨细胞的细胞毒性。结果显示,在 0.09%～1.92% 的浓度范围内,药物浓度与细胞抑制率呈负相关。说明漏芦黄酮对体外培养成骨细胞有一定细胞毒性[20]。

【临床应用】

1. 治疗肿瘤

(1)治疗肝癌:应用漏芦汤治疗原发性肝癌 30 例。组方成分为漏芦、半枝莲、薄荷、白花蛇舌草等。结果显示,30 例中,完全缓解 5 例,部分缓解 15 例,稳定 4 例,进展 6 例,有效率为 66.67%[21]。

(2)治疗膀胱癌:以生地榆、漏芦、白头翁、土茯苓等组成的益气化结汤治疗膀胱癌 1 例。患者气阴俱虚,湿热内盛,癌毒转移,服用 30 余剂后,病情稳定,腹块全消,随访 8 年,仍健在并工作[22]。

2. 治疗其他疾病

(1)治疗放射性肺炎:以黄芪、漏芦、枇杷叶、川贝等为主药药物,辅助女贞子、当归等治疗放射性肺炎 32 例。结果显示,32 例放射性肺炎的有效率为 75%,无效 8 例,止咳平均时间为 (7.13±1.33)天[23]。

(2)治疗急性乳腺炎：中药内服外敷治疗急性乳腺炎。内服消痈方组成为蒲公英、漏芦、败酱草等。外敷消炎散组成为蒲公英、大黄、黄柏等。本组共 96 例，痊愈 89 例，占 92.7%，显效 7 例，占 7.3%[24]。

(3)治疗乳腺增生：由柴胡、漏芦、白芍、菊花等中药组成的乳癖消结汤治疗乳腺增生 168 例。经治疗结果显示，168 例患者中，治愈 72 例，占 42.8%，好转 92 例，占 54.7%，未愈 4 例，占 2.4%，总有效率为 97.6%[25]。

(4)治疗缺乳症：以当归、川芎、漏芦、炒白芍、天花粉、穿山甲等治疗产后缺乳 62 例。结果显示，痊愈 50 例，好转 7 例，无效 5 例，有效率占 93.55%[26]。

(5)治疗痤疮：以漏芦甘草汤为基础方加减治疗痤疮。结果显示，服药 2 个疗程后，痊愈 16 例，占 64%；显效 7 例，占 38.4%；有效 3 例，占 11.5%[27]。

参考文献

[1] 金爱花,许惠仙,刘文静,等.祁州漏芦对 H22 小鼠肝癌皮下移植瘤的抑瘤作用及其机制初探.中国实验方剂学杂志,2011,17(5):165-167.

[2] 李秀荣,焦中华,刘培民.中药漏芦抽提剂逆转肿瘤多药耐药级诱导凋亡研究.山东中医药大学学报,2008,32(1):74-76.

[3] 章斌,刘艳,张春凤,等.漏芦对油酸诱导 HepG2 细胞脂肪累积的干预作用.亚太传统医药,2013,9(5):10-12.

[4] 吴宁,雷霆雯,许庆忠,等.漏芦对大鼠原代肝细胞细胞色素 P4501A1 酶活性及其 mRNA 表达的影响.贵州医药,2007,31(6):483-486.

[5] 肖晶,陈喆,林圣云.漏芦粗提物诱导 K562 细胞凋亡的研究.2009 年浙江省血液病学学术年会论文集.嘉兴:浙江省医学会血液病学分会,2009:248.

[6] 曹芳,李秀荣.漏芦抽提剂对人乳腺癌耐药细胞 MCF-7/ADR 的耐药逆转作用研究.山东中医杂志,2009,28(6):415-417.

[7] 焦中华,刘培民,李秀荣,等.漏芦抽提剂(RHU)含药血清对人乳腺癌耐药株 MCF-7/ADR 细胞 P170 蛋白表达的研究.光明中医,2003,18(5):17-19.

[8] 张学武,李天洙,孙权.漏芦提取物抗炎、镇痛、耐缺氧及抗疲劳作用的研究.四川中医,2005,23(7):22-23.

[9] 峇莉波,杜立阳,董爱梅,等.祁州漏芦乙醇提取物益智作用的实验研究.沈阳药科大学学报,2003,20(2):139-141.

[10] 刘晓芬,户泳才,郭雄净,等.漏芦对鹌鹑动脉粥样硬化形态变化的影响.中国医药学报,1989,4(3):22-24.

[11] 柴欣楼,王伟,张壮,等.漏芦对 OLDL 诱导 U937 细胞系形成泡沫细胞过程中 CD36 表达抑制作用的研究.中国实验方剂学杂志,2003,9(5):53-54.

[12] 柴欣楼,王伟,王谦,等.血清药漏芦对 oxLDL 诱导 U937 细胞表面 CD36 表达的影响.中国中医药信息杂志,2005,12(7):35-37.

[13] 柴欣楼,王伟,张永生,等.血清药漏芦对 ox-LDL 诱导 U937 细胞形成泡沫细胞过程 PPARγ 表达的影响.北京中医药大学学报,2005,28(5):41-43.

[14] 崔香淑,金元哲.漏芦乙醇提取物对四氯化碳所致大鼠急性肝损伤的保护作用.时珍国医国药,2005,16(11):1114-1116.

[15] 崔立敏,陈丽艳.漏芦提取物对四氯化碳致肝纤维化大鼠 SOD,MDA 及 A2 平滑肌肌动蛋白表达的影响.时珍国医国药,2007,18(10):2444-2445.

[16] 南京中医药大学.中药大辞典.第 2 版.上海:上海科学技术出版社,2006:3628-3629.

[17] 左巍,左伟,关欣,等.祁州漏芦在成人原发性肾病综合征中的降脂作用.中国自然医学杂志,2001,3(1):27-28.

[18] 李发胜,杨光,咸丰,等.漏芦多糖对小鼠激发态免疫功能的影响及其可能机制.中国中药杂志,2007,32(5):433-435.

[19] 张强,李风琴,周玲,等.漏芦抗氧化作用的实验研究.山东医药工业,1998,17(4):22-25.

[20] 吕文科,沈骅睿,胡晓梅.漏芦黄铜对成骨细胞的体外毒性实验研究.中国中医骨伤科杂志,2006,14(1):42-44.

[21] 王会仓,王秀明.复方漏芦汤治疗原发性肝癌30例临床观察.湖南中医杂志,2008,24(1):26-27.

[22] 石曾敏,张纬溪,李兆生.自拟益气化结汤治疗肿瘤经验.实用中医内科杂志,1995,9(1):16.

[23] 朱寿兴.中药治疗放射性肺炎32例疗效观察.肿瘤学杂志,2005,11(6):463-464.

[24] 张东玲.中药内服外敷治疗急性乳腺炎.中国疗养医学,2013,22(1):67.

[25] 薛广成,于邦国.自拟乳癖消结汤治疗乳腺增生病168例.黑龙江中医药,1999,(6):39.

[26] 刘新霞.下乳糖治疗产后缺乳62例.中医研究,2011,24(11):53-54.

[27] 徐九思.漏芦甘草汤治疗痤疮26例临床观察.光明中医,2009,24(6):1164-1165.

209. 熊　　胆

【来源】 熊科动物黑熊 *Selenarctos thibetanus* G. Cuvier 或棕熊 *Ursus arctos* Linnaeus 的干燥胆囊或胆汁[1]。

【性味与归经】 苦,寒。归肝、胆、心、胃经。

【功能与主治】 具有清热解毒,平肝明目,杀虫止血之功效。治疗肝癌、胃癌、结肠癌、皮肤癌、白血病等恶性肿瘤,也可用于治疗小儿热盛惊风、癫痫、抽搐、黄疸等症。熊胆及其组方对糖尿病、肾炎、百日咳、痔疮、癫痫等均有较好的疗效。

【化学成分】 熊胆含有胆汁酸类、胆固醇与胆色素类、脂肪酸类、氨基酸类和无机元素类。胆汁酸类主要有熊去氧胆酸(ursodeoxycholic acid)、鹅去氧胆酸(chenodeoxycholic acid)、胆酸(cholic acid)等。这些胆酸绝大多数与牛磺酸(taurine)、甘氨酸(glycine)结合,并形成钠或钙盐而存在,如牛磺熊去氧胆酸(tauroursodeoxycholic acid)、牛磺鹅去氧胆酸(taurochenode-oxycholic acid)等。胆固醇与胆色素类主要有天然熊胆胆固醇、天然熊胆胆红素。脂肪酸类主要有十四烷酸(myristic acid)、软脂酸(palmitic acid)、亚油酸(linoleic acid)、油酸(oleic acid)、硬脂酸(octadecanoic acid)、花生四烯酸(arachidonic acid)等。氨基酸类主要以谷氨酸(glutamic acid)和天冬氨酸(aspartic acid)含量最高。无机元素类主要有钙、镁、磷等[2]。

【药理作用】

1. 抗肿瘤作用

(1)熊去氧胆酸的抗肿瘤作用:熊去氧胆酸无论体内和体外对动物肿瘤均有很强的抗肿瘤活性。体内实验表明,熊去氧胆酸对小鼠结肠癌有显著效果。实验对100只F344大鼠直肠内灌注N-甲基亚硝脲2mg,每周3次,共3周,在随后的27周内分别给予添加熊去氧胆酸和未添加熊去氧胆酸的饮食。发现熊去氧胆酸喂养组的结肠肿瘤发生率比对照组明显降低,肿瘤数目也明显减少[3]。

通过研究熊去氧胆酸诱导肝癌细胞凋亡作用机制发现,熊去氧胆酸可以通过线粒体途径、影响细胞生存通路以及影响细胞周期、增殖抑制等方式诱导细胞凋亡。实验探讨熊去氧胆酸对人肝癌 HepG-2 细胞、人肝癌 QSG-7701 细胞增殖、凋亡及对 Survivin、Caspase-3 表达的影响。结果显示,熊去氧胆酸能抑制人肝癌 HepG-2 细胞增殖,并诱导其凋亡。随着 Survivin 表达下调,细胞增殖抑制、凋亡指数增加,Caspase-3 表达上调。而人肝癌 QSG-7701 细胞中无 Survivin 表达。熊去氧胆酸对人肝癌 QSG-7701 细胞增殖、凋亡无明显影响。说明熊去氧胆酸通过干预 Survivin 的表达,减弱后者对 Caspase-3 的负调控作用,选择性地诱导人肝癌 HepG-2 细胞凋亡[4,5]。实验进一步探讨熊去氧胆酸对人肝癌 HepG-2 细胞、人肝癌 BEL-7402 细胞和人正常肝 L-02 细胞进行研究,结果发现,熊去氧胆酸对人肝癌 HepG-2 细胞、人肝癌 BEL-7402 细胞株生长的抑制作用随药物浓度增高而增强。流式细胞仪结果显示,1.0mmol/L 的熊去氧胆酸对 HepG-2 细胞及 BEL-7402 细胞的凋亡率分别为 42%±6% 及 44%±4%,明显高于对照组,并且阻滞细胞周期于 S 期。两者细胞内 Bax 蛋白表达量上升,Bcl-2 蛋白表达量下降。而对 L-02 无明显作用。说明熊去氧胆酸的作用机制与阻滞细胞周期、降低 Bcl-2 和提升 Bax 的表达有关[6]。

熊去氧胆酸对胃腺癌 MGC-803 细胞的增殖活动有明显的抑制作用,使其群体倍增时间延长及分裂指数下降,并使其细胞形态与超微结构发生一系列变化,在一定程度上逆转 MGC-803 细胞的恶性表型[7]。

熊去氧胆酸能抑制人结肠癌 Caco-2 细胞增殖并诱导其凋亡。结果显示,随熊去氧胆酸浓度增高和作用时间延长,细胞增殖抑制率升高,凋亡率越高,均显著高于对照组。研究发现,熊去氧胆酸通过增加人结肠癌 Caco-2 细胞中碱性鞘磷脂酶表达,增强 Caspase-3 的活性来发挥抗肿瘤作用[8]。结肠癌发生过程中常有 K-ras 突变,K-ras 突变促进肿瘤生长。而熊去氧胆酸能抑制突变型和野生型 K-ras 的活性,阻断肿瘤的进展,而且熊去氧胆酸能抑制 K-ras 依赖性和非依赖性机制诱导的环氧合酶-2 活性的增加[9]。

熊去氧胆酸能诱发人成骨肉瘤 MG-63 细胞周期阻滞,并诱导细胞向终末方向分化的作用。经熊去氧胆酸处理之后,细胞周期发生 G_0/G_1 期阻滞,G_0/G_1 期细胞比例显著增加,而 S 期和 G_2/M 期细胞比例则明显下降。细胞终末分化标志物 I 型胶原表达明显增强,骨结节形成数目增多,且结节结构更为典型。此外,熊去氧胆酸和维 A 酸联合用药具有协同诱导分化效果[10]。

(2)熊胆粉的抗肿瘤作用:体外实验表明,熊胆粉对小鼠肝癌 H22 具有一定的抑制作用,但各剂量组对肝癌 H22 小鼠的体质量、胸腺指数、脾指数及肝指数均无明显影响[11]。熊胆粉可通过下调 Pim1、Pim2、Bcl-xl 的表达[12],同时还可诱导细胞周期阻滞和抑制血管生成来抑制移植瘤裸鼠肝癌的生长[13]。

体外实验发现,熊胆粉能显著抑制人白血病 HL-60 细胞增殖,并对其有诱导分化作用。这种诱导分化作用与三尖杉酯碱类似,向单核-巨噬细胞系分化。诱导后的细胞失去旺盛的增殖能力,获得了单核-巨噬细胞的特征和功能。但熊胆分化作用出现较晚,所需浓度较高[14]。

另据报道,熊胆粉可使人 $p53$ 基因有突变的人皮肤癌 KUMA3、KUMA4、KUMA6 细胞中 p53 蛋白表达增加,而对无 $p53$ 基因突变的细胞中 p53 蛋白表达没有变化。说明熊胆粉只作用突变型 p53 蛋白,而不影响野生型 p53 蛋白,不影响正常细胞。熊胆粉可能成为选择性杀伤肿瘤细胞,副作用少的抗癌药[15]。

2. 其他药理作用

(1)对中枢神经系统的影响:熊胆粉均有解热镇痛作用。实验观察熊胆粉对 2,4-二硝基苯酚致热及热板、醋酸致痛动物模型的影响。实验结果显示熊胆粉能有效减轻 2,4-二硝基苯酚所致的大鼠体温升高,具有一定的解热作用,对热板及醋酸所致疼痛有明显抑制作用[16]。

(2)对内脏系统的影响

1)对心血管系统的影响:注射用熊胆粉可明显抑制大鼠体内外血栓的形成,降低血液黏度,改善血液流变性,抑制血小板聚集,降低血小板黏附性,改善血栓性缺血脑组织病变程度,降低毛细血管通透性,而且可降低损伤脑组织中丙二醛水平,保护超氧化物歧化酶活性,对脑缺血有保护和治疗作用[17]。

2)对消化系统的影响:熊胆粉能降低胆汁胆固醇浓度,提高胆汁胆汁酸浓度,缓解肝脂肪变性。探讨引流熊胆对大鼠急、慢性实验性胃溃疡的防治作用,发现引流熊胆对醋酸型、吲哚美辛型和无水乙醇型胃溃疡均有明显的对抗作用[18]。

3)对内分泌系统的影响:熊去氧胆酸有明显降低血糖作用,能明显降低四氧嘧啶所升高的家兔的血糖水平,并且还可降低糖尿病患者血糖和尿糖水平,单独使用或者与胰岛素合用治疗糖尿病均有效。

(3)抗病原微生物

1)抗菌作用:熊胆粉对金黄色葡萄球菌、枯草芽胞杆菌、蜡样芽胞杆菌、短小芽胞杆菌和肺炎球菌均有抑制作用,抑菌作用范围较广[19]。

2)抗病毒作用:实验发现熊胆牛黄胶囊体外对 6 种病毒有抑制作用,其中对柯萨奇 B 族病 4 型和副流感病毒 I 型有显著抑制作用,体内对小鼠流感性肺炎有显著抑制作用,对流感致小鼠死亡有显著的保护作用[20]。

(4)对免疫系统的影响:小鼠引流熊胆 25mg/kg、250mg/kg,对单核巨噬细胞系吞噬碳素墨水的功能有明显抑制作用,表现出免疫抑制作用[21]。

(5)对眼的影响:通过实验证明熊胆粉中的熊去氧胆酸和牛磺熊去氧胆酸对许多眼病模型具有系统的保护作用。实验表明熊胆开明片能延长氯化钠所致低眼压的维持时间,对原发性高眼压具有降压作用[22]。

3. 毒性作用

(1)熊去氧胆酸的毒性作用:给小鼠饲以人用量 50 倍剂量的熊去氧胆酸,其肝脏仅产生轻微的组织学变化。大鼠口服熊去氧胆酸,其急性毒性的 LD_{50} 大于 5g/kg。动物实验还未发现熊去氧胆酸有诱发突变的作用[23]。

(2)熊胆的毒性作用:熊胆毒性小,小鼠急性毒性试验发现,引流熊胆与天然熊胆 LD_{50} 均大于 15g/kg[24],无致突变和畸变作用。

【药代动力学研究】实验表明,熊去氧胆酸兔口服给药 20mg/kg、10mg/kg 后,药动学均符合二室开放模型,熊去氧胆酸自中央室向周边室分布较慢。而且本品在体内消除较慢[25]。

【临床应用】

1. 治疗肿瘤

(1)治疗肝癌:肝动脉灌注栓塞化疗联合三维适形放疗治疗巨块型原发性肝癌 35 例。结果显示,肿瘤完全缓解占 22.9%,部分缓解占 51.4%,稳定 20.0%,进展占 5.7%,总有效率 74.2%。1 年生存率 54.2%,2 年生存率 25.7%,3 年生存率 14.3%[26]。

(2)治疗肺癌:复方斑蝥胶囊合并化疗治疗肺腺癌患者 42 例。其主要成分为斑蝥、人参、熊胆粉、黄芪等。疗效显示,42 例中完全缓解 3 例,部分缓解 21 例,疾病稳定 12 例,疾病进展 6 例,总有效率为 57.1%。卡氏(Karnofsky,KPS)评分提高 20 例,稳定 12 例,降低 10 例。1 年生存率分别为 64.3%[27]。

2. 治疗其他疾病

（1）治疗脑卒中：调胃续命汤和熊胆散治疗太阴人缺血性脑卒中 50 例。结果显示，治疗组显效 16 例，有效 29 例，无效 5 例，总有效率 90％[28]。

（2）治疗心血管疾病：熊胆救心丸主要应用于冠心病、心绞痛等心血管疾病的治疗。治疗患者 419 例，显效 138 例，有效 194 例，总有效率为 79.24％[29]。

（3）治疗胃炎：用蒙药大月晶丸治疗萎缩性胃炎 48 例。蒙药大月晶丸由寒水石、熊胆、丁香、白豆蔻等 35 味组成。治疗结果发现 48 例萎缩性胃炎患者，显效 15 例，有效 31 例，无效 2 例，总有效率达 95％[30]。

（4）治疗肝胆疾病：采用熊胆胶囊治疗慢性乙型肝炎 33 例。结果，加用熊胆胶囊治疗可促使黄疸迅速消退、肝功能得到改善，且对血象及肾功能均无不良影响[31]。

（5）治疗眼部疾病：用熊胆丸治疗老年性白内障 125 例。结果显示，观察组有效率为 86.7％，熊胆丸治疗老年性白内障初期疗效显著[32]。

【不良反应】临床应用不良反应少，毒副作用轻微，其腥苦可致少数患者呕吐，可改服用胶囊剂。鹅去氧胆酸服用量大，腹泻发生率高，肝脏毒性大。鹅去氧胆酸可致腹泻，但轻微不影响继续治疗，3％患者有肝脏毒性表现，停药后恢复。熊去氧胆酸副作用主要是腹泻，但发生率较低为 2％，无明显肝脏毒性[19]。

参考文献

[1] 南京中医药大学. 中药大辞典. 第 2 版. 上海：上海科学技术出版社，2006：3637.

[2] 金文，迟程，罗天浩，等. 熊胆资源回顾与展望. 云南中医学院学报，1992，15（1）：27-29.

[3] Narisawa T，Fukaura Y，Terada K，et al. Prevention of Nmethylnitrosourea-induced colon tumorigenesis by ursodeoxycholic acid in F344 rats. Jpn J Cancer Res，1998，89（10）：1009-1013.

[4] 周正斌，杨大明，徐静，等. 熊去氧胆酸选择性诱导人肝癌细胞株 HepG2 凋亡探讨. 中国现代医药杂志，2006，8（10）：36-39.

[5] 周正斌，杨大明，沈琴，等. 熊去氧胆酸诱导肝癌细胞株 HepG2 凋亡及对 Survivin、Caspase-3 表达的影响. 胃肠病学和肝病学杂志，2006，15（5）：492-496.

[6] 韩国庆，吕敏和，孟玫，等. 熊去氧胆酸选择性诱导人肝肿瘤细胞凋亡及抑制增殖的实验研究. 中国新药与临床杂志，2005，24（3）：192-196.

[7] 黎众魁，李祺福，黄宗平，等. 熊去氧胆酸对人胃腺癌系 MGC80-3 生长和形态结构的影响. 厦门大学学报（自然科学版），1996，35（4）：600-605.

[8] Liu F，Cheng Y，Wu J，et al. Ursodeoxycholic acid differentially affects three types of sphingomyelinase in human colon cancer Caco 2 cells. Cancer Lett，2006，235（1）：141-146.

[9] Khare S，Cerda S，Wali R K，et al. Ursodeoxycholic acid inhibits Ras mutations，wild-type Ras activation，and cyclooxygenase-2 expression in colon cancer. Cancer Res，2003，63（13）：3517-3523.

[10] 王国红，田玉玲，石贺欣，等. 熊去氧胆酸和维甲酸对人成骨肉瘤细胞 MG-63 细胞周期与分化的影响. 厦门大学学报（自然科学版），2005，44（S1）：111-115.

[11] 王硕，陈志鸿，惠敏，等. 熊胆粉对小鼠肝癌 H22 的抑制作用及量效关系研究. 长春中医药大学学报，2012，28（2）：202-203.

[12] 赵锦燕，刘丽雅，庄群川，等. 熊胆粉对肝癌移植瘤裸鼠 Pim1、Pim2、bcl-xl 的影响. 福建中医药大学学报，2013，23（6）：18-20.

[13] 赵锦燕，刘丽雅，万芸，等. 熊胆粉对肝癌移植瘤裸鼠血管生成和细胞周期的影响. 世界中西医结合杂志，2013，8（7）：672-674.

[14] 李秀森，任蕴芳，卢涌泉，等. 熊胆对 HL-60 细胞系的分化诱导作用. 军事医学科学院院刊，1988，12（5）：

335-339.

[15] 金昱,文庸硕,崔寅章,等.熊胆对肿瘤细胞 p53 蛋白表达的影响.中国中西医结合杂志,2006,26(S1):86-88.

[16] 白云,苏云明,白海玉,等.熊胆胶囊解热镇痛作用研究.中医药报,2005,33(6):26-27.

[17] 张庆镐,徐惠波,朴惠善.注射用熊胆粉对大鼠脑血栓的影响.中草药,2005,36(9):1360-1364.

[18] 洪雪梅,金春玉,朴世浩.引流熊胆的抗溃疡作用.中草药,2004,35(10):1152-1155.

[19] 李刚峰.熊胆药理作用研究进展.海峡药学,2002,14(1):3-5.

[20] 郭建生,胡海蓉,王小娟,等.熊胆牛黄胶囊抗病毒作用的药效学研究.中医药学刊,2003,21(6):71.

[21] 金正男,朴世浩,金景姬,等.引流熊胆的抗炎免疫抑制作用.海峡药学,2002,14(1):3-5.

[22] 赵珉,齐勇.熊胆开明片降眼压作用实验研究.长春中医药大学学报,2007,23(1):27-28.

[23] 刘直,李瑜.简述熊去氧胆酸的药理作用.中成药,1990,12(1):33-34.

[24] 张启明,袁惠南.人工引流熊胆研究概况.中国药学杂志,1993,28(9):526.

[25] 杜鹏,陈勇.RP-HPLC 法测定兔血浆中熊去氧胆酸的浓度及其药动学研究.湖北大学学报(自然科学版),2006,28(1):84-86.

[26] 赵增虎,张建宇,刘秀芳,等.TACE 联合三维适形放疗治疗巨块型原发性肝癌 35 例临床报告.中国肿瘤临床与康复,2009,16(4):361-366.

[27] 蒋冉,张孝飞,唐超.复方斑蝥胶囊合并化疗治疗肺腺癌的疗效观察.临床合理用药杂志,2012,5(5):80.

[28] 李根培,崔东麟.调胃续命汤合熊胆散治疗太阴人缺血性中风临床观察.辽宁中医杂志,2012,39(9):1779-1780.

[29] 徐静.熊胆救心丸的临床应用.黑龙江医药,2011,24(6):901-902.

[30] 查干扎布.用蒙药大月晶丸治疗萎缩性胃炎 48 例.中国名族民间医药,2008,(7):65.

[31] 盛镭,张迈仑,李海.熊胆胶囊治疗高黄疸慢性乙型肝炎 33 例.实用肝脏病杂志,2004,7(1):40-41.

[32] 王晓阳,姜淑芳.熊胆丸治疗老年性白内障初期 125 例 210 眼报告.安徽中医临床杂志,2003,15(2):117-118.

十五画及以上

210. 槲 寄 生

【来源】桑寄生科植物槲寄生属植物槲寄生 *Viscum coloratum*（Kom.）Nakai 带叶的茎枝。

【性味与归经】苦、甘、平。归肝、肾经。

【功能与主治】补肝肾，强筋骨，祛风湿，安胎。主治腰膝酸痛，风湿麻痹，胎动不安，胎漏下血。对于人白血病、肝癌、胰腺癌、胃癌、结肠癌等均有治疗效果。

【化学成分】全草主含黄酮类化合物：3′-甲基鼠李素（rhamnazin），3′-甲基鼠李素-3-葡萄糖苷（rhamnazin-3-*O*-β-D-glucoside），异鼠李素-3-葡萄糖苷（isorhamnetin-3-*O*-β-D-glucoside），异鼠李素-7-葡萄糖苷（isorhamnetin-7-*O*-β-D-glucoside），3′-甲基圣草素（3′-methyleriodicty-ol），3′-甲基圣草素-7-葡萄糖苷（3′-methyleriodictyol-7-*O*-β-D-glucoside）又称槲寄苷甲，槲寄生新苷（viscumneoside）Ⅰ、Ⅱ、Ⅲ、Ⅳ、Ⅴ、Ⅵ、Ⅶ。还含有三萜类化合物：β-香树脂醇（β-amyr-in），β-乙酰基香树脂醇（β-acetylamyrin），β-香树脂二醇（β-amyrandiol），羽扇豆醇（lupeol），齐墩果酸（oleanolic acid），白桦脂酸（betulic acid），棕榈酸-β-香树脂醇酯（β-amyrin palmitate），乙酸-β-香树脂醇酯（β-amyrin acetate）。其他苷类：丁香苷（syringin），丁香苷元-*O*-β-D-呋喃芹菜糖基（1→2）-β-D-吡喃葡萄糖［syringenin-*O*-β-D-apio-furanosyl（1→2）-β-D-glucopyrano-side］，鹅掌楸苷（liriodendrin），2,3-丁二醇-3-*O*-单葡萄糖苷（butan-2,3-diol-3-*O*-monoglu-coside），刺五加苷（eleutheroside）E，又含棕榈酸（palmitic acid），琥珀酸（succinic acid），阿魏酸（ferulic acid），咖啡酸（caffeic acid），原儿茶酸（protocatechuic acid）等有机酸。茎叶含氨基酸：精氨酸，谷氨酸，脯氨酸，苯丙氨酸等；酚酸类：绿原酸（chlorogenic acid），阿魏酸，咖啡酸，没食子酸等。还含多糖[1]。

槲寄生中的一些毒肽/凝集素/多糖等高分子化合物具有极高的生物活性。自 20 世纪 60 年代，从槲寄生中分离得到具有抗肿瘤活性的成分有槲寄生毒肽（viscotoxin）A_2，A_3，B 等 9 种毒肽和核糖体失活蛋白凝集素Ⅰ，Ⅱ，Ⅲ（mistletoe lectin，ML-Ⅰ，Ⅱ，Ⅲ）、VCL、EML-1 和 L-Lc等凝集素[2,3]。

【药理作用】

1. 抗肿瘤作用

（1）总成分的抗肿瘤作用

1）槲寄生凝集素的抗肿瘤作用：目前从槲寄生中分离得到三种植物血凝素，ML-Ⅰ，ML-Ⅱ，ML-Ⅲ。研究发现 ML 与恶性肿瘤细胞表面的糖配体结合率高达 90% 以上，它也可以作为其他抗肿瘤药物的靶向性运载工具[4]。

槲寄生凝集素对体外培养的人结肠癌 HT-29 细胞抑制作用表现出时间和剂量依赖性[5]。槲寄生凝集素可抑制人大肠癌 HCT-116 细胞的 COX-2 mRNA 蛋白表达及 PGE_2 的水平,表明槲寄生凝集素具有抑制 HCT-116 细胞的 *COX-2* 基因转录、蛋白表达和功能活性的作用,并在一定浓度和时间范围内,表现出时效与量效关系[6]。

研究发现 ML 抗肿瘤机制涉及肿瘤血管的生成,而上皮细胞对肿瘤血管的形成又具有重要作用[7]。发现 ML 能够诱导人静脉内皮细胞和永生性人静脉内皮细胞的凋亡[8],还能显著降低小鼠非霍奇金淋巴瘤内毛细血管数量,从而影响肿瘤的生长[9]。

通过研究发现从槲寄生中提取出的一种凝集素对人前髓性白血病 HL-60 细胞的 IC_{50} 为 (5 ± 2)ng/ml,它可激活 Caspase-3 来诱导细胞凋亡,而 ML-Ⅰ也同样可诱导 Caspase-3 酶活性产生[10]。ML-Ⅱ的抗癌作用是由于其激活了凋亡信号级联放大系统,即 Caspase 酶和 C-Jun-N-terminal kinase 1(JNK1),并最终导致靶细胞的 DNA 裂解,在 ML-Ⅱ诱导凋亡过程中,这两种酶系统亦可能有着相互作用[11,12]。ML-Ⅲ诱导的细胞凋亡可与细胞膜快速作用导致细胞坏死引发凋亡,还能导致染色体异常包括端粒缔合和端粒信号强度变弱,引起细胞凋亡[13]。

研究发现,从槲寄生中提取和纯化的凝集素有效成分可诱导人前髓性白血病 HL-60 细胞、T 细胞淋巴瘤 Jurkat 细胞、淋巴瘤 Burkitt 细胞、慢性髓原白血病 K562 细胞、人白血病 U937 细胞等细胞凋亡,同时以 HL-60 细胞最为敏感。PI 染色可观察到明显的细胞凋亡形态学特征[14]。

研究发现,槲寄生注射液影响人宫颈癌 HeLa 细胞和人红白血病 K562 细胞细胞周期的作用环节是阻滞细胞周期中 S 期的细胞进入 G_2 期与 M 期,导致 G_1 期细胞百分比下降,从而抑制肿瘤细胞增殖[15]。

不同浓度槲寄生凝集素均能诱导人正常外周血 γδ-T 细胞受体的表达;提取的槲寄生凝集素具有诱导外周血 γδ-T 阳性细胞杀伤人淋巴瘤 Daudi 细胞的能力,且呈剂量依赖;槲寄生凝集素可以增强肿瘤组织中 γδ-T 阳性细胞的抗肿瘤效应[16]。

最近研究发现,槲寄生凝集素可通过抑制端粒酶来诱导肿瘤细胞的凋亡[17]。在 85%～90%的人类肿瘤细胞和肿瘤转化细胞系中都能发现端粒酶显示活性,但在与肿瘤细胞邻近的正常细胞中并未发现。ML-Ⅱ对 SK-Hep-1(p53 阳性)细胞和 Hep38(p53 阴性)细胞作用后,结果显示其以不依赖 p53 的方式显著降低端粒酶活性且与时间呈一定相关性[3,18]。

2)槲寄生碱的抗肿瘤作用:槲寄生总生物碱对 Lewis 肺癌、艾氏腹水癌(EAC)、肉瘤 S37、肉瘤 S180、腹水型网状细胞肉瘤 ARS 及白血病 L1210 均具有显著的抑制作用,且较明显的抑制 C57BL/6 小鼠 Lewis 肺癌肺转移[19]。槲寄生碱还对食管癌、胃癌、乳腺癌细胞生长有显著的抑制作用[20]。

实验数据表明槲寄生碱对人肝癌 SMMC-7721 细胞有显著的抑制作用,且呈剂量和时间依赖关系[21]。槲寄生总碱对胃癌细胞的增殖具有一定的抑制作用[22]。研究发现,槲寄生碱在 60～120mg/ml 剂量时,对移植胃癌小鼠的生命延长率可达 33.6%～71.9%[23]。

槲寄生碱有可能通过下调 PCNA 蛋白的表达来实现对人结肠癌 SW-620 细胞增殖的抑制作用[24]。槲寄生碱对人胰腺癌 PC-3 细胞的生长有抑制作用,IC_{50} 为 $8.46\mu g/ml$。流式细胞仪检测后与对照组相比,加入槲寄生碱的 PC-3 细胞凋亡率明显增加($P<0.05$),Bcl-2 表达率明显降低($P<0.05$),并呈现出剂量-效应关系[25]。

槲寄生碱对乳腺癌细胞生长有显著的抑制作用,其在 0.03125～0.0125mg/ml 剂量时,对于乳腺癌细胞生长抑制率为 42.7%～70.2%。槲寄生碱对食管癌细胞有显著的抑制作用。其在 0.03125～0.125mg/ml 剂量时,对食管癌细胞生长抑制率为 39.8%～67.0%[26]。

实验结果表明,槲寄生对体内肿瘤生长的抑制率为 14.7%～28.3%,经其治疗后,小鼠的存活时间及脾指数均明显高于对照组($P<0.01$),且其瘤组织中为较致密的结缔组织,对照组为疏松的结缔组织。槲寄生在荷瘤小鼠体内有明显的抗肿瘤作用,对脾脏也有一定的保护功能[27]。

研究结果发现,用药量为 30mg/kg、60mg/kg 时,对抑制 S180 实体瘤的影响不显著,将用量增加至 90mg/kg、120mg/kg 时,同对照组相比较对肿瘤具有明显的抑制作用,槲寄生总碱对癌性腹水的影响同对实体瘤的影响具有相似性,即随着药量的增加,对肿瘤的抑制作用显著增加,具有明显的量效关系,用药量为 30mg/kg 时,对移瘤小鼠的寿命影响不明显;当用量增加到 90mg/kg、120mg/kg 时,对多瘤小鼠的寿命有显著的延长作用[28]。

表明槲寄生碱在体外具有抑制人低分化骨肉瘤 U20S 细胞生长、侵袭的作用[29]。槲寄生碱可抑制人腺样囊性癌(adenoid cystic carcinoma,ACC)细胞的生长,其 IC_{50} 值为 2.24mg/L;生长曲线显示,槲寄生碱作用后的 ACC 细胞生长相较于对照组变得缓慢[30]。

3)槲寄生毒肽的抗肿瘤作用:槲寄生毒肽是槲寄生中另一个重要的抗肿瘤活性成分,它们是一类相对分子量在 5kD 左右的碱性多肽。槲寄生毒肽对多种肿瘤细胞具有细胞毒活性,还有免疫作用,能预防肿瘤的生长。毒肽分子通过破坏细胞膜结构而产生细胞毒作用。槲寄生毒肽对于人肺癌细胞、人宫颈癌细胞、人脑瘤细胞都有较好的活性,而且对于不同的肿瘤细胞系,毒肽也存在着很好的选择性[31]。英国一制药公司已率先开发出槲寄生标准植物提取物,并广泛用于治疗癌症,取得良好效果[32]。

根据序列同源性、二硫键的连接方式及生理作用,槲寄生毒肽被归为 Ⅲ 型硫堇家族[33]。槲寄生毒肽对多种肿瘤细胞具有细胞毒活性,毒肽分子可以通过与肿瘤细胞膜的静电作用及疏水作用来破坏细胞膜结构而产生细胞毒活性[34]。

槲寄生毒肽还可以通过刺激粒性白细胞释放活性氧中间体来调节外分泌过程,增强浆膜通透性,形成 Ca^{2+} 离子通道而使线粒体受损,最终导致细胞死亡[35]。研究槲寄生成分在人体 NK 细胞杀伤肿瘤细胞过程中的生物功能,发现槲寄生毒肽可以增强 NK 细胞的毒性,在 μmol/L 浓度下就可以对肿瘤细胞产生细胞毒活性,在 nmol/L 低浓度范围,就可以作用于细胞连接处来促进 NK 细胞的胞溶作用[36]。

4)槲寄生多糖的抗肿瘤作用:槲寄生多糖有较好的抑制肝癌细胞增生的作用,呈现出时间-剂量依赖性;槲寄生组人肝癌 SMMC-7721 细胞及人肝癌 HepG-2 细胞 G_1 期比例增加($P<0.01$),G_2 期和 S 期细胞比例降低($P<0.01$),并使两种肿瘤细胞凋亡率增加($P<0.01$)[37]。

(2)有效部位的抗肿瘤作用:研究结果表明红果槲寄生提取物能明显抑制小鼠 S180 实体瘤生长,其中正丁醇萃取物的平均抑瘤率为 48.8%,氯仿萃取组的平均抑瘤率为 44.1%。表明正丁醇和氯仿萃取部分抗肿瘤活性较强,为红果槲寄生抗肿瘤的有效部位[38]。

应用中国槲寄生乙醇提取物研究其对人肺腺癌 A549 细胞的作用,研究发现,槲寄生乙醇提取物对人肺腺癌细胞株与对照组比较有明显的抑制作用,也有明显的量效关系。槲寄生乙醇提取物 2mg/L 即能诱导人肺腺癌细胞凋亡[39]。

集落形成实验显示出:槲寄生水提取物浓度为 1000ng/ml 时,47 种异种移植肿瘤细胞株对试药的敏感率达到 98%,平均 IC_{50} 为 0.06ng/ml,IC_{70} 为 0.27ng/ml,对照药多柔比星的平均 IC_{50} 和 IC_{70} 分别为 6ng/ml 和 46ng/ml。异体移植的乳腺癌、前列腺癌、肾癌、非小细胞及小细胞肺癌对槲寄生水提取物更为敏感。PI实验显示,槲寄生水提取物对5种人血液肿瘤细胞株的 IC_{50} 和 IC_{70} 分别为 0.05ng/ml 和 0.12ng/ml,其中对人前髓性白血病 HL-60 细胞活性最强,对淋巴癌 U937 细胞株最弱。在磺酰罗丹明 B(Sulforhodamine B,SRB)实验中,槲寄生水提取物剂量达到 100ng/ml 和 1000ng/ml 时,平均 IC_{70} 为 1ng/ml,对照药多柔比星的 IC_{70} 为 32ng/ml[40]。

(3)槲寄生联合用药的抗肿瘤作用:槲寄生碱、顺铂均能抑制人肺腺癌 A549 细胞的生长,并表现为浓度和时间依赖性;槲寄生碱和顺铂均可在一定程度上诱导细胞凋亡,两者联合用药后,诱导细胞凋亡作用显著加强;槲寄生碱将细胞周期阻滞在 G_0/G_1,顺铂将细胞周期阻滞在 S 期[41]。

(4)槲寄生复方的抗肿瘤作用:MTT 结果显示了槲芪散及槲寄生提取物有较好的抑制人肝癌 SMMC-7721 细胞增殖的作用,并呈时间-剂量依赖关系[42]。运用实时荧光定量 PCR 法检测人肝癌 SMMC-7721 细胞的端粒酶活性,发现在药物作用后,其端粒酶的活性与空白对照组和阳性药物对照组相比有很明显的降低端粒酶活性的作用,差异均有显著性。而槲芪散及其君药槲寄生多糖、总碱分别作用于人肝癌 SMMC-7721 细胞不同时间(24h、48h、72h)后,都有降低端粒酶活性的作用,但其差异没有显著性意义[43]。

2. 其他药理学作用

(1)对内脏系统的影响

1)对心血管系统的影响:白果槲寄生有明显降压作用,其短时降压成分为胆碱、乙酰胆碱、丙酰胆碱,持久性降压成分为槲寄生毒肽[44]。

研究表明,槲寄生抗快速心律失常主要与其相对延长有效不应期(effective refractive period,ERP)消除折返有关[45]。槲寄生治疗心律失常以阵发性房颤和室性期前收缩疗效最佳,尤其对心肌梗死引起的心律失常效果更佳,总有效率达 75%,对心肌炎后遗症引起的心律失常也有一定疗效,有效率为 71.4%,对冠心病、心绞痛引起的心律失常效果较差,有效率为 57.1%[46]。研究证明槲寄生黄酮苷可以减少缺血缺氧后受损细胞内各种酶的漏出,使乳酸脱氢酶含量降低[47]。研究发现槲寄生抗血小板聚集的有效成分是二氢黄酮类化合物高圣草素-7-O-β-D-葡萄糖苷(HG),HG 具有抑制血小板活化因子(platelet activating factor,PAF)诱导血小板聚集的作用[48]。

2)对肝脏的影响:研究发现,对四种中草药抗 HBV 病毒的实验结果表明,槲寄生的水提物具有较好的抗 HBV 作用[49]。用欧洲产白果槲寄生水提取物制剂 Iscador 对 5 名慢性丙型肝炎患者进行了 1 年的治疗,结果表明肝炎减轻和预后良好,且生活质量有所改善[50]。

(2)降血糖作用:人们一直想从植物中获得能够提高血糖控制能力和长期发挥作用的,针对 2 型糖尿病的药物,选择了 10 余种具有降血糖活性的传统天然药物,制备它们的水提物,采用葡萄糖吸收的体外模型测试它们抑制葡萄糖扩散作用的活性。结果表明,槲寄生具有较好的降血糖活性[51,52]。

(3)抗病毒、抗菌作用:实验发现,以抗真菌结核菌株 H37Ra 活性为参照,采用小平板法对白果槲寄生亚属的抗真菌活性进行了筛选。结果发现其乙醇提取物及石油醚提取物具有抗真菌活性[53]。

(4)对免疫系统的影响:槲寄生提取物在某种条件下可作为生物反应调节剂,刺激免疫系统的几乎所有细胞成分,包括那些直接参与破坏肿瘤细胞的成分。槲寄生多糖提取物可轻微激活单核巨噬系统,而不影响粒细胞的功能活性[54]。另外,实验证实槲寄生多糖提取物具有保护动物免受放疗和化疗损伤的作用,尤其是当小鼠在放疗前 15 分钟时用多糖提取物处理后,可以明显提高小鼠的生存率[55]。研究结果表明,槲寄生多糖和槲寄生中性组分与小鼠腹腔巨噬细胞共同培养均可显著增强其肿瘤坏死因子、白介素的分泌。在 $5\sim20\mu g/ml$ 浓度范围,槲寄生多糖的这种作用呈现剂量依赖性;槲寄生的中性组分虽有明显的作用,但是未表现出剂量依赖[56]。另据报道,白果槲寄生多糖具有细胞免疫和体液免疫作用,而且其对凝集素类毒蛋白的抗癌活性有相关作用[57,58]。

研究发现,给消化道肿瘤患者进行术前和术后的槲寄生治疗,与对照组相比,发现槲寄生能显著减弱手术引起的免疫抑制作用,并能增加 NK 细胞、T 细胞、B 细胞的数量及补体 IgG、IgA、IgM 的含量[59]。

(5)抗氧化、抗衰老:实验证明槲寄生可以减少机体氧化损伤[60]。此外,槲寄生提取液按 $10g/kg$、$20g/kg$ 给老年大鼠连续灌胃 30 天后,明显提高 CAT、GSH-Px 活性,提高下丘脑 SOD 活性,降低脑组织丙二醛含量、脑组织和肝脏脂褐质含量,表明槲寄生提取液可以通过自由基代谢而发挥抗衰老作用[61]。

(6)抗骨质疏松作用:通过体外细胞实验发现,槲寄生的水提取液对成骨样细胞 UMR-106 增殖有促进作用[62]。

3. 毒性作用 给小鼠灌胃或腹腔注射槲寄生溶液 3g,72 小时内无 1 只死亡,一次耐受量均为 150g/kg。大鼠长期毒性试验表明,分别灌胃给予槲寄生冲剂 30g/kg、75g/kg,每日 2 次,连续 30 天,对大鼠生长发育、血液学、肝功能及病理组织检查均未表现出明显的毒性。

【药代动力学】采用 HPLC-MS 的方法,对高圣草素-7-O-β-D-葡萄糖苷及其代谢产物高圣草素在大鼠体内的分布和排泄进行研究发现:高圣草素-7-O-β-D-葡萄糖苷进入体内后在肝脏和小肠含量最高;代谢物高圣草素主要分布在肾脏,但在血浆中未检测到苷元,表明在血浆中高圣草素-7-O-β-D-葡萄糖苷并未发生水解代谢;同时在心脏中也并未检测到原形药物,仅检测到代谢物高圣草素。表明高圣草素-7-O-β-D-葡萄糖苷对急性心肌梗死和缺血性心脏病的治疗作用,主要来自于它的代谢物苷元。大鼠尾静脉给药后,尿样中可检测到高圣草素-7-O-β-D-葡萄糖苷和高圣草素,有相当于给药量 11.06％的原形药物经尿排出,相当于给药量 6.89％的药物以高圣草素的形式经尿排出[63]。

【临床应用】

1. 治疗肿瘤 治疗 32 例恶性肿瘤患者,男 22 例,女 10 例;年龄 27～81 岁;其中肺癌 11 例,肝癌 7 例,胃癌 10 例,其他消化系癌症 4 例。所有病人均口服给药槲寄生方剂。结果恶性肿瘤完全缓解 0 例;部分缓解 13 例,总有效率为 37.1％;稳定 5 例[64]。

治疗 46 例晚期胃癌。单味槲寄生组生存率 68.2％,体力状况进行 Karnofsky 计分,50 分以上单位槲寄生组明显多于单纯 FAM(氟尿嘧啶＋阿霉素＋丝裂霉素)化疗组。单纯 FAM 化疗组生存率为 37.5％。两组 1 年后的生存率:单位槲寄生组 22.7％(5/22);单纯化疗组为 12.5％(3/24)。两组 2 年后的生存率:单位槲寄生组为 9.09％(2/22),单纯化疗组全部死亡[64]。

研究发现,对 1442 例(试验组 710 例,对照组 732 例)原发非转移性乳腺癌患者进行槲寄生制剂的长期补充疗法对照试验,即试验组在传统治疗基础上辅以皮下注射槲寄生水提物制剂 Iscador 治疗,而对照组仅采用传统治疗方法。结果显示,同对照组相比,试验组有更长的总生存期,且药物的不良反应较少,疾病及治疗的相关症状均有所减轻[65]。

对 23 项槲寄生治疗癌症的临床试验作了系统性回顾和评价。在这 23 项临床试验中,有 16 项是随机性的,2 项是半随机性的,其余 5 项为非随机性的试验;其所治疗的癌症部位包括乳腺、肺、胃、结肠、直肠、头颈部、肾、膀胱以及包括黑色素瘤、神经胶质瘤。分析结果显示,共有 12 项试验结果得出槲寄生治疗有积极效果,7 项试验认为所得结果显示出积极倾向[66]。

2. 治疗其他疾病

(1)治疗冠心病心绞痛及心律失常:观察 48 例陈旧性心肌梗死患者,经槲寄生注射液治疗后,微循环障碍有明显改善,微循环流态速度由云絮状流者转变为直线流者占 64%~86%[67]。

(2)治疗糖尿病:在 12 例糖尿病患者中,显效 5 例,有效 6 例,无效 1 例,显效率 41.6%,总有效率为 91.6%[68]。

(3)治疗腰椎间盘突出症:100 例腰椎间盘突出症患者,治疗 3 个疗程后痊愈 68 例,好转 30 例,未愈 2 例,总有效率 98%[69]。

参 考 文 献

[1] 赵国平,戴慎,陈仁寿.中药大辞典.上海:上海科学技术出版社,2005:3660-3661.

[2] 龚祝南,张双全,陈国祥,等.槲寄生类抗肿瘤活性蛋白成分的结构、功能及其作用机制的研究进展.中国生化药物杂志,2001,22(5):259-262.

[3] T. Fernández,P. Cerdá Zolezzi,P. Aulicino,et al. Immunobiological features of the galactoside lectin L-Lc isolated from the Argentine mistletoe Ligaria cuneifolia. Journal of Ethnopharmacology,2003,85:81-92.

[4] 孔凡青,吕学谦,杨艳红.槲寄生抗肿瘤作用研究.临床与医疗,2010,(19):820-821.

[5] 王少敏,叶孟,倪曙民.槲寄生凝集素对人结肠癌 HT-29 细胞增殖及凋亡的影响.中国临床药理学与治疗学,2007,12(9):1028-1031.

[6] 林蕾,叶孟,王少敏,等.槲寄生凝集素抑制人大肠癌 HCT116 细胞环氧化酶-2 表达的研究.中国临床药理学与治疗学,2008,13(5):504-507.

[7] Elluru S,Van Huyen JP,Delignat S,et al. Molecular mechanisms underlying the immunomodulatory effects of mistletoe(Vidcum album L.)extracts Iscador. Arzneimittelforschung,2006,56(6A):461-466.

[8] Van Huyen,Bayry J,Delignat S. Induction of apoptosis of endothelial cells by Viscum album:a role for anti-tumoral properties of mistletoe lectins. Mol Med,2002,8(10):600-606.

[9] Pryme IF,Bardocz S,Pusztai A. Dietary mistletoe lectin supplementation and reduced growth of a murine non-Hodgkin lymphoma. Histopathol,2002,17(1):261-271.

[10] Lyu S Y,Park W B,Choi K H,et al. Involvement of Caspase-3 in apoptosis induced by Viscum album var. coloratum agglutinin in Hl-60 cells. Biosci Biotechnol Biochem,2001,65(3):534-541.

[11] Kim M S,So H S,Lee K M,et al. Activation of Caspase cascades in Korean mistletoe(Viscum album var. coloratum)lectin-Ⅱ-induced apoptosis of human myeloleukemic U937 cells. Gen Pharmacol,2000,34(5):349-355.

[12] Park R,Kim M S,So H S,et al. Activation of c-Jun N-terminal kinase 1(JNK1)in mistletoe lectin-Ⅱ-induced apoptosis of human myeloleukemic U937 cells. Biochem Pharmacol,2000,60(11):1685-1691.

[13] Büssing A,Multani A S,Pathak S,et al. Induction of apoptosis by the N-acetyl-galactosamine-specific toxic lectin from Viscum album L. is associated with a decrease of nuclear p53 and Bcl-2 proteins and induction of telomeric associations. Cancer lett,1998,130(1-2):57-68.

[14] 孙华,魏美娟,许均,等.槲寄生凝集素蛋白诱导肿瘤细胞凋亡的实验研究.中国微循环,2009,13(6):481-484.

[15] 傅炜昕,梁再赋,李铁英,等.槲寄生凝集素对肿瘤细胞周期的影响.沈阳药科大学学报,2005,22(1):59-61,70.

[16] 朱吉,乔晓洪,周健,等.槲寄生凝集素提取及其增强 γδ-T 细胞抗瘤作用的实验性研究.诊断学理论与实践,2005,4(4):300-302,316.

[17] Li S S. Mistletoe lectins：telomerase inhibitiors in alternative cancer therapy. Drug Discov Today，2002，7 (17)：896-897.

[18] 陈柏年，杨官娥，漆小梅，等. 槲寄生抗肿瘤有效成分研究进展. 中国新药杂志，2005，14(10)：1131-1136.

[19] 王庆瑞，刘梅筠，王东阳，等. 槲寄生总生物碱的抗肿瘤作用. 中国中药杂志，1994，19(1)：45-47.

[20] 王俊，王国基，颜辉，等. 槲寄生的化学成分及药理作用研究进展. 时珍国医国药，2005，16(4)：300-303.

[21] 孔凡青，周立杜，闫巧梅，等. 槲寄生碱对人肝癌细胞 SMMC-7721 生长抑制作用的研究. 包头医学院学报，2007，23(4)：354-355，359.

[22] 曲义坤，丁隆，刘伟新，等. 槲寄生生物碱抗胃癌的作用. 中国老年学杂志，2003，33(1)：103-104.

[23] 彭海燕，章永红，韩英，等. 槲寄生碱对小鼠移植胃癌的作用. 黑龙江中医药，2003，(6)：41.

[24] 李亚娟，张丽红，廖翔宇，等. 槲寄生碱抑制 sw620 人结肠癌细胞增殖及其机制. 中国实验诊断学，2008，12(9)：1085-1088.

[25] 姚俊涛，王一羽，原荣，等. 槲寄生碱抗胰腺癌作用的实验研究. 陕西中医，2010，31(5)：621-623.

[26] 彭海燕，章永红，韩英，等. 槲寄生碱对乳腺癌细胞抑制作用的实验研究. 吉林中医药，2003，23(9)：50-51.

[27] 李欣，李亚雄. 槲寄生在荷瘤小鼠体内的抗肿瘤作用研究. 畜牧与饲料科学，2009，30(6)：15-16.

[28] 胡家会，张永忠，郭善利，等. 槲寄生总碱抗肿瘤及抗炎作用研究. 聊城师院学报，2001，14(2)：64-65，86.

[29] 葛岩，王医术，高婷，等. 槲寄生碱对低分化骨肉瘤 U2OS 的抑制作用. 吉林大学学报，2009，35(5)：841-844.

[30] 李亚娟，周洪澜，葛岩，等. 槲寄生碱对人腺样囊性癌细胞的抑制作用. 吉林大学学报(医学版)，2008，34(4)：601-604.

[31] 孙红梅，肖明辉，张丽波，等. 槲寄生毒肽的研究进展. 黑龙江医药，2008，21(6)：57.

[32] 孙艳秋，刘珂，张振学. 槲寄生化学成分研究. 中药材，2000，23(1)：29-30.

[33] Florack D E，Stiekema W J. Thionins：properties，possible biological roles and mechanisms of action. Plant Mol Bio，1994，26：25-37.

[34] 刘石磊，杜秀宝，范崇旭. 槲寄生毒素研究进展. 中草药，2006，37(4)：619-622.

[35] Bussing A，Schaller G，Pfuller U. Generation of reactive oxygen intermediates(ROI)by the thionins from Viscum album L. Anticancer Res，1998，18(6A)：4291-4396.

[36] Tabiasco J，Pont F，Fourine J，et al. Mistletoe Viscotoxins increase natural killer cell-mediated cytotoxicity. Eur J Biochem，2002，269(10)：2591-2600.

[37] 董坤，丰平，江瑛，等. 槲寄生碱和多糖对肝癌细胞增生和凋亡的影响. 首都医科大学学报，2009，30(1)：80-84.

[38] 凌勇，孙永慧，赵芹，等. 红果槲寄生抗肿瘤有效部位的确定. 中国实验方剂学杂志，2011，17(10)：193-195.

[39] 莫剑翎，方青，楼海舟，等. 槲寄生乙醇提取物抗肺癌作用的研究. 中国中药杂志，2007，32(18)：1945-1946.

[40] 祁红. 槲寄生水提取物体外对人肿瘤及异种移植的抗增殖作用. 国外医药·植物药分册，2002，17(6)：253.

[41] 周辉，肖玲，汪安兰，等. 槲寄生碱联合顺铂对人肺腺癌 A549 细胞的生长抑制及诱导凋亡作用. 中国现代医学杂志，2010，20(13)：1935-1939.

[42] 李霞，丰平，文朝阳，等. 方剂槲芪散及君药槲寄生提取物对人肝癌细胞生长的抑制作用. 世界华人消化杂志，2006，14(20)：1963-1969.

[43] 刘树红，吕喆，李霞，等. 槲芪散及其君药槲寄生提取物对人肝癌细胞生长和端粒酶活性的影响. 中药药理与临床，2007，23(3)：62-65.

[44] 孙艳秋，刘珂，王守愚. 等. 槲寄生的研究进展. 中草药，2000，31(6)：471-474.

[45] 吴继雄,余国瑞,王彬尧,等.槲寄生黄酮苷对心脏快反应动作电位的效应.中国药理学报,1994,15(2):169-172.

[46] 李盈蕾.槲寄生药理作用研究概况.长春中医学院学报,2005,21(4):53.

[47] 郭艳杰,周立杜.槲寄生药理作用研究进展.包头医学院学报,2008,24(1):106-108.

[48] Guan Z W,Liu H X,Cui Y X. A novel platelet-activating factor antagonist isolated from a Chinese herbal drug Viscum coloratum. Journal of Chinese Pharmaceutical Sciences,2009,9(2):73-76.

[49] 于超,郭辉.中草药提取物体外抑制 HBV 的筛选实验.中药药理与临床,2001,17(1):23-24.

[50] Tusenius K J. 用白果槲寄生提取物治疗丙肝.国外医药·植物药分册,2003,18(1):30.

[51] Gallagher A M,Flatt P R,Duffy G,et al. The effects of traditional antidiabetic plants on in vitroglucose diffusion. Nuirition Research,2003,23:413-424.

[52] Gray A M,Flatt P R. Insulin-secreting activity of the traditional antidiabetic plant Viscum album(mistletoe). J Endocrinol,1999,160(3):409-414.

[53] Deliorman D,Ergun F,Sener B,et al. Evaluation of antimycobacterial activity of Viscum album subspecies. Pharmaceutical Biology,2001,39(5):381-383.

[54] 李丽,梁再赋,姜弈.槲寄生提取物的免疫调节作用.国外医药·植物药分册,2003,18(1):12-15.

[55] Nanmanow A A. The injury of radio therpy and chemotherapy:role of polysaccharn extract of Viscum album L. Radiobiologia,1992,32:868-870.

[56] 吴勇,何承敏,王雅,等.槲寄生多糖对巨噬细胞 TNF-α 和 IL-I 的影响.湖北中医杂志,2003,25(4):48-49.

[57] Stein G M,Edlund U,Pfuller U,et al. Influence of polysaccharides from Viscum album L. on human lymphocytes,monocytes and granulocytes in vitro. Anticancer Res,1999,19(5B):3907-3914.

[58] Edlun U,Hensel A,Forse D,et al. Polysaccharides from fresh Viscum album L. berry extract and their interaction with Viscum album agglutinin l. Arzneimittelforschung,2000,50(7):645-651.

[59] Enesel M B,Acalovschi I,Grose V. Perioperative application of the Viscum album extract lsorel in digestive tract cancer patients. Anticancer Res,2005,25(6c):4583-4590.

[60] Shi Z M,Feng P. Mistletoe alkali inhibits peroxidation in rat liver and kidney. World Journal Gastroenterol,2006,12(25):4052-4055.

[61] 李晓斌.槲寄生提取物的抗衰老实验研究.云南中医院学报,2001,24(1):13-14.

[62] 殷军,王大为,李发美,等.几种生药的提取部位对成骨样细胞的增殖作用.沈阳药科大学学报,2001,18(4):279-282.

[63] 赵云丽.槲寄生质量控制和相关成分药代动力学研究.沈阳:沈阳药科大学,2007:86-87.

[64] 陈世伟,李俊峰,胡家会,等.槲寄生碱的提取纯化及抗肿瘤研究.山东中医药大学学报.2001,25(5):373-375.

[65] Block P R,Friedel W E,Hanisch J,et al. Efficacy and safety of long term complementary treatment with standardized European mistletoe extract(Viscum album L.)in addition to the conventional adjuvant oncologic therapy in patients with primary non-metastasized mammary carcinoma:results of a multi-center,comparative,epidemiological cohort study in Germany and Switzerland. Arzneimittelforsch,2004,54(8):456-466.

[66] Kienle G S,Berrino F,Bussing A,et al. Mistletoe in cancer-a systematic review on controlled clinical trials. Int J Cancer,2003,107(2):109-119.

[67] 杨传珏,周本宏.槲寄生在心血管疾病中的药理研究概述.中国药师,2009,12(10):1472-1474.

[68] 夏宏再.祛风止痛片治疗糖尿病性周围神经病变 12 例体会.湖南中医药导报,2004,10(6):36-37.

[69] 张海勤,孙树新,姚啸生.腰痹痛煎剂配合针灸治疗腰椎间盘突出症 100 例.实用中医内科杂志,2001,25(2):66-67.

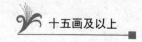

211. 薏 苡 仁

【来源】 禾本科植物薏苡 *Coix lacrymajobi* L. var. *mayuen*（Roman.）Stapf 的干燥成熟种仁。

【性味与归经】 甘、淡，微寒。归脾、胃、肺经。

【功能与主治】 利湿健脾，舒筋除痹，清热排脓。主治水肿，脚气，小便淋沥，湿温病，泄泻，带下，风湿痹痛，筋脉拘挛，肺痈，肠痈，扁平疣。治疗肝癌、胰腺癌、胃癌、食管癌、肺癌、白血病等。

【化学成分】 种仁含薏苡仁酯（coixenolide），脂类中三酰甘油 61%～64%，二酰甘油 6%～7%，一酰甘油 4%，甾醇酯 9%，游离脂肪酸 17%～18%。在三酰甘油中亚油酸（linoleic acid）含量可达 25%～28%，在游离脂肪酸中亚油酸含量为 27%～28%；游离脂肪酸还有棕榈酸（palmitic acid），硬脂酸（stearic acid），顺-8-十八碳烯酸（cis-8-octadecenoic acid）即油酸等。一酰甘油中有具有抗肿瘤作用的 α-单油酸甘油脂（α-monoolein），甾醇酯中具有促排卵作用的顺、反-阿魏酰豆甾醇（cis-trans-feruloyl stigmasterol）和顺、反-阿魏酰菜油甾醇（cis-trans-feruloyl campesterol）等，种仁中还含具有抗补体作用的葡聚糖和酸性多糖 C_{A-1}、C_{A-2} 及降血糖作用的薏苡多糖（coixan）A、B、C。种子中挥发油含 69 种成分，其中主要的有己醛（hexanal），己酸（hexanoic acid），2-乙基-3-羟基丁酸己酯（2-ethyl-3-hydroxy-hexylbutyrate），γ-壬内酯（γ-nonanolactone），壬酸（nonanoic acid），辛酸（octanoic acid），棕榈酸乙酯（ethyl-palmitate），亚油酸甲酯（methy llinoleate），香草酸（vanillin）及亚油酸乙酯（ethyl linoleate）等[1]。

【药理作用】

1. 抗肿瘤作用

（1）薏苡仁单体的抗肿瘤作用

1）薏苡仁酯的抗肿瘤作用：对薏苡仁酯和顺铂抑制人鼻咽癌细胞 CNE-2Z 增殖的协同作用进行了研究。薏苡仁酯对 CNE-2Z 细胞的增殖呈浓度依赖性抑制，小剂量、短时间使细胞阻滞于 S 期，大剂量、长时间则停留在 G_{2+}/M 期[2]。

薏苡仁酯对人宫颈癌 HeLa 细胞的生长有明显抑制作用，并诱导肿瘤细胞发生凋亡。在薏苡仁酯诱导人宫颈癌 HeLa 细胞凋亡过程中，凋亡相关基因 *Fas* 转录水平比用药前增强，而 FasL 转录水平减低[3]。

2）薏苡仁甘油三酯的抗肿瘤作用：薏苡仁甘油三酯能有效阻止人类恶性肿瘤细胞组织生长。将薏苡仁甘油三酯直接注入大鼠模型的肝内移植瘤，分别与肝瘤内注射生理盐水、无水乙醇比较肿瘤细胞凋亡指数，结果显示，薏苡仁甘油三酯组明显高于另外两组（$P<0.05$）[4]。

（2）薏苡仁总成分的抗肿瘤作用：实验给荷人肝癌 QGY 细胞的裸鼠静脉注射薏苡仁油 0.625g/kg、1.25g/kg、2.5g/kg，剂量相关地抑制瘤增质量，抑制率分别为 49.6%、69.4%、83.8%[5]。给荷肝癌 HAC 细胞小鼠灌胃薏苡仁油 0.9g/kg、1.8g/kg、5.4g/kg，抑瘤率分别为 24.9%、41.0%、42.8%，重复实验结果相似[6]。

经薏苡仁提取物作用后的人肝癌细胞和人脐静脉血管内皮细胞生长、迁移及侵袭功能被抑制；薏苡仁提取物能够有效抑制移植于裸鼠的人前列腺癌、肺癌及肝癌的生长[7]。

实验发现经薏苡仁油注射液作用后的人肝癌 SMMC-721 细胞生长、迁移及侵袭功能被抑制；流式细胞术检测发现薏苡仁油注射液处理的肝癌细胞阻滞于 G_2/M 期，细胞晚期凋亡较明显;薏苡仁油注射液上调了 Cyclin B1 的表达,下调了 Cyclin D1、Cyclin E 的表达[8]。

实验给荷人胰腺癌 PC-3 细胞裸鼠静脉注射薏苡仁油。不仅显著减小 PC-3 移植瘤体积,与氟尿嘧啶联用还可对缩小肿瘤体积产生协同作用[9]。体外细胞培养实验发现,薏苡仁油浓度依赖性抑制人胰腺癌 BxPC-3 细胞增殖,2g/L 浓度组作用最佳,有效作用最佳时间段在 36 小时左右,并显著上调 IL-18 表达[10]。

实验给裸鼠皮下接种人舌鳞癌 TSCCA 细胞后,隔日 1 次,共 5 次腹腔注射薏苡仁油 2.5g/kg,以后每周注射 1 次,第 8 周时薏苡仁油显著抑制肿瘤体积和瘤质量增长,瘤质量抑制率为 79.8%,接近于 0.2mg/kg 平阳霉素阳性对照组的 83.3%[11]。

实验室测试了薏苡仁油体外抗人口腔鳞癌 KB 细胞增殖作用,IC_{50} 分别为 2.54g/L、2.26g/L[12]。薏苡仁油也浓度相关地抑制人喉癌 Hep-2 细胞增殖,在 2g/L 时抑制率为 51.3%[4]。薏苡仁酯在 5μmol/L、10μmol/L、20μmol/L 时浓度相关地抑制 Hep-2 细胞增殖并诱导细胞凋亡[13]。

用噻唑蓝还原法测得薏苡仁油对人胃癌 MKN-28 细胞增殖的 IC_{50} 为 2.14g/L[4]。给皮下接种胃癌 SGC-790 细胞小鼠腹腔注射薏苡仁油 1.25g/kg,每日一次×10 天,瘤重生长抑制率为 47.2%,使胃癌增殖细胞核抗原阳性表达率明显下降(38%),凋亡指数由对照组的 1.12% 显著上升到 2.11%[14]。薏苡仁油中的活性成分薏苡仁酯浓度和时间依赖性抑制胃癌 BGC-823 细胞增殖,薏苡仁酯还通过下调 CD44、CD133 表达,降低胃癌细胞黏附、侵袭及迁移能力[15]。

大鼠喂饲含 10%、20% 和 40% 的薏苡仁饲料可显著减少致癌剂氧化偶氮甲烷诱发结肠异常隐窝病灶数(减少 26%～32%,无量效关系),抑制结肠肿瘤诱导型环氧化酶表达,但不明显减少氧化偶氮甲烷致结肠肿瘤发生,提示薏苡仁抑制化学性致癌剂的早期结肠癌发生,但不抑制肿瘤形成[16]。

体外试验显示,经薏苡仁提取物注射液作用后,人肺腺癌 A549 细胞的增殖、迁移和侵袭均受到明显抑制。薏苡仁提取物注射液与低剂量顺铂合用,体内抗肿瘤作用增强[17]。动物实验表明,薏苡仁对人鼻咽癌 CNE-1 细胞裸鼠移植瘤有明显的抑瘤作用,抑瘤率为 22.1%,HE 染色结果显示,薏苡仁能杀伤鼻咽癌细胞[18]。

体外培养实验发现薏苡仁油可抑制人红白血病 K562 细胞增殖,薏苡仁油可降低 S 期细胞百分率,升高 G_2＋M 期细胞的百分率,薏苡仁油使 K562 细胞周期滞留在 G_2＋M 期,减少癌细胞的有丝分裂而诱导细胞凋亡[19]。研究发现薏苡仁油浓度在 0.1g/L、1.0g/L 和 10g/L 可抑制人早幼粒细胞白血病 HL-60 细胞增殖,降低细胞增殖达峰值,但达峰值提前 24 小时到达,即培养后的第 5 天达峰值[20,21]。

薏苡仁油可抑制人伯基特淋巴瘤 Raji 细胞增殖。Raji 细胞经薏苡仁油处理后,在透射电镜下可见典型凋亡细胞形态学特征:细胞体积缩小、胞浆浓缩、胞核固缩、染色质凝集,并有凋亡小体形成;随着作用时间的延长可见坏死细胞增多,表现为细胞肿胀、破碎[22]。

薏苡仁油的浓度在 0.4g/L、0.8g/L 和 1.6g/L 时可抑制急性 T 淋巴细胞白血病 Jurkat 细胞增殖并诱导细胞凋亡,并经线粒体膜电位 JC-1 法分析,结果显示薏苡仁油诱导 Jurkat 细胞的凋亡可能与降低癌细胞内的线粒体膜电位有关[23]。

薏苡仁油可抑制人肾颗粒细胞癌 GRC-1 细胞生长,当其作用 48 小时的 IC_{50} 为 1.931g/L。薏苡仁油在 0.5g/L 和 1.0g/L 的低浓度时还可诱导 GRC-1 细胞凋亡,其凋亡率分别为 31.30% 和 89.76%,而对照组的凋亡率仅为 1.02%,当其浓度继续提高,细胞凋亡率反而降低;当其浓度为 1.5g/L 和 2.0g/L 时细胞凋亡率分别为 8.00% 和 1.76%;当其浓度为 0.2g/L 时可显著提高 GRC-1 细胞对放射治疗的敏感性,使放射剂量由原先的 139cGy 降为 90cGy,增敏比达 1.54;当其浓度为 0.2g/L 时明显下调 GRC-1 细胞 Bcl-2 基因表达,上调 p53、增殖细胞核抗原和 Fas/Apo-1 基因表达,但不影响 FasL 基因表达[24-26]。

(3)薏苡仁有效部位的抗肿瘤作用:实验以加热的丙酮提取薏苡仁浸出物,用其对 ICR 系小鼠的腹水癌 S180 细胞株进行实验研究。结果表明,与对照组相比,从其中分离出来的酸性成分能延长小鼠存活期 163%[27]。实验发现薏苡仁乙醇提取液能抑制荷瘤小鼠 Ehrlich 腹水癌细胞的增殖,延长动物生存时间。之后的实验又证实,经乙醚脱脂的薏苡仁丙酮提取液有抑制小鼠 Ehrlich 腹水癌细胞的作用[28]。

通过体内外药理实验研究发现,薏苡仁甲醇提取物能够呈剂量和时间依赖性地抑制细胞周期素 A,从而诱导人肺癌 A549 细胞生长周期停滞于 G_1/S 期之间,100μg/ml 甲醇提取物的抑瘤率可达 55%~65%[29]。

人胰腺癌 Patu-8988 细胞经过 10μl/ml、20μl/ml 薏苡仁提取液作用 72 小时后,细胞的增殖能力明显下降,其作用呈剂量依赖性;透射电镜观察显示,凋亡早期主要是线粒体结构的改变,后期则出现典型的凋亡现象,如核固缩、染色质凝集靠近核膜和凋亡小体形成[30]。

薏苡仁麸的乙酸乙酯可溶部位抑制 1,2-二甲基肼诱导大鼠结肠癌发生作用最好,防止肿瘤发生前黏蛋白耗竭灶形成,下调 Ras 和 Ets2 癌基因,上调与细胞周期有关的 Wee1a 基因,抑制结肠 COX-2 蛋白表达,通过抑制慢性炎症,延迟癌发生[31]。

(4)薏苡仁联合用药的抗肿瘤作用:实验给荷肝癌 H22 小鼠腹腔注射薏苡仁水醇提取物 0.6g/kg,3 次重复实验的抑瘤率稳定在 35%~40%。与顺铂(1mg/kg)或丝裂霉素(2mg/kg)联用,抑瘤率分别提高 14.1%、17.4%($P<0.01$),表明薏苡仁有增强化疗药的抗肝癌作用[32]。

实验复制大鼠移植性肝癌模型。单用薏苡仁油与单用碘油肿瘤增殖率分别为 13.89%、14.05%,肿瘤生长抑制率分别为 38.10% 和 37.49%。单用薏苡仁油与单用碘油肿瘤增殖率分别为 13.89%、14.05%,肿瘤生长抑制率分别为 38.10% 和 37.49%。薏苡仁油+碘油组肿瘤增殖率和生长抑制率分别为 3.36%、85.03%,优于薏苡仁油组和碘油组($P<0.01$),但与丝裂霉素+碘油组之间无明显差异,生存时间亦较其他各组显著延长($P<0.01$ 或 $P<0.05$)[33]。

给移植 W256 肉瘤肝癌模型大鼠肝动脉灌注薏苡仁油 0.03g/d,对肝肿瘤生长的抑制率为 38.1%,荷瘤大鼠生命延长率为 27.4%,不影响荷瘤大鼠的血清丙氨酸转氨酶和天冬氨酸转氨酶水平[34]。

薏苡仁油与阿霉素联用可逆转人红白血病 K562/VCR 细胞对阿霉素的耐药性,当薏苡仁油的浓度为 0.15g/L、0.3g/L 和 0.6g/L 时可使阿霉素对 K562/VCR 的 IC_{50} 值(30mg/L)分别降至 0.705mg/L,0.664mg/L 和 0.555mg/L;当浓度为 0.25g/L、0.5g/L 和 1.0g/L 时的薏苡仁油与紫杉醇联用,可使紫杉醇对 K562/VCR 细胞的 IC_{50} 值(4.41mg/L)分别降至 1.69mg/L、0.55mg/L 和 0.52mg/L;当浓度为 0.25g/L 和 1.0g/L 时的薏苡仁油与多西他赛注射液联用,也可使多西他赛注射液对 K562/VCR 细胞的 IC_{50} 值(13.18mg/L)分别降至 4.60mg/L 和 2.16mg/L[35,36]。

2. 其他药理作用

(1)对中枢神经系统的影响:给小白鼠静脉注射薏苡素 100mg/kg,可减少小白鼠自发活动;给家兔静脉注射 20mg/kg 后,家兔脑电波振幅增大,频率变慢[37]。

实验给小鼠静脉注射薏苡仁油乳剂 6.25ml/kg、12.5ml/kg 和 25ml/kg,可剂量依赖性地减少扭体反应次数,但大剂量的扭体反应次数抑制率仅为 55.9%[38]。给乳腺瘤骨痛模型大鼠腹腔注射薏苡仁油乳剂 10ml/kg,显著减轻大鼠的触痛和负重痛,显示了薏苡仁抗癌性疼痛的作用[39]。

(2)对内脏系统的影响

1)对心血管系统的影响:薏苡仁能显著降低低密度脂蛋白和极低密度脂蛋白,表明薏苡仁对链霉素诱导的糖尿病大鼠血脂代谢有重要的调控作用[40]。薏苡仁醇提物可延长电刺激大鼠颈动脉血栓形成时间和凝血时间,具有抗血栓形成和抗血凝作用[41]。

2)对消化系统的影响:实验发现 15g 生药/kg 乙醇提取物组能明显减少番泻叶所致的大肠性腹泻次数,作用持续 3 小时[42]。实验表明薏苡仁有增加肠道有益菌数量和清除有害菌的清理肠道作用[43]。

(3)对内分泌系统的影响:薏苡仁多糖有显著降糖作用,实验结果表明其降血糖作用与给药途径及剂量有关[44]。其降糖作用可能是通过影响胰岛素受体后糖代谢的某些环节和抑制肝糖原分解、肌糖原酵解影响糖异生来实现的[45]。

(4)对免疫系统的影响:实验结果发现,薏苡仁多糖可显著提高免疫低下小鼠腹腔巨噬细胞的吞噬百分率和吞噬指数;促进溶血素及溶血空斑形成,促进淋巴细胞转化。薏苡仁水提液对机体免疫功能具有较好的增强作用,主要表现为体液免疫、细胞免疫和非特异免疫功能的改变[46]。

(5)抗骨质疏松作用:实验结果表明,薏苡仁有抑制大鼠骨质疏松的能力,表明薏苡仁可能是预防骨质疏松的有益健康食品[47]。

3. 毒性作用　灌胃染毒后,在 14 天的观察期内未见动物有任何中毒表现,无动物死亡,表明薏苡仁多糖对雌雄小鼠的经口 $LD_{50}>20g/kg$,相当于人体推荐量的 600 倍,按急性毒性剂量分级标准属实际无毒级物质。在 Ames 试验、小鼠骨髓嗜多染红细胞微核试验和小鼠精子畸形试验中均呈阴性反应,未显示有遗传毒性作用,表明薏苡仁多糖基本无毒性[48]。实验表明薏苡仁油灌胃给药小鼠无明显急性毒性,其对小鼠灌胃的最大给药量为 40ml/kg 或 32.8g/kg[49]。

【临床应用】

1. 治疗肿瘤

(1)薏苡仁酯治疗肿瘤:临床上 60 例Ⅳ期伴有远处转移的晚期鼻咽癌患者接受 PFB(顺铂＋氟尿嘧啶＋平阳霉素)方案化疗。随访 1 年的远期疗效:30 例加薏苡仁酯组中无瘤生存 5 例、病情稳定 20 例、恶化 3 例、死亡 2 例,明显优于 30 例化疗对照组的 0、16、7、7 例[50]。

检测 30 例 80 岁以上老年恶性肿瘤患者薏苡仁酯治疗前后外周血调节性 T 细胞(Treg)占总 CD_4^+T 细胞比例和血 IL-2 mRNA 变化。结果表明,肿瘤组外周 Treg 占总 CD_4^+T 细胞比例、血 IL-2 mRNA 水平均明显高于对照组($P<0.01$)。肿瘤组外周血 Treg 比例与血 IL-2 mRNA 水平呈正相关($r=0.921,P<0.01$)。肿瘤组在薏苡仁酯治疗 2 个周期后,外周血 Treg、IL-2 mRNA 水平较治疗前明显下降($P<0.01$)[51]。

(2)薏苡仁油治疗肿瘤:临床上给 105 例原发性肝癌患者静脉注射薏苡仁油与 51 例采用 PAF(顺铂＋阿霉素＋氟尿嘧啶)方案化疗对照组比较,癌灶缓解率(11.4%)稍高于对照组的 9.8%,两组之间无明显差异。薏苡仁油组的症状改善总有效率为 81.0%,明显高于 PAF 方案对照组的 25.5%,其中改善乏力(69.1%)、纳差(73.3%)、恶心(86.7%)、呕吐(71.4%)、腹胀(63.9%)、肝区疼痛(72.2%)和疼痛(76.7%)等症状的有效率明显高于 PAF 组[52]。

临床上给 30 例中晚期原发性肝癌患者中的 18 例静脉注射薏苡仁油。3 组癌灶缓解率分别为 16.7%(3/18 例)、37.5%(3/8 例)和 25.0%(1/4 例),总有效率为 23.3%。甲胎蛋白分别下降 61.1%、87.5%、75.0%,总有效率为 70.0%。患者肝功能好转,70.0%患者体质量增加,治疗前后血象、心和肾功能无明显变化。而低剂量静脉滴注薏苡仁油 10g,20 天一个疗程,共 2 个疗程,疗效并不比上述报告的差。癌灶缓解率为 26.5%(10/38 例),与肝动脉化疗栓塞对照组 25.0%(5/20 例)比无明显差异。但临床症状总有效率 76.3%(其中肝痛、腹胀、黄疸、腹水、神疲乏力、发热、纳差较治疗前明显改善)明显高于肝动脉化疗栓塞组[53]。

临床上 28 例原发性肝癌患者行肝动脉化疗栓塞治疗,其中 14 例在介入治疗 5 天后静脉注射薏苡仁油 20g,每日 1 次,10～20 天。两组各进行 20 例次介入治疗,治疗后红细胞、白细胞和血小板数均有明显下降,但加用薏苡仁油组平均 12.4 天血象恢复正常,明显短于对照组。第 15 天复查肝功能,加用薏苡仁油组 90%(18/20 例)例次肝功能恢复,明显高于对照组的 30%(6/20 例),癌胚抗原和糖类抗原指标下降例次均为 95%,明显高于对照组的 35%、40%,加用薏苡仁油组患者的中位生存期为 10 个月,而肝动脉化疗栓塞对照组为 4.5 个月[54]。

临床上在 69 例中晚期原发性肝癌患者行肝动脉化疗栓塞术中,23 例患者肝动脉灌注 9g薏苡仁油,再行 1g 薏苡仁油＋超液化碘油肝动脉栓塞;27 例肝动脉灌注 9g 薏苡仁油＋丝裂霉素＋顺铂,再行 1g 薏苡仁油＋阿霉素＋超液化碘油肝动脉栓塞;19 例肝动脉灌注丝裂霉素＋顺铂,再行阿霉素＋超液化碘油肝动脉栓塞,栓塞后 3 个月肿瘤缩小率分别为 30.2%、46.3%、31.5%,只有 27 例薏苡仁油联用化疗组术后肿瘤体积缩小有明显差异,提示薏苡仁油有增强化疗药抗肝癌作用[55]。

临床上将 198 例原发性肝癌患者(Ⅱ～Ⅲ期患者占 96.5%,无Ⅳ期患者)分成 2 组,其中 130 例肝动脉灌注薏苡仁油 10g,再采用 PAF 方案化疗,然后用碘油栓塞,介入前 3 天起均静脉注射薏苡仁油 10g,每天 1 次,共 20 天,介入后 6 周重复 1 次上述治疗。而 68 例化疗对照组不用薏苡仁油仅用 PAF 方案肝动脉灌注后碘油栓塞,6 周后重复 1 次。结果薏苡仁油组癌灶缓解率 69.2%,明显高于化疗栓塞对照组的 38.2%。薏苡仁油组症状改善总有效率为 82.3%,也明显高于对照组的 23.4%,其中乏力、纳差、恶心、呕吐、腹胀、肝区疼痛、疼痛等症状改善率明显高于对照组[56]。

12 例Ⅲ～Ⅳ期晚期胰腺癌,均已失去手术根治机会,静脉注射薏苡仁油 10g,每日一次×20 天,间隔 10 天重复,并联用生长抑素奥曲肽 0.1mg,皮下注射,一日两次,用至肿瘤有进展证据时停药。癌灶缓解率仅 1 例(8%),中位数生长期为 6 个月,有 1 例已存活 2 年。用药 2个月、4 个月的临床受益评价:疼痛缓解率为 58.3%(7/12),卡氏行为状况评分提高 20 分者占41.7%(5/12),体重增加者占 33.3%(4/12),75%(9/12)病人全身状况得以改善。治疗后病人的 T 淋巴细胞亚群 CD4 和 CD4/CD8 值明显提高[57]。薏苡仁油联合低剂量顺铂和氟尿嘧啶治疗 12 例晚期胰腺癌也获得类似结果:癌灶缓解率 16.7%(2/12),7 例疼痛减轻、行为状况评分提高和体重增加,临床受益率为 58.3%,治疗后 NK 细胞活性、CD3、CD4 和 CD4/CD8 值均较治疗前明显提高[58]。单独应用薏苡仁油的晚期胰腺癌病人的疼痛缓解率仅为 33.3%(5/15)。

31 例Ⅲ～Ⅳ期晚期食管癌对照组行放化疗方案治疗:化疗用亚叶酸钙＋氟尿嘧啶＋顺铂,化疗开始后 5～7 天开始放疗。33 例Ⅲ～Ⅳ期晚期食管癌治疗组:在对照组放化疗基础上加用薏苡仁油 10g,静脉滴注,每日一次×21 天,共 3 个疗程。加用薏苡仁油组癌灶缓解率为

51.5%（17/33），高于对照组的 41.9%（13/31），但无显著性差异，而卡氏生存质量提高和疼痛缓解例数百分率都明显高于放化疗对照组。薏苡仁油可显著对抗放化疗引起的病人外周血白细胞数和肝功能下降的毒副作用[59]。其他临床报道也出现类似结果[60]。

22 例胃癌（Ⅱ～Ⅲ期占 77.3%）术前选择性动脉灌注 5-氟尿嘧啶、丝裂霉素 C、顺铂化疗方案及薏苡仁油 20g 后，75% 以上病人的临床症状得到缓解[61]。也有报告，对入选的 114 例均已经过手术治疗且病理学确诊的患者，随机分组为实验组 57 例，即化疗联合薏苡仁油的应用；对照组 57 例，单纯应用化疗。总的有效率实验组 87%，明显高于对照组 69%，两组比较差异有显著性[62]。

43 例中，晚期胃癌或结直肠癌（其中行根治性手术 29 例，不能手术或复发 14 例）除接受化疗外还静脉滴注薏苡仁油 20g，每日一次，21 天。加用薏苡仁油组的癌灶缓解率为 35.7%（5/14）。而卡氏评分提高的例数和疼痛缓解例数百分率分别为 88.4%（38/43）和 83.7%（36/43）[63]。

50 例胃癌和结直肠癌病人手术前外周血 T 淋巴细胞亚群 CD3、CD4、CD4/CD8 值都明显低于正常人对照组，而血清可溶性白介素-2 受体显著高于正常人对照组。手术 3 周后病人（28 例）的 CD3、CD4、CD4/CD8 水平显著升高，而可溶性 IL-2 受体水平显著下降。22 例手术后 1 天开始静脉滴注薏苡仁油 10g，每日一次×20 天的病人，CD3、CD4、CD4/CD8 水平又明显高于单纯手术组，可溶性 IL-2 受体水平又明显低于单纯手术对照组，使这些免疫指标恢复接近正常人水平[64]。在大肠癌手术后病人中再次观察到薏苡仁油提高上述免疫功能作用[65]。单独应用薏苡仁油的晚期大肠癌病人的疼痛缓解率为 87.0%（20/23），使病人外周血 NK 细胞活性明显提高并持续在高水平状态[66]。

采用薏苡仁注射液对 52 例晚期癌症患者静脉用药或腔内用药；该药对肿瘤的部分缓解率为 23.1%；稳定率为 55.8%；镇痛有效率为 76.4%；治疗胸腔积液总有效率为 61.5%；在减轻痛苦、改善症状、提高生存质量上效果显著。该药既能抑杀癌细胞又能提高机体免疫力、保护骨髓造血功能，适用于晚期肿瘤患者的治疗[67]。

对 47 例ⅢA 期非小细胞肺癌患者薏苡仁提取液联合新辅助化疗，选择同期 45 例单用新辅助化疗的患者对照，结果薏苡仁提取液联合术前新辅助化疗的病例术后总引流液量、肺部感染发生率、需行药物治疗的心律失常发生率明显小于单用新辅助化疗的病例（$P<0.05$），单用新辅助化疗的病例中有 3 例术后死亡，提示薏苡仁提取液联合新辅助化疗可减少ⅢA 期非小细胞肺癌术后并发症发生率，降低术后死亡率[68]。

临床上将 60 例晚期非小细胞肺癌患者随机分为治疗组和对照组各 30 例，治疗组用注射用薏苡仁油＋NP（长春瑞滨＋顺铂）方案化疗；对照组单纯用 NP 方案化疗，2 组均治疗 2 个周期，治疗后观察 2 组的原发病灶、临床症状、生活质量、不良反应、免疫功能变化。结果表明治疗组有效率明显较对照组高，临床症状、生活质量、不良反应、免疫功能均具有显著性差异（$P<0.05$）[69]。

临床以 40 例Ⅱ～Ⅲ期鼻咽癌患者接受常规放疗，总辐射剂量为 70Gy。其中 20 例隔日静脉滴注薏苡仁油 10g，总剂量为 200g。其中薏苡仁油组的完全缓解率为 75%，单纯放疗组为 65%，两组之间无明显差异。两组的症状和体征改善也无明显差异，但薏苡仁油的加用明显提高了单纯放疗造成的白细胞数和 CD_4/CD_8 比值下降[70]。

临床上 62 例Ⅲ～Ⅳ期晚期鼻咽癌并伴有颈和锁骨上淋巴结转移患者接受常规放疗，其中 31 例在放疗开始时静脉滴注薏苡仁油 20g，每天 1 次、21 天为 1 个疗程，共 2 个疗程。结果加用薏苡仁组癌灶缓解率为 93.6%(29/31),稍高于单纯放疗组的 83.9%(26/31);但局部淋巴结放疗肿瘤消失剂量,薏苡仁组平均为 45.5Gy,明显低于单纯放疗组的 63.5Gy,说明薏苡仁油联合放疗可以加快肿瘤消失,减少放疗剂量。卡氏评分生存质量提高率为 71.0%(22/31)也明显高于单纯放疗组的 19.4%(6/31)。薏苡仁油的联用,明显对抗放疗对病人的不良反应,使恶心、呕吐(35.5%)、白细胞下降(16.1%)和口腔黏膜炎(45.2%)的不良反应发生率均减少一半左右[71,72]。

临床上给 32 例宫颈鳞癌患者在行根治切除术前 1 周静脉注射薏苡仁油 10g,每天 1 次,术后病理切片检查发现癌组织中 S100 蛋白阳性 Langerhans 细胞(抗原递呈细胞)数量明显高于 29 例不用薏苡仁油的对照组患者,且 Langerhans 细胞突触延伸至癌细胞之间,且与其密切接触并伴有更多的淋巴细胞浸润,呈现出激活癌组织局部免疫活性细胞的免疫杀伤作用[73]。

临床上给 21 例原发性乳腺癌患者连续 10 天静滴薏苡仁油 20g/天,临床部分缓解率为 28.6%(6/21)。癌细胞变性坏死呈片状或灶性分布,坏死癌细胞周围有大量淋巴细胞浸润并见不同程度的纤维组织增生[74]。

临床报道给 18 例晚期肾癌患者,分别静滴薏苡仁油 20g/d,20 天,共 2 疗程,其临床疗效缓解率为 77.78%(14/18),明显高于采用支持疗法对照组的 16.67%(3/18);患者体质量增加率、生命质量(卡氏评分)的升高率和症状的改善率分别为 66.70%、83.30%和 88.70%,均明显高于对照组的 11.1%、22.2%和 27.8%[75]。

2. 治疗其他疾病

(1)治疗慢性肾炎:运用自拟黄芪薏苡仁汤治疗慢性肾炎 34 例。治疗 3 个月后,总有效率 85.00%;中医证候积分较治疗前明显下降($P<0.01$),治疗后尿蛋白较治疗前显著减少($P<0.05$),尿血积分较治疗前明显降低($P<0.05$),治疗后患者血 BUN、Scr 及 TC、TG 水平较治疗前均下降,前后比较($P<0.05$)[76]。

(2)治疗痛经:应用参附四物薏苡仁汤治疗痛经 80 例,显效 89%。其用四物汤养血活血,化瘀调经,用丹参配四物汤倍增化瘀之力。香附行气化瘀止痛力强,重用薏苡仁健脾补虚,有治疗因虚致痛之举,且有气血双治之用[77]。

(3)治疗膝关节滑膜炎:临床上应用薏苡仁汤治疗膝关节滑膜炎与西医常规治疗进行比较,薏苡仁汤治疗组治愈率 88%,西医常规组治愈率 47%,两组治愈率有显著性差异($P<0.05$)[78]。

(4)治疗扁平疣:临床上用鲜生薏苡仁,成人每日 50~60g,儿童酌减,水煎服,同时取薏苡仁粗粉用食醋调和成糊状敷患处,治疗扁平疣 44 例,总有效率 96%。也有报道用祛疣汤加薏苡仁内服治疗扁平疣亦取得满意效果[79]。

参考文献

[1] 赵国平,戴慎,陈仁寿. 中药大辞典. 上海:上海科学技术出版社,2005:3724-3727.

[2] 温晓蓉. 薏苡仁化学成分及抗肿瘤活性研究进展. 辽宁中医药大学学报,2008,10(3):135-138.

[3] 韩苏夏,朱青,杜蓓茹,等. 薏苡仁酯诱导人宫颈癌 HeLa 细胞凋亡的实验研究. 肿瘤,2002,22(6):481-482.

[4] 姚庆华. 薏苡仁甘油三酯(康莱特)治疗晚期恶性肿瘤患者机制研究进展. 中国肿瘤临床,2012,39(16):1151-1154.

[5] 张明发,沈雅琴. 薏苡仁油抗头颈部癌的药理作用和临床应用研究进展. 现代药物与临床,2012,27(2):171-175.

[6] 陆蕴,张仲苗,章荣华.薏苡仁油抗肿瘤作用研究.中药药理与临床,1999,15(6):21-23.

[7] 尹蓓佩.薏苡仁提取物抗肿瘤药效学新评价及作用机理的研究.2011医学科学前沿论坛第十二届全国肿瘤药理与化疗学术会议,南京,2011,62.

[8] 尹蓓珮,严萍萍,刘畅,等.薏苡仁油注射液对人体肝癌SMMC-7721细胞株体外抗肿瘤作用及体制研究.现代肿瘤医学,2012,20(4):693-698.

[9] 王伟,金建光,秦兆寅.康莱特联合5-Fu治疗人胰腺癌PC-3裸鼠皮下移植瘤的实验研究.西安交通大学学报,2005,26(5):473-476.

[10] 蔡琼,许健,沃兴德.薏苡仁油对人胰腺癌BxPC-3细胞影响IL-18表达的体外实验研究.中医研究,2010,23(7):11-14.

[11] 李毓,胡笑克,熊带水,等.薏苡仁酯对人鼻咽癌细胞乏氧照射的增敏作用.中药新药与临床药理,2000,11(5):269-271.

[12] 邓丽.康莱特注射液对舌癌细胞株Tscca裸鼠抑制作用的研究.济宁医学院学报,2001,24(2):42-43.

[13] 肖立峰,张天虹,刘江涛,等.中药薏苡仁酯作用喉癌Hep-2细胞的体外研究.哈尔滨医科大学学报,2004,38(3):252-253.

[14] 郑世营,李德村,张志德,等.薏苡仁提取物诱导胃癌细胞SGC-7901凋亡和抑制增殖的体内实验.肿瘤,2000,20(6):460-461.

[15] 王敏,姜藻.薏苡仁酯抑制胃癌BGC-823细胞粘附、侵袭及迁移能力的研究.实用肿瘤杂志,2010,25(3):284-288.

[16] Shih C K,Chiang W C,Kuo M L. Effects of adlay on azoxymethane-induced colon carcinogenesis in rats. Food Chem Toxicol,2004,42(8):1339-1347.

[17] 严萍萍,尹蓓珮,刘畅,等.薏苡仁提取物注射液对人肺腺癌的抗肿瘤作用研究.世界临川药物,2012,33(9):533-538.

[18] 康敏,王仁生,刘文其,等.薏苡仁提取物体内抑制鼻咽癌细胞生长的作用研究.中国医药指南,2013,11(8):463-464.

[19] 董庆华,郑树,吕庆华.康莱特注射液对多药耐药人白血病细胞株作用的实验研究.实用肿瘤杂志,2002,17(1):24-26.

[20] 俞永莉,李季蓉.康莱特对HL-60细胞诱导分化的研究.实用癌症杂志,2004,19(3):274-275,289.

[21] 俞永莉,李季蓉.康莱特对阿霉素抑制HL-60细胞增效作用的研究.遵义医学院学报,2004,27(4):319-321.

[22] 何志洁,蔡伟波,刘仁涛,等.康莱特注射液对Raji细胞的增殖抑制与凋亡诱导作用.中国肿瘤临床,2001,28(8):593-594,598.

[23] 姚根宏,张国栋,栾建凤,等.薏苡仁诱导急性T淋巴细胞白细胞Jurkat细胞凋亡及其机制.中国实验血液学杂志,2009,17(4):879-882.

[24] 王俊杰,孙新臣,俞莉章,等.康莱特注射液诱发肾癌细胞凋亡和p53,bcl-2表达.中国肿瘤临床,1999,26(6):437-441.

[25] 王俊杰,俞莉章,申文江,等.薏苡仁提取物体外对肾癌细胞系放射敏感性的影响及作用机制探讨.癌症,1999,18(6):680-682,713.

[26] 王俊杰,孙新臣,申文江,等.薏苡仁注射液对肾癌细胞Fas/Apo-1,Fas L和PCNA表达的研究.中国肿瘤临床与康复,1999,6(5):34-36.

[27] 杨红亚,王兴红,彭谦.薏苡仁抗肿瘤活性研究进展.中草药,2007,38(8):附7-附9.

[28] Numata M,Yamamoto A,Moribayashi A,et al. Antitumor components isolated from the Chinese herbal medicine Coix lachrymaljobi. Planta Med,1994,60:356-359.

[29] Chang H C,Huang Y C,Huang W C. Anti proliferative and chemopreventive effects of adlay seed on lung cancer in vitro and in vivo. J Agric Food Chem,2003,51:3656-3660.

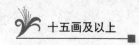

[30] 鲍英,夏璐,姜华,等.薏苡仁提取液对人胰腺癌细胞凋亡和超微结构的影响.胃肠病学,2005,10(2):75-78.

[31] Chung C P,Hsu N Y,Huang D W,et al. Ethyl acetate fraction of adlay bran ethanolic extract inhibits oncogene expression and sup-presses DMH-induced preneoplastic lesions of the colon in F344 rats through an anti-inflammatory pathway. J Agric Food Chem,2010,58(13):7616-7623.

[32] 李凤云,陈浩然.中药薏苡仁对化疗药物顺铂、丝裂霉素增效减毒的实验研究.中医药学报,2000,28(2):44-45.

[33] 黄珽,吴万垠,李勇,等.薏苡仁油注射液和超液化碘油介入治疗大鼠肝癌的研究.中华肝脏病杂志,2002,10(6):452-454.

[34] 黄挺,吴万垠,李勇,等.康莱特肝动脉灌注对移植性肝肿瘤大鼠肝功能的影响.中国现代应用药学杂志,2005,22(1):20-22.

[35] 张明发,沈雅琴.薏苡仁油抗白血病和肾病药理作用的研究近况.抗感染药学,2012,9(4):252-256.

[36] 董庆华,郑树,吕庆华.康莱特注射液对多药耐药人白血病细胞株作用的实验研究.实用肿瘤杂志,2002,17(1):24-26.

[37] 张明发,沈雅琴,朱自平,等.薏苡仁镇痛抗炎抗血栓形成作用的研究.第三军医大学学报,2000,22(6):578-582.

[38] 张明发,沈雅琴.薏苡仁药理研究进展.上海医药,2007,28(8):360-363.

[39] 谭煌英,高福云,崔建,等.康莱特注射液对瘤症痛行为和肿瘤生长的影响.中国中医药信息杂志,2006,13(1):39-41.

[40] Yeh P H,Chiang W,Chiang M T. Effects of dehulled adlay on plasma glucose and lipid concentrations in streptozotocin-induced diabetic rats fed a dietenriched in cholesterol. Vitam Nutr Res,2006,76(5):299-305.

[41] 秦雪莲,谢秋元.薏苡仁提取物的药理研究及应用概况.2004年中国西部药学论坛,南宁,2004:163-165.

[42] 张明发,沈雅琴,朱自平,等.薏苡仁的消化系统药理研究.基层中药杂志,1995,22(4):36-35.

[43] Chiang W,Cheng C Y,Chiang M T,et al. Effects dehulled adlay on the culture count of some microbiota and their metabolism in the gastrointestinal tract of rats. J Agric Food Chem,2000,48(3):827-832.

[44] 徐梓辉,周世文,黄林清,等.薏苡仁多糖的分离提取及其降血糖作用的研究.第三军大学导报,2000,22(6):578.

[45] 赵素霞,程再兴,李连珍,等.薏苡仁药理研究新进展.河南中医,2004,24(2):83-84.

[46] 苗明三.薏苡仁多糖对环磷酰胺致免疫抑制小鼠免疫功能的影响.中医药学报,2002,30(5):49-51.

[47] Yang R S,Chiang W,Lu Y H,et al. Evaluation of osteoporos is prevention by adlay using a tissue culture model. ClinNutr,2008,17(1):143-146.

[48] 肖志勇.薏苡仁多糖急性毒性及遗传毒性试验研究.中南药学,2009,7(9):678-681.

[49] 陶小军,徐志立,雷雪霏,等.薏苡仁油急性毒性和刺激性实验研究.辽宁中医药大学学报,2013,15(3):39-40.

[50] 王卫东,孙苏平,王向东.康莱特对晚期鼻咽癌放疗疗效的影响.肿瘤防治杂志,2003,10(6):635-637.

[51] 尹震宇,郭美姿,陈晓琳,等.薏苡仁酯对高龄恶性肿瘤患者Treg细胞的影响.江苏医药,2012,38(4):405-408.

[52] 李学,吴晓秀,李佩文,等.康莱特注射液治疗原发性肝癌的临床研究.中国肿瘤临床,1999,26(6):475-476.

[53] 胡水华,王伟炳.康莱特治疗中晚期原发性肝癌30例.齐鲁肿瘤杂志,1999,6(2):157.

[54] 官纯寿,易屏,刘艳娟,等.薏苡仁注射液治疗原发性肝癌的研究.中国中西医结合消化杂志,2001,9(6):355-356.

[55] 史周印,李天晓,王秋萍,等.薏苡仁注射液在中晚期肝癌化疗栓塞中的应用研究.肿瘤,2001,21(3):

233-234.

[56] 张明发,沈雅琴.薏苡仁油抗肝癌的药理作用及临床应用.现代药物与临床,2010,25(6):422-425.

[57] 缪建华,陈暑波,孙银萍.康莱特联合生长抑素在治疗胰腺癌中的应用.临床肿瘤学杂志,2002,7(4):297-298.

[58] 李青山,高旭红,刘兰芳.薏苡仁注射液联合低剂量顺铂和5-氟尿嘧啶治疗晚期胰腺癌的临床观察.肿瘤,2004,24(2):184-185,191.

[59] 赵光日,陈永东,李洪胜,等.康莱特注射液联合放化疗治疗晚期食管癌的疗效观察.中国新药与临床杂志,2005,16(1):71-72.

[60] 兰立群,唐晓玲,耿蕾.薏苡仁油乳剂辅助治疗晚期食管癌的临床观察.实用中西医结合临床,2009,9(5):29-30.

[61] 叶再元,张勤,潘智敏,等.胃癌术前选择性动脉灌注化疗和康莱特对T淋巴细胞亚群的影响.浙江中医学院学报,1998,22(5):27.

[62] 姜祖光,史周印,张德燕.康莱特注射液联合化疗治疗胃癌的疗效观察.肿瘤防治杂志,2002,9(6):640-641.

[63] 罗开元,杨国凯,杨镛,等.薏苡仁注射液治疗胃肠肿瘤的临床研究.肿瘤,2003,23(4):346.

[64] 冉江华,郭群,王曦,等.康莱特注射液对胃肠道恶性肿瘤患者免疫功能的影响.实用肿瘤杂志,1999,14(5):314-315.

[65] 冉江华,张家骅,王曦,等.康莱特对大肠癌患者术后免疫功能的影响.中国肿瘤临床与康复,1999,6(2):20-21.

[66] 候冰宗,李绵,刘洪基,等.康莱特注射液对晚期大肠癌患者NK细胞活性、SIL-2R、TNF-α影响的研究.实用肿瘤杂志,1999,14(6):382-383.

[67] 郭施勉,杨瑞琴,孙晓.薏苡仁治疗晚期消化系恶性肿瘤52例疗效观察.肿瘤,2001,21(2):152-153.

[68] 陈永东,王远东,邵中夫.康莱特联合新辅助化疗对OA期非小细胞肺癌术后并发症的临床观察.现代肿瘤医学,2004,12(4):326.

[69] 王成,韩雨.注射用薏苡仁油联合化疗晚期非小细胞肺癌的临床研究.癌症进展杂志,2009,7(2):217-220.

[70] 张闻,李常国,张旗军.薏苡仁酯对荷瘤小鼠Na$^+$,K$^+$-ATPase活性的影响.黑龙江医药,2000,13(2):89-91.

[71] 许炳育,张鸿未.康莱特注射液与放疗合并治疗鼻咽癌临床观察.实用肿瘤杂志,1998,13(4):238-240.

[72] 魏哲辉,王卫东.康莱特在晚期鼻咽癌围放疗期作用临床分析.徐州医学院学报,2003,23(5):445-447.

[73] 高凤兰.薏苡仁提取物对围手术期宫颈癌组织Langerhans细胞的影响.时珍国医国药,2008,19(3):553-554.

[74] 张明发,沈雅琴.薏苡仁的生殖系统和抗性器官肿瘤药理作用研究进展.现代药物与临床,2012,27(3):309-312.

[75] 王丽茹,张晨瑶,刘立君.康莱特治疗晚期肾癌的疗效观察.肿瘤防治杂志,2002,9(3):325.

[76] 马海燕.黄芪薏苡仁汤治疗慢性肾炎34例临床观察.实用中医内科杂志,2011,25(9):63-65.

[77] 王贻芳,诸爱玲.参附四物薏苡仁汤加脐疗治疗痛经80例.中国中医药信息杂志,2001,8(6):68.

[78] 王玉萍.薏苡仁汤治疗膝关节滑膜炎90例-附西医常规疗法治疗30例对照.浙江中医杂志,2005,40(4):165.

[79] 张启华.薏苡仁药理作用及临床应用研究进展.实用中医药杂志,2006,22(8):517-518.

212. 壁 虎

【来源】壁虎科壁虎属动物无蹼壁虎 *Gekko swinhonis* Güenther、多疣壁虎 *G. japonicus*

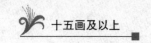

(Dumeril et Bibron)、蹼趾壁虎 *G. subpalmatus* Güenther 等的全体。

【性味与归经】咸、寒。小毒。归肝经。

【功能与主治】祛风定惊，解毒散结。主治中风惊痫，历节风痛，破伤风，痈疮，瘰疬，疠风，风癣，噎膈。治疗肝癌、食管癌、胃癌、胰腺癌、肺癌、乳腺癌等。

【化学成分】壁虎含脂肪油、氨基酸，无机元素(以钠为主，其次是钾、磷、钙、镁、铁、硅、铝、钛、铬、锰、铅、钡、铜、锆、银、锡等元素)。多疣壁虎含铝、铁、钙、镁、钡、铍、镉、钴、铬、铜、锰、镍、铅、磷、锶、锌、锆 17 种元素。

无蹼壁虎中含有甘氨酸、谷氨酸、脯氨酸、丙氨酸、天门冬氨酸、精氨酸、丝氨酸、苯丙氨酸、亮氨酸、赖氨酸、缬氨酸、苏氨酸、异亮氨酸、组氨酸、酪氨酸、胱氨酸、甲硫氨酸 17 种氨基酸[1]。尿嘧啶核苷(uridine)、脱氧胸苷(thymidine)、次黄苷(hypoxanthine riboside)、L-苯丙氨酸(L-phenylalanine)、5α-胆甾-3,6-二酮(5α-cholest-3,6-dione)、胆甾醇(cholestero)、1-O-十六烷酸单甘油酯(1-O-hexadecanolenin)、硬脂酸(octadecanoic acid)。也含有维生素 C、维生素 D、锌含量高达 13.77ppm，此外还有脂肪、水分、灰分、粗纤维、粗蛋白、胡萝卜素等[1]。

【药理作用】

1. 抗肿瘤作用

(1)壁虎总成分的抗肿瘤作用

1)守宫硫酸多糖的抗肿瘤作用：Wu X Z 等首次在国内成功地从壁虎中分离提取出了抗肿瘤活性成分守宫硫酸多糖[2]，研究发现，其体外有较强的诱导细胞分化的作用[3,4]。守宫硫酸多糖不同剂量组均可抑制肝癌 H22 细胞的增殖($P<0.05$)，抑制率最高为 79.1％，远远高于西药 48.7％的抑瘤率[5]。随着处理组守宫硫酸多糖的浓度升高，肝癌 SMMC-7721 细胞的增殖明显受到抑制；守宫硫酸多糖可以增加培养上清液中白蛋白的分泌量，降低甲胎蛋白的分泌量。显微镜下发现加入守宫硫酸多糖后细胞形态由圆形变为纺锤形。守宫硫酸多糖对上清液分泌的血管内皮生长因子无影响，但使得转化生长因子增加[6]。

实验将人肝癌 BEL-7402 细胞、人肝癌 L-02 细胞及人早幼粒白血病 HL-60 细胞置于 10％小牛血清的 RPMI-1640 培养基中培养。结果发现守宫硫酸多糖可显著抑制 BEL-7402 细胞的生长，但不抑制 HL-60 细胞与 L-02 细胞的增殖[7]。

2)壁虎冻干粉的抗肿瘤作用：鲜壁虎冻干粉可显著抑制荷实体性肝癌 H22 小鼠肿瘤的生长，减小肿瘤的体积，延长生存期，并可降低肿瘤组织血管内皮生长因子、碱性成纤维细胞因子蛋白的表达，使肿瘤组织内微血管密度下降[8]。鲜壁虎冻干粉和炮制品对小鼠肝癌 H22 细胞的 IC_{50} 分别为 8.53mg/ml、6.42mg/ml，鲜壁虎冻干粉组的中、高剂量组胸腺指数和低剂量组脾指数高于阳性对照组[9]。

实验应用壁虎冻干粉喂饲接种结肠癌 Colon 26 细胞的 BALB/c 荷瘤小鼠，发现壁虎冻干粉可明显抑制荷瘤小鼠肿瘤生长，肿瘤抑制率为 60.1％；实验组小鼠肿瘤组织内新生血管密度及新生淋巴管密度均较对照组降低[10]。

含鲜壁虎血清在体外可诱导大鼠脑 C6 胶质瘤细胞凋亡；鲜壁虎组与空白组相比，细胞内的 Bcl-2 表达无明显变化，Bax 表达升高[11]。也有实验发现经 50mg/L 鲜壁虎冻干粉处理的大鼠脑胶质瘤 C6 细胞，增殖能力降低；5mg/L、30mg/L、50mg/L 鲜壁虎冻干粉均可以使 C6 细胞显示出明显的凋亡特征，出现 DNA 断裂现象，有浓度与时间依赖性。鲜壁虎冻干粉在体外能诱导 C6 胶质瘤细胞凋亡，抑制细胞增殖[12]。

实验研究了壁虎冻干粉对移植性小鼠 S180 肉瘤模型的影响。将 80 只小鼠随机分为模型组、西药组,干、鲜壁虎低、中、高组。用不同浓度的干、鲜壁虎冻干粉灌服荷瘤小鼠 10 天后,分别计算抑瘤率、胸腺系数和脾脏指数。结果发现,干、鲜壁虎低、中、高 3 个剂量组的抑瘤率分别为 31.4%、50.8%、37.7% 和 14.8%、19.1%、54.7%,且均不同程度地提高了荷瘤小鼠的胸腺质量和胸腺指数。8 组小鼠的脾脏质量及脾脏指数无显著性差异($P>0.05$)[13]。

3)壁虎脂质体的抗肿瘤作用:实验用中药无蹼壁虎提取分离得到抗肿瘤活性成分,制作成卵磷脂脂质体。建立兔 VX2 肝移植瘤模型,12 天后肿瘤生长至 0.5~1.5cm。将 16 只荷瘤兔随机分为活性成分组和生理盐水组,分别经耳缘静脉注射壁虎活性成分 0.3mg/kg 和 0.9%生理盐水 10ml/kg,每天 1 次,持续用药 12 天。于用药前 1 天及用药后第 3 天、7 天、12 天行 MRI 检查,测量肿瘤体积并观察 T1WI、T2WI 的信号特征,用药第 12 天后进行病理学检查。结果发现,活性成分组于用药第 3 天肿瘤组织内信号开始不均匀,出现片状长 T1、长 T2 信号;而生理盐水组肿瘤组织信号仍均匀,无明显的长 T1、长 T2 信号。用药第 7 天,生理盐水组肿瘤内部也可见长 T1、长 T2 信号。用药第 7 天、12 天 MRI 测量肿瘤体积,活性成分组与生理盐水组相比有统计学意义($P<0.05$)。用药 12 天 MRI 和病理测量的肿瘤体积分别为 $(4.74\pm1.67)cm^3$ 和 $(5.48\pm1.09)cm^3$,差异无统计学意义,但具有较高相关性[14]。

实验结果发现,从壁虎提取得到的成分对鼠结肠癌 CT-26 肿瘤细胞生长有良好的抑制作用且与时间和剂量呈相关性;体外抑制肿瘤实验,抑制率最高可达 45.50%;体内抑制肿瘤实验,肿瘤抑制率为 67.24%[15]。

4)壁虎提取液的抗肿瘤作用:壁虎内脏提取液高剂量可显著抑制肝癌 H22 细胞的增殖,抑制率为 61.6%,与其他部位的提取液相比有显著差异($P<0.01$)。体内抑瘤实验,氟尿嘧啶组的抑瘤率为 65.3%,内脏低剂量和高剂量组的抑瘤率为 8.4% 和 16.8%,去内脏为 26.3% 和 42.1%,全壁虎为 31.6% 和 52.1%[16]。

5)壁虎血清药理学的抗肿瘤作用:体外实验应用血清药理学,MTT 法测定含干壁虎血清对食管癌 EC-9706 和食管癌 EC-1 细胞系生长的抑制作用。结果发现,干壁虎体外可抑制食管癌细胞的生长,体内可抑制小鼠肉瘤 S180 生长,对免疫系统无影响;可降低肿瘤组织血管内皮生长因子、碱性成纤维细胞生长因子的蛋白表达,诱导肿瘤细胞凋亡[17]。

6)壁虎多肽的抗肿瘤作用:经 MTT 实验证明壁虎对消化道癌细胞的增殖有抑制作用,对人肝癌 HepG-2 细胞、人胃癌 MGC-803、人食管癌 EC-109 细胞三种细胞的 IC_{50} 分别为 1.2mg/ml、1.4mg/ml 和 1.6mg/ml[18]。腹腔注射壁虎粗多肽高剂量组、中剂量组与低剂量组(80mg/kg、40mg/kg、20mg/kg)对小鼠 H22 移植肿瘤具有显著的抑制作用,与模型组比较,平均瘤重均显著降低($P<0.05$),抑瘤率分别为 65.9%、57.7% 和 44.5%,呈剂量依赖性。壁虎粗多肽高剂量可不同程度地升高 H22 小鼠的白细胞数和胸腺指数、脾脏指数($P<0.05$)[19]。实验将干壁虎细粉匀浆后使用胃蛋白酶、胰蛋白酶、仿生物酶酶解液得到相对分子质量<3000 的小肽进行抗肿瘤研究,发现小分子肽对 S180 肉瘤和 H22 肝癌的抑制率明显高于原粉与水煎煮液[20]。

实验结果表明,无蹼壁虎抗肿瘤活性成分可明显抑制人肝癌 HepG-2 细胞的增殖、迁移和侵袭能力,呈浓度依赖性;Hoechst 33342、TUNEL 染色及流式细胞术结果显示,无蹼壁虎抗肿瘤活性成分可诱导细胞发生早期凋亡,阻滞 HepG-2 细胞从 S 期进入 G_2 期[21]。

随着浓度增加,壁虎活性单体对肺腺癌 SPC 细胞的抑制作用增强,1mg/ml 时抑瘤率最高,铁浓度 $25\mu g/ml$ 时 RGD-USPIO 探针对 SPC 细胞活性无明显影响。对照组 SPC 细胞内可见较多蓝染颗粒,实验组 SPC 细胞内未见明显的蓝染颗粒。T2WI 中,实验组的 SNR 较对

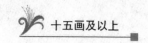

照组明显增高($P<0.01$),表明其可能通过抑制整合素配体-受体结合而发挥抗肿瘤作用[22]。

(2)壁虎有效部位的抗肿瘤作用:壁虎醇提物可抑制小鼠肉瘤 S180 生长,壁虎醇提物对免疫器官无影响,而环磷酰胺组胸腺指数、脾脏指数与阴性对照组相比有明显的统计学差异($P<0.05$);免疫组化法显示环磷酰胺组、壁虎醇提物组与生理盐水组相比血管内皮生长因子蛋白的表达明显减少[23]。

6~8g/L 壁虎醇提物作用于细胞 24 小时、48 小时、72 小时后能够明显抑制人食管鳞癌 EC-7906 细胞株的生长($P<0.01$),抑制作用呈现剂量和时间依赖性。不同剂量的壁虎醇提物(0.6g/kg、1.2g/kg、2.4g/kg)均可抑制 S180 肉瘤在昆明小鼠体内生长,抑瘤率分别为 44.88%、63.94%、69.53%[24]。

(3)壁虎联合用药的抗肿瘤作用:壁虎醇提物各组联用环磷酰胺与单用环磷酰胺组相比,可不同程度地升高荷瘤小鼠的白细胞数($P<0.01$)和胸腺指数、脾指数($P<0.05$)[25]。鲜壁虎水提物体外有抑制肿瘤细胞生长的作用,醇提物有促进细胞增殖的趋势。鲜壁虎水提物、醇提物体内均有抗肿瘤活性,水提物抑瘤率高于醇提物[26]。

(4)壁虎复方的抗肿瘤作用:壁虎粉、藤梨根及其复方壁虎藤梨根均对肝癌细胞表现出一定的生长抑制作用,在相同条件下,复方壁虎藤梨根的抑制效果均优于单独的壁虎粉和藤梨根。在体内的抗肿瘤药效评价中,复方壁虎藤梨根能有效抑制肿瘤生长,瘤重与肿瘤对照组比较明显降低($P<0.05$),肿瘤抑制率可达 37.9%,且对荷瘤小鼠体重无任何影响[27]。金龙胶囊各浓度组作用 24 小时后肝癌 MHCC-97H 细胞的黏附率明显下降,两者之间存在着剂量效应相关性,细胞黏附率随金龙胶囊浓度的增加而下降[28]。

实验利用 Solt-Farber 的 DEN 诱导肝癌癌前病变短期动物模型。结果表明,不同剂量南方壁虎实验组 γ-GT 阳性灶的数量、面积均小于 DEN 对照组,其中低剂量组显示差异有统计学意义($P<0.05$)。各组肝组织均表达 Ki-67、EGFR 和 ErbB4。Ki-67 在低剂量组中的阳性和强阳性表达率(20.0%)与阳性对照组(73.3%)差异有统计学意义($P<0.05$);EGFR 在高剂量和低剂量的阳性和强阳性表达率分别为 22.2%和 10.0%,与阳性对照组(40.0%)差异有统计学意义($P<0.05$);ErbB4 不同剂量组的表达均高于阳性对照组,差异无统计学意义($P>0.05$)[29]。

治疗前各组裸鼠人胃癌 MKN-45 细胞肿瘤体积无明显差异($P>0.05$)。治疗结束后,复方守宫散各组及 5-FU 组肿瘤体积及重量小于生理盐水组($P<0.05$),而且复方守宫散对肿瘤生长的抑制作用呈现剂量依赖性,5-FU 的抑瘤效果强于中、高剂量复方守宫散($P<0.05$)[30]。

实验运用 MTT 比色法检测,结果显示金龙胶囊具有良好的抑制人胰腺癌 BXPC-3 增殖的作用。其阻滞细胞周期 S、G_2/M 期,影响细胞周期的正常转化;降低钙结合蛋白 S100A4 等途径抑制细胞增殖。促进凋亡的作用机制可能与调高了促凋亡蛋白 BNIP3,降低了抗凋亡蛋白 Bcl-2 的表达有关[31]。

脑瘤克胶囊 2.7g/kg 剂量组可明显延缓 Lewis 肿瘤小鼠肿瘤生长速度,使得瘤重减轻。脑瘤克胶囊 1.35g/kg、0.68g/kg 剂量组可明显降低大鼠移植瘤 W256 的全血黏度值、血浆黏度值、血细胞比容、红细胞最大聚集指数,表明脑瘤克胶囊具有一定的抗肿瘤和抑制转移灶的作用和较好的活血化瘀作用[32]。

实验利用基因芯片技术取得金龙胶囊干预后裸鼠脑肿瘤组织的差异基因表达谱,采用网络药理学和系统生物学的分析方法,进行整体性、系统性分析。结果发现,基因芯片检测发现了 96 个差异基因(ratio>2)。网络药理学和系统生物学分析结果显示,差异基因涉及多个生物学过程、分子功能、细胞组件和信号通路,与肿瘤发生、发展关系密切。其所预测疾病的前10位中,7种为肿瘤,其中前3位为神经系统肿瘤,分别是恶性胶质细胞瘤、星形细胞瘤以及其他神经系统相关肿瘤[33]。

2. 其他药理作用

(1)对心血管系统的影响:对含壁虎的复方(由壁虎和水蛭组成)以及壁虎的醇提物进行电刺激大鼠颈总动脉后,可降低远端皮温下降幅度,说明该复方和壁虎均有不同程度的抗血栓形成作用,应用血流计检测患侧的组织,血流量说明该药可改善动脉血栓形成后组织的血液供应[34]。对麻醉兔、猫、犬静脉注射蹼趾壁虎的醇提物的水溶液,血压都有不同程度下降,停药后恢复正常[35]。

(2)对呼吸系统的影响:壁虎的平喘作用跟其含高量的锌有关,锌是机体免疫调节的必需成分,它通过浓度依赖的方式抑制白三烯 B4 受体的生成和活化,减少炎症介质的释放,从而促进肺组织中嗜酸性粒细胞凋亡减轻气道炎症及哮喘症状[36]。

壁虎粉对哮喘动物模型具有平喘作用,药效与平喘药氨茶碱相当。壁虎粉的平喘作用可能是通过类似与纤溶酶和纤溶酶原激活剂对气道重建上皮下纤维化的潜在抑制或逆转而产生的[37]。

(3)抗骨质疏松作用:实验表明壁虎提取物具有增强骨强度的作用;而且预防用药组骨密度值多项检测指标优于治疗组大鼠的趋势,表明预防用药能加强机体的代偿功能,预防骨质疏松的发生[38]。

3. 毒性作用 实验研究壁虎用药的安全性及其对环磷酰胺化疗 S180 荷瘤小鼠的增效作用。实验结果表明,最大给药量测定过程中,7 天内各组小鼠均健康存活,未见明显异常表现,结果显示壁虎最大给药量经体表面积换算是人临床用量的 108 倍[39]。

【临床应用】

1. 治疗肿瘤

(1)治疗肝癌:用复方蟾龙丸(蟾酥、壁虎、儿茶等)治疗原发性肝癌患者 137 例,有效率为 48.2%;49 例临观察结果显示,生存半年以上 30 例,1～2 年以上 15 例,部分患者的甲胎蛋白(α-fetoprotein,AFP)经治疗后转阴[40]。

临床研究将 36 例确诊的原发性肝癌初治患者随机分组。临床研究表明综合组患者肝区疼痛、发热、纳呆及黄疸主症改善的总有效率分别达 78.57%、84.62%、75%、85.71%,抗肝癌有效率为 68.75%,AFP 下降率达 60%,改善了生化指标、免疫指标、生活质量以及恶心呕吐、血清 ALT 升高、白细胞(leukocyte,white blood cell,WBC)降低的毒副反应情况均优于对照组[41]。

临床将 57 例晚期肝癌患者随机分为两组:治疗组 29 例,给予沙利度胺 100mg/d,每晚顿服,一周后无不适增加至 200mg/d,并以每天 200mg/d 为维持剂量,同时复方守宫散 5g 每日三次,疗程 2 月。对照组 28 例,对症处理。结果发现,卡氏(Karnofsky,KPS)评分的改善率分别为 51.72% 和 14.29%(P<0.01),治疗组及对照组食欲改善率分别为 65.52% 和 14.29%,睡眠状况改善率为 82.76% 和 14.29%,体重增加率为 62.07% 和 10.71%。表明沙利度胺联合复方守宫散对晚期肝癌患者能够提高生存质量[42]。

通过健脾化瘀法的治疗,56 例肝癌晚期患者没有完全缓解病例,部分缓解 5 例,稳定 44 例,疾病进展 7 例,总有效率为 8.9%,疾病控制率为 82.1%,AFP 下降超过 20% 占 23.2%,稳定者占 57.1%。通过中药治疗患者临床症状明显好转,治疗前患者总积分平均为 22.68±

4.27,治疗后总积分平均值为 15.98±5.27。卡式评分改善患者为 41 例,稳定者 9 例,总有效率为 89.3%。表明患者通过中药治疗,减轻症状,提高了生活质量[43]。

取活壁虎 1 只,烘黄研末温开水冲服,每日 1 只,同时加用壁虎酒,用于治疗肝脏转移癌 1 例,服药 3 天后疼痛明显减轻,精神好转,食欲增加,1 个月后疼痛完全消失,B 超显示肝脏体积及肿块明显缩小,且服药期间未见不良反应[44]。临床上用华虎内功汤及敷消癌散治疗原发性肝癌 118 例总有效率为 95.76%。经观察瘤块消失时间最长者用药 150 天,最短者用药 60 天,平均用药 105 天[45]。

(2)治疗食管癌、胃癌:每天用壁虎 1.2g,研细末分 2 次吞服,配以硼砂、槟榔、丁香、荞麦面适量按照一定的制作方法,制成治疗食管癌的验方,患者服用 2 个月后临床症状消失[46]。临床用复方壁虎散来治疗中晚期食管癌 105 例,临床观察证明,口服此复方壁虎散,结合放疗能迅速缓解食管癌患者吞咽困难的症状[47]。也有用昭黄散来治疗胃癌,通过对 72 例中晚期胃癌的临床观察,结果显示,该药近期有效率为 33.3%,与化疗组相近,而在防止肿瘤进展,提高生存质量,延长生存期方面均明显优于化疗组,并且其毒副作用较化疗组轻[48]。

用抗癌通道丸治疗晚期食管癌食管梗阻 42 例,可显著改善梗阻症状,延长患者的生存期[49]。壁虎酒治疗中晚期食管癌 1 例,随访 9 年未复发,说明壁虎酒有一定的远期疗效。用天龙酒治疗食管癌贲门癌 143 例,患者服用后进食效果改善明显。用壁虎酒,治疗 42 例食管癌患者,治愈率达到 31%,总有效率为 93%[50]。

将 42 例晚期消化道恶性肿瘤患者随机分为治疗组和对照组。治疗组胃癌 7 例,肠癌 6 例,食管癌 8 例;对照组胃癌 6 例,肠癌 6 例,食管癌 9 例。治疗组用对症处理及中药复方守宫散联合治疗,与单纯对症处理组进行对照。治疗组上升的幅度均比对照组大($P<0.05$);在疼痛、疲乏、食欲丧失这些症状方面,治疗组治疗后评分上升幅度(差值)亦较对照组大(均 $P<0.05$)[51]。

临床将 40 例消化道恶性肿瘤患者随机分为治疗组和对照组。治疗组为胃癌 11 例,大肠癌 5 例,食管癌 3 例,胰腺癌 1 例,采用中药复方守宫散联合全身化疗;对照组为胃癌 8 例,食管癌 4 例,大肠癌 6 例,胰腺癌 2 例,采用单纯化疗进行治疗。治疗 2 疗程后,治疗组近期有效率为 45%,对照组为 35%,无显著性差异($P>0.05$)。患者躯体功能和整体生活质量评分均值显著增加($P<0.05$);全身症状(乏力和食欲不振)及疾病相关症状(气促、疼痛和便秘)的评分均值显著降低($P<0.05$);治疗后乏力、食欲不振、疼痛有效率均超过 50%。表明治疗组疗法对中晚期消化道恶性肿瘤患者有改善临床症状及提高生活质量的作用[52]。

(3)治疗肺癌:邓老金福安汤全面兼顾肺癌"痰、瘀、虚"的临床特征,健脾益气以扶正,化痰祛瘀以祛邪,在扶正固本的基础上,酌情选用具有活血化瘀、散结抗癌作用的中药,治疗中晚期非小细胞肺癌。其临床观察结果显示,能改善中晚期患者的主要临床症状,提高患者免疫力,降低血液稠度,改善微循环,配合化疗时可减轻化疗毒副反应,改善生存质量[53]。

临床上运用以壁虎为君药的方剂,治疗晚期肺癌 27 例,结果,显效 2 例,好转 15 例,无效 10 例。另有采用中西医结合治疗原发性肺癌晚期患者 14 例,方用壁虎粉、蜈蚣粉、地鳖虫粉混合吞服,配合消肿解毒、化瘀软坚的中草药,联合化疗治疗,总有效率为 64.3%,其中显效 1 例,良效 4 例,有效 4 例,无效 5 例[40]。

选择各种恶性肿瘤确诊病例 62 例。结果:治疗组完全缓解 6 例,部分缓解 8 例,无变化 10 例,进展 8 例,总有效率为 43.75%;治疗组治疗后血清肿瘤相关物质群(tumor supplied group of factors,TSGF)为(27.12±7.87)U/ml;治疗组各时间段生存率优于对照组($P<$

0.05 或 $P<0.01$）[54]。

临床共观察 70 例恶性肿瘤，随机分为治疗组和对照组各 35 例。癌灶疗效：根据 WHO 癌灶疗效评定标准，治疗组完全缓解 2 例，部分缓解 2 例，稳定 24 例，恶化 7 例，总缓解率为 11.43%，癌灶稳定率为 80%。证候疗效：治疗组显效 10 例，有效 18 例，无效 7 例，总有效率为 80.0%。生存质量疗效：采用 KPS 评分标准评定。治疗组上升率为 17.1%，下降率为 5.7%[55]。

（4）治疗颈部肿瘤：临床以痰瘀并化、软坚散结之法，将全蝎与壁虎配对，结合现代药理研究进行辨证选药，治疗颈部肿瘤如甲状腺肿瘤、咽后壁鳞状上皮乳头状瘤、舌根部恶性淋巴瘤各 1 例，获得良效[56]。

（5）治疗乳腺纤维瘤：采用乳舒胶囊治疗乳腺纤维瘤 117 例，总有效率 97.4%[57]。

（6）治疗癌症呃逆：用平呃益胃茶丸每天 2 丸内服，治疗癌症呃逆 58 例。临床治疗结果显示：45 例完全控制，无复发；11 例用药时得到控制，停药后呃逆复发，但再服上药仍有效；2 例无效。总有效率 96.5%[58]。

2. 治疗其他疾病

（1）治疗神经衰弱：用药后患者睡眠可明显改善，食欲增加[40]。

（2）治疗动脉硬化闭塞和血栓闭塞性脉管炎：采用溶栓汤治疗下肢动脉硬化闭塞症 165 例。结果，治愈 98 例、好转 54 例、未愈 13 例。总有效率为 92.1%[59]。

（3）治疗肺结核、颈淋巴结核、骨结核：以壁虎、紫河车制成守百胶囊治疗因化疗效果不佳及有化疗胃肠道反应剧烈的肺结核患者 79 例，并与用百合固金汤或秦艽鳖甲汤治疗的 51 例作对照，治疗组：治愈 49 例、显效 17 例、有效 8 例、无效 5 例，总有效率 93.7%；对照组：治愈 6 例、显效 11 例、有效 15 例、无效 19 例，总有效率 62.7%[60]。

（4）治疗溃疡、瘘管和窦道：将新鲜壁虎放置瓦片上，用火烤黄，研末，创口常规消毒后，将壁虎粉 1 汤匙撒在创口，用消毒纱布覆盖创口，隔日换药 1 次，8 例局部瘘管完全治愈 7 例，疗效肯定[61]。

（5）治疗乳腺增生：采用中药壁消散（壁虎、当归、柴胡、白芍、三棱、鹿角霜、补骨脂、蒲公英等）内服治疗乳腺增生病 78 例：治愈 58 例、显效 10 例、有效 6 例、无效 4 例，总有效率 94.8%[62]。

参考文献

[1] 陈明,黄坚航. 中药壁虎现代研究进展. 世界科学技术-中药现代化,2001,3(4):53-56.

[2] Wu X Z,Chen D,Xie G R. Effects of Gekko sulfated polysaccharide on the proliferation and differentiation of hepatic cancer cell linek. Cell Biol Int,2006,30(8):659-664.

[3] Wu X Z,Xie G R. Induced differentiation of hepatocellular carcinoma by natural products. Afr J Tradit Complement Altem Med,2008,5(4):325-331.

[4] Liu F,Wang J G,Wang S Y. Antitumor effect and mechanism of Gecko on human esophageal carcinoma cell lines in vitro and xenografted sarcoma 180 in Kunming mice. World J Gastroenterol,2008,14(25): 3990-3996.

[5] 杨丽华,杨金霞,王学美,等. 壁虎多糖对鼠源肝癌 H22 体内外作用研究. 天津中医药,2008,25(6): 494-496.

[6] 辛亮. 守宫硫酸多糖对肝癌 SMMC-7721 细胞分化和增殖的影响. 天津:天津医科大学,2007:11-20.

[7] 巴一,吴雄志,谢广茹,等. 守宫硫酸多糖对人肝癌细胞增殖与分化的影响. 第四届中国肿瘤学术大会暨第

五届海峡两岸肿瘤学术会议. 天津,2006:1080.

[8] 宋萍,王学美,谢爽,等. 鲜壁虎冻干粉抑制 H22 肿瘤血管生成机理的实验研究. 中国中西医结合杂志, 2006,26(1):58-62.

[9] 侯新楠,蒉迪,蔡昂,等. 壁虎鲜品和炮制品抗肿瘤活性比较研究. 中药材,2008,31(7):957-959.

[10] 张飞春,张科源,贾振宇,等. 壁虎冻干粉抑制肿瘤新生淋巴管实验研究. 河北中医,2011,33(9):1383.

[11] 宋萍,王学美,谢爽,等. 鲜壁虎冻干粉诱导 C6 胶质瘤细胞凋亡的血清药理学研究. 中国中西医结合杂志,2004,24(10):919.

[12] 谢爽,王学美,谢东泽. 鲜壁虎提取物抑制 C6 胶质瘤细胞增殖和诱导细胞凋亡的研究. 肿瘤防治研究,2003,30(6):458-461.

[13] 杨金霞,杨国生,朱伟,等. 干、鲜壁虎冻干粉对 S180 荷瘤小鼠的抑瘤作用及其急性毒性实验研究. 中国中药杂志,2007,32(3):238.

[14] 程鑫,戴生,张仕状,等. MRI 评价壁虎活性成分对兔 VX2 肝癌移植瘤的疗效. 中国医学影像技术,2010,26(5):812-814.

[15] 李耀辉,刘冬梅,盛继文,等. 无蹼壁虎抗肿瘤成分的提取及其对 CT-26 小鼠结肠癌的抑制作用. 第四军医大学学报,2009,30(12):1103-1106.

[16] 杨丽华,杨金霞,王学美,等. 壁虎多糖对鼠源肝癌 H22 体内外作用研究. 天津中医药,2008,25(6):494-496.

[17] 刘菲,王淑英,李艳,等. 干壁虎对食管癌和 S180 荷瘤小鼠的抑制作用. 中药材,2008,31(9):1304-1307.

[18] 宋莹,王建刚,李瑞芳,等. 壁虎多肽成分初步分析及其抗消化道肿瘤作用研究. 2011 医学科学前沿论坛第十二届全国肿瘤药理与化疗学术会议. 南京,2011,1211.

[19] 宋莹. 壁虎醇提有效成分分离及抗消化道肿瘤作用研究. 洛阳:河南科技大学,2012:I.

[20] 李钦青,孙明江,代龙,等. 壁虎不同提取工艺成分抗肿瘤作用的研究. 时珍国医国药,2010,21(7):1629.

[21] 谢斌,高志芹,石剑飞,等. 无蹼壁虎抗肿瘤活性成分对 HepG2 细胞增殖、迁移及凋亡的影响. 中国药理学通报,2012,28(1):101-105.

[22] 程鑫,张兆光,韩明,等. MR 分子成像评价壁虎活性单体对人肺腺癌 SPC 细胞的作用. 中国医学影像技术,2013,29(8):1253-1257.

[23] 王晓兰,王淑英,王建刚. 壁虎醇提物对人食管鳞癌细胞 EC9706 的作用和体内抗肿瘤活性. 中国中药杂志,2010,35(16):2175-2179.

[24] 宋佳玉,王建刚,张清伟,等. 壁虎醇提物对小鼠肾包膜下移植 S180 肉瘤的抑制作用. 时珍国医国药,2010,21(7):1694-1695.

[25] 蒉迪,孙华颖,王春梅. 鲜壁虎醇提物与水提物体内、外对肿瘤活性的影响. 中国药房,2012,23(35):3268-3270.

[26] 王晓兰,皓恒友,王建刚,等. 壁虎醇提物抗肿瘤及增效减毒作用的研究. 中药材,2010,33(8):1213-1216.

[27] 张虹,向俊锋,戴玮,等. 复方壁虎藤梨根对肝癌细胞的抑制作用研究. 中药新药与临床药理,2010,21(2):130-133.

[28] 李立新,叶胜龙,王艳红,等. 金龙胶囊对人肝癌高转移细胞系转移的抑制作用. 肝脏,2011,16(3):240-241.

[29] 王晓娟,苏建民,梁安民,等. 南方壁虎制剂对 DEN 诱导大鼠肝癌癌前病变的探讨. 中华肿瘤防治杂志,2010,17(21):1718-1721.

[30] 夏黎明,祝永福,郑圣齐. 复方守宫散抗人胃癌裸鼠移植瘤血管生成的实验研究. 第三届国际中医、中西医结合肿瘤学术交流大会暨第十二届全国中西医结合肿瘤学术大会. 宁波,2010:624-628.

[31] 李要远. 金龙胶囊对人胰腺癌细胞 BXPC-3 增殖和凋亡的影响. 北京:北京中医药大学,2012:1-2.

[32] 朱萱萱,张忠华,王瑞平,等. 脑瘤克星胶囊抗肿瘤作用的实验研究. 中国药理通讯,2004,21(3):27.

[33] 黄卉,崔向微,岳桂娟,等. 金龙胶囊治疗脑肿瘤药理机制研究. 中成药,2013,35(9):1868-1874.

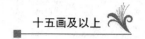

[34] 白俊.通脉散治疗血栓闭塞性脉管炎的实验研究.天津中医,1990,7(3):5-6.

[35] 赵国平,戴慎,陈仁寿.中药大辞典.上海:上海科学技术出版社,2005:3761-3762.

[36] 黄慧.支气管哮喘中 Th1/Th2 模型漂移的研究进展.国外医学·内科学分册,2002,29(6):247-250.

[37] 李国豪,徐邦军,雷秀霞,等.壁虎粉对哮喘豚鼠模型干预作用的实验研究.热带医学杂志,2007,7(2):143-144,168.

[38] 刘益善,任东青,郭伟,等.应用骨量及骨强度变化评估壁虎提取物改善骨质疏松大鼠的生物效应.中国组织工程研究与临床康复,2007,11(23):4516-4519.

[39] 刘菲,王建刚.中药壁虎的急性毒性试验及其对环磷酰胺的增效减毒作用研究.第五届中国肿瘤学术大会暨第七届海峡两岸肿瘤学术会议、国际肿瘤细胞与基因治疗学会会议、第二届中日肿瘤介入治疗学术会议.石家庄,2008:1120-1121.

[40] 叶云珍.中药壁虎的研究进展.中药材,2009,32(7):1160-1163.

[41] 刘杰.肝复康滴丸治疗原发性肝癌的临床与实验研究.济南:山东中医药大学,2003:11.

[42] 吴飞雪,许晓洲,宇明慧.复方守宫散联合沙利度胺治疗晚期恶性肿瘤的临床研究.中国中医药现代远程教育,2011,9(10):23-25.

[43] 李园.李佩文教授治疗肝癌的临床经验整理研究.北京:中国中医科学院,2012:84-85.

[44] 魏西云.壁虎治疗肝脏转移癌一例.实用医技杂志,2000,7:623.

[45] 宋洪恩,宋慧敏,单国英,等.华虎内功汤及热敷消癌散治疗原发性肝癌 118 例.江苏中医,1996,17(7):22-23.

[46] 金汉明.壁虎临床应用治验 3 则.山西中医,2003,19(2):40.

[47] 吴本端.复方壁虎粉治疗中晚期食管癌 105 例临床观察.中国中西医结合杂志,1999,19(8):502.

[48] 朱秀山,许继平,黄德辉,等.壁虎藤梨根治疗胃癌临床及实验研究.中国民间疗法,1999,7(3):43-44.

[49] 叶淑华,关新胜.抗癌通道丸治疗晚期食道癌食道梗阻 42 例.中国中医急症,2005,14:475.

[50] 韩进庭.壁虎的抗肿瘤药理作用与临床应用研究进展.现代医药卫生,2011,27(13):2019-2020.

[51] 夏黎明,祝永福.复方守宫散对晚期消化道恶性肿瘤的影响.第三届国际中医、中西医结合肿瘤学术交流大会暨第十二届全国中西医结合肿瘤学术大会.宁波,2010:632-635.

[52] 郑圣齐,夏黎明.复方守宫散治疗中晚期消化道恶性肿瘤的临床研究.中医药临床杂志,2008,20(1):1-3.

[53] 吴玉生,贾建伟,李丹青,等.邓老金福安汤治疗中晚期非小细胞肺癌的临床观察.广州中医药大学学报,2008,25(3):187-192.

[54] 蒙维光.壁虎粉治疗恶性肿瘤疗效观察及对血清 TSGF 的影响.广西中医药,2012,35(2):32-34.

[55] 蔡明明,李伟兵,章永红.龙芝藻治疗恶性肿瘤 35 例临床观察.第八届全国中西医结合肿瘤学术会议,青岛,2000:121.

[56] 骆洪道.颈部肿瘤治验三则.四川中医,2001,19(3):39-40.

[57] 张长富.乳舒胶囊治疗乳腺纤维 117 例.陕西中医,2001,22(9):522.

[58] 沈伟生."平呃益胃茶丸"治疗癌症呃逆 58 例.上海中医药杂志,1997,(9):33.

[59] 原焕勇.溶栓汤为主治疗下肢动脉硬化闭塞症 165 例.辽宁中医杂志,2006,33(9):1135.

[60] 蒋卫健.守百胶囊治疗肺结核 79 例临床观察.湖南中医杂志,2003,19(3):8.

[61] 周国荣.壁虎粉治疗 8 例瘘管临床观察.中国民族民间医药杂志,2000,(44):137.

[62] 彭轶侠,杨普选,宋立夏.壁消散治疗乳腺增生病 78 例.陕西中医,2001,22(12):722.

213. 藤　黄

【来源】藤黄科植物藤黄 *Garcinia hanburyi* Hook. f. 分泌的干燥树脂。

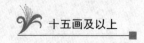

【性味与归经】性寒,味酸、辛、涩,有毒。

【功能与主治】攻毒,消肿,祛腐敛疮,止血,杀虫。主治痈疽肿毒,溃疡,湿疮,肿瘤,顽癣,跌打肿痛,创伤出血及烫伤。治疗肝癌、胃癌、结肠癌、胰腺癌、白血病、肺癌等癌症。

【化学成分】藤黄主要成分由 70%～80% 的树脂和 15%～25% 的树胶组成。其成分有藤黄酸(gambogic acid,GA)、新藤黄酸(neo-gambogic acid)、北美圣草素(eriodictyol)、双黄酮、莫里林(morellin)、异莫里林(isomollin)、莫里林酸(morellic acid)、异莫里林酸、莫林醇、去氧异莫里林(deoxyisomollin)、二氢异聚里林(dihydroisomorellin)、2% 糖醛酸(uronic acid)、半乳糖、鼠李糖等。正品藤黄其成分有 α-I 藤黄素(α-I-guttiferin)、β-藤黄素、莫里林、新莫里林、异莫里林、异新莫里林(isoneomorellin)、莫里林醇(morellinnol)、二氢莫里洛黄酮(dihydro-morelloflavone)、莫里洛黄酮-7 葡糖苷、莫里林酸、莫里林、乙氧二氢异莫里林(ethoxydi-hydroisomorellin)。活性成分的研究多集中在藤黄酸类、藤黄素类及莫里林类成分,其中藤黄酸是其主要有效成分[1]。

【药理作用】

1. 抗肿瘤作用

(1)藤黄单体成分的抗肿瘤作用

1)藤黄酸的抗肿瘤作用:实验发现,藤黄酸能够诱导活性氧在肝癌细胞系 SMMC-7721 中的累积,进而使线粒体膜电位降低。线粒体向细胞质释放细胞色素 C 和凋亡诱导因子(apop-tosis inducing factor,AIF),激活 Caspase 依赖的凋亡通路,促进凋亡[2]。

实验证实藤黄酸可明显抑制人胃腺癌细胞株 SGC-7901 细胞的增殖,1.6 μmol/L 的藤黄酸可导致 SGC-7901 细胞形态学与细胞周期的改变[3]。同样地,另一实验证实藤黄酸能将人胃癌细胞系 BGC-823 也阻滞于 G_2/M 期[4]。实验发现藤黄酸对于体外培养的 BGC-823 细胞及接种了该细胞的裸鼠,都能诱导肿瘤细胞凋亡,提出该作用通过 Bcl-2 下调和 Bax 上调起作用[5]。藤黄酸抑制人胃癌 BGC-803 细胞的生长,其抑制率与药物浓度及作用时间呈依赖关系,具有显著的促肿瘤细胞凋亡作用和抑制肿瘤细胞转移相关性质[6]。

研究表明藤黄酸能阻滞组织细胞淋巴瘤 U937 细胞于 G_0/G_1 期,从而诱导 U937 细胞凋亡,且抑制作用呈时间剂量依赖关系。研究藤黄酸对胰腺癌细胞株 PC-3 的抑制作用,流式细胞术分析发现藤黄酸可阻滞细胞周期于 S 期,且抑制作用与作用时间有一定的依赖关系,作用时间越长抑制率越高,而药物浓度与抑制率关系不明显[7]。

尽管藤黄酸具有强的抗白血病细胞株的能力,但是它对正常造血和免疫功能的影响在有效剂量范围内却很小[8]。藤黄酸还能抑制来源于急性髓系白血病 M2 型的 HL60 细胞和急性 T 细胞白血病的 Jurkat 细胞,表明藤黄酸对于急性白血病细胞有显著的杀伤作用[9]。藤黄酸对人髓样红白血病 K562 细胞血红蛋白和 B16 黑色素瘤细胞的黑色素合成能力分别具有增强和减弱作用,对人肝癌 BEL-7402 细胞增殖有较强地抑制作用[10]。以人 MDS-RAEB 细胞株 MUTZ-1 细胞为研究对象。Bcl-2 基因表达程度随藤黄酸剂量增加而减弱,而 Bax mRNA 表达无明显变化[11]。

实验证实藤黄酸明显抑制人肺癌 SPC-A1 细胞株的增殖,呈剂量和时间相关[12]。另有研究者发现藤黄酸能诱导结肠癌细胞株 DLD-1 及乳腺癌 T47D 细胞凋亡[13]。也报道了藤黄酸对多重耐药的人子宫肉瘤细胞有生长抑制作用[14]。Caspase-9、Caspase-10 及 P53 均参与了藤黄酸诱导肺腺癌 SPC-A-1 细胞凋亡,且随着藤黄酸浓度的增高,Caspase-9、Caspase-10 及 p53 蛋白的表达均上调[15]。

观察藤黄酸对宫颈癌 HeLa 细胞及小鼠腹水型肝癌细胞周期移行的影响,结果发现 $118\mu g/ml$、$3\mu g/ml$ 剂量,藤黄酸对 HeLa 细胞生长有明显抑制作用;$6\mu g/ml$ 对细胞有明显杀伤,细胞死亡 20% 以上。对小鼠腹水型肝癌以 15mg/kg 剂量时具有同样的抑制作用[16]。

运用体外肿瘤细胞培养、细胞染色检测等方法,直接观察了藤黄酸对前列腺癌 PC-3 细胞抑制增殖和促进凋亡的生物学作用。结果发现藤黄酸对前列腺癌细胞具有一定的增殖抑制作用,能有效诱导细胞凋亡,并且通过实验发现,对前列腺癌细胞的增殖抑制和促凋亡作用在一定范围内与藤黄酸浓度呈正相关[17]。

通过 Western Blot 方法检测藤黄酸对皮肤黑色素瘤 A375 细胞作用过程中 Bcl-2 和 Bax 蛋白表达情况。不同浓度藤黄酸 $2.5\sim7.5\mu g/ml$ 处理 36 小时后,早期凋亡细胞数量以剂量依赖性方式增加 27.6%~41.9%,同时可下调 Bcl-2 蛋白表达,上调 Bax 蛋白表达[18]。

藤黄酸呈浓度依赖性抑制骨髓瘤 U266 细胞的生长,藤黄酸$>0.5\mu g/ml$ 才出现较明显诱导凋亡的能力,机制与诱导 U266 细胞凋亡有关,线粒体跨膜电位途径和胞浆激活途径参与了凋亡的发生[19]。

2)藤黄新酸的抗肿瘤作用:研究发现藤黄新酸有抑制人肝癌 BEL-7402 细胞增殖、诱导细胞凋亡的作用。在研究藤黄新酸诱导肿瘤细胞凋亡中发现,Hoechst 和电子显微镜及流式细胞术结果均显示细胞凋亡在藤黄新酸诱导的肺癌 A549 细胞中发挥着重要作用[20]。

3)新藤黄酸的抗肿瘤作用:实验发现新藤黄酸对肝癌 HepG-2 裸小鼠移植瘤具有确切的体内抗肿瘤作用,其作用机制与上调 Bax/Bcl-2 比值而诱导实体瘤细胞凋亡及下调丝裂原活化蛋白激酶信号转导通路的磷酸化水平密切相关[21]。

通过研究发现新藤黄酸可以有效阻滞结肠癌 HCT-116 细胞在 G_0/G_1 期,即阻滞细胞周期进展,从而抑制了肿瘤细胞的生长,促进了肿瘤细胞的凋亡[22]。新藤黄酸对 S180 细胞株具有明显的体内外抗肿瘤作用[23]。

研究发现新藤黄酸可明显抑制鼻咽癌 CNE-2Z 细胞增殖,当 $2.0\mu mol/L$ 新藤黄酸作用 24 小时后电镜下见大约 50% 的 CNE-1 细胞出现胞体皱缩变圆、胞质凝缩,细胞质失水浓缩,细胞核发生典型核染色质固缩、核碎裂成碎片等现象,并且可以观察到新藤黄酸对线粒体有损伤作用,可以使线粒体膜破裂、肿胀[24]。

新藤黄酸对培养的人肿瘤细胞(人结肠癌细胞 HCT-8、人肝癌细胞 BEL-7402、人胃癌细胞 BGC-823、人非小细胞肺癌细胞 A549、人卵巢癌细胞 A2780)增殖有一定的抑制作用,作用 72 小时的 IC_{50} 在 $1.75\sim3\mu mol/L$;8mg/kg、16mg/kg、32mg/kg 新藤黄酸静脉注射给药,对人非小细胞肺癌 A549 细胞肿瘤移植的模型小鼠有一定的抑制肿瘤增长作用($P<0.05$)[25]。

实验应用显微分光光度术和扫描测量的方法研究新藤黄酸对 L1210 白血病细胞周期的影响,结果表明新藤黄酸(腹腔注射,10mg/kg)作用后 6 小时,S 期细胞由对照组的 31% 下降到 17%,G_2 期下降为零,G_1 期细胞明显增加,并出现 DNA 含量很低的细胞,且在较低通道处出现新的细胞峰[26]。

(2)藤黄总成分的抗肿瘤作用:实验以抑瘤率和生命延长率观察药物的体内抗肿瘤活性,以药物对肿瘤细胞株的抑制率为指标,探讨其体外抗瘤作用。藤黄总酸对人肝癌细胞 BEL-7402 及人肺腺癌细胞 SPC-A1 有较强的抑制作用。证实了藤黄总酸对肿瘤细胞的体内外生长有明显抑制作用[27]。

(3)藤黄有效部位的抗肿瘤作用:报道藤黄提取剂对皮肤基底细胞癌疗效较佳,对溃疡型皮肤癌疗效又优于包块型皮肤癌,病理形态学观察中,有部分病例癌灶出现不同程度的退变坏死,提示该药对癌细胞有杀伤或抑制作用[28]。

(4)藤黄联合用药的抗肿瘤作用:藤黄酸合用氟尿嘧啶(fluorouracil,5-FU)组合瘤质量与模型组、藤黄酸组、5-FU组相比明显降低($P<0.01$),抑瘤率达62.4%,明显大于单用藤黄酸或者5-FU,与5-FU组相比,藤黄酸合用5-FU可明显提高脾指数和胸腺指数($P<0.05$)[29]。

藤黄酸对人骨肉瘤MG-63细胞具有明显生长抑制作用,且具有浓度依赖性,藤黄酸诱导MG-63细胞产生G_2/M期细胞周期阻滞和凋亡,而顺铂则诱导产生G_0/G_1期细胞周期阻滞和凋亡。藤黄酸与顺铂联用时增殖抑制及诱导凋亡作用比单用时明显增强[30]。

2. 其他药理作用

(1)抗病原微生物作用:藤黄具有广谱的抗菌活性,并能抗原虫和真菌。α1-、α2-、β-、γ-藤黄素能抑制革兰阳性菌,其中β-、γ-藤黄素在体外对非致病性原虫的抑制效力较强,但抗菌作用与抗原虫作用并不平行[28]。

(2)抗炎作用:实验结果发现藤黄各炮制品对早期渗出性炎症有明显的抗炎作用,其中荷叶制品和高压蒸制品的抗炎作用较强,由此可见藤黄对渗出性炎症有较好的效果[31]。有实验比较了藤黄糊剂与妇炎灵治疗宫颈糜烂的效果,发现藤黄糊剂组糜烂程度与总有效率无明显关系,而在妇炎灵组则糜烂程度愈大,其疗效则愈低[32]。

3. 毒性作用 藤黄之毒,毒在有效成分藤黄素,主要在于局部直接损害,故胃肠虚弱者当慎用。中毒表现为头昏,乏力,呕吐,腹痛,腹泻,吐出物为黄绿色黏液,并有里急后重,排出尿液亦呈金黄色,甚至腹绞痛,便血,血压下降,严重失水,可因失水休克而危及生命[33]。

虽然藤黄炮制品会使毒性有一定的下降,但不同的藤黄炮制品会对一些细胞的毒性有增强作用[34]。有效剂量作用于狗,心、肝、肾功能无明显变化,仅在加至用量10倍时家兔的心电图有短暂的T波缩短和T波微倒,提示藤黄可通过掌握剂量范围安全用于临床[35]。长期毒性实验研究证实藤黄酸的毒性靶器官主要为肝脏和肾脏,无毒剂量为4mg/kg,约为人体试验推荐剂量的9.6倍。该研究为藤黄酸的临床应用提供了理论依据[36]。

【药代动力学】药代动力学研究发现藤黄酸经静脉给药能迅速从大鼠血浆消除($t_{1/2}=15$分钟);给药后藤黄酸能广泛分布于大鼠体内,但主要分布于心、肝、肺、脾、肾、胃和肠,其中以肝脏的分布最多;排泄实验的结果表明藤黄酸主要以原形和代谢物的形式从胆汁中排泄,但粪便中原形药物排泄较少,尿液中则未检测到原形药物。虽然藤黄酸血浆消除半衰期较短,但仍能发挥抗肿瘤疗效,可能与其组织分布特点有关,即在特定的靶组织高浓度分布。藤黄酸能迅速地在大鼠肝脏微粒体被降解成代谢产物M1和M2。M1是藤黄酸的主要代谢产物,其形成依赖NADPH。参与藤黄酸代谢的主要细胞色素P450同分异构体为CYP1A2[8]。

【临床应用】

1. 治疗肿瘤 临床将23例肺小细胞肺癌患者分为中医组10例,中西医组7例,西医组6例。瘤体大小研究结果表明,中医组靶病灶最长径治疗前(4.53±2.53)cm,治疗后(6.34±3.73)cm,有显著性差异($P<0.05$);中西医组和西医组治疗后靶病灶最长径之和缩小,但与治疗前相比无显著性差异($P>0.05$),中西医组和西医组的有效率分别是66.7%、75%,稳定率分别是66.7%、100%,两者差异无统计学意义($P>0.05$)。对于进展期或转移的非小细胞肺癌经常规疗法失败或复发的患者,藤黄酸单独使用抑瘤效果欠佳,但可稳定患者的ECOG评分;能稳定晚期肺癌患者体重,改善体质状态,可能具有增加体重的作用,在一定程度上维护了患者的生存质量[37]。

临床上将108例经细胞/病理学确诊,未接受过任何治疗或经其他治疗失败复发转移,并均具有可测量指标的中、晚期乳腺癌患者,藤黄制剂作为术前用药,以1个月为一疗程,经1～2个疗程后对具备手术条件者进行手术。有手术禁忌或拒绝手术者继续行多个疗程治疗。结果发现本组病例起效时间多在2周左右,其中CR 2例,PR 71例,稳定(NC)21例,疾病进展(PD)14例,总有效率为67.58%,临床获益率为87.04%,全组有效缓解期为3～22个月,中位缓解期8个月。对心、肝、肾等重要脏器无明显不良影响,对骨髓造血功能无抑制作用[38]。

2.治疗其他疾病

(1)治疗疱疹:把107例生殖器疱疹患者随机分为4组,分别用利巴韦林肌注+藤黄酊外搽、利巴韦林肌注+阿昔洛韦软膏外搽、利巴韦林肌注+酞丁胺搽剂和利巴韦林肌注+1%亚甲蓝外搽4组。4组中,藤黄组和阿昔洛韦组治疗显著,用药后起效时间较快,复发率较低[39]。采用静脉滴注阿昔洛韦、三磷酸胞苷二钠,肌注维生素B_{12}治疗164例患者,在皮损处涂搽30%藤黄酊(藤黄粉3.5g加95%酒精100ml配制),配合红光灯局部照射,以患者自觉舒适温热为宜,进行治疗,有效率为100.0%,显效率为97.7%,治疗率达到86.0%[40]。

(2)治疗皮肤病:应用30%藤黄酊(少数病人用30%藤黄霜外用),对照组外用5%硫软膏或复方硫磺洗剂,治疗痤疮70例,显效50例,有效20例,总有效率达100%[41]。用藤黄15g,苦参10g。共研细末,浸泡于75%酒精200ml中,一般浸泡6～7天即得。外涂患处,每天1～2次。头部毛囊炎30例,25例痊愈,4例好转,1例无效;面部毛囊炎13例全部痊愈;胸部毛囊炎12例全部痊愈[42]。

(3)治疗阳热肿痛和热痹:用藤黄膏(药物组成:藤黄2份,生大黄1份,血竭1份,冰片0.5份)外敷患处,结果175例患者痊愈[43]。用藤黄膏与针刺并用治疗热痹有效率达到较高水平[44]。

(4)治疗闭塞性动脉硬化症合并腰椎病变:选取89例闭塞性动脉硬化症合并腰椎病变的患者。结果发现,治疗后患者肢体怕冷、麻木、疼痛改善明显,总有效率分别为89.80%、86.79%、87.50%[45]。

(5)治疗椎动脉型颈椎病:临床上对患有椎动脉型颈椎病的63例患者应用藤黄健骨片口服进行治疗,用药3个月,观察眩晕程度、眩晕时间、眩晕频率、视物模糊、头痛及旋颈实验。结果发现,本组63例中,治愈31例,占49.2%;显效17例,占27.0%;有效10例,占15.9%;无效5例,占7.9%。总有效率92.1%。63例患者在服用藤黄健骨片3个月后,症状和体征改善,与治疗前比较有显著性差异($P<0.01$)[46]。

【不良反应】对注射用藤黄酸I期临床耐受性研究结果表明,藤黄酸的剂量限制性毒性主要为肝功能损害和疼痛,推荐II期临床给药方案为$45mg/m^2$每日1次、共5天或隔日1次、共5天,每3～4周重复1次[47]。

参考文献

[1] 贺百花,彭求贤,高倩,等.中药藤黄药理作用研究进展.河北北方学院学报(医学版),2009,26(5):71-73.

[2] Nie F F,Zhang X N,Qi Q,et al. Reactive oxygen species accumulation contributes to gambogic acid-induced apoptosis in human hepatoma SMMC-7721 cells. Toxicology,2009(260):60-67.

[3] Guo Q L,Zhao L I,You Q D,et al. Gambogic Acid Inducing Apoptosis in Human Gastric Adenocar-cinoma SGC-7901 Cells. Chin J Nat Med,2004,12:106-110.

[4] Yu J,Guo Q L,You Q D,et al. Repression of telomerase reverse transcriptase mRNA and hTERT promoter by gambogic acid in human gastric carcinoma cells. Cancer Chemother Pharmacol,2006,58:434-443.

[5] Liu W,Guo Q L,You Q D,et al. Anticancer effect and apoptosis induction of gambogic acid in human gas-

tric cancer line BGC-823. World J Gastroenterol,2005,11:3655-3659.

[6] 黄恺飞.藤黄酸诱导胃癌细胞凋亡及抗肿瘤转移的实验研究.中草药,2010,41(11):1823-1828.

[7] 舒文秀,陈燕,何静.藤黄酸对急性白血病细胞 U937 增殖和凋亡的影响及对核孔蛋白 Nup88 的调控作用.中草药,2008,39(1):74-78.

[8] 王勇,陈燕.藤黄酸的抗肿瘤作用机制.临床血液学杂志,2008,21(7):395-397.

[9] 郭青龙,赵丽,吴照球,等.藤黄酸对实验性动物造血功能及免疫功能的影响.中国天然药物,2003,11(1):229-232.

[10] 张瑾,张洵,王永泉,等.藤黄酸对肿瘤诱导分化作用的探讨.实用癌症杂志,2003,18(1):9-10.

[11] 洪铁艳,陈宝安,高冲,等.藤黄酸对 MUTZ-1 细胞生长抑制作用及其机理研究.中国实验血液学杂志,2009,17(2):373-376.

[12] Wu Z Q,Guo Q L,You Q D,et al. Gambogic acid inhibits proliferation of human lung carcinoma SPC-A1 cells in vivo and in vitro and represses telomerase activity and telomerase reverse transcriptase mRNA expression in the cells. Biol Pharm Bull,2004,27:1769-1774.

[13] Zhang H Z,Kasibhatla S,Wang Y,et al. Discovery characterization and SAR of gambogic acid as apotent apoptosis inducer by a HTS assay. Bioorg Med Chem,2004,12:309-317.

[14] Shailaja K,Katayoun A J,Sergei M,et al. A role for transferrin receptor in triggering apoptosis when targeted with gambogic acid. PNAS,2005,102:12095-12100.

[15] 张洪明,朱晓莉,陈保安.藤黄酸诱导 SPC-A-1 肺腺癌细胞凋亡机制的探讨.实用临床医药杂志,2009,13(2):44-47.

[16] 雷秋模,刘金妹.藤黄抗癌作用研究的回顾与展望.肿瘤防治杂志,2003,10(2):216-219.

[17] 唐冬,品磊,曾甫清,等.藤黄酸抑制前列腺癌 PC-3 细胞增殖并诱导其细胞凋亡.肿瘤,2011,31(8):688-691.

[18] 许晓源,吴红波,徐建.藤黄酸诱导 A375 细胞凋亡.中国现代医学杂志,2009,19(15):2277-2285.

[19] 杨永公,张启国,欧阳建,等.藤黄酸诱导骨髓瘤 U266 细胞凋亡及机制研究.中华临床医师(电子版),2011,5(4):996-1001.

[20] 徐波,邢丞,李敏,等.藤黄新酸抑制肝癌细胞生长的机制研究.生物化学与生物物理进展,2007,34(5):503-508.

[21] 刘卫海,肖国丽,赖小平,等.新藤黄酸对 HepG2 裸小鼠移植瘤的抗肿瘤作用与 MAPK 信号转导通路的关系.中国实验方剂学杂志,2012,18(19):179-182.

[22] 周兰贞,晏烽根,李庆林.新藤黄酸诱导人结肠癌 HCT116 细胞凋亡的作用机制研究.肿瘤,2011,7(31):580-584.

[23] 肖国丽,赵学军,刘卫海,等.新藤黄酸对 S180 细胞株的体内外抗肿瘤作用.中国实验方剂学杂志,2012,18(13):193-197.

[24] 朱国旗,程卉,王训翠,等.新藤黄酸体外抑制肺腺癌 A549 细胞增殖的作用.安徽中医学院学报,2011,30(1):53-56.

[25] 程卉,彭代银,王效山,等.新藤黄酸体内外抗肿瘤作用研究.中草药,2008,39(2):236-240.

[26] 刘卫海,赖小平,周兴挺.新藤黄酸的研究进展.时珍国医国药,2010,21(9):2347-2349.

[27] 吴照球,郭青龙,尤启冬,等.藤黄总酸对实验性肿瘤及肿瘤细胞体外生长的抑制作用.中国天然药物,2003,1(2):99-102.

[28] 冯素梅,程间开,朱卫星.中药藤黄活性成分的药理研究概况.现代医院,2010,10(10):19-21.

[29] 骞秀芳,郭喆,史小四,等.藤黄酸合用氟尿嘧啶抗肿瘤活性的研究.中国药师,2013,16(8):1132-1134.

[30] 巴成磊,关国发,由长城,等.藤黄酸联合顺铂对人骨肉瘤细胞作用的实验研究.中国矫形外科杂志,2011,19(23):2000-2002.

[31] 孔令东,叶定江,王苏玲,等.藤黄炮制品急性毒性及抗炎作用的研究.中国中药杂志,1996,21(4):

214-216.

[32] 喻香. 藤黄糊剂与妇炎灵治疗宫颈糜烂的观察. 江西医药,1997,32(2):87-88.

[33] Han Q B,Song J Z,Qiao C F,et al. Preparative separation of gambogic acid and its C-2 epimer using recycling high-speed counter-current chromatography. Chromatogr A,2006,1127(1/2):298-301.

[34] 陆平成. 不同炮制方法对藤黄抗菌活性和细胞毒性的影响. 中国中药杂志,1996,21(5):280-281.

[35] 殷华芳,钱晓萍. 中药藤黄抗肿瘤研究现状. 现代中西医结合杂志,2008,17(14):2264-2267.

[36] Guo Q,Qi Q,You Q,et al. Toxicological studies of gambogic acid and its potential targets in experimental animals. Basic Clin Pharmacol Toxicol,2006,99(2):178-184.

[37] 李阳. 注射用藤黄酸治疗晚期非小细胞肺癌的临床观察. 广州:广州中医药大学,2008:Ⅲ.

[38] 雷秋模,刘金妹,龚德恩. 中药藤黄制剂治疗乳腺癌 108 例疗效分析. 中药材,2012,35(2):337-339.

[39] 张宁,陆洪光,邓艳,等. 藤黄外用治疗生殖器疱疹患者的临床疗效和实验室研究. 中华皮肤科杂志,2000,33(3):167-168.

[40] 李泽春,邓炜,涂春,等. 藤黄酊配合红光治疗带状疱疹 164 例疗效观察. 贵州医药,2007,31(7):640.

[41] 张宁,陈波,冉鄂山. 中药藤黄治疗痤疮的疗效观察. 贵阳医学院学报,1993,18(2):138-140.

[42] 邹铁建. 藤黄在皮肤病外治中的应用. 中医外治杂志,2002,11(6):42.

[43] 刑志强,杨春玉. 藤黄膏治疗阳热肿痛 175 例临床观察. 河南中医药学刊,2001,16(2):55.

[44] 于庆芝,于侠,于万成. 藤黄汤与针刺并用治疗热痹. 针灸临床杂志,2002,18(6):12.

[45] 王彬,宋福晨,侯玉芬. 补阳还五汤加味合藤黄健骨丸治疗闭塞性动脉硬化症合并腰椎病变 89 例. 山东中医药大学学报,2013.37(4):302-303.

[46] 张波,卢敏,唐盾. 藤黄健骨片治疗椎动脉型颈椎病临床疗效观察. 中国现代药物应用,2010,4(16):171-172.

[47] 周政涛,王金万. 注射用藤黄酸Ⅰ期临床耐受性研究. 中国新药杂志,2007,16(1):79-83.

214. 鳖　　甲

【来源】鳖科动物鳖 *Trionyx sinensis* Wiegmann 的背甲。

【性味与归经】咸,微寒。归肝、肾经。

【功能与主治】滋阴清热,潜阳息风,软坚散结。主治阴虚发热,劳热骨蒸,热病伤阴,虚风内动,小儿惊痫,久疟疟母,经闭。治疗肝癌、肠癌、甲状腺肿瘤等癌症。

【化学成分】鳖甲含骨胶原(collagen),碳酸钙,磷酸钙,中华鳖多糖(trionyx sinesis polysaccharides),并含天冬氨酸、苏氨酸、谷氨酸、甘氨酸、丙氨酸、胱氨酸、缬氨酸、甲硫氨酸、异亮氨酸、酪氨酸、苯丙氨酸、赖氨酸、组氨酸、精氨酸、脯氨酸、丝氨酸等 16 种氨基酸,及钙、钠、铝、钾、锰、铜、锌、磷、镁等 10 多种无机元素[1]。

【药理作用】

1. 抗肿瘤作用

(1)鳖甲总成分的抗肿瘤作用:实验发现,鳖甲多糖能明显减少 S180 荷瘤小鼠的瘤重和瘤体比($P<0.05$),能明显抑制肿瘤的生长($P<0.05$),鳖甲多糖低剂量组、中剂量组、高剂量组的平均抑瘤率分别为 30%、37%、45%,鳖甲多糖能明显增强 S180 荷瘤小鼠腹腔巨噬细胞的吞噬功能($P<0.05$)[2]。

实验初步结果表明,单纯鳖甲 2g/L 浓度以上对肠癌细胞有抑制生长作用,鳖甲加氟尿嘧啶(fluorouracil,5-FU)联合用药对肠癌细胞的抑制生长作用较单纯 5-FU 更显著。单纯鳖甲对肠癌细胞主要起抑制生长作用,降低了细胞的代谢活性,损伤或破坏了线粒体结构,干扰细胞的功能,影响了细胞内 ATP 合成。鳖甲浸出液的浓度与细胞增殖率和细胞形态的变化相关,当鳖甲浓度增高时,进一步破坏了细胞核,影响了 DNA 合成,从而抑制了癌细胞增殖,鳖甲加 5-FU 联合用药效果更佳,提示鳖甲能增加 5-FU 的抗肿瘤作用[3,4]。

(2)鳖甲有效部位的抗肿瘤作用:随着鳖甲提取物浓度的增加,对小鼠 S180 肿瘤细胞和 H22 小鼠肝癌细胞体外生长抑制率也随之增加,并且增加的速率很快,但当鳖甲提取物的溶液浓度达到 12.5mg/ml 以上时,随着药物浓度的增大,其肿瘤体外生长的抑制率不再有明显改变,基本上出现平台[5,6]。经研究证明鳖甲浸出液对人肠癌细胞有抑制作用,且以鳖甲加 5-FU 联合作用后的细胞形态改变更显著,证实了鳖甲浸出液有抗肠癌作用,与 5-FU 联用效果更佳[7]。

(3)鳖甲复方的抗肿瘤作用:实验结果表明鳖甲煎丸对肝癌 H22 荷瘤小鼠肿瘤组织的微血管计数及血管内皮生长因子有显著抑制作用[8]。另有实验发现,鳖甲煎丸高剂量组抑瘤率达到 31.8%,治疗后瘤重明显低于阴性对照组,体重、胸腺指数、脾指数情况明显优于环磷酰胺组[9]。不同剂量的鳖甲煎丸有明显抑制 S180 肿瘤生长作用,并有良好的量效关系[10]。实验表明,鳖甲煎丸化裁能明显抑制肝癌 H22 荷瘤小鼠肿瘤的生长,其作用机制可能是增强荷瘤小鼠的体液免疫功能和细胞免疫功能[11]。

鳖甲煎丸可显著降低荷瘤小鼠肿瘤的微血管计数,说明鳖甲煎丸可通过抑制荷瘤小鼠的血管生成来达到抑瘤作用,而抑制肿瘤血管生成可能是通过抑制血管内皮生长因子来实现的[12]。鳖甲煎丸、大黄䗪虫丸与华蟾素联合应用可明显减轻 2-乙酰氨基芴对肝功能的损害及肝细胞的癌变,可明显降低大鼠的死亡数,肝切片 PCNA 免疫组化检测显示其阳性指数明显低于病理组,表明其作用与抑制癌前病变细胞 DNA 复制及细胞增殖有关[13]。

2. 其他药理作用

(1)对内脏系统的影响

1)对心血管系统的影响:复方鳖甲软肝片有明显降低全血高切及低切黏度的作用[14]。复方鳖甲软肝片高、中、低 3 种剂量均能够降低高脂饲料大鼠血中总胆固醇水平,升高高密度脂蛋白水平,减少脂肪吸收,促进脂肪代谢[15]。

2)对消化系统的影响:实验研究表明,鳖甲煎口服液对实验性肝纤维化有一定的治疗作用,对大鼠实验性肝纤维化具有明显的保护作用,早期应用可以预防或延缓肝纤维化的形成和发展[16,17]。以鳖甲为主的中药复方制剂与秋水仙碱对大鼠肝纤维化的治疗效果进行比较,临床观察患者的腹胀、恶心、肝区疼痛等症状得到改善,血中透明质酸(haluronic acid,HA)、层粘连蛋白(laminin,LN)含量有所下降,尿中羟脯氨酸值有一定提高,结果优于秋水仙碱对照组[18]。

在鳖甲煎丸抗肝纤维化的基础上,对鳖甲煎丸原方进行了调整,组成鳖甲抗纤方,在抑制胶原合成、防治肝纤维化的作用方面优于鳖甲煎丸和秋水仙碱,而且其预防效果好于治疗效果[19]。研究表明,复方鳖甲软肝片具有抗肝纤维化和抗脂肪变作用[20]。抑制肝星状细胞(hepatic stellate cell,HSC)活化、促进活化 HSC 凋亡可能为复方鳖甲软肝片抗肝纤维化的作用机制之一[21]。

在最近的研究结果中表明,加味鳖甲煎丸对 CCl_4 所致肝纤维化大鼠有较好治疗作用,使 CCl_4 造模大鼠血清 AST、ALT、血胆红素(total bilirubin,TBIL)、胶原Ⅳ(CⅣ)、LN、HA 明显降低[22]。研究表明,鳖甲煎丸能够从多个环节抑制肝脏纤维化病理改变,明显抑制 TNF-α 的表达,其作用接近或优于秋水仙碱[23]。

3)对呼吸系统的影响:实验表明,复方鳖甲软肝方可降低肺纤维化大鼠Ⅰ、Ⅱ胶原,层粘连蛋白及透明质酸的含量,减轻肺组织纤维性增生,这可能是通过降低肺纤维化大鼠细胞外基质含量而发挥治疗肺纤维化作用[24]。在研究复方鳖甲方对盐酸博来霉素致大鼠肺纤维化的治疗作用中发现[25],复方鳖甲方可能是通过影响肺结构而对肺纤维化大鼠有一定程度的治疗作用。又有实验显示,复方鳖甲方能改善肺纤维化大鼠的 HRCT 影像,降低肺组织纤维性病变,这可能是通过影响肺结构而对肺纤维化大鼠有一定程度的治疗作用[26]。另一实验也表明,复方鳖甲片可降低肺纤维化大鼠血清Ⅲ-C、Ⅳ-C、LN 及 HA 的含量,减少肺组织纤维性增生[27]。研究显示,复方鳖甲软肝方能从蛋白水平上调节 $TGF-\beta_1$ 的分泌,从而发挥治疗肺纤维化的作用,这是复方鳖甲软肝方抗肺纤维化的机制之一[28]。

(2)对免疫系统的影响:鳖甲多糖能明显提高 S180 荷瘤小鼠的非特异性免疫功能和细胞免疫功能[29]。实验结果显示:口服鳖甲提取物能显著提高受照小鼠的免疫功能[30]。研究结果还表明[31],鳖甲提取物能显著提高小鼠细胞免疫功能,其原因可能与鳖甲中含量丰富的锌、铁等微量元素有关。通过 5 个功能学实验结果表明[32],鳖甲超微细粉能提高小鼠溶血素抗体积数水平及提高小鼠巨噬细胞、吞噬细胞数量,可以确定鳖甲超微细粉具有免疫调节作用。以鳖甲为主药的青蒿鳖甲汤对急性髓系白血病缓解期患者的免疫功能具有调节作用[33]。研究表明,鳖甲多糖能提高免疫抑制小鼠的非特异性免疫功能,且有浓度-剂量效应[34]。

(3)抗辐射:研究表明预防口服 3 天鳖甲粗多糖,可明显升高受 6Gy X 射线照射小鼠外周血白细胞总数,显著提高吞噬百分率、消化百分率及吞噬指数,并能降低外周血淋巴细胞微核率[35]。预防给予 3 天鳖甲粗多糖还可延长受照小鼠的存活时间、提高 30 天存活率,不同程度提高不同剂量(2、4、6 Gy)X 线照射后 24 小时小鼠的体重、脾重和胸腺重,显著升高受照小鼠的白细胞数、脾细胞数及胸腺细胞数,鳖甲粗多糖具有一定的辐射防护作用[36]。

(4)抗疲劳和耐缺氧:研究表明,鳖甲能有效地降低小鼠游泳后的血乳酸水平,提高血乳酸恢复速率,延长小鼠游泳时间[37]。小鼠负重游泳试验中,静息时各剂量组与对照组血清尿素氮含量未见差异,游泳后中、高剂量组小鼠血清尿素氮的增幅明显低于对照组,游泳时间亦较对照组明显增加[38]。耐缺氧试验中,中、高剂量组小鼠的耐缺氧时间明显长于对照组,说明鳖甲提取物能增加小鼠的耐缺氧能力[39]。

【临床应用】

1. 治疗肿瘤 临床应用鳖甲煎丸治疗原发性肝癌取得显著效果[40]。对 54 例原发性肝癌进行辨证分析,认为肝癌的最基本病机为正气亏虚,痰瘀互结,因此以鳖甲煎丸为基本方,根据肝癌患者临床实际症状证候的不同进行加减治疗。其基本方药治疗结果表明总有效率为92.59%。临床应用鳖甲煎丸加减取得较好疗效[41]。

鳖甲煎丸联合三维适形放疗治疗局部中晚期食管鳞状细胞癌在治疗效果上与同期放化疗效果等同,但在降低不良反应的发生率、改善血液流变学及卡氏(Karnofsky,KPS)评分上,其效果优于同期放化疗。入组 70 例病例,无脱落病例,两组治疗前 KPS 评分无明显差异,治疗后观察组总有效率 82.9%,对照组总有效率 91.4%[42]。

临床选取符合癌性发热诊断标准的晚期肺癌癌性发热患者 75 例,随机分为治疗组 45 例,对照组 30 例。结果发现,治疗组完全控制 18 例,部分控制 8 例,有效 7 例,完全控制率和总有效率分别为 40% 和 84.44%。对照组完全控制率和总有效率分别为 23.33% 和 73.33%[43]。

将符合研究标准 64 名晚期肺癌患者随机分为治疗组 32 例和对照组 32 例。结果发现治疗组有效率 65.7%,高于对照组(59.4%),$P<0.05$;治疗组 KPS 增加值≥10 分者占 46.9%,

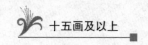

高于对照组(9.4%),$P<0.05$;治疗组无毒副反应出现[44]。

临床上选用消瘤汤治疗甲状腺肿瘤 66 例,治疗结果,临床症状及肿块消失者 20 例,占 30.3%;显效(症状减轻、肿块缩小 2/3 以上者)29 例,占 43.9%;有效(症状减轻,肿块缩小 1/3 以上者)11 例,占 16.6%;无效(症状及肿块未见改善)6 例,占 9%;总有效率为 91.0%[45]。

2. 治疗其他疾病

(1)治疗高脂血症:临床采用鳖甲煎丸加减用于治疗 18 例气滞血瘀型高脂血症,有效率达 94.4%。治疗前后患者的高密度脂蛋白胆固醇有显著性差异($P<0.05$)[46]。

(2)治疗血管性痴呆:采用鳖甲煎丸治疗 50 例血管性痴呆取得疗效。在观察中分别设置了鳖甲煎丸治疗组及对照组。对比显示治疗组总有效率为 72%;对照组总有效率为 30%,表明鳖甲煎丸对于血管性痴呆具有一定的疗效[47]。

(3)治疗心绞痛:鳖甲煎丸具有良好的理气化瘀、祛痰通络功效。应用鳖甲煎丸治疗 38 例心绞痛取得了较好疗效。结果显示总有效率为 92.1%;表明本方能够有效调节患者的血脂水平、缓解心绞痛,具有一定的抗动脉粥样硬化作用[48]。

(4)治疗肝硬化及肝硬化腹水:对 89 例肝硬化患者应用鳖甲煎丸加乌鸡白凤丸治疗,取得较好疗效[49]。用加减鳖甲煎丸治疗 30 例肝硬化腹水取得满意疗效[50]。

(5)治疗慢性肝炎、肝纤维化:应用鳖甲煎丸加减治疗肝炎肝纤维化取得较好疗效[51]。病理检测提示炎性细胞浸润显著减少,且纤维隔变细或消失,证明了鳖甲煎丸具有良好的抗肝纤维化作用。应用鳖甲煎丸治疗慢性乙型肝炎合并肝纤维化患者 68 例[52],通过观察发现口服鳖甲煎丸组与服用复方丹参片组治疗前后的临床表现、肝功能、肝纤维化指标、肝脾影像学检查的变化,发现鳖甲煎丸在改善肝功能、肝纤维化指标、临床症状等方面均明显优于对照组,与对照组相比有显著意义。

参 考 文 献

[1] 赵国平,戴慎,陈仁寿.中药大辞典.上海:上海科学技术出版社,2005:3844-3846.

[2] 王慧铭,孙炜,黄素霞,等.鳖甲多糖抗肿瘤免疫调节作用及其机理的研究.浙江中医药大学学报,2006,30(4):347-349.

[3] 许沈华,钱丽娟,牟瀚舟,等.鳖甲粉对裸鼠荷人肠癌治疗作用的初步研究.科技通报,1993,9:104.

[4] 钱丽娟,许浓华,陈旭峰,等.鳖甲浸出液对人肠癌细胞(HR-8348)的毒性作用研究.中国肿瘤临床,1995,22(2):146-149.

[5] 凌笑梅,刘娅,张娅婕,等.鳖甲提取物对 S180 肿瘤细胞的杀伤作用.长春中医学院学报,1995,11(9):45.

[6] 刘娅,凌笑梅,张娅婕,等.鳖甲提取物对 H22 小鼠肝癌细胞的杀伤作用.长春中医学院学报,1995,11(9):46.

[7] 钱丽娟,许沈华,张宗显.鳖甲浸出液对人肠癌细胞(HR-8348)抑制作用的形态学观察.癌症,1997,16(3):175-176.

[8] 张绪慧,梁磊,蔡长青,等.鳖甲煎丸对 H22 荷瘤小鼠肿瘤血管抑制作用的研究.山东中医杂志,2010,29(5):330-331.

[9] 张绪慧,陈达理,罗荣城.鳖甲煎丸对荷瘤小鼠抑瘤作用及其对胸腺、脾指数影响的实验研究.江苏中医药,2006,27(9):72-73.

[10] 曾凡波,晏菊姣,万波,等.鳖甲煎丸药理学研究.中成药,2002,24(7):529-532.

[11] 王丹,艾华.鳖甲煎丸化裁对肝癌 22 荷瘤小鼠抗肿瘤作用的实验研究.中华中医药学刊,2007,25(3):582-584.

[12] 陈达理,张绪慧.鳖甲煎丸抗肿瘤血管生成的实验研究.浙江中医杂志,2004,(7):535-537.

[13] 郝传铮,施公胜,朱建华,等.鳖甲煎丸、大黄虫丸联合华蟾素预防实验性肝癌的研究.现代中西医结合杂志,2005,14(24):3203-3204.

[14] 段斐,牛建昭,陈占良,等.复方鳖甲软肝片对高脂性脂肪肝大鼠全血粘度的影响.中华实用中西医杂志,2004,4(17):2565-2566.

[15] 段斐,陈冬志,牛建昭,等.复方鳖甲软肝片对高脂性脂肪肝大鼠血脂的影响.中华中医药杂志,2005,20(6):375-376.

[16] 李信梅,王玉芹,张德昌,等.两种不同的鳖甲抗肝纤维化作用的比较.基层中药杂志,2001,15(2):19-20.

[17] 姚立,姚真敏,余涛.鳖甲煎口服液对大鼠肝纤维化的影响.中药药理与临床,2002,18(6):5-7.

[18] 王英凯,王丹,唐彤宇.鳖甲为主的中药治疗肝纤维化的实验室和临床研究.临床肝胆病杂志,2002,18(4):253-254.

[19] 梁润英,路嵘.鳖甲抗纤方抗肝纤维化作用的实验.中国中医药科技,2004,11(1):16-18.

[20] 杨艳宏,陈祥明,朱善济.复方鳖甲软肝片对大鼠 CCl4 肝纤维化模型疗效研究.中国感染控制杂志,2003,2(4):249-251.

[21] 周光德,李文淑,赵景民,等.复方鳖甲软肝片抗肝纤维化机制的临床病理研究.解放军医学杂志,2004,29(7):563-564.

[22] 任映,宋崇顺,尹军祥,等.加味鳖甲煎丸对四氯化碳所致肝纤维化大鼠的治疗作用.北京中医药大学学报,2007,30(1):48-50.

[23] 谢世平,李志毅.鳖甲煎丸影响免疫性肝纤维化大鼠 TNF-α 表达的研究.河南中医,2007,27(3):32-34.

[24] 张东伟,王继峰,牛建昭,等.复方鳖甲软肝方对肺纤维化大鼠细胞外基质的影响.中国中药杂志,2004,29(1):62-66.

[25] 张东伟,王继峰,牛建昭,等.复方鳖甲方对肺纤维化大鼠高分辨率 CT 影响的实验研究.北京中医药大学学报,2003,29(5):26-30.

[26] Zhang D W,Wang J F,Niu J Z,et al. Experimental study on effect of compound biejia ruangan prescription(复方鳖甲软肝方)on high resolution computerized tomographic images in bleomycin induced pulmonary fibrosis rats. CJIM,2003,9(4):270-275.

[27] 张东伟,王继峰,牛建昭,等.复方鳖甲片预防肺纤维化大鼠细胞外基质过度形成的实验研究.中草药,2004,35(5):545-548.

[28] 付敏,张东伟,王继峰,等.复方鳖甲软肝方对肺纤维化大鼠肺组织转化生长因子-β1 的影响.中草药,2006,37(10):1545-1547.

[29] 王慧铭,潘宏铭,项伟岚,等.鳖甲多糖对小鼠抗肿瘤作用及其机理的研究.中华现代内科学杂志,2005,2(7):634-635.

[30] 徐桂珍,凌秀梅,张娅婕,等.鳖甲提取物对大剂量照射小鼠免疫功能的保护作用.中国公共卫生学报,1996,15(3):170-171.

[31] 张大旭,张娅婕,甘振威,等.鳖甲提取物抗疲劳及免疫调节作用研究.中国公共卫生,2004,20(7):834.

[32] 杨珺,邹全明,王东昕.鳖甲超微细粉免疫调节功能实验研究.食品科学,2000,21(3):40-42.

[33] 黄礼明,胡莉文,陈怡宏,等.青蒿鳖甲汤对急性髓系白血病缓解期免疫功能的影响.辽宁中医杂志,2005,32(3):193-194.

[34] 王慧铭,孙炜,项伟岚,等.鳖甲多糖对小鼠免疫调节作用的研究.中国中药杂志,2007,32(12):1245-1247.

[35] 凌笑梅,张娅婕,徐桂珍,等.鳖甲粗多糖预防辐射损伤效应的初步研究.辐射研究与辐射工艺学报,1996,14(3):191-192.

[36] 凌笑梅,张娅婕,徐桂珍,等.鳖甲粗多糖对受 X 射线照射的小鼠的防护作用.辐射防护,1998,18(1):58-60.

[37] 胡建英,李八方,李志军,等.八种海洋生物药抗疲劳作用的初步研究.中国海洋药物,2000,19(2):56-58.

[38] 张大旭,张娅婕,甘振威,等.鳖甲提取物抗疲劳及免疫调节作用研究.中国公共卫生,2004,20(7):834.

[39] 张娅婕,凌笑梅,甘振威,等.鳖甲提取物抗疲劳及耐缺氧作用研究.长春中医学院学报,2004,20(2):38-39.

[40] 姚世勇.鳖甲煎丸加减治疗原发性肝癌54例.辽宁中医药大学学报,2009,11(6):161-162.

[41] 曹阳.鳖甲煎丸加减在原发性肝癌治疗中的应用.中国中医基础医学杂志,2000,6(7):31-32.

[42] 魏秀丽.鳖甲煎丸联合3D-CRT治疗局部中晚期食管鳞状细胞癌的临床观察.武汉:湖北中医药大学,2012:Ⅰ.

[43] 董方,李录花.青蒿鳖甲汤治疗晚期肺癌癌性发热45例.中国中医药现代远程教育,2012,10(4):145.

[44] 王蓉,冯军,王宇岭.加味青蒿鳖甲汤治疗晚期肺癌癌性发热32例.南京中医药大学学报,2011,27(5):484-486.

[45] 何秀明.消瘤汤治疗甲状腺肿瘤66例.光明中医,2006,21(7):85-86.

[46] 丁宇炜,徐瑛.中医分型治疗高脂血症45例观察.陕西中医学院学报,2003,26(5):11-12.

[47] 赵勇军,薛秀荣.鳖甲煎丸治疗血管性痴呆50例.中国中医急症,2010,19(10):1782-1783.

[48] 金先红.鳖甲煎丸治疗气滞血瘀型心绞痛38例.陕西中医,2003,24(6):516-517.

[49] 张月霞.鳖甲煎丸、乌鸡白凤丸治疗肝硬化89例.河南中医学院学报,2006,21(4):39-40.

[50] 周培奇,高文正.加减鳖甲煎丸为主治疗肝硬化腹水30例.安徽中医临床杂志,2003,15(2):98-99.

[51] 陈明,杨慧芳.鳖甲煎丸联合大黄䗪虫丸抗肝纤维化的临床研究.实用中西医结合临床,2006,6(2):1-2.

[52] 陈礼华,沈慧琴.鳖甲煎丸治疗慢性乙型肝炎肝纤维化68例.实用中医内科杂志,2007,21(7):67-68.

215. 蟾　　蜍

【来源】蟾蜍科动物中华大蟾蜍 *Bufo bufo gargarizans* Cantor 或黑眶蟾蜍 *Bufo melanostictus* Schneider 的全体。

【性味与归经】辛,凉,有毒。归心、肝、脾、肺经。

【功能与主治】解毒散结,消积利水,杀虫消疳。主治痈疽,发背,瘰疬,恶疮,水肿,小儿疳积,破伤风,慢性咳喘。治疗肝癌、胃癌、食管癌、肺腺癌、白血病等。

【化学成分】从已确定的化合物来看,主要分为蟾毒配基类(bufogenins),蟾蜍毒素类(bufotoxins),蟾毒色胺类(bufotenines)及其他化合物。蟾毒配基类化合物具有乙型强心苷元的结构,这类化合物研究得比较早,共有20多种。从花背蟾蜍(Bufo raddei Strauch)耳后腺分泌物中分离出南美蟾毒精(marinobufagin)、日蟾毒它灵(gamabufotalin)、远华蟾毒精(telocinobufagin)、阿根廷蟾毒精(arenobufagin)等化合物。又从华西大蟾蜍(*Bufo andrewsi* Schmidt)皮中分离出阿瑞那蟾蜍精(arenobufagin)。蟾蜍毒素类化合物又分为蟾毒、蟾毒配基脂肪酸酯和蟾毒配基硫酸酯。该方面的研究较多,分别从日本产的台湾蟾蜍(*Bufo vulgaris formosus* Boulenger)、绿蟾蜍(*B. viridis* Laur)、台湾产的曼谷蟾蜍(*B. bankorensis* Borbour)及国产中华大蟾蜍(*Bufo bufo gargarizans* Cantor.)皮中分离出以琥珀酰、己二酰和庚二酰代替辛二酰的精氨酸酯类化合物及硫酸酯类化合物;而且又从北美产的蟾蜍(*B. americanus*)和台湾产的黑眶蟾蜍(*B. melanostictus* Schneider)的皮中分离出 L-组氨酸、L-1-甲基组氨酸、L-3-甲基组氨酸代替精氨酸部分的蟾蜍毒素类化合物。根据配基的不同,可将该类化合物分为13类,具有50余种化合物。蟾毒色胺类化合物均含有吲哚环亦可称为吲哚碱类,已分离出5-羟色胺、蟾蜍色胺、蟾蜍季铵、蟾蜍噻宁和脱氢蟾蜍色胺。从蟾蜍中尚分离出吗啡、肾上腺素、胆甾醇、7A-羟基胆甾醇、7B-羟基胆甾醇、麦角甾醇、菜油甾醇、β-谷甾醇、棕榈酸胆甾烯酯及脂肪酸等化合物[1]。

【药理作用】

1. 抗肿瘤作用

(1)蟾蜍灵的抗肿瘤作用:蟾蜍灵以时间、剂量依赖性方式抑制结肠癌 SW620 细胞增殖[2]。蟾蜍灵对人胆管癌细胞 QBC939 生长具有较强的抑制作用,并在一定范围内具有时间和浓度依赖性,流式细胞仪检测细胞周期阻滞在 G_0/G_1 期,具有良好的量效关系。Western Blot 测定 Cyclin E 表达量下降,p27 蛋白表达量升高[3]。蟾蜍灵抑制胃癌 MGC-803 细胞的增殖,流式细胞仪显示蟾蜍灵浓度为 $0.01\sim0.1\mu mol/L$ 时可明显诱导细胞周期 G_2/M 期阻滞[4]。蟾蜍灵以时间、剂量依赖方式抑制非小细胞肺癌 A549 细胞增殖[5]。

蟾蜍灵明显抑制人白血病 K562 细胞的生长,IC_{50} 约为 $0.0125\mu mol/L$;$0.10\mu mol/L$ 的蟾蜍灵作用 24 小时即可明显诱导白血病细胞凋亡,凋亡率呈剂量和时间依赖性[6]。实验以急性早幼粒细胞白血病细胞株 NB4 细胞为研究对象。结果表明蟾蜍灵诱导 NB4 细胞凋亡过程中其可能的分子机制是与 *Survivin* 基因表达下调有关[7]。实验发现 $10\sim80nmol/L$ 蟾蜍灵于 24 小时开始明显抑制人急性淋巴白血病 CEM 细胞生长($P<0.01$)。表明蟾蜍灵以时间、剂量依赖方式抑制 CEM 细胞生长、诱导凋亡[8]。

实验发现,蟾蜍灵抑制人髓性白血病 HL-60 细胞增殖,50nmol/L 蟾蜍灵处理 HL-60 细胞 $6\sim24$ 小时,Bcl-2 蛋白表达水平明显下调,并出现 23kD 的裂解片段,磷酸化水平逐渐降低;$1\sim100nmol/L$ 蟾蜍灵分别作用 30 分钟,对 PKC 总活性无影响,但可促使 PKCβⅡ膜转位[9]。

(2)蟾蜍总成分的抗肿瘤作用:蟾蜍毒素可通过诱导肝癌 H22 荷瘤小鼠肝癌细胞凋亡来达到抗肿瘤的作用[10]。实验发现蟾蜍毒素抑制结肠腺癌 HT-29 细胞增殖,呈时间、剂量依赖关系,24 小时、48 小时、72 小时的 IC_{50} 分别为 90.29nmol/L、50.1nmol/L 及 19.9nmol/L。蟾蜍毒素诱导 HT-29 细胞凋亡,形态学观察到典型的凋亡小体[11]。实验结果发现,服用蟾蜕(蟾衣)以后 S180 肉瘤、H22 肝癌实体瘤、Lewis 肺癌荷瘤小鼠肿瘤有明显缩小,Lewis 肺癌荷瘤小鼠 T 淋巴细胞转化率和 NK 细胞杀伤活性均有明显上升,大剂量服用蟾蜕对小鼠无明显毒副作用[12]。

实验发现,与空白对照组比,灌胃给予蟾酥总蟾蜍甾烯对 H22 荷瘤小鼠的体重无影响,低(5mg/kg),中(10mg/kg),高(20mg/kg)剂量组的抑瘤率分别为 14.76%,16.38%,10.32%。腹腔注射给予蟾酥总蟾蜍甾烯,与空白对照组比,中、高剂量组在给药第 5 天时体重增加较慢,第 13 天时恢复正常;低(1.5mg/kg)、中(3mg/kg)、高剂量组(6mg/kg)的抑瘤率分别为 17.30%、19.80%、40.95%,呈一定的剂量依赖性[13]。

(3)蟾蜍有效部位的抗肿瘤作用:实验将获得醇溶性的蟾蜍毒素混合物,分别作用于肝癌 H22 实体瘤和腹水瘤小鼠模型。实验结果表明 $0.5\sim5mg/kg$ 的醇溶性的蟾蜍毒素混合物可以明显抑制荷瘤小鼠体内 H22 肿瘤细胞的生长,且远远低于华蟾素的有效剂量范围;但醇溶性的蟾蜍毒素剂量达到 5mg/kg 时可以损伤肝脏[14]。

(4)蟾蜍联合用药的抗肿瘤作用:蟾蜍毒素和丁酸钠联合应用可以提高肝癌 SMMC-7721 细胞和人肺腺癌 A549 细胞两种肿瘤细胞的凋亡率,与单独应用药物相比,差异具有显著性($P<0.05$)[15]。实验发现,蟾蜍灵及奥沙利铂单药均抑制 MGC-803 细胞增殖,呈剂量时间依赖效应,且联合用药的细胞增殖抑制率高于单药组,差异有统计学意义[16]。

2. 其他药理作用

(1)对神经系统的影响:采用扭体法和热板法试验证实,蟾酥的 6 种脂溶性活性成分均具有镇痛作用。其中蟾毒灵的局麻作用较可卡因大 30 倍,且无局部刺激作用,其作用机制与肌细胞缓慢释放乙酰胆碱有关[17]。

(2)对心血管系统的影响:动物实验表明华蟾毒精对心脏的作用与心脏的功能状态有关,对麻醉血压正常犬没有明显的强心作用,但对人工放血造成低血压犬的心脏有非常明显的正性心力效应,表现为心输出量增加,动脉压升高,但对心率无明显影响[18]。蟾酥对人体红细胞的 Na^+-K^+-ATP 酶有强烈的抑制作用,从而使心肌细胞内 Na^+ 的浓度相对增高,钙离子则通过 Na^+-Ca^{2+} 交换而进入心肌细胞,进而启动心肌兴奋-收缩偶联机制[19]。

体外实验表明,蟾蜍对因血栓形成导致的冠状动脉血管狭窄而引起的心肌梗死等缺血性心肌障碍有一定的疗效,能增加心肌营养性血流量,改善微循环,增加心肌供氧[20]。在灌流离体犬心脏实验中,证实蟾蜍毒培基可降低犬和羊的浦肯野纤维的膜反应性能,减慢兴奋的传导。低剂量蟾毒灵能加强离体豚鼠心房肌收缩力,大剂量则易出现心律失常[21]。

(3)对内分泌系统的影响:研究了蟾酥的甲醇提取物对雄性大鼠下丘脑-垂体-睾丸功能的影响,结果表明,单体的蟾蜍灵抑制大鼠睾酮分泌,可能由于睾丸的 cAMP 的产量减少或睾酮对促性腺激素的响应减少,或 LH 对促胃液素响应降低[22]。

(4)抗菌抗炎作用:有实验表明蟾酥对金黄色葡萄球菌和甲型溶血性链球菌感染的家兔,抑菌效果明显迅速,对一些抗生素不敏感或对抗生素已产生耐药性的化脓性疾患亦有抑制效果,并能抑制毛细血管通透性增高,减少药性溢出,益于消除肿胀。华蟾毒精能激活小鼠腹腔游走巨噬细胞,提高其吞噬能力,又能直接杀伤细菌和抑制细菌生长[23]。

3. 毒性作用 资料表明,小鼠腹腔注射给药蟾蜍灵,其 LD_{50} 为 2.2mg/kg。小鼠急性中毒为呼吸急促、肌肉痉挛、心律不齐,最后因麻痹而死亡[24]。

【药代动力学】 蟾毒灵、华蟾酥毒基及酯蟾毒配基均得到很好的分离,重现性、精密度、线性关系良好,达到体内分析要求;经非房室模型拟合,得到蟾毒灵、华蟾酥毒基及酯蟾毒配基在大鼠体内主要药动学参数;静脉注射给药 30 分钟时,血药浓度均降至 C_{max} 的 1/5 以下[25]。

【临床应用】

1. 治疗癌症 临床上用华蟾素 20ml＋5％葡萄糖注射液 500ml 静脉注射治疗 32 例肝癌患者,7 天后,改善 10 例,稳定 15 例,恶化 7 例,总有效率为 78.12％,肝癌的恶化率显著降低[26]。

临床采用治疗前后自身对照研究,35 例病例均为Ⅲ、Ⅳ期肝癌患者,采用华蟾素注射液 30ml＋5％葡萄糖注射液 500ml 静脉注射给药。结果使用华蟾素可以改善患者生活质量,延长生存期,在控制肿瘤方面,病情的恶化率较低(11.4％);在生存质量方面,治疗后的总有效率较高(82.86％);在肝功能方面,用华蟾素治疗后 TBIL、ALT 等指标明显下降,与前者的结果近似[27]。Ⅰ期临床研究初步报道华蟾素最高使用剂量达到常规剂量的 8 倍静脉滴注治疗肝癌时,尚未出现剂量限制性毒性[28]。在临床上对 48 例原发性肝癌患者用华蟾素静脉滴注治疗,有效率为 50％,无明显不良反应,说明华蟾素是安全有效的抗癌药物[29]。临床研究发现原发性肝癌患者的舌质颜色为淡白、青紫,而经华蟾素治疗后,由舌诊综合信息分析系统定量分析可知,患者舌质颜色由淡白青紫向红色转化,病情好转[30]。

实验观察彩超引导下经皮肝穿刺瘤体内注射华蟾素治疗肝癌的疗效。研究组效果优于对照组,主要表现为瘤体缩小更明显,血流信号减少,血流指数减低幅度均较对照组大。表明瘤体内注射中药制剂华蟾素有较好的疗效及临床适用性[31]。

临床上对 16 例确诊为原发性肝癌患者先在数字减彩血管造影下行超选择性经导管动脉化学栓塞,术后予护肝等治疗,1 周内在超声引导下行经皮肝穿刺门静脉置管持续灌注华蟾素注射液。治疗 3 个月后随访表明近期疗效确切。经治疗后肿瘤完全坏死者 6 例(37.5%),明显缩小者 5 例(31.25%),稳定者 2 例(12.5%),无效 3 例(18.75%)。表明 TACE 联合门静脉置管持续灌注华蟾素注射液治疗能有效灭活和抑制肿瘤,在原发性肝癌的治疗中具有重要的临床价值[32]。

经临床研究发现肝动脉灌注华蟾素联合治疗肝癌,患者有效率高达 86.84%,比单纯用 TACE 效果好,对改善患者生活质量,延长生存期有重要意义[33]。研究中晚期肝癌患者接受华蟾素配合 TACE 后机体生存质量及生存率的变化。结果发现华蟾素联合介入治疗可以明显延长患者的生存时间,提高其生存质量,改善症状,效果明显优于单纯介入治疗者[34]。用华蟾素联合 TACE 治疗中晚期肝癌病人,发现肝癌栓塞化疗联合华蟾素静脉点滴治疗中晚期肝癌,不但能提高疗效,而且能改善机体免疫功能,是治疗中晚期肝癌较理想的方法[35]。用五倍子散联合华蟾素注射液治疗中、晚期原发性肝癌 51 例,取得满意的效果,患者的缓解率、生存质量、症候均较单独用药组有明显的提高和改善[36]。

2. 治疗其他疾病

(1)治疗癌性疼痛:用鲜蟾皮外敷治疗晚期癌痛 20 例,全部均在 2 小时后疼痛逐渐缓解,24 小时达到完全止痛,1 次贴敷可止痛达 24 小时以上,连续贴敷 5～7 次,疼痛几乎可消失,无需吃止痛药,亦无不良毒副作用[37]。治疗癌性疼痛 30 例,给予华蟾素 20ml 加入 5% 葡萄糖注射液 250ml 中,静脉滴注,每天 1 次,连用 10 天为 1 疗程[38],发现可以减轻疼痛,增强食欲,起到了稳定病情、改善症状、延长生命的作用。用蟾雄膏治疗晚期癌痛 103 例,完全缓解 54 例,部分缓解 40 例,无效 9 例,总有效率为 91.26%[39]。用冰蟾消肿止痛膏治疗癌痛 40 例,显效 10 例,有效 24 例,无效 6 例,显效率 25%,总有效率 85%。用华蟾素 30ml 加入 5% 葡萄糖注射液 500ml 中缓慢静脉滴注,治疗骨转移癌疼痛 30 例,完全缓解 5 例,部分缓解 14 例,轻度缓解 4 例,无效 7 例,总有效率为 76.7%,一般在 2～4 天显效,停药后止痛效果可维持 5～30 天[40]。

(2)治疗感染症:用蟾酥散(蟾酥、陈石灰、韭菜等)与桃叶捣碎,用纱布制成栓子,置入阴道内,治疗女性阴道念珠菌病 20 例,9 例痊愈,1 例显效[41]。

(3)治疗局限性硬皮病:取蟾蜍数只(体大者为佳),将其皮剥下,贴于患处,用无菌纱布或塑料薄膜覆盖,胶布固定。每日贴 1 次,连用 7 日(贴后 3～7 日患处可见紫色血泡,伴有口吐痰涎症状 2～3 日,此属正常现象)。间隔数日继续如法贴用,30 日为 1 疗程,治疗本病 6 例,痊愈 4 例,显效 1 例,有效 1 例,本疗法宜在夏季进行[42]。

(4)治疗腮腺炎:用大的活蟾蜍若干只,放入编织袋中备用。根据患者病灶部位大小适当选皮。将活蟾蜍皮完整剥下后,迅速将内皮面(带有蟾酥液面)贴敷患处,用胶布固定,24 小时换 1 次。正确贴敷后,1 小时后疼痛减轻,24 小时后局部炎症缓解,共治 11 例,有效率较高,治疗期间未见不良反应[43]。

【不良反应】蟾酥还存在着较强的毒性和副作用,临床上常出现因服用量过大而引起中毒的病例。蟾酥的 LD_{50} 为 0.359mg/kg,一般其药用内服量为每天 3～5mg,最大不能超过每天 135mg。过量服用的症状为舌头发麻、恶心、呕吐、胸部不适、心中烦躁不安、心搏加速并伴有抽搐等现象,严重者可导致心律失常甚至死亡。实验表明中等剂量 0.5ml 蟾酥乙醇提取液使

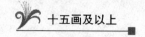

蛙心的舒张期延长,由对照组的 0.7s/n 变为 1.2s/n,最终导致心室停止跳动[44]。

参考文献

[1] 冯秀娟,陈大健,李忠生,等.蟾蜍的化学成分及其临床应用.中兽医学杂志,2007,(3):36-38.

[2] 李恩泽.蟾蜍灵诱导人结肠癌 SW620、食管癌 ECA109 细胞凋亡的机制研究.锦州:辽宁医学院,2012:2.

[3] 梁军才,张秀华,游思洪,等.蟾蜍灵对人胆管癌 QBC939 增殖及 Cyclin E 和 P27 蛋白表达影响的研究.医学研究生学报,2010,23(11):1136-1139.

[4] 岳瑶,刘云鹏,侯科佐,等.蟾蜍灵对胃癌组织 MGC-803 细胞周期作用机制的研究.肿瘤防治杂志,2005,12(6):409-412.

[5] 朱志图,郁云龙,王锴,等.蟾蜍灵对人非小细胞肺癌 A549 细胞增殖与凋亡的影响.中国肺癌杂志,2010,13(9):841-845.

[6] 贾彩云,呼文亮,徐瑞成,等.蟾蜍灵对 K562 细胞生长抑制及凋亡诱导作用.武警医学院学报,2003,12(4):265-267.

[7] 朱志图,侯科佐,刘云鹏,等.蟾蜍灵诱导 NB4 细胞凋亡及其分子机制的初步探讨.中国肿瘤临床,2006,33(11):629-631,643.

[8] 何莉,荆薇,刘云鹏,等.蟾蜍灵诱导人急性淋巴白血病细胞凋亡的实验研究.中国医科大学学报,2008,37(5):638-640.

[9] 田昕,王萍萍,刘云鹏,等.蟾蜍灵在诱导 HL-60 细胞凋亡过程中对 Bcl-2 和 PKC 的影响.中国实验血液杂质,2007,15(1):67-71.

[10] 王守岩,韦召文,马贤德.蟾蜍毒素对 H22 荷瘤小鼠肝癌细胞凋亡的影响.实用中医内科杂志,2011,25(9):19-22.

[11] 刘阳阳.蟾蜍毒素诱导结肠癌细胞 HT-29 凋亡过程中对凋亡相关蛋白的影响.锦州:辽宁医学院,2012:2.

[12] 缪珠雷,张康,杨鸣泽,等.蟾蜕抗肿瘤及增强免疫效应研究.中国中药杂志,2010,35(2):211-214.

[13] 李宗云,高慧敏,王金华,等.蟾酥总蟾蜍甾烯对 H22 荷瘤小鼠的抗肿瘤作用及组织中代谢物的初步分析.中国中药杂志,2011,36(21):2987-2993.

[14] 赵明芳,刘云鹏,金波,等.蟾蜍毒素对 H22 荷瘤小鼠疗效及毒副作用的实验研究.肿瘤防治杂志,2005,12(22):1705-1709.

[15] 张作杰.蟾蜍毒素联合丁酸钠抗肿瘤作用及机制研究.长春:吉林农业大学,2008:3.

[16] 朱志图,王锴,郁云龙,等.蟾蜍灵联合奥沙利铂对胃癌 MGC803 细胞增殖抑制及凋亡的影响.中国老年学杂志,2011,31(17):3303-3306.

[17] Bominaar A A,Van Haastert P J. Phospholipase C in Dictyostelium discoideum:Identification of stimulatory and inhibitory surface receptors and G-proteins. Biocem J,1994,297(PT1):189-193.

[18] Cerri A,Serra F,Ferrari P. Synthesis,cardiotonic activity,andstructure-activity relationships of 17 beta-guanylhydrazone derivatives of 5 beta-androstane-3 beta,14 betadiol acting on the Na+,K+-ATPasereceptor. J Med Chem,1997,40(21):3484-3488.

[19] Bick R J,Poindexter B J,Sweney R R,et al. Effects of Chan Su,a traditional Chinese medicine,on the calcium transients of isolatedcardio-myocytes:Cardiotoxicity due to more than Na,K2ATPase blocking. Life Sci,2002,72(6):699-709.

[20] 辛秀兰,张宝璟,苏东海,等.中药蟾酥的药理作用研究进展.现代生物医学进展,2012,12(3):588-590,600.

[21] Xie J T,Wang H,Attele A S,et al. Cardiac toxicity of resibufogenin:electrophysiological evidence. Acta Pharmacol Sin,2001,22(4):289-297.

[22] Wang S W,Lin H,Tsai S C,et al. Effects of methanol extract of chansu on hypothalamic-pituitary-testis

function in rats. Metabolism,1998,47(10):1211-1216.

[23] Kim Y B,choi S,Choi M C,et al. cell adhesion-dependent cofilin serine 3 phosphorylation by the integrin-linked kinase. c-Src complex. J Biol Chem,2008,283(15):10089-10096.

[24] 韩景田,陈小义,徐瑞成. 蟾蜍灵的药理活性研究进展. 中国药物与临床,2002,2(2):120-122.

[25] 刘冬,杜守颖,何秀峰,等. 蟾毒灵、华蟾酥毒基及脂蟾毒配基大鼠体内药动学研究. 中草药,2012,43(4):734-738.

[26] 曹宇华,罗和生. 华蟾素治疗晚期肝癌的临床疗效研究. 广西医学,2006,28(1):124-125.

[27] 王志超,冯正平,王宏. 华蟾素治疗中晚期肝癌的近期疗效观察. 现代医院,2008,8(6):56-57.

[28] 孟志强,沈晔华,杨培英,等. 华蟾素治疗肝癌、肺癌、胰腺癌的Ⅰ期临床研究:初步报道. 中国癌症杂志,2007,17(5):376-379.

[29] 王昕,苑凤芹. 华蟾素治疗原发性肝癌的临床疗效观察. 实用中医内科杂志,2005,19(4):379.

[30] 刘庆,岳小强,高静东,等. 原发性肝癌华蟾素治疗前后舌质颜色的变化. 中国中西医结合外科杂志,2005,11(3):192-193.

[31] 谯朗,高俊飞,李娜,等. 彩超引导下经皮肝穿刺瘤体内注射中药制剂治疗肝癌的近期疗效观察. 临床超声医学杂志,2005,7(1):31-33.

[32] 陈挺松,吴胜兵,吴孝雄,等. 肝动脉化疗栓塞联合门静脉灌注华蟾素注射液治疗原发性肝癌16例临床观察. 中华中医药杂志,2010,25(5):792-794.

[33] 张一平,许绍雄,尚国燕,等. 华蟾素联合化学药物经动脉灌注栓塞治疗原发性肝癌的价值探讨. 实用放射学杂志,2005,21(11):1187-1189.

[34] 薛骞,卢丽琴,袁国荣,等. 华蟾素联合TACE术治疗中晚期肝癌患者32例临床研究. 江苏中医药,2010,42(2):22-24.

[35] 刘小红,傅浩,祝强华,等. 华蟾素注射液联合TACE治疗肝癌的临床研究. 中国现代药物应用,2009,3(23):134-135.

[36] 邵世祥,王子鑫,毕磊. 五倍子散配合华蟾素注射液治疗原发性肝51例. 实用中医内科杂志,2006,20(1):93.

[37] 朱世浩,束永前,沈丽琴. 鲜蟾皮外敷控制晚期癌痛的评估(摘要). 实用中医内科杂志,1994,8(4):46.

[38] 张盘根. 华蟾素治疗癌性疼痛30例. 中国临床康复,2003,7(6):976.

[39] 王庆才,陈爱平,李苏,等. 蟾雄膏外敷治疗癌性疼痛103例. 陕西中医,1993,14(5):195.

[40] 种振,吴颖颖. 蟾蜍在肿瘤疾病中的对症辅助治疗作用. 中国现代药物应用,2009,3(1):90-91.

[41] 徐汉卿,马韻琴,邓云山,等. 蟾蜍散加桃叶煎剂治疗女阴念珠菌病的疗效观察报告. 陕西新医药,1991,9:55.

[42] 魏明铎. 蟾蜍皮外治局限性硬皮病. 江苏中医,1994,2:23.

[43] 王守忠. 鲜蟾蜍皮外敷治疗小儿腮腺炎. 中医药研究,1994,1:26.

[44] Larsen A K,Lametsch R,Elce J,et al. Genetic disruption of calpain correlates with Loss of membrane bleebing and differential expression of RhoGDI-1, cofilin and tropomyosin. Biochem J,2008,411(3):657-666.

216. 露 蜂 房

【来源】胡蜂科胡蜂属昆虫黄星长脚黄蜂 *Polistes mandarinus* Saussure 或多种近缘昆虫的巢。

【性味与归经】微甘,平,小毒。归肝、胃、肾经。

【功能与主治】祛风止痛,攻毒消肿,杀虫止痒。主治风湿痹痛,风虫牙痛,痈疽恶疮,瘰

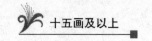

病,喉舌肿痛,痔漏,风疹瘙痒,皮肤顽癣[1]。治疗肝癌、宫颈癌、白血病。

【化学成分】蜂房主要含蜂蜡、蜂胶和房油三种物质,其成分含水分10.3%、灰分11.3%、钙0.13%、铁0.013%、氨7.51%(相当于蛋白质46.94%)。另外,蜂房中有丰富的锌、铁、硅、锰、铜等微量元素。蜂胶中蜂蜡12%～40%,芳香挥发油4%～10%和花粉夹杂物约5%～11%。从辽西蜂胶中发现的黄酮类化学成分,其中白杨素、良姜素、高良姜素、金合欢素、洋芹素、山奈素、鼠李素均为首次从蜂胶中发现[2]。蜂蜡的主要成分可分为4大类,即酯类、游离酸类、游离醇类和烃类,此外含微量挥发油、色素和1种芳香性有色物质-虫蜡素,软脂酸蜂花酯是蜂蜡的主要成分,还有蜡酸蜂花酯、落花生油酸蜂花酯。游离酸类包括醋酸(约占5%)、褐煤酸、蜂花酸、廿四酸、叶虱酸、新醋酸、落花生油酸。游离醇类有正廿八醇、蜂花醇。烃类有廿五烃、廿七烃、廿九烃、卅一烃及不饱和的蜂花烯[2]。

【药理作用】

1. 露蜂房的抗肿瘤作用　露蜂房总成分的抗肿瘤作用:有文献记载蜂房对癌细胞有抑制作用,亚甲基蓝染色法对胃癌细胞有效,能抑制人肝癌细胞,还可用于子宫颈癌等[3]。研究发现,蜂房提取物对S180的生长有一定抑制作用,推测其抗肿瘤成分可能是其所含的多糖。研究表明,蜂胶丙二醇溶液对S180、EC体外细胞的生长均有明显抑制作用[4]。

采用细胞培养和透射电子显微镜技术,观察中药露蜂房蛋白成分对人红白血病K562细胞的生长抑制作用和形态结构的影响。与生理盐水对照组比较,露蜂房蛋白处理组白血病细胞生长饱和密度降低,细胞增殖活性减弱($P<0.05$);露蜂房蛋白处理组白血病细胞呈典型的凋亡形态学改变[5]。同样的方法检测露蜂房蛋白成分对白血病HL-60细胞的作用。透射电镜下发现露蜂房蛋白组白血病细胞呈典型的凋亡形态学改变。免疫组化显示,与生理盐水对照组比较,露蜂房蛋白组白血病细胞中NF-κB、p65、β-连环蛋白(β-catenin)及iNOS表达减弱,NF-κB、p65和β-catenin细胞核内转导减少。经图像分析检测和统计学处理后,均有显著性差异($P<0.05$)[6]。

露蜂房有效部位的抗肿瘤作用:露蜂房提取物对肝癌细胞有抑制作用。露蜂房高剂量组对小鼠肝癌细胞的生长抑制率为38.06%,组蛋白(histone)H1表达增加,而Cyclin B1表达降低,与盐水对照组比较差异有统计学意义($P<0.01$)。并可明显延长腹水瘤小鼠生存期[7]。

中药露蜂房醇提取物可明显抑制慢性髓原白血病K562细胞增殖。露蜂房醇提取物组K562细胞呈典型的凋亡形态学改变,其Bcl-2蛋白表达显著减弱、Bax蛋白表达显著增强,提示其作用机制可能是通过Bcl-2、Bax的表达,从而诱导白血病细胞凋亡[8]。

2. 其他药理作用

(1)对中枢神经系统的影响:蜂胶有一定的麻醉镇静作用,并能维持一定时间。0.25%蜂胶酊的麻醉镇静作用略低于1%普鲁卡因,但蜂胶浓度高于0.25%时,其麻醉镇静作用并不递增。王氏实验研究发现蜂胶丙二醇提取液能迅速有效地阻滞神经的兴奋性传导,说明蜂胶有较强的传导麻醉作用[9]。

(2)对内脏系统的影响

1)对心血管系统的影响:蜂房的水、乙醇、乙醚及丙酮提取物均有促凝血作用,其中丙酮提取物作用最强。丙酮提取物注入家兔颈静脉可使心脏运动加强,并有血管扩张作用,可引起一时性血压下降。蜂房提取物能扩张兔耳血管。在离体蛙心灌流实验中,蜂房溶液的浓度为0.5%时可使心脏运动振幅明显增大,5%时反使振幅减小[10]。

2)对消化系统的影响:蜂房的丙酮提取物可使家兔离体肠管蠕动、紧张度稍有减弱。蜂胶水、醇提取物可加速硫酸钡通过消化道的过程,显示其可促进胃肠平滑肌蠕动,并有轻泻作用[11]。

(3)抗病原微生物作用

1)抗细菌作用:蜂胶有较强的抑菌、防腐作用,其有机酸、黄酮、β-桉叶油醇类,对金黄色葡萄球菌、链球菌、沙门菌等20种细菌都有抗菌作用。对牙周致病菌亦有明显的抑菌作用,尤其对主要致病菌 ATCC(产黑色素杆菌)的抑菌作用较强,其抗菌成分是黄酮化合物、黄良姜素、松属素、咖啡酸酯等。此外,蜂胶中的黄酮类可抗真菌,蜂胶制剂在低浓度时能抑制阴道滴虫[10]。

2)抗病毒作用:蜂胶体外抗病毒实验证明蜂胶对单纯性疱疹病毒和疱疹性口腔炎病毒的外壳有杀灭作用,还证明蜂胶对脊髓灰质炎病毒的繁殖有较强抑制作用[12]。

(4)抗溃疡作用:蜂胶石油醚萃取物对醋酸型、应激型溃疡有明显对抗作用,对幽门结扎型溃疡有一定的对抗作用。并揭示其抗溃疡作用可能与改善局部血液循环,促进组织再生修复,增加胃内黏液 PGE_2 含量,抑制胃酸分泌,影响交感-肾上腺髓质系统等因素有关[13]。

3. **毒性作用** 蜂房油可引起家兔、猫的急性肾炎。当小鼠皮下或静脉注射蜂房水提液中毒剂量时,小鼠自发活动减弱,逐渐发展为步履蹒跚,共济失调,呼吸抑制,之后运动高度抑制,呼吸衰竭而死亡。按序贯法求得小鼠静脉给药的 LD_{50} 为 (10.00 ± 0.38)g/kg,皮下注射为 (32.33 ± 2.31)g/kg。但从临床实践观察,并未发现有任何毒性反应。在家兔的亚急性毒性实验中证明其对其肝、肾、心、肺等组织均无明显影响。小鼠灌服给药的急性 LD_{50} 为 6.3g/kg,相当于成人每日口服量的 175 倍,可见其口服应用是安全的[10]。

【临床应用】治疗肿瘤:临床上观察中药露蜂房蛋白成分对 20 例急性髓细胞白血病患者骨髓单个核细胞超微结构的影响。采用体外细胞培养,加入不同浓度露蜂房蛋白成分作用于急性髓细胞白血病患者髓单个核细胞,培养 72 小时收集细胞,常规制备超薄切片,透射电子显微镜下观察急性髓细胞白血病患者髓单个核细胞的超微结构。结果发现,露蜂房蛋白各处理组细胞核染色质浓缩、边集,呈新月形、环状或细胞核碎裂呈块状。线粒体出现空泡样变及髓样变[14]。

临床上,蜂房可用于治疗肺、肝、胃、食管、乳腺等多种癌症,每用 10~15g,与蝎、蜈蚣、山慈菇、半枝莲等随症配伍,均能有效地抑制癌肿,减轻癌痛,改善症状,延长生命,屡用有效[15]。

【不良反应】有临床资料显示,蜂房水煎用量 9~15g 时,无明显毒副反应;剂量用至 49g 时,个别病人出现胃部烧灼感或呕吐,与甘草同用可减轻此副作用[16]。

参 考 文 献

[1] 赵国平,戴慎,陈寿山.中药大辞典.上海:上海科学技术出版社,2005:3861-3862.

[2] 武鸿翔.露蜂房中化学成分的研究与临床应用概况.云南中医中药杂志,2001,22(3):29-31.

[3] 李军德.我国抗癌动物药概述.中成药,1992,14(2):40.

[4] 任峻峨.蜂胶抗癌作用实验研究.蜜蜂杂志,1992,(9):3.

[5] 荆旭波,辛宪贵.中药露蜂房蛋白对人红白血病细胞株 K562 细胞影响的实验研究.实用临床医学,2005,6(12):6-9.

[6] 辛宪贵,刘军,时彦,等.露蜂房蛋白对白血病 HL-60 细胞影响的实验研究.山东中医杂志,2007,26(3):181-184.

[7] 贾爱明,胡文梅,张红,等.露蜂房提取物对 H22 肝癌小鼠防治作用及其机制的实验研究.世界中西医结合杂志,2012,7(12):1045-1047,1056.

[8] 芦志红,张圣明,李香群,等.中药露蜂房醇提物对人红白血病 K562 细胞的生长抑制及凋亡诱导作用.解剖学杂志,2004,27(1):18-22.

[9] 王南舟.蜂胶提取液对神经传导的作用.中国养蜂,1991,(5):5.

[10] 李彦,贾恩礼,栾琳.蜂房药理作用研究进展.中医药信息,2004,21(5):21-22.

[11] 高士贤.中国动物药志.长春:吉林科学技术出版社,1996:319-322.

[12] 房柱.蜂胶体外抗病毒作用的实验研究.养蜂科技,1998,(2):26.

[13] 金春玉,朴世浩,张善玉,等.蜂胶石油醚与正丁醇萃取物对大鼠实验性胃溃疡作用的比较观察.延边医学院学报,1996,19(3):140.

[14] 辛宪贵,张圣明,张春燕,等.露蜂房蛋白对急性髓细胞白血病患者骨髓单个核细胞超微结构的影响.电子显微学报,2005,24(1):65-68.

[15] 章继民.疑难杂症的良药——露蜂房.中国社区医师,2005,21(12):33.

[16] 刘以炎.露蜂房在肺系疾病中的应用.实用中医内科杂志,1999,13(4):42.

217. 麝 香

【来源】鹿科动物林麝 *Moschus berezovskii* Flerov、马麝 *M. sifanicus* Przewalski 和原麝 *M. moschiferus* Linnaeus 成熟雄体香囊分泌物的干燥品。

【性味与归经】辛,温。归心、肝、脾经。

【功能与主治】开窍醒神,活血散结,消肿止痛。主治热病神昏、中风痰厥、气郁暴厥、血瘀经闭、癥瘕积聚、心腹急痛、跌打损伤、痹痛麻木、痈疽恶疮、喉痹、口疮、牙疳、脓耳,治疗结肠癌、肝癌、胃癌、乳腺癌、子宫癌等癌症。

【化学成分】麝香含有多种化学成分,其中包括大环酮类、含氮杂环类和甾体类化合物等。目前经研究证实的大环酮类化合物主要有:麝香酮、麝香醇、3-甲基环十三酮、环十四烷酮、降麝香酮、5-顺式环十五烯酮、5-顺式(14-甲基)环十五烯酮、2,6-壬撑二氢吡喃、2,6-己撑二氢吡喃、5-顺式环十四烯酮、麝香吡喃。目前经研究证实的吡啶类化合物主要有:麝香吡啶,羟基麝香吡啶 A 和 B(羟基麝香吡啶 A 与 B 是同分异构体),2,6-壬撑吡啶、2,6-己撑吡啶。从麝香的乙醚提取物分离鉴定了胆甾醇、胆甾-4 烯-3-酮、5α-雄甾烷-3,17-二酮、5β-雄甾烷-3,17-二酮、3α-羟基-5α-雄甾烷-17 酮、3β-羟基-雄甾-5 烯-17 酮、3α-羟基-5β-雄甾烷-17 酮、雄甾-4 烯-3,17-二酮、雄甾-4,6-二烯-3,17-二酮、5α-雄甾烷-3β,17α-二醇、5β-雄甾烷-3α,17β-二醇、5β-雄甾烷-3α,17α-二醇、3α-羟基-雄甾-4-烯-17 酮等。经研究证实麝香的醇溶物含有游离氨基酸-精氨酸、脯氨酸、甘氨酸、丙氨酸。水解氨基酸中天冬氨酸、丝氨酸、丙氨酸、胱氨酸、异亮氨酸、苯丙氨酸、赖氨酸、组氨酸的含量较高。麝香中脂肪酸含量为 51.5%,支链结构占优势,分子大小为 $C_{14} \sim C_{40}$。确定了结构的酯类化合物有甘油三软脂酸油酸酯,棕榈三油酸酯,棕榈酸甲酯,油酸甲醌酯醇。形成蜡类物质的几乎都是支链结构 $C_{20} \sim C_{34}$ 的脂肪酸[1]。

【药理作用】

1. 抗肿瘤作用

(1)麝香总成分的抗肿瘤作用:现代医学试验证明,麝香对 S37(肉瘤-37)、S180(小白鼠肉瘤)、U14(小白鼠子宫瘤)、小鼠肝瘤有抑制作用,对离体肿瘤细胞亦有较强的抑瘤作用[2]。天然麝香或麝香酮对小鼠艾氏腹水癌、S37 及 S180 的细胞呼吸抑制率具有选择性,麝香对离体动物癌细胞有破坏作用,对动物肿瘤组织细胞的生长及呼吸有明显抑制作用[3]。实验结果证明麝香用于治疗乳腺癌肿瘤细胞不仅有延长生命、缩小肿瘤的作用,而且还可提高机体的免疫功能[4]。

(2)麝香复方的抗肿瘤作用:实验探讨麝香保心丸对肿瘤组织血管新生的影响。实验结果表明,麝香保心丸可明显抑制人结肠癌 LoVo 裸小鼠癌肝转移肿瘤组织的血管生成[5]。

实验探讨中药麝香胶囊对小鼠实验性肿瘤的疗效。结果发现,中药麝香胶囊对实体癌有一定的抑瘤作用,但未达到药典规定的抑瘤率 30% 的要求;对腹水癌也有一定的抑瘤作用,但也未达到药典规定生命延长率 50% 的要求;统计学分析($P > 0.05$)差异没有显著性[6]。

2. 其他药理作用

(1)对中枢神经系统的影响:麝香对中枢神经系统的双向性影响表现为兴奋和抑制的双重作用。小剂量兴奋中枢,大剂量则抑制中枢。这种双向调节作用与中医既用麝香治疗"中风不省"又治"惊痛"相符[7]。麝香具有胶质成熟因子样作用,能促进胶质细胞的分裂和生长,从而间接抑制了神经元的生长发育有关[8]。麝香对大鼠试验性脑缺血神经元损伤具有保护作用[9]。现代药理学发现麝香酮可以改善实验动物的大脑缺血与缺氧,使单胺类递质的分解减少,延缓痴呆造成的大脑神经递质紊乱,改善中枢神经系统功能,从而具有一定的抗痴呆作用[10]。

(2)对内脏系统的影响

1)对心血管系统的影响:在深入研究麝香的强心活性成分的基础上,进一步从麝香中分离到能激活蛋白激酶 C 的有效活性物 Musclid-A,具有比 Musclid 和麝香更强的强心作用[7]。

2)对呼吸系统的影响:麝香和麝香酮均具有兴奋动物呼吸的作用,应用后使动物呼吸频率和深度增加。麝香对离体心脏有兴奋作用,可使家兔、狗、麻醉猫的血压上升。用猫乳头肌、豚鼠气管平滑肌等做实验,可观察到麝香能增强儿茶酚胺的作用[1]。

(3)对内分泌系统的影响:麝香含有雄甾酮,具有雄性激素样作用,将大鼠去势后注射麝香的醚提取物,能增加大鼠前列腺和储精囊的重量,去势小鼠或雌小鼠的颌下腺蛋白酶的低活性值,由于给予麝香成分而呈雄性的高活性值,而葡糖-6-磷酸脱氢酶值由于麝香的雄激素样作用而降低其活性,所以麝香醚提物有颇似睾酮样的激素效果[7]。

(4)对免疫系统的影响:大量的研究表明炎症反应在椎间盘突出后的神经根发病过程中起重要作用。机体对退变或突出椎间盘组织产生的自身免疫反应,可能是产生炎症进而引起根性疼痛或颈椎病的原因之一。实验结果表明,人工麝香降低退变颈椎间盘中 IgG 含量是一种免疫调节作用,减轻引起退变椎间盘自身的免疫反应和炎症反应[11]。

3. 毒性作用 人工麝香的致突变试验证明,当人工麝香使用浓度为 $625\mu g/ml$、$1250\mu g/ml$、$2500\mu g/ml$ 和 $5000\mu g/ml$ 时,无论加或不加 S_9 混合物对 TA_{97}、TA_{98}、TA_{100} 和 TA_{102} 菌株的回复突变作用均为阴性。小鼠灌胃剂量 90mg/kg、180mg/kg 和 360mg/kg 连续 5 天,其骨髓嗜多染细胞的微核率分别为 0.28%、0.13% 和 0.1%,正常对照组为 $(0.5\pm0.8)\%$,阳性药环磷酰胺为 $(38.2\pm7.5)\%$;骨髓染色体畸变率分别为 1.0%、0.8% 和 1.2%,正常对照组为 1.2%,环磷酰胺为 24.8%,故人工麝香无致突作用[12]。

【药代动力学】研究麝香滴眼液家兔点眼后的眼内组织分布及药代动力学。将 27 只家兔给药后 0.083 小时、0.167 小时、0.5 小时、1.0 小时、2.0 小时、4.0 小时、8.0 小时和 12 小时安乐处死取出眼球,分离出房水、玻璃体、角膜和虹膜睫状体,以气相色谱法测定眼内各组织中药物浓度,用 3P97 计算药动学参数。结果发现,泪液、角膜、房水、虹膜睫状体和玻璃体组织中最高药物浓度分别为 (107.52 ± 67.07) 小时、(2.15 ± 1.49) 小时、(0.034 ± 0.0076) 小时、(2.87 ± 1.50) 小时和 $(0.013\pm0.0045)\mu g/g$ 或 $\mu g/ml$;各组织中药物半衰期 $t_{1/2}$ 分别为 (8.08 ± 3.08)

小时、(2.87 ± 2.24)小时、(3.37 ± 0.68)小时、(4.69 ± 1.32)小时和(8.37 ± 2.70)小时；药-时曲线下面积 $AUC_{(0\rightarrow t)}$ 分别为(114.57 ± 37.41)、(11.57 ± 7.16)、(0.18 ± 0.056)、(2.86 ± 0.42)和$(0.079\pm0.017)\mu g\cdot h/g$ 或 $\mu g\cdot h/ml$[13]。

【临床应用】

1. 治疗癌症　临床使用麝香治疗癌症具有一定的效果。临床将麝香 3g 装入小瓶内密封消毒，手术时将其分为 3 份，分别埋藏于肠系膜或残留的胃网膜内，共有术后患者 74 例接受此治疗，结果死亡 23 例，存活 51 例。另有 74 例胃癌术后患者进行化疗，结果死亡 68 例，存活仅 6 例[14]。

2. 治疗其他疾病

(1)治疗视神经萎缩：20 名患者分为两组，10 例加麝香治疗，另外 10 例则作常规治疗。结果观察组患者视力提高、视野扩大均较对照组显著[15]。

(2)治疗面神经炎：将 80 例患者随机分成 2 组各 40 例。结果：2 组患者治疗 4 周后 Yanagihara 面神经麻痹分级系统 5 级量表评分均较治疗前提高，差异均有显著性意义（$P<0.05$）。但治疗组的评分及总有效率高于对照组，差异均有显著性意义（$P<0.05$）[16]。

(3)治疗恶性阻塞性黄疸：临床采用胆肠桥式置管内引流辅以麝香腹腔内置的治疗方法，共治疗 10 例。结果黄疸消退无发热者 9 例，无癌性疼痛 8 例，生存期超过一年 9 例，病人生活质量均有提高，2 例存活已超过 15 及 30 个月[17]。

(4)治疗冠心病：临床将 600 例冠心病患者随机分为观察组和试验组，每组各 300 例。结论：麝香保心丸与复方丹参滴丸在调节血脂和改善心肌缺血治疗冠心病的临床疗效比较，均发挥基本等同的作用[18]。

(5)治疗呼吸衰竭：采用随机分组对照法，将 60 例二型呼吸衰竭患者分为加中药麝香组（治疗组）30 例，和单纯西药治疗组（对照组）30 例。结果：治疗组显效 13 例，有效 15 例，显效率 43.3%，总有效率 93.3%；对照组显效 6 例，有效 15 例，显效率 20.0%，总有效率 70.0%。两组疗效差异有统计学意义（$P<0.05$）[19]。

参考文献

[1] 孙蓉,王任卿,于晓,等.麝香的化学与药理研究进展.齐鲁药事,2005,24(5):296-297.

[2] 张亚兰,罗燕,刘春兰,等.中药麝香抗肿瘤研究进展.畜牧与饲料科学,2009,30(4):192-192.

[3] 孙明辉,斯陆勤,尹雄章.抗肿瘤天然药物新剂型的研究进展.中国药师,2004,7(3):171-173.

[4] 孟照华,单礼成,曾家修,等.皮下埋藏麝香对 BALB/C 纯系小鼠恶性肿瘤生长影响的实验研究.中国肿瘤临床,1998,25(11):834.

[5] 章忱,程康,郭炜,等.麝香保心丸对裸小鼠人结肠癌肝转移模型促血管新生因子及肿瘤生长的影响.药学实践杂志,2007,25(5):295-296,302.

[6] 谢仰民,李芳,曹君君.中药麝香胶囊抑瘤作用的实验研究.中国比较医学杂志,2008,18(8):29-32.

[7] 郝吉福,程怡.麝香的药理学研究概况.时珍国医国药,2004,15(4):248-249.

[8] 姜秋颖,张营,张朝颖,等.庸香对体外培养大鼠神经细胞的影响.哈尔滨医科大学学报,1998,32(4):247-249.

[9] 蒋振亚,李常度,周东,等.庸香对大鼠实验性脑缺血神经元损伤的保护作用.中国中医药科技,2001,8(2):96-99.

[10] 黄丽萍,黄敬耀.麝香酮对 D-半乳糖所致拟痴呆小鼠抗痴呆作用的研究.江西中医学院学报,2002,14(1):35-57.

[11] 彭宝淦,施杞,贾连顺.人工麝香对退变颈椎间盘中免疫球蛋白的含量影响.中国中医骨伤科杂志,1999, 7(1):7.

[12] 高玉桂,王玉芬,王灵芝.人工麝香的致突变性研究.中国医学科学院学报,1996,18(6):435.

[13] 汤成泳,李卿,周远大,等.麝香滴眼液在家兔眼内组织中的分布及药代动力学研究.中成药,2010,32 (4):581-585.

[14] 夏光成,李德华.抗癌动、植、矿物彩色图鉴及其应用.天津:天津科技翻译出版公司,2000:108-109.

[15] 翁娣萍,朱丽.麝香在视神经萎缩治疗中的作用观察.中国中医眼科杂志,1998,8(3):165.

[16] 孟舒静,胡彩会,张贺玲,等.麝香穴位埋药联合物理因子治疗面神经炎疗效观察.新中医,2013,45(3): 134-136.

[17] 周天敏,付乐敏,沈茂荣.胆肠桥式置管内引流加麝香内置治疗恶性阻塞性黄疸.中国中西医结合外科杂 志,1999,5(3):159.

[18] 胡世贵.麝香保心丸治疗冠心病患者300例临床疗效观察.中国社区医师·医学专业,2012,14(33):165- 166.

[19] 郭春风,尚国旗,宫妍.中药麝香治疗肺感染继发二型呼吸衰竭30例.黑龙江中医药,2013,(3):13-14.